# FISIOTERAPIA RESPIRATÓRIA NO PACIENTE CRÍTICO

## ROTINAS CLÍNICAS

# FISIOTERAPIA RESPIRATÓRIA NO PACIENTE CRÍTICO

ROTINAS CLÍNICAS

4ª edição revisada e ampliada

**George Jerre Vieira Sarmento**

(Organizador)

Graduado pelo Centro Universitário Claretiano de Batatais (Ceuclar).
Pós-graduação em Fisioterapia Respiratória pela Universidade Cidade de São Paulo (Unicid).
Coordenador do curso de especialização em fisioterapia cardiorrespiratória
do Hospital São Luiz – Unidade Jabaquara. Coordenador técnico
da equipe de fisioterapia do Hospital São Luiz – Unidade Jabaquara.

Copyright © 2016, por meio de contrato com o organizador.

Este livro contempla as regras do Acordo Ortográfico da Língua Portuguesa.

Editor-gestor: Walter Luiz Coutinho

Projeto gráfico: Nelson Mielnik e Sylvia Mielnik
Adaptação de projeto gráfico: Depto. editorial da Editora Manole
Diagramação: Luargraf Serviços Gráficos
Capa: Depto. de arte da Editora Manole
Tradução: Marcelo Lima e Lara Polleto Couto (Capítulo 9)

---

Dados Internacionais de Catalogação na Publicação (CIP)
(Câmara Brasileira do Livro, SP, Brasil)

Fisioterapia respiratória no paciente crítico : rotinas clínicas /
George Jerre Vieira Sarmento (organizador). – 4. ed. rev. e ampl.
– Barueri, SP : Manole, 2016.

Vários colaboradores.
Bibliografia.
ISBN 978-85-204-4543-3

1. Fisioterapia 2. Pulmões - Doenças I. Sarmento, George Jerre
Vieira.

| | CDD-616.24062 |
|---|---|
| | -615.836 |
| 16-02825 | NLM-WF 145 |

Índices para catálogo sistemático:
1. Fisioterapia : Pulmões : Medicina    616.24062
2. Fisioterapia respiratória : Medicina    615.836

---

Nenhuma parte deste livro poderá ser reproduzida, por qualquer processo,
sem a permissão expressa dos editores.
É proibida a reprodução por xerox.
A Editora Manole é filiada à ABDR – Associação Brasileira de Direitos Reprográficos.

1ª edição 2005
2ª edição 2007
3ª edição 2010
4ª edição 2016

Editora Manole Ltda.
Av. Ceci, 672 – Tamboré
06460-120 – Barueri – SP – Brasil
Tel.: (11) 4196-6000 – Fax: (11) 4196-6021
www.manole.com.br | info@manole.com.br

Impresso no Brasil
*Printed in Brazil*

Fale com o autor: georgehnsl@ig.com.br

---

**Nota**

Durante o processo de edição desta obra, foram tomados todos os cuidados para assegurar a publicação de informações precisas e de práticas geralmente aceitas. Do mesmo modo, foram empregados todos os esforços para garantir a autorização das imagens aqui reproduzidas. Caso algum autor sinta-se prejudicado, favor entrar em contato com a editora.

Os autores e os editores eximem-se da responsabilidade por quaisquer erros ou omissões ou por quaisquer consequências decorrentes da aplicação das informações presentes nesta obra. É responsabilidade do profissional, com base em sua experiência e conhecimento, determinar a aplicabilidade das informações em cada situação.

# DEDICATÓRIA

A meu avô, Seimando Sarmento, que com seu modo rústico de um fazendeiro, sempre me dizia para acreditar no ser humano e que nada destrói o que é feito com dedicação e amor.

À inestimável e saudosa amiga e colega Carla Vassoler, que tive o prazer de conhecer no início da minha carreira profissional, como professora e depois colega. "Tia Carla", como era chamada pelos ex-alunos, deixou-nos uma linda lição de vida. Na luta contra o câncer que a levou, continuou escrevendo para este livro mesmo em seus últimos dias.

A todos os meus alunos e ex-alunos do Curso de Especialização em Fisioterapia Respiratória do Hospital São Luiz.

"O homem não deixa de existir quando morre e sim quando deixa de sonhar e lutar pela vida."

*George Jerre Vieira Sarmento*

# SUMÁRIO

Apresentação da 1ª edição ...................................................................................................... XIII

Prefácio .................................................................................................................................. XV

Agradecimentos ..................................................................................................................... XVI

Nota do organizador .............................................................................................................. XVII

Revisores e colaboradores ..................................................................................................... XIX

1    Histórico da fisioterapia respiratória ................................................................................. 1
*Dirceu Costa*

2    Técnicas e recursos para remoção de secreção brônquica ............................................. 7
*Renato Pereira Costa*

3    Técnicas e recursos para expansão pulmonar ................................................................. 18
*Renato Pereira Costa*

4    Avaliação fisioterapêutica em UTI .................................................................................... 25
*Carla Alves Vassoler* (in memoriam) e *George Jerre Vieira Sarmento*

5    Histórico da ventilação mecânica ..................................................................................... 34
*George Jerre Vieira Sarmento*

6    Parâmetros ventilatórios ................................................................................................... 37
*George Jerre Vieira Sarmento*

7    Oxigenoterapia .................................................................................................................. 39
*Luciana Castilho de Figueiredo e Cristina Aparecida Veloso*

8    Modos ventilatórios básicos .............................................................................................. 46
*Fabia Leme e Alexandre Luque*

9    Estratégias ventilatórias avançadas .................................................................................. 55
*Javier Fernández, Warren G. Sanborn, Alejandro D. Midley e Elsie M. Collado-Koman*

10   Desmame da ventilação mecânica .................................................................................... 79
*Marta C. P. Damasceno e Fernanda de Cordoba Lanza*

11   Monitoração respiratória ................................................................................................... 87
*Newton S. Lopes*

12   Ventilação mecânica não invasiva ..................................................................................... 93
*George Jerre Vieira Sarmento*

13   Treinamento dos músculos respiratórios .......................................................................... 101
*Pedro Caruso*

**14 Estimulação diafragmática elétrica transcutânea durante a ventilação mecânica** .............................. 104
*Carlos Alberto Caetano Azeredo (in memoriam) e Rachel Maria da Silva Bezerra Fitipaldi*

**15 Abordagem prática na interação paciente-ventilador** ................................................................... 108
*Germano Forti e Mauro R. Tucci*

**16 Ventilação de alta frequência** .................................................................................................... 127
*Patricia Z. Kandelman Gelernter e Ian L. Ochshorn*

**17 Cuidados com a via aérea artificial** .......................................................................................... 136
*Jeanette Janaina Jaber Lucato e George Jerre Vieira Sarmento*

**18 *Home care*** ............................................................................................................................... 146
*Luiz Gustavo Ghion, Ari Bolonhezi e Walmar Augusto Miranda*

**19 Transporte de pacientes em estado crítico** ............................................................................... 156
*George Jerre Vieira Sarmento e Rodrigo Daminello Raimundo*

**20 Insuficiência respiratória aguda no adulto** ............................................................................... 163
*Ivany Schettino e Valeria Berghe Schor*

**Fisioterapia e assistência ventilatória na insuficiência respiratória aguda** ........................................ 167
*Valeria Berghe Schor*

**21 Atuação da fisioterapia na parada cardiorrespiratória** ............................................................... 172
*George Jerre Vieira Sarmento e Marcelle Guerra Vieira*

**22 Asma no adulto** ........................................................................................................................ 178
*Maria Paula Ramos Caramez*

**Ventilação mecânica nos pacientes com asma** ............................................................................... 180
*Maria Paula Ramos Caramez*

**Fisioterapia na asma brônquica** ................................................................................................... 190
*Rodrigo Daminello Raimundo*

**23 SARA: fisiopatologia e estratégia ventilatória** .......................................................................... 204
*João Batista Borges, Marcelo Amato e Josué Victorino*

**Fisioterapia na SARA** .................................................................................................................. 224
*Claudia Seiko Kondo*

**24 Edema agudo dos pulmões** ....................................................................................................... 234
*Marcelo Park*

**Fisioterapia e assistência ventilatória no edema agudo dos pulmões** ............................................. 237
*Allysson Alves da Silva*

**25 Fisioterapia e assistência ventilatória na DPOC** ....................................................................... 245
*Leny Vieira Cavalheiro*

**26 Insuficiência cardíaca congestiva** ............................................................................................. 250
*Dirceu Rodrigues de Almeida*

**Fisioterapia e assistência ventilatória no paciente com ICC** .......................................................... 267
*Cristiano Carvalhaes e Camilla Pincelli Lourenção*

**27 O paciente neurocirúrgico adulto** ............................................................................................. 273
*Simone Sato e Sérgio Branco Soares Junior*

**Ventilação mecânica no paciente neurocirúrgico** ......................................................................... 295
*Simone Sato*

**Fisioterapia no paciente neurocirúrgico** ..................................................................................... 298
*Simone Sato*

**28 Trauma de tórax** ...................................................................................................................... 304
*Wladmir Faustino Saporito, Adilson Casemiro Pires e Altair da Silva Costa Junior*

**Ventilação mecânica no trauma torácico** ..................................................................................... 308
*Francisco Valdez Santos de Oliveira Lima*

Fisioterapia no trauma de tórax ......................................................................................................310
*Francisco Valdez Santos de Oliveira Lima*

**29** Cirurgia abdominal ....................................................................................................................313
*Denise de Moraes Paisani, Edson Benassule e Luciana Dias Chiavegato*

Fisioterapia em cirurgia abdominal ............................................................................................316
*Denise de Moraes Paisani, Edson Benassule e Luciana Dias Chiavegato*

**30** Cirurgia bariátrica ....................................................................................................................322
*Luis Augusto Mello Sinisgalli, Henrique José Rodrigues e Vanessa Mair*

Fisioterapia na cirurgia bariátrica .............................................................................................331
*Vanessa Mair*

**31** Cirurgia cardíaca em adultos .....................................................................................................338
*Adilson Casemiro Pires e João Roberto Breda*

Assistência ventilatória em cirurgia cardíaca ............................................................................341
*Francisco Valdez Santos de Oliveira Lima*

Fisioterapia em cirurgia cardíaca ..............................................................................................343
*Francisco Valdez Santos de Oliveira Lima*

**32** Transplante renal ......................................................................................................................350
*Edson Benassule, Luciana Dias Chiavegato e Miguel Ângelo de Góes Júnior*

**33** Transplante de fígado ...............................................................................................................357
*Eliane Maria de Carvalho Silva, Ana Paula de Toledo Pieroni e Maurício Kenzo Tobara*

Ventilação mecânica na insuficiência hepática e no transplante de fígado ................................362
*Denise Machado Medeiros, Renata Angélica Bonrgiorno e Meire Tieme Sasaki*

Fisioterapia no transplante de fígado ........................................................................................368
*Marcos Christian Barbosa Laranjeira, Ana Gabriela da Silva Lopes e Vanessa Sampaio Nunes*

**34** Transplante de medula óssea .....................................................................................................373
*Celso Massumoto, Sally Mizukami e Adelson Alves*

Fisioterapia no transplante de medula óssea .............................................................................382
*Jacqueline Evani Santos de Oliveira Lima*

Ventilação mecânica no transplante de medula óssea ...............................................................385
*Jacqueline Evani Santos de Oliveira Lima*

**35** Transplante de pulmão ..............................................................................................................389
*Jaquelina Sonoe Ota Arakaki e Vicente Forte (in memoriam)*

Fisioterapia e assistência ventilatória no transplante de pulmão ...............................................398
*Ivanir J. C. Moreira Junior, Rosa Massa Kikuchi e Vanessa Pereira Lima*

**36** Histórico da fisioterapia em pediatria ........................................................................................413
*Maria Lucila de Lima Gonçalves Guimarães e Regina Célia Turola Passos Juliani*

**37** Histórico da ventilação mecânica em pediatria ..........................................................................419
*Ana Lúcia Capelari Lahoz, Carla Marques Nicolau e Maristela Trevisan Cunha*

**38** Desmame da ventilação mecânica em pediatria .........................................................................427
*Camilla Pincelli Lourenção e Ligia Canellas*

**39** Interação cardiopulmonar .........................................................................................................432
*Camilla Pincelli Lourenção e Renata Negri Sapata*

**40** Avaliação fisioterapêutica na UTI pediátrica e neonatal ............................................................438
*Elizangela Navarro de Oliveira*

**41** Particularidades sobre a assistência fisioterapêutica respiratória em pediatria e neonatologia:
manobras de higiene brônquica .................................................................................................444
*Alessandra Freitas*

**42** Ventilação mecânica não invasiva em pediatria e neonatologia ..................................................... 452
*Alessandra Freitas*

**43** Insuficiência respiratória aguda em paciente pediátrico ................................................................ 461
*Angela Esposito*

Oxigenoterapia e ventilação mecânica no paciente pediátrico ....................................................... 468
*Fabiane Alves de Carvalho e Angela Esposito*

Fisioterapia em paciente pediátrico com insuficiência respiratória aguda ..................................... 473
*Fabiane Alves de Carvalho*

**44** Bronquiolite viral aguda .................................................................................................................... 478
*Tatiana Rozov*

Ventilação mecânica na bronquiolite viral aguda ........................................................................... 480
*Jacqueline Bertagna do Nascimento*

Fisioterapia na bronquiolite viral aguda .......................................................................................... 482
*Jacqueline Bertagna do Nascimento*

**45** Asma em pediatria ............................................................................................................................ 486
*José Oliva Proença Filho*

Assistência ventilatória na asma ...................................................................................................... 490
*José Oliva Proença Filho*

Fisioterapia na asma brônquica ....................................................................................................... 495
*Adriana de Arruda Falcão Peixe e Cecília Neves Arrizabalaga*

**46** Pneumonias na infância .................................................................................................................... 500
*Clóvis José Fortes da Silva*

Suporte ventilatório na pneumonia .................................................................................................. 504
*Adriana de Arruda Falcão Peixe*

Fisioterapia na pneumonia ............................................................................................................... 507
*Adriana de Arruda Falcão Peixe*

**47** Síndrome de aspiração de mecônio ................................................................................................. 516
*Milton Harumi Miyoshi e Graziela Maria Maccari*

Assistência ventilatória na síndrome de aspiração de mecônio ....................................................... 521
*Milton Harumi Miyoshi e Graziela Maria Maccari*

Fisioterapia na síndrome de aspiração de mecônio ........................................................................ 528
*Graziela Maria Maccari*

**48** Refluxo gastroesofágico em pacientes pediátricos .......................................................................... 531
*Fabio Bedoni*

Fisioterapia no refluxo gastroesofágico ........................................................................................... 539
*Jacqueline Bertagna do Nascimento*

Ventilação mecânica no refluxo gastroesofágico ............................................................................ 542
*Jacqueline Bertagna do Nascimento*

**49** Cardiopatias congênitas .................................................................................................................... 544
*Adilson Casemiro Pires*

Assistência ventilatória e fisioterapia em crianças portadoras de cardiopatias congênitas ............ 549
*Kelly Cristina de Oliveira Abud*

**50** Displasia broncopulmonar (doença pulmonar crônica) ................................................................... 555
*Luigi Zucchi*

Fisioterapia na displasia broncopulmonar ....................................................................................... 558
*Ana Paula Campelo Cavalcante*

# SUMÁRIO

**51** Hipertensão pulmonar .................................................................................................. 561
*Dirceu Rodrigues de Almeida*

Fisioterapia e assistência ventilatória na hipertensão pulmonar ................................. 569
*Jacqueline Bertagna do Nascimento*

**52** Utilização do óxido nítrico associado à ventilação mecânica ...................................... 575
*Fabiane Alves de Carvalho, Adriana de Arruda Falcão Peixe e George Jerre Vieira Sarmento*

**53** Síndrome do desconforto respiratório (doença da membrana hialina) ........................ 584
*Luigi Zucchi*

Fisioterapia na doença das membranas hialinas ......................................................... 587
*Jacqueline Bertagna do Nascimento*

**54** Paciente oncológico pediátrico ................................................................................... 591
*Raul Gutierrez Lamelas, Massami Hayashi e Tathiana Santana Shiguemoto*

Fisioterapia respiratória ............................................................................................. 601
*Tathiana Santana Shiguemoto*

Fisioterapia motora .................................................................................................... 604
*Tathiana Santana Shiguemoto*

Ventilação mecânica não invasiva ............................................................................... 608
*Tathiana Santana Shiguemoto, Raul Gutierrez Lamelas e Massami Hayashi*

Ventilação mecânica invasiva ..................................................................................... 610
*Tathiana Santana Shiguemoto, Raul Gutierrez Lamelas e Massami Hayashi*

**55** Complicações da ventilação mecânica ........................................................................ 616
*Arnaldo Araújo de Mendonça Junior, Letícia Sandre Vendrame e Sérgio Grava*

**56** Oncogênese ............................................................................................................... 648
*Fabrizio Antonio Gomide Cardoso e Virgínia Oliveira Crema*

**57** Câncer de mama ........................................................................................................ 656
*Maria Cristina Cortez Carneiro Meirelles e Liana Barbaresco Gomide Matheus*

**58** Câncer de pele ........................................................................................................... 669
*Adriana Clemente Mendonça*

**59** Câncer hematológico ................................................................................................. 679
*Daniela Gonçalves Ohara, Gualberto Ruas e Mauricio Jamami*

**60** Tumores do sistema nervoso central em adultos ........................................................ 686
*Verena Kise Capellini, Luciane Aparecida Pascucci Sande de Souza e Alex Eduardo da Silva*

**61** Câncer infantil .......................................................................................................... 697
*Karina Pereira e Elaine Leonezi Guimarães*

**62** Câncer e trabalho ...................................................................................................... 709
*Dernival Bertoncello e Isabel Aparecida Porcatti de Walsh*

**63** Câncer e dor .............................................................................................................. 720
*Cristiane Vitaliano Graminha e Isabel Aparecida Porcatti de Walsh*

**64** Transplante medular .................................................................................................. 729
*Camila Ferreira Leite*

**65** Atenção fisioterapêutica domiciliar ao paciente oncológico ....................................... 742
*Shamyr Sulyvan de Castro*

**66** Recursos terapêuticos no paciente oncológico ........................................................... 751
*Nuno Miguel Lopes Oliveira e Suraya Gomes Novais Shimano*

Índice remissivo ........................................................................................................ 761

# APRESENTAÇÃO DA 1ª EDIÇÃO

Há pouco mais de dez anos um profissional recém-saído da faculdade, George Jerre Vieira Sarmento, procurou-me por indicação do professor Sérgio Migrone. Como estava em férias, somente uns 30 dias depois concretizamos seus serviços no Hospital Nossa Senhora de Lourdes, instituição com a qual mantemos estreita relação de parceria. Longe de mim pretender avaliar mais um dos profissionais que ingressavam em nosso quadro de fisioterapeutas, mas cabia a mim a tarefa de acompanhar seu trabalho. Não tardou para que fôssemos surpreendidos pelo desempenho de um profissional atuante que rapidamente demonstrou o espírito de liderança com extrema naturalidade.

Proativo, George sugeria cursos, eventos científicos, reciclagem da equipe. Aos poucos seu tempo tornou-se curto para a implantação de tantas ideias e atividades que eram prontamente por mim acatadas. Nesse avanço progressivo do Serviço de Fisioterapia do Hospital Nossa Senhora de Lourdes contávamos com um apoio fundamental da presidência, até hoje a cargo de nosso querido amigo Dr. Cícero Aurélio Sinisgalli, que sempre depositou total confiança em nosso trabalho e proporcionou as condições para crescermos e hoje nos firmarmos como um dos melhores serviços de São Paulo.

Assim surgiu a ideia de "construir" este livro, *Fisioterapia Respiratória no Paciente Crítico*, que resulta do envolvimento de especialistas em torno de um sonho acalentado por nosso colega George, a quem, sem dúvida, não poderia deixar de render minhas homenagens. A esta obra acrescenta-se a experiência de profissionais que há quase dez anos se dedicam à realização de ações educativas e eventos científicos, dentre os quais a II Jornada de Coluna Vertebral e a IV Jornada de Rotinas em Fisioterapia Respiratória, além do atual 7º Curso de Especialização em Fisioterapia Respiratória, com especial destaque para o Simpósio Internacional de Ventilação Mecânica, um dos principais eventos de Fisioterapia do país.

Este livro apresenta o que há de mais avançado em Fisioterapia Respiratória, compilando ideias, conceitos, condutas e consensos científicos apresentados nesses encontros e empregados no tratamento de pacientes críticos. Desta leitura se valerão especialistas em Medicina Intensiva, para adultos e crianças, e também aqueles profissionais que compõem a equipe multiprofissional envolvida com o tratamento do paciente grave, entre eles enfermeiros, fisioterapeutas respiratórios, cardiologistas, cirurgiões e pediatras. O livro apresenta os principais avanços das técnicas e modalidades terapêuticas empregadas no tratamento dos pacientes com disfunção respiratória em Unidades de Terapia Intensiva.

Em seus 50 capítulos, discorre sobre o histórico da Fisioterapia Respiratória até sua evolução nos dias atuais, daí se seguindo textos e estudos que comprovam sua eficácia na prática clínica. Os capítulos descrevem a experiência de profissionais de diversas instituições, nacionais e internacionais, versando sobre a aplicabilidade de técnicas de Fisioterapia Respiratória em pacientes de UTIs, submetidos a modalidades cirúrgicas diversas ou em tratamento clínico de alta complexidade.

Ao ler *Fisioterapia Respiratória no Paciente Crítico* restará ao leitor a certeza de manter esta obra em seu material permanente de pesquisa como fonte de conhecimento e apoio nas várias situações vivenciadas em seu dia a dia.

Adelson Ribas Campelo
Fisioterapeuta
Diretor da Campelo Fisioterapia

# PREFÁCIO

Com muita consideração e orgulho concedo o prefácio a esta obra que certamente torna-se um marco na Fisioterapia Pneumofuncional no Brasil.

O autor, dr. George Jerre Vieira Sarmento, a quem muito estimo, há muito busca a realização deste sonho que, a partir deste livro, concretiza o retrato da sua capacidade técnica, da sua perseverança e, acima de tudo, do ideal de que com caráter e luta tudo se alcança.

Ao escolher seus colaboradores, dr. George optou pelos melhores profissionais em sua área, tornando esta obra um foco não apenas na teoria, mas principalmente no contexto da vivência e da experiência de cada pessoa.

Dessa forma, sem dúvida alguma esta obra é um indispensável instrumento de leitura para capacitação e qualificação de milhares de fisioterapeutas ávidos por conhecimento.

Meus sinceros parabéns a todos, e em especial à Editora Manole que, mais uma vez, está próxima de todos nós e acredita na Fisioterapia brasileira.

Que Deus abençoe eternamente o dr. George e que esta obra seja a iminência de muitas outras que por certo virão para contribuir com a nossa evolução profissional.

Carlos Alberto Caetano Azeredo (*in memoriam*)
Fisioterapeuta

# AGRADECIMENTOS

À minha esposa Marcelle Guerra, minhas desculpas pelo tempo não dispensado em razão da elaboração deste livro.

A Adelson e Sonia Campelo pela amizade e apoio que venho recebendo desde o início da minha carreira profissional.

Aos meus pais, Vicente e Deusa, pelo constante apoio, carinho, compreensão e paciência.

Ao amigo Rodrigo Daminello, que na reta final deste livro foi o meu braço direito e esquerdo.

Ao prof. Sergio Mingrone, uma das pessoas mais importantes de minha vida, por ter acreditado em mim desde a minha graduação.

Ao grande amigo e padrinho Carlos Alberto Caetano Azeredo, que nos últimos anos não mediu esforços para possibilitar a realização de meus sonhos profissionais.

Agradeço a Deus por ter colocado em minha vida todos estes autores que possibilitaram a realização deste livro, e assim, a realização de mais um sonho.

# NOTA DO ORGANIZADOR

A ideia desta obra surgiu com o objetivo de fornecer, em um só livro, informações concisas e atualizadas para o tratamento dos pacientes em terapia intensiva. Uma das dificuldades para encontrar essas informações era, pela complexidade de nossos pacientes, a necessidade de pesquisarmos em diferentes livros: fisiopatologia, ventilação mecânica e fisioterapia respiratória. Assim sendo, este livro vem para preencher uma lacuna na literatura acadêmica e profissional.

# REVISORES E COLABORADORES

## REVISORES

### Rodrigo Daminello Raimundo
Graduado em Fisioterapia pela Universidade Cidade de São Paulo (Unicid).
Especialista em Fisioterapia Respiratória pelo Hospital Nossa Senhora de Lourdes (HNSL).
Especialista em Acupuntura pelo Instituto Brasileiro de Estudos Homeopáticos (IBEHE) da Faculdade de Ciências da Saúde (FACIS).
Mestrando em Ciências da Saúde pela Faculdade de Medicina do ABC (FMABC).
Professor e supervisor de estágio das Faculdades Metropolitanas Unidas (FMU).
Professor e supervisor de estágio da Universidade Sant'Anna.

### Ana Maria Gonçalves Carr
Mestre em Ciências da Fisiopatologia Experimental pela Faculdade de Medicina da Universidade de São Paulo (FMUSP).
Aprimoramento em Fisioterapia Intensiva pelo Hospital das Clínicas (HC) da FMUSP.
Supervisora do curso de Especialização em Fisioterapia Respiratória do Hospital e Maternidade São Luiz – Unidade Jabaquara.
Docente da graduação em Fisioterapia nas Disciplinas de Fisioterapia Aplicada à Cardiologia e Pneumologia e Fisioterapia Aplicada à Pediatria na Universidade de Guarulhos (UnG).
Supervisora de Estágio Supervisionado em Pediatria e Neonatologia na UnG.
Fisioterapeuta da UTI Adulto do Hospital São Luiz – Unidade Jabaquara.
Especialista em Fisioterapia Pediátrica pela Universidade Gama Filho (UGF).

## COLABORADORES

### Adelson Alves
Médico do Centro de Hemoterapia São Lucas.

### Adelson Ribas Campelo
Diretor do serviço de Fisioterapia do Hospital Nossa Senhora de Lourdes (HNSL).
Diretor Presidente da Campelo Fisioterapia.

### Adilson Casemiro Pires
Doutor em Cirurgia Cardíaca pela Escola Paulista de Medicina da Universidade Federal de São Paulo (Unifesp/EPM).
Chefe da equipe de Cirurgia Cardiovascular do Hospital de Ensino da Faculdade de Medicina do ABC (FMABC).
Chefe da equipe de Cirurgia Cardíaca do Hospital Nossa Senhora de Lourdes (HNSL).

### Adriana Clemente Mendonça
Graduada em Fisioterapia pela Universidade de Ribeirão Preto (Unaerp).
Mestre em Bioengenharia pela Universidade de São Paulo (USP).
Doutora em Ciências Médicas pela USP.
Docente da Universidade Federal do Triângulo Mineiro (UFTM).

### Adriana de Arruda Falcão Peixe
Especialista em Fisioterapia Respiratória pelo Hospital Nossa Senhora de Lourdes e pela Escola Paulista de Medicina da Universidade Federal de São Paulo (Unifesp/EPM).
Supervisora do curso de especialização em Fisioterapia Respiratória do Hospital Nossa Senhora de Lourdes (HNSL).
Supervisora do curso de Especialização em Fisioterapia Respiratória em Pediatria e Neonatologia da Escola Pau-

lista de Medicina da Universidade Federal de São Paulo (Unifesp/EPM).
Fisioterapeuta da Enfermaria Pediátrica do Hospital da Criança – Grupo Nossa Senhora de Lourdes.
Fisioterapeuta do Hospital Santa Catarina e Hospital Alemão Oswaldo Cruz.
Mestranda em Neonatologia pela Unifesp/EPM.

### Alejandro D. Midley
Licenciado em Cinesiologia pela Universidad Nacional de Buenos Aires, Argentina.
Coordenador do Departamento de Cinesiologia e Cuidados Respiratórios no Sanatório de Trinidad-Palermo, Buenos Aires.
Membro do Comitê de Pneumologia Crítica e do Departamento de Cinesiologia – Sociedad Argentina de Terapia Intensiva (SATI).
Membro da American Association for Respiratory Care (AARC).

### Alessandra Freitas
Mestranda em Ciências da Saúde pela Faculdade de Medicina do ABC (FMABC).
Especialista em Fisioterapia Respiratória pelo Hospital Nossa Senhora de Lourdes (HNSL).
Fisioterapeuta do Hospital Municipal Universitário de São Bernardo do Campo (HMUSBC).
Preceptora do curso de pós-graduação em Fisioterapia Cardiorrespiratória da Faculdade de Medicina do ABC (FMABC).
Ex-Fisioterapeuta do Hospital Nossa Senhora de Lourdes (HNSL).

### Alex Eduardo da Silva
Graduado em Medicina pela Universidade Federal do Triângulo Mineiro (UFTM).
Mestre em Neurologia pela Faculdade de Medicina de Ribeirão Preto da Universidade de São Paulo (FMRP-USP).
Neurologista da UFTM.

### Alexandre Luque
Especialista em Fisioterapia Respiratória pela Universidade Federal de São Paulo, Escola Paulista de Medicina (Unifesp/EPM).
Professor de Fisioterapia Aplicada em Fisioterapia Cardiorrespiratória e supervisor de Estágio em UTI Adulto e Fisioterapia Cardiorrespiratória do Centro Universitário São Camilo.

### Allysson Alves da Silva
Especialista em Fisioterapia Respiratória pelo Hospital Nossa Senhora de Lourdes (HNSL).
Fisioterapeuta do Hospital Sírio-Libanês.

Mestrando em Engenharia Biomédica na área de Neurofisiologia pela Universidade de Mogi das Cruzes (UMC).

### Altair da Silva Costa Junior
Mestrando em Cirurgia Torácica pela Universidade Federal de São Paulo da Escola Paulista de Medicina (Unifesp/EPM).
Médico e cirurgião cardiovascular no Hospital Nossa Senhora de Lourdes (HNSL).

### Ana Gabriela da Silva Lopes
Fisioterapeuta da Unidade de Transplante e de Cirurgia de Fígado do Hospital das Clínicas da Faculdade de Medicina da Universidade de São Paulo (HC-FMUSP).

### Ana Lúcia Capelari Lahoz
Fisioterapeuta do Instituto da Criança (ICr) do Hospital das Clínicas da Faculdade de Medicina da Universidade de São Paulo (HC-FMUSP).

### Ana Paula Campelo Cavalcante
Graduada em Fisioterapia pela Universidade Bandeirantes (Uniban).
Professora e supervisora de estágio do curso de Fisioterapia na Universidade de Santo Amaro (Unisa).
Especialista em Fisioterapia Respiratória em Pediatria pelo Instituto da Criança (ICr) do Hospital das Clínicas da Universidade de São Paulo (HC-FMUSP).

### Ana Paula de Toledo Pieroni
Fisioterapeuta da Unidade de Transplante e de Cirurgia de Fígado do Hospital das Clínicas da Faculdade de Medicina da Universidade de São Paulo (HC-FMUSP).

### Angela Esposito
Médica pediatra, assistente plantonista da UTI do Hospital Universitário (HU) da Universidade de São Paulo (USP).
Médica responsável pela enfermaria de pediatria do Hospital da Criança do Grupo Nossa Senhora de Lourdes (HNSL).

### Ari Bolonhezi
Graduado em Medicina pela Faculdade de Medicina do ABC (FMABC).
Diretor técnico da Home Doctor.
Presidente do Núcleo Nacional das Empresas de Assistência Domiciliar (NEAD).

### Arnaldo Araújo de Mendonça Junior
Graduado em Medicina Interna pela Casa de Saúde Santa Marcelina.
Especialista em Terapia Intensiva na Casa de Saúde Santa Marcelina.

Aperfeiçoamento em Epidemiologia da Disfunção de Múltiplos Órgãos pela Universidade Livre de Bruxelas, Bélgica.
Médico do Serviço de Medicina Intensiva do Hospital de Ensino da Fundação Universitária de Medicina do ABC.

## Camila Ferreira Leite
Fisioterapeuta pela Universidade Estadual Paulista Júlio de Mesquita Filho (FCT-Unesp).
Mestre em Ciências pela Universidade Estadual de Campinas (Unicamp) e Doutora em Ciências da Saúde pela Universidade Federal do Triângulo Mineiro (UFTM).
Professora Adjunta da Universidade Federal de Juiz de Fora, *campus* avançado de Governador Valadares (UFJF--GV).

## Camilla Pincelli Lourenção
Especialista em Fisioterapia Respiratória pelo Hospital Nossa Senhora de Lourdes (HNSL).
Fisioterapeuta do Hospital Samaritano e do Hospital Municipal de Barueri Dr. Francisco Moran.

## Carla Alves Vassoler (*in memoriam*)
Especialista em Fisioterapia Respiratória pela Universidade Federal de São Paulo (Unifesp).
Mestre em Ciências Pneumológicas pela Unifesp.

## Carla Marques Nicolau
Fisioterapeuta do Instituto da Criança (ICr) do Hospital das Clínicas da Faculdade de Medicina da Universidade de São Paulo (HC-FMUSP).

## Carlos Alberto Caetano Azeredo (*in memoriam*)
Graduado em Fisioterapia pela ERRJ.
Especialista em Fisioterapia Respiratória pela Assobrafir.
Ex-Diretor Clínico do Laboratório de Respiração e *Biofeedback* do Rio de Janeiro.
Ex-professor do curso de pós-graduação em Fisioterapia Cardiorrespiratória da Unifor-MG.
Ex-chefe do Serviço de Fisioterapia do Hospital Barra D´Or.
Ex-membro das: ARRC, AAPB, ERS e IFFES.

## Cecília Neves Arrizabalaga
Fisioterapeuta pela Universidade de Santo Amaro (Unisa).
Especialista em Fisioterapia Cardiorrespiratória pelo Hospital Nossa Senhora de Lourdes (HNSL).
Fisioterapeuta do Hospital Sírio-Libanês.

## Celso Massumoto
Graduado em Medicina pela Pontifícia Universidade Católica de São Paulo (PUC).
Estágio no Hutchinson Cancer Research Center, em Seattle.
Mestrado em Farmácia (Análises Clínicas) pela Universidade de São Paulo (USP).

Doutorado em Medicina (Hematologia) pela Faculdade de Medicina da USP (FMUSP).

## Claudia Seiko Kondo
Fisioterapeuta da UTI do Hospital Sírio-Libanês.
Aprimoramento em Fisioterapia como Terapia Intensiva pelo Hospital das Clínicas da Faculdade de Medicina da Universidade de São Paulo (HC-FMUSP).
Mestre em Reabilitação Pulmonar pela Universidade Federal de São Paulo (Unifesp).

## Clóvis José Fortes da Silva
Médico da UTI Pediátrica e Neonatal do Hospital da Criança – Grupo Nossa Senhora de Lourdes.
Médico da UTI Pediátrica do Hospital do Câncer, da UTI Pediátrica do Hospital Brasil de Santo André e da UTI Pediátrica do Hospital Focus.

## Cristiane Vitaliano Graminha
Graduada em Fisioterapia pela Faculdade de Medicina de Ribeirão Preto da Universidade de São Paulo (FMRP-USP).
Mestre em Bioengenharia pela FMRP-USP e Doutora em Ciências Médicas pelo Departamento de Biomecânica, Medicina e Reabilitação do Aparelho Locomotor da FMRP-USP.
Professora Adjunta do Departamento de Fisioterapia Aplicada, Instituto de Ciências da Saúde da Universidade Federal do Triângulo Mineiro (UFTM).

## Cristiano Carvalhaes
Especialista em Fisioterapia Respiratória pelo Hospital das Clínicas da Faculdade de Medicina da Universidade de São Paulo (HC-FMUSP).
Supervisor do curso de especialização em Fisioterapia Respiratória do Hospital Nossa Senhora de Lourdes (HNSL).
Fisioterapeuta da Enfermaria do Hospital Nossa Senhora de Lourdes (HNSL).
Fisioterapeuta do Hospital Alemão Oswaldo Cruz.

## Cristina Aparecida Veloso
Fisioterapeuta pela Universidade Estadual Paulista Julio de Mesquita Filho (Unesp) de Presidente Prudente.
Mestre em cirurgia na área de Pesquisa Experimental.
Coordenadora do curso de especialização em Fisioterapia Respiratória em UTI Adulto no Hospital das Clínicas da Universidade Estadual de Campinas (HC-Unicamp).

## Daniela Gonçalves Ohara
Graduada em Fisioterapia pela Universidade de Uberaba.
Mestre em Fisioterapia, Área de Concentração Processos de Avaliação e Intervenção em Fisioterapia, pela Universidade Federal de São Carlos (UFSCar).

Professora Assistente do Magistério Superior do Curso de Graduação em Fisioterapia da Universidade Federal do Amapá (Unifap).

### Denise de Moraes Paisani
Fisioterapeuta pela Universidade Cidade de São Paulo (Unicid).
Especialização em Fisioterapia Respiratória pela Universidade Federal de São Paulo da Escola Paulista de Medicina (Unifesp/EPM).
Mestre em Ciências Pneumológicas pela Unifesp/EPM.
Fisioterapeuta do Hospital do Rim e Hipertensão.
Professora da Unicid e do Curso de especialização em Fisioterapia Respiratória da Unifesp/EPM.

### Denise Machado Medeiros
Doutora em Pneumologia pela Faculdade de Medicina da Universidade de São Paulo (FMUSP).
Médica coordenadora da UTI de Transplante e Cirurgia do Fígado do Hospital das Clínicas (HC) da FMUSP.
Pneumologista do Hospital Nossa Senhora de Lourdes (HNSL).

### Dernival Bertoncello
Graduado em Fisioterapia.
Doutor em Ciências Fisiológicas.
Professor Adjunto do Departamento de Fisioterapia Aplicada da Universidade Federal do Triângulo Mineiro (UFTM).

### Dirceu Costa
Graduado em Fisioterapia pela Pontifícia Universidade Católica de Campinas (PUC-Campinas).
Mestre em Ciências Biológicas pela FOP-Unicamp.
Doutor em Ciências pela Universidade Estadual Paulista Júlio de Mesquita Filho (Unesp).
Especialista em Fisioterapia Respiratória pela Associação Brasileira de Fisioterapia Cardiorrespiratória e Fisioterapia em Terapia Intensiva (Assobrafir).
Sócio fundador da Sociedade Brasileira de Fisioterapia Respiratória (Sobrafir), Regional SP, atual Assobrafir.
Membro da Comissão Nacional de Avaliação de cursos de graduação em Fisioterapia e Consultor da Câmara de Ensino Superior da Secretaria de Educação do Estado de São Paulo e Membro do Comitê de Área na Capes (área de Educação Física, Fonoaudiologia, Fisioterapia e Terapia Ocupacional).
Membro do Comitê Assessor Multidisciplinar de Saúde do CNPq.
Professor de graduação e de mestrado em Fisioterapia da Universidade Metodista de Piracicaba (Unimep).

### Dirceu Rodrigues de Almeida
Doutor em Cardiologia pela Universidade Federal de São Paulo da Escola Paulista de Medicina (Unifesp/EPM).
Professor Adjunto da Disciplina de Cardiologia da Unifesp/EPM.
Chefe do Serviço de Angiodinâmica do Hospital Nossa Senhora de Lourdes (HNSL).
Médico-chefe da Unidade de Terapia Intensiva Coronariana do Hospital Nossa Senhora de Lourdes (HNSL).

### Edson Benassule
Especialista em Fisioterapia Respiratória pela Universidade Federal de São Paulo da Escola Paulista de Medicina (Unifesp/EPM).
Fisioterapeuta do Hospital Israelita Albert Einstein.
Fisioterapeuta do Hospital do Rim e Hipertensão.

### Elaine Leonezi Guimarães
Graduada em Fisioterapia pela Universidade Metodista de Piracicaba (Unimep).
Mestre e Doutora em Fisioterapia pela Universidade Federal de São Carlos (UFSCar).
Professora do Departamento de Fisioterapia Aplicada da Universidade Federal do Triângulo Mineiro (UFTM).

### Eliane Maria de Carvalho Silva
Doutora em Ciências pela Fisiopatologia Experimental da Faculdade de Medicina da Universidade de São Paulo (FMUSP).
Chefe do Setor de Fisioterapia da Unidade de Transplante e Cirurgia do Fígado do Hospital das Clínicas (HC) da FMUSP.
Professora supervisora de estágio de Fisioterapia Respiratória na Universidade de Mogi das Cruzes.

### Elizangela Navarro de Oliveira
Fisioterapeuta da Unidade de Terapia Intensiva Pediátrica e Neonatal do Hospital da Criança – Grupo Nossa Senhora de Lourdes.
Supervisora do curso de especialização em Fisioterapia Respiratória do Hospital Nossa Senhora de Lourdes (HNSL).

### Elsie M. Collado-Koman
Bacharel em Ciências, Registered Respiratory Therapist, Loma Linda University.
Membro da American Association for Respiratory Care.
Membro da Society of Critical Care Medicine.
Membro da American Heart Association.
Coordenador Educacional da Respiratory Care Services Medical Center, Universidade da Califórnia, San Diego.

### Fabia Leme
Graduada em Fisioterapia pela Universidade Metodista de Piracicaba (Unimep).
Especialista em Fisioterapia Respiratória pela Universidade Federal de São Paulo, Escola Paulista de Medicina (Unifesp/EPM).
Professora de Fisioterapia Aplicada em Cardiopneumologia e supervisora de estágio em UTI adulto do Centro Universitário São Camilo.
Mestre em Ciências da Saúde pela Universidade Federal de São Paulo (Unifesp).

### Fabiane Alves de Carvalho
Especialista em Fisioterapia Respiratória pelo Hospital Nossa Senhora de Lourdes (HNSL).
Pós-Graduada em Planejamento Educacional e Docência do Ensino Superior pela Escola Superior Aberta do Brasil – ES.
Mestranda em Ciências Ambientais e Saúde pela Universidade Católica de Goiás.
Docente do Centro Universitário de Anápolis/UniEvangélica – Goiás.

### Fabio Bedoni
Cirurgião pediátrico.
Chefe do Serviço de Cirurgia Pediátrica e Cirurgia Videoendoscópica Infantil do Hospital da Criança e da Clin Kids Clínica e Pronto-Socorro Infantil.
Médico endoscopista, responsável pelo Serviço de Endoscopia do Hospital Infantil Darcy Vargas.

### Fabrizio Antonio Gomide Cardoso
Doutor em Ciências da Saúde pela Universidade Federal do Triângulo Mineiro (UFTM).
Professor Adjunto da Disciplina de Anatomia do Departamento de Biologia Estrutural do Instituto de Ciências Biológicas e Naturais da UFTM.

### Fernanda de Cordoba Lanza
Especialista em Fisioterapia Respiratória pela Universidade Federal de São Paulo.
Mestre em Ciências da Saúde pela Unifesp.
Docente do curso de Fisioterapia do Centro Universitário São Camilo.

### Francisco Valdez Santos de Oliveira Lima
Graduado pela Universidade Estadual da Paraíba (UEPB).
Especialista em Fisioterapia e Cardiologia pelo Instituto Dante Pazzanese de Cardiologia.
Mestrando em Engenharia Biomédica na área de Eletrofisiologia Cardíaca pela Universidade Mogi das Cruzes (UMC).
Fisioterapeuta do Hospital Nove de Julho e do Hospital Samaritano.

### Germano Forti
Especialista em Fisioterapia Cardiorrespiratória pela Universidade Federal de São Paulo da Escola Paulista de Medicina (Unifesp/EPM).
Mestre em Ciências pela Universidade de São Paulo (USP).
Membro do Departamento de Pesquisa Clínica da Newport Medical Instruments.

### Graziela Maria Maccari
Fisioterapeuta da Unidade Neonatal do Hospital São Paulo da Universidade Federal de São Paulo da Escola Paulista de Medicina (Unifesp/EPM).
Supervisora de estágio em Neonatologia do curso de especialização em Fisioterapia Respiratória, Disciplina de Pneumologia do Departamento de Medicina da Unifesp/EPM.
Professora da área de Fisiologia Pediátrica do Centro Universitário São Camilo.

### Gualberto Ruas
Graduado em Fisioterapia pelo Centro Universitário Central Paulista.
Mestre, Doutor e PhD em Fisioterapia pela Universidade Federal de São Carlos (UFSCar).
Docente do curso de Fisioterapia da Faculdade Talentos Humanos (FACTHUS) e Docente Voluntário do curso de Fisioterapia da Universidade Federal do Triângulo Mineiro (UFTM).

### Henrique José Rodrigues
Especialista em Cirurgia do Aparelho Digestivo pelo Colégio Brasileiro de Cirurgia Digestiva.
Certificado de Qualificação em Cirurgia Videolaparoscópica pelo Colégio Brasileiro de Cirurgia Digestiva.
Certificado de Habilitação em Cirurgia Videoassistida pela Sociedade Brasileira de Cirurgia Laparoscópica (Sobracil).
Membro do Colégio Brasileiro de Cirurgiões.
Membro do Colégio Brasileiro de Cirurgia Digestiva.
Membro da Sociedade Brasileira de Cirurgia Videolaparoscópica – Sobracil.
Membro da Sociedade Brasileira de Cirurgia Bariátrica.
Membro da Comissão de Ética Médica do Hospital Nossa Senhora de Lourdes (HNSL).
Membro da Comissão e Qualificação de Delegado Examinador – Sobracil.
Ex-presidente da Comissão de Qualificação da Sobracil.
Diretor Clínico da Policlínica – Clincorp Serviços Médicos.
Responsável pelas especialidades de Cirurgia Geral, Gastroenterologia, Coloproctologia, Cirurgia do Aparelho Digestivo e Videocirurgia da Policlínica Clincorp.
Médico Assistente do Serviço de Cirurgia do Hospital Nossa Senhora de Lourdes (HNSL).

## Ian L. Ochshorn
Chefe da equipe de Terapia Respiratória do Mount Sinai Hospital – Nova York, EUA.

## Isabel Aparecida Porcatti de Walsh
Graduada em Fisioterapia pela Universidade Federal de São Carlos (UFSCar).
Mestre em Engenharia de Produção e Doutora em Fisioterapia pela UFSCar.
Professora Adjunta do Departamento de Fisioterapia Aplicada do Instituto de Ciências da Saúde da Universidade Federal do Triângulo Mineiro (UFTM).

## Ivanir J. C. Moreira Junior
Graduado pela Universidade Estadual do Pará (UEPA).
Especialização em Fisioterapia Respiratória pela Disciplina de Pneumologia na Universidade Federal de São Paulo (Unifesp).
Preceptor na Especialização em Fisioterapia Hospitalar na Unifesp.
Fisioterapeuta da Equipe de Cirurgia Torácica, Pneumologia e Transplante de Pulmão Prof. Dr. Vicente Forte.

## Ivany Schettino
Médica graduada pela Faculdade de Medicina da Universidade de São Paulo (FMUSP).
Residência médica no Hospital das Clínicas da FMUSP na área de Clínica Médica e na área de Pneumologia.
Médica intensivista, título conferido pela Associação Médica Brasileira em convênio com a Associação de Medicina Intensiva Brasileira.
Especialista em Broncoscopia pelo Serviço de Endoscopia Gastrointestinal e Broncoesofagoscopia do Hospital das Clínicas (HC) da FMUSP.
Médica do trabalho, especialização pelo HC-FMUSP.
Doutora em Medicina, área de Pneumologia, pela FMUSP.
Pós-graduada em Administração pela Universidade de Harvard, EUA; recebeu o "Certificate of Special Studies in Administration and Management".

## Jacqueline Bertagna do Nascimento
Especialista em Fisioterapia Respiratória pelo Hospital Nossa Senhora de Lourdes (HNSL).
Aluna especial de Mestrado em Ciências da Saúde em Cardiologia da Universidade Federal de São Paulo, Escola Paulista de Medicina (Unifesp/EPM).
Supervisora do curso de especialização em Fisioterapia Respiratória do Hospital Nossa Senhora de Lourdes (HNSL).
Fisioterapeuta da Unidade de Terapia Intensiva Pediátrica e Neonatal do Hospital da Criança – Grupo Nossa Senhora de Lourdes.

## Jacqueline Evani Santos de Oliveira Lima
Graduada em Fisioterapia pela Universidade Estadual da Paraíba (UEPB).
Especialização pela Universidade Federal de São Paulo da Escola Paulista de Medicina (Unifesp/EPM).
Mestranda em Engenharia Biomédica na área de Neurofisiologia pela Universidade de Mogi das Cruzes (UMC).
Fisioterapeuta do Hospital Sírio-Libanês.
Supervisora do Curso de Especialização em Fisioterapia Respiratória da Disciplina de Pneumologia da Unifesp/EPM.

## Jaquelina Sonoe Ota Arakaki
Médica Assistente da disciplina de Pneumologia da Universidade Federal de São Paulo (Unifesp).
Coordenadora do Grupo de Circulação Pulmonar da Unifesp.
Coordenadora do Grupo de Transplante de Pulmão do Serviço de Cirurgia Torácica e Pneumologia Prof. Vicente Forte – Hospital Beneficência Portuguesa de São Paulo.

## Javier Fernández
Anestesiologista graduado pela Universidade de Guadalajara.
Diretor da Clinical Affairs & Education.
Tyco Healthcare Latin America – San Diego, California.

## Jeanette Janaina Jaber Lucato
Fisioterapeuta do Serviço de Fisioterapia do Instituto Central do Hospital das Clínicas da Faculdade de Medicina da Universidade de São Paulo (HC-FMUSP).
Supervisora de estágio do Programa de Aprimoramento em Fisioterapia em Terapia Intensiva e da Especialização em Fisioterapia Hospitalar do HC-FMUSP.
Doutora em Ciências pela Disciplina de Pneumologia da FMUSP.

## João Batista Borges
Graduado em Medicina pela Universidade Federal do Rio Grande do Sul (UFRGS).
Residência em Medicina Interna no Hospital Nossa Senhora da Conceição.
Residência em Medicina Intensiva no Hospital das Clínicas de Porto Alegre da UFRGS.
Doutor em Pneumologia pela Faculdade de Medicina da Universidade de São Paulo (FMUSP).
Pós-doutorando em Pneumologia pela Universidade de São Paulo (USP).

## João Roberto Breda
Cirurgião Cardiovascular do Hospital de Ensino da Faculdade de Medicina do ABC (FMABC).

### José Oliva Proença Filho

Médico pediatra, especialista em Medicina Intensiva Pediátrica, pela Associação de Medicina Intensiva Brasileira e Sociedade Brasileira de Pediatria. Responsável pela Unidade de Terapia Intensiva Pediátrica e Neonatal do Hospital e Maternidade Brasil e pelo Serviço de Pediatria do Hospital Vila Mariana, São Paulo.
Coordenador técnico da UTI Pediátrica e Neonatal do Hospital da Criança.
Presidente do Título de Especialista da Associação de Medicina Intensiva Brasileira (Amib).

### Josué Victorino

Doutor em Pneumologia pela Universidade de São Paulo (USP).

### Karina Pereira

Doutora em Fisioterapia.
Professora Adjunta da Universidade Federal do Triângulo Mineiro (UFTM/UBERABA) – Instituto de Ciências da Saúde/Departamento de Fisioterapia.

### Kelly Cristina de Oliveira Abud

Especialista em Fisioterapia Cardiorrespiratória pelo Instituto do Coração (InCor) do Hospital das Clínicas da Faculdade de Medicina da Universidade de São Paulo (HC-FMUSP).
Fisioterapeuta da UTI cirúrgica pediátrica do InCor-HC-FMUSP.
Membro da Comissão de Ensino do Serviço de Fisioterapia do InCor-HC-FMUSP.
Supervisora de estágio do curso de especialização em Fisioterapia Cardiorrespiratória do InCor-HC-FMUSP.
Professora das disciplinas de Fisioterapia em Terapia Intensiva e Pediatria do curso de especialização em Fisioterapia Respiratória da Universidade Adventista de São Paulo.

### Lara Poletto Couto

Graduação em Fisioterapia pela Faculdade de Ciências e Tecnologia da Universidade Estadual Paulista (FCT/Unesp) de Presidente Prudente.
Fisioterapeuta Especialista em Ventilação Mecânica e Apneia do Sono da Mallinckrodt do Brasil Ltda.
Mestranda em Ciências Aplicadas à Cardiologia do Departamento de Medicina da Universidade Federal de São Paulo, Escola Paulista de Medicina (Unifesp/ EPM).
Pós-graduação *lato sensu* em Insuficiência Respiratória e Cardiovascular em UTI: Monitorização e Tratamento pelo Hospital do Câncer A. C. Camargo.

### Leny Vieira Cavalheiro

Mestre em Reabilitação pela Universidade Federal de São Paulo, Escola Paulista de Medicina (Unifesp/EPM).
Coordenadora de Fisioterapia do Hospital Albert Einstein.
Coordenadora do curso de especialização em Fisioterapia Respiratória da Unifesp/EPM.
Coordenadora do Serviço de Fisioterapia do Hospital do Rim e Hipertensão, São Paulo.

### Letícia Sandre Vendrame

Graduada em Medicina pela Faculdade de Medicina da Fundação do ABC.
Residência Médica em Clínica Médica na Universidade Federal de São Paulo da Escola Paulista de Medicina (Unifesp/EPM).
Chefe e diarista da UTI de Clínica Médica do Hospital São Paulo.
Plantonista da UTI Neurocirúrgica e da Disciplina de Anestesiologia da Unifesp/EPM.
Médica Assistente da disciplina de Clínica Médica da Unifesp/EPM.
Plantonista da UTI Adulto do Hospital São Luís – Unidade Morumbi.

### Liana Barbaresco Gomide Matheus

Graduada em Fisioterapia.
Mestre e Doutora em Ciências Médicas pela Universidade de São Paulo (USP).
Docente do curso de Fisioterapia da UnB-DF. Chefe da Unidade de Reabilitação do Hospital Universitário de Brasília (UnB – Ebserh).

### Ligia Canellas

Especialista em Fisioterapia Respiratória pelo Hospital Nossa Senhora de Lourdes (HNSL).
Fisioterapeuta da UTI Neonatal e Pediátrica do Hospital Geral de Pirajussara.
Fisioterapeuta da UTI Neonatal e Pediátrica do Hospital Santa Helena.

### Luciana Castilho de Figueiredo

Fisioterapeuta da UTI Adulto do Hospital das Clínicas da Universidade Estadual de Campinas (HC-Unicamp).
Coordenadora do curso de Especialização e Aprimoramento de Fisioterapia em UTI Adulto.
Doutoranda em Cirurgia; área de Pesquisa Experimental pela Faculdade de Ciências Médicas da Universidade Estadual de Campinas (FCM/Unicamp).
Docente do curso de Graduação e Pós-graduação de Fisioterapia do Centro Universitário Hermínio Ometto (Uniararas).

### Luciana Dias Chiavegato

Professora de Fisioterapia Cardiorrespiratória da Universidade Cidade de São Paulo (Unicid) e da Universidade de Santo Amaro (Unisa).

Supervisora do curso de especialização em Fisioterapia Respiratória da Universidade Federal de São Paulo, Escola Paulista de Medicina (Unifesp/EPM).
Fisioterapeuta do Hospital do Rim e Hipertensão, São Paulo.

## Luciane Aparecida Pascucci Sande de Souza
Graduação em Fisioterapia pela Universidade Federal de São Carlos (UFSCar).
Mestre em Fisioterapia pela UFSCar.
Doutora em Biologia Funcional e Molecular pela Universidade Estadual de Campinas (Unicamp).
Professora Adjunta do Departamento de Fisioterapia Aplicada do Instituto de Ciências da Saúde da Universidade Federal do Triângulo Mineiro (UFTM).

## Luigi Zucchi
Médico, chefe da equipe da UTI Pediátrica e Neonatal do Hospital Nossa Senhora de Lourdes/Hospital da Criança.
Médico pediatra, especialista em Medicina Intensiva Pediátrica pela Associação de Medicina Intensiva Brasileira e pela Sociedade Brasileira de Pediatria.

## Luis Augusto Mello Sinisgalli
Chefe da equipe da Cirurgia Geral do Hospital Nossa Senhora de Lourdes (HNSL).
Membro do International College of Surgeons.
Membro titular do Colégio Brasileiro de Cirurgiões.
Membro titular do Colégio Brasileiro de Cirurgia Digestiva.
Membro titular da Sobracil.
Diretor do Departamento de Videocirurgia do Colégio Brasileiro de Cirurgiões.
Membro da Sociedade Brasileira de Cirurgia Bariátrica.
Chefe do Serviço de Cirurgia do Aparelho Digestivo do Hospital Nossa Senhora de Lourdes (HNSL).
Diretor clínico do Hospital Nossa Senhora de Lourdes (HNSL).

## Luiz Gustavo Ghion
Fisioterapeuta pela Universidade Estadual de Londrina (UEL).
Especialização em Fisioterapia Cardiorrespiratória, Instituto do Coração (InCor) do Hospital das Clínicas da Faculdade de Medicina da Universidade de São Paulo (HC-FMUSP).
Membro da American Association for Respiratory Care (AARC).
Presidente da Cooperativa de Trabalho de Fisioterapeutas (Cooperfit-SP).

## Marcelle Guerra Vieira
Fisioterapeuta pela Universidade de Santo Amaro (Unisa).
Especialista em Fisioterapia Cardiorrespiratória pelo Hospital Nossa Senhora de Lourdes (HNSL) e Hospital da Criança.

Coordenadora técnica da equipe de Fisioterapia do Hospital da Criança.
Supervisora da UTI Pediátrica e Neonatal do Hospital Nossa Senhora de Lourdes (HNSL).

## Marcelo Amato
Médico Assistente da UTI Respiratória do Hospital das Clínicas da Faculdade de Medicina da Universidade de São Paulo (HC-FMUSP).
Doutor em Pneumologia pela Universidade de São Paulo (USP).
Pós-Doutor em Pneumologia pela USP.

## Marcelo Lima
Formado em Engenharia Elétrica pela Universidade Estadual Paulista Júlio de Mesquita Filho (Unesp).
Especialização em Eletrônica pela Universidade de São Paulo (USP).
Especialização em Engenharia Clínica, Puritan Bennett/Tyco Health Care, São Paulo.
Gerente de produto.

## Marcelo Park
Doutor em Medicina pela Faculdade de Medicina da Universidade de São Paulo (FMUSP).
Médico Assistente da Unidade de Terapia Intensiva, disciplina de Emergências Clínicas no Hospital das Clínicas, Faculdade de Medicina da Universidade de São Paulo (HC-FMUSP).
Médico da Unidade Coronariana do Hospital Sírio-Libanês.

## Marcos Christian Barbosa Laranjeira
Fisioterapeuta da Unidade de Transplante e Cirurgia de Fígado do Hospital das Clínicas da Faculdade de Medicina da Universidade de São Paulo (HC-FMUSP).

## Maria Cristina Cortez Carneiro Meirelles
Fisioterapeuta pela Universidade Federal de São Carlos (UFSCar).
Mestre e Doutora em Enfermagem em Saúde Pública e Materno-Infantil pela Escola de Enfermagem de Ribeirão Preto da Universidade de São Paulo (EERP-USP).
Professora Adjunta do Departamento de Fisioterapia Aplicada do Instituto de Ciências da Saúde da Universidade Federal do Triângulo Mineiro (UFTM).

## Maria Lucila de Lima Gonçalves Guimarães
Fisioterapeuta do Instituto da Criança (ICr) do Hospital das Clínicas da Faculdade de Medicina da Universidade de São Paulo (HC-FMUSP).

## Maria Paula Ramos Caramez
Médica Pneumologista, assistente do Serviço de Emergência do Hospital das Clínicas da Faculdade de Medicina da Universidade de São Paulo (HC-FMUSP).

## Maristela Trevisan Cunha
Fisioterapeuta do Instituto da Criança (ICr) do Hospital das Clínicas da Faculdade de Medicina da Universidade de São Paulo (HC-FMUSP).

## Marta C. P. Damasceno
Fisioterapeuta formada pela Universidade Metodista de Piracicaba (Unimep).
Especialista em Fisioterapia Respiratória pela Universidade Federal de São Paulo (Unifesp).
Especialista em Fisioterapia Respiratória pela Associação Brasileira de Fisioterapia Cardiorrespiratória e Fisioterapia em Terapia Intensiva (Assobrafir).
Mestre em Ciências da Saúde pela Unifesp.
Coordenadora do curso de Fisioterapia do Centro Universitário São Camilo.

## Massami Hayashi
Médica pediatra especialista em Medicina Intensiva Pediátrica pela Associação de Medicina Intensiva Brasileira (Amib) e pela Sociedade Brasileira de Pediatria (SBP).
Médica da UTI Pediátrica do Hospital do Câncer A. C. Camargo.

## Mauricio Jamami
Graduação em Fisioterapia pela Universidade Federal de São Carlos (UFSCar).
Mestre em Fisioterapia e Doutor em Ciências Fisiológicas pela UFSCar.
Professor Adjunto do Departamento de Fisioterapia da UFSCar.

## Mauricio Kenzo Tobara
Fisioterapeuta da Unidade de Transplante e Cirurgia de Fígado do Hospital das Clínicas da Faculdade de Medicina da Universidade de São Paulo (HC-FMUSP).

## Mauro R. Tucci
Graduação em Medicina pela Universidade de São Paulo (USP).
Doutorado em Medicina Cardiopneumológica pela USP.
Médico intensivista do Hospital do Câncer A. C. Camargo.

## Meire Tiemi Sasaki
Fisioterapeuta da Unidade de Transplante e Cirurgia de Fígado do Hospital das Clínicas da Faculdade de Medicina da Universidade de São Paulo (HC-FMUSP).

## Miguel Ângelo de Góes Júnior
Médico responsável pela diálise ambulatorial e pelo ambulatório de triagem de doentes renais do Hospital do Rim e Hipertensão.
Pós-graduação em Nefrologia na Universidade Federal de São Paulo, Escola Paulista de Medicina (Unifesp/EPM).

## Milton Harumi Miyoshi
Professor-Assistente da Disciplina de Pediatria Neonatal do Departamento de Pediatria da Universidade Federal de São Paulo da Escola Paulista de Medicina (Unifesp/EPM).
Consultor médico da UTI Neonatal do Hospital e Maternidade Santa Joana, São Paulo.
Coordenador da Fisioterapia Respiratória da Unidade Neonatal do Hospital São Paulo da Unifesp/EPM.

## Newton S. Lopes
Especialista em Fisioterapia Respiratória pela Universidade Federal de São Paulo, Escola Paulista de Medicina (Unifesp/EPM).
Supervisor do curso de especialização em Fisioterapia Respiratória do Hospital Nossa Senhora de Lourdes (HNSL).
Fisioterapeuta da UTI Adulto do Hospital Nossa Senhora de Lourdes (HNSL).
Fisioterapeuta do Hospital Samaritano.

## Nuno Miguel Lopes Oliveira
Graduado em Fisioterapia pela Universidade Estadual Paulista (Unesp) de Presidente Prudente.
Mestre em Fisioterapia e Doutor em Ciências Fisiológicas pela Universidade Federal de São Carlos (UFSCar).
Departamento de Fisioterapia Aplicada da Universidade Federal do Triângulo Mineiro.

## Patricia Z. Kandelman Gelernter
Graduação em Fisioterapia pela Universidade Bandeirante de São Paulo (Uniban).
Especialização em UTI e Enfermaria de Doenças Gástricas pelo Hospital das Clínicas da Faculdade de Medicina da Universidade de São Paulo (HC-FMUSP).
Especialização em Terapia Intensiva Neonatal pelo The Mount Sinai Medical Center.
Especialização em Novas Técnicas de Ventilação Mecânica pelo The Mount Sinai Medical Center.
Especialização em Terapia Intensiva Adulto pela North Shore University Hospital at Forest Hills.

## Pedro Caruso
Médico Assistente da UTI Respiratória do Hospital das Clínicas da Faculdade de Medicina da Universidade de São Paulo (HC-FMUSP).
Médico Assistente da UTI do Hospital do Câncer A. C. Camargo.
Doutor em Pneumologia pela Universidade de São Paulo (USP).

## Rachel Maria da Silva Bezerra Fitipaldi
Fisioterapeuta graduada pelo Instituto Brasileiro de Medicina de Reabilitação (Uni IBMR).
Mestre em Ciências da Motricidade Humana pela Universidade Castelo Branco (UBC).

Professora do Curso de Pós-graduação *lato sensu* em Fisioterapia Respiratória em UTI e Fisioterapia Cardiorrespiratória pela UCB.

### Raul Gutierrez Lamelas
Médico pediatra, especialista em Medicina Intensiva Pediátrica, titulado pela Associação de Medicina Intensiva Brasileira e pela Sociedade Brasileira de Pediatria.
Médico da UTI Pediátrica do Hospital do Câncer A. C. Camargo.

### Regina Célia Turola Passos Juliani
Diretora do Serviço de Fisioterapia do Instituto da Criança (ICr) do Hospital das Clínicas da Faculdade de Medicina da Universidade de São Paulo (HC-FMUSP).
Coordenadora geral dos cursos de especialização e atualização em Fisioterapia Pediátrica do ICr-HC-FMUSP.

### Renata Angélica Bonrgiorno
Fisioterapeuta da Unidade de Transplante e Cirurgia de Fígado do Hospital das Clínicas da Faculdade de Medicina da Universidade de São Paulo (HC-FMUSP).

### Renata Negri Sapata
Especialista em Fisioterapia Respiratória pelo Hospital Nossa Senhora de Lourdes (HNSL).
Fisioterapeuta do Hospital Sírio-Libanês.

### Renato Pereira Costa
Graduado em Fisioterapia pela Universidade de Mogi das Cruzes (UMC).
Especialista em Fisiologia do Exercício e em Fisioterapia Respiratória pela Universidade Federal de São Paulo (Unifesp).
Mestre em Reabilitação e doutorando em Ciências da Saúde pela Unifesp.
Professor Adjunto de Fisioterapia Aplicada à Cardiologia e Pneumologia da Universidade Paulista (Unip).
Coordenador da Clínica de Fisioterapia da Unip.
Professor Supervisor de Fisioterapia Hospitalar da UNIABC.

### Rodrigo Daminello Raimundo
Graduado em Fisioterapia pela Universidade Cidade de São Paulo (Unicid).
Especialista em Fisioterapia Respiratória pelo Hospital Nossa Senhora de Lourdes (HNSL).
Professor e supervisor de estágio das Faculdades Metropolitanas Unidas (UniFMU).
Professor e supervisor de estágio da Universidade Sant'-Anna.
Pós-graduação em Medicina Tradicional Chinesa pela Facis-Ibehe.

Mestrando em Ciências da Saúde pela Faculdade de Medicina do ABC (FMABC).

### Rosa Massa Kikuchi
Especialização em Fisioterapia Respiratória pela Universidade Federal de São Paulo, Escola Paulista de Medicina (Unifesp/EPM).
Supervisora do Instituto de Oncologia Pediátrica do curso de especialização de Fisioterapia em Clínica Médica da Unifesp/EPM.
Fisioterapeuta da UTI do Hospital Alemão Oswaldo Cruz.

### Sally Mizukami
Farmacêutica com mestrado pela Faculdade de Ciências Farmacêuticas da Universidade de São Paulo (USP)
Estágio em Criobiologia no Fred Hutchinson Cancer Research Center, Seattle.

### Sérgio Branco Soares Junior
Médico pela Universidade Federal do Rio de Janeiro (UFRJ).
Especialização em Neurocirurgia pela Universidade de Chicago, EUA.
Residência médica em Neurocirurgia pela UFRJ.
Especialização em Neurocirurgia pela Universidade de Osaka, Japão.
Doutorado pela Universidade de Osaka, Japão.
Livre-Docência pela Universidade de Osaka, Japão.

### Sérgio Grava
Especialista em Pneumologia pela Sociedade Brasileira de Pneumologia e Tisiologia.
Especialização em Broncoscopia pela Universidade Federal de São Paulo, Escola Paulista de Medicina (Unifesp/EPM).
Pós-graduação em Insuficiência Respiratória e Cardiovascular em UTI pelo Hospital do Câncer A. C. Camargo.
Mestrando em Ciências da Saúde pela Universidade Estadual de Maringá.

### Shamyr Sulyvan De Castro
Fisioterapeuta pela Faculdade de Ciências e Tecnologia da Universidade Estadual Paulista (FCT-UNESP).
Mestre e Doutor em Ciências pela Faculdade de Saúde Pública da Universidade de São Paulo (FSP-USP)
Professor Adjunto do Departamento de Fisioterapia Aplicada do Instituto de Ciências da Saúde (ICS) da Universidade Federal do Triângulo Mineiro (UFTM).

### Simone Sato
Fisioterapeuta Chefe do Hospital Ermelino Matarazzo.
Coordenadora do curso de Fisioterapia da Universidade de Guarulhos (UnG).

## Suraya Gomes Novais Shimano

Fisioterapeuta pelo Centro Universitário Claretiano de Batatais.

Mestre em Bioengenharia e Doutora em Ciências da Saúde com ênfase em Reabilitação pela Faculdade de Medicina de Ribeirão Preto da Universidade de São Paulo (FMRP-USP).

Departamento de Fisioterapia Aplicada da Universidade Federal do Triângulo Mineiro (UFTM).

## Tathiana Santana Shiguemoto

Fisioterapeuta formada pela Pontifícia Universidade Católica de Campinas (PUC-Campinas).

Especialista em Fisioterapia Respiratória pelo Hospital Nossa Senhora de Lourdes (HNSL) e pelo método RTA (Reequilíbrio Tóraco-Abdominal).

Especialista em Neurologia pelo Conceito Bobath e em Integração Sensorial.

Estágio no Centro de Reabilitação Neuro-Adulto Shepherd Center, Atlanta, EUA; no Centro de Reabilitação Pediátrico Bloorview, Toronto, Canadá; no Centro de Reabilitação Pediátrico ErinoakKids, Ontário, Canadá; e no Hospital Pediátrico Mount Sinai, Nova York, EUA.

## Tatiana Rozov

Pneumologista pediátrica.

Professora do curso de pós-graduação do Departamento de Pediatria e de Reabilitação Pulmonar da Universidade Federal de São Paulo, Escola Paulista de Medicina (Unifesp/EPM).

Médica colaboradora da Disciplina de Pneumologia da Faculdade de Medicina do ABC (FMABC).

Livre-docente do Departamento de Pediatria da Faculdade de Medicina da Universidade de São Paulo (FMUSP).

## Valeria Berghe Schor

Fisioterapeuta pela Universidade Estadual Paulista Júlio de Mesquita Filho (Unesp).

Especialização em Fisioterapia Cardiorrespiratória pelo Hospital das Clínicas da Faculdade de Medicina de Ribeirão Preto da Universidade de São Paulo (FMRP-USP).

Membro da American Association for Respiratory Care (AARC).

## Vanessa Mair

Especialista em Fisioterapia Respiratória pelo Hospital Nossa Senhora de Lourdes (HNSL).

Supervisora do curso de especialização em Fisioterapia Respiratória do Hospital Nossa Senhora de Lourdes (HNSL).

## Vanessa Pereira Lima

Especialista em Fisioterapia Respiratória pela Universidade Federal de São Paulo, Escola Paulista de Medicina (Unifesp/EPM).

Mestre em Ciências Pneumológicas pela Unifesp/EPM.

Professora da disciplina de Fisioterapia Aplicada à Cirurgia Torácica do curso de especialização de Fisioterapia Respiratória da Unifesp/EPM.

Professora de graduação em Fisioterapia do Centro Universitário São Camilo.

## Vanessa Sampaio Nunes

Fisioterapeuta da Unidade de Transplante e Cirurgia de Fígado do Hospital das Clínicas da Faculdade de Medicina da Universidade de São Paulo (HC-FMUSP).

## Verena Kise Capellini

Fisioterapeuta pela Faculdade de Ciências e Tecnologia da Universidade Estadual Paulista (FCT-Unesp).

Mestre e Doutora em Ciências pela Faculdade de Saúde Pública da Universidade de São Paulo (FSP-USP).

Departamento de Fisioterapia Aplicada, Instituto de Ciências da Saúde (ICS) da Universidade Federal do Triângulo Mineiro (UFTM).

## Vicente Forte (*in memoriam*)

Graduado em Medicina pela Universidade Federal de São Paulo (Unifesp).

Doutor em Ciências da Saúde pela Unifesp.

## Virgínia Oliveira Crema

Doutora em Biologia Celular e Tecidual (ICB/USP).

Professora Adjunta do Departamento de Biologia Estrutural do Instituto de Ciências Biológicas e Naturais da Universidade Federal do Triângulo Mineiro (UFTM).

## Walmar Augusto Miranda

Médico pediatra pela Universidade São Francisco – Bragança Paulista.

Especialização em Terapia Intensiva Pediátrica.

Assistente de ensino da UTI Pediátrica do Hospital Santa Marcelina.

Supervisor médico de Ventilação Mecânica da Home Doctor.

## Warren G. Sanborn

University of California, Los Angeles.

BS Engineering, PhD Physiology.

Senior Scientist, R&D.

Puritan Bennett/Tyco Healthcare – Carlsbad, California.

## Wladmir Faustino Saporito

Professor Auxiliar da Disciplina de Cirurgia Torácica da Faculdade de Medicina do ABC (FMABC).

Médico e cirurgião cardiovascular no Hospital de Ensino.

Médico e cirurgião cardiovascular no Hospital Nossa Senhora de Lourdes (HNSL).

Especialista em Medicina Intensiva pela Associação de Medicina Intensiva Brasileira (Amib).

# 1

# HISTÓRICO DA FISIOTERAPIA RESPIRATÓRIA

DIRCEU COSTA

A nobre tarefa de escrever o histórico de qualquer que seja a área ou especialidade nos traz, de um lado, satisfação pela oportunidade de buscar os elementos, fatos ou personagens que um dia formaram as sementes consistentes e a base de tudo o que gerou a existência do próprio objeto do histórico; de outro, essa tarefa nos cobra a responsabilidade e, sobretudo, a preocupação em não deixarmos de registrar algum detalhe que, com importância não inferior, possa contribuir para elucidar tal história. Descrever especificamente sobre a história da fisioterapia respiratória torna essa tarefa ainda mais estimulante por tratar-se da especialidade que, dentre outras, foi a que mais se desenvolveu em toda a fisioterapia brasileira nas últimas três décadas.

Ao tratarmos de descrever os fatos históricos de uma especialidade e os fatos e personagens que tomaram parte dos acontecimentos que a compuseram, nem sempre encontramos os registros como tal, pois muitas vezes esses acontecimentos ocorreram de forma natural, sem aterem-se a uma ou outra especialidade, área do conhecimento ou profissão, naquela oportunidade. Um exemplo disso é que, entre 460-377 a.C., Hipócrates, tido por muitos autores como o pai da medicina, já registrara o uso da vaporização inalada para a cura ou melhora de doenças broncopulmonares, sem que a fisioterapia – ou mesmo a medicina, bem mais antiga – existisse formalmente.

E assim, muitos dados sobre a terapêutica respiratória foram surgindo ao longo dos séculos, de forma que, independentemente de qualquer classificação profissional, serviram e servem até a atualidade para fornecer o embasamento de muitas teorias e leis empregadas ou contidas em novas técnicas, seja na fisioterapia respiratória, seja nas especialidades correlatas que tratam do sistema respiratório humano.

Muitos são os exemplos que fundamentaram a ventilação mecânica, descritos em outro capítulo deste livro, específico sobre o tema, da mesma forma que aconteceu com a história e com a evolução científica da inaloterapia.

Nem sempre as grandes descobertas, ou aquelas que até os nossos dias constituem inquestionáveis benefícios, especialmente para o tratamento de doenças, surgiram como uma espécie de encomenda ou como um projeto de pesquisa metodologicamente organizado, mas principalmente pela observação de fenômenos ou, mais comumente, pelas próprias necessidades. Os maiores exemplos foram registrados por ocasião das grandes guerras ou dos grandes surtos epidêmicos.

Os registros de que se têm conhecimento, e que de certa forma embasaram técnicas atualmente empregadas na fisioterapia respiratória, são do início do século passado, quando Willian Ewart[1] utilizou e documentou a drenagem postural para o tratamento das bronquiectasias. Nessa época, não havia uma cura ou um tratamento farmacológico eficiente para a doença e, portanto, a drenagem postural era indispensável para promover a higiene brônquica e prevenir o agravamento da saúde respiratória daqueles indivíduos acometidos por essa enfermidade. Esse pode ser considerado como o primeiro registro documentado, não exatamente da fisioterapia respiratória, mas de uma técnica amplamente empregada nessa especialidade da fisioterapia.

Foi no período que corresponde à Primeira Guerra Mundial, de 1914 a 1918, que realmente as necessidades de todo tipo de tratamento aos soldados mutilados de guerra aumentaram e, para tal, surgiram avanços especificamente na área da saúde. Em 1910, Pasteur descobriu que muitos pacientes apresentavam colapso lobar agudo durante as cirurgias abdominais, comuns nos acidentes de guerra, e necessitavam da reexpansão pulmonar pós-operatória, técnica que até hoje tem sido utilizada na fisioterapia respiratória. Logo depois, MacMahon,[2] em 1915, descreveu, talvez pela primeira vez, sobre o uso dos exercícios respiratórios para pacientes com lesões pulmonares, pleurais e do diafragma, ou lesões por projétil no tórax de um modo geral, também comuns durante os combates de guerra.

Esses registros, entre muitos outros, marcaram certamente um dos períodos de maior destaque para os avanços da fisioterapia respiratória em todo o mundo. No Brasil, em 1919, deu-se o primeiro registro oficial da fisioterapia com a criação do Departamento de Eletricidade Médica na Universidade de São Paulo (USP).

Entre 1920 e 1930, com diferentes denominações, a fisioterapia respiratória começou a romper as fronteiras do conhecimento, por meio de publicações de trabalhos científicos. Com a denominação de kinesiologia respiratória, especialmente na Europa (Itália e Espanha), essa especialidade começou a ser registrada como tal. Na América do Sul, especialmente na Argentina, os chamados neumokinesiólogos tiveram importante participação nesse processo evolutivo. Nos Estados Unidos, esses profissionais eram e ainda são denominados de terapeuta físico, embora também exista o fisioterapeuta respiratório.

No Brasil, em 1929, foi fundado o primeiro Serviço de Fisioterapia do então denominado Instituto do Radium Arnaldo Vieira de Carvalho, também na USP, o qual funcionava em nível técnico, pois não havia ainda a profissão de fisioterapeuta em nosso país.

Enquanto isso, Jackson e Jackson[6] publicaram importante artigo sobre as vantagens do uso da drenagem postural associada à tosse assistida e, em 1933, a fisioterapeuta Winifred Linton[4], do Brompton Hospital de Londres, introduziu os exercícios respiratórios localizados para pacientes que haviam sido submetidos a cirurgias torácicas; mais tarde, em 1938, Knies recomendou também para esses pacientes a drenagem brônquica.

No período que corresponde de 1930 a 1950, muitos foram os avanços científicos sobre os estudos do tratamento das bronquiectasias e da tuberculose pulmonar, em especial os de Winifred Linton do St. Bartholomeu's Hospital, em 1933, e do Dr. Hoberts do Bromptom Hospital, em 1934, ambos ingleses.

Concomitante ao acontecimento da Segunda Guerra Mundial, de 1939 a 1945, tanto as necessidades próprias de tratamento dos soldados mutilados de guerra como o inerente avanço científico que surgiu como necessidade da própria guerra, como foi o caso da fisiologia do espaço aéreo, resultaram no surgimento de novas técnicas terapêuticas respiratórias, entre as quais a ventilação mecânica por pressão negativa. Em 1945, Heckscher proporcionou avanços nos estudos dos exercícios respiratórios e da drenagem postural, demonstrando, já naquela época, os benefícios sintomatológicos e fisiológicos dessas técnicas da fisioterapia respiratória.

Em 1953, Palmer e Sellick[5] descobriram as vantagens do emprego conjunto de várias técnicas e descreveram, pela primeira vez, o uso da percussão vibratória e da tapotagem associadas à drenagem postural e aos exercícios respiratórios, assim como o uso da inalação de isomenalina antes e após cirurgias abdominais, evidenciando que o emprego do conjunto desses procedimentos de fisioterapia respiratória era bastante eficaz na prevenção das atelectasias de um expressivo número de pacientes operados.

De forma semelhante, Thoren,[6] em 1954, empregando a respiração diafragmática e a respiração profunda em decúbito lateral associadas à drenagem postural e à tosse assistida, pôde demonstrar que, sem o uso da inaloterapia, também era possível conseguir substancial redução nas complicações pulmonares advindas das colicistectomias.

Todas essas conquistas tecnológicas surgiram mediante as necessidades próprias de situações difíceis pelas quais a humanidade passou, como as guerras mundiais e as grandes epidemias. Mesmo após o término da Segunda Guerra Mundial, já no final da primeira metade do século XX, a humanidade foi cruelmente afetada pela poliomelite, quando ainda não estava livre da tuberculose nem da bronquiectasia. Nessa época, muitos foram os estudos científicos que contribuíram para os avanços da fisioterapia respiratória em todo o mundo. Muitos também foram os personagens que deram sua contribuição para tal, dentre os quais[7] Bronkhost, Wolf e Thauring, na Alemanha; Andrew, Grigoief e Kaminski, na Rússia; Dumarent, Cara, Rosenthal, Weiller, Kervran, Duprés, Chahuneau, Assally e Thomaz, na Inglaterra; Sylvan, Bruce e Birath, na Suécia; Newmann, na Polônia; Davis e Dalano, nos Estados Unidos; Balparda e Cuello, na Argentina; e Biancalona, Valdoni, Ebli, Gallinaro, Maccagno[8] e Furlanini, na Itália.

Nesse período, a denominada ginástica respiratória teve um importante papel na manutenção da saúde daqueles pacientes cuja tuberculose pulmonar era tratada com cirurgia de ressecção pulmonar. Esses deveriam viver afastados da sociedade e, portanto, eram encaminhados aos isolamentos situados nas montanhas, onde a necessidade de realizar esforço físico, especialmente subir e descer regiões montanhosas, fazia que os músculos respiratórios se exercitassem mais do que o normal, o que lhes proporcionava uma espécie de reabilitação pulmonar. Observando atentamente esses pacientes e constatando sua melhora, Furlanini passou a explorar tal fenômeno e tornou-se um dos precursores da ginástica respiratória.[8]

No Brasil, em 1951, registrava-se o projeto de criação daquele que seria o primeiro curso de fisioterapia no Brasil, em nível de graduação, descrito pelo médico brasileiro Dr. Waldo Rolim de Moraes. Aprovou-se o projeto em 1963, pelo parecer n. 38/1963 do Conselho Federal de Educação (CFE), e o referido curso foi criado em 1967, após a regulamentação da profissão de fisioterapia e terapia ocupacional em 1964, pela Portaria Ministerial n. 511/1964. Talvez esse processo, que levou mais de quinze anos, possa exemplificar como tudo foi lento e muito difícil no início da história da fisioterapia brasileira, mas com certeza não explica o excelente patamar de desenvolvimento em que a profissão se encontra atualmente, sobretudo o alto nível alcançado pela fisioterapia respiratória no país.

No início da segunda metade do século XX, após a superação de muitas dificuldades da humanidade, houve avanço da tecnologia industrial em todo o mundo e, com isso, a maioria das áreas do saber prosperou, como a saúde, por exemplo. As técnicas de fisioterapia respiratória tiveram nessa época sua consagração por meio de diversos estudos científicos, como os de Wiklander e Norlin, em 1957,[4] e de Anthonisen et al., em 1964,[9] os quais publicaram dados sobre a eficácia das técnicas de fisioterapia respiratória. Opie e Spalding,[10] em 1958, publicaram um vasto e profundo estudo de revisão da fisioterapia respiratória, envolvendo comparações com os efeitos da ventilação mecânica. Em 1969, Laws e McIntyre[11] detectaram alterações na troca dos gases e no débito cardíaco de pacientes sob o tratamento de fisioterapia respiratória, especialmente naqueles que estavam recebendo a técnica da tosse artificial.

Na década de 1970, quando no Brasil já havia alguns cursos de graduação em fisioterapia, embora com um currículo mínimo de 1.100 horas, a fisioterapia respiratória já era bastante explorada e objeto de pesquisa em todo o mundo. Em 1971, Lorin e Denning[12] descobriram que vinte minutos de drenagem postural produziam mais que o dobro do volume de secreção pulmonar em pacientes com fibrose cística quando comparado por igual período de tosse sem tratamento, passando então a fisioterapia respiratória a compor o tratamento predominante nesses pacientes.

Em 1979, o novo currículo mínimo dos cursos de fisioterapia, para todo o território nacional, passou a ter uma carga horária mínima de 3.250 horas, e incluíram-se muitas especialidades em forma de disciplinas novas, entre as quais a fisioterapia respiratória. Nesse período, desmembraram-se a formação e a profissão, de tal forma que passou a existir a fisioterapia como uma profissão e a terapia ocupacional como outra.

Ainda na década de 1970, mais precisamente entre 1973 e 1979, reconheceu-se a importância da fisioterapia nos hospitais, especialmente com a fisioterapia respiratória. Até então havia uma acentuada atuação da fisioterapia ortopédica e neurológica, predominantemente ambulatorial, em clínicas especializadas. Pode-se registrar essa época como a mais importante para a inserção da fisioterapia respiratória brasileira que, com o seu rápido crescimento na década seguinte, consolidou-se como indispensável em todos os hospitais, quando então essa especialidade passou definitivamente a compor também as equipes de terapia intensiva. Daquele momento até os dias atuais, a fisioterapia respiratória passou a exercer um papel fundamental nas unidades ou centros de terapia intensiva (UTI/CTI), absorvendo o domínio da ventilação mecânica, já desenvolvida por fisioterapeutas em alguns países.

Sem dúvida, a nova atuação da fisioterapia respiratória brasileira possibilitou uma importante integração multiprofissional e interdisciplinar, a qual passou a exigir ainda mais estudos e aprimoramento dos fisioterapeutas para que estes pudessem atuar com maior competência nessa especialidade, tanto como reflexo de um inquestionável respeito dos demais profissionais da equipe, especialmente dos médicos intensivistas e pneumologistas, do corpo de enfermagem, cirurgiões etc., como também pelas próprias exigências em sua atuação profissional.

Com o avanço tecnológico da década de 1980, o qual se estendeu à década seguinte, tornou-se necessária a criação de cursos de aprimoramento, atualizações, especializações, ao lado da grande explosão profissional, muito bem elucidada pelas exigências do fisioterapeuta no então vasto e crescente mercado de trabalho, em todas as áreas de atuação. Se, por um lado, houve, nesse período, com persistência atual, um aumento preocupante no número de novos cursos de graduação em fisioterapia, concentrados sobretudo na região sudeste do país, por outro, conforta-nos o fato de que há cada vez mais necessidade de reciclagem e, certamente, já está acontecendo uma seleção natural dos fisioterapeutas absorvidos pelo mercado de trabalho para o próprio crescimento e fortalecimento da profissão.

O maior número de cursos de especialização registrado foi em fisioterapia respiratória, mais uma vez evidenciando o notável crescimento dessa especialidade. A reciclagem dos fisioterapeutas respiratórios mais antigos e a especialização dos mais novos tornaram-se, no decorrer das últimas três décadas, quase uma exigência para todos, sempre com o fundamental apoio de alguns colegas estrangeiros, especialmente da Argentina, dentre os quais o renomado Dr. Alfredo F. Cuello,[13] que teve um importante papel nesse processo evolutivo da fisioterapia respiratória brasileira.

É evidente que o crescimento natural da fisioterapia respiratória exigiu muito mais estudos e organização política, social, administrativa e cultural, já que essa especialidade estava prosperando em todo o mundo. No início da década de 1980, os poucos fisioterapeutas respiratórios do país deram início a uma série de reuniões científicas e administrativas para discutir técnicas e nomenclaturas da fisioterapia respiratória, como também aspectos que envolviam a filosofia da profissão, o perfil profissional, entre outros. Nesse período, sentindo a necessidade de maior organização e incentivo, esses fisioterapeutas, liderados pelo colega Carlos Alberto Caetano Azeredo,[7] resolveram organizar o I Simpósio Internacional de Fisioterapia Respiratória (I SIFR), realizado em maio de 1983, no Rio de Janeiro. Esse evento, o primeiro de uma longa série, foi fundamental para agregar um grande número de fisioterapeutas que também tinham as mesmas preocupações, mas que até então trabalhavam isoladamente, sem mesmo saber das preocupações de seus colegas. Nessa oportunidade criou-se o Núcleo Brasileiro de Estudos em Fisioterapia Respiratória, com regionais em alguns Estados, o que fortaleceu o intercâmbio entre os fisioterapeutas respiratórios brasileiros, os quais tinham o seguinte objetivo: o crescimento da fisioterapia respiratória em todo o Brasil.

Durante esses vinte anos, desde o I Simpósio Internacional até os dias atuais, muitos contatos internacionais foram mantidos, o que também se configurou como um importante elemento de evolução científica para a especialidade. Muitos foram os fisioterapeutas respiratórios que contribuíram e continuam contribuindo para o progresso da especialidade, contudo, se citarmos alguns nomes, corremos o risco de, involuntariamente, omitir outros. A classe de profissionais que atuam em clínicas e hospitais, docentes universitários e colaboradores, em conjunto com as empresas patrocinadoras, fabricantes e revendedores de equipamentos de fisioterapia respiratória e de terapia intensiva, deram uma conotação histórica diferente de tudo o que até então havia nessa especialidade no Brasil. Em 1984, houve o II SIFR, também no Rio de Janeiro. Nessa ocasião, decidiu-se que esses eventos aconteceriam a cada dois anos, como de fato ocorreu: em 1986, o terceiro simpósio aconteceu em Olinda-PE, durante o qual foi criada a Sociedade Brasileira de Fisioterapia Respiratória (Sobrafir), entidade social sem fins lucrativos que agrega os principais interesses da especialidade no Brasil; em 1988, foi realizado o IV SIFR em São Paulo-SP; em 1990, o quinto em Belo Horizonte-MG; em 1992, o sexto em Curitiba-PR; em 1994 o sétimo em Salvador-BA, no qual foi criado o título de especialista em fisioterapia respiratória, concedido pela Sobrafir como um reconhecimento aos serviços prestados e pelo destaque científico de profissionais fisioterapeutas respiratórios (esse título continuou a ser concedido pela instituição por meio de prova de conhecimentos na especialidade); em 1996, o oitavo, novamente no Rio de Janeiro-RJ; em 1998, o nono em Fortaleza-CE; em 2000, o décimo em Gramado-RS; em 2002, o décimo primeiro em São Pedro-SP; em 2004, o XII SIFR em Ouro Preto-MG; em 2006, o XIII SIFR em Curitiba-PR; em 2008, o XIV SIFR em Recife-PE; em 2010, o XV SIFR em Porto Alegre-RS; em 2012, o XVI SIFR no Rio de Janeiro-RJ; em 2014, o XVII SIFR em Salvador-BA; e, em 2016, o XVIII SIFR em Belo Horizonte-MG.

Em todos esses eventos, houve uma grande preocupação com o estímulo à produção científica da especialidade e com o incentivo à apresentação de resultados originais das pesquisas desenvolvidas nos intervalos entre um simpósio e outro. Com isso, a qualidade melhorou a cada evento e o número de trabalhos aumentou, chegando a 250 trabalhos aceitos e apresentados no XI SIFR em São Pedro-SP, um patamar histórico que, embora recente, marcou brilhantemente e de forma bem elucidativa o crescimento científico da fisioterapia respiratória no Brasil. Houve também um eficaz enriquecimento dos conhecimentos adquiridos pelo intercâmbio com os fisioterapeutas estrangeiros, atualizando-se técnicas e renovando conceitos.

Ao lado desse inevitável processo de reciclagem e especializações, despontou de maneira significativa uma literatura específica, o que, de certa forma, aconteceu em toda a fisioterapia no Brasil. Em um passado não muito distante, em torno de aproximadamente duas décadas, havia uma grande dificuldade, tanto para o profissional especialista quanto para o acadêmico de fisioterapia, em encontrar literatura básica ou registros específicos que pudessem auxiliar na fundamentação teórica de técnicas empregadas rotineiramente na prática terapêutica com os pacientes respiratórios. Certamente ainda existe uma grande lacuna na bibliografia específica da fisioterapia respiratória, porém bem menor que a desse passado recente, graças à iniciativa e ao encorajamento de alguns profissionais estudiosos e abnegados que têm facultado a todos o acesso a tão importante e indispensável bibliografia da fisioterapia respiratória, como é o caso desta obra. Ao lado dos registros literários, que aos poucos vêm crescendo, não faltam os eventos científicos (geralmente organizados, patrocinados ou estimulados e referenciados pela Sobrafir), que constituem também uma fundamental estratégia para os avanços científicos da fisioterapia respiratória brasileira.

Com todo o incentivo do crescente desenvolvimento científico que a fisioterapia brasileira experimentou ao longo desses anos, a Fisioterapia Respiratória demonstrou e vem demonstrando um forte avanço científico, sobretudo ao constatarmos que no XII SIFR, de Ouro Preto-MG, foram registrados 380 trabalhos, superados pelos mais de 600 trabalhos inscritos no XIII SIFR, de Curitiba-PR.

Citar esses fatos e acontecimentos da fisioterapia respiratória pode não parecer tão importante, e certamente esses não são mais que todos os fatos que fizeram dessa profissão uma realidade consistente. Todavia, como assinalamos anteriormente, muitos desses acontecimentos, quando não documentados, são apagados pelo tempo. Isso nos estimula a registrá-los, com o intuito de resgatar alguns elementos importantes da nossa história, portanto de nossa própria identidade profissional.

Com esses dados, pode-se compreender por que, ao longo desses anos, essa especialidade foi ganhando solidez e tem atraído, ano após ano, cerca de um terço a dois quintos dos egressos de fisioterapia da maioria dos quase quatrocentos cursos de fisioterapia atualmente existentes no Brasil. Contudo, estamos ainda muito aquém do desejável patamar de desenvolvimento científico, do qual muitos países fazem parte.

Finalmente, cabe registrar também, nesse processo de evolução, o importante papel da fisioterapia respiratória brasileira, exercido pelas instituições de ensino superior, especialmente aquelas que têm colocado em prática ações concretas para sanar suas preocupações com a pesquisa e, consequentemente, com o indispensável desenvolvimento científico e tecnológico, precisamente junto aos cursos de graduação em fisioterapia. Nesse contexto, a inserção nos currículos plenos de fisioterapia de monografias, trabalhos de conclusão de curso, trabalho de pesquisa na graduação, ao lado da iniciação científica formal, tem se tornado a alavanca necessária para o desenvolvimento crítico do futuro fisioterapeuta pesquisador. Nesse mesmo espírito, a louvável iniciativa da criação de cursos de pós-graduação (mestrado e doutorado) se configura como um meio considerável, se não o mais importante, para que a fisioterapia brasileira em geral e, em particular, a fisioterapia respiratória, atinja um nível de desenvolvimento equivalente ou até superior ao internacional.

## REFERÊNCIAS BIBLIOGRÁFICAS

1. Ewart W. The treatment of bronchiectasis and of chronic bronchial affections by posture and respiratory exercises. Lancet 1901;2:70-2.

2. MacMahon C. Breathing and physical exercises for use in cases of wounds in the pleura and lung and diaphragm. Lancet 1915;2:769-70.

3. Jackson C, Jackson CL. Peroral pulmonary drainage: natural and therapeutic with special reference to the tussive squeeze. Am J Med Sci 1933;186:849-54.

4. Wiklander O, Norlin U. Effect of physiotherapy on postoperative pulmonary complications. A clinical and roentgen graphic study of 200 cases. Acta Chir Scand 1957;112:246-54.

5. Palmer KNV, Sellick BA. The prevention of postoperative pulmonary atelectasis. Lancet 1953;1:164-8.

6. Thoren L. Post-operative pulmonary complications: observations on their prevention by means of physiotherapy. Acta Chir Scand 1954;107:193-204

7. Azeredo CAC. Fisioterapia respiratória. Rio de Janeiro: Panamed; 1984.

8. Maccagno AL. Kinesiología respiratoria. Barcelona: Elicien, 1973.

9. Anthonisen P, Riis P, Sogaard-Andersen T. The value of lung physiotherapy in the treatment of acute exacerbations in chronic bronchitis. Acta Med Scand 1964;175:715-9.

10. Opie LH, Spalding JMK. Chest physiotherapy during intermitent positive pressure respiration. Lancet 1958;2:671-4.

11. Laws AK, McIntyre RW. Chest physiotherapy. A physiological assessment during intermittent positive pressure ventilation in respiratory failure. Can Anaesth Soc J 1969;16:487-93.

12. Lorin MI, Denning CR. Evaluation of postural drainage by measurement of sputum volume and consistency. Am J Phys Med 1971;50:215-9.

13. Cuello FA. Kinesiología neumo cardiologica. Buenos Aires: Silka; 1980.

14. Gaskell DV, Webber BA. The Brompton Hospital Guide to Chest Physiotherapy (Preface). 2.ed. Londres: Blackwell Scientific Publications; 1973.

15. Heckscher H. The emphysema of the lungs, its symptoms and relations to other diseases. Acta Med Scand 1945;120:349-83.

16. Knies PT. Physical therapy in thoracic diseases. Phys Ther Rev 1938;18:239-43.

17. Mackenzie CF, et al. Fisioterapia respiratória em unidade de terapia intensiva. São Paulo: Panamericana; 1988.

18. Pasteur W. Active lobar collapse of the lung after abdominal operations. A contribution to the study of postoperative lung complications. Lancet 1910;2:1080-3.

# 2

# TÉCNICAS E RECURSOS PARA REMOÇÃO DE SECREÇÃO BRÔNQUICA

RENATO PEREIRA COSTA

A utilização de técnicas e recursos é justificada por situações em que há alteração do processo de depuração das vias aéreas. Vários são os fatores que podem ocasionar tal alteração, não sendo só as doenças respiratórias crônicas as responsáveis pela alteração do processo normal, mas também as condições agudas, agentes farmacológicos (por exemplo, anestésicos), idade, condições climáticas, agentes poluentes, o sono etc.

A compreensão do processo de depuração das vias aéreas é, portanto, essencial para que se possa justificar a aplicação dessas técnicas e recursos.

## DEPURAÇÃO DAS VIAS AÉREAS

A manutenção da limpeza e permeabilidade das vias aéreas é garantida pelo bom funcionamento da mucosa ciliada, item fundamental do mecanismo de depuração. Grande parte da via aérea é constituída de um epitélio pseudoestratificado colunar ciliado, presente nas vias aéreas superiores e inferiores até bronquíolos terminais.

A depuração garante a proteção das partículas inaladas por meio de duas etapas: captação da partícula inalada por meio do revestimento mucoso e transporte pela cinética dos cílios para áreas extrapulmonares. O sistema mucociliar desempenha outras funções que podem ser destacadas como proteção química, pelas propriedades antioxidantes do muco, e a função de barreira biológica pela interação de células inflamatórias e de micro-organismos.

As células caliciformes e as glândulas submucosas são as responsáveis pela produção de muco, juntamente com as células de Clara e a transudação de líquido tecidual. Uma camada aquosa periciliar denominada sol (solução), originária da transudação tecidual, é coberta por uma camada mucosa denominada gel, que interage diretamente com as pontas dos cílios. O movimento das células epiteliais ciliadas origina uma espécie de esteira rolante que direciona o muco para laringe e traqueia, local onde o muco pode ser expectorado ou deglutido.

Além desse mecanismo de depuração, a tosse também desempenha um papel fundamental, seja quando realizada voluntariamente, seja de forma reflexa.

Em nosso cotidiano, existem fatores adicionais que podem comprometer o mecanismo de depuração: utilização de vias aéreas artificiais, tubo endotraqueal ou tubo de traqueostomia, estimulação direta e bloqueio ocasionado pelo balonete ao movimento ciliar, que favorecem a retenção de muco; além de outros fatores, como umidificação inadequada, drogas anestésicas, opiáceos, narcóticos e o próprio procedimento de aspiração, que pode ocasionar lesão da mucosa com consequente comprometimento do transporte de muco.

Portanto, quando a eficácia mucociliar e/ou a tosse estão comprometidas, a retenção de secreção é inevitável. Isso pode originar situações de obstrução total ou parcial, podendo resultar em atelectasia e comprometimento das trocas gasosas pelo efeito *shunt*. A retenção de muco favorece processos infecciosos, que contribuem para lesão epitelial, que, por sua vez, pode ocasionar metaplasia escamosa, com consequente espessamento das paredes das vias aéreas, contribuindo para a obstrução crônica delas.

Em resumo, com a depuração das vias aéreas comprometida, há o favorecimento da retenção de secreção brônquica, que contribui para a obstrução ao fluxo aéreo. A presença de tosse produtiva confirma o comprometimento desse mecanismo. Consolidação e colapso de unidades alveolares podem ocasionalmente ser observados por meio de radiografia de tórax com radiopacidade local e, na ausculta pulmonar, há redução do murmúrio vesicular, de roncos ou sibilos inspiratórios.

Observam-se sinais de insuficiência respiratória ocasionados pelo aumento de resistência de vias aéreas e hipoventilação. A atuação da fisioterapia é essencial para o auxílio na redução do excesso de muco nas vias aéreas, reduzindo consequentemente a resistência ao fluxo aéreo.

## PROPÓSITO DA UTILIZAÇÃO DAS TÉCNICAS E RECURSOS

O propósito da utilização dessas técnicas e recursos é proporcionar a mobilização e remoção do muco em excesso retido nas vias aéreas, visando à otimização das trocas gasosas e à redução do trabalho respiratório.

## TÉCNICAS E RECURSOS PARA REMOÇÃO DE SECREÇÃO BRÔNQUICA

### Técnica assistida pela gravidade

*Drenagem postural*[1-6]

Essa técnica promove a mobilização e o deslocamento de secreções do trato respiratório por meio do uso da gravidade.

O objetivo dessa técnica é direcionar as secreções dos lobos ou dos segmentos distais para as vias aéreas centrais, facilitando sua remoção pela tosse ou aspiração. Baseado na anatomia, ausculta pulmonar e radiografia de tórax, o fisioterapeuta identifica o local em que existe acúmulo de secreção, em seguida escolhe a posição na qual o brônquio segmentar da região afetada esteja na posição vertical em relação à gravidade. O paciente permanece em posição de drenagem o tempo necessário para que a área afetada esteja livre da secreção; a mudança de postura depende das condições clínicas e da tolerância do paciente.

Os segmentos pulmonares podem ser observados nas Figura 1 e 2.

As posturas de drenagem postural podem ser observadas na Figura 3.

## RECURSOS NÃO INSTRUMENTAIS

### Técnicas de remoção de secreção assistidas por ondas de choque mecânico

*Percussão torácica*[2,7-10]

Técnica realizada com auxílio das mãos, em forma de concha com o punho ou com os dedos, de forma ritmada, obedecendo sempre à mesma cadência de movimentos. Esses movimentos dão origem a ondas mecânicas que se propagam do tórax para o tecido pulmonar.

O objetivo é mobilizar e deslocar as secreções pulmonares ao longo da árvore brônquica.

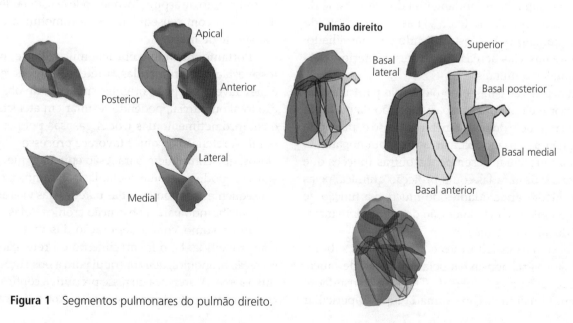

**Figura 1** Segmentos pulmonares do pulmão direito.

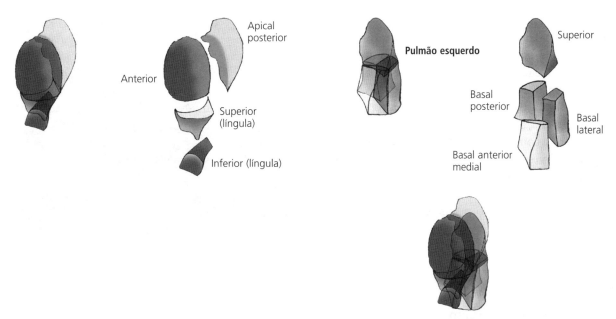

**Figura 2** Segmentos pulmonares do pulmão esquerdo.

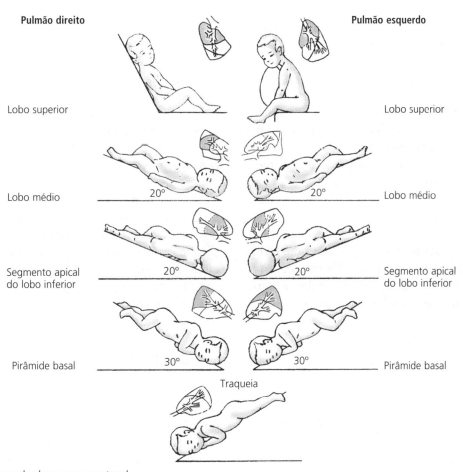

**Figura 3** Posturas de drenagem postural.

A técnica não deve ser aplicada diretamente sobre a pele, permitindo assim ao fisioterapeuta a observação de áreas anatômicas, hiperemia da pele ou petéquias, localização de drenos e cateteres, bem como a presença de fraturas não diagnosticadas ou enfisema subcutâneo. Adotado o posicionamento das mãos (concha, punho ou dedos), o fisioterapeuta deve manter-se com os cotovelos parcialmente fletidos e punhos livres, iniciando em seguida movimentos sequenciais, rítmicos, cadenciados e alternados das mãos sobre a região escolhida para a aplicação. A técnica não deve levar o paciente ao desconforto e pode ser aplicada tanto na fase inspiratória quanto na expiratória.

### Tapotagem[7,9,11]

Consiste em uma forma específica de percussão, utilizando-se as mãos em forma de concha, com os dedos aduzidos, de forma ritmada e alternada com flexoextensão do punho, aplicada nas áreas torácicas correspondentes aos segmentos pulmonares com secreção, como observado nas Figuras 4 e 5. O termo "tapotagem" é derivado da palavra francesa *tapotment* ou *tapotissement*; em inglês, *clapping*.

### Punho – percussão direta[2,12]

Variação da manobra de percussão, na qual o tórax recebe o contato da região hipotenar ou cubital das mãos do fisioterapeuta, que mantém os dedos fletidos e realiza movimentos sequenciais por meio de desvio radioulnar.

### Punho – percussão indireta[8,22]

Técnica de percussão que segue a mesma forma de realização do punho percussão direta, exceto que o movimento sequencial é realizado sobre a outra mão do fisioterapeuta espalmada sobre o tórax.

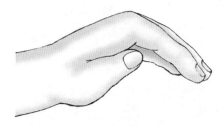

**Figura 4** Posição da mão para realização da tapotagem.

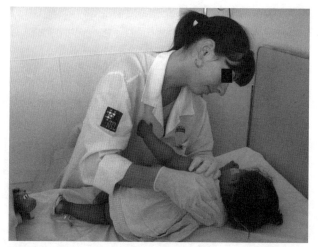

**Figura 5** Fisioterapeuta realizando manobra de tapotagem com drenagem postural.

### Dígito percussão[8,13]

Técnica de percussão torácica realizada com o auxílio do segundo, terceiro e quarto dedos, posicionando o terceiro dedo sobre o segundo e quarto justapostos. Geralmente, é utilizada em pacientes pediátricos em razão do menor tamanho do tórax.

### Autopercussão[4,9]

Técnica de percussão realizada pelo próprio paciente sobre seu tórax.

### Vibração[14,18]

Consiste na geração de movimentos rítmicos, finos, por contrações isométricas alternadas e rápidas dos membros superiores, com intensidade e frequência que variam entre 3 e 75 Hz, suficiente para causar vibração no nível brônquico.

O objetivo é promover vibração no nível brônquico e modificar a reologia do muco, facilitando seu deslocamento.

### Sucussão torácica[4,6,17]

Técnica semelhante à vibração, porém os movimentos vibratórios originados pelo fisioterapeuta possuem características grosseiras quando comparados ao movimento mais fino gerado na vibração.

O objetivo dessa técnica é auxiliar no deslocamento e na remoção do muco brônquico por meio de ondas vibratórias.

As pressões são aplicadas de modo breve, com a palma da mão sobre o esterno, na posição semissentada no adulto ou, em casos pediátricos, com as mãos em posição opostas. Essas pressões acompanham o esforço expiratório da tosse ou da expiração forçada.

### Compressão torácica[10,19]

Manobra de compressão dos arcos costais para expulsão de secreção brônquica durante a fase expiratória. O objetivo da técnica é promover aumento do fluxo expiratório, proporcionando auxílio para o deslocamento da secreção brônquica.

O fisioterapeuta deve apoiar as mãos sobre o tórax do paciente e comprimir o gradeado costal durante a fase expiratória para auxiliar o aumento do fluxo aéreo. Essa manobra é comumente associada à técnica de vibração, sendo, neste caso, denominada vibrocompressão.

## TÉCNICAS DE VARIAÇÃO DO FLUXO AÉREO

### Fluxo rápido

#### Tosse[5,8,10,20,21]

Ato de expulsão do ar dos pulmões com alto fluxo aéreo, podendo ser voluntário, reflexo por inalação de material irritativo ou por deslocamento de muco estimulando receptores das vias aéreas. O objetivo do ato é deslocar o muco brônquico utilizando o fluxo aéreo.

#### Tosse voluntária[15,22]

Ato voluntário de expulsão de ar dos pulmões que pode ser ensinado ao paciente sem assistência direta do fisioterapeuta e sem necessidade de nenhuma estimulação ou reflexo. Essa técnica é utilizada quando o paciente é colaborativo e participa ativamente da terapia.

O paciente, preferencialmente, deve estar posicionado sentado ou semissentado, já que é gerado maior volume e menor pressão abdominal. Deve ser solicitado a ele que realize uma inspiração profunda seguida do ato tussígeno.

#### Tosse assistida[9]

Consiste na realização do ato tussígeno com assistência manual do fisioterapeuta (Figura 6).

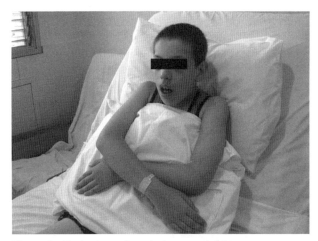

**Figura 6** Paciente realizando tosse assistida.

O fisioterapeuta orienta o paciente a realizar inspiração profunda com uma breve apneia, seguida da realização de fluxo expiratório abrupto que será assistida pelo fisioterapeuta apoiando e comprimindo o esterno e/ou o abdome, na tentativa de aumentar a pressão e tornar a tosse mais eficaz.

#### Tosse provocada[5,8,9,23]

Manobra de estimulação do reflexo de tosse por ação mecânica, utilizada quando a tosse voluntária está abolida ou em pacientes não colaborativos.

A tosse é provocada ao estimular os receptores irritantes da traqueia, comprimindo-se a região logo abaixo da tireoide ou logo acima da fúrcula.

#### Técnica de expiração forçada[5,6,9,18,19,24]

Técnica que tem por finalidade remover muco brônquico utilizando expirações com o máximo fluxo aéreo. Seu objetivo é auxiliar na eliminação de secreções, já que é capaz de gerar menor alteração da pressão transpulmonar e menor compressão dinâmica das vias aéreas.

Inicialmente se realizam exercícios respiratórios diafragmáticos, seguidos de uma ou duas expirações forçadas (*huffing*) a partir de médio volume pulmonar inspiratório e com a glote aberta, indo até o volume residual, contraindo os músculos do tórax e do abdome para aumentar o fluxo expiratório. Para garantir que o paciente deixe a glote completamente aberta, utiliza-se uma peça bucal semelhante à utilizada na espirometria. Os autores adotam a realização de adução dos membros superiores no ato de expiração forçada, realizando autocompressão do tórax.

## Ciclo ativo das técnicas de respiração[5,9,24]

Regime de tratamento flexível, adaptado a cada indivíduo, criança ou adulto, agudizado ou crônico, que combina exercícios diafragmáticos, exercícios de expansão pulmonar e técnica de expiração forçada (TEF). Esse termo foi criado para enfatizar que a TEF deve ser associada aos exercícios de expansão torácica. Os idealizadores da TEF renomearam-na como ciclo ativo das técnicas respiratórias em 1990.

O objetivo dessa técnica é mobilizar e eliminar o excesso de secreção brônquica.

Os componentes do ciclo ativo de técnicas de respiração são:

1. Exercícios diafragmáticos: o paciente, em posição confortável, sentado ou em decúbito lateral elevado, realiza de três a quatro respirações tranquilas, inspirando pelo nariz e deslocando a porção superior do abdome. A expiração pode ser realizada com os lábios franzidos. Durante o exercício, o paciente mantém ambos os braços relaxados e pode-se realizar o estímulo manual na região abdominal.
2. Exercícios de expansão pulmonar: são realizadas três a quatro inspirações profundas com predomínio do componente torácico, as quais podem ser acompanhadas por estímulo manual. De acordo com o estado clínico do paciente, pode-se acrescentar um período de sustentação da inspiração, enquanto a expiração é realizada de modo suave e prolongado pela boca. É possível a associação das manobras de percussão e vibração.
3. Técnica de expiração forçada: são realizadas de duas a três expirações forçadas (*huffing*), com eliminação da secreção. A seguir, retoma-se o ciclo das técnicas que deve ser iniciado pelo exercício diafragmático.

## Aumento do fluxo expiratório[16,21]

Manobra que associa a compressão do tórax e do abdome com a finalidade de aumentar o fluxo aéreo expiratório. Deslocar secreções brônquicas por aumento brusco do fluxo expiratório é o principal objetivo dessa manobra.

Ela é aplicada sobretudo em crianças. O fisioterapeuta coloca uma mão sobre o tórax e a outra sobre o abdome e acompanha alguns ciclos respiratórios. No início de uma expiração, comprime-se o tórax bruscamente, no sentido ântero-posterior e cefalocaudal, enquanto a mão sobre o abdome impede que haja dissipação da pressão gerada para o compartimento abdominal. O aumento do fluxo expiratório apresenta algumas variações, nas quais essa manobra pode ser aplicada de forma lenta. O posicionamento das mãos do terapeuta pode ser observado na Figura 7.

## Fluxo lento

### Drenagem autógena[3,9,19,21-24]

Técnica de autorremoção de secreções brônquicas por meio de respirações a diferentes volumes pulmonares, caracterizados por expirações lentas e ativas.

O objetivo é proporcionar o máximo fluxo aéreo dentro das vias aéreas para deslocar e mobilizar secreções de vias aéreas periféricas para vias aéreas centrais para serem eliminadas.

Nessa técnica, o paciente aprende a perceber o ruído das secreções brônquicas levando as mãos, em forma de concha, em direção à orelha. Realiza inspirações lentas pelo nariz e pode, ao final, realizar uma pausa inspiratória com a glote aberta. A expiração é realizada com a abertura da glote e sem ruído. Portanto, a utilização dessa técnica é reservada aos pacientes colaborativos, com nível adequado de compreensão.

A técnica é descrita em três fases:

1. Fase de descolamento: realizam-se respirações a baixos volumes pulmonares e volume-corrente reduzido, por quatro a cinco vezes, com a expira-

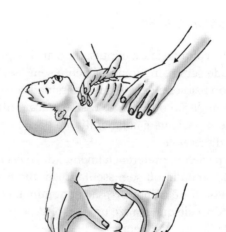

**Figura 7** Posicionamento das mãos durante o aumento de fluxo expiratório (Fonte: Cefir).

ção ocorrendo no volume de reserva expiratório (VRE). As mãos são empregadas para restrição do volume torácico e os baixos volumes servem para mobilizar as secreções locadas na periferia.

2. Fase de coleta de muco: nessa fase, a respiração é realizada com volume corrente normal, por quatro a cinco vezes, com expiração até VRE. As mãos não mais restringem a inspiração e os volumes pulmonares visam deslocar e remover as secreções de vias aéreas médias.

3. Fase de remoção do muco: a respiração é realizada com volume corrente aumentado, por quatro a cinco vezes, no nível do volume de reserva inspiratório (VRI); a expiração ocorre no nível do VRE.

O paciente pode realizar expirações forçadas com a glote aberta (*huffing*) para eliminar as secreções.

Na Alemanha, essa técnica sofreu modificação e é conhecida como drenagem autógena modificada (DA-M), na qual se eliminam as respirações a baixos volumes pulmonares.

### Expiração lenta total com a glote aberta em decúbito infralateral[21,23,25]

Técnica que utiliza expirações lentas e prolongadas até volume residual, com o paciente posicionado em decúbito lateral, com pulmão comprometido em posição dependente da gravidade para obter o deslocamento das secreções localizadas em vias aéreas médias.

O objetivo é utilizar a propriedade de ação de cisalhamento de um fluxo aéreo lento sobre o muco brônquico para facilitar sua eliminação. Inicialmente, localiza-se a região de acúmulo de secreção pela ausculta pulmonar. Na presença de estertores de média frequência (subcrepitantes), posiciona-se o paciente em decúbito lateral com o pulmão comprometido em posição infralateral.

Justifica-se essa escolha pela maior excursão diafragmática e maior desinflação, o que faz aumentar o tempo e o fluxo expiratórios. O paciente respira a volume corrente e, a partir da capacidade residual funcional, realiza, com a glote aberta, expiração até volume residual. O fisioterapeuta se posiciona atrás do paciente, exerce pressão abdominal infralateral com uma das mãos e uma pressão de contra-apoio no nível do gradeado costal com a outra mão. A compressão abdominal favorece maior esvaziamento do volume pulmonar infralateral. O paciente é orientado a manter a glote totalmente aberta e expirar com fluxo lento. Essa técnica pode ser realizada pelo próprio paciente, de maneira autônoma.

### Expiração lenta prolongada[21,23,24]

É uma adaptação da técnica de expiração lenta total com a glote aberta em decúbito lateral (ELTGOL) para aplicação em neonatos e/ou lactentes, baseada no mesmo princípio de cisalhamento do muco brônquico por fluxo aéreo lento.

Como descrito na técnica anterior, o objetivo aqui é utilizar a propriedade de cisalhamento do muco por meio do fluxo lento, removendo secreções mais profundas.

Trata-se de uma técnica inteiramente passiva em razão da idade e incapacidade do recém-nascido (RN) em cooperar; o paciente é posicionado em decúbito dorsal e o fisioterapeuta coloca uma mão no tórax e outra no abdome. Acompanha inicialmente alguns ciclos respiratórios e, ao final de uma expiração, uma pressão conjunta, abdominal e torácica, é exercida espontaneamente, forçando a máxima expulsão de ar.

## OUTRAS TÉCNICAS

### Fricção traqueal expiratória[23,25]

Manobra realizada para promover o deslocamento de secreção traqueal, por meio de uma pressão aplicada com o polegar sobre a traqueia de RN ou lactentes, em decúbito dorsal.

Segundo Postiaux,[23] essa técnica visa deslocar e remover a secreção traqueal para a cavidade oral.

O fisioterapeuta deve realizar uma pressão sobre a traqueia extratorácica comprimindo-a com o polegar. Isso origina um movimento linear repetitivo, de baixo para cima, enquanto promove uma onda de pressão responsável por empurrar a secreção situada na zona próxima do ponto de compressão. O conteúdo deslocado é direcionado para a cavidade oral, de onde é removido pelo fisioterapeuta.

### Desobstrução rinofaríngea retrógrada[23,25]

É uma manobra de inspiração rápida e forçada que utiliza o reflexo inspiratório como recurso para desobstrução da rinofaringe, com o objetivo de promover a remoção de secreção da rinofaringe.

O paciente é colocado em decúbito dorsal; ao final da expiração, o fisioterapeuta oclui com os dedos indicador e médio a boca, enquanto os outros dedos elevam a mandíbula inferior. Como ação reflexa, o paciente realiza uma inspiração brusca pelo nariz. A desobstrução rinofaríngea retrógrada (DRR) pode ser realizada associada à instilação local de solução fisiológica ou à substância medicamentosa prescrita; esse procedimento é denominado desobstrução rinofaríngea retrógrada com instilação (DRRI). A secreção mobilizada é removida da rinofaringe pelo fisioterapeuta.

### Glossopulsão retrógrada[16,25]

Técnica utilizada em pacientes pediátricos, com a finalidade de conduzir as secreções expulsas pela tosse contidas no fundo da cavidade bucal.

Após a tosse, a secreção deslocada pode se acumular no fundo da cavidade bucal. A técnica de glossopulsão retrógrada consiste em segurar a cabeça da criança apoiando quatro dedos sobre ela, enquanto o polegar apóia a mandíbula e exerce uma discreta pressão na base da língua para impedir a deglutição. Na fase expiratória, o estreitamento provocado pela compressão aumenta a velocidade do ar, expulsando e impulsionando a secreção em direção às comissuras labiais, de onde podem ser retiradas. Essa técnica foi proposta por Bartle em 1988 e sua denominação foi dada por Postiaux et al., após discussão com o autor.

### Higiene das fossas nasais com soro fisiológico[25]

Consiste na limpeza das fossas nasais por meio de um lavado com soro fisiológico em temperatura corporal, com o objetivo de promover limpeza das fossas nasais.

O fisioterapeuta instila solução fisiológica em uma das narinas e utiliza um sugador nasal para retirar material diluído; em seguida, repete o procedimento em outra narina.

## RECURSOS INSTRUMENTAIS

### Percussores e vibradores[9,12]

Trata-se de dispositivos geradores de ondas mecânicas de energia, aplicadas sobre a superfície da caixa torácica, os quais podem ser pneumáticos ou movidos por energia elétrica. Possuem controle de frequência e da força de percussão. A maioria desses equipamentos produz frequências de 3 a 65 Hz.

Objetiva-se com a utilização desses dispositivos facilitar e auxiliar o deslocamento de secreção brônquica com o uso de ondas vibratórias.

### Oscilação oral de alta frequência[5,16,26]

*Flutter*[5,9,24,27,28]

É um dispositivo que combina a ação da pressão positiva expiratória nas vias aéreas (PEEP) com a oscilação oral de alta frequência, gerando vibrações endobrônquicas.

O objetivo da utilização do dispositivo é gerar vibrações endobrônquicas que interajam com a secreção e proporcionem seu deslocamento.

Trata-se de um dispositivo em forma de cachimbo, provido de uma esfera de aço sustentada sobre um suporte em forma de funil que, durante a expiração, gera oscilações com frequências que variam na dependência da angulação do equipamento, em relação à boca, enquanto seu peso serve como uma resistência expiratória, que varia de 10 a 25 $cmH_2O$ (Figura 8).

### Ventilação percussiva intrapulmonar[5,26]

Técnica realizada com o auxílio de um gerador de fluxo externo ou bomba externa, o qual origina uma frequência oscilatória que é aplicada por meio de bocal ou máscara.

Seu objetivo é proporcionar o aumento da depuração mucociliar, por meio de sucessivos, pequenos e rápidos jatos de ar, administrados por circuito e bocal.

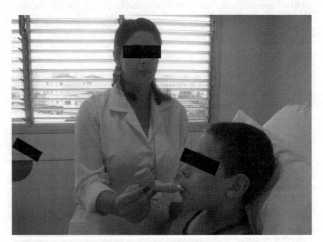

**Figura 8** Criança utilizando o *shaker*.

Com auxílio de um bocal e de uma extensão tubular conectada ao gerador de fluxo externo, gera-se uma frequência de 12 a 25 Hz. Deve-se certificar de que não ocorram vazamentos no bocal e solicitar ao paciente que realize os ciclos respiratórios sob o regime de oscilação de fluxo. Esse recurso é uma modificação da ventilação mecânica de alta frequência e atua nas propriedades reológicas do muco brônquico.

## Compressão da parede torácica por alta frequência[5,24]

Técnica que utiliza como recurso um colete inflável conectado a um gerador de fluxo externo de alta frequência.

O objetivo é gerar fluxo aéreo associado a ondas oscilatórias com a finalidade de aumentar o deslocamento da secreção.

O paciente veste um colete inflável, acoplado a um gerador de fluxo externo de alta frequência. Independentemente do decúbito adotado, solicita-se ao paciente que inspire e expire; as inspirações devem ser realizadas até a capacidade pulmonar total. O paciente recebe o tratamento por 30 minutos com frequências que oscilam de 6 a 19 Hz.

## Máscara de pressão expiratória positiva[9,29-31]

Sistema de utilização de resistência externa ao fluxo expiratório por meio de orifícios, com a finalidade de gerar pressão positiva endobrônquica.

Aumentar a ventilação colateral para deslocar a secreção brônquica, por meio de pressão expiratória retrógrada, compreende o objetivo da utilização desse recurso. Consiste de uma máscara facial dotada de válvula unidirecional e um sistema de orifícios que gera resistência expiratória, alcançando pressões endobrônquicas de 10 a 20 $cmH_2O$, de acordo com o fluxo aéreo expiratório e o diâmetro do orifício.

## Expiração com pressão positiva nas vias aéreas[32-35]

Sistema de utilização de resistência externa ao fluxo expiratório por meio de válvula expiratória unidirecional, com a finalidade de gerar pressão positiva ao final da expiração.

O objetivo é aumentar a ventilação colateral para deslocar a secreção brônquica, por meio de pressão expiratória retrógrada.

O paciente deve estar em posição adequada às suas condições clínicas; ele realiza uma inspiração profunda, seguida de uma expiração tranquila contra a resistência oferecida pela válvula, a qual deve ser previamente regulada. As válvulas permitem regulagem entre 5 e 20 $cmH_2O$. Um modo alternativo para a obtenção de pressão positiva ao final da expiração é a utilização de um sistema de selo d'água, que consiste na inserção de um tubo em um recipiente contendo água, tantos centímetros quanto a pressão que se quer alcançar.

## Hiperinsuflação manual com vibração[4,36,37]

Técnica de hiperinflação pulmonar manual associada à vibração e à compressão torácica.

O objetivo é promover o deslocamento de secreções brônquicas por meio do aumento do volume inspiratório, o qual origina um maior fluxo expiratório.

Para a utilização desse recurso, é necessário que o paciente esteja em uso de uma via aérea artificial, tubo endotraqueal ou traqueostomia, que permita a conexão com o reservatório de ar. A manobra é realizada por dois fisioterapeutas: um realiza a hiperinsuflação manual e o outro a vibração e/ou compressão torácica manual na fase expiratória.

## *Aspiração*[2,9,12,13]

Técnica utilizada para retirada de secreção das vias aéreas mediante a utilização de uma sonda conectada a um gerador de pressão negativa, devendo ser aplicada em pacientes com tosse ineficaz ou em uso de via aérea artificial, com o objetivo de remover secreções das vias aéreas.

A técnica deve ser realizada de maneira asséptica. A duração de uma aspiração não deve ser maior que 10 a 15 segundos; o sistema de aspiração pode ser aberto ou fechado.

No sistema aberto, há a necessidade de retirar o paciente do ventilador e introduzir uma sonda na via aérea, interrompendo a ventilação. No sistema fechado, o paciente não é retirado e a ventilação é mantida. Nesse sistema, a sonda é protegida por um envolvente plástico, podendo ser trocada a cada 24 horas.

Essa técnica deve ser realizada, preferencialmente, por dois fisioterapeutas e pode ser aplicada de três maneiras:

- Traqueal: utilizada em pacientes que estão sob suporte ventilatório, fazendo uso de via aérea artificial. Inicialmente, para prevenir hipoxemia, administra-se a concentração inspirada de oxigênio de 100%. A seguir, o fisioterapeuta testa o gerador de pressão negativa, conecta a sonda estéril ao circuito do gerador de pressão negativa ou da rede, calça a luva estéril na mão dominante e retira o paciente da fonte de oxigênio. A sonda deve ser introduzida de maneira lenta e suave, preferencialmente sem aspirar. O procedimento deve ser repetido para que se retire o máximo de secreção, respeitando as condições clínicas do paciente. Deve-se verificar constantemente a saturação de pulso de oxigênio, a frequência cardíaca e o traçado eletrocardiográfico.

- Nasotraqueal: a sonda é introduzida através das narinas, adentrando a cavidade nasal, seguindo pelo meato inferior até as coanas, e, a partir da orofaringe, a sonda se dirige até a laringe e em seguida à traqueia. Essa técnica é capaz de remover secreção de todo esse percurso. A introdução da sonda deve sempre ser realizada durante a inspiração, sem aspirar; a aspiração é realizada durante a retirada da sonda, a qual deve ser lenta e suave. Em adultos, a cabeça deve ser posicionada em hiperextensão e, no lactente, em posição neutra.
- Orotraqueal: destinada à aspiração da orofaringe e larigofaringe, sendo realizada principalmente nos casos em que a aspiração nasotraqueal está limitada; em alguns casos, para auxiliar o procedimento, pode-se utilizar uma cânula de Guedel.

## Manobra com pressão zero ao final da expiração

Técnica de redução abrupta da pressão positiva expiratória final realizada em pacientes com via aérea artificial, sob suporte ventilatório.

O objetivo é aumentar o fluxo expiratório para promover o deslocamento de secreção pulmonar, objetivando a tosse.

O fisioterapeuta aguarda o início da inspiração e, quando isso ocorre, eleva a PEEP (serviços diferentes variam a PEEP entre 10 e 15 $cmH_2O$), não permitindo pressões de pico elevadas (serviços diferentes utilizam de 30 a 40 $cmH_2O$ como pressão máxima). Aguarda-se a realização de alguns ciclos respiratórios no nível de pressão predeterminado (serviços diferentes aguardam de três a cinco ciclos). A seguir, a pressão nas vias aéreas é reduzida para zero, de modo abrupto, acompanhada de manobra de vibrocompressão. Essa manobra proporciona rápido deslocamento de ar e semelhante à tosse, mobiliza secreções das vias aéreas, facilitando sua remoção por meio da técnica de aspiração. Ela deve ser realizada por dois fisioterapeutas de modo sincronizado.

## REFERÊNCIAS BIBLIOGRÁFICAS

1. Ciesla ND. Chest physical therapy for patients in the intensive care unit. Phys Ther 1996;76:609-25.
2. Costa D. Fisioterapia respiratória básica. São Paulo: Atheneu, 1999.
3. Frownfelter DL. Chest physical therapy and pulmonary rehabilitation. Chicago: Year Book Medical Publishers; 1978.
4. Gaskel DV, Webber BA. Fisioterapia respiratória. Guia do Brompton Hospital. 4.ed. Rio de Janeiro: Colina; 1984.
5. Scanlan CL, Wilkins RL, Stoller JK. Fundamentos da terapia respiratória de Egan. 7.ed. São Paulo: Manole, 2000;825-9.
6. Sutton PP, et al. Chest physiotherapy: a review. Eur J Respir Dis 1982;63:188-208.
7. Gallon A. The use of percussion. Physiotherapy 1992;78:85-9.
8. Imle PC. Percussão e vibração. In: Mackenzie CF, et al. Fisioterapia respiratória em unidade de terapia intensiva. São Paulo: Panamericana, 1988;89-98.
9. Webber BA, Pryor JA. Physiotherapy for respiratory and cardiac problem. 2nd ed. Edinburgo: Churchill Livinstone; 1998.
10. Zadai CC. Clinics in physical therapy: pulmonary management in physical therapy. Nova York: Churchill Livingstone, 1992; 109-10.
11. Costa D. Manobras manuais da fisioterapia respiratória. Fisioterapia em Movimento 1991;4:11-25.
12. Mackenzie CF, et al. Fisioterapia respiratória em unidade de terapia intensiva. São Paulo: Panamericana, 1998.
13. Irwin S, Tecklin JS. Fisioterapia cardiopulmonar. 2 ed. São Paulo: Manole, 1994;349-50.
14. Crane L. Physical therapy for neonates with respiratory dysfunction. Physical Therapy 1986;61(12):599-617.
15. Orlandini O, Perino B, Testi R. Old and new in chest physiotherapy. Eur Respir J Suppl 1989;2:595s-98s.
16. Slutzky LC. Fisioterapia respiratória nas enfermidades neuromusculares. Rio de Janeiro: Revinter, 1997.
17. Sutton PP, et al. Assessment of percussion, vibratory shaking, and breathing exercises in chest physiotherapy. Eur J Respir Dis 1985;66:147.
18. Zadai CC. Physical therapy for the acutelly medical patient. Phys Ther 1981;61:1746-53.
19. Ellis E, Alison J. Fisioterapia cardiorrespiratória prática. Rio de Janeiro: Revinter, 1997. p.127-8.
20. American Association for Respiratory Care. Clinical practice guidelines: directed cough. Respir Care 1993;38:495-9.
21. Feltrim MIZ, Parreira VF. Fisioterapia respiratória: Consenso de Lyon 1994-2000. São Paulo; 2001.

22. Falk M, et al. Improving the ketchup bottle method with positive pressure, PEP, in cystic fibrosis. Eur J Respir Dis 1984; 65:423-32.

23. Postiaux G. Kinésithérapie respiratoire et auscultation pulmonarie nouvelles approches cliniques: methodologiques et technologiques chez l'adulte, l'enfant et nourrisson. Bruxelas: De Boeck, 1990.

24. Hardy KK. A review of clearence: news techniques, indications, and recommendations. Resp Care 1994;39:45-57.

25. Postiaux G. Kinésithérapie respiratoire de l'enfant: les techniques de soins. Guidées par l'auscutation pulmonaire. Bruxelas: De Boeck, 1998.

26. Pryor JA, et al. Oral high frequency oscillation (OHFO) as an aid to physiotherapy in chronic bronchitis with airflow limitation. Thorax 1989;2:350.

27. Cuello AF, Masciantonio L, Mendonza SM. Estimulación diafragmatica elétrica transcutanea. Medicina Intensiva 1991; 8:194-202.

28. Gava ME, Ortenzi L. Estudo analítico dos efeitos fisiológicos e da utilização do aparelho Flutter VRP1. Fisioterapia em Movimento 1998;11:37-48.

29. Mahlmeister M, et al. Positive expiratory pressure mask therapy: theoretical and practical considerations and review of the literature. Respir Care 1991;36:1218-29.

30. Steen HJ, et al. Evolution of the PEP mask in cystic fibrosis. Acta Paediatr Scand 1991;80:51-6.

31. Tonnesen P, Stovring S. Positive expiratory pressure (PEP) as lung physiotherapy in cystic fibrosis: a pilot study. Eur J Resp Dis 1984;65:419-22.

32. Azeredo CAC, et al. EPAP – Pressão positiva nas vias aéreas. Estudo de revisão. Rev Bras Terap Intens 1992;4:45-9.

33. Hill NS, Braman SS. Noninvasive ventilation in neuromuscular disease. In: Rehabilitation of the patient with respiratory disease. Nova York: McGraw-Hill, 1999;587-9.

34. Oberwaldner B, et al. Chest physiotherapy in hospitalized patients with cystic fibrosis: a study of lung function effects and sputum production. Eur J Respir Dis 1991;4:2:152-8.

35. Zadai CC. Clinics in physical therapy: pulmonary management in physical therapy. Nova York: Churchill Livingstone; 1992; 115-16; 125-26, 141-46; 148-50.

36. Clement AJ, Hubsch SK. Chest physiotherapy by the bag squeezing method. Physiotherapy 1968;54:355.

37. Windsor HM, Harrison GA, Niclolson TJ. 'Bag squeenzing: a physiotherapeutic technique. Med J Aust 1972;7:829-32.

38. Alderson PO, Line BR. Scintigraphic evaluation of regional pulmonary ventilation. Semin Nucl Med 1980;10:218-40.

39. Barreto SSM, et al. Avaliação da permeabilidade pulmonar através da taxa de depuração do 99 m Tc-DTPA. J Pneumol 1999;20:133-40.

# 3
# TÉCNICAS E RECURSOS PARA EXPANSÃO PULMONAR

RENATO PEREIRA COSTA

O aumento do volume pulmonar e a consequente otimização da ventilação e das trocas gasosas podem ser proporcionados por meio de técnicas e recursos que, além de indispensáveis na prevenção e reversão das atelectasias, são via final de diversas situações clínicas ou pós-cirúrgicas.

## FISIOLOGIA DA EXPANSÃO PULMONAR

A interação entre os mecanismos centrais responsáveis pelo controle da ventilação, músculos respiratórios e estruturas esqueléticas proporciona o processo de ventilação pulmonar (Figura 1). Portanto, alterações em qualquer um desses níveis resultam em ventilação pulmonar inadequada e/ou em favorecimento do colapso alveolar (atelectasia).

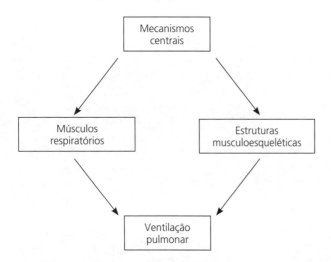

**Figura 1** Esquema de interação dos mecanismos centrais na ventilação pulmonar.

O conceito de pressão transpulmonar (Ptp) é essencial para a compreensão da fisiologia da expansão pulmonar. Essa pressão resulta da diferença entre a pressão alveolar (Palv) e a pressão pleural (Ppl).

$$Ptp = Palv - Ppl$$

Estruturalmente, os alvéolos são elásticos e estão sujeitos a variações da pressão transpulmonar. A negativação da pressão do espaço pleural ou o aumento da pressão dentro dos alvéolos resulta em aumento do volume pulmonar.

Assim, pode-se obter expansão pulmonar de duas formas: por meio da negativação da pressão pleural ou por aumento da pressão alveolar.

## QUANDO UTILIZAR TÉCNICAS E RECURSOS PARA EXPANSÃO PULMONAR

Essas técnicas e recursos, no cotidiano do fisioterapeuta respiratório, são empregados principalmente em situações de atelectasias ou em casos em que o paciente está impossibilitado de realizar inspirações profundas, como os portadores de doença neuromuscular, em casos de lesão medular, em pacientes sedados e pacientes que sofreram intervenção cirúrgica torácica ou abdominal alta e inferiores.

Além dessas indicações clássicas, vale lembrar que, após a terapia visando à remoção de secreção brônquica, a utilização dessas técnicas e recursos torna-se parte indispensável do tratamento na restauração do processo de ventilação em áreas anteriormente obstruídas por excesso de muco.

## TÉCNICAS E RECURSOS NÃO INSTRUMENTAIS DEPENDENTES DA VARIAÇÃO DA PRESSÃO PLEURAL

### Frenolabial[1-4]

Consiste na expiração realizada com os lábios franzidos ou dentes semifechados. Essa técnica tem como objetivo aumentar o volume corrente e diminuir a frequência respiratória, melhorando o nível de oxigenação por manutenção de pressão positiva nas vias aéreas.

O fisioterapeuta deve orientar o paciente para que este realize a expiração contra a resistência dos lábios franzidos; o tempo expiratório pode ser longo ou curto.

### Exercício diafragmático[5-9]

Durante sua execução, o exercício é realizado priorizando-se a atividade do músculo diafragma (Figura 2). O objetivo desse recurso é melhorar a ventilação nas bases pulmonares, aumentar a capacidade residual funcional e o volume de reserva inspiratório.

Diferentes posicionamentos podem ser adotados para a execução desse exercício, considerando-se as condições clínicas do paciente e os objetivos a serem alcançados. O terapeuta posiciona uma de suas mãos sobre a região abdominal do paciente, aplicando uma leve pressão para que se possibilite a conscientização do movimento a ser realizado, e solicita algumas respirações tranquilas. Após esse período, o paciente realiza uma inspiração profunda, preferencialmente nasal, sem utilização de musculatura acessória, observando-se, durante essa fase, o deslocamento para fora da região abdominal. A expiração oral pode ser realizada associada à técnica de frenolabial. A inspiração deve ser realizada preferencialmente por via nasal para que ocorra condicionamento do ar inspirado: aquecimento, filtragem e umidificação. Porém, os pacientes que apresentam dificuldade em realizar a inspiração nasal, por causa do aumento de resistência de vias aéreas superiores, podem realizar a inspiração via oral. Nesse exercício, o maior volume corrente (VC) é obtido na posição sentada.[5]

### Exercício intercostal[5,10]

A execução desse exercício prioriza a atividade da musculatura intercostal. Objetiva-se com esse procedimento aumentar a ventilação pulmonar em zonas mediais e laterais, a capacidade residual funcional e o volume de reserva inspiratório.

Para a execução desse exercício, o paciente é posicionado em decúbito dorsal elevado ou na posição sentada. Solicita-se a ele que realize respiração com predomínio diafragmático e, após a expiração, que realize uma inspiração nasal, procurando deslocar a respiração para a região superior do tórax, seguido de expiração passiva, suave e oral.

### Exercícios de expansão torácica localizada[7,8]

Trata-se de um conjunto de exercícios que objetivam a expansão da caixa torácica por meio de estímulos manuais na região que se quer expandir (Figura 3). O objetivo é aumentar a ventilação pulmonar nas regiões em que há maior deslocamento da caixa torácica.

O posicionamento das mãos é fundamental para o exercício.

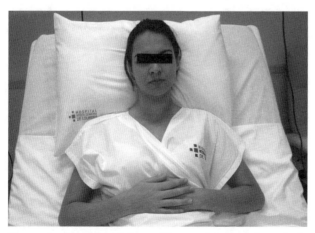

**Figura 2** Exercício diafragmático realizado pelo próprio paciente.

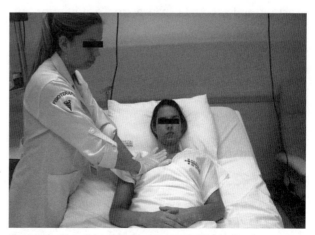

**Figura 3** Exercício de expansão torácica localizada.

*Expansão torácica inferior unilateral*[8]

A palma da mão é posicionada na linha axilar média, sobre a sétima, oitava e nona costelas de um dos hemitórax. O paciente é orientado a expirar, e uma compressão é realizada nesse local pelo fisioterapeuta. Em seguida, uma inspiração profunda é realizada, e a compressão é liberada gradualmente até que se atinja a capacidade pulmonar total. O paciente pode receber orientação e realizar a técnica sem auxílio do fisioterapeuta, aplicando ele mesmo a pressão manual.

*Expansão torácica inferior bilateral*[7,8]

Nesse exercício, o mesmo procedimento de execução da expansão torácica inferior unilateral é utilizado, porém com aplicação bilateral de estímulo manual com leve pressão sobre a região axilar média. A pressão aplicada é reduzida gradativamente até o final da inspiração, enquanto a expiração é realizada oralmente, sendo ela associada ou não à técnica da respiração frenolabial.

*Expansão apical*[8]

O exercício segue o mesmo procedimento de execução utilizado na expansão torácica inferior unilateral, aplicando-se a pressão manual abaixo da clavícula. O paciente é orientado a inspirar, expandindo o tórax para frente e para cima, contra a pressão aplicada. Durante a realização desse exercício, os ombros, preferencialmente, devem estar relaxados.

*Expansão torácica inferior posterior*[7,8]

O exercício segue o mesmo procedimento de execução utilizado na expansão torácica inferior unilateral. Uma pressão manual é aplicada sobre a face posterior das costelas inferiores. O paciente deve estar sentado, com inclinação do tórax à frente de seus quadris, mantendo a coluna em posição retilínea. Na autoaplicação desse exercício podem-se utilizar faixas ou cintos elásticos para gerar estímulo de compressão.

## Soluços inspiratórios[5]

Exercício baseado em um padrão específico de sucessivos e pequenos volumes inspiratórios até que se alcance a capacidade inspiratória máxima. O objetivo desse exercício é aumentar a ventilação nas zonas basais, com elevação da capacidade e do tempo inspiratório.

O fisioterapeuta deve posicionar as mãos sobre a região abdominal ou torácica inferior do paciente além de orientar a realização de inspirações nasais curtas e sucessivas até que se atinja a capacidade inspiratória máxima. A expiração é realizada pela boca e de maneira suave, podendo ser associada à técnica de respiração frenolabial. Esse exercício pode ser realizado em qualquer posição. Nas posições dorsal e lateral, com estímulo na região abdominal, atinge-se mais volume inspiratório do que em exercício de expiração abreviada.

## Inspiração em tempos[3,4]

Esse exercício (Figura 4) é uma adaptação realizada por Azeredo[2] a partir dos suspiros inspiratórios, originalmente proposto por Cuello et al.,[11] em que se adiciona uma pausa inspiratória entre os volumes inspiratórios sucessivos. Como objetivo, a aplicação desse exercício visa melhorar a complacência do tórax e dos pulmões e aumentar a capacidade inspiratória.

Para a sua execução, o paciente é orientado a inspirar pelo nariz de forma suave e curta, mantendo uma curta apneia após cada inspiração; a fase inspiratória pode ser fracionada em seis tempos. A expiração é realizada de forma suave e pela boca, podendo ser associada à técnica da respiração frenolabial.

## Expiração abreviada[3,4,10]

Exercício que utiliza inspirações fracionadas, intercaladas por breves expirações até que se atinja a capacidade pulmonar total (CPT). Objetiva-se com esse procedimento aumentar o volume pulmonar e o tempo inspiratório.

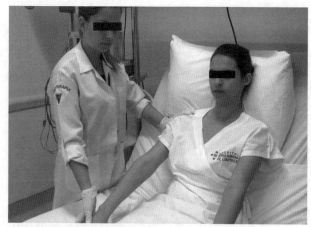

**Figura 4** Inspiração em tempos associada com membros superiores.

O paciente deve inspirar pelo nariz e, em seguida, expirar uma pequena quantidade de ar, entre os lábios, e voltar a inspirar; essa manobra é repetida três ou mais vezes, alcançando-se na última a capacidade inspiratória máxima. Ao se atingir o volume inspirado máximo, a expiração é realizada de forma suave, podendo ser associada à técnica de frenolabial.

## Exercício com ventilação a partir do volume residual[3,10]

Nesse exercício, a inspiração é realizada a partir do volume residual. O objetivo da aplicação é promover maior ventilação nas regiões apicais e aumentar a capacidade vital, o volume corrente e a capacidade inspiratória.

O paciente é orientado a realizar uma expiração prolongada até o volume residual e, a seguir, inspirar profundamente, expandindo a região não dependente. O fisioterapeuta ou o paciente aplica pressão manual na região que se quer expandir, diminuindo-a gradativamente durante o movimento torácico inspiratório. Esse exercício pode ser realizado em diferentes posições, obedecendo-se ao princípio da expansão da região não dependente. Baseia-se no fato de que no volume residual ocorre oclusão dos bronquíolos das regiões dependentes (volume de fechamento), estando ainda permeáveis os bronquíolos das regiões não dependentes, o que leva a um maior deslocamento de fluxo aéreo para essas regiões. A posição sentada é a mais utilizada.

## Exercício com ventilação a partir da capacidade residual funcional[3,10]

Exercício que permite aumentar a quantidade de ar destinado às bases pulmonares. O principal objetivo desse procedimento é aumentar a ventilação das regiões basais e diminuir a hipoventilação alveolar.

O paciente é posicionado sentado ou na posição de Fowler e orientado para que realize uma respiração tranquila até o nível de repouso expiratório; durante a expiração, aplica-se estímulo manual na região abdominal e, ao final desta fase, solicita-se a inspiração, lenta e profunda. Esse tipo de padrão leva à evidente atividade diafragmática.

## Exercício em tempos respiratórios equivalentes[3-5]

Exercício que consiste na adoção de um padrão ventilatório utilizando volumes correntes pequenos com frequência respiratória alta. O objetivo da aplicação desse exercício é diminuir a turbulência do ar inspirado, o trabalho respiratório e a capacidade residual funcional.

O paciente é orientado a realizar inspirações nasais utilizando pequenos e constantes volumes correntes, enquanto a expirar pela boca, obedecendo a um padrão uniforme, não forçado, mantendo uma relação I:E de 1:1.

## Descompressão torácica abrupta localizada[2]

Técnica que compreende a compressão do tórax durante a expiração e descompressão abrupta na inspiração. O objetivo do exercício é restaurar a ventilação de unidades alveolares comprometidas utilizando variação de pressão pleural e alveolar.

Após o reconhecimento da região ou regiões torácicas comprometidas, inicia-se a manobra realizando uma pressão manual nessa região durante a fase expiratória e solicita-se ao paciente que realize uma expiração prolongada. Após essa fase, solicita-se que seja realizada uma inspiração profunda, que atinja a capacidade inspiratória máxima. Essa manobra é repetida por dois ou três ciclos respiratórios, quando, então, na próxima inspiração, a resistência é retirada abruptamente, proporcionando maior deslocamento de ar para o interior do sistema respiratório. A descompressão é realizada de maneira brusca para proporcionar maior negativação da pressão pleural local e direcionar o fluxo ventilatório para a região comprometida.

## TÉCNICA E RECURSO INSTRUMENTAL DEPENDENTE DA VARIAÇÃO DE PRESSÃO PLEURAL

### Incentivador inspiratório[3,12,13]

Dispositivo utilizado como recurso mecânico para incentivar o paciente a realizar esforços inspiratórios máximos e que funciona como um *"feedback visual"*, quantificado pela elevação de esferas plásticas ou por outros tipos de dispositivos contidos em uma ou mais câmaras do equipamento. Objetiva-se com esse dispositivo aumentar a pressão transpulmonar e restaurar volumes e capacidades pulmonares. O paciente deve ser posicionado de forma confortável, preferencialmente sentado. O equipamento deve ser apresentado ao paciente e o seu funcionamento, os benefícios que ele pode trazer e a importância de sua utilização, explicados. O equipamento deve ser posicionado perante o campo visual do paciente enquanto é orientado a manter o bocal com vedação labial e a realizar inspiração lenta, profunda e uniforme de modo a deslocar o objeto contido na câmara. Os equipamentos disponíveis no mercado são fluxo ou volume dependentes.

## TÉCNICAS E RECURSOS INSTRUMENTAIS DEPENDENTES DA VARIAÇÃO DE PRESSÃO ALVEOLAR

### Expiração com pressão positiva nas vias aéreas[3,14]

Modo de aplicação de pressão positiva na fase expiratória do ciclo respiratório, que é utilizado em pacientes em respiração espontânea, por meio de máscara facial ou bucal. Objetiva-se com esse procedimento aumentar a capacidade residual funcional e prevenir o colapso alveolar.

O paciente é posicionado preferencialmente sentado. Adapta-se a máscara facial ao paciente enquanto ele respira em ar ambiente, expirando contra uma resistência oferecida por um resistor de mola ou selo d'água, gerando pressões preestabelecidas que variam de 5 a 20 $cmH_2O$. Esse modo também pode ser aplicado por meio de bocal.

### Respiração por pressão positiva intermitente[8,15-18]

Modo de aplicação de pressão positiva durante a fase inspiratória do ciclo respiratório, gerada a partir de ventiladores ciclados a pressão ou volume, por meio de máscara facial ou bucal. O propósito primário dessa aplicação é aumentar a expansibilidade pulmonar, prevenindo os colapsos alveolares e restaurando os volumes e capacidades pulmonares, além de minimizar o trabalho respiratório.

O paciente é posicionado sentado ou em outro decúbito, desde que as condições clínicas permitam. O exercício é realizado acoplando-se a máscara facial ou o bucal a fim de evitar vazamentos. Orienta-se o paciente a realizar uma inspiração capaz de fazer com que o ventilador inicie a liberação do fluxo aéreo sob pressão durante todo o tempo inspiratório, cessando durante a fase expiratória.

### Pressão positiva contínua nas vias aéreas (CPAP)[17-20]

Modo de aplicação de pressão positiva contínua nas vias aéreas durante todo o ciclo respiratório, com a finalidade de aumentar a capacidade residual funcional. Esse método pode ser aplicado por meio de um gerador de fluxo contínuo de gás, gerador eletrônico, gerador de fluxo específico, ventilador ciclado à pressão adaptado (BIRD MARK 7), ou mesmo dois fluxômetros interligados por circuito comum. Os mais efetivos para obter a pressão positiva desejada são os que geram maior fluxo aéreo.

Essa aplicação objetiva o aumento da capacidade residual funcional e a otimização das trocas gasosas.

O paciente deve ser posicionado em decúbito dorsal elevado ou sentado e incentivado a respirar tranquilamente. Com o circuito já pressurizado, o paciente respira por meio da máscara, ainda não fixada. Após checar a boa adaptação do paciente e a ausência de vazamentos, a máscara é fixada ao paciente por meio de correias de fixação. O sistema pressurizado minimiza o esforço inspiratório favorecido pelo alto fluxo de gás. A fase expiratória é realizada contra resistência, que é obtida por meio de um resistor de mola ou selo d'água (5 a 20 $cmH_2O$), proporcionando pressão positiva endobrônquica e intra-alveolar.

### Ventilação não invasiva com duplo nível pressórico nas vias aéreas[13,18,21-23]

Modo de aplicação de pressão positiva contínua que combina um nível de pressão inspiratória com

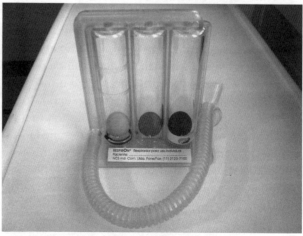

**Figura 5** Técnica e recurso instrumental dependente da variação de pressão pleural – incentivador inspiratório.

um nível mais baixo de pressão expiratória. O objetivo dessa aplicação é aumentar a capacidade residual funcional, diminuir o trabalho respiratório e melhorar a troca gasosa.

O duplo nível de pressão positiva é aplicado a partir de um gerador de fluxo microprocessado que permite a regulagem de dois níveis pressóricos, um de pressão positiva inspiratória e outro de pressão positiva expiratória. Esse método pode também ser administrado por meio de ventilador, no qual se aplica pressão suporte associada à pressão positiva ao final da expiração.

## Estimulação elétrica diafragmática[18,22,24,25]

Método em que o estímulo elétrico do diafragma pode ser aplicado ao nervo frênico, externamente ou por implante em pontos motores do diafragma por meio de eletrodos de superfície e equipamento específico.

O objetivo da aplicação é estimular o diafragma para que ocorra origem e/ou aumento da sua força de contração.

O paciente posiciona-se em decúbito dorsal, os pontos motores do diafragma são identificados e os eletrodos de superfície são colocados e conectados ao gerador de pulso elétrico. O fisioterapeuta deve ajustar os parâmetros do pulso elétrico, como tempo de subida, de sustentação e de descida, os quais determinam o tempo de contração e relaxamento. Em relação ao marca-passo, este é implantado cirurgicamente, e a freqüência e intensidade de contração são controladas por um dispositivo gerador de corrente elétrica externo.

## REFERÊNCIAS BIBLIOGRÁFICAS

1. Zidai CC. Physical therapy for the acutelly medical patient. Physical Therapy 1981;61:1746-53.

2. Azeredo CAC. Fisioterapia respiratória. Rio de Janeiro: Panamed Suam; 1984;184-94.

3. Azeredo CAC. Fisioterapia respiratória moderna. 2.ed. São Paulo: Manole; 1993.

4. Azeredo CAC. Fisioterapia respiratória no hospital geral. São Paulo: Manole; 2000.

5. Cuello AF, Muhr EM, Moreno DR, Masciantonio L, Luque D, Cuello GA et al. Técnicas para incrementar la función muscular respiratoria. Kinesiologia Científica 1986;1:21-9.

6. Feltrim MIZ. Análise de configuração tóraco-abdominal e do volume corrente durante a realização de exercícios respiratórios em indivíduos sadios [dissertação de mestrado]. São Paulo: Unifesp; 1999.

7. Frownfelter DL. Chest physical therapy and pulmonary rehabilitation. Chicago: Year Book Medical Publishers; 1978.

8. Gaskel DV, Webber BA. Fisioterapia respiratória: guia do Brompton Hospital. 4.ed. Rio de Janeiro: Colina; 1984.

9. Sutton PP, et al. Chest physiotherapy: a review. Eur J Resp Dis 1982;63:188-208.

10. Cuello GA, Masciantonio L, Cuello AF. Patrones respiratorios en distintas afecciones. Corde 1982;3:48-60.

11. Cuello AF, Muhr EM, Moreno DR, Masciantonio L, Luque D, Cuello GA et al. Entrenamiento musculares respiratorios en diferentes patologías y distribución regional de ventilación. Medicina Intensiva 1988;5:68-77.

12. Costa D. Fisioterapia respiratória básica. São Paulo: Atheneu; 1999.

13. Scanlan CL, Wilkins RL, Stoller JK. Fundamentos da terapia respiratória de Egan. 7.ed. São Paulo: Manole; 2000. p.825-9.

14. Azeredo CAC, et al. EPAP – pressão positiva nas vias aéreas. Estudo de revisão. Rev Bras Terap Intens 1992;4:45-9.

15. Ellis E, Alison J. Fisioterapia cardiorrespiratória prática. Rio de Janeiro: Revinter; 1997. p.127-8.

16. Irwin S, Tecklin JS. Fisioterapia cardiopulmonar. 2.ed. São Paulo: Manole; 1994. p.349-50.

17. Keilty SEJ, Bott J. Continuous positive airways pressure. Physiotherapy 1992;78:90-2.

18. Webber BA, Pryor JA. Physiotherapy for respiratory and cardiac problem. 2.ed. Edinburgo: Churchill Livingstone; 1998.

19. Carvalho M. Fisioterapia respiratória. 3.ed. Rio de Janeiro: Polar; 1979.

20. Mackenzie CF, Ciesla N, Imle PC, Klinic N. Fisioterapia respiratória em unidade de terapia intensiva. São Paulo: Panamericana; 1998.

21. Hill NS, Braman SS. Noninvasive ventilation in neuromuscular disease. In: Rehabilitation of the patient with respiratory disease. Nova York: McGraw-Hill; 1999. p.587-9.

22. Slutzky LC. Fisioterapia respiratória nas enfermidades neuromusculares. Rio de Janeiro: Revinter; 1997.

23. Strumpf DA, Carlisle CC, Millman RP, Smith KW, Hill NS. An evaluation of the respironics BiPAP bilevel CPAP device for delivery of assisted ventilation. Resp Care 1990;35:415-22.

24. Cuello AF, Masciantonio L, Mendonza SM. Estimulación diafragmática elétrica transcutânea. Medicina Intensiva 1991; 8:194-202.

25. Oliven A. Electrical stimulation of respiratory muscles. In: Rehabilitation of the patient with respiratory disease. Nova York: McGraw-Hill; 1999. p.535-41.

26. American Association for Respiratory Care. Clinical practice guideline. Intermittent positive pressure breathing. Resp Care 1993;38:1189-95.

27. Carvalho M. Fisioterapia respiratória: fundamentos e contribuições. Rio de Janeiro: Revinter; 2001.

28. Costa D. Manobras manuais da fisioterapia respiratória. Fisioterapia em Movimento 1991;4:11-25.

29. Feltrim MIZ, Parreira VF. Fisioterapia respiratória: Consenso de Lyon 1994-2000. São Paulo; 2001.

30. Tonnesen P, Stovring S. Positive expiratory pressure (PEP) as lung physiotherapy in cystic fibrosis: a pilot study. Eur J Resp Dis 1984;65:419-22.

31. Waldhorn RE. Nocturnal nasal intermittent ventilation with bi-level positive pressure (BiPAP) in respiratory failure. Chest 1992;101:516-21.

32. Zaddai CC. Clinics in physical therapy: pulmonary management in physical therapy. Nova York: Churchill Livingstone; 1992. p.109-10.

33. Zaddai CC. Clinics in physical therapy: pulmonary management in physical therapy. Nova York: Churchill Livingstone; 1992. p.115-6, 125-26, 141-46, 148-50.

# 4

# AVALIAÇÃO FISIOTERAPÊUTICA EM UTI

CARLA ALVES VASSOLER (*IN MEMORIAM*)
GEORGE JERRE VIEIRA SARMENTO

O objetivo da avaliação é definir corretamente os problemas do paciente. Sem avaliação adequada é impossível desenvolver apropriadamente um plano de tratamento.

A avaliação nos permite identificar as alterações apresentadas pelo paciente, assim como traçar os objetivos e as condutas fisioterapêuticas. Essa avaliação deve ser constante para identificar se os objetivos têm sido atingidos ou se outras alterações podem surgir.

O conhecimento teórico é necessário a fim de desenvolver tratamento adequado para problemas que podem ser melhorados pela fisioterapia.

## COLETA DE DADOS

A coleta de dados apresenta breve resumo sobre o paciente, obtido por meio de informações médicas e com a avaliação feita pelo fisioterapeuta.

A primeira parte contém dados pessoais do paciente, isto é, nome, idade, endereço, número de registro do hospital e encaminhamento médico, além do diagnóstico e da razão do encaminhamento.

A segunda parte resume sua história clínica e a avaliação fisioterapêutica. Essa é frequentemente dividida em algumas seções:

- História da doença atual (HDA): resumo dos problemas atuais do paciente, incluindo informações clínicas relevantes.
- História da doença pregressa (HDP): resumo completo de doenças e cirurgias a que o paciente foi submetido.

- História sobre o uso de medicamentos (HM): lista de medicamentos atuais prescritos por receita médica. Alergias a medicamentos também devem ser anotadas.
- História familiar (HF): doenças graves sofridas por familiares próximos do paciente.
- História social (HS): a ocupação atual e passada do paciente. Também deve conter hábitos de vida, como tabagismo e alcoolismo.

## AVALIAÇÃO FISIOTERAPÊUTICA

Ao iniciarmos a avaliação fisioterapêutica, deve-se observar se o paciente apresenta alguns dos principais sintomas de doença respiratória para que seja possível distinguir se o paciente foi acometido por uma doença primitivamente pulmonar, como pneumonia, ou se o pulmão foi acometido por uma doença sistêmica, como insuficiência renal.

Principais sintomas de doença respiratória:

1. Falta de ar (dispneia): a falta de ar é a percepção subjetiva do aumento do trabalho respiratório. Trata-se do sintoma predominante de doença cardíaca e respiratória.

A dispneia pode ser classificada em:

- Dispneia aos grandes esforços: surge após atividade física acima do habitual, como subir morros ou pedalar muito rápido.
- Dispneia aos médios esforços: decorre de atividades habituais que antes eram realizadas sem dificuldade, como subir escadas ou arrumar a cama.

- Dispneia aos pequenos esforços: aparece após atividades de rotina, como tomar banho ou se vestir-se.
- Dispneia de repouso: surge sem realizar nenhuma atividade, isto é, em repouso.
- Ortopneia: dificuldade respiratória que melhora quando o paciente coloca o tórax em posição vertical, ou seja, mantendo-se sentado ao leito.
- Trepopneia: aparece em decúbito lateral, como acontece com o paciente com derrame pleural que se deita sobre o lado são.
- Dispneia paroxística noturna: acorda o paciente à noite. Naquele com doença cardíaca, deitar na horizontal aumenta o retorno venoso proveniente dos membros inferiores (MMII), o que provoca elevação do volume sanguíneo, com ocorrência de sobrecarga cardíaca e acúmulo de sangue nos pulmões, causando dispneia.

As causas da dispneia podem ser divididas em:

- Atmosféricas: quando a composição da atmosfera é pobre em $O_2$ ou quando sua pressão parcial está menor.
- Obstrutivas: quando as vias respiratórias, da faringe aos bronquíolos, sofre, em diminuição do calibre, como em laringite, carcinoma brônquico, asma bronquiolite.
- Parenquimatosas: todas as afecções que podem reduzir a área de hematose de modo intenso, como as condensações.
- Toracopulmonares: alterações capazes de modificar a dinâmica toracopulmonar, diminuindo a sua elasticidade e movimentação e fraturas de costelas, cifoescoliose, como mialgias intensas.
- Diafragmáticas: como o diafragma é o músculo respiratório mais importante toda afecção que interfir em seus movimentos pode causar dispneia e paralisias, como hérnias.
- Pleurais: a pleura parietal é dotada de inervação sensitiva e sua irritação provoca dor, essa aumenta com a inspiração. Os grandes derrames reduzem a expansão pulmonar, o que pode levar à dispneia.
- Cardíacas: dependem do mau funcionamento da bomba cardíaca. A dispneia é causada pela congestão pulmonar, constituindo um obstáculo à circulação.
- Ligadas ao sistema nervoso: pode-se separá-las em dois grupos: as de origem neurológica por alterações do ritmo respiratório, como ocorre em casos de hipertensão craniana, e as psicogênicas, que se manifestam sob a forma de dispneia suspirosa.

2. Tosse: reflexo de proteção que livra as vias aéreas de secreções ou corpos estranhos. Qualquer estímulo dos receptores localizados na faringe, laringe, traqueia ou brônquios pode induzir a tosse.

Um aspecto importante relativo à tosse é: sua efetividade além do fato de ser produtiva ou seca. A gravidade da tosse pode variar de distúrbio ocasional até problema contínuo. A tosse alta, em tom de latido, pode significar doença laríngea ou traqueal, enquanto a tosse recorrente, depois de beber ou comer, é importante sintoma de aspiração. Por fim, a tosse produtiva crônica é uma característica fundamental de bronquite crônica e bronquiectasia. Tosse noturna é um sintoma importante de asma em crianças e adolescentes, mas em pacientes idosos ocorre comumente em razão da insuficiência cardíaca. No pós-operatório, a intensidade e efetividade da tosse são importantes na avaliação fisioterapêutica.

3. Escarro e hemoptise: em um adulto normal, aproximadamente 100 mL de secreção traqueobrônquica são produzidos diariamente e eliminados subconscientemente. Escarro é o excesso de secreção traqueobrônquica que é eliminado pelas vias aéreas por meio da tosse. Pode conter muco, detritos celulares, micro-organismos, sangue e partículas estranhas. A avaliação deve determinar cor, consistência e quantidade de escarro produzido por dia. Isso pode esclarecer o diagnóstico e a gravidade da doença.

Na prática clínica, o escarro é classificado como mucoide, mucopurulento ou purulento, em conjunto com a estimativa de volume.

Hemoptise é a presença de sangue no escarro. Ela pode aparecer como estrias sanguíneas no catarro até grande hemorragia. A hemoptise franca pode colocar em risco a vida do paciente, o que requer embolização da artéria brônquica ou cirurgia. A hemoptise pode estar presente em carcinoma brônquico, tuberculose e bronquiectasia.

4. Sibilo: ruído predominante da fase expiratória da respiração e quase sempre acompanhado de

dispneia. Seu timbre e tom são elevado e musical, respectivamente, sendo que o tom pode ser comparado ao miar de um gato. O sibilo resulta da redução do calibre da árvore brônquica em decorrência principalmente, do espasmo. As principais causas brônquicas e pulmonares de sibilos são asma, bronquite aguda ou crônica, tuberculose brônquica, tumorações malignas e benignas, além de inalantes químicos. A insuficiência cardíaca esquerda pode causar sibilância naqueles pacientes com significativo edema de mucosa também e, por isso, a denominação asma cardíaca.

5. Dor torácica: em pacientes com problemas respiratórios, geralmente se origina por inflamação musculoesquelética, pleural ou traqueal, uma vez que o parênquima pulmonar e as pequenas vias aéreas não contêm fibras sensitivas e dolorosas.

Isquemia do miocárdio, pleurites, alterações musculoesqueléticas e afecções pericárdicas são as causas mais comuns da dor torácica. Essas dores devem ser analisadas de acordo com sua localização, irradiação, qualidade, intensidade, duração e evolução. Deve-se considerar também fatores desencadeantes, agravantes ou que trazem alívio, assim como manifestações concomitantes.

Causas de dor torácica:

- Parietais:
  - Pele: inflamação localizada.
  - Músculos: distensão, traumatismos ou excesso de exercícios.
  - Ossos: traumatismo, fratura ou metástase.
  - Nervos: espondiloartrose cervical, radiculite ou dorsalgia.
- Pleurais: pneumotórax, derrame pleural, pneumonia ou infarto pulmonar.
- Pulmonares: traqueíte, traqueobronquite, carcinoma brônquico ou corpo estranho.
- Cardíacas: angina de peito, infarto do miocárdio ou prolapso da valva mitral.
- Pericárdicas: derrame pericárdico.
- Vasculares: aneurisma dissecante da aorta, hipertensão pulmonar ou embolia pulmonar maciça.
- Mediastínicas: tumores ou pneumomediastino.
- Digestivas: esofagite de refluxo, hérnia hiatal ou pancreatite.
- Psicogênicas: tensão, fadiga, neurose de angústia ou hiperventilação.

## EXAME FÍSICO

A avaliação objetiva do paciente é baseada no exame físico, em conjunto com os exames realizados, como radiografia de tórax, tomografia, exames laboratoriais (gasometria arterial, hemograma, eletrólitos) e espirometria.

O exame físico pode ser dividido em inspeção estática, inspeção dinâmica, palpação e ausculta pulmonar.

## Inspeção estática

É realizada quando o paciente é avaliado sem analisar os movimentos respiratórios. O exame começa pela observação do paciente no leito.

### Nível de suporte ventilatório

Observar se o paciente está respirando espontaneamente em ar ambiente, com oxigênio suplementar (por cateter nasal ou máscara facial e a fração de $O_2$ administrada) ou ventilação com suporte mecânico, como ventilação não invasiva, ventilação invasiva e interface da ventilação (máscara, tubo traqueal além de traqueostomia), ou modalidade e parâmetros ventilatórios. Caso o paciente esteja sob ventilação mecânica invasiva, deve-se mensurar a pressão do balonete (cuff). Essa pressão deve estar próxima da pressão sanguínea dos capilares traqueais, em torno de 18 a 20 mmHg, mas na prática, deixa-se entre 25 e 30 mmHg. Caso seja maior que este valor, pode haver compressão dos capilares traqueais, o que gera isquemia e, posteriormente necrose. Quando o paciente for retirado do suporte ventilatório, pode apresentar quadro de insuficiência respiratória aguda por obstrução das vias respiratórias de condução e, desse modo, será necessário o procedimento de traqueostomia de urgência. Outro cuidado importante é verificar o posicionamento da cânula na traqueia. A cânula traqueal deve estar posicionada 2 cm acima da carina para evitar a entubação seletiva e consequente atelectasia do pulmão não ventilado. Esse cuidado deve ser observado por meio da radiografia de tórax.

### Avaliação do nível de consciência

Se o paciente estiver consciente, avalia-se sua orientação no tempo e espaço. O paciente alerta que apresenta boa orientação temporal, espacial e pessoal é considerado como orientado e o nível de consciência é normal.

No entanto, se o paciente não estiver alerta, o nível de consciência deve ser avaliado. Qualquer paciente com rebaixamento de nível de consciência está sob risco de aspiração e retenção de secreção pulmonar.

A consciência deprimida pode ser decorrente do fluxo sanguíneo cerebral inadequado ou da má oxigenação do sangue que perfunde o cérebro. Quando o nível de oxigenação cerebral cai de forma aguda, o paciente se torna agitado, confuso ou desorientado. Se a hipóxia piorar, o mesmo poderá entrar em estado de coma.

Nos pacientes que não estão farmacologicamente sedados, o nível de consciência é frequentemente avaliado pela escala de coma de Glasgow, a qual fornece ao paciente um escore, de 3 a 15, com base em suas melhores respostas motora, verbal e ocular. Os pontos de cada item são somados e, quanto menor o total de pontos, mais profundo e grave é o quadro neurológico.

### Escala de coma de Glasgow

| Abertura ocular | |
|---|---|
| Espontânea | 4 |
| Estímulo verbal | 3 |
| Estímulo à dor | 2 |
| Sem abertura | 1 |

| Resposta verbal | |
|---|---|
| Está orientado e conversa | 5 |
| Palavras ou frases | 4 |
| Sons incompreensíveis | 3 |
| Emite sons guturais | 2 |
| Sem resposta | 1 |

| Resposta motora | |
|---|---|
| Obedece a ordens | 6 |
| Localiza dor | 5 |
| Reage à dor (retirada) | 4 |
| Reage à dor (flexão) | 3 |
| Reage à dor (extensão) | 2 |
| Sem resposta | 1 |

### Avaliação dos sinais vitais

1. Temperatura: a temperatura do corpo é mantida dentro da faixa de 36 a 37,5°C .

Febre (hipertermia) é a elevação da temperatura corporal acima de 37,5°C e está associada ao aumento do metabolismo. Para cada aumento de 0,6°C na temperatura corporal, há cerca de 10% de aumento de consumo de $O_2$ e na produção de $CO_2$. Isso gera uma demanda extra sobre o sistema cardiorrespiratório, que causa aumento nas frequências cardíaca e respiratória.

Temperatura corpórea abaixo da normal é denominada hipotermia. A causa mais comum de hipotermia é exposição prolongada ao frio, à qual o hipotálamo responde desencadeando tremores e vasoconstrição (a fim de gerar e conservar calor). Outras causas menos comuns são traumatismo craniano ou acidente vascular encefálico, que provocam disfunção do hipotálamo, diminuição da atividade da tireoide e infecções graves, como sepse.

2. Frequência cardíaca: deve-se avaliar a frequência, ritmo e força do pulso periférico.

A frequência de pulso normal do adulto é de 60 a 100 batimentos por minuto (bpm) e com um ritmo regular.

A frequência cardíaca acima de 100 bpm é denominada taquicardia. Exercício, medo, ansiedade, pressão arterial baixa, anemia, febre, níveis reduzidos de $O_2$ no sangue arterial e certos medicamentos são causas comuns de taquicardia.

Se estiver inferior a 60 bpm é denominada bradicardia. Pode ocorrer com hipotermia como efeito colateral de medicações e com determinadas arritmias cardíacas.

3. Pressão arterial: força exercida contra a parede das artérias quando o sangue flui por essas. É determinada pela interação de contração do ventrículo esquerdo, da resistência vascular sistêmica e do volume sanguíneo.

A pressão arterial sistólica é a força máxima exercida nas principais artérias durante a contração do ventrículo esquerdo. A pressão arterial normal varia de acordo com a idade. Como regra geral, a faixa normal da sistólica é de 90 a 140 mmHg em um adulto.

A diastólica, por sua vez, força nas principais artérias e permanece após o relaxamento dos ventrículos, normalmente é de 60 a 90 mmHg.

A hipertensão é uma condição em que a pressão arterial se mantém acima de 140/90 mmHg e, geralmente, é causada pelo aumento da resistência vascular sistêmica. A hipertensão pode ocasionar anormalidades no sistema nervoso central, como cefaleia, visão borrada, confusão, uremia, insuficiência cardíaca congestiva ou acidente vascular encefálico hemorrágico.

A hipotensão é definida como pressão arterial inferior a 95/60 mmHg. As causas mais frequentes são insuficiência ventricular esquerda, volume sanguíneo baixo e vasodilatação periférica. Com a hipotensão, os órgãos vitais podem não receber fluxo sanguíneo adequado. A liberação de $O_2$ aos tecidos pode ser comprometida, com possível ocorrência de hipóxia tecidual.

4. Avaliação da coloração da pele:

- Cianose: coloração azulada da pele. Nem sempre está presente, mesmo na hipoxemia grave. Para que haja cianose é necessário que o paciente tenha, pelo menos, 5% de hemoglobina reduzida. Deve ser pesquisada na pele, nas unhas, nos lábios e na mucosa oral.

A cianose central ocorre em razão da menor saturação arterial em função do transporte insuficiente de $O_2$ até o pulmão ou à presença de *shunt* cardíaco direito-esquerdo.

Enquanto a periférica é ocasionada pela vasoconstrição e pode aparecer em várias condições, como exposição ao frio ou quando o débito cardíaco estiver baixo.

5. Avaliação de edema periférico: esse é um importante sinal de insuficiência cardíaca, mas também pode ser encontrado em pacientes com baixo nível de albumina, com função linfática ou venosa reduzida, assim como naqueles com administração de altas doses de esteroides. Quando leve, o edema pode afetar somente as articulações, porém, com o aumento da gravidade do edema, pode atingir todo o corpo. Em pacientes acamados, pode ser decorrente do mau posicionamento.

6. Avaliação de pele, músculos e ossos:

- Pele: observar coloração, hidratação e presença de cicatrizes em decorrência de drenagem torácica ou toracotomias.
- Músculos: o sistema muscular deve ser avaliado comparativamente a fim de que se possa observar alterações tróficas de determinados grupos musculares.
- Partes ósseas: procura-se identificar retrações, abaulamentos difusos ou localizados. As retrações podem ser em decorrência de tuberculose. Abaulamentos localizados podem ser em razão da presença de tumores, aneurisma e hipertrofia de ventrículo direito em crianças.

7. Presença de drenos torácicos: drenagem torácica é definida como procedimento cirúrgico com introdução de dreno pela parede torácica na cavidade pleural. É bastante utilizada após cirurgias pulmonares e cardíacas (Figura 1). Está indicada para drenagem de líquidos, como sangue (hemotórax), pus (empiema pleural), linfa ou derrame neoplásico e drenagem de ar (pneumotórax). Quando há dreno torácico, deve-se ter cuidados como medir o débito, observar o aspecto do líquido drenado, verificar oscilação, não fixar o sistema na cama, não pinçar e não levantar o frasco.

## INSPEÇÃO DINÂMICA

Essa inspeção ocorre quando os movimentos do compartimento torácico são avaliados.

- Frequência respiratória: a normal, em um adulto, é de aproximadamente 12 a 20 respirações por minuto (rpm).

Taquipneia é definida por frequência respiratória maior que 20 rpm e pode ser vista em qualquer forma de doença respiratória. Também ocorre nos casos de acidose metabólica e ansiedade.

A bradipneia, por sua vez, é definida por frequência respiratória menor que 10 rpm. Ocorre, usualmente, em decorrência de pressão do sistema nervoso central por uso de narcóticos ou trauma.

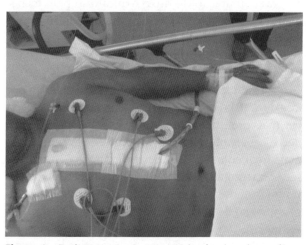

**Figura 1** Paciente em pós-operatório de cirurgia cardíaca com dreno mediastal.

- Tipo de respiração: É determinado pelo segmento do tronco predominante durante os movimentos respiratórios. Na respiração normal, tanto o compartimento torácico como o abdominal se elevam, mas pode haver predomínio dessa elevação.

Na respiração torácica ou costal, há predomínio da elevação do tórax sobre o abdome e é mais comum no sexo feminino.

Enquanto na respiração abdominal ou diafragmática, há predomínio da elevação do abdome em relação ao tórax durante o ato inspiratório, frequentemente encontrada no sexo masculino e em crianças.

Com relação à respiração mista, o compartimento torácico e o abdominal se movem com a mesma amplitude e, portanto, há predomínio da elevação.

Por fim, a respiração paradoxal ou invertida é observada quando há assincronismo entre o compartimento torácico e o abdominal, ou seja, enquanto um se eleva, o outro se retrai. Esse tipo de respiração é patológico, frequentemente encontrado em pacientes que se encontram em insuficiência respiratória aguda e demonstram fadiga muscular.

- Ritmo respiratório: a partir de sua observação é possível ter informações adicionais sobre o tipo e a gravidade da doença respiratória.

A respiração normal deve ser regular, com frequência de 12 a 20 rpm. A inspiração é ativa e a expiração passiva. A relação aproximada do tempo inspiratório para o expiratório (relação I:E) é de 1:2.

A expiração prolongada pode ser vista em pacientes com doença pulmonar obstrutiva, quando há grave limitação do fluxo expiratório pelo fechamento precoce das vias aéreas. Na obstrução grave, a relação I:E pode ser de 1:3 ou 1:4.

Ausência de respiração por mais de 15 segundos é considerado apneia.

A respiração de Cheyne-Stokes se caracteriza por fase de apneia seguida de incursões inspiratórias cada vez mais profundas até atingir o máximo, para depois decrescer até nova apneia (Figuras 2 e 3). Suas causas mais frequentes são insuficiência cardíaca, hipertensão intracraniana, acidentes vasculares encefálicos e traumatismos cranioencefálicos. Essa respiração ocorre em razão de alterações nas tensões de $O_2$ e $CO_2$ no sangue. Assim, o excesso de $CO_2$ durante o período de apneia obriga os centros respiratórios bulbares a enviarem estímulos mais intensos, os quais resultam em aumento da amplitude dos movimentos respiratórios. Com isso há mais eliminação de $CO_2$ e sua concentração baixará no sangue.

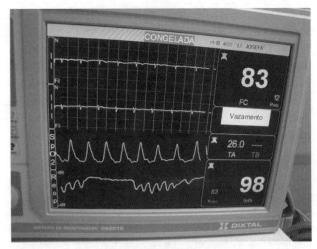

**Figura 2** Onda observada por ventilador mecânico. Observa-se aumento da frequência dessas ondas, indicando hiperventilação, seguida por hipoventilação e apneia.

A respiração de Biot (Figura 4) se apresenta em duas fases. A primeira de apneia e a segunda com movimentos inspiratórios e expiratórios anárquicos de acordo com o ritmo e a amplitude. As causas mais frequentes desse ritmo são as mesmas da respiração de Cheyne-Stokes.

A respiração de Kussmaul (Figura 5), por sua vez, é rápida, profunda, ruidosa com ventilação por minuto alta, sendo a acidose, principalmente a diabética, sua principal causa.

- Tiragem: durante inspiração em condições normais, os espaços intercostais se deprimem ligeiramente. Esse fenômeno, que é mais visível na face lateral do tórax dos longilíneos, resulta do aumento da pressão negativa na cavidade pleural durante a inspiração. Se há obstrução brônquica, o parênquima correspondente àquele brônquio entra em colapso e a pressão negativa dessa

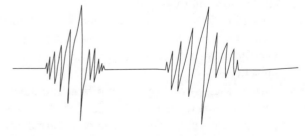

**Figura 3** Respiração de Cheyne-Stokes.

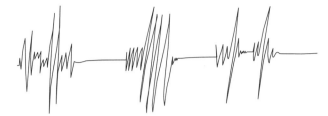

**Figura 4**  Respiração de Biot.

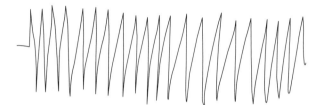

**Figura 5**  Respiração de Kussmaul.

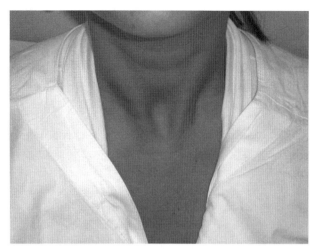

**Figura 6**  Sinal de tiragem de fúrcula.

área se torna ainda maior, provocando, assim, a retração ou tiragem dos espaços intercostais. A tiragem pode ser difusa ou localizada, isto é, supraclavicular, infraclavicular, intercostal, epigástrica ou diafragmática, enquanto a retratilidade dessas áreas caracteriza a impossibilidade de o pulmão acompanhar o movimento expansivo da caixa torácica por conta da atelectasia subjacente. A tiragem também é sinal de insuficiência respiratória aguda (Figura 6).

- Cornagem: resulta da estenose nas porções superiores das vias aéreas respiratórias (laringe, faringe, traqueia e grossos brônquios). É geralmente de grande intensidade e pode ser ouvida a distância. É observada em abscessos periamigdalianos, nas lesões traumáticas da orofaringe, paralisia das cordas vocais, nas tumorações cervicais e nas mediastínicas superiores, além de em casos de aspiração de corpo estranho (mais frequentes em crianças). Dependendo do grau de estenose, o paciente pode necessitar de uma via aérea artificial.

## PALPAÇÃO

Além de complementar a inspeção e, dessa forma, avaliar a mobilidade da caixa torácica, a palpação permite que as lesões superficiais e profundas sejam melhor examinadas em vista de forma, volume e consistência. Sensibilidade superficial e profunda, dor provocada ou espontânea, assim como qualquer outra manifestação dolorosa relatada pelo paciente, devem ser avaliadas pela palpação. Processos inflamatórios pleuropulmonares determinam zona de maior sensibilidade. Tonicidade e grau de atrofia muscular também devem ser avaliados pela palpação.

- Expansibilidade: a parede torácica normal se expande simetricamente durante a inspiração profunda (Figuras 7 e 8). Doenças que afetam a expansão de ambos os pulmões provocam redução bilateral na expansão torácica, que é comumente observada em distúrbios neuromusculares ou DPOC. A redução unilateral, por sua vez, ocorre nas doenças respiratórias que reduzem a expansão de um pulmão ou de parte significativa do pulmão. Isso pode ocorrer em condensação lombar, atelectasia, derrame pleural, pneumotórax, tuberculose e entubação seletiva.

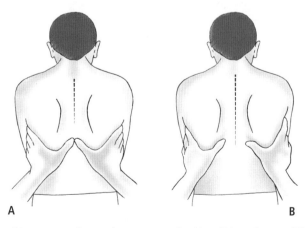

**Figura 7**  Avaliação da expansão de tórax: (A) expiração; (B) inspiração. (Adaptada de Craig et al., 2000.)

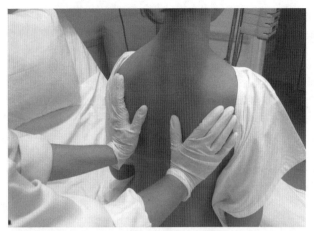

**Figura 8**  Terapeuta avaliando expansibilidade pulmonar.

- Enfisema subcutâneo: deve-se observar o ar nos tecidos subcutâneos do tórax, do pescoço e da face. Na palpação, existe uma característica crepitação na pele. Isso ocorre quando há pneumotórax ou pneumomediastino e o ar escapa para o tecido subcutâneo. Uma radiografia de tórax deve ser realizada para confirmar a hipótese diagnóstica.

## AUSCULTA PULMONAR

Método semiológico básico no exame físico dos pulmões que permite escutar e interpretar os sons produzidos dentro do tórax (Figuras 9 e 10).

- Murmúrio: quando se ausculta o tórax de um indivíduo normal, ouve-se um leve som murmurante, que na inspiração é mais longo e nítido, enquanto na expiração é mais curto e fraco e menos nítido esse é o murmúrio vesicular ou respiratório, que varia conforme a região. Os ruídos da respiração normal resultam das vibrações provocadas pela corrente aérea ao percorrer o sistema tubular e o alveolar. O aumento do murmúrio vesicular ocorre nos indivíduos com maior volume de ar circulante (dispneia, taquipneia e exercício físico). O murmúrio diminui sempre que há redução do volume corrente, como ocorre na invasão de determinada área do parênquima. Assim, nas estenoses das vias aéreas superiores, dependendo do grau, haverá redução dele em ambos os hemitóraces.
Se o obstáculo estiver em um dos brônquios principais, diminuirá no hemitórax correspondente. As reduções de calibre das pequenas vias respiratórias o tornam menos audível, como acontece no enfisema.

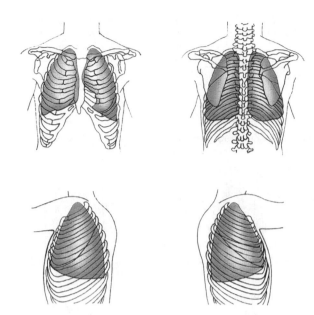

**Figura 9**  Maneira correta de avaliação da ausculta pulmonar. (Adaptada de Craig et al., 2000.)

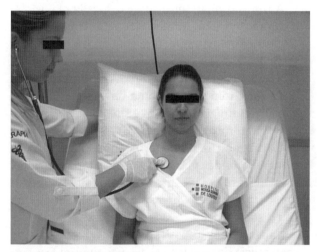

**Figura 10**  Terapeuta avaliando ausculta pulmonar superior.

De modo geral, todas as lesões interpostas entre pulmão e parede podem reduzi-lo ou eliminá-lo.

- Ruídos adventícios: ruídos respiratórios não audíveis em condições normais, podendo ter origem em árvore brônquica, alvéolos ou espaço pleural. São classificados em secos (roncos e sibilos), úmidos (estertores crepitantes e subcrepitantes) e atrito pleural.

1. Roncos: ruído de tonalidade grave predominantemente inspiratório, geralmente acompanhado de tosse. Sua origem se dá pela presença de secreção

espessa que adere às paredes dos brônquios de grande calibre, reduzindo suas luzes.

2. Sibilos: ruídos de tonalidade aguda, predominantemente expiratórios e habitualmente referidos pelo paciente como "chiado" ou "chiadeira". São causados por redução da luz brônquica em caso de secreção espessa, edema de parede bronquiolar, espasmo da parede das pequenas vias aéreas e compressão dinâmica difusa. É o ruído adventício comumente encontrado em pacientes portadores de asma.

3. Estertores subcrepitantes: ruídos descontínuos ouvidos tanto na inspiração como na expiração. Resultam da mobilização de qualquer conteúdo líquido presente em brônquios de médio e pequeno calibre. Ocorre com mais frequência em broncopneumonia, edema agudo de pulmão e DPOC.

4. Estertores crepitantes: estertores úmidos, descontínuos, discretos e exclusivamente inspiratórios. São característicos de edemas incipientes do parênquima pulmonar, em razão de exsudato ou transudato intra-alveolar. Frequentemente audíveis na atelectasia, na pneumonia, no edema agudo de pulmão e na SARA.

5. Atrito pleural: estalido ou "som de couro" que ocorre a cada respiração quando as superfícies pleurais estão irritadas por inflamação, infecção ou neoplasia. Normalmente, as pleuras parietal e visceral deslizam silenciosamente. Em alguns casos, os sons podem ser confundidos por ester-

tores. Pode-se pedir para o paciente tossir e verificar se houve mudança no som produzido. Caso não houver mudança, provavelmente se trata de atrito pleural.

## CONCLUSÃO

Como é possível observar, há vários itens que devem ser avaliados diária e constantemente para assegurar bom atendimento ao paciente, já que aqueles de terapia intensiva estão sujeitos a alterações hemodinâmicas, cardíacas, respiratórias e neurológicas. Uma equipe multiprofissional com conhecimento e experiência pode vir a diminuir a morbidade e mortalidade.

## REFERÊNCIAS BIBLIOGRÁFICAS

1. Bethlen N. Pneumologia. 4.ed. São Paulo: Atheneu; 2000.

2. Craig L, et al. Fundamentos da terapia de Egan. 7.ed. São Paulo: Manole; 2000.

3. Knobel E. Condutas no paciente grave. 2.ed. São Paulo: Atheneu; 1999.

4. Pryor JA, Webber BA. Fisioterapia para problemas respiratórios e cardíacos. 2.ed. Rio de Janeiro: Guanabara Koogan; 2002.

5. Ramos Junior J. Semiotécnica da observação clínica. 7.ed. São Paulo: Sarvier; 1997.

6. Tarantino AB. Doenças pulmonares. 4.ed. Rio de Janeiro: Guanabara Koogan; 1997.

# 5
# HISTÓRICO DA VENTILAÇÃO MECÂNICA

GEORGE JERRE VIEIRA SARMENTO

A ventilação mecânica teve início quando se verificou que, com o hemitórax aberto, animais morrem em decorrência de colapso pulmonar, esforço musculatório crescente e alterações hemodinâmicas. Em razão dessa verificação, começaram a surgir estudos para desenvolver métodos para a insuflação pulmonar.

Versalius, em 1555, e Hook, em 1667, demonstraram, em animais com tórax amplamente aberto, que a vida poderia ser mantida com a insuflação dos pulmões.

Conforme relatos, o primeiro ventilador mecânico foi desenvolvido por Stephen Hales em 1743 e se tratava de fole operado manualmente que inflava os pulmões (Figura 1).

Em 1887, Matas[1] desenvolveu um aparelho para insuflação pulmonar chamado "aparelho experimental de respiração automático", no qual adaptava uma cânula introduzida na faringe, unida por um tubo longo a um fole movido ritmicamente com os pés (Figura 2).

Em 1895, Kristein[1] idealizou um laringoscópio de visão direta para entubação traqueal, porém não chegou a usá-lo em humanos.

Em 1913, Charles A. Janeway[2] descreveu seu aparelho automático para promover, sincronicamente, a ventilação da respiração artificial com a própria respiração do paciente, acentuando os esforços respiratórios deste.

Em 1920, Cecil Drinker e Philip Drinker desenvolveram um aparelho para ventilação prolongada, denominado "pulmão de aço". O paciente era introduzido dentro da câmara, em que se alternavam pressão atmosférica e pressão negativa, e sua cabeça fica do

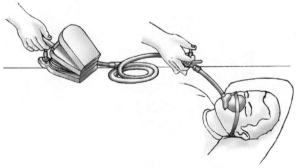

**Figura 1** Equipamento de Fell para a ventilação com fole manual aplicado por máscara e válvula acionada pelo operador, em 1893. Semelhante ao desenvolvido em 1743 por S. Hales.

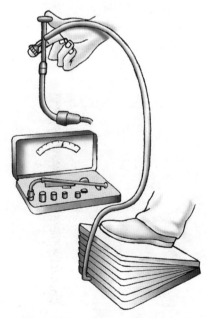

**Figura 2** Aparelho experimental de respiração automático (1887).

lado de fora. Os problemas com esse ventilador eram tamanho, peso, barulho e acessibilidade do paciente.

Durante a Segunda Guerra Mundial, retornaram as pesquisas a fim de desenvolver os ventiladores mecânicos modernos. Os avanços na aviação e ventilação artificial estavam diretamente relacionados. Os aviões poderiam voar mais alto e havia necessidade de desenvolver um sistema para o piloto respirar em elevadas altitudes.

Entre 1942 e 1945, Motley et al.[2] reconheceram o valor do controle do fluxo de $O_2$ sob pressão e propuseram o uso de máscara adaptada à face com pressão de 30 $cmH_2O$ para aumentar a tolerância dos pilotos às altas altitudes. Com base nesse princípio, produziram-se, para os hospitais, ventiladores automáticos ciclados por pressão positiva (Bird Mark 7). A empresa Bird desenvolveu um dos primeiros ventiladores infantis, o Baby Bird, que reduziu a mortalidade infantil para 60% em pacientes com síndromes respiratórias (Figura 3).

Em 1967, surgiram ventiladores controlados eletronicamente que eram capazes de monitorar volumes e apresentavam alguns tipos de alarmes. Mais tarde, esses novos ventiladores apresentaram ventilação mandatória intermitente (IMV), ventilação mandatória sincronizada intermitente (SIMV), assim como pressão expiratória positiva contínua (CPAP), seguidas da pressão de suporte (PS).

Na década de 1970, surgiram ventiladores com controle de pressão. Os avanços seguintes geraram ventiladores controlados a volume com limite de pressão. A tecnologia proporcionou o surgimento de modernos ventiladores providos de alarmes visuais e sonoros, além de monitoração do volume-corrente (VC) (Figuras 4 e 5).

Na década de 1980, ventiladores microprocessados se tornaram menores e mais sofisticados. Dessa forma, promoveram diversificação de novos modos ventilatórios, como ventilação de alta frequência, APRV, BiPAP, PAV e ATC (Figura 6).

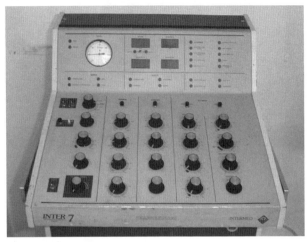

**Figura 4**  Inter 7 – Intermed.

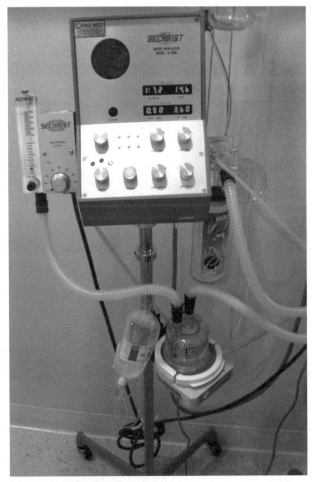

**Figura 5**  Sechrist pediátrico.

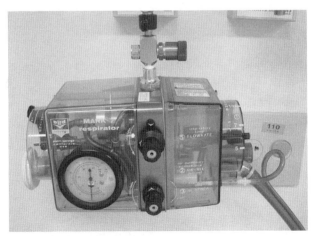

**Figura 3**  Bird Mark 4.

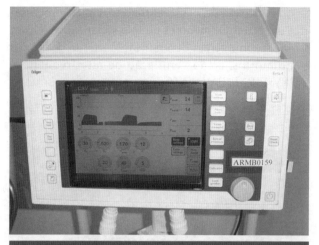
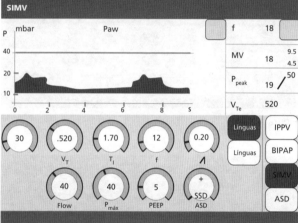

**Figura 6** Evita 04/Dräger.

Com a evolução tecnológica, os respiradores serão capazes de promover uma ventilação mecânica mais racional em breve, ou seja, mais próxima da respiração fisiológica.

## REFERÊNCIAS BIBLIOGRÁFICAS

1. Matas R. Intralaryngeal insufflation. For the relief of acute surgical pneumothorax. Its history and methods with a description of the latest devices for this purpose. JAMA 1990;34:1371.
2. Gomide do Amaral RV. Assistência ventilatória mecânica. São Paulo: Atheneu; 1995.
3. Chatbun RL. A new system for understanding mechanical ventilators. Respiratory Care 1991;36.
4. Miller RD. Tratado de anestesia. São Paulo: Manole; 1989. p.3.
5. Histórico da criação das unidades de terapias intensivas. Disponível em: <http://www.medicinaintensiva.com.br>.

# 6

# PARÂMETROS VENTILATÓRIOS

GEORGE JERRE VIEIRA SARMENTO

Atualmente, a ventilação mecânica pulmonar é usada rotineiramente nas unidades de terapia intensiva para manter a vida de pacientes em estado grave. A ventilação mecânica deve ser iniciada o quanto antes ou, pelo menos, após todas as tentativas de suporte ventilatório não invasivo terem sido esgotadas com o paciente.

A partir do momento em que se opta por entubar o paciente, o primeiro passo é escolher o tipo de ventilação, limitada à pressão ou ao volume. Essa escolha depende de idade, doença e do tipo de aparelho disponível no hospital. O passo seguinte é adequar a regulagem dos parâmetros do ventilador mecânico escolhido.

## VOLUME CORRENTE

Na ventilação mecânica a volume controlado, o volume corrente (VT) é mantido constante, sendo o fator de ciclagem do respirador. Um VT inicial de 8 a 10 mL/kg – baseando-se no peso ideal – é, geralmente, adequado.

Ajustes subsequentes devem ser considerados, baseando-se inicialmente na pressão parcial de gás carbônico no sangue arterial ($PaCO_2$). No pulmão, deve-se observar excesso de volume injetado, que pode gerar altas pressões de insuflação, proporcionando rotura alveolar e aumento do risco de barotrauma.

## FRAÇÃO INSPIRADA DE OXIGÊNIO

É recomendável que se inicie a ventilação mecânica com $FiO_2$ de 100%. Após 30 minutos, deve-se reduzir progressivamente esse valor a concentrações mais seguras, objetivando $FiO_2 < 0,4$. O ideal é manter $FiO_2$ suficiente para obter $SaO_2 > 90\%$, sem expor o paciente ao risco de toxicidade por $O_2$. As trocas de decúbitos são prioritárias para a função pulmonar e, principalmente, para estabelecer ideal relação VA/Q.

## FREQUÊNCIA RESPIRATÓRIA

A frequência respiratória deve ser ajustada de acordo com o paciente nos modos assistidos. Em geral, recomenda-se frequência respiratória de 12 a 16 ipm para a maioria dos pacientes estáveis. Deve-se ficar atento para o desenvolvimento de auto-PEEP com altas frequências respiratórias, geralmente acima de 20 ipm.

## PAUSA INSPIRATÓRIA

Serve para que o gás injetado no pulmão se espalhe homogeneamente. Pode ser determinada em unidade de tempo ou em percentual do tempo expiratório.

## FLUXO INSPIRATÓRIO

A importante escolha do pico de fluxo inspiratório é diferente entre ciclos assistidos e controlados. Nos ciclos controlados, essa escolha determinará a velocidade com que o volume corrente será ofertado, determinando, consequentemente, a relação entre inspiração e expiração para aquela frequência respiratória, e o pico de pressão nas vias aéreas. Assim, para um dado ajuste de volume corrente e frequência respiratória, um maior pico de fluxo se correlaciona com o menor tempo inspiratório e maior pico de pressão nas vias aéreas (acredita-se que a forma de onda quadrada gera menor pressão média de vias respiratórias e menos prejuízos hemodinâmicos).

Pode-se definir como onda de fluxo, "quadrada" ou "descendente", na ventilação convencional ciclada a volume, isto é, mantém-se fluxo constante ou desacelera durante a inspiração.

Nos ciclos controlados, do pico de fluxo entre 40 e 60 L/min é, em geral, suficiente e deve ser mantido a PIP < 40 $cmH_2O$.

## RELAÇÃO INSPIRAÇÃO:EXPIRAÇÃO

A relação I:E durante respiração espontânea normal é de 1:1,5 a 1:2 com tempo inspiratório de 0,8 a 1,2 s. Durante a ventilação mecânica, ela dependerá de volume corrente, frequência respiratória, e fluxo inspiratório e pausa inspiratória. Em pacientes com obstrução do fluxo expiratório e hiperinsuflação, recomenda-se relações I:E < 1:3 a fim de aumentar o tempo de exalação.

Em pacientes hipoxêmicos, relações I:E mais próximas de 1:1 aumentam o tempo de troca alvéolo-capilar, promovendo, consequentemente, melhor oxigenação.

## PRESSÃO POSITIVA EXPIRATÓRIA FINAL

A PEEP está acima da pressão atmosférica e é aplicada no final da expiração. Quando a pressão positiva é aplicada durante ventilação, o termo PEEP é mantido, porém, quando aplicada durante respiração espontânea, o termo CPAP é usado. O valor recomendado seria fisiológico e gira em torno de 3 a 5 $cmH_2O$.

Em pacientes hipoxêmicos, o uso de altos níveis de PEEP pode ser considerado para promover melhor oxigenação. É importante salientar que o uso de níveis altos de PEEP pode resultar em implicações hemodinâmicas. Nesse caso, o paciente deve ser devidamente monitorado por cateter de Swan-Ganz.

## SENSIBILIDADE

A sensibilidade traduz o esforço despendido pelo paciente para disparar nova inspiração assistida por ventilador. Esse pode ser sensível ao nível de pressão medido em $cmH_2O$ ou a fluxo medido em L/min.

O sistema de disparo por pressão é encontrado na maioria dos ventiladores e o valor de -0,5 a -2,0 $cmH_2O$ é recomendado. O sistema de disparo a fluxo pode ser encontrado em ventiladores mais novos, além de parecer proporcionar melhor interação com o paciente.

Durante os modos assistidos de ventilação, a sensibilidade do ventilador deve ser finamente ajustada, uma vez que esse pode autociclar se estiver muito sensível ou requerer pressões muito negativas se a sensibilidade for demasiadamente alta.

## REFERÊNCIAS BIBLIOGRÁFICAS

1. Azeredo CAC. Fisioterapia respiratória moderna. Barueri: Manole. 2002.
2. Azeredo CAC.Ventilação mecânica para fisioterapeutas. Barueri: Manole. 2004.
3. Carvalho RR. Ventilação mecânica – Básico. São Paulo: Atheneu. 2000.
4. Felix VN. Terapia intensiva adulto-pediatria/RN. São Paulo: Sarvier. 1997.
5. Knobel E. Condutas no paciente grave. São Paulo: Atheneu. 2002;(1).

# 7

# OXIGENOTERAPIA

LUCIANA CASTILHO DE FIGUEIREDO
CRISTINA APARECIDA VELOSO

O uso de oxigênio ($O_2$) para fins terapêuticos é descrito desde o início do século XIX. Nas décadas de 1920 e 1930, foi estabelecido o uso rotineiro de $O_2$ para situações agudas. Na década de 1970, relatou-se diminuição da mortalidade em pacientes com doença pulmonar obstrutiva crônica (DPOC) quando submetidos à oxigenoterapia em comparação com pacientes que não utilizaram oxigênio no tratamento.[1] As indicações e formas de administração requerem conhecimento técnico dos equipamentos, assim como conhecimento fisiopatológico da doença acometida pelo paciente que será submetido à oxigenoterapia. Existe amplo consenso sobre a adequação da oxigenoterapia.[2] Esse recurso consiste na administração de oxigênio em concentrações maiores do que a encontrada no ar ambiente, com intuito de prevenir ou tratar manifestações clínicas de hipóxia para manter adequada oxigenação tecidual e minimizar o trabalho que a hipoxemia gera ao sistema cardiopulmonar.[3,4] Simultaneamente ao tratamento com $O_2$, um oxímetro de pulso é acoplado ao paciente, assim como medidas de gases arteriais são realizadas para verificar resposta terapêutica.[4]

## INDICAÇÕES

Oxigenoterapia é indicada para adultos, crianças e lactentes, com mais de 28 dias de vida, para corrigir hipoxemia aguda, reduzir os sintomas associados à hipoxemia crônica e diminuir a carga de trabalho imposta pela hipóxia ao sistema cardiopulmonar. Outras indicações da oxigenoterapia são para traumatismos graves, infarto agudo do miocárdio, angina instável, recuperação pós-anestésica de procedimentos cirúrgicos e insuficiência respiratória crônica agudizada.[3,5]

## Hipoxemia

A hipoxemia em adultos, crianças e lactentes é definida por pressão arterial de oxigênio ($PaO_2$) < 60 mmHg e saturação arterial de oxigênio ($SaO_2$) < 90% em indivíduos que respiram ar ambiente.[6] Em neonatos, define-se hipoxemia por < $PaO_2$ < 50 mmHg com $SaO_2$ < 50% ou $paO_2$ capilar < 40 mmHg.[3,5]

Suas principais causas são de origem respiratória, como:

- Alterações entre ventilação e perfusão acontecem quando unidades alveolares são preenchidas por líquidos (pneumonias), estão colapsadas (atelectasias) ou mesmo quando estão ventiladas, porém, não perfundidas (tromboembolismo pulmonar).
- Hipoventilação alveolar pode ser desencadeada por alterações no sistema nervoso central, deformidades da caixa torácica ou doenças neuromusculares. Habitualmente, além da hipoxemia, é possível observar hipercapnia.
- Distúrbios da difusão são encontrados em doenças que causam espessamento ou perda de superfície da membrana alvéolo-capilar.
- *Shunt* também é responsável pela hipoxemia, pois parte do débito cardíaco não sofre hematose em razão de áreas não ventiladas.[6,7]

As causas mais frequentes da hipoxemia de origem não respiratória são:

- Diminuição da pressão parcial de oxigênio arterial por diminuição da quantidade de oxigênio ofertada, como ocorre em regiões de grande altitude.

- Diminuição do gasto cardíaco.
- Choque circulatório.
- Hipovolemia.
- Queda ou alteração química da hemoglobina.[6,7]

## CONTRAINDICAÇÕES

Não existem contraindicações para a oxigenoterapia.[7]

## EQUIPAMENTOS

A seleção adequada de equipamentos requer conhecimento profundo tanto das características gerais do desempenho desses sistemas como de suas capacidades individuais. Os dispositivos de liberação de $O_2$ são classificados em sistemas de baixo fluxo, com reservatório e de alto fluxo.[8] A escolha desses dispositivos depende de quanto $O_2$ o sistema pode liberar e se esse valor é fixo ou varia de acordo com alterações da demanda do paciente. No sistema de baixo fluxo, o fluxo inspiratório do paciente frequentemente ultrapassa o liberado pelo sistema, resultando em diluição aérea. Quanto maior o fluxo inspiratório promovido por ele, mais ar ambiente é misturado com $O_2$. O sistema de fluxo alto sempre excede o do paciente e, por essa razão, também fornece concentração fixa de $O_2$. Essa pode ser obtida com sistema de reservatório também o qual armazena volume de $O_2$ igual ou superior ao volume-corrente do paciente. A Figura 1 demonstra esses conceitos, na qual a letra A representa o sistema de baixo fluxo, a letra B o de alto fluxo e a letra C o com reservatório.[2]

## Sistemas de baixo fluxo

Revelam concentrações de $O_2$ entre 22% (com fluxo de 1 L/min) e 60% (com fluxo de 15 L/min). Entretanto, o limite superior de fluxo confortável para o paciente, utilizando os sistemas de baixo fluxo, fica em torno de 8 L/min. Os problemas relacionados a esse sistema incluem fluxo inexato, vazamentos, obstruções do sistema, deslocamento do dispositivo e irritação cutânea.[2]

### Cânula nasal

É um dispositivo plástico descartável composto por duas pontas ou dentes, com aproximadamente 1 cm de comprimento, conectados a um tubo longo de pequeno calibre para o suprimento de $O_2$. As pontas são inseridas diretamente nos vestíbulos nasais, enquanto se fixa o tubo de suprimento diretamente a um fluxômetro ou umidificador de bolhas (Figura 2). Mesmo com umidade extra, fluxos superiores a 4 L/min, provocam ressecamento e sangramento nasal. É indicada para pacientes estáveis que necessitam de pequenas concentrações de $O_2$ e na terapia domiciliar prolongada.[1]

### Cateter nasal

Compõe-se por um tubo plástico macio com vários orifícios pequenos em sua extremidade. É introduzido na cavidade do assoalho nasal gradativamente até ser visualizado atrás da úvula (Figura 3). Depois de posicionado, o cateter é fixado na ponta do nariz. Se a visualização direta não for possível, o cateter pode ser inserido às cegas até uma profundi-

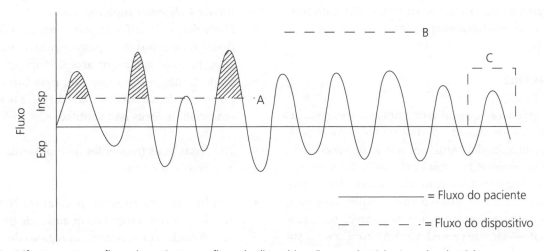

**Figura 1** Diferença entre o fluxo do paciente e o fluxo do dispositivo. Exp: respiratório; Insp: inspiratório.

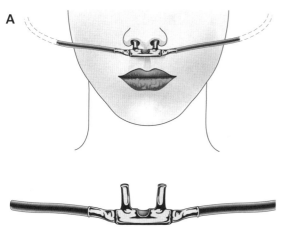
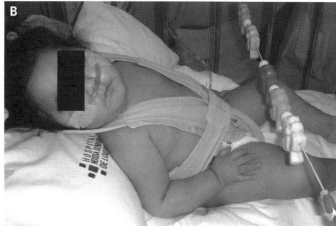

**Figura 2** Cânula nasal.

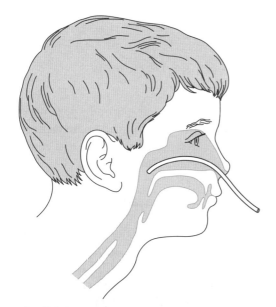

**Figura 3** Cateter nasal.

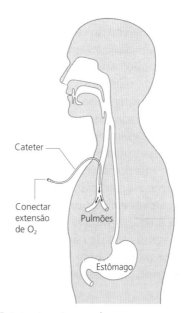

**Figura 4** Cateter transtraqueal.

dade igual à distância entre nariz e lóbulo da orelha. O posicionamento do cateter estimula a produção de secreção, o que requer sua remoção e substituição por um novo pelo menos a cada oito horas. É indicado para pacientes que serão submetidos a procedimentos em que a cânula dificulta o acesso traqueal e como terapia prolongada para lactentes.[9]

### Cateter transtraqueal

Um cateter de Teflon é inserido cirurgicamente pelo médico na traqueia, entre o segundo e o terceiro anel traqueal (Figura 4). É utilizado com fluxo muito baixo, e por isso, não necessita de umidificação. O posicionamento do cateter na traqueia cria uma espécie de reservatório anatômico de $O_2$ nos espaços mortos tanto da traqueia como das vias aéreas superiores. Deve ser utilizado criteriosamente em pacientes que a oxigenoterapia nasal não é possível e a efetividade do tratamento depende da educação do paciente. É indicado para pacientes domiciliares ou ambulatoriais que necessitam de grande mobilidade corporal.[10]

### Sistema com reservatório

Trata-se de um sistema em que o $O_2$ é armazenado em um reservatório que incorpora o dispositivo liberado durante as inspirações do paciente. Esse sistema oferece concentração de $O_2$ mais elevada, com utilização de fluxos menores do que os sistemas de baixo fluxo.[2]

## Cânula nasal com reservatório

A cânula com reservatório nasal é um dispositivo que armazena cerca de 20 mL de $O_2$ em uma pequena membrana no momento expiratório. enquanto a com reservatório pendente pode substituir a anterior por motivos estéticos (Figura 5). Essas cânulas são utilizadas com fluxos baixos, o que torna desnecessário o uso de umidificadores. É indicada para pacientes domiciliares ou latoriais que necessitam de grande mobilidade corporal.[1,5]

## Máscara com reservatório

A máscara simples é plástica, descartável e cobre a boca e nariz. O corpo da máscara armazena $O_2$ entre as inspirações do paciente. A expiração ocorre por orifícios contidos na lateral do corpo da máscara. É indicada para emergências e terapias de curto prazo que requerem concentrações de $O_2$ moderada ou elevada.[3,5]

A máscara de reinalação parcial e a de não reinalação possuem uma bolsa reservatória flexível de 1 L que pode produzir concentrações elevadas de $O_2$. A diferença entre esses modelos é que a de reinalação parcial possui uma válvula que permite que o $O_2$ flua para o interior da máscara durante a inspiração e, durante a expiração, seja direcionado para o saco reservatório em conjunto com $CO_2$ expirado que escapa à medida que o reservatório é preenchido com $O_2$ (Figura 6). A de não reinalação impede a reinalação por meio de uma válvula unidirecional na parte superior da bolsa, enquanto uma válvula expiratória direciona o ar expirado para o exterior da máscara (Figura 7). É indicada para emergências e terapias de curto prazo que requerem concentrações de $O_2$ moderadas ou elevadas.[3,5]

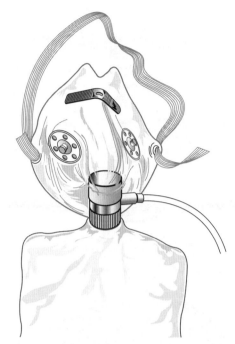

**Figura 6** Máscara de reinalação parcial.

## Circuito de não reinalação com reservatório

Dispositivo que pode oferecer a concentração exata de $O_2$ prescrita, pois incorpora um sistema que mistura ar ambiente com $O_2$ o qual é aquecido, umidificado e reservado em um saco reservatório para, finalmente, o paciente inspirar por um sistema fechado com válvula unidirecional (Figura 8). Pode ser utilizado com máscara ou com tubo em T. É indicado para emergências e terapias de curto prazo que requerem concentrações elevadas de $O_2$.[11]

## Sistemas de alto fluxo

Funcionam com fluxos acima de 60 L/min. Esses dispositivos misturam ar e $O_2$, para determinar a concentração necessária por meio de sistemas de arrastamento de ar ou misturadores.

## Arrastamento de ar

Sistemas de arrastamento de ar conduzem $O_2$ em alta pressão por um jato em um orifício de entrada. Quanto maiores forem o orifício e o jato de entra-

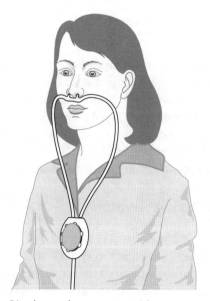

**Figura 5** Cânula nasal com reservatório.

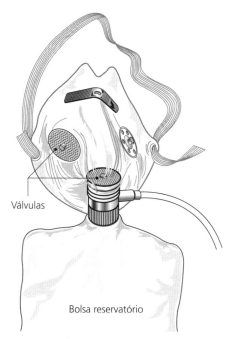

**Figura 7** Máscara de não reinalação.

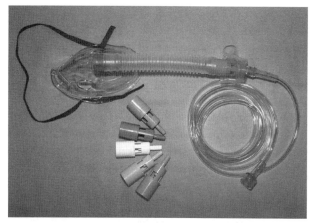

**Figura 9** Máscara por arrastamento de ar.

da, maiores serão as concentrações oferecidas de $O_2$. A máscara de arrastamento de ar possui um orifício de jato no qual se encontra uma porta de arrastamento de ar. O corpo da máscara possui orifício de saída para o ar expirado (Figura 9). A concentração de $O_2$ é obtida pela troca de peças de entrada do jato de $O_2$.[2] É indicada para pacientes estáveis que necessitam de concentrações baixas de $O_2$ precisas.[12]

Os nebulizadores por arrastamento de ar movidos pneumaticamente são dispositivos que possuem umidificadores e controladores de temperatura. São tradicionalmente escolhidos para pacientes com cânulas traqueais por tubo em T ou máscaras de traqueostomia que requerem concentrações de oxigênio baixa ou moderada. Por apresentar orifício fixo oferecem concentração de $O_2$ entre 40 e 100%, pois oscila de acordo com a demanda do paciente.[3,5]

## Misturadores de ar

O sistema de misturador de ar permite a entrada separada de fontes de ar comprimido e $O_2$, que se misturam manualmente ou utilizando válvula de pre-

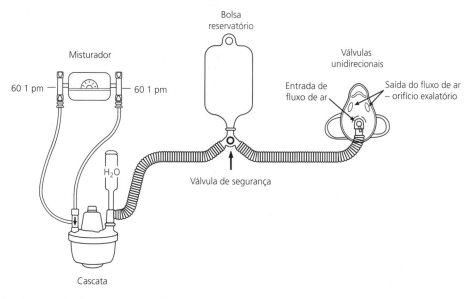

**Figura 8** Circuito de não reinalação com reservatório.

cisão, permitindo, assim, o controle exato da concentração desejada. A mistura manual é realizada pelo ajuste dos fluxômetros de ar comprimido e $O_2$ separados. Os misturadores de $O_2$ permitem a regulagem de $O_2$ e ar comprimido em pressões iguais, que se combinam para oferecer, a concentração escolhida. Alguns sistemas possuem alarme sonoro que controla as variações das pressões para que o ajuste seja preciso. É indicado para pacientes que possuem volume-minuto elevado e necessitam de concentrações altas de $O_2$.[2,3,5]

## Sistemas cercados

São dispositivos em que o paciente é adaptado a um ambiente fechado com $O_2$ controlado. São utilizados em crianças e lactentes. Os tipos descritos são:

- Tendas de oxigênio: permitem a entrada de $O_2$ em temperatura confortável. São indicadas para crianças pequenas que necessitam de concentrações baixas ou moderadas de $O_2$ e de aerossol (Figura 10).
- Capacetes: fornecem concentrações precisas de $O_2$ pela cobertura da cabeça do paciente somente. São utilizados em lactentes que necessitam de suplementação de $O_2$, já que o corpo permanece livre para cuidados de enfermagem (Figura 11).
- Incubadoras: são dispositivos que permitem o aquecimento com suplementação de $O_2$ e umidificação externa. São indicadas para lactentes que necessitam de suplementação de $O_2$ e regulação térmica precisas (Figura 12).[2]

## PRECAUÇÕES E POSSÍVEIS COMPLICAÇÕES

O $O_2$, como qualquer medicamento, deve ser administrado em doses e por tempos necessários com base nas condições clínicas dos pacientes e fundamentado no controle exato dos gases arteriais.[2]

Os pacientes com hipercapnia crônica podem apresentar depressão ventilatória quando recebem concentrações altas de $O_2$. Nesses casos, o $O_2$ adicional deve ser rigorosamente controlado para corrigir a hipóxia sem, contudo, aumentar a hipercarbia.[13] Atelectasias de absorção podem ocorrer quando o $O_2$ é administrado em concentrações > 50%. Além disso, pode ser tóxico e deprimir a função mucociliar e leucocitária.[2]

A retinopatia pode ser desenvolvida em prematuros quando se administra $O_2$ que eleva a $PaO_2$ acima de 80 mmHg.[14] A contaminação bacteriana pode estar associada aos sistemas de nebulização e

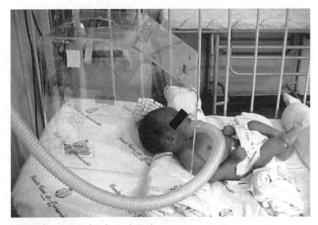

**Figura 10**  Tenda de oxigênio.

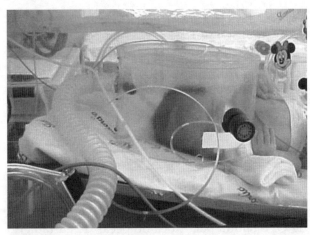

**Figura 11**  Capacete.

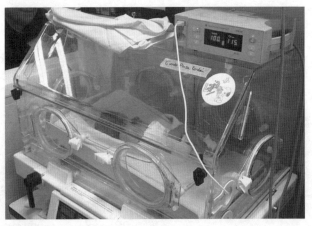

**Figura 12**  Incubadora.

umidificação. Os circuitos devem ser trocados a cada 48 ou 72 horas.[2,3,15]

Outro risco potencial é o desenvolvimento ou agravamento de incêndios quando se utilizam altas concentrações de $O_2$. Nos serviços em que a utilização de $O_2$ é rotineira, a presença de extintores é necessária, assim como de saídas de emergência.[1,15]

## Avaliação dos resultados

Os resultados da oxigenoterapia são avaliados por respostas clínicas e fisiológicas de cada paciente. Equipamentos de oximetria de pulso à beira do leito e de leitura dos gases arteriais contribuem para avaliação dos benefícios da técnica empregada e correção da hipoxemia e dos prováveis efeitos deletérios.[3,5] Pacientes com DPOC agudizado requerem cuidados especiais a fim de evitar depressão do centro respiratório.[13]

## REFERÊNCIAS BIBLIOGRÁFICAS

1. Neff TA, Petty TL. Long term continuous oxygen therapy in chronic airway obstruction: mortality in relationship to cor pulmonale, hypoxia and hypercapnia. Ann Intern Med 1970;72:621-66.

2. Scanlan CL, Hever AL. Gasoterapia medicinal. In: Scanlan CL, Wilkins RL, Stoller JK. (Ed.) Fundamentos de terapia respiratória de Egan. 7.ed. São Paulo: Manole; 2000. p.761-96.

3. American Association for Respiratory Care (AARC). Clinical practice guideline. Selection of an oxygen delivery device for neonatal and pediatric patients. Revision and update. Respir Care 2002;47:707-16.

4. Frobert O, et al. Influence of oxygen tension on myocardial performance. Evaluation by tissue Doppler imaging. Cardiovascular Ultrasound 2004;2:22.

5. Frobert O, et al. Clinical practice guideline. Oxygen therapy for adults in the acute care facility. Respir Care 2002;47:717-20.

6. Emmerich JC. Monitorização da oxigenação. In: Monitorização respiratória: fundamentos. Rio de Janeiro: Revinter; 1996;27-48.

7. Asociación Española de Pediatria. Oxigenoterapia, 2003. Disponível em: <http://aeped.es/protocolos/neumonia/11.pdf>.

8. Brandson RD. The nuts and bolts of increasing arterial oxygenation: devices and techniques. Respir Care 1993;38:672-86.

9. American Association for Respiratory Care (AARC). Clinical practice guideline. Oxygen therapy in the acute care hospital. Respir Care 1991;36:1410-3.

10. Hoffman LA. Novel strategies for delivering oxygen: reservoir cannula, demand flow and transtracheal oxygen administration. Respir Care 1994;39:363-76.

11. Foust GN, Potter WA, Wilons MD, Golden EB. Shortcomings of using two jet nebulizers in tandem with an aerosol face mask for optimal oxygen therapy. Chest 1991;99:1346-51.

12. Gómez Seco J, Rodrigues Nieto MJ, Neili S, Sabillón O, Fernandez I, Ortega A et al. Fiabilidad de los sistemas de Venturi en la oxigenoterapia. Arch Bronconeumol 2003;39:256-60.

13. Pierson DJ. Pathophysiology and clinical effects of chronic hipoxia. Respir Care 2000; 45:39-51.

14. American Academy of Pediatrics. American College of Obstetricians and Gynecologists. Guideline for perinatal care. 4.ed. Elk Grove Village; 1997.

15. Federación Panamericana de Associaciones de Facultades y Escuelas de Medicina. Oxigenoterapia, 2004.

# 8

# MODOS VENTILATÓRIOS BÁSICOS

FABIA LEME
ALEXANDRE LUQUE

O avanço da tecnologia proporcionou ao campo da ventilação mecânica uma monitoração da interação paciente-ventilador mais minuciosa, aprimorando a compreensão das principais dificuldades encontradas na estratégia ventilatória escolhida. No entanto, o conhecimento sobre o funcionamento básico dos ventiladores, as alterações provocadas pelo uso da pressão positiva e o conhecimento detalhado da fisiologia respiratória continuam sendo a base dos sucessos ventilatórios na prática clínica.

Um dos principais objetivos da ventilação mecânica é aliviar o trabalho respiratório do paciente, para isso, a pressão positiva deve interagir com o sistema respiratório, desde as vias aéreas de condução até a expansão dos alvéolos e da caixa torácica para que ocorra a troca gasosa. Portanto, existem algumas diferenças no que diz respeito ao movimento do ar em respiração espontânea e durante a instituição da pressão positiva como discutidos abaixo.

## MECÂNICA RESPIRATÓRIA

A contração dos músculos respiratórios diminui a pressão pleural, que, por sua vez, pelo íntimo contato com as unidades alveolares, transmite essa diminuição para os alvéolos, permitindo um diferencial de pressão entre as unidades pulmonares com a atmosfera ou o meio externo; como o ar se desloca por gradiente de pressão, existe um favorecimento da entrada do ar e ocorre a inspiração. A fase inspiratória é concluída com o fim da contração concêntrica dos músculos respiratórios. Sem o funcionamento da bomba muscular, o diferencial de pressão é eliminado e a força de recuo elástico do tecido pulmonar permi-

te uma expiração passiva ou sem a contração efetiva de músculos expiratórios.

O espaço intrapleural em situação de repouso (antes da inspiração, em que o fluxo é zero) negativa (abaixo do valor atmosférico) apresenta uma pressão negativa dada pelo tônus dos músculos da caixa torácica. Quando realizamos a contração dos músculos inspiratórios, a pressão permanece negativa, retornando ao seu valor inicial ao final da expiração.

As unidades alveolares, apenas ao final da expiração normal, permanecem abertas em razão do volume de repouso que é assegurado pela ação da surfactante, efeito da glote e pela própria pressão negativa intrapleural. Mesmo na tentativa de realizar expiração forçada (pressão positiva intrapleural), o volume residual não pode ser eliminado pelo colapso das vias aéreas de condução, que acaba por manter o ar dentro dos alvéolos, evitando seu colabamento.

Quando instituímos que a entrada de ar será em pressão positiva, significa que modificamos toda fisiologia normal dos gradientes de pressão na via aérea. Denomina-se pressão positiva a pressão imposta com um valor de pressão acima do atmosférico.

Com a falência da bomba respiratória, o ventilador mecânico tem a função de propiciar o ajuste da ventilação alveolar e da oxigenação arterial. Um tubo orotraqueal conectado a uma bexiga é um modelo linear e simplificado do sistema respiratório (Figura 1). Para que a ventilação alveolar ocorra de forma adequada, é necessária uma pressão positiva que consiga vencer a resistência imposta pelo tubo (componente resistivo) e expandir ou variar a bexiga (componente elástico). A pressão aplicada à extremidade distal do tubo em contato com a bexiga (P1) representa a pressão elástica desse sistema, pois é a

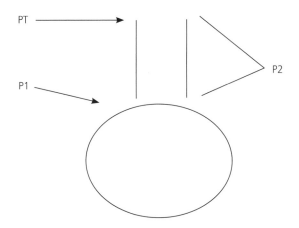

**Figura 1** Representação simplificada do componente elástico (P1) e do componente resistivo (P2) do sistema respiratório. PT: extremidade proximal do tubo.

pressão necessária apenas para a distensão da bexiga (componente elástico), enquanto o diferencial de pressão entre as duas extremidades do tubo (P2) representa a pressão resistiva do sistema. Portanto, a pressão aplicada à extremidade proximal do tubo (PT) representa somatória da pressão resistiva e da pressão elástica, podendo ser chamada de pressão total, pressão máxima de vias aéreas, ou pressão de pico ($P_{pico}$). A pressão positiva (supra-atmosférica) gerada pelos ventiladores de pressão positiva precisa superar o componente resistivo e elástico do sistema respiratório para manter uma ventilação adequada.

A aplicação de um fluxo por meio desse sistema gera um aumento abrupto da pressão, representando o elemento resistivo. Em seguida, ocorre um aumento linear da pressão respiratória, representando o elemento elástico (Figura 2). Portanto, a máxima pressão lida no manômetro de um ventilador (pressão de pico) é a soma da pressão elástica com a pressão resistiva. No final da inspiração, com o término do fluxo inspiratório, se uma pausa for aplicada, retardando o início da fase expiratória, a pressão diminuirá a um valor proporcional ao da pressão resistiva, tornando, nesse momento, a pressão de via aérea igual à pressão elástica (pressão platô) do sistema.

Com a leitura dessas duas pressões no manômetro dos ventiladores mecânicos, é possível obter os valores de complacência e resistência (Figura 3) do sistema respiratório, bem como estabelecer a equação do movimento (Figura 4).

A pressão necessária para vencer esses componentes pode ser gerada pela contração dos músculos respiratórios e/ou pela aplicação de pressão positiva. Isso explica as várias formas de controlar a interação paciente-ventilador.

A ventilação mecânica é realizada por meio de ciclos ventilatórios (Figura 5) que apresentam duas fases: inspiratória e expiratória. O respirador abre a válvula inspiratória para a liberação do ar (disparo). Ao final da inspiração, a válvula inspiratória se fecha e, concomitantemente, ocorre a abertura da válvula expiratória com a saída passiva do ar. Essa passagem da inspiração para expiração é denominada ciclagem do respirador.

Durante a entrada e a saída do ar, algumas mensurações podem ser feitas sobre esse movimento de ar para dentro e para fora. Variáveis que fazem parte do movimento do ar:

- Fluxo: velocidade de entrada do ar. Pode-se ter uma velocidade maior ou menor. Sua unidade de

$$\text{Complacência} = \frac{\text{volume-corrente}}{P_{platô} - PEEP}$$

$$\text{Resistência} = \frac{P_{pico} - P_{platô}}{\text{Fluxo}}$$

**Figura 3** Valores de complacência e resistência do sistema respiratório.

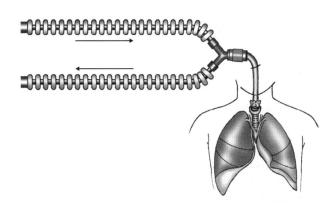

**Figura 2** Leitura de pressão de pico e platô no manômetro do ventilador mecânico.

$$P_{inspiratória} = P_{resistiva} + P_{elástica}$$
$$\downarrow$$
$$P_{inspiratória} = (R \times \Delta V') + (E \times \Delta V)$$

**Figura 4** Equação do movimento.

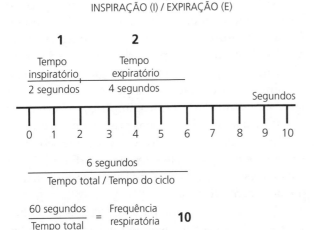

Figura 5 Representação esquemática do ciclo respiratório.

medida é litros por minuto (L/min). Graficamente, ele pode ser representado de forma positiva durante a inspiração e de forma negativa durante a expiração.

- Volume: é a quantidade de gás que o pulmão acomoda até o final da inspiração ou elimina na expiração. É definido como a integral do fluxo em relação ao tempo. Sua unidade de medida pode ser em mililitros (mL) ou em litros (L).
- Pressão: é a tensão que as moléculas de gás exercem dentro do pulmão. A unidade de medida é $cmH_2O$.

## CICLO RESPIRATÓRIO

### Disparo do ventilador

O ciclo inspiratório pode ser iniciado por um esforço muscular do próprio paciente ou pela programação do comando "frequência respiratória". A variável que determina o início do próximo ciclo é conhecida como variável de disparo; as variáveis disponíveis na maioria dos ventiladores são:

1. Disparo a partir do tempo: quando o comando frequência respiratória é ajustado, o tamanho do ciclo respiratório fica pré-determinado; ao término desse tempo, outro ciclo se inicia independentemente do esforço do paciente.
2. Disparo a partir da pressão: por meio do ajuste do comando "sensibilidade", quando o esforço muscular do paciente gera uma pressão pré-ajustada contra um sistema fechado, a válvula inspiratória se abre e um novo ciclo se inicia.
3. Disparo a partir do fluxo: por meio do ajuste do comando "sensibilidade", quando o esforço muscular do paciente desloca um fluxo de ar dentro do sistema fechado e atinge o valor pré-ajustado, a válvula inspiratória se abre e um novo ciclo se inicia.

## FASE INSPIRATÓRIA

Uma vez iniciada a ventilação, ela deve ser interrompida para então haver a expiração passiva (ciclagem). As possibilidades de ajustes da ciclagem são a partir do volume, da pressão, do tempo ou do fluxo.

### Formas de ciclagem

#### Ciclagem a volume

Nesse modo, o ventilador interrompe a inspiração, ou seja, cicla quando o volume escolhido é alcançado. Por haver necessidade em programar um volume de gás, a velocidade de entrada do gás também deve ser ajustada, ao que chamamos de fluxo inspiratório.

Esse fluxo pode ser constante, acelerado, desacelerado ou senoidal. Isso representa de que forma o ventilador enviará o fluxo ajustado por você. Sabe-se que o fluxo desacelerado resulta em menor pressão nas vias aéreas, por reduzir o impacto do ar no sistema resistivo ao longo da inspiração.

O ajuste do fluxo e da frequência determinam a relação entre o tempo inspiratório e o expiratório (I:E). O valor do fluxo também determina o tempo inspiratório, mas o ciclo será finalizado quando o volume programado for atingido. Nessa forma de ciclagem, existe a possibilidade de ajuste de uma pausa inspiratória, em que o ar permanece aprisionado (pausa estática) no interior do pulmão após a inspiração. Essa pausa é frequentemente utilizada para leituras estáticas do sistema respiratório (complacência estática).

A pressão nas vias aéreas não é pré-determinada, ou seja, é resultado do volume do fluxo ajustado e da resistência das vias aéreas e das características do componente elástico (fibras de colágeno e elastina; tensão superficial; complacência de caixa torácica e pressão intra-abdominal). Se raciocinarmos sobre a ciclagem a partir do volume na equação do movimento, teremos:

$$P = V/Cest + fluxo \times resistência$$

Como controlamos o volume (V) e o fluxo e eles são diretamente proporcionais às pressões alcançadas nas vias aéreas, já que a pressão não é programada, a cada aumento de V ou do fluxo teremos um aumento das pressões e vice-versa. Assim, quando a complacência do paciente se encontrar reduzida, maior será a dificuldade do ar entrar e maior a pressão resultante nas vias aéreas. Quando a resistência estiver aumentada, também se elevarão as pressões resultantes na via aérea, como no broncoespasmo, por exemplo.

Nessa forma de ciclagem, nos aparelhos mais comuns, quando disparada pelo paciente, não existe a possibilidade de alteração da velocidade do ar (fluxo) ou do volume programado depender do esforço do paciente, o que pode aumentar o trabalho respiratório e causar desconforto nos ciclos assistidos (Figura 6). No entanto, em ventiladores mais modernos, este problema foi amenizado.

### Ciclagem a pressão

Forma de ciclagem na qual a pressão máxima a ser atingida é pré-programada e alcançada, dependendo de um fluxo também pré-ajustado. Dessa forma, com o ajuste do fluxo e da pressão, o volume gerado é resultante e seu valor depende também das características do pulmão, como a complacência e a resistência.

Essa forma de ciclagem está presente, por exemplo, no BIRD Mark-7®, pois é um ventilador com um gerador de pressão variável e não é capaz de gerar pressões constantes como os ventiladores atuais.

### Ciclagem a tempo

Nessa forma de ciclagem, uma pressão constante pré-programada nas vias aéreas permanece constante por um tempo pré-determinado. A ciclagem da máquina, então, dá-se ao término do tempo inspiratório ajustado.

Ao programar uma pressão nas vias aéreas durante um tempo determinado, gera-se um diferencial de pressão entre a máquina e o pulmão, o qual provoca inicialmente o deslocamento do gás de forma rápida (pois a diferença de pressão é grande no início) e, à medida que o pulmão vai pressurizando, reduz-se o diferencial de pressão, diminuindo também a velocidade de entrada do gás. Portanto, o fluxo assume a característica de ser desacelerado (queda exponencial), sendo o volume e o fluxo não programados, mas resultantes. Essa forma de ciclagem está comumente associada à pressão controlada. Embora, nos novos ventiladores com características fluxométricas, o ajuste do tempo inspiratório possa estar associado ao próprio volume controlado, deixando o fluxo inspiratório como resultante.

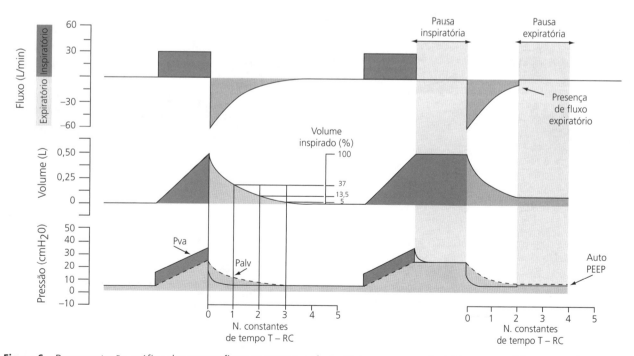

**Figura 6** Representação gráfica das curvas fluxo × tempo, volume × tempo e pressão × tempo na ciclagem a volume sem pausa e com pausa inspiratória, respectivamente.

Se aplicarmos novamente a equação do movimento, veremos que:

$$Pvas + Pmus = V/Cest + fluxo \times resistência$$

Então, com uma pressão programada, o fluxo e o volume livres tornam-se consequência da pressão escolhida, do esforço do paciente e das características do pulmão, como Cest e resistência (Figura 7).

### Ciclagem a fluxo

Essa forma de ciclagem está associada à pressão suporte (PSV). É muito parecida com a ciclagem a tempo no que se refere a pressão pré-ajustada e constante nas vias aéreas. Por gerar um diferencial entre a máquina e o sistema respiratório, o deslocamento do ar será maior no início (gerando um fluxo mais alto) e tende a diminuir à medida que o pulmão vai sendo pressurizado. Entretanto, a forma de interrupção da inspiração se faz a partir do fluxo.

Quando o fluxo inspiratório cair a uma porcentagem programada do pico inicial, ocorrerá a ciclagem, seguindo a equação do movimento, em que:

$$Pvas + Pmus = V/Cest + fluxo \times resistência$$

Assim, o fluxo e o volume não serão programados, já que são dependentes da pressão ajustada do esforço do paciente e das características do próprio sistema respiratório (Cest e resistência).

Como o tempo inspiratório e o volume não serão determinados, pois dependem da mecânica respiratória, o fato de a ciclagem ser a fluxo poderá trazer algumas dificuldades na adaptação do paciente à máquina.

Por exemplo, no caso de um doente obstrutivo, como sua constante de tempo é maior em função de uma alta resistência e/ou alta complacência, as unidades alveolares terão um tempo de enchimento mais lento até ser alcançado o limiar de corte do fluxo para que ocorra a ciclagem, o que faz com que o fluxo inspiratório demore mais para cair, provocando um tempo inspiratório maior. Isso poderá trazer certo desconforto ao paciente com aumento do trabalho respiratório. No caso do doente ser restritivo, ocorrerá o contrário (Figura 8).

Para isso, alguns ventiladores mais modernos permitem o ajuste no limiar de corte.

## FASE EXPIRATÓRIA

A expiração ocorre passivamente, ou seja, o recuo elástico do pulmão é o responsável por eliminar o volume de ar adquirido na inspiração, sem a necessidade, em condições preservadas, do uso da muscu-

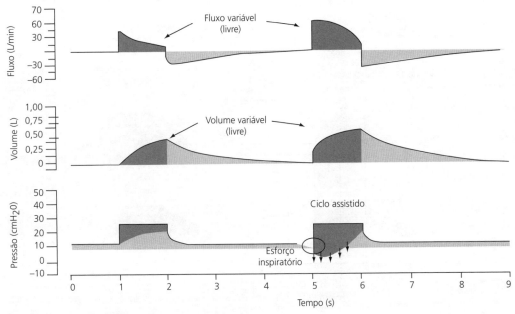

**Figura 7** Representação gráfica na forma de ciclagem a tempo: fluxo × tempo, volume × tempo e pressão × tempo, sem esforço inspiratório e com esforço inspiratório, respectivamente.

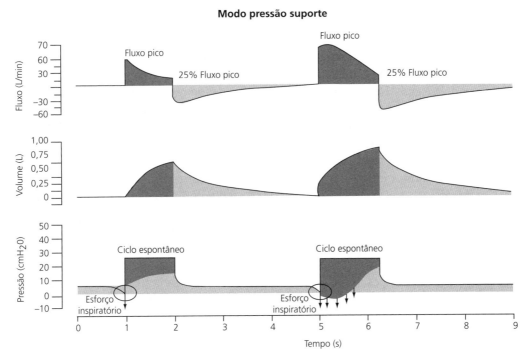

**Figura 8** Representação gráfica da ciclagem a fluxo do fluxo × tempo, volume × tempo e pressão × tempo com maior e menor esforço realizado pelo paciente, respectivamente.

latura expiratória. A válvula expiratória é a responsável por manter uma pressão expiratória final positiva (PEEP) nas unidades alveolares. Quanto maior a PEEP ajustada no ventilador mecânico, mais precocemente a válvula expiratória se fecha.

## SISTEMA DE CLASSIFICAÇÃO DOS MODOS VENTILATÓRIOS

O sistema de classificação adotado para este capítulo foi o de Chatburn, publicado sob a forma do Consensus Statement on the Essentials of Mechanical Ventilators – 1992. Segundo esse autor, um modo ventilatório pode ser descrito pela determinação das seguintes variáveis: variável de controle, variáveis de fase e variável condicional.

### Variável de controle

A variável de controle é a que se mantém constante durante toda a fase inspiratória, independentemente das variações de complacência e da resistência do sistema respiratório, mesmo que seja necessário sacrificar outras variáveis pré-ajustadas. As variáveis utilizadas serão descritas a seguir.

### Pressão controlada

Uma pressão pré-ajustada é atingida e sustentada por toda a fase inspiratória. O volume resultante depende da impedância do sistema respiratório do paciente, do nível de pressão pré-ajustada e do tempo em que essa pressão permanece no sistema. O prejuízo desse tipo de ventilação é que o volume-minuto pode diminuir drasticamente com uma alteração da complacência; por sua vez, o controle da pressão evita de forma mais acentuada o risco de barotrauma.

### Volume controlado

Um volume corrente pré-ajustado é atingido obrigatoriamente ciclo a ciclo, garantindo um volume-minuto. Porém, um aumento da resistência ou uma queda da complacência pode gerar um aumento importante da pressão de via aérea, embora um ajuste adequado do fluxo e dos limites de pressão reduza esse risco. Como se trata de um controle indireto do tempo inspiratório, o fluxo fixo também é pré-ajustado nessa forma de ventilação; quanto maior o fluxo (velocidade), menor é o tempo inspiratório e vice-versa.

## Variáveis de fase

As variáveis de fase (pressão, volume, fluxo ou tempo) são medidas e usadas para iniciar ou terminar alguma fase do ciclo ventilatório. Essas variáveis incluem o disparo e a ciclagem do ciclo ventilatório já descritos anteriormente. A variável condicional é aquela que, sozinha ou em combinação, é analisada pelo ventilador e determina qual de dois ou mais tipos de ciclos ventilatórios será liberado. Sua análise é mais importante para os modos ventilatórios avançados.

Um modo ventilatório é, então, uma específica combinação de variáveis de controle, variáveis de fase e variáveis condicionais, definidas tanto para os ciclos mandatórios quanto para os ciclos espontâneos. Ou seja, a combinação das possíveis variáveis existentes na ventilação mecânica fecha o conjunto de informações que servirá de base para ventilar o paciente escolhido.

### Ventilação mandatória contínua (VMC)

O aparelho inicia (disparo) encerra (ciclagem) a fase inspiratória automaticamente, sem possibilidade de interação com o *drive* respiratório do paciente. O disparo é ajustado pela pré-programação da frequência respiratória no aparelho, enquanto a ciclagem é determinada dependendo da variável de controle pré-determinada pelo fisioterapeuta ou médico, podendo ser volume ou pressão controlada (Figura 9). O disparo combinado é outra opção na VMC e pode a partir dessa programação denominada assisto-controlada, ser efetuado por um esforço muscular do paciente (disparo a pressão ou fluxo). Quando um ciclo respiratório ocorre com um disparo efetuado pelo paciente, o aparelho reinicia a contagem de um novo ciclo, tempo, o qual depende da frequência respiratória pré-ajustada. Se o paciente não efetuar novo disparo após o término desse ciclo, um disparo a partir do tempo (sem o esforço) será efetuado.

O tempo utilizado pelo ventilador para realizar a contagem do ciclo é determinada pelo ajuste da frequência respiratória e o reinício da contagem acontece a cada abertura de válvula inspiratória (pelo esforço do paciente ou pela máquina), o que elimina a possibilidade de ciclos controlados (máquina) serem enviados juntos com ciclos assistidos (disparo do paciente), permitindo uma melhor sincronia.

### Ventilação mandatória intermitente (VMI)

A ventilação mandatória intermitente permite, entre os ciclos mandatórios pré-ajustados pela frequência respiratória no aparelho, que ciclos espontâneos (somente o paciente) sejam realizados pelo paciente (Figura 9). Dependendo das variáveis ajustadas nos ciclos mandatórios, a VMI pode ser:

- Ventilação mandatória intermitente (VMI): a variável de controle pode ser a pressão controlada ou o volume controlado, mas a variável de disparo é somente a tempo, não permitindo o reconhecimento do esforço muscular do paciente, comumente disponível em aparelhos pediátricos.
- Ventilação mandatória intermitente sincronizada (SIMV): a variável de controle pode ser a pressão controlada ou o volume controlado, mas o disparo é combinado, existindo um disparo a partir do tempo pré-ajustado pela frequência respiratória, o esforço muscular do paciente pode ser reconhecido pelo disparo a partir da pressão ou a partir do fluxo. O tempo do ciclo é pré-determinado pela frequência respiratória pré-ajustada. Dentro de cada ciclo, no primeiro esforço muscular, seja no início, meio ou quase fim do ciclo atual, o paciente recebe a variável de controle pré-programada. Se ainda houver tempo disponível dentro do mesmo ciclo e ocorrer um novo disparo provocado pelo esforço muscular do paciente, esse esforço será espontâneo, sem nenhuma ajuda do ventilador. O próximo ciclo analisa o ciclo anterior, se um esforço do paciente (ciclo assistido) for identificado, o ventilador aguarda todo o ciclo por um novo disparo do paciente, se esse disparo não ocorrer, o ciclo seguinte faz a leitura da ausência de ciclo assistido no clico anterior e envia uma ventilação controlada.

Atualmente, a pressão suporte é automaticamente associada ao SIMV, sendo responsável pela ventilação nos teóricos ciclos espontâneos. Se a frequência respiratória for eliminada (FR = 0 rpm) no SIMV, o paciente ventilará somente em pressão suporte.

### Ventilação espontânea

- CPAP: modalidade de ventilação mecânica em que o paciente respira espontaneamente pelo circuito pressurizado do aparelho, de tal forma

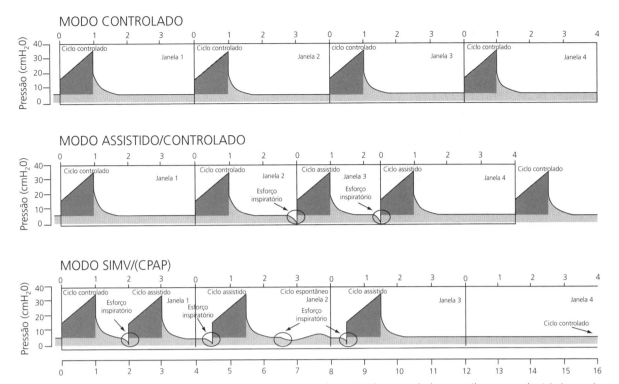

**Figura 9** Representação gráfica dos modos ventilatórios controlado, assistido-controlado e ventilação mandatória intermitente sincronizada (SIMV).

que uma certa pressão positiva, definida quando há ajuste do respirador, é mantida constante durante todo o ciclo respiratório. Não existe nessa modalidade ajuste da frequência respiratória da máquina. O disparo e a ciclagem são determinados pelo paciente.

- Pressão suporte: o paciente dispara o aparelho vencendo a sensibilidade (fluxo ou pressão) pré-ajustada, dando início à fase inspiratória. Uma pressão pré-determinada é atingida rapidamente e sustentada por toda a fase inspiratória exatamente como na variável de controle pressão controlada, a diferença está no fato de que o término da fase inspiratória se dará por uma variável de fluxo e não de tempo (ciclagem a partir do fluxo). A pressão suporte é muito utilizada para o desmame e para a própria ventilação não invasiva e será abordada mais detalhadamente do ponto de vista de sua aplicação em outros capítulos deste livro.

O conhecimento dos princípios básicos do ventilador mecânico é fundamental e permite a você uma compreensão verdadeira dos acontecimentos clínicos que virão pela frente. Os ajustes devem ser conscientes do que existe por trás deles, bem como, de suas esperadas resultantes. Esta visão torna-o profissional ativo no manuseio do ventilador mecânico, e não operador de botões.

## REFERÊNCIAS BIBLIOGRÁFICAS

1. Aslanian P. Effects of flow triggering on breathing effort during partial ventilatory support. Am J Respir Crit Care Med 1998;157:135-43.
2. Brandson RD, Chatburn RL. Technical description and classification of modes of ventilator operation. Respir Care 1992;37:1026.
3. Brandson RD, Campbell, RS, Davis Junior K. New modes of ventilatory support. Int Clin Anesthesiol 1999;37:103.
4. Brochard L. Pressure support ventilation. In: Tobin MJ (eds.) Principles and practice of mechanical ventilation. Nova York: McGraw-Hill; 1994. p.239-57.
5. Chatburn RL. Classification of mechanical ventilators. Respir Care 1992;37:1009.
6. Chatburn RL, Primiano Junior FP. A new system for understanding modes of mechanical ventilation. Respir Care 2002;47:416-24.
7. Esteban A, et al. How is mechanical ventilation employed in the intensive care unit? An international utilization review. Am J Respir Crit Care Med 2000;161:1450-8.

8. Hess D, Brandson RD. New modes ventilation. In Hill NS, Levy MM. Ventilation management strategies for critical care. Nova York: Marcel Deker; 2001. p.171-221.

9. Hubmayr RD. Setting the ventilator. In: Tobin MJ. (eds.) Principles and practice of mechanical ventilation. New York: McGraw-Hill; 1994. p.191-206.

10. Hubmayr RD, Abel MD, Rehder K. Physiologic approach to mechanical ventilation. Crit Care Med 1990;18:103.

11. Jubran A, Graaff WB Van de, Tobin MJ. Variability of patient-ventilator interaction with pressure support ventilation in patients with chronic obstructive pulmonary disease. Am J Respir Crit Care Med 1995;156:129-36.

12. Kuhlen R, Rossaint R. The role of espontaneous breathing during mechanical ventilation. Respir Care 2002;47:296-303.

13. Marini JJ, Smith TC, Lamb VJ. External work output and force generation during synchronized intermittent mechanical ventilation: effect of machine assistance on breathing effort. Am Rev Respir Dis 1988;138:1169-79.

14. Pepe PE, Marini JJ. Occult positive end-expiratory pressure in mechanically ventilated patients with airflow obstruction. Am Rev Respir Dis 1982;126:66.

15. Sassoon CSH. Intermittent mandatory ventilation. In Tobin JM. (eds.) Principles and practice of mechanical ventilation. New York: McGraw-Hill; 1994. p.221-37.

16. Straus C, Zonis B, Isahey D, Zemaine F, Harf A, Brochard L. Contribution of the endotracheal tube and the upper airway to breathing workload. Am J Respir Crit Care Med 1998; 157:23-30.

# 9

# ESTRATÉGIAS VENTILATÓRIAS AVANÇADAS

JAVIER FERNÁNDEZ
WARREN G. SANBORN
ALEJANDRO D. MIDLEY
ELSIE M. COLLADO-KOMAN

Nas últimas duas décadas, assistiu-se a uma mudança significativa na assistência ventilatória mecânica com o surgimento de ventiladores microprocessados, o que também representou a contínua introdução de novas estratégias ventilatórias até o presente momento.

Certamente, o surgimento da ventilação por controle de pressão (PCV), como é conhecida atualmente, e da por suporte de pressão (PSV) nos anos 1980, representando a primeira estratégia espontânea de suporte ventilatório, na qual o paciente define sua própria demanda, mudaram substancialmente a forma de realizar assistência ventilatória mecânica total ou parcial. Além disso, levaram a estratégias ventilatórias mais complexas, em que o ventilador não é apenas entregador e controlador de variáveis, mas pode fazer modificações com base em dados obtidos ao longo do ciclo ou dos ciclos respiratórios.[1-3]

Entre todos os benefícios que propiciam, os ventiladores microprocessados permitem regular, de forma parcial e variável, fechamento e abertura das válvulas, inspiratória e expiratória, proporcionando ao paciente respirar espontaneamente em qualquer momento do ciclo da máquina. Esse avanço na sensibilidade do ventilador torna possível acomodar o esforço do paciente, evitando a luta com o respirador e o consequente impacto respiratório e hemodinâmico que isso envolve. Os sistemas que liberam pressão na via aérea serão mencionados no decorrer deste capítulo.

A fim de oferecer mais conforto e segurança durante a assistência ventilatória mecânica, surgem sistemas duais de ventilação. Estes controlam volume ou pressão e apenas uma dessas variáveis é considerada fator de realimentação, já que o sistema não é capaz de controlar as duas variáveis simultaneamente. Esse controle dual pode ser realizado em um mesmo ciclo respiratório ou no controle de cada respiração.[4]

Todas as estratégias de circuito fechado devem objetivar a melhora das condições ventilatórias do paciente, embora até o momento só algumas tenham obtido bons resultados clínicos. A eficiência dessas estratégias dependerá de um respirador que tenha capacidade de responder, com máxima rapidez possível, às mudanças de que o paciente necessita e poder garantir, assim, a detecção de atividade por microprocessadores complexos e eficientes. No entanto, além da fisiologia respiratória, é preciso ainda analisar todos os fatores que interferem como estímulos não respiratórios.

A seguir, a classificação dessas novas estratégias, as siglas pelas quais são conhecidas e alguns dos ventiladores que possuem essas características são relacionados.

## CLASSIFICAÇÃO

### Ventilação com liberação de pressão na via aérea (APRV)

- Liberação de Pressão na Via Aérea
  APRV (Airway Pressure Release Ventilation)
  Dräger Evita 2 Dura, Evita 4, Evita XL.
- Liberação de Pressão na Via Aérea

---

Tradução do capítulo: Marcelo Lima e Lara Polleto Couto.

APRV (Airway Pressure Release Ventilation)
Puritan Bennett 840.
- Liberação de Pressão na Via Aérea
APRV (Airway Pressure Release Ventilation)
Avea-Viasys.

## Ventilação minuto assegurada

- Ventilação Minuto Mandatória
MMV (Mandatory Minute Ventilation)
Hamilton Veolar, Bear 5, Dräger Evita 4.
Outros nomes: AMV (Augmented Minute Volume)
e EMMV (Extended Mandatory Minute Ventilation).

## Controle dual dentro da mesma respiração

- Pressão de Suporte com Volume Assegurado
VAPS (Volume Assured Pressure Supported)
Bird 8400 ST, T Bird, Neumograph.
- Aumento de Pressão
PA (Pressure Augmentation)
Bear 1000.

## Controle dual de respiração por respiração

1. Limitadas por pressão – cicladas por fluxo

- Suporte de Volume
VSV (Volume Support Ventilation)
Siemens 300.
- VS (Volume Support)
Puritan Bennett 840.
- Pressão de Suporte Variável
VPS (Variable Pressure Support)
Venturi.

2. Limitadas por pressão – cicladas por tempo

- Respiração Controlada por Volume Regulada por Pressão
PRVC (Pressure Regulated Volume Control)
Siemens 300, Servo-i.
- Ventilação de Pressão Adaptável
APV (Adaptive Pressure Ventilation)
Hamilton Galileo.
- Controle de Pressão Variável
VPC (Variable Pressure Control)
Venturi.
- Fluxo Automático
AF (Autoflow)
Dräger Evita 4, Dräger Savina.

- Ventilação por Volume Plus
VV+ (Volume Ventilation Plus)
Puritan Bennett 840.
- Respiração Controlada por Volume Regulada por Pressão
PRVC (Pressure Regulated Volume Control)
Avea-Viasys.

## Pressão de suporte mais pressão de controle

- Automodo
Automode
Siemens 300.
- Ventilação Bifásica
BIPAP (Biphasic Airway Pressure)
Dräger Evita 4.
- Ventilação Binivelada
Bilevel
Puritan Bennett 840.

## VENTILAÇÃO COM APOIO ADAPTÁVEL

- Ventilação de Suporte Adaptável
ASV (Adaptive Support Ventilation)
Hamilton Galileo.

## COMPENSAÇÃO AUTOMÁTICA DO TUBO ENDOTRAQUEAL

- Compensação Automática do Tubo
ATC (Automatic Tube Compensation)
Dräger Evita 4.
- Compensação de tubo
TC (Tube Compensation)
Puritan Bennett 840.
- Compensação Automática do Tubo
ATC (Automatic Tube Compensation)
Avea-Viasys.

## Ventilação assistida proporcional (PAV)

- Pressão de Suporte Proporcional Manual
PPS (Proportional Pressure Support)
Dräger Evita 4.
- Ventilação Assistida Proporcional Manual
PAV (Proportional Assisted Ventilation)
Respironics Vision.
- Ventilação Assistida Proporcional Automática
PAV+ (Proportional Assisted Ventilation Plus)
Puritan Bennett 840.

## CONTROLE DUAL EM UMA MESMA RESPIRAÇÃO (VAPS – PA)

O ventilador mecânico pode fornecer dois sistemas diferentes em uma mesma respiração, ou seja, pode mudar de controle de pressão para controle de volume em um mesmo ciclo.[5] No primeiro sistema, o ventilador controla a pressão e, assim, o ciclo pode ser disparado pelo paciente ou tempo, limitado por pressão e ciclado pelo fluxo. No mesmo ciclo, pode haver mudança de sistema, que passa a controlar o volume, ativado pelo paciente ou tempo, sendo limitado a fluxo e ciclado por volume. Deve-se programar frequência respiratória, fluxo de pico, sensibilidade de disparo, volume corrente ($V_T$) mínimo desejado, PEEP e concentração de $O_2$. A variante deve fixar o apoio de pressão, o qual permite que o ventilador, uma vez que o nível de pressão tenha sido atingido no menor tempo possível, determine se o volume entregue alcançará o $V_T$ mínimo desejado. É conveniente fixar o apoio de pressão em um valor próximo à pressão platô de um ciclo controlado por volume, com um $V_T$ próximo ao desejado. Contanto que os sistemas VAPS ou PA tenham sido atingidos, diferentes situações poderão ocorrer, dependendo do comportamento do volume alcançado, no que diz respeito ao volume desejado, do esforço do paciente e das mudanças da complacência pulmonar ou da resistência ao fluxo. Se os volumes forem coincidentes, o ciclo será controlado por pressão e ciclado por fluxo em 25% do fluxo inspiratório.

Se o esforço do paciente não consegue fluxo de pico para assegurar um volume com relação ao mínimo desejado, o fluxo passa a ser constante, tornando-se ciclo controlado por volume e aumentando o tempo inspiratório, isto é, a pressão até alcançar o volume desejado.[6,7] Um processo igual ocorre se for percebida uma da complacência pulmonar ou da resistência ao fluxo, ou seja, o ventilador prolongará o tempo inspiratório para alcançar o volume desejado. Se o esforço do paciente gerar fluxo de volume maior que o mínimo desejado, o ventilador trabalhará por controle de pressão e ciclará por fluxo, permitindo essa variação de volume.

## VENTILAÇÃO COM CONTROLE DUAL DE RESPIRAÇÃO A RESPIRAÇÃO – LIMITADA POR PRESSÃO E CICLADA POR TEMPO [PRVC – VV PLUS (VV +) – AUTOFLOW]

Trata-se de uma estratégia ventilatória invasiva que pode ser disparada por tempo ou esforço inspiratório do paciente, limitada a pressão e ciclada a tempo, em que o fluxo inspiratório é regulado automaticamente pelo ventilador de forma a assegurar o volume corrente programado (que, nesse caso, é a variável condicional do sistema), considerando a complacência do paciente.[8,9]

O volume corrente usado para realizar retroalimentação (*feedback*) com máquina não é o $V_T$ expirado, mas o volume que sai do ventilador. É importante levar esse aspecto em consideração, já que o ventilador considera como sinal o volume que sai da máquina, e não o que chega ao paciente. Dessa maneira, possíveis vazamentos e a complacência do circuito devem-se considerados.

Esse é um sistema que funciona basicamente em A/C, mas em alguns ventiladores pode ser utilizado em ventilação mandatoria intermitente sincronizada (SIMV) ou MMV e não pode ser selecionado de forma isolada. No caso do Puritan Bennett 840, o sistema VV+ oferece a combinação de dois sistemas duais: o VC+ (Volume Control Plus) para entregar respirações mandatórias em A/C e SIMV, além de VS (Volume Support) para entrega de respirações espontâneas.

Por exemplo, o VC+ utiliza o tempo inspiratório (Ti) e o Vt programado como volume de referência. O ventilador inicia a entrega de um ciclo a título de teste no modo volume controlado, com padrão de fluxo desacelerado e platô de pressão para determinar a complacência do sistema. Se o volume corrente entregue for maior ou menor que o valor do volume programado, as pressões dos ciclos subsequentes serão ajustadas para corrigir qualquer diferença (Figura 1).

O fluxo é entregue com padrão de rampa desacelerada e fluxo inspiratório inicial suficientemente rápido para evitar fluxo baixo inapropriado com consequente necessidade de o paciente gerar maior fluxo. Por sua vez, um controle de pressão da respiração permite respirações espontâneas durante a fase inspiratória das respirações mandatórias, liberando o excesso de pressão durante a tosse ou qualquer outra variação brusca dessa variável (Figura 2).

Alguns ventiladores microprocessados de última geração, como o Puritan Bennett 840, Dräger Evita 4, Siemens Servo I, Viasys-Avea, têm válvula expiratória ativa eletromagnética, que funciona ao aplicar corrente elétrica a uma bobina, criando assim um campo eletromagnético. Esse "magneto" exerce uma força, levantando ou empurrando, abrindo e fechando a válvula. Essa força é proporcional à corrente aplicada. Essas válvulas utilizam algoritmos de software para determinar a quantidade de corrente a ser aplicada

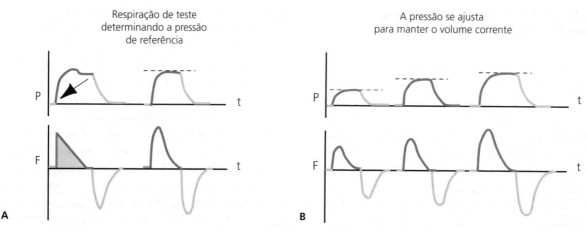

**Figura 1** O gráfico mostra como, na respiração de teste, determina-se a pressão de referência (seta), para que esta seja logo ajustada com relação ao volume corrente desejado. F: fluxo; P: pressão; t: tempo

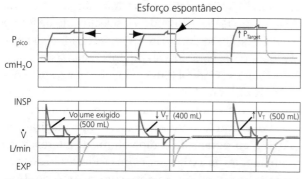

**Figura 2** Esses modos (PRVC, AutoFlow e VV+) permitem esforços espontâneos durante a fase inspiratória por uma válvula de exalação ativa. V̇: fluxo.

para gerar a força desejada e o fluxo resultante através dessas (Figura 3).

Essas válvulas utilizam relações entre corrente e força, monitoração de fluxo, pressão expiratória e algoritmos de software inteligentes para assegurar que as respirações espontâneas não sejam restringidas.

Assim, o paciente poderá tossir durante o platô da fase inspiratória sem que essa termine, evitando a perda da pressão média da via aérea. Ao término dessa fase, o paciente poderá respirar de modo mais sincronizado, especialmente aqueles que demandam tempos inspiratórios mais longos ou que têm tendência de brigar com o ventilador.

Quanto ao volume, o ventilador alcança rapidamente o Vt programado em função de uma série curta de respirações. O reconhecimento do platô adequado ajuda a proteger contra valores programados incorretos. A pressão é incrementada pouco a pouco, do início até o alcance do volume desejado. Os ajustes na pressão minimizam os riscos de pressões altas e

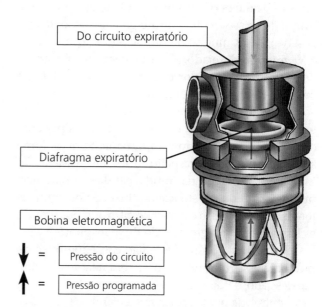

**Figura 3** O que é uma válvula de exalação ativa?
É uma válvula que foi projetada para permanecer de forma sempre ativa, sendo controlada durante as duas fases, inspiratória e expiratória, da ventilação. Esse tipo de válvula mantém a pressão programada, proporcionando ao paciente o controle de uma respiração espontânea no tempo inspiratório programado na máquina em PCV. Isso ocorre se a pressão sobre o diafragma de exalação for igual à pressão programada. Se, por qualquer motivo, a pressão durante a inspiração exceder a pressão programada, o excesso de fluxo será liberado e a pressão desejada, mantida.

volumes-correntes que mudam por causa de alterações súbitas e/ou momentâneas da complacência. Se o Vt ficar maior que o desejado antes de alcançar a pressão de referência estimada pela máquina, a pressão descerá automaticamente para entregar os volumes programados. No caso de qualquer desconexão,

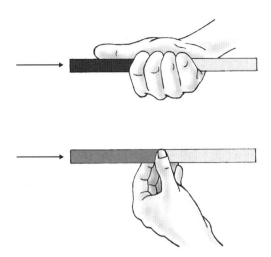

**Figura 4** Uma das características que os ventiladores microprocessados devem ter para gerar modos que permitam ao paciente respirar espontaneamente, em qualquer parte do ciclo respiratório, é possuir válvulas expiratórias ativas que não se fechem sempre totalmente, mas que possam controlar o nível de fechamento e abertura. (Cortesia da Siemens.)

ao reconectar o circuito ao paciente, imediatamente se reiniciará o ciclo ventilatório com pressões e níveis de volume prévios à desconexão. Isso permite alcançar rapidamente a pressão média da via aérea que, como se sabe, tem relação direta com a ventilação alveolar.

Esse modo permite beneficiar aqueles pacientes em que se quer reduzir o risco de barotrauma, mas é preciso garantir VT adequado às necessidades do paciente. O fato de esse modo funcionar com padrão de fluxo desacelerado permite ter pico de pressão menor para um mesmo volume a partir de fluxo constante. Por sua vez, o fluxo desacelerado e o controle da abertura das válvulas inspiratória e expiratória permitem responder de forma mais adequada a cada esforço do paciente, na inspiração e expiração. Dessa maneira, é possível otimizar os esforços do paciente, promovendo uma ventilação assistida que exigirá menor grau de sedação.[10-12]

Apesar da segurança que possam oferecer os algoritmos dos equipamentos microprocessados que produzem modos ciclados a tempo podem oferecer, deve-se dar ênfase à programação do tempo inspiratório, especialmente em pacientes com forte obstrução do fluxo aéreo, para evitar superdistensão. É recomendado, nesses casos, monitorar frequentemente a curva de fluxo para visualizar a presença de auto-PEEP.

## VENTILAÇÃO COM CONTROLE DUAL DE RESPIRAÇÃO POR RESPIRAÇÃO LIMITADA POR PRESSÃO E CICLADA POR FLUXO – SUPORTE DE VOLUME (*VOLUME SUPPORT* – VS)

O suporte de volume (VS), que no caso do PB 840 vem associado ao modo VV+, utiliza um algoritmo similar ao da pressão de suporte.[5,13,14] Em outros equipamentos, essa estratégia é conhecida como pressão de suporte com volume assegurado. Nesse caso, como foi visto nas estratégias tipo "PRVC", o Vt desejado continuará sendo programado, ao contrário do Ti e da frequência respiratória, porque, nesse modo, esses parâmetros são determinados pelo paciente. Quando o paciente realiza esforço, o ventilador faz uma respiração teste com o objetivo de calcular a complacência total do sistema.

Se o paciente alcançar o volume desejado dentro do limite de pressão programado, ele continuará

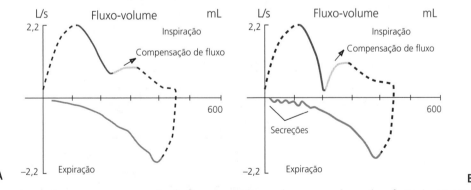

**Figura 5** Em A, pode-se observar a compensação de fluxo que procura chegar ao volume de referência, na presença de secreções bronquiais. Em B, a compensação de fluxo diminui em decorrência da aspiração feita das secreções que aumentavam a resistência ao fluxo aéreo.

livremente por sua conta como no PSV padrão. No caso de o ventilador interpretar que o paciente não vai poder alcançar o Vt desejado, tendo como referência o cálculo prévio mencionado, ele modificará o pico de pressão para poder chegar ao Vt assegurado. Deve-se considerar também que a alteração máxima de pressão inspiratória será de até 3 $cmH_2O$, podendo variar desde 0 $cmH_2O$ acima da PEEP a 5 $cmH_2O$ abaixo do limite de alarme estabelecido para a pressão máxima. O disparo do ventilador realizado pelo paciente determinará a frequência respiratória e demanda o tempo inspiratório (Figura 6).

As principais indicações do modo (VS) são: desmame de pacientes anestesiados, situações nas quais é necessário controlar o volume corrente e para pacientes que podem realizar modos espontâneos.

- Desmame de pacientes anestesiados.

Não importa se feito em sala de cirurgia ou em áreas de recuperação cirúrgica, esse método pode ser seguro para monitorar o despertar do paciente. Uma vez programado o volume desejado, a pressão de suporte variará aumentando ou diminuindo, conforme o que for melhor para restabelecer o Vt de referência.

Se o paciente começar a despertar mais vezes, o aparelho diminuirá o VS. Esses modos incluem ventilação ou frequência *back up* no caso de o paciente diminuir seu nível de consciência e *drive* respiratório.

- Controle do Vt e conforto. Ainda que a literatura a respeito desse modo como uso primário seja escassa, ele tem sido utilizado satisfatoriamente por pacientes pediátricos. Também podem se beneficiar desse modo pacientes com patologias neuromusculares em processo de desmame.

## VENTILAÇÃO DE SUPORTE ADAPTÁVEL (ADAPTIVE SUPPORT VENTILATION – ASV)

Esse modo, talvez um dos mais complexos no que se refere ao funcionamento, foi desenvolvido a partir da equação de Otis, desenvolvida por Arthur B. Otis na década de 1950.[15] O objetivo é que o paciente respire com frequência e volume corrente que permitam que as cargas elásticas e de resistências sejam mínimas, assegurando oxigenação suficiente e equilíbrio do estado ácido-base.

A ASV funciona com um algoritmo baseado na fórmula de Otis em conjunto com o peso do paciente, o que lhe permite calcular o espaço morto, para imediatamente acomodar outras variáveis. Cinco etapas podem ser estabelecidas para a programação desse modo:

- Cálculo do volume-minuto de referência (volume-minuto branco).
- Respirações de teste.
- Aplicação de regras protetoras para o pulmão.
- Cálculo do padrão respiratório ótimo.
- Aproximação ao objetivo.

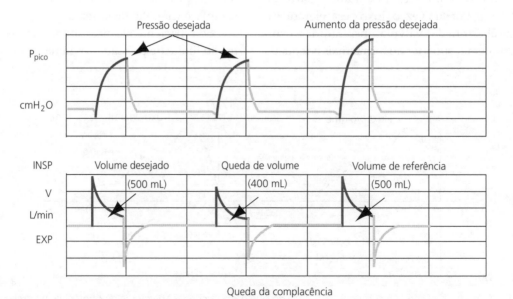

**Figura 6** Suporte de volume de ventilação (VS). No caso de ocorrer redução na complacência pulmonar, o ventilador aumentará a pressão inspiratória para alcançar o volume de referência e mantê-lo constante. V: volume.

A ventilação-minuto real é calculada sobre a base da entrada de uma porcentagem do volume-minuto e o peso corporal ideal. O fator usado em adultos é diferente do que é usado em crianças (0,2 L/min em crianças e 0,1 L/min em adultos). Esse primeiro resultado é uma estimativa inicial da necessidade de ventilação.

A porcentagem de ventilação-minuto deve ser ajustada nos primeiros minutos, levando em conta mudanças no estado clínico do paciente e, pontualmente, nos resultados de gases no sangue. Considerando que, ao iniciar esse modo, os parâmetros do paciente são desconhecidos, salvo o peso corporal ideal, um teste é usado para estabelecer um padrão, medindo, em cinco respirações, cada respiração, a distensibilidade do sistema, a resistência na via aérea, a auto-PEEP e a frequência respiratória instantânea em função da técnica de ajuste por mínimos quadrados.[16,17] Isso permite ter precisão com relação aos parâmetros sobre a equação de trabalho mínimo. Dessa forma, o modo ASV calcula, nessas respirações de teste (Figura 7), volume corrente máximo (A), volume corrente mínimo (B), frequência máxima (C) e frequência mínima (D).

As normas de proteção incluem o mecanismo com o qual é possível reajustar o padrão de respiração dentro de limites seguros. Caso a curva de ventilação-minuto esteja fora desses limites e a ventilação minuto pré-programada indicar que não vai ser atingida, será ativado o alarme que indica a impossibilidade de atingir o alvo. O processo de aproximação ao objetivo é dinâmico e demanda cerca de um minuto. Esse tipo de ventilação atua de maneira ativa ou passiva com o paciente, promove a retirada do equipamento desde o início da ventilação, usa formas protetoras de ventilação e se adapta continuamente às necessidades do paciente.[18]

No entanto, assim como outros modos não convencionais, não é muito utilizado clinicamente.

## VENTILAÇÃO-MINUTO MANDATÓRIA (MMV, AMV, EMMV)

Trata-se de um modo por circuito fechado em que a variável condicional do sistema é o volume-minuto, cujo objetivo é assegurar um $V_E$ mínimo, mesmo que o paciente ventile espontaneamente. As respirações espontâneas, são controladas por pressão e ativadas por pressão, fluxo ou volume, dependendo do equipamento usado, além de limitadas por pressão e cicladas por fluxo.[19,20] O paciente recebe ventilação à pressão com apoio de pressão variável; e, até a variável condicional ser alcançada, o sistema não é modificado. Se o $V_E$ mínimo não for alcançado, dependendo dos respiradores, diferentes estratégias devem ser aplicados. Alguns apresentarão respirações à PSV com valores crescentes de pressão até alcançar o objetivo. Em outros equipamentos haverá respirações reguladoras com volume calculado à base do volume alcançado trinta segundos antes. Se o volume mínimo estabelecido for inferior ao prefixado, serão fornecidas respirações reguladoras com o volume prefixado até se alcançar a diferença.

## COMPENSAÇÃO DO TUBO (TUBE COMPENSATION – TC)

O objetivo dessa estratégia ventilatória é reduzir ou eliminar o trabalho imposto pelas vias aéreas artificiais durante a fase inspiratória, para pacientes que estão sob ventilação invasiva espontânea. Haberthur et al.[21] demonstraram que o trabalho respiratório (WOB) adicional relacionado ao tubo endotraqueal pode ser > 50% do WOB total em pacientes dependentes de ventilação mecânica.

TC não é uma modalidade ventilatória, mas sim uma estratégia de suporte ventilatório parcial em que o ventilador conhece as características resistivas da via aérea artificial e vence o trabalho inspiratório adicional causado pela resistência do tubo endotraqueal durante as respirações espontâneas. A TC fornece pressões de suporte que variam automaticamente de acordo com o fluxo inspiratório do paciente, ou

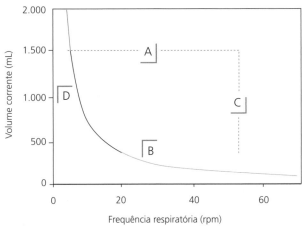

**Figura 7** A representa o volume corrente máximo, B o Vt mínimo, C e D a frequência máxima e mínima, respectivamente, que a máquina obtém nas respirações de teste. (Cortesia da Hamilton Medical.)

seja, com sua demanda, de maneira que atende essa e compensa a resistência imposta pela via aérea artificial, quer seja um tubo endotraqueal ou uma traqueostomia, além de controlar a pressão na carina do paciente a um valor constante de PEEP.[10,14,16]

A TC cumpre sua função ao apoiar as respirações espontâneas do paciente com pressão positiva proporcional à demanda do mesmo e à resistência da via aérea artificial.

O resultado é que o paciente não experimenta o trabalho resistivo secundário pelo fato de inspirar pela via aérea artificial e tem sua demanda atendida proporcionalmente (Figura 8).

Nessa estratégia ventilatória, o clínico programa, no ventilador, o diâmetro interno do tubo endotraqueal em mm, seu tipo (orotraqueal ou traqueostomia) e, finalmente, seleciona o nível de porcentagem de compensação requerido, o qual varia entre 10 e 100%. Ativando essa estratégia, o ventilador sempre começará com porcentagem de apoio de 100%. Cabe mencionar que existe um sistema de alarmes e limites adicionais, tanto de alto volume corrente como de alta pressão, que o operador pode ajustar. Ao selecionar essa porcentagem, o clínico divide o trabalho inspiratório entre o paciente e o ventilador. Assim, por exemplo, ao selecionar um nível de 80% de compensação, o paciente estaria realizando 20% do trabalho inspiratório restante.

O ventilador calcula, continuamente, a diferença de pressão entre as duas extremidades do tubo endotraqueal e ajusta o nível de pressão de suporte necessário para vencer a resistência estimada da via aérea artificial, de tal forma que o delta de pressão seja zero (Figura 9).

O algoritmo dessa estratégia mede o fluxo inspiratório a cada 5 ms. Ao utilizar uma tabela que contenha a relação de fluxo-pressão do diâmetro da via aérea selecionada, será possível calcular a pressão de suporte necessária para manter a pressão na carina igual ao valor da PEEP selecionada, sem permitir que ela fique negativa (Figuras 10 e 11).

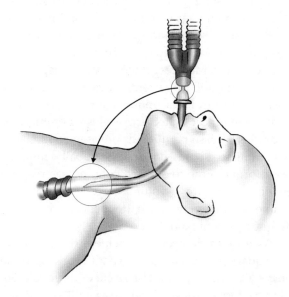

**Figura 9** O ventilador calcula, continuamente, a diferença de pressão entre as duas extremidades do tubo endotraqueal e ajusta o nível de pressão de suporte de tal forma que o delta de pressão seja zero. A pressão em nível da narina se mantém igual ao nível da PEEP selecionada ou linha base.

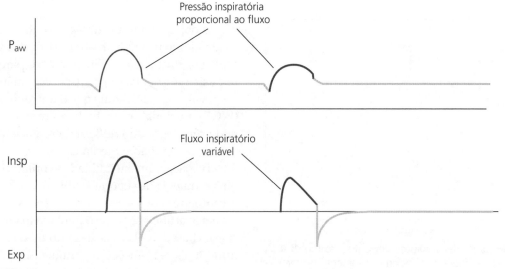

**Figura 8** Diferentemente da pressão de suporte, o modo compensação de tubo fornece uma pressão proporcional ao fluxo inspiratório. Paw: pressão inspiratória.

ESTRATÉGIAS VENTILATÓRIAS AVANÇADAS

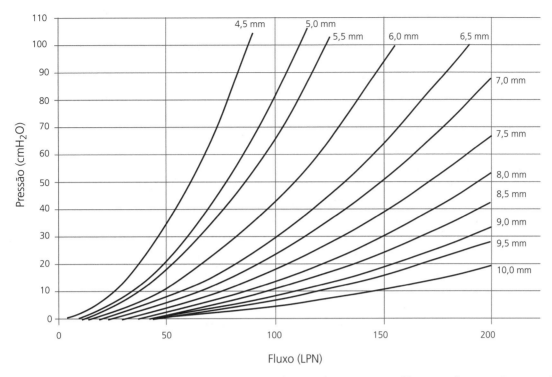

**Figura 10** Pressão de referência (com porcentagem de apoio de 100%) no "Y" para diferentes diâmetros internos de tubos endotraqueais: 4,5 a 10 mm.

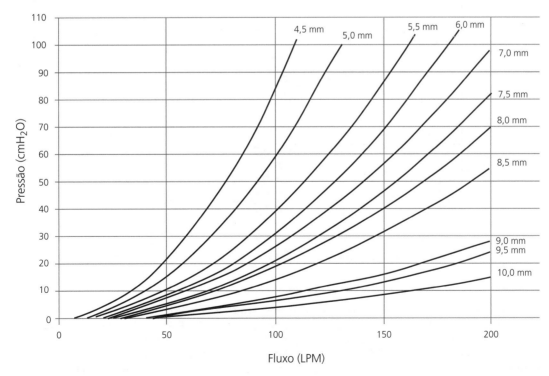

**Figura 11** Pressão de referência (com porcentagem de apoio de 100%) no "Y" para diferentes diâmetros internos de tubos endotraqueais: 4,5 a 10 mm.

A compensação de tubo pode ser utilizada simultaneamente com qualquer modalidade ventilatória que permita respirações espontâneas, como SIMV, CPAP, Bilevel, PCV/SIMV etc.

Existem informações clínicas em que se indica que a compensação do tubo pode ser superior a um ajuste arbitrário de PSV[25] para vencer a resistência do tubo endotraqueal, além de ajudar a eliminar auto-PEEP[26] e a melhorar o conforto do paciente ao evitar hiperinflação causada por PSV.[27]

Há estudos que sugerem como conclusões a respeito da pressão de suporte que os pacientes com fluxos inspiratórios baixos a moderados são apoiados e/ou recebem um nível de pressão maior do que a necessária, enquanto aqueles com alta demanda de fluxo inspiratório não têm sido suficientemente apoiados.[28]

Alguns clínicos se utilizam dessa estratégia para pensar como o paciente pode responder clinicamente a uma extubação mediante certo grau de edema.

Alguns trabalhos sugerem a TC como ferramenta para imitar a fisiologia pós-extubação, reduzindo, ao mesmo tempo, o trabalho da respiração (WOB) imposto pela via aérea artificial.[29] A partir do uso de CPAP e TC com 90% de compensação e 0 cmH$_2$O de PEEP, reduziram as taxas de reentubação de 14% para 3%. O tempo de ventilação mecânica caiu de 5,56 dias para 2,7 dias, minimizando, também, a necessidade de realizar gasometria arterial em 52% quando comparado ao grupo controle, o qual foi ventilado com CPAP e PSV de 10 cmH$_2$O e PEEP de 5 cmH$_2$O (Figuras 12 e 13).

TC poderia ajudar muito para distinguir fadiga respiratória, causada pelo excesso de WOB para vencer a via aérea artificial, da verdadeira dependência do ventilador.[30]

É importante notar que TC não aumenta o volume corrente nem o volume-minuto. O paciente gera o volume corrente, que pode respirar por si mesmo, sem a resistência da via aérea artificial. Porém, na

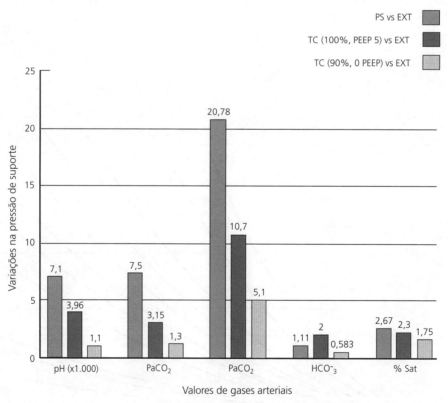

**Figura 12** Indica-se claramente que o uso da pressão de suporte (10 cmH$_2$O) e PEEP (5 cmH$_2$O) produziu maiores variações nos valores de gases arteriais. O uso de TC (100%) e PEEP (5 cmH$_2$O) produziu variações inferiores à pressão de suporte. Os investigadores reduziram, depois, a porcentagem de apoio de TC para 95% em pacientes com traqueostomia e para 90% em pacientes com tubos endotraqueais (PEEP 0), a fim de permitir ao paciente praticar um possível aumento no trabalho da respiração (WOB) proveniente de edema subglótico ou de um aumento da resistência da via aérea artificial pós-extubação. Isso foi o mais representativo das condições reais pós-extubação nos pacientes. Essa mudança se traduziu em valores de gases arteriais pré e pós-extubação quase idênticos.

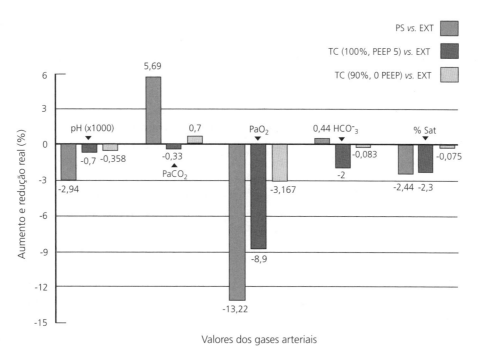

**Figura 13** Aumento e redução real (+ ou -) nos valores de gases arteriais entre os diferentes modos espontâneos e valores pós-extubação. Observa-se a relação entre pH e $PaCO_2$ após a extubação. Os pacientes com pressão de suporte e PEEP mostraram maior redução em pH e $PaO_2$, assim como aumento na $PaCO_2$. Os pacientes ventilados a curto e a longo prazo foram incluídos nesse estudo e na média desse grupo de informação para evitar inclinações não intencionais (bias).

PSV em níveis pressóricos entre 5 e 10 $cmH_2O$, houve aumento do volume corrente espontâneo, alterando o padrão ventilatório do paciente.[31]

Deve-se salientar que ATC não compensa as secreções aderidas às paredes internas do tubo endotraqueal.[32] Também é importante lembrar que, durante uma broncoscopia, ATC não compensará adequadamente, pois, ao endoscópio ser introduzido no tubo endotraqueal, o lúmen reduzirá significativamente.

## MODO Bilevel E APRV (MODOS SIMILARES: BIPAP, BIFÁSICO E AUTOMODE)

Historicamente, a PCV tem apresentado sérias limitações, como a ventilação espontânea que é desencorajada. Tentativas de respirar espontaneamente durante o tempo inspiratório nesse modo em muitas ocorrências resultam em assincronia e pressões inspiratórias elevadas. Quase sempre esses pacientes necessitam de sedação e, na maioria das vezes, são totalmente imobilizados. Além disso, tempos inspiratórios longos em PCV também contribuem para gerar assincronia entre o paciente e o ventilador.

Com frequência, o modo PCV é incapaz de atingir as necessidades de fluxo do paciente. Se o ventilador for incapaz de enviar fluxo adequado, o aumento de pressão será muito lento, resultando numa pressão média reduzida nas vias aéreas, o que gera desconforto ao paciente.

Quando a resistência das vias aéreas do paciente for muito elevada ou a complacência muito baixa, o que pode gerar um pico de pressão que excede o ajuste da pressão inspiratória controlada (fenômeno de *overshoot*), configura outra limitação.

Bilevel é uma PCV evoluciona, pois é feito por ventiladores mecânicos com válvulas expiratórias ativas que permitem ao paciente respirar espontaneamente durante o tempo inspiratório controlado. Em outras palavras, o paciente não precisa mais brigar com o ventilador. Também é possível de ajustar o tempo de subida (FAP%), minimizando as limitações à necessidade de fluxo e o fenômeno de *overshoot*.

O Bilevel, assim como a PCV, permite que o clínico ajuste dois níveis de pressão, pressão inspiratória e PEEP, como também o tempo inspiratório ou a relação inspiração:expiração (I:E). Porém, no Bilevel, a pressão inspiratória é denominada de PEEP alta (PEEPHi) e a PEEP, PEEP baixa (PEEPLo). O ajuste do tempo inspiratório é chamado de tempo de PEEPHi (TH).

No modo PCV, normalmente, a pressão inspiratória é ajustada para se somar ao valor da PEEP. Pode-se dizer que as pressões se somam, e por isso, quaisquer alterações feitas na PEEP irão alterar diretamente a pressão inspiratória. O mesmo ocorre em relação à pressão de suporte, que também se soma à PEEP. No caso do Bilevel, a PEEPHi e a PEEPLo não se somam, portanto, alterações na PEEPLo não afetarão o valor da PEEPHi, conferindo segurança ao realizar manobras, como, por exemplo, a manobra de recrutamento alveolar. Já a pressão de suporte, quando associada ao Bilevel, soma-se à PEEPLo (Figura 14).

Se o paciente não estiver respirando espontaneamente, o modo Bilevel se mostrará muito similar à PCV. A PEEPLo manterá a pressão em um nível positivo durante toda a fase expiratória e, após um determinado tempo (que vai depender da frequência respiratória ajustada), o ventilador vai disparar enviando a PEEPHi, que se manterá durante todo o tempo inspiratório e ciclará ao final, permitindo a expiração do paciente.

Porém, para pacientes que já apresentam respiração espontânea e, principalmente, para os que estão despertando e começam a apresentar *drive* respiratório, o Bilevel oferece melhorias consideráveis comparadas ao PCV, pois não permite apenas que o paciente respire espontaneamente nos dois níveis de pressão (respeitando a ação do centro respiratório do paciente e, portanto, sua fisiologia), como também monitora qualquer respiração espontânea, quer ocorra na PEEPLo ou na PEEPHi.

Além disso, para realizar uma monitoração fidedigna das ventilações espontâneas e permitir sincronia entre paciente e ventilador, assim como entre ventilações mandatórias e espontâneas, o Bilevel sincroniza as transições da fase expiratória para a inspiratória, pois dispara de acordo com o *trigger* do paciente como também faz o inverso, da fase inspiratória para a expiratória, pois cicla as ventilações espontâneas por porcentagem de queda do pico de fluxo inspiratório (sensibilidade expiratória ajustável). Se o ventilador fornecer PEEPHi (inspiração mandatória) e o paciente fizer respiração espontânea nesse momento, o ventilador não ciclará ao término do TH; ele respeitará a ventilação espontânea do paciente, ciclando quando a sensibilidade expiratória programada for atingida.

Essas transições sincronizadas podem melhorar potencialmente o conforto do paciente, bem como a sincronia entre ele e o ventilador (Figura 15).

O paciente respirando espontaneamente ou não, o modo Bilevel pode oferecer suporte ventilatório durante todo o período de ventilação mecânica, desde a fase em que o paciente é totalmente dependente do ventilador até as mais tardias de desmame.

Outra vantagem que esse modo oferece é a capacidade de permitir que o paciente receba PS nas ventilações espontâneas durante a PEEPLo e também durante a PEEPHi. Baixos níveis de PS sobre a PEEPHi podem aumentar a ventilação-minuto ou, simplesmente, vencer a resistência imposta pela via aérea artificial.

Como a PS se soma à PEEPLo, para acrescentar PS sobre a PEEPHi é necessário que a soma PS e PEEPLo seja superior ao valor da PEEHi.

O Bilevel também combina duas estratégias de ventilação em um modo. Clínicos podem optar pela relação I:E (TH/TL) normal, com tempo inspiratório ou tempo de PEEPHi (TH) e tempo expiratório de PEEP baixo ou fisiológico (PEEPLo) fisiológicos, que permite ao paciente respirar espontaneamente

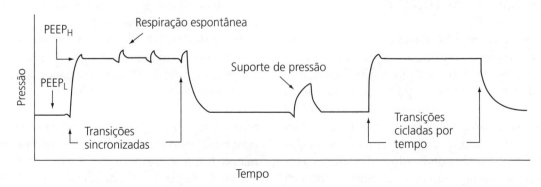

**Figura 14**   Modo Bilevel.

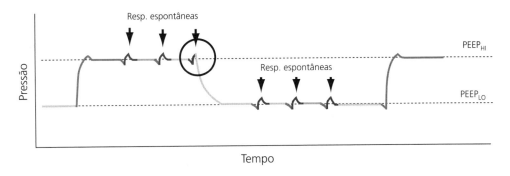

**Figura 15** No Bilevel, as transições entre PEEP alta para baixa e vice-versa são sincronizadas com os esforços espontâneos dos pacientes.

com proteção pulmonar. Ainda poderá escolher uma estratégia ventilatória com o I:E (TH/TL) invertida e tempos inspiratórios (TH) mais longos, assim como tempos inspiratórios (TL) bem curtos. Essa estratégia é conhecida como ventilação com liberação de pressão de via aérea ou APRV. Essa pode aumentar a pressão média da via aérea e melhorar a oxigenação do paciente que respira espontaneamente, o que minimizará sua exposição a pressões de pico máximo.

Pode-se começar a ventilação mecânica no Bilevel com I:E normal e, de acordo com ajustes de protocolo inicial, realizando alterações posteriores de acordo com a avaliação do paciente. Assim, são sugeridos os ajustes iniciais de PEEPLo em 3 cmH$_2$O acima do valor de PEEP ideal. A PEEPHi é ajustada de maneira a alcançar um volume exalado de aproximadamente 7 mL/kg. Para minimizar o risco de barotrauma, devem-se evitar valores de PEEPHi > 40 cmH$_2$O. O tempo de PEEPHi e a frequência respiratória são fixados, respectivamente, em 1,5 segundo e dez respirações por minuto, aproximadamente. A PS para respirações espontâneas sobre PEEPLo é fixada de maneira a manter o volume exalado em, aproximadamente, 7 mL/kg. Mantém-se o valor de PS menor que o da PEEPHi e a FiO$_2$ é ajustada para manter SpO$_2$ de pelo menos 92% ou PaO$_2$ de, no máximo, 65 mmHg. A frequência respiratória é manipulada para controle da auto-PEEP e para manter o pH > 7,25. A oxigenação pode ser melhorada ao aumentar a FiO$_2$ ou o tempo inspiratório em incrementos de 0,25 segundos, ou ambos.

O desmame em Bilevel é relativamente fácil. À medida que melhora a condição do paciente, a PEEPHi pode ser reduzida de maneira a manter o volume apropriado de 7 mL/kg. A FiO$_2$ também pode ser reduzida conforme a tolerância, mantendo níveis aceitáveis de saturação. Quando a FiO$_2$ é reduzida a valor < 40%, o tempo de PEEPHi pode ser novamente reduzido para 1,5 segundo, bem como a frequência respiratória.

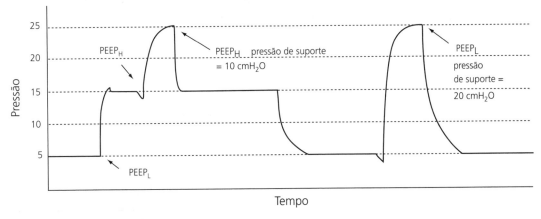

**Figura 16** Binivelado com pressão de suporte.

## APRV

A APRV é uma estratégia que pode ser configurada pelo modo ventilatório Bilevel, empregando-se relação I:E (TH/TL) invertida, com TH mais longos e TL curtos. Pode ser mais fácil pensar em APRV como uma estratégia de CPAP.

A CPAP tem sido caracterizada como uma estratégia de proteção pulmonar, minimizando o risco de colapso e de hiperdistensão alveolar. CPAP pode melhorar a oxigenação ao gerar pressões médias mais altas da via aérea, por uma referência elevada de pressão na respiração espontânea.

Porém, na CPAP, podem ocorrer limitações como aumento no trabalho respiratório e hipoventilação, a qual frequentemente é acompanhada pela deterioração da complacência do paciente. O maior desafio do paciente em uma estratégia de CPAP é remover o $CO_2$ adequadamente.

No início de 1987, o Dr. John Downs[33] descrevia a APRV como uma estratégia de CPAP com algumas melhorias significativas. A APRV incorpora longos períodos de pressão mais elevada em que podem ser realizadas respirações espontâneas. Periodicamente, ocorrem tempos curtos expiratórios ou períodos de liberação, que permitem expiração e remoção de $CO_2$ (Figura 17).

Os benefícios, assim como as vantagens clínicas da APRV, têm sido objeto de extenso estudo. Os estudos revelaram que pacientes conseguiram manter oxigenação e pressões médias aceitáveis nas vias aéreas enquanto estavam expostos a um baixo nível de pressões inspiratórias e, consequentemente, a meno impacto na interação cardiopulmonar.[33]

Estratégias que estimulam respiração espontânea, como APRV e Bilevel, demonstram benefícios significativos em vários estudos.[34,35] Esses benefícios incluem a melhora do índice cardíaco, da entrega de $O_2$ e da ventilação pulmonar, além de redução do espaço morto e, por ser ventilação espontânea, da necessidade de sedação e dos dias em ventilação.

Estudos revelaram que a ventilação espontânea com volumes de 70 a 150 mL em adultos resultou em melhora da oxigenação e remoção do $CO_2$.[36]

Como estratégia de proteção pulmonar, a APRV é frequentemente comparada à ventilação oscilatória de alta frequência. As duas estratégias elevam a capacidade residual funcional (CRF) e mantêm a pressão média da via aérea quase constante, limitando a PIP pelo controle da PEEP. São duas estratégias efetivas na redução de espaço morto, melhorando a troca de gases e aumentando o rendimento cardíaco. No entanto, a principal diferença é que a APRV pode ser obtida com ventilador e circuito convencionais (Figura 18).

Como ocorre com a maioria das modalidades ventilatórias, para aumentar as chances de sucesso da APRV, deve-se considerar se o perfil do paciente a ser tratado é adequado para esse modo. Seu uso, portanto, é indicado para pacientes com doença pulmonar restritiva, uma vez que pacientes com condições obstrutivas geram constantes de tempo elevadas e podem desenvolver valores significativos de auto-PEEP quando se utiliza ventilação com tempos expiratórios curtos.

O que geralmente é sugerido no caso da APRV como modalidade é começar antes com CPAP e mudar para APRV à medida que a eliminação de $CO_2$ e/ou o trabalho respiratório fiquem prejudicados. Na APRV/Bilevel, o tempo de PEEPHi é, essencialmente, o mesmo de exposição à CPAP e as expirações ou liberações periódicas ajudam a remover o $CO_2$.

Para iniciar a APRV, sugere-se frequência respiratória fixa de 6 a 10 respirações por minuto.

Os clínicos devem fixar um tempo de PEEPLo (TL) suficientemente curto para que o paciente não seja capaz de exalar completamente. A maioria dos pacientes em APRV tem sua PEEPLo ajustada com

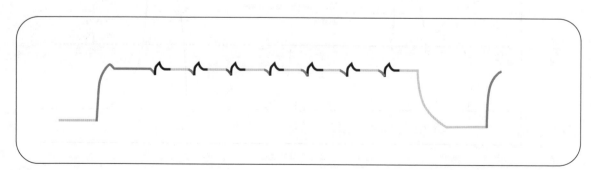

**Figura 17** APRV – pressão em forma de onda.

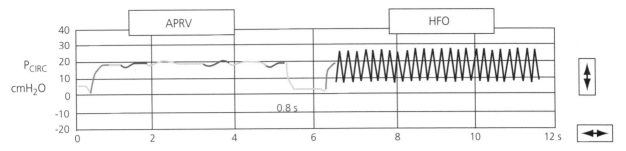

Figura 18   APRV tem sido muitas vezes comparada com HFO. HFO: alta frequência oscilatória.

valores menores que um segundo. O ajuste é necessário para deixar apenas um pouco de auto-PEEP na curva fluxo-tempo, com traço de fluxo expiratório sem voltar totalmente a zero antes da entrega da próxima respiração mandatória. O tempo de PEEPLo e a frequência respiratória fixada ou número de liberações determinarão o tempo de PEEPHi.

O ajuste do TL, ou o tempo de liberação na APRV, tem efeito significativo na oxigenação do paciente. Apenas um único estudo demonstrou piora na oxigenação durante a APRV, porém seu ajuste de TL foi fixado para eliminar auto-PEEP. As premissas desse estudo estabeleceram que quanto mais curto fosse o TH, mais longos seriam os tempos de liberação e assim, totalmente opostas às premissas da APRV, dessa forma, resultaram no aumento da atelectasia e na redução da oxigenação.

A PEEPHi é ajustada com objetivo de alcançar trabalho respiratório adequado e melhorar a oxigenação do paciente. O ajuste inicial da PEEPHi, para a maioria dos pacientes que estão em APRV, está entre 15 e 25 cmH$_2$O. Deve-se avaliar a real necessidade e considerar o risco-benefício para utilizar pressões superiores a 30 cmH$_2$O. Para melhor ajuste da PEEPHi, deve-se aumentá-la lentamente até que se obtenha a melhor complacência pulmonar possível, que reflete o melhor volume corrente. Uma vez ultrapassado esse ponto, como consequência do aumento da PEEPHi o volume corrente realizado pelo paciente piorará.

Se ocorrer hipercapnia indesejada, a frequência respiratória poderá ser aumentada, o que ampliará o número de liberações, melhorando a remoção de CO$_2$. O clínico poderá também manter constante o tempo de liberação (TL) no ventilador.

Durante a PEEPHi, pode-se também acrescentar a ajuda da PS para reduzir o trabalho respiratório do paciente. Os níveis de pressão de suporte, geralmente, não passam de 5 cmH$_2$O acima da PEEPHi e podem ser eficientes na redução de resistência adicional imposta pelo tubo endotraqueal. Os volumes-correntes resultantes da ajuda adicional da PS, em geral, são relativamente pequenos, não ultrapassando 200 mL.

O desmame da APRV é análogo ao da ventilação convencional SIMV. À medida que melhora, deve-se diminuir a PEEPHi e a frequência respiratória, para que o paciente possa assumir a ventilação espontânea.

## VENTILAÇÃO ASSISTIDA PROPORCIONAL AUTOMÁTICA (*PROPORTIONAL ASSIST VENTILATION PLUS* – PAV+)

A ventilação proporcional assistida *plus* (PAV+™) é um modo relativamente novo. O ventilador é projetado para fornecer suporte inspiratório e assistir as respirações espontâneas do paciente, mantendo o *drive* neural intacto. A PAV foi inventada por Younes[37] que a descreveu no seu artigo de revisão em 1994[38] como um algoritmo que entrega um tipo específico de respiração. No caso da PAV+, a respiração proporcional assistida (Proportional Assist ou PA), gerenciada por um algoritmo (PAV+) que realiza automaticamente complexas medições e rotinas necessárias para o suporte contínuo do paciente.

Como visualizar a PAV+, ou melhor, o tipo de respiração PA? Posto de forma simples, a PA age como um amplificador inspiratório. Desempenha função semelhante à direção hidráulica de um carro, a qual reduz o esforço de fazer curvas com as rodas dianteiras, pois amplifica a força realizada pelo motorista.

Em geral, a primeira ideia que vem à mente é que a PA é semelhante à pressão de suporte, mas não é. A pressão de suporte é um tipo de respiração em que vale tudo ou nada. Uma vez disparado pelo esforço do paciente, o ventilador recebe uma pressão de valor fixo e sempre igual ao pré-ajustado, incapaz de variar mesmo que haja alterações da força muscular inspiratória do paciente durante o *trigger* e, portanto, da demanda. O paciente recebe volume corrente, no mínimo, igual a [(complacência pulmonar) x (pressão inspiratória)]. Um volume maior pode ser liberado, mas o paciente precisa fazer um trabalho extra para inspirar esse volume adicional. Voltando à analogia do carro, um modelo de direção PS significaria que qualquer esforço por parte do condutor resultaria na rotação das rodas dianteiras em algum ângulo fixo.

A PA amplifica, de forma harmoniosa, o esforço inspiratório do paciente, ou seja, sem aumentar a demanda de trabalho do mesmo. Seria mais exato dizer que a PA descarrega o trabalho dos músculos inspiratórios do paciente de forma harmoniosa – o que será visto mais adiante. A PA faz isso porque mede a demanda inspiratória do paciente em intervalos de milissegundos e assiste a inspiração conforme a demanda. A amplificação é ajustada por uma função chamada de porcentagem de suporte que varia entre 5 e 95%.

Tecnicamente, o suporte de 0% seria equivalente à ventilação espontânea convencional e o de 100% seria igual à amplificação infinita, o que não é possível. Na prática, quando a porcentagem de suporte é ajustada em 95%, o ventilador faz 95% do trabalho inspiratório, deixando o paciente realizar apenas 5% desse trabalho. Em uma programação de 5%, o ventilador desempenha 5% do trabalho de inspiração e o paciente 95%. Desse modo, a PA permanece ativa durante toda a fase inspiratória, descarregando, de acordo com a porcentagem de suporte ajustada, um percentual do trabalho realizado pelo paciente em cada esforço inspiratório.

## Como a PA faz o que faz?

Assim como um rio corre de uma grande elevação para uma menor, os gases da respiração descem por um gradiente de pressão, ou seja, da alta pressão para a baixa. Quando a torneira em que a mangueira do jardim está ligada é aberta, a água escorre pela extremidade que está livre pois a pressão na torneira é maior do que a pressão igual a atmosférica. A Figura 19, painel A, mostra essa situação quando o declive é gerado por uma pressão positiva na extremidade da torneira e pressão atmosférica igual a zero na outra extremidade. Seria possível chegar ao mesmo resultado ao desconectar a mangueira da extremidade da torneira (com pressão zero) e conecta a extremidade livre a uma fonte com pressão subatmosférica (Figura 19B).

Os gráficos, na Figura 19, ajudam a compreender como necessidades ventilatórias do paciente podem ser atendidas. A atividade inspiratória muscular gera uma pressão subatmosférica na cavidade torácica quando a boca fica aberta para a atmosfera, ou quando os músculos inspiratórios estão inativos, e o ventilador gera uma pressão positiva na boca.

No início da história da ventilação mecânica, engenheiros clínicos descobriram técnicas bem-sucedidas para a entrega dos gases de respiração pela aplicação controlada de pressão positiva na boca do paciente. Com o desenvolvimento de métodos sensíveis para determinar o início do esforço do paciente, a sincronização inspiratória se tornou possível. Dar suporte ventilatório ao paciente durante as respirações espontâneas continuava sendo um desafio.

Somente após o desenvolvimento dos ventiladores com sofisticados controles eletrônicos que o suporte mecânico dado ao paciente em respiração espontânea evoluiu, combinado com a capacidade da técnica de fluxo contínuo da CPAP. Os clínicos queriam ventiladores capazes de aumentar harmoniosamente o esforço inspiratório do paciente. Conhecida como pressão de suporte, esse algoritmo respiratório foi amplamente introduzido na segunda metade dos anos 1980 e logo recebeu grande aceitação. Hoje, a PS

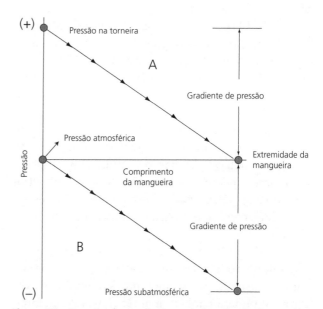

**Figura 19** Pressão de gradiente e vazão através de um conduto. No painel A, o fluxo do líquido ocorre da esquerda para a direita, descendo por gradiente de pressão *versus* pressão atmosférica. O painel B exibe o mesmo sentido do fluido, mas por gradiente de pressão atmosférica *versus* pressão subatmosférica.

continua sendo padrão para suporte do paciente em respiração espontânea.

A Figura 20 mostra que o paciente e o ventilador são sistemas ligados apenas por um sinal gerado pelo esforço inspiratório do paciente. O clínico deve fixar a pressão-alvo. Uma vez disparado, o ventilador eleva a pressão na conexão do paciente (o Y) para o valor-alvo pré-fixado. A PS evoluiu consideravelmente desde que foi introduzida, em meados dos anos 1980. Conta-se hoje com controle de tempo em elevação, controle de ciclagem (sensibilidade expiratória) e um algoritmo que mantém o volume estável (alvo), controlado e especificado mediante ajuste automático da pressão-alvo. Controlar a pressão-alvo foi incorporado nos algoritmos com base na PS, visando desmamar o paciente. Conforme protocolo pré-definido de desmame, a pressão-alvo se reduzia lentamente para algum valor limite que seria o ponto a partir do qual se pode efetuar uma extubação.

Agora, o posionamento é colocar a PAV+ no contexto da discussão atual. A PS é uma respiração do tipo tudo ou nada, iniciada pelo esforço do paciente. Uma vez disparado, o ventilador fornece a pressão pré-ajustada pelo clínico, uma pressão fixa, independente do esforço do paciente. Complacência pulmonar-torácica (CL) e pressão de insuflação pulmonar (PL) combinam para determinar o volume pulmonar (VL = CL * PL). Se o paciente inicia apenas a respiração PS e depois permanece passivo, PL será igual à PY. O paciente poderá inalar um volume maior, mas apenas à custa do aumento de seu trabalho inspiratório. Esse esforço inspiratório gera um componente PL negativo, transformando efetivamente o PL original em uma pressão gradiente maior (melhor descrita como DPL).

O objetivo de administrar a PS é equilibrar uma pressão de insuflação adequada para que, combinada ao esforço do paciente, produza o VL desejado e não sobrecarregue os esforços inspiratórios do paciente. Devem ser consideradas também outras questões, como o que aconteceria se a entrega do fluxo fosse mais lenta do que o paciente esperava ou se fosse rápida demais, ou em que ponto na inspiração o ventilador deverá ciclar para exalação, ou ainda o que ocorrerá se a pressão de suporte ficar insuficiente ou excessiva.

Foram desenvolvidos refinamentos que resolvem parcialmente cada uma dessas preocupações. A fixação do tempo de subida (*rise-time*) permite a otimização da entrega de fluxo. A sensibilidade expiratória permite que a porcentagem de queda do pico de fluxo seja determinada onde deve haver ciclagem, ajustada pelo clínico ou por um algoritmo[39] que visa otimizar a transição da inspiração para a expiração. O controle de um volume corrente-alvo estabiliza os valores de flutuação. Esse aspecto aparece em muitos ventiladores como volume de suporte (VS), mas é definido de modo mais adequado como pressão de suporte com volume-alvo (VTPS). Mais tarde, essas características foram incorporadas na ventilação de minuto mínimo (MMV) e em uma MMV inteligente, chamada de ventilação de suporte adaptável (ASV).

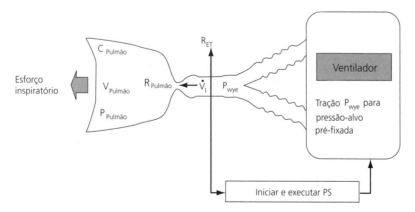

**Figura 20** Representação esquemática de um paciente recebendo pressão de suporte. Paciente e ventilador são sistemas ligados apenas por um sinal gerado pelo esforço inspiratório do paciente. O clínico deve fixar a pressão-alvo. Uma vez iniciado, o ventilador eleva a pressão na conexão do paciente (o Y) para o valor-alvo pré-fixado. A PS evoluiu consideravelmente desde que foi introduzida em meados dos anos 1980. Atualmente, conta-se com controle de tempo em elevação e de fim de inspiração (sensibilidade expiratória), além de um algoritmo que mantém um volume estável (alvo) controlado e especificado mediante ajuste automático da pressão-alvo de um lado a outro. O controle de pressão-alvo foi incorporado nos algoritmos com base de PS visando desmamar o paciente. Conforme protocolo pré-definido, a pressão-alvo se reduzia lentamente para algum valor limite em que é possível tolerar extubação.

Quaisquer que sejam esses refinamentos, e como são utilizados, a PS continua sendo tudo ou nada.

No início da respiração PS, todos os ajustes dos variados refinamentos terão sido especificados, pelo clínico ou automaticamente por um algoritmo. Na forma mais simples, o paciente gera um disparo, por *trigger* de fluxo ou pressão, e a PS eleva a pressão no Y para um valor pré-fixado e constante. Premissas inerentes aos algoritmos de respiração baseada em pressão consistem em determinar quais parâmetros são controlados e quais não são. Se o fluxo não for controlado, o paciente pode acessar um fluxo adicional ao aumentar seu esforço inspiratório. Deve-se considerar, primeiro, a condição de disparo. Aqui, o paciente somente inicia e não faz nenhum esforço adicional. Depois que a pressão no Y atingir o seu alvo e o fluxo respiratório declinar para quase zero, o volume pulmonar (VL) será dado como VL = DPY * CL.

No segundo exemplo, os esforços ativos b e c são extras e, geralmente, aparecem como um sinal de disparo mais profundo (ver traços dos esforços ativos b e c na curva de pressão). As evidências de esforço extra do paciente não aparecem significativamente em virtude do algoritmo baseado na pressão. Nesse aparece pouca ou nenhuma evidência de esforço do paciente (Figura 21).

O esforço do paciente aumenta o sinal Pmus e, consequentemente, o gradiente ΔP responsável por empurrar gases de respiração aos pulmões do paciente. O efeito do aumento do gradiente de pressão é visto facilmente como aumento de fluxo e volume (ver as curvas de fluxo e volume). Para essa condição, VL = ΔPgradiente * CL, em que ΔPgradiente = ΔPY + ΔPmus.

É possível simplificar a compreensão do processo pelo qual o algoritmo PA descarrega um algoritmo Pmus se, primeiro, for considerada uma respiração espontânea do paciente em ar ambiente. O movimento dos gases de respiração da atmosfera para os pulmões é descrito pela equação de movimento. Embora não se tenha nenhuma medição direta de Pmus, pode-se aplicar a seguinte equação de movimento:

$$P_{MUS}(t) = V_I(t) * R_{TOT} + \dot{V}_T(t) * E_{PULMÃO.TÓRAX}$$
(Equação 1)

Na qual Vi (t) = fluxo pelos elementos de resistência, Rtot = Resistência total, que inclui todos os elementos resistivos, VT (t) = volume de insuflação pulmonar e Epulmão-tórax = elastância pulmonar e do tórax.

Na Equação 1, reconhece-se que Pmus (t), VT (t) e (t) são funções do tempo t e do fluxo integral. Assim, fluxo respiratório é o sinal que o algoritmo PA monitora e leva sobre o estado do gerador de pressão do paciente, Pmus (t).

A análise corrobora para que se questione se o conhecimento de momento a momento do valor de Vi (t) não fornece informação sobre Pmus (t). No entanto, se fosse necessário integrar separadamente o sinal

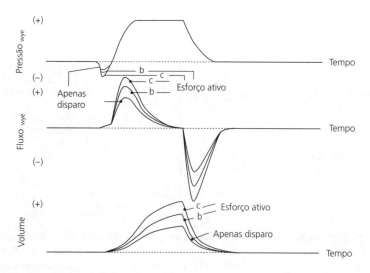

**Figura 21** Se PA amplia o esforço inspiratório, que sinal gerado pelo paciente leva à informação que permite ao algoritmo ampliar o produto gerador da pressão do paciente? De início, sabe-se que os músculos inspiratórios constituem o gerador da pressão do paciente, que a literatura identifica como Pmus. Além disso, a ativação de Pmus cria o fluxo respiratório. Esse fluxo é sentido na conexão Y do paciente e transformado em um sinal de pressão, que, por sua vez, resulta em aumento do gradiente de pressão entre a conexão Y do paciente (PY) e Pmus.

Vi (t), dando o sinal associado VL (t), e se os valores dos elementos de resistência separados e o valor da elastância pulmonar-torácica, já fossem conhecidos, Epulmão, a informação requerida para fazer a estimativa de Pmus (t) teria sido obtida.

Reconhecendo que o termo Rtot na Equação 1 é composto de dois elementos de resistência separados atribuíveis à via aérea artificial e aos pulmões do paciente (RET e RL, respectivamente), pode-se reescrever a Equação 1 como:

$$P_{MUS}(t) = \dot{V}_L(t) * R_{ET} + \dot{V}_L(t) * R_L + V_T(t) * E_L$$
(Equação 2)

Em que RET é, por si só, uma função do fluxo instantâneo e os valores de RL e EL, para os objetivos do algoritmo PA, são considerados constantes de tempo. A Equação 2 assume explicitamente que RET, RL e EL são conhecidos e mensuráveis. Os dados para RET são conhecidos e armazenados no algoritmo PA. RL e EL devem ser dimensionados e reintroduzidos continuamente no algoritmo PA ao longo do suporte do paciente (Figura 22).

O algoritmo PAV realiza e programa manobras de medida da mecânica pulmonar de forma randômica, entre quatro a dez respirações, mas não antes de três respirações após a manobra anterior. Essas manobras fornecem os dados com que o algoritmo PAV+ continuamente recalcula valores novos para RL (resistência pulmonar) e EL (elastância pulmonar). A randomização minimiza a chance de que o paciente memoriza o tempo da próxima manobra e interfere na medição. A validade lógica e fisiológica dos dados de cada manobra é verificada. Qualquer violação dos dados medidos causa rejeição de todos os dados.

Como na Figura 23, os mesmos sistemas são apresentados, isto é, paciente e ventilador. Além dos diferentes algoritmos de controle, a principal diferença está em que a PA mede o fluxo inspiratório do paciente, o que revela informação sobre a atividade temporária de Pmus (demanda ventilatória). Além disso, o sinal , quando integrado, fornece o sinal co-igual VL (t). Esses dois sinais permitem ao algoritmo PAV+ descarregar trabalho de acordo com uma porcentagem (até 95%) ajustada pelo clínico e que representa a compensação da resistência do sistema (entre o Y e os alvéolos), e da perda de pressão dissipada na expansão pulmonar.

Uma vez conhecidas ou mensuráveis todas as variáveis do lado direito da Equação 2, pode-se manipulá-la para habilitar o ventilador (o executor de PAV+) a fim de atingir até 95% da pressão que seria gerada por Pmus. Em razão da medição de fluxo, que leva a informação sobre Pmus (t) ocorre na conexão Y (*wye*), escolhe-se esse ponto para que o algoritmo PA gere a pressão necessária para apoiar Pmus.

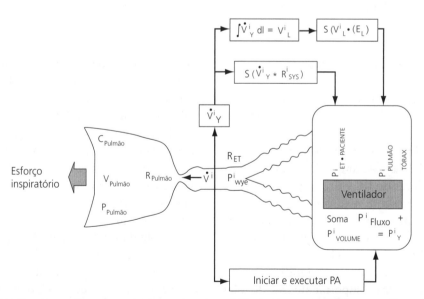

**Figura 22** Representação esquemática do paciente recebendo assistência proporcional. Como na Figura 20, os mesmos elementos são apresentados: paciente e ventilador. Além dos diferentes algoritmos de controle, a principal diferença é que PA acessa e opera no sinal do fluxo respiratório dos pacientes, o que informa sobre a atividade temporária de Pmus. Além disso, o sinal $\dot{V}$ (t), quando integrado, sinaliza coigual VL (t). Esses dois sinais permitem que o algoritmo PA descarregue proporcionalmente uma porcentagem (até 95%) de fixação clínica da perda de pressão dissipada pelos elementos de resistência entre *wye*, alvéolos e perda de pressão dissipada na expansão pulmonar.

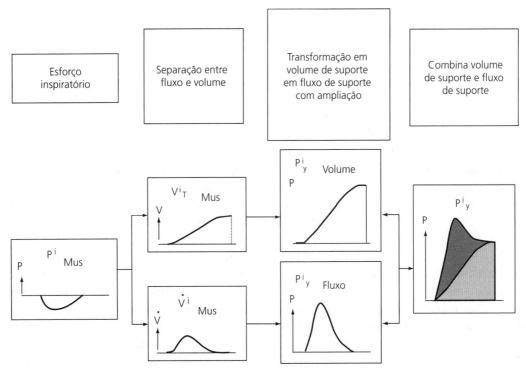

**Figura 23** Representação de como Py (t) é gerado por Pmus (t). Esta representação supõe que a PAV realmente mede Pmus (t), o que não é verdade. Em vez disso, será possível saber como descarregar Pmus (t) se os valores temporários dos sinais de fluxo e volume forem conhecidos junto com os valores dos elementos de resistência e conformidade, pelos quais os gases de respiração devem fluir. Com porcentagem de controle de suporte, configura-se a PA para contrabalançar até 95% o total do trabalho de inspiração. Sabe-se também que o controle de Pmus (t) fica com o centro de controle respiratório, que está sob influência de muitos parâmetros fisiológicos. O algoritmo PA supõe que o centro de controle respiratório vai desvalorizar seu sinal de Pmus (t) apropriado para o estado atual do paciente. Assim, a PA nunca encontra com o Pmus (t).real. A PA monitora a manifestação extrínseca de Pmus (t), fluxo pulmonar e volume pulmonar, utilizando a Equação 3, em uma combinação de Py (t) que descarrega o trabalho inspiratório pela porcentagem fixa de suporte. ΔPmus (t) simplesmente se iguala a ΔPy (t) * ((1/S) − 1), em que S = o equivalente decimal do valor de porcentagem de suporte.

A Equação 3 mostra a transformação:

$$P^i_{wye} = S\,(\dot{V}^i_L * R^i_{ET}) + S\,(\dot{V}^i_L * K_1) + S\,(V^i_T * K_2)$$
(Equação 3)

Nessa equação S é a configuração da porcentagem de suporte/100, as constantes de suporte $K_1$ e $K_2$ substituem os valores de RL e EL, respectivamente, e a denotação i representa medições contínuas por milissegundo durante a inspiração. (Note que todas as equações que se referem ao Pwye gerado por ventilador incluem PEEP fixada pelo clínico.) A transformação indicada pela Equação 3 significa que, ao algoritmo PAV+, a tarefa de suportar até 95% do total do trabalho inspiratório foi designada, sendo o restante realizado pelo paciente (100% − porcentagem de suporte ajustado = porcentagem de trabalho realizada pelo paciente), ou seja, por Pmus. Observe que, em cada intervalo de amostra RET, são avaliados valor de fluxo inspiratório e dados de identificação do tipo e tamanho da via aérea artificial (tubo endotraqueal ou traqueostomia), informados antes de iniciar a PAV+ pelo clínico ao ventilador.

Essa representação supõe que a PAV+ realmente meça Pmus (t), o que não é verdade. Em vez disso, PAV+ sabe descarregar Pmus pois conhece os valores de fluxo e volume em função do tempo simultaneamente com os valores de resistência e complacência, por que os gases respiratórios fluirão. Com o controle da porcentagem de suporte, configura-se a PA para realizar até 95% do total do trabalho inspiratório. Sabe-se que o controle de Pmus (t) fica no centro respiratório cerebral, que está sob influência de muitos parâmetros fisiológicos. O algoritmo PAV+ supõe que o centro respiratório pode atenuar o estímulo de Pmus (t), se apropriado para o estado atual do paciente. Assim, a PA nunca contempla o Pmus (t) real, mas monitora a manifestação extrínseca de

Pmus (t), fluxo e volume pulmonares, utilizando a Equação 3 em uma combinação de PY (t), que descarrega o trabalho inspiratório pela porcentagem fixa de suporte. DPmus (t) simplesmente iguala a DPY (t) * [(1/S) – 1], em que S = configuração da porcentagem de suporte/100.

A Equação 3 identifica, também, que perdas de pressão estão envolvidas no movimento de gases pelas vias aéreas artificiais e na expansão do sistema elástico pulmonar e torácico, sendo compensadas em menor ou maior grau à medida que a porcentagem de suporte for aumentando. Como cada um dos elementos individuais do lado direito da Equação 3 representa um termo de pressão, ela pode ser reescrita como:

$$P_{wye} = P_{\text{RESISTÊNCIA VIA AÉREA}} + P_{\text{RESISTÊNCIA PACIENTE}} + P_{\text{PULMÃO-TÓRAX}}$$

(Equação 4)

Lembrando que a ventilação ocorre como resultado do gradiente de pressão entre a conexão do paciente no Y e os alvéolos, pode-se escrever:

$$\Delta P_{\text{GRADIENTE}} (t) = P_Y (t) + P_{\text{MUS}} (t)$$

(Equação 5)

Nesse ponto, é possível avaliar a questão da amplificação na PA. A Equação 5 identifica que a inspiração causada por um gradiente de pressão foi gerada por uma pressão positiva no Y e pela pressão negativa Pmus. Desse modo, tem-se PY (t) com Pmus (t).

Emprestando elementos das Equações 1, 3 e 4, pode-se expressar essa questão como é apresentada na Equação 6:

$$P^{wye}_{\text{PULMÃO-TÓRAX}} (t) = S (V_{\text{LUNG}} (t) * E_L)$$

(Equação 6)

Nessa equação, EL = valor de elastância pulmonar-torácica estimada pela manobra randômica do PAV+. Em qualquer volume pulmonar gerado, ViL, a pressão elástica gerada pela pulmonar-torácica, PiLELÁSTICA, será apresentada na Equação 7:

$$P^i_{L \text{ ELÁSTICA}} = V^i_L * E_{L \text{ REAL}}$$

(Equação 7)

Sempre que EL for igual ou inferior a EL REAL, PiL ELÁSTICA será igual ou maior que Pi wyePULMÃO-

-TÓRAX, e o pulmão não terá volume excedente. O volume excedente ocorre quando cada incremento de VL causa Pi wyePULMÃO-TÓRAX para exceder PiL ELÁSTICA, que, por sua vez, faz o pulmão insuflar, isto é, pode ocorrer quando o valor estimado para EL excede EL REAL.

Mantendo uma porcentagem de suporte com valores mais baixos, a condição de volume excedente é minimizada, pois qualquer avaliação excessiva de EL será contrabalanceada pela influência da porcentagem por menos de 1, como se pode ver na Equação 6. O alarme de alto volume inspirado e limites iniciais para pressão inspiratória suavizam o desenvolvimento de condições propícias para volume e/ou fluxo excedente, respectivamente.

Por último, deve-se analisar a questão de descarregamento e amplificação. Revendo o exemplo da direção de um carro, não se força excessivamente a direção com os músculos do ombro, que é amplificada pela direção hidráulica, porque o sistema visual retorna imediatamente sobre a direção do carro. Pode-se dizer que o motorista modula seu esforço para conseguir controlar o carro.

O fator de amplificação do sistema de direção do carro foi otimizado para um desempenho seguro e efetivo no dia a dia. Entretanto, em velocidade excessiva, um controle estável pode se tornar menos efetivo. Em carros modernos, de alta performance, o fator de amplificação do sistema de direção hidráulica diminui à medida que a velocidade diminui.

Constantemente, em uma inspiração, os modelos de fluxo instantâneo do algoritmo PA no Y calculam o volume pulmonar atual e transformam essa informação, utilizando a Equação 3 em um sinal instantâneo de pressão, cuja magnitude é suficiente para contrabalancear trabalho instantâneo atual com uma porcentagem fixada pelo clínico. Se o ventilador executar uma porcentagem específica do total do trabalho inspiratório, os músculos inspiratórios devem fazer o resto (100% menos a porcentagem de suporte especificada). Pode-se expressar o total do trabalho inspiratório como uma comparação entre porcentagem de suporte fixada, função de dirigir e trabalho realizado pelo paciente. Assim estruturada, a amplificação de Pmus é dada como 1/(1 – S), em que S = configuração da porcentagem de suporte/100. Quando a porcentagem de suporte é igual a zero, o paciente deve executar todos os trabalhos de inspiração. Aqui, a amplificação é 1. No extremo oposto, se a porcentagem de suporte for igual a 95%, a amplificação será igual a 20. Em termos gráficos, visualiza-se a interação entre amplificação e porcentagem de suporte. Observe que, se a porcentagem de suporte fosse 99%, a amplificação seria 100, e em 99,9% de suporte, 1.000. O gráfico apresentou por que valores extremos de porcentagem de suporte causam instabilidade. Com valores de porcentagem de suporte altos, qualquer interferência, ruído no circuito do ventilador ou coisa parecida, gerariam amplificação excessiva. Portanto, na prática, o limite superior seria 95% de suporte.

Para respiração PA, sabe-se que paciente e ventilador combinam para realizar 100% do trabalho respiratório. A amplificação do esforço do paciente é apresentada pela Equação 8:

$$\text{Amplificação} = \frac{1}{1-S} \quad \text{(Equação 8)}$$

Em que S = porcentagem de suporte/100, isto é, S é a fração decimal, que pode variar entre zero e algum número inferior a 1. Na Figura 24, observa-se que, fixando a porcentagem de suporte em 95%, o fator de amplificação é 20. Dessa forma, o que impede o tipo de respiração PA de hiperinsuflar os pulmões do paciente? Como na analogia da direção, o centro respiratório do paciente reduz esforço inspiratório $P_{MUS}$ para manter a frequência respiratória e o volume corrente estáveis. Em razão de o fator de amplificação subir rapidamente quando a porcentagem de suporte excede 95%, esse patamar é considerado o valor máximo para se utilizar. Enquanto o centro respiratório do paciente mantém um estímulo inspiratório estável e adequado, o algoritmo de respiração PAV+ descarregará trabalho de $P_{MUS}$, permitindo que o paciente realize respirações mais fisiológicas. Exatamente como na fisiológica, na respiração espontânea em PA, o volume corrente do paciente poderá e irá variar. O paciente, e não o ventilador, é responsável pela função respiratória.

## RISCOS

A PAV+ traz consigo o compartilhamento de riscos. Para suporte do paciente, os valores por

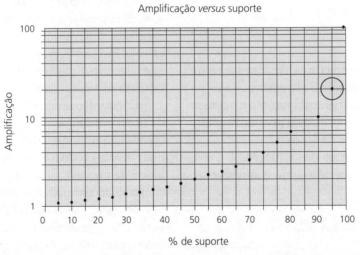

**Figura 24** Amplificação *versus* porcentagem de suporte. Constantemente, por meio de uma inspiração, os modelos de fluxo instantâneo de algoritmo PA no *wye* calculam o volume pulmonar atual e transformam essa informação, utilizando a Equação 3 em um sinal instantâneo de pressão, cuja magnitude é suficiente para contrabalancear uma porcentagem fixada pelo clínico com o trabalho instantâneo atual. Se o ventilador executar uma porcentagem específica do total do trabalho inspiratório, os músculos inspiratórios devem fazer o resto, 100% menos a porcentagem de suporte especificada. Pode-se expressar o total do trabalho de inspiração como uma função da porcentagem de fixação de suporte e a função de dirigir, que é a produção do trabalho do paciente. Assim estruturada, a amplificação de $P_{MUS}$ é dada como 1/(1 – S), em que S = equivalente decimal da porcentagem de fixação de suporte. Quando a porcentagem de suporte = 0, o paciente deve executar todos os trabalhos de inspiração. Aqui, a amplificação é 1. No extremo oposto, se a porcentagem de suporte = 95%, amplificação = 20. Em termos gráficos, a amplificação como uma função de porcentagem de suporte, pode-se visualizar sua interação. Observe que se a porcentagem de suporte fosse 99%, a amplificação seria 100, e em 99,9% de suporte, 1.000. O gráfico apresentou por que valores extremos de porcentagem de suporte causam instabilidade. Com valores de porcentagem de suporte altos, esforços erráticos de respiração, ruído no circuito do ventilador ou coisa parecida geram amplificação excessiva. Um teto prático seria 95% de suporte.

RPULMÃO e EPULMÃO devem ser conhecidos (nunca são totalmente conhecidos, sendo continuamente estimados e filtrados para suavizar as oscilações próprias desses valores), porém, ao iniciar a PAV+, esses valores são invisíveis. Essa questão está rodeada pela inclusão da rotina de início de operação, pela qual o algoritmo PAV+ inicia diversas respirações experimentais consecutivas, cada uma com uma manobra randômica. As manobras iniciais são deliberadamente conservadoras, mas, a cada manobra sucessiva, o algoritmo PAV+ designa mais peso para os dados mais recentes. Após várias respirações bem-sucedidas, o algoritmo muda e aceita as estimativas para RPULMÃO e EPULMÃO.

Outro tema significativo para PAV+ trata da estimativa excessiva de valores reais para RPULMÃO e EPULMÃO. Para valores elevados de porcentagem de suporte e superestimativa de valores para RPULMÃO e EPULMÃO, o ventilador poderia gerar mais pressão do que a necessária para compensar a perda de pressão atribuível aos elementos resistentes e elásticos. Por exemplo, se RPULMÃO exceder o RPULMÃO REAL, uma pressão aplicada pelo algoritmo PA pode exceder a perda de pressão real, o que poderia resultar em descontrole.

A especificação do limiar de pressão bloqueará uma condição de sobrepressão exatamente como o limite de alta pressão frustra a superpressurização ventilação convencional. Uma solução direta liga um limite de limiar de descontrole inferior à fixação para um limite de alta pressão.

A condição de fluxo descontrolado é menos importante que a de volume. Isso é verdade porque um fluxo inspiratório geralmente atinge o pico próximo ao primeiro terço do tempo inspiratório e, no fim da inspiração, o fluxo cai para zero. Assim, a menos que um fluxo fique fora de controle, a condição é de autoextinção porque o fluxo decai após chegar ao pico. O descontrole de volume é mais sério, pois o volume começa na CRF e continua a aumentar, atingindo o máximo volume ao final da inspiração. No descontrole de volume, a pressão inspiratória sempre superará o equilíbrio da pressão elástica, condição que causa hiperinsuflação. Essa só pode ser extinta quase na capacidade inspiratória máxima, em que haverá aumento da rigidez pulmonar. Nesse ponto, o fluxo inspiratório pode cair para zero e o algoritmo PA poderá iniciar a ciclagem.

Especificando um limite de volume inspiratório, o descontrole de volume pode ser bloqueado. Quando fixado dessa forma, um limite VTI atua de forma idêntica ao limite atual para alta pressão. Se o limite de limiar for alcançado, o ventilador cessará a inspiração e ciclará. Diluindo o limite VTI para um valor mais conservador e incorporando ao algoritmo PAV+ uma rotina que cobre a pressão pulmonar $P_{wye}$ no valor definido pelo limite reduzido VTI, consegue-se uma abordagem menos abrupta. Com $P_{wye}$PULMÃO estabilizada no limite definido de VTI-, essa abordagem transfere para o paciente todo o trabalho adicional para mais expansão pulmonar. Nesses processos, o sistema respiratório fica carregado, o que precipita o fim da inspiração.

O limite VTI já está incorporado a muitos ventiladores atuais em decorrência da inclusão de vários tipos de respiração com volume-alvo e baseados em pressão.

Uma PAV+ perfeita atua como amplificador de respiração, descarregando apoio proporcional PMUS (t). Essa afirmação significa que o paciente controla todos os parâmetros da inspiração. Não se encontra hoje nenhum outro algoritmo de respiração espontânea que funcione dessa maneira. Inevitavelmente, o PAV+ se tornou um padrão de suporte para a respiração espontânea do paciente.

Dräger e Respironics oferecem versão "manual" de PAV de seus ventiladores. A designação de manual significa que, em vez de o ventilador estimar continuamente valores para RPULMÃO e EPULMÃO, o clínico deve fazer isso à beira do leito. Esse método manual é provavelmente satisfatório para pacientes cujos valores mecânicos permanecem relativamente constantes com o tempo.

Ao analisar essas estratégias e/ou modalidades ventilatórias baseadas na pressão positiva, nas últimas cinco décadas, é interessante lembrar um pensamento do ensaísta francês Michel de Montaigne, há 400 anos:[40]

Cada vez que se reporta um novo descobrimento ao mundo científico, primeiro dizem:

"O mais correto é que não seja verdade". Depois, creio ... como já foi demonstrado além de qualquer dúvida, dizem: "Sei, pode até ser verdade, mas não é importante". Finalmente, quando já passou tempo suficiente, dizem: "Sei, com certeza é importante, mas já não é novidade".

## REFERÊNCIAS BIBLIOGRÁFICAS

1. Consensus statement on the essentials of mechanical ventilators. Respir Care. 1992;37:1000-8.

2. Chatburn RL. Classifications of mechanical ventilators. Respir Care. 1992;37:1009-25.

3. Branson RD. Technical description and classification of modes of ventilator operation. Respir Care. 1992;37:1026-44.

4. Branson RD, MacIntyre NR. Dual control modes of mechanical ventilation. Respir Care. 1996;41:294-305.

5. Amato MBP, et al. Volume assist pressure support ventilation (VAPSV): a new approach for reducing muscle workload during acute respiratory failure. Chest. 1992;102:1225-34.

6. Hass CF, et al. Patient determined inspiratory flow during assisted mechanical ventilation. Respiratory Care. 1995;40:716-21.

7. MacIntyre NR, et al. Combining pressure limiting and volume cycling features in a patient – interactive mechanical ventilation. Crit Care Med. 1994;22:352-57.

8. Fitzgerald J. Auto Flow, 20 questions – 20 answers. Lübeck: Dräger Medizinetechnik.

9. Raneri VM. Optimization of patient ventilator interactions: closed loop technology. Intensive Care. 1997;23:936-39.

10. Kollef M, et al. The use of continous IV sedation is associated with prolongation of mechanical ventilation. Chest. 1998;114:541-48.

11. Brooke A, et al. Effect of a nursing-implemented sedation protocol on the duration of mechanical ventilation. Crit Care. Med 1999;12:2609-15.

12. Kallet R, et al. The effects of pressure control versus volume control assisted ventilation on patient work of breathing in acute lung injury and acute respiratory distress syndrome. Respir Care. 2000;45:1085-96.

13. Piotrowski A, et al. Patient iniciated, pressure regulated, volume controlled ventilation compared with intermittent mandatory ventilation in neonates: a prospectived, randomized study. Intensive Care Med. 1997;23:975-81.

14. Álvarez A, et al. Decelerating flow ventilation effects in acute respiratory failure. J Crit Care. 1998;13:7-12.

15. Otis AB, et al. Mechanics of breathing in man. J Apply Physiol. 1950;2:592-607.

16. Brunner JX, et al. A simple method to measure total expiratory time constant based on the passive expiratory flow--volume curve. Crit Care Med. 1995;23:1117-22.

17. Iotti GA, et al. Respiratory mechanics by least squares fitting in mechanically ventilated patients: application during paralisis and during pressure support ventilation. Intens Care Med. 1995;21:406-13.

18. Campbell RS, et al. Clinical evaluation of a new closed loop ventilation mode: adaptive support ventilation. Respir Care. 1998;43:856.

19. Hewllet AM, et al. Mandatory minute volume. Anesthesia. 1977;32:163-9.

20. Ravenscroft PS. Simple mandatory minute volume. Anesthesia. 1978;33:246-9.

21. Haberthur C, Elsasser S, Eberhard L, Stocker R, Guttmann J. Total versus tube-related additional work of breathing in ventilator-dependent patients. Acta Anesthesiol Scand. 2000;44:749-57.

22. Guttman J, Bernhard H, Mols G, Benzing A, Hofmann P, Haberthur C, et al. Respiratory comfort of automatic tube compensation and inspiratory pressure support in conscious humans. Intens Care Med. 1997;23:1119-24.

23. Fabry B, Zappe D, Guttman J, Kuhlen R, Stocker R. Breathing pattern and additional work of breathing in spontaneously breathing patients with different ventilatory demand during inspiratory pressure support and automatic tube compensation. Intens Care Med. 1997;23:545-52.

24. Haberthur C, Fabry B, Stocker R, Ritz R, Guttmann J. Additional inspiratory work of berathing imposed by tracheostomy tubes. Intens Care Med. 1999;25:514-19.

25. Timothy B. Op't Holt: physiology of ventilatory support. In Wilkings RL, Stoller JK, Scanlan CL, editors. Egan's Fundamentals of Respiratory Care. 8.ed. St. Louis: Mosby, 2003.

26. Stocker R, Fabry B, Haberthur C: New modes of ventilatory support in spontaneously breathing intubated patients. In Vincent JL (editor). Yearbook of intensive care and emergency medicine. New York: Springer-Verlag, 1997.

27. Guttman J, Bernhard H, Mols G, Benzing A, Hofmann P, Hberthür C, et al. Respiratory comfort of automatic tube compensation and inspiratory pressure support in conscious humans. Intens Care Med. 1997;23:1119-24.

28. Oczenskei W, Kepka A, et al. Automatic tube compensation in patients after cardiac surgery: effects on oxygen consumption and breathing pattern. Crit Care Med. 2002; 30.

29. Grooms D. The use of tube compensation in weaning patients from ventilators – A case study - Sentara Careplex Hospital, Hamptom, VA.

30. Stocker R, Fabry B, Stein S, Zappe D, Trentz O, Haberthur C. Added work of breathing, ventilatory pattern and recognizability of readiness for extubation during inspiratory pressure Support and Automatic tube compensation. Unfallchirurg. 1996;764-70.

31. Kuhlen R, Max M, Nibbe L, Hausmann S, Sprenger M, Falke K, et al. Respiratory pattern and respiratory strain in automatic tube compensation and inspiratory pressure support. Anaesthesist. 1999;48:871-75. (artigo em alemão)

32. Kacmarek RM. Ventilatory adjuncts. Respir Care. 2002; 47:319-33.

33. Stock C, Downs J, Frolicher D. Airway pressure release ventilation. Crit Care Med. 1987;15:462:66.

34. Putensen C, Mutz N, Putensen-Himmer G, Zinserling J. Am J Respir Crit Care Med. 1999;159:1241-48.

35. Putensen S, Zech H, Wrigge J, Sinserling F, Stuber T. Von Spiegel, et al. Am J Respir Crit Care Med. 2001;164:1241-48.

36. Hormann. Acta Anesthesiol Scand Suppl. 1997;111.

37. Younes M. Lung Ventilator Device. U.S. Patent 5. 1991;362.

38. Younes M. Proportional assist ventilation. In Tobin MJ (editor). Principles and practice of mechanical ventilation. New York: McGraw Hill. 1994;341-69.

39. Flexible Cycling Threshold for Pressure Support. Newport Medical Instruments, Inc. 2001: Bulletin CS01-1201A.

40. Tobin JM. 1999 Donald F Egan scientific lecture. Weaning from mechanical ventilation: What have we learned? Respir Care. 2000;45:417-31.

41. Barbas CSV, Ísola AM, Farias AMC, Cavalcanti AB, Gama AMC, Duarte ACM, et al. Recomendações Brasileiras de Ventilação Mecânica. Rev Bras Ter Int 2014;26(2):89-121.

# 10

# DESMAME DA VENTILAÇÃO MECÂNICA

MARTA C. P. DAMASCENO
FERNANDA DE CORDOBA LANZA

Toda forma de interrupção de uma conduta pre-estabelecida como forma terapêutica, profilática ou não, requer cuidados tanto em sua escolha e administração quanto em sua interrupção.

Quando se refere à interrupção do suporte ventilatório, alguns cuidados especiais devem ser rigorosamente tomados. Em muitas ocorrências se depara com condições clínicas perfeitas e, ainda assim, pacientes não conseguem se libertar desse suporte. Nesse momento, uma profunda reflexão de toda equipe é necessária, para que se programe a retirada do paciente da ventilação passo a passo. Classicamente, sabe-se que a retirada da ventilação mecânica do paciente crítico deve acontecer em função da resolução da patologia que o à incapacitou de manter sua respiração espontânea.

Alterações de troca gasosa em patologias agudas ou crônicas, incapacidade do centro respiratório de coordenar a respiração, drogas, sedação ou anestesias, dor, privação do sono e fatores emocionais são condições que podem levar o paciente a necessitar de assistência ventilatória mecânica por tempo prolongado.

A descontinuação ou retirada precoce da ventilação mecânica se torna interessante para prevenir complicações relacionadas à ela, como toxicidade a oxigênio $(O_2)$,[1] lesão pulmonar induzida por ventilação mecânica,[2] barotrauma, alterações hemodinâmicas,[3] lesões orotraqueais,[4] sinusite, pneumonias,[5] assim como aumento do custo de internação e da mortalidade.[6]

Por volta de 42% do tempo que o paciente permanece sob ventilação mecânica é despendido para os seu desmame, provavelmente pelo empirismo ao realizar a descontinuação, em muitas ocorrências sem planejamento adequado.[7]

A partir do entendimento que a retomada da respiração espontânea demanda trabalho muscular e gasto de energia, além de poder gerar ansiedade no paciente e na equipe, deve-se considerar prudente o estabelecimento de rotinas e protocolos para esse procedimento. Formas adequadas de descontinuação devem ser consideradas de acordo com a praticidade do condutor e dos recursos disponíveis. Entretanto, minimizar complicações do doente crítico, manter a oxigenação adequada na função hemodinâmica e ter controle rígido sobre a demanda e capacidade respiratória durante esse processo se torna indispensável.

## DEPENDÊNCIA DE VENTILAÇÃO MECÂNICA

O termo "dependente de ventilação mecânica" é utilizado geralmente para pacientes que necessitam de suporte ventilatório por mais de 24 horas ou que tenham falhado em uma tentativa de desmame.

Todos os fatores que possam contribuir negativamente para a evolução do desmame devem ser levados em consideração. Os relacionados ao sistema nervoso central são:

1. Lesões estruturais primárias (hemorragia, isquemia, edema, inflamação e neoplasia),[8] ou secundárias (hipotireoidismo).
2. Privação do sono.
3. Alcalose metabólica.
4. Sedativos e narcóticos.[9]

Por vezes, as alterações da complacência e resistência pulmonar causam sobrecarga na capacidade respiratória, o que promove desequilíbrio entre a demanda e a capacidade para respirar, levando ao desgaste das funções musculares.

As alterações relacionadas à mecânica do sistema respiratório são:

1.  Inatividade muscular (miopatias, fadiga, drogas, bloqueadores neuromusculares).
2.  Hiperinsuflação pulmonar, que gera desvantagem da mecânica respiratória e, consequentemente sobrecarga de trabalho, assim como incapacidade de manter a respiração.[10,11]

O trabalho dos músculos respiratórios acontece em razão da demanda ventilatória e do sistema respiratório, ou seja, complacência e resistência pulmonar.

Os fatores relacionados ao aumento da demanda ventilatória, são diversos porém, na prática diária, o que se percebe é que o aumento do consumo de $O_2$ relacionado ao hipermetabolismo, como na septicemia, é bastante comum. As alterações da complacência e resistência do sistema respiratório são desencadeadas por inúmeras condições patológicas. Algumas são mais comuns, como doenças pulmonares obstrutivas crônicas, asma e edema agudo de pulmão, ou ainda situações não tão rotineiras, como fibrose pulmonar e alterações de deformidades da caixa torácica.

Pacientes com baixa reserva cardíaca também são mais suscetíveis a depender de ventilação mecânica. O aumento da demanda respiratória, quando o paciente passa de ventilação assistida para espontânea, gera aumento de retorno venoso e esforço muscular respiratório, que aumenta o fluxo sanguíneo para a região torácica e abdominal, também elevando a pós-carga cardíaca imposta pela pressão pleural negativa.[12,13] Essas sobrecargas no sistema aumentam

o trabalho respiratório, dificultando, assim, a retirada da ventilação mecânica.[14]

Todos os fatores citados, de uma forma ou de outra, são facilmente diagnosticados e algumas vezes com resoluções possíveis, mas, quando se depara com um paciente que está emocionalmente dependente do suporte ventilatório, todos os recursos e técnicas para o desmame não são efetivos. Nesse momento, o trabalho em uma equipe multiprofissional torna-se imprescindível.

Transtornos psicológicos podem ser considerados como os fatores não respiratórios mais importantes dessa dependência. Orientar o paciente sobre o andamento e a realização da descontinuação da ventilação mecânica pode reduzir sua ansiedade e fazê-lo colaborar com a terapia, mas, na grande maioria das vezes, a orientação e o acompanhamento do psicólogo contribuem de forma bastante positiva.[15]

## QUANDO O DESMAME DA VENTILAÇÃO MECÂNICA SE INICIA

Após resolução ou melhora do evento que levou o paciente à ventilação mecânica, pode-se considerar descontinuação da assistência ventilatória. Alguns critérios são necessários ao iniciar o desmame ventilatório (Tabela 1).[16,17]

Investigadores argumentam que o processo de desmame se inicia assim que o paciente é colocado sob ventilação mecânica.[18] A adequação perfeita do paciente ao suporte ventilatório na fase inicial da ventilação mecânica pode representar importante diferencial na hora de sua interrupção. Pacientes com necessidades elevadas de suporte ventilatório poderiam evoluir com fadiga muscular, caso o suporte ventilatório insuficiente fosse concedido.[19]

**Tabela 1**   Condição para considerar o desmame da ventilação mecânica

| Parâmetros | Níveis requeridos |
| --- | --- |
| Evento responsável pelo início da ventilação mecânica | Controle ou reversibilidade do processo |
| Presença de estímulo respiratório | Sim |
| Avaliação hemodinâmica | Correção ou estabilização do débito cardíaco |
| Equilíbrio ácido básico | $7,30 > pH < 7,50$ |
| Troca gasosa | $PaO_2 > 60$ mmHg com $FiO_2 < 0,40$ e $PEEP < 5$ $cmH_2O$ |
| Balanço hídrico | Correção da sobrecarga hídrica |
| Eletrólitos séricos | Valores normais |
| Intervenção cirúrgica próxima | Não |

Fonte: Consenso Brasileiro de Ventilação Mecânica,1988.

## ÍNDICES PREDITIVOS PARA O DESMAME

Depois de os critérios para iniciar o desmame serem preenchidos (Tabela 1), a habilidade do paciente para respirar espontaneamente deve ser avaliada. Existem diversas formas para predizer o sucesso da extubação (Tabela 2). Esses parâmetros podem ser avaliados enquanto o paciente se encontra ainda com suporte ventilatório ou durante breves períodos de respiração espontânea.

Esses parâmetros, além de utilizados para direcionar decisões em relação ao desmame, fornecem subsídios numéricos que sinalizam a possibilidade de falha da descontinuação do suporte ventilatório.

O grupo McMaster (AHCPR) identificou parâmetros considerados preditores de sucesso do desmame ventilatório,[20] entre eles estão pressão inspiratória máxima, frequência respiratória (fr), pressão de oclusão da via aérea (P0.1), índice de CROP e índice de ventilação rápida superficial (Tobin ou fr/VC).

### Pressão inspiratória máxima (PImax)

A força e coordenação adequada dos músculos inspiratórios resulta da integridade entre o centro respiratório e a atividade neuromuscular.[21] Pacientes capazes de gerar PImáx > −30 $cmH_2O$ foram extubados com sucesso em um estudo de Sahn e Laksnminarayan com cem indivíduos. Os que obtiveram PImáx > −20 $cmH_2O$ foram incapazes de manter a respiração espontânea.[22]

Para medir a PImáx em pacientes que utilizam prótese ventilatória e que são pouco colaborativos, deve-se conectar o manovacuômetro (Figura 1) na via aérea com válvula unidirecional. Desse modo é necessário ocluí-la por aproximadamente 20 segundos, permitindo somente a inspiração do paciente, tempo em que será medida a PImáx.[23]

Quanto à pressão expiratória máxima (PEmáx), não é fator preditivo de sucesso do desmame, mas é um importante aspecto. Sua medida expressa força dos músculos expiratórios (abdominais), capacidade de tosse do paciente, em condições de diminuição da PEmáx, e tosse ineficaz ou abolida. Pode ocorrer falha do desmame principalmente em pacientes hipersecretivos.

### Frequência respiratória

É um parâmetro sensível, porém pouco específico como preditor de desmame da ventilação mecânica. Pode resultar em fadiga muscular quando ocorre taquipneia, respiração paradoxal, irregularidade da respiração, além de distúrbios metabólicos que também podem apresentar as mesmas alterações clínicas.

A correlação entre fr e volume corrente (VC) exprime a condição respiratória do paciente. Quando aferidos valores de fr < 35 rpm com Vc > 5 mL/kg, as chances de conseguir manter a respiração espontânea e obter sucesso no desmame são grandes.[24]

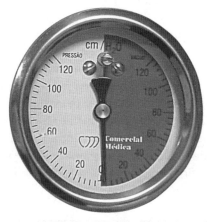

**Figura 1** Manovacuômetro: aparelho utilizado para medir força dos músculos inspiratórios (PImáx) e expiratórios (PEmáx).

**Tabela 2** Índices para predizer o sucesso do desmame da ventilação mecânica e seus valores

| Medidas | Valores previstos para sucesso do desmame | Referências |
|---|---|---|
| PImáx | < -30 $cmH_2O$ | Marini, 1991[25] |
| P0,1 | > 6 $cmH_2O$ prediz falha no desmame | Marini, 1991[25] |
| CROP | ≥ 13 | Yang e Tobin, 1989[24] |
| fr/Vc | > 104 ipm/L prediz falha no desmame | Yang e Tobin, 1992[24] |
| fr | 30-38 rpm | Le Bourdelle, 1994[26] |
| VM/VVM | < 10 L/min / 50-250 L/min | Shan, 1973[22] |

PImáx: pressão inspiratória máxima; P0,1: pressão de oclusão das vias aéreas; CROP: índice de CROP; fr/Vc: índice de respiração rápida superficial /Tobin; fr: frequência respiratória; VM: volume-minuto; VVM: ventilação máxima voluntária.

## Volume-minuto (VM) e ventilação voluntária máxima (VVM)

Essas medidas auxiliam na avaliação da resistência dos músculos respiratórios. A VVM é o volume total de ar inspirado e expirado durante um minuto sob máximo esforço, considerando que o valor de normalidade está entre 50 e 250 L/min.[27] Apenas esse teste é insuficiente para o sucesso do desmame.

Multiplicado pela VM é o produto do volume corrente × frequência respiratória. Considera-se que VM > 10 a 15 L/min se associa ao fracasso do desmame, porém, valores iguais a 10 L/min podem ser suficientes para pacientes de 100 kg e inadequados para outros de 50 kg.

Ambas as avaliações dependem do entendimento e da colaboração do paciente. Em casos de agitação e ansiedade, os resultados serão pouco fidedignos.[23]

Para essa medição, o ventilômetro será conectado (Figura 2) na prótese ventilatória e se realizará a verificação de volume corrente, volume-minuto e, se possível, capacidade vital.

## Índice de CROP

Esse índice avalia um conjunto de variáveis fisiológicas, como complacência pulmonar dinâmica (Cdyn), frequência respiratória (fr), oxigenação ($PaO_2$ e $PAO_2$) e PImáx.[24] Quanto melhor a complacência pulmonar e a oxigenação, menor a fr e maiores as chances de o paciente sustentar a respiração espontânea indefinidamente.

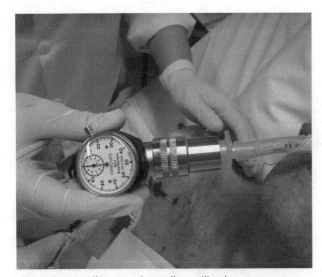

**Figura 2** Ventilômetro (aparelho utilizado para mensurar volumes pulmonares) conectado na cânula orotraqueal.

CROP: Cdyn × PImáx × {($PaO_2$/$PAO_2$)/fr}

O valor de referência que prediz o sucesso é > 13 mL/ipm/min. Essa medida dependerá da gasometria arterial, além da medida PImáx por manovacuômetro.

## Pressão de oclusão das vias aéreas (P0.1)

A resposta rápida do centro respiratório aos motoneurônios periféricos é de grande importância para evitar fadiga muscular. Esse estímulo neural pode ser medido pela oclusão das vias aéreas nos primeiros 100 ms da inspiração (P0.1).[28] O valor de normalidade é < 2 $cmH_2O$. Valores muito altos, > 15 $cmH_2O$, podem significar grande estímulo respiratório central e traduzir fadiga muscular por excesso de condução sem resposta adequada.

Essa medida requer maior aparato técnico, com necessidade de instalação de um balão esofágico conectado a um transdutor de pressão que transformará os dados obtidos pela contração diafragmática em números.

## Índice de respiração rápida e superficial/Tobin

Medida rápida e fácil de realizar à beira do leito, em que é necessário um ventilômetro conectado à prótese ventilatória do paciente. É avaliada pela relação entre frequência respiratória e volume corrente (L) com valor > 105 rpm/L. Há grande associação com a falência do desmame da ventilação mecânica.[29]

Denominado também índice de Tobin, é identificado como o preditor que obtém mais sucesso na descontinuação da ventilação. A literatura específica descreve que valores entre 60 e 105 rpm/L podem predizer o sucesso. Essa ampla variação é bastante discutida, provavelmente pela aplicação em diferentes tipos de pacientes com patologias específicas.[30,31]

## FORMAS PARA REALIZAR O DESMAME

Após critérios necessários para iniciar o desmame da ventilação mecânica e serem considerados, meios que predizem o sucesso da extubação, a forma como esse deverá ser executado dependerá dos equipamentos disponíveis e da familiaridade da equipe com as técnicas existentes.

## Tubo T

Apesar de muitos avanços tecnológicos, a possibilidade de utilização do tubo "T" não deve ser desconsiderada como método de desmame, pois nem sempre tais recursos estão disponíveis.

Para realização dessa técnica, utiliza-se uma traqueia com uma extremidade conectada a uma fonte enriquecida de $O_2$ e a outra em um conector com 3 saídas (em T), que é acoplado à prótese ventilatória do paciente (Figura 3).[32] Desse modo, o paciente inicia a respiração espontânea sem auxílio de nenhum tipo de pressão positiva. Esse método apresenta vantagens por simplicidade na realização, boa reprodutibilidade e poucos efeitos adversos ao paciente.

Para considerar a falência do tubo T, alguns parâmetros devem ser observados, como desconforto respiratório, agitação, alterações hemodinâmicas importantes (FC > que 120 bpm, PAS > 180 mmHg, PAD < 70 mmHg ou variação > 20% desde o início do processo). Esteban et al.[33] concluíram, após estudarem 526 pacientes, que estabilização clínica com uso de tubo T de 30 a 120 minutos é suficiente para predizer o sucesso do desmame. O procedimento também pode ser realizado com mais tempo de uso do tubo T e com a adaptação de pacientes que estão por um período mais prolongado sob ventilação mecânica.[34]

A própria respiração espontânea realizada por meio da cânula orotraqueal pode elevar por si só a resistência das vias aéreas e o trabalho respiratório, o que facilita a fadiga desses músculos e justifica algumas falhas do desmame.[35] A sobrecarga respiratória durante o uso do tubo T, se existir, pode ocorrer, logo após o início, portanto a observação próxima ao paciente é imprescindível.[32] Esse fato geralmente não ocorre em pacientes traqueostomizados, em virtude de menor resistência das vias aéreas oferecida por esse tipo de prótese.

O tubo T pode falhar por conta de suporte nutricional inadequado, alterações metabólicas e de eletrólitos, redução da força dos músculos respiratórios, estresse, aumento da demanda respiratória por vezes decorrente do tempo prolongado da aplicação da técnica. A atenção para que o tempo máximo de utilização do tubo "T" em cada tentativa não exceda duas horas é necessária. Se houver falha no desmame com tubo T, o paciente deve ser reconectado ao ventilador mecânico, confortavelmente, com suporte ventilatório adequado ou seja, com pressão de suporte (PS) e/ou ventilação mandatória intermitente sincronizada (SIMV), além de que as causas da falha devem ser observadas e corrigidas. Aconselha-se 24 horas de descanso para que o desmame com tubo T seja reiniciado.[36]

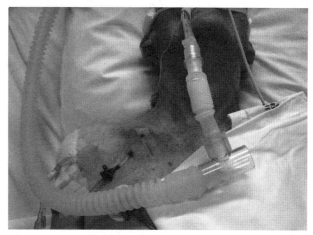

**Figura 3** Teste de respiração espontânea, ou tubo T.

## Pressão de suporte (PS)

A PS associada à pressão expiratória final positiva (PEEP) pode ser outra alternativa para o procedimento de desmame da ventilação mecânica. Essa pressão positiva auxilia a fase inspiratória da respiração, já que frequência respiratória, volume corrente e fluxo inspiratório são determinados por esforço do paciente, nível de PS, resistência e complacência pulmonar. Observa-se boa sincronia entre ventilador e paciente nessa modalidade quando bem ajustada, o que permite reduzir o esforço muscular e evitar a fadiga.[37]

Alguns autores relatam que uma PS de aproximadamente 7 $cmH_2O$ é suficiente para compensar apenas a resistência imposta pela cânula orotraqueal e válvula de demanda do respirador. Portanto, se, ao chegar a esse valor, o paciente mantiver a estabilidade clínica sem desconforto respiratório e alterações hemodinâmicas, promove-se a extubação com sucesso.[38,39]

## Ventilação mandatória intermitente sincronizada

A SIMV para a evolução do desmame da ventilação mecânica tem sido estudada, porém, sua utilização sem associação com a pressão de suporte é extremamente controversa. Nesse método, a frequência respiratória controlada do ventilador mecânico será reduzida gradativamente, transferindo a maior parte do trabalho respiratório para o paciente que pode estar ou não recebendo auxílio da pressão de suporte.[40] Sendo assim, a SIMV poderá manter o volume-minuto necessário ao paciente sem comprometer sua troca gasosa. É necessária a utilização de um ventilador mecânico que tenha a modalidade SIMV.

Estudos demonstram aumento do tempo de desmame dos pacientes que utilizavam SIMV em relação à PS e ao tubo T. Observa-se que a redução gradual e lenta da frequência respiratória pode retardar o desmame da ventilação mecânica, o que não se observa na PS ou no tubo T, pois depende mais do esforço do paciente.[34,39]

### Pressão positiva contínua nas vias aéreas (CPAP)

O CPAP pode ser outra modalidade para auxílio de desmame do paciente crítico. A utilização de pressão positiva contínua nas vias aéreas, preferencialmente com fluxo contínuo, pode reduzir a sobrecarga ventilatória principalmente em pacientes com obstrução de vias aéreas superiores.[41,42]

Pode ser realizada por um gerador de fluxo conectado à traqueostomia do paciente pela traqueia (Figura 4). É possível, ainda, promover a extubação do paciente que deve ser colocado no CPAP por máscara facial ou nasal (Figura 5).

Segundo Girault, a utilização de CPAP permitiu a remoção precoce da cânula orotraqueal em relação ao desmame com PS, além de propiciar a redução dos dias de internação, sem aumento da falha no desmame ventilatório.[43]

## CONCLUSÃO

Pacientes que suportam a respiração espontânea devem ser extubados e observados de perto por pelo menos 24 horas (Consenso Brasileiro de Ventilação Mecânica, 1998). A incapacidade de tosse ou as alterações neurológicas podem contribuir para a retomada da ventilação mecânica. Pacientes com pouca reserva fisiológica, cardiopatas, doença pulmonar obstrutiva crônica, distúrbios eletrolíticos ou mau estado nutricional podem apresentar dificuldades ou até tornar mais possível a falha do desmame.[44] Preditores de desmame devem ser utilizados para aumentar as chances de sucesso da descontinuação da ventilação mecânica. Esse procedimento depende da habilidade e familiaridade da equipe de terapia intensiva.

O sucesso da retirada do paciente do ventilador pode estar relacionado com a arte em sua execução, pois nem sempre a ciência será capaz de fornecer respostas para tantas adversidades. Cabem, nesse momento, bom senso e sensibilidade.

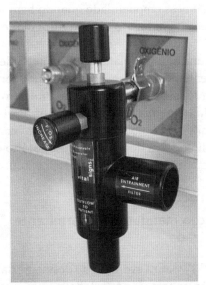

**Figura 4** Gerador de fluxo utilizado para o desmame do paciente, conectado a uma fonte de $O_2$ e à prótese ventilatória.

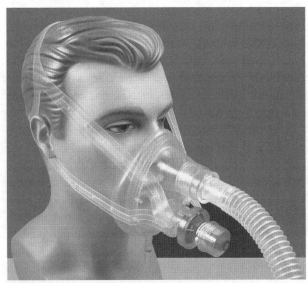

**Figura 5** Máscara facial para realizar CPAP após extubação do paciente.

## REFERÊNCIAS BIBLIOGRÁFICAS

1. Artigas A, et al. Conference on ARDS. Am J Respir Crit Care Med 1998;157:1332 (Parte 2).

2. Keith RL, Pierson DJ. Complication of mechanical ventilation: a bedside approach. Clin Chest Med 1996;17:439-51.

3. Dahinaut JF, et al. Mechanisms of decrease left ventricular preload during continuous positive pressure ventilation in ARDS. Chest 1986;90:74.

4. Forte V. Pneumologia atualização e reciclagem: SPP e tisiologia. 2.ed. São Paulo: Atheneu; 1997.

5. Kollef MH. The prevention of ventilation-associates pneumonia. N Engl J Med 1999;340:627-34.

6. Kollef MH, et al. The effect of late onset ventilation-associated pneumonia in determining patient mortality. Chest 1995;108:1655-62.

7. Esteban A, et al. Modes of mechanical ventilation and weaning: a national survey as Spanish hospitals; the Spanish Lung Failure Collaborative Group. Chest 1994;106:1188-93.

8. Devereaus MW, Keane JR, David RL. Automatic respiratory failure with infarction of medula. Arch Neurol 1973;29:46.

9. Goldstein RS. Hipoventilation: neuromuscular and chest wall disorders. Clin Chest Med 1992;13:507.

10. Rossi A, et al. Measurement on static compliance of the total respiratory system in patients with acute respiratory failure during mechanical ventilation: the effect of intrinsec positive load expiratory pressure. Am Rev Respir Dis 1985;131:672.

11. Tobin MJ, Laugh F, Gubran A. Respiratory muscle dysfunction in mechanically ventilated patients. Mol Cell Biochem 1998;179:87-98.

12. Chalita W, et al. Cardiac ischemia during weaning from mechanical ventilation. Chest 1996;109:1577-83.

13. Lemaire F, et al. Acute left ventricular dysfunction during unsuccessful weaning from mechanical ventilation. Anesthesiology 1998;69:171-9.

14. Jubran A, Tobin MJ. Passive mechanisms of lung and chest wall in patients who failed or succeeded in trial of weaning. Am J Respir Crit Care Med 1997;155:916-21.

15. Holiday JE, Hyers TM. The reduction of weaning time from mechanical ventilation using tidal volume and relaxion feedback. Am Rev Respir Dis 1990;141:1214-20.

16. Amaral JLG. Desmame da ventilação artificial. In David CM (editor). Ventilação mecânica. Da fisiologia ao Consenso Brasileiro de Ventilação Mecânica. Rio de Janeiro: Revinter; 1996. p.247.

17. Kollef MH, et al. A randomized, controlled trial of protocol-directed versus physician-directed weaning from mechanical ventilation. Crit Care Med 1997;125:4.

18. Chapdevilla X, et al. Changes in breathing pattern and respiratory muscle performace parameter during weaning. Crit Care Med 1998;26:79-87.

19. Jubran A. Parthasarathy S. Hypercapneic respiratory failure during weaning: neuromuscular capacity vs muscle loads. Resp Care Clin N Am 2000;6:385-400.

20. Cook D, et al. Evidence report on criteria for weaning from mechanical ventilation. In Rockville MD. Agency for Health Care Policy and Research 1999.

21. Hansen-Flaschen JH, et al. Neuromuscular blockade in the intensive care unit: more than we bargained for. Am Rev Respir Dis 1993;147:234-6.

22. Sahn SA, Laksnminarayan S. Bedside criteria for discontinuation of mechanical ventilation. Chest 1973;63;1002.

23. Marini JJ. The physiologic determinants of ventilatory dependence. Respir Care 1986;31:271.

24. Yang KL, Tobin MJ. Decision analisys of parameters used to predict outcome of trial of weaning from mechanical ventilation. Am Rev Respir Dis 1998;137:A98.

25. Marini JJ, et al. Weaning from mechanical ventilation. New Engl J Med 1991;324:1496.

26. Le Bourdelles G, et al. Effects of mechanical ventilation on diaphragmatic contractile properties in rats. Am J Resp Crit Care Med 1994;149:1539-44.

27. Ronssos C, Macklem PT. The respiratory muscles. N Eng J Med 1982;307:786-97.

28. Sasson CSH, et al. Airway occlusion pressure. An important indicator for successful weaning in patients with COPD. Am Rev Respir Dis 1987;135:197.

29. Yang KL, Tobin MA. Prospective study of indexes predicting to outcome of trials of weaning from mechanical ventilation. N Engl J Med 1991;324:1145.

30. Chatila W, et al. The unassisted respiratory rate-tidal volume ratio accuraty predicts weaning outcome. Am J Med 1996;10:61.

31. Lee KH, et al. Rapid shallow breathing did not predict extubation outcome. Chest 1994;105:540.

32. Ely EW, et al. The prognostic significance of passing a daily screen of breathing spontaneously. N Engl J Med 1999;25:581-7.

33. Esteban A, et al. Effect of espontaneos breathing trial duration on outcome of attempts to discontinue mechanical ventilation: the Spanish lung failure collaborative group. Am J Resp Crit Care Med 1999;159:512-8.

34. Brochard L, et al. Comparison of three methods of gradual withdrawn from ventilatory support during weaning from mechanical ventilation. Am J Respir Crit Care Med 1994;150:896-903.

35. Gandia F, Blanco J. Evolution of indexes predicting the outcome of ventilation weaning and value of adding supplemental inspiratory load. Intensive Care Med 1992;18:327.

36. Laghi F, Dalfonso N, Tobin MJ. Pattern of recovery from diafragmatic fatigue over 24h. J Appl Physiol 1996;24:976-80.

37. Brochard L, et al. Inspiratory pressure support prevents diafragmatic fatigue during weaning from mechanical ventilation. Am Rev Respir Dis 1989;139:513.

38. Fiastro JF, Habib MP, Oruam SF. Pressure support compensation for inspiratory workload to endotracheal tubes and demand continuous positive airway pressure. Chest 1988;93:499.

39. Ishaaya AM, Nathan SD, Belman MJ. Work of breathing after extubation. Chest 1995;107:204.

40. Esteban A, et al. A comparison of four methods of weaning patients from mechanical ventilation. The Spanish lung failure collaborative group. N Engl J Med 1995;332:345-50.

41. Bailey CR, Jone RM, Kelleher AA. The role of continuous positive airway pressure during weaning from mechanical ventilation in cardiac surgical patients. Anesthesi 1995;50:677.

42. Smith TC, Marini JJ. Impact of PEEP on lung mechanics and work of breathing in severe airflow obstruction. J Appl Physiol 1988;65:1488.

43. Christophe G, et al. Noninvasive ventilation as a systematic extubation and weaning technique in acute-on-chronic respiratory failure. Am J Respir Crit Care Med 1999;160:86-98.

44. Drive AG, McAlevy MT, Smith JL. Nutritional assessment of patient with CPOD and ARF. Chest 1987;82:568.

45. Jonieux V, Duran A, Levi-Valensi P. Sincronized intermitent mandatory ventilation with or without pressure support ventilation in weaning patients with COPD from mechanical ventilation. Chest 1994;105:1204-10.

46. Barbas CSV, Ísola AM, Farias AMC, Cavalcanti AB, Gama AMC, Duarte ACM, et al. Recomendações Brasileiras de Ventilação Mecânica. Rev Bras Ter Int 2014;26(2):89-121.

# 11

# MONITORAÇÃO RESPIRATÓRIA

NEWTON S. LOPES

A monitoração respiratória é definida como observação contínua e intermitente de comportamento ou função. É importante para traçar a conduta e observar a evolução da doença.

## MONITORAÇÃO DA OXIGENAÇÃO

É realizada por análise de gasometria arterial, contando com inconvenientes perfurações frequentes, visto que a maioria dos serviços não possui cateter para análise contínua, o qual é de grande valia, principalmente em casos de síndrome do desconforto respiratório agudo (SDRA). Dessse modo, usa-se a oximetria de pulso, que determina a saturação de oxiemoglobina realizada pela absorção infravermelha de um sensor colocado no dedo ou lobo da orelha do paciente de maneira contínua e não invasiva. O valor de normalidade situa-se entre 91 e 98%. Com o avanço da tecnologia, os sensores não apresentam erros de leitura como antes, porém, ainda é possível encontrar falhas em casos de edema intenso, má perfusão periférica e esmalte de unhas (os de cores mais fortes, como vermelho e tons de preto).

## MONITORAÇÃO DA VENTILAÇÃO

Feita por equação de cálculo do espaço morto e é importante para controlar a pressão parcial arterial de dióxido de carbono ($PaCO_2$), como em casos de desmame difícil de pacientes hipercápnicos e SDRA. Os valores normais não excedem 0,3.

$$EM = \frac{PaCO_2 - PeCO_2 \times VC}{PaCO_2}$$

EM – Espaço morto.

$PaCO_2$ – Pressão parcial arterial de dióxido de carbono.

$PeCO_2$ – Pressão parcial expirada de dióxido de carbono.

VC – Volume corrente.

Quando se analisa o espaço morto, deve-se pensar em capnografia, isto é, o registro de $CO_2$ exalado no fim da expiração por absorção seletiva de radiação infravermelha, tendo como vantagem ser contínua. Com seu uso, pode-se melhorar a ventilação alveolar e controlar o comportamento do espaço morto.

Seu valor se situa entre 1 e 3 mmHg abaixo da $PaCO_2$.

A seguir, serão descritos os traçados normal e anormal.

## MONITORAÇÃO DA MECÂNICA RESPIRATÓRIA

Deve-se monitorar a mecânica respiratória para aferir a situação pulmonar do paciente e sua evolução, além de guiar as manobras terapêuticas e auxiliar na escolha do melhor tratamento e no planejamento do desmame.

Entende-se mecânica como complacência, resistência e por seu comportamento na curva P × V.

### Complacência

Alteração de volume que produz alteração de pressão e indica o grau de expansão pulmonar. É dividida em complacência estática e dinâmica.

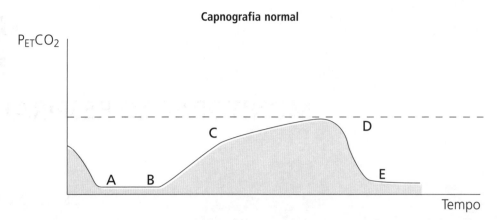

**Figura 1** A-B: início da expiração, corresponde ao espaço morto, dessa forma, não havendo valor detectável. B-C: durante a expiração, o ar desloca a mistura do espaço morto, fazendo crescer a concentração de $CO_2$. C-D: próximo ao fim da expiração, no segmento D, encontra-se a melhor aproximação da $PaCO_2$. D-E: reinício do ciclo expiratório, novamente veiculado ao gás do espaço morto. Espaço morto é o ponto em que as pressões parciais de $CO_2$ do alvéolo e capilar pulmonar estão em equilíbrio. Com a movimentação do ar em direção à traqueia, a concentração de $CO_2$ zera e não é detectável.

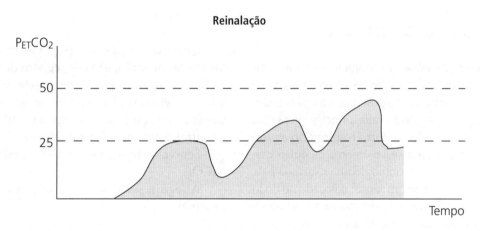

**Figura 2** A inspiração do gás exalado ocorre quando há válvula expiratória bloqueada e espaço morto excessivo.

## Complacência estática (Cest)

É medida em situação de fluxo "zero", ou seja, na pausa inspiratória (platô inspiratório). Indica a distensibilidade do tecido pulmonar e o valor de normalidade está entre 50 e 100 mL/cmH$_2$O.

## Complacência dinâmica (Cdyn)

Mede-se constantemente em aparelhos microprocessados de última geração, em que se mensura a relação entre a variação do volume pulmonar para a da pressão transpulmonar. Compreende a soma de alterações resistivas e elásticas do sistema respiratório, isto é, resistência aérea, elasticidade do parênquima pulmonar, forças viscoelásticas e heterogeneidade da ventilação, não sendo realmente complacência pulmonar.

Seu valor de normalidade está entre 100 e 200 mL/cmH$_2$O.

Geralmente, os valores de Cest e Cdyn são semelhantes quando o paciente não apresenta doença obstrutiva das vias aéreas. Por ser medida em ventilação lenta, a complacência dinâmica diminui quando a frequência respiratória aumenta.

# MONITORAÇÃO RESPIRATÓRIA

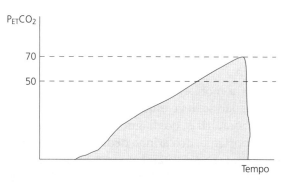

**Figura 3** Obstrução severa do fluxo aéreo ocorre no estado de mal asmático.

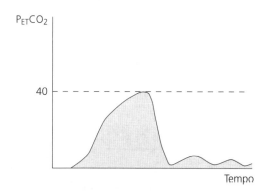

**Figura 4** Desconexão do aparelho, entubação esofagiana, falha do ventilador ou obstrução total da via aérea.

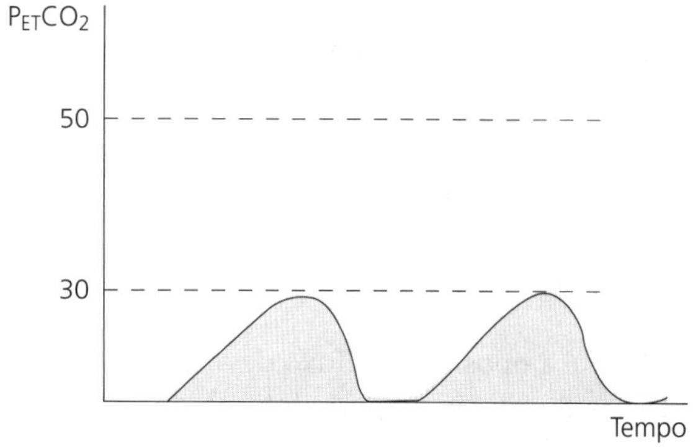

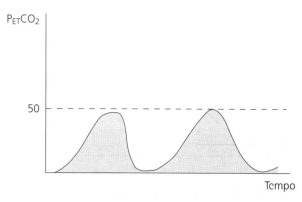

**Figura 6** Calibração imperfeita ou hiperventilação alveolar. Nesse caso, devemos comparar com o valor da $PaCO_2$.

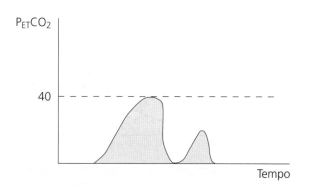

**Figura 5** Vazamento do circuito e balonete mal insuflado. Ocorre queda súbita, mas não chega próximo a zero.

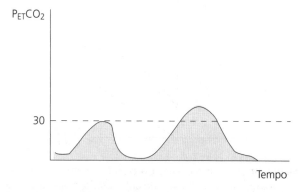

**Figura 7** Hipoventilação, obstrução parcial e absorção exógena. Na videolaparoscopia, usa-se $CO_2$ para separar as vísceras.

**Figura 8** Causado por qualquer fator que aumente a oferta de $CO_2$ para a circulação pulmonar, como o uso de bicarbonato de sódio.

A monitoração da complacência estática permite avaliar evolução e resposta terapêutica, como PEEP recrutativa e mudança de decúbito prona na SDRA.

$$Cest = \frac{VC}{Platô - PEEP} \qquad Cdyn = \frac{VC}{PImáx - PEEP}$$

## Resistência

Raw é a oposição ao fluxo de ar em decorrência de forças de fricção na parte interna do sistema respiratório. Medida de forma dinâmica durante fluxo inspiratório, seu valor situa-se entre 2 e 5 $cmH_2O$.

Ao analisar a curva pressão $\times$ volume (P $\times$ V), tem-se:

$$Raw = \frac{P1 - P2}{Fluxo}$$

Qual é a monitoração ideal? Apesar de toda a tecnologia, não se deve esquecer da semiologia, dos exames laboratoriais, do diagnóstico por imagem e, o mais importante, do carinho dedicado ao paciente que se encontra completamente fragilizado no leito da UTI. Com a união de todos esses fatores, obtém-se, com certeza, uma terapia mais eficaz para o doente.

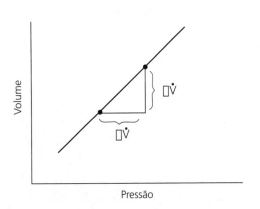

**Figura 9** Demonstração de complacência na curva P x V.

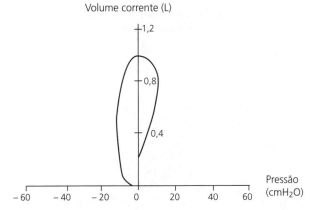

**Figura 11** Reconhecimento do ciclo espontâneo: o ciclo se inicia com inspiração à esquerda do eixo vertical em sentido horário e termina com expiração à direita do eixo vertical.

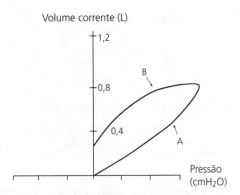

**Figura 10** Reconhecimento do ciclo mandatório: dois segmentos que se unem no sentido anti-horário, à direita do eixo vertical. A: segmento inferior indica a inspiração; B: segmento superior indica a expiração.

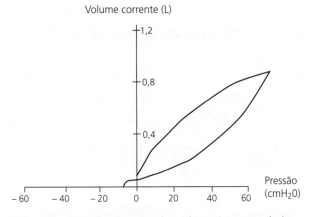

**Figura 12** Reconhecimento do ciclo assistocontrolado: o ciclo se inicia à esquerda do eixo vertical em sentido horário (esforço do paciente para deflagrar o ventilador) e passa para a direita do eixo vertical em sentido anti-horário, completando a inspiração (assistência do ventilador).

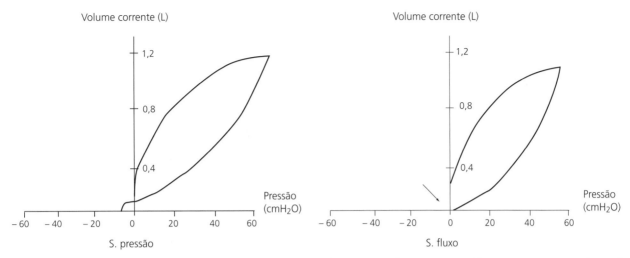

**Figura 13** Disparo por fluxo ou pressão? Por intermédio da curva P x V, verifica-se que por fluxo requer menos esforço do paciente e se vê que a área inspiratória reduziu, o que traduz diminuição do trabalho.

## Alteração da complacência

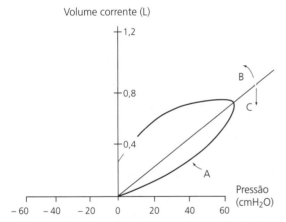

**Figura 14** A: alteração da complacência; B: o desvio do segmento B para o eixo vertical indica aumento de complacência; C: o desvio do segmento C para o eixo horizontal indica diminuição da complacência.

## Alteração da resistência

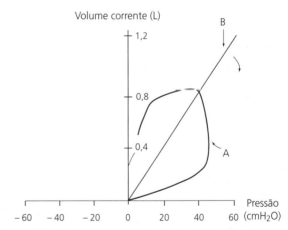

**Figura 15** A: abaulamento da alça P x V e inclinação para o eixo horizontal; B: indica aumento da resistência.

## Hiperdistensão pulmonar

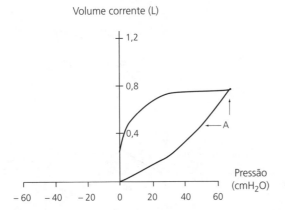

**Figura 16** O achatamento da curva P x V em A indica aumento de volume corrente, o que traduz e baixa complacência e mostra que o limite máximo da elasticidade pulmonar foi atingido, característica vista na SDRA.

## Efeito broncodilatador

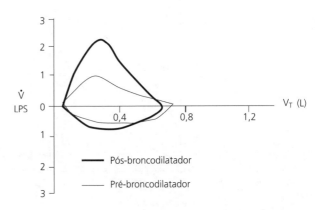

**Figura 18** Após o broncodilatador, a curva se mostra com fluxo de ar maior no ciclo expiratório, indicando eficácia da terapia.

## Aplicações da curva fluxo-volume

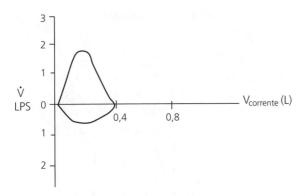

**Figura 17** A curva fluxo-volume indica, indiretamente, o comportamento da resistência e auto-PEEP, sendo importante na eficácia da terapia com broncodilatadores. O segmento superior e inferior mostram, respectivamente, o fluxo expiratório e o inspiratório.

## Auto-PEEP

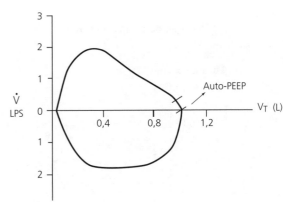

**Figura 19** O volume não chega a zero e o fluxo decresce lentamente, indicando obstrução.

## REFERÊNCIAS BIBLIOGRÁFICAS

1. David CM. Ventilação mecânica: da fisiologia ao consenso brasileiro. Rio de Janeiro: Revinter; 1996.
2. Emmerich JC. Monitoração respiratória: fundamentos. Rio de Janeiro: Revinter; 1996.
3. Tobin MJ. Principles practice of mechanical ventilation. Nova York: McGraw-Hill; 1995.
4. Barbas CSV, Ísola AM, Farias AMC, Cavalcanti AB, Gama AMC, Duarte ACM, et al. Recomendações Brasileiras de Ventilação Mecânica. Rev Bras Ter Int 2014;26(2):89-121.

# 12

# VENTILAÇÃO MECÂNICA NÃO INVASIVA

GEORGE JERRE VIEIRA SARMENTO

O termo ventilação mecânica não invasiva (VMNI) se refere à liberação de ventilação pulmonar mecânica a partir de técnicas que não requerem via aérea, o que promove mais flexibilidade na instituição e remoção da ventilação artificial, ou seja, dispensam tubo endotraqueal ou cânula de traqueostomia.

Em teoria, as vantagens da VMNI incluem eliminação de possíveis complicações associadas com a entubação endotraqueal, promoção de mais conforto ao paciente, preservação dos mecanismos de defesa das vias aéreas, possibilidade de manutenção da fala, deglutição e mecânica.

## PRINCIPAIS EFEITOS DA VENTILAÇÃO NÃO INVASIVA

Inicialmente, é necessário conhecer os tipos de ventilação não invasiva disponíveis para que os efeitos benéficos que cada um deles pode proporcionar ao paciente sejam determinados.

A ventilação por pressão positiva contínua nas vias aéreas (CPAP) é constituída de um único nível de pressão, que permanece nos pulmões independentemente da fase do ciclo respiratório do paciente (Figura 1). Dessa forma, nesse tipo de ventilação, tem-

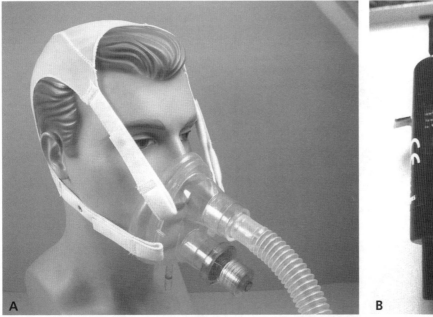
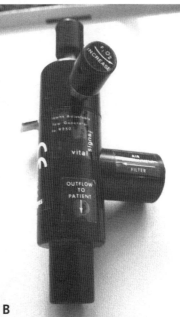

**Figura 1** (A) Circuito de CPAP com máscara, traqueia e válvula de PEEP. (B) Gerador de fluxo, com o qual é possível controlar a quantidade de fluxo, assim como a FiO$_2$ oferecida, é apresentado.

-se aumento na capacidade residual funcional, sem aumento apenas, contudo, o volume corrente (Figura 2) sofrer aumento significativo. Por esse motivo, deve-se utilizar a CPAP apenas em pacientes que apresentam prejuízo quanto à oxigenação, em decorrência de redução da capacidade residual funcional (atelectasias) ou aumento na espessura da membrana respiratória (edema agudo de pulmão).

O *bilevel positive airway pressure* (BiPAP) é constituído por dois níveis de pressão nas vias aéreas, em que o nível IPAP é puramente inspiratório e o EPAP é produzido na fase expiratória do ciclo respiratório, fazendo com que o paciente tenha suporte pressórico variável nas duas fases do ciclo (Figura 3). Dessa forma, há variação de pressão na fase inspiratória ($\Delta P$) que, por sua vez, determina uma variação de

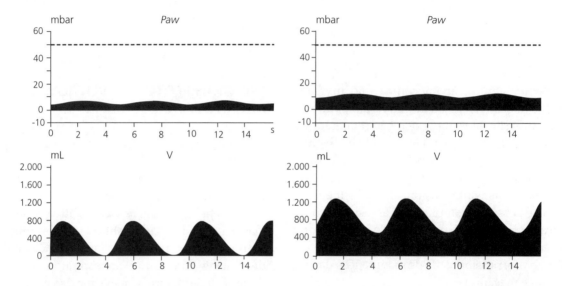

**Figura 2** Dois níveis diferentes de CPAP. Independentemente do nível de pressão, o volume corrente não se altera, mostrando apenas aumento da capacidade residual funcional.

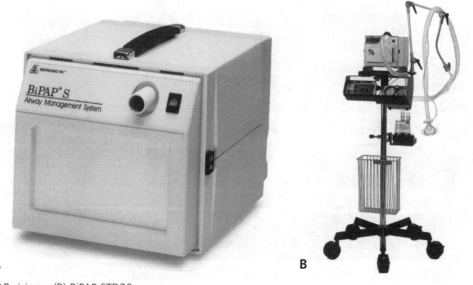

**Figura 3** (A) BiPAP vision e (B) BiPAP STD30.

volume, podendo ser alto ou baixo de acordo com o diferencial de pressão existente nas vias aéreas. Por esse motivo, além de alterar pelo EPAP os níveis de capacidade residual funcional (idem CPAP), é possível alterar o volume corrente e, consequentemente, o volume-minuto, os níveis de $CO_2$, além de corrigir níveis de hipercapnia que porventura venham a ocorrer nesses pacientes em razão dos quadros de hipoventilação (Figura 4). Tendo em vista essas considerações, pode-se então indicar esse tipo de ventilação tanto para pacientes com quadros isolados de hipoxemia (atelectasias ou edema agudo de pulmão) como para aqueles que apresentem alterações nos níveis de $CO_2$ ocasionadas por redução da ventilação alveolar minuto (síndrome de hipoventilação).

A VMNI tem como principais efeitos no sistema respiratório: aumento da capacidade residual funcional, alteração do volume corrente e da ventilação minuto, que, por si sós, podem alterar os níveis de $CO_2$ arterial.

Esses efeitos são importantes para manter uma função pulmonar estável em todo período pós-operatório, corrigindo alterações que possam se desenvolver.

## OBJETIVOS

- Aumento da ventilação alveolar.
- Melhora nas trocas gasosas pulmonares.
- Diminuição do trabalho respiratório.
- Repouso parcial da musculatura respiratória.

- Manutenção e melhora dos volumes pulmonares.
- Diminuição da dispneia.
- Sincronia adequada entre paciente-ventilador.
- Eliminação da necessidade de entubação orotraqueal.

## INDICAÇÕES

- Insuficiência respiratória aguda (IRA) e insuficiência respiratória crônica (IRC).
- Edema agudo de pulmão cardiogênico.
- Doença pulmonar obstrutiva crônica (DPOC).
- Doença neuromuscular.
- Doenças deformantes do tórax.
- Pós-operatório de cirurgias tóraco-abdominais.
- Insuficiência respiratória pós-extubação e no auxílio do desmame.
- Apneia do sono obstrutiva.
- Pneumonias intersticiais.
- Hipoventilação pulmonar.
- Ventilação domiciliar.
- Evitar atelectasias.

## CONTRAINDICAÇÕES ABSOLUTAS

- Parada respiratória.
- Necessidade imediata de entubação traqueal.
- Hipotensão com necessidade de drogas vasopressoras.

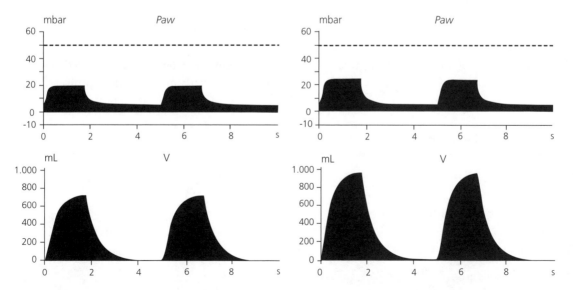

**Figura 4** Dois níveis de pressão no BiPAP. Se aumentar o nível de IPAP mantendo o mesmo EPAP, um aumento no ΔP que determinará variação será obtido. Dessa forma, altera-se o volume corrente e/ou a capacidade residual funcional.

- Obstrução mecânica das vias aéreas superiores.
- Arritmias incontroladas.
- Isquemia miocárdica.
- Presença de íleo.
- Trauma facial.
- Inabilidade em eliminar secreções ou deglutir.
- Rebaixamento do nível de consciência.
- Sangramento gastrointestinal ativo.
- Pneumoencéfalo.
- Pneumotórax não drenado.
- Hemoptise e epistaxe maciça.
- Paciente neurológico com perda de reflexo de deglutição.
- Instabilidade clínica com falência de mais de dois órgãos.
- Paciente pouco colaborativo ou com dificuldade de adaptação à máscara.
- Queimaduras de face.
- Cirurgia facial.

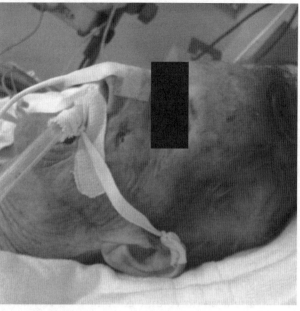

**Figura 5** Paciente com necrose facial.

## CONTRAINDICAÇÕES RELATIVAS

- Ansiedade extrema.
- Obesidade mórbida.
- Secreção abundante.
- Síndrome da angústia respiratória aguda (SARA) com hipoxemia grave (Tabela 1).

## COMPLICAÇÕES

- Necrose facial (Figura 5).
- Distensão abdominal.
- Aspiração de conteúdo gástrico.
- Hipoxemia transitória.
- Ressecamento nasal, oral e de conjuntiva.
- Barotrauma.

## VANTAGENS

- Evita entubação.
- Preserva vias aéreas superiores.
- Flexibilidade para conectar e desconectar a interface.
- Minimiza as complicações relacionadas à VM.
- Diminui o risco de infecção pulmonar.
- Menor chance de hipotensão.
- Menor necessidade de sedação.

## DESVANTAGENS

- Exige experiência e dedicação da equipe.
- Consumo maior de tempo junto ao paciente.

**Tabela 1** Contraindicações das máscaras

|  | Máscara nasal | Máscara facial | Máscara total |
| --- | --- | --- | --- |
| Glaucoma | Não | Não | Sim |
| Recente cirurgia dos olhos | Não | Não | Sim |
| Olhos ressecados | Não | Não | Sim |
| Vômito noturno | Sim | Sim | Sim |
| Hérnia de hiato | Sim | Sim | Sim |
| Ansiedade | Não | Não | Não |
| Respiração bucal | Sim | Não | Não |

- Risco de vômitos e aspiração de conteúdo gástrico.
- Risco de distensão abdominal.

## INTERFACES PARA VENTILAÇÃO NÃO INVASIVA

Além da escolha do modo ventilatório mais apropriado, a implementação da VMNI envolve a seleção de uma interface paciente-ventilador adequada (máscara nasal ou facial).

A máscara nasal, disponível em vários tamanhos e formatos, é amplamente utilizada para a aplicação de VMNI, especialmente nos casos de IRC. Máscaras faciais, que cobrem a boca e o nariz, têm sido usadas principalmente em pacientes com insuficiência respiratória aguda, apesar de também serem úteis para aplicações crônicas. A eficácia dos dois tipos de máscara foi comparada em um estudo envolvendo pacientes com IRC secundária à doença obstrutiva ou restritiva, sendo a máscara nasal mais bem tolerada pelos pacientes, mas menos efetiva em reduzir a $PaCO_2$, possivelmente em razão de um maior escape aéreo.

## OBJETIVOS RELACIONADOS COM A MÁSCARA

O profissional deve:

1. Ter habilidade para localizar defeitos e identificar a dificuldade.
2. Escolher a máscara disponível em sua instituição.
3. Identificar a máscara apropriada para seu paciente.

## SELEÇÃO DA MÁSCARA

Na seleção da máscara, devem ser considerados:

- Tempo estimado de uso da VMNI.
- Condições da pele.
- Configuração facial.
- Compatibilidade com equipamentos não invasivos e/ou invasivos.
- Fatores psicológicos.

### Tipos de máscaras

#### Máscara facial

Esse tipo de máscara permite uma correção mais eficiente das trocas gasosas; entretanto, algumas delas aumentam o espaço morto em até 200 mL (correspondendo ao volume de ar contido no interior da máscara). As máscaras transparentes são sempre preferíveis, pois permitem a visualização de secreção ou de vômito (Figura 6).

#### Máscara nasal

A máscara nasal é mais bem tolerada, porém, em alguns casos, o vazamento de ar pela boca e/ou o aumento da resistência das narinas ao fluxo aéreo impossibilitam o seu uso.

A essas máscaras podem-se adicionar anéis de suporte (Confort Flop, da Respironics) que ajudam a adaptá-las ao contorno da face do paciente. Além de diminuir os escapes de ar, requerendo menor ajuste (pressão de fixação) para que não existam escapes de ar ao redor da máscara, esses anéis de suporte protegem a pele do paciente do contato direto com a máscara, sendo que seu uso é recomendado para pacientes com pele sensível. Existem pacientes que se sentem mais confortáveis sem esse anel de suporte.

A máscara nasal possui uma particularidade. O paciente deve manter a boca fechada para evitar escapes de ar e obter a ventilação desejada. É considerada menos claustrofóbica, sendo utilizada principalmente em doenças respiratórias crônicas (apneia do sono, hipercapnia etc.) (Figura 7).

#### Máscara total

Esse tipo de máscara é de tamanho único, possui um suporte de fácil utilização com boa vedação, apresenta menores riscos de ferimentos e reduz a sensação de claustrofobia (Tabela 2). Tem como vantagem o melhor conforto, e, como desvantagens, o

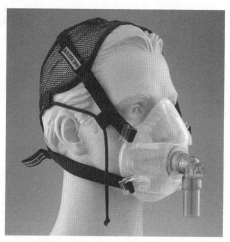

**Figura 6** Máscara facial.

**Tabela 2** Características das máscaras de ventilação mecânica não invasiva

|  | Máscara nasal | Máscara facial | Máscara total |
|---|---|---|---|
| Espaço morto | Aprox. 105 mL | Aprox. 250 mL | Aprox. > 500 mL |
| Indicação | IrpA leve a moderada | IrpA grave < resistência | IrpA grave < resistência |

aumento do trabalho respiratório, o barulho feito interiormente, o risco de ressecamento de córneas, além de possíveis reinalações de $CO_2$ (podendo ser minimizado com o aumento da pressão de suporte usada) (Figuras 8 e 9).

## APLICAÇÃO DA TÉCNICA

- Ao iniciar o uso da VMNI, deve-se sempre seguir alguns passos. Primeiramente, explicar o procedimento e orientar o paciente, elevar a cabeceira

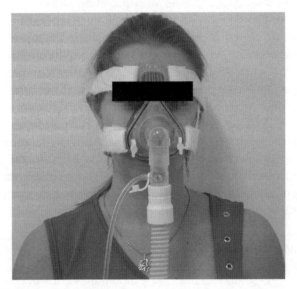

**Figura 7** Máscara nasal.

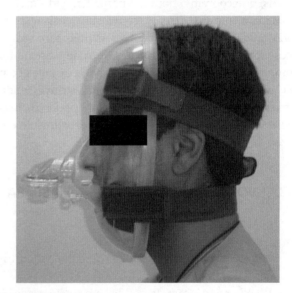

**Figura 8** Máscara total.

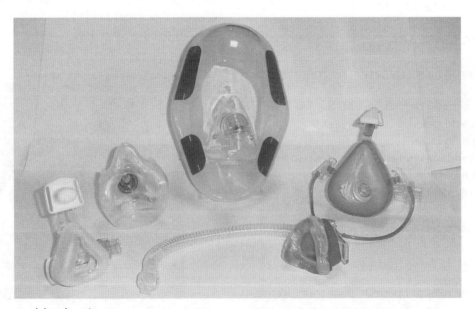

**Figura 9** Outros modelos de máscara.

a 45°, permanecer ao lado do paciente segurando a máscara, iniciar a terapia com baixas pressões, aumentando conforme a necessidade do doente, proteger a base do nariz com hidrocoloide (pele artificial siliconada), fixar a máscara com cuidado, ajustar PI (IPAP) a fim de se obter um volume corrente de 6 a 8 mL/kg, ajustar PEEP (EPAP) e $FiO_2$ para $SatO_2$/PEEP intrínseco, ligar alarmes do ventilador, e monitorar o paciente e, por fim, reavaliá-lo periodicamente (Tabela 3).

## VÁLVULAS EXPIRATÓRIAS

As válvulas permitem a "refrigeração" do fluxo gerado pela turbina do ventilador não invasivo, enquanto os bilevels precisam de um vazamento mínimo para se obter um funcionamento adequado (Figura 10).

Elas também permitem a lavagem do $CO_2$, por isso, necessitam de orifícios específicos, os quais são feitos milimetricamente em testes realizados em laboratórios.

A lavagem do $CO_2$ depende do modelo de válvula (Figura 11).

## DESMAME DA VMNI

A ventilação mecânica não invasiva pode ser útil, tanto para evitar a entubação quanto para auxiliar o desmame da ventilação mecânica.

Atualmente, existem diversos estudos com relação ao uso da VMNI em pacientes com extubação acidental, insuficiência respiratória pós-extubação, estratégia de desmame precoce da VM para DPOC descompensado e para pacientes com desmame difícil da VM.

**Tabela 3** Aplicação das máscaras

|  | Máscara nasal | Máscara facial | Máscara total |
|---|---|---|---|
| Vedação imediata para ventilar | Sim | Sim | Sim |
| Respiração bucal | Não | Sim | Sim |
| Claustrofobia | Menor chance | Sim/? | Menor chance |
| Anormalidade facial | Não | Não | Sim |
| Ansiedade | Menor chance | Maior chance | Menor chance |
| Acesso para boca | Sim | Não | Não |
| Tempo longo de VMNI | Não | Não | Sim |
| Uso hospitalar | Uso único | Uso único | 10 vezes |

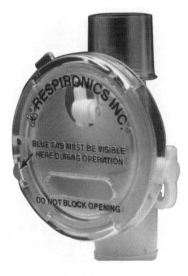

**Figura 10** Válvula expiratória.

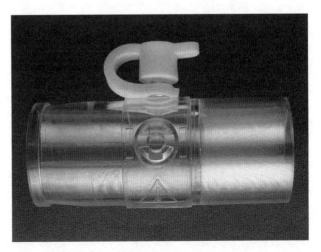

**Figura 11** Válvula platô projetada para aumentar a eliminação de $CO_2$.

## Falência da ventilação não invasiva

Deve-se estar sempre atento para a identificação de pacientes que não estão respondendo de forma satisfatória à VMNI, a fim de evitar perigosos retardos em caso de necessidade de entubação endotraqueal. Piora ou persistência das anormalidades nas condições clínicas e/ou nas trocas gasosas, assim como o surgimento de critérios listados como contraindicação para o uso da VMNI ou a intolerância do paciente ao método, são suficientes para considerar a falência do suporte ventilatório não invasivo. Caso esses pacientes estejam sendo tratados em outras unidades hospitalares, devem ser prontamente transferidos à UTI.

A VMNI faz parte da abordagem moderna da insuficiência respiratória no ambiente hospitalar. O respeito aos critérios de seleção dos pacientes, o início precoce e a observação dos parâmetros de falência fazem da VMNI uma técnica eficiente e segura.

## REFERÊNCIAS BIBLIOGRÁFICAS

1. Azeredo CAC. Fisioterapia respiratória moderna. Barueri: Manole; 2002.
2. Azeredo CAC. Ventilação mecânica para fisioterapeutas. Barueri: Manole; 2004.
3. Carvalho RR. Ventilação mecânica: avançado. São Paulo: Atheneu; 2000. v.2.
4. Bach J, Brougher P, Hess D, et al. Consensus statement: noninvasive positive pressure ventilation. Respir Care 1997;42:365-69.
5. Knobel E. Condutas no paciente grave. São Paulo: Atheneu; 2002. v.1.
6. Meduri GU. Noninvasive positive-pressure ventilation in patients with acute respiratory failure. In Marini JJ, Slutsky AS. Physiological basis of ventilatory support. Lung Biology in Health and Disease 1998;118:921.
7. Navalesi P, et al. Physiologic evaluation of noninvasive mechanical ventilation delivered with three types of masks in patients with chronic hypercapnic respiratory failure. Chest 2000;28:1785.
8. Barbas CSV, Ísola AM, Farias AMC, Cavalcanti AB, Gama AMC, Duarte ACM, et al. Recomendações Brasileiras de Ventilação Mecânica. Rev Bras Ter Int 2014;26(2):89-121.

# 13

# TREINAMENTO DOS MÚSCULOS RESPIRATÓRIOS

PEDRO CARUSO

Os músculos da respiração são esqueléticos semelhantes aos periféricos, portanto, podem ser treinados. Nos músculos respiratórios, também há fibras dos tipos I (muito resistentes à fadiga), IIa (com resistência intermediária à fadiga), IIb (pouco resistentes à fadiga) e IIc (híbridas). O diafragma de um adulto é composto de 55% ± 5% de fibras I, 20% ± 6% de fibras IIa e 25% ± 3% de fibras IIb. Dada essa composição, o diafragma é um músculo resistente à fadiga, já que um adulto treinado pode manter uma ventilação de 80 a 100 L/min durante 8 a 10 horas. No entanto, assim como os músculos respiratórios podem ser treinados, eles sofrem os mesmos problemas de qualquer músculo periférico, como o descondicionamento, com perda da resistência.

Antes de se abordar o treinamento, é preciso definir corretamente fraqueza e fadiga. Fraqueza é a incapacidade de gerar a força esperada, e fadiga, a incapacidade de gerar a força esperada durante um determinado intervalo de tempo.

O treinamento muscular pode ser orientado para obtenção de força, resistência ou velocidade, e os conceitos de treinamento dos músculos respiratórios são os mesmos dos demais músculos.

1. Sobrecarga: um músculo deve receber uma carga superior à habitual para haver treinamento. Para treinamento de força, a carga dever ser alta, com repetições rápidas e breves. Para treinamento de resistência, a carga deve ser menor, com maior número de repetições.
2. Especificidade: o treinamento deve ser idêntico ou similar à atividade daquele músculo. A atividade deve envolver diretamente os músculos que se quer treinar. Para o treinamento da musculatura respiratória, podem ser feitos exercícios específicos de inspiração, mas também treina-

mento global (p. ex., andar de bicicleta, correr, remar etc.), já que, nessa modalidade de treinamento, há aumento da ventilação e uso da musculatura respiratória. Os melhores resultados são obtidos com treinamento específico.
3. Reversibilidade: se o treinamento for interrompido, seu efeito irá desaparecer, e o músculo voltará a sua função basal. O tempo até a volta à função basal é uma função da intensidade e do tempo de treinamento.

Embora seja possível orientar o treinamento especificamente para obtenção de força, resistência ou velocidade, sempre há uma mistura de efeitos, por exemplo: em treinamento para resistência, é possível aumentar a força, o que é importante, visto que força e resistência andam estão associadas.

O treinamento de força resulta em aumento do tamanho e do número de miofibrilas das fibras brancas (IIa e b), o que gera hipertrofia. O treinamento de resistência resulta em aumento das mitocôndrias intramusculares, enzimas para extração de energia e transporte de elétrons.

Quando um paciente tem indicação de treinamento da musculatura inspiratória, o que se objetiva é o treinamento da resistência dos músculos.

## INDICAÇÕES DE TREINAMENTO DA MUSCULATURA INSPIRATÓRIA

Quando se cogita indicar treinamento da musculatura inspiratória, deve-se, inicialmente, considerar a seguinte questão: esse músculo deve ser treinado ou repousado?

A resposta a esta pergunta geralmente é difícil. Um músculo com baixo desempenho pode estar fadigado e precisar de repouso para retomar sua capacidade ou estar descondicionado e precisar de um programa de treinamento.

É preciso, ainda, responder a uma outra questão: os músculos respiratórios apresentam fraqueza, baixa resistência ou ambas?

Avaliar a força muscular não é difícil (usando a medida de pressão inspiratória máxima ou da pressão transdiafragmática, com ou sem estímulo frênico), mas avaliar a resistência muscular, principalmente em unidade de terapia intensiva (UTI), é mais complicado. Enquanto os exames complementares não estão disponíveis, a avaliação de resistência é feita com a observação clínica. Os sinais de sobrecarga muscular são: uso de musculatura acessória, respirações paradoxais, taquicardia, hipertensão/hipotensão, sudorese abundante e agitação psicomotora.

As situações clínicas de indicação de treinamento são:

1. Desmame difícil: em pacientes que não conseguem se livrar da ventilação mecânica por fraqueza muscular, os protocolos de treinamento se mostraram eficientes e, na maioria dos casos, liberaram os pacientes da ventilação. No entanto, a indicação não é para qualquer paciente. Os indivíduos estáveis clinicamente (sem anemia, infecção, estáveis hemodinamicamente e com balanço nitrogenado positivo) podem ser treinados. Já os considerados instáveis clinicamente estão, de modo geral, em estado catabólico (balanço nitrogenado negativo), e o treinamento será ineficaz ou até danoso ao paciente.

2. Doença pulmonar obstrutiva crônica (DPOC) e fibrose cística: em vários estudos, pacientes com DPOC e fibrose cística realizaram treinamento global ou específico. Em todos os estudos, foi possível aumentar a força e a resistência dos músculos inspiratórios, diminuindo a dispneia e melhorando a qualidade de vida e o desempenho para exercícios e atividades rotineiros.

3. Asma: pacientes com asma leve persistente ou moderada foram treinados com programas específicos e apresentaram melhora da dispneia após o programa de treinamento.

4. Doença neuromuscular: doenças neuromusculares herdadas (distrofia de Duchenne, esclerose lateral amiotrófica etc.) ou adquiridas (trauma cervical, polirradiculoneurite, neuromiopatia de pacientes graves etc.) podem ser alvos do treinamento muscular e já foram testadas para treinamento da musculatura inspiratória. Os pacientes com doença neuromuscular beneficiam-se de treinamento e têm aumento da força e da resistência dos músculos inspiratórios.

## MODOS DE TREINAMENTO DA MUSCULATURA INSPIRATÓRIA

Como em qualquer programa de treinamento muscular, o treinamento dos músculos inspiratórios deve ser individualizado. Um dos problemas para a individualização de treinamentos é que os métodos de avaliação da força e resistência, pré e pós-treinamento, são falhos. Além desse problema, não há métodos estabelecidos para treinamento.

Um programa de treinamento deve ter bem estabelecido o tipo de exercício, sua intensidade, o número ou tempo de repetições (geralmente de 5 a 60 minutos para músculos inspiratórios) e a duração total do programa de treinamento (de algumas semanas a poucos meses). Infelizmente, não há estudos que estabeleçam essas variáveis.

Teoricamente, a melhor maneira de treinar a resistência (e esse é o objetivo quando se treinam os músculos inspiratórios) é determinar a carga que leva à fadiga em aproximadamente 2 horas e manter o treinamento com uma carga pouco menor que a necessária para tal. Para determinar com precisão a fadiga, pode-se usar a eletromiografia ou a taxa de relaxamento máximo. Como essa tarefa consome muito tempo e exige tecnologia sofisticada, ela não é usada.

Alguns métodos testados até agora são descritos a seguir:

1. Uso de cargas que representam uma porcentagem da pressão inspiratória, nasal ou transdiafragmática máxima. O programa se inicia colocando uma carga que corresponde a uma porcentagem da pressão máxima medida. Geralmente, inicia-se com 20 a 30% da carga, mas esse valor é aleatório. É importante lembrar que voluntários saudáveis conseguem respirar por 15 minutos com 50% da pressão inspiratória máxima, antes de entrar em fadiga. Respirando com 80 a 90% da pressão inspiratória máxima, a fadiga acontece em 2 a 3 minutos. O tempo habitual é de 5 a 30 minutos, com sessões uma ou duas vezes por dia, 5 a 7 vezes por semana. A carga pode ser aplicada com aparelhos de *threshold*, aparelhos especialmente construídos, ou por meio do uso da sensibilidade do aparelho (possível em alguns aparelhos).

2. Treinamento com resistências lineares ou não lineares. Coloca-se uma resistência que não varia

com o fluxo (linear) ou que varia (não linear) e executa-se o treinamento da mesma maneira que com o uso de porcentagem de alguma pressão máxima. O valor inicial geralmente é de 8 $cmH_2O/L/s$.

3. Treinamento com hiperventilação normocápnica. Este método é referência para treinamento de resistência. Baseia-se em sessões de hiperventilação voluntária do paciente. É feito com uma medida inicial da ventilação voluntária máxima em 15 segundos, depois coloca-se 50% desse valor com meta para hiperventilação. Esse método deve ser feito com aparelho específico, que possua um alvo visual para o paciente manter a ventilação desejada e o $CO_2$ inalterado, mesmo com a hiperventilação decorrente do aumento da fração inspirada de $CO_2$. Por precisar de aparelhos específicos e da colaboração do paciente, é pouco utilizado, principalmente em UTI.

4. Testes de respiração espontânea. Pacientes em ventilação mecânica, cuja equipe opta por realizar tentativas diárias de respiração espontânea, estão fazendo treinamento muscular durante cada tentativa.

5. Treinamento global. Treinamentos de vários grupos musculares, por meio de corrida, ciclismo ou remo, também trabalham a força e a resistência dos músculos inspiratórios. No entanto, esses programas são menos eficientes que os específicos e, obviamente, não podem ser realizados em pacientes em UTI.

O uso de anabolizantes só aumenta a força muscular quando associado a um programa de treinamento. Em estudos com pacientes com DPOC, o uso de anabolizantes aumentou a força muscular, quando comparado com o emprego de placebo. Enquanto a segurança, a dosagem e as drogas não estiverem estabelecidas, o uso de anabolizantes não está indicado.

## RISCOS ASSOCIADOS AO TREINAMENTO MUSCULAR

Como qualquer tratamento, o treinamento muscular apresenta complicações. Em estudos recentes, essas complicações têm aparecido frequentemente e são preocupantes e sérias. As complicações são:

1. Fadiga: uma sessão de treinamento pode provocar fadiga de alta frequência (que se reverte rapidamente), mas um programa de treinamento mal elaborado é capaz de produzir fadiga de baixa frequência, que só tem reversão após um período superior a 2 dias.

2. Excesso de treinamento (*overtraining*): esta situação patológica é bem reconhecida em atletas de elite e acontece quando o programa de treinamento é excessivo. Na situação de *overtraining*, há piora do desempenho muscular, maior suscetibilidade para lesões ósseas e ligamentares, depressão, imunossupressão, amenorreia e diminuição da capacidade antioxidante.

3. Lesão estrutural do músculo: cargas elevadas de treinamento, especialmente em pacientes críticos (com infecção grave ou DPOC), provocam lesão física das fibras musculares, com dano permanente ou temporário. Algumas vezes, a lesão é tão intensa que se tem a sensação de que o músculo está atrofiado, situação denominada "atrofia por uso".

Estas complicações podem se sobrepor em diferentes intensidades.

## REFERÊNCIAS BIBLIOGRÁFICAS

1. When should respiratory muscles be exercised? Chest 1983;84: 76-84.

2. Orozco-Levi M, Lloreta J, Minguela J, Serrano S, Broquetas JM, Gea J. Injury of the human diaphragm associated exertion and COPD. American Journal of Respir Crit Care Med 2001;164:1734-9.

3. Kigin CM. Breathing exercises for the medical patient. The art and the Science. Physical Therapy 1990;70:700-6.

4. Sociedade Paulista de Pneumologia e Tisiologia. Pneumologia: atualização e reciclagem. São Paulo: Atheneu; 2000. p.1-29.

5. Martin AD, Davenport DD, Franceschi AC, Harman E. Use of inspiratory muscle strength training to facilitate ventilator weaning: a series of 10 consecutive patients. Chest 2002;122:192-6.

6. Smith K, Cook D, Guyatt GH, Madhavan J, Oxman AD. Respiratory muscle training in chronic airflow limitation: a meta-analysis. Am Rev Respir Dis 1992;145:533-9.

7. Pardy RL, Livington RN, Despas PJ, Macklem PT. The effects of inspiratory muscle training on exercise performance in chronic airflow limitation. Am Rev Respir Dis 1981;123:426-33.

8. Aldrich TK, Uhrlass RM. Weaning from mechanical ventilation: successful use of modified inspiratory resistive training in muscular dystrophy. Crit Care Med 1987;15:247-9.

9. Aldrich TK, Karpel JP. Inspiratory muscle resistive training in respiratory failure. Am Rev Respir Dis 1985;131:461-2.

10. Barbas CSV, Ísola AM, Farias AMC, Cavalcanti AB, Gama AMC, Duarte ACM, et al. Recomendações Brasileiras de Ventilação Mecânica. Rev Bras Ter Int 2014;26(2):89-121.

# 14

# ESTIMULAÇÃO DIAFRAGMÁTICA ELÉTRICA TRANSCUTÂNEA DURANTE A VENTILAÇÃO MECÂNICA

CARLOS ALBERTO CAETANO AZEREDO (*IN MEMORIAM*)
RACHEL MARIA DA SILVA BEZERRA FITIPALDI

## EFEITOS DELETÉRIOS DA VENTILAÇÃO MECÂNICA SOBRE A MUSCULATURA DIAFRAGMÁTICA

É bem descrito na literatura que a ventilação mecânica funciona como um meio capaz de suportar a homeostasia dos gases sanguíneos de pacientes que não conseguem manter uma ventilação alveolar adequada.[1] Muitas são as causas que contribuem para a incapacidade de determinados pacientes voltarem a respirar espontaneamente, dentre elas a disfunção muscular respiratória. Esse tem sido um fator causal relacionado à dependência do ventilador mecânico abordado por poucos pesquisadores até hoje. Sabe-se, contudo, que a hipotrofia muscular e a disfunção contrátil são mecanismos potenciais para o desenvolvimento da fraqueza muscular diafragmática.[1,2] Isso ocorre em razão de um déficit de força e/ou diminuição da resistência muscular à fadiga.[1]

Sob a luz desses mecanismos, alguns autores têm realizado experimentos com o intuito de investigar os efeitos da ventilação mecânica controlada sobre a musculatura diafragmática. Um dos estudos iniciais realizados foi o de Le Bourdelles et al.,[3] que examinaram o efeito de 48 horas de ventilação mecânica controlada com relação às propriedades contráteis e ao desenvolvimento de hipotrofia de diafragmas de ratos. Os autores constataram uma redução significativa na capacidade do diafragma de gerar força isométrica e uma diminuição tanto na massa diafragmática quanto em seu conteúdo proteico. Mais recentemente, Powers et al.[2] verificaram que com menos de 18 horas de ventilação mecânica já existem disfunção contrátil e início de hipotrofia. Por sua vez, Shanely et al.[1] afirmam que em menos de 12 horas já há uma depressão importante na geração de força e na produção de força tetânica máxima por área transeccional muscular. Esses déficits de força estão diretamente relacionados com o tempo de ventilação. Assim, o tempo de inatividade ditará a gravidade da disfunção contrátil pelas mudanças nas propriedades intrínsecas das fibras musculares diafragmáticas.

Essas alterações ocorrem por junção de mais fatores, como: redução na concentração das proteínas miofibrilares; anormalidades nas proteínas contráteis do citoesqueleto; ou dificuldade no acoplamento excitação-contração.[1] Outros fatores, como impacto negativo da anestesia sobre a função muscular, infecções e desequilíbrio do pH arterial, já foram descritos na literatura como fatores predisponentes à disfunção diafragmática.[4]

Apesar de vários resultados apontarem para achados relacionados à perda de força diafragmática, muito pouco foi estudado até agora com relação à *endurance* diafragmática. Anzueto et al.[5] foram os primeiros a abordar esse aspecto da disfunção diafragmática associada à ventilação mecânica. Esses autores encontraram, após ventilar controladamente porcos por 11 dias, um declínio na *endurance* diafragmática indicado por uma redução na força transdiafragmática. Os experimentos que investigam hipotrofia da musculatura esquelética locomotora, como em um membro que não esteja recebendo carga, indicam que, durante períodos prolongados de ausência de carga, as fibras musculares de contração lenta (tipo I) são particularmente mais suscetíveis à hipotrofia.[6,7]

Estudos que induziram à inatividade diafragmática por meio de processo de denervação unilateral ou com uso de bloqueadores neuromusculares demonstraram, todavia, a ocorrência de hipotrofia de fibras tipos IIa e IIb e hipertrofia de fibras tipos I e IIa.[8,9] Por esse motivo, comprovou-se subsequentemente que pequenos períodos de ventilação mecânica são capazes de melhorar a resistência à fadiga do diafragma. Esse resultado é explicado pelo fato de as fibras IIa e IIb possuírem baixa capacidade oxidativa, sendo, consequentemente, as unidades motoras com maior tendência à fadiga.[1]

Dessa maneira, a hipotrofia "seletiva" exercida pelo ventilador nessas fibras musculares nas primeiras horas reduz a probabilidade de o diafragma se fadigar. Resultados parecidos com esses foram achados em estudos que investigaram os efeitos da má nutrição sobre o diafragma.[10,11]

Outro possível mecanismo seria o aumento da atividade de enzimas do sistema de defesa antioxidante dentro do citosol e das mitocôndrias. Isso contra-ataca os mecanismos de liberação de radicais livres e o estresse oxidativo causado pela contração muscular, potencialmente causadores de fadiga muscular.[12] Contudo, apesar de esses experimentos terem demonstrado que curtos períodos de ventilação mecânica melhoram a resistência à fadiga diafragmática, parece que a ventilação mecânica prolongada (p. ex., semanas ou meses) irá culminar em diminuição da capacidade oxidativa e da *endurance* diafragmática.

Como pode ser percebido, vários autores estudaram e comprovaram as perdas tróficas causadas pelo uso da ventilação mecânica por curtos ou longos períodos. A experiência obtida com a reabilitação de pacientes ortopédicos que usaram estimulação elétrica muscular indica que a estimulação elétrica do diafragma, durante o tempo em que o paciente se encontra na prótese ventilatória, pode ser utilizada como uma técnica de reabilitação.[13] Ou seja, o diafragma deve ser "treinado" para se manter em boas condições de trabalho, prevenindo, assim, o desuso muscular e evitando complicações na fase de desmame. Apresenta-se, a seguir, um dos poucos recursos descritos na literatura capazes de reverter ou prevenir tal situação.

## ESTIMULAÇÃO DIAFRAGMÁTICA ELÉTRICA TRANSCUTÂNEA: BREVE HISTÓRICO

A utilização da estimulação elétrica transcutânea para induzir à respiração ocorre há mais de um século.[14] O primeiro pesquisador a realizar tal procedimento o fez em 1857, com o intuito de restaurar a vida de pessoas intoxicadas por carvão. A esse procedimento de indução de determinada intensidade de corrente elétrica, sobre o ponto motor do nervo frênico, foi dado o nome de "eletroventilação".[15] Com o crescente desenvolvimento de mecanismos capazes de suportar a ventilação, a eletroventilação foi abandonada, retornando somente na década de 1950 pelas mãos de Sarnoff.

Este pesquisador tentava desenvolver um processo mais próximo do fisiológico que a pressão subatmosférica utilizada pelos ventiladores da época (pulmões de aço). Sarnoff, então, deu início à era moderna da estimulação elétrica do diafragma ao conseguir manter a respiração espontânea de nove pacientes com poliomielite bulbar por meio de eletrodos monopolares, afixados na base do pescoço.[15]

Atualmente, pesquisas vêm demonstrando os excelentes resultados obtidos sobre a função diafragmática graças à estimulação elétrica transcutânea. Para avaliar se a hipotrofia do diafragma realmente ocorre durante a ventilação mecânica e se a eletroestimulação previne essa hipotrofia,[16] foi realizada em um paciente tetraplégico (dependente de suporte ventilatório) a estimulação diafragmática da hemicúpula diafragmática direita, através do ponto motor do nervo frênico situado na base do pescoço, durante 8 meses, 30 minutos por dia.

Para determinar se houve um acréscimo ou um decréscimo na capacidade de gerar volume de cada hemicúpula, ao fim do estudo, utilizou-se um espirômetro, que mensurou o volume das hemicúpulas enquanto cada nervo frênico foi estimulado separadamente. A ultrassonografia abdominal foi utilizada como técnica para mensurar a espessura diafragmática. Constatou-se que no lado estimulado não houve perda de espessura diafragmática (ou seja, as fibras continuaram funcionantes), enquanto a hemicúpula esquerda sofreu hipotrofia.

Nochomovitz et al.[17] também conseguiram reverter o processo de hipotrofia diafragmática em pacientes tetraplégicos dependentes de ventilação, pela instituição do protocolo logo nos primeiros meses de lesão. Dessa maneira, de acordo com o que foi citado, o objetivo da eletroestimulação diafragmática está diretamente relacionado à reeducação funcional respiratória por intermédio do recrutamento das fibras diafragmáticas hipocinéticas, auxiliando assim o desmame do ventilador mecânico pela prevenção da síndrome do desuso.

Criner et al.,[18] para demonstrar a efetividade da eletroestimulação, realizaram um estudo com sete indivíduos hígidos, utilizando o ponto motor do nervo frênico (na base do pescoço bilateralmente) para acessar o diafragma. Seus resultados foram baseados na medida da pressão transdiafragmática máxima e na eletromiografia (EMG) de superfície, em que se constatou que a estimulação elétrica do diafragma pode ser aplicada de forma segura e eficaz, uma vez que se verificaram aumentos da força muscular diafragmática em todos os indivíduos estudados.

Mier et al.[19] realizaram um estudo com 110 indivíduos, dos quais 84 eram do grupo controle e 26 apresentavam fraqueza muscular diafragmática decorrente de *miastenia gravis*, poliomielite, distrofia muscular, esclerose múltipla, distúrbio do tecido conjuntivo, lesão do nervo frênico e causas idiopáticas. O objetivo desse estudo era testar a validade da estimulação transcutânea, avaliando se um aumento no potencial de ação do músculo era obtido. Os nervos frênicos direito e esquerdo foram estimulados com eletrodos bipolares fixados na borda posterior do músculo esternoclidomastóideo. O potencial de ação do diafragma foi registrado por meio da EMG, com eletrodos de superfície fixados entre o sétimo e o oitavo espaço intercostal. As pressões gástrica e esofágica foram mensuradas para a obtenção da Pdi máx (medida da força diafragmática). Concluiu-se, então, por meio desse estudo, que não há diferença entre o tempo para localização dos nervos frênicos e a força diafragmática, no grupo controle e nos pacientes avaliados.

Isso prova que a estimulação não é mais difícil de ser efetuada em pacientes com fraqueza diafragmática, se comparados com o grupo controle. Houve o sucesso em 95% dos pacientes avaliados, possibilitando assim a melhora na força muscular. O sucesso não foi alcançado apenas em pacientes com grave acometimento diafragmático, mas também naqueles que apresentavam distrofia muscular, lesão do nervo frênico durante cirurgia na coluna cervical e polimiosite.

Com esse estudo, Mier et al.[19] concluíram, comprovadamente, que a estimulação diafragmática transcutânea é um método não invasivo, vantajoso, seguro e útil, que deve ser explorado.

Dessa maneira, percebe-se que as condições primordiais para dar início à estimulação elétrica são a verificação da integridade do motoneurônio inferior, por meio do exame eletroneuromiográfico, e a exclusão de doenças neuromusculares.[20] Por esse motivo,

os candidatos à estimulação diafragmática são os pacientes com doenças pulmonares preexistentes; já os indivíduos idosos e debilitados irão requerer provavelmente suporte ventilatório por um período de tempo maior.[13]

## O USO DO ESTÍMULO ELÉTRICO COMO AGENTE RECONDICIONANTE MUSCULAR

Os pontos motores para a aplicação da estimulação diafragmática elétrica transcutânea (EDET) devem ser mapeados no tórax do paciente. Os locais em que são geradas as melhores contrações, constatadas por inspeção visual e palpação, estão situados nas linhas axilares anterior e média, mais especificamente no nível do sexto, do sétimo e do oitavo espaço intercostal.

Nesses pontos, tem-se acesso à zona de aposição diafragmática, ou seja, às fibras costais do diafragma. Outros locais, como a região paraxifóidea (acesso às fibras esternais) e a base lateral do pescoço (ponto de emergência do nervo frênico), também foram descritos como viáveis à aplicação da técnica.[14,21] A base lateral do pescoço, contudo, apresenta algumas complicações, como desconforto, difícil localização do ponto motor (pela presença da muscular acessória), estimulação do plexo cervical e braquial (levando a contrações desordenadas) e risco de estimulação do nervo vago.

O equipamento de eletroterapia utilizado para a EDET deve ser capaz de gerar pulsos elétricos com onda bifásica simétrica com forma de onda retangular ou trapezoidal. O aparelho específico existente no mercado para aplicação da técnica é capaz de ser modulado com relação a:

- Frequência: 0 a 40 Hz ou pulsos por segundo (pps).
- Rampa: 0,1 a 0,7 segundo.
- Tempo de contração: 0,2 a 1,2 milissegundo.
- Intensidade: 2 a 60 mA.

É importante que as características da corrente sejam respeitadas não só para que o emprego da técnica seja eficaz, mas também para que se diminuam os riscos de ectopia cardíaca (extrassístoles ventriculares). Riscilli et al.[22] determinaram que o fator de segurança para a aplicação da técnica é inferior a 1,4 ms. Em seu estudo, determinou-se qual seria a corrente necessária para produzir um volume inspirado de 225 mL e qual a corrente-limite para produzir uma batida ectópica.

O tempo de contração oferecido pelo aparelho (até 1,2 ms) não irá interferir no tempo de contração cardíaca. Todos esses parâmetros deverão ser ajustados de acordo com o ritmo ventilatório do paciente ou sincronicamente ao disparo do ventilador.

Para iniciar a EDET, é necessário, portanto, que haja integridade do nervo frênico, desde a sua emergência até os locais de dicotomização no músculo. Alguns outros aspectos também deverão ser respeitados, como a não utilização de agentes bloqueadores neuromusculares, os quais são rotineiramente usados em unidade de terapia (UTI) para indução da paralisia muscular. A EDET não poderá ser empregada nessa situação, pois a corrente elétrica não conseguirá despolarizar a placa motora terminal.

## REFERÊNCIAS BIBLIOGRÁFICAS

1. Shanely AR, et al. Short-duration mechanical ventilation enhances diaphragmatic fatigue resistance but impairs force production. Chest 2003;123:195-201.

2. Powers RS, et al. Mechanical ventilation results in progressive contractile dysfunction in the diaphragm. Am Physiol Soc 2002;1851-8.

3. Le Bourdelles G, Vires N, Boezkowski J. Effects of mechanical ventilation on diaphragm contractile properties in rats. Am J Resp Cri Care Med 1994;149:1539-44.

4. Coast JR, et al. Lactic acidosis and diaphragmatic function in vitro. Am J Respir Care Crit Care Med 1995;152:1648-52.

5. Anzueto A, et al. Effects of prolonged controlled mechanical ventilation on diaphragmatic function in healthy adult baboons. Crit Care Med 1997;25:1187-90.

6. Anderson J, Silveira AIM, Pérot C. Reflex and muscular adaptations in rat soleus muscle after hindlimb suspension. J Exper Biol 1999;202:2701-7.

7. Hudson JN, Franklin EC. Maintaining muscle mass during extended disuse: aestivating frogs as a model species. J Exper Biol 2002;202:2297-303.

8. Miyata H, et al. Myoneural interactions affect diaphragm muscle adaptations to inactivity. J Apply Physiol 1995;79:1640-49.

9. Zhan WZ, et al. Metabolic and phenotypic adaptations of diaphragm muscle fibers with inactivation. J Appl Physiol 1997;82:1145-53.

10. Murciano D, Aubier M, Lecoaguic Y. Effects of theophilline in diaphragmatic strength and fatigue in patients with chronic obstructive pulmonary disease. N Engl J Med 1994;311:49.

11. Sieck GC, Lewis MI, Blanco CE. Effects of undernutrition on diaphragm fiber size, SDII activity, and fatigue resistance. J Apply Physiol 1989;66:2196-205.

12. Reid MB, et al. Reactive oxygen in skeletal muscle: intracellular oxidant kinetics and fatigue in vitro. J Appl Physiol 1992;73:1797-804.

13. Pavlovic D, Wendt M. Diaphragm pacing during prolonged mechanical ventilation of the lungs could prevent from respiratory muscle fatigue. Med Hypotheses 2002;1-6.

14. Geddes LA. Electroventilation – a missed opportunity? Biomed Instrum Tecnol 1998;32:401-14.

15. Geddes LA, Woorhees WD, Barbbs CF, Deffard JA. Electroventilation. Am J Emerg Med 1985;3:337-9.

16. Ayas T, et al. Prevention of human diaphragm atrophy with short periods of eletrical stimulation. Am J Respir Care and Crit Care Med 1999;159:2018-20.

17. Nochomovitz LM, et al. Diaphragm activation with intramuscular stimulation in dogs. Am Rev Respir Dis 1983;127:325-9.

18. Criner J, et al. Variability of electrophrenic diaphragm twitch stimulation over time in normal subjects. Respir Physiol 1999;118:39-47.

19. Mier A, et al. Phrenic nerve stimulation in normal subjects and in patients with diaphragm weakness. Thorax 1987;42:885-8.

20. Azeredo CAC. Fisioterapia respiratória moderna. 4.ed. Barueri: Manole; 2001.

21. Cuello AF, Masciantonio L, Mendoza SM. Estimulação diafragmática elétrica transcutânea. Med Int 1991;8:194-202.

22. Riscilli CE, et al. The safety factor fir electroventilation measured by production of cardiac ectopy in the anesthezed dog. Chest 1989;95:214-7.

23. Balwin KM. Effects of altered loading states on muscle plasticity: What have we learned from roedents. Med Sci Sports Exerc 1996;28:S101-S106.

24. Criswell SD, et al. Cumulative effects of aging and mechanical ventilation on in vitro diaphragm function. Chest 2003;124:2302-8.

25. Kenneth, MB, Fadia H. Effects of different activity and inactivity paradigman on myosin Heavy Chain gene expression in striated muscle. J Appl Physiol 2001;90:345-57.

26. Radell PJ, et al. Effects of prolonged mechanical ventilation and inactivity on piglet diaphragm function. Intensive Car Med 2002.

27. Yang L, et al. Controlled mechanical ventilation leads to remodeling of the rat diaphragm. Am J Critical Care Medicine 2002;166:1135-40.

28. Zador E, et al. Early changes in rat diaphragm biology with mechanical ventilation. Am J Respir Care 2003.

29. Cancelliero et al. Estimulação diafragmática elétrica transcutânea melhora as condições metabólicas dos músculos respiratórios de ratos. Rev Bras Fisioter 2006;10(1).

30. Forti EMP, Pachani GP, Montebelo MILima, Costa D. Eletroestimulação diafragmática transcutânea em indivíduos saudáveis Fisioter Bras 2005;6(4):261-264.

# 15

# ABORDAGEM PRÁTICA NA INTERAÇÃO PACIENTE-VENTILADOR

GERMANO FORTI
MAURO R. TUCCI

Durante a ventilação mecânica (VM), dois sistemas estão interagindo, isto é, trabalhando conjuntamente: o paciente e o ventilador. A VM pode ser utilizada em pacientes com e sem esforços inspiratórios. Quando é realizada em pacientes sem esforços inspiratórios, a ventilação é chamada de "controlada" e o sistema respiratório é uma estrutura passiva, ou seja, segue integralmente os controles (de tempo, volume, fluxo etc.) ajustados no ventilador. Nessa situação, não há problemas de adaptação entre os dois sistemas, portanto não existem problemas de sincronia entre eles.

No entanto, a grande maioria dos pacientes que recebem suporte ventilatório invasivo utiliza, em algum momento, e geralmente na maior parte do tempo da ventilação, um modo ventilatório assistido (utiliza-se o termo "assistido" para designar qualquer modalidade em que é necessário, no mínimo, que o paciente dispare o ventilador mecânico). Nessa situação, existem dois sistemas atuando ativamente. Quando o paciente e o ventilador estão atuando em perfeita harmonia (de tempos inspiratório e expiratório, fluxo inspiratório etc.) considera-se que existe sincronia entre o paciente e o ventilador. Quando a interação entre os dois não é perfeita, considera-se que existe assincronia paciente-ventilador, com possíveis e variadas gradações: desde pequena alteração, perceptível apenas por monitores especiais, e que pouco prejudica o paciente, até um desconforto respiratório grave, facilmente perceptível à inspeção clínica e que pode colocar em risco a vida do paciente.

Estudos recentes indicam que os modos ventilatórios assistidos são benéficos em razão de prevenção de atrofia muscular, melhora da função cardiovascular e redução de várias complicações relacionadas ao uso de sedação.[1,2] Portanto, a utilização da ventilação assistida deveria ser preferida nos pacientes internados em unidades de terapia intensiva (UTI) que estão em VM.

Além disso, atualmente, a VM não é vista simplesmente como uma ferramenta para atingir ventilação e trocas gasosas efetivas. A preocupação com os efeitos deletérios provocados por ajustes inadequados ganhou importância nos últimos anos, tanto para evitar a lesão induzida pelo ventilador mecânico como para otimizar a interação paciente-ventilador.[3]

Assim, além de escolher o modo ventilatório, a frequência respiratória e a pressão positiva expiratória final (PEEP), entre outros, é preciso fazer ajustes finos no fluxo (p. ex., no padrão de onda de fluxo, na aceleração do fluxo e no critério de término do fluxo) e no tempo inspiratório, e ajustes para se obter a adequada sincronia paciente-ventilador e aumentar as chances de boa evolução para o paciente.

Discutem-se a seguir, os conceitos básicos da interação paciente-ventilador, as técnicas de monitorização dessa interação e, principalmente, as maneiras práticas para melhorar a sincronia paciente-ventilador nos modos ventilatórios comumente empregados.

## CONCEITO

A assincronia paciente-ventilador é vista muitas vezes, na prática, como um desconforto ou uma dispneia, pois as necessidades do paciente não são atendidas pelo ventilador mecânico. Essa assincronia é influenciada por dois fatores: tempo e força. Como exemplo dessa influência, podem ser consideradas duas pessoas, uma puxando e outra empurrando um carrinho de supermercado cheio em uma superfície plana. Quando elas executam a tarefa andando de forma cadenciada, pode haver redução do gasto energético, pois estão em sincronia (fator tempo). Entretanto, quando essa tarefa é realizada em uma rampa, mesmo em sincronia, pode haver aplicação de força desproporcional entre quem puxa e quem empurra, aumentando o gasto energético de uma delas (fator força).

Durante a VM, pode haver um desacordo de tempos entre o paciente e o ventilador quando o padrão ventilatório requerido pelo paciente, como os tempos neurais, inspiratório e expiratório (Ti e Te neural), entra em desencontro com o padrão imposto pelo ventilador mecânico, como o tempo inspiratório do ventilador (Ti mecânico). Nessa situação, ocorre assincronia porque a máquina e o paciente não se adaptam, pois os padrões ventilatórios de um e de outro não estão em fase. O desencontro de forças pode ser exemplificado quando o ventilador não fornece pressurização rápida e suficiente para as necessidades do paciente naquele momento, o que faz com que a função da VM de reduzir o gasto energético do paciente não seja atingida, podendo prejudicar sua recuperação.

A Figura 1 exemplifica o conceito de interação no sistema respiratório. Na respiração espontânea, há apenas os músculos para fazer o ar entrar nos pulmões (Pmus). Quando, de alguma maneira, esse sistema é insuficiente para fazer essa função, entra-se em insuficiência respiratória. Esse processo pode ser fatal caso não seja interrompido em tempo hábil. Com isso, na VM, introduz-se uma nova pressão no sistema respiratório executada pelo ventilador (Pvent), com o intuito de "ajudar" a Pmus a insuflar os pulmões; logo essas duas pressões, Pmus e Pvent, agem no mesmo sentido de direção.

Entretanto, essas duas pressões frequentemente podem agir em oposição (fator força) e/ou fora de fase (fator tempo), levando o paciente à assincronia ou a brigar com o ventilador. A pressão de via aérea (Paw) torna-se uma resultante da interação dessas pressões. Isso pode trazer graves consequências ao sistema respiratório e hemodinâmico. Se não se conseguir colocar paciente e ventilador em sincronia, pode ser necessário sedar e/ou paralisar o músculo do paciente, visando a inibir ao máximo a Pmus ou, então, hiperventilar o paciente, o que pode atrasar a recuperação e a retirada do suporte ventilatório. Desse modo, ao estudar a interação paciente-ventilador, objetiva-se aumentar as possibilidades de fazer com que essas forças tenham ações sinérgicas e sincrônicas, minimizando os efeitos deletérios da VM.

## CAUSAS E CONSEQUÊNCIAS

Idealmente, o ventilador deve se adaptar às demandas do paciente e às alterações da mecânica respiratória. Entretanto, tal ventilador ou modo ventilatório ainda não existe e, frequentemente, ocorre assincronia paciente-ventilador que pode ser deletéria, porque causa desconforto físico e emocional, podendo resultar em:

1. Distúrbio das trocas gasosas (hipoxemia e hipercapnia).
2. Aumento do trabalho respiratório.
3. Aumento das pressões intratorácicas, com possível repercussão na mecânica respiratória e hemodinâmica.
4. Fadiga e lesão dos músculos respiratórios.
5. Dificuldade e atraso no desmame.
6. Prolongamento do tempo de internação e aumento dos custos.

Embora o exame físico seja útil para verificar a assincronia, ele nem sempre ajuda. Mesmo pacientes com assincronia significativa podem apresentar exame físico normal. Além disso, pode haver presença de agitação e ansiedade causadas pela assincronia ou determinando assincronia, o que dificulta ainda mais a avaliação pelo exame físico.

A assincronia pode ser mais bem avaliada com equipamentos como o balão esofágico (que permite estimar a pressão pleural e o trabalho respiratório) e a

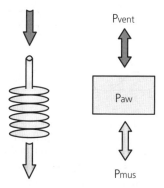

**Figura 1** Representação das pressões do ventilador (Pvent) e do músculo (Pmus) agindo no mesmo sentido e a pressão da via aérea (Paw) como resultante dessa interação.

eletromiografia. Ambos, atualmente, não são usados na prática clínica habitual.

Na prática clínica, a melhor maneira de diagnosticar assincronia é associar o exame clínico à observação das curvas de volume, fluxo e pressão mostradas nos monitores de alguns ventiladores. Infelizmente, muitos ventiladores não monitoram essas curvas.

Podem-se dividir, esquematicamente, as causas que levam a uma assincronia paciente-ventilador entre causas relacionadas ao paciente e causas relacionadas ao ventilador.

### Fatores relacionados ao paciente

Os fatores em geral estão associados a alterações do *drive* respiratório ou da mecânica respiratória.

O *drive* respiratório pode apresentar-se estimulado ou deprimido nos pacientes com insuficiência respiratória, podendo prejudicar a sincronia. Uma redução dos esforços respiratórios pode ser encontrada com o uso de drogas (sedativas, hipnóticas e narcóticas), na alcalose metabólica, em condições de desnutrição, na privação de sono, no hipotireoidismo grave, na síndrome de hipoventilação central ou em situações de lesão cerebral.[4] O aumento dos esforços inspiratórios pode ocorrer em resposta a aumento dos estímulos de quimiorreceptores (causado por hipoxemia, hipercapnia e/ou acidemia), aumento da demanda ventilatória (hipertemia, sepse etc.), dor, estímulo psicogênico ou agitação e uso de medicações (teofilina etc.).

Se o centro respiratório estiver pouco ativo, o estímulo respiratório pode ser ineficiente para disparar o aparelho. Se o centro respiratório estiver muito estimulado, o tempo inspiratório do paciente (Ti neurológico) pode ser menor que o tempo inspiratório do ventilador (Ti mecânico), o que também causará assincronia.

A principal alteração da mecânica que pode causar dissincronia é o aparecimento de hiperinsuflação, isto é, o aumento no volume pulmonar ao final da expiração além da capacidade residual funcional.[5] Nessas condições, a pressão alveolar ao final da expiração é positiva em relação à pressão de abertura das vias aéreas, fenômeno denominado PEEP intrínseca (PEEPi) ou auto-PEEP. É encontrado em pacientes em ventilação mecânica com grandes VT, tempo expiratório (TE) reduzido e com constantes de tempo elevadas. Está presente em pacientes com doença pulmonar obstrutiva crônica (DPOC), como resultado de maior resistência das vias aéreas e limitação ao fluxo expiratório, e também em pacientes com insuficiência respiratória com alta demanda ventilatória ou naqueles ventilados com inversão da relação inspiratório/expiratória.

A hiperinsuflação gera uma pressão positiva dentro do tórax e tem de ser negativada para que o ventilador dispare (Figura 2). A necessidade de gerar pressões maiores aumenta o trabalho respiratório e, em alguns casos, o esforço que o paciente faz não é suficiente para atingir a sensibilidade ajustada no ventilador e disparar o aparelho. Quando isso ocorre, o paciente faz um esforço inspiratório, mas o ventilador não dispara, causando esforços perdidos ou inefetivos.

A assincronia é facilitada, principalmente na presença de um esforço muscular pequeno (baixa Pmus) com um Ti neural curto associado principalmente a longas constantes de tempo respiratórias (complacências e resistências elevadas), como acontece na DPOC.[6] Juntos, esses fatores favorecem o desenvolvimento de hiperinsuflação dinâmica, que pode dificultar o disparo do ventilador. Vários estudos demonstram que pacientes com DPOC são mais suscetíveis à assincronia que a outras doenças.

### Fatores relacionados ao ventilador mecânico

Apesar da sofisticação dos ventiladores modernos, a resposta do respirador às demandas ventilató-

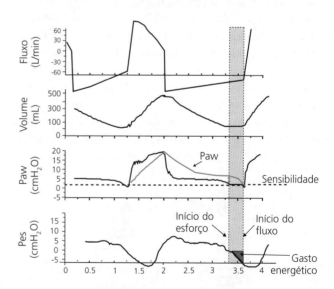

**Figura 2** Curvas de fluxo, volume e pressão da via aérea (Paw) e esofágica (Pes). Note que o fluxo expiratório não retorna a zero no final da expiração (PEEPi). Assim, pode-se visualizar que a pressão alveolar ainda está positiva no início do esforço do paciente, determinando um aumento do gasto energético representado pela integral da Pes no tempo. Somente após esse esforço é que ocorre o disparo efetivo do ventilador, fornecendo o fluxo inspiratório.

rias do paciente tem limitações. Algumas características do ventilador podem influenciar a sincronia: o sistema de sensibilidade para o disparo da fase inspiratória; o padrão de fornecimento do fluxo; o tempo de resposta do controle das válvulas; os algoritmos matemáticos que gerenciam a ciclagem no modo espontâneo; e, por fim, as resistências adicionais ao sistema, como filtros, circuitos e tubos endotraqueais finos, que podem agravar a situação. Geralmente, os modos ventilatórios mandatórios, por terem o tempo inspiratório fixo, são mais propícios a assincronia. No entanto, a assincronia pode se manifestar mesmo nos modos espontâneos, como a modalidade ventilação com pressão de suporte (PSV), especialmente quando há necessidade de serem usados valores elevados de pressão inspiratória.

## Fases do ciclo respiratório determinantes para a sincronia

Didaticamente, durante o ciclo respiratório, podem-se caracterizar quatro fases durante determinantes para a obtenção de ótima sincronia entre o paciente e o ventilador (Figura 3).

## Fase de disparo

O período de transição entre a fase expiratória e a inspiratória é chamado de fase de disparo. Quando o disparo é feito pelo paciente (modo assistido), o ventilador detecta por meio de sensores (pressão ou fluxo) o esforço do paciente para puxar o ar. Na sequência, o ventilador dispara abrindo a válvula inspiratória e fornecendo fluxo. O intervalo de tempo entre a detecção do esforço pelo ventilador e a abertura da válvula inspiratória foi bastante reduzido com o avanço da tecnologia e o desenvolvimento de válvulas de demanda de fluxo com tempo de resposta de abertura muito baixo, menor que 100 milissegundos. Dessa forma, em alguns respiradores, mesmo o disparo feito pelo critério de pressão pode até ser mais rápido que o disparo por critério de fluxo.[7-9]

O principal fator que pode levar à assincronia no disparo é a presença de hiperinsuflação dinâmica e PEEPi (Figura 2). A assincronia no disparo se caracteriza como um esforço inefetivo do paciente (contração isométrica dos músculos inspiratórios) que não o permite atingir a sensibilidade do ventilador ou, por algum motivo mecânico ou de controle eletrônico, o próprio ventilador não reconhece o esforço e não dispara. Quando a falha não é mecânica, geralmente está associada com a presença de PEEPi que, em algumas situações, pode ser contrabalançada pela PEEP externa (ver adiante as estratégias para minimizar a PEEPi). Entretanto, sempre há a necessidade da monitoração e checagem técnica do ventilador, verificando se existe falha mecânica no disparo, problema que pode ser resolvido com a simples checagem durante a montagem ou a manutenção de rotina do próprio ventilador.

## Fase pós-disparo

A fase pós-disparo está relacionada ao momento imediatamente posterior à abertura da válvula inspiratória até o término da fase inspiratória. Este é o momento crucial para a liberação de fluxo e uma rápida pressurização do sistema respiratório realizada pelo ventilador, que regulam o equilíbrio entre a Pvent e a Pmus. A liberação do fluxo e a pressurização, ou melhor, o padrão de insuflação dado pelo fornecimento do fluxo, volume e tempo inspiratório varia conforme o modo ventilatório empregado e seus respectivos ajustes. Essa fase tem um papel importante nas influências aferentes para o *drive* respiratório e, consequentemente, proporciona o alívio do esforço e o conforto do paciente.

Quando utiliza-se o modo volume controlado (VCV), o fluxo é ajustado manualmente. Já no modo PSV a liberação do fluxo é livre pelo fato de esse modo ser controlado a pressão constante. No entanto, na maioria dos ventiladores atuais, o modo PSV permite o controle dessa liberação de fluxo por variação

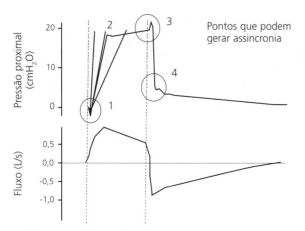

**Figura 3** Representação dos principais pontos passíveis de assincronia. 1: fase de disparo (sensibilidade); 2: fase da aceleração do fluxo (*slope*); 3: fase de finalização da inspiração (ciclagem); 4: fase expiratória (resistência oferecida pela válvula exalatória).

da resistência da válvula inspiratória (*slope* ou rampa de pressurização).

## Utilização do modo volume controlado

A fase inspiratória do modo VCV é classificada como um gerador de fluxo constante ou variável. Portanto, os parâmetros fluxo, volume e tempo inspiratório são fixos e interdependentes. Com essas características, pode-se afirmar que a área determinada pela Paw (produto do tempo pela Paw) é considerada o PTP resultante entre o "empurrar" do ventilador e o "puxar" do paciente, ou seja, o "esforço" do ventilador (PTP pela Pvent) e o esforço do paciente (PTP pela Pmus). Se a liberação de fluxo pelo ventilador for demasiadamente lenta, o ventilador pode gerar uma Pvent insuficiente, fazendo com que todo esforço para vencer as propriedades elásticas e resistivas seja transferido para o paciente, que responderá com aumento da Pmus e, assim, haverá maior gasto energético (Figura 4).[10,11]

Diversos estudos demonstram redução do trabalho respiratório com o aumento do fluxo, assim como a otimização da sincronia.[12,13]

## Utilização do modo pressão de suporte

O modo de PSV é obrigatoriamente assistido e, nele, o disparo pode ser por pressão ou fluxo, e é estabelecido um nível de pressão que será o limite máximo. Essa pressão limitada perdurará durante toda a fase inspiratória, promovendo uma forma de fluxo inspiratório desacelerado (característica própria dos modos geradores de pressão constante), que se reduzirá até atingir o valor programado como critério de finalização dessa fase inspiratória. Na maioria dos ventiladores, o critério de finalização por fluxo é de 25% do pico de fluxo, outros 5%, e outros ainda são por valores fixos de fluxo, como 4 L/min.[14,15]

Portanto, a PSV é um modo assistido e limitado à pressão com critério de finalização ou ciclagem da fase inspiratória primariamente por fluxo, permitindo assim que o tempo inspiratório, o fluxo e o volume sejam sempre livres, determinando maior liberdade ao paciente para controlar o ciclo respiratório.

### Slope

A liberação do fluxo na PSV é determinada por *slope* ou *rise time* (rampa de pressurização), definido como o tempo decorrente do disparo até atingir o limite de pressão ajustado, sendo fixo em muitos ventiladores. A graduação do *slope* de cada ventilador varia de acordo com cada fabricante. No entanto, vários ventiladores desenhados a partir da década de 1990 já possuem um *slope* ajustável. O ajuste do critério de finalização do ciclo inspiratório (geralmente fixado em 25% do pico de fluxo) só passou a receber maior importância recentemente, e alguns modelos mais novos de ventiladores já possuem esse ajuste.[16]

A assincronia paciente-ventilador pode ocorrer na PSV quando o valor da pressão for insuficiente ou a velocidade de pressurização do sistema for muito lenta ou demasiadamente rápida para a demanda de fluxo do paciente.[7,8,17-22]

Se a aceleração do fluxo ou a rampa de pressurização for muito maior que a demanda do paciente, pode ocorrer o chamado *overshoot* (extrapolação do pico de pressão acima da pressão pré-ajustada pelo tempo de subida muito rápido ou excesso de fluxo); o contrário – o *undershoot* de pressão – pode ocorrer se o esforço do paciente for excessivo para um tempo de subida da pressão muito lento, ocasionando a falta de fluxo. Esses dois extremos da rampa de pressurização podem aumentar o trabalho respiratório e comprometer o conforto respiratório, principalmente na presença do *undershoot* (Figuras 5 e 6).

Um *slope* rápido significa a liberação de fluxo rápida, mas nem sempre determina um pico de fluxo maior. Uma curva de fluxo com inclinação quase vertical na PSV pode determinar um tempo inspiratório menor conforme o funcionamento (padrão de fluxo) de cada ventilador. Nas curvas de fluxo e pressão da Figura 7, podem-se observar tempos inspiratórios

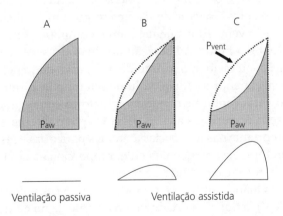

**Figura 4** (A) Ventilação passiva em que a pressão do ventilador (Pvent) é igual à pressão da via aérea (Paw). (B e C) Ventilação assistida, em que a Paw é resultante da interação entre a Pvent e Pmus. (Adaptada de Younes e Tobin, 1994.)[10]

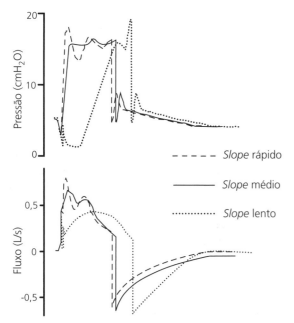

**Figura 5** Representação de três graduações de *slopes*. Note que, conforme o *slope* é lentificado, o tempo inspiratório aumenta. Note também o *overshooting* no *slope* rápido e o *undershooting* no *slope* lento.

diferentes em dois ventiladores testados exatamente nas mesmas condições e parâmetros em simulador do sistema respiratório.[23] Assim, o Ti mecânico, além de ser variável, pode mudar entre diferentes marcas de ventiladores, mesmo quando ajustado com os mesmos parâmetros.

O *slope* também pode ser influenciado pela constante de tempo do sistema respiratório. Utilizando-se os mesmos parâmetros de *slope* e ciclagem, o tempo inspiratório pode ser maior em um indivíduo com distúrbio obstrutivo que em um paciente com distúrbio restritivo. Nos pacientes com obstrução, o pico e a queda do fluxo tendem a ser, respectivamente, menor e mais lenta, prolongando o tempo para atingir o critério de finalização, que determina um aumento do tempo inspiratório e, consequentemente, hiperinsuflação dinâmica (Figura 8).

## Fase de ciclagem

A finalização da fase inspiratória tem de estar em fase, ou seja, coincidir com a finalização do esforço do paciente, para que ele também não gaste energia tentando abortar o período de insuflação mecânica ou conduza à hiperinsuflação dinâmica.

Visto que VCV e pressão controlada (PCV) são modos mandatórios, eles são finalizados, respectivamente, por critérios de volume e tempo determinados pelo operador. Dessa forma, uma perfeita sincronia entre o término do ventilador e do paciente depende do operador.

Já na PSV, por ser um modo espontâneo, o Ti mecânico pode ser variável dependendo de vários fatores, principalmente do algoritmo do ventilador. O critério de finalização da fase inspiratória na PSV

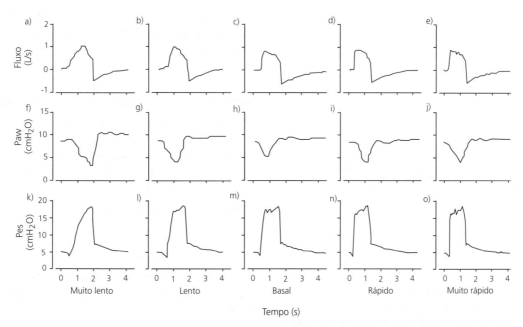

**Figura 6** Curvas de fluxo, pressão esofágica (Pes) e de via aérea (Paw) em cinco diferentes *slopes*. Note o efeito do ajuste do *slope* no fluxo e na variação da Pes. Note também que a menor variação da Pes ocorre com o *slope* intermediário (basal). (Adaptada de Chiumello et al., 2001.)[22]

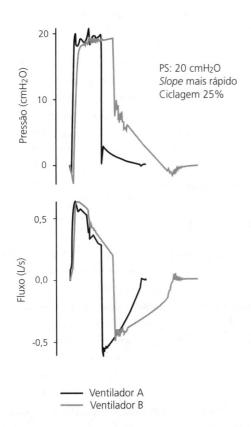

**Figura 7** Teste de dois ventiladores nos mesmos parâmetros (PS: 20 cmH$_2$O, *slope* rápido máximo e ciclagem de 25%) em simulador mecânico, nas mesmas condições de esforço e impedância. Note a diferença do tempo inspiratório decorrente da influência do *slope* próprio de cada ventilador. PS: pressão de suporte.

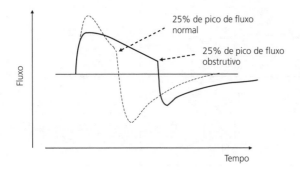

**Figura 8** Curvas de fluxo durante a pressão de suporte (PS) de 20 cmH$_2$O ajustada com critérios de *slopes* e ciclagens idênticos em duas situações simuladas de resistências de via aérea. Representação de um paciente normal e um obstruído. Note a queda do pico de fluxo causada por obstrução e consequente aumento do tempo inspiratório.

é, primariamente, por fluxo e normalmente é fixo na maioria dos ventiladores mecânicos (25% do pico de fluxo inspiratório ou taxa fixa de fluxo como 5 L/min), porém, dependendo do algoritmo, pode ter critérios secundários de segurança caso o critério por fluxo falhe, como pressão ou tempo inspiratório máximos.

O critério de finalização pode determinar assincronia quando há desencontro entre a finalização do tempo inspiratório neural do paciente e o tempo inspiratório mecânico do próprio ventilador. Se o tempo inspiratório mecânico do ventilador for maior que o tempo expiratório neural do paciente, este frequentemente contrairá a musculatura abdominal elevando a pressão proximal no final da insuflação para forçar a ciclagem. Desse modo, pode-se atingir um segundo critério de segurança de finalização do ciclo respiratório na maioria dos respiradores, ou seja, a finalização por pressão acima da pressão de suporte pré-ajustada. Assim, ocorre um *overshooting* da pressão proximal no final da insuflação. Essa ativação dos músculos no final da fase inspiratória aumenta o esforço e provoca assincronia, tanto na finalização quanto no disparo subsequente em razão de hiperinsuflação dinâmica, determinando o que é chamado de esforços perdidos ou ineficazes. Por outro lado, se o tempo inspiratório neural do paciente continuar após ter atingido o critério de finalização do ciclo respiratório da PSV – ou seja, o esforço continua após o ventilador mecânico ter interrompido a insuflação – poderão ocorrer múltiplos disparos, ocasionando também aumento de trabalho e desconforto para o paciente.[6-8,24-28]

Atualmente, os fabricantes estão implementando o critério de finalização da fase inspiratória de forma variável, manualmente ajustado ou até mesmo com ajuste automático, com algoritmos mais complexos e elaborados, permitindo assim melhor flexibilidade para correção da assincronia (Figura 9).

Tokioka et al.[26] avaliaram diferentes critérios de finalização em pacientes com síndrome do desconforto respiratório agudo e lesão pulmonar aguda e relataram que valores elevados de critério de término, como 45% do pico de fluxo, resultam em aumento do trabalho e da frequência respiratória com diminuição do volume corrente, ocorrendo frequentemente términos prematuros com duplos disparos. Já Chiumello et al.[29], em avaliação semelhante da variação do *slope* em pacientes com lesão pulmonar aguda, encontraram o mesmo efeito na frequência e no volume corrente, porém não ocorreu mudança no trabalho respiratório.

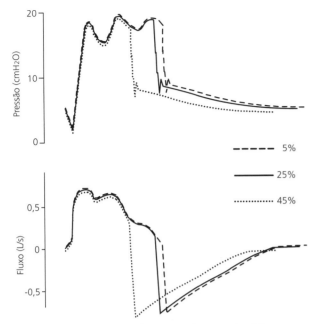

**Figura 9** Representação de três graduações de ciclagens em porcentagem do pico de fluxo. Note o aumento do tempo inspiratório do ventilador quando se reduz a ciclagem de 45 para 5% do pico de fluxo.

Entretanto, Tassaux et al.[30], ao estudarem 28 pacientes entubados usando PSV, encontraram maiores valores de atrasos na ciclagem principalmente em pacientes com DPOC (altas constantes de tempo), necessitando de um critério de finalização de cerca de 80% do pico de fluxo, maior do que a variação disponível no mercado. Na sequência, os mesmos autores demonstraram também, em um estudo semelhante em pacientes com DPOC, que altos valores de ciclagem (> 50% do pico de fluxo) reduzem significativamente o trabalho respiratório (Figura 10).[31]

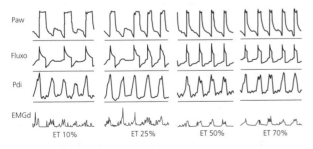

**Figura 10** Curvas de fluxo, pressão de via aérea (Paw), pressão transdiafragmática (Pdi) e eletromiografia diagramática (EMGd). Note a melhora da sincronia conforme aumenta o valor de ciclagem (ET – *expiratory trigger*) de 10, 25, 50 e 70% do pico de fluxo inspiratório. (Adaptada de Tassaux et al., 2005.)[31]

## Fase expiratória

A fase expiratória é dependente do desenho da válvula exalatória e do controle da PEEP pelo ventilador, determinando maior eficiência e mínima resistência à exalação do paciente. Uma válvula com alta resistência expiratória pode determinar maior ocorrência de PEEPi (Figura 11).

## IDENTIFICAÇÃO DA ASSINCRONIA

Pela visualização gráfica das curvas dos sinais de pressão, fluxo e volume presentes na maioria dos ventiladores atuais, os traçados de pressão, fluxo e volume são de grande utilidade na detecção de assincronia e permitem melhor ajuste dos modos ventilatórios.[32]

É possível observar vários exemplos de assincronia na Figura 12. No primeiro ciclo, há a presença de *overshooting* no final da curva de pressão (área 1), indicando ativação dos músculos abdominais ainda na fase inspiratória do ventilador. Além disso, observam-se ainda no início da curva da pressão uma deflexão negativa, abaixo da linha de base (sensibilidade inadequada), e a presença de uma grande área de *undershooting* (*slope* lento) quando comparada com a curva quadrada da PSV ideal.

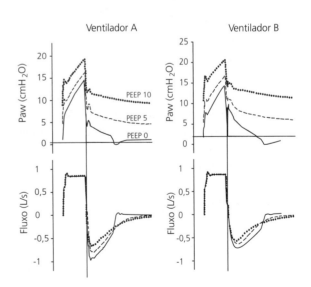

**Figura 11** Teste de bancada de dois ventiladores (A e B) em volume controlado com diferentes valores de PEEP. Note que, conforme a PEEP aumenta, a resistência expiratória aumenta (queda do pico expiratório do fluxo e aumento no tempo de exalação). Note também que esse comportamento é diferente entre os ventiladores.

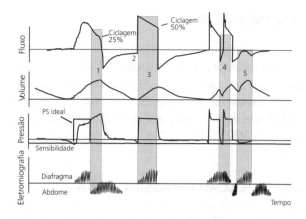

**Figura 12** Representação de várias situações de assincronia e da ventilação com pressão de suporte (PSV) ideal, comentadas no texto.

Ainda na fase expiratória do primeiro ciclo (2), nota-se que o fluxo não chegou a zero no final da curva, indicando a ocorrência de PEEPi.

No segundo ciclo (área 3), observa-se um ajuste da PSV muito próximo do formato da curva da PSV ideal, em que o *slope* é rápido e a ciclagem termina junto com a contração do diafragma, sem a ocorrência de *under* ou *overshooting* na curva de pressão e ativação dos músculos expiratórios.

No terceiro ciclo (área 4), observa-se a presença de ciclagem prematura, na qual o ventilador finalizou a fase inspiratória e ocorreu um novo disparo subsequente (duplo disparo) em razão da continuação do esforço visto pela contração do diafragma na eletromiografia. Nota-se, ainda, a presença de PEEPi pelo volume exalado.

Em virtude principalmente da PEEPi, na área 5 observa-se esforço perdido ou ineficaz, o qual não dispara o ventilador. Nota-se uma oscilação na curva expiratória do fluxo, podendo ser observada também na curva da pressão e elevação da linha de base na curva de volume dado pela hiperinsuflação dinâmica.

### Pelo exame físico do paciente

O diagnóstico de assincronia pode ser feito pela observação do padrão respiratório do paciente e do funcionamento do ventilador no ciclo correspondente. Sobre os sinais que indicam assincronia:

1. Por palpação ou inspeção torácica, podem-se observar pequenos atrasos entre o início do esforço do paciente e o momento em que o ventilador dispara. Indica problemas da fase de disparo (sensibilidade baixa ou resposta lenta de abertura da válvula inspiratória) ou da fase pré-disparo (presença de PEEPi). A presença de PEEPi também pode ser inferida pela ausculta pulmonar, em que o paciente inicia o esforço disparando o ventilador antes de completar o esvaziamento pulmonar.

2. Quando os problemas descritos anteriormente na fase pré-disparo e disparo são mais graves, eles podem determinar esforços perdidos (esforço inspiratório do paciente sem disparo do aparelho). Este é o sinal mais confiável da assincronia.

3. O autodisparo pode acontecer na presença de problemas com a sensibilidade (sensibilidade alta ou vazamentos no circuito, fístulas ou problemas na precisão do equipamento), sendo observado o disparo do ventilador subitamente sem o mínimo de esforço pelo paciente. Normalmente, no modo PSV, como não há esforço do paciente, o volume corrente é baixo e o tempo inspiratório é extremamente curto, podendo indicar autodisparo. Dependendo da condição clínica do paciente, pode-se diminuir rapidamente a sensibilidade (deixar mais difícil) ou simplesmente, se possível, desconectá-lo do ventilador para avaliar se o problema é realmente com o aparelho.

4. Por palpação ou inspeção torácica, pode-se observar a lentidão entre o momento do disparo e a velocidade de pressurização pelo ventilador, podendo ocorrer movimento paradoxal do tórax no início ou até o final da insuflação (problemas da fase pós-disparo em razão de fluxo muito lento).

5. Por palpação ou inspeção dos músculos inspiratórios (acessórios ou retração da fúrcula esternal), pode-se observar o final do Ti neural e se o ventilador termina a insuflação junto com o paciente (Ti mecânico = Ti neural) ou, ainda, a presença da ativação da musculatura abdominal enquanto o ventilador ainda insufla o pulmão. Isso indica um Ti mecânico invadindo o Te neural por causa de problemas de ciclagem, por exemplo, quando o critério de término é 5% do pico de fluxo inspiratório.

6. A ocorrência de términos prematuros de ciclagem pode ser observada por inspeção ou palpação torácica, em que o esforço do paciente continua após o ventilador já ter ciclado, determinando, frequentemente, disparos subsequentes, com duplos disparos. Isso indica problemas de esforço intenso e/ou longo, o que é facilitado

quando se usa critério de ciclagem maior, por exemplo, 50% do pico de fluxo inspiratório.

Embora o exame físico seja útil para verificar a assincronia, não há nenhum estudo direcionado ao assunto descrevendo sua sensibilidade e sua especificidade. Uma complicação adicional é que a assincronia determina agitação e ansiedade nos pacientes, que, por sua vez, causando agravamento ainda maior da assincronia, tornando-se um quadro cíclico.

## CORREÇÃO DA ASSINCRONIA

O princípio do tratamento da assincronia baseia-se no reconhecimento do problema, que deve ser feito por meio de exame físico e observação das curvas no monitor dos ventiladores. Localizado o pro-blema, é preciso tratar o paciente e ajustar o ventilador de acordo com as suas necessidades. Para isso, diversas medidas podem ser realizadas, como tratar o broncoespasmo com broncodilatadores, reduzir a hipertermia com antitérmicos e mudar os ajustes do ventilador, como aumentar o fluxo ou usar PEEP externa para contrabalancear a PEEPi etc. (Tabela 1).

"Brigando com o ventilador" é um termo comumente utilizado para descrever a presença de agitação e desconforto respiratório significativos em um paciente sob VM. Se isso ocorrer em um paciente previamente calmo, é possível que um novo e potencialmente grave problema esteja ocorrendo. Esse problema deve ser abordado de modo sistemático para se conseguir realizar um diagnóstico e correções rápidas. Geralmente, o quadro de "briga com o ventilador" pode ser considerado o extremo da assincronia e pode determinar ansiedade e agitação. Das

**Tabela 1**  Correção da assincronia

| Manifestação | Causa | Tratamento |
|---|---|---|
| Taquipneia | Aumento do *drive* respiratório | Avaliar dor |
| | | Avaliar ansiedade e *delirium* |
| Assincronia no disparo | Hiperinsuflação | Diminuir o broncoespasmo |
| | | Diminuir o volume-minuto |
| | | Aumentar o fluxo inspiratório |
| | | Acrescentar PEEP externa |
| | Baixa sensibilidade do aparelho | Aumentar a sensibilidade do ventilador |
| | Baixo estímulo respiratório | Diminuir a sedação |
| | Fraqueza muscular | Corrigir eletrólitos, se alterados |
| | Grande resistência do tubo traqueal | Trocar o tubo traqueal |
| Assincronia no pós-disparo | Volume-minuto baixo | Aumentar o volume-minuto; diminuir a produção de $CO_2$ (tratar febre e sepse, evitar hiperalimentação etc.) |
| | Volume corrente baixo | Aumentar o volume corrente, diminuir a produção de $CO_2$ (tratar febre e sepse e evitar excesso de alimentação) |
| | Baixo fluxo inspiratório | Aumentar o fluxo inspiratório |
| Assincronia na ciclagem | Ti mecânico > Ti neurológico | Diminuir a pressão inspiratória em PSV |
| | | Alterar o critério de término (quando possível) |
| | | Aumentar a rampa de fluxo (*slope*) |
| | | Se em PSV, mudar para PCV ou VCV e diminuir o tempo inspiratório |
| | Ti neurológico > Ti mecânico | Diminuir o fluxo inspiratório ou aumentar o volume corrente no modo VCV |
| | | Aumentar o Ti em PCV |
| | | Alterar o critério de término (quando possível) |

causas possíveis, a presença de secreção na cânula é muito frequente em UTI e deve ser prontamente tratada. Deve-se lembrar também do desconforto (taquipneia, taquicardia e cianose) causado por bacteremia ou reação a hemoderivados. Em relação à reação a drogas, deve-se estar atento para medicações como aminofilina, que pode determinar agitação e convulsões. Em pacientes em uso de sedação contínua com opiáceos, é importante observar a presença de rigidez muscular, pois todos os opiáceos em altas doses produzem rigidez muscular, mas isso é visto particularmente em drogas lipofílicas como o fentanil. Nesse caso, o aumento do tônus, principalmente da musculatura abdominal e torácica, leva a uma redução significativa da complacência respiratória, sendo observados raros esforços inspiratórios que produzem adequado VT intercalados com ciclos mandatórios que, dependendo do modo ventilatório, irão produzir picos de pressão elevados ou reduzido VT. A solução imediata é usar relaxantes musculares; nesses casos, é conveniente a redução da dose ou suspensão do fentanil.

No tratamento inicial do desconforto respiratório súbito, deve-se considerar a gravidade do quadro. Nos casos em que o desconforto pareça muito intenso, o que colocaria a vida do paciente em risco, as causas mais prováveis são obstrução do tubo traqueal (rolha), pneumotórax, mau funcionamento do ventilador, quadro de agitação psicomotora ou dor intensa, broncoespasmo, edema pulmonar, tromboembolismo pulmonar (TEP), entubação seletiva, alteração da posição do paciente e outros.

Na situação de desconforto respiratório súbito grave, deve ser realizada uma abordagem sistemática para avaliar o problema. As prioridades são reconhecer a causa e garantir a oxigenação e a ventilação para o paciente. Inicialmente, pode-se observar se o ventilador está alarmando: alarme de alta pressão no modo VCV ou de baixo volume corrente no modo PCV pode significar problemas na cânula (rolha, acotovelamento no circuito) ou no paciente (pneumotórax, edema pulmonar, broncoespasmo), sendo que a ausculta dos pulmões pode auxiliar no diagnóstico; alarme de baixa pressão geralmente está associado à cânula (desconexão do ventilador, extubação, *cuff* furado) ou ao ventilador (desconexão do sensor de pressão, queda da pressão da fonte de gás, quebra do aparelho) (Figura 13).

Se o quadro do paciente parecer muito grave e com risco de vida, sugere-se a linha de tratamento apresentada a seguir.[33]

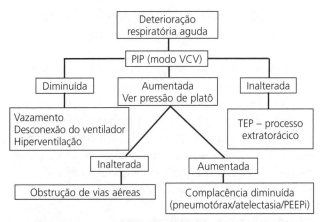

**Figura 13** Monitorização e diagnóstico do desconforto respiratório súbito. PEEPi: pressão positiva expiratória final intrínseca; PIP: pico de pressão inspiratória; TEP: tromboembolismo pulmonar; VCV: volume controlado.

Objetivos:
1. Reconhecer a causa do desconforto.
2. Garantir a oxigenação e a ventilação do paciente.

Conduta proposta
1. Caso o paciente não ventile, retirá-lo do ventilador.
2. Iniciar ventilação com Ambu® e $O_2$.
3. Se o paciente melhorar, o problema talvez esteja no ventilador. Se não melhorar, prosseguir com a avaliação.
4. Avaliar se não há obstrução da via aérea, fazendo aspiração na cânula traqueal.
5. Avaliar extubação, acotovelamento no tubo ou circuito, entubação seletiva e vazamento de ar (desconexão ou ruptura do *cuff*).
6. Realizar exame físico rápido, especialmente de tórax (inspeção, palpação, ausculta pulmonar, expansibilidade de tórax, assimetria, padrão respiratório, excursão diafragmática) e analisar monitores (Figura 13).
7. Se o quadro clínico for dramático, o médico poderá tratar, empiricamente, as causas mais prováveis, em geral pneumotórax e obstrução de vias aéreas (troca de cânula).

Nos casos em que o paciente parece estável, convém avaliar detalhadamente a sincronia com o ventilador nas quatro principais fases: disparo, pós-disparo, ciclagem e fase expiratória.

## Problemas com disparo

Problemas das fases de disparo e pré-disparo podem estar associados à presença de PEEPi, que pode ser verificada facilmente na curva de fluxo do ventilador quando o fluxo não zera ao final da expiração, antes do início de um novo ciclo. Na presença de PEEPi, deve-se tomar medidas para reduzi-las conjuntamente com a otimização do ajuste da sensibilidade.

A PEEPi pode ser minimizada, identificando-se a sua causa principal. Algumas medidas devem ser consideradas: aspirar secreções; promover broncodilatação se a causa for o aumento da resistência de via aérea; reduzir o trabalho imposto por resistências adicionais como conexões intermediárias desnecessárias; avaliar a real necessidade da utilização de sensor de capnógrafos e filtros umidificadores artificiais que imponham muita resistência, podendo até ser substituído por umidificadores convencionais (aquecidos); avaliar a possibilidade da troca de cânula por outra de maior calibre.

Na fase expiratória, deve-se avaliar a resistência imposta pela válvula exalatória do ventilador, em que a pressão proximal deverá sofrer queda súbita até a PEEP ajustada. Quando isso não ocorre, deve-se identificar o problema: baixa precisão do equipamento no controle da PEEP; problemas e danos causados no diafragma da válvula durante a montagem e/ou a esterilização das peças; obstrução no fluxômetro expiratório; problemas no circuito do ventilador.[34]

Se a PEEPi for causada por estimulação excessiva do *drive* respiratório (demanda ventilatória aumentada), devem-se considerar outros ajustes ventilatórios para diminuir o esforço (pressão, fluxo e volume). Deve-se avaliar se o aumento do *drive* pode ser decorrente de dor, ansiedade, fraqueza/fadiga muscular, de origem metabólica ou até mesmo posicionamento do paciente.

Mancebo et al.[35] sugerem a utilização da medida do *drive* respiratório (P0.1 = queda da pressão esofágica ou Paw nos primeiros 100 milissegundos) para avaliar a resposta ao ajuste da PEEP externa com o objetivo de corrigir a assincronia durante a fase de disparo do ventilador. O efeito principal é a redução do trabalho respiratório do paciente (e também da P0.1) pela provável equalização da PEEPi pela PEEP externa (Figura 14). A redução da PEEPi também pode ser verificada nos modos controlados a volume pela queda da pressão de platô e nos modos controlados a pressão (PCV e PSV) pelo aumento do volume corrente quando se está usando um mesmo delta de pressão inspiratória (diferença entre a PEEP e a pressão inspiratória máxima).

A sensibilidade do ventilador deve ser ajustada sempre em seu valor mais sensível para o disparo,

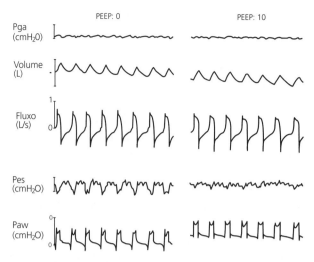

**Figura 14** Curvas da pressão de via aérea (Paw), gástrica (Pga), esofágica (Pes), fluxo e volume de um paciente obstrutivo ventilando em pressão de suporte com e sem pressão positiva expiratória final (PEEP). Note que a aplicação da PEEP diminui a variação da Pes e, assim, o esforço. Essa diminuição é refletida na Paw durante a fase de disparo do ciclo. (Adaptada de Mancebo et al., 2000.)[35]

independentemente da sua escala, que varia conforme o fabricante e a tecnologia empregada. Entretanto, deve-se sempre estar atento para autodisparos que podem acontecer por presença de água no circuito, vazamentos, oscilações pressóricas decorrente de ruídos eletrônicos do próprio ventilador ou batimentos cardíacos que podem causar a assincronia no disparo

## Ajuste da pressão

Na prática clínica, o aumento da fR é frequentemente determinante na decisão do ajuste do nível da PS. Entretanto, alguns estudos baseiam-se no volume corrente (VT).[8] Outros sugerem medidas de *drive* respiratório (P0.1)[36] ou até mesmo métodos baseado no WOB, PTP37 e eletromiografia do diafragma,[21] métodos geralmente não disponíveis na prática clínica diária. Qual seria então a melhor forma de ajustar o nível de PS ideal para o paciente?

Rohrer (1925), citado por Jere Mead (1963),[38] foi o primeiro a descrever que o controle da fR obedece à lei do mínimo esforço baseado no WOB. Posteriormente, essa hipótese foi confirmada em humanos, sendo também evidenciado que a fR dependia da mecânica respiratória ou constante de tempo para uma dada ventilação alveolar.[39] Ou seja, de acordo com essa teoria, em indivíduos restritivos com baixa constante de tempo (resistência normal e baixa complacência), a fR ótima para um menor WOB normalmente seria um pouco elevada, considerando a mesma ventilação alveolar. Assim, esses indivíduos gastariam mais energia aumentando o seu volume corrente (baixa complacência) do que aumentando a sua fR (resistência normal). Já indivíduos obstrutivos gastariam mais energia aumentando a fR (maior resistência) do que o VT (maior complacência), determinando, assim, uma fR ótima (menor esforço) geralmente mais baixa que o normal.

Portanto, se o objetivo principal do aumento no nível da PS é reduzir o esforço, dependendo da mecânica respiratória, a fR e o VT podem não ser os parâmetros mais adequados, pois o indivíduo restritivo poderia apresentar menor WOB com ótimo nível de pressão da PS, apesar de manter baixo VT e leve taquipneia.

Jere Mead[38] correlacionou a fR com a tensão gerada pelos músculos e o tempo de contração, isto é, o PTP. Segundo o autor, para integrar o WOB, o sistema nervoso teria de ter sensores específicos de tensão e deslocamento (volume) e manipular esses dados para obter o WOB. Mead considera que seria mais fácil para o sistema nervoso lidar com sensores de estiramentos (tensão) próprios do sistema respiratório e integrar seus dados no tempo, ou seja, o PTP. Além disso, a fR ainda mantém uma relação com a ventilação alveolar requerida e o espaço morto anatômico pela área corpórea do indivíduo. Considerando essa teoria, baseado em estudos em animais e em modelos matemáticos, levantou-se a hipótese de que o PTP em uma condição de aumento de ventilação alveolar é o que mais reflete o controle da fR.

O PTP, diferentemente do WOB, é mais sensível na avaliação do gasto energético quando ocorrem contrações musculares isométricas, frequentemente presentes nas assincronias; é importante observar que o PTP parece estar intimamente relacionado com o conforto em pacientes em VM.

Vários estudos utilizam escalas analógico-visuais como estimativa de conforto durante a ventilação mecânica, sendo que há fortes evidências de que um menor conforto e assincronia caminham juntos e podem ser fielmente marcados pela mensuração do PTP.[40-42]

Portanto, o PTP, como principal marcador da presença de assincronia paciente-ventilador, parece ter uma correlação inversa com o conforto respiratório. Assim, quanto maior o desconforto, maior a assincronia e o PTP. Desse modo, a melhor forma de ajustar a PSV seria, então, pelo conforto respiratório.

Embora essa análise possa ser um pouco subjetiva, seria teoricamente a mais adequada.

Brochard et al.[43] sugeriram uma forma bem prática de ajuste da pressão na PSV. Seus objetivos eram saber se a PSV poderia prevenir a fadiga muscular em paciente durante o desmame, por redução do WOB e consumo de $O_2$; e definir um nível ótimo de PSV que pudesse manter a atividade diafragmática abaixo do limiar de fadiga muscular analisada pela eletromiografia. Seus resultados mostraram que, quando os pacientes ficavam acima do limiar de fadiga muscular, apresentavam concomitantemente sinais de uso de músculos acessórios. E, quando ficavam abaixo do limiar pelo aumento da PS, deixavam de utilizar os músculos acessórios. Além de concluírem que a PSV evita a fadiga diafragmática, demonstraram que seu ajuste pode promover ótima carga muscular. Esta ótima carga muscular pode ser inferida pela simples monitorização clínica da atividade do músculo esternoclidomastóideo, ou seja, pode-se aumentar o nível da PS até o paciente não utilizar mais os músculos acessórios.

A sensação do desconforto pode ser observada na presença de dispneia, cujo principal mecanismo desencadeante é a dissociação neuromecânica entre a bomba muscular e os sinais aferentes do sistema respiratório. Logo, o uso de músculos acessórios na respiração é um forte indicador de sobrecarga e desconforto respiratório.

Entretanto, deve-se sempre observar a detecção de assincronia quando se utiliza alto nível de PS, que pode ser contornável pelo ajuste adequado do *slope* e ciclagem, pois o principal fator de desconforto nesses casos é a hiperinsuflação dinâmica.[44,45]

O ajuste da pressão pode se tornar conflitante em alguns pacientes que estão com *drive* respiratório muito ativado e exibem uma mecânica respiratória próxima da normal. Nesse caso, mesmo utilizando valores de PS baixo, o paciente faz um volume corrente elevado, porém com muito esforço. Como demonstrado na Figura 15, o aumento do valor da PS leva à redução do esforço muscular, não modificando de forma significativa o volume corrente.[14]

## Ajuste do *slope*

Em relação à influência do *slope*, sugere-se a utilização de um *slope*[29] que seja o mais rápido possível, que atinja o limite de pressão instantaneamente sem ultrapassá-lo. Deve-se buscar sempre o formato quadrado da curva da pressão proximal (PSV ideal). Na

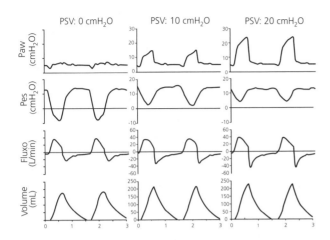

**Figura 15** Curvas das pressões de via aérea (Paw), esofágica (Pes), fluxo e volume de um paciente com 0, 10, e 20 cmH$_2$O de pressão de suporte (PSV). Note a diminuição da Pes quando a PSV é aumentada, enquanto o volume corrente aumenta pouco. Isso acontece porque o aumento da PSV alivia a carga dos músculos respiratórios. (Adaptada de Hess, 2005.)[14]

Figura 12, é possível observar o ciclo central representando a PSV ideal.

Entretanto, o controle do *slope* varia de acordo com o ventilador. Assim, o mais rápido de um determinado ventilador pode ser, na realidade, lento, determinando um formato na curva de pressão muito longe da PSV ideal, originando maior área de *undershooting* (ver Figura 5). Em alguns ventiladores, o *slope* mais rápido pode ser, na realidade, muito rápido a ponto de proporcionar *overshooting* no início da curva de pressão e fluxo, consequentemente determinando ciclagem prematura (ver *slope* rápido na Figura 5).

Em uma ventilação estável, qualquer aumento da resistência da via aérea também poderá determinar a ocorrência de *overshooting* e requerer novo ajuste, reduzindo um pouco o *slope*.

Portanto, a presença do *overshooting* no início da curva de pressão e fluxo seria o limite para o aumento do *slope*.

No modo PCV que permite o ajuste do *slope*, a ocorrência de *overshooting* não determina modificação da ciclagem (cicla a tempo); entretanto, não há dados específicos na literatura que indiquem que o *overshooting* no início da curva da pressão ou fluxo em PCV cause desconforto para o paciente.

### Ajuste do fluxo no modo volume controlado

A assincronia pode ocorrer quando o fluxo liberado não é adequado para a demanda ventilatória do paciente. Durante ventilação com fluxo contínuo, quando o fluxo inspiratório ajustado é inadequado, o paciente pode apresentar desconforto respiratório e grande trabalho respiratório. Essa situação pode ser observada na curva de pressão (Figura 16).

O fluxo inspiratório deve ser ajustado para se adequar à demanda ventilatória do paciente tanto quanto possível. Em aparelhos que possuem vários formatos de onda, pode se escolher variar o tipo de onda junto com o ajuste do fluxo para melhorar a assincronia.

Além disso, é necessário procurar as causas do aumento do *drive* respiratório e da demanda ventilatória. Medidas corretivas podem incluir: reversão da acidose metabólica, analgesia da dor, redução da produção de CO$_2$ pela manipulação do aporte calórico, resfriamento do paciente com febre, eliminação do espaço morto externo e necessidade de sedação e relaxante muscular. Insuflação de gás traqueal (TGI) pode ser um método efetivo para reduzir a PaCO$_2$ e a demanda ventilatória em pacientes selecionados.

### Ajuste da ciclagem

Em pressão controlada e volume controlado, é a equipe da UTI que determina o tempo inspiratório; e, se o ajuste não levar em consideração o padrão respiratório e o quadro clínico do paciente, pode haver assincronia. Em pressão de suporte, não é a equipe que determina o tempo inspiratório.

O ajuste da ciclagem no modo PSV pode ser um pouco mais difícil em algumas situações. Deve-se

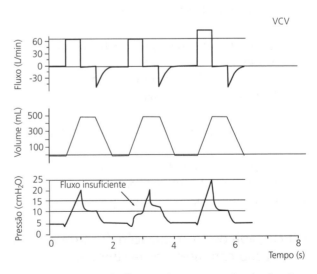

**Figura 16** Curvas de fluxo, volume e pressão de via aérea pelo tempo no modo volume controlado (VCV). Note a queda da pressão de via aérea causada por fluxo insuficiente e correção no terceiro ciclo com o aumento da taxa de fluxo.

considerar que o critério de finalização, quando for porcentagem do pico de fluxo, pode ser influenciado pelo ajuste do *slope*, determinando tempos inspiratórios diferentes com a mesma ciclagem (Figura 5). Ventiladores que utilizam critério fixo de finalização não sofrem essa influência do *slope*.

Na PSV, a mesma regra da busca do formato da curva quadrada da pressão também se aplica. Comumente, quando aparece um *overshooting* no final da curva de pressão, significa que o paciente está ativando os músculos expiratórios para forçar a ciclagem, ou seja, deve estar ocorrendo um atraso na ciclagem do ventilador (Ti mecânico invadindo o Te neural). Dessa forma, deve-se aumentar o critério de finalização, por exemplo, de 25 para 50% do pico de fluxo – compare na Figura 12 o ciclo inicial (25%) com o central (50%). Quando no modo PCV aparece um *overshooting* ao final da inspiração, deve-se procurar reduzir o tempo inspiratório ajustado no ventilador para otimizar a sincronia.

Se houver ciclagens prematuras ou duplos disparos, deve-se considerar, na PSV, uma diminuição do critério de finalização, por exemplo, de 50 para 25% do pico de fluxo. Observe na Figura 12 os dois últimos ciclos correspondentes ao período de tempo.[4] Na modalidade PCV e VCV, se houver duplos disparos, devem-se fazer ajustes para aumentar o tempo inspiratório.

Como regra, na PSV, deve-se considerar o uso de ciclagem mais alta (> 25%):

* Sempre que for necessário o aumento da PS.
* Principalmente em pacientes com distúrbio obstrutivo.
* Em pacientes que apresentam esforço expiratório.
* Em pacientes que apresentam *overshooting* no final da curva de pressão.

No uso de ciclagens mais baixas (< 25%):

* Em pacientes com doença restritiva.
* Na presença de duplo disparo.
* Na identificação de términos prematuros.

## Dificuldade de sincronização durante a ventilação com pressão de suporte

Não são raras as situações de assincronia em que todos os ajustes da PSV foram realizados e mesmo assim o problema continua. Muitos desses casos são de pacientes graves, no início da insuficiência respiratória aguda e com presença de choque, que apesar de doses elevadas de sedativos, ainda persistem com assincronia, sendo que alguns indicariam a utilização de relaxantes musculares.

Nesses pacientes, a assincronia pode ser um fator importante, levando a uma piora progressiva e instabilidade clínica. O mais sensato seria promover o repouso muscular adequado para não haver desvio de fluxo sanguíneo de órgãos vitais, por exemplo, a energia gasta pelos músculos respiratórios durante o choque.[46]

Nesses casos, em vez do uso de relaxante muscular pode-se tentar mudar para um modo com ciclos mandatórios, com o uso de frequência, em vez de um modo no qual haja atividade dos músculos respiratórios. Dessa forma, podem ser utilizados tanto a VCV quanto a PCV para tentar ajustar os parâmetros de fluxo, volume, pressão e tempo inspiratório de acordo com a demanda do paciente, sempre buscando a melhor sincronia.

Uma tentativa de sincronizar o paciente que está "brigando com o ventilador" seria promover o fenômeno de *entrainment respiratory*. Outra possibilidade seria tentar suprimir completamente o *drive* respiratório (inibição neuromecânica) pelo ato mecânico da insuflação pulmonar promovida pelo ventilador. A inibição neuromecânica do *drive* respiratório é conhecida popularmente pela acomodação do paciente no ventilador, em que se observa período de apneias durante modos ventilatórios espontâneo, relativamente comum com altos valores de PS.

*Entrainment* implica reiniciar o ritmo respiratório com o ritmo compassado dado pelo ventilador mecânico. Assim, o paciente simplesmente entra no ritmo da frequência imposta pelo ventilador mecânico, podendo ter uma razão de 1:1 (1 do ventilador e 1 do paciente) ou 2:1, e até mesmo ter o *drive* suprimido sem atividade muscular. Esse fenômeno é bastante descrito em animais, com algumas confirmações em humanos e se estabelece com o indivíduo anestesiado, durante o sono NREM e acordado, sendo que neste último estado, o *entrainment* é facilitado. Em humanos, a leve hipercapnia não se restringe ao *entrainment*.[47-49]

O principal mecanismo de ação é atribuído ao reflexo de Hering-Breuer. No entanto, estudos em indivíduos que realizaram transplante de pulmão, diferente dos estudos em animais vagotomizados, mostraram que apresentam o fenômeno de *entrainment* quando acordados, mas não durante o sono NREM. Esse resultado levantou a hipótese de que o *entrainment*, além de ser mediado vagalmente, pode ter influências corticais que facilitam o mecanismo.

No entanto, não há descrições desse fenômeno em indivíduos com insuficiência respiratória aguda, porém a tentativa de estabelecer o *entrainment* nesses indivíduos parece não acarretar prejuízos.

De acordo com estudos em indivíduos normais, o *entrainment* pode ser estabelecido em uma grande variação de frequência respiratória, podendo ser atingido cerca de 3 a 5 de frequência abaixo ou acima da respiração espontânea.[47,48]

Não há estudos comprovando a segurança, a eficiência e que grupos de pacientes podem se beneficiar das estratégias sugeridas a seguir; por isso, toda a função respiratória deve ser monitorada adequadamente e os riscos das abordagens precisam ser avaliados.

Nos pacientes que, utilizando o modo PSV, apresentam dificuldade de sincronização ou têm dificuldade de adaptação ao ventilador quando alteram o padrão respiratório, pode-se, em vez de aumentar a pressão inspiratória aos poucos, tentar uma elevação súbita da pressão para um nível máximo de pressão aceitável (pico de pressão de 35 a 40 $cmH_2O$). Ao mesmo tempo, pode-se reduzir a PEEP (menor resistência da válvula exalatória) nos pacientes taquipneicos em que há evidência de PEEPi, desde que isso não traga prejuízo às trocas gasosas. Com isso, haverá aumento do volume corrente e esse ganho de volume pode saciar o *drive* respiratório, tirando o indivíduo da assincronia crônica. Após a estabilização, deve-se reduzir lentamente a PS para níveis de melhor conforto e restabelecer a PEEP necessária.

Uma outra estratégia consiste em usar um modo com ciclos mandatórios (VCV ou PCV) com o objetivo de obter o *entrainment* pelo ajuste da frequência. Se isso falhar, pode-se tentar uma hiperventilação rápida (método utilizado para medir a mecânica respiratória de forma rápida sem a necessidade de sedação ou paralisia dos músculos respiratórios[30]) por alguns segundos, com o aumento do volume corrente e da frequência respiratória em indivíduos que não apresentem contraindicação; isso pode levar o centro respiratório a fazer um período de apneia. Após a supressão do *drive* respiratório pela hiperventilação momentânea, pode-se reduzir lentamente o volume corrente para valores adequados e, ao mesmo tempo, reduzir a frequência respiratória e aumentar o tempo inspiratório até detectar o limite em que o paciente começa a ter estímulo do *drive* novamente. Procura-se deixar os parâmetros de volume, frequência e tempo inspiratório um pouco acima desse limite. É importante mencionar que o objetivo nessa estratégia é estabelecer o *entrainment*, não a hiperventilação.

A sincronização em pacientes obstrutivos pode ser especialmente uma tarefa difícil para a PSV convencional, sem o controle de *slope* e ciclagem. Nesses casos, pode-se mudar para os modos PCV ou VCV, permitindo controle melhor do tempo inspiratório e atraso na ciclagem. Normalmente, os pacientes submetidos à ventilação não invasiva com ventiladores de UTI, por causa do vazamento, apresentam melhor sincronia usando o modo PCV do que o modo PSV.[41]

## PERSPECTIVA DE OTIMIZAÇÃO DA SINCRONIA PACIENTE-VENTILADOR

### Ventilação com pressão de suporte automática

O avanço da tecnologia, por um lado, corrigiu erros e melhorou o desempenho dos ventiladores, otimizando a sincronia paciente-ventilador, mas, por outro lado, quebrou a simplicidade do ajuste da PSV. Conforme visto até aqui, a sincronia pode ser afetada por inúmeros fatores inerentes tanto ao paciente quanto ao ventilador, o que torna muitas vezes impraticável a alteração frequente dos ajustes do ventilador toda vez que ocorre alteração nos estado do paciente.

Du et al.[28] propuseram um conceito de automatização do *slope* e da ciclagem da PSV. O sistema ajusta o *slope* ciclo a ciclo conforme a demanda de fluxo do paciente, buscando sempre o formato quadrado da curva da pressão proximal (curva de pressão ideal). Já a ciclagem no modo automático pode variar de 10 a 55% do pico de fluxo, sendo ajustada por um algoritmo baseado em dois parâmetros:

- Constante de tempo calculada com base na curva de fluxo/volume expiratória.
- Ocorrência de *overshooting* no final curva da pressão. Na presença de constante de tempo lenta do sistema respiratório e/ou *overshooting*, o algoritmo trabalha com valores mais altos de ciclagem.

A PSV automática, comparada com a PSV convencional (*slope* e ciclagem fixos), demonstrou-se eficiente quando testada em bancada com simuladores mecânicos do sistema respiratório.[23,28]

## Ventilação assistida com ajuste neural

Sinderby et al.[50] propuseram uma nova tecnologia de ventilação mecânica assistida baseada no controle neural, que foi denominada ventilação assistida com ajuste neural (NAVA). Nela, o disparo e a ciclagem do ventilador eram controlados pela atividade elétrica do músculo diafragma captada por eletrodos fixados a um cateter situado na porção distal do esôfago. Recentemente, essa tecnologia foi aperfeiçoada permitindo também o controle automático da pressão inspiratória conforme a intensidade da atividade elétrica do diafragma.[51]

A tecnologia atual (convencional) dos ventiladores se restringe aos sinais captados de sensores (fluxo e pressão) posicionados na extremidade proximal do tubo endotraqueal do paciente, o que é sujeito a diversas interferências. Com a tecnologia NAVA, toda influência das alterações da mecânica respiratória, presença de PEEPi, mudanças bruscas no drive respiratório e vazamentos que podem ocorrer durante a ventilação não invasiva, pode ser evitada. O ventilador terá como referência o próprio Ti neural do paciente, assim, tanto o disparo quanto a ciclagem ficam mais precisos (Figura 17).

A literatura sugere que a tecnologia NAVA, quando comparada com a PSV convencional, pode aliviar mais adequadamente a carga muscular; ela permite variar o padrão respiratório e otimizar a sincronia, aumentando dessa maneira o conforto respiratório.

## CONSIDERAÇÕES FINAIS

A interação paciente-ventilador é expressa pela ação de duas bombas, dos músculos respiratórios e do ventilador mecânico, que têm de agir de forma harmoniosa. A bomba muscular não somente pode ser aliviada pelo ventilador mecânico como também pode responder a sinais aferentes e a diferentes estímulos e padrões de insuflação do ventilador mecânico.

Os pontos-chave na avaliação da sincronia são as fases:

a) Pré-disparo, influenciada pela PEEPi.
b) Disparo, influenciada por ajuste da sensibilidade, esforço do paciente e tempo de resposta da válvula.
c) Pós-disparo, influenciada por liberação de fluxo e velocidade de pressurização.

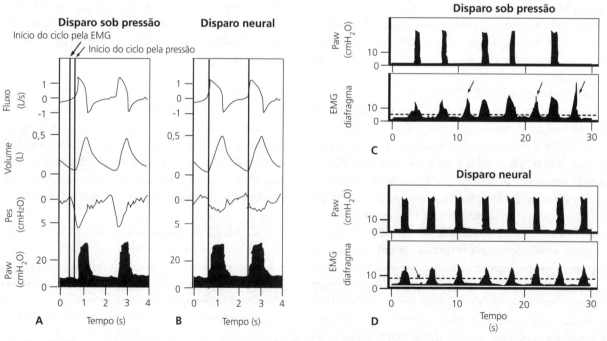

**Figura 17** (A) Atraso entre o início da atividade elétrica do diafragma (EMG) e o início do disparo do ventilador, liberando o fluxo por causa da presença de PEEPi, que determina assincronia na fase de disparo. (B) O disparo do ventilador é controlado pela EMG diafragmática, otimizando a sincronia no disparo. (C) Presença de esforços perdidos não correspondente com o ciclo do ventilador. (D) Disparo novamente controlado pela EMG diafragmática, eliminando a ocorrência de esforços perdidos. (Adaptada de Sinderby et al., 1999.)[50]

d) Ciclagem, influenciada pelo algoritmo do ventilador, o que pode determinar ciclagem prematura ou tardia.
e) Fase expiratória, influenciada pela resistência da válvula exalatória e pelo controle da PEEP.

A otimização do conforto respiratório aumenta a tolerância do paciente ao ventilador mecânico, reduzindo o uso de drogas, como sedativos e bloqueadores musculares, e o uso de modos controlados, que podem ter efeitos substanciais na lesão muscular e prolongação do tempo gasto com a VM e o desmame, aumentando consequentemente os custos.

O modo PSV com controle automático e a tecnologia NAVA, embora demonstrem claras vantagens sobre o método convencional, ainda precisam ser mais bem testados para determinar quais grupos de paciente poderiam se beneficiar e quais seriam as suas reais vantagens.

## REFERÊNCIAS BIBLIOGRÁFICAS

1. Jubran A. Critical illness and mechanical ventilation: effects on the diaphragm. Respir Care 2006;51(9):1054-61; discussion 62-4.

2. Putensen C, Hering R, Muders T, Wrigge H. Assisted breathing is better in acute respiratory failure. Curr Opin Crit Care 2005;11(1):63-8.

3. Tobin MJ. Advances in mechanical ventilation. N Engl J Med 2001 344(26):1986 96.

4. Pierson D. Nonrespiratory aspects of weaning from mechanical ventilation. Respir Care 1995;40:263-70.

5. Marini JJ. Dynamic hyperinflation. In: Marini JJ, Slutsky AS, eds. Physiological basis of ventilatory Support. New York: Marcel Dekker; 1998.

6. Yamada Y, Du HL. Analysis of the mechanisms of expiratory asynchrony in pressure support ventilation: a mathematical approach. J Appl Physiol 2000;88(6):2143-50.

7. Tobin MJ, Jubran A, Laghi F. Patient-ventilator interaction. Am J Respir Crit Care Med 2001;163(5):1059-63.

8. Sassoon CS, Foster GT. Patient-ventilator asynchrony. Curr Opin Crit Care 2001;7(1):28-33.

9. Goulet R, Hess D, Kacmarek RM. Pressure vs flow triggering during pressure support ventilation. Chest 1997;111(6):1649-53.

10. Younes M, Tobin MJ. Proportional-assist ventilation. In: Tobin MJ, ed. Principles and practice of mechanical ventilation. New York: McGraw-Hill Health Professions Division; 1994. p.350.

11. Uchiyama A, Imanaka H, Taenaka N. Relationship between work of breathing provided by a ventilator and patients' inspiratory drive during pressure support ventilation; effects of inspiratory rise time. Anaesth Intensive Care 2001;29(4):349-58.

12. Kondili E, Prinianakis G, Georgopoulos D. Patient-ventilator interaction. Br J Anaesth 2003;91(1):106-19.

13. Fernandez R, Mendez M, Younes M. Effect of ventilator flow rate on respiratory timing in normal humans. Am J Respir Crit Care Med 1999;159(3):710-9.

14. Hess DR. Ventilator waveforms and the physiology of pressure support ventilation. Respir Care 2005;50(2):166-86; discussion 83-6.

15. Yamada Y, Du HL. Effects of different pressure support termination on patient – ventilator synchrony. Respir Care 1998; 43(12):1048-57.

16. Chatmongkolchart S, Williams P, Hess DR, Kacmarek RM. Evaluation of inspiratory rise time and inspiration termination criteria in new-generation mechanical ventilators: a lung model study. Respir Care 2001;46(7):666-77.

17. MacIntyre N, Nishimura M, Usada Y, Tokioka H, Takezawa J, Shimada Y. The Nagoya conference on system design and patient-ventilator interactions during pressure support ventilation. Chest 1990;97(6):1463-6.

18. Bonmarchand G, Chevron V, Chopin C, et al. Increased initial flow rate reduces inspiratory work of breathing during pressure support ventilation in patients with exacerbation of chronic obstructive pulmonary disease. Intensive Care Med 1996;22(11):1147-54.

19. Corne S, Gillespie D, Roberts D, Younes M. Effect of inspiratory flow rate on respiratory rate in intubated ventilated patients. Am J Respir Crit Care Med 1997;156(1):304-8.

20. Bonmarchand G, Chevron V, Menard JF, et al. Effects of pressure ramp slope values on the work of breathing during pressure support ventilation in restrictive patients. Crit Care Med 1999;27(4):715-22.

21. Hilbert G, Choukroun ML, Gbikpi-Benissan G, Guenard H, Cardinaud JP. Optimal pressure support level for beginning weaning in patients with COPD: measurement of diaphragmatic activity with step-by-step decreasing pressure support level. J Crit Care 1998;13(3):110-8.

22. Chiumello D, Pelosi P, Croci M, Bigatello LM, Gattinoni L. The effects of pressurization rate on breathing pattern, work of breathing, gas exchange and patient comfort in pressure support ventilation. Eur Respir J 2001;18(1):107-14.

23. Forti G, Ortiz T, Bandini E, et al. The automatic pressure support ventilation in newport e-500 optimize the patient-ventilator synchrony in a lung model [abstract]. Am J Respir Crit Care Med 2004;169(7):A458.

24. Parthasarathy S, Jubran A, Tobin MJ. Cycling of inspiratory and expiratory muscle groups with the ventilator in airflow limitation [published erratum appears in Am J Respir Crit Care Med 1999 Mar;159(3):1023]. Am J Respir Crit Care Med 1998;158(5 Pt 1):1471-8.

25. Jubran A, Van de Graaff WB, Tobin MJ. Variability of patient-ventilator interaction with pressure support ventilation in patients with chronic obstructive pulmonary disease. Am J Respir Crit Care Med 1995;152(1):129-36.

26. Tokioka H, Tanaka T, Ishizu T, et al. The effect of breath termination criterion on breathing patterns and the work of breathing during pressure support ventilation. Anesth Analg 2001;92(1):161-5.

27. Tassaux D, Strasser S, Fonseca S, Dalmas E, Jolliet P. Comparative bench study of triggering, pressurization, and cycling between the home ventilator VPAP II and three ICU ventilators. Intensive Care Med 2002;28(9):1254-61.

28. Du HL, Amato MB, Yamada Y. Automation of expiratory trigger sensitivity in pressure support ventilation. Respir Care Clin N Am 2001;7(3):503-17.

29. Chiumello D, Pelosi P, Taccone P, Slutsky A, Gattinoni L. Effect of different inspiratory rise time and cycling off criteria during pressure support ventilation in patients recovering from acute lung injury. Crit Care Med 2003;31(11):2604-10.

30. Tassaux D, Michotte JB, Gainnier M, Gratadour P, Fonseca S, Jolliet P. Expiratory trigger setting in pressure support ventilation: from mathematical model to bedside. Crit Care Med 2004;32(9):1844-50.

31. Tassaux D, Gainnier M, Battisti A, Jolliet P. Impact of expiratory trigger setting on delayed cycling and inspiratory muscle workload. Am J Respir Crit Care Med 2005;172(10):1283-9.

32. Nilsestuen JO, Hargett KD. Using ventilator graphics to identify patient-ventilator asynchrony. Respir Care 2005;50(2):202-34; discussion 32-4.

33. Schettino GPP, Tucci MR. Interação paciente-ventilador. Clínicas Brasileiras de Medicina Intensiva 2000;9:205-26.

34. Lofaso F, Aslanian P, Richard JC, et al. Expiratory valves used for home devices: experimental and clinical comparison. Eur Respir J 1998;11(6):1382-8.

35. Mancebo J, Albaladejo P, Touchard D, et al. Airway occlusion pressure to titrate positive end-expiratory pressure in patients with dynamic hyperinflation. Anesthesiology 2000;93(1):81-90.

36. Perrigault PF, Pouzeratte YH, Jaber S, et al. Changes in occlusion pressure (P0.1) and breathing pattern during pressure support ventilation. Thorax 1999;54(2):119-23.

37. Fauroux B, Hart N, Luo YM, et al. Measurement of diaphragm loading during pressure support ventilation. Intensive Care Med 2003;29(11):1960-6.

38. Mead J. The control of respiratory frequency. Ann N Y Acad Sci 1963;109:724-9.

39. Otis AB, Fenn WO, Rahn H. Mechanics of breathing in man. J Appl Physiol 1950;2(11):592-607.

40. Manning HL, Molinary EJ, Leiter JC. Effect of inspiratory flow rate on respiratory sensation and pattern of breathing. Am J Respir Crit Care Med 1995;151(3 Pt 1):751-7.

41. Calderini E, Confalonieri M, Puccio PG, Francavilla N, Stella L, Gregoretti C. Patient-ventilator asynchrony during noninvasive ventilation: the role of expiratory trigger. Intensive Care Med 1999;25(7):662-7.

42. Pompilio CE. Estudo do padrão respiratório de voluntários sob ventilação com pressão de suporte. Influência da rampas de pressurização. São Paulo: Universidade de São Paulo, 2000.

43. Brochard L, Harf A, Lorino H, Lemaire F. Inspiratory pressure support prevents diaphragmatic fatigue during weaning from mechanical ventilation. Am Rev Respir Dis 1989;139(2):513-21.

44. Mols G, Rohr E, Benzing A, Haberthur C, Geiger K, Guttmann J. Breathing pattern associated with respiratory comfort during automatic tube compensation and pressure support ventilation in normal subjects. Acta Anaesthesiol Scand 2000;44(3):223-30.

45. Guttmann J, Bernhard H, Mols G, et al. Respiratory comfort of automatic tube compensation and inspiratory pressure support in conscious humans. Intensive Care Med 1997; 23(11):1119-24.

46. Hussain SN. Regulation of ventilatory muscle blood flow. J Appl Physiol 1996;81(4):1455-68.

47. Simon PM, Habel AM, Daubenspeck JA, Leiter JC. Vagal feedback in the entrainment of respiration to mechanical ventilation in sleeping humans. J Appl Physiol 2000;89(2):760-9.

48. Simon PM, Zurob AS, Wies WM, Leiter JC, Hubmayr RD. Entrainment of respiration in humans by periodic lung inflations. Effect of state and CO(2). Am J Respir Crit Care Med 1999;160(3):950-60.

49. Muzzin S, Baconnier P, Benchetrit G. Entrainment of respiratory rhythm by periodic lung inflation: effect of airflow rate and duration. Am J Physiol 1992;263(2 Pt 2):R292-300.

50. Sinderby C, Navalesi P, Beck J, et al. Neural control of mechanical ventilation in respiratory failure. Nature Med 1999;5:1433-6.

51. Spahija J, Beck J, de Marchie M, Comtois A, Sinderby C. Closed-loop control of respiratory drive using pressure-support ventilation: target drive ventilation. Am J Respir Crit Care Med 2005;171(9):1009-14.

# 16

# VENTILAÇÃO DE ALTA FREQUÊNCIA

PATRICIA Z. KANDELMAN GELERNTER
IAN L. OCHSHORN

Em mais de vinte anos de pesquisa, a ventilação de alta frequência (HFV) na prática clínica continua incerta, muitos artigos foram publicados sobre o tema, relatando os vários aspectos dessa modalidade ventilatória. No entanto, comparar resultados tem sido tarefa difícil, uma vez que os pesquisadores envolvidos usaram diferentes técnicas de HFV, variando não só o equipamento utilizado, como também o modelo animal. Estudos realizados em humanos apresentaram deficiências, pois, em sua maioria, o uso da HFV ficou restrito à "modalidade ventilatória de resgate", ou seja, ela foi utilizada somente em último caso (após a ventilação convencional ter falhado), não como terapia primária.

Um dos primeiros conceitos em fisiologia respiratória é o tamanho de cada respiração, ou seja, o volume corrente (VC) que deve exceder o volume das vias aéreas condutoras, conhecido como "espaço morto". Atualmente, essa informação não é mais considerada verdade absoluta, uma vez que uma boa ventilação pode ser realizada com VC menores que o espaço morto, se combinados a frequências respiratórias adequadas. Emerge, então, o conceito de HFV que tem como regra básica prover ventilação necessária, utilizando altas frequências respiratórias combinadas a baixos VC.

Em 1915, Henderson et al.[1] observam pela primeira vez esse fenômeno em cachorros. Eles perceberam que esses animais conseguiam estabelecer ótima ventilação por meio da respiração curta (baixos volumes) e da acelerada (altas frequências). Sua hipótese foi a de que esse fenômeno acontecia com sucesso, pois, em cada respiração, uma corrente parabólica de gás penetrava no pulmão, atingindo os alvéolos.

Em 1959, Emerson[2] patenteou um instrumento que "vibrava" o gás nas vias aéreas durante a ventilação convencional (VMC), na esperança de que esse aparelho melhorasse a mistura gasosa intrapulmonar. Ele não tinha dúvida de que, vibrando a coluna de ar que entrava nos pulmões, ocorria uma difusão gasosa mais rápida e eficaz. Essa técnica promove ventilação adequada por meio de uma circulação de ar mais intensa.[3]

Esse instrumento ainda é utilizado atualmente e é considerado o primeiro equipamento de HFV existente.

Esse tipo de modalidade ventilatória também depende de mecanismos de convecção e difusão que afetam o transporte de gás para os pulmões. Entretanto, a maioria desses estudos demonstrou que o conceito-chave para a HFV é que o aumento de energia nas moléculas de gás em altas frequências respiratórias e altos fluxos de ar levam a um aumento da mistura gasosa por via aérea, que chega aos alvéolos com a mesma eficiência que na VMC.

A maior vantagem que a HFV oferece sobre a VMC é o potencial de prevenir consequências deletérias da ventilação mecânica. A HFV diminui o processo repetitivo de "abertura e fechamento" alveolar, especialmente em pulmões colapsados, que são mais suscetíveis à ventilação sobre o VC (*tidal ventilation*). Esse processo minimiza o potencial de lesões,[4] já que se determina que ventilação sob altos volumes e pressões é a maior causa de sofrimento para o tecido pulmonar.

A diferença fundamental entre HFV e VMC é que a primeira requer aproximadamente VC entre 1 e 3 mL/kg, comparados com 6 a 15 mL/kg requeridos para a VMC. A HFV opera com frequências respiratórias que vão de 60 a 1.200 rpm, dependendo do equipamento utilizado.

## TIPOS DE VENTILAÇÃO DE ALTA FREQUÊNCIA

### Ventilação de alta frequência por pressão positiva (HFPPV)

A HFPPV foi primariamente desenvolvida por Oberg e Sjostrand[5] e Sjostrand e Eriksson[6], em 1967. O objetivo era eliminar a variação de pressão e sincronia nas estruturas pulmonares, que interferia no processo de investigação do reflexo carótido.

Para reduzir o espaço morto, foi realizada a insuflação endotraqueal. Baseados no conceito primário da HFV, baixos VC e altas frequências respiratórias foram utilizados para prover adequada ventilação alveolar sob pequenas pressões médias de via aérea (Paw). Eles criaram um sistema que promovia a entrada de gás sob alto fluxo (175-200 L/min) em um circuito com mínima compressão volumétrica. Uma troca de gás adequada foi atingida com VC entre 3 e 4 mL/kg a 60-100 rpm, e não se observou aprisionamento de gás. O tempo inspiratório foi ajustado entre 15 e 35% do ciclo respiratório total, a expiração foi passiva, e a relação I:E foi de 1:3. A umidificação foi provida por umidificador convencional conectado no fluxo principal de gás.

As vantagens encontradas nesse estudo incluíram uma diminuição na assíncrona ventilador-paciente e uma redução do nível de sedação necessária.[7]

A principal utilização da HFPPV foi em laringoscopias, broncoscopias e cirurgias do trato respiratório.[8] Infelizmente, essa técnica nunca atingiu a popularidade necessária e, portanto, não existem equipamentos disponíveis no mercado que viabilizem esse tipo de ventilação.

### Ventilação percussiva intrapulmonar (IPV®) e respiração difusiva volumétrica (VDR®)

O termo VDR® foi criado pelo Dr. Forrest M. Bird em 1980[9] para definir a habilidade de vibração pulmonar, ou seja, uma "mistura percussiva intrapulmonar" com difusão secundária, programada para prover VC normais aos pulmões. Essa modalidade aumentaria o transporte difusivo de oxigênio para os alvéolos e "removeria" gás carbônico por meio de um processo convectivo em vias aéreas periferais. O programa VDR® baseia-se agora na IPV® provendo VC baixos, injetados em frequências respiratórias de 50 a 900 rpm. A amplitude (*band width*) é gerada por oscilação pulsátil controlada por meio do fluxo inspiratório, sendo possível também programar frequência respiratória e relação I:E.

O programa básico de IPV® é bastante flexível, pois todos os parâmetros ventilatórios podem ser ajustados e controlados pelo operador, sendo capaz de ventilar tanto a população neonatal quanto a adulta. Além disso, o conceito VDR® promove uma flexibilidade ventilatória não encontrada em nenhum outro equipamento. O paciente pode fisiologicamente atuar durante a fase espontânea gerando uma respiração que, somada ao ciclo ventilatório do equipamento, aumenta a troca convectiva de VC.

Essencialmente, a família de ventiladores VDR® promove dois tipos de ventilação intrapulmonar. O primeiro é programado para fazer uma "mistura percussiva mecânica" nas estruturas pulmonares, sob alta velocidade, de forma repetitiva, aumentando a absorção do VC e otimizando a difusão gasosa. A segunda forma de ventilação seria ciclada a tempo, provendo uma troca periódica convectiva do VC, aumentando a "lavagem" de $CO_2$ dos pulmões. Os dois tipos de ventilação são precisamente integrados para balancear as trocas gasosas e diminuir o esforço cardíaco durante o processo de ventilação mecânica.

O aparelho VDR® também é conhecido como ventilação de alta frequência percussiva (HFPV). A expiração é passiva nessa modalidade e, por não existir gradiente de fluxo inspiratório extra, elimina-se a possibilidade de barotrauma presente na VMC. Além disso, protocolos recentes realizados com VDR® provaram que essa modalidade é extremamente eficaz em pacientes queimados com lesão inalatória[9] (Figura 1).

### Ventilação de alta frequência a jato (HFJV)

Esta técnica foi desenvolvida originalmente por Sanders.[10] A HFJV consiste em uma demanda intermitente de gás por uma fonte de alta pressão (20-50 psig do ciclo respiratório), via pequeno orifício (*jet*). Neste orifício, conecta-se uma pequena cânula dupla que é posicionada em via aérea. Durante o ciclo respiratório, a fase inspiratória é ativa e a fase expiratória, passiva. A forma pela qual o *jet* atua depende de sua posição na cânula.[11,12] Alguns clínicos o posicionam no topo da cânula, outros, no meio do tubo endotraqueal. Quando posicionado distalmente (1 a 2 cm da carina), promove uma diminuição do VC,

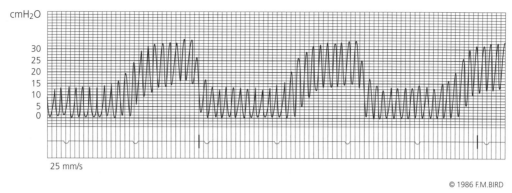

**Figura 1** Gráfico do ciclo respiratório com uso de respiração difusiva volumétrica (VDR®).

podendo ser também um fator de trauma para o tecido epitelial; por causa disso, atualmente, não é mais utilizado dessa forma.

O ventilador consiste de um *blender* gás oxigênio que regula a pressão (psig) e o mecanismo de ciclagem (válvula solenoide). A abertura e o fechamento dessa válvula solenoide são regulados por um *timer*[13] ou por uma válvula de controle fluídico[14] que permite a entrada intermitente de gás. Existem controles que regulam a frequência (o número de vezes que a válvula solenoide abre e fecha) e o tempo inspiratório (a quantidade de tempo que a válvula permanece aberta durante o ciclo respiratório). Após sair da válvula solenoide, o ar passa por um circuito de baixa compressão, entrando no cateter *jet*. Em razão de o orifício ser pequeno, um efeito de jato é produzido, provendo gás em torno da cânula. O resultado total do VC recebido pelo paciente é a soma do volume que sai do cateter com o do volume de gás aprisionado. A relação I:E é normalmente de 1:2 a 1:8, e a frequência respiratória varia entre 100 e 200 rpm.[15] Quando o sistema opera com frequências maiores que 150 rpm, algum aprisionamento de gás maior do que o esperado pode ocorrer, em parte pelo aparelho, mas principalmente pelas propriedades mecânicas específicas do pulmão do paciente[16] (Figura 2).

O efeito da ventilação varia de acordo com o equipamento utilizado, com os valores atribuídos à ventilação e com a mecânica pulmonar do paciente envolvido. Entretanto, alguma generalização pode ser observada. O aumento na pressão de *drive* produz aumento no VC total, o que eliminaria maior quantidade de $CO_2$ dos pulmões.[17,18] Essa situação pode estar associada a um aumento na pressão expiratória final e na Paw, em parte pela limitação de fluxo durante a expiração. Além disso, o aumento na frequência respiratória ou a diminuição da relação I:E comprometem a eliminação de $CO_2$ por causa da diminuição do VC total.[12,19,20]

Um dos problemas da HFJV tem sido atingir a umidificação adequada. Nos primeiros anos de sua utilização, apenas o gás subsequente, ou seja, o gás aprisionado era umidificado. Atualmente, um umidificador criado por Chatburn e McClellan[9] tem minimizado o problema. Ele consiste em uma bomba de infusão que aquece e injeta gotas de água no sistema. Essas gotas são rapidamente evaporadas, misturando-se ao fluxo de gás que vai para o paciente.

Outro problema da HFJV está associado à manutenção de pressão. Inicialmente, as medidas eram feitas próximas ao cateter *jet*. No entanto, em razão de as pressões se tornarem negativas quando saem do cateter *jet*, a medida torna-se imprecisa, uma vez que as pressões medidas são menores (pela posição) que a pressão real pulmonar.

O uso clínico da HFJV pode ser dividido em cinco categorias: (1) durante procedimentos cirúrgicos que envolvem a via aérea; (2) barotrauma; (3)

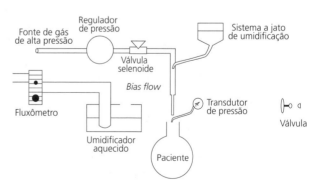

**Figura 2** Esquema de funcionamento do equipamento HFJV.

cirurgias de forma geral; (4) pacientes com traumatismo craniano; e (5) síndrome da angústia respiratória em pacientes adultos.

A HFJV foi idealmente designada para ser utilizada em procedimentos invasivos e cirúrgicos do trato respiratório pelo fato de o pequeno cateter permitir ao cirurgião melhor visão do campo operatório e, não obstante, a adequada ventilação. O uso em barotrauma foi um de seus principais benefícios. Baixas pressões em via aérea geradas pela HFJV reduziam o fluxo na fístula broncopleural, sendo um "salva-vidas" em diversas situações.[21,22]

Em pacientes com grave desconforto respiratório, os resultados não foram tão dramáticos.[23] Entretanto, o uso da HFJV em fístula broncopulmonar e em enfisema intersticial foi aprovado pelo Food and Drug Administration (FDA) como mais efetivo que a VMC em muitas situações.

Muitos autores descreveram a HFJV como extremamente efetiva em pacientes com aumento de pressão intracranial, que requeriam hiperventilação (traumatismos fechados).[23,24] Todd et al.[25] relataram que, durante a ventilação por HFJV, ocorria uma diminuição dos movimentos superficiais cerebrais em gatos quando comparados à VMC, suscitando a hipótese de que esse tipo de ventilação poderia ser também benéfico em cirurgias de cabeça e pescoço. Achados de Hurst et al.[24] sugerem que a HFJV, por causa da diminuição da Paw e do pico inspiratório, melhoraria o retorno venoso para o cérebro, sob baixas pressões intracranianas, mantendo ventilação e oxigenação adequadas nesses pacientes.

## Ventilação oscilatória de alta frequência (HFOV)

A HFOV é única quando comparada a outras formas de ventilação de alta frequência, pois possui inspiração e expiração ativas, ou seja, o equipamento trabalha durante todo o ciclo respiratório. Essencialmente, a HFOV provê pequenos VC (ajustados pela amplitude e pela porcentagem do tempo inspiratório), usualmente iguais ou menores que o espaço morto, combinados com altas frequências respiratórias (medidas em Hertz), mantendo ótimo volume-minuto para o paciente. Os pulmões são mantidos abertos por meio de uma pressão constante em via aérea (*Paw*) que é ajustada por um fluxo dependente (*bias flow*) (Figura 3).

O equipamento consiste de uma mola elétrica com um magnético na ponta ligado a um diafragma, criando um pistão. Quando uma polaridade positiva é aplicada, a mola move-se para a frente, gerando a fase inspiratória. Quando a polaridade torna-se negativa, o pistão é empurrado para trás, gerando a fase expiratória ativa.

A quantidade de voltagem aplicada à mola determina a distância (amplitude) pela qual o pistão irá se mover para a frente e para trás. A frequência com a qual o pistão se move gera a oscilação no sistema. Além da amplitude, que gera o volume, um controle por meio de um fluxo dependente (*bias flow*) gera a Paw do sistema.

O *bias flow* é a frequência pela qual o gás, através do oscilador, chega ao paciente. Ou seja, nessa moda-

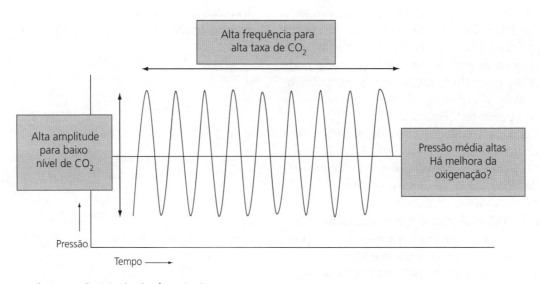

**Figura 3** Ventilação oscilatória de alta frequência.

lidade ventilatória, é possível controlar o volume (amplitude), a Paw (*bias flow*), a relação I:E e a frequência respiratória (Figura 4).

## Ventilação de alta frequência por interrupção de fluxo (HFFI)

A HFFI se apresenta como um "oscilador pneumático" que comporta um fluxo bidirecional de gás, alternando a posição fásica do pulso de pressão no circuito. Essa modalidade aloca a pressão de pulso por meio de válvulas, que promovem alto fluxo instantâneo no ramo inspiratório do circuito (gerando a inspiração). Um fluxo negativo, através de um jato venturi na válvula exalatória, promove um pulso contrário, gerando a fase expiratória. O resultado dessa combinação de movimentos é um pequeno volume de gás que se move nas vias aéreas, em séries de constante baixo fluxo de ar umidificado.

O único aparelho disponível no mercado que oferece essa modalidade é o Nellcor Puritan-Bennett Infant Star 950. Este ventilador opera por meio de um conjunto de válvulas solenoides, que geram pressões de pulso com diferentes amplitudes. Durante a fase em que as válvulas estão ligadas, a impedância do ramo expiratório do circuito é maior que a impedância do sistema respiratório do paciente, sendo possível que o gás atinja estruturas distais do pulmão (Figura 5).

Durante a fase em que as válvulas estão desligadas, o fluxo de gás sai passivamente dos pulmões em razão do recolhimento elástico do diafragma. Além disso, pelo fato de a válvula de fluxo estar inoperante nesse momento, a pressão total do circuito cai, gerando um gradiente de pressão positivo dos pulmões para o circuito do aparelho, facilitando a movimentação do gás.[4] Um dispositivo do tipo venturi (Bernouli) nas válvulas expiratórias do aparelho gera pressão expiratória negativa no sistema. A Paw é mantida pelo ajuste da PEEP, e o tempo inspiratório é predeterminado em 18 ms.

Os ajustes de frequência respiratória ocorrem em conjunto com a amplitude, promovendo mudanças na ventilação. A frequência respiratória é determinada pela frequência de pulsos de alta frequência que podem ser de 2 a 22 Hz (120 a 1.320 pulsos/minuto). Determina-se a amplitude pela intensidade do pulso, ou seja, pela quantidade de fluxo que sai

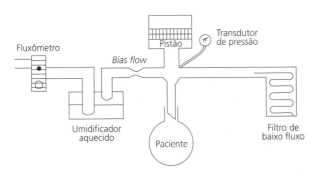

**Figura 4** Esquema de funcionamento do equipamento de ventilação oscilatória de alta frequência.

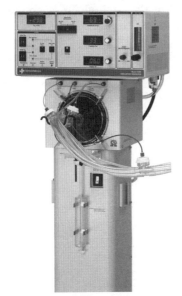
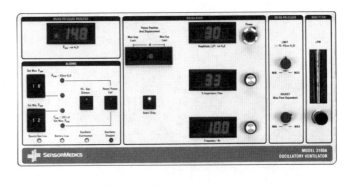

**Figuras 5** Aparelho de ventilação oscilatória de alta frequência SensorMedics-3100A (imagem gentilmente cedida pela SensorMedics).

das válvulas inspiratórias. O fluxo máximo é de 120 L/min, e o mínimo, de 12 L/min. No fluxo máximo, o aparelho gera um volume de 36 mL a cada respiração.

O VC que vai para o paciente é consideravelmente menor que aquele que sai da máquina. Ele depende da complacência e da resistência do circuito, do tamanho do umidificador, do diâmetro e do comprimento da cânula endotraqueal e, principalmente, das características das vias aéreas, do parênquima e da complacência da caixa torácica do paciente.

Durante a fase exalatória, o fluxo de venturi se ajusta para manter a PEEP. A válvula expiratória pulsa simultaneamente para criar um aumento da resistência expiratória, gerando maior energia (volume) em direção ao paciente. No entanto, a amplitude é vulnerável a qualquer mudança no sistema, sendo essa a maior preocupação nessa modalidade ventilatória[4] (Figura 6).

## TRANSPORTE DE GÁS DURANTE A HFV

A ventilação de alta frequência ilustra o quão efetiva é a eliminação de $CO_2$ em baixos volumes, normalmente inferiores ao espaço morto. Esse é um conceito que já está bem estabelecido nos dias atuais. Inicialmente, parecia violar as leis fisiológicas da ventilação, mas, em razão do grande interesse dos pesquisadores, inúmeros trabalhos foram realizados embasando esse novo método.[24,26] Portanto, pode-se acreditar que o transporte de gás é resultado de vários mecanismos que, em conjunto, realizam as trocas gasosas.[27,28]

## HIPÓTESE SOBRE OS MECANISMOS DE ELIMINAÇÃO DE $CO_2$ DURANTE A HFV

### Convecção de Bulk

Durante uma respiração normal, o ar inspirado passa diretamente para as regiões pulmonares de troca através da convecção de Bulk. Mesmo quando o VC é reduzido a níveis menores que o espaço morto anatômico, existe uma ventilação alveolar presente e eficaz. Esse fenômeno está relacionado não apenas à proximidade entre os alvéolos, mas também à não uniformidade da velocidade de fluxo nas vias aéreas condutoras.[29,30]

### Perfil de velocidade assimétrica

Em um fluxo oscilatório, existem diferenças no perfil de velocidades, dependendo de sua direção. Durante o curso de vários ciclos oscilatórios, partículas de gás se movem para a frente e para trás, dependendo do local em que estão, ou seja, se na parede da via aérea ou no lúmen (no fim de cada ciclo ocorre uma "rede" bidirecional de fluxo). Um fluxo de gás fresco é então introduzido, ocorrendo difusão radial em resposta às diferenças regionais de pressão. Distribui-se distalmente o gás rico em oxigênio, enquanto o $CO_2$ é movido para as vias proximais para ser expelido.[31,32]

### *Pendelluft*

Em altas frequências respiratórias, a distribuição de gás fica bastante influenciada pela constante de

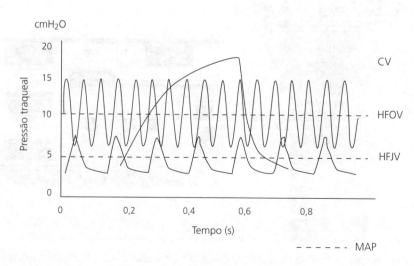

**Figura 6** Comparação gráfica de três modalidades ventilatórias: VMC, HFJV, HFOV.

tempo, gerando um fenômeno que faz com que as unidades alveolares mais rápidas se "esvaziem" para dentro de unidades alveolares mais lentas, em vez de se encaminhar para estruturas condutoras responsáveis por remover o gás. Esse fenômeno faz com que o ar se movimente de forma "pendular", e Pendelluft é o termo alemão para esse acontecimento. Lehr et al.,[33] Fredberg et al.[18] e Allen et al.[26] observaram que esse movimento pendular ocasionava diferenças de pressão nas diversas regiões pulmonares e fazia com que o pulmão demorasse três vezes mais para homogeneizar as concentrações de gás periferais, em comparação ao movimento ciliar de limpeza pulmonar.

## Dispersão de Taylor

Taylor[34] demonstrou que a adição de um fluxo convectivo no processo difusivo poderia aumentar significativamente a dispersão molecular. Fredberg[35] propôs que a "dispersão de Taylor", num fluxo turbulento, fosse o principal mecanismo de transporte de gás na HFV. Com base nessa teoria, ele levantou a hipótese de que a eliminação de $CO_2$ fosse proporcional ao produto entre o VC e a frequência respiratória. Trabalhos subsequentes demonstraram que o VC é o grande determinador das trocas gasosas na HFV quando comparado à frequência respiratória, embasando a teoria de que múltiplos mecanismos são responsáveis pela eliminação de $CO_2$ na HFV.[36]

## Mecanismos de oxigenação

A eficiência das trocas gasosas na HFV é completamente relacionada às curvas de dissociação de $O_2$ e $CO_2$. Em razão de a curva de dissociação do $CO_2$ ser relativamente linear, é possível atingir então normocapnia por meio da hiperventilação, mesmo quando uma porção substancial de alvéolos não está ativa, ou seja, não está sendo ventilada.

Entretanto, a curva de dissociação de $O_2$ não é tão linear, o que significa que nenhum grau de hiperventilação pode compensar diretamente uma relação anormal entre ventilação e perfusão.

Com base nessa premissa, o princípio da oxigenação durante a HFV é similar ao da VMC. Para obter a oxigenação adequada, é necessário um recrutamento pulmonar efetivo que aumente a capacidade de ventilação alveolar, levando a relação pressão-volume a um estado favorável. A grande utilidade da HFV, então, pode ser a habilidade de manter um volume adequado na fase expiratória final, diminuindo a

lesão em razão de altos picos alveolares e, por consequência, minimizando os efeitos deletérios da ventilação mecânica.[37,38]

## VANTAGENS DA HFV

O desenvolvimento da HFV permitiu que alguns eventos fossem possíveis: minimizou o impacto da variação de pressão extratorácica sobre as funções cardiovasculares, facilitou o campo cirúrgico em procedimentos específicos, melhorou as trocas gasosas em situações em que a VMC se provou ineficaz e diminuiu em grande proporção as lesões induzidas pela ventilação.

O mais incrível benefício da HFV é sua habilidade de ventilar por meio de mínimos volumes, diminuindo as pressões de pico intra-alveolares e minimizando o risco de traumas. No entanto, uma verdade pode ser dita tanto para a HFV quanto para a VMC: na ausência de um recrutamento alveolar efetivo, nenhuma das duas modalidades é capaz de ventilar com perfeição, atendendo às necessidades do paciente.

Os primeiros trabalhos em modelo animal realizados com HFV demonstraram que, quando a HFV era combinada a uma insuflação ideal, ou seja, a uma PEEP capaz de manter os alvéolos abertos e ativos, a oxigenação melhorava substancialmente, sendo superior à VMC.[39,40] Trabalhos posteriores não só confirmaram esse fato como também demonstraram evidências histológicas, provando que a HFV produzia menores níveis de lesão pulmonar quando comparada à VMC.[39]

Clark et al.[41] estudaram três grupos de pacientes (população neonatal) com insuficiência respiratória grave. O primeiro grupo recebeu VMC, o segundo, VMC e HFOV, e o terceiro, somente HFOV. Para os três grupos, foram aplicadas estratégias agressivas de recrutamento alveolar. Como resultado, a incidência do desenvolvimento de doença crônica pulmonar nas crianças tratadas somente com HFOV for significativamente menor quando comparada ao grupo de VMC.

## PROBLEMAS COM A HFV

A maior diferença entre HFV e VMC é a necessidade da HFV de fluxos muito maiores para atingir normocapnia. Em razão disso, algum aprisionamento de gás pode ocorrer durante a fase expiratória. Portanto, é necessário que, sob o uso da HFV, o clínico responsável esteja atento para esse fenômeno e, assim, possa evitar qualquer dano ao paciente.

Outro fator de preocupação é que, em estudos com animais e pacientes, observou-se, em alguns casos, o desenvolvimento de traqueobronquite necrotizante em indivíduos submetidos à HFV;[21,42,43] acredita-se que, em parte, esse fato esteja relacionado à umidificação inadequada ou à alta velocidade do gás.[5,36] Além disso, alguns estudos reportaram aumento na incidência de hemorragia intraventricular, o que pode estar relacionado ao uso de HFV; no entanto, até o presente momento, esse dado não está confirmado.

## O FUTURO DA HFV

A HFV é uma forma ventilatória eficaz, que realiza com precisão as trocas gasosas, mesmo sob mínimos volumes, o que gera menor lesão por causa dos baixos picos de pressão. No entanto, apesar de a pesquisa em modelo animal ser extensa, a pesquisa em seres humanos ainda é pobre. Existe grande quantidade de informação, porém, na maioria dos casos, ainda não está publicada.

Portanto, o maior objetivo para o futuro é tornar possível ventilar o paciente sob baixos volumes, com pressões adequadas e recrutamento alveolar preciso, atendendo às necessidades de troca e oxigenação ideais, com mínima lesão pulmonar envolvida durante esse processo.

## REFERÊNCIAS BIBLIOGRÁFICAS

1. Henderson Y, Chillingworth FD, Whitney JL. The respiratory dead space. Am J Physiol 1915;38:1-15.

2. Emerson JH. Apparatus for vibrating portions of a patient's airway. Patent n.2, 918, 197. Washington DC: US Patent Office; 1959.

3. Briscoe WA, Forster RE, Comroe JH. Alveolar ventilation at very low tidal volumes. J Appl Physiol 1954;7:27-30.

4. Slutsky AS, Drazen JM. Perspective: ventilation with small tidal volumes. N Engl J Med 2002;347:630-1.

5. Oberg PA, Sjostrand U. Studies of blood-pressure regulation: common-carotid-artery clamping in studies of the carotid-sinus baroreceptor control of the systemic blood pressure. Acta Physiol Scand 1969;75:276-87.

6. Sjostrand UH, Eriksson IA. High rates and low volumes in mechanical ventilation – not just a matter of ventilatory frequency. Anesth Analg 1980;59:567-76.

7. Sjostrand U. Summary of experimental and clinical features of high-frequency positive-pressure ventilation – HFPPV. Acta Anaesthesiol Scand 1977;64:165-78.

8. Borg U, Eriksson I, Sjostrand U. High frequency positive pressure ventilation (HFPPV): a review based upon its use during bronchoscopy and for laryngoscopy and microlaryngeal surgery under general anesthesia. Anesth Analg 1980; 59:594-603.

9. Chatburn e McClellan. Intrapulmonary percussive ventilation and volumetric diffusive respiration – percussionaire corporation manual.

10. Sanders RD. Two ventilating attachments for bronchoscopes. Del State Med J 1967;39:170-5.

11. Baum ML, et al. Theoretical evaluation of gas exchange mechanisms. In: Carlon GC, Howland WS (editors). High-frequency ventilation in intensive care and during surgery. New York: Marcel Dekker; 1985. p.25-36.

12. Calkins JM. High-frequency jet ventilation: experimental evaluation. In: Carlon GC, Howland WS (editores). High-frequency ventilation in intensive care and during surgery. Nova York: Marcel Dekker; 1985;111-35.

13. Carlon CC, et al. Technical aspects and clinical implications of high frequency jet ventilation with a solenoid valve. Crit Care Med 1981;9:47-50.

14. Smith RB, Klain M, Babinski M. Limits of high frequency percutaneous transtracheal jet ventilation using a fluidic logic controlled ventilator. Can Anaesth Soc J 1980;27:351-6.

15. Klain M, Smith RB. High frequency percutaneous transtracheal jet ventilation. Crit Care Med 1977;5:280-7.

16. Rouby JJ, et al. Factors influencing pulmonary volumes and CO2 elimination during high frequency jet ventilation. Anesthesiology 1985;63:473-82.

17. Calkins JM, et al. Jet pulse characteristics for high frequency jet ventilation in dogs. Anesth Analg 1982;61:293-300.

18. Fredberg JJ, et al. Factors influencing mechanical performance of neonatal high frequency ventilators. J Appl Physiol 1987; 62:2485-90.

19. Banner MJ, Gallagher TJ, Banner TC. Frequency and percent inspiratory time for high frequency jet ventilation. Crit Care Med 1985;13:395-8.

20. Takahashi H, et al. Effects of driving pressure and respiratory rate on airway pressure and $PaCO_2$ in rabbits during high frequency jet ventilation. Crit Care Med 1985;13:728-32.

21. Carlon GC, et al. Clinical experience with high frequency jet ventilation. Crit Care Med 1981;9:1-6.

22. Turnbull AD, et al. High frequency jet ventilation in major airway or pulmonary disruption. Ann Thorac Surg 1981; 32:468-74.

23. Ritz R, Benson M, Bishop MJ. Measuring gas leakage from bronchopleural fistulas during high frequency jet ventilation. Crit Care Med 1984;12:836-7.

24. Hurst JM, et al. Use of high frequency jet ventilation during mechanical hyperventilation to reduce intracranial pressure in patients with multiple organ system injury. Neurosurgery 1984;15:530-4.

25. Todd MM, Toutant SM, Shapiro HM. The effects of HFPPV on ICP and brain surface movements in cats. Crit Care Med 1981; 54:496-500.

26. Allen JL, et al. Alveolar pressure magnitude and asynchrony during high frequency oscillations of excised rabbit lungs. Am Rev Respir Dis 1985;132:343-9.

27. Bower LK, Betit P. Extracorporeal life support and high frequency oscillatory ventilation: alternatives for the neonate in severe respiratory failure. Respir Care 1995;40:61-73.

28. Saari A, Rossing TH, Drazen JM. Physiological bases for new approaches to mechanical ventilation. Ann Rev Med 1984; 35:165-74.

29. Chang HK. Mechanisms of gas transport during ventilation by high frequency oscillation. J Appl Physiol 1984;56:553-63.

30. Drazen JM, Kamm RD, Slutsky AS. High frequency ventilation. Physiol Rev 1984;64:505-43.

31. Haselton FR, Scherer PW. Flow visualization of steady streaming in oscillatory flow through a bifurcating tube. J Fluid Mech 1982;123:315-33.

32. Scherer PW, Haselton FR. Convective mixing in tube networks. Am Inst Chem Eng J 1979;25:542-6.

33. Lehr JL, et al. Photographic measurement of pleural surface motion during lung oscillation. J Appl Physiol 1985;59:623-33.

34. Taylor G. The dispersion of matter in turbulent flow through a pipe. Proc R Soc Lond 1954;223:446-8.

35. Fredberg JJ. Argmented diffusion in the airways can support pulmonary gas exchange. J Appl Physiol 1980;49:232-8.

36. Slutsky AS, et al. Effective pulmonary ventilation with small--volume oscillations at high frequency. Science 1980;209:609-71.

37. Froese AB, Bryan AC. High frequency ventilation. Am Rev Respir Dis 1987;135:1363-74.

38. McCulloch PR, Forkert PG, Froese AB. Lung volume maintenance prevents lung injury during high frequency oscillatory ventilation in surfactant-deficient rabbits. Am Rev Respir Dis 1988;137:1185-92.

39. Hamilton PP, et al. Comparison of conventional and high frequency ventilation: oxygenation and lung pathology. J Appl Physiol 1983;55:131-8.

40. Kolton M, et al. Oxygenation during high frequency ventilation compared with conventional mechanical ventilation in two models of lung injury. Anesth Analg 1982;61:323-32.

41. Clark RH, et al. Prospective randomized comparison of high frequency oscillatory and conventional ventilation in respiratory distress syndrome. Pediatrics 1992;89:5-12.

42. Boros SJ, et al. Necrotizing tracheobronchitis: a complication of high frequency ventilation. J Pediatr 1986;109:95-100.

43. Kirpalani H. Diagnosis and therapy of necrotizing tracheobronchitis in ventilated neonates. Crit Care Med 1985;13:792-7.

44. Boros SJ, et al. Neonatal high frequency jet ventilation: four years' experience. Pediatrics 1985;75:657-63.

45. Ophoven JP, et al. Tracheobronchial histopathology associated with high frequency jet ventilation. Crit Care Med 1984; 12:829-32.

46. Brandson RD, Hurst JM, Dehaven CB. Use of high frequency jet ventilation during mechanical hyperventilation for control of elevated intracranial pressure: a case report. Respir Care 1984;29:1221-5.

47. Cavanaugh K. High frequency ventilation of infants: an analysis of the literature. Respir Care 1990; 35:815-30.

48. Coghiill CH, et al. Neonatal and pediatric high frequency ventilation: principles and practice. Respir Care 1991;36:596-612.

49. Fredberg JJ, et al. Alveolar pressure nonhomogeneity during small-amplitude high-frequency oscillation. J Appl Physiol 1984; 57:788-800.

50. Kolton M. A review of high frequency oscillation. Can Anaesth Soc J 1984;31:416-29.

51. O'Donnell JM, Thompson DR, Layotn TR. The effect of high frequency jet ventilation on intracranial pressures in patients with closed head injuries. J Trauma 1984;24:73-5.

52. Pokora T, et al. Neonatal high frequency jet ventilation. Pediatrics 1983;72:27-32.

53. Scherer PW, Haselton FR. Convective exchange in oscillatory flow through bronchial-tree models. J Appl Physiol 1982; 53:1023-33.

54. Sjostrand U. Review of the physiological rationale for the development of high-frequency positive-pressure ventilation – HFPPV. Acta Anaesthesiol Scand 1977;64:7-27.

55. Slutsky AS. Gas mixing by cardiogenic oscillations: a theoretical quantitative analysis. J Appl Physiol 1981;51:1287-93.

# 17

# CUIDADOS COM A VIA AÉREA ARTIFICIAL

JEANETTE JANAINA JABER LUCATO
GEORGE JERRE VIEIRA SARMENTO

## CUIDADOS COM A PRESSÃO DO *CUFF* E A FIXAÇÃO DA VIA AÉREA ARTIFICIAL

Extubações não planejadas podem ocorrer por falta de sedação do paciente ou por fixação do tubo de maneira inadequada. Assim, a fixação do tubo endotraqueal e a manutenção da pressão de *cuff* ideal são aspectos muito importantes no cuidado da via aérea. O movimento do tubo é considerado a maior causa de trauma de via aérea. Movimentos no pescoço alteram a posição do tubo endotraqueal. A flexão move a ponta distal em direção à carina, e a extensão move o tubo em direção à glote. Se o tubo avança distalmente, pode entrar em um dos brônquios, geralmente o direito.[1] O contato do tubo é maior nos pontos de pressão dos lábios, na região posterior da faringe e da glote e ao redor do *cuff*.[2,3]

A entubação endotraqueal pode comprometer a integridade do epitélio das vias aéreas superiores, principalmente por causa da pressão exercida pelo cuff sobre a mucosa traqueal.[4] A magnitude da lesão causada pelo *cuff* depende da quantidade de pressão exercida na membrana da mucosa traqueal, da duração da entubação e da área de contato do *cuff* com a traqueia.[5] Complicações que ocorrem por causa da pressão exercida contra a mucosa pela insuflação do *cuff* incluem: perda da mucosa ciliada,[6] ulcerações,[7,8] hemorragia,[9] estenose de traqueia[7] e fístula traqueoesofágica.[10]

### Como conduzir a manutenção da pressão de *cuff* e a fixação da via aérea artificial

A função do *cuff* do tubo endotraqueal é selar a via aérea,[11] ou seja, ocupar o espaço entre o tubo e a parede da traqueia. Durante a ventilação mecânica, a pressão do *cuff* deve ser baixa o suficiente para permitir a perfusão capilar pulmonar,[12] alta o suficiente para prevenir o vazamento de ar (perda de volume corrente)[11-13] e alta o suficiente para prevenir significante aspiração.[11-13]

A pressão do *cuff* deve ser rotineiramente medida para evitar ou minimizar as lesões na parede traqueal. Uma pressão contínua na parede traqueal acima de 30 cmH$_2$O pode comprometer o fluxo sanguíneo capilar na mucosa. Pode-se evitar isso com cuidadosa atenção na técnica de insuflação e contínua monitorização da pressão de *cuff*.[14] A pressão do *cuff* deve ser programada e monitorada por meio de um manômetro. Deve-se injetar ar no *cuff* para produzir um mínimo de pressão adequada.[11] Monitorar a pressão do *cuff* três vezes por dia parece contribuir para a prevenção de lesões isquêmicas e estenose traqueal.[15] Deve-se usar a mais baixa pressão para fixar o tubo na traqueia e prevenir o vazamento de ar. A pressão ideal do *cuff* no tubo endotraqueal deve estar entre 20 e 30 cmH$_2$O.[11,14-16]

Existem vários métodos para fixar o tubo endotraqueal. O ideal é que a fixação do tubo seja feita por duas pessoas, uma segura o tubo na posição correta, enquanto a outra realiza a fixação. Nos adultos, a ponta do tubo endotraqueal deve ser posicionada 3 a 7 cm acima da carina, considerando o pescoço na posição neutra.[2,17] O método tradicional usado para fixar o tubo endotraqueal consiste em fixar o tubo com fita adesiva.[18] Um dos problemas encontrados é a dificuldade em realizar higiene oral quando muita fita é usada. Cadarços também podem ser usados, mas escaras podem surgir nos lobos das orelhas, por isso é necessário protegê-las ou evitar que tenham

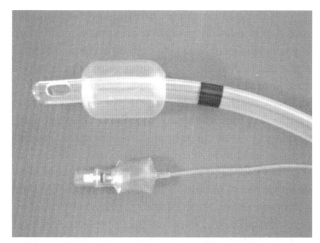
**Figura 1** *Cuff*.

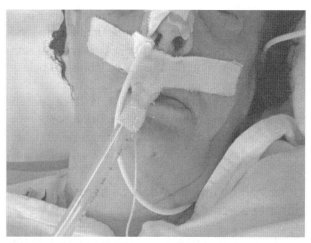
**Figura 4** Fixação do tubo com a fita adesiva.

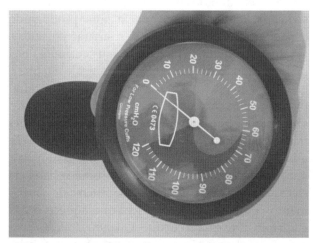
**Figura 2** Cuffômetro.

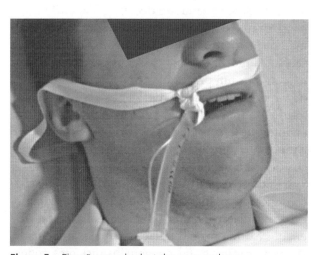
**Figura 5** Fixação errada do tubo com cadarço.

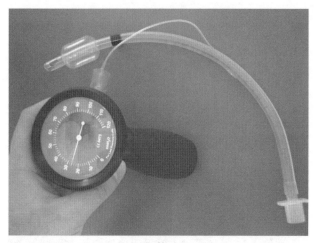
**Figura 3** Pressão ideal do *cuff*.

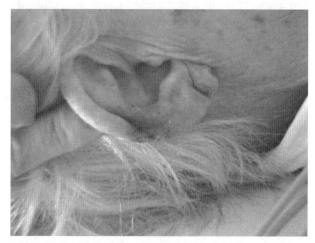
**Figura 6** Escara no lobo da orelha.

contato com o cadarço. As lesões causadas por pressão do tubo nos lábios podem ser evitadas pelo reposicionamento periódico do tubo. É preciso estar sempre atento com a cavidade oral, os lábios e a pele ao redor da boca.

O método ideal de fixação do tubo deve permitir a menor movimentação possível do tubo, ser confortável para o paciente, possibilitar a higiene oral, preservar a integridade da pele e ser de fácil aplicação.[19]

## Utilização de umidificadores e aerossolterapia durante a ventilação mecânica

Durante a respiração, fisiologicamente o ar inspirado é aquecido e umidificado ao passar pelas vias aéreas superiores. Ao atingir os alvéolos, o ar inspirado encontra-se aquecido à temperatura do corpo (cerca de 37°C) e saturado de vapor d'água.[20-22]

Durante o suporte ventilatório invasivo, esses mecanismos naturais de aquecimento e umidificação são suprimidos.[21-23] Além disso, os gases medicinais passam por um processo que os torna desprovidos de vapor d'água, para evitar danos aos equipamentos.[21,24] A administração de gás seco através do tubo endotraqueal tem sido reconhecida como lesiva para a mucosa traqueobrônquica, podendo levar a repercussões clínicas indesejáveis.[23,25-27]

Pode-se esperar um aumento na incidência de complicações pulmonares depois de um breve período de ventilação mecânica, que se acentua na medida em que a duração da ventilação também aumenta.[23,25] A umidificação e o aquecimento insuficientes podem resultar em ressecamento da mucosa traqueobrônquica, o que diminui a atividade ciliar e aumenta a viscosidade do muco, podendo causar obstrução da via aérea,[22,23,26] infecção,[22] atelectasia[22,26] e necrose de células do epitélio respiratório.

A incidência dessas complicações pode ser reduzida por meio da umidificação e do aquecimento dos gases administrados.[26] Torna-se imprescindível, durante o processo de assistência ventilatória, o condicionamento dos gases inspirados de forma a promover aquecimento e umidificação adequados.[22,28-32] Isso é essencial para assegurar a integridade das vias aéreas e a adequada função mucociliar.

As tarefas de umidificação e aquecimento podem ser realizadas tanto ativamente, por meio de umidificadores aquecidos (UA), como passivamente, por meio de trocadores de calor e umidade (HME – *heat and moisture exchangers*), que também são conhecidos como narizes artificiais.[22,28,33,34]

Os UA são bastante utilizados em virtude das suas habilidades em promover adequado aquecimento e umidificação.[35] Seu princípio básico é fazer passar o gás seco e frio através de uma câmara preenchida parcialmente com água aquecida, em que, através de evaporação, o vapor d'água é misturado ao gás, elevando sua temperatura e umidade.[22] Existem dois tipos de controle de temperatura para esses umidificadores, podendo ser eles servocontrolados ou não (Figura 7). Os servocontrolados empregam um sensor de temperatura próximo à via aérea artificial e regulam a temperatura no aquecedor de forma a manter a temperatura ajustada no local em que foi inserido o sensor de temperatura. Já os não servocontrolados mantêm uma potência de alimentação constante no elemento aquecedor de acordo com o valor ajustado.[22] O gás resfria na medida em que passa através do tubo de liberação em direção ao paciente, diminuindo assim a sua capacidade de reter vapor d'água, produzindo condensação. Como ocorre esse resfriamento, a temperatura do umidificador deve ser ajustada num nível mais elevado (cerca de 50°C). No momento em que o gás chega ao paciente, a sua temperatura terá caído para aproximadamente 37°C. Parte do débito total do umidificador transformou-se em condensado na extremidade inspiratória do circuito. Um método para eliminar o resfriamento do circuito é mantê-lo com uma temperatura constante, utilizando uma resistência elétrica interna (fio aquecido). Esse sistema de aquecimento contém um fio elétrico, que aquece o gás enquanto atravessa o circuito. Quando circuitos com resistência elétrica são usados, o umidificador funciona em uma temperatura mais baixa (32°C a 36°C) quando comparada aos circuitos convencionais (45°C a 50°C), reduzindo o condensado no tubo.[36]

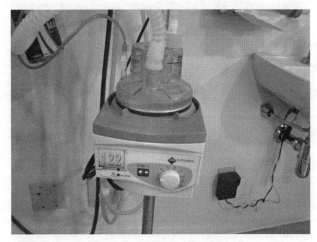

**Figura 7** Umidificador não servocontrolado.

Os HME são dispositivos colocados entre o tubo endotraqueal e o conector em "Y" do circuito do ventilador do paciente.[22,31,37,38] São umidificadores de ação passiva,[39] que basicamente retêm a umidade e o calor durante a expiração e então os liberam para o ar seco inspirado, retornando o aquecimento e a umidade para as vias aéreas do paciente.[22,35,39-43] Eles preservam os níveis de água e aquecimento das vias aéreas do paciente e, globalmente, recuperam 70% do calor e da umidade expirados.[24,39]

Os HME são divididos em três categorias: os higroscópicos, os hidrofóbicos e os mistos (higroscópicos-hidrofóbicos).[31] O HME higroscópico é constituído de camadas de material com baixa condutividade térmica impregnado com um sal higroscópico,[22] usualmente cloreto de cálcio ou cloreto de lítio, para aumentar a conservação de umidade;[39] durante a expiração, ocorrem a condensação e a retenção da água aquecida no elemento higroscópico e, durante a inspiração, o gás é umidificado e aquecido com a água previamente retida.[22] Esses HME têm melhor qualidade de umidificação,[39] menor volume interno e menor resistência,[34,44,45] quando comparados aos HME que possuem componente hidrofóbico. Já nos HME hidrofóbicos, a área de superfície é aumentada por várias pregas (dobraduras).[39] Eles apresentam uma superfície recoberta por material que, ao invés de absorver a água, impede sua passagem para o meio externo; de forma análoga aos higroscópicos, o gás inspirado é umidificado e aquecido com a água retida durante a expiração na superfície interna do HME. Os HME hidrofóbicos funcionam também como filtros de bactérias,[22] porém são relativamente pobres em termos de umidificação, tendo sido responsabilizados por oclusão do tubo endotraqueal em alguns estudos.[46,47] A adição de um componente hidrofóbico ao higroscópico cria os HME mistos.[39]

## Como conduzir a umidificação das vias aéreas durante a ventilação mecânica

Os UA, quando bem utilizados, garantem ótimo aquecimento e umidificação,[16] porém apresentam algumas desvantagens, como custo,[30,33,35,39,48,49] condensação do vapor d'água no circuito de ventilação e no reservatório e um potencial de contaminação bacteriana,[33,50] necessitando ainda de fornecimento de energia[29,35] e constante suprimento de água.[35,51,52] Além disso, o uso incorreto pode causar aquecimento e umidificação excessivos ou insuficientes,[22] podendo levar à hipertermia ou à hipotermia, à lesão térmica de via aérea ou à fluidificação insuficiente da secreção.[28]

Pode-se utilizar UA com fio aquecido no circuito, que promove uma temperatura de gás mais precisa para o paciente e previne a condensação de água no circuito, além de diminuir o consumo de água e o risco de infecção[36] quando comparado com circuito sem fio aquecido.

Os HME podem ser recomendados, pois representam uma alternativa mais barata que os UA[30,33,35,39,48,49] sem as desvantagens já citadas anteriormente relacionadas à utilização dos UA (grau de recomendação: A). Além disso, permitem uma simplificação do circuito do ventilador[33,35,39] e reduzem o trabalho da equipe da unidade de terapia intensiva (UTI), que costuma ser maior quando utilizados os UA.[50] Alguns possuem também papel de filtro microbiológico.

Deve-se ter cuidado especial com o posicionamento dos HME. É importante que sejam colocados

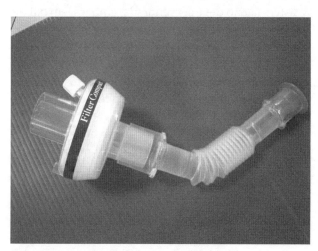

**Figura 8** Trocador de calor e umidade (HME).

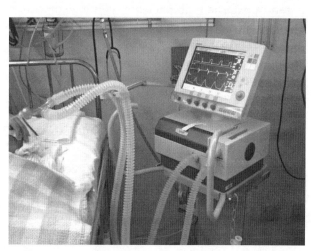

**Figura 9** Posicionamento correto do HME.

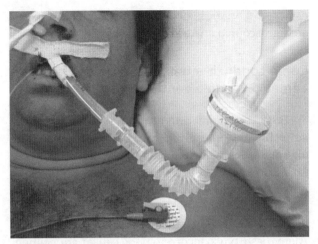

Figura 10    Tracionamento da via aérea.

entre o tubo endotraqueal e o conector em "Y", verticalmente, para reduzir o risco de obstrução parcial causado pelo refluxo de secreção do tubo traqueal para o HME.[31,38]

Algumas considerações devem ser feitas a respeito dos HME: muitas vezes, por causa do seu peso, podem tracionar a via aérea artificial, embora em geral o baixo peso da maioria dos HME possa ser facilmente suportado sem tração significativa. Uma desvantagem de alguns HME é que o invólucro não é transparente, o que dificulta a visualização do acúmulo de secreção.

A eficácia clínica dos HME é, via de regra, comparável com a dos UA, embora o poder de umidificação do HME possa ser discretamente menor. Um UA utilizado adequadamente garante temperatura fisiológica ao gás e umidade na traqueia. Isso não é sempre verdade nos HME, cuja *performance* depende de vários fatores, incluindo tipo de dispositivo, temperatura externa e do paciente, volume corrente e possíveis vazamentos ao redor do *cuff* do tubo endotraqueal. Portanto, quando há uso de HME, o inapropriado condicionamento dos gases inspirados pode ser uma preocupação, especialmente no caso de ventilação mecânica por longo tempo.[37]

Os HME são contraindicados de maneira relativa para os pacientes em algumas situações, como:

- Presença abundante[28,39,53,54] de secreção espessa[28,39,53] e sanguinolenta, pois pode haver oclusão do HME, resultando em excessiva resistência[39,53,55,56] e hiperinsuflação pulmonar.[39]
- Pacientes com fístula broncopleural volumosa ou pacientes com problema no funcionamento do *cuff* do tubo endotraqueal,[28,39] porque o HME requer a coleta de calor e umidade expirados e, portanto, qualquer alteração que permita ao gás expirado escapar para a atmosfera sem passar pelo dispositivo reduzirá a eficácia do HME.[39]
- Pacientes com temperatura corporal menor do que 32°C,[28,39] pois o HME funciona passivamente e retorna somente uma porção do calor e da umidade exalados.[24,39,57] Portanto, se o paciente estiver hipotérmico, o HME poderá não prover o aquecimento adequado.[39]
- Pacientes com grande volume-minuto espontâneo (> 10 L/min)[20,37,47,58] ou grande volume corrente,[54,58,59] pois grandes volumes diminuem a eficiência de umidificação dos HME.[58] Portanto, para volumes correntes extraordinariamente grandes, o uso de UA deve ser considerado.
- Durante tratamento com aerossol, quando o nebulizador é colocado no circuito do paciente,[28] pois o vapor d'água e as drogas aerossóis podem aumentar a resistência porquanto se tornam retidos no HME.[60] Nesse caso, o HME deve ser removido do circuito do paciente.[28]

Dentre as possíveis complicações descritas na literatura decorrentes do uso dos HME, estão o aumento da resistência,[34,45,60-63] o aumento do trabalho da respiração[34,52,56,62,64-66] e a hipoventilação decorrente do aumento do espaço morto.[34,67,68]

A resistência ao fluxo de gás ao longo de um HME aumenta com o aumento da densidade do material[39,53] e pode se tornar ainda maior com o aumento do fluxo[58,61] e com a duração do seu uso.[60-62,69]

Adicionar um HME ao sistema respiratório do paciente pode aumentar a resistência das vias aéreas e o trabalho da respiração do paciente. A adição de resistência não deve ser ignorada, embora, em baixos valores, para pacientes com pulmões normais, não seja clinicamente importante. Os padrões da International Standard para os HME (ISO/DIS 9360-2) determinam um aumento máximo de pressão resistiva que não exceda 5,0 cmH$_2$O, com um fluxo de 1,0 L/s mesmo quando molhados.[60,69]

Ainda é motivo de discussão na literatura sobre qual é a melhor frequência para a troca do HME. Fabricantes recomendam que os HME sejam trocados a cada 24 horas. Alguns estudos foram feitos utilizando o HME por mais de 24 horas e observaram não haver diferença na ocorrência de oclusão do tubo traqueal e de outras complicações mecânicas ou infecciosas consideráveis se os HME forem trocados depois de 2,[24,19,57] 3,[70] 4 ou 7 dias de uso.[31,72,73] Apesar desses estudos mostrarem a segurança dos HME ao serem utilizados por longo tempo de ventilação mecânica, foram responsáveis por obstrução do tubo endotraqueal em outros estudos,[46,47] sendo que essa obstrução parece ser consequência de insuficiente umidificação das vias aéreas e parece ter ocorrido principalmente com HME exibindo somente propriedades hidrofóbicas.

## AEROSSOLTERAPIA DURANTE A VENTILAÇÃO MECÂNICA

O depósito pulmonar de aerossol administrado a pacientes durante a ventilação mecânica é menor se comparado à respiração espontânea. Isso pode ocorrer porque o depósito de aerossol no tubo endotraqueal e no circuito do ventilador mecânico reduz significantemente a fração de aerossol fornecida para o trato respiratório baixo. Além disso, essa redução pode ser causada também pela umidade no circuito e pelo calibre do tubo endotraqueal reduzido.[74]

### Realização do procedimento

Aerossóis podem ser administrados em pacientes durante a ventilação mecânica por meio de nebulizadores ou nebulímetros (*metered-dose inhaler* – MDI).[74]

O circuito do ventilador é um sistema fechado e pressurizado durante o seu funcionamento; assim, o nebulizador deve ser conectado de modo a manter a integridade do circuito durante o funcionamento do ventilador. O nebulizador pode ser colocado no circuito entre o "Y" do circuito do ventilador e o tubo endotraqueal ou a uma distância de 30 cm do tubo endotraqueal. Colocar um nebulizador a uma distância de 30 cm do tubo endotraqueal é o método mais eficiente, porque dessa forma o circuito do ventilador mecânico atua como um espaçador para o acúmulo de aerossol entre as inspirações.[75-78] O nebulizador pode ser colocado também somente no ramo inspiratório do circuito, para que possa funcionar apenas durante a inspiração (intermitente) por meio de um fluxo de gás inspiratório do ventilador, ou continuamente, por meio de um fluxo de gás externo. Sabe-se hoje que nebulizar somente durante a inspiração é mais eficiente no fornecimento do aerossol do que quando o aerossol é gerado continuamente.[75,78-80]

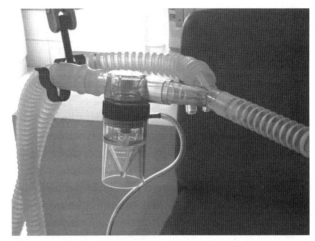

**Figura 11** Nebulizador (*metered-dose inhaler* – MDI).

Vários problemas podem ocorrer se uma fonte de gás externo é utilizada no funcionamento do nebulizador. O fluxo de gás externo usado para o nebulizador pode adicionar fluxo de ar no circuito do ventilador e aumentar volumes, fluxos e picos de pressão na via aérea, alterando a ventilação desejada; pode também criar a necessidade de ajuste do volume corrente e do fluxo inspiratório quando o nebulizador está em uso.[74] Quando os pacientes são incapazes de desencadear o disparo do ventilador durante modos assistidos de ventilação mecânica (por causa do adicional fluxo do nebulizador), pode ocorrer hipoventilação.[81] O fluxo externo pode alterar o mecanismo de sensibilidade do ventilador, que deve ser ajustado durante o tratamento. É preciso lembrar também que o uso de fluxo constante no circuito do ventilador (p. ex., *bias flow*) durante todas as fases de ventilação pode aumentar a perda de aerossol.[79] Os ajustes feitos nos parâmetros do ventilador e nos alarmes a fim de acomodar o adicional fluxo de gás durante a nebulização devem ser refeitos ao final do uso do nebulizador, ou seja, quando todo o medicamento acabar ou quando mais nenhum aerossol estiver sendo produzido; é necessário desconectar o nebulizador e reconectar o circuito do ventilador, reprogramando a ventilação original e os parâmetros de alarme. O fluxo através do nebulizador deve ser de 6 a 8 L/min.

É essencial ter cuidado com os nebulizadores no circuito do ventilador, pois eles podem ser contaminados por bactérias, que são carregadas para o trato respiratório baixo.[82]

O aerossol pode ser fornecido por meio de nebulizadores e de nebulímetros. É importante agitar o dispositivo inicialmente, pois não agitar pode reduzir a dose liberada em até 36%. Vários tipos de adaptadores são disponíveis para conectar o nebulímetro ao circuito do ventilador. O nebulímetro pode ser usado com adaptadores que o conectam diretamente no tubo endotraqueal ou com dispositivos colocados no ramo inspiratório do circuito do ventilador. O último inclui espaçadores (dispositivo de extensão).[74]

Estudos mostram que a opção de nebulímetro associado a espaçador resulta em maior fornecimento de aerossol do que nebulímetro conectado diretamente no tubo endotraqueal.[83-86] O nebulímetro inserido em um espaçador deve ser conectado no ramo inspiratório proximal do adaptador "Y".

Quanto ao modo ventilatório e aos parâmetros utilizados, sabe-se que eles influenciam o fornecimento de aerossol em pacientes ventilados mecanicamente. O aerossol pode ser fornecido durante o modo assistido de ventilação se o paciente estiver respirando em sincronia com o ventilador. O volume corrente fornecido pelo ventilador deve ser maior do que o volume do circuito do ventilador e o do tubo endotraqueal.[74] Volume corrente acima de 500 mL em adultos está associado com adequado fornecimento de aerossol.[75,87] O modo pressão controlada também pode ser utilizado, proporcionando volume corrente acima de 500 mL. O fornecimento de aerossol por nebulizadores está diretamente correlacionado com tempo inspiratório longo, porque permite inalação maior de aerossol a cada respiração.[75,87] O nebulímetro produz aerossol durante grande parte de uma inspiração simples; e o mecanismo pelo qual um tempo inspiratório longo aumenta o fornecimento de aerossol é incerto. Talvez as partículas de aerossol que se depositam no espaçador e no circuito do ventilador são arrastadas para fora das paredes com o uso de longos períodos de fluxo inspiratório.[74]

A umidificação e o aquecimento do gás inalado diminuem em aproximadamente 40%[75,84,87,88] o depósito de aerossol quando o nebulizador ou o nebulímetro são utilizados, provavelmente em razão da grande perda de partículas no circuito do ventilador. Isto é, a presença de umidade no circuito do ventilador reduz a eficiência no fornecimento de aerossol em torno de 40% a 50% quando comparada a circuitos secos.[75,89,90]

O HME deve ser removido do circuito do ventilador mecânico toda vez que algum nebulizador for usado.

## REFERÊNCIAS BIBLIOGRÁFICAS

1. Conrardy PA, et al. Alteration of endotracheal tube position. Flexion and extension of the neck. Crit Care Med 1976;4:7-12.

2. Tasota FJ, et al. Evaluation of two methods used to stabilize oral endotracheal tubes. Heart Lung 1987;16:140-6.

3. Levy H, Griego LA. Comparative study of oral endotracheal tube securing methods. Chest 1993;104:1537-40.

4. Martins RH, et al. Early injuries in respiratory mucosa following intubation. Rev Bras Otorinolaringol 1995;61:343-8.

5. Mehta S, Mickiewicz M. Pressure in large volume, low pressure cuffs: its significance, measurement and regulation. Intensive Care Med 1985;11:267-72.

6. Klainer AS, et al. Surface alterations due to endotracheal intubation. Am J Med 1975;58:674-83.

7. Aandrews MJ, Pearson FG. Incidence and pathogenesis of tracheal injury following cuffed tube tracheostomy with assisted ventilation: analysis of a two-year prospective study. Ann Surg 1971;173:249-63.

8. Cooper JD, Grillo HC. Experimental production and prevention of injury due to cuffed tracheal tubes. Surg Gynecol Obstet 1969;129:1235-41.

9. Silen W, Spieker D. Fatal hemorrhage from the innominate artery after tracheostomy. Ann Surg 1965;162:1005-12.

10. Hedden M, Ersoz CJ, Safar P. Tracheoesophageal fistulas following prolonged artificial ventilation via cuffed tracheostomy tubes. Anesthesiology 1969;31:281-9.

11. Sengupta P, Sessler DI, Maglinger P, Wells S, Vogt A, Durrani J, et al. Endotracheal tube cuff pressure in three hospitals, and the volume required to produce an appropriate cuff pressure. BMC Anesthesiol 2004;4:8.

12. Bernhard WN, Yost L, Joynes D, Cothalis S, Turndorf H. Intracuff pressures in endotracheal and tracheostomy tubes. Related cuff physical characteristics. Chest 1985;87:720-5.

13. Dobrin P, Canfield T. Cuffed endotracheal tubes: mucosal pressures and tracheal wall blood flow. Am J Surg 1977;133:562-8.

14. Seegobin RD, Van Hasselt GL. Endotracheal cuff pressure and tracheal mucosal blood flow: endoscopic study of effects of four large volume cuffs. Br Med J (Clin Res Ed) 1984;288:965-8.

15. Granja C, Faraldo S, Laguna P, Gois L. Control of the endotracheal cuff balloon pressure as a method of preventing laryngotracheal lesions in critically ill intubated patients. Rev Esp Anestesiol Reanim 2002;49:137-40.

16. Lewis FR Jr, Schlobohm RM, Thomas AN. Prevention of complications from prolonged tracheal intubation. Am J Surg 1978;135:452-7.

17. Pattnaik SK, Bodra R. Ballotability of cuff to confirm the correct intratracheal position of the endotracheal tube in the intensive care unit. Eur J Anaesthesiol 2000;17:587-90.

18. Hess DR. Managing the artificial airway. Respir Care 1999;44:759-72.

19. Patel N, Smith CE, Pinchak AC, Hancock DE. Taping methods and tape types for securing oral endotracheal tubes. Can J Anaesth 1997;44:330-6.

20. McFadden Jr ER, Pichurko BM, Bowman HF, Ingenito E, Burns S, Dowling N, et al. Thermal mapping of the airways in humans. J Appl Physiol 1985;58:564-70.

21. Rau JL. Humidity and aerosol therapy. In: Barnes TA, ed. Core textbook of respiratory care practice. 2. ed. St. Louis: Mosby; 1994. p.179-97.

22. Bonassa J. Umidificação na ventilação pulmonar mecânica. In: Carvalho WB, Bonassa J, Carvalho CRR, Amaral JLG, Beppu OS, Auler JOC, eds. Atualização em ventilação pulmonar mecânica. São Paulo: Atheneu; 1997. p.17-29.

23. Chalon J, Loew DA, Malebranche J. Effects of dry anesthetic gases on tracheobronchial ciliated epithelium. Anesthesiology 1972;37:338-43.

24. Thomachot L, Vialet R, Viguier JM, Sidier B, Roulier P, Martin C. Efficacy of heat and moisture exchangers after changing every 48 hours rather than 24 hours. Crit Care Med 1998; 26:477-81.

25. Van Oostdam JC, Walker DC, Knudson K, Dirks P, Dahlby RW, Hogg JC. Effect of breathing dry air on structure and function of airways. J Appl Physiol 1986;61:312-7.

26. Chalon J, Patel C, Ali M, Ramanathan S, Capan L, Tang CK, et al. Humidity and the anesthetized patient. Anesthesiology 1979;50:195-8.

27. Barra Bisinotto FM, Braz JR, Martins RH, Gregorio EA, Abud TM. Tracheobronchial consequences of the use of heat and moisture exchangers in dogs. Can J Anaesth 1999;46:897-903.

28. AARC Clinical Practice Guideline. Humidification during mechanical ventilation. American Association for Respiratory Care. Respir Care 1992;37:887-90.

29. Shelly MP, Lloyd GM, Park GR. A review of the mechanisms and methods of humidification of inspired gases. Intensive Care Med 1988;14:1-9.

30. Branson RD, Davis Jr K, Brown R, Rashkin M. Comparison of three humidification techniques during mechanical ventilation: patient selection, cost, and infection considerations. Respir Care 1996;41:809-16.

31. Ricard JD, Le Miere E, Markowicz P, Lasry S, Saumon G, Djedaini K, et al. Efficiency and safety of mechanical ventilation with a heat and moisture exchanger changed only once a week. Am J Respir Crit Care Med 2000;161:104-9.

32. Barnes SD, Normoyle DA. Failure of ventilation in an infant due to increased resistance of a disposable heat and moisture exchanger. Anesth Analg 1996;83:193.

33. Brandson RD, Davis Jr K, Campbell RS, Johnson DJ, Porembka DT. Humidification in the intensive care unit. Prospective study of a new protocol utilizing heated humidification and a hygroscopic condenser humidifier. Chest 1993;104:1800-5.

34. Iotti GA, Olivei MC, Palo A, Galbusera C, Veronesi R, Comelli A, et al. Unfavorable mechanical effects of heat and moisture exchangers in ventilated patients. Intensive Care Med 1997; 23:399-405.

35. Holt TO. Aerosol generators and humidifiers. In: Barnes TA, ed. Core textbook of respiratory care practice. 2. ed. St. Louis: Mosby; 1994. p.441-84.

36. Fink JB, Scanlan CL. Umidificação e aerossolterapia neutra. In: Scanlan CL, Wilkins RL, Stoller JK, eds. Fundamentos da terapia respiratória de Egan. 7.ed. São Paulo: Manole; 2000. p.683-704.

37. Martin C, Papazian L, Perrin G, Bantz P, Gouin F. Performance evaluation of three vaporizing humidifiers and two heat and moisture exchangers in patients with minute ventilation > 10 L/min. Chest 1992;102:1347-50.

38. Markowicz P, Ricard JD, Dreyfuss D, Mier L, Brun P, Coste F, et al. Safety, efficacy, and cost-effectiveness of mechanical ventilation with humidifying filters changed every 48 hours: a prospective, randomized study. Crit Care Med 2000;28:665-71.

39. Hess DR, Branson RD. Humidification. In: Branson RD, Hess DR, Chatburn RL, eds. Respiratory care equipment. 2. ed. Philadelphia: Lippincott Williams & Wilkins; 1999. p.101-32.

40. Thomachot L, Viviand X, Boyadjiev I, Vialet R, Martin C. The combination of a heat and moisture exchanger and a Booster: a clinical and bacteriological evaluation over 96 h. Intensive Care Med 2002;28:147-53.

41. Hurni JM, Feihl F, Lazor R, Leuenberger P, Perret C. Safety of combined heat and moisture exchanger filters in long-term mechanical ventilation. Chest 1997;111:686-91.

42. Conti G, De Blasi RA, Rocco M, Pelaia P, Antonelli M, Bufi M, et al. Effects of the heat-moisture exchangers on dynamic hyperinflation of mechanically ventilated COPD patients. Intensive Care Med 1990;16:441-3.

43. Mebius C. A comparative evaluation of disposable humidifiers. Acta Anaesthesiol Scand 1983;27:403-9.

44. Iotti GA, Olivei MC, Braschi A. Mechanical effects of heat-moisture exchangers in ventilated patients. Crit Care 1999; 3:R77-82.

45. Lucato JJJ, Tucci MR, Schettino GPP, Adams AB, Fu C, Forti Jr G, et al. Evaluation of resistance in eight different heat and moisture exchangers: effects of saturation and flow rate/profile. Respir Care (in press) 2005.

46. Villafane MC, Cinella G, Lofaso F, Isabey D, Harf A, Lemaire F, et al. Gradual reduction of endotracheal tube diameter during mechanical ventilation via different humidification devices. Anesthesiology 1996;85:1341-9.

47. Cohen IL, Weinberg PF, Fein IA, Rowinski GS. Endotracheal tube occlusion associated with the use of heat and moisture exchangers in the intensive care unit. Crit Care Med 1988; 16:277-9.

48. Kirton OC, Dehaven B, Morgan J, Morejon O, Civetta J. A prospective, randomized comparison of an in-line heat moisture exchange filter and heated wire humidifiers: rates of ventilator-associated early-onset (community-acquired) or late-onset (hospital-acquired) pneumonia and incidence of endotracheal tube occlusion. Chest 1997;112:1055-9.

49. Boots RJ, Howe S, George N, Harris FM, Faoagali J. Clinical utility of hygroscopic heat and moisture exchangers in intensive care patients. Crit Care Med 1997;25:1707-12.

50. Craven DE, Goularte TA, Make BJ. Contaminated condensate in mechanical ventilator circuits. A risk factor for nosocomial pneumonia? Am Rev Respir Dis 1984;129:625-8.

51. Branson RD, Campbell RS, Johannigman JA, Ottaway M, Davis Jr K, Luchette FA, et al. Comparison of conventional

heated humidification with a new active hygroscopic heat and moisture exchanger in mechanically ventilated patients. Respir Care 1999;44:912-7.

52. Nishimura M, Nishijima MK, Okada T, Taenaka N, Yoshiya I. Comparison of flow-resistive work load due to humidifying devices. Chest 1990;97:600-4.

53. Chiaranda M, Verona L, Pinamonti O, Dominioni L, Minoja G, Conti G. Use of heat and moisture exchanging (HME) filters in mechanically ventilated ICU patients: influence on airway flow-resistance. Intensive Care Med 1993;19:462-6.

54. Eckerbom B, Lindholm CE. Performance evaluation of six heat and moisture exchangers according to the Draft International Standard (ISO/DIS 9360). Acta Anaesthesiol Scand 1990;34:404-9.

55. Prasad KK, Chen L. Complications related to the use of a heat and moisture exchanger. Anesthesiology 1990;72:958.

56. Johnson PA, Raper RF, Fisher MM. The impact of heat and moisture exchanging humidifiers on work of breathing. Anaesth. Intensive Care 1995;23:697-701.

57. Boisson C, Viviand X, Arnaud S, Thomachot L, Miliani Y, Martin C. Changing a hydrophobic heat and moisture exchanger after 48 hours rather than 24 hours: a clinical and microbiological evaluation. Intensive Care Med 1999;25:1237-43.

58. Unal N, Kanhai JK, Buijk SL, Pompe JC, Holland WP, Gultuna I, et al. A novel method of evaluation of three heat-moisture exchangers in six different ventilator settings. Intensive Care Med 1998;24:138-46.

59. Ogino M, Kopotic R, Mannino FL. Moisture-conserving efficiency of condenser humidifiers. Anaesthesia 1985;40:990-5.

60. Hedley RM, Allt-Graham J. A comparison of the filtration properties of heat and moisture exchangers. Anaesthesia 1992;47:414-20.

61. Ploysongsang Y, Branson R, Rashkin MC, Hurst JM. Pressure flow characteristics of commonly used heat-moisture exchangers. Am Rev Respir Dis 1988;138:675-8.

62. Manthous CA, Schmidt GA. Resistive pressure of a condenser humidifier in mechanically ventilated patients. Crit Care Med 1994;22:1792-5.

63. Briassoulis G, Paraschou D, Hatzis T. Hypercapnia due to a heat and moisture exchanger. Intensive Care Med 2000; 26:147.

64. Pelosi P, Solca M, Ravagnan I, Tubiolo D, Ferrario L, Gattinoni L. Effects of heat and moisture exchangers on minute ventilation, ventilatory drive, and work of breathing during pressure-support ventilation in acute respiratory failure. Crit Care Med 1996;24:1184-8.

65. Lellouche F, Maggiore SM, Deye N, Taille S, Pigeot J, Harf A, et al. Effect of the humidification device on the work of breathing during noninvasive ventilation. Intensive Care Med 2002;28:1582-9.

66. Girault C, Breton L, Richard JC, Tamion F, Vandelet P, Aboab J, et al. Mechanical effects of airway humidification devices in difficult to wean patients. Crit Care Med 2003;31:1306-11.

67. Le Bourdelles G, Mier L, Fiquet B, Djedaini K, Saumon G, Coste F, et al. Comparison of the effects of heat and moisture exchangers and heated humidifiers on ventilation and gas exchange during weaning trials from mechanical ventilation. Chest 1996;110:1294-8.

68. Jaber S, Chanques G, Matecki S, Ramonatxo M, Souche B, Perigault PF, et al. Comparison of the effects of heat and moisture exchangers and heated humidifiers on ventilation and gas exchange during non-invasive ventilation. Intensive Care Med 2002;28:1590-4.

69. Morgan-Hughes NJ, Mills GH, Northwood D. Air flow resistance of three heat and moisture exchanging filter designs under wet conditions: implications for patient safety. Br J Anaesth 2001;87:289-91.

70. Davis Jr K, Evans SL, Campbell RS, Johannigman JA, Luchette FA, Porembka DT, et al. Prolonged use of heat and moisture exchangers does not affect device efficiency or frequency rate of nosocomial pneumonia. Crit Care Med 2000;28:1412-8.

71. Thomachot L, Boisson C, Arnaud S, Michelet P, Cambon S, Martin C. Changing heat and moisture exchangers after 96 hours rather than after 24 hours: a clinical and microbiological evaluation. Crit Care Med 2000;28:714-20.

72. Thomachot L, Leone M, Razzouk K, Antonini F, Vialet R, Martin C. Randomized clinical trial of extended use of a hydrophobic condenser humidifier: 1 vs. 7 days. Crit Care Med 2002;30:232-7.

73. Thiéry G, Boyer A, Pigne E, Salah A, De Lassence A, Dreyfuss D, et al. Heat and moisture exchangers in mechanically ventilated intensive care unit patients: a plea for an independent assessment of their performance. Crit Care Med 2003; 31:699-704.

74. Fink JB, Tobin MJ, Dhand R. Bronchodilator therapy in mechanically ventilated patients. Respir Care 1999;44:53-69.

75. O'Riordan TG, Greco MJ, Perry RJ, Smaldone GC. Nebulizer function during mechanical ventilation. Am Rev Respir Dis 1992;145:1117-22.

76. O'Doherty MJ, Thomas SH, Page CJ, Treacher DF, Nunan TO. Delivery of a nebulized aerosol to a lung model during mechanical ventilation. Effect of ventilator settings and nebulizer type, position, and volume of fill. Am Rev Respir Dis 1992;146:383-8.

77. Harvey CJ, O'Doherty MJ, Page CJ, Thomas SH, Nunan TO, Treacher DF. Effect of a spacer on pulmonary aerosol deposition from a jet nebulizer during mechanical ventilation. Thorax 1995;50:50-3.

78. Hughes JM, Saez J. Effects of nebulizer mode and position in a mechanical ventilator circuit on dose efficiency. Respir Care 1987;32:1131-5.

79. Miller DD, Amin MM, Palmer LB, Shah AR, Smaldone GC. Aerosol delivery and modern mechanical ventilation: in vitro/ in vivo evaluation. Am J Respir Crit Care Med 2003; 168:1205-9.

80. O'Riordan TG, Palmer LB, Smaldone GC. Aerosol deposition in mechanically ventilated patients. Optimizing nebulizer delivery. Am J Respir Crit Care Med 1994;149:214-9.

81. Beaty CD, Ritz RH, Benson MS. Continuous in-line nebulizers complicate pressure support ventilation. Chest 1989;96:1360-3.

82. Craven DE, Lichtenberg DA, Goularte TA, Make BJ, Mccabe WR. Contaminated medication nebulizers in mechanical ventilator circuits. Source of bacterial aerosols. Am J Med 1984; 77:834-8.

83. Rau JL, Harwood RJ, Groff JL. Evaluation of a reservoir device for metered-dose bronchodilator delivery to intubated adults. An in vitro study. Chest 1992;102:924-30.

84. Diot P, Morra L, Smaldone GC. Albuterol delivery in a model of mechanical ventilation. Comparison of metered-dose inhaler and nebulizer efficiency. Am J Respir Crit Care Med 1995; 152:1391-4.

85. Dhand R, Tobin MJ. Bronchodilator delivery with metered--dose inhalers in mechanically-ventilated patients. Eur Respir J 1996;9:585-95.

86. Bishop MJ, Larson RP, Buschman DL. Metered dose inhaler aerosol characteristics are affected by the endotracheal tube actuator/adapter used. Anesthesiology 1990; 73:1263-5.

87. Fink JB, Dhand R, Duarte AG, Jenne JW, Tobin MJ. Aerosol delivery from a metered-dose inhaler during mechanical ventilation. An in vitro model. Am J Respir Crit Care Med 1996; 154:382-7.

88. Garner SS, Wiest DB, Bradley JW. Albuterol delivery by metered-dose inhaler with a pediatric mechanical ventilatory circuit model. Pharmacotherapy 1994;14:210-4.

89. Fink JB, Dhand R, Grychowski J, Fahey PJ, Tobin MJ. Reconciling in vitro and in vivo measurements of aerosol delivery from a metered-dose inhaler during mechanical ventilation and defining efficiency-enhancing factors. Am J Respir Crit Care Med 1999;159:63-8.

90. Fink JB, Dhand R, Duarte AG, Jenne JW, Tobin MJ. Deposition of aerosol from metered-dose inhaler during mechanical ventilation: an in vitro model. Am J Respir Crit Care Med 1996;154:382-7.

# 18

## HOME CARE

LUIZ GUSTAVO GHION
ARI BOLONHEZI
WALMAR AUGUSTO MIRANDA

### INTRODUÇÃO

O termo *home care* tem origem na nomenclatura em inglês utilizada nos EUA, *home health care*, tendo sido respaldado em sua denominação mais encontrada no Canadá, simplificada dessa forma.

Trata-se de expressão empregada frequentemente no Brasil, todavia seu uso tem causado polêmica e confusão de conceitos, dificultando o correto entendimento dos diferentes serviços que podem ser oferecidos e prestados no domicílio do paciente.

Há forte tendência a se utilizar a expressão "assistência domiciliar", dividindo os serviços prestados em duas categorias: internação domiciliar e atendimento domiciliar.

A prática da assistência domiciliar à saúde vem sendo descrita na literatura há vários séculos.

A assistência a pacientes em casa é anterior ao surgimento dos hospitais. Contudo, essa assistência era muito limitada, restringindo-se aos recursos humanos existentes na época e à falta de tecnologia, ou seja, limitava-se à visita e orientação médica e à restrita prescrição de fármacos e ervas disponíveis.

Os cuidados com o paciente eram assumidos por familiares e amigos ou por terceiros, neste caso, valendo-se da boa vontade e solidariedade de um leigo, de uma irmã de caridade e, posteriormente, das enfermeiras.

Nos Estados Unidos, as primeiras literaturas sobre a prestação de assistência domiciliar estruturada citam um hospital da cidade de Boston, no fim do século XIX; na Europa, as referências mais recentes remetem ao fim da Segunda Guerra Mundial, na Inglaterra.

No Brasil, em um passado não muito distante, eram frequentes os chamados e as visitas do médico de bairro às casas dos pacientes ou ainda as visitas do farmacêutico, que aplicava medicações e realizava pequenos curativos em domicílio. Também existiam as parteiras práticas e a figura da vizinha treinada para aplicar injeções intramusculares.[1]

Com a ampliação dos serviços públicos e o aparecimento das operadoras de planos de saúde, houve um aumento da qualidade e da quantidade de hospitais, ambulatórios e consultórios médicos para atender à demanda de uma população crescente.

Começavam, então, a era de crescimento tecnológico na saúde e o processo cada vez mais dependente de complexos hospitalares, influenciando a cultura popular e dos próprios profissionais da saúde, que passaram a relacionar tratamento médico à estrutura hospitalar. O atendimento domiciliar caiu em desuso.

O mesmo fenômeno que favoreceu a modernização tecnológica trouxe o encarecimento dos custos com saúde, dificultando o acesso do paciente ao sistema privado e sobrecarregando o sistema público. Ambos os setores passaram a estudar alternativas de gestão de recursos para atender a seus usuários. Com isso, surge espaço para a implantação da assistência domiciliar.

Nos registros encontrados no Brasil, a primeira referência à assistência domiciliar cita o Serviço de Assistência Médica Domiciliar e de Urgência (SAMDU), inicialmente ligado ao Ministério do Trabalho e criado em 1949 como a primeira iniciativa no país, no Rio de Janeiro.[2]

No Estado de São Paulo, o Hospital do Servidor Público Estadual foi o pioneiro na implantação de um serviço de assistência domiciliar estruturado, iniciando suas atividades em maio de 1968 com o claro objetivo de reduzir a necessidade de internação ou o tempo de permanência hospitalar, otimizando o uso dos leitos hospitalares, já escassos naquela época, e também diminuindo os custos de internação.

Outra citação refere-se à assistência domiciliar realizada no município de Santos, iniciada em 1991--92; na cidade de São Paulo, o programa foi instituído oficialmente pela Secretaria Municipal de Saúde em 29 de abril de 1993, baseado no modelo do Hospital do Servidor Público Estadual de São Paulo.[1]

Em 1996, o Hospital das Clínicas da Faculdade de Medicina da Universidade de São Paulo deu início às atividades do Núcleo de Assistência Domiciliar Multidisciplinar (NADI).[1]

Até o fim da década de 1980, apesar de não existirem registros bibliográficos de pacientes em assistência domiciliar, na prática clínica foram relatados informalmente alguns casos isolados, que foram atendidos em ventilação mecânica, mas sem a estrutura profissional de uma instituição de assistência domiciliar.

A primeira empresa privada de assistência médica domiciliar em São Paulo que introduziu o conceito de *home health care* no Brasil surgiu no fim da década de 1980.

No início da década seguinte, outra empresa privada foi criada no Rio de Janeiro. Até esse período, nenhuma operadora de plano de saúde havia demonstrado interesse no assunto.

Em 1994, surgem duas outras empresas, uma no Rio de Janeiro e outra na região do ABC, em São Paulo.

No setor privado, a partir de 1995, as operadoras de planos de saúde, a começar pelas autogestões e seguradoras, descobrem o potencial da assistência domiciliar como ferramenta de gestão em saúde e, em pouco tempo, as cooperativas médicas e as empresas de medicina de grupo se interessam pela medicina domiciliar, principalmente em sua modalidade de internação.

Dados estatísticos de setembro de 2003 (IBGE e ANS) apontam a existência de 35 milhões de usuários de planos de saúde privados contra uma população de 140 milhões de usuários do sistema público de saúde, distribuídos em 2002, conforme dados da Associação Brasileira de Medicina de Grupo (Abramge), entre seguradoras (13,22%), autogestões (16,11%), cooperativas (26,44%) e medicina de grupo (44,23%).[1,3]

A atenção do setor se volta para a assistência domiciliar, e o termo *home care* começa a se popularizar.

Evidencia-se, então, nítida diferença de abordagem na implantação dos serviços domiciliares entre o serviço público e o privado. O primeiro passa a priorizar a modalidade de atendimento domiciliar, e o segundo inicia sua abordagem pela modalidade de internação domiciliar.

Ainda hoje, muitas pessoas não compreendem bem os conceitos e os serviços do setor, o que dificulta a correta análise e a avaliação das empresas, dos serviços prestados e de seus resultados.

Sendo assim, com a expansão dos serviços domiciliares, o setor da saúde identificou a necessidade premente da criação de normas e regras para a prestação de serviços domiciliares em saúde, garantindo sua qualidade.

Como exemplo de medidas e ações elaboradas e implementadas por órgãos públicos e privados para ordenar essa modalidade de atenção à saúde, alguns eventos recentes devem ser citados:

- As instituições prestadoras começaram a se organizar em associações como o Núcleo Nacional das Empresas de Assistência Domiciliar (NEAD), no intuito de garantir qualidade, ética e respeito ao paciente.
- O governo, reconhecendo a relevância dos serviços domiciliares em saúde, pela Portaria n. 2.416, de março de 1998, do Ministério da Saúde, publicou medidas para sua execução e controle.
- Em 15 de abril de 2002, o presidente Fernando Henrique Cardoso sancionou a Lei n. 10.424, reconhecendo as modalidades de atendimento e internação domiciliar.
- Os conselhos profissionais iniciaram estudo e discussão do tema e, em 2003, o Conselho Federal de Medicina publicou a Resolução n. 1.668, como a primeira medida para regular a assistência domiciliar.
- A Agência Nacional de Vigilância Sanitária (Anvisa), em 10 de outubro de 2003, lançou para consulta pública sua proposta de Regulamento Técnico para o Funcionamento de Serviços de Assistência Domiciliar/SAD – Diretrizes Gerais.

Em sua moderna concepção, a assistência domiciliar ainda é jovem e vem sofrendo transformações e adaptações necessárias à sua evolução. Por seu alcance junto ao usuário e por sua abordagem domiciliar, é uma poderosa ferramenta de gestão em saúde, sendo, portanto, fundamental que se continue a estudá-la, discuti-la e aperfeiçoá-la, a fim de propor novas aplicações.

## CONCEITOS E DEFINIÇÕES

Este capítulo tem por objetivo sugerir alguns conceitos e definições de termos e procedimentos utilizados no exercício da assistência domiciliar no Brasil nos últimos anos, principalmente na modalidade da internação domiciliar. Essa proposta baseia-se na experiência adquirida nos últimos nove anos na diretoria técnica de uma empresa de assistência domiciliar, considerando a evolução dessa modalidade de atenção à saúde e as contribuições fundamentais de diversos gestores de operadoras de plano de saúde que têm oferecido criteriosamente esse serviço aos seus usuários.

- Assistência domiciliar é o nome genérico dado a qualquer serviço de saúde realizado no domicílio do paciente por profissional habilitado nessa área. Atualmente, pode-se dividir essa assistência em dois tipos característicos: atendimento domiciliar e internação domiciliar.
- Atendimento domiciliar é o nome dado à visita ou ao procedimento, isolado ou periódico, realizado no domicílio do paciente por profissional habilitado na área da saúde. Comparativamente, pode-se entender o evento como alternativa ao atendimento ambulatorial, prestado a paciente que não necessite de hospitalização.
- Internação domiciliar é o nome dado ao serviço prestado no domicílio do paciente, em substituição ou alternativo à hospitalização, por equipe técnica habilitada e multiprofissional da área da saúde, contando com estrutura e logística de apoio. Esse serviço deve estar integrado a um programa específico com essa finalidade, ser realizado por uma instituição médica de assistência domiciliar e, obrigatoriamente, coordenado e supervisionado por um médico, além de registrado no Conselho Regional de Medicina.
- Cuidador é o nome dado à pessoa designada pelo paciente ou por sua família para auxiliá-lo durante a assistência domiciliar, podendo ou não ser um familiar. Será o responsável pelo paciente, servindo de referência para as trocas de informação com os profissionais da equipe de assistência domiciliar e deles recebendo o treinamento adequado para os cuidados básicos necessários ao doente, conforme o plano terapêutico inicial.
- Médico assistente ou titular é aquele que já acompanhava o caso do paciente, ambulatorialmente

ou em sua hospitalização, antes da assistência domiciliar.
- Médico visitador é o designado pelo corpo clínico da instituição prestadora de assistência domiciliar responsável pelo gerenciamento do caso que realiza visitas periódicas ao domicílio, auxiliando ou substituindo o médico assistente, quando necessário.
- Plano terapêutico indica a estratégia de tratamento domiciliar ao paciente, considerando suas necessidades clínicas, treinamento do cuidador, tempo de duração da assistência, programação de "desmame" e alta, além de estabelecer as competências entre equipe e paciente/família. Também pode ser chamado de plano de atenção.
- Desmame é o nome dado à redução gradual da estrutura disponibilizada na assistência domiciliar, de acordo com a evolução do plano terapêutico previamente acordado, até a alta.
- Cuidados básicos são aqueles necessários para a manutenção da qualidade de vida, higiene, alimentação e conforto do paciente, somados a alguns procedimentos simples que podem ser aprendidos por leigos treinados por profissionais habilitados, dando autonomia ao paciente e ao seu cuidador.
- Critérios de elegibilidade são o conjunto de informações que permitem o correto enquadramento do paciente à modalidade de assistência domiciliar oferecida pela instituição prestadora do serviço.[3]

## HISTÓRICO DA VENTILAÇÃO MECÂNICA DOMICILIAR (VMD)

A grande epidemia de poliomielite ocorrida nos anos 1950 representou uma crise global no sistema de saúde, afetando a vida de inúmeras crianças e jovens. A grande conquista da época foi, certamente, o desenvolvimento da vacina contra a doença. Além disso, houve também grande avanço tecnológico no desenvolvimento da ventilação mecânica (VM), oriundo do trabalho conjunto de engenheiros e médicos, na busca de soluções para o tratamento dos inúmeros pacientes sobreviventes da poliomielite com comprometimento respiratório.

Os primeiros respiradores que surgiram foram os aparelhos de ventilação não invasiva por aplicação de pressão negativa, os famosos "pulmões de aço", que foram os responsáveis na época pela sobrevivência de inúmeros pacientes com quadro de insuficiência respiratória decorrente da poliomielite.

Atualmente, com o advento de novos aparelhos de VM com aplicação de pressão positiva, contendo modos ventilatórios mais avançados, a aplicação da VM com pressão negativa ficou reduzida a casos isolados.

A VM com aplicação de pressão positiva pode ser aplicada de forma não invasiva, por meio de máscaras (nasais ou faciais), ou de forma invasiva, por meio de cânulas de entubação naso/orotraqueal ou traqueostomia. No ambiente domiciliar, o uso de pressão positiva invasiva se faz sempre por meio da traqueostomia, em razão das características do paciente.

Na Inglaterra, o programa Responaut, criado em Londres em 1965, iniciou a assistência aos pacientes com sequelas decorrentes de poliomielite e usuários de VM, viabilizando a VMD.[5]

Na França, a transferência de pacientes com sequelas de poliomielite, do hospital para suas residências começou na década de 1960, o que gerou a formação de associações regionais para acompanhar e apoiar os dependentes de oxigenoterapia e VM. No fim da década de 1970, o governo francês autorizou um estudo para avaliar a experiência regional das associações com pacientes em VMD. Esse estudo resultou na recomendação de uma abordagem padronizada e uniforme (protocolo) para a oferta de VMD e oxigenoterapia, para o crescente mercado de pacientes que delas necessitavam.

Como consequência, surgiram diversas associações para pacientes com insuficiência respiratória crônica, como a Association National pour la Traitment a Domicile de l'Insuffisance Respiratoire (ANTADIR), que atualmente é referência mundial no setor de VMD e oxigenoterapia.[6]

Nos Estados Unidos, esse procedimento teve início no começo da década de 1980, com o aumento crescente de pacientes em uso crônico de VM. Tais pacientes permaneciam confinados nos hospitais por tempo indeterminado, pois não havia nenhuma opção para promover um tratamento similar ao do hospitalar. Desenvolveram-se então protocolos que possibilitavam, inicialmente, a transferência do paciente para centros alternativos (clínicas e pequenos hospitais especializados no tratamento ao paciente crônico dependente de VM) e, posteriormente, para os domicílios. Surgia assim a VMD, impulsionada não somente pelo avanço tecnológico da época, mas também pela necessidade da redução dos custos do tratamento hospitalar.

Em 1986, o American College of Chest Physicians criou um *guideline* voltado para a comunidade médica, o qual orientava sobre a prática da VMD no domicílio e em outros locais alternativos.[7]

Em 1988, uma conferência estabeleceu um consenso apoiado pela American Thoracic Society (ATS), pela Food and Drug Administration (FDA), pela American Association of Respiratory Care (AARC) e pela Health Resources and Services Administration sobre os principais problemas encontrados na VMD. Com base nisso, estabeleceu-se um sistema de acreditação para empresas de Home Care e fornecedores de equipamentos, visando a prover os cuidados mais adequados com o máximo de segurança aos pacientes dependentes da VMD.[6]

Os primeiros pacientes a serem transferidos do hospital para o domicílio fazendo uso de VM tiveram de se adaptar a uma realidade da época. Não existiam respiradores portáteis que realizassem tal função.

Por causa disso, os respiradores típicos de unidade de terapia intensiva (UTI) foram levados para a casa do paciente, os quais, muitas vezes, eram adaptados para viabilizar o uso dentro da residência, como a necessidade da montagem de uma rede de gases (cilindros de ar comprimido e oxigênio) ou de um compressor elétrico para manter o seu funcionamento (pela necessidade de fonte de pressão 50 psi), além de alterações na parte elétrica da residência, transformando-a, muitas vezes, em mini-UTI.

Com o passar do tempo e o avanço tecnológico, e pela necessidade do mercado, surgiram novos respiradores com características já específicas para o uso domiciliar. Foi a chamada "primeira geração" de respiradores portáteis, com características voltadas à VMD invasiva em traqueostomia.

A primeira geração de respiradores portáteis trouxe respiradores volumétricos, movidos por energia elétrica por meio de um mecanismo interno de pistão para geração de fluxo.

Tais modelos revolucionaram o mercado da época, possibilitando a transferência de diversos pacientes traqueostomizados do ambiente hospitalar para suas residências com maior facilidade e segurança.

Alguns modelos ainda são fabricados atualmente, e mesmo aqueles que não se encontram mais na linha de produção das fábricas continuam a ser utilizados por muitos pacientes de forma satisfatória. Por exemplo: LP6™ e LP10™ (Aequitron–Tyco Health Care); Bear, 33, PB Companion 2800 e 2801 (Puritan Bennett–Tyco Health Care); PLV 101 e 102 (Life--Care-Respironics®).

Esses respiradores pesam em média cerca de 13,5 kg e contêm modos ventilatórios básicos como CMV (ventilação mandatória contínua), IMV (ventilação mandatória intermitente), além de alarmes de alta e baixa pressão.

Alguns respiradores da primeira geração ainda possuem o modo SIMV (ventilação mandatória intermitente sincronizada), porém sem a oferta de fluxo contínuo no circuito ou válvula de demanda, o que gera um aumento no trabalho respiratório, uma vez que o mecanismo de disparo (*trigger*) é pressórico.

Tais aparelhos possuem ainda válvula de PEEP externa, localizada no ramo expiratório do circuito, o que ocasiona peso no circuito e, muitas vezes, traciona a cânula de traqueostomia do paciente, gerando barulho durante seu funcionamento e oferecendo elevado risco de quebra.

Por serem portáteis, possuem bateria interna cuja duração varia de 15 a 60 minutos; no entanto, o uso contínuo e repetitivo provoca seu total esgotamento. Uma bateria externa pode ser acoplada ao respirador para aumentar sua autonomia de funcionamento sem energia elétrica, porém, com o aumento bastante significativo do peso, sua portabilidade fica comprometida.

A maioria dos aparelhos portáteis da primeira geração não possui *blender* interno, e a oferta de oxigênio associada à VM é obtida por meio de um conector, que permite a entrada de oxigênio, colocado no ramo inspiratório do circuito do respirador. A aferição da $FiO_2$ ofertada dependerá do uso de um aparelho chamado analisador de oxigênio, que é colocado na porção mais distal no circuito do respirador, próximo à conexão do paciente.

Esses respiradores não possibilitavam a VM infantil, principalmente para crianças com peso inferior a 10 kg. Tais pacientes não tinham opções em termos de equipamentos portáteis para o uso domiciliar, e a única opção da época era a utilização de respiradores com características de UTI adaptados para uso domiciliar (com rede de gases ou compressor elétrico).

Os respiradores da primeira geração foram muito utilizados na década de 1980 nos EUA, porém, com a evolução da VM, lançaram-se no mercado novos modelos de respiradores que apresentavam recursos técnicos mais sofisticados e possibilitavam uma otimização na sua utilização, surgindo então a segunda geração de ventiladores portáteis.

No Brasil, relatos mostram pacientes utilizando alguns exemplares da primeira geração de respiradores para VMD, na segunda metade da década de 1980. O desenvolvimento da VMD no Brasil ocorreu concomitante ao desenvolvimento da segunda geração de respiradores portáteis, o que favoreceu o seu crescimento.

A segunda geração de ventiladores portáteis surgiu com o desenvolvimento tecnológico dos respiradores e das modalidades de VM, ampliando e melhorando sua utilização.

São exemplos desses respiradores da segunda geração: o T-Bird Legacy (Bird Products), o LTV® 1000, 950, 900 e 800 (Pulmonetic Systems®), o Achieva™ (Tyco Health Care), o E150 (Newport NMI), entre outros.

Alguns desses novos respiradores possuem como características o funcionamento elétrico (não dependendo de fonte de gás), sistema interno microprocessado, fluxo gerado por turbina, o que permite a existência de um fluxo contínuo, melhorando assim a sincronia respirador-paciente, além de possibilitar o desenvolvimento de um aparelho de menor tamanho e peso.

Outras inovações evidenciadas na segunda geração de ventiladores foram a inclusão de novos modos ventilatórios (pressão controlada, pressão de suporte, SIMV com fluxo contínuo), a melhora no mecanismo de disparo do respirador (*trigger*), maior precisão no controle da $FiO_2$ (*blender* interno), a existência de PEEP interno e a existência de uma bateria interna com melhor qualidade (recarregável) e maior durabilidade, aumentando assim a autonomia e a portabilidade.

Os respiradores da segunda geração possibilitaram a realização da VMD com mais recursos e maior segurança em um número maior de pacientes, com ampla variedade de diagnósticos, abrangendo maior faixa etária (adultos e crianças). Tais respiradores permitiram a aplicação da VMD em crianças abaixo de 10 kg e, em alguns relatos documentados, em crianças com peso inferior a 5 kg.

Outras características desejáveis e necessárias ao respirador para uso em *home care* são resistência (durabilidade) e confiabilidade. Quebras recorrentes ou a necessidade frequente de manutenção podem arruinar a confiabilidade do uso de um ventilador desenvolvido para o *home care*, não importando quais novas modalidades ele apresente.

## CARACTERÍSTICAS DO RESPIRADOR PARA VMD INVASIVA

A ventilação invasiva é aquela na qual o paciente recebe suporte ventilatório oriundo de um aparelho respirador por meio de cânula de entubação naso ou orotraqueal (no âmbito hospitalar) ou por meio de cânula de traqueostomia (forma mais apropriada para aplicação da VMD).

Considerando que o respirador ideal para realizar VMD invasiva seja aquele com maior aplicabilidade (aplicação multifuncional) e mais versatilidade, ou seja, aquele que possibilite ser utilizado em pacientes adultos e pediátricos, inclusive em crianças com menos de 10 kg de peso, de forma invasiva e não invasiva, e que também permita mobilidade ao paciente, as características inerentes a esse respirador seriam:

- Ter pelo menos três opções de modos ventilatórios (volume controlado, pressão controlada e pressão de suporte – A/C e SIMV).
- Possuir PEEP interno no aparelho e não externo no circuito.
- Oferecer monitoração adequada (volume-corrente, pico de pressão, PEEP, FR, FiO$_2$, volume-minuto, I:E, fluxo).
- Apresentar alarmes (alta e baixa pressão, volume-minuto mínimo, desconexão, pane elétrica, FiO$_2$).
- Ter bateria interna de longa duração recarregável e com sinalização de autonomia (durabilidade).
- Permitir uso com corrente elétrica (AC/DC).
- Possuir tamanho pequeno e baixo peso (para facilitar a mobilidade e a portabilidade).
- Ser resistente e suportar pequenos traumas (p. ex., quando colocado atrás de uma cadeira de rodas dirigida sobre superfície irregular).
- Ser um aparelho durável e confiável (baixa manutenção).
- Ter preço acessível (custo do aparelho em si e de seus componentes – circuito e acessórios).
- Ser de fácil manuseio.

Infelizmente, um respirador com todas essas características ainda não existe. Existem diversos aparelhos de diferentes marcas com a maioria dessas características e que são escolhidos para utilização na VMD de acordo com a necessidade clínica do paciente.

Um aparelho com as características descritas permitiria a escolha de um modelo único de respirador para qualquer aplicação clínica, sem a necessidade de trocar de aparelho à medida que o quadro clínico do paciente fosse alterado ou mesmo em razão de possível mobilidade. O seu manuseio e os custos com treinamento de pessoal seriam também reduzidos e otimizados.

Apesar da existência de bateria interna em alguns respiradores, sua utilização resume-se aos períodos de emergência, como a remoção do paciente do domicílio para o hospital.

Para suprir os períodos em que haja falta de energia elétrica no domicílio, recomenda-se a utilização de um sistema de *nobreak* ou UPS (*uninterruped power system*) com autonomia mínima de funcionamento de 6 a 12 horas, garantindo assim o funcionamento dos equipamentos vitais ao paciente.

É também aconselhável a presença de um segundo respirador como reserva na residência do paciente para casos em que ocorra falha do respirador principal.[6]

Diante da grande variedade de marcas e modelos de respiradores para uso invasivo da VMD, a escolha do respirador mais adequado dependerá da necessidade clínica do paciente, da característica do suporte ventilatório adotado (intermitente ou contínuo), da mobilidade do paciente, da complexidade do funcionamento do aparelho e também do custo não só do aparelho, mas também de seus acessórios e de sua manutenção.

## RESPIRADORES PRESSÓRICOS PARA USO NÃO INVASIVO

Os respiradores pressóricos foram desenvolvidos para prover ventilação com pressão positiva de forma não invasiva ao paciente, ou seja, suporte ventilatório por meio do uso de máscara nasal, ou orofacial, sem a necessidade de cânula de entubação ou traqueostomia.

Tais aparelhos ofertam o modo ventilatório bilevel, que vem a ser similar à pressão de suporte, um nível maior de pressão, durante a fase inspiratória, chamado de IPAP (*inspiratory positive airway pressure*) e outro nível menor de pressão durante a fase expiratória chamado de EPAP (*expiratory positive airway pressure*).

Pequenos e leves, os aparelhos pressóricos apresentam como características a oferta de fluxo contínuo, melhorando a responsividade do *trigger*, um mecanismo de compensação de vazamento e uso de circuito de ramo único com válvula exalatória de CO$_2$ na porção distal.

Alguns aparelhos possuem ainda monitoração de alguns parâmetros (IPAP, EPAP, volume-corrente estimado, volume-minuto e frequência respiratória), presença de alguns alarmes integrados (alta e baixa pressão, pane elétrica, apneia) e possibilidade de uso em corrente elétrica AC e DC. Tais aparelhos não possuem bateria interna por não serem considerados para uso como suporte de vida. Alguns exemplos: BiPAP, (Respironics), VPAP® (Resmed Sullivan®), Knightstar (Tyco Health Care), CV (Dräger), entre outros.

De acordo com as orientações dos fabricantes, tais aparelhos são destinados somente para a aplicação não invasiva, porém, em razão das características anteriormente descritas, além da facilidade de manuseio e do menor custo quando comparado ao dos respiradores portáteis de primeira e segunda geração, observa-se, cada vez mais, a aplicação com êxito desses aparelhos também sob a forma invasiva em traqueostomia, seja para uso intermitente seja para uso contínuo, como suporte à vida.

Adaptações e cuidados específicos devem ser tomados quando da aplicação contínua dos aparelhos bilevel em traqueostomia. Os principais problemas enfrentados são a limitação para escolha do modo ventilatório, monitoração de parâmetros e alarmes, bem como o risco de retenção de $CO_2$, uma vez que a exalação do $CO_2$ é possibilitada pela existência de uma válvula de exalação de $CO_2$ que depende de um fluxo constante para ter êxito.

Tal uso é evidenciado em diversos países, inclusive no Brasil, onde o fator custo inviabiliza o uso de outros aparelhos portáteis para realização da VMD invasiva. Em nossa experiência, a utilização dessas máquinas para o suporte invasivo já ocorre há nove anos e vem demonstrando ser bastante segura e confiável para alguns pacientes com características clínicas específicas.

## CARACTERÍSTICAS DO PACIENTE

Os pacientes que necessitam da VMD invasiva são aqueles que, por algum motivo clínico, apresentaram impossibilidade (transitória ou definitiva) de serem desmamados do respirador durante a hospitalização, ficando apenas dependentes do suporte ventilatório, embora clinicamente estáveis.

Os critérios para definir a estabilidade clínica do paciente, necessária para a VMD, são ausência de episódios frequentes de dispneia, ausência de instabilidade hemodinâmica e arritmias, modo ventilatório definido, necessidade de $FiO_2$ menor que 40%, necessidade de PEEP menor que 10 $cmH_2O$, ausência de quadro infeccioso agudo, vias aéreas permeáveis

(traqueostomia) e estabilidade do ponto de vista psicológico.[3,6]

Os principais diagnósticos indicados para a realização da VMD são aqueles referentes a problemas neuromusculares, que comprometam a musculatura respiratória, problemas relacionados ao *drive* ventilatório (síndrome de hipoventilação central, congênitas ou adquiridas), doenças pulmonares obstrutivas e restritivas, além de outros diagnósticos variados (p. ex., cardiopatias congênitas).

Dos problemas encontrados na VMD, os principais estão relacionados à adequação dos cuidados prestados no domicílio do paciente, à mão de obra profissional qualificada para prestação do serviço e à sincronia com a empresa de *home care*. Também se referem à seleção inapropriada dos pacientes em uso de VM hospitalar, ausência ou falha na coordenação de pessoal para prestação do serviço, ausência ou falha na orientação/coordenação de pacientes e familiares (cuidador) para VMD, variedade de custos e de modelos de equipamentos inapropriados ou inadequados à necessidade do paciente em VMD, ausência de respirador de reserva (*backup*) ou fonte alternativa de energia elétrica e ausência de domicílios adequados para a realização da VMD.[6-8]

Evidentemente, a VMD será sempre contraindicada (ou mal recomendada) se a condição clínica instável do paciente revelar a necessidade de cuidados que não podem ser prestados no domicílio; se o paciente ou o familiar (responsável) não desejar mais receber os cuidados no domicílio; se surgirem problemas com equipamentos necessários ao paciente; e se ocorrerem problemas no domicílio relacionados à empresa de *home care* e à fonte pagadora.

## CARACTERÍSTICAS DO DOMICÍLIO

O domicílio de um paciente que receberá VMD precisa ser avaliado antes de sua transferência. Os pontos principais dessa avaliação objetivam verificar o espaço físico interno, as barreiras arquitetônicas representadas pela largura de portas e de corredores, pela presença de escadas e pelas condições de mobilidade para cadeira de rodas, a condição da rede elétrica do domicílio, inclusive com relação à quantidade e à localização das tomadas existentes, além das condições sanitárias da residência.

É comum a solicitação de pequenas reformas na residência antes da transferência do paciente do hospital, objetivando a máxima adequação do domicílio para receber toda a estrutura necessária representada pelo material, equipamentos e pessoal, para prover um atendimento seguro ao paciente em VMD.

Outro fator importante a ser analisado é o ambiente no qual o paciente ficará alojado, observando itens como iluminação, umidade, ventilação/aquecimento e piso, devendo este ser o de maior praticidade para higienização.

## DEFINIÇÃO DOS EQUIPAMENTOS A SEREM UTILIZADOS

Os equipamentos necessários ao paciente para realização da VMD invasiva serão definidos em avaliação prévia realizada ainda no ambiente hospitalar. Além do respirador, alguns outros equipamentos utilizados pelo paciente no ambiente hospitalar serão mantidos no uso domiciliar. Aparelhos como oxímetro de pulso, monitor de apneia, capnógrafo, aspirador e inalador são alguns exemplos, e o uso de cada um é recomendado mediante a necessidade clínica do paciente.

Deverá ocorrer um período de adaptação e teste do respirador ao paciente no ambiente intra-hospitalar de pelo menos 48 horas de duração, visando a assegurar sua total adequação, minimizar a ansiedade que muitos pacientes e familiares demonstram durante a introdução do respirador apropriado ao uso domiciliar, e possibilitar também o treinamento da equipe multiprofissional e dos cuidadores e familiares para o manuseio adequado.

Além dos equipamentos, a oxigenoterapia é também uma prática bastante comum na terapêutica domiciliar, podendo mesmo estar associada ao uso de VMD. As três formas de oferta de oxigenoterapia domiciliar são cilindros, concentrador e oxigênio líquido.

O cilindro de oxigênio, popularmente chamado de "torpedo", é a forma mais comum para a oferta de oxigênio domiciliar no Brasil. A capacidade de armazenamento dos cilindros é variável, estando diretamente relacionada com seu tamanho e com a pressão utilizada no envase. Sendo assim, a autonomia de cada cilindro ficará dependente da vazão de consumo utilizada pelo paciente, devendo-se sempre fazer uma previsão do tempo de duração de cada cilindro, para solicitação de recarga, sem ocasionar interrupção na oferta.

Os principais problemas encontrados com o uso dos cilindros nos domicílios referem-se à necessidade de cuidados especiais com transporte, armazenamento e fixação deles, além da presença de possíveis vazamentos nas válvulas reguladoras de pressão. A limitação com relação à mobilidade do paciente (portabilidade), além das frequentes recargas muitas vezes necessárias, deve ser levada em consideração quando da escolha dessa forma de administração de oxigênio.

Os concentradores de oxigênio, equipamentos dependentes de energia elétrica, têm como princípio de funcionamento extrair o oxigênio do ar ambiente.

O fluxo de saída e a oferta da $FiO_2$ são variáveis que dependem do modelo e da marca do concentrador. A diversidade de marcas e modelos existentes no mercado atual permite ao profissional encontrar aparelhos que possibilitem a oferta de fluxos que variam de 1 a 10 L/min, com variação da $FiO_2$ entre 85 e 94%. Quanto maior o fluxo administrado, menor será a $FiO_2$ e vice-versa.

A principal vantagem da utilização do concentrador no ambiente domiciliar é o seu fácil manuseio, porém a dependência da energia elétrica para o seu funcionamento leva à necessidade da existência de um cilindro de oxigênio como reserva, para situações de pane elétrica.

Os principais problemas relacionados ao uso do concentrador são o aquecimento do ambiente e o nível de ruído ocasionado durante seu funcionamento, o aumento do consumo elétrico com repercussão no valor a ser pago da conta de luz e a limitação da portabilidade, gerada pelo peso do aparelho e pela ausência de bateria interna.

Novos modelos de concentradores, com alguns avanços tecnológicos associados, como portabilidade (pela redução do tamanho e existência de bateria interna) e a redução do ruído, calor e consumo elétrico, já se encontram disponíveis no mercado, permitindo assim melhor utilização desses aparelhos sem ocasionar os problemas já citados. No entanto, a indicação para utilização é ainda restrita e o custo, elevado.

Outro modo de oferta de oxigenoterapia domiciliar é por forma líquida, na qual se aumenta a capacidade de armazenamento, pois 1 L de oxigênio líquido equivale a 860 L na forma gasosa, o que minimiza a necessidade de recargas. O oxigênio na forma líquida é armazenado em um reservatório estacionário em baixíssima temperatura (ao redor de – 170°C), podendo ser transferido para reservatórios portáteis (pequenas bolsas) de baixo peso, que proporcionam ao paciente facilidade para mobilidade e maior autonomia.

O custo elevado associado à perda natural do gás nesse sistema e o risco de lesão criogênica, ocasionado pela manipulação durante a transferência do oxigênio do reservatório fixo para o móvel, fazem com que sua utilização no ambiente domiciliar seja ainda pouco comum.

Uma vez definidos os equipamentos para VMD a serem utilizados pelo paciente, sua remoção deverá ser programada. Deverá ser feita obrigatoriamente em ambulância UTI, devidamente equipada e com profissionais qualificados para tal, e ocorrer efetivamente somente após o paciente estar totalmente adaptado ao equipamento proposto e a residência, em condições de recebê-lo.

No domicílio, o paciente usuário de VMD pode apresentar, além das intercorrências clínicas, problemas com o respirador e com o fornecimento de energia.

Os problemas com o respirador podem ser prevenidos com o treinamento contínuo dos membros da equipe envolvida. No caso de pane, é necessária a reposição do equipamento no período de tempo mais curto possível, além da presença de médico ou fisioterapeuta para ajuste nos parâmetros do novo respirador a ser instalado.

Já em relação à falta de energia, é fundamental que os pacientes tenham cadastro na empresa responsável pelo fornecimento de energia, para que tenham prioridade no restabelecimento dela, e que sejam comunicados previamente nos casos de corte programado para manutenção. Como já citado, o paciente usuário de VMD dispõe de bateria *nobreak* com autonomia adequada entre seus equipamentos. Além disso, é obrigatório que os pacientes possuam Ambu® com reservatório de oxigênio.

As medidas já apontadas envolvem cada paciente de modo isolado, mas é necessário que o conjunto de pacientes usuários de VMD tenha à sua disposição uma central de atendimento para essas intercorrências e que a empresa responsável disponha de um plano de atuação para situações que envolvam mais de um paciente simultaneamente, como em casos de *blackout*.

## FISIOTERAPIA EM PACIENTES EM VMD

A realização do atendimento fisioterapêutico no domicílio de um paciente em VMD é, por si só, um desafio ao profissional. Acostumado, por sua formação, a realizar tal atendimento em âmbito hospitalar, o profissional encontrará no ambiente domiciliar características específicas que diferem das encontradas no hospital, principalmente no que diz respeito ao relacionamento com paciente e familiares e aos recursos terapêuticos disponíveis.

O convívio mais próximo e constante entre terapeuta, paciente e familiares dentro do ambiente domiciliar possibilita a existência de um vínculo terapeuta-paciente baseado em respeito, confiança e afeto, o que permitirá ao profissional encontrar caminhos terapêuticos alternativos para atingir seus objetivos.

O fisioterapeuta deverá procurar adaptar-se ao ambiente domiciliar de cada paciente, desenvolvendo um senso de percepção, criação e improviso, buscando a utilização dos recursos que cada domicílio apresenta, a fim de extrair ao máximo os possíveis resultados terapêuticos com cada paciente. Pequenas adaptações são, muitas vezes, necessárias para atingir determinados objetivos terapêuticos específicos.

A abordagem do profissional fisioterapeuta deverá ser global, com uma visão holística do paciente, proporcionando um tratamento específico não somente ao problema diagnosticado, mas principalmente às limitações impostas ao paciente, visando à funcionalidade das ações praticadas nas atividades de vida diária.

As condutas fisioterapêuticas propriamente ditas a serem realizadas no domicílio não divergem muito das realizadas no ambiente hospitalar. Muitas vezes, os objetivos terapêuticos são os mesmos, apenas diferindo um pouco na forma de atingi-los, em razão do aproveitamento dos recursos presentes no domicílio.

O atendimento domiciliar requer, como o próprio nome denota, que o profissional se dirija à residência do paciente para realizar o atendimento. Quanto maior for a cidade na qual o paciente reside, maiores serão os fatores de complicação ou de dificuldade para o deslocamento dos profissionais. Um exemplo claro é o atendimento domiciliar realizado na cidade de São Paulo, que possui cerca de 16 milhões de habitantes espalhados por uma área bastante abrangente, cujos problemas urbanísticos, como o intenso tráfego automotivo, seus constantes congestionamentos e suas inundações no período do verão, exigem uma logística de atendimento bastante peculiar.

Apesar das peculiaridades e adversidades inerentes ao atendimento domiciliar, essa modalidade apresenta para todos os profissionais envolvidos, entre os vários aspectos positivos já citados, a rara oportunidade de um atendimento individualizado e humanizado, favorecendo de forma inequívoca o resultado positivo no tratamento.

## REFERÊNCIAS BIBLIOGRÁFICAS

1. Ribeiro CA. O programa de home care da Volkswagen do Brasil. Rev Bras Home Care 2000; 67:38.

2. Mendes Júnior WV. Assistência domiciliar: uma modalidade de assistência para o Brasil? Rio de Janeiro, Dissertação (Mestrado em Saúde Coletiva). Instituto de Medicina Social, Universidade Federal do Rio de Janeiro.

3. Kacmarek RM. Home mechanical ventilatory assistance for infants. Respir Care 1994;39:550-64.

4. Bolonhezi A, De Fina Júnior E, Ramão JE. Entendendo a assistência domiciliar. Copyrigth 2003 para Home Health Care Doctor Serviços Médicos Domiciliares.

5. Goldberg AI. Technology assessment and support of life-sustaining devices in Home Care. Chest 1994;5:1448-53.

6. Plummer AL, O'Donohue WJR, Petty T. Consensus conference on problems in home mechanical ventilation. Am Rev Respir Dis 1989;140:555-60.

7. O'Donohue WJR, et al. Long-term mechanical ventilation – guidelines for management in the home and at alternate community sites. Chest 1986; 90:01-37.

8. De Witt PD, et al. Obstacles to discharge of ventilator-assisted children from the hospital to home. Chest 1993;103:1560-65.

9. ABRAMGE – Associação Brasileira de Medicina de Grupo.

10. IBGE – Instituto Brasileiro de Geografia e Estatística.

11. American Thoracic Society (Board of Directors). Care of the child with a chronic tracheostomy. Am J Res Crit Care Med 2000;161:297-308.

12. Davies L, et al. 'Hospital at home' versus hospital care in patients with exacerbations of chronic obstructive pulmonary disease: prospective randomized controlled trial. BMJ 2000; 321:1265-68.

13. 13. Fields AI, et al. Outcome of Home Care for technology-dependent children: success of an independent, community-based case management model. Pediatric Pulmonol 1991; 11:310-17.

14. Fischer DA, Prentice WS. Feasibility of home care for certain respiratory-dependent restrictive or obstructive lung disease patients. Chest 1982;6:739-43.

15. Jardine E, Walls C. Core guidelines for the discharge home of the children on long term assisted ventilation in the United Kingdom. Thorax 1998;53:762-67.

16. Panitch HB, et al. Guidelines for home care of children with chronic respiratory insufficiency. Pediatr Pulmonol 1996; 21:52-6.

17. Quint RD, et al. Home care for ventilator-dependent children. AJDC 1990; 144:1238-41.

18. Robart P, et al. AARC clinical practice guideline, long-term invasive mechanical ventilation in the home. Respir Care 1995;40:1313-20.

19. Sakakihara Y, et al. Long-term ventilator-assisted children in Japan: a national survey. Acta Paediatr Jpn 1996;38:137-42.

# 19

# TRANSPORTE DE PACIENTES EM ESTADO CRÍTICO

GEORGE JERRE VIEIRA SARMENTO
RODRIGO DAMINELLO RAIMUNDO

O transporte de pacientes graves é um procedimento que envolve riscos decorrentes das complicações adversas. Historicamente, já no século I d.C., havia relatos de transporte diferenciado de feridos dos campos de batalhas romanos; no século XI, durante As Cruzadas, cavaleiros eram designados exclusivamente para prestação de auxílio a feridos em combate. Em 1447, a rainha Isabel, da Espanha, criou o que se pode considerar as primeiras ambulâncias conhecidas na história. Nos séculos XIII, XIV e XVI, o transporte de doentes desempenhou um papel fundamental no controle das epidemias. Em 1792, Napoleão Bonaparte criou ambulâncias para retirada rápida de feridos dos campos de batalha.

O primeiro transporte aéreo de que se tem notícia foi realizado em 1859 durante a guerra Franco-Prusiana, em que ocorreu a locomoção de 160 feridos, entre soldados e civis. Em 1917, foram criadas as primeiras ambulâncias aéreas, que acabaram sendo usadas durante a Primeira Guerra Mundial. O transporte urgente foi enfatizado na guerra do Vietnã e da Coreia, em que foram usados helicópteros para prestação dos serviços. Na Europa, por sua vez, cresceu o interesse no transporte de enfermeiros durante o surto de poliomielite na década de 1950, época em que houve necessidade de realizar transportes com suporte ventilatório.

## DEFINIÇÃO

Transporte de pacientes graves, como o próprio nome diz, é o procedimento pelo qual doentes que necessitem de meios avançados de monitoração e terapêutica são deslocados de um local para outro.

Há grande divergência na literatura quando se tenta classificar o tipo de transporte. Apesar de não ser um critério aceito universalmente, é possível classificar o transporte de pacientes em três grupos. O transporte primário é aquele realizado de modo extra-hospitalar, ou seja, do local onde ocorreu a emergência para o hospital; o secundário é o transporte inter-hospitalar, realizado de um hospital para outro ou para um centro de diagnósticos; e a terceira forma de classificação é o transporte intra-hospitalar, em que a locomoção do paciente é feita dentro do próprio hospital (apesar de alguns autores considerarem o transporte secundário intra-hospitalar). Nos últimos vinte anos, houve considerável melhora na realização do transporte de pacientes, principalmente daqueles dependentes de ventilação mecânica.

Este capítulo apresenta indicações, contraindicações, complicações, cuidados gerais, equipe e equipamentos necessários e efeitos do transporte intra e inter-hospitalar.

## TRANSPORTE INTRA-HOSPITALAR

Como dito anteriormente, o transporte intra-hospitalar é definido como a locomoção de pacientes dentro do próprio hospital. Esse tipo de transporte ocorre por vários motivos, dentre os principais estão aqueles relacionados a mudança de leitos dentro da própria unidade de terapia intensiva (UTI) ou dentro do próprio hospital para UTI especializadas (como é o caso de unidades coronarianas, unidades de trauma etc.), mas a maior proporção de locomoção intra-hospitalar se dá por dois motivos: a realização de exames complementares de diagnóstico, geralmente tomografia computadorizada (TC), e a locomoção do centro cirúrgico para as UTI.

Trabalhos como os de Waydas[1] mostram que há maior risco de ocorrerem morbidades e mortalidade durante o transporte, de modo que a estabilização prévia do doente, a monitoração, os equipamentos adequados e a equipe treinada podem contribuir com a melhor locomoção do doente.

Conforme diretriz publicada em 2004, tanto no transporte inter como no intra-hospitalar, deve existir profissionais treinados para locomoção do paciente e equipe multidisciplinar formada por médicos, enfermeiros e fisioterapeutas. Em razão do crescente desenvolvimento da fisioterapia respiratória e, por consequência, do crescimento da intervenção do fisioterapeuta no paciente grave, o fisioterapeuta é citado em um *guideline* atual como membro da equipe de transporte, tendo em vista que seus conhecimentos, principalmente no que diz respeito à ventilação mecânica e à monitoração respiratória, são altamente úteis para a estabilização do doente.

## Coordenação, comunicação e acompanhamento

Quando a decisão de transportar um paciente é tomada, deve haver comunicação entre médicos e enfermeiros das unidades para confirmar o transporte e as condições do paciente. Outros membros da equipe, como é o caso do fisioterapeuta, devem ser notificados ou confirmados, dependendo da rotina e do protocolo do local.

É recomendado que no mínimo dois profissionais acompanhem o doente: o médico e o enfermeiro. O técnico de enfermagem e o fisioterapeuta podem auxiliar. É recomendado também que esses profissionais tenham treinamento em manejo de vias aéreas e suporte avançado de vida (SAV).

O transporte começa com a determinação do local para o qual o paciente será conduzido. Essa fase aparentemente simples pode trazer benefícios enormes para o transporte, pois definindo o andamento pode-se calcular a distância e, principalmente, o tempo de translado.

Quando se trata de pacientes em ventilação mecânica ou dependentes de oxigenoterapia, o tempo pode ser crucial; tendo em vista a duração do cilindro de oxigênio, cabe ao profissional, geralmente ao fisioterapeuta, quantificar o oxigênio do cilindro e definir se é suficiente para o transporte. O fisioterapeuta deve se lembrar que pacientes com fração inspirada de oxigê-

nio ($FiO_2$) e pressão expiratória final (PEEP) elevada consomem oxigênio em uma velocidade muito maior.

## Equipamentos e monitoração

Os pacientes a serem transportados podem ser divididos em grupos baseados em estado clínico, necessidade de monitoração e suporte terapêutico. Os equipamentos considerados essenciais para um transporte seguro são esfignomanômetro e estetoscópio para monitoração da pressão arterial, oxímetro de pulso, monitor cardíaco e desfibrilador.

Equipamentos para manejo das vias aéreas, oxigenoterapia, drogas básicas para ressuscitação, sedativos, fluidos intravenosos, bombas de infusão e material de entubação com reanimador (Ambu®) são importantes também no manejo intra-hospitalar.

Deve-se, no mínimo, monitorar continuamente o eletrocardiograma e a oximetria de pulso e, periodicamente, a pressão arterial, o pulso e a frequência respiratória.

Pressão arterial contínua (PAM), pressão de artéria pulmonar (cateter de Swan-Ganz) e monitoração da pressão intracraniana (PIC) devem ser instaladas se houver necessidade.

## Complicações

Vários trabalhos da literatura[2-5] mostram porcentagens diferentes de complicações no transporte intra-hospitalar; as mais frequentes são: extubação acidental, obstrução do tubo endotraqueal, entubação seletiva, fuga de ar por má posição do balonete (*cuff*), desconexão do ventilador, desconexão dos eletrodos do monitor, interrupção das drogas, mau funcionamento do ventilador de transporte, bateria insuficiente do ventilador, oxigênio insuficiente para todo o trajeto, aspiração de conteúdo gástrico e acidentes com drenos e cateteres.

## TRANSPORTE INTER-HOSPITALAR

Como citado anteriormente, o transporte inter-hospitalar pode ser classificado em primário, também chamado de extra-hospitalar, que corresponde ao translado do local da emergência até o hospital de apoio; ou secundário, o transporte inter-hospitalar propriamente dito, que é definido como a locomoção do paciente grave de um hospital para o outro ou para centro de diagnósticos externos.

Os motivos que levam ao transporte inter-hospitalar podem ser desde transferências ligadas aos recursos disponíveis no hospital (centros especializados de queimaduras, trauma, neonatologia etc.) e ao sistema burocrático de convênios médicos ou ainda para realização de procedimentos como angiografias, cateterismos, TC, ressonâncias magnéticas e outros.

## Meios de transporte

A escolha do veículo para transporte do paciente grave deve ser criteriosa, visto que cada tipo oferece indicações, vantagens e desvantagens. Essa escolha deve ter critérios como: gravidade do doente, urgência do procedimento, distância, tempo de locomoção, condições de acesso ao local (fatores geográficos e tráfego), condições climáticas e relação custo-benefício.

Os meios de transportes devem ter boa iluminação e temperatura interna controlada, espaço suficiente para o paciente e para os profissionais envolvidos, adequada rede de gases e eletricidade (com baterias de reserva), acesso fácil por porta traseira ou lateral, comunicação na cabine e sistema de comunicação (alta frequência e/ou telefonia móvel).

Há três tipos principais de transporte inter-hospitalar: ambulância, helicóptero ou avião.

A ambulância é o meio mais comum de locomoção e remoção de pacientes e está indicada principalmente quando a distância entre os serviços não ultrapassa 150 quilômetros. Dentre suas vantagens, encontram-se:

- Rápida disponibilidade, oferecendo-se para uso imediato, se necessário.
- Maior espaço quando comparado com aeronaves.
- Custo-benefício baixo, quando comparado com aeronaves.
- Baixa dependência de fatores climáticos, quando comparado com helicópteros.

Um dos principais problemas nas grandes cidades é o tráfego intenso, que é uma das desvantagens da ambulância terrestre, que tem crucial importância quando o contexto é paciente grave.

O equipamento necessário nas ambulâncias pode ser classificado em ventilatório e hemodinâmico (Tabela 1).

A indicação de helicópteros (Figuras 1 e 2) pode ser feita quando a distância a ser percorrida está

**Tabela 1** Equipamentos para ambulâncias

| Suporte ventilatório | Suporte hemodinâmico |
| --- | --- |
| Aspirador de secreções | Monitor cardíaco |
| Sonda de aspiração (vários tamanhos) | Desfibrilador |
| Fluxômetros, umidificadores e inaladores | *Kit* marca-passo |
| Reanimador manual (Ambu®) com máscara (de preferência com reservatório de oxigênio) | Aparelho de eletrocardiograma |
| Cânulas de Guedel (vários tamanhos) | Eletrodos para monitoração |
| Cateteres nasais de oxigênio | Gel condutor |
| Ventilador de transporte e circuito | Oxímetro |
| Laringoscópio (com pilhas) | Bombas de infusão |
| Lâminas (vários tamanhos) | *Kit* para acessos venosos (vários tamanhos) |
| Fio-guia para entubação | Equipos de gotejamento |
| Tubos endotraqueais (vários tamanhos) | Seringas e agulhas descartáveis (vários tamanhos) |
| Anestésico | Sondas nasogástricas e vesicais (vários tamanhos) |
| *Kit* de traqueostomia | Bolsas coletoras |
| *Kit* de drenagem pleural | Talas de imobilização |
| | Colar cervical |
| | Estetoscópio, esfignomanômetro, lanterna de exploração, termômetro |
| | Gazes, antissépticos e esparadrapos |
| | Mantas e travesseiros |
| | Soro fisiológico e glicosado |
| | Expansores plasmáticos |
| | Drogas (analgésicos, tranquilizantes, antieméticos, vasoativas, antiarrítmicos e corticosteroides) |

entre 150 a 300 quilômetros ou quando há dificuldade de acesso (tráfego intenso no horário ou local sem possibilidade de acesso com ambulância terrestre). Sua principal vantagem, além da rapidez e do fácil acesso a qualquer terreno, é a não dependência de aeroporto. As desvantagens são: ruído excessivo, dependência de fatores meteorológicos adequados, cabine não pressurizada, espaço interno reduzido, alto custo e necessidade de infraestrutura adequada.

Os aviões (Figuras 3 e 4) são utilizados para distâncias acima de 300 km; suas vantagens consistem em maior espaço interno, quando comparado com helicópteros, rapidez e pressurização da cabine. Sua principal desvantagem é a necessidade de uma pista de pouso, necessitando de grande infraestrutura, ou a necessidade do apoio da ambulância terrestre do local de pouso ao hospital.

## Efeitos fisiológicos e complicações

Deslocar pacientes, seja por meio terrestre, seja por meio aéreo, traz efeitos indesejáveis. Esses efeitos podem ser de caráter "gravitacional", ou seja, a aceleração, a velocidade e a desaceleração envolvidas no transporte podem trazer uma resposta negativa ao paciente, levando a uma redistribuição de líquidos corpóreos como resposta de proprioceptores e baroceptores. Além disso, o grande movimento feito pelo transporte pode trazer efeitos na pressão arterial e na frequência cardíaca por causa de mudança posicional do corpo, diminuição ou aumento da infusão de medicamentos, principalmente drogas vasoativas, e diminuição do retorno venoso.

Vibrações e ruídos podem trazer efeitos indesejáveis pelo mecanismo de ressonância nos tecidos e podem dificultar muito a ausculta cardíaca e/ou pulmonar e a mensuração da pressão arterial, além de

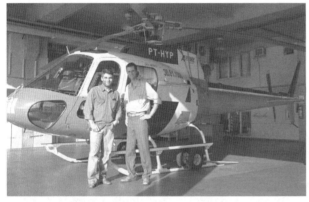

**Figura 1** Fisioterapeutas George Sarmento e Rodrigo Raimundo ao lado de helicóptero de transporte inter-hospitalar.

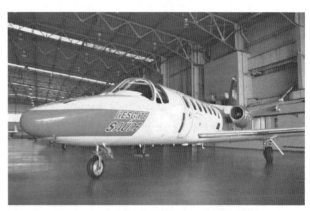

**Figura 3** Avião de transporte inter-hospitalar.

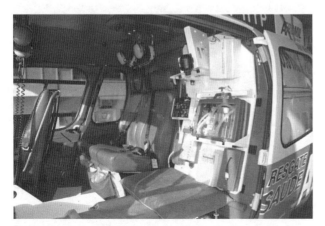

**Figura 2** Parte interna do helicóptero de transporte inter-hospitalar.

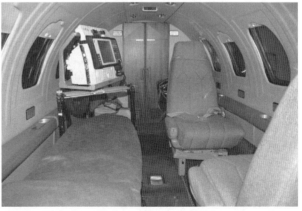

**Figura 4** Parte interna do avião de transporte inter-hospitalar.

dificultar a visualização das curvas de monitoração ou o acesso venoso. Além disso, podem provocar ansiedade e agitação do paciente, levando, consequentemente, a arritmias e à hipotensão.

A temperatura ambiente também é essencial em qualquer meio de transporte utilizado; hipotermias podem levar a um colapso vascular, e hipertermias podem causar vasodilatação periférica e alterações metabólicas.

Quando se trata de transporte aéreo não pressurizado (helicópteros), há uma redução na concentração de oxigênio proporcional à altitude envolvida em razão da redução da pressão barométrica. Como exemplo, a uma altura de 2.400 m, a $PaO_2$, que ao nível do mar é de 110 mmHg, pode ser reduzida para 69 mmHg – considerando um paciente entubado isso não seria um problema, já que o ventilador supriria suas necessidades, porém, para a equipe de transporte, a redução na concentração de oxigênio pode trazer diminuição da habilidade de desempenhar suas tarefas.

Quando o transporte ocorre em grandes altitudes, apesar da pressurização, pode ocorrer expansão de mais de 30% dos líquidos dentro das cavidades corporais ou patológicas diante da redução da pressão atmosférica. Isso é preocupante em situações clínicas importantes, como um pequeno pneumotórax que pode aumentar consideravelmente de tamanho e trazer repercussões hemodinâmicas; expansão do ar abdominal, comprimindo o diafragma e dificultando a ventilação; expansão do volume de ar dentro do balonete intratraqueal (*cuff*), causando lesão da mucosa traqueal ou mesmo da sonda vesical e, ainda, possíveis rupturas de anastomoses, deiscências de feridas cirúrgicas, entre outros.

O fisioterapeuta pode orientar a equipe para que seja utilizada água em vez de ar para insuflação dos balonetes e sonda gástrica aberta.

Além dessas complicações e das citadas no item de complicações intra-hospitalares, podem-se destacar trabalhos que mostram uma incidência maior de arritmias[2,6,7], aumento da pressão arterial e frequência cardíaca[8,9], hiperventilação e alterações nos gases arteriais[10], redução da relação $PaO_2/FiO_2$[1,10] e aumento da pressão intracraniana, hipoxia e hipotensão[11,12].

## VENTILAÇÃO MECÂNICA NO TRANSPORTE

### Ventilação mecânica invasiva

Um dos principais itens relacionados ao transporte de pacientes graves é a submissão do paciente à ventilação mecânica, pois ventilação inadequada pode trazer prejuízos enormes, principalmente a hipoxia e o desequilíbrio acidobásico.

Atualmente, há uma série de novos ventiladores mecânicos (Figura 5), que devem preencher critérios para que sejam destinados ao transporte de pacientes graves.

Basicamente, um ventilador de transporte deve ter as seguintes características:

- Portabilidade: o ventilador deve ter tamanho e peso adequados (geralmente inferior a 5 kg e que caiba sob a cama do paciente). Além disso, deve haver uma bateria para alimentação do ventilador que tenha grande autonomia e, de preferência, um indicador do nível da bateria.
- Operacionabilidade: deve ser capaz de ventilar pelo menos nos modos CMV (ventilação mandatória controlada) e SIMV (ventilação mandatória sincronizada intermitente), porém é muito importante que o ventilador possa operar no modo PSV (ventilação com pressão de suporte). Deve permitir o uso de PCV (ventilação por pressão controlada) e VCV (ventilação por volume controlado). Deve, ainda, permitir $FiO_2$ de 100% e PEEP elevada. É necessário cuidado especial com o ajuste dos alarmes do ventilador de transporte, principalmente com o volume corrente e as pressões de vias áreas.
- Durabilidade: em razão do grande movimento que está envolvido no transporte de pacientes, não é incomum que os ventiladores sofram quedas, por isso o material de um ventilador de transporte deve ser resistente a impactos.

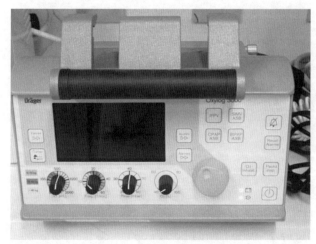

**Figura 5** Exemplo de ventilador mecânico para transporte.

Os ventiladores podem ser pneumáticos (funcionar com a pressão da fonte de oxigênio) ou eletrônicos (necessitar de bateria para funcionamento).

Diante da realidade brasileira, muitos hospitais e ambulâncias usam ventiladores pneumáticos ou até mesmo o reanimador manual, e, dentre eles, destaca-se o Bird Mark 7. Este aparelho é um ventilador com ciclagem por pressão que permite ventilar pacientes a 21, 60 ou 100% de oxigênio. A grande vantagem do Bird Mark 7 é a não utilização de energia elétrica para seu funcionamento, necessitando apenas de uma fonte de oxigênio.

Muito utilizados também são os ventiladores compactos (p. ex., Takaoka Mini-700), usados para o atendimento emergencial; com menores custos e dimensões mais compactas, são de operação contínua, ciclados a pressão com modalidade de CMV, geralmente com fluxo contínuo regulável de 4 a 30 L/min dependentes do cilindro de oxigênio.

Os ventiladores eletrônicos, também chamados de microprocessados, mais utilizados são: T-Bird, LTV 1000, Newport E100i, Oxylog 3000 e outros. São ventiladores que, em razão de sua alta tecnologia, são seguros para manter boa oxigenação e ventilação semelhante a da UTI.

Alguns trabalhos mostram que há alteração de gases sanguíneos mesmo em pacientes que usam ventiladores microprocessados. É claro que as alterações são menos importantes quando comparadas às alterações de pacientes ventilados pelo reanimador manual (Ambu®). As principais alterações ocorridas em uma ventilação manual são a hiperventilação com consequente alcalose respiratória ou uma possível hipercapnia levando à acidose respiratória por ventilação inadequada. Apesar de antagônicas, as duas alterações são ligadas à ventilação-minuto diante do uso inadequado do reanimador manual. A hiperventilação pode causar ainda hiperinsuflação pulmonar e aumento da pressão intratorácica, resultando em diminuição do retorno venoso e possível hipotensão sistêmica.

## Ventilação mecânica não invasiva

A ventilação mecânica não invasiva (VNI) é definida como qualquer técnica de ventilação que não use prótese traqueal, com conexão paciente-ventilador feita por meio de máscaras. Sua principal utilização está em pacientes com insuficiência respiratória.

Houve crescente avanço dos ventiladores não invasivos nos últimos anos; com isso, o interesse em usá-los em transporte de pacientes cresceu também. A aplicação de VNI no transporte de pacientes deve ser feita por profissionais capacitados para utilização dessa técnica, e, desse modo, o fisioterapeuta é o profissional mais indicado para sua manipulação.

O fisioterapeuta deve ter a responsabilidade de fazer a triagem dos pacientes que se beneficiariam com a VNI. Para isso, deve se certificar se há infraestrutura suficiente para a utilização da VNI em todo o translado, escolher o melhor tipo de VNI para a doença do paciente, estabilizar o paciente na VNI antes do translado para que não ocorram complicações, manter-se ao lado do paciente durante o transporte, testar todo o equipamento, principalmente quanto a carga da bateria do ventilador e a quantidade de oxigênio no cilindro. Deve-se explicar corretamente o uso da VNI para o paciente para evitar ansiedade e falta de colaboração.

A indicação da melhor técnica a ser utilizada é um fator importante quando se indica VNI no transporte. Podem ser utilizados ventiladores próprios para VNI, geradores de fluxo ou ventiladores microprocessados. Sua escolha depende da doença envolvida, do tipo de insuficiência respiratória, da disponibilidade do aparelho, do tempo e do local de transporte. É preciso lembrar que a maioria dos aparelhos utilizados para VNI não foi criada para a situação de transporte; isso deve ser considerado quando se indica essa técnica em um translado.

Durante o transporte, o fisioterapeuta deve avaliar a resposta clínica do paciente ao método utilizado usando frequência respiratória, padrão ventilatório, oximetria de pulso, frequência cardíaca e pressão arterial como parâmetros principais. Além disso, deve-se observar se o paciente não está entrando em nenhuma contraindicação da VNI, por exemplo, angina instável, instabilidade hemodinâmica, parada cardiorrespiratória, fadiga de musculatura respiratória, entre outras.

Algumas complicações podem ser exacerbadas quando se trata de VNI e transporte. A assincronia paciente-ventilador, que pode ser gerada com ruídos, vibrações e outras alterações já citadas, pode dificultar a sensibilidade do aparelho, ocasionando o não disparo ou o autodisparo. O vazamento excessivo de ar pela interface com a máscara é outro fator crucial para o conforto do paciente e também pode aumentar muito durante o transporte do paciente.

# REFERÊNCIAS BIBLIOGRÁFICAS

1. Waydas C. Intrahospital transport of critically ill patients. Crit Care 1999;3:83-9.

2. Waddell G. Movement of critically ill patients within hospital. BMJ 1975;2:417-9.

3. Indeck M, Peterson S, Smith J, et al. Risks, cost, and benefit of transporting ICU patients for special studies. J Trauma 1988; 28:1020-5.

4. Ehrenwerth J, Sorbo S, Hackel A. Transport of critically ill adults. Crit Care Med 1986;14:543-7.

5. Smith I, Fleming S, Cernaiana A. Mishaps during transport from the intensive care unit. Crit Care Med 1990;18:278-81.

6. Taylor J, Lauders C, Chulay J, et al. Monitoring high risk cardiac patients during transportation in hospital. Lancet 1970; ii:1205-08.

7. Mc Lenon M. Use of a specialized transport team for intrahospital transport of critically ill patients. Dimnes Crit Care Nurs 2004;23(5):225-9.

8. Insel J, Weissman C, Kemper M, et al. Cardiovascular changes during transport of critically ill and postoperative patients. Crit Care Med 1986;14:539-42.

9. Szem JW, Hydo LJ, Fischer E, Kapur S, Klemper J, Barie P. High-risk intrahospital transport of critically ill patients: safety and outcome of the necessary "road trip". Crit Care Med 1995;23(10):1660-6.

10. Braman S, Dunn SM, Amico CA, Millman RP. Complications of intrahospital transport in critically ill patients. Ann Intern Med 1987;107(4):469-73.

11. Andrews P, Piper I, Dearden N, et al. Secondary insults during intrahospital transport of head-injured patients. Lancet 1990;335:327-30.

12. Koppenberg J, Taeger K. Interhospital transport: transport of critically ill patients. Curr Opin Anaesthesiol 2002;15(2):211-5.

13. Braman SS, Branson RD. Transport of the ventilator-supported patient. In: Tobin MJ (ed.). Principles and pratice of mechanical ventilation. New York: McGraw-Hill, 1994.

14. Clemmer TP, Thomas F. Transport of the critically ill. Crit Care Med 2000;28(1):265-6.

15. Garcia JAM, Valenciano JLM, Hidalgo IP, Padilla DEP, Castro VP, Revilla RF. Estabilizacion de pacientes críticos em trans-

porte sanitário aéreo. Revista Iberoamericana de ventilação mecânica não invasiva, 2003.

16. Gray A, Bush S, Whiteley S. Secondary transport of the critically ill and injured adult. Emerg Med J 2004;21(3):281-5.

17. Guidelines Committee of the American College of Critical Care Medicine; Society of Critical Care Medicine and American Association of Critical-Care Nurses Transfer Guidelines Task Force. Guidelines for the transfer of critically ill patients. Crit Care Med 1993;21:931-7.

18. Hinds C, Watson D. Manipulating hemodynamics and oxygen transport in critically ill patients. N Engl J Med 1995; 333(16):1074-5.

19. Jurgen L, Helmut K, Wolfgang W, Georgios P. Intrahospital transport of critically ill patients. Crit Care Med 1990; 12(18):1427-9.

20. Márquez FE, García TS, Chaves VJ. Transporte de pacientes em estado crítico. Disponível em: http://tratado.unimet.edu (5 jan. 2005)

21. McKinnon S, Muir V, Duguid J, Storey ND, Wallace P. Cardiorespiratory stablilty during transport of the critically ill. Eur J Anaesthesiol 1997;14(5):533-43.

22. Olson CM, Jastremski MS, Vilogi JP, et al. Stabilization of patients prior to interhospital transport. Am J Emerg Med 1987;5:33-9.

23. Orf J, Thomas S, Stephen H, Wedel SK. Aeromedical transport of critically ill patients: rise in apache scores over a six-year period. Chest 2000;118(5):180.

24. Rodriguez AE, Artacho R, Ayuso F, Garcia JAM, Salguero M. Transporte terrestre de pacientes com ventilação não invasiva: indicações, metodologia y recomendações. Revista Iberoamericana de Ventilação Mecânica Não Invasiva 2003.

25. Wallace P, Ridley S. ABC of intensive care: transport of critically ill patients. BMJ 1999;319(7206):368-71.

26. Wallen E, Ventkataraman ST, Grosso M, Kiene K, Orr R. Intrahospital transport of critically ill pediatric patients. Crit Care Med 1995;23(9):1588-95.

27. Warren J, Fromm RE, Orr RA, Rorello LC, Horst HM. Guidelines for the inter and intrahospital transport of critically ill patients. Crit Care Med 2004;32(1):256-62.

28. Weg JG, Haas CF. Safe intrahospital transport of critically ill ventilator dependent patients. Chest 1989;96:631-5.

# 20

# INSUFICIÊNCIA RESPIRATÓRIA AGUDA NO ADULTO

IVANY SCHETTINO
VALERIA BERGHE SCHOR

O termo insuficiência respiratória aguda (IRA) refere-se a uma situação clínica em que o sistema respiratório perde subitamente a capacidade de manter uma troca gasosa adequada. Os valores mais comumente aceitos para definir a IRA são pressão parcial de oxigênio no sangue arterial ($PaO_2$) menor que 60 mmHg (hipoxemia) ou pressão parcial de gás carbônico ($PCO_2$) maior que 50 mmHg (hipercapnia), em ar ambiente. No entanto, esses valores são influenciados por idade, altitude, presença de doença pulmonar crônica ou doença cardíaca. Assim, deve-se levar em conta, na caracterização da IRA, a presença de alguma alteração súbita e significativa dos valores basais dos gases sanguíneos.

O paciente com IRA apresenta-se geralmente ansioso, fazendo uso da musculatura acessória para respiração e adotando uma postura com o tronco inclinado para a frente. Os efeitos sobre o sistema nervoso central (SNC) e o sistema cardiovascular (SCV) são variados (Tabela 1).

## FISIOPATOLOGIA

Para melhor compreensão das bases fisiopatológicas da IRA, uma breve revisão da fisiologia das trocas gasosas é necessária. As trocas gasosas ocorrem primariamente nas unidades alveolares pulmonares, nas quais o $O_2$ é transferido do gás alveolar para o sangue e o $CO_2$ percorre o caminho inverso (Figura 1).

Os seguintes processos são responsáveis pela manutenção dos níveis dos gases sanguíneos: venti-

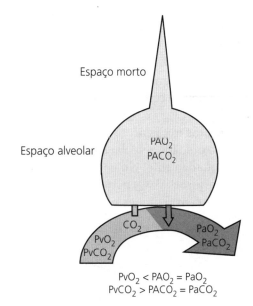

**Figura 1** Representação esquemática das trocas gasosas. PA: pressão parcial do gás no alvéolo; Pa: pressão parcial do gás no sangue arterial; Pv: pressão parcial do gás no sangue venoso.

**Tabela 1** Efeitos das alterações gasométricas nos sistemas nervoso central (SNC) e cardiovascular (SCV)

| Alteração gasométrica | SNC | SCV |
| --- | --- | --- |
| Hipoxemia | Confusão mental | Bradicardia, cianose |
| Hipercarbia | Tremor, *flapping* | Pulso aumentado, vasodilatação periférica |

**Tabela 2** Causas da insuficiência respiratória de acordo com o processo afetado

| Alteração gasométrica | Causa |
|---|---|
| Ventilação alveolar | *Overdose* de drogas, doença neuromuscular, alterações da parede torácica, doenças das vias aéreas (asma, DPOC) |
| Difusão dos gases | Enfisema pulmonar, infarto pulmonar, fibrose pulmonar, pneumonia, edema pulmonar agudo, SARA |
| Perfusão pulmonar e transporte dos gases do sangue | Queda do débito cardíaco (choque), queda do nível de hemoglobina (hemorragia), embolismo pulmonar, SARA |

lação do alvéolo pulmonar; difusão dos gases entre o alvéolo e o sangue; perfusão pulmonar e transporte dos gases no sangue.

A alteração de qualquer um desses processos pode levar à insuficiência respiratória (Tabela 2).

Após o processo de difusão, as moléculas de oxigênio ligam-se reversivelmente à hemoglobina para serem transportadas aos diversos tecidos. A quantidade de $O_2$ ligada à hemoglobina depende do nível de $PaO_2$ atingido. Essa relação, denominada curva de dissociação da oxiemoglobina, não é linear, mas apresenta a forma de uma curva sigmoidal (Figura 2).

Por sua vez, o $CO_2$ é transportado dissolvido no plasma (10%), em forma de bicarbonato (60%) ou ligado à hemoglobina como um composto carboamino (30%).

Para que uma troca gasosa ideal ocorra, é necessário que cada unidade alveolar seja ventilada e perfundida adequadamente. No entanto, uma relação ventilação/perfusão (V/Q) perfeita não é encontrada nem mesmo em pulmões normais. Sabe-se que regiões superiores do pulmão apresentam relação V/Q maior do que as regiões inferiores (Figura 3).

## HIPERCAPNIA

A $PaCO_2$ é diretamente proporcional à ventilação alveolar (VA) e indiretamente proporcional à produção de $CO_2$ pelo metabolismo celular ($VCO_2$):

$$PaCO_2 = (VCO_2/VA) \times K$$

Assim, a hipercapnia pode ser resultante de ventilação alveolar inadequada (exemplos na Tabela 2) ou do aumento da produção de $CO_2$ (convulsões, febre).

Por definição, a ventilação alveolar é obtida subtraindo-se a ventilação do espaço morto (VD) do volume expiratório (VE), que é a área ventilada do sistema respiratório mas não perfundida (Figura 3), como mostra a equação:

$$VA = VE - VD$$

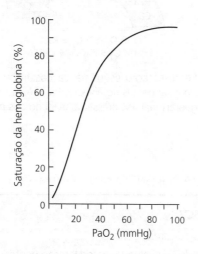

**Figura 2** Curva de dissociação da hemoglobina.

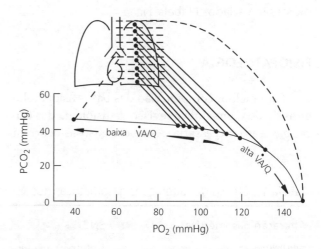

**Figura 3** Relação ventilação/perfusão (V/Q) nas diferentes regiões dos pulmões.[1]

Essa equação deixa claro que, em situações de hipoventilação ou de aumento do espaço morto, a ventilação alveolar diminui, o que irá provocar um aumento na $PaCO_2$.

Aumentos na concentração de $CO_2$ no espaço alveolar afetam a concentração de $O_2$, levando a uma diminuição da $PaO_2$, conforme a equação a seguir:

$$PaO_2 = FiO_2 \times (PB - PH_2O) - PaCO_2/R$$

em que $FiO_2$ é a fração de $O_2$ no gás inspirado, PB é a pressão barométrica, $PH_2O$ é a pressão do vapor de água e R é o quociente respiratório (relação entre a produção de $CO_2$ e o consumo de $O_2$).

## HIPOXEMIA

A insuficiência respiratória hipoxêmica é caracterizada por queda na $PO_2$, com $PCO_2$ normal ou baixa. Essa é a forma mais comum de IRA, que pode ser encontrada em quase todas as doenças pulmonares agudas, que, em geral, envolvem preenchimento dos alvéolos por fluido ou colapso alveolar.

Os distúrbios na relação (V/Q) são as causas mais comuns da hipoxemia, sendo os seus extremos (Figura 4):

- *Shunt*: situação em que a unidade alveolar não é ventilada, portanto o sangue passa pelo capilar pulmonar sem que haja troca gasosa, o que faz com que sejam mantidas as mesmas pressões parciais dos gases do sangue venoso.
- Espaço morto alveolar: situação em que a unidade alveolar é ventilada mas não perfundida, portanto o sangue no capilar pulmonar não entra em contato com o gás alveolar, não havendo troca gasosa.

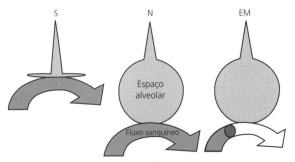

**Figura 4** Representação esquemática da relação ventilação/perfusão normal (N) e alterada em dois extremos: *shunt* (S) e espaço morto (EM).

Entre os extremos, podem-se encontrar graus variados de distúrbios na relação V/Q. Esses distúrbios são responsáveis por aumento do gradiente entre $PO_2$ alveolar ($PAO_2$) e arterial ($PaO_2$). O gradiente alveoloarterial de $O_2$ é dado pela equação:

$$P(A - a)O_2 = PAO_2 - PaO_2$$

A IRA pode ocorrer tanto em pacientes previamente saudáveis quanto em pacientes com doença respiratória crônica prévia. Várias são as condições que podem levar a distúrbios na função dos diversos componentes do sistema respiratório, resultando em IRA (Tabela 3).

Em terapia intensiva, observam-se com mais frequência as causas descritas a seguir.

### Obstrução de vias aéreas superiores

Pode ser tanto supra quanto subglótica; mais comumente causada por infecção ou trauma.

- Causas infecciosas: epiglotite (mais frequente em crianças de 3 a 7 anos) e laringotraqueobronquite.
- Causas traumáticas: manipulação das vias aéreas (p. ex., pós-extubação), aspiração de corpo estranho, acidentes, aspiração de substâncias tóxicas.

### Estado de mal asmático

Crises agudas graves em pacientes asmáticos podem ser desencadeadas por exposição a alérgenos ou a fatores irritantes das vias aéreas inespecíficos, infecções virais ou infecções bacterianas.

### Agudização da doença pulmonar obstrutiva crônica (DPOC)

Ocorre com maior frequência por infecções bacterianas, mas também são causas comuns: insuficiência cardíaca, arritmias e embolismo pulmonar. A infecção viral, embora mais rara, também pode ser encontrada.

### Síndrome da angústia respiratória do adulto (SARA)

A SARA pode ser causada primariamente por processos pulmonares ou, secundariamente, pelas doenças graves iniciadas em outros órgãos ou por trauma.

**Tabela 3** Causas da insuficiência respiratória aguda por local de dano

| Local afetado | Causa da insuficiência respiratória aguda |
| --- | --- |
| Sistema nervoso central (medula) | Trauma, acidente vascular encefálico, tumor, hipotireoidismo, drogas |
| Sistema nervoso periférico (nervo frênico) | Guillain-Barré, poliomielite, trauma espinal |
| Músculos respiratórios | *Miastenia gravis*, miosite, botulismo |
| Parede torácica | Trauma torácico, cifoescoliose, derrame pleural, hemotórax |
| Pulmão | |
| • Vias aéreas superiores | Estenose subglótica, tumor, edema de laringe |
| • Árvore brônquica | Asma, DPOC, corpo estranho |
| • Alvéolo | Pneumonia, SARA, enfisema, edema pulmonar |
| Vascularização pulmonar | Tromboembolismo pulmonar, SARA |

Sua fisiopatologia envolve a ativação de leucócitos e plaquetas, com liberação de prostaglandinas, radicais tóxicos de oxigênio, enzimas proteolíticas, fator de necrose tumoral e interleucinas. Essas substâncias seriam responsáveis pela lesão dos epitélios de capilares e alvéolos pulmonares, causando extravasamento de plasma e de sangue para o interstício e os espaços alveolares. Isso levaria, além do preenchimento alveolar, à diminuição da atividade do surfactante pulmonar com consequente atelectasia. Ao processo inflamatório inicial, segue-se uma fase de proliferação celular e de acúmulo de colágeno, resultando em fibrose intersticial grave. Essas alterações têm como consequências: diminuição da complacência pulmonar, diminuição da capacidade residual funcional, distúrbios da relação V/Q e aumento do espaço morto fisiológico.

# FISIOTERAPIA E ASSISTÊNCIA VENTILATÓRIA NA INSUFICIÊNCIA RESPIRATÓRIA AGUDA

VALERIA BERGHE SCHOR

É muito importante ressaltar que o sucesso do tratamento não depende apenas da tecnologia disponível, mas também do nível técnico da equipe multidisciplinar.

O conhecimento da fisiopatologia e do tratamento, principalmente por parte dos fisioterapeutas, faz-se necessário para o adequado suporte ao paciente.

## OBJETIVOS DO TRATAMENTO DA INSUFICIÊNCIA RESPIRATÓRIA AGUDA

### Insuficiência respiratória hipoxêmica

A hipoxemia ($PaO_2 \leq 55$ mmHg com $FiO_2 = 21\%$) é a condição contrária à manutenção da integridade celular, portanto deve ser corrigida imediatamente, a fim de aumentar a saturação de $O_2$.

Diretamente relacionada com a correção da hipoxemia está a diminuição do trabalho respiratório e suas consequências hemodinâmicas, como taquicardia, hipotensão ou hipertensão arterial.

### Insuficiência respiratória hipercápnica

Como descrito anteriormente, esse tipo de insuficiência respiratória pode ser seguido ou não de hipoxemia. Níveis elevados de $PaCO_2 \geq 45\text{-}60$ mmHg, associados à acidose respiratória, devem ser corrigidos.

A terapia de escolha irá depender não só do quadro do paciente, em ambos os casos, como também da escolha do médico responsável e de sua equipe.

## VENTILAÇÃO MECÂNICA NÃO INVASIVA (VMNI)

Existe grande interesse atual no uso da VMNI para promover suporte ventilatório em pacientes com IRA. A VMNI é utilizada com grande sucesso em pacientes com DPOC, edema pulmonar cardiogênico, asma, pneumonia, insucesso na extubação e falência respiratória pós-operatória.[2]

### Seleção do paciente

O critério de seleção mais comum inclui desconforto respiratório agudo seguido de moderada/grave dispneia, uso de musculatura acessória e taquipneia, além de hipercapnia: pH < 7,35, $PaCO_2$ > 45-60 mmHg.[3]

As evidências mais positivas no uso da VNI em insuficiência respiratória aguda vêm de estudos com pacientes com exacerbação aguda da DPOC.[2,4] No entanto, outros estudos, em menor escala, mostram o benefício do uso da VMNI em pacientes em crise aguda de asma e edema pulmonar cardiogênico – não secundário a infarto agudo do miocárdio (IAM).[5] Nos casos de edema agudo dos pulmões (EAP) secundários a IAM, o método de suporte ventilatório mais indicado é a pressão positiva contínua na via aérea (CPAP).[5]

### Critérios de exclusão

De acordo com o Consenso Internacional de Medicina Intensiva, publicado em 2001,[6] é contraindicado o uso de VMNI nos casos de:

- Parada cardiorrespiratória.
- Falência de outros órgãos.
- Encefalopatia (p. ex., Glasgow < 10).
- Sangramento gastrointestinal.
- Instabilidade hemodinâmica ou arritmia.
- Cirurgia facial, deformidade ou trauma facial.
- Obstrução de vias aéreas.
- Inabilidade para proteger a via aérea.
- Risco de aspiração e dificuldade para tossir.

Apenas um destes critérios presentes contraindica o uso de VMNI.

## Sinais de sucesso na aplicação da VMNI

Quando se aplica a VMNI, a resposta inicial poderá predizer sucesso ou falha no tratamento. Quanto melhor a aceitação do paciente e conforme a escolha correta do tipo e do tamanho de máscara a ser utilizada e escolha dos parâmetros mais confortáveis ao paciente, maior a chance de sucesso no tratamento.

De acordo com a literatura, não se deve esperar mais que trinta minutos a uma hora para estabelecer o insucesso do tratamento, pois o estado inicial do paciente pode deteriorar ainda mais. A observação constante do paciente nesse momento é essencial. As maiores causas de insucesso no uso da VMNI ocorrem em pacientes gravemente doentes, mais velhos, com diagnóstico de SARA ou pneumonia.[3]

## Fatores técnicos

### Escolha da máscara

A escolha da máscara adequada é um dos fatores de maior importância para o conforto e a tolerância do paciente. Uma interface inadequada pode tanto diminuir o sucesso da aplicação clínica da VMNI como prejudicar a tolerância do paciente ao tratamento. Nas Figuras 5 e 6, são apresentados os tipos de máscaras mais utilizadas atualmente.

### Tipos de ventiladores para VMNI

Hoje, encontram-se facilmente os ventiladores microprocessados nas unidades de terapia intensiva (UTI) do Brasil, em que são utilizados em larga escala como opção de VMNI.

No entanto, apresentam as seguintes desvantagens em relação aos aparelhos próprios de VNI: não

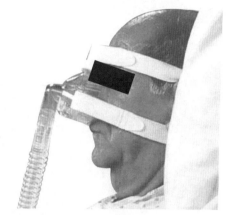

**Figura 5** Máscara nasal.

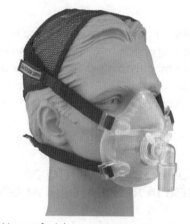

**Figura 6** Máscara facial.

compensam vazamentos e apresentam difícil ajuste de alarmes.

Com o uso de ventiladores microprocessados, no entanto, podem ser utilizados fluxos mais altos e, dessa forma, proporcionar mais conforto ao paciente com IRA (Figura 7).

Aparelhos como BiPAP®, de uso exclusivo para VMNI, são dotados de apenas um circuito (inspiratório/expiratório) que, dependendo do fluxo utilizado e do volume corrente, pode levar à reinalação de $CO_2$. Caso isso aconteça, o ideal é aumentar a PEEP (pressão positiva expiratória final). As máscaras com válvula de escape são mais eficazes que a válvula no circuito do aparelho (*whisper swivel*) (Figura 8).

### Aplicação clínica da VMNI

A aplicação da VMNI requer paciência e conhecimento teórico e prático do fisioterapeuta que atuará diretamente na orientação e na adaptação da técnica ao paciente (Figuras 7 e 8).

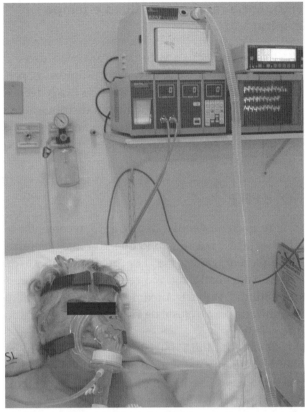

**Figura 7** Uso da VMNI em âmbito hospitalar ou aparelho microprocessado.

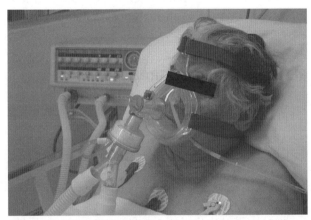

**Figura 8** Uso da VMNI em âmbito hospitalar ou aparelho microprocessado.

O primeiro objetivo do uso da VMNI é oferecer ao paciente conforto, de forma a lhe garantir melhora nas trocas gasosas e na mecânica respiratória.

Etapas importantes que devem ser seguidas:

- Escolher o ventilador capaz de suprir as necessidades do paciente (em geral, optar por ventilação por pressão no caso de aparelho microprocessado).
- Escolher a melhor interface e evitar máscaras grandes.
- Apresentar-se ao paciente e explicar-lhe a terapia.
- Silenciar os alarmes e opte por parâmetros iniciais baixos.
- Iniciar a VMNI apenas segurando a máscara na face do paciente, aguardar que ele se sinta confortável e então fixá-la com o gorro, evitando apertar demais.
- Ajustar a $FiO_2$ para $SpO_2 > 90\%$, evitando pico de pressão inspiratório $> 20$ $cmH_2O$.
- Estar sempre ao lado do paciente para garantir conforto e tolerância.[3,7]

## E se falhar?

Sabe-se que manter um paciente com insuficiência respiratória em VMNI por tempo prolongado é uma tarefa difícil, por isso é importante saber quando a terapia já não traz nenhum benefício para o paciente.

A ventilação mecânica invasiva, ou seja, a ventilação mecânica por intermédio de tubo orotraqueal ou nasotraqueal, é indicada quando não se obtém sucesso com a VMNI ou quando está contraindicada a utilização da VMNI como tratamento.

Segundo Pierson et al., as principais indicações para a entubação e para o uso de VMI são:

- Apneia ou parada respiratória.
- Exacerbação aguda da DPOC acompanhada de dispneia ($f > 35$ rpm), acidose respiratória e um dos seguintes tópicos:
  a) Instabilidade cardiovascular aguda.
  b) Alteração do estado mental.
  c) Inabilidade de proteger as vias aéreas baixas.
  d) Hipersecreção pulmonar ou secreção viscosa.
  e) Acidose respiratória progressiva.
- Insuficiência ventilatória aguda em doença neuromuscular e na presença de um dos seguintes fatores:
  a) Acidose respiratória aguda.
  b) Queda progressiva da capacidade vital $< 10\text{-}15$ mL/kg.
  c) Queda progressiva da pressão inspiratória máxima $< 20\text{-}30$ $cmH_2O$.
- Falência respiratória aguda acompanhada de taquipneia, desconforto respiratório e hipoxemia persistente mesmo com administração de alta $FiO_2$ via gerador de alto fluxo ou na presença de um dos seguintes critérios:
  a) Instabilidade cardiovascular aguda.

b) Alteração do estado mental.

c) Inabilidade em proteger as vias aéreas.

Após a entubação, o paciente deverá ser conectado ao ventilador mecânico com parâmetros preestabelecidos pelo fisioterapeuta em acordo com o médico responsável. Deve-se sempre lembrar que existem vários modos de ventilação, cada um com sua particularidade. É importante verificar o suporte adequado de oxigênio e limitar as pressões de distensão a fim de proteger os pulmões.[8]

A instabilidade hemodinâmica é um dos fatores mais comuns quando é iniciada a ventilação mecânica. A pressão média intratorácica varia de negativa para positiva, levando a mudanças no retorno venoso e, consequentemente, ao débito cardíaco. A utilização de sedativos causa a alteração autonômica e no tônus vascular. Normalmente, a alteração hemodinâmica, durante a aplicação de ventilação mecânica, pode ser controlada com administração de líquidos e drogas vasoativas.[2]

## PARÂMETROS VENTILATÓRIOS INICIAIS

Como definida anteriormente, a escolha do modo ventilatório e dos parâmetros será definida pela experiência profissional e pelo tipo de ventilador disponível.

### Modo ventilatório

Existem controvérsias quanto ao modo ventilatório na literatura, porém o que realmente importa é o completo suporte à demanda do paciente; o uso de sedação pode garantir a sincronia do paciente ao ventilador. A utilização de modo assistido-controlado, tanto em volume controlado quanto em pressão controlada, pode ser uma opção para o início do tratamento.

### Níveis de pressão e volume

Para evitar lesão pulmonar induzida pela ventilação mecânica (VILI), deve-se estar atento ao platô de pressão (Pplat), o qual não deve exceder 30 $cmH_2O$. Tanto a pressão quanto o volume devem ser ajustados com esse valor.

O ajuste de volume corrente pode variar de 4 a 12 mL/kg, com base sempre na complacência, na resistência e na doença de base do paciente.[2,9]

## Frequência respiratória, fluxo e tempo inspiratório

Com ventilação a volume, o pico de fluxo e o fluxo são parâmetros que devem ser estipulados, portanto é importante optar por onda de fluxo decrescente que potencialmente melhora a distribuição de VT em comparação à onda de fluxo retangular. O pico de fluxo deve ser ajustado para garantir um tempo inspiratório de 1 segundo.[2]

## FiO₂ e PEEP

Ao iniciar a ventilação mecânica, recomenda-se a $FiO_2 = 100\%$, pois é sabido que, durante a entubação, o paciente pode estar desprovido de suporte de oxigênio adequado, mesmo com o uso de bolsa ressuscitadora (Ambu®). A oximetria de pulso poderá ser utilizada para o ajuste da $FiO_2$ após a estabilização do paciente.

O valor da PEEP inicial é controverso tanto na literatura quanto na prática; no entanto, o que mais preocupa nessa fase inicial é a instabilidade hemodinâmica, portanto, devem-se respeitar os limites do paciente. Um valor de 5 $cmH_2O$ pode ser benéfico tanto do ponto de vista hemodinâmico quanto do ventilatório. O acompanhamento à beira do leito se faz necessário para os ajustes após a estabilização do paciente.

## REFERÊNCIAS BIBLIOGRÁFICAS

1. West JB. Respiratory physiology. Baltimore: Williams & Wilkins; 1999.

2. Artigas A, et al. The American-European Consensus Conference on ARDS. Parte 2. Am J Respir Crit Care Med 1998; 157:332-47.

3. Balk R, Bone RC. Classification of acute respiratory failure. Med Clin North Am 1983;67:551-6.

4. Bernard GR, et al. The American-European Consensus Conference on ARDS – definitions, mechanisms, relevant outcomes and clinical trial coordination. Am J Respir Crit Care Med 1994;149:818-24.

5. Bone RC. Symposium on respiratory failure. Med Clin North Amer 1983;67:551-750.

6. Connors Junior AF, Dawson NV, Thomas C. Outcomes following acute exacerbation of severe chronic obstructive lung disease. The support investigators (Study to understand prognoses and preferences for outcomes and risks of treatments). Am J Respir Crit Care Med 1996;154:959-67.

7. Davidson AC. The pulmonary physician in critical care. Critical care management of respiratory failure resulting from COPD. Thorax 2002;57:1079-84.

8. Johanson WG, Peters JI. Respiratory failure. In: Murray YJ, Nadel JA (eds.). Textbook of respiratory medicine. San Francisco: Brandon; 1988.

9. Kaisers U, et al. Selective pulmonary vasodilation in acute respiratory distress syndrome. Crit Care Med 2003; 31:S337-42.

10. Morris AH. Acute respiratory failure. In: Parrilo JE (ed.). Therapeutic strategies in current therapy in critical care medicine. Toronto: Decker; 1987.

11. Pingleton SK. Complications of acute respiratory failure. Am Rev Respir Dis 1988;137:1463-93.

12. Pontoppidan H, Geffin B, Lowenstein E. Acute respiratory failure in the adult. Partes I-III. N Engl J Med 1972;287:690-8; 743-52;799-806.

13. Spearman CB, Egan DF, Egan J. Fundamentals of respiratory therapy. 4.ed. St. Louis: Mosby; 1982.

14. Vincent JL, Sakr Y, Ranieri VM. Epidemiology and outcome of acute respiratory failure in intensive care unit patients. Crit Care Med 2003;31:S296-9.

15. Weinacker AB, Vaszar LT. Acute respiratory distress syndrome: physiology and new management strategies. Ann Rev Med 2001;52:221-37.

# 21

# ATUAÇÃO DA FISIOTERAPIA NA PARADA CARDIORRESPIRATÓRIA

GEORGE JERRE VIEIRA SARMENTO
MARCELLE GUERRA VIEIRA

A doença arterial coronariana é a causa mais comum de parada cardíaca em adultos, ocorrendo na maioria das vezes de maneira súbita e imprevisível.

A morte súbita por parada cardíaca, apesar de ser considerada um importante problema de saúde pública, ainda não é vista pela população dessa maneira. Para se ter uma ideia, em todo o mundo a morte súbita cardíaca mata mais do que acidentes automobilísticos, armas de fogo e doenças como aids, câncer de próstata e de mama juntos. O socorro a pessoas que sofrem um mal súbito desse tipo, se ocorrer rápida e corretamente, pode salvar a vítima. Se não for socorrida, uma pessoa com parada cardiorrespiratória (PCR) perde, a cada minuto, 10% da chance de sobreviver. Em 80% dos casos a morte súbita é causada por taquicardia ventricular (alteração das batidas do coração), que pode ser corrigida apenas com equipamento de choque, o chamado desfibrilador.

## DEFINIÇÃO

Por muitos anos, parada cardíaca era definida como a cessação súbita do batimento cardíaco. No entanto, a definição mais completa seria de um débito cardíaco inadequado para manter a vida. Isso porque pode haver presença de batimentos sistólicos com atividade elétrica, porém com um volume sistólico inadequado para perfusão tecidual.

As principais causas de PCR podem ser: infarto agudo do miocárdio, afogamento, eletrocussão (choque elétrico), abuso de drogas, obstrução de vias aéreas, intoxicação por gases tóxicos e hemorragia intensa.

## FATORES DE RISCO

Os fatores de risco da parada súbita se relacionam muito com os da doença coronariana. Assim, hipertensão arterial sistêmica, diabete melito, hiperlipidemias, fumo, idade, história familiar de doença coronariana e evidência de hipertrofia ventricular esquerda aumentam a probabilidade da ocorrência de morte súbita.

As PCR que ocorrem fora do ambiente hospitalar são causadas, quase sempre, por uma arritmia cardíaca súbita e letal, como a fibrilação ventricular (FV). No entanto, as que ocorrem dentro do hospital constituem, geralmente, o evento terminal de doenças de prognóstico grave. Nesses casos, o mecanismo em sua grande maioria é a assistolia ventricular.

Para que ocorra a assistolia ventricular em pacientes internados, consideram-se alguns fatores como acidose respiratória e metabólica e choque progressivo, bem como efeitos adversos de medicamentos.

## MODALIDADES DE PARADA CARDÍACA

### Fibrilação ventricular

A FV é a contração incoordenada do miocárdio em consequência da atividade caótica de diferentes grupos de fibras miocárdicas, resultando na ineficiência total do coração em manter um rendimento de volume sanguíneo adequado. A arritmia caracteriza-se, no traçado eletrocardiográfico, pela ausência de qualquer atividade elétrica organizada. No traçado, está presente um padrão caótico caracterizado por ondulações irregulares da linha de base, no qual não se reconhecem ondas P nem complexos QRS ou ondas T. A fibrilação se caracteriza por ser fina ou grosseira (Figuras 1 e 2). A FV grosseira indica início recente da arritmia, que pode ser facilmente revertida por desfibrilação elétrica. Em presença de FV fina, normalmente há um tempo mais prolongado desde o início da FV, e a recuperação do ritmo sinusal é muito difícil.

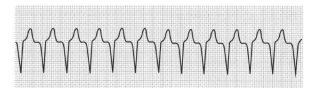

**Figura 3**  Taquicardia ventricular sem pulso.

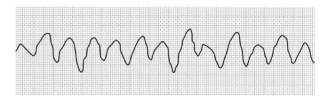

**Figura 1**  Fibrilação ventricular fina.

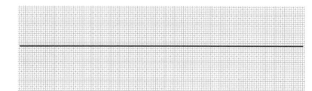

**Figura 4**  Assistolia.

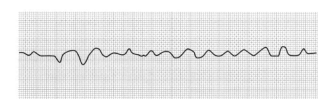

**Figura 2**  Fibrilação ventricular grosseira.

## Taquicardia ventricular sem pulso

A taquicardia ventricular sem pulso (Figura 3) é a sucessão rápida de batimentos ectópicos ventriculares que pode levar à acentuada deterioração hemodinâmica, chegando mesmo à ausência de pulso arterial palpável, quando então é considerada uma modalidade de PCR. Normalmente, a frequência cardíaca em vigência na taquicardia ventricular é maior que 100 bpm. O ritmo pode ser regular ou irregular. Torna-se difícil reconhecer as ondas P no traçado. Os complexos QRS são precoces, e a sua morfologia é bizarra, com entalhes; o segmento ST e as ondas T apresentam polaridades opostas à do QRS.

## Assistolia

A assistolia (Figura 4) representa a ausência total de atividade elétrica. Dentre os fatores que podem provocar a assistolia, destacam-se: distúrbio do sistema de condução do impulso elétrico, indução anestésica (descarga parassimpática generalizada), distúrbios hidreletrolíticos e hipóxia. Aparece no eletrocardiograma (ECG) um traçado isoelétrico, porém, ocasionalmente, podem ser observadas ondas P não seguidas de nenhum complexo QRS.

## SOCORRO BÁSICO

O reconhecimento da PCR é feito detectando-se na avaliação primária (Figuras 5 e 6):

- Inconsciência.
- Ausência de respiração.
- Ausência de batimento cardíaco em grandes artérias.

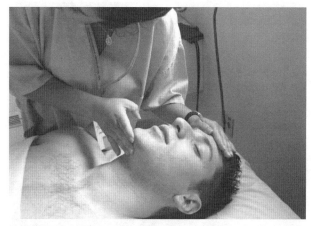

**Figura 5**  Averiguação da inconsciência e da ausência de respiração.

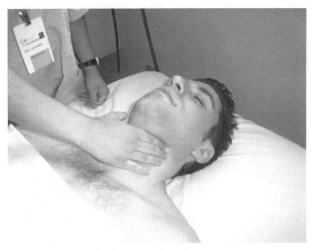

**Figura 6** Ausência de pulso central.

O tratamento da PCR pelo socorrista é feito por meio de manobras básicas de reanimação cardiorrespiratória (RCR) ou ressuscitação cardiopulmonar (RCP). RCP é o termo designado para o conjunto de manobras terapêuticas adotadas para o tratamento da PCR, visando a manter ou recuperar, artificialmente, as funções respiratória, circulatória e cerebral. As manobras básicas de RCP são também conhecidas como suporte básico de vida (SBV). Se o socorrista detectou inconsciência, pediu ajuda, realizou a abertura de vias aéreas (Figura 7) e verificou que a vítima não respirava, a conduta seguinte seria a de imediatamente aplicar duas ventilações boca-a-boca com método de barreira, do seguinte modo:

1. Posicionar-se ao lado da vítima, mantendo-a em posição supina.
2. Proceder à abertura das vias aéreas.
3. Utilizar os dedos polegar e indicador da mão que inclina a cabeça para trás para pinçar as narinas, mantendo-as fechadas.
4. Inspirar profundamente e ocluir a boca da vítima com a sua própria boca, vedando-a totalmente; soprar para a cavidade oral da vítima o máximo de volume de ar que conseguir expirar, de forma lenta e contínua, avaliando a efetividade da ventilação pela observação da elevação do tórax durante o procedimento.
5. Retirar a própria boca da boca da vítima e soltar as narinas, para a saída de ar.
6. Repetir da mesma forma a segunda ventilação e depois verificar a pulsação. Caso não seja detectado sinal de pulso na artéria carótida, realiza-se a compressão torácica externa, na seguinte sequência:

- Manter a vítima em posição supina, sobre superfície rígida.
- Posicionar-se ao lado da vítima, localizar o processo xifoide no terço inferior do esterno (Figura 8) e colocar a proeminência da palma de uma mão (região tenar) dois dedos acima desse processo (Figura 9); logo a seguir, colocar a outra mão sobre a primeira, de modo que os dedos fiquem entrelaçados e não toquem o tórax.
- Os braços do socorrista deverão ficar estendidos, sem dobrar os cotovelos, e o ombro deverá ficar perpendicular sobre o tórax da vítima.
- O socorrista deverá deslocar o peso do seu corpo sobre o tórax da vítima sem flexionar os braços, comprimindo o esterno em torno de 3,5 a 5 cm.

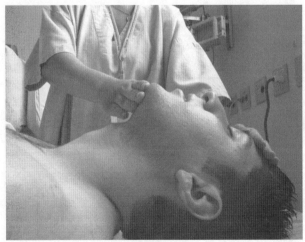

**Figura 7** Abertura de vias aéreas.

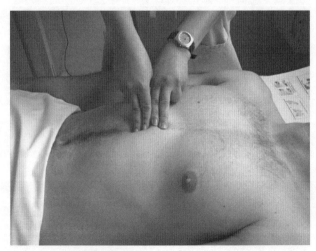

**Figura 8** Processo xifoide.

Recomenda-se manter uma frequência de compressão torácica externa e ventilação artificial na proporção de 15:2, ou seja, aplicar 15 compressões torácicas externas e 2 ventilações artificiais. A cada quatro ciclos de 15:2, repetir a avaliação primária para pesquisar o retorno da respiração e do pulso; caso contrário, manter as manobras de reanimação, reiniciando novo ciclo com as compressões torácicas.

A frequência de compressões torácicas externas no adulto deve ser mantida em 100 compressões por minuto. Nas situações em que há a presença de dois socorristas, enquanto um realiza as 15 compressões torácicas o outro deve aguardar para intercalar as 2 ventilações. Os socorristas poderão trocar de posição quando se sentirem cansados.

As manobras de reanimação devem ser mantidas até a chegada do serviço de emergência médica.

Caso seja restabelecido apenas o pulso durante as manobras de reanimação, um socorrista deve continuar mantendo a ventilação artificial com uma frequência de 12 a 15 ventilações por minuto.

Na vigência de parada respiratória e presença de pulso na artéria carótida, o socorrista deve aplicar ventilação a cada 5 segundos em adultos, uma a cada 4 segundos em crianças e, em bebês, uma a cada 3 segundos. Em vítimas com história de trauma, na presença de PCR, a abertura das vias aéreas deve ser realizada por um socorrista pela tração da mandíbula (*jaw thrust*), enquanto o outro procede à compressão torácica externa e a ventilação artificial na proporção de 15:2.

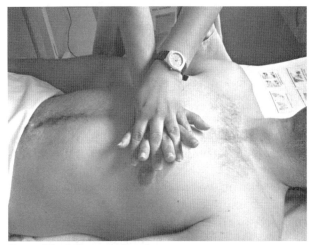

**Figura 10**   Mãos entrelaçadas.

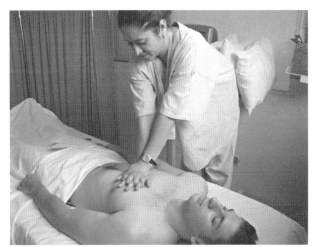

**Figura 11**   Membros superiores estendidos.

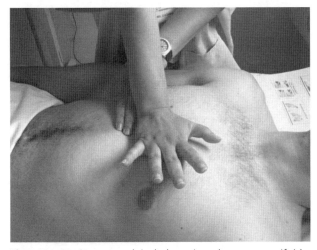

**Figura 9**   Região tenar: dois dedos acima do processo xifoide.

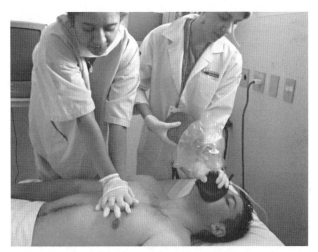

**Figura 12**   Compressão torácica e ventilação manual.

## PAPEL DO FISIOTERAPEUTA DURANTE A PARADA CARDIORRESPIRATÓRIA

A primeira citação sobre a importância da fisioterapia respiratória foi datada de 1901, quando William Ewart descreveu o benefício da drenagem postural no tratamento das bronquiectasias. Em seguida, inúmeras referências científicas demonstraram melhora da função pulmonar com a fisioterapia respiratória.

Desde então, a presença dessa especialidade passou a ser imprescindível nas unidades de terapia intensiva (UTI). O fisioterapeuta, consciente do seu papel na UTI, atua em conjunto com a equipe médica e de enfermagem, visando não apenas a manter a ventilação/perfusão, como também a preservação da estrutura pulmonar.

O paciente é recebido na UTI pela equipe multidisciplinar, e cabe ao fisioterapeuta avaliar junto ao médico intensivista a necessidade ou não de instalar oxigenoterapia.

Para melhor eficiência no atendimento da fisioterapia respiratória, foram estabelecidas rotinas que trouxeram maior agilidade e uniformidade ao trabalho.

Assim, durante a PCR, será necessário o médico realizar a entubação orotraqueal para manutenção da ventilação do paciente. A presença de um fisioterapeuta nesse momento tem importância fundamental. Cabe a esse profissional prestar a assistência na ventilação do paciente da seguinte maneira:

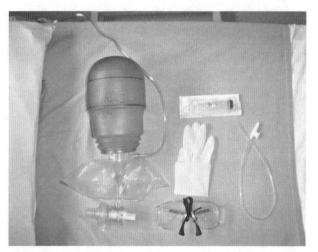

**Figura 13** Ambu®, luva estéril, óculos de proteção e sonda de aspiração.

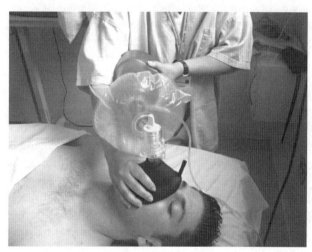

**Figura 15** Ventilação com Ambu®.

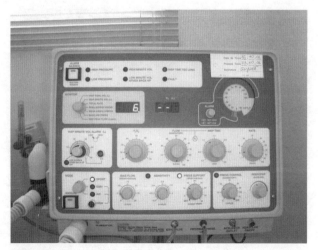

**Figura 14** Parâmetros ajustados no ventilador.

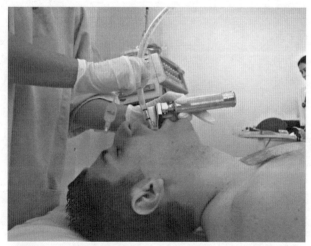

**Figura 16** Procedimento de entubação realizado pelo médico.

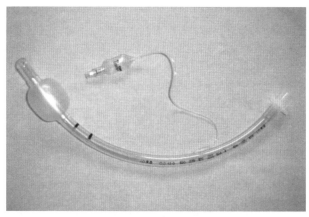

Figura 17  Demonstração do balonete insuflado.

- Preparar o material (sondas e luvas estéreis) para aspiração traqueal, Ambu® adaptado à máscara facial e à extensão de oxigênio.
- Checar os parâmetros do respirador a ser usado.
- Testar circuito e colocar o filtro umidificador.
- Ventilar o paciente com máscara facial conectada ao Ambu® e extensão conectada à rede de oxigênio.
- Aspirar as vias aéreas superiores do paciente, mantendo-o bem oxigenado.
- Interromper a ventilação para que o médico intensivista possa realizar a entubação.
- Após a entubação, insuflar o *cuff* com 18 a 20 cmH$_2$O, desconectar a máscara facial do Ambu® e conectar o ventilador ao tubo endotraqueal.
- Realizar ausculta pulmonar, verificando se a cânula está posicionada corretamente.

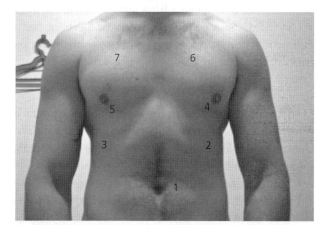

Figura 18  Sequência para verificação de ausculta pulmonar. 1: estômago; 2: base esquerda; 3: base direita; 4: terço médio esquerdo; 5: terço médio direito; 6: ápice esquerdo; 7: ápice direito.

- Fixar a cânula do paciente, evitando áreas de risco de escara.
- Confirmar os parâmetros do respirador.
- Anotar os parâmetros na folha de evolução.
- Analisar radiografia de tórax e gasometria pós--entubação, confirmar e/ou adequar os parâmetros previamente estabelecidos mediante exames e registro de dados.
- Se houver necessidade de umidificação extra, além da que se obtém com o filtro umidificador, instalar a caneca de nebulização aquecida, retirando o filtro de barreira e acrescentando o filtro bactericida.

Todo paciente submetido à ventilação mecânica deverá ser acompanhado pela equipe de fisioterapia até o momento da extubação e posteriormente, se houver necessidade.

## BIBLIOGRAFIA

1. Ambrogi AM, Hokama C, Kühl S. Padronização das ações de enfermagem na parada cardiorrespiratória. In: Knobel E. Condutas no paciente grave. São Paulo: Atheneu; 1998.
2. Cavalheiro LV, Chiavegato, LD, Santos MC. Fisioterapia respiratória em condições especiais In: Knobel E. Condutas no paciente grave. São Paulo: Atheneu; 1998.
3. Field JM. Update on cardiac resuscitation for sudden death: International Guidelines 2000 on Resuscitation and Emergency Cardiac Care. Curr Opin Cardiol 2003,18.14-25.
4. Kaneko M, Murakami SH, Silva AB. Fisioterapia na ventilação mecânica convencional. In: Knobel E. Condutas no paciente grave. 2.ed. São Paulo: Atheneu; 1998.
5. Rosen KR, Sinz EH, Casto J. Basic and advanced life support, acute resuscitation, and cardiac resuscitation. Curr Opin Anaesthesiol 2001;14:177-84.
6. Oromí C, Perdomo N. Asistencia ventilatoria mecánica/ Mechanical ventilation. Arch Pediatr Urug 1993;64(3):37-42.
7. Parada cardiorrespiratória e manobras de reanimação. Disponível em: <http://www.virtual.unifesp.br/cursos/ps/restrito/parada.pdf>. Acesso em: 15 de janeiro de 2005.
8. Santos ES. Socorro básico. In: Ressuscitação cardiopulmonar. Série: Clínicas brasileiras de medicina intensiva. São Paulo: Atheneu, ano 3, vol. 4, 1998.
9. Hachimi-Idrissi S, Huyghens L. Advanced cardiac life support update: the new ILCOR cardiovascular resuscitation guidelines. Eur J Emerg Med 2002;9:193-202.
10. Vieira SRR, Brauner JS. Novas técnicas em ressuscitação cardiopulmonar. In: Ressuscitação cardiopulmonar. Série: Clínicas brasileiras de medicina intensiva. São Paulo: Atheneu, ano 3, vol. 4, 1998.

# 22

# ASMA NO ADULTO

MARIA PAULA RAMOS CARAMEZ

A asma é uma das maiores causas de incapacidade pulmonar nos Estados Unidos, onde afeta mais de 5% da população. Nos últimos vinte anos, um dos maiores desafios tem sido a compreensão da fisiopatologia dessa doença.[1]

Em 1987, a American Thoracic Society enfatizou a hiper-responsividade brônquica como a definição de asma.[1] Porém, existe uma evidência crescente no papel central da inflamação na patogênese da asma descrita em 1991 pelos National Institutes of Health (National Asthma Educational Program Expert Panel Report),[2] que definiu asma como uma doença pulmonar com as seguintes características:

1. Obstrução reversível das vias aéreas (mas não completamente em alguns pacientes) espontaneamente ou com tratamento.
2. Inflamação das vias aéreas.
3. Responsividade das vias aéreas aumentadas a uma série de estímulos.

Em 1995, o conceito de inflamação das vias aéreas foi mais bem definido. De acordo com o NHLBI/WHO Workshop Report,[3] asma é:

> A doença inflamatória crônica das vias aéreas em que várias células desempenham um papel, em particular os mastócitos, eosinófilos e linfócitos T. Em indivíduos suscetíveis, essa inflamação causa recorrentes episódios de chiado, dispneia, aperto torácico e tosse, particularmente à noite e/ou bem cedo pela manhã. Esses sintomas são geralmente associados com uma variação no grau de limitação ao fluxo aéreo reversível,

pelo menos parte dele, espontaneamente ou com tratamento. A inflamação também causa o aumento associado na responsividade das vias aéreas a uma variedade de estímulos.

Esta definição vai ao encontro do papel principal da inflamação na patogênese da asma, em que os sintomas clínicos são característicos dessa desordem. A história, o exame físico e os exames laboratoriais são essenciais no diagnóstico da asma, pois permitem para classificar sua gravidade, assim como o guia terapêutico.

## FISIOPATOLOGIA DA ASMA

Embora a asma seja uma síndrome clínica bem reconhecida, sua patologia ainda não é bem compreendida. Porém, existe um consenso sobre os vários mecanismos patogênicos envolvidos que podem levar à asma, os quais são definidos como asma alérgeno-induzida.[4]

A asma é uma síndrome com sinais, sintomas e anormalidades laboratoriais com a presença de um denominador comum: a obstrução das vias aéreas, decorrente da infiltração e da inflamação celular.

A inflamação é um evento precoce na asma, e a infiltração celular pode ser evidenciada nas biópsias das vias aéreas.[5]

Os componentes mais importantes da inflamação são linfócitos, eosinófilos e neutrófilos.

Embora a patogênese do eosinófilo na asma não seja bem estabelecida, a presença de eosinófilos nas vias aéreas está correlacionada com a gravidade da asma. A presença tanto de eosinófilos quanto de linfócitos foi encontrada também em pacientes com asma leve,[7-9] enquanto os neutrófilos foram encontrados em pacientes mais graves.[10] Parte dessa fisiopatologia justifica a terapêutica com corticosteroides em pacientes com asma, embora a inflamação nas vias aéreas possa persistir nos pacientes com asma grave a despeito do tratamento.[10] Outros fatores importantes na inflação das vias aéreas e na infiltração celular são a presença dos mastócitos, hipertrofia e hiperplasia dos músculos.[11] Os mastócitos são ativados pela IgE e por alguns antígenos específicos, como também por outros mecanismos.[12]

Finalmente, existe uma remodelação das vias aéreas, determinada pelo depósito de colágeno (tipos III e V) abaixo da membrana basal, aumentando a espessura dos músculos presente nas paredes das vias aéreas. Esse processo amplifica a hiper-responsividade[13-15] existente nos pacientes asmáticos.

Alguns fatores de risco são associados aos pacientes asmáticos.

## Hiper-responsividade

Embora nem todos os pacientes com hiper-responsividade tenham asma,[16] sua presença é um fator de risco para o desenvolvimento da asma.[17,18] Muitos pacientes com hiper-responsividade apresentam-se assintomáticos durante o teste.

## Sexo

Na puberdade, a asma é predominante no sexo masculino.[17] Após os vinte anos, a presença se equivale nos dois sexos, aumentando na mulher depois dos quarenta anos.

Não são muito claras as razões que justificam essas diferenças entre os sexos, mas deve-se ressaltar que os meninos, na infância, possuem maior atopia e menor diâmetro nas vias aéreas.

## Atopia

A prevalência de asma foi correlacionada com o aumento sérico da IgE, porém a positividade no teste cutâneo apresenta melhor correlação com rinite do que com asma.[19,20]

## Infecções respiratórias

Infecções virais e bacterianas estão associadas com o desencadeamento de crise asmática.[21,22] Porém, alguns estudos sugerem que infecções virais repetidas das vias aéreas na infância podem diminuir o desenvolvimento da asma na fase escolar, mas esse mecanismo fisiopatológico ainda não é bem conhecido.[17,23-26]

## Exposição a alérgenos

Progressivas mudanças no estilo de vida das pessoas vêm aumentando o desencadeamento de asma por alérgenos presentes dentro de casa, como poeira, ácaros, pelos de gato e de cachorro, o uso cada vez mais difundido de carpetes, além de menor ventilação. Ou seja, o aumento da exposição e da sensibilização proporciona o aparecimento de crises asmáticas.[27-29]

Além das exposições domésticas, crianças com hiper-reatividade brônquica expostas à poluição são mais suscetíveis a desenvolver outros sintomas respiratórios.[30]

## Tabagismo

Pacientes com asma tendem a não se tornar fumantes habituais, o que dificulta a correlação tabagismo e asma.[17] No entanto, a atopia à fumaça de cigarro influencia a incidência e a recorrência de chiado na fase adulta.[31]

A exposição passiva à fumaça, tanto na fase perinatal quanto na primeira infância, pode facilitar o aparecimento de chiado de criança na fase pré-escolar.[32,33]

## Obesidade

Alguns estudos sugerem que o aumento da massa corporal pode ser um fator de risco para a asma,[35,36] mas, antes de se considerar a obesidade um dos fatores que causam a asma, outros mecanismos, que não a obstrução das vias aéreas, devem ser investigados como causadores da dispneia nessa população.[37]

# VENTILAÇÃO MECÂNICA NOS PACIENTES COM ASMA

MARIA PAULA RAMOS CARAMEZ

A maioria dos pacientes com crise de asma grave responde bem ao tratamento clínico convencional com beta-agonista inalatório associado ao uso de corticoides e oxigênio. Dos pacientes admitidos no serviço de emergência com obstrução das vias aéreas resistentes a beta-agonistas, 20 a 30% revertem esse quadro em 36 a 48 horas, mas necessitam de tratamento intensivo. A opção terapêutica atual para esse grupo consiste em brometo de ipratrópio, corticosteroides em combinação com beta-agonistas seletivos. Porém, algumas vezes, os pacientes não respondem a esse regime terapêutico inicial, por isso outras terapias são necessárias, como a ventilação mecânica positiva.[38]

Embora a ventilação mecânica positiva esteja associada com o aumento de morbidade e mortalidade,[39,40] a identificação e a intervenção com pressão positiva não devem ser postergadas. Portanto, é importante saber reconhecer a deterioração clínica, a não melhora da função pulmonar, assim como a necessidade de intervenção com entubação e ventilação mecânica positiva.

Pacientes com asma grave, que necessitam de cuidados intensivos, apresentam alguns fatores importantes que precisam ser bem compreendidos. Antes de abordar a ventilação mecânica propriamente dita, alguns conceitos básicos serão descritos a seguir.

## FATORES DE RISCO

Alguns pacientes apresentam risco elevado de morte por asma, por isso merecem especial atenção, como educação, monitorização e cuidados:[41]

1. História de exacerbação aguda grave da asma;
2. Entubação prévia por asma.
3. Admissão prévia em unidade de terapia intensiva (UTI).
4. Duas ou mais internações por asma no último ano.
5. Três ou mais visitas ao pronto-socorro por asma no último ano.
6. Hospitalização ou visita ao pronto-socorro por asma no último mês.
7. Uso de mais de dois tubos por mês de beta2-agonista inalatório de curta duração.
8. Em uso ou retirada recente de corticosteroides sistêmicos.
9. Dificuldade de perceber a obstrução das vias aéreas ou presença de obstrução grave.
10. Comorbidades como doença cardiovascular ou doença pulmonar obstrutiva crônica.
11. Doença psiquiátrica séria ou problemas psicossociais.
12. Nível socioeconômico baixo ou residente urbano.
13. Uso de drogas ilícitas.

## HIPOXEMIA

Todos os pacientes asmáticos, independentemente da gravidade da crise, apresentam um grau de hipoxemia. A leve hipoxemia é facilmente corrigida com baixa concentração de administração de oxigênio.[42] Embora a maioria dos pacientes com asma tenha ausência de *shunt* intrapulmonar decorrente da ventilação colateral e do efeito vasoconstrição hipóxica pulmonar,[43] hipoxemias mais graves, com necessidade de maior suplemento de oxigênio, provavelmente apresentam um componente de *shunt* associado.

A análise dos gases arteriais é importante principalmente nas descompensações agudas graves, mas não é fator preditivo de evolução, porque, na fase aguda da descompensação, a gasometria mostra, geralmente, leve hipoxemia com hipocapnia e alcalose respiratória. Se a descompensação ocorrer por alguns dias, provavelmente o paciente já apresentará compensação renal e secreção de bicarbonato.[44]

## ACIDOSE LÁCTICA

A fisiopatologia da acidose láctica nos pacientes asmáticos ainda precisa ser mais bem esclarecida. Porém, existem alguns mecanismos envolvidos:[45] uso parenteral de altas doses de β-agonista; aumento do trabalho respiratório, resultando em metabolismo anaeróbico da musculatura ventilatória e aumento na produção de ácido láctico; presença de alcalose intracelular e diminuição do *clearance* hepático de lactato, em razão da hipoperfusão hepática.[44]

## HIPERCAPNIA

O dióxido de carbono ($PaCO_2$) inicial é baixo, apresentando subsequente aumento com a progressão da obstrução das vias aéreas, presença de exaustão, inadequada ventilação alveolar e aumento do espaço morto fisiológico.

## FUNÇÃO PULMONAR

Durante a exacerbação da asma, os índices de fluxos expiratórios estão significativamente reduzidos: $FEV_1$, $FEV_1$/FVC (capacidade vital forçada), PEF, fluxo expiratório máximo em 75, 50 e 25% ($MEF_{75}$, $MEF_{50}$ e $MEF_{25}$, respectivamente) da capacidade vital, assim como fluxo expiratório máximo entre 25 e 75% da FVC ($MEF_{25-75}$).

O aumento da resistência das vias aéreas está relacionado com contração dos músculos das vias aéreas, edema, inflamação e aumento de secreção intraluminal.[44]

## HIPERINSUFLAÇÃO DINÂMICA

Em pacientes com obstrução das vias aéreas, decorrente do aumento da resistência expiratória e da limitação ao fluxo expiratório, haverá lentificação do fluxo expiratório, ocorrendo nova inspiração antes que os pulmões atinjam seu volume de recolhimento elástico.[46-48] Isso promoverá um represamento de gás nos pulmões e nas vias aéreas, acarretando um volume, ao final da expiração, maior que o volume de relaxamento pulmonar (CRF). Esse volume represado é conhecido como volume ao final da expiração (EELV – *end expiratory lung volume*). Essa situação é denominada hiperinsuflação pulmonar dinâmica (HPD).[49,50]

A HPD reflete uma pressão alveolar positiva que deve ser superada antes de iniciar o fluxo inspiratório seguinte. Essa pressão positiva no final da expiração é definida auto-PEEP, PEEP oculta, PEEP inadvertida, PEEP endógena, PEEP interna ou PEEP intrínseca.[51]

## Medida da PEEP, ou da auto-PEEP

Auto-PEEP é o resultado do esvaziamento incompleto dos pulmões ao fim da expiração, promovendo um represamento de ar não detectado nas vias respiratórias. Ou seja, a pressão alveolar permanece com valor positivo e superior ao das vias aéreas ao final da expiração, e esta pressão residual não é normalmente detectada pelos manômetros de pressão dos ventiladores mecânicos, pois estes, usualmente, refletem a pressão nas vias aéreas proximais.[52]

Diversos estudos têm chamado a atenção para a frequência indesejada de fenômenos de auto-PEEP durante a ventilação mecânica. Apesar de sua ocorrência silenciosa, algumas manobras podem ser realizadas à beira do leito, para a estimativa adequada de seu valor nas diversas situações de ventilação artificial. A manobra mais simples de ser aplicada consiste no emprego de uma pausa expiratória prolongada, ocluindo-se a válvula expiratória imediatamente antes do início da próxima inspiração e, dessa forma, abortando o ciclo respiratório seguinte. Essa técnica permite um equilíbrio entre as pressões alveolar e das vias aéreas proximais, propiciando a leitura direta no manômetro de pressão do respirador do valor da auto-PEEP. Em algumas situações, a detecção dessa auto-PEEP tem vital importância no manejo de pacientes submetidos à ventilação mecânica.

Qualquer paciente sob ventilação artificial que passe a apresentar uma instabilidade hemodinâmica deve ser avaliado quanto à possibilidade de desenvolver auto-PEEP.

Uma outra situação comum que pode ser secundária à presença de auto-PEEP é quando um paciente demonstra dificuldade para disparar o ventilador no modo assistido ou quando tolera mal a progressão de um desmame de respiração artificial (principalmente quando a frequência estiver alta). Nesses dois exemplos, a persistência de uma pressão alveolar residual implica uma sobrecarga de trabalho à musculatura inspiratória, considerando-se que os músculos terão de gerar um trabalho extra para que a pressão alveolar caia abaixo de zero ou da linha de base (PEEP extrínseca), e o fluxo inspiratório se inicie. Exemplificando: a presença de uma auto-PEEP de 5 $cmH_2O$ deixa um paciente tão desconfortável quanto um doente que estivesse sendo ventilado no modo assistido, com sensibilidade de -0,5 $cmH_2O$, com diminuição para -5,5 $cmH_2O$, dificultando bastante o disparo do ventilador.

## Consequências clínicas da presença de auto-PEEP

As duas principais consequências clínicas da hiperinsuflação pulmonar são os prejuízos hemodinâmicos e o barotrauma. Hipotensão ocorre mais frequentemente após a entubação, sobretudo naqueles pacientes em estado hipovolêmico prévio, além da contribuição da sedação.[53]

O manuseio inicial da hipotensão após entubação inclui reposição volêmica e redução do volume-minuto, até que o paciente esteja adaptado à ventilação mecânica.

A hipotensão poderá ser também uma manifestação de pneumotórax. Como medida prática, o teste de apneia (descrito mais detalhadamente a seguir) deve ser realizado antes de se introduzir um dreno torácico. A recuperação hemodinâmica rápida afasta a possibilidade de barotrauma, devendo o paciente, inicialmente, ser reposto volemicamente, antes de ser atribuída uma outra complicação.

A hiperinsuflação dinâmica pode desencadear uma série de intercorrências hemodinâmicas. O aumento do volume pulmonar por si só pode comprometer diretamente o retorno venoso pela compressão da veia cava e do ventrículo direito, e indiretamente pelo aumento da pressão de átrio direito, que reduz o gradiente de pressão para o retorno venoso.[54] Porém, durante a inspiração espontânea, com o aumento adicional da pressão inspiratória negativa, decorrente da presença de auto-PEEP, a pressão de átrio direito diminui, facilitando o retorno venoso. Se a queda da pressão do átrio direito gerar um valor menor que a pressão atmosférica, haverá colapso das veias de grande

calibre, limitando o retorno venoso. Mas um aumento da pré-carga, causado pelo aumento do retorno venoso, é descrito em pacientes com obstrução das vias aéreas durante a ventilação espontânea, por causa da pressão inspiratória negativa excessiva necessária para contrabalançar o efeito da auto-PEEP. Portanto, a presença de auto-PEEP deve ser monitorada tanto na ventilação mecânica controlada quanto na assistida. Durante a ventilação mecânica controlada, a presença de auto-PEEP pode explicar a queda abrupta do débito cardíaco, enquanto, durante a ventilação assistida, a presença de auto-PEEP determina um aumento do trabalho inspiratório realizado pelo paciente. Será maior o esforço necessário para gerar uma pressão negativa nas vias aéreas e disparar o ventilador, uma vez que, inicialmente, deve-se contrabalançar a presença de auto-PEEP.

Em resumo, os principais eventos adversos do efeito da auto-PEEP em pacientes sob ventilação mecânica são: queda do débito cardíaco, barotrauma, aumento do trabalho para disparar o ventilador e esforço inspiratório não efetivo.

## Mecanismo de formação da auto-PEEP

A auto-PEEP pode ocorrer na presença ou não de hiperinsuflação. Nos pacientes com auto-PEEP decorrente de hiperinsuflação, esta poderá ser com ou sem limitação do fluxo expiratório.[55]

## Auto-PEEP sem hiperinsuflação dinâmica

Embora na presença de auto-PEEP seja comum encontrar hiperinsuflação pulmonar, nem sempre ela significa aprisionamento de ar nos pulmões. Quando os músculos expiratórios são ativados durante a fase expiratória, a pressão alveolar mantém-se positiva durante toda a expiração, sem aumentar o volume pulmonar. A atividade da musculatura abdominal pode prevenir o aumento do volume pulmonar em indivíduos normais e asmáticos, por causa do aumento do fluxo expiratório. Porém, o mesmo não acontece com pacientes portadores de doença obstrutiva das vias aéreas descompensados agudamente, que apresentam limitação de fluxo por aumento da atividade da musculatura abdominal.[56]

Parte da presença de auto-PEEP observada em pacientes com limitação ao fluxo aéreo, em condições estáveis ou na descompensação aguda, pode ser explicada pela contração da musculatura expiratória durante a expiração. A PEEP pode contrabalançar a presença de auto-PEEP durante a ventilação assistida, diminuindo o esforço inspiratório realizado pelo paciente para disparar o ventilador.

## Auto-PEEP com hiperinsuflação dinâmica sem limitação de fluxo expiratório

As situações de aumento da resistência das vias aéreas em que ocorre aumento da ventilação-minuto caracterizam-se por redução no tempo expiratório, provocando uma dificuldade para que os pulmões atinjam seu volume de equilíbrio ao final de uma expiração passiva. Como consequência, o fluxo expiratório persiste ao final da expiração.

Resistências adicionais como tubo orotraqueal, válvulas exalatórias e PEEP extrínseca contribuem para a diminuição do tempo expiratório. Nessas situações, ocorre o mesmo processo de esvaziamento incompleto dos pulmões ao fim de uma expiração passiva, gerando represamento de gás. Esse mecanismo de hiperinsuflação dinâmica ocorre em pacientes mesmo sem limitação ao fluxo expiratório. O aumento do colapso das vias aéreas tem sido bem documentado em pacientes portadores de doença obstrutiva das vias aéreas em estágio avançado. Porém, considerando a fisiopatologia da asma, o aumento do tônus da musculatura das vias aéreas, a infiltração inflamatória e a broncoconstricção tornam a parede das vias aéreas mais rígidas, diminuindo a possibilidade de colapso. Tuxen e Lane[50] descreveram a hiperinsuflação dinâmica durante a ventilação mecânica (VM) em pacientes obstruídos, como em caso de portadores de asma e doença pulmonar obstrutiva crônica (DPOC).[50]

Nessas condições, há aumento progressivo do volume pulmonar até que um novo equilíbrio seja atingido, permitindo que o volume corrente seja exalado, por causa do aumento da pressão de recolhimento elástico e do aumento do calibre das vias aéreas proporcionado pelo aumento do volume pulmonar, conforme demonstrado na Figura 1.[50]

Na Figura 1, o tempo está representado na abscissa, e o volume pulmonar, na ordenada. O traçado inferior (pulmão normal) é uma representação gráfica do volume corrente inspirado e expirado, pois o paciente tem tempo hábil para exalar todo o ar inspirado, atingindo a CRF ao final de uma respiração passiva. Em contrapartida, o traçado superior (obstrução das vias aéreas) mostra uma expiração incompleta promovendo um aprisionamento de ar nos pulmões, pois o paciente com as vias aéreas obstruídas teria uma diminuição do fluxo expiratório.

Esse represamento de ar corresponde à chamada HPD, refletida mecanicamente como auto-PEEP. Infelizmente, esse aumento do volume pulmonar acarreta uma hiperdistensão alveolar com risco de hipotensão e barotrauma.

Quando um paciente dá entrada em um serviço de emergência apresentando grave obstrução das vias aéreas e o tratamento farmacológico convencional não resulta em nenhuma melhora da função pulmonar, ou o paciente evolui com uma deteriorização clínica e funcional, a terapia recomendada será sedar, e, se necessário, paralisar a musculatura inspiratória, realizar entubação orotraqueal (EOT) e submeter o paciente à ventilação mecânica controlada.

Assim, o tempo expiratório poderá ser otimizado (o maior possível), de tal forma que o paciente tenha tempo suficiente para atingir o CRF e, consequentemente, diminuir a hiperinsuflação pulmonar.

Durante a VM, se os parâmetros do ventilador não forem ajustados de forma adequada, ela poderá ser a causa da presença de auto-PEEP, como tempo

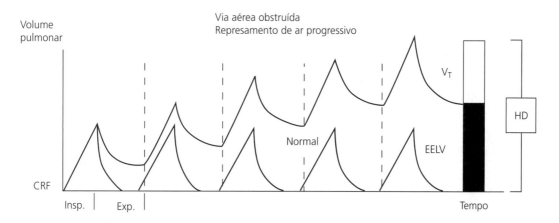

**Figura 1** Aumento do volume pulmonar causado pelo represamento de ar.

exalatório insuficiente, volume corrente aumentado e fluxo inspiratório baixo. Nessas condições, a expiração também não se completa antes do início do próximo ciclo inspiratório, e o EELV estabiliza-se acima do volume residual (Vr) ou da CRF.[50]

## Auto-PEEP com hiperinsuflação dinâmica e limitação ao fluxo expiratório

A limitação ao fluxo geralmente ocorre em indivíduos normais, durante a manobra de expiração forçada. Nessa manobra, em algum ponto da via aérea, a pressão intraluminal torna-se menor que a pressão pleural. Assim, essas vias aéreas ficam sujeitas à compressão dinâmica. Hyatt[57] e Haluszka[58] descreveram a limitação ao fluxo em pacientes DPOC estáveis. Auto-PEEP e hiperinsuflação dinâmica, nesses pacientes, são resultados do fechamento crítico das vias aéreas. O colapso segmentar existe em algum ponto entre o alvéolo e a boca. Esse fechamento crítico das vias aéreas é descrito como uma analogia ao modelo da *waterfall* demonstrado na Figura 2.[59]

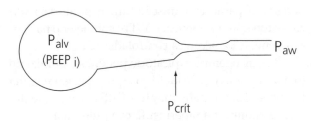

**Figura 2** Exemplo de via aérea colapsada. (Adaptada de Gottfrie)[61]

No modelo da Figura 2, o alvéolo é dividido em dois segmentos: proximal ($P_{alv}$) e distal ($P_{va}$). Nessa situação, a pressão alveolar ($P_{alv}$), ao fim de uma expiração passiva, equivale a auto-PEEP. A limitação de fluxo ao longo da via aérea vai persistir enquanto uma pressão positiva aplicada na via aérea ($P_{va}$) não exceder a pressão crítica de fechamento ($P_{crít}$).

## Medida da hiperinsuflação dinâmica

A Figura 3 apresenta um paciente com doença obstrutiva das vias aéreas e hiperinsuflação dinâmica. O tempo está representado na abscissa, e o volume pulmonar, na ordenada. O início do traçado mostra uma respiração no nível do volume corrente, momento em que o paciente ainda está conectado ao ventilador. Em seguida, é medido o volume inspiratório final – *volume at the end inspiration* ($V_{EI}$). É composto por volume corrente liberado pelo ventilador mais o volume pulmonar acima da CRF no final de expiração – *end tidal expiration* ($V_{EE}$).

Depois de o ventilador mecânico liberar volume corrente e oxigênio, com o paciente sedado e paralisado, será possível um período de apneia de 40 a 60 segundos, durante o qual o tempo de exalação será medido. O paciente então será capaz de exalar um volume pulmonar abaixo da CRF na primeira exalação, seguido assim do $V_{EE}$, o volume total represado ($V_{EI}$).[61]

Recentemente, outro fator foi descrito como causador de hiperinsuflação dinâmica: a utilização de pausa inspiratória, geralmente aplicada para melhorar as trocas gasosas.[62] A pausa inspiratória não só aumenta o tempo inspiratório, consequentemente diminuindo o tempo expiratório, como também a

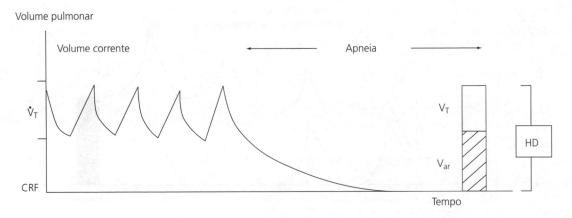

**Figura 3** Teste de apneia. (Adaptada de Williams TJ et al.)[60]

pressão de recolhimento elástico, que é a responsável pelo aumento do fluxo expiratório.

## LIMITAÇÃO DE FLUXO EXPIRATÓRIO

Diferentemente dos pacientes ambulatoriais, é difícil obter a manobra de expiração forçada nos pacientes criticamente enfermos. Porém, informações úteis podem ser obtidas com a curva fluxo-volume.[63] Em pacientes relaxados, a pressão de recolhimento elástico é responsável pela exalação, e a resistência ao fluxo é a única força de oposição. Como foi mencionado, nos pacientes com auto-PEEP, o volume ao final da expiração está aumentado, provocando uma interrupção do fluxo expiratório abruptamente, ao se iniciar a próxima inspiração. Essa interrupção do fluxo promove uma aparência "truncada" na curva fluxo-volume.[64] O reconhecimento da compressão dinâmica e da limitação ao fluxo expiratório é de grande importância clínica e foi demonstrado, em estudos anteriores, ser facilmente detectado pela curva fluxo-volume.[48,65-70] Porém, existem outras técnicas para identificar a presença de limitação de fluxo expiratório.

### Técnicas para detectar a limitação ao fluxo expiratório

Vários métodos têm sido propostos para detectar a limitação de fluxo durante a VM.

O primeiro método foi baseado na determinação da relação isovolume pressão-fluxo.[48,49,71] Com o objetivo de computar essa relação, a diferença de pressão entre o alvéolo e a boca é diminuída com a aplicação de uma resistência externa. Na ausência de limitação de fluxo, essa manobra poderá levar a sua diminuição. Ao contrário, nos pacientes com limitação de fluxo, a aplicação da resistência não diminuirá o fluxo expiratório.[49,71,72]

Valta et al.[73] propuseram um método alternativo para detectar limitação de fluxo expiratório, que se baseia na obtenção de maior diferença de pressão entre o alvéolo e a boca, com a utilização de uma pressão negativa expiratória (NEP – *negative expiratory pressure*). Esse método consiste na aplicação de uma pressão negativa na boca, durante a fase expiratória do ciclo respiratório, que vai gerar uma alteração no fluxo aéreo, permitindo a comparação entre as curvas fluxo-volume antes do uso da NEP e após sua aplicação. Nos pacientes sem limitação de fluxo, a aplicação da NEP aumenta o fluxo expiratório, enquanto nos pacientes com limitação não ocorre esse aumento por causa do colapso precoce das vias aéreas.[74]

Vários estudos têm utilizado a NEP como técnica para detectar limitação de fluxo em pacientes que estejam respirando espontaneamente.[75-77] No entanto, em pacientes ventilados mecanicamente, a utilização da NEP ainda não foi validada.[73,74]

O terceiro método para detecção da limitação ao fluxo é baseado na técnica da interrupção. A limitação de fluxo está presente quando, após pequena interrupção das vias aéreas, uma espícula é observada na curva de fluxo medida na boca. Em respiração espontânea, esse método foi quantificado e validado.[78] A técnica de interrupção tem sido usada em pacientes ventilados mecanicamente.[48,79,80]

Outra forma de avaliar a presença da limitação é administrando uma resistência na via aérea, como PEEP, e registrando-se as curvas fluxo-volume antes e depois da administração, conforme realizado por Petrof et al.[81]

A Figura 4 apresenta o teste da limitação de fluxo, pela utilização da curva fluxo-volume observada em sete pacientes com DPOC, durante VM em situação controlada em ZEEP (linhas contínuas) e após aplicação de CPAP (linhas tracejadas). As curvas obtidas em ZEEP foram comparadas com aquelas obtidas após a aplicação de CPAP. Nota-se que, em quatro pacientes (1, 2, 4 e 6), as curvas fluxo-volume não se alteraram após a aplicação de CPAP, indicando a presença de limitação de fluxo.[81]

Se a auto-PEEP for causada principalmente pelo aumento da resistência, não por compressão dinâmica das vias aéreas, a aplicação de PEEP ou de CPAP acarretará a mudança na relação pressão-volume do sistema respiratório, levando ao aumento do volume pulmonar e à redução da eficiência do esforço muscular inspiratório com suas graves consequências clínicas.

No exemplo de Petrof, com a aplicação de CPAP, os pacientes 3, 5 e 7 apresentaram um discreto aumento no volume pulmonar ao fim da expiração, indicado pela modificação na curva fluxo-volume, conforme mostra a Figura 4.

## INDICAÇÃO DE ENTUBAÇÃO

Pacientes que apresentam deterioração do quadro clínico a despeito do tratamento convencional

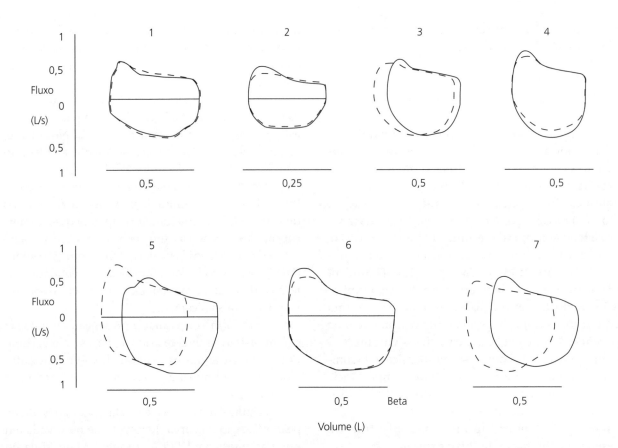

**Figura 4** Teste de limitação de fluxo expiratório. (Adaptado de Petrof et al.)[81]

devem ser entubados e ventilados mecanicamente. Raramente, são feitas as medidas de troca gasosa ou de mecânica pulmonar à beira do leito para instituir a entubação e a VM invasiva. Na maioria das vezes, a decisão de entubar é baseada em parâmetros clínicos, de preferência antes que o paciente chegue a extremos.

Existe um guia[41] que sugere alguns princípios essenciais para instituição de suporte ventilatório:

1. Pacientes em apneia ou coma devem ser entubados imediatamente. Pacientes com presença de hipercapnia, fadiga da musculatura respiratória, diminuição da consciência, instabilidade hemodinâmica e hipoxemia refratária são fortes candidatos à VM.
2. Treinamento adequado para instituição de VM em asmáticos, por causa do risco que esses pacientes apresentam.
3. Entubação para pacientes asmáticos deve ser um procedimento eletivo, realizado por um profissional preparado, por causa das dificuldades apresentadas nesse processo.

O tubo orotraqueal de largo diâmetro deve ser utilizado para minimizar a resistência já presente nas vias aéreas e para facilitar sucção de secreções.[82] A via oral parece oferecer mais vantagem que a nasal quando se utilizam tubos de diâmetros largos. A via nasal pode ser preferida para pacientes conscientes e obesos, mas a entubação deve ser realizada com tubos de menor diâmetro, além de ser um procedimento quase impossível em pacientes com polipose nasal.[83]

## SEDAÇÃO DURANTE ENTUBAÇÃO E VENTILAÇÃO MECÂNICA

A entubação e a ventilação de pacientes asmáticos devem ser realizadas sob profunda sedação, pois, além de facilitar o procedimento e proporcionar melhor conforto para o paciente, diminuem o consumo de oxigênio, a produção de dióxido de carbono e o risco de barotrauma.[44]

Não existe um padrão de sedação, mas algumas propostas foram sugeridas:[83]

1. Midazolam: 1 mg intravenoso (IV) inicialmente, seguido de 1 mg (IV) a cada 2 a 3 minutos até o paciente permitir adequado acesso a vias aéreas para entubação.
2. Cetamina: durante a entubação, 1 a 2 mg/kg (IV) apresentam efeito sedativo em 10 a 15 minutos e efeito broncodilatador 20 a 30 minutos após a sedação.[84] É contraindicada para pacientes hipertensos, com doenças cardiovasculares, hipertensão intracraniana e pré-eclâmpsia, por causa de seu efeito simpaticomimético.
3. Propofol: iniciar com 60 a 80 mg/min (2 mg/kg) para entubação, seguido de 1 a 4,5 mg/h durante a VM. O propofol é um excelente sedativo, com início e recuperação rápidos da sedação.[85] No entanto, seu uso prolongado poderá gerar aumento da produção de dióxido de carbono e hipertrigliceridemia.[86,87]
4. Opioides: geralmente, não são recomendados para sedação de pacientes asmáticos, porque podem provocar hipotensão pela vasodilatação promovida. Provocam também náuseas, vômitos, diminuição da motilidade gástrica e depressão do *drive* ventilatório.[44]
5. Agentes inalatórios como halotano ou isofluorano:[88,89] o procedimento não é fácil, e a presença de um anestesista é imprescindível por causa de possíveis complicações. Hipotensão profunda e broncoconstrição podem ocorrer com a retirada do anestésico. Esse tipo de sedação é recomendado para casos graves de asma, geralmente indicado por 2 a 12 horas, seguido do uso convencional de sedação.

O uso de halotano foi avaliado por doze pacientes em estado de mal asmático[88] na concentração de 1% por 30 minutos. Após a administração de halotano, houve diminuição do dióxido de carbono e da pressão de pico inspiratória.

A sedação excessiva poderá acarretar instabilidade hemodinâmica, devendo, portanto, ser realizada com adequado acesso venoso para eventual necessidade de infusão de grandes volumes de cristaloides, assim como monitorização não invasiva.

Agentes paralisantes podem ser lançados, mas apenas nos casos em que não se obtém a sedação adequada. Esses agentes também diminuem o consumo de oxigênio, a produção de dióxido de carbono e o acúmulo de lactato. É importante lembrar-se da associação desses agentes com o desenvolvimento de miopatia e de outros efeitos colaterais dos paralisantes musculares.[83,90]

## VENTILAÇÃO MECÂNICA INVASIVA DA ASMA

Os modos de VM controlada são preferíveis principalmente logo após a entubação, pois a maioria dos pacientes é entubada em uma fase na qual os músculos respiratórios já estão fatigados. Estudos prévios mostraram que os músculos necessitam de pelo menos 24 horas para se recuperar da fadiga muscular, ou seja, esse período em ventilação controlada parece razoável para um repouso muscular.

Os modos de ventilação mecânica controlada (VMC) mais usados são pressão (PCV) e volume controlado (VCV), sendo o primeiro a forma preferível, pois mantém a pressão média nas vias aéreas desses pacientes. No entanto, é importante lembrar que esse modo não garante um volume inspiratório e que o volume corrente dependerá das propriedades mecânicas (complacência e resistência) do sistema respiratório. Portanto, os pacientes ventilados com modo pressão devem receber especial atenção quanto ao volume corrente obtido.

Em contrapartida, o modo VCV garante um volume corrente predeterminado, mas apresenta uma variação no nível de pressão nas vias aéreas. À medida que o paciente apresenta melhora clínica e diminuição da resistência das vias aéreas, o ventilador é modificado para modos assistidos de melhor familiaridade do grupo envolvido no caso.

A estratégia de ventilação dos pacientes asmáticos consiste no aumento do volume expiratório (VE), prolongamento do tempo expiratório (Te) e diminuição do tempo inspiratório (Ti), que promovem uma hipercapnia permissiva,[91] evitando assim aumento da hiperinsuflação pulmonar, barotrauma e instabilidade cardiovascular.

Estratégia inicial proposta por Tuxen:[53]

- Volume-minuto (VE): < 115 mL/kg (8 a 10 L/min).
- Volume corrente (VT): < 8 mL/kg.
- Frequência respiratória (FR): 10 a 14 ipm.
- Fluxo inspiratório (V): 80 a 100 L/min.

No decorrer da ventilação, alguns ajustes devem ser feitos para minimizar os efeitos da hiperinsuflação dinâmica, ainda que resultem em excessiva hipercapnia, pois o risco de hipercapnia é menor que o risco de aumento excessivo da pressão inspiratória.[92]

Essas medidas foram descritas como medida de $V_{EI}$, que está correlacionado com o desenvolvimento de hipotensão e barotrauma em pacientes asmáticos e pode ser usado como um guia para determinar o nível seguro de volume-minuto.[93] A medida $V_{EI} > 1,4$ L está associada com aumento do risco de barotrauma, e seu objetivo é manter o $V_{EI} < 20$ mL/kg.

Infelizmente, a medida $V_{EI}$ necessita de agentes paralisantes da musculatura respiratória, o que pode dificultar o desmame respiratório no futuro.[94,95] Como alternativa, uma outra medida que poderá ser utilizada à beira do leito é a pressão de platô. Para minimizar a presença de auto-PEEP, com o objetivo de diminuir o risco de barotrauma, a pressão de platô deve ser mantida $< 35$ $cmH_2O$.[96]

Como a maioria dos pacientes asmáticos não costuma apresentar hipoxemia grave, geralmente pequenas frações inspiradas de oxigênio (30 a 50%) são necessárias para a correção da hipoxemia, o suficiente para manter a $PaO_2$ acima 60 mmHg. Em pacientes com necessidade de suplementação de oxigênio maior, deve ser descartada a hipótese de complicações como pneumonia, pneumotórax ou atelectasia.[44]

A completa correção da acidose respiratória não é urgente, uma vez que se preconiza a hipercapnia permissiva. Porém, alguns autores preconizam a correção do pH com bicarbonatoterapia.[97]

## APLICAÇÃO DE PEEP NOS OBSTRUÍDOS DURANTE VENTILAÇÃO MECÂNICA

Uma das principais estratégias para contrabalançar os efeitos adversos de hiperinsuflação dinâmica é o uso de uma PEEP externa, não excedendo o valor da PEEP intrínseca. Seu uso tem sido amplamente recomendado durante a ventilação assistida ou espontânea.[98-102] Entretanto, para que se evitem maiores complicações hemodinâmicas, é necessário certificar-se de que o paciente possui limitação ao fluxo aéreo expiratório (conforme já demonstrado), e o fluxo deve ser regido pelo modelo da queda de água proposto por Gottfried.[60]

A aplicação de uma PEEP externa em ventilação assistida ou espontânea tem um propósito claro: o aumento da pressão nas vias aéreas, diminuindo a sobrecarga muscular inspiratória, facilitando também o disparo e a sincronia com o ventilador artificial, sem piorar a hiperinsuflação pulmonar.

Mas o que se pode dizer a respeito da ventilação controlada? Essa questão, apesar de extremamente importante, não encontra nenhuma resposta clara na literatura. A resposta mais lógica seria a de que não se deve utilizar PEEP externa durante a ventilação

controlada. O modelo da queda de água proposto por Gottifried[60] prediz que a adição de PEEP externa $<$ $PEEP_i$ não prejudica o fluxo do alvéolo em direção à via aérea até alcançar pressão crítica ($P_{crít}$), mas também não traz benefícios. Por que correr o risco de aplicar pressões externas acima de $P_{crít}$, já que a $P_{crít}$, seguramente, não é a mesma durante a longa estada do paciente na terapia intensiva?

Estudou-se o uso de PEEP externa ($PEEP_E$) em pacientes obstruídos (asma e DOPC)[103,104] sob VM. Estudaram-se oito pacientes com doença obstrutiva das vias aéreas, que apresentavam auto-PEEP $> 5$ $cmH_2O$, detectado nas seguintes condições: VMC a volume, $V_T = 6$ mL/kg, FR = 6 ipm, fluxo inspiratório = 40 L/min e zero de PEEP (ZEEP).

$PEEP_E$ foi gradativamente acrescida (a cada cinco minutos) até atingir 150% do valor da auto-PEEP medido em ZEEP ($PEEP_{IBASAL}$). Todos os pacientes foram monitorizados continuamente, com medidas de débito cardíaco, troca gasosa, volume pulmonar com pletismografia e mecânica pulmonar com cateter esofágico. Os resultados obtidos foram:

1. Em nenhum paciente, foi necessário interromper a aplicação de $PEEP_E$ até 150% do valor de auto--PEEP.
2. Alguns pacientes com doença obstrutiva das vias aéreas, que apresentavam a presença de auto-PEEP durante a VMC, beneficiaram-se com o acréscimo de $PEEP_E$. Quando isso ocorria, havia uma queda simultânea da pressão de platô, da auto-PEEP e da capacidade residual funcional.
3. Não foi possível demonstrar nenhum benefício hemodinâmico associado nesses pacientes. As alterações hemodinâmicas estiveram ligadas às mudanças de $PaCO_2$, porque o protocolo esteve associado a condições de hipercapnia permissiva.

Concluiu-se, então, que a aplicação de $PEEP_E$ acima de $PEEP_{IBASAL}$ produz algum benefício. No entanto, deve-se ter muita cautela quando a aplicação de $PEEP_E$ resulta em consistente aumento da pressão de platô. Nesse caso, a melhor PEEP deve ser ZEEP.

## PROGNÓSTICO

Embora, atualmente, compreenda-se melhor a fisiopatologia da asma, ainda são crescentes a morbidade e a mortalidade dessa doença. A maioria das mortes por asma aguda ocorre antes de o paciente chegar ao hospital. Devem ser identificados os possíveis riscos por meio da história do paciente e do exame físico durante sua entrada no serviço de emergência.[105]

Nos Estados Unidos, um estudo[38] comparou a morbidade e a mortalidade ocorrida entre 1977 e 2003 de pacientes (n = 5,905) asmáticos que necessitaram de tratamento intensivo. Não foi descrito nenhum caso de asma fatal no pronto-socorro; a mortalidade hospitalar foi de 11% e de 2,4% na unidade de terapia intensiva. Outro estudo europeu[69] revelou uma mortalidade hospitalar de 16,5% seguida de uma mortalidade pós-hospitalar de 10,1% no primeiro ano, 14,4% em três anos e 22,6% em seis anos. Verificou-se que o tabagismo está associado tanto à mortalidade hospitalar quanto à pós-hospitalar, como o fator idade ao aumento da mortalidade pós-hospitalar.

A razão para o mau prognóstico nesse grupo de pacientes não foi identificada, porém esses dados deixam clara a necessidade de cuidado e monitorização adequados nesses pacientes na tentativa de prevenir e controlar a asma recorrente.

# FISIOTERAPIA NA ASMA BRÔNQUICA

RODRIGO DAMINELLO RAIMUNDO

No Brasil, ocorrem cerca de 350 mil internações por asma anualmente, constituindo a quarta causa de hospitalização na rede pública. Apesar da baixa mortalidade, os casos de óbito domiciliar vêm crescendo nos últimos anos, às vezes por falta de simples orientação. Este texto mostra como o fisioterapeuta pode ajudar o paciente asmático em sua exacerbação, de forma preventiva, clássica ou "alternativa".[107,108]

A fisioterapia respiratória consiste em técnicas ensinadas e aplicadas no paciente que favorecem a remoção de secreção pulmonar, a desinsuflação pulmonar, a redução do trabalho respiratório e a otimização das trocas gasosas. Além de trazerem benefícios para o pacientes, essas técnicas têm baixo custo hospitalar.[109,110]

Por ser a asma caracterizada por uma hiper-responsividade das vias aéreas inferiores que, por consequência, leva à limitação variável do fluxo aéreo, há muitas controvérsias e questionamentos sobre a fisioterapia no paciente asmático. O broncoespasmo que a manipulação poderia causar é o principal argumento utilizado contra o uso de técnicas fisioterapêuticas nesses pacientes, porém há achados na literatura internacional que comprovam o uso dos exercícios respiratórios como forma eficaz de tratamento para essa doença, desde que devidamente adaptados.[107, 111-113]

Há mais de 30 anos, fisioterapeutas se utilizam de exercícios respiratórios no tratamento da asma.[110,114] Atualmente, o método de tratamento respiratório pode incluir desde sessões de relaxamento até orientações em forma de aulas com o objetivo de reduzir a hiperinsuflação e a hiperventilação e, assim, melhorar o desconforto respiratório gerado pelo broncoespasmo.

## TÉCNICAS FISIOTERAPÊUTICAS NA ASMA

Existem várias manobras fisioterapêuticas para diversos fins. Via de regra, os pacientes asmáticos não são hipersecretivos, o que torna o uso de manobras de higiene brônquica um pouco questionável. Porém, é comum que os pacientes cheguem aos hospitais com infecção pulmonar ou exacerbação da doença, que pode levar a um quadro de secreção brônquica, fazendo com que o fisioterapeuta tenha de intervir para a manutenção da permeabilidade das vias aéreas.[111,115]

Como visto anteriormente, o asmático tem como característica principal a reatividade brônquica, por isso a técnica da tapotagem deve ser usada com muito critério, pois não há estudos científicos que comprovem a contribuição da tapotagem para o aparecimento do broncoespasmo. No entanto, como em pacientes asmáticos a resposta inflamatória diante de um estímulo é exacerbada, uma técnica de higiene brônquica que pode ser utilizada é a vibração, ou a associação da vibração com a compressão torácica, a chamada vibrocompressão. Esta técnica, quando bem aplicada, é mais eficaz que a tapotagem e tem grau de acometimento menor, o que pode ajudar na expiração do fluxo e contribuir significativamente com a melhora do paciente secretivo.[114,116,117]

Outra técnica antiga, e às vezes esquecida, é a drenagem postural, que, apesar de requerer maior tempo de procedimento, torna-se, em alguns momentos, o único artifício a ser usado no paciente asmático secretivo que não está em dispneia.

Associada a essas técnicas, pode-se usar a técnica de expiração forçada (*huffing*) para eliminar a secreção, evitando um fluxo turbulento e rápido, como o da tosse.

Apesar do uso das técnicas anteriormente descritas parecer fácil, elas não ocorrem na clínica diária. Assim sendo, o fisioterapeuta pode recorrer a outras técnicas adaptadas de remoção de secreção brônquica nesses pacientes. São elas: ciclo ativo da respiração, drenagem autógena, expiração lenta associada a terapia expiratória manual passiva lenta (TEMP lento) ou manobra de desinsuflação e frenolabial (padrão ventilatório com retardo expiratório).

O ciclo ativo da respiração é uma combinação de técnicas de ventilação diafragmática, expiração forçada e de expansão pulmonar. Nesse caso, o objetivo não é a expansão pulmonar (muito pelo contrário), portanto podem-se utilizar inspirações no nível do volume corrente (VC) sem o volume de reserva inspiratória (VRI), enfatizando assim um tempo maior de expiração com a ajuda do recurso da desinsuflação manual.

A drenagem autógena também pode ser adaptada ao paciente asmático secretivo e consiste em respirações em diferentes níveis de volume pulmonar. Nesse caso, em vez das três fases clássicas, podem ser utilizadas apenas as duas primeiras, ou seja, a fase de deslocamento e a fase de coleta de muco, com três a quatro respirações com volumes pulmonares baixos seguidas de três a quatro respirações até o volume corrente, finalizando com expirações forçadas e prolongadas. É importante lembrar que não se deve confundir expirações forçadas com expirações rápidas, pois, apesar de o fluxo ser impelido, ele deve tentar evitar a reatividade brônquica.

Em todos os padrões realizados anteriormente, é importante salientar que a fase inspiratória deve ser nasal e a mais suave possível (para evitar "turbilhonamento" do ar) e que a fase expiratória deve ser feita com retardo, ou seja, com os lábios "franzidos" ou em "forma de bico" (frenolabial), a fim de evitar o colapso precoce das vias aéreas pelo deslocamento do ponto de igual pressão (PIP), o que será explicado posteriormente. A técnica de EPAP também pode ser utilizada para retardar a fase expiratória, isto é, com uma máscara facial com válvula unidirecional pode-se pedir para o paciente expirar contra um resistor de limiar pressórico.[110,118]

Vale lembrar que, concomitantemente com as técnicas descritas, o uso de inalação deve ser ponderado, pois ele pode não só prevenir um possível broncoespasmo, mas também potencializar o uso dos broncodilatadores. Além disso, quando possível, devem-se associar também as técnicas anteriores à manobra de desinsuflação, que consiste em comprimir manualmente as últimas costelas a fim de manipular o Te (Figura 5).

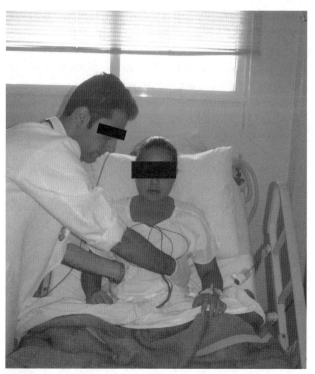
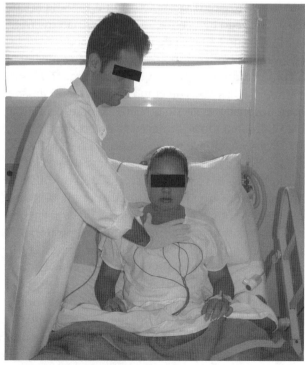

**Figura 5** Paciente em drenagem autógena associada à frenolabial para expiração. O fisioterapeuta ajuda-a com a manobra de desinsuflação manual.

Outro fator a ser discutido é a orientação para o melhor posicionamento dos pacientes. Consiste em uma posição que libere os músculos da cintura escapular, promovendo seu uso só para a função ventilatória. Isso significa posicionar o paciente de modo que os membros superiores fiquem apoiados, levando a melhor gasto energético e funcional. Além disso, a flexão de quadril pode ajudar, porque aumenta a pressão abdominal, empurrando o diafragma e melhorando a zona de aposição formada pela hemicúpula diafragmática e a última costela. A maioria dos pacientes adota uma posição sentada, com os membros superiores apoiados e flexão de quadril e joelhos no período de crise.

## UTILIZAÇÃO DA VENTILAÇÃO MECÂNICA NÃO INVASIVA NA ASMA

Há grande número de pacientes com exacerbação das crises asmáticas que evoluem com um desconforto respiratório importante e acabam sendo internados nos hospitais.

O tratamento farmacológico sempre é a primeira opção para reversão do quadro; o uso de inalação com $\beta_2$-agonista, corticoides endovenosos (metilprednisolona ou hidrocortisona) e aminofilina pode não ser suficiente para redução do desconforto respiratório. Sendo assim, é cada vez mais comum, nesses pacientes, o emprego de ventilação mecânica não invasiva (VMNI) como tentativa de não entubação.[119,120]

Com o objetivo de manter a ventilação e melhorar o conforto do paciente, a VMNI também traz uma diminuição nas taxas de entubação e na mortalidade intra-hospitalar, evitando número maior de complicações e diminuindo a permanência no hospital.[121,122]

Por ser comum em pacientes com nível de $PaCO_2$ aumentado, o melhor recurso não invasivo é a utilização de dois níveis de pressão (Bilevel ou BiPAP), ou seja, um modo ventilatório que permita a manipulação do volume-minuto favorecendo também um repouso relativo para a musculatura respiratória. A pressão inspiratória deve ser suficiente para vencer a resistência gerada pelas vias aéreas; porém, tentando evitar picos acima de 45 $cmH_2O$, deve-se manter a frequência respiratória do paciente abaixo de 30 rpm. Outro parâmetro importante a ser regulado é a pressão expiratória (PEEP ou EPAP). Apesar de a literatura descrever a utilização em 85% da PEEP intrínseca (auto-PEEP) para auxiliar a expiração e ajudar no disparo do aparelho, com o recurso não invasivo fica quase impossível a mensuração da auto-PEEP, consequentemente, difícil de regular um valor mensurado. Sendo assim, é imprescindível o trabalho do fisioterapeuta à beira do leito, na tentativa de regular uma melhor PEEP empírica.[122-124]

A utilização da PEEP na asma pode ter dois aspectos principais: sua utilização como tentativa de diminuição da resistência das vias aéreas e a diminuição do trabalho gerado pelo próprio ventilador. Mas como isso ocorre?

Podem-se utilizar níveis de PEEP mais altos para o controle de broncoespasmo. Empiricamente, deve-se manter a pressão inspiratória constante e aumentar a PEEP de 2 em 2 $cmH_2O$, observando se há aumento no VC. Este aumento no VC deve-se a um fator chamado de "broncodilatação mecânica", em que a PEEP manteria a via aérea pressurizada, prevenindo a compressão dinâmica das vias aéreas – isto ocorre pelo efeito de deslocamento do PIP.[121,124]

O PIP ocorre quando a pressão pleural fica positiva, decorrente do esforço expiratório, e encontra um valor correspondente ao de pressão interna. Em pacientes com aumento da resistência das vias aéreas, maior pressão intratorácica pode causar colabamento das vias aéreas menores durante a expiração; esse efeito pode ser evitado com a utilização da PEEP, que deslocaria o PIP para vias aéreas mais proximais, em que haveria maior suporte "arquitetônico", ou seja, um tecido mais resistente ao colabamento.[125]

Atualmente, com o avanço das tecnologias dos ventiladores, têm-se usado outros parâmetros não convencionais para melhor regulagem dos aparelhos. É o caso da regulagem da rampa de subida (*pressure slope, rise time* ou velocidade de ascensão da pressão) e da manipulação do tempo de ciclagem (Figura 6).

Por meio do comando de *rise time*, é possível alterar a velocidade de subida da pressão inspiratória até o platô esperado. Esse recurso pode ser utilizado nos pacientes asmáticos com o uso de ascensão mais rápida desse fluxo, pois, no caso desses pacientes, é necessária uma demanda de fluxo muito alta. Deve-se tomar cuidado e evitar o chamado *overshooting*, pois esta regulagem poderia se transformar em uma ciclagem muito rápida, já que a maioria dos ventiladores cicla em 25% do pico de fluxo. Assim sendo, atualmente, pode-se fazer uso de outro controle, ou seja, manipular a ciclagem do aparelho, fazendo com que ela ocorra mais tardiamente.[124,126]

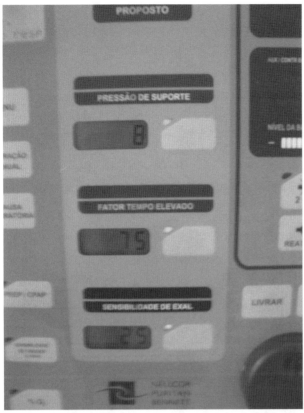

**Figura 6** Tipo de ventilador que permite a manipulação do *rise time* e do tempo de ciclagem.

A utilização de sedativos leves para diminuição da ansiedade pode ser muito benéfica para o sucesso da VMNI.

Outros detalhes podem ser citados como artefatos para melhor conduta no paciente asmático, incluindo: evitar aspiração traqueal constante para o não aparecimento do broncoespasmo; evitar instilar água destilada na via aérea e usar preferencialmente, se necessário, soro fisiológico 0,9%.[115]

## PREVENÇÃO E ORIENTAÇÃO NO PACIENTE ASMÁTICO

A asma é uma doença muito estudada atualmente e tem sido alvo de consensos e revisões na literatura mundial. Infelizmente, a asma é tratada apenas durante suas exacerbações, por isso uma das principais condutas nas crises é a identificação precoce da doença, e uma das melhores formas de identificação é a educação e a orientação sobre a doença. Conforme o Consenso Brasileiro de Educação em Asma, os principais objetivos de um programa de educação são:

- Informar a população que a asma é uma doença crônica e, se tratada, pode ser controlada e permitir uma vida normal.
- Educar os profissionais para garantir diagnóstico e abordagem terapêutica adequados.
- Educar os asmáticos para que reconheçam os sintomas e os fatores desencadeantes.[127-129]

Visto isso, o Consenso afirma que o profissional da área de saúde deve realizar avaliações de função pulmonar e ensinar o paciente como usar corretamente o monitor de pico de fluxo expiratório e os medicamentos por via inalatória. Assim sendo, fica cada vez mais claro que o profissional da área da saúde citado no Consenso é o fisioterapeuta.[127-129]

É de extrema importância que o fisioterapeuta saiba esclarecer as possíveis dúvidas que os pacientes possam ter e orientá-los quanto à moradia (tipo de residência, ventilação, tipo de colchão), higiene da casa e pessoal, informações gerais sobre a doença e fatores desencadeantes da crise (ácaros, pólens, pelos, medicamentos, poluentes, cigarro etc.), relacionamento familiar, entre outros.[127-129]

Outro objetivo do programa de educação é o aprendizado para a identificação da piora do quadro clínico do paciente. Desse modo, o fisioterapeuta deve ensinar sobre o uso do aparelho conhecido como *peak flow* (Figura 7), um aparelho simples e portátil que mede o pico de fluxo expiratório (PFE). Valores abaixo de 80% do normal para o paciente podem indicar uma piora no quadro clínico e, quando o uso de *peak flow* é orientado, o paciente pode se automedicar e usar exercícios respiratórios, técnicas de relaxamento, conservação de energia e posicionamento para proporcionar a melhora dos sintomas. Criou-se um plano de ação com esquemas de cores e zonas para, de forma didática, orientar a conduta. A Tabela 1 traz a orientação do plano de ação. (Deve-se lembrar que essa tabela é individualizada, e a dose da medicação precisa ser definida pelo médico responsável.)[127,130]

O aparelho de *peak flow* faz a medida em litros por minuto, e esta medida indicará o grau de obstrução das vias aéreas naquele momento, porém é necessário efetuar a medida corretamente. Uma boa orientação de como usar o aparelho é de extrema importância. Deve-se orientar o paciente a (Figura 8):

- Ficar em posição confortável, de preferência a ortostática.

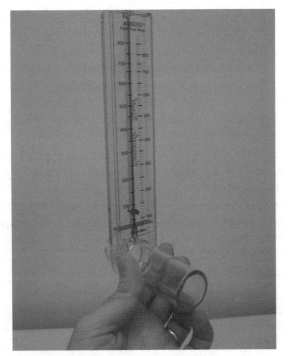

**Figura 7** Aparelho de medida do *peak flow*.

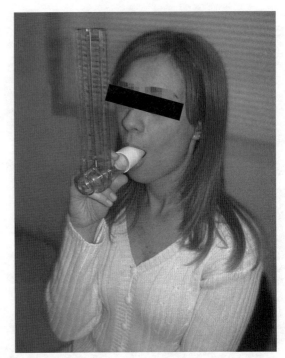

**Figura 8** Posição correta para o uso do *peak flow*.

**Tabela 1** Plano de ação para pacientes asmáticos

**Zona verde: aqui é onde você deve estar todos os dias!**

- Sintomas são esporádicos ou aparecem menos de duas vezes por semana
- Uso do broncodilatador não é diário, no máximo duas vezes por semana
- Boa tolerância às atividades físicas
- Sono não interrompido por sintomas de asma
- As medidas do seu PFE estão acima de 80% do seu melhor resultado

Conduta: mantenha a medicação _____ na dose _____

**Zona amarela: sua asma está saindo de controle!**

- Aja prontamente para voltar à zona verde
- Aparecem sintomas de asma com maior frequência, mais de duas vezes por semana
- Acorda durante a noite com chiado ou tosse
- Usa broncodilatador mais frequentemente que o usual
- Os valores do seu PFE estão entre 50 e 80% do seu melhor resultado

Conduta: aumente seu medicamento preventivo para a dose _____ e continue com esta dosagem pelo dobro de tempo que você levou para retornar à zona verde. Após isso, volte para a sua dose de manutenção

**Zona vermelha: você está com crise de asma!**

- Apresenta chiado, falta de ar e tosse
- Não consegue realizar suas atividades habituais
- O broncodilatador promove pouco alívio ou seu efeito dura pouco tempo
- Seu PFE está abaixo de 50% do seu melhor resultado e melhora pouco com o uso de broncodilatador

Conduta: use o broncodilatador na dose usual em intervalos de 30 minutos, até três vezes ao dia. Se não obtiver melhora, procure auxílio médico.

Inicie prednisona ou prednisolona via oral na dose de _____

- Segurar o aparelho adequadamente, não obstruindo a saída do ar.
- Zerar o marcador.
- Inspirar profundamente.
- Colocar o aparelho na boca com os lábios firmes.
- Expirar com maior velocidade possível.
- Anotar o valor obtido.
- Efetuar três vezes o procedimento.
- Anotar o melhor resultado em sua tabela pessoal.

O uso correto dos medicamentos, principalmente os aerossóis dosificadores ("bombinha"), é de extrema importância para que a droga seja administrada na dose correta, sem efeitos indesejáveis.

Conforme o Consenso, deve-se orientar o paciente da forma descrita a seguir:[108,127]

## Uso da bombinha sem espaçador

1. Utilizar o aerossol na posição vertical e para cima; de preferência, a pessoa deve estar em pé.
2. Agitar energicamente o frasco e retirar a tampa protetora.
3. Expirar normalmente e colocar o bocal do inalador distante 2 cm da boca.
4. Pressionar o frasco e inspirar de modo lento e profundo pela boca.
5. Prender a respiração por 5 a 10 segundos e expirar normalmente.
6. Após um minuto, agitar o frasco novamente e repetir a dose.

O uso ideal da bombinha é com um instrumento acoplado a ela denominado espaçador, um tubo de plástico que facilita a inalação dos fármacos por não exigir tanta coordenação dos pacientes.

## Uso da bombinha com espaçador

### Técnica da respiração múltipla com espaçador

1. Acionar a bombinha, que deve estar em posição vertical e para cima, encaixada no espaçador.
2. Deixar o paciente respirar por quatro a seis vezes seguidas, mantendo a máscara junto ao rosto, e observar os movimentos torácicos para verificar a respiração.
3. Retirar o espaçador da boca.
4. Após 1 minuto, repetir a dose, agitando a bombinha antes de usá-la novamente.

Esta técnica é muito útil para crianças com menos de 6 anos e em situações de crise.

### Técnica da respiração única com espaçador

Utilizar a mesma técnica usada sem espaçador.

1. Após agitar e retirar a tampa do frasco, adaptá-lo ao espaçador.
2. Expirar suavemente pela boca e colocar o espaçador na boca.
3. Pressionar a bombinha.
4. Inspirar lenta e profundamente.
5. Prender a respiração por 10 segundos.
6. Retirar o espaçador da boca e expirar normalmente.
7. Após um minuto, repetir a dose, agitando a bombinha antes de usá-la novamente.

Esta técnica é muito útil para crianças, idosos e pessoas com problemas de coordenação.[127,131]

## TÉCNICAS COMPLEMENTARES PARA O PACIENTE ASMÁTICO

A crescente procura por técnicas "alternativas" no mundo todo fez com que o tratamento da asma também fosse visto por esse ângulo. Curioso é que há diversos artigos científicos publicados sobre o assunto. Primeiramente é preciso definir alternativo e complementar; alternativo significa "no lugar de" e complementar compreende "adicionar". Nenhuma técnica descrita neste capítulo tem a pretensão de substituir os tratamentos clássicos, mas integrar novos conceitos aos pacientes, chamados de técnicas de complementares.[132,133]

A seguir, serão brevemente descritas algumas técnicas, entre elas: Buteyko; Yoga; acupuntura técnica de Alexander; e terapias manuais.

### Método Buteyko

O método Buteyko, também chamado de BBT (*Buteyko breathing techniques*), é uma técnica de respiração desenvolvida na Rússia na década de 1950. A teoria do Dr. Konstantin Buteyko sugere que a hiperventilação pulmonar crônica que os pacientes asmáticos acabam adquirindo causa uma "falta" de dióxido de carbono ($CO_2$) nos pulmões. Pela teoria, deve-se ter uma quantidade mínima de $CO_2$ para que haja a correta oxigenação confirmada pelo efeito Bohr, ou seja, a hipocapnia é o principal fator contribuinte dos sintomas da asma. O *over breathing* chamado pela técnica não é uma hiperventilação aparente, mas sim uma hiperventilação "escondida", que levaria a um ciclo vicioso, fazendo com que quanto maior a falta de oxigenação, maiores as frequências respiratórias do paciente. Resumidamente, é um ensinamento de séries de exercícios com o objetivo de reduzir a profundidade e a frequência da respiração e, por consequência, diminuir o volume-minuto. A sequência de exercícios é muito simples e dividida em cinco fases:[134,135]

### Primeira fase: medição

Deve-se mensurar o pulso.

### Segunda fase: pausa controle

Com um cronômetro na mão, é preciso fazer uma expiração normal e, posteriormente, uma pausa expiratória até que surja um incômodo moderado. Este "incômodo" deve permanecer enquanto não houver esforço significativo na próxima inspiração. Deve-se cronometrar o tempo de pausa (*pause control*) e dividi-lo por 60; o resultado então será o "índice de sobrerrespiração".

A maioria das pessoas consegue uma pausa expiratória de 10 a 20 segundos; o conceito da técnica tenta elevar estes números para 50 a 60 segundos.

### Terceira fase: respiração superficial

Deve-se inspirar e expirar superficialmente, ensinando um padrão diafragmático no qual o paciente não sinta o ar saindo pela narina; para isso, deve-se colocar o dedo abaixo das narinas.

É preciso realizar o exercício por 3 minutos. Se o paciente não aguentar manter o padrão por esse tempo, ele deve fazer pausas de respiração normal durante o exercício.

### Quarta fase: relaxamento

Devem-se relaxar os ombros e o pescoço com movimentos circulares.

### Quinta fase: pausa máxima

Nesta fase, deve-se repetir a "pausa de controle", porém o paciente precisa manter-se em apneia até que o desconforto seja intenso.

A técnica consiste em repetições dessa sequência por três vezes ou 15 minutos, finalizando com a mensuração do pulso novamente, duas vezes ao dia.[36]

Apesar de ser uma técnica simples, a literatura científica mostra bons resultados com a BBT. Cooper et al. publicaram em agosto de 2003 um trabalho randomizado e controlado com 178 pacientes que evidenciou a redução no uso de β-agonista e corticoides; em estudo semelhante, Bowler mostrou a redução no uso de β-agonista, redução no volume minuto e melhora na qualidade de vida dos pacientes.[135,137-139]

Além desses trabalhos, foram publicados diversos artigos sobre os benefícios da técnica de Buteyko, porém sem significância estatística.[114]

## Técnica de Alexander

A técnica de Alexander (TA) é uma forma de terapia que envolve uma série de movimentos destinados a corrigir a postura, com objetivo de melhorar a funcionalidade do corpo. Seguidores dessa técnica afirmam que seus benefícios melhoram a eficácia da respiração. Foi desenvolvida por um ator australiano, Frederik Matthias Alexander, que definiu a técnica como "lições de educação proprioceptiva da musculatura esquelética sem exercícios". Na verdade, trata-se de um tipo de fisioterapia que envolve uma série de movimentos destinados a corrigir a postura, porém interligando as saúdes física, mental e emocional. A TA visa relaxar os músculos que prejudicam a mobilidade e a coordenação, trazendo benefícios psicológicos e físicos. É uma maneira de aprimorar a execução dos movimentos.[114,140]

A TA é ensinada em aulas individuais nas quais o professor guia os movimentos e ajuda na coordenação "cabeça-pescoço-costas", sem ser uma série de exercícios ou de massagem. A técnica é conhecida no meio artístico (por músicos, cantores e atores) e muito pouco conhecida no meio médico, porém o interesse em estudar a técnica em asmáticos deu-se depois que alguns atores asmáticos que praticavam a técnica relataram diminuição dos sintomas e da dependência da medicação à medida que a praticavam; foi assim que surgiu a curiosidade de estudar a TA em asmáticos. Há alguns trabalhos científicos publicados; porém, em 1999, foi publicada uma revisão em que foram selecionados cinco trabalhos[114] que analisavam pico de fluxo expiratório (PFE), volume expiratório forçado no primeiro segundo ($VEF_1$), redução de medicamentos e medidas de qualidade de vida. Apesar de alguns artigos trazerem números significativos de melhora, a revisão revela que não há evidência suficiente para afirmar que a TA seja eficaz no tratamento da asma.

## Acupuntura

Originária da medicina tradicional chinesa (MTC), a acupuntura, dentre as terapias complementares, é a mais conhecida e aceita pela comunidade médica. Com base em inserções de agulhas filiformes e cilíndricas, de aço inoxidável, com espessuras que variam entre 0,22 mm e 0,45 mm, em pontos sob os "meridianos", é uma técnica com comprovada eficácia graças aos avanços da neurofisiologia, permitindo definir como um método de estimulação neural periférica com objetivo de promover mudanças nas funções sensoriais, motoras e autonômicas, viscerais, hormonais, imunitárias e cerebrais. Há evidências de que os pontos de acupuntura têm características bioelétricas próprias, reagindo a estímulos com potenciais de ação diferentes. Por microscopia eletrônica, evidenciou-se um arranjo anátomo-histológico diferente com grande número de células nervosas, mastócitos, mitocôndrias e maior concentração vascular, aumentando o processo oxidativo.[141,142]

Na China, o tratamento da asma por acupuntura é tradicionalmente usado; em virtude do crescente interesse pela técnica no meio ocidental, vários estudos publicados mostram a eficácia da acupuntura no paciente asmático. Tashkin et al. compararam um grupo de pacientes com asma moderada e grave que realizavam acupuntura tradicional com outro no qual eram inseridas nos pacientes agulhas em pontos "falsos" (grupo placebo). Apenas o grupo tratado com acupuntura tradicional mostrou melhora no volume expiratório forçado e na resistência das vias aéreas.[143] Outros trabalhos[142-145] mostraram diminuição significativa no uso de medicamentos, porém sem diferenças estatísticas no VEF$_1$. No estudo de Biernacki, houve melhora na qualidade de vida (feita por questionário) e Christensen informou diminuição nos sintomas diários.[144,145]

O grande problema para a comprovação científica da acupuntura, principalmente na asma, é que o tratamento realizado pela MTC é caracterizado pela individualidade, ou seja, cada paciente deve ser tratado com pontos específicos e, para um trabalho científico, existe a necessidade de "protocolar". Além disso, a MTC engloba uma série de outros procedimentos, como terapia com fitoterápicos (ervas medicinais), meditação, dieta balanceada, massagens (Tui Ná) e outros.

## Yoga

Yoga é uma filosofia que teve origem na Índia há mais de 1.000 anos. Vem sendo usada em pacientes asmáticos há algum tempo. Com base na técnica do pranayama, os exercícios respiratórios são feitos reduzindo a frequência respiratória e aumentando o tempo de expiração.[137]

Pranayama é derivado das palavras prana (força da vida) e ayama (controle); assim, o melhor controle da respiração leva a um aumento no desenvolvimento da força da vida – a respiração. Há vários modos de executar o pranayama, porém, de modo geral, ensinam-se a maior conscientização da inspiração e a lentidão da fase expiratória.

Existem vários tipos de ventilação propostos pela Yoga, um deles é a Nâdi Sodhana, uma respiração que alterna a expiração e a inspiração por narinas, ou seja, expira-se pela narina esquerda e inspira-se pela narina direita e vice-versa; seu controle é feito pela obstrução da narina direita pelo primeiro dedo e pelo segundo dedo na narina esquerda. Outra técnica conhecida é a Bhramari, que consiste em inspiração profunda e expiração contraindo os músculos abdominais, produzindo um som de "zunido de abelha".[146,147]

Em 1985, Nagarthma e Nagendra mostraram redução significativa no número de crises semanais, no uso de medicamentos e no pico expiratório de fluxo em um grupo de pacientes asmáticos. Depois disso, em 1986, os mesmos pesquisadores conduziram um estudo com 570 pacientes e demonstraram que os que continuaram fazendo Yoga regularmente tiveram melhora no *peak flow* e 66% dos pacientes reduziram ou cessaram o uso de corticoides.[148]

## Terapia manual

Praticada por fisioterapeutas, osteopatas e quiropatas, a terapia manual tem como característica a mobilização ou manipulação principalmente de vértebras ou áreas dolorosas para um determinado objetivo. Como descrito na literatura, a mobilização da caixa torácica, das costelas e da coluna torácica pode trazer ganhos na qualidade de vida e melhora no conteúdo de oxigênio arterial em pacientes pneumopatas.[149-151]

Balon e Nielsen usaram manipulações em segmentos vertebrais de alta velocidade e baixa amplitude (*trust*) em pacientes asmáticos. Houve pequeno aumento do *peak flow* e da qualidade de vida e um decréscimo nos sintomas e no uso de broncodilatadores, porém, sem significância estatística.[149-151]

Field investigou grupos tratados com massagens e técnicas de relaxamento e demonstrou uma diminuição da ansiedade no uso de corticoides e no *peak flow*.[152]

Paulin et al. relataram um caso de melhora da capacidade de exercício e na qualidade de vida com associação de cinesioterapia respiratória e exercícios de readequação do complexo toracopulmonar no solo e na bola suíça.[153]

Apesar de existirem muitos outros trabalhos,[132,150] as evidências de melhora de asmáticos com terapia manual são um pouco controversas na literatura, por isso há necessidade de novos trabalhos.

## REABILITAÇÃO PULMONAR EM ASMÁTICOS

É definida pela American Thoracic Society como uma prestação multidimensional de serviços dirigida a pessoas com problemas respiratórios e a suas famílias, realizada por uma equipe multidisciplinar com objetivo de melhora do indivíduo em suas atividades diárias. A reabilitação pulmonar compreende uma série de exercícios, assistência multidisciplinar, programa educacional e nutricional, com objetivo principal de reintegrar esses pacientes ao convívio social, reduzir a obstrução das vias aéreas, prevenir e tratar as complicações, aliviar os sintomas, melhorar a condição nutricional e interromper o sedentarismo.[154-156]

A maioria dos protocolos e estudos de reabilitação pulmonar é realizada em pacientes com DPOC, porém não há restrições para seu uso em doenças pulmonares restritivas (fibrose intersticial, doença pulmonar reumatoide, distúrbios vasculares de colágeno, pneumoconioses, sarcoidose), doenças restritivas de parede torácica (cifoescoliose, obesidade, poliomielite), doenças vasculares pulmonares, ressecção pulmonar, transplante pulmonar e asma.[155]

Quando se trata da população de asmáticos, o conceito de "asma induzida pelo exercício" (AIE) deve ser lembrado. A AIE, como o próprio nome diz, é uma resposta pulmonar inadequada diante dos exercícios e está associada ao fluxo de calor e umidade na mucosa brônquica. A obstrução geralmente inicia-se após o exercício e é demonstrada com uma diminuição de 10 a 15% do $VEF_1$ do basal do paciente. Sabendo disso, o melhor tratamento para a AIE é a profilaxia. O uso de $\beta_2$-agonistas inalatórios de curta duração, 15 a 30 minutos antes do exercício, inibe a AIE com efeito protetor de quatro horas.[155,157]

Conforme o Consenso Brasileiro de Educação em Asma, as atividades físicas devem ser incentivadas, respeitando-se a tolerância dos asmáticos. Esses programas devem conter exercícios respiratórios diafragmáticos intercalados nas atividades, caminhadas com respiração diafragmática, corridas curtas sem provocar perda do controle e ritmo respiratórios, exercícios posturais, exercícios de quadrupedismo em extensão e alongamentos, que previnem alterações posturais torácicas e promovem mobilidade torácica. Estas atividades têm como objetivo aumentar a mobilidade torácica, melhorar a mecânica respiratória, reduzir o gasto energético da respiração, prevenir alterações posturais, melhorar a condição física e, consequentemente, melhorar a tolerância ao exercício físico.[128,158]

Um programa de autoavaliação e de orientação ao controle do padrão respiratório e relaxamento deve estar presente. O aprendizado deve ser feito por meio de palestras e aulas práticas. Além disso, o programa de exercícios deve conter aquecimento, exercícios aeróbicos e desaceleração.[153,159]

O aquecimento deve ser utilizado para o aumento gradual da frequência cardíaca e do aquecimento muscular; esse estágio deve conter alongamentos dos grupos musculares envolvidos, preparando os músculos para a atividade aeróbica. Exemplos:

- Alongamento de cintura escapular.
- Cervical, ombros e membros superiores.
- Alongamento de tronco.
- Alongamento de cintura pélvica e membros inferiores.

A próxima etapa seria a fase aeróbica propriamente dita, que poderia ser constituída de caminhadas, uso de bicicleta ergométrica ou esteira, natação ou dança.

Após essa fase, deve-se iniciar um programa de exercícios de membros superiores que, como comprovado em vários estudos, é benéfico pelo fato de as atividades de vida diária (AVD) exigirem esse grupo muscular e também por ajudar a condicionar a função ventilatória desses músculos.[157,160-162]

A fase de desaceleração deve ter o objetivo de diminuir gradualmente a frequência cardíaca com atividades leves, alongamentos e, se possível, conter atividades de relaxamento e técnicas de respiração.[158]

A maioria dos asmáticos pode praticar qualquer atividade física e não apenas a natação, como é divulgado erroneamente. Além disso, deve-se tomar cuidado com os possíveis produtos usados em piscinas para que não haja desencadeamento de crises. Atualmente, algumas academias não tratam a água com cloro, mas com sal ou ionização (processo oligodinâmico), processo talvez mais aconselhável para esse tipo de paciente.

# REFERÊNCIAS BIBLIOGRÁFICAS

1. Standards for the diagnosis and care of patients with chronic obstructive pulmonary disease (COPD) and asthma. This official statement of the American Thoracic Society was adopted by the ATS Board of Directors, November 1986. Am Rev Respir Dis 1987;136:225-44.

2. National Asthma Education Program Expert Panel. Guidelines for the diagnosis and management of asthma. Bethesda, National Institutes of Health no abstract available, 1991.

3. Global initiative for asthma managemet and prevention. NHLBI/WHO. Workshop Report, US Department of Health and Human Services. Bethesda, National Institutes of Health, 1995.

4. Holt PG, et al. The role of allergy in the development of asthma. Nature 1999; 402(Suppl.6760):B12-7.

5. Laitinen A, Laitinen LA. Cellular infiltrates in asthma and in chronic obstructive pulmonary disease. Am Rev Respir Dis 1991a;143:1159.

6. _____. Cellular infiltrates in asthma and in chronic obstructive pulmonary disease. Am Rev Respir Dis 1991b;143:1159.

7. Bousquet J, et al. Eosinophilic inflammation in asthma. N Engl J Med 1990;323:1033-9.

8. Crimi E, et al. Dissociation between airway inflammation and airway hyperresponsiveness in allergic asthma. Am J Respir Crit Care Med 1998;157:4-9.

9. Robinson DS, et al. Predominant TH2-like bronchoalveolar T-lymphocyte population in atopic asthma. N Engl J Med 1992; 326:298-304.

10. Wenzel SE, et al. Bronchoscopic evaluation of severe asthma. Persistent inflammation associated with high dose glucocorticoids. Am J Respir Crit Care Med 1997;156:737-43.

11. Kuwano K, et al. Small airways dimensions in asthma and in chronic obstructive pulmonary disease. Am Rev Respir Dis 1993;148:1220-5.

12. Galli SJ. New concepts about the mast cell. N Engl J Med 1993; 328:257-65.

13. Roche WR, et al. Subepithelial fibrosis in the bronchi of asthmatics. Lancet 1989;1:520-4.

14. Pare PD, et al. The comparative mechanics and morphology of airways in asthma and in chronic obstructive pulmonary disease. Am Rev Respir Dis 1991;143:1189-93.

15. Lambert RK, et al. Functional significance of increased airway smooth muscle in asthma and COPD. J Appl Physiol 1993; 74:2771-81.

16. Toelle BG, et al. Toward a definition of asthma for epidemiology. Am Rev Respir Dis 1992;146:633-37.

17. Weiss S, Speizer F. Epidemiology and natural history. In: Weiss EB, Stein M (editores). Bronchial asthma mechanisms and therapeutics. 3.ed. Boston: Little Brown; 1993;15.

18. Carey VJ, et al. Airways responsiveness, wheeze onset, and recurrent asthma episodes in young adolescents. The east Boston childhood respiratory disease cohort. Am J Respir Crit Care Med;153:356-61.

19. Burrows B, et al. Association of asthma with serum IgE levels and skin-test reactivity to allergens. N Engl J Med 1989; 320:271-7.

20. Sears M, et al. Relation between airway responsiveness and serum IgE in children with asthma and in apparently normal children. N Engl J Med 1991;10:1067-71.

21. Johnston S, et al. Community study of role of viral infections in exacerbations of asthma in 9-11 year old children. BMJ 1995;13:1225-9.

22. Nicholson KG, Kent J, Ireland DC. Respiratory viruses and exacerbations of asthma in adults. BMJ 1993;307:982-6.

23. Illi S, et al. Early childhood infectious diseases and the development of asthma up to school age: a birth cohort study. BMJ 2001;322:390-5.

24. Martinez F. Role of viral infections in the inception of asthma and allergies during childhood: could they be protective? Thorax 1994;49:1189.

25. Ball TM, et al. Siblings, day-care attendance, and the risk of asthma and wheezing during childhood. N Engl J Med 2000; 343:538-43.

26. Celedon J, et al. Day care attendance in early life, maternal history of asthma, and asthma at the age of 6 years. Am J Respir Crit Care Med 2003;167:1239-43.

27. Platts-Mills T. How environment affects patients with allergic disease: indoor allergens and asthma. Ann Allergy 1994; 72:381-4.

28. Call RS, et al. Risk factors for asthma in inner city children. J Pediatr 1992; 121:862-66.

29. Kang B, Johnson J, Veres-Thorner C. Atopic profile of inner-city asthma with a comparative analysis on the cockroach-sensitive and ragweed-sensitive subgroups. J Allergy Clin Immunol 1993;92:802-11.

30. Barnes PJ. Air pollution and asthma. Postgrad Med J 1994;70:319-25.

31. Strachan DP, Butland BK, Anderson HR. Incidence and prognosis of asthma and wheezing illness from early childhood to age 33 in a national British cohort. BMJ 1996;312:1195-9.

32. Martinez FD, Cline M, Burrows B. Increased incidence of asthma in children of smoking mothers. Pediatrics 1992;89:21-6.

33. Hanrahan JP, et al. The effect of maternal smoking during pregnancy on early infant lung function. Am Rev Respir Dis 1992;145:1129-35.

34. Cunningham J, et al. Environmental tobacco smoke, wheezing, and asthma in children in 24 communities. Am J Respir Crit Care Med 1996;153:218-24.

35. Young SY, et al. Body mass index and asthma in the military population of the northwestern United States. Arch Intern Med 2001;161:1605-11.

36. Stenius-Aarniala B, et al. Immediate and long term effects of weight reduction in obese people with asthma: randomized controlled study. BMJ 2000;320:827-32.

37. Sin D, Jones R, Man S. Obesity is a risk factor for dyspnea but not for airflow obstruction. Arch Intern Med 2002;162:1477-81.

38. McFadden Junior ER. Acute severe asthma. Am J Respir Crit Care Med 2003;168:740-59.

39. Scoggin CH, Sahn SA, Petty TL. Status asthmaticus. A nine-year experience. JAMA 1977;238:1158-62.

40. Mansel JK, et al. Mechanical ventilation in patients with acute severe asthma. Am J Med 1990;89:42-8.

41. New NHLBI Guidelines for the Diagnosis and Management of Asthma. National Heart, Lung and Blood Institute. Lippincott Health Promot Lett 1997;2:1,8-9.

42. Rodriguez-Roisin R. Acute severe asthma: pathophysiology and pathobiology of gas exchange abnormalities. Eur Respir J 1997;10:1359-71.

43. Rodriguez-Roisin R, Deicas A. Acute severe asthma and treatment: a gas exchange perspective. Monaldi Arch Chest Dis 1997;52:562-5.

44. Papiris S, et al. Clinical review: severe asthma. Crit Care 2002;6:30-44.

45. Stratakos G, et al. Transient lactic acidosis as a side effect of inhaled salbutamol. Chest 2002;122:385-6.

46. Broseghini C, et al. Respiratory mechanics during the first day of mechanical ventilation in patients with pulmonary edema and chronic airway obstruction. Am Rev Respir Dis 1988;138:355-61.

47. Fleury B, et al. Work of breathing in patients with chronic obstructive pulmonary disease in acute respiratory failure. Am Rev Respir Dis 1985;131:822-7.

48. Gottfried SB, et al. Noninvasive determination of respiratory system mechanics during mechanical ventilation for acute respiratory failure. Am Rev Respir Dis 1985;131:414-20.

49. Kimball WR, Leith DE, Robins AG. Dynamic hyperinflation and ventilator dependence in chronic obstructive pulmonary disease. Am Rev Respir Dis 1982;126:991-5.

50. Tuxen DV, Lane S. The effects of ventilatory pattern on hyperinflation, airway pressures, and circulation in mechanical ventilation of patients with severe air-flow obstruction. Am Rev Respir Dis 1987;136:872-9.

51. Rossi A, et al. Intrinsic positive end-expiratory pressure (PEEPi). Intensive Care Med 1995;21:522-36.

52. Pepe PE, Marini JJ. Occult positive end-expiratory pressure in mechanically ventilated patients with airflow obstruction: the auto-PEEP effect. Am Rev Respir Dis 1982;126:166-70.

53. Rosengarten PL, et al. Circulatory arrest induced by intermittent positive pressure ventilation in a patient with severe asthma. Anaesth Intensive Care 1991;19:118-21.

54. Pinsky MR, Matuschak GM, Itzkoff JM. Respiratory augmentation of left ventricular function during spontaneous ventilation in severe left ventricular failure by grunting. An auto-EPAP effect. Chest 1984;86:267-9.

55. Ranieri VM, D'Ambrosio M, Brienza N. Intrinsic PEEP and cardiopulmonary interaction in patients with COPD and acute ventilatory failure. Eur Respir J 1996;9:1283-92.

56. Martin JG, Shore S, Engel LA. Effect of continuous positive airway pressure on respiratory mechanics and pattern of breathing in induced asthma. Am Rev Respir Dis 1982;126:812-7.

57. Hyatt RE. The interrelationship of pressure, flow and volume during respiratory maneuvers in normal and emphysematous subjects. Am Rev Resp Dis 1961;83:673-83.

58. Haluszka J, et al. Intrinsic PEEP and arterial PCO2 in stable patients with chronic obstructive pulmonary disease. Am Rev Respir Dis 1990;141:1194-7.

59. Pride NB, et al. Determinants of maximal expiratory flow from lungs. J App Physiol 1967;23:643-62.

60. Williams TJ, et al. Risk factors for morbidity in mechanically ventilated patients with acute severe asthma. Am Rev Respir Dis 1992;146:607-15.

61. Gottfried SB. The role of the PEEP in the mechanically ventilated COPD patient. Journal of Applied Physiology 1991; 392-418.

62. Georgopoulos D, et al. Effects of breathing pattern on mechanically ventilated patients with chronic obstructive pulmonary disease and dynamic hyperinflation. Intensive Care Medicine 1995;21:880-6.

63. Rossi A, et al. The role of PEEP in patients with chronic obstructive pulmonary disease during assisted ventilation. Eur Respir J 1990;3:818-22.

64. Martin JT. Monitoring respiratory mechanics in spontaneously breathing patients. Principles and practice of intensive care monitoring. New york: McGraw-Hill; 1998. p.617-54.

65. Van den Berg B, Stam H, Bogaard JM. Effects of PEEP on respiratory mechanics in patients with COPD on mechanical ventilation. Eur Respir J 1991;4:561-7.

66. Peslin R, et al. Respiratory mechanics studied by multiple linear regression in unsedated ventilated patients. Eur Respir J 1992;5:871-8.

67. Jubran A, Tobin MJ. Use of flow-volume curves in detecting secretions in ventilator - dependent patients. Am J Respir Crit Care Med 1994;150:766-9.

68. Brunner JX, et al. Simple method to measure total expiratory time constant based on the passive expiratory flow-volume curve. Crit Care Med 1995;23:1117-22.

69. Guttmann J, et al. Time constant/volume relationship of passive expiration in mechanically ventilated ARDS patients. Eur Respir J 1995;8:114-20.

70. Lourens MS, et al. Flow-volume curves as measurement of respiratory mechanics during ventilatory support: the effect of the exhalation valve. Intensive Care Med 1999;25: 799-804.

71. Gay PC, Rodarte JR, Hubmayr RD. The effects of positive expiratory pressure on isovolume flow and dynamic hyperinflation in patients receiving mechanical ventilation. Am Rev Respir Dis 1989;139:621-6.

72. Fry D, Hyatt R. Oulmonary mechanics; a unifield analysis of the relationship between pressure, volume and gasflow in the lung of normal and diseased human subjects. Am J Med 1960;24:672-89.

73. Valta P, et al. Detection of expiratory flow limitation during mechanical ventilation. Am J Respir Crit Care Med 1994;150: 1311-7.

74. Lourens MS, et al. Detection of flow limitation in mechanically ventilated patients. Intensive Care Med 2001;27:1312-20.

75. Eltayara L, et al. Relationship between chronic dyspnea and expiratory flow limitation in patients with chronic obstructive pulmonary disease. Am J Respir Crit Care Med 1996;154:1726-34.

76. Jones MH, et al. Flow limitation in infants assessed by negative expiratory pressure. Am J Res Crit Care Med 2000;161:713-7.

77. Koulouris NG, et al. Detection of expiratory flow limitation during exercise in COPD patients. J Appl Physiol 1997;82:723-31.

78. Hage R, et al. Detection of flow limitation during tidal breathing by the interruptor technique. Eur Respir J 1995;8:1910-4.

79. Reinoso MA, Gracey DR, Hubmyr DR. Interrupter mechanics of patients admitted to a chronic ventilator dependency unit. Am Rev Respir Dis 1993;148:127-31.

80. Lourens MS, et al. Expiratory time constants in mechanically ventilated patients with and without COPD. Intensive Care Med 2000;26:1612-8.

81. Petrof BJ, et al. Continuous positive airway pressure reduces work of breathing and dyspnea during weaning from mechanical ventilation in severe chronic obstructive pulmonary disease. Am Rev Respir Dis 1990;141:281-9.

82. Guidelines 2000 for Cardiopulmonary Resuscitation and Emergency Cardiovascular Care. Part 8: advanced challenges in resuscitation: section 3: special challenges in ECC. The American Heart Association in collaboration with the International Liaison Committee on Resuscitation. Circulation 2000;102:I229-52.

83. Corbridge TC, Hall JB. The assessment and management of adults with status asthmaticus. Am J Respir Crit Care Med 1995;151:1296-316.

84. Sarma V. Use of Ketamine in acute severe asthma. Anaesthesiol Scand 1992;36:106-7.

85. Clarkson K, et al. A comparative evaluation of propofol and midazolam as sedative agents in fiberoptic bronchoscopy. Chest 1993;104:1029-31.

86. Collier C, Kelly K. Propofol and convulsions: the evidence mounts. Anaesth Intensive Care 1991;19:573-5.

87. Gottardis M, et al. Effect of prolonged sedation with propofol on serum triglyceride and cholesterol concentrations. Br J Anaesth 1989;62:393-6.

88. Saulnier FF, et al. Respiratory and hemodynamic effects of halothane in status asthmaticus. Intensive Care Med 1999;16:104-7.

89. Johnston RG, et al. Isoflurane therapy for status asthmaticus in children and adults. Chest 1990;97:698-701.

90. Leatherman JW, et al. Muscle weakness in mechanically ventilated patients with severe asthma. Am J Respir Crit Care Med 1996;153:1686-90.

91. Tuxen DV. Permissive hypercapnic ventilation. Am J Respir Crit Care Med 1994;150(3):870-4.

92. Darioli R, Perret C. Mechanical controlled hypoventilation in status asthmaticus. Am Rev Respir Dis 1984;129:385-7.

93. Tuxen DV, et al. Use of a measurement of pulmonary hyperinflation to control the level of mechanical ventilation in patients with acute severe asthma. Am Rev Respir Dis 1992;146:1136-42.

94. Douglas JA, et al. Myopathy in severe asthma. Am Rev Respir Dis 1992;146:517-9.

95. Kupfer Y, et al. Prolonged weakness after long-term infusion of vecuronium bromide. Ann Intern Med 1992;117:484-6.

96. Slutsky AS. Mechanical ventilation. American College of Chest Physicians Consensus Conference. Chest 1993;104: 1833-59.

97. Menitove SM, Goldring RM. Combined ventilator and bicarbonate strategy in the management of status asthmaticus. Am J Med 1983;74:898-901.

98. Slutsky AS, Tremblay LN. Multiple system organ failure. Is mechanical ventilation a contributing factor?. Am J Respir Crit Care Med 1998;157:1721-5.

99. Amato MB, et al. Effect of a protective-ventilation strategy on mortality in the acute respiratory distress syndrome [see comments]. N Engl J Med 1998;338:347-54.

100. Amato MBP, Marini JJ. Barotrauma, volutrauma, and the ventilation of acute lung injury. In: Marini JJ, Slutsky AS. (editores). Physiological basis of ventilatory support. New York, Basel, Hong Kong, Marcel Dekker Inc., 1998. p.1187-245.

101. Ranieri VM, et al. Physiologic effects of positive end-expiratory pressure in patients with chronic obstructive pulmonary disease during acute ventilatory failure and controlled mechanical ventilation. Am Rev Respir Dis 1993;147:5-13.

102. Crotti S, Pelosi P, Mascheroni D. The effect of extrinsic PEEP on lung inflation and regional compliance in mechanically ventilated patients: a CT scan study. Intensive Care Med 1995;21:S135.

103. Caramez M, et al. Benefits of external PEEP use in obstructed patients under controlled mechanical ventilation? Am J Resp Crit Care Med 2000;161:A463.

104. Sipmann F, et al. Selecting PEEP during mechanical ventilation by using electrical impedance tomography (EIT). Am J Resp Crit Care Med 2000;161:A488.

105. Phipps P, Garrard CS. The pulmonary physician in critical care. 12: acute severe asthma in the intensive care unit. Thorax 2003;58:81-8.

106. Marquette CH, et al. Long-term prognosis of near-fatal asthma. A 6-year follow-up study of 145 asthmatic patients who underwent mechanical ventilation for a near-fatal attack of asthma. Am Rev Respir Dis 1992;146:76-81.

107. Busse WW, Lemanske RF. Asthma. N Engl J Med 2001;344: 350-62.

108. Fritscher C, Sole D, Rosário N. III Consenso Brasileiro no Manejo da Asma. Jornal de Pneumologia 2002;28:1-51.

109. Azeredo CAC. Fisioterapia respiratória moderna, 4a ed. Barueri: Manole, 2002.

110. Partridge MR. Breathing exercises in asthma. Thorax 2004; 59: 179.

111. Clark CJ. The role of physical training in asthma. Chest 1992;101:293-7.

112. Cloutier MM, Wakefield DB, Carlisle PS, Bailit HL, Hall CB. The effect of easy breathing on asthma management and knowledge. Archives of Pediatrics & Adolescent Medicine 2002;156:1045-51.

113. Papiris S. Clinical review: severe asthma. Crit Care 2002;6:30-44.

114. Holloway E, Ram FS. Breathing exercises for asthma (Cochrane Review). Cochrane Database Syst Rev 2004; (1): CD001277.

115. McFadden ER. Acute severe asthma. Am J Respir Crit Care Med 2003;168:740-59.

116. Girodo M, Ekstrand KA, Metiver GJ. Deep diaphragmatic breathing: rehabilitation exercises for the asthmatic patient. Archives of Physiology, Medicine and Rehabilitation 1992;73:717-20.

117. Scoggin CH, Sahn SA. Status asthmatics. A nine-year experience. JAMA 1977;238:1158-62.

118. Thomas M, McKinley RK, Freeman E, Foy C, Prodger P, Price D. Breathing retraining for dysfunctional breathing in asthma: a randomised controlled trial. Thorax 2003;110-5.

119. Meduri GU, Conoscenti CC, Menashe P. Noninvasive face mask ventilation in patients with acute respiratory failure. Chest 1989;95:865-70.

120. Nava S, Ambrosino N. Noninvasive mechanical ventilation in the weaning of patients with respiratory failure clinic to chronic obstrutive pulmonary disease. Ann Intern Med 1998;128:721.

121. Carvalho CRR. Ventilação Mecânica – Volume 1 – Básico. São Paulo: Atheneu; 2000.

122. Carvalho CRR. Ventilação Mecânica. Volume 2 – Avançado. São Paulo: Atheneu; 2000.

123. Parthasarathy S, Jubran A, Tobin M. Cycling of inspiratory and expiratory muscle groups with the ventilation in patients with different pathologies. Eur Respir J 1997;10:177-83.

124. Younes M, Riddle W. Relation between respiratory neural output and tidal volume. J Appl Physiol 1984;56:1110-9.

125. West JB. Fisiologia respiratória. 6.ed. Barueri: Manole; 2002.

126. Tassaux D, Michotte J, Gainnier M. Expiratory trigger setting in pressure support ventilation: from mathematical model to bedside. Crit Care Med 2003;32:1844-50.

127. Fernandes ALG, Cabral ALB, Faresin SM. I Consenso Brasileiro de Educação em Asma. J Pneumol 1996;22:1-24.

128. NAEP Expert Panel Report II. Guidelines for the diagnosis and management of asthma. Bethesda: NHLBI Info Center; 1997.

129. Worth H. Patient education in asthmatic adults. Lung 1990:463-8.

130. Cote J, Boulet LP, Cartier A. Influence of asthma education on asthma severity, quality of life and environmental control. Can Respir J 2000;7:395-400.

131. Pereira LFF, Rossi JA. Manual de orientação do tratamento de asma. J Pneumol 1993;19:185-201.

132. Markham AW, Wilkinson JM. Complementary and alternative medicines (CAM) in the management of asthma: an examination of the evidence. J Asthma 2004;41:131-9.

133. Perrin KM, Dindial KS. Understanding the modalities of complementary and alternative asthma treatments: what every health educator needs to know. The International Electronic Journal of Health Education 2000;3:6-18.

134. Bertowitz D, Denehy L, Johns DP, Bish RM, Walter EH. The Buteyko asthma breathing technique. Med J Aust 1995;162:53-60.

135. Bowler SD, Green A, Mitchell CA. Buteyko breathing techniques in asthma: a blinded randomised controlled trial. Med J Aust 1998;169:575-8.

136. Paul J. The Buteyko method an effective treatment for asthma. Nexus Magazine 1999;6.

137. Cooper S, Osborne J, Newton S, Harrison V, Thompson J. Effect of two breathing exercises (Buteyko and pranayama) in asthma: a randomized controlled trial. Thorax 2003; 58:674-9.

138. McHugh P, Aitchenson F, Duncan B, Houghton F. Buteyko Breathing Technique for asthma: an effective intervention. N Z Med J 2003;116:710-7.

139. Opat AJ, Cohen MM, Bailey MJ, Abramson MJ. A clinical trial of Buteyko breathing technique in the asthma as taught by a video. J Asthma 2000;37:557-64.

140. Dennis J. Alexander technique for chronic asthma. (Cochrane Review). Cochrane Database Syst Rev 2000; (2):CD000995.

141. Carneiro NM. Acupuntura no tratamento da dor miofascial. Projeto Diretrizes – Associação Médica Brasileira e Conselho Federal de Medicina 2001. Disponível em: <http://www.acupunturatual.com.br>. Edição do autor 2000.

142. McCarney RW, Brinkhaus B, Lasserson TJ, Linde K Acupunture for asthma. (Cochrane Review). Cochrane Database Syst Rev 2003; (2):CD000995.

143. Tashkin DP, Bresler DE, Kroening RJ, Kerschner H, Katz RL, Coulon A. Comparison of real and simulated acupuncture and isoproterenol in methacholine-induced asthma. Annals of Allergy 1977;39:379-87.

144. Biernacki W, Peake MD. Acupuncture in treatment of table asthma. Respiratory Medicine 1998;92:1142-5.

145. Christensen PA, Laursen LC, Taudorf E, Storensen SC, Weekw B. Acupuncture and bronchial asthma. Allergy 1984;39:379-85.

146. Jain SC, Talukdar B. Evaluation of yoga therapy programme for patients of bronchial asthma. Singapore Med J 1993;34:306-8.

147. Vedanthan PK, Kesavalu LN, Murthy KC. Clinical study of yoga techniques in university students with asthma: a controlled study. Allergy Asthma Proc 1998;19:3-9.

148. Nagarathna R, Nagendra HR. Yoga for bronchial asthma: a controlled study. BMJ 1985;291:1077-9.

149. Balon JW, Aker PD, Crowther ER, Cox G, Danielson C. A comparison of active and simulated chiropractic manipulation as adjunctive treatment for childhood asthma. N Engl J Med 1998;339:1013-20.

150. Hondras MA, Linde K, Jones AP. Manual therapy for asthma (Cochrane Review). Cochrane Database Syst Rev 2000; (2): CD001002.

151. Nielsen NH, Bronfort G, Bendix T, Madsen F, Weeke B. Chronic asthma and chiropractic spinal manipulation: a randomized clinical trial. Clin Exp Allergy 1995;25:80-8.

152. Field T, Henteleff T, Hernadez-Reif M, Martinez E, Mavunda K, Kuhn C. Children with asthma have improved pulmonary functions after massage therapy. J Pediatr 1998;132:854-8.

153. Paulin E, Favoreto P, Vidotto C. Benefícios da fisioterapia respiratória na asma: relato de um caso. Arq Ciências Saúde UNIPAR 2001;5:149-54.

154. American Thoracic Society Position statement on pulmonary rehabilitation. Am Rev Respir Dis 1987;136:225.

155. American Thoracic Society: Standards for the diagnosis and care of patients with chronic obstructive pulmonary disease and asthma. Am Rev Respir Dis 1987;136:225.

156. Rodrigues SL, Viegas CAA, Lima T. Efetividade da reabilitação pulmonar como tratamento coadjuvante da doença pulmonar obstrutiva crônica. J Pneumol 2002;28:65-70.

157. Criner GJ, Celli BR. Effect of unsupported arm exercise on ventilatory muscle recruitment in patients with severe chronic airflow obstruction. Am Rev Respir Dis 1988; 138:856.

158. Ries AL. Archibald CJ. Endurance exercise training at maximal target in patients with chronic obstructive pulmonary rehabilitation: scientific basis of pulmonary rehabilitation J cardiopulm. Rehab 1990;10:418.

159. Strunk RC, et al. Rehabilitation of a patient with asthma in the outpatient setting. J Allergy Clin Immunol 1991;87:601-11.

160. Celli BR, Criner GJ, Rassulo J. Ventilatory muscle recruitment during unsupported arm exercise in normal subjects. J Appl Physiol 1988;64:1936.

161. Cockcroft A. Psychological changes during a controlled trial of rehabilitation in chronic respiratory disability. Thorax 1982;37:413.

162. Stramford BA. Task specific changes in maximal oxygen uptake resulting from arm versus leg training. Ergonomics 1978;21:1.

# 23

# SARA: FISIOPATOLOGIA E ESTRATÉGIA VENTILATÓRIA

JOÃO BATISTA BORGES
MARCELO AMATO
JOSUÉ VICTORINO

A realização da função primária do pulmão, ou seja, a troca gasosa requer estreito contato entre o gás alveolar e o sangue capilar por meio de extensa superfície. Mesmo em um pulmão normal, ocorrem forças locais e regionais não uniformes que predispõem certas unidades pulmonares ao colapso. A presença de doença parenquimatosa ou de via aérea acentua fortemente essa tendência.

Estudos tomográficos feitos com voluntários sem afecção respiratória, em posição supina e sob ventilação espontânea, demonstram a existência de um gradiente de atenuação entre as regiões anteriores e posteriores do pulmão, no sentido gravitacional.[1] Isso se deve provavelmente a uma combinação de fatores, entre os quais se destacam as alterações dependentes da gravidade – peso das regiões pulmonares menos dependentes sobre as mais dependentes –, interferindo na ventilação alveolar.

A presença de doenças específicas favorece o colapso de vias aéreas e de alvéolos. A oclusão mantida de via aérea reduz o volume aerado, pois o ar alçaponado é absorvido. Em outras situações, pode-se observar um colapso "expiratório fásico" – ao fim de cada ciclo respiratório –, que pode ocasionar o alçaponamento de ar sem perda de volume, como no enfisema, em que, na inspiração seguinte, o volume de ar é renovado.

Privar o tecido pulmonar normal do contato com ar não é necessariamente deletério. O colapso sustentado de alvéolos normais não está associado com consequências adversas duradouras. A atelectasia ocorre rotineiramente na proximidade de um derrame pleural ou de um pneumotórax e, geralmente, é resolvida sem sequelas quando a coleção pleural é drenada.

Contudo, o colapso dos espaços aéreos pode não somente causar perda de volume e hipoxemia secundária, dependente da vasoconstrição hipóxica, mas também predispor a infecções e lesão pulmonar durante ventilação mecânica (VM) quando altas pressões de distensão são aplicadas.

Adultos anestesiados, em posição supina, durante cirurgias de rotina, apresentam tendência de colabar unidades pulmonares dependentes (nas regiões pulmonares inferiores).[2] O entendimento dos mecanismos fisiopatológicos relacionados ao colapso dos espaços aéreos flagrados durante a anestesia é fundamental na compreensão do colapso pulmonar em situações mais complexas e extremas, como a síndrome da angústia respiratória aguda (SARA).

Nesta introdução, serão apresentados os dados relativos ao comportamento de um pulmão normal que sofre colapso, como durante os procedimentos anestésicos, e também uma discussão crítica dos mecanismos envolvidos no desenvolvimento do colapso e dos mecanismos que precisam ser considerados ao se pensar em recrutamento. A seguir, será apresentada uma situação patológica grave de insuficiência respiratória, a SARA, revisando o papel da lesão pulmonar induzida pela ventilação mecânica (LePIV) e os princípios de tratamento das estratégias ventilatórias protetoras baseadas na utilização de pressões positivas ao fim da expiração (PEEP) e nas manobras de recrutamento pulmonar. Em particular, serão enfatizados a contribuição dos estudos tomográficos no entendimento da fisiopatologia da SARA, sua correlação com os achados fisiológicos e seu impacto no cuidado desses pacientes.

## MECANISMOS RELACIONADOS AO RECRUTAMENTO PULMONAR

> Os pulmões não estão expandidos porque eles estão preenchidos com ar, eles estão preenchidos com ar porque eles estão expandidos.
>
> (Franciscus Sylvius de la Boe – Opera Medica – 1681.)

Antes de considerar a importância do emprego de manobras de recrutamento em situações extremas e complexas como a SARA, é imprescindível conhecer os mecanismos envolvidos em toda e qualquer manobra de recrutamento.

### Forças que favorecem o colapso

Unidades pulmonares preenchidas com gás têm uma tendência inata ao colapso em razão do recolhimento elástico do tecido, da tensão superficial e da absorção desproporcional de oxigênio pelo fluxo sanguíneo passando em unidades pulmonares pobremente ventiladas. As forças elásticas do tecido alcançam sua intensidade máxima em altos volumes pulmonares, enquanto as forças superficiais aumentam à medida que o pulmão esvazia até sua capacidade residual funcional (CRF). Enquanto ambos os fenômenos contribuem para a tendência de recolhimento total, as forças superficiais normalmente predominam durante todo o intervalo ventilatório usual de volume pulmonar, especialmente quando o surfactante está depletado ou inativado.[3,4]

Além dessas tendências ao fechamento, há o potencial para o colapso absortivo, o qual ocorre quando a ventilação é desproporcionalmente reduzida em relação à perfusão, em especial quando são usadas altas frações inspiratórias de oxigênio.

### Forças que se opõem ao colapso

Vários mecanismos de defesa se opõem à tendência ao colapso. As unidades pulmonares são mutuamente interdependentes, ligadas por uma malha (teia) de tecido conjuntivo intersticial, presente na região axial, alveolar e subpleural. Cada alvéolo está interligado aos vizinhos de tal maneira que as forças

de distensão amplificadas se fazem sentir em uma unidade pulmonar individual qualquer que esteja tendendo ao colapso. A magnitude dessas forças foi estimada teoricamente por Mead et al.,[5] que chegaram à conclusão de que os estresses estariam grandemente amplificados na parede compartilhada por alvéolos colabados com unidades circundantes livremente expansíveis. Do seu trabalho, a magnitude aproximada dessas forças pode ser estimada usando-se a seguinte equação:

$$P_{ef} = P_{ap} \times (V / V_O)^{2/3}$$

Partindo de um ponto de vista puramente geométrico e considerando que os volumes relativos de unidades expandidas (V) e colapsadas ($V_O$) devem se aproximar de 10:1, Mead et al. estimaram que tensões teciduais equivalentes a uma pressão efetiva ($P_{ef}$) de 140 cmH$_2$O agiriam na parede de uma unidade colabada completamente envolvida por outras expandidas, para uma pressão aplicada ($P_{ap}$) de 30 cmH$_2$O.[5] Essa interdependência elástica, acoplada com o sistema surfactante que opera reduzindo forças superficiais a baixos volumes pulmonares, estabiliza o pulmão normal. Qualquer tendência para o colapso absortivo é contrabalançada pela ventilação colateral e pela habilidade do indivíduo de aumentar a ventilação em oposição à tendência absortiva. A efetividade da ventilação colateral é espécie-dependente, sendo negligenciável no porco, extensa no cachorro e de uma importância questionável no humano adulto.[6]

Quando unidades pulmonares colabam, a despeito desses mecanismos protetores, o volume pulmonar pode ser aumentado, tanto reduzindo a importância das forças superficiais quanto amplificando a interdependência elástica. Então, expansões pulmonares periódicas até a capacidade pulmonar total (suspiros profundos) tendem a recrutar unidades recentemente colabadas.[2,7] Essas manobras também estimulam a produção de surfactante e melhoram sua efetividade.[3] Um suspiro profundo sustentado é mais efetivo que um suspiro da mesma profundidade aplicado somente por pouco tempo.

### Aspectos relacionados ao sítio do colapso

O ducto que comunica a abertura da via aérea com o alvéolo pode fechar em várias porções do ciclo ventilatório e em qualquer ponto ao longo do trajeto – proximal ou distalmente – com diferentes consequências fisiopatológicas. Quando altas pressões de via aérea são aplicadas a um brônquio fechado, em qualquer ponto anatômico, nenhuma pressão se dissipa contra resistência ao fluxo, de tal maneira que, a cada ciclo de insuflação, uma alta proporção da pressão inspiratória de pico impacta todos os sítios proximais ao ponto de oclusão. Tais forças comumente não causam problemas estruturais maiores nas vias aéreas proximais, as quais são reforçadas para opor resistência a elas. Mas pressões similares nas vias aéreas distais, não sustentadas por cartilagem, podem provocar dilatação da via aérea, distorção, formação de cistos e trauma da mucosa secundário às forças de cisalhamento.[8,9] A lesão broncopulmonar resultante favorece infecção e prejudica a troca gasosa. Dado que pacientes com SARA frequentemente recebem mais de 30 mil ciclos respiratórios por dia, tais estresses de cisalhamento repetidos potencialmente estendem a lesão e retardam a restauração.

Hipoxemia é a consequência fisiológica imediata do extenso colapso que ocorre na região alveolar. Na situação de altas pressões de distensão ou lesão pulmonar prévia, entretanto, um conjunto crescente de dados clínicos e experimentais indicam que inflamação, hemorragia e outras alterações patológicas também ocorrem.

## Pressões críticas de abertura e fechamento

As pressões necessárias para abrir espaços aéreos fechados são uma função do sítio do colapso e da duração na qual a pressão é mantida. É importante entender que as pressões sob discussão são transestruturais (transbrônquicas e transalveolares), as quais são aproximadamente a diferença entre pressões do espaço aéreo e pressões pleurais, naquele mesmo local. Essa convenção pragmática é uma simplificação, já que as pressões que envolvem os brônquios e os alvéolos indubitavelmente diferem numa escala microscópica.[10] A pressão instantânea que envolve um alvéolo ou bronquíolo pode ser consideravelmente menor ou maior que aquela sugerida pela estimativa da pressão pleural local.[4] Acredita-se que as pressões peribrônquicas são menores centralmente que perifericamente (o que contribui para a migração de gás para o mediastino que ocorre após uma ruptura alveolar). Então, considerando que a via aérea já esteja livre de secreções, as pressões necessárias para abrir um brônquio central colabado geralmente serão menores que aquelas necessárias para abrir um bron-

quíolo distal ou um alvéolo colabado, particularmente se o surfactante estiver depletado.

## Mecanismos de recrutamento e história pulmonar

Pulmões cheios de líquido abrem e fecham sob pressões similares. Durante a ventilação gasosa, entretanto, as pressões necessárias para abrir a via aérea e o alvéolo excedem aquelas necessárias para impedir o fechamento, em razão do diferencial de forças superficiais (mediado pelo sistema surfactante) na interface gás-líquido.[3,4] A extensão dessa diferença deve variar para vias aéreas revestidas com líquidos de diferentes viscosidades e é quase certamente influenciada pelo sítio do colapso. Uma vez aberto, forças interdependentes agem para manter o alvéolo aberto; uma vez fechado, forças superficiais favorecem a continuidade do colapso.

A história pulmonar recente também influencia muito a relação pressão-volume (P-V). Depois que todas as unidades fechadas (mas potencialmente patentes) são recrutadas, geralmente é possível manter um volume médio alto nesse pulmão plenamente "recrutado" com pressões de distensão reduzidas. É a "histerese P-V". Além disso, como as unidades pulmonares adicionais estão disponíves para aceitar gás, uma vez que o recrutamento ocorreu, o mesmo volume corrente ($V_T$) requer menor pressão de distensão para ser alcançado. Esses fenômenos são facilmente demonstrados experimentalmente em modelos de lesão pulmonar com depleção de surfactante.[11,12]

Ainda não está claro se princípios similares se aplicam à maioria dos pacientes adultos com lesão pulmonar aguda (LPA). Embora frequentemente evidentes durante a fase edematosa, histerese P-V e complacência reduzida a baixos volumes de insuflação podem ser indetectáveis nos estágios mais tardios da SARA.[13-15]

A histerese implica tanto recrutamento durante a manobra de insuflação como uma diferença significativa entre pressões de abertura e fechamento. A extensão da histerese, então, é geralmente diminuída pelo uso de PEEP suficiente para manter a maioria das unidades abertas durante o ciclo ventilatório. Deve ser claramente entendido, contudo, que a ausência de histerese não significa a ausência de recrutamento durante a insuflação pulmonar nem implica a não utilidade de PEEP ou de manobras de recrutamento. A ausência de histerese significa somente que, na média, as pressões de abertura e fechamento de unidades pulmonares que insuflaram em um mesmo momento do ciclo respiratório são equivalentes.

Durante a SARA, pouca histerese pode ser evidente, a menos que uma pressão suficiente seja mantida por tempo suficiente para que se alcance o "ponto crítico de abertura" das vias aéreas recrutáveis. Então, manobras de recrutamento e a PEEP, ao longo do tempo, podem ajudar a restabelecer a patência de alvéolos inicialmente inativos, mas eventualmente recrutáveis, desde que a pressão inspiratória de pico suba acima de algum limiar crítico. Alternativamente, a ausência de histerese pode refletir extrema deficiência de surfactante e a futilidade de PEEP, mas isso não é aceito com certeza até que um protocolo de aplicação de PEEP seja conduzido com uma ampla relação P-V resultante de esforços de recrutamento vigorosos.

## Mecanismos de recrutamento e tempo

Assim como as características mecânicas do pulmão diferem pelo sítio, pela história pulmonar e pela fase do ciclo respiratório, as diferenças podem também existir em relação ao tempo do processo de abertura e de fechamento de uma unidade pulmonar.[16-18] É geralmente aceito que as vias aéreas abrem mais lentamente do que elas colabam, e essa discrepância tem implicações para os tempos alocados para inspiração e expiração durante o ciclo respiratório. Um padrão ventilatório constante pode abrir a via aérea somente ao longo de múltiplos ciclos respiratórios, de tal maneira que o recrutamento consequente a certas combinações de relação P-V e PEEP pode não estar completado mesmo após muitos ciclos depois de seu início.[19] Embora as vias aéreas centrais tendam a abrir com os primeiros ciclos respiratórios, alvéolos fechados podem requerer muito mais tempo.

O mecanismo para essa dependência do tempo é multifatorial e não precisamente determinado. É razoável, entretanto, considerar que, numa dada pressão, forças interdependentes são amplificadas pela tração adicionada de cada nova unidade recrutada, criando um efeito "avalanche". Já que a pressão alveolar de pico tende a cair enquanto unidades pulmonares abrem progressivamente numa relação P-V fixa, o recrutamento gradual pode ser algo mais sustentado ou efetivo se uma "pressão" inspiratória constante (em oposição a um "volume corrente" constante que inicialmente alcance a mesma pressão) for usada para fazer a reposição gradual na pressão alveolar de pico.[20] A habilidade de consolidar qualquer ganho no volume pulmonar de repouso resul-

tante de uma manobra de recrutamento pode depender criticamente da relação P-V empregada no intervalo entre os ciclos de insuflação; uma pequena relação P-V ou um período expiratório extenso pode favorecer a recorrência gradual do microcolapso.[7,21]

## Implicações da heterogeneidade mecânica

Tem sido bem documentado que as pressões pleurais e transpulmonares normalmente se estendem em oposição a gradientes hidrostáticos.[12,22] O gradiente vertical da pressão transpulmonar permite que as vias aéreas dependentes se fechem em condições, tais como doença pulmonar obstrutiva crônica (DPOC) e asma.[23] Para os alvéolos na SARA que não estão cheios de líquido, um gradiente vertical similar, mas intensificado de pressão transpulmonar, acentua essa tendência para o colapso nas regiões dependentes.[22,24] O gradiente de pressão pleural na LPA é acentuado pela mecânica alterada dessa condição. O peso do pulmão edematoso exerce forças que aumentam as pressões pleurais nas áreas dorsais enquanto atenuam as pressões nas áreas ventrais. A natureza desses gradientes de pressão pleural é dependente da posição; as regiões dorsais podem se expandir dramaticamente, uma vez assumida a posição prona.[25]

## Mecanismos de recrutamento e complacência da caixa torácica

Forças regionais exercidas pela parede torácica determinam a forma e a distribuição do volume pulmonar. Na posição supina, forças hidrostáticas abdominais curvam o diafragma mais intensamente nas áreas dorsais do que nas áreas ventrais, e alterações da posição influenciam pressões pleurais locais e volumes pulmonares regionais.[26] Além de variações na posição, relativamente pouco tem sido feito clinicamente para modificar a contribuição da parede torácica à pressão transpulmonar. Cargas regionais sobre a parede torácica ou compressão pneumática externa podem alterar a complacência regional da caixa torácica, a distribuição da pressão transpulmonar e o recrutamento local.

Finalmente, até dentro do mesmo plano hidrostático do tórax, há um gradiente proximal para distal de pressão transpulmonar que afeta o tamanho alveolar, a ventilação regional e a tendência para colapso.[27] A importância dessas forças em relação ao gradiente vertical de pressão transpulmonar não tem sido adequadamente explorada.

## SÍNDROME DA ANGÚSTIA RESPIRATÓRIA AGUDA (SARA)

Desde sua descrição por Ashbaugh e Petty em 1967,[28] a SARA tem se constituído em um foco intenso de pesquisas na área da pneumologia e da terapia intensiva. Contudo, apesar de investigações rigorosas, permanece um problema relativamente comum entre pacientes críticos com uma alta taxa de mortalidade e sem nenhuma terapia específica. A pedra angular do manejo de pacientes com SARA continua a ser o tratamento de suporte meticuloso, em especial a VM.

Na tentativa de reduzir essa ainda alta mortalidade, foram realizados cinco ensaios clínicos.[29-33] Desses, apenas dois lograram um resultado positivo com uma estratégia de VM chamada de estratégia protetora (EP).[29,33] A racionalidade dessas EP está baseada no conceito de LePIV.

Nos últimos anos, vem ocorrendo uma verdadeira transformação na maneira com que se aborda a VM na SARA: de uma visão em que se procurava manter valores fisiológicos normais das trocas gasosas, para o conceito em que o foco primário é evitar os efeitos adversos da VM enquanto se fornece a melhor ventilação possível.[34] Essa mudança de ênfase é baseada largamente no crescente entendimento de que a VM pode piorar uma lesão pulmonar preexistente ou produzir lesão pulmonar aguda de novo em pulmões previamente saudáveis.[35,36]

Nesse contexto, o tópico do colapso pulmonar e do recrutamento tem assumido particular importância em razão das preocupações a respeito do impacto do colapso pulmonar regional na habilidade do pulmão em iniciar sua restauração e se opor aos efeitos deletérios da VM.[34,37,38]

### Lesão pulmonar induzida pela ventilação mecânica

A VM dita convencional permite uma série de efeitos deletérios.

Pressões intersticiais negativas,[39-43] criadas e amplificadas durante a distensão do parênquima pulmonar, são responsabilizadas por grandes pressões transmurais nos capilares pulmonares, justificando vários efeitos deletérios associados à VM.[44-48] West et al., por exemplo, demonstraram que a membrana alveolocapilar pode sofrer enormes tensões radiais causando rupturas do capilar quando o pulmão é submetido a grandes variações volumétricas, espe-

cialmente na presença de elevadas tensões superficiais (deficiência de surfactante).[46,48-50] Pressões inspiratórias acima de 30 $cmH_2O$, apesar de frequentes na prática clínica, seriam mais do que suficientes para desencadear tais eventos, gerando gradientes insustentáveis de pressão entre o território intravascular e o interstício perivascular.

Em um desenvolvimento paralelo, demonstrou-se que uma importante disfunção do sistema surfactante pode ser desencadeada por hiperventilação e hiperdistensão pulmonar mantidas durante alguns minutos.[51-56] O decorrente aumento das tensões superficiais potencializaria a criação de pressões negativas no interstício pulmonar,[39] gerando um verdadeiro círculo vicioso: aumento da tensão superficial – maior tração radial sobre os capilares pulmonares –, aumento da pressão transmural – extravasamento de plasma para o interstício e alvéolo –, maior inativação do surfactante por proteínas plasmáticas – novo aumento da tensão superficial etc.

Pressões inspiratórias comumente empregadas na prática clínica parecem produzir efeitos deletérios em ratos, coelhos, cães, porcos e ovelhas, com evidente lesão e desorganização do interstício pulmonar.[36,37,43,45,57-65] Dentro desse acúmulo de estudos experimentais, também se demonstrou que quadros indistinguíveis de uma SARA podem ser desencadeados após vinte minutos de VM adversa.

Ao mesmo tempo, uma série de experimentos passou a evidenciar que as preocupações não deveriam se concentrar apenas nos efeitos da hiperdistensão pulmonar. A presença de colapso alveolar, quer seja cíclico (apenas ao fim da expiração), quer seja durante todo o ciclo respiratório, progressivamente passou a ser considerada um potencializador das lesões durante a VM.[45,57,59,63,66-68]

Pressões inspiratórias excessivas lesam o pulmão, principalmente se uma PEEP suficiente não for usada ou se o gradiente de pressão pleural não for adequadamente modificado. Nos estudos iniciais de Webb e Tierney,[65] modestas pressões de insuflação sem PEEP não lesaram os pulmões de ratos normais. Uma aplicação breve de altas pressões inspiratórias de pico, sem PEEP, contudo, produziu grave lesão hemorrágica. A aplicação de PEEP preveniu a grave lesão pulmonar induzida pelas mesmas pressões de pico. Foi especulado que altas pressões inspiratórias sem PEEP aumentariam a permeabilidade endotelial e epitelial, permitindo o edema que propiciou colapso. O não uso de PEEP suficiente aumentou a lesão por permitir o colapso persistente de unidades comprometidas e/ou por permitir a reabertura e o fechamento de unidades pulmonares em cada ciclo respiratório. Esta última interpretação é consistente com o trabalho de Gattinoni et al.,[69] que demonstraram diferenças nas relações gás/tecido ao fim da expiração e da inspiração por densitometria tomográfica em pacientes com SARA. Suas diferenças nas relações gás/tecido eram praticamente obliteradas pelo uso de pressão expiratória final suficiente.

Estudos com modelos de deficiência de surfactante demonstraram que colapsos cíclicos, mesmo que restritos às zonas dos bronquíolos terminais, poderiam também gerar grandes desarranjos. De acordo com recentes evidências, quando paredes opostas de um bronquíolo terminal se aproximam e se "colam" sob efeito da alta tensão superficial do líquido em seu interior, sua reabertura requer altas pressões, tornando-se sempre traumática.[43,70-72]

Nas vias aéreas colabadas, existe uma pressão crítica de abertura, que deve ser mantida por certo tempo para que essa abertura ocorra. Normalmente, as vias aéreas se colapsam mais facilmente do que se abrem. Após o colapso, altas pressões em vias aéreas são necessárias para vencer e deslocar novamente a interface ar/líquido em direção à entrada dos alvéolos. Assim, no início de qualquer inspiração com pressão positiva, uma onda de pressão se desloca ao longo das vias aéreas e deverá ser súbita e integralmente absorvida pelo bronquíolo terminal, logo acima do menisco ar/líquido (que forma uma espécie de "fundo cego" na luz brônquica). Em condições normais, esse bronquíolo é apenas um conduto de ar, permitindo a livre passagem da onda de pressão a ser absorvida pelos alvéolos. Mas, na presença de colapso, como essa região do bronquíolo terminal não costuma ter cartilagem de suporte, sua parede frequentemente sofre alguma dilatação, causando tensão entre as diversas camadas que compõem sua parede. Quanto maior a tensão superficial na interface ar/líquido, maior a pressão necessária para deslocar o menisco e maior o estresse sofrido pelo bronquíolo logo acima. Diferentes elasticidades das diversas camadas da parede bronquiolar podem produzir expansões desiguais e forças de cisalhamento entre as diferentes estruturas. Finalmente, a membrana basal do epitélio bronquiolar pode se destacar do tecido conjuntivo subjacente, com exposição da matriz extracelular e transudação do líquido extracelular para a luz brônquica. Formações de membrana hialina podem se seguir, causando maior inativação do surfactante e maior tensão superficial na interface

ar/líquido. Tudo indica que a repetição desse processo durante horas ou dias pode levar à formação de proeminentes tecidos de granulação dentro da luz brônquica com alçaponamento de ar, a dilatações císticas dos bronquíolos terminais e a um progressivo processo de "simplificação alveolar" (formação de grandes espaços e formações císticas que perdem a capacidade de realizar trocas gasosas).[73]

O colapso parece, portanto, ser também preocupante quando ocorre na região bronquiolar. Pequenas vias aéreas, não sustentadas por cartilagem, sofrem lesão quando expostas a altas pressões de distensão na ausência de PEEP adequada.[9] Tais alterações lembram a displasia broncopulmonar resultante de ventilação com altas pressões de pulmões prematuros e são responsáveis pela formação de cistos, insuficiente *clearance* de secreções e predisposição a infecções.[39]

Há um acúmulo de achados demonstrando que a prevenção do colapso alveolar e bronquiolar, por meio de recrutamento alveolar e/ou emprego adequado de PEEP, evitando o "colamento" das paredes bronquiolares e prevenindo a criação das perigosas interfaces entre regiões aeradas/colabadas, poderia atenuar o desenvolvimento de todos esses processos em modelos experimentais e mesmo em estudos clínicos.[63,66,68,74-76]

Na interpretação conjunta dos estudos de laboratório que tratam dos mecanismos da lesão pulmonar induzida pelo ventilador, alguns autores têm colocado a ênfase nos efeitos lesivos da hiperdistensão de unidades pulmonares frágeis com altas pressões de via aérea.[36,77,78] No entanto, enquanto altas pressões de distensão são necessárias para lesar os pulmões de um animal de laboratório previamente normal, existem evidências experimentais crescentes de que o colapso persistente ou o colapso fásico (expiratório) de tecido pulmonar edematoso, inflamado ou depletado de surfactante pode infligir lesão adicional, estimular a fibrose ou retardar a restauração. Esses efeitos adversos ocorrem mais comumente, mas não exclusivamente quando altas pressões de distensão são usadas.[63,79]

De maneira mais precisa, a importância relativa do colapso persistente e do colapso e reabertura cíclicos não é conhecida; ambos podem contribuir significativamente. Teoriza-se que o contato persistente de superfícies epiteliais desnudadas provoque inflamação,[80] estimule o crescimento de tecido de granulação ou inicie pontes neovasculares cruzadas entre elas. Submeter unidades colabadas a altos estresses de distensão e/ou permitir reabertura e colapso cíclicos sob altas pressões podem potencialmente lesar elementos estruturais de forma direta, induzir a fraturas capilares ou simplesmente fornecer o sinal mecânico indispensável para o processo inflamatório.

Que a persistência do colapso de tecido pulmonar lesado não deve ser permitida é sugerido também por observações da literatura clínica de ventilação de alta frequência. Dados de ensaios clínicos com oscilação de alta frequência em neonatos indicam a incidência inalterada de barotrauma em pacientes ventilados com pressões pulmonares expiratórias finais insuficientes, a despeito das pressões de insuflação de pico modestas.[81] Contudo, comparações posteriores usando valores de PEEP mais altos (garantindo baixo nível de colapso alveolar) indicaram clara vantagem para a técnica oscilatória.[82] Dados corroborando a importância de reverter o colapso alveolar também estão disponíveis em vários estudos experimentais. Alterações sugerindo lesão pulmonar são observadas quando pulmões excisados de animais depletados de surfactante são ventilados com baixas pressões de pico, mas pressões expiratórias finais abaixo daquelas necessárias para prevenir atelectasia extensa.[63,66]

Uma evidência indireta da importância de uma estratégia centrada no recrutamento pulmonar é emergente também na literatura clínica de pacientes adultos. Melhoras na complacência, na hemodinâmica e na mortalidade foram observadas em pacientes para os quais recrutamento pulmonar foi o elemento central da estratégia ventilatória.[83] Coerentes com essa observação, pelo menos dois ensaios multicêntricos completados, nos quais a PEEP não variou entre os grupos testados – e foi utilizada em níveis aparentemente insuficientes –, falharam em apresentar benefício isolado de redução das pressões de insuflação.[30,32]

Na verdade, o conceito atual é o do chamado biotrauma. Vinculada aos mecanismos de lesão biofísica supracitados, a VM propicia uma verdadeira injúria bioquímica, em que se destacam a produção e a liberação de mediadores inflamatórios no pulmão e na circulação sistêmica. Todo esse processo culmina na causa preponderante de morte dos pacientes com SARA, ou seja, na falência de múltiplos órgãos.[84]

Resumindo, dados experimentais e clínicos disponíveis sugerem a importância da reversão da atelectasia na SARA, tanto porque a persistência do colapso pode ser lesiva por si só como porque a reversão da atelectasia minimiza os fatores lesivos ligados à repetição da abertura e do fechamento das unidades

pulmonares durante o ciclo respiratório. Quando todas as evidências científicas são consideradas, a reversão do colapso pulmonar emerge como central para uma estratégia de VM que se proponha a ser protetora. Os estudos indicam que a VM deve respeitar um importante compromisso: pressões não muito altas durante a inspiração (evitando a hiperdistensão) e pressões não muito baixas durante a expiração (evitando o colapso). Ou, em outras palavras, é desejável garantir o recrutamento de todas as unidades disponíveis a pressões que não hiperdistendam aquelas já abertas. Infelizmente, o pleno cumprimento desse objetivo permanece distante.

Atualmente, o conhecimento acumulado no campo da SARA tem conduzido à transformação na prática clínica da VM dessa síndrome, almejando a redução da iatrogenicidade e a melhora da sobrevida. Mas, a despeito dos avanços alcançados, várias questões com implicação crítica no prognóstico clínico desses pacientes permanecem abertas e necessitando de melhor entendimento. Estudos dos mecanismos fisiopatológicos envolvidos são mais importantes do que nunca nessa era da medicina baseada em evidências.

## Estratégia protetora de ventilação mecânica na SARA

Baseada nesses conhecimentos, a Conferência de Consenso Americana-Europeia sugeriu os princípios das chamadas estratégias protetoras de VM na SARA:[85]

- Aplicação de baixos volumes.
- Uso de baixas frequências respiratórias.
- Limitações dos picos de pressão na via aérea.

Recentemente, demonstrou-se, pela primeira vez, que uma estratégia protetora de VM é capaz de reduzir os níveis de mediadores inflamatórios no pulmão e na circulação sanguínea[86] e diminuir a mortalidade da SARA em comparação com uma estratégia convencional.[29] Nessa estratégia ventilatória protetora, Amato et al. ajustaram o valor da PEEP em 2 $cmH_2O$ acima do ponto de inflexão ($P_{FLEX}$), mantiveram a pressão de distensão (pressão de platô – PEEP) menor que 20 $cmH_2O$, reduziram o volume corrente para menos de 6 mL/kg e lançaram mão de manobras de recrutamento – uma pressão contínua positiva na via aérea (CPAP) de 40 $cmH_2O$ por quarenta segundos.

O estudo brasileiro, então, diferentemente dos demais, acrescentou a esses princípios:

- Ajuste da PEEP com um papel protetor (acima do $P_{FLEX}$).
- Emprego de manobras de recrutamento.

Na verdade, esse estudo foi o único que se preocupou em tentar recrutar adequadamente o pulmão e diminuir o colapso pulmonar, com o objetivo de ventilar o pulmão em uma situação mais homogênea. Não por acaso, foi o estudo que alcançou a maior redução da mortalidade.

A manobra de recrutamento da estratégia protetora brasileira – CPAP de 40 cmH$_2$O por quarenta segundos – resultou em uma diminuição do *shunt* pulmonar de 40% para 20 a 25%. A persistência de um *shunt* em torno de 25% indica um potencial significativo de recrutamento a ser explorado, sobretudo por sua possível implicação clínica, já que a mortalidade permanece em taxas acima de 40%.

Observações mais recentes têm sugerido também que se pode avançar no alcance de um ajuste ótimo de parâmetros mecânicos ou no alcance de uma combinação ótima de PEEP e relações P-V.

Observa-se melhor, portanto, a razão das possíveis limitações da titulação dos parâmetros ventilatórios baseada na curva P-V e em manobras de recrutamento usando baixas pressões.

## Curva P-V, PEEP e estratégia protetora

Vários autores têm defendido o uso da PEEP acima do ponto de inflexão inferior da curva pressão-volume ($P_{FLEX}$) para minimizar a lesão induzida pela VM provocada pela reabertura e pelo fechamento cíclicos dos alvéolos.[77] Além disso, têm-se buscado estratégias que evitem a hiperdistensão pulmonar, por meio da redução do volume corrente, ventilando-se os pacientes na porção linear da curva P x V, compreendida entre os pontos de inflexão inferior e superior. Para alguns autores, o ponto de inflexão superior corresponde ao limite seguro de pressões a ser suportadas pelos pulmões, acima do qual a hiperdistensão estaria ocorrendo.[37,77] São tentativas de respeitar o compromisso supracitado, ou seja, pressões não muito altas durante a inspiração (evitando a hiperdistensão) e pressões não muito baixas durante a expiração (evitando o colapso). A seguir, são descritas as razões pelas quais as limitações desses princípios se fizeram logo presentes.

O uso de PEEP acima do $P_{FLEX}$ parece não assegurar o recrutamento pulmonar máximo, já que há evidências de que, mesmo depois de uma manobra de recrutamento com altas pressões, a PEEP necessária para manter o pulmão aberto é geralmente maior que o $P_{FLEX}$ em pacientes com SARA.[87,88] A discrepância entre esse resultado e o encontrado em estudos experimentais, nos quais a PEEP necessária para manter o pulmão aberto foi menor que o $P_{FLEX}$, pode ser explicada pelo tamanho e pelo peso menores dos animais em relação aos de um paciente adulto.

Também já foi demonstrado que o valor do $P_{FLEX}$ difere conforme o método empregado para determiná-lo.[89]

Além disso, o estudo da fase expiratória da relação P-V (deflação) mostra que os pulmões encontram-se em um grau de recrutamento maior nessa fase do que na inspiratória.[87] Essa possibilidade, qual seja, a de se explorar o ramo expiratório da curva P-V, permite a identificação de pressões críticas, abaixo das quais a perda do recrutamento pulmonar é evidente. Essas pressões parecem ser sempre maiores do que as relacionadas à "PEEP ótima" da etapa incremental (inspiratória) – definida como PEEP relacionada à melhor complacência –, mais uma vez indicando que um ajuste de PEEP nesses valores (PEEP ótima da etapa inspiratória) não parece garantir um recrutamento completo.[88]

Nessa procura pelo melhor compromisso entre pressões inspiratórias (não muito altas para evitar hiperdistensão) e pressões expiratórias (não muito baixas para evitar colapso), uma preocupação que se destaca na literatura é a possibilidade de hiperdistensão de regiões pulmonares não dependentes associada ao uso de PEEP.[22,90] A titulação de PEEP para obter recrutamento máximo tem sido sugerida como um compromisso entre recrutamento de zonas dependentes *versus* hiperdistensão de zonas não dependentes. Essa sugestão é oriunda de estudos com tomografia computadorizada (TC) em SARA, cujas contribuições incluem a demonstração de que as densidades radiográficas (infiltrados pulmonares, homogeneamente distribuídos na radiografia simples de tórax) estão primariamente localizadas nas regiões pulmonares dependentes,[91] isto é, nas regiões vertebrais (inferiores) na posição supina.

Em contraste, as regiões não dependentes, isto é, regiões esternais (superiores) na posição supina parecem, pelo menos à inspeção visual, praticamente normais. Durante a aplicação da PEEP, apesar de se observar algum grau de recrutamento nas regiões dependentes, esses autores observaram indícios de hiperdistensão nas zonas não dependentes.[90]

Todavia, esses efeitos foram recentemente investigados por um estudo experimental com cães, nos quais foi induzida a lesão pulmonar por ácido oleico, observando-se um resultado discordante. A conclusão dos autores foi que, na presença da lesão pulmonar desse modelo, os níveis de PEEP necessários para manter recrutamento pulmonar não hiperdistenderam regiões não dependentes – depois de um recrutamento pleno ter sido obtido.[92]

Essas controvérsias ilustram a necessidade de melhores estudos sobre efeitos regionais da PEEP e manobras de recrutamento mais eficazes.

## Curva P-V, PEEP e recrutamento – limitações

No manejo da SARA, é um problema clínico intimidante selecionar uma combinação ótima de relação P-V e pressão expiratória final que simultaneamente garanta recrutamento pulmonar e evite lesão pulmonar, enquanto se obtém a troca gasosa e a oferta de oxigênio adequadas. Nessa situação de mecânica regional heterogênea, as dificuldades surgem principalmente porque é a pressão transmural – não simplesmente a pressão de via aérea – o importante determinante da distensão alveolar. A necessidade prática é de uma capacidade de fácil e acuradamente avaliar as condições que ameaçam o pulmão (hiperdistensão e perda de recrutamento), usando as pressões e os fluxos acessíveis na via aérea proximal. Embora pressões alveolares e pressões de via aérea possam ser estimadas prontamente, pressões pleurais locais não podem ser medidas para cada nível hidrostático. A curva P-V estática do sistema respiratório tem sido usada primariamente num contexto de pesquisa para fornecer tais informações.[14,93] Estudando os contornos (complacência tangencial) dessas curvas, a janela da aplicação de uma PEEP ou de um incremento P-V pode teoricamente ser determinada, até mesmo se o tamanho pulmonar absoluto e os números instantâneos de unidades pulmonares abertas são desconhecidos.

## PROBLEMAS CONCEITUAIS NA AVALIAÇÃO DA CURVA P-V

As curvas P-V estáticas têm sido usadas efetivamente em trabalhos científicos, porém numerosos problemas surgem quando se tenta usá-las para guiar seleções de PEEP e a relação P-V à beira do leito. Na maioria dos pacientes, somente a pressão de via aérea está rotineiramente disponível, e essa pressão é influenciada conjuntamente pelas características da parede torácica e do pulmão. De fato, as características do formato (regiões de inflexão) da curva P-V podem estar determinadas primariamente pela distensibilidade da parede torácica em alguns pacientes.

Cada alça consiste em dois ramos – inspiratório e expiratório –, e cada curva acumula informações vindas simultaneamente de todas as regiões pulmonares. Algumas unidades pulmonares permanecem colabadas sob pressões de via aérea que hiperdistendem outras. Além disso, como os volumes registrados na situação clínica são medidos espirometricamente, eles são referenciados à posição de equilíbrio do pulmão e não refletem volumes gasosos absolutos. A curva inscrita, então, é uma função da história pulmonar e pode não ser inteiramente pertinente à ventilação usada.

Da maneira que as curvas P-V são classicamente construídas, as pressões de via aérea estáticas aplicadas (representadas graficamente no eixo horizontal) estendem-se de 0 a 30-45 $cmH_2O$ – uma faixa que, em geral, embora não invariavelmente, é suficiente para que se aproxime da capacidade pulmonar total, dependendo das complacências da parede torácica e do pulmão. O ramo inspiratório da curva P-V pode se separar significativamente do ramo expiratório da mesma curva, por causa das diferenças nas pressões de abertura e fechamento dos pulmões. Entretanto, a magnitude da histerese ventilatória para um paciente com SARA permanece seriamente em dúvida, especialmente em pequenas relações P-V e moderados a altos valores de PEEP.[13,15,94,95] A curva P-V total é o "envelope máximo" de todas as possibilidades de relação P-V ventilatória; mais frequentemente, a alça (relação) P-V instantânea está situada em algum lugar no seu interior. Se o paciente estiver ventilado em estreita proximidade do ramo inspiratório, do ramo expiratório, ou em algum lugar no interior do envelope P-V, é uma função da história pulmonar e das características-chave do próprio padrão ventilatório: pressões inspiratórias de pico e pressões expiratórias finais, ciclo respiratório e tempo expiratório.

## APLICAÇÕES CLÍNICAS POTENCIAIS DA CURVA P-V

Tendo descrito as complexidades potenciais da relação P-V, duas questões lógicas se impõem:

1. Qual segmento do envelope P-V é o mais relevante para o padrão ventilatório?
2. Até que ponto as curvas inspiratórias e expiratórias diferem?

As respostas a essas questões variam com os modelos de doença examinados, o estágio da LPA sob consideração, o padrão ventilatório em uso e a técnica precisa pela qual a curva P-V é construída. No laboratório, diferenças claras entre as fases inspiratórias e expiratórias da relação P-V caracterizam a depleção de surfactante e o estágio edematoso mais precoce da LPA. Para esses modelos, a ventilação corrente tende a ocorrer no ramo "expiratório" do envelope P-V, desde que uma manobra de recrutamento de volume tenha sido feita recentemente.[112] Princípios similares podem se aplicar à situação clínica da SARA de neonatos. Há menor concordância quanto à eficácia de manobras de recrutamento periódicas para deslocar a ventilação corrente para o ramo expiratório da curva P-V em pacientes adultos – particularmente naqueles que estão nas fases mais tardias da SARA.

Como já indicado, vários excelentes grupos de investigação têm registrado que as curvas P-V inspiratórias e expiratórias diferem minimamente quando elas são construídas com cuidado para evitar artefatos.[13,15,94,95]

Segundo alguns pesquisadores, a ventilação corrente dentro da região de complacência ótima da curva P-V inspiratória (fase 2 ou 3) é o padrão que menos permite extenso colapso, hiperdistensão, recrutamento e perda de recrutamento a cada ciclo respiratório. Ainda de acordo com esses pesquisadores, embora o $P_{FLEX}$ possa ocasionalmente exceder a PEEP mínima necessária para prevenir amplo colapso de via aérea, $P_{FLEX}$ raramente excede o ponto de deflexão precoce do ramo "expiratório" por mais que poucos centímetros de água.

## PEEP, RELAÇÃO P-V E RECRUTAMENTO

No pulmão com LPA, diferenças nas pressões de abertura e fechamento das pequenas vias aéreas e nos alvéolos contribuem para uma interdependência entre relação P-V, PEEP e a complacência calculada do sistema respiratório. Quando a complacência é estimada como o quociente do volume corrente e a diferença das pressões estáticas necessárias para obtê-

-la, nenhum valor isolado de PEEP corresponde ao recrutamento ótimo para todas as relações P-V.[96,97] Mais ainda, a mesma combinação de PEEP e relação P-V pode resultar em taxas marcadamente diferentes de recrutamento, dependendo da história pulmonar e do estágio da doença.

A pressão de platô (estática) obtida no fim da inspiração determina o número de unidades pulmonares abertas naquela combinação. Similarmente, a PEEP total (a soma da PEEP e da auto-PEEP) determina o número de unidades pulmonares abertas no fim da expiração. Os valores de complacência calculados nesses pontos refletem essa diferença. Então, uma alta complacência pode ser registrada quando são usados larga relação P-V e nível baixo de PEEP, enquanto muitas unidades pulmonares que fecham a pressões incluídas dentro do intervalo usado são excluídas da participação na troca gasosa no fim da expiração. Um claro potencial existe para a combinação de larga relação P-V com baixo valor de PEEP quando se inicia um processo de recrutamento e colapso cíclicos que expõe muitas regiões de um pulmão heterogêneo a estresses que podem estender ou perpetuar a lesão pulmonar.

A PEEP geralmente é necessária para preservar a oxigenação arterial. A falha em fornecer PEEP adequada permite a deterioração da oxigenação, mesmo quando a complacência do sistema respiratório parece bem preservada.

## RECRUTAMENTO E TEMPO-DEPENDÊNCIA DA PEEP

Deve ser lembrado que, para abrir a via aérea, a pressão adequada deve ser aplicada por um período longo o suficiente, e o "produto pressão-tempo" de insuflação que resulta de uma combinação de PEEP com uma baixa relação P-V pode não ser suficiente para recrutar todas as unidades potencialmente disponíveis. Manobras de recrutamento periódicas – a aplicação sustentada de pressão suficiente para se aproximar da capacidade pulmonar total (pressões transalveolares de 30 a 35 $cmH_2O$) – podem ajudar na oposição à tendência para colapso progressivo que ocorre quando pequenas relações P-V são usadas. No contexto clínico, escolher a duração e a pressão de recrutamento apropriadas é um exercício empírico.

A pressão necessária para obter pleno recrutamento pode ser uma função inversa do seu tempo de aplicação e irá refletir a complacência do sistema respiratório. Um protocolo de recrutamento típico pode aplicar pressão de via aérea positiva contínua (CPAP) de aproximadamente 35 a 45 cmH$_2$O por trinta segundos, se tolerado hemodinamicamente; mas as pressões e a duração ótimas podem variar com as características do sistema respiratório.

No contexto experimental da LPA, a relação P-V inscrita depois de uma manobra de recrutamento sustentada tipicamente apresenta um deslocamento para cima ao longo do eixo do volume pulmonar total quando comparada à curva P-V que a precedeu. Em outras palavras, as pressões mais altas usadas durante a determinação da curva P-V de rotina não são aplicadas por tempo longo o suficiente para se obter pleno recrutamento.

Além disso, a aplicação continuada de uma PEEP e uma combinação P-V alta o suficiente para exceder o limiar de unidades refratárias pode gradualmente mover a alça de ventilação corrente para mais próximo do envelope P-V expiratório, mas esse processo pode requerer muitas horas para se completar, como sugere a tempo-dependência da liberação da pressão da via aérea.[98]

## ANÁLISE QUANTITATIVA DAS IMAGENS TOMOGRÁFICAS

A tomografia computadorizada (TC) foi inicialmente desenvolvida não como um método de imagem, mas para medir com acurácia a densidade radiográfica.[99] Embora o desenvolvimento subsequente tenha se concentrado no potencial de imagem do método, alguns estudos recentes têm se utilizado da habilidade do método para quantificar a densidade radiográfica a fim de fornecer medidas precisas das regiões pulmonares e inferir diferenças nas propriedades regionais.

Cada imagem tomográfica consiste de um arranjo de pequenos quadrados, cada qual com um valor numa escala de cinza, que representa a densidade tomográfica média de um cilindro ou porção de tecido, ou voxel. O pixel é sua representação com relação à sua área e à sua posição, e sua terceira dimensão é a espessura do corte. Embora a imagem visual seja frequentemente alterada para melhorar o contraste de características específicas, os valores originais de densidade tomográfica podem ser usados para obter informações mais específicas a respeito das propriedades do material estudado.

## DEFINIÇÕES TOMOGRÁFICAS DE RECRUTAMENTO

Há uma dificuldade muito debatida na literatura em se demonstrar claramente o objetivo maior do uso de manobras de recrutamento e da PEEP, qual seja, um recrutamento alveolar estável. Por causa disso, um bom método para computar a quantidade de recrutamento alveolar em pacientes com SARA é de importância central. A medida de um aumento no volume pulmonar resultante da PEEP, por exemplo, é uma simples aplicação de leis básicas de física, e não indica recrutamento *per se*. Katz et al. foram os primeiros a mostrar, em pacientes, que o aumento líquido no volume pulmonar induzido pela PEEP foi maior que o previsto da relação P-V a uma PEEP menor.[19] Isso sugeria que, sob mesma pressão, mais volume pulmonar aerado estava disponível para a ventilação, o que corresponde à definição usada mais tarde por Ranieri et al. para estimar o recrutamento alveolar usando curvas P-V traçadas com base em diferentes valores da PEEP.[100]

Gattinoni et al. foram os primeiros a mostrar as alterações morfológicas induzidas pela PEEP e a realidade do recrutamento alveolar.[91,101]

Desde então, a TC tem se mostrado uma ferramenta única para diferenciar entre recrutamento (aeração de regiões pulmonares previamente privadas de ar) e insuflação (maior aeração de regiões pulmonares previamente insufladas).

Desde 1987, Gattinoni e seu grupo definiram recrutamento como a diferença no tecido pulmonar não aerado, expressa em gramas, sob diferentes condições ventilatórias, trabalhando com no máximo três cortes selecionados do pulmão.[101] A despeito dos limites da técnica, essa abordagem melhorou o entendimento sobre os mecanismos de ação da PEEP e as manobras de recrutamento, do colapso cíclico a cada ciclo ventilatório, e da interação do colapso inspiratório final e do colapso expiratório final. Recentemente, Malbouisson et al.[102] propuseram um novo método para computar recrutamento, uma segunda definição de recrutamento avaliado pela TC, que leva em conta não somente o compartimento de tecido não aerado, mas também o compartimento de tecido pobremente aerado, definindo recrutamento como a quantidade de ar que entra nas regiões não aeradas e pobremente aeradas, quando se aumentam as pressões aplicadas. Essa segunda definição é expressa em alterações de volume. É razoável supor que medidas baseadas nas alterações de peso tenham mais acurácia do que aquelas baseadas em alterações de volume. Assim, a primeira e a segunda definições devem produzir resultados muito diferentes, já que a primeira leva em conta o fato de que a zona atelectasiada apresenta densidade maior e, então, exibe relativamente mais tecido pulmonar por unidade de volume ou área.

Portanto, a primeira definição apresenta provavelmente uma correlação mais estreita com a quantidade relativa de unidades alveolares ou unidades capilares presentes dentro da zona colapsada. Isso significa que a quantidade de colapso é necessariamente maior na primeira definição, quando comparada com a segunda. Por exemplo, um corte apresentando 5% de área de parênquima, como zonas atelectasiadas (de acordo com a segunda definição), geralmente mostra ter de 10 a 15% de sua massa de parênquima concentrada nessas zonas colapsadas. Estudos prévios têm demonstrado que, na média, as zonas colapsadas concentram de 3 a 4 vezes mais unidades alveolares e unidades de perfusão, quando comparadas às zonas normalmente aeradas.[103] Já que a quantidade de *shunt* está provavelmente relacionada à densidade dos capilares funcionais dentro das zonas não aeradas, os valores de *shunt* pulmonar e $PaO_2$ arterial devem apresentar uma relação mais estreita com a primeira definição, quando comparada com a segunda. As duas definições são, também, intrinsicamente diferentes.

A primeira faz uma distinção clara entre recrutamento (diminuição no tecido não aerado) e insuflação, e a segunda identifica a quantidade de gás introduzido no pulmão doente (alterações globais de aeração no tecido pobremente aerado e não aerado).

## TC E TROCA GASOSA

Na maioria dos estudos, a quantidade de tecido não aerado visto na TC (0 a –100 HU) e sua variação têm se correlacionado bem com a hipoxemia e a fração de *shunt*.[24,104-107] Esses resultados foram também observados em indivíduos normais durante paralisia e anestesia,[108] como descrito anteriormente. Ao mesmo tempo que a relação entre hipoxemia e tecido não aerado vista na TC é bastante significativa, o papel do tecido pobremente aerado (–500 a –100 HU) no desenvolvimento da hipoxemia é duvidoso. O tecido pobremente aerado, ou a opacificação em vidro despolido, não se correlaciona sozinho com a hipoxemia;[101,106,109] ao passo que, quando analisados em conjunto, a opacificação em vidro despolido e consolidação[101,106] e tecidos pobremente aerados e não aerados[102] correlacionam-se com hipoxemia.

Um entendimento mais completo da relação entre a estrutura pulmonar e a troca gasosa será possível somente quando for possível medir a perfusão pulmonar concomitantemente à imagem. De fato, com a TC, é possível medir apenas a aeração de uma dada região pulmonar. Há pouca dúvida de que o compartimento não aerado é a região de *shunt*. Não se sabe, contudo, em que grau ele é perfundido. Por sua vez, o compartimento de tecido pobremente aerado (relação gás/tecido entre 1/10 e 5/5) deve ser capaz de oxigenar o sangue. Em altas frações inspiradas de oxigênio, sua contribuição para a hipoxemia deve diminuir. Infelizmente, não se conhece a perfusão de cada compartimento nem a dinâmica da ventilação em dada uma região pulmonar. De fato, a TC fornece informações somente sobre a insuflação estática; ela não mede diretamente a ventilação regional. Contudo, a despeito do desconhecimento da distribuição anatômica da ventilação e da perfusão regional na SARA, há fortes evidências de que, pelo menos, o compartimento não aerado é a região de *shunt*, e a sua reexpansão está geralmente associada com um aumento na oxigenação.[24]

## SARA E AS ESTRATÉGIAS PARA OTIMIZAR O RECRUTAMENTO ALVEOLAR

Há controvérsias a respeito da necessidade e de como proceder para otimizar o recrutamento alveolar na SARA. A seguir, são revisados os dados da literatura pertinentes ao debate desse tema.

### Recrutamento alveolar

A magnitude do recrutamento é determinada pela pressão alveolar de pico. Como resultado da viscosidade do fluido que reveste o pulmão colabado,[16] das altas tensões superficiais dessas unidades[16] e da interdependência elástica do parênquima,[18] pressões na via aérea que podem resultar em hiperdistensão a curto prazo de unidades já previamente insufladas podem ser necessárias para um recrutamento pleno do pulmão. Além disso, quanto mais extrema a doença pulmonar, maior a pressão necessária para recrutar o pulmão e mais longo o tempo necessário para se aplicar uma pressão específica.

Existe controvérsia sobre a própria habilidade de se recrutar o pulmão. Hubmayr et al., em um modelo de lesão pulmonar de ácido oleico, registraram que manobras de recrutamento (MR) simplesmente distendem unidades pulmonares já abertas.

Carney et al.[112] demonstraram claramente, em um modelo de cachorro normal, que MR abrem unidades pulmonares colabadas e não distendem unidades já abertas.

Independentemente do mecanismo, as MR aumentam a tensão arterial de oxigênio. Recrutar o pulmão e prevenir seu desrecrutamento diminui o potencial de lesão pulmonar por evitar o estresse repetitivo de cisalhamento associado com a abertura e o fechamento de unidades pulmonares instáveis.[5] O colapso pulmonar sustentado ao longo do tempo aumenta a possibilidade de infecção, requer pressões de via aérea e frações inspiradas de oxigênio mais altas, inativa o surfactante e ativa a cascata inflamatória. Contudo, a aplicação agressiva de altas pressões na via aérea tem o potencial de causar barotrauma, instabilidade hemodinâmica e lesão na membrana alveolocapilar. Como equilibrar da melhor maneira possível os riscos potenciais associados com as MR e os benefícios (detalhados anteriormente) de se abrir o pulmão ainda não foi plenamente determinado.

## Manobras de recrutamento com uso sustentado de altas pressões

A abordagem para recrutamento pulmonar de maior interesse tem sido o uso de MR com a aplicação sustentada de altas pressões. Greaves et al.[113] indicaram que uma pressão transpulmonar de 30 $cmH_2O$ é necessária para recrutar pulmões normais que estejam atelectasiados. Uma pressão alveolar de pico de 40 $cmH_2O$, mantida por 7 a 15 segundos, foi necessária para Rothen et al.,[114] a fim de recrutar pulmões de indivíduos previamente saudáveis submetidos a vinte minutos de anestesia geral. Em um modelo animal de SARA, usando porcos, Sjöstrand et al.[115] necessitaram de pressões de pico de via aérea de 55 $cmH_2O$ para abrir o pulmão colapsado. Em pacientes com SARA, Gattinoni et al.[69] precisaram de uma pressão de pico de via aérea de 46 $cmH_2O$ para recrutar parte do pulmão colapsado.

Entretanto, Amato et al.[29] aplicaram CPAP de 35 a 40 $cmH_2O$ durante 30 a 40 segundos antes do estabelecimento da estratégia ventilatória protetora e sempre que a VM era interrompida.

## Ventilação de alta frequência – modelos animais

As MR com altas pressões foram inicialmente usadas com oscilação de alta frequência. Dados de Kolton et al.[11] e McCulloch et al.[66] mostraram que uma pressão média de via aérea sustentada durante ventilação de alta frequência pode restaurar a oxigenação arterial, em animais com pulmões lesados, ao valor anterior à lesão e mantê-la assim por horas. Muitos autores assumiram que tais MR poderiam ser feitas somente durante a ventilação de alta frequência. Mas, recentemente, Vazquez de Anda et al.[116] e Rimensberger et al.[117] demonstraram, em modelos de pequenos animais, que MR durante a VM convencional eram tão efetivas quanto MR feitas durante a ventilação de alta frequência.

## Ventilação mecânica convencional – modelos animais

Rimensberger et al.[118] demonstraram o benefício na oxigenação de uma única MR (CPAP de 30 $cmH_2O$ por trinta segundos) em coelhos lesados por lavagem pulmonar. Os animais foram randomizados para dois grupos; um grupo recebia a MR. Os coelhos de ambos os grupos foram ventilados por quatro horas com a PEEP ajustada pelo $P_{FLEX}$ da curva P-V do sistema respiratório e com o volume corrente de 5 mL/kg. Marcantes incrementos na oxigenação arterial foram observados no grupo da MR durante todo o período de ventilação de quatro horas. Em um segundo estudo, Rimensberger et al.[119] demonstraram que o uso de uma MR (CPAP de 30 $cmH_2O$ por 30 segundos) em ratos permitiu que o uso de uma PEEP menor que o $P_{FLEX}$ resultasse numa melhor oxigenação que uma PEEP maior que o $P_{FLEX}$ sem uma MR. Além disso, os ratos no grupo com a MR e uma PEEP menor que o $P_{FLEX}$ demonstraram menor lesão histológica.

Uma importante limitação do uso de MR com a aplicação sustentada de altas pressões foi ilustrada por Van der Kloot.[120] O autor comparou as respostas a três MR consecutivas (CPAP de 40 $cmH_2O$ por trinta segundos, CPAP de 60 $cmH_2O$ por trinta segundos e novamente CPAP de 60 $cmH_2O$ por trinta segundos), cada qual seguida por trinta minutos de VM em três modelos de SARA em cachorros. A lesão foi induzida por lavagem com solução salina, ácido oleico e instilação traqueal de Escherichia coli. Ele constatou que os animais lesados com a lavagem e o ácido oleico foram responsivos às MR, mas os animais lesados com instilação traqueal de *Escherichia coli* responderam fracamente às MR.

## Manobras de recrutamento com uso sustentado de altas pressões – estudos em humanos

Recentemente, Lapinsky et al.[121] demonstraram que pacientes toleram múltiplas MR sem comprometimento hemodinâmico significativo ou desenvolvimento de barotrauma.

A mais alta pressão documentada em humanos foi aplicada por Medoff et al.,[122] que reportaram o uso de uma pressão de pico de 60 $cmH_2O$ em uma mulher de 32 anos com SARA extrema secundária a um quadro séptico. O recrutamento foi feito no modo pressão controlada, com PEEP de 40 $cmH_2O$ e pressão de distensão de 20 $cmH_2O$, relação inspiração:expiração de 1:1 e FR de 10 rpm, mantidos por dois minutos. Prévias a essa manobra, MR com pressões de pico de 50 e 55 $cmH_2O$ foram tentadas, mas obtiveram resultados limitados. Nenhum comprometimento hemodinâmico foi registrado. É difícil certificar se as MR produziram barotrauma, pois a drenagem torácica bilateral havia sido realizada previamente às MR para drenar derrames pleurais.

## SARA E SÍNTESE DA SITUAÇÃO ATUAL

Dados clínicos recentes confirmam que há forte associação estatística entre valores elevados de PEEP e redução da mortalidade,[29] ou entre a presença maciça de tecido pulmonar não aerado – detectado pela TC de tórax – e maior mortalidade.[106] Valores de PEEP maiores que os usuais foram usados como parte de uma estratégia protetora de VM em um recente ensaio clínico,[29] e estudos estão sendo feitos para avaliar sua eficácia em uma amostra maior de pacientes.

Manobras de recrutamento têm emergido como um passo adiante nas estratégias protetoras de VM na SARA. Porém, não há consenso sobre qual deva ser a melhor técnica a ser aplicada e quando elas devem ser usadas. Embora o emprego de pressões de platô de via aérea acima de 30 a 35 $cmH_2O$ tenha se mostrado deletério,[33,123] a aplicação, por um curto espaço de tempo, de pressões elevadas nas vias aéreas como um fator desencadeante para obter um pulmão recrutado é uma alternativa interessante.[38,122,124] A racionalidade para essa estratégia é análoga ao conceito de pulsoterapia: um tratamento

arriscado e extremo é usado por um intervalo de tempo reduzido para obter benefícios a longo prazo.

A questão-chave é um equilíbrio entre o risco durante a manobra de recrutamento, que necessariamente deve ser mínimo, e o efeito esperado, a reversão do colapso pulmonar, o qual deve ser máximo. Os benefícios a longo prazo estão relacionados à presença bem conhecida da histerese pulmonar: os espaços aéreos podem ser mantidos abertos a pressões de via aérea bem menores que aquelas necessárias durante a fase de recrutamento.[38,88]

## ESTUDO SOBRE RECRUTAMENTO PULMONAR NA SARA: EFEITOS CLÍNICOS E FISIOLÓGICOS

Recentemente, foi proposta nova estratégia para obter o máximo recrutamento pulmonar. Para defini-la, consideram-se as seguintes observações:

1. Um estudo clínico demonstrou que uma pressão positiva contínua de 40 $cmH_2O$ nas vias aéreas, aplicada durante 40 segundos, promovia uma redução dos valores de *shunt* pulmonar de 40% para 20-25%.[29] Essa observação indica a persistência de uma quantidade preocupante de colapso pulmonar após a aplicação da manobra.
2. Em pacientes anestesiados, com pulmões normais, pressões sustentadas acima de 35 $cmH_2O$ são necessárias para reverter a atelectasia pulmonar gerada durante o procedimento anestésico – e avaliada pela TC.[103] É provável que pulmões doentes, com degradação do surfactante, necessitem de pressões de abertura mais elevadas.[125,126]
3. Estudos experimentais demonstraram uma relação hiperbólica entre as pressões de abertura e o tempo de sua aplicação;[16-18] pressões sustentadas provavelmente obtêm um recrutamento mais efetivo do que pressões nos mesmos valores aplicadas por pouco tempo.
4. Observações à beira do leito sugerem que pacientes doentes em estado crítico dificilmente poderiam tolerar valores de CPAP em torno de 40 $cmH_2O$ por mais de um minuto, mas eles tolerariam níveis de PEEP em torno de 25 a 30 $cmH_2O$, por períodos mais longos.

Nesse estudo, avaliaram-se os efeitos clínicos e fisiológicos de uma nova MR pulmonar por meio da TC helicoidal. Uma comparação com a estratégia protetora prévia[29] foi enfatizada. A ampla variação de pressões de via aérea exploradas por esse novo protocolo permitiu a investigação da fisiologia do colapso pulmonar e dos efeitos das pressões de via aérea na troca gasosa e na hemodinâmica sob condições extremas e inéditas.

As Figuras 1 e 2 exemplificam os resultados em um paciente.

As conclusões finais do estudo foram:

- Há forte relação entre a oxigenação e a definição tomográfica de recrutamento pulmonar proposta.
- Não foi observado nenhum efeito deletério clinicamente significativo com a aplicação dessa nova MR.
- Com essa nova MR é possível obter menos de 10% de colapso pulmonar em casos extremos de SARA de causa pulmonar ou extrapulmonar.
- A nova MR é significativamente superior à estratégia prévia, em relação à troca gasosa e à avaliação tomográfica de colapso pulmonar.

Esse estudo descreveu os benefícios clínicos e fisiológicos do uso de MR com altas pressões, em pacientes com SARA primária ou secundária. Os pacientes apresentavam colapso pulmonar evidente e significativo na TC e hipoxemia grave, os quais foram revertidos pela aplicação de MR usando altas pressões, de até 60 cmH$_2$O, por um curto período de tempo, sem ocorrência de efeitos deletérios.

O uso de pressões altas, nesses níveis, não é um conceito totalmente novo,[127] e alguns autores têm sugerido que ele possa levar à diminuição da mortalidade.[128]

Ashbaugh et al.[28] foram os primeiros a documentar que o uso de uma PEEP mais alta podia melhorar a oxigenação na SARA, doença que acabavam de descrever. Em 1968, ano seguinte à sua publicação conjunta caracterizando a síndrome, Petty apresentou os resultados do tratamento, ainda incipiente, de uma série de 21 pacientes com SARA. Dez entre quatorze pacientes sobreviveram com PEEP, comparados a somente dois entre sete que haviam sido tratados antes que os autores tivessem notado a eficácia da PEEP em melhorar a oxigenação arterial.[129] Em 1975, Kirby et al.[130] usaram níveis de PEEP maiores ou iguais a 25 cmH$_2$O em 28 pacientes com insuficiência respiratória aguda. Eles mostraram que pressões inspiratórias muito altas foram inicialmente necessárias e que a PEEP produziu melhoras na oxigenação sem comprometimento hemodinâmico. Uma sobrevida de 61% foi registrada.

Desde então, há considerável controvérsia e debate a respeito da aplicação ideal das pressões, da PEEP e das MR na SARA, com alguns autores defendendo altos valores[130] e outros recomendando baixos valores.[131] Embora a MR e a PEEP melhorem a oxigenação por meio da redução do *shunt* e da melhora da distribuição ventilação/perfusão, elas podem ter efeitos fisiológicos deletérios, como hiperdistensão alveo-

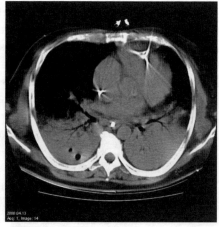

PaO$_2$: 48 mmHg
Colapso: 55,6%
PACIENTE 9
Pneumonia –
*Pneumocystis carinii*

FiO$_2$ = 100%   V$_T$ = 4 mL/kg   PEEP = 0 cmH$_2$O

**Figura 1** Imagem obtida na primeira fase do protocolo com PEEP = 0 cmH$_2$O (ZEEP) no paciente 9, com SARA secundária à pneumocistose pulmonar. As condições ventilatórias, a PaO$_2$ e a contribuição percentual do compartimento não aerado (colapsado) para o volume pulmonar total são exibidas.

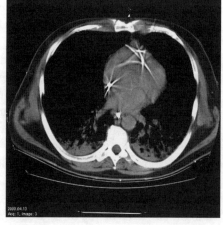

PaO$_2$: 179 mmHg
Colapso: 11,7%
PACIENTE 9
Pneumonia –
*Pneumocystis carinii*

FiO$_2$ = 100%   V$_T$ = 4 mL/kg   PEEP = 19 cmH$_2$O (P$_{FLEX}$ + 2)
(após CPAP = 40)

**Figura 2** Imagem obtida após a estratégia protetora (EP) com PEEP = P$_{FLEX}$ + 2 cmH$_2$O no paciente 9, com SARA secundária à pneumocistose pulmonar. As condições ventilatórias, a PaO$_2$ e a contribuição percentual do compartimento não aerado (colapsado) para o volume pulmonar total são exibidas.

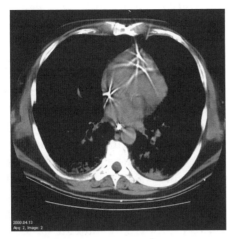

PaO$_2$: 267 mmHg
Colapso: 2,5%
PACIENTE 9
Pneumonia –
*Pneumocystis carinii*

FiO$_2$ = 100%   V$_T$ = 4 mL/kg   PEEP = 25 cmH$_2$O (após P$_{PLAT}$ = 40)

**Figura 3**   Imagem obtida durante a fase de recrutamento, após aplicação de pressão de platô de 40 cmH$_2$O. Dados coletados durante os períodos de repouso, sempre com a PEEP de 25 cmH$_2$O e pressões de distensão inspiratórias de 15 cmH$_2$O. Estudo feito no paciente 9, com SARA secundária à pneumocistose pulmonar. As condições ventilatórias, a PaO$_2$ e a contribuição percentual do compartimento não aerado (colapsado) para o volume pulmonar total são exibidas.

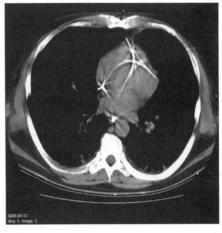

PaO$_2$: 318 mmHg
Colapso: 1,0%
PACIENTE 9
Pneumonia –
*Pneumocystis carinii*

FiO$_2$ = 100%   V$_T$ = 4 mL/kg   PEEP = 35 cmH$_2$O (após P$_{PLAT}$ = 50)

**Figura 5**   Imagem obtida durante a fase de recrutamento, após aplicação de pressão de platô de 50 cmH$_2$O. Dados coletados durante os períodos de repouso, sempre com a PEEP de 35 cmH$_2$O e pressões de distensão inspiratórias de 15 cmH$_2$O. Estudo feito no paciente 9, com SARA secundária à pneumocistose pulmonar. As condições ventilatórias, a PaO$_2$ e a contribuição percentual do compartimento não aerado (colapsado) para o volume pulmonar total são exibidas.

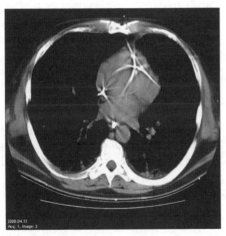

PaO$_2$: 294 mmHg
Colapso: 1,3%
PACIENTE 9
Pneumonia –
*Pneumocystis carinii*

FiO$_2$ = 100%   V$_T$ = 4 mL/kg   PEEP = 30 cmH$_2$O (após P$_{PLAT}$ = 45)

**Figura 4**   Imagem obtida durante a fase de recrutamento, após aplicação de pressão de platô de 45 cmH$_2$O. Dados coletados durante os períodos de repouso, sempre com a PEEP de 30 cmH$_2$O e pressões de distensão inspiratórias de 15 cmH$_2$O. Estudo feito no paciente 9, com SARA secundária à pneumocistose pulmonar. As condições ventilatórias, a PaO$_2$ e a contribuição percentual do compartimento não aerado (colapsado) para o volume pulmonar total são exibidas.

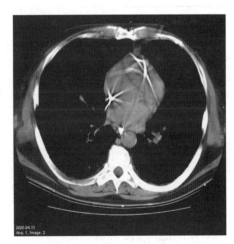

PaO$_2$: 334 mmHg
Colapso: 0,3%
PACIENTE 9
Pneumonia –
*Pneumocystis carinii*

FiO$_2$ = 100%   V$_T$ = 4 mL/kg   PEEP = 40 cmH$_2$O (após P$_{PLAT}$ = 55)

**Figura 6**   Imagem obtida durante a fase de recrutamento, após aplicação de pressão de platô de 55 cmH$_2$O. Dados coletados durante os períodos de repouso, sempre com a PEEP de 40 cmH$_2$O e pressões de distensão inspiratórias de 15 cmH$_2$O. Estudo feito no paciente 9, com SARA secundária à pneumocistose pulmonar. As condições ventilatórias, a PaO$_2$ e a contribuição percentual do compartimento não aerado (colapsado) para o volume pulmonar total são exibidas.

lar, aumento do espaço morto e diminuição do débito cardíaco, levando a hipotensão e diminuição da oferta de oxigênio.[132]

Os efeitos das MR e da PEEP na distribuição ventilação/perfusão na SARA são: redução do *shunt*, alargamento da dispersão da distribuição da ventilação e aumento do espaço morto. A diminuição do *shunt* pode ser explicada pela reabertura de alvéolos colapsados com redistribuição do fluxo sanguíneo pulmonar de áreas extremamente lesadas (*shunt*) para unidades alveolares pobres ou normalmente ventiladas, pela queda do débito cardíaco e pelos efeitos combinados desses dois mecanismos.

O recrutamento de unidades alveolares e a redistribuição do fluxo sanguíneo pulmonar dentro do pulmão são dois dos principais efeitos benéficos da MR e da PEEP que, em algumas circunstâncias, podem propiciar aumento nas áreas de baixa distribuição ventilação/perfusão. Como um todo, o pulmão, com a MR e a PEEP, é mais eficiente em termos de captação de $O_2$ e levemente menos eficiente em lavagem de $CO_2$.

Um benefício clínico fundamental da MR e da PEEP é que as alterações na distribuição ventilação/perfusão permitem que a terapia com $O_2$ se torne efetiva. Mais do que isso, como a PEEP e a MR diminuem o número de unidades pulmonares "críticas",[133,134] uma alta fração inspirada de oxigênio pode ser usada mais seguramente com menor probabilidade de ocorrer atelectasia de reabsorção.

É importante notar que diferentes estudos[133,135,136] apresentam algum grau de variação individual em relação à resposta benéfica à PEEP, a qual não pode ser prevista pela etiologia da SARA ou pela gravidade de base das anormalidades da troca gasosa.

Em concordância com os efeitos esperados na distribuição ventilação/perfusão da MR realizada nesse estudo, a $PaO_2$ e a $PaCO_2$ aumentaram significativamente. A elevação da $PaCO_2$ provavelmente esteve relacionada sobretudo ao aumento do espaço morto fisiológico. Não obstante, pode ter ocorrido também um efeito cumulativo, já que foram usados baixos valores de volume-minuto ao longo de todo o protocolo, inclusive levando os pacientes a hipercapnia permissiva. Procedeu-se dessa forma para evitar o fenômeno de *tidal recruiment*, ou seja, o recrutamento inspiratório, cíclico, instável, feito pelo $V_T$ durante a inspiração, seguido de colapso na expiração, o qual prejudicaria a análise dos efeitos da PEEP e da MR, além de ser lesivo ao pulmão.

Com relação à grande melhora obtida na oxigenação arterial com a MR, vários aspectos pertinentes a esse resultado merecem ser examinados.

A $PaO_2$ aumentou de 92,3 ± 65,6 mmHg a ZEEP (zero pressão expiratória final) para 256,7 ± 154,8 mmHg após a EP, e para 394,8 ± 170,0 mmHg após a MR (p < 0,001 para a variação global; p = 0,002 para a diferença entre ZEEP e EP; e p = 0,001 para a diferença entre EP e MR). Embora exista um componente de baixa distribuição ventilação/perfusão na SARA, sabe-se que ele é pouco significativo. A hipoxemia, então, sobretudo em altas frações inspiradas de oxigênio, está fortemente relacionada ao *shunt* pulmonar, sua principal causa. Ao mesmo tempo, em vários estudos, a quantidade de tecido não aerado vista na TC e sua variação se correlacionam bem com a hipoxemia e a fração de *shunt*.[24,104-107] Esses resultados foram também observados em indivíduos normais durante paralisia e anestesia.[108]

Pela análise da $PaO_2$, medida em situações extremamente diferentes antes, durante e após o protocolo de recrutamento (representando colapso mínimo e máximo dos espaços aéreos), o comportamento da troca gasosa foi detalhado nesse estudo. Foram testadas todas as variáveis disponíveis que fazem sentido fisiológico na troca gasosa em um modelo de regressão linear múltipla, procurando pelas melhores variáveis explanatórias para as alterações observadas na $PaO_2$. A porcentagem de massa pulmonar não aerada foi a única variável a entrar no modelo. Sua correlação parcial com a $PaO_2$ foi de r = –0,909, em um resultado extremamente significativo (p < 0,001). Esse resultado sugere fortemente que os valores de $PaO_2$ dos pacientes submetidos à $FiO_2$ de 100% foram exclusivamente dependentes da massa do compartimento pulmonar não aerado (colapsado) e que essa massa foi proporcional à quantidade de *shunt* pulmonar.

A otimização da volemia pode ajudar a evitar os efeitos deletérios hemodinâmicos do uso de altas pressões. Nesse protocolo, sempre antes de qualquer manobra, a situação volêmica foi checada e otimizada, o que provavelmente contribuiu para a ausência de problemas hemodinâmicos clinicamente significativos. Além disso, a maneira particular pela qual ele foi desenhado pode ter sido decisiva nesse aspecto. Ao longo da MR, nos momentos ditos de "repouso", exatamente quando era feita a coleta dos dados hemodinâmicos, de troca gasosa e de imagem pulmonar, ocorreu uma queda progressiva do índice cardíaco, que, embora significativa do ponto de vista estatístico, não o foi clinicamente, como mencionado.

Lembrando que, nesses momentos, os pacientes sempre estavam sendo pressurizados da mesma forma, com PEEP de 25 cmH$_2$O e pressão de distensão de 15 cmH$_2$O; o fato de o índice cardíaco diminuir progressivamente sugere uma transmissão progressivamente maior das pressões do ventilador mecânico ao sistema cardiovascular, mais especificamente diminuindo o retorno venoso. E essa transmissão se fez maior passo a passo, justamente pela diminuição progressiva e cumulativa do colapso pulmonar – como ficou evidente pela análise tomográfica nesses mesmos momentos. Quanto menor o colapso presente no parênquima pulmonar, menor seu efeito de diminuir a transmissão das pressões da VM para o coração e maior o risco de deterioração hemodinâmica.

Mas, justamente pelos critérios selecionados para o protocolo, que permitiram uma titulação individual da MR para cada paciente, a pressurização crescente cessava exatamente quando os dados de imagem e de troca gasosa indicavam, individualmente e em conjunto, que o colapso pulmonar já era mínimo. Ou seja, exatamente no momento em que o passo seguinte na pressurização teria um risco hemodinâmico maior, com o pulmão quase totalmente aberto e mais suscetível à transmissão das pressões ventilatórias ao pericárdio, esse passo não ocorria, uma vez que o objetivo da MR já havia sido alcançado. Por outro lado, esse é mais um fato a corroborar o conceito de que, na SARA, a oxigenação arterial, mais precisamente do que a mecânica do sistema respiratório, é um bom índice para a avaliação do recrutamento pulmonar.

A saturação venosa mista de oxigênio não mudou significativamente ao longo da MR, o que sugere que houve uma compensação entre a queda do débito cardíaco e o aumento da oxigenação, um efeito anulando o outro. Ao longo do protocolo, a saturação venosa mista melhorou, provavelmente em razão do aumento do conteúdo de oxigênio no lado arterial.

Na SARA, todo o parênquima pulmonar está afetado pela doença, com nenhuma parte sendo poupada. A alteração da permeabilidade vascular não exibe nenhuma distribuição dependente da gravidade. Sandiford et al.,[137] usando a técnica de tomografia por emissão de pósitrons em oito pacientes, demonstraram que não existe nenhum gradiente no índice de permeabilidade vascular e que ela está alterada difusamente no pulmão. Os estudos com a TC mostraram que a densidade tomográfica total do pulmão com SARA é aproximadamente três vezes maior que a do pulmão normal (–256 e –654 HU, respectivamente),[138] ou seja, o pulmão com SARA está 2 a 3 vezes mais pesado do que o pulmão normal.

Mas o volume torácico total não está significativamente diferente, o que sugere que na SARA há uma reposição de volume de ar por volume de "tecido". E a distribuição dessa perda da aeração normal no pulmão é marcadamente heterogênea, sobretudo na fase precoce da doença.

Gattinoni evidenciou consistentemente que há um gradiente ventral-dorsal de densidades, como já havia sido previamente sugerido por Pistolesi et al.[139] na radiografia simples de tórax e previamente descrito em modelos experimentais de SARA.[140]

Considerando o comportamento do pulmão como o de um corpo líquido, é possível estimar a "pressão superimposta" (ou seja, a pressão hidrostática superimposta em um dado nível pulmonar) com base na densidade tomográfica e na altura do tecido no topo de um dado nível pulmonar. Gattinoni et al. sugerem que o valor da PEEP necessário para recrutar um dado nível de pulmão esteja diretamente relacionado à pressão superimposta agindo naquele nível: quanto maior a pressão superimposta, maior a PEEP necessária.[138] Eles sugerem que aumentos do peso pulmonar e da pressão superimposta desempenhem um papel importante na indução do colapso pulmonar e que um dos mecanismos principais pelo qual a PEEP recruta o pulmão colapsado seja por contrabalançar a pressão superimposta.

Em outro estudo, Gattinoni et al. sugeriram que a abertura e o colapso cíclicos relacionados ao V$_T$ diminuíram progressivamente com o aumento da PEEP. Além disso, constataram que, em um V$_T$ constante, o efeito de recrutamento da PEEP estava dirigido às regiões do topo do pulmão com valores de PEEP menores e movia-se para baixo, em direção às regiões mais basais do pulmão, à medida que a PEEP era aumentada de 0 a 20 cmH$_2$O.[91]

Em adição ao gradiente vertical de densidades, existem dados sugerindo que há também um gradiente cefalocaudal, com as densidades aumentando do ápice à base pulmonar.[91,140] Ele estaria provavelmente relacionado à transmissão da pressão intra-abdominal para as bases pulmonares. Isso favorece o colapso nas bases pulmonares e ocorre, sobretudo, em situações de pressão intra-abdominal elevada e sedação e paralisia muscular, as quais diminuem a capacidade de o diafragma minimizar essa transmissão da pressão intra-abdominal.

Rouby et al.,[141] em um estudo com quatorze voluntários normais e 38 pacientes com SARA, elucidaram elegantemente, por meio da TC, outro mecanismo envolvido no colapso pulmonar na SARA. Eles notaram o aumento do volume cardíaco dos pacientes com SARA na ausência de dados sugestivos de insuficiência ventricular esquerda. E demonstraram, sobretudo, o aumento da pressão exercida pelo coração nos lobos inferiores pulmonares, favorecendo seu colapso. O aumento da massa cardíaca, de 27% em média, pode estar relacionado a vários mecanismos: acúmulo de fluido extravascular (mesmo com alturas e pesos similares, o peso dos pacientes com SARA se mostrou 10 kg maior que o dos normais); hipertensão pulmonar, levando à dilatação do ventrículo direito; e depressão da contratilidade miocárdica. O alívio da pressão exercida pelo coração nos lobos inferiores do pulmão pode desempenhar um papel importante nos efeitos benéficos da posição prona. Nela, o peso do coração é suportado pelo esterno, não pelos lobos pulmonares.

Gattinoni dividiu, teórica e tomograficamente (baseado em seus estudos), o pulmão de um paciente com SARA na fase precoce (primeira semana) em três regiões, em seu chamado *sponge model*:[138]

- Região 1: com morfologia normal ou próxima do normal, mais frequentemente localizada na porção anterior, no pulmão menos dependente da gravidade (ventral na posição supina).
- Região 2: com morfologia de opacificação de vidro despolido, levemente atelectasiada, localizada nas porções intermediárias do pulmão.
- Região 3: com morfologia radiológica de consolidação, densamente atelectasiada, localizada nas porções mais dependentes da gravidade (dorsal na posição supina).

Segundo esse seu modelo, há três padrões distintos de resposta a aumentos sequenciais de PEEP. A região 1 insufla progressiva e linearmente. A região 2 mantém seu volume diminuído e aumenta de densidade até que um ponto crítico seja alcançado, no qual a pressão de via aérea excede as forças adesivas e compressivas causadoras da atelectasia. A partir daí, o volume e a aeração dessa região aumentam linearmente, refletindo um recrutamento progressivo. A região 3, segundo seu modelo, permanece consolidada, não alterando de volume ou densidade com os níveis crescentes de PEEP, ou seja, é uma região não responsiva, em nenhum momento, a valores crescentes de PEEP.

Contudo, evidências recentes indicam que a pressão de pico de via aérea se correlaciona melhor com recrutamento que a PEEP.[115] A PEEP estaria mais bem correlacionada com a pressão necessária para a manutenção de um recrutamento obtido com altas pressões. No presente trabalho, demonstrou-se que foi possível, na grande maioria dos casos, recrutar significativamente a região 3, mesmo em casos extremos de SARA de origem pulmonar, diferentemente do que seria esperado pelo *sponge model*. Foram usadas altas pressões de platô na fase de recrutamento propriamente dito (MR), e PEEP alta – 25 $cmH_2O$ – para a manutenção do grau de recrutamento obtido em cada passo da MR.

Sabe-se que altas pressões, altos valores de $V_T$ e baixos valores de PEEP podem lesar o pulmão. Muitas estratégias ventilatórias são desenvolvidas para melhorar a oxigenação e, ao mesmo tempo, evitar a lesão pulmonar induzida pela VM.[77] Atualmente, alguns autores defendem o uso de MR para abrir a grande maioria das unidades pulmonares, seguida do emprego de um modo ventilatório com baixas pressões inspiratórias e níveis suficientes de PEEP.[38] Acredita-se que essa estratégia desempenhe um papel importante na modificação do processo da doença.

A seguir, são revistos alguns conceitos e algumas evidências nas quais este delineamento está baseado, cujos mecanismos provavelmente explicam por que os resultados expostos foram discordantes do modelo de Gattinoni.

A relação entre pressões de via aérea e volumes pulmonares tem sido o foco da fisiologia pulmonar básica. Essa relação é determinada pela interação de milhões de alvéolos individuais. Então, para entender o comportamento do pulmão inteiro, é útil verificar o que ocorre com um único alvéolo.

A membrana de cada alvéolo é composta de diferentes camadas, começando com o endotélio capilar, as membranas basais, o tecido conjuntivo, a camada epitelial e, finalmente, o revestimento de surfactante intra-alveolar. O tecido contém fibras elásticas e não elásticas que limitam a expansão de um alvéolo além de suas propriedades elásticas. A tensão superficial na interface ar-líquido se adiciona às forças retráteis da parede alveolar.[5]

Em 1929, Von Neergaard[142] foi o primeiro a chamar a atenção para a contribuição da tensão superficial alveolar às forças retráteis do pulmão. Ele considerou a formação de uma bolha no fim de um tubo capilar um análogo para a geometria superficial de um alvéolo. Para esse modelo, a Lei de LaPlace fornece uma explicação matemática:

$$P = 2\,\gamma/r$$

em que P é a pressão dentro da bolha, $\gamma$ é a tensão superficial do líquido e r, o raio da bolha.[5]

O comportamento fisiológico do alvéolo pode ser descrito pelo seguinte modelo: antes que qualquer pressão seja aplicada, o fluido cobre o orifício do tubo capilar como um filme perpendicular plano. Aumentando a pressão no capilar, será iniciada a formação de uma bolha. A pressão dentro do sistema aumenta até que a forma da bolha se aproxime da forma de um hemisfério. A bolha adquire o mesmo raio que o tubo capilar. Uma vez que a pressão dentro da bolha exceda uma pressão crítica, a bolha ultrapassa o estado hemisférico e abre. Dessa forma, a bolha pode ser mantida aberta com uma pressão muito menor que a pressão crítica de abertura. Em uma bolha aberta, as alterações de pressão necessárias para induzir a certas alterações de volume ficam significativamente menores se comparadas ao estado fechado.[5]

Aplicando esses conceitos à insuflação de um alvéolo colapsado deficiente de surfactante, torna-se aparente que as forças superficiais, como estabelecido pela Lei de LaPlace, agem predominantemente em um raio alveolar baixo; elas dificultam a abertura alveolar. Mas, uma vez que o alvéolo esteja aberto, e enquanto se mantenham pressões idênticas às de abertura, o volume alveolar aumenta rapidamente para cerca de dois terços do volume máximo, até o ponto em que as forças teciduais começam a se opor a uma expansão adicional. A pressão dentro desse alvéolo recentemente expandido pode ser diminuída até a bolha chegar ao seu estado instável e colapsar. Em um alvéolo normal com um sistema surfactante normal, essa pressão de colapso é reduzida para 3 a 5 $cmH_2O$. Em outras palavras, pelo fato de a tensão superficial expiratória final diminuir a quase zero, a pressão necessária (a pressão transpulmonar aplicada) para estabilizar alvéolos normais é de somente 3 a 5 $cmH_2O$. Isso, em geral, previne um pulmão normal de colapsar. Entretanto, uma vez que o alvéolo colapse novamente, uma reexpansão ativa é necessária para reabri-lo.[38]

Após a reexpansão, as pressões são reduzidas e mantidas em um valor levemente acima da pressão de colapso determinada previamente. Esse nível de pressão depende principalmente da função do sistema surfactante.[143]

Em poucas palavras, o comportamento dos alvéolos é quântico: eles estão abertos ou fechados. Nenhum estado estável existe entre esses dois pontos. Essa fisiologia alveolar quântica foi demonstrada por Mead,[5] e por Staub et al.,[144] e confirmada em estudos com TC por Wegenius et al.[145]

Esses conceitos, e os resultados, sugerem que a PEEP age melhor como substituta da função do sistema surfactante na SARA e que seu uso adequado não prescinde de nenhuma MR específica. Pelo contrário, para que a PEEP possa ter seu papel otimizado, é indispensável que, antes de ela ser titulada, uma MR eficaz seja realizada. A PEEP parece agir melhor mantendo um recrutamento pulmonar obtido com uma MR com altas pressões do que sendo ela própria uma estratégia para recrutamento.

Em resumo, o estado de pulmão recrutado é caracterizado por uma troca gasosa ótima. O *shunt* intrapulmonar reduz-se idealmente para menos que 10%, o que corresponde a uma $PaO_2$ de mais do que 450 mmHg com uma fração inspiratória de oxigênio de 100%. Ao mesmo tempo, as pressões na via aérea são ajustadas num mínimo que garanta a troca gasosa necessária. E os efeitos hemodinâmicos colaterais são minimizados. Os três seguintes princípios básicos estabelecidos por Lachmann et al. descrevem o conceito desse tratamento: (1) abrir o pulmão com pressões inspiratórias altas; (2) manter o pulmão aberto com níveis de PEEP acima das pressões de fechamento; (3) manter a troca gasosa ótima com as menores pressões inspiratórias possíveis para garantir a proteção pulmonar contra a lesão pulmonar induzida pela VM, sem comprometimento circulatório.

Esse estudo então demonstrou a utilização eficaz e segura de uma MR para obter oxigenação e recrutamento ótimos em pacientes com SARA. Se o pulmão colapsado é um importante fator potencializador de lesão e inflamação,[84,146] então um novo paradigma na SARA pode abrir o pulmão com uma MR eficaz e mantê-lo aberto pelo uso adequado de uma PEEP ajustada a um nível acima daquele no qual um substancial desrecrutamento comece.[147] Não obstante, novos estudos são necessários para avaliar melhor os efeitos desses conceitos na morbidade e, sobretudo, na mortalidade – ainda alta – dos pacientes com SARA.

# FISIOTERAPIA NA SARA

CLAUDIA SEIKO KONDO

Desde a primeira descrição completa da síndrome do desconforto respiratório agudo (SDRA), em 1967, até os dias atuais, houve uma mudança na abordagem terapêutica da síndrome por causa do melhor entendimento de sua patogenia e sua fisiopatologia. Porém, apesar dos avanços tecnológicos dos equipamentos utilizados e do aprimoramento do conhecimento da doença, a SDRA permanece como uma das principais causas relacionadas à morbidade e à mortalidade de pacientes em unidades de terapia intensiva (UTI).

Em razão das diferentes etiologias, do acometimento pulmonar de maneira heterogênea e das fases de evolução da doença, a avaliação constante dos pacientes com SDRA é parte essencial para um tratamento fisioterapêutico adequado. De acordo com sua avaliação, o fisioterapeuta deve priorizar os problemas apresentados e determinar sua conduta conforme as necessidades individuais do paciente.

O principal objetivo do tratamento fisioterapêutico é corrigir ou minimizar as alterações funcionais decorrentes da alteração da permeabilidade vascular observada na SDRA. Ou seja, corrigir a hipoxemia, melhorar a relação ventilação/perfusão (V/Q) e melhorar a ventilação alveolar por meio do recrutamento de áreas colapsadas e prevenção de atelectasias, melhorando, assim, a complacência pulmonar e, consequentemente, diminuindo o trabalho respiratório.

As técnicas fisioterapêuticas mais comumente utilizadas em UTI são:

- Percussão.
- Vibração (ou vibrocompressão).
- Compressão torácica.
- Posicionamento.
- Manobra de *bag squeezing*.
- Aspiração traqueal.

## PERCUSSÃO E VIBRAÇÃO

Trata-se de manobras utilizadas com o objetivo de aumentar o *clearance* de secreção pulmonar por meio da transmissão de energia mecânica da parede torácica até as vias aéreas, permitindo um aumento da interação gás-muco, que "desprende" o muco da parede das vias aéreas. A vibração pode ser aplicada em conjunto com a compressão torácica, técnica denominada vibrocompressão.

Muitos estudos investigaram a eficácia da combinação de diferentes técnicas sobre a remoção de secreção pulmonar e a consequente melhora na ventilação e na oxigenação. Os resultados muitas vezes são contraditórios, entretanto a aplicação de técnicas como drenagem postural, percussão, vibração e aspiração é aceita para pacientes com doença pulmonar com aumento de produção de secreção traqueal. Nesses casos, são descritos a diminuição do *shunt* intrapulmonar e o aumento na complacência pulmonar total imediatamente após a fisioterapia, mesmo em pacientes ventilados mecanicamente.

Contudo, o uso dessas técnicas (geralmente em conjunto com a drenagem postural) em pacientes críticos é comumente associado a efeitos deletérios como alterações hemodinâmicas (arritmias cardíacas, aumento da frequência cardíaca, pressão arterial e débito cardíaco) e aumento do consumo de oxigênio ($VO_2$).

Horiuchi et al., ao estudarem os efeitos hemodinâmicos e o estresse metabólico causados pela fisioterapia, observaram que o $VO_2$, a produção de $CO_2$ ($VCO_2$), a frequência cardíaca (FC) e a pressão arterial (PA) aumentaram de maneira similar quando os pacientes eram mantidos em decúbito lateral e após a fisioterapia respiratória.

Esse aumento na demanda de $O_2$ pode ser atribuído a dois mecanismos: ao aumento na secreção de catecolaminas e no débito simpático e ao aumento da atividade muscular; ambos causados principalmente pela mudança de decúbito. A administração de relaxante muscular associado a sedativos, previamente à sessão de fisioterapia, demonstrou suprimir tais alterações metabólicas, comprovando essa hipótese. Já as alterações hemodinâmicas estão relacionadas com a resposta simpática aumentada principalmente pelo desconforto e pela dor causados pela manipulação dos pacientes.

Outro estudo sobre os efeitos hemodinâmicos durante a aplicação das técnicas de percussão, vibração e *shaking*, associadas à drenagem postural, também não observou nenhuma alteração. Porém, os animais encontravam-se sedados e poderiam ser considerados saudáveis, pois não apresentavam nenhuma alteração funcional pulmonar ou cardiovascular.

A administração de sedativo/analgésico em casos de pacientes críticos e instáveis antes da realização de procedimentos à beira do leito, inclusive a fisioterapia, é uma prática relativamente comum. Entretanto, deve-se ressaltar que, nesses estudos, a fisioterapia consistia simplesmente na aplicação das técnicas associadas aos decúbitos laterais seguidos de aspiração traqueal, ou seja, sem uma avaliação adequada do quadro clínico do paciente para direcionar a conduta fisioterapêutica. Novamente, deve-se ressaltar que a indicação das técnicas de percussão e vibração, associadas à drenagem postural, continua sendo feita para os casos de aumento de produção de secreção brônquica, o que não se observa frequentemente na SDRA, em que o principal mecanismo é a alteração da permeabilidade capilar com edema alveolar e intersticial.

## COMPRESSÃO TORÁCICA

Consiste na compressão manual da caixa torácica durante a expiração e na liberação da compressão ao fim da expiração. Acredita-se que a compressão torácica leve a menos efeitos deletérios quando comparada à percussão e à vibração, de modo que pode ser utilizada de maneira mais segura em pacientes críticos.

Sua principal indicação é o tratamento/prevenção de atelectasias, pois aumenta o fluxo expiratório, que auxilia na remoção de secreção pulmonar; melhora a ventilação alveolar, por reexpandir áreas colapsadas e pelo estímulo proprioceptivo para a inspiração.

São poucos os estudos existentes sobre os efeitos da compressão torácica sobre a oxigenação e a ventilação. Unoki et al. observaram melhora na oxigenação, porém não sustentada, provavelmente decorrente do aumento no volume corrente (VC). Já o aumento no VC pode ser causado pela diminuição do volume expiratório final e pelo aumento no recolhimento elástico da caixa torácica, observado pela diminuição da pressão pleural e de vias aéreas. Esses efeitos são temporários, ocorrendo somente durante a compressão torácica; mas, somando esses efeitos ao aumento do fluxo expiratório, explicam-se o mecanismo para a remoção de "rolhas" de muco e o recrutamento de áreas colapsadas pela compressão torácica. Goldsmith e Saunders relataram o efeito da compressão torácica sobre a mobilização de secreção. Entretanto, para que ocorra o aumento no fluxo expiratório, é necessária a presença de ar nas vias aéreas periféricas, ou seja, a compressão torácica seria mais eficaz para remoção de secreção em casos de obstruções parciais da via aérea.

Quanto aos seus efeitos sobre a complacência pulmonar, é intuitiva a ideia de que a remoção de secreções somada ao aumento da pressão transpulmonar leva ao aumento da ventilação e à melhora da complacência pulmonar. Se a técnica de compressão torácica for associada ao posicionamento (como a posição prona), somar-se-ia também o recrutamento alveolar pela distribuição mais homogênea da ventilação. No estudo de Unoki et al., não foi observada nenhuma alteração na complacência, entretanto, deve-se ressaltar que, nesse estudo, após as manobras de compressão, não foi realizada a aspiração traqueal, e a mobilização de secreções é um dos mecanismos da melhora na complacência pulmonar.

## POSICIONAMENTO

Podem ser consideradas as técnicas que utilizam o posicionamento do paciente no leito, a drenagem postural e a posição prona. A drenagem postural é classicamente descrita como a utilização da ação da gravidade e da anatomia dos segmentos broncopulmonares para auxiliar na remoção de secreção pulmonar, melhorando a ventilação alveolar da região e corrigindo a hipoxemia arterial. A drenagem postural é geralmente utilizada em conjunto com outras técnicas (como percussão e vibração), sendo, portanto, discutida juntamente com essas técnicas. A posição prona é o posicionamento do paciente em decúbito ventral com o objetivo de melhorar a oxigenação arterial, recrutar áreas colapsadas e otimizar o transporte de oxigênio por causa da melhora na relação ventilação/perfusão.

## POSIÇÃO PRONA

A posição prona foi descrita inicialmente em 1974, como uma estratégia para melhorar a oxigenação por causa da expansão da região dorsal dos pulmões. A partir de então, cresceu o interesse de seus efeitos em lesão pulmonar aguda (LPA) e SDRA. Os mecanismos fisiológicos envolvidos para essa melhora serão discutidos a seguir:

1. Observa-se uma distribuição mais homogênea da ventilação regional, levando ao recrutamento das regiões dorsais. Os fatores que contribuem são:
   a) No decúbito dorsal, o efeito compressivo do coração e das vísceras do abdome sobre a região dorsal dos pulmões aumenta a pressão pleural nas regiões dependentes, contribuindo para a formação de atelectasias, enquanto os alvéolos não dependentes são mais expandidos.
   b) Alteração da incursão do diafragma na posição prona, com maior movimento na região não dependente.
   c) As propriedades regionais da mecânica e a conformação do pulmão e da parede torácica influenciam a pressão transpulmonar.
   d) Diminuição do gradiente da pressão pleural entre as áreas não dependentes e dependentes.
2. Há alteração na complacência pulmonar e na caixa torácica, o que evita a hiperdistensão dos alvéolos da região anterior e o efeito espaço morto.
3. Ocorre a redistribuição da perfusão pulmonar, porém ela permanece prevalente nas regiões dorsais.
4. Há diminuição do *shunt* intrapulmonar, causada não apenas pela redistribuição do fluxo sanguíneo, visto que se observou em estudos experimentais seu predomínio nas áreas dorsais na posição prona, mas também pela redistribuição da densidade pulmonar da região dorsal para a ventral e pela distribuição mais homogênea da ventilação regional.

Apesar de vários estudos relatarem os efeitos da posição prona, não são todos os pacientes com diagnóstico de SDRA que respondem favoravelmente a essa estratégia, em média 60 a 80% deles. Recentemente, focaliza-se a atenção sobre as diferenças existentes entre a SDRA primária (caracterizada pela consolidação) e a SDRA secundária (caracterizada por atelectasias difusas, predominantemente em segmentos dependentes).

Outro ponto a ser levantado é qual o tempo ótimo para manter os pacientes em posição prona. Apesar de haver relatos sobre a melhora na oxigenação após trinta minutos, observou-se que o tempo está relacionado com a melhora obtida na oxigenação e na mecânica respiratória. Entretanto, deve-se lembrar que o aparecimento de complicações, como edema, hiperemia e até ulcerações, está relacionado com a manutenção da posição por tempo prolongado, necessitando de maiores cuidados por parte da equipe.

Considerações sobre o posicionamento em posição prona:

- Durante a realização dessa manobra, deve-se ter o máximo de cuidado para não tracionar nem exteriorizar a cânula endotraqueal, acessos venosos e outras sondas e cateteres presentes.
- Manter um coxim de apoio na parte superior do tronco (na altura dos ombros) e outro na altura das cristas ilíacas para liberar o abdome e não aumentar a pressão intra-abdominal.
- Após o posicionamento, verificar se a luz da cânula está pérvia (não está dobrada) e manter a cabeça lateralizada; os membros superiores podem ser mantidos ao longo do corpo ou com um dos braços fletidos. Para evitar edema e lesões na face, pode-se alternar periodicamente a lateralização da cabeça.

## MANOBRA DE *BAG SQUEEZING*

Consiste na insuflação pulmonar com fluxo inspiratório lento, uma pausa inspiratória seguida de uma expiração rápida (Figura 7). Pode-se associar à compressão torácica para aumentar o fluxo expiratório. Seus objetivos seriam a mobilização de secreção, a reexpansão de áreas atelectasiadas, a melhora na complacência pulmonar e a oxigenação. Deve-se diferenciar a manobra de *bag squeezing* da ventilação com o ressuscitador manual (Ambu®) realizada entre as aspirações com o único objetivo de evitar a hipoxemia induzida pela aspiração.

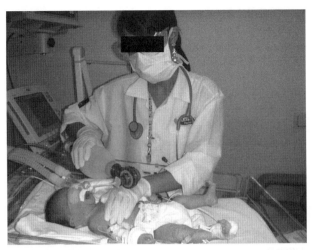

Figura 7   Bag squeezing.

O transporte mucociliar e a tosse são os principais mecanismos de defesa e remoção de secreção. Nos pacientes sob VM, o transporte mucociliar é prejudicado pela presença da cânula endotraqueal, das aspirações frequentes, dos efeitos de drogas, da ventilação com altas frações inspiradas de $O_2$ ($FiO_2$) e da umidificação inadequada do ar inspirado. Nessas situações, indicam-se técnicas e manobras que auxiliem na remoção da secreção pulmonar.

O principal efeito da manobra de *bag squeezing* é a mobilização da secreção para as vias aéreas centrais, das quais é aspirada por meio de técnica estéril adequada. Durante essa manobra, o mecanismo principal para remoção do excesso de secreções brônquicas é a interação entre o fluxo de ar e a camada de muco. A energia do fluxo de ar (cinética) é transmitida à camada de muco (estática), provocando o cisalhamento e a remoção do muco da parede da via aérea. Assim como outras técnicas que facilitam a mobilização de secreções pulmonares, acredita-se que indiretamente é possível promover melhora na complacência pulmonar, redução de *shunt* intrapulmonar e melhora na oxigenação em razão da resolução de atelectasias.

Quanto à sua utilização em pacientes críticos, principalmente com doença pulmonar aguda, ainda existem controvérsias na literatura. Sabe-se que o uso de altas pressões e altos volumes está associado ao desenvolvimento de barotrauma e "volutrauma". Além disso, essa manobra tem o efeito potencial de hiperdistender unidades alveolares normais, podendo causar também alterações hemodinâmicas. Visto que na SDRA os pacientes apresentam baixa complacência, aumento da resistência e necessitam de altos valores de PEEP para recrutar áreas colapsadas e evitar a abertura e fechamento cíclicos dos alvéolos, o uso da *bag squeezing* na SDRA é questionável e geralmente não indicado.

Uma técnica modificada da manobra *bag squeezing*, utilizando o próprio ventilador mecânico, foi desenvolvida para minimizar os potenciais efeitos deletérios da técnica realizada com o Ambu®, uma vez que, além do controle da pressão inspiratória, permite o controle do incremento do volume corrente administrado. Entretanto, os mesmos autores que descreveram a eficácia dessa técnica não a utilizam em pacientes com alteração pulmonar grave que necessitam de altas $FiO_2$ e PEEP.

## ASPIRAÇÃO TRAQUEAL

A aspiração traqueal é parte importante dos cuidados da via aérea artificial. É um procedimento simples, mas não isento de riscos e complicações, entre elas: hipoxemia, trauma de via aérea, contaminação, atelectasias, arritmias cardíacas, aumento da pressão intracraniana, tosse e broncoespasmo.

Usualmente, para prevenir a hipoxemia induzida pela aspiração, recomendam-se:

- Aumento prévio da $FiO_2$: é sempre utilizado previamente às aspirações, porém, em quadros pulmonares graves com grandes porcentagens de *shunt*, não é suficiente para prevenir a hipoxemia.
- Hiperventilação com Ambu®: não é eficaz em pulmões colapsáveis como na SDRA e na LPA, além de apresentar potenciais efeitos deletérios associados às altas pressões e a volumes administrados.
- Uso de sistema fechado de aspiração: previne parcialmente a queda no volume expiratório final e a hipoxemia, causados pela desconexão do aparelho durante o modo convencional de aspiração. Entretanto, suas desvantagens são o risco de gerar altas pressões negativas e a dificuldade para remover secreções espessas da via aérea com esse sistema.

Nos casos de SDRA, o efeito imediato da aspiração traqueal é o desrecrutamento alveolar, observado pela diminuição do volume pulmonar. Portanto, pode-se concluir que o recrutamento alveolar é uma maneira de evitar a hipoxemia prolongada após a aspiração com sistema aberto (desconexão do ventilador). Porém, deve-se evitar a aspiração pelo sistema aberto, realizando-a somente quando realmente necessária, pois clinicamente é mais relevante prevenir esse desrecrutamento periódico do que revertê-lo por causa das lesões causadas por abertura e fechamento repetidos dos alvéolos.

Nos últimos anos, cresceram os estudos científicos sobre a fisioterapia em UTI, principalmente quanto a riscos e benefícios da sua utilização em pacientes críticos, porém ainda há muito o que aprender e pesquisar quando se trata de SDRA.

## REFERÊNCIAS BIBLIOGRÁFICAS

1. Goodman LR. Computerized tomography scan imaging – a clinical review. Radiol Clin North Am 1996;8:7-15.

2. Hedenstierna G, McCarthy G, Bergström M. Airway closure during mechanical ventilation. Anesthesiology 1976;44:114-22.

3. Lewis JF, Jobe AH. Surfactant and the adult respiratory distress syndrome. Am Rev Respir Dis 1993;147:218-33.

4. Stamenovic D. Micromechanical foundations of pulmonary elasticity. Physiological Reviews 1990;70:1117-34.

5. Mead J, Takishima T, Leith D. Stress distribution in lungs: a model of pulmonary elasticity. J Appl Physiol 1970;28:596-608.

6. Terry TB, et al. Collateral ventilation in man. N Engl J Med 1978;198:10-5.

7. Bendixen HH, Hedley-White J, Laver MB. Impaired oxygenation in surgical patients during general anesthesia with controlled ventilation. N Eng J Med 1963;269:991-7.

8. Bancalari E, Gerhardt T. Bronchopulmonary dysplasia. Ped Clin N Amer 1986;33:1-23.

9. Rouby JJ, et al. Histologic aspects of pulmonary barotrauma in critically ill patients with acute respiratory failure. Intensive Care Med 1993; 19:383-89.

10. Lai-Fook SJ. Stress distributios. In Crystal RG, West JB. The Lung. Scientific Foundations. Nova York: Marcel-Dekker, 1991; 829-37.

11. Kolton M, Cattran CB, Kent G. Oxygenation during high-frequency ventilation compared with conventional mechanical ventilation in two models of lung injury. Anesth Analg 1982; 61:323-32.

12. Rimensberger P, Cox P, Bryan AC. Inverse ratio ventilation: Simply an alternative or something more? Crit Care Med 1995; 23:1786-89.

13. Benito S, Lemaire F. Pulmonary P-V relationship in acute respiratory distress syndrome in adults: Role of positive end-expiratory pressure. J Crit Care 1990; 5:27-34.

14. Matamis D, et al. Total respiratory pressure-volume curves in the adult respiratory distress syndrome. Chest 1984; 86:58-66.

15. Valta P, et al. Does alveolar recruitment occur with positive end-expiratory pressure in adult respiratory distress syndrome patients? J Crit Care 1993; 8:34-42.

16. Gaver DPD, Samsel RW, Solway J. Effects of surface tension and viscosity on airway reopening. J Appl Physiol 1990;69:74-85.

17. Naureckas ET, et al. Airway reopening pressure in isolated rat lungs. J Appl Physiol 1994; 76:1372-77.

18. Yap DYK, et al. Influences of parenchymal tethering on the reopening of closed pulmonary airways. J Appl Physiol 1994; 76:2095-105.

19. Katz JA, et al. Time course and mechanisms of lung-volume increase with PEEP in acute pulmonary failure. Anesthesiology 1981; 54:9-16.

20. Cereda M, et al. Positive end-expiratory pressure prevents the loss of respiratory compliance during low tidal volume ventilation in acute lung injury patients. Chest 1996; 109:480-85.

21. Bond DM, McAloon J, Froese AB. Sustained inflations improve respiratory compliance during high-frequency oscillatory ventilation but not during large tidal volume positive-pressure ventilation in rabbits. Crit Care Med 1994; 22:1269-77.

22. Gattinoni L, et al. Regional effects and mechanism of positive end-expiratory pressure in early adult respiratory distress syndrome. JAMA 1993; 269:2122-27.

23. Shim C, et al. Positional effects on distribution of ventilation in chronic obstructive pulmonary disease. Ann Internal Med 1986; 105:346-50.

24. Gattinoni L, et al. Relationship between lung computed tomographic density, gas exchange, and PEEP in acute respiratory failure. Anesthesiology 1988; 69:824-32.

25. Lamm WJE, Graham MM, Albert RK. Mechanism by which the prone position improves oxygenation in acute lung injury. Am J Respir Crit Care Med 1994, 150:184-93.

26. Froese AB, Bryan AC. Effects of anesthesia and paralysis on diaphragmatic mechanics in man. Anesthesiology 1974; 41:242-55.

27. Rehder K, Sessler AD, Rodarte JR. Regional intrapulmonary gas distribution in awake and anesthetized paralyzed man. J Appl Physiol 1977; 42:391-402.

28. Ashbaugh DG, et al. Acute respiratory distress in adults. Lancet 1967; 2:319-23.

29. Amato MB, et al. Effect of a protective-ventilation strategy on mortality in the acute respiratory distress syndrome. N Engl J Med 1998;338:347-54.

30. Stewart TE, et al. Evaluation of a ventilation strategy to prevent barotrauma in patients at high risk for acute respiratory distress syndrome. Pressure and Volume-Limited Ventilation Strategy Group. N Engl J Med 1998;338:355-61.

31. Brochard L, et al. Tidal volume reduction for prevention of ventilator-induced lung injury in acute respiratory distress syndrome. The Multicenter Trail Group on Tidal Volume reduction in ARDS. Am J Respir Crit Care Med 1998;158:1831-8.

32. Brower RG, et al. Prospective, randomized, controlled clinical trial comparing traditional versus reduced tidal volume ventilation in acute respiratory distress syndrome patients. Crit Care Med 1999;27:1492-8.

33. Network Tards. Ventilation with lower tidal volumes as compared with traditional tidal volumes for acute lung injury and the acute respiratory distress syndrome. N Engl J Med 2000; 342:1301-8.

34. Slutsky AS. ACCP Consensus Conference. Mechanical Ventilation. Chest 1993;104:1833-59.

35. Pierson D. Alveolar rupture during mechanical ventilation: role of PEEP, peak airway pressure and distending volume. Respir Care 1988;33:472-86.

36. Parker JC, Hernandez LA, Peevy KJ. Mechanisms of ventilator-induced lung injury. Crit Care Med 1993;21:131-43.

37. Dreyfuss D, Saumon G. Should the lung be rested or recruited? The charybdis and scylla of ventilator management. Am J Respir Crit Care Med 1994;149:1066-68.

38. Lachmann B. Open up the lung and keep the lung open. Intensive Care Med 1992;18:319-21.

39. Hida W, Hildebrandt J. Alveolar surface tension, lung inflation, and hydration affect interstitial pressure [Px(f)]. J Appl Physiol 1984;57:262-70.

40. Mellins RB, et al. Interstitial pressure of the lung. Circ Res 1969;24:197-212.

41. Miserocchi G, Negrini D, Gonano C. Direct measurement of interstitial pressure in in situ lung with intact pleural space. J Appl Physiol 1990;69:2168-74.

42. Sasaki H, Hoppin Junior FC, Takishima T. Peribronchial pressure in excised dog lungs. J Appl Physiol 1978;45:858-69.

43. Snyder J, Froese A. Respirator lung. In: Snyder J, Pinsky MR (editores). Oxygen transport in the critically ill. Chicago: Year Book Medical Publishers, 1987. p.358-73.

44. Albert RK, et al. Lung inflation can cause pulmonary edema in zone I of in situ dog lungs. J Appl Physiol 1980;49:815-9.

45. Bshouty Z, Younes M. Effect of breathing pattern and level of ventilation on pulmonary fluid filtration in dog lung. Am Rev Respir Dis 1992;145:372-6.

46. Costello ML, Mathieu-Costello O, Wet JB. Stress failure of alveolar epithelial cells studied by scanning electron microscopy. Am Rev Respir Dis 1992;145:1446-55.

47. Elliott AR, et al. Short-term reversibility of ultrastructural changes in pulmonary capillaries caused by stress failure. J Appl Physiol 1992;73:1150-8.

48. Fu Z, et al. High lung volume increases stress failure in pulmonary capillaries. J Appl Physiol 1992;73:123-33.

49. Mathieu-Costello O, et al. Pulmonary capillaries are more resistant to stress failure in dogs than in rabbits. J Appl Physiol 1995;79:908-17.

50. West JB, Mathieu-Costello O. Stress failure of pulmonary capillaries: role in lung and heart disease. Lancet 1992;340:762-7.

51. Fariy EE, Permutt S, Riley RL. Effect of ventilation on surface forces in excised dogs lungs. J Appl Physiol 1966;21:1453-62.

52. Greenfield LJ, Ebert PA, Benson DW. Effect of positive pressure ventilation on surface tension properties of lung extracts. Anesthesiology 1964;25:312-6.

53. McClenahan JB, Urtnowski A. Effect of ventilation on surfactant, and its turnover rate. J Appl Physiol 1967;23:215-20.

54. Ogawa A, et al. Lung function, surfactant apoprotein content, and level of PEEP in prematurely delivered rabbits. J Appl Physiol 1994;77:1840-9.

55. Veldhuizen RAW, et al. Alveolar surfactant aggregate conversion in ventilated normal and injured rabbits. Am J Physiol 1996;270:L152-L158.

56. Wyszogrodski I, et al. Surfactant inactivation by hyperventilation: conservation by end-expiratory pressure. J Appl Physiol 1975;38:461-6.

57. Bshouty Z, Younes M. Effect of tidal volume and PEEP on rate of edema formation in in situ perfused canine lobes. J Appl Physiol 1988;64:1900-07.

58. Corbridge TC, et al. Adverse effects of large tidal volume and low PEEP in canine acid aspiration. Am Rev Respir Dis 1990; 142:311-15.

59. Dreyfuss D, Saumon G. Role of tidal volume, FRC and end-inspiratory volume in the development of pulmonary edema following mechanical ventilation. Am Rev Respir Dis 1993; 148:1194-203.

60. Dreyfuss D, et al. High inflation pressure pulmonary edema. Respective effects of high airway pressure, high tidal volume and positive end-expiratory pressure. Am Rev Respir Dis 1988;137:1159-64.

61. Hernandez LA, et al. Chest wall restriction limits high airway pressure-induced lung injury in young rabbits. J Appl Physiol 1989;66:2364-8.

62. Mascheroni D, et al. Acute respiratory failure following pharmacologically induced hyperventilation: an experimental study. Intensive Care Med 1988;15:8-14.

63. Muscedere JG, Mullen JBM, Slutsky AS. Tidal ventilation at low airway pressures can augment lung injury. Am J Respir Crit Care Med 1994;149:1327-34.

64. Tsuno K, et al. Histopathologic pulmonary changes from mechanical ventilation at high peak airway pressures. Am Rev Respir Dis 1991;143:1115-20.

65. Webb III, Tierney DF. Experimental pulmonary edema due to intermittent positive pressure ventilation with high inflation pressures: protection by positive end-expiratory pressure. Am Rev Respir Dis 1974;110:556-65.

66. McCulloch PR, Forkert PG, Froese AB. Lung volume maintenance prevents lung injury during high frequency oscillatory ventilation in surfactant-deficient rabbits. Am Rev Respir Dis 1988;137:1185-92.

67. Argiras EP, et al. High PEEP decreases hyaline membrane formation in surfactant deficient lungs. Br J Anaesth 1987; 59:1278-85.

68. Gerstmann DR, et al. Influence of ventilatory technique on pulmonary baroinjury in baboons with hyaline membrane disease. Ped Pulmonol 1988; 5:82-91.

69. Gattinoni L, et al. Effects of positive end-expiratory pressure on regional distribution of tidal volume and recruitment in adult respiratory distress syndrome. Am J Respir Crit Care Med 1995;151:1807-14.

70. Enhorning G, Robertson B. Lung expansion in the premature rabbit fetus after tracheal deposition of surfactant. Pediatrics 1972;50:58-66.

71. Lee RM, O'Brodovich H. Airway epithelial damage in premature infants with respiratory failure. Am Rev Respir Dis 137:450-57.

72. Taghizadeh A, Reynolds EOR. Pathogenesis of bronchopulmonary dysplasia following hyaline membrane disease. Am J Pathol 1976;82:241-64.

73. Goetzman BW. Understanding bronchopulmonary dysplasia. AJDC 1986;140:332-4.

74. Avery ME, et al. Is chronic lung disease in low birth weight infants preventable?. Pediatrics 1987;79:26-30.

75. Rhodes PG, et al. Minimizing pneumothorax and bronchopulmonary dysplasia in ventilated infants with HMD. J Pedriatr 1983;103:634-7.

76. Van Marter LJ, et al. Rate of bronchopulmonary dysplasia as a function of neonatal intensive care practices. J Pediatr 1992; 120:938-46.

77. Dreyfuss D, Saumon G. Ventilator-induced lung injury: lessons from experimental studies. Am J Respir Crit Care Med 1998;157:294-323.

78. Tsuno K, Prato P, Kolobow T. Acute lung injury from mechanical ventilation at moderately high airway pressures. Appl Physiol 1990;69:956-61.

79. Bryan AC, Froese AB. Reflections on the HIFI trial. Pediatrics 1991;87:565-7.

80. Sugiura M. et al. Ventilator pattern influences neutrophil influx and activation in atelectasis-prone rabbit lung. J Appl Physiol 199;77:1355-65.

81. Hifi Study Group. High-frequency oscillatory ventilation compared with conventional mechanical ventilation in the treatment of respiratory failure in preterm infants. N Engl J Med 1989;320:88-93.

82. Clark RH, et al. Prospective randomized comparison of high--frequency oscillatory and conventional ventilation in respiratory distress syndrome. Pediatrics 1992;89:5-12.

83. Amato MB, et al. Beneficial effects of the 'open lung approach' with low distending pressures in acute respiratory distress syndrome. A prospective randomized study on mechanical ventilation. Am J Respir Crit Care Med 1995; 152:1835-46.

84. Slutsky AS, Tremblay LN. Multiple system organ failure. Is mechanical ventilation a contributing factor? Am J Respir Crit Care Med 1998;157:1721-5.

85. Artigas A, et al. The American-European Consensus Conference on ARDS, part 2: Ventilatory, pharmacologic, supportive therapy, study design strategies, and issues related to recovery and remodeling. Acute respiratory distress syndrome. Am J Respir Crit Care Med 1998;157:1332-47.

86. Ranieri VM, et al. Effect of mechanical ventilation on inflammatory mediators in patients with acute respiratory distress syndrome: a randomized controlled trial. JAMA 1999;282:54-61.

87. Grunauer MA, Amato MB, Valente CSB. The lower inflection point of the static PxV curve (Pflex) may not predict 'complete alveolar opening' in normal lungs. Am J Respir Crit Care Med 1997;155:A505.

88. Meyer EC, et al. PEEP at Pflex cannot guarantee a fully open lung after a high-pressure recruiting maneuver in ARDS patients. Am J Respir Crit Care Med 1998;157:A694.

89. Meyer E, Barbas CSV, Grunauer MA. Finding the 'best PEEP' in ARDS patients: influence of tidal volume and lung recruit-

ment in the estimation of the best compliance. Am J Respir Crit Care Med 1999;159:A76.

90. Pelosi P, et al. Computed tomography in adult respiratory distress syndrome: what has it taught us? Eur Respir J 1996; 9:1055-62.

91. Gattinoni L, et al. Morphological response to positive end expiratory pressure in acute respiratory failure: computerized tomography study. Intensive Care Med 1986;12:137-42.

92. Amato MB, Barbas CSV, Goldner M. PEEP can maintain recruitment without necessarily causing overdistension in non-dependent regions. Am J Respir Crit Care Med 1997;A86.

93. Beydon L, Lemaire F, Jonson B. Lung mechanics in ARDS. Compliance and pressure-volume curves. In Zapol WM, Lemaire F (editores). Adult Respiratory Distress Syndrome. Nova York: Marcel Dekker; 1991; 50:139-61.

94. Ranieri VM. Cardiorespiratory effects of positive end-expiratory pressure during progressive tidal volume reduction (permissive hypercapnia) in patients with acute respiratory distress syndrome. Anesthesiology 1995;83:710-20.

95. Sydow M, et al. Improved determination of static compliance by automated single volume steps in ventilated patients. Intensive Care Med 1991;17:108-14.

96. Amato MBP, et al. Setting the 'best PEEP' in ARDS: limitations of choosing the PEEP acording to the 'best compliance'. Am J Respir Crit Care Med 1995;151:A550.

97. Suter PM, Fairley HB, Isenberg MD. Effect of tidal volume and positive end-expiratory pressure on compliance during mechanical ventilation. Chest 1978;73:158-62.

98. Sydow M, et al. Long-term effects of two different ventilatory modes on oxygenation in acute lung injury. Comparison of airway pressure release ventilation and volume-controlled inverse ratio ventilation. Am J Respir Crit Care Med 1994; 149:1550-6.

99. Hounsfield G.N. Computerized transverse axial scanning (tomography): Part 1. Description of system. Br J Radiol 1973; 46:1016-22.

100. Ranieri VM, et al. Effects of positive end-expiratory pressure on alveolar recruitment and gas exchange in patients with the adult respiratory distress syndrome. Am Rev Respir Dis 1991; 144:544-51.

101. Gattinoni L. Pressure-volume curves of total respiratory system in acute respiratory failure: computed tomographic scan study. Am Rev Respir Dis 1987;136:730-6.

102. Malbouisson LM, et al. Computed tomography assessment of positive end-expiratory pressure-induced alveolar recruitment in patients with acute respiratory distress syndrome. Am J Respir Crit Care Med 2001;163:1444-50.

103. Reber A, et al. Volumetric analysis of aeration in the lungs during general anaesthesia. Br J Anaesth 1996;76:760-6.

104. Pelosi P, et al. Recruitment and derecruitment during acute respiratory failure. An experimental study. Am J Respir Crit Care Med 2001;164:122-30.

105. Crotti S, et al. Recruitment and derecruitment during acute respiratory failure-a clinical study. Am J Respir Crit Care Med 2001;164:131-40.

106. Goodman LR, et al. Adult respiratory distress syndrome due to pulmonary and extrapulmonary causes: CT, clinical, and functional correlation. Radiology 1999;123:545-52.

107. Brett SJ, Hansell DM, Evans TW. Clinical correlates in acute lung injury. Response to inhaled nitric oxide. Chest 1998; 114:1397-404.

108. Hedenstierna G, et al. Correlation of gas exchange impairment to development of atelectasis during anaesthesia and muscle paralysis. Acta Anaesthesiol Scand 1986;30:183-91.

109. Gattinoni L, et al. Lung structure and function in different stages of severe adult respiratory distress syndrome. JAMA 1994;271:1772-9.

110. Dambrosio M, et al. Effects of positive end-expiratory pressure and different tidal volumes on alveolar recruitment and hyperinflation. Anesthesiology 1997;87:495-503.

111. Martynowicz MA, Minor TA, Walters BJ. Regional expansion of oleic acid injured lungs. Am J Respir Crit Care Med 1999; 160:250-8.

112. Carney DE, Bredenberg CE, Schiller HJ. The mechanism of lung volume change during mechanical ventilation. Am J Respir Crit Care Med 1999;160:1697-702.

113. Greaves IA, Hildebrandt J, Hoppin FG. Micromechanics of the lung. American Physiology Society 1985;217-31.

114. Rothen HU, et al. Dynamics of re-expansion of atelectasis during general anaesthesia. Br J Anaesth 1999;82:551-6.

115. Sjöstrand UH, et al. Different ventilatory approaches to keep the lung open. Intensive Care Med 1995;21:310-8.

116. Vazquez de Anda G, Hartog A, Verbrugge SJC. The open lung concept: pressure controlled ventilation is as effective as high frequency oscillatory ventilation in improving gas exchange and lung mechanics in surfactant-deficient animals. Intensive Care Med 1999;25:990-6.

117. Rimensberger PC, Pache JC, McKerlie C. Lung recruitment and lung volume maintenance: a strategy for improving oxygenation and presenting lung injury during both conventional mechanical ventilation and high frequency oscillation. Intensive Care Med 2000;26:745-52.

118. Rimensberger PC, Cox PN, Frndova H. The open lung during small tidal volume ventilation: concepts of recruitment and optimal PEEP. Crit Care Med 1999;27:1946-52.

119. Rimensberger PC, Pristine G, Mullen JBM. Lung recruitment during small tidal volume ventilation allows minimal PEEP without augmenting lung injury. Crit Care Med 1999;27:1940-45.

120. Kloot TE Van der, Blanch L, Youngblood AM. Recruitment maneuvers in three experimental models of acute lung injury. Am J Respir Crit Care Med 2000;161:1485-94.

121. Lapinsky SF, Aubin M, Mehta N. Safety and efficacy of a sustained inflation for alveolar recruitment in adults with respiratory failure. Intensive Care Med 1999;25:1297-301.

122. Medoff BD, et al. Use of recruitment maneuvers and high-positive end-expiratory pressure in a patient with acute respiratory distress syndrome. Crit Care Med 2000;28:1210-6.

123. Amato MBP, et al. Mortality in 2 trials involving lung protective ventilation strategies. Am J Respir Crit Care Med 1999; 159:A519.

124. Borges J, et al. Lung recruitment at airway pressures beyond 40 cmH2O: physiology, mechanics and spiral CT analysis. Am J Respir Crit Care Med 2000;161:A48.

125. Lachmann B. Possible function of bronchial surfactant. Eur J Respir Dis 1985;67:49-61.

126. Bos JAH, Lachmann B. Effects of artificial ventilation on surfactant function. In: Rugheimer E (editor). New aspects on respiratory failure. Berlin-Heidelberg, Nova York: Springer, 1992;194-208.

127. Nelson LD. High-inflation pressure and positive end-expiratory pressure: injurious to the lung? Crit Care Clin 1996; 12:603-25.

128. Dirusso SM, et al. Survival in patients with severe adult respiratory distress syndrome treated with high-level positive end-expiratory pressure. Crit Care Med 1955;23:1485-96.

129. Petty LP. In the cards was ARDS. Am J Respir Crit Care Med 2001;163:602-3.

130. Kirby RR, et al. High level positive end expiratory pressure (PEEP) in acute respiratory insufficiency. Chest 1975;67:156-63.

131. Carroll GC, et al. Minimal positive end-expiratory pressure (PEEP) may be 'best PEEP'. Chest 1988;93:1020-5.

132. Villar J, Slutsky AS. PEEP or no PEEP? Clin Pulm Med 1996; 3:279-87.

133. Dantzker DR, et al. Ventilation-perfusion distribution in the adult respiratory distress syndrome. Am Rev Respir Dis 1979; 120:1039-52.

134. Dantzker DR, Wagner PD, West JB. Instability of lung units with low V/Q ratios during O2 breathing. J Appl Physiol 1975; 38:886.

135. Ralph DD, et al. Distribution of ventilation and perfusion during positive end-expiratory pressure in the adult respiratory distress syndrome. Am Rev Respir Dis 1985;131:54-60.

136. Coffey RL, Albert RK, Robertson HT. Mechanisms of physiological dead space response to PEEP after acute oleic acid during lung injury. J Appl Physiol 1983 55:1550-7.

137. Sandiford P, Province MA, Schuster DP. Distribution of regional density and vascular permeability in the adult respiratory distress syndrome. Am J Respir Crit Care Med 1995;151:737-42.

138. Gattinoni L, et al. What has computed tomography taught us about the acute respiratory distress syndrome? Am J Respir Crit Care Med 2001;164:1701-11.

139. Pistolesi M. The chest roentgenogram in pulmonary edema. Clin Chest Med 1985;6:315-44.

140. Puybasset L, et al. A computed tomography scan assessment of regional lung volume in acute lung injury. The CT Scan ARDS Study Group. Am J Respir Crit Care Med 1998; 158:1644-55.

141. Rouby, J, et al. Acute respiratory distress syndrome: lessons from computed tomography of the whole lung. Crit Care Med 2003;31:S285-95.

142. Von Neergaard K. Neue Auffassungen über einen Grundbegriff der Atemmechanik; Die Retraktionskraft der Lunge, abhängig von der Oberflächenspannung in den Alveolen. Z Ges Exp Med 1929;66:373-94.

143. Taskar V, et al. Surfactant dysfunction makes lungs vulnerable to repetitive collapse and reexpansion. Am J Respir Crit Care Med 1997;155:313-20.

144. Staub NC, Nagano H, Pearce ML. Pulmonary edema in dogs, especially the sequence of fluid accumulation in lungs. J Appl Physiol 1967;22:227-40.

145. Wegenius G, Wickerts CJ, Hedenstierna G. Radiologic assessment of pulmonary edema. A new principle. Eur J Radiol 1994;4:146-54.

146. Dreyfuss D, Saumon G. From ventilator-induced lung injury to multiple organ dysfunction? Intensive Care Med 1998;24:102-4.

147. Froese AB. High-frequency ventilation. In Snyder JV, Pinsky MR (editors). Oxygen Transport in the Critically Ill. Chicago: Year Book Medical Publishers; 1987. p.343-57.

148. Campbell EJM, Nunn JF, Pecket BW. A comparison of artificial ventilation and spontaneous respiration with particular reference to ventilation-blood-flow relationships. Br J Anaesth 1958;30:166-75.

149. Pasteur W. Active lobar collapse of the lung after abdominal operations. Lancet 1910;2:1080-3.

150. Hall LW, Gillespie JR, Tyler WS. Alveolar-arterial oxygen tension differences in anesthetized horses. Br J Anaesth 1968; 40:560-8.

151. Hall LW. Some aspects of equine anaesthesia. In VIIITH Congr Eur Soc Vet Surg Proceedings 1968;79-88.

152. Mitchell B, Littlejohn A. Influence of anesthesia and posture on arterial oxygen and carbon dioxide tensions, alveolar dead space and pulse rate in the horse. Proc Ass Vet Anaesth 1972; 3:61-74.

153. Gillespie JR, Tyler WS, Hall LW. Cardiopulmonary dysfunction in anesthetized, laterally recumbent horses. Am J Vet Res 1969;30:61-72.

154. Weaver BMQ, Walley RV. Ventilation and cardiovascular studies during mechanical control of ventilation in horses. Equine Vet J 1975;7:9-15.

155. Nyman G, Hedenstierna G. Comparison of conventional and selective mechanical ventilation in the anaesthetized horse. J Vet Med 1988;A35:299-315.

156. McDonell WN. The Effect of anaesthesia on pulmonary gas exchange and arterial oxygenation in the horse 1974. Phd Thesis. Universidade de Cambridge.

157. Sorenson PR, Robinson NE. Postural effects of lung volumes and asynchronous ventilation in anesthetized horses. J Appl Physiol 1980;48:97-103.

158. Hedenstierna G. Gas exchange during anesthesia. Br J Anaesth 1990;64:507-14.

159. Krayer S, et al. Position and motion of the human diaphragm during anesthesia-paralysis. Anesthesiology 1989;70:891-8.

160. Brismar B, et al. Pulmonary densities during anesthesia with muscular relaxation – A proposal of atelectasis. Anesthesiology 1985;62:422-8.

161. Hedenstierna G, et al. Functional residual capacity, thoraco-abdominal dimensions and central blood volume during general anesthesia with muscle paralysis and mechanical ventilation. Anesthesiology 1985;62:247-54.

162. Milic-Emili J, Hendersen JAM. Dolovich MB, Trop D, Kaneko K. Regional distribution of inspired gas in the lung. J Appl Physiol 1966;21:749-59.

163. Don HF, Wahba WM, Craig DB. Airway closure, gas trapping and functional residual capacity during anesthesia. Anesthesiology 1972;36:533-39.

164. Gunnarsson L, et al. Influence of age on atelectasis formation and gas exchange impairment during general anesthesia. Br J Anaesth 1991;66:423-32.

165. Rothen HU, et al. Re-expansion of athelectasis during general anesthesia: a computed tomography study. Br J Anaesth 1993; 71:788-95.

166. Hedenstierna G, et al. Correlation of gas exchange impairment to development of atelectasis during anaesthesia and muscle paralysis. Acta Anaesthesiol Scand 1986;30:183-91.

167. Dueck R. et al. The lung volume at which shunting occurs with inhalational anesthesia. Anesthesiology 1988;69:854-61.

168. Hedenstierna G, et al. Pulmonary densities during anaesthesia. An experimental study on lung morphology and gas exchange. Eur Respir J 1989;2:528-35.

169. Nyman G, Funkquist B, Kvart C. Atelectasis causes gas exchange impairment in the anaesthetised horse. Equine Vet J 1990;22:317-24.

170. Damgaard-Pedersen K, Qvist T. Pediatric pulmonary CT-scanning. Anaesthesia-induced changes. Pediatr Radiol 1980;9:145-8.

171. Strandberg A, et al. Constitutional factors promoting development of atelectasis during anaesthesia. Acta Anaesthesiol Scand 1987;31:21-4.

172. Pesenti A, Pelosi P, Gattinoni L. Lung mechanics in ARDS. In Vincent JL. (editor) Yearbook of intensive care and emergency medicine. Berlim: Springer Verlag; 1990. p. 231-8.

173. Hickling KG. The pressure-volume curve is greatly modified by recruitment. A mathematical model of ARDS lungs. Am J Respir Crit Care Med 1998;158:194-202.

174. Murray JF, et al. An expanded definition of the adult respiratory distress syndrome. Am Rev Respir Dis 1988;138:720-3.

175. West JB. State of the art: ventilation-perfusion relationships. Am Rev Respir Dis 1977;116:919-43.

176. Chadha T.S. Validation of respiratory inductive plethysmography using different calibration procedures. Am Rev Respir Dis 1982;125:644-49.

177. Servillo G, et al. Pressure-volume curves in acute respiratory failure. Automated low flow inflation versus occlusion. Am J Respir Crit Care Med 1997;155:1629-36.

178. Drummond GB. Computed tomography and pulmonary measurements. Br J Anaesth 1998;80:665-71.

179. Tokics L, et al. V/Q distribution and correlation to atelectasis in anesthetized paralyzed humans. J Appl Physiol 1996; 81:1822-33.

180. Malbouisson LM, et al. Role of the heart in the loss of aeration characterizing lower lobes in acute respiratory distress syndrome. Am J Respir Crit Care Med 2000;161:2005-12.

181. Anning L, et al. Effects of manual hypeerinflation on haemodynamics in an animal model. Physiother Res Int 2003;8:155-63.

182. Berney S, Denehy L. The effect of physiotherapy treatment on oxygen consumption and haemodynamics in patients who are critically ill. Aus J Physiother 2003;49:99-105.

183. Denehy L. The use of manual hyperinflation in airway clearance. Eur Respir J 1999;14:958-65.

184. Dyhr, T, Bonde J, Larsson A. Lung recruitment manoeuvres are effective in regaining lung volume and oxygenation after open endotracheal suctioning in acute respiratory distress syndrome. Critical Care 2003;7:55-62.

185. Goldsmith HS, Saunders RL. Low chest compression for removal of pulmonary secretions. Surgery 1983;94:847-8.

186. Johannigman JA, et al. Prone positioning for acute respiratory distress syndrome in the surgical intensive care unit: Who, when, and how long? Surgery 2000;128:708-16.

187. Konrad F, et al. Mucociliary transport in ICU patients. Chest 1994;105:237-41.

188. Krause MF, Hoehn T. Chest physiotherapy in mechanically ventilated children: a review. Crit Care Med 2000; 28:1648-51.

189. Lee DL, et al. Prone-position ventilation induces sustained improvement in oxygenation in patients with acute respiratory distress syndrome who have a large shunt. Crit Care Med 2002; 30:1446-52.

190. Maggiore SM et al. Prevention of endotracheal suctioning-induced alveolar derecruitment in acute lung injury. Am J Respir Crit Care Med 2003;167:1215-24.

191. McAuley, DF, et al. What is the optima duration of ventilation in the prone position in acute lung injury and acute respiratory distress syndrome? Intensive Care Med 2002;28:414-8.

192. Pelosi P, Brazzi L, Gattinoni L. Prone position in acute respiratory syndrome. Eur Respir J 2002;20:1017-28.

193. Sepúlveda MBF, Gastaldi AC, Carvalho EM. Fisioterapia respiratória em UTI. In: Knobel E (editor). Condutas no paciente grave. São Paulo: Atheneu; 1994. p.376-85.

194. Stiller K. Physiotherapy in intensive care. Towards an evidence-based practice. Chest 2000;118:1801-13.

195. Unoki T, Mizutani T, Toyooka H. Effects of expiratory rib cage compression and/or prone position on oxygenation and ventilation in mechanically ventilated rabbits with induced atelectasis. Respiratory Care 2003;48:754-62.

196. Wong WP. Physical therapy for a patient in acute respiratory failure. Physical Therapy 2000;80:662-70.

197. Wong WP, et al. Hemodynamic and ventilatory effects of manual respiratory techniques of chest clapping, vibration, and shaking in an animal model. J Appl Physiol 2003;95:991-8.

# 24

# EDEMA AGUDO DOS PULMÕES

MARCELO PARK

O edema agudo dos pulmões (EAP) representa uma das principais causas de insuficiência e/ou desconforto respiratório que motivam a procura de unidades de emergência ou terapia intensiva. Nos Estados Unidos, é a causa mais frequente, seguida das doenças brônquicas primárias e das encefalopatias agudas decorrentes de acidentes vasculares cerebrais e traumatismos craniencefálicos.[1,2]

## DEFINIÇÃO

Trata-se de uma entidade que clinicamente expressa insuficiência e/ou desconforto respiratório e é causada pelo aumento da quantidade de líquido no interstício e nos alvéolos pulmonares.[3-5] O vazamento de líquido no pulmão ocorre em razão do aumento da permeabilidade capilar pulmonar e/ou do aumento da pressão de filtração nos capilares pulmonares.[4,5] Pela multiplicidade das causas de edema pulmonar, o EAP configura clinicamente uma síndrome.[4]

## FISIOPATOLOGIA

O edema pulmonar é ocasionado pelo desequilíbrio das forças de Starling, em que podem ocorrer o aumento da pressão hidrostática capilar e/ou o aumento da permeabilidade dos capilares pulmonares.[4,5] Neste texto, destacam-se as condições verificadas em caso de aumento da pressão hidrostática pulmonar de origem cardiogênica.

A disfunção cardíaca causa elevações na pressão venosa pulmonar com o consequente aumento na pressão hidrostática nos capilares pulmonares e o aumento da ultrafiltração do intravascular para o interstício pulmonar. O interstício dos septos interalveolares tem pressão hidrostática negativa, entretanto, menos negativa que a dos espaços peribrônquicos, isto é, decorrente da drenagem linfática ativa destes últimos e pela ultraestrutura do esqueleto pulmonar, em que as forças de tração que resultam na expansão pulmonar e na ventilação são aplicadas diretamente nos espaços peribrônquicos e, a partir destes, distribuída para os outros componentes da estrutura pulmonar. A resultante dessas forças leva o fluxo dos fluidos no interstício pulmonar dos septos interalveolares, em que é coletado o líquido ultrafiltrado dos capilares, para os espaços peribrônquicos, nos quais esse líquido é captado pelo sistema linfático e devolvido para a circulação venosa sistêmica. O sistema linfático tem propriedades como o sistema valvar que permitem apenas o fluxo unidirecional. As paredes dos capilares são fixadas por meio de fibras colágenas nos septos interalveolares; assim, durante a inspiração, as paredes capilares são tracionadas em direções centrífugas, originando uma pressão negativa no seu interior. Durante a expiração, com o relaxamento das paredes capilares, a pressão no seu interior torna-se positiva por causa da retração elástica das paredes capilares e pela contração dos pericitos capilares. Esse jogo de variação de pressões, durante o ciclo respiratório aplicado a um sistema canalicular linfático valvado, gera um fluxo em direção ao sistema venoso.[4,5]

Com esse mecanismo básico de drenagem de líquidos do terceiro espaço pulmonar, fica lógico que quanto maior for a frequência respiratória e/ou a amplitude das inspirações, maior será a drenagem linfática. Além disso, no interstício pulmonar, existem terminações nervosas com sensibilidade química (quimiorreceptores) e mecânica (mecanorreceptores e proprioceptores). Os mecanorreceptores (entre eles os receptores J ou justa alveolares) são capazes de perceber o aumento da pressão hidrostática e/ou o aumento do fluxo de líquidos. Esse estímulo é conduzido por suas eferências, que provocam um aumento na descarga periódica do centro respiratório, resultando no aumento da frequência respiratória e provocando uma drenagem linfática maior pelo mecanismo já descrito. Dessa maneira, forma-se o principal mecanismo de defesa pulmonar contra o aumento de ultrafiltração capilar pulmonar. Esse mecanismo permite o aumento do ultrafiltrado de 20 até 200 mL de água do interstício por hora sem acúmulo, ou seja, sem edema, à custa apenas da elevação da frequência respiratória ou de sua amplitude.

Nessa situação, o pulmão tolera um aumento de pressão hidrostática capilar pulmonar de até 35 mmHg sem existir congestão grave.[4,5] Portanto, a taquipneia pode indicar a elevação da pressão hidrostática pulmonar associada ou não à sensação subjetiva de dispneia, ainda sem alterações ao exame físico do paciente. Nessa primeira fase, o exame físico pode ser pobre no que diz respeito à ausculta pulmonar, e a radiografia pode não apresentar sinais tão evidentes de congestão pulmonar.[4,6]

Quando a ultrafiltração excede a drenagem de líquidos, os capilares linfáticos tornam-se completamente ingurgitados: o ultrafiltrado excedente acumula-se inicialmente no interstício do pulmão nas regiões peribrônquicas (estágio I); posteriormente ocorre acúmulo nos septos interalveolares (estágio II); e, por último, parcial (estágio IIIa) ou totalmente (estágio IIIb) na luz alveolar (Figura 1).[4,6]

Quando esse processo torna-se crônico ou a instalação do edema é gradual, existe a adaptação dos mecanorreceptores, podendo ocorrer edema pulmonar sem taquipneia ou queixa de dispneia marcante.[4]

O aumento da pressão hidrostática em capilares da parede brônquica também causa contração da musculatura lisa com ou sem edema dessa parede, reduzindo sua luz. A mínima redução na luz dos brônquios leva a um aumento da resistência das vias aéreas proporcional à quarta potência da diminuição da luz, segundo a Lei de Poiseuille.[4,6,7]

Portanto, a expressão clínica do EAP se dá por um desconforto respiratório com ou sem insuficiência resultante da soma de uma série de fatores:

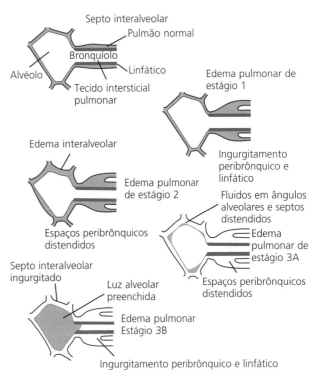

**Figura 1**  Estágios do edema pulmonar.

- A inundação alveolar com consequente redução da complacência pulmonar.[4,6]
- O edema da parede dos brônquios causado pelo aumento da pressão hidrostática vascular reduz a luz do órgão, aumentando sua resistência ao fluxo de ar. O edema de vias aéreas aumenta a reatividade da musculatura brônquica, o que pode agravar a obstrução mecânica.[4,7]

Equação de Poiseulle:

$$F = \frac{\Delta P \times \Pi \times R^4}{8 \times \eta \times L}$$

F = fluxo através do tubo;
$\Delta P$ = gradiente de pressão entre as extremidades do tubo;
R = raio do tubo;
8 = constante numérica igual a oito;
$\eta$ = viscosidade do conteúdo do tubo;
$\Pi$ = 3,1415...

- A hipoxemia é causada pelo *shunt* pulmonar ocasionado pelo líquido acumulado no interstício com consequente aumento da barreira alveolocapilar, causando maior dificuldade para a hematose. As áreas de colapso alveolar são regiões de *shunt* verdadeiro, em que existe passagem de sangue sem contato com a barreira alveolocapilar funcionante. A pressão parcial de oxigênio arterial baixa é capaz de estimular quimiorreceptores localizados na aorta e nas carótidas, aumentando a sensação de dispneia e o tônus simpático.[4,8,9-14]

Uma vez instalado, o edema pulmonar possui mecanismos de retroalimentação positiva, em que a gravidade do quadro tende a se autoagravar. Esses mecanismos são:

1. A progressiva e intensa atividade muscular respiratória pode elevar o fluxo sanguíneo nessa musculatura, dos normais 4-5% a 50% do débito cardíaco, desviando o oxigênio destinado para outros tecidos, como o do sistema nervoso central, o que pode provocar variações no nível de consciência.[4]
2. A redução da complacência pulmonar, associada ao aumento da resistência das vias aéreas, e a acentuação do *drive* respiratório resultam em uma pressão pleural bastante negativa na fase inspiratória do ciclo respiratório. Essa pressão negativa é transmitida ao mediastino e consequentemente ao coração, aumentando a pressão transmural do ventrículo esquerdo e, consequentemente, sua pós-carga, transformando-se num determinante de maior deterioração da função desse órgão.[6,15]
3. Vários mecanismos de defesa ao insulto agudo levam a uma reação adrenérgica intensa, que, por sua vez, faz aumentar a resistência periférica e, consequentemente, a pós-carga do ventrículo esquerdo.[4,8]
4. Durante a terapêutica, o uso de altas frações de inspiração de oxigênio também leva a um aumento da resistência periférica, o que pode ter algum significado clínico no paciente com reserva contrátil limítrofe.
5. A fadiga muscular, por sua intensa atividade, leva progressivamente à hipoventilação com hipoxemia, à retenção de dióxido de carbono e à acidose respiratória, culminando com a piora da função cardíaca e a piora da congestão.

Nesse contexto, existe um ciclo vicioso que, ao ser perpetuado, leva à morte.[4,16,17]

## ETIOLOGIA E CLASSIFICAÇÃO

Segundo a Lei de Starling, o extravasamento de líquido para o terceiro espaço pulmonar pode ocorrer por vários fatores:[4]

1. Aumento da pressão hidrostática de origem cardiogênica.
2. Aumento da pressão hidrostática de origem não cardiogênica, como a doença veno-oclusiva pulmonar.
3. Aumento na permeabilidade da membrana capilar em razão de processos locais como pneumonias ou processos sistêmicos, como pancreatites, queimaduras, sepse, ou síndrome de reação inflamatória sistêmica.
4. Redução na pressão hidrostática intersticial, como nos rápidos e maciços esvaziamentos de derrames pleurais.
5. Redução na pressão oncótica sanguínea que, por si só, não é causa de edema pulmonar, mas pode ser um importante fator colaborador.
6. Redução na drenagem linfática como ocorre na linfangite carcinomatosa, silicose e doença pulmonar obstrutiva crônica (DPOC), que, por sua vez, também não é causa primária de edema pulmonar, mas sim um fator colaborador.

O edema pulmonar é classificado em agudo ou crônico, ou como cardiogênico e não cardiogênico, de acordo com o mecanismo que o produziu.[4]

# FISIOTERAPIA E ASSISTÊNCIA VENTILATÓRIA NO EDEMA AGUDO DOS PULMÕES

ALLYSSON ALVES DA SILVA

O EAP é uma situação comum nos prontos atendimentos, principalmente naqueles que recebem emergências cardiológicas. A insuficiência respiratória manifestada nesse quadro deve ser vista como um agravante para falha cardíaca quando se faz referência a edema de origem cardiogênica. Assim, quanto mais tempo o paciente permanece em um grau elevado de insuficiência respiratória, maior é o risco de ele apresentar uma descompensação cardíaca maior, chegando, em casos extremos, à parada cardiorrespiratória.

Ao admitir-se um paciente com insuficiência respiratória, é necessário, o mais rápido possível, encontrar a causa do evento ou o fator desencadeante desse evento, para que ele possa ser amenizado ou removido. Por isso, a avaliação do quadro clínico do paciente determinará o tipo de conduta a ser escolhida. Aqui, aborda-se o quadro de EAP.

Quando se pensa em edema pulmonar, é preciso considerar, primeiramente, a hipoxemia, sem esquecer da descompensação cardíaca. Entretanto, muitos quadros de descompensação respiratória têm a hipoxemia como achado clínico; assim, é importante eliminar a possibilidade de a insuficiência cardíaca não ser a causa do edema pulmonar. É preciso ser rápido no diagnóstico diferencial e afastar as seguintes hipóteses: pneumotórax, broncoespasmo (DPOC descompensado), crise asmática, embolia pulmonar, uso de entorpecentes e síndrome conversiva.

Muitas vezes, não é fácil estratificar tantas variáveis, mas o achado clínico primordial é ter algum tipo de cardiopatia (geralmente nas classes funcionais III e IV de acordo com a American Heart Association) associado à hipertensão arterial sistêmica. Esses achados podem ser decisivos no diagnóstico do edema pulmonar de origem cardiogênica.

No recebimento do paciente, é preciso:

- Manter vias aéreas livres (é fundamental providenciar a desobstrução principalmente quando há hipersecreção ou sinais de broncoaspiração).
- Posicionar o paciente sentado em decúbito elevado de, no mínimo, 45° (para melhorar o desempenho diafragmático), se possível com membros inferiores pendentes ou posição de "Buda" para diminuir o retorno venoso.
- Monitorização (de FC, FR, PA, ECG e Sat% de $O_2$).
- Inicialmente, ofertar oxigênio em máscara de não reinalação, 5-6 L/min ou o suficiente para manter a saturação acima de 93%.
- Observar dados hemodinâmicos, pois instabilidade, arritmias, rebaixamento do nível de consciência e choque cardiogênico são achados que contraindicam a ventilação não invasiva (VNI).
- Observar a ausculta pulmonar (estertores crepitantes difusos associados ou não a sibilos expiratórios); a expansibilidade simétrica e o murmúrio vesicular bilateral podem afastar a hipótese de pneumotórax.

Dada a primeira abordagem associada à conduta médica (diurético, morfina, nitroglicerina etc.), a não melhora clínica ou a piora da sensação de dispneia do paciente é um forte indicativo para o início imediato da VNI.

Explicar ao paciente como será o uso da máscara de VNI deve ser considerado o início da VNI. Inúmeros trabalhos científicos sugerem que a CPAP precisa ser a terapêutica de VNI de primeira linha no edema pulmonar cardiogênico. Assim, ter à mão um gerador de fluxo para rede de oxigênio e um circuito de CPAP com fixação adequada é considerada uma solução simples que evitaria o uso de ventiladores específicos, geralmente mais caros, e consequente entubação.

Com o paciente já posicionado e devidamente monitorizado, deve-se iniciar a VNI associada ao tratamento farmacológico indicado. Os pontos a seguir devem ser observados:

1. Explicar sobre o uso da máscara e a sua importância ao paciente.
2. Orientar a respiração do paciente, ou seja, informar que não vai "faltar ar" dentro da máscara e que ele deve respirar o mais normalmente possível.
3. Escolher a válvula expiratória (geralmente de 5 a 10 $cmH_2O$), preferencialmente valores acima de 5 $cmH_2O$.
4. Ligar o gerador de fluxo e fixar a máscara no rosto do paciente, segurando-a com a mão e orientando-o.
5. Observar FC, PA, FR e Sat% de $O_2$. A não melhora da FR e Sat% de $O_2$ pode indicar a escolha errada da válvula exalatória.
6. Manter Sat% de $O_2$ acima de 93%.
7. Colher gasometria arterial ao se instalar a VNI.
8. A avaliação contínua da função respiratória deve ser iniciada pelo fisioterapeuta enquanto a terapêutica farmacológica é administrada.
9. Observar sinais de fadiga e piora respiratória.
10. A intolerância à VNI pode significar a necessidade de entubação.

A não melhora da função respiratória em uma a duas horas requer atenção redobrada. Uma nova gasometria arterial e a otimização da terapêutica farmacológica devem ser consideradas. Aumento da $PCO_2$ pode ser um indicativo da necessidade de VNI em dois níveis de pressão.

Ao instalar a VNI em dois níveis (Figura 2), a monitorização cuidadosa deve ser observada. Com o paciente em ventilação *bilevel*, com piora do padrão respiratório, sinais de fadiga respiratória, aumento progressivo da frequência cardíaca, intolerância ao uso da VNI e aumento progressivo da $PCO_2$ e $PaO_2$ < 60 mmHg com $FiO_2$ = 100% são fortes indicadores de insucesso da VNI. Assim, o procedimento de entubação por insuficiência respiratória é indicado.

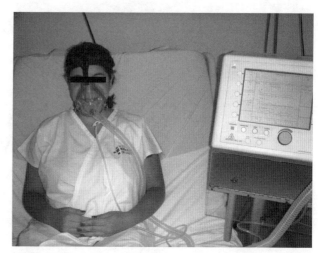

**Figura 2** Posicionamento e colocação do paciente em ventilação não invasiva.

Com a reversão do quadro de desconforto respiratório, o paciente deve ser mantido em oxigenoterapia, sempre observando a Sat% de $O_2$. É imprescindível avaliar a sensação de conforto respiratório do paciente. Dessa forma, pode-se fazer uso de VNI de acordo com a necessidade do paciente e de seus achados clínicos.

## VENTILAÇÃO MECÂNICA NÃO INVASIVA

O EAP é a causa comum da insuficiência respiratória, como já visto neste capítulo. Por tratar-se de uma manifestação respiratória, mesmo não tendo origem direta com os pulmões, faz-se necessário o uso de um suporte ventilatório. É importante ressaltar que a interação coração-pulmão nesse tipo de afecção está altamente exacerbada, pois a insuficiência da bomba cardíaca repercute diretamente no processo da respiração, tornando-a ineficaz do ponto de vista respiratório. É interessante observar que a ventilação mecânica não invasiva (VMNI) e a VNI atuam não só no suporte ventilatório, ou não só na tentativa de corrigir o processo de desconforto respiratório instalado, mas diretamente na melhora do desempenho da bomba cardíaca. Assim, especialmente no EAP, a VNI deve ser entendida como uma forma de tratamento não farmacológico instalado na via aérea, que tem por objetivos corrigir a insuficiência respiratória e melhorar o desempenho da função cardíaca.

Para o êxito na terapêutica do EAP, não só o suporte ventilatório é necessário, como também o uso de fármacos como diurético, drogas vasoativas (DVA), digital etc. Aqui, aborda-se o estudo da VMNI associada com a oferta de oxigênio.

A taquipneia ou a sensação de "faltar de ar" associada à hipoxemia e à hipertensão arterial sistêmica (HAS) pode significar um alerta inicial na instalação do EAP. A terapêutica no EAP tem de estar voltada para a interrupção da falhas dos mecanismos compensatórios ou de escape pertinentes à fisiopatologia da doença.

Instalada a hipoxemia no EAP, o uso de oxigênio é necessário. A saturação de oxigênio sanguíneo deve ser mantida. A hipoxemia é fruto do *shunt* pulmonar, e o colapsamento alveolar e a perda da complacência pulmonar são progressivos. Todos esses fatores associados ao aumento do trabalho respiratório para compensar esses mecanismos podem levar o indivíduo à falência respiratória e à necessidade de ventilação mecânica (VM).

Apenas o uso de oxigênio para correção da hipoxemia, em muitos casos, não é suficiente, pois a progressão do quadro respiratório não está relacionada diretamente com concentração de gás inspirado, ou seja, momentaneamente pode-se corrigir a hipoxemia, entretanto o aumento do desconforto e do trabalho respiratório não será minimizado caso o processo intrínseco não seja melhorado. A oxigenoterapia como suporte respiratório no EAP não se mostra totalmente eficaz quando comparada com grupos que fizeram uso de oxigênio por meio de pressão positiva. A Figura 3 compara o tempo de exposição com a saturação de $O_2$ e a relação $PaO_2/FiO_2$ entre dois grupos (em ambos os grupos, a $FiO_2$ inicial era de 50%, que poderia ser aumentada para manter uma saturação acima de 95%): grupo-controle (apenas $O_2$) e NPSV ($O_2$ associado à VMNI). Nesse estudo, utilizou-se ventilação *bilevel*.

A pressão positiva mostra-se uma ferramenta extremamente importante no tratamento da insuficiência respiratória. Talvez um dos maiores benefícios do uso da pressão positiva ou da VMNI seja a capacidade terapêutica de evitar a entubação e o consequente uso da VM. O uso da VM implica uma série de complicações, como maior mortalidade, pneumonia associada, uso incorreto, sedação, suporte nutricional, maior tempo de hospitalização e, consequentemente, maior número de leitos em unidade de terapia intensiva (UTI) ocupados. Assim, quando é possível instalar a VMNI para resolução da insuficiência respiratória, descarta-se a preocupação com a VM. A VMNI é segura e eficaz quando bem utilizada.

Com relação à VMNI, pode-se optar por duas modalidades: CPAP e BiPAP. A CPAP (*continuous positive airway pressure* – pressão positiva contínua na via aérea) é obtida por meio de um gerador de fluxo contínuo mais uma válvula expiratória graduada com um valor de PEEP, ambos acoplados a uma máscara. Esta máscara acoplada à face pressuriza a via aérea com o valor graduado pela válvula. O gerador de fluxo pode ser pneumático (ligado diretamente na rede de gases), elétrico ou um ventilador mecânico que disponha da modalidade.

A BiPAP (*bilevel positive airway pressure* – pressão positiva *bilevel* na via aérea) é obtida por meio de um ventilador que seja capaz de gerar dois níveis de pressão: uma pressão inspiratória e uma expiratória (PEEP). A vantagem no uso de ventilação *bilevel* é que esta permite a elevação do volume corrente por

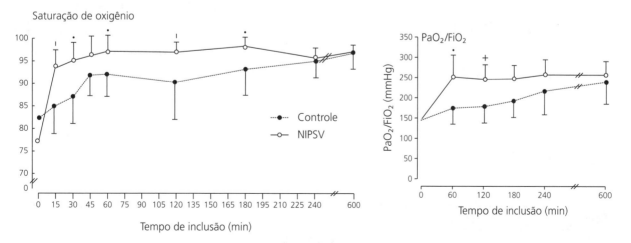

**Figura 3** Comparação do tempo de exposição entre a saturação de oxigênio e a relação $PaO_2/FiO_2$ entre dois grupos. (Adaptada de Masip et al.)[18]

aumento da pressão inspiratória, o que é extremamente valioso quando se trata de um quadro hipercápnico.

É preferível que se execute a VMNI em equipamentos específicos para VNI, pois eles, na sua grande maioria, possuem dispositivos que compensam o escape de ar e a consequente despressurização da via aérea.

O sucesso da pressão positiva no EAP está relacionado com os efeitos fisiológicos do uso da PEEP, principalmente no que diz respeito às repercussões cardíacas. Yan et al. realizaram uma revisão para avaliar a importância do uso do CPAP no auxílio do tratamento da insuficiência cardíaca congestiva. Os autores obtiveram os seguintes achados hemodinâmicos: redução da pré e pós-carga, aumento do débito cardíaco, melhora da função de VE, redução do refluxo mitral, alívio dos sintomas da insuficiência cardíaca (IC) crônica e do edema pulmonar.

Esses achados se relacionam diretamente com o processo fisiopatológico no que diz respeito à função cardíaca e não à insuficiência respiratória, mas com melhora do desempenho da bomba cardíaca insuficiente. Pode-se afirmar que a VMNI, ou a pressão positiva, não constitui apenas um suporte ventilatório, sendo possível otimizar significativamente a interação coração-pulmão.

Com relação aos efeitos respiratórios da PEEP, encontram-se recrutamento alveolar, melhora da $PaO_2$, proteção contra lesão pulmonar (principalmente quando associada durante VM) e redução do trabalho respiratório.

Conclui-se então que a VMNI é uma poderosa ferramenta no manejo do EAP, pois permite a interação direta na cascata progressiva que é a instalação do quadro de insuficiência respiratória por EAP.

Como já apontado, é possível utilizar um ou dois níveis de pressão durante a VMNI. Estatisticamente, alguns estudos não apresentam diferença significativa quanto ao êxito maior da CPAP sobre o BiPAP, ou vice-versa, quando o assunto em questão é EAP, o que permite assegurar que a pressão positiva é eficaz no EAP, ao contrário do que se observa com relação ao uso apenas de oxigenoterapia, pois, na maioria dos estudos, observou-se maior índice de entubação.

As Figuras 4 a 6, adaptadas de Park et al., mostram claramente a relação do sucesso do uso da VMNI com relação à oxigenoterapia. É fácil observar a melhora progressiva do quadro de descompensação cardíaca e respiratória. Esse estudo fez uma análise comparativa entre três tipos de suporte ventilatório no EAP. Observa-se maior incidência de óbito e entubação orotraqueal no grupo que usou apenas oxigênio como suporte ventilatório.

Um dado importante também encontrado por Park et al. foi com relação ao conforto ou à melhora subjetiva da dispneia, em que a maior nota de desconforto é dada pelo maior número (a escala vai de 0 a 10). Com a terapêutica clínica otimizada e o suporte ventilatório por pressão positiva, constatou-se um conforto mais rápido no grupo que fez uso da VMNI (Figura 5).

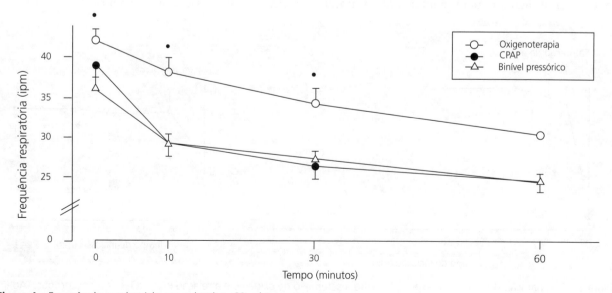

**Figura 4** Frequência respiratória nos primeiros 60 minutos.

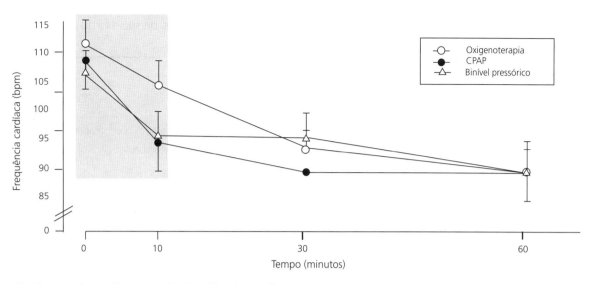

**Figura 5** Frequência cardíaca nos primeiros 60 minutos.[19]

Especialmente no EAP, a CPAP deve ser considerada a modalidade ventilatória inicial. Vale a pena lembrar que, com relação a indivíduos com $PCO_2$ elevada, a ventilação *bilevel* é mais adequada por otimizar o volume corrente inspirado.

Mesmo com todos os benefícios já constatados da VMNI no EAP, existem situações em que o uso da VMNI não é indicado ou é pouco eficaz. Seu uso pode significar risco iminente ao paciente não pelo recurso em si, mas pela gravidade do grau de insuficiência respiratória instalada e/ou o grau de descompensação cardíaca associada.

Como o EAP aqui estudado tem origem cardíaca, a monitorização hemodinâmica é de fundamental importância, dada a rapidez com que quadros súbitos podem surgir, como arritmias complexas, choque e até parada cardiorrespiratória. Por isso, frequência, ritmo cardíaco e pressão arterial devem ser contínuos. Na presença de infarto agudo no miocárdio, a atenção deve ser redobrada, especialmente no infarto de ventrículo direito, pois a ventilação por pressão positiva em valores elevados pode ser deletéria à função do ventrículo. Assim, o risco-benefício tem de ser avaliado com relação a casos extremos.

Existem parâmetros já definidos para a interrupção do uso da VMNI, são eles: instabilidade hemodinâmica, arritmia cardíaca e isquemia, sangramento gastrointestinal ativo, hipertensão intracraniana e pneumoencéfalo, agitação ou incapacidade de adaptação, lesão da face, distensão abdominal progressiva e/ou vômitos, hipersecreção, insuficiência respiratória grave ($PaO_2 < 60$ mmHg com $FiO_2 = 100\%$), fadiga, impossibilidade de acompanhamento contínuo durante o processo de VMNI, parada cardiorrespiratória.

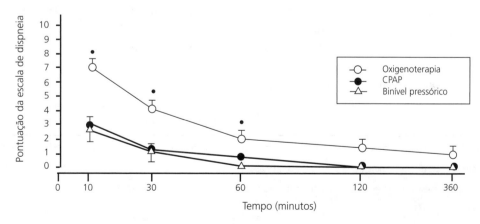

**Figura 6** Sensação subjetiva de dispneia, avaliada pela escala analógica, durante as 6 primeiras horas.[19]

**Tabela 1**  Tipos de ARF tratados com ventilação não invasiva[20]

Obstrutiva
  COPD
  Asma
  Obstrução das vias aéreas superiores
Restritiva
  Deformidade do pulmão
  Doenças neuromusculares
  Hipoventilação por obesidade
Parenquimal
  Pneumonia relacionada à aids
  ARDS
  Pneumonia infecciosa
Cardiogênica
  Edema respiratório agudo

\* CPAP geralmente considerada modo de escolha inicial de ventilação.

O sucesso da VMNI, tanto na insuficiência respiratória aguda quanto no EAP, depende da correta abordagem da doença, para identificar e solucionar os fatores relacionados a ela. Alguns pontos podem ser observados para predizer o sucesso da VMNI (Quadro 1).

**Quadro 1**  Preditores de sucesso na aplicação aguda de VMNI[20]

- Idade
- Apache escore menor
- Cooperação
- Coordenar ventilação com o ventilador
- Melhor escore neurológico
- Menor vazamento
- Dentição íntegra
- Acidemia (pH < 7,35, > 7,10)
- $PaCO_2$ > 45 mmHg, < 92 mmHg
- Melhora das trocas gasosas, da frequência cardíaca e da frequência respiratória nas primeiras 2 horas

No manejo do EAP, é imperativa a interrupção da progressão do quadro hidrostático para sucesso da terapêutica. Como já descrito, a VMNI garante de forma segura e eficaz o suporte ventilatório necessário para reversão do quadro de insuficiência respiratória no EAP, otimizando também a função cardíaca.

## VENTILAÇÃO MECÂNICA

Antes de tudo, garantir suporte de vida em condições críticas, ajudar no processo terapêutico da

**Tabela 2**  Estudos sobre a eficácia da pressão aérea positiva continuada em edema agudo dos pulmões

| Autor | Ano | Referência nº | Técnica* | Pressão positiva ($cmH_2O$) | Pacientes[†] (n) CPAP | Controle | $PaCO_2$ (mmHg) B | A | $PaO_2$ (mmHg) B | A |
|---|---|---|---|---|---|---|---|---|---|---|
| Rasanen | 1985 | 95 | CPAP | 10 | 20 (7) | 20 (13) | 41 | 39 | 52 | 60 |
| Viasanen | 1987 | 96 | CPAP | 10 | 40 (7) | | 36 | 35 | 55 | 79 |
| Lin | 1991 | 97 | CPAP | 12,5 | 25 (7) | 30 (18) | 30 | 32 | 326 | 416 |
| Bersten | 1991 | 98 | CPAP | 10 | 19 (0) | 20 (7) | 58 | 46 | 138 | 206[‡] |
| Lin | 1995 | 99 | CPAP | 12,5 | 50 (8) | 50 (18) | | | | |
| Total | | | | | 154 (29) | 120 (56) Média | 41 | 38 | | |
| Índice de eficácia | | | | | 81% | 53% | | | | |

A: 10 minutos a 3 horas após o início da ventilação positiva não invasiva; B: linha guia; CPAP: pressão aérea positiva contínua.

\* Em todos os estudos, CPAP era administrada via máscara oronasal.

[†] Os valores entre parênteses são números de pacientes entubados ou que não toleraram o uso da máscara.

[‡] Valores $PaO_2/FiO_2$.

Adaptada de Metha et al.[20]

insuficiência respiratória e devolver gradativamente a função ao sistema respiratório são as principais finalidades da ventilação mecânica.

O uso da VM no EAP deve ser visto como um suporte a mais no manejo da insuficiência respiratória. Nem sempre existe tempo para a tentativa de instalar a VNI, dada a gravidade da insuficiência respiratória e da descompensação hemodinâmica.

A presença de instabilidade hemodinâmica e insuficiência respiratória aguda representa risco iminente de morte para o paciente com EAP. Em razão disso, fazem-se necessários: entubação orotraqueal, VM, uso de drogas vasoativas, monitoração invasiva de débito cardíaco etc. Estes procedimentos são imprescindíveis para o manejo do edema agudo cardiogênico, principalmente quando associado ao choque cardiogênico. Por isso, a VMNI torna-se totalmente contra-indicada nesses casos.

As regras para a interrupção da VMNI já foram mencionadas anteriormente, entretanto, vale a pena ressaltar que a descompensação cardíaca refratária à terapêutica inicial é um grande marcador para interrupção da VMNI, pois ela não garante suporte de vida.

Não existe nenhuma modalidade ventilatória específica para o EAP, tampouco existe uma estratégia específica a ser adotada. Sem dúvida, níveis inadequados dos gases sanguíneos ($PaO_2$, $PCO_2$), assincronia do paciente com o ventilador e altas frações inspiradas de $O_2$ devem ser evitados e corrigidos caso algum deles esteja presente.

Ventilação mecânica assisto-controlada deve ser adotada inicialmente; é importante observar o uso de níveis adequados da PEEP sempre tentando encontrar a melhor relação entre oxigenação tecidual adequada, valor da PEEP e menor efeito hemodinâmico. Os ajustes da VM também devem priorizar o menor esforço muscular, ou seja, pressões inspiratórias e tempos inspiratórios que não se ajustem bem ao *drive* do paciente devem ser corrigidos.

Ventilação com pressão suporte e PEEP pode ser usada em pacientes que tenham uma condição hemodinâmica mais estável, que precisem de menor suporte ventilatório ou cujas causas críticas de descompensação já tenham sido solucionadas.

Assim, volumes correntes de 4 a 8 mL/kg, melhor PEEP para menor $FiO_2$ sem instabilidade hemodinâmica e sincronia adequada entre o paciente e o ventilador devem ser os pontos-chave na decisão da melhor estratégia de VM no EAP.

## REFERÊNCIAS BIBLIOGRÁFICAS

1. Pang D, et al. The effect of positive airway support on mortality and the need of intubation in cardiogenic pulmonary edema – a systematic review. Chest 1998;114:1185-91.

2. American Heart Association. Advanced cardiac life support. 2.ed. Dallas: American Heart Association; 1997. p.140-7.

3. Blomqvist H, et al. Does PEEP facilitate the resolution of extravascular lung water after experimental hydrostatic pulmonary edema? Eur Resp J 1991;4:1053-9.

4. Braunwald E. Heart disease: a textbook of cardiovascular medicine. 4.ed. Filadélfia: W.B. Saunders; 1992. p.551-68.

5. Szidon JP, Pietra GG, Fishman AP. The alveolar capillary membrane and pulmonary edema. N Engl J Med 1972; 286:1200-12.

6. Sharp JT, et al. Ventilatory mechanics in pulmonary edema in man. J Clin Invest 1958;37:111-7.

7. Jones JG, Lemen R, Graf PD. Changes in airway calibre following pulmonary venous congestion. Br J Anaesth 1978; 50:743-51.

8. Lenique F, et al. Ventilatory and hemodynamic effects of continuous positive airway pressure in left heart failure. Am J Resp Crit Care Med 1997;155:500-5.

9. Mehta S, et al. Randomized, prospective trial of bilevel versus continuous positive airway pressure in acute pulmonary edema. Crit Care Med 1997;25:620-8.

10. Rasanen J, et al. Continuous positive airway pressure by face mask in acute cardiogenic pulmonary edema. Am J Cardiol 1985;55:296-300.

11. Philip-Joet FF, et al. Hemodynamic effects of bilevel nasal positive airway pressure ventilation in patients with heart failure. Respiration 1999;66:136-43.

12. Hoffmann B, Welte T. The use of noninvasive pressure support ventilation for severe respiratory insufficiency due to pulmonary edema. Intensive Care Medicine 1999;25:15-20.

13. Newberry DL, et al. Noninvasive bilevel positive pressure ventilation in severe acute pulmonary edema. Am J of Emerg Med 1995;13:479-82.

14. Park M, et al. Proceedings of XXII Congress of the European Society of Cardiology. Amsterdam 2000;26-30.

15. Buda A, et al. Effect of intrathoracic pressure on left ventricular performance. N Eng J Med 1979;301:453-9.

16. Aubier M, Trippenbach T, Roussos C. Respiratory muscle fadigue during cardiogenic shock. J Appl Physiol 1981; 51:499-508.

17. Barbas CSV, et al. Interação cardiopulmonar durante a ventilação mecânica. Rev Soc Cardiol Estado de São Paulo 1998; 3:28-41.

18. Masip J, et al. Non-invasive pressure support ventilation versus conventional oxygen therapy in acute cardiogenic pulmonary edema: a randomized trial. The Lancet 2000;356:2126-32.

19. Park M, et al. Oxygen therapy, continuous positive airway pressure, or noninvasive bilevel positive pressure ventilation in the treatment of acute cardiogenic pulmonary edema. Arq Bras Cardiol 2001;76:226-30.

20. Metha S, Hill N. Noninvasive ventilation. Am J Respir Crit Care Med 2001;163:540-77.

21. Acosta B, et al. Hemodinamic effects of noninvasive bilevel positive airway pressure on pacientes with chronic congestive heart failure with systolic dysfuncion. Chest 2001;118:1004-9.

22. Carlucci A, et al. Noninvasive versus conventional mechanical ventilation. Am J Respir Crit Care Med 2001;163:874-80.

23. Combes A, et al. Morbity, mortality, and quality-of-life outecomes of patients requiring ≥ 14 days of mechanical ventilation. Crit Care Med 2003;31:1373-81.

24. Esteban M, et al. How is mechanical ventilation employed in the intensive care unit? Am J Respir Crit Care Med 2000;161:1450-8.

25. International Consensus Conferences in Intensive Care Medicine. Noninvasive positive pressure ventilation in acute respiratory failure. Am J Respir Crit Care Med 2001;163:283-91.

26. Pang D, et al. The effect of positive pressure airway support on mortality and the need for intubation in cardiogenic pulmonary edema. Chest 1998;114:1185-92.

27. Rello J, et al. Risk factors for developing pneumonia within 48 hours of intubation. Am J Respir Crit Care Med 1999;159:1742-6.

28. Tobim MJ. Critical care medicine in AJRCCM 2002. Am Respir Crit Care Med Yer in Review 2003;167:294-305.

29. Tobim MJ. Principles and practice of mechanical ventilation. Nova York: McGraw-Hill, 1994.

30. Yan TA, et al. The role of CPAP in the treatment of congestive heart failure. Review. Chest 2001;120:1675-85.

31. Cummins RO. Advanced cardiac life support. American Heart Association – Emergency Cardiovascular Care Programs, 1999.

# 25

# FISIOTERAPIA E ASSISTÊNCIA VENTILATÓRIA NA DPOC

LENY VIEIRA CAVALHEIRO

A fisioterapia no tratamento do portador de doença pulmonar obstrutiva crônica (DPOC) engloba o paciente na fase de prevenção e exacerbação da doença.

Existem vários fatores relacionados à DPOC a serem comentados para direcionar a tomada de decisão no tratamento desses pacientes.

O primeiro aspecto que está relacionado indiretamente com a presença da DPOC na terapia intensiva é a reabilitação pulmonar. Os pacientes que são submetidos a condicionamento físico dirigido, treinamento de estratégias respiratórias, técnicas de conservação de energia e a um programa educacional são beneficiados em seu controle clínico e melhora da qualidade de vida. A importância da reabilitação no tratamento desses pacientes é amplamente discutida, e já existem guias de conduta baseados em evidências publicados e seguidos internacionalmente.

O principal objetivo desses programas é a independência funcional que eles proporcionam ao paciente com DPOC, que se apresenta limitado em suas funções, sejam elas da vida diária, trabalho ou que solicitam maior esforço físico. A limitação pela dispneia é a mais relevante.

Já são classificados em níveis de evidência alguns componentes do tratamento da DPOC que se encontra estável clinicamente:

- Treinamento de membros inferiores e melhora da dispneia – evidência nível A.
- Treinamento de membros superiores, músculo respiratório, melhora na qualidade de vida e diminuição de hospitalizações – evidência nível B.
- Melhora da sobrevida e educação na doença – evidência nível C.

## TREINAMENTO DE MEMBROS INFERIORES

Os resultados observados na literatura sobre o treinamento de membros inferiores são de trabalhos randomizados e controlados. Os programas de reabilitação duram, em sua maioria, entre seis e doze semanas, com resultados favoráveis, principalmente em relação ao endurance, representando melhoras dessa variável de 75 a 150% em relação à avaliação pré-reabilitação. Podemos avaliar a dimensão de melhora da qualidade de vida desses pacientes que mudam sua capacidade de se manter em exercício em pelo menos 100% aplicando esse resultado às atividades de vida diária. Imaginemos um paciente que caminhe somente 100 metros e que para por limitação ventilatória; após a reabilitação, ele caminha o dobro ou mais, possibilitando a realização de duas vezes mais tempo de atividade com menor índice de dispneia.

## TREINAMENTO DE MEMBROS SUPERIORES

A elevação do membro superior aumenta o consumo de oxigênio e a produção de dióxido de carbono, diminuindo, por conseguinte, a participação dos músculos da cintura escapular na ventilação dos pacientes com DPOC. O treinamento de membros superiores tem potencialmente o objetivo de melhorar a força e o endurance dos músculos, diminuindo a demanda ventilatória durante o trabalho muscular da cintura escapular. Os modos mais comuns de treinamento são pelo cicloergômetro de braço ou por movimentos repetitivos para musculatura da cintura escapular. Os dois métodos sofrem incremento da carga de acordo com a limitação individual, para que o exercício dure em torno de 20 a 30 minutos.

O treinamento de membros superiores é específico para melhora da performance das atividades relacionadas com essa ação muscular, mas sem melhora sistêmica na performance cardiovascular. O efeito desse treinamento não é claro, porém, supomos que a sensação de melhora geral seja por dessensibilização da dispneia e melhor adaptação metabólica dos músculos para o trabalho de elevação dos braços. O treinamento isolado de membros superiores não altera a melhora na capacidade física. Sabe-se, portanto, que os treinamentos se complementam em um programa de reabilitação, porém, quando avaliados isoladamente, é o treinamento de membros inferiores que influencia na melhora da performance física.

## TREINAMENTO DE MÚSCULOS RESPIRATÓRIOS

A fraqueza dos músculos respiratórios pode contribuir para o aumento da dispneia e para a limitação do exercício. As duas formas mais comuns de treinamento são pela hiperventilação sustentada (forma alinear) e resistência inspiratória (forma linear). Há uma metanálise sobre treinamento específico de músculos respiratórios publicada em 1992 por Smith et al. Nesse estudo, o grande questionamento foi em relação à carga de treinamento utilizada pelos trabalhos. Há, portanto, ainda uma recomendação de incluir o treinamento específico de músculos respiratórios nos programas de reabilitação em nível de evidência B. O que está claro é que todos os pacientes devem ter sua força avaliada e, se apresentarem valores de pressão inspiratória máxima baixos, deverão treinar os músculos respiratórios. É possível também direcionar o treinamento para melhorar a capacidade de endurance, embora durante o treinamento de membros inferiores haja um treinamento indireto de *endurance* pela hiperventilação provocada pelo esforço físico do exercício. As cargas de treinamento variam entre 30 e 60% para treino de força, e entre 20 e 40% para o de *endurance*.

A melhor correlação foi em relação à alteração da sensação da dispneia, avaliada por vários instrumentos como respostas fisiológicas ao treinamento, índices de dispneia, questionários de qualidade de vida e avaliação da capacidade física (teste de caminhada de seis minutos). Não foi determinado qual o melhor instrumento para mensurar a dispneia, pois nenhum apresentou sensibilidade, reprodutibilidade e validade adequadas.

## INTERVENÇÃO EDUCACIONAL

A educação do paciente no programa de reabilitação é o componente central. São abordados os temas importantes sobre a administração da doença e a qualidade de vida dos pacientes com DPOC. O programa educacional abrange assuntos como informações sobre a doença, treinamento e estratégias respiratórias, dieta e nutrição, drogas (tempo de ação, similares, técnica de administração dos medicamentos, algoritmos de autocuidado nas situações críticas), técnicas de conservação de energia para as atividades de vida diária, importância do exercício, avaliação e manejo dos sintomas respiratórios, estratégias para viagens, uso seguro do oxigênio domiciliar, entre outros aspectos individuais.

Já que a reabilitação aplicada nos pacientes em fase estável e ambulatorial influencia indiretamente na presença dos pacientes com DPOC nas unidades de terapia intensiva, é importante conhecer os benefícios e conceitos para iniciar um tipo de intervenção precoce, seja na UTI seja na semi-intensiva.

A dispneia é um sintoma que pode ser observado como medida de melhora para o tratamento de fisioterapia. A mensuração é feita por instrumentos específicos, como a escala de Borg, ou pelos questionários de qualidade de vida, como o St. George´s Respiratory Questionnaire, que é auto-aplicável e determina pontuações sobre três domínios específicos, como sintomas, atividade e impacto da doença na vida do paciente com DPOC.

As técnicas convencionais de fisioterapia estão indicadas na fase aguda da DPOC, quando esta apresenta descompensação clínica.

## RESPIRAÇÃO COM PRESSÃO POSITIVA INTERMITENTE (RPPI)

A utilização de pressão positiva no tratamento fisioterapêutico da DPOC é frequente. Os objetivos mais comuns são auxílio na higiene brônquica e otimização da ventilação pulmonar associada ou não a exercícios respiratórios, dependendo da colaboração do indivíduo.

Pode-se associar a técnica às posições de drenagem para otimizar a eliminação das secreções pulmonares, assim como para direcionar a ventilação pulmonar no caso de áreas de hipoventilação diagnosticadas (p. ex., áreas de atelectasias).

As interfaces de utilização de RPPI podem ser por uma máscara facial ou por uso de bocal quando a via aérea está preservada. Quando o paciente tem uma prótese ventilatória, tipo traqueostomia, pode-se usar um intermediário giratório em forma de cotovelo para facilitar a utilização da técnica.

Foi publicado um estudo multicêntrico para verificar a eficiência da técnica de uso da pressão positiva, com resultados satisfatórios. No entanto, ainda há discussões sobre sua aplicação, necessitando de novos estudos para comprovar sua eficácia.

## MANOBRAS DE HIGIENE BRÔNQUICA

A presença de secreção na via aérea do paciente com DPOC é o principal indicativo para a aplicação de técnicas que auxiliem a higiene brônquica. As técnicas mais comumente utilizadas com esse objetivo são drenagem postural, exercícios respiratórios, inaloterapia, percussão torácica, técnica de expiração manual, uso de dispositivos, como *flutter*, e válvulas de PEEP (pressão positiva expiratória), como o EPAP, *huffing* e tosse associada à compressão do tórax.

## VENTILAÇÃO MECÂNICA NA DPOC

O principal mecanismo fisiopatológico da descompensação aguda da DPOC é o aumento da resistência das vias aéreas.

A ventilação no paciente com DPOC está indicada, de forma geral, ante episódios de agudização e sinais de insuficiência respiratória aguda ($PaO_2 < 55$ mmHg, $PaCO_2 > 50$ mmHg e pH < 7,35). A decisão determinante é o nível de consciência do paciente.

Não existe nenhum valor absoluto de pH ou de $PCO_2$ que indique ventilação mecânica.

O objetivo a ser alcançado é retornar o pH ao nível normal, e não a $PCO_2$.

Em algumas situações, o paciente será submetido ao suporte ventilatório não invasivo (SVNI) ou, dependendo da condição clínica, ao suporte ventilatório invasivo.

Para a utilização do SVNI, as condições ideais são pacientes alertas, cooperativos, interativos, com reflexos protetores e estabilidade hemodinâmica.

A diminuição progressiva do nível de consciência, com perda dos reflexos protetores das vias aéreas, em especial tosse e expectoração, sinaliza a indicação da entubação orotraqueal.

Devem-se observar, durante a aplicação do suporte ventilatório não invasivo, os sinais objetivos de fadiga e exaustão muscular que podem evoluir para parada cardiorrespiratória.

## SUPORTE VENTILATÓRIO NÃO INVASIVO

Classicamente sabemos que os benefícios do SVNI são observados pela melhora nas trocas gasosas, diminuição da sensação de dispneia, diminuição do trabalho muscular respiratório e redução do risco de necessidade do suporte ventilatório invasivo.

As formas mais frequentes de aplicação são a CPAP (fluxo contínuo), o modo de pressão de suporte e a ventilação bilevel (BiPAP).

### CPAP

A melhor forma de aplicação dessa modalidade são os equipamentos chamados geradores ou aceleradores de fluxo que promovem um alto valor de fluxo, aumentando a sensação de conforto do paciente. A desvantagem desses equipamentos é que eles funcionam com um sistema de Venturi, realizando mistura do oxigênio ($O_2$) com o ar ambiente sem nenhuma precisão sobre a fração inspirada de oxigênio ($FiO_2$). É necessário ter um analisador de oxigênio para checar essa oferta.

De uma maneira grosseira, sabemos que quanto mais se aumenta o fluxo, menor é a quantidade ofertada de oxigênio, e quanto menor o fluxo, maior a $FiO_2$, porém, com um fluxo muito baixo há uma piora no desconforto respiratório. Uma forma de compensar esse problema, quando o paciente necessita de altas frações de oxigênio, é manter o fluxo alto e ofertar, por outra fonte, oxigênio na dosagem necessária para se obter a $FiO_2$ desejada. A sugestão é colocar oxigênio na própria máscara ou em um intermediário no circuito próximo à máscara. Assim podemos manter alto fluxo e alta $FiO_2$ (acima de 60%).

Outros equipamentos projetados para ventilação não invasiva e que tenham capacidade de gerar altos fluxos podem ser utilizados em indivíduos que apresentem insuficiência respiratória.

Nos pacientes com suspeita de presença de hiperinsuflação dinâmica (auto-PEEP), o valor ideal de CPAP que permite a redução da hiperinsuflação dinâmica é aquele que proporciona a melhor resposta terapêutica (baseada na redução da dispneia, frequência respiratória e acidose respiratória), com titulação a partir de 3 a 5 cmH$_2$O.

## Ventilação com pressão de suporte (PSV)

A PSV é outra opção para a aplicação do SVNI, bastante utilizada por ser uma modalidade presente nos ventiladores convencionais e, por isso, mais disponível nas unidades de terapia intensiva. A desvantagem é em relação à interface, que deve ser bem ajustada para a menor fuga aérea, já que os ventiladores habitualmente não têm sistema de compensação de fluxo e o alarme do ventilador é acionado com frequência. A pressão de suporte deve ser ajustada em níveis que determinem volume corrente de 7 mL/kg.

## Ventilação com dois níveis de pressão (BiPAP)

Existem no mercado equipamentos específicos para aplicação dessa modalidade. Alguns a associam também à modalidade de CPAP.

São equipamentos que têm como principal característica a compensação da fuga aérea, o que permite um ajuste da interface de forma mais fácil.

As vantagens de usar a ventilação bilevel são a melhor adaptação do paciente, a presença de monitorização e, nos equipamentos mais sofisticados, o ajuste da FiO$_2$ e do disparo automático do ventilador.

O ajuste dos níveis de IPAP (pressão positiva inspiratória) e EPAP (pressão positiva expiratória) segue de acordo com a melhora da saturação e frequência respiratória. Sempre devemos deixar um gradiente pressórico de pelo menos 3 a 5 cmH$_2$O entre os dois níveis. Quanto maior o nível de IPAP, maior o fluxo liberado pela máquina, o que pode eventualmente causar desconforto na adaptação do paciente ao fluxo.

Sugerimos iniciar com níveis mais baixos de IPAP e EPAP para facilitar a aceitação e melhorar o acoplamento da interface máscara/face. Quando o paciente com DPOC apresentar hipercapnia relevante, pode-se utilizar um recurso de válvula chamado de platô, que é capaz de liberar mais CO$_2$ durante a fase expiratória.

## Interfaces para SVNI

Existem, basicamente, três formas de aplicar a ventilação não invasiva:

- Máscara nasal: indicada para pacientes mais estáveis, pois possibilita a abertura da cavidade oral, porém permite maior fuga aérea.
- Máscara facial: indicada para pacientes mais graves, envolve nariz e boca, há melhor pressurização do sistema. Menor possibilidade de fuga aérea.
- *Full face*: indicada para todos os tipos de pacientes, possibilita maior distribuição dos pontos de pressão na face e diminui a possibilidade de fuga aérea. Os pacientes demonstram maior conforto. Indicado para pacientes com utilização prolongada de ventilação não invasiva ou para aqueles que apresentam fragilidade de pele.

## Generalidades do uso de SVNI

Deve-se considerar como indicador de sucesso do SVNI a melhora do padrão ventilatório, da PaCO$_2$ e da SaO$_2$ após 45 a 60 minutos.

O desmame do SVNI deve ser conduzido de maneira cautelosa. Iniciamos pela redução dos níveis de PSV, que deverá ser suspenso após um período de 120 minutos sem sinais de deterioração clínica. Caso contrário, deve-se retornar aos níveis prévios de pressão de suporte, somente reiniciando o processo 24 a 36 horas depois.

O SVNI pode, também, ser utilizado como forma de suporte pós-extubação ou como método auxiliar no processo de desmame na VMI.

Problemas como aerofagia, hipercapnia, distensão abdominal, vômitos, broncoaspiração, lesões compressivas de face e inadaptações do paciente são inerentes ao método e podem limitar sua utilização.

Não existe nenhum estudo bem conduzido que compare o desempenho dessas técnicas entre si, porém, estudos randomizados e controlados já demonstraram reduções da taxa de mortalidade e do período de hospitalização com o uso de SVNI, quando comparado ao suporte ventilatório invasivo.

## SUPORTE VENTILATÓRIO INVASIVO

Deve ser iniciado em modalidade controlada, preferencialmente limitado por pressão durante, no mínimo, doze horas, para permitir a recuperação da fadiga muscular. Os modos controlados a volume podem ser usados quando não houver possibilidade de utilização dos modos limitados por pressão.

Assim que é atingida a estabilidade clínica total, o paciente pode ser conduzido aos modos assistidos.

## Parâmetros ventilatórios iniciais sugeridos

O padrão em desaceleração linear é preferido por gerar menores pressões inspiratórias máximas e de platô, quando utilizados os modos controlados a volume. O volume corrente em torno de 8 mL/kg é adequado para a ventilação alveolar e para prevenção da hiperdistensão pulmonar. Valores menores, em algumas situações, podem ser empregados, tolerando-se também a hipercapnia resultante. A frequência respiratória pode ser iniciada com valores entre 8 e 12 ciclos/minuto para prolongar o tempo expiratório e atenuar a auto-PEEP. A relação tempo inspiratório/ expiratório deve manter uma relação diminuída, a partir de 1:3. O ajuste do $FiO_2$ deve ser feito para valores compatíveis com uma saturação de 90% e $PaO_2$ entre 60 e 100 mmHg. A medida da pressão de platô é recomendada nos modos limitados a pressão. Deve-se utilizar valores menores que 35 $cmH_2O$. Se usados os modos controlados por volume, a medida da pressão de pico também deve ser avaliada.

Quanto à pressão positiva expiratória final (PEEP), deve-se estabelecer a mínima necessária para atenuar a auto-PEEP. Utilizar PEEP extrínseca em um valor correspondente a 85% da auto-PEEP medido, objetivando melhorar a sincronia do paciente com o aparelho e reduzir o trabalho respiratório resultante da hiperinsuflação. A auto-PEEP deve ser medida rotineiramente.

## Desmame

O desmame deve ser iniciado quando houver condições de estabilidade clínica e condições hemodinâmicas, funcionais respiratórias, gasométricas e eletrolíticas.

A opção mais favorável é a utilização da pressão de suporte de forma isolada ou associada à CPAP. O desmame com técnica do tubo em T também pode ser usado, visto que ainda não há consenso quanto à superioridade entre as técnicas.

## REFERÊNCIAS BIBLIOGRÁFICAS

1. Smith K, et al. Respiratory muscle training in chronic airflow limitation: a meta-analysis. Am Rev Respir Dis 1992;145:533-9.

2. Cegla UH, Retzow A. Physioterapy with the VRPI for chronic obstructive pulmonary disease – results of a multicenter comparative study. Pneumologie 1993;43:636-9.

3. Jubran A, Graaff WB Van de, Tobin MJ. Variability of patient-ventilator interaction with pressure support ventilation in patients with chronic obstructive pulmonary disease. Am J Respir Crit Care Med 1995;152:129-36.

4. Bianchi L, et al. Effects of proportional assist ventilation on exercise tolerance in COPD patients with chronic hypercapnia. Eur Respir J 1998;11:422-7.

5. Porta R, et al. Mask proportional assist vs pressure support ventilation in patients in clinically stable condition with chronic ventilatory failure. Chest 2002;122:479-88.

6. Tarantino AB. Doenças pulmonares. 5.ed. Rio de Janeiro: Guanabara Koogan; 2002.

7. Schunemann HJ, et al. A comparison of the original chronic respiratory questionnaire with a standardized version. Chest 2003;124:1421-9.

8. Weiner P, Magadle R, Beckerman M, Weiner M, Berar-Yanag N. Comparison of specific expiratory, inspiratory, and combined muscle training programs in COPD. Chest 2003;124:1357-64.

9. Ries AL. Position paper of the American Association of Cardiovascular and Pulmonary Rehabilitation: scientific basis of pulmonary rehabilitation. J Cardiopulmonary Rehabil 1990;10:418-41.

10. Puente-Maestu L, Sánz ML, Sánz P, Cubillo JM, Mayol Casaburi R. Comparison of effects of supervised versus self-monitored training programmes in patients with COPD. Eur Respir J 2000;15:517-25.

11. Goldstein RS. Ventilatory muscle training. Thorax 1993; 48:1025-33.

# 26

# INSUFICIÊNCIA CARDÍACA CONGESTIVA

DIRCEU RODRIGUES DE ALMEIDA

A insuficiência cardíaca (IC) é a condição clínica na qual o coração se torna incapaz de bombear o volume de sangue necessário para suprir as demandas metabólicas teciduais. Essa condição usualmente decorre do comprometimento da função contrátil do músculo cardíaco (falência miocárdica), indicada funcionalmente por disfunção sistólica do coração. Entretanto, em algumas situações relativamente frequentes na prática clínica, podemos encontrar uma síndrome clínica similar, porém com a função sistólica preservada, predominando, nessa situação, as alterações do relaxamento e da complacência ventricular (disfunção diastólica).[1] Nas últimas décadas, a incidência da insuficiência cardíaca vem aumentando, tornando-se o principal problema de saúde pública em medicina cardiovascular. Nos Estados Unidos, a IC acomete aproximadamente 4,8 milhões de norte-americanos, com estimativa de 400 mil novos casos a cada ano.[2] A prevalência da IC aumenta progressivamente a partir da quinta década de vida e dobra a cada década posterior, estando presente em 5 a 10% dos pacientes acima dos 65 anos, sendo a principal causa de internação hospitalar em pacientes acima desta faixa etária.

No Brasil, segundo os dados do Ministério da Saúde (Datasus, 1998),[3] existem dois milhões de pacientes com IC e 240 mil novos casos são diagnosticados anualmente, sendo a IC a principal causa de internação hospitalar por doença cardiovascular em nosso país. Nos Estados Unidos, cerca de 250 mil indivíduos morrem anualmente por causa direta ou indiretamente relacionada à IC. O risco anual de morte é de 5 a 10% para pacientes oligossintomáticos e atinge níveis de 30 a 50% naqueles em fases mais avançadas da doença.[2] Nos últimos anos, tem-se presenciado um avanço significativo nos conhecimentos fisiopatológicos envolvi-

dos na gênese e progressão da doença, bem como no desenvolvimento dos sintomas.[4,5]

Esses conhecimentos fisiopatológicos têm contribuído substancialmente para o desenvolvimento de drogas que interferem de forma benéfica na evolução dos pacientes com disfunção ventricular.

## FISIOPATOLOGIA

A IC tem início com a redução da contratilidade miocárdica e a consequente queda do débito cardíaco, redução da fração de ejeção e aumento dos volumes ventriculares. Em resposta à redução da performance cardíaca, surgem os chamados mecanismos de compensação, como o aumento da frequência cardíaca, aumento da contratilidade, vasoconstrição periférica, retenção de sódio e água e aumento da volemia. Essas respostas são decorrentes da ativação integrada do chamado sistema neuro-hormonal que é mediado pelo aumento da atividade adrenérgica, ativação do sistema renina-angiotensina-aldosterona (SRAA), aumento de arginina vasopressina (AV), endotelinas, citocinas e fator natriurético atrial.[5,6]

A ativação de todos esses sistemas é iniciada mesmo antes do aparecimento dos sintomas e, por meio da ação de seus hormônios, determina uma série de efeitos deletérios que vão influenciar a progressão da disfunção ventricular, propiciar o aparecimento e agravamento dos sintomas. As alterações estruturais decorrentes da ação dos diversos neuro-hormônios (hipertrofia, isquemia, necrose, apoptose e fibrose) serão responsáveis pela falência progressiva do ventrículo (remodelação) e pela lesão do compartimento vascular, criando substratos para as arritmias ventriculares.[4-6]

A discussão detalhada dos principais componentes do sistema neuro-hormonal e também da ação dos seus mediadores é de grande importância para uma melhor compreensão das alterações hemodinâmicas e estruturais presentes na IC, bem como para um melhor manuseio farmacológico.

## O sistema nervoso simpático na insuficiência cardíaca

Agudamente, após o início da falência miocárdica, o aumento da atividade do sistema nervoso simpático (SNS) exerce um importante papel no suporte do coração insuficiente por meio do aumento da frequência cardíaca, do aumento da contratilidade e do retorno venoso, todos na tentativa de manter o débito cardíaco. A vasoconstrição mantém a pressão de perfusão para os órgãos vitais. Entretanto, a persistência desse aumento da atividade simpática determinará uma série de efeitos deletérios em longo prazo.[7,8] Na IC, o aumento da atividade simpática pode ser demonstrado pela elevação dos níveis de norepinefrina (NE) circulante, mesmo nos pacientes oligo ou assintomáticos, e estão diretamente relacionados à gravidade e ao prognóstico da doença.[9]

O gradiente de NE plasmática entre a aorta e o seio coronário também está aumentado nos pacientes com IC, indicando um aumento na liberação de NE do coração insuficiente como consequência da ativação seletiva dos nervos simpáticos cardíacos e/ou redução da recaptação de NE pelas terminações nervosas.[9,10] Os mecanismos envolvidos na estimulação adrenérgica que ocorre na IC são pouco conhecidos. Acredita-se que a queda do débito cardíaco determina um subenchimento arterial que, juntamente com a disfunção dos barorreceptores presentes na IC, gera estímulos aferentes através dos nervos vago e glossofaríngeo que vão estimular o centro cardiorregulador no sistema nervoso central (SNC). Esse centro, por sua vez, envia influxos eferentes pelo simpático presente nos vasos, coração e rins, determinando vasoconstrição, retenção de sódio e água e ativação do SRAA.[7,9,10]

O aumento da atividade simpática exerce uma série de efeitos adversos sobre a estrutura e função cardiovascular por meio de diversos mecanismos (Figura 1). A vasoconstrição determina a retenção de

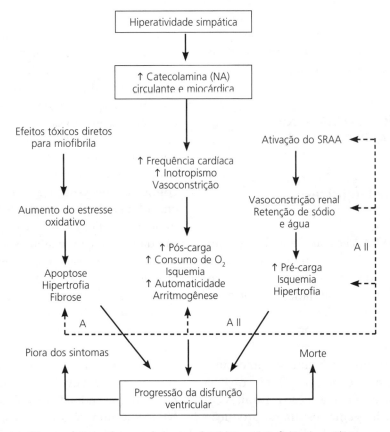

**Figura 1** Hiperatividade simpática e efeitos adversos das catecolaminas na insuficiência cardíaca.
A II: angiotensina II; NA: noradrenalina; SRAA: sistema renina-angiotensina-aldosterona.

sódio e água, levando ao aumento da volemia e da resistência vascular sistêmica (RVS) com o aumento do estresse parietal e do consumo de oxigênio de demanda energética. O aumento da atividade adrenérgica leva à dessensibilização dos barorreceptores, despovoamento de receptores β-adrenérgicos, deficiência de acoplamento e redução da resposta inotrópica positiva.[8,10,11] A ativação do SNS ativa outros sistemas neurormonais (SRAA, AV). Finalmente, a exposição prolongada às catecolaminas contribui para a progressão da doença em razão de seus efeitos tóxicos para os miócitos. Isquemia favorece a apoptose, determina hipertrofia, morte celular, reparação fibrótica, remodelação, aumento e alteração da atividade elétrica do coração.[6,7,9-11]

As implicações clínicas do aumento da atividade do SNS na IC podem ser facilmente entendidas pela análise das seguintes evidências: a sobrevida dos pacientes com IC está inversamente relacionada às concentrações plasmáticas de NE[9] e à inequívoca demonstração da literatura dos efeitos benéficos dos β-bloqueadores sobre a função ventricular, a redução da morbidade e mortalidade dos portadores de IC.[12] Um avanço nos conhecimentos dos mecanismos responsáveis pela estimulação adrenérgica, das ações desta estimulação sobre o coração e dos mecanismos pelos quais a atividade adrenérgica exerce seus efeitos deletérios permitirá o desenvolvimento de novos agentes terapêuticos para os portadores de IC.

## ANGIOTENSINA II, SISTEMA RENINA-ANGIOTENSINA-ALDOSTERONA E NORADRENALINA

### Sistema renina-angiotensina-aldosterona

A atividade do SRAA está aumentada na maioria dos pacientes com IC.[13] À semelhança da NE, o aumento da atividade da renina plasmática também se associa a uma maior mortalidade dos pacientes com IC sintomática.[8] Esse sistema é complexo e envolve atividade endócrina, parácrina e autócrina. A renina produzida nas células do aparelho justaglomerular irá atuar sobre o substrato angiotensinogênio produzido no fígado, no coração, nos rins, na parede vascular e no sistema nervoso central. A clivagem do angiotensinogênio resulta na produção de angiotensina I, que sofre ação da enzima conversora da angiotensina (ECA) em uma cinase II pro-

duzida no pulmão e em tecidos como vasos, SNC e coração (ECA tecidual).[5,6]

A ECA pulmonar e tecidual irá transformar a angiotensina I em angiotensina II. Participa também na conversão da angiotensina I em II, um sistema independente da ECA mediado por cinases e catepsina.[14] A angiotensina II é o mediador final desse sistema e exerce sua função através de um acoplamento em receptores específicos AT1 e AT2;[15] tem potente efeito vasoconstritor, com ações hemodinâmicas severas que vão determinar alterações na função renal e na estrutura cardiovascular (Figura 2). A ação vasoconstritora da angiotensina II é potencializada pelas ações da vasopressina e NE, determinando aumento da resistência vascular periférica, do consumo de oxigênio pelo miocárdio, redução do fluxo renal e aumento na reabsorção de sódio e água.[4-6] A angiotensina II promove alterações estruturais no tecido miocárdico e na parede vascular, estimulando fatores de crescimento, levando a hipertrofia, aumento da síntese da matriz extracelular, favorecimento de apoptose e consequente reparação e fibrose (remodelamento).[16] A importância da ativação do SRAA na etiopatogênese da IC ficou definitivamente consolidada com a demonstração dos efeitos benéficos dos inibidores da ECA nesses pacientes, nos quais houve redução significativa da morbidade, mortalidade e progressão da doença.[15,17]

O conhecimento da produção tecidual da angiotensina II por vias não dependentes da ECA e a caracterização dos receptores da AGII permitiram o desenvolvimento de bloqueadores específicos dos receptores AT1, promovendo um bloqueio completo das ações da angiotensina II.[15] A aldosterona produzida no córtex adrenal pela ação da angiotensina II é conhecida por sua ação mineralocorticoide e se encontra elevada nos pacientes com IC.[18] Seu envolvimento na etiopatogênese da IC ocorre pela mediação da reabsorção renal de sódio e água, bem como secreção de potássio e magnésio. Estudos recentes têm documentado a produção de aldosterona também em tecidos extra-adrenais, principalmente no tecido miocárdico e parede vascular.[16,18,19]

Essa síntese tecidual não depende da ação da angiotensina II. A documentação de que a aldosterona tem efeitos extrarrenais é também de grande importância, pois ela está envolvida na disfunção barorreceptora, disfunção endotelial, diminuição da reabsorção de NE nas terminações nervosas, hipertrofia, fibrose e remodelação, com progressão da disfunção ventricular.[16,18] Por promover a espoliação de potássio e mag-

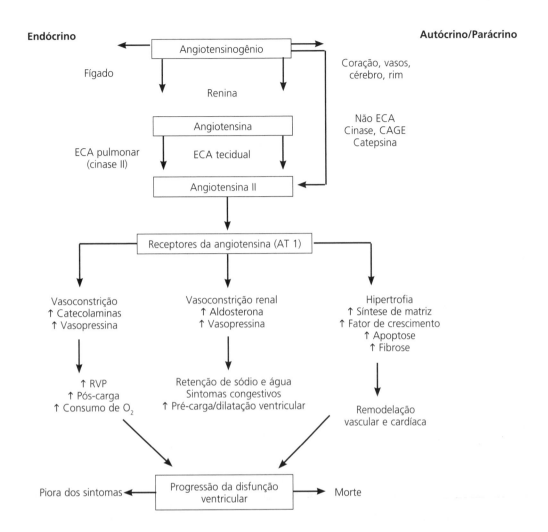

**Figura 2** Ativação do sistema renina-angiotensina na insuficiência cardíaca e ações da angiotensina II, promovendo as alterações hemodinâmicas, renais e na estrutura cardiovascular.

nésio, pode estar implicada na gênese de arritmia ventricular e morte súbita (Figura 3). Alguns estudos demonstram claramente uma nítida correlação entre os níveis elevados de aldosterona e o aumento de mortalidade. Os conhecimentos da produção extra-adrenal da aldosterona e suas ações deletérias para o sistema cardiovascular permitiram testar a hipótese de que o bloqueio dos receptores da aldosterona poderia influenciar favoravelmente a evolução dos portadores de IC.[19]

Os resultados do estudo Rales confirmam os efeitos benéficos da espironolactona que reduziu de forma significante a morbidade e mortalidade da IC em pacientes sintomáticos.[20]

## Arginina-vasopressina

A arginina-vasopressina (AVP), também conhecida como hormônio antidiurético, encontra-se elevada nos pacientes com IC.[4-6] A sua elevação resulta da ação da angiotensina II, da perda da função barorreceptora e da ativação simpática e, indiretamente, pelo efeito da sede.[6] A AVP exerce suas ações através da interação com os receptores V1 e V2 no tubo coletor, sendo responsável pelo *clearance* de água livre, retenção de sódio, regulação da osmolaridade plasmática e ação vasoconstritora (receptores V1).

Na IC, a AVP está implicada na perda da capacidade de diluição urinária e na hiponatremia não dilucional, um marcador de pior prognóstico na IC. Em trabalhos experimentais, a utilização de peptídeos antagonistas da AVP corrige a hiponatremia, reduz a resistência vascular periférica e aumenta o débito cardíaco, proporcionando aumento da sobrevida nos animais tratados.[6] A ativação dos receptores V1 na parede vascular pela AVP pode contribuir para a disfunção ventricular dos pacientes com IC, e o desen-

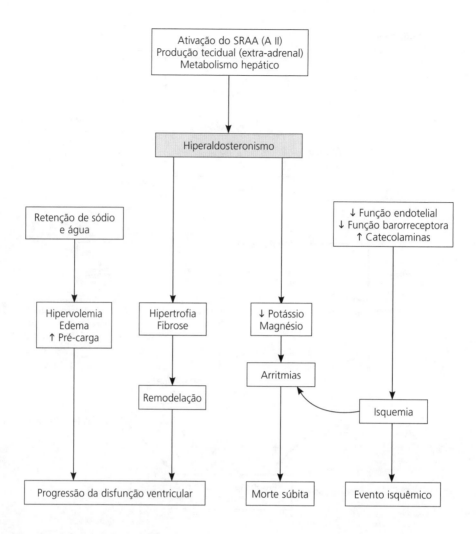

**Figura 3** Ações da aldosterona na patogênese da insuficiência cardíaca.

volvimento de antagonistas da AVP poderá contribuir para restauração do equilíbrio hidroeletrolítico, natriurese e melhora da hemodinâmica na IC.

## Fator natriurético atrial (peptídeos natriuréticos)

Os peptídeos natriuréticos encontram-se aumentados nos pacientes com IC e também se correlacionam com a severidade da doença.[21-23] A família dos peptídeos natriuréticos é composta pelos peptídeos natriurético atrial, cerebral e do tipo C.[23] A produção do peptídeo natriurético atrial é decorrente de vários estímulos. A distensão da parede atrial (hipervolemia) é o estímulo dominante para sua liberação.

Outros estímulos também são importantes, como as taquiarritmias e a ação de vários neuro-hormônios, catecolaminas, arginina-vasopressina e endotelina, que atuam de forma direta para secreção do fator natriurético atrial. Este peptídeo é sintetizado nos átrios e, em menor quantidade, nos ventrículos e tecido renal. O peptídeo natriurético cerebral foi originalmente identificado no cérebro de animais, embora esteja também presente em grandes quantidades no miocárdio dos ventrículos. Seu aumento plasmático ocorre já nas fases iniciais da IC ou disfunção ventricular e, por isso, representa um marcador sensível para o diagnóstico precoce da IC.[22,23]

O peptídeo C é encontrado no cérebro, nos rins e no endotélio, e a sua concentração plasmática é muito baixa. Os peptídeos natriuréticos exercem seus efeitos por meio da interação com receptores de alta afinidade existentes nas superfícies das células-alvo. Três receptores (A, B e C) foram identificados nos tecidos. Os receptores A e B são estruturalmente muito semelhantes. O receptor A faz ligações tanto com peptídeo atrial quanto cerebral, sendo o primeiro preferencial, e o receptor B predomina no cérebro. A ligação dos peptídeos natriuréticos a seus receptores ativa a guanilciclase, elevando os níveis de GMP cíclico intracelular, e seus efeitos são direcionados ao sistema cardiovascular, SNC e rins. O PNA exerce seu efeito renal no nível de glomérulos e ducto coletor, determinando, no primeiro, vasodilatação da arteríola aferente e vasoconstrição da eferente, com consequente aumento da filtração glomerular. No túbulo renal, seu efeito é a redução da reabsorção de sódio e o aumento da natriurese. O PNA também inibe a secreção de renina e aldosterona.[21,23] Os efeitos do PNC sobre o rim, a atividade da renina plasmática e a concentração de aldosterona são similares aos efeitos do PNA.

As propriedades vasodilatadoras e de concentração volêmica dos peptídeos natriuréticos reduzem as pressões de enchimento, a resistência vascular periférica e melhoram a performance cardíaca. Estudos *in vitro* têm demonstrado a inibição de crescimento de fibroblastos, retardando a deposição de colágeno, limitando a proliferação e diminuindo a remodelação do coração.[21,22] Pacientes com IC sintomática possuem altas concentrações plasmáticas de PNA e PNC, que se correlacionam com o grau da disfunção ventricular e pior prognóstico da doença. Parece que, no início da disfunção ventricular, os peptídeos natriuréticos inibem a ativação do SRAA e a ativação simpática renal. Na evolução da doença, observa-se uma "resistência" ou bloqueio às ações destes peptídeos, fato que contribui para o agravamento da disfunção ventricular, redução da perfusão renal e retenção de sódio e água. Essa "resistência" parece decorrer da redução de receptores renais para os peptídeos natriuréticos e do aumento do seu metabolismo pelas endopeptidases.[21]

A despeito desses problemas, estudos recentes têm demonstrado efeitos hemodinâmicos agudos favoráveis com a infusão de peptídeos natriuréticos sintéticos em pacientes com IC grave.[14]

## Atividade pró-inflamatória (citocinas)

Na última década, tem havido um crescente interesse sobre o potencial papel dos marcadores inflamatórios em uma variedade de doenças cardíacas, incluindo a IC crônica.[24] Dentre os mediadores inflamatórios na IC destacam-se as "citocinas", um grupo de moléculas proteicas de baixo peso molecular secretadas pelas células em resposta a uma variedade de estímulos. Embora a produção dessas citocinas pró-inflamatórias fosse inicialmente atribuída ao sistema imunológico, hoje se sabe que todos os tipos de células nucleadas dentro do miocárdio, inclusive os miócitos, são capazes de sintetizar citocinas pró-inflamatórias, incluindo o fator alfa de necrose tumoral (TNF-α), interleucina 1 (IL-1) e interleucina 6 (IL-6) em resposta a várias formas de lesão miocárdica.[25,26]

As citocinas exercem seus efeitos biológicos nas membranas celulares através de receptores solúveis específicos que estão expressos em altas concentrações nos portadores de IC grave, podendo estar implicados na progressão da disfunção ventricular e endotelial, da musculatura esquelética e na remodelação ventricular. As citocinas produzem anormalidades no metabolismo miocárdico, reduzem a ativação da adenilciclase e alteram o metabolismo energético mitocondrial, exercendo ativação gênica e favorecendo a apoptose.[26] Portanto, a produção de citocinas, semelhante a outros neuro-hormônios, está implicada na produção de sintomas, na progressão da doença e no aumento da mortalidade na IC.

Está bem documentado que o TNF-α, a IL-1 e a IL-6 produzem efeitos inotrópicos negativos sustentados, e principalmente o TNF-α e a IL-6 estão implicados na remodelação ventricular (Figura 4). Vários estudos clínicos têm demonstrado consistentemente que níveis elevados de TNF-α em pacientes com IC avançada correlacionam-se fortemente com uma maior mortalidade.[24] A despeito desses conhecimentos, ainda são controversos a origem e os sítios de produção de citocinas na IC. Para tanto, são aventadas pelo menos quatro hipóteses: a primeira infere que a ativação do sistema imunológico pela injúria cardíaca seria a principal responsável pela elaboração das citocinas; a segunda hipótese sugere que as citocinas seriam elaboradas localmente, dentro do miocárdio, ante algum estresse; a terceira hipótese sustenta que a elaboração das citocinas decorra da hipoperfusão tecidual pelo baixo débito cardíaco; a quarta, defende a participação de endotoxinas liberadas pelo intestino edemaciado e hipoperfundido.

Essas controvérsias provocam o seguinte questionamento: a elevação das substâncias pró-inflamatórias seria causa ou consequência da IC? Existem fortes evidências experimentais e clínicas que demonstram a participação das citocinas na etiopatogênese da disfunção ventricular.[25,26] Ao mesmo tempo, drogas que melhoram o desempenho cardíaco, como a dobutamina e milrinone, produzem reduções significativas nos níveis de TNF-α. O mesmo tem sido observado com

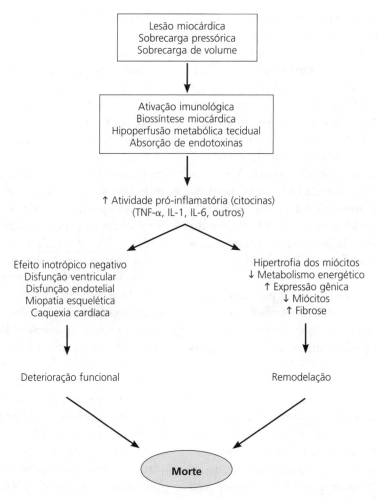

**Figura 4** Fisiopatologia dos efeitos das substâncias pró-inflamatórias (citocinas) na insuficiência cardíaca.

o emprego de suporte circulatório mecânico. A despeito de inúmeras dúvidas, os conhecimentos atuais sinalizam para a necessidade de se reduzir ou suprimir a produção e os efeitos das citocinas na IC, o que poderia implicar a melhora hemodinâmica e funcional, e a redução da remodelação e da progressão da doença.

Várias drogas (dobutamina, pentoxifilina, milrinone, adenosina e corticosteroides) modulam e reduzem os níveis de TNF-α, entretanto seus efeitos nesse contexto precisam ser reproduzidos e validados por estudos clínicos. Finalmente, antagonistas específicos das citocinas podem neutralizar seus efeitos biológicos e podem se tornar opções terapêuticas futuras.[7]

## Disfunção endotelial

O desenvolvimento e a progressão da falência miocárdica são acompanhados pela ativação do sistema neuro-hormonal circulante que modula o tônus vascular renal, a retenção de sódio e água.[6,27] A resposta das grandes artérias e arteríolas aos estímulos depende da integridade endotelial. O endotélio é reconhecido como órgão de função endócrina, que sintetiza substâncias vasodilatadoras endógenas (fator relaxante endotelial e prostaciclina) e também substâncias vasoconstritoras (endotelina e prostaglandinas vasoconstritoras).[28] Na insuficiência cardíaca, existe um desequilíbrio na regulação vasodilatadora, predominando os estímulos vasoconstritores, o que contribui para piorar o desempenho cardíaco e agravar os sintomas (Figura 5). O estado permanente de vasoconstrição observado na IC depende da ação de neuro-hormônios vasoconstritores circulantes e, principalmente, da disfunção endotelial já observada nas fases iniciais da doença. Essa disfunção endotelial é caracterizada pela reduzida capacidade vasodilatadora decorrente da redução ou atenuação dos efeitos do fator de relaxamento endotelial (óxido nítrico), da bradicinina, prostaglandinas e fator natriurético atrial[28] (Figura 6).

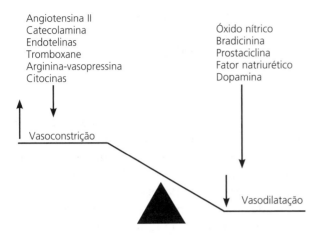

**Figura 5** Desequilíbrio na regulação vasodilatadora observada na insuficiência cardíaca.

contribuem para a redução da resposta vasodilatadora e para o aumento da resistência vascular periférica. A disfunção endotelial se correlaciona com o grau da gravidade da doença e com a intolerância ao esforço. Ainda é controverso se anormalidades na síntese de óxido nítrico contribuem significativamente para a vasoconstrição na IC.

Muitos estudos têm demonstrado uma redução de sua biodisponibilidade e atenuação da sua ação vasodilatadora nos portadores de IC. Vários estímulos neuro-hormonais com catecolaminas, angiotensina II e vasopressina estimulam o endotélio a sintetizar um potente vasoconstritor – a endotelina (ET) –,[30] peptídeo hormonal com subtipos 1, 2 e 3, sendo a ET1 a mais envolvida na regulação cardiovascular, atuando através de dois subtipos de receptores (A e B), sendo o receptor ETA mediador de vasoconstrição, proliferação celular, fibrose intersticial, expressão gênica e hipertrofia dos miócitos (Figura 7).[29,30]

Pacientes com IC (estáveis ou não) apresentam níveis elevados de endotelina, estando a elevação associada ao aumento das resistências vasculares pulmonar e sistêmica, queda do débito cardíaco, elevação das pressões de enchimento e redução da filtração glome-

Doenças associadas como a hipertensão arterial, aterosclerose e dislipidemia contribuem para a disfunção endotelial. Inicialmente, essa disfunção é caracterizada pela redução da capacidade vasodilatadora e alteração da função barorreceptora, culminando com o fenômeno de remodelação vascular na evolução.[29] As alterações na estrutura vascular presentes na IC

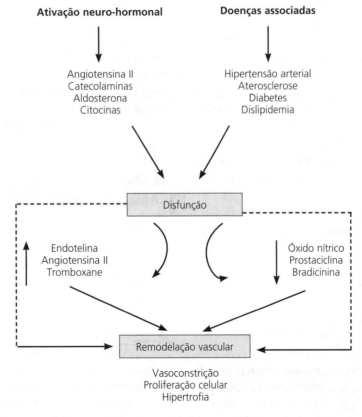

**Figura 6** Possíveis mecanismos envolvidos na disfunção endotelial em portadores de insuficiência cardíaca.

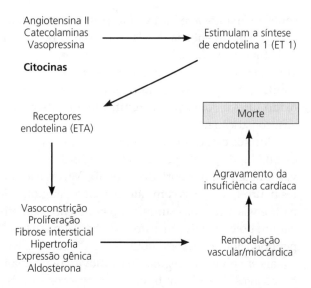

**Figura 7** Efeitos da endotelina na insuficiência cardíaca.

rular. O emprego de antagonistas dos receptores ETA melhora os parâmetros hemodinâmicos e aumenta a tolerância ao esforço.[31] Também é conhecido hoje a síntese de angiotensina II e aldosterona na parede vascular, em portadores de IC, participando junto à endotelina do processo de remodelação vascular.[29] Contrapondo todos os estímulos vasoconstritores, o endotélio sintetiza as prostaglandinas vasodilatadoras E2 e I2 (PGE2 e PGI2) que se encontram elevadas no paciente com IC, sendo de grande importância na resposta vasodilatadora local.[32]

Isso tem grande importância prática, visto que a inibição da síntese de prostaglandinas com anti-inflamatório não hormonal (AINH) pode determinar piora hemodinâmica, descompensação e insuficiência renal.[32] A vasodilatação induzida pelos inibidores da ECA parece depender da produção de prostaglandinas vasodilatadoras endógenas e da redução do metabolismo da bradicinina. Portanto, o uso de AINH e aspirina pode atenuar os efeitos hemodinâmicos benéficos dos inibidores da ECA.[32,33]

### Remodelação ventricular

Remodelação cardíaca pode ser definida como um processo celular caracterizado por alterações genéticas, moleculares, bioquímicas e mecânicas, associadas ao aumento da massa ventricular, à modificação da geometria, ao tamanho da cavidade e à redução da função contrátil, sendo um importante evento patológico na história natural da insuficiência cardíaca.[34,35] O fenômeno da remodelação pode ser desencadeado por estímulo mecânico, como injúria miocárdica, sobrecargas de pressão e de volume e, posteriormente, mantido por uma série de estímulos, como a isquemia, o estiramento, a inflamação, a ação de citocinas e a ativação neuro-hormonal, que promovem alteração gênica, ativação oncogênica, apoptose, hipertrofia, fibrose, dilatação da cavidade ventricular, disfunção contrátil e falência bioenergética[4,5,7,8,34,35,36] (Figura 8). As alterações celulares e moleculares são decorrentes de uma variedade de substâncias, nas quais se incluem catecolaminas, angiotensina II, aldosterona, citocinas, endotelinas e fatores de crescimento, que atuarão conjuntamente na produção de crescimento tecidual, hipertrofia, necrose, estresse oxidativo, apoptose e fibrose, com aumento da massa muscular, dilatação, modificação na forma ventricular, disfunção sistólica, diastólica e queda do desempenho cardíaco.[4,5,8,34] Esse processo de remodelação também ocorre na parede vascular, sendo responsável pela disfunção endotelial e redução da resposta vasodilatadora.[29] A remodelação cardíaca pode ser facilmente reconhecida do ponto de vista clínico pelas modificações impostas na forma, geometria e nos volumes ventriculares.

Na perspectiva da terapêutica atual, é prioritária a prevenção ou atenuação do processo da remodelação através da correção precoce dos distúrbios hemodinâmicos (sobrecargas), isquêmicos, inflamatórios e o bloqueio específico da ação deletéria dos mediadores da ativação neuro-hormonal.[19,23,35] Nesse contexto, os inibidores da ECA[19,35] e os β-bloqueadores[37] têm se mostrado eficazes em prevenir, retardar ou mesmo reduzir o fenômeno da remodelação ventricular.

### TRATAMENTO DA INSUFICIÊNCIA CARDÍACA CONGESTIVA

As estratégias de tratamento da insuficiência cardíaca dependem da etiologia da disfunção ventricular e do estágio em que se apresenta o paciente, que pode variar desde a ausência de sintomas até aqueles em classe funcional IV, segundo a New York Heart Association (NYHA). Nesse sentido, é importante determinar a existência de patologia cardíaca, cuja abordagem cirúrgica estacione ou minimize a insuficiência cardíaca, como disfunções orovalvares e a coronariopatia obstrutiva, em que a correção cirúrgica é mandatória. É também imprescindível identificar os fatores que precipitam o aparecimento ou agrava-

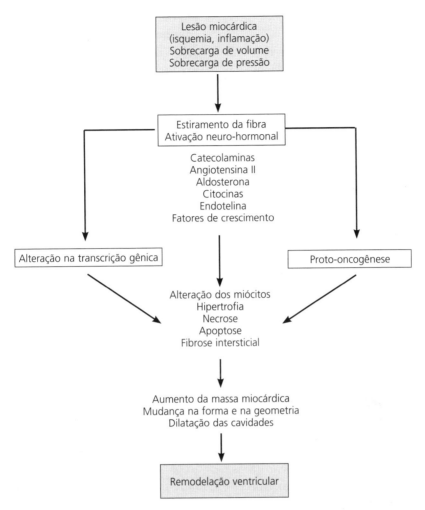

**Figura 8** Fatores envolvidos no fenômeno de remodelação ventricular na evolução da insuficiência cardíaca.

mento dos sintomas, entre os quais se destacam: a má adesão do paciente ao tratamento, principalmente no que diz respeito à restrição hídrica e de sódio e/ou à ingestão incorreta dos medicamentos; excesso de digitálicos; uso excessivo de diurético, reduzindo bastante a pré-carga ou precipitando os distúrbios hidroeletrolíticos, com acentuação dos sintomas e sinais de baixo débito; ocorrência de embolia pulmonar, frequentemente silenciosa nos pacientes com insuficiência cardíaca, manifestada apenas por leve taquicardia, ansiedade, taquipneia e intensificação da falência cardíaca; presença de doenças infecciosas, especialmente endocardite e pneumonites; doenças associadas, em particular o hipertireoidismo no idoso; ingestão abusiva de álcool, que é importante depressor miocárdico; presença de bradicardia, decorrente de disfunção sinusal, de bloqueio atrioventricular ou ainda de uso de medicação associada com efeito de retenção hidrossalina (corticoides, estrogênios, anti-inflamatórios não esteroides ou inotrópicos negativos).[28]

Assim, na presença de descompensação aguda, o tratamento dessas intercorrências, quando presentes, deve ser imediato, bem como o das alterações hemodinâmicas. A intervenção terapêutica visa melhorar a qualidade de vida desses pacientes e, sobretudo, aumentar a sua sobrevida.

## Tratamento não farmacológico

### Orientações dietéticas

Quanto maiores a gravidade e a sintomatologia do paciente, deve-se intensificar a restrição de sódio (3 a 4 g/dia) e água (1.000 a 1.500 mL/dia), podendo chegar à dieta de 1 a 2 g/dia de sódio e 600 a 800 mL/dia de líquidos nos mais graves. A resposta dessa medida pode ser avaliada pela obtenção diária do peso.[28]

## Atividade física

A atividade física deve ser estimulada considerando a capacidade individual de cada paciente em realizar determinado esforço físico, sem que ele desencadeie piora dos sintomas. O repouso absoluto com confinamento no leito vem sendo cada vez menos utilizado, mesmo nos pacientes gravemente enfermos, pois promove atrofia muscular significativa e exerce influência negativa sobre o estado psíquico desses pacientes, que, em geral, já são extremamente autolimitados por sua doença. O condicionamento físico determina melhora sintomática, aumento da tolerância ao esforço, do consumo de oxigênio, modera a ativação neuro-hormonal e reduz a necessidade de internações. Nos pacientes internados, principalmente em unidade de terapia intensiva (UTI), é importante a fisioterapia motora supervisionada. Nos pacientes ambulatoriais, o ideal é que se faça treinamento aeróbico inicialmente supervisionado.[38,39]

## Controle das comorbidades e mudança nos hábitos de vida

A mudança envolve redução de peso, controle de doenças concomitantes como arritmias cardíacas, hipertensão arterial sistêmica e diabete melito. É necessário interromper tabagismo e etilismo e realizar imunização contra a influenza e pneumococo.

## Tratamento farmacológico

### Diuréticos

Auxiliam no alívio dos fenômenos congestivos sistêmicos e pulmonares, promovendo maior excreção de sódio e água. Os diuréticos que atuam na alça de Henle (furosemida, bumetanida) são mais potentes, aumentam a excreção de sódio em 20 a 25%, mantêm sua eficácia mesmo em pacientes com disfunção renal moderada (*clearance* de creatinina < 30 mL/min).[28] Têm início de ação rápido, podendo ser utilizados também por via endovenosa, sendo, portanto, preferidos no tratamento da disfunção cardíaca moderada e grave.

Já os diuréticos tiazídicos e poupadores de potássio atuam no túbulo distal, aumentam a excreção de sódio em 5 a 10% e perdem sua efetividade na presença de disfunção renal moderada. Nos pacientes mais graves, pode ser necessária a associa-

ção de mais uma classe de diuréticos para controle adequado dos sintomas congestivos (diurético de alça + tiazídico). É importante, entretanto, estar atento a possível depleção hidroeletrolítica, comum nessa associação.

As características dos principais diuréticos podem ser observadas na Tabela 1. Na ausência de resposta eficaz com a utilização dos diuréticos, devem-se indicar medidas especiais como ultrafiltração ou diálise peritoneal, que são efetivas e relativamente simples para a negativação do balanço hídrico. Salientamos que os pacientes que chegam a este estágio de refratariedade devem receber um mínimo de aporte hídrico e restrição do volume que veicula as drogas intravenosas (úteis na tentativa de aumentar o fluxo renal e melhorar o efeito diurético). A utilização de anti-inflamatórios não hormonais pode inibir os efeitos dos diuréticos e potencializar a azotemia, sendo, portanto, proscritos nesses pacientes.

### Digitálicos

É, sem dúvida, o agente inotrópico positivo mais utilizado na descompensação cardíaca.[40] Atua inibindo a sódio-potássio adenosina trifosfatase, promove melhora da qualidade de vida, amenizando os sintomas através do aumento da contratilidade miocárdica e do débito cardíaco, e atua também sobre o sistema neuro-hormonal diminuindo o tônus simpático com consequente diminuição dos níveis plasmáticos de catecolaminas e menor estimulação do SRAA. Apesar de todos esses mecanismos benéficos, o digital não apresenta efeito sobre a mortalidade, ou seja, não interfere na história natural da doença.[41]

Além de seu efeito sobre o desempenho cardíaco, o digital é bastante útil nos pacientes que se apresentam em insuficiência cardíaca e fibrilação atrial, pois exerce ação rápida e eficaz no controle da resposta ventricular, fornecendo maior estabilidade hemodinâmica. Os efeitos colaterais mais comumente observados são alterações gastrointestinais, como náuseas, vômitos e anorexia, alterações visuais e arritmias cardíacas. Estas podem ser facilitadas pela hipocalemia, sendo mais frequentes os batimentos ventriculares precoces, taquicardia atrial ou juncional e graus variados de bloqueios atrioventriculares que, em algumas situações, exigem a implantação de marca-passo.

Recomenda-se o emprego dos digitálicos em todos os pacientes sintomáticos com IC predominan-

# INSUFICIÊNCIA CARDÍACA CONGESTIVA

**Tabela 1** Características dos principais diuréticos

| Tipos | Admin./ dose (mg) | Ação | | Efeitos colaterais | Precauções e considerações especiais |
|---|---|---|---|---|---|
| | | Início | Duração | | |
| Tiazídicos e similares | VO | | | Hipocalemia, hiperuricemia, intolerância à glicose, dislipidemias, reações de hipersensibilidade | Podem ser inefetivos em falência renal |
| Hidroclorotiazida | 25 a 100 | 2 h | 12 h ou mais | | Apresentam sinergismo quando associados com diuréticos de alça |
| Clortalidona | 12,5 a 50 | 2 h | 24 h ou mais | | |
| Diuréticos de alça | VO/IV | | VO/IV | Surdez, hipocalemia | Mais úteis no tratamento da ICC moderada e grave |
| Furosemida | 20 a 320 | 1 h 5 min | 6 h / 2 h | Hipomagnesemia | Efeitos em falência renal crônica |
| Bumetamida | 0,5 a 5 | 1 h 5 min | 6 h / 2 h | Intolerância à glicose | Menores doses IV podem ter melhor resposta que grandes doses por VO |
| Poupadores de potássio | VO | | | | Efeito diurético apenas discreto |
| Amilorida | 5 a 10 | 2 h | 24 h | Anorexia, náuseas, vômitos | Útil na congestão hepática acentuada e hiperaldosteronismo secundário |
| Espironolactona | 25 a 100 | 24 a 48 h | 2 a 3 dias | Ginecomastia, impotência, diminuição da libido | |

temente sistólica. Também devem ser utilizados nos pacientes com ritmo de FA e frequência ventricular elevada, mesmo que eles sejam assintomáticos.[28] A dose média preconizada da digoxina em adultos é 0,25 mg/dia, porém tal dose deve ser adequada à idade, massa corpórea e função renal do paciente, sendo possível variá-la entre 0,125 e 0,50 mg/dia (Tabela 2). A determinação do nível sérico é útil para avaliar a adesão do paciente ao tratamento, ajustar a dose e diminuir o risco de intoxicação digitálica. Na urgência terapêutica, o lanatosídeo C por via intravenosa, na dose de 0,2 a 0,4 mg de 12/12 h, representa uma boa opção.

## Vasodilatadores

Os inibidores da enzima de conversão da angiotensina (IECA) representam importante arsenal terapêutico na insuficiência cardíaca, pois melhoram a performance cardíaca e diminuem a mortalidade[42] dos pacientes nessa condição clínica. Por isso, devem ser utilizados em todos os pacientes com disfunção sistólica, mesmo na ausência de sintomas. Atuam diminuindo as resistências vascular e sistêmica, sem o aumento reflexo da frequência cardíaca, como observado com o uso de outros vasodilatadores. Seu principal benefício é obtido quando são administradas doses elevadas, 100 a 150 mg/dia de captopril, 20 a 40 mg/dia de enalapril ou 20 a 40 mg/dia de lisinopril. São agentes habitualmente bem tolerados mesmo em doses altas, entretanto, pode haver tosse, fadiga, cefaleia, diarreia, *rash* cutâneo ou hipotensão postural. Esta última, em geral, desaparece ao longo do tempo, e pode ser minimizada com a utilização de doses inicialmente pequenas e progressão gradual destas.

Nos pacientes que desenvolvem insuficiência renal aguda, é recomendável a suspensão temporária do IECA, até que a função renal seja restabelecida.

**Tabela 2** Características dos principais diuréticos

| Agentes | Absorção gastrointestinal | Início da ação (minutos) | Efeito máximo (horas) | Meia-vida** | Via metabólica e de excreção | Dose diária* |
|---|---|---|---|---|---|---|
| Lanotosídeo C (cedilanide) | Incerta | 10 a 30 | 1 a 2 | 33 h | Renal | 0,80 mg IV |
| Digoxina | 55 a 75% | 90 | 4 a 6 | 36 a 48 h | Renal | 0,125 a 0,5 mg VO |
| Digitoxina | 90 a 100% | 30 a 120 | 4 a 12 | 4 a 6 dias | Hepática | 0,1 a 0,2 mg VO |

\* Rever em situações de maior predisposição à intoxicação digitálica: idade avançada, DPOC (com hipoxemia), uso de quinidina verapramil, hipomagnesemia, hipocalemia e hipercalemia. A determinação da concentração sérica da digoxina pode ser útil para a manutenção do nível terapêutico adequado (0,5 a 2,0 mcg/mL).

\*\* A insuficiência renal prolonga a meia-vida da digoxina e aumenta seu nível sérico, necessitando de ajuste da dose ou substituição pela digitoxina.

Na impossibilidade da utilização dos IECA, a associação da hidralazina 75 a 100 mg/dia e dinitrato de isossorbida 30 mg/dia pode ser necessária.[28,38,39] O uso da hidralazina pode levar à cefaleia, a rubor facial, palpitações, náuseas e vômitos, bem como síndrome *lupus-like*. Efeitos colaterais comuns com o uso dos nitratos são hipotensão postural (sobretudo nos pacientes cujas pressões de enchimento não estão elevadas), cefaleia, rubor cutâneo, sintomas dispépticos e fraqueza. Os antagonistas dos receptores de angiotensina II reduzem a resistência arterial periférica, a pressão diastólica final do VE e aumentam o DC. Modulam a estimulação neuro-hormonal e interferem na remodelação ventricular, reduzindo a dilatação ventricular pós-infarto do miocárdio. Diferem dos inibidores da ECA por não interferirem com a degradação da bradicinina e não induzirem tosse. Têm efeitos semelhantes aos inibidores da ECA em reduzir a morbidade e mortalidade na insuficiência cardíaca e constituem boa opção para os pacientes que não toleram os inibidores da ECA (Tabela 3).

Outro vasodilatador especialmente útil nos pacientes internados é o nitroprussiato de sódio,

**Tabela 3** Antagonistas dos receptores da angiotensina II[32]

| Agente | Dose inicial | Dose-alvo |
|---|---|---|
| Losartan | 12,5 mg | 50 mg/dia |
| Valsartan | 20 mg | 40 a 80 mg/dia |
| Irbesartan | 75 mg | 150 a 300 mg/dia |
| Candesartan | 4 mg | 8 a 16 mg/dia |

usado em dose inicial de 0,5 mcg/kg/min, disponível apenas para uso endovenoso. Ele tem efeito imediato, promovendo vasodilatações arterial e venosa importantes, com diminuição da pré e pós-carga.

### Antagonista da aldosterona

A demonstração convincente dos benefícios da espironolactona em reduzir a mortalidade (26%) em pacientes com disfunção ventricular grave foi fornecida pelo estudo Rales (*Randomized Aldactone Evaluation Study*). Esse efeito está relacionado ao bloqueio do hiperaldosteronismo secundário e à redução da fibrose miocárdica. É também importante lembrar que a espironolactona reduz o risco de hipocalemia e hipomagnesemia que pode ocorrer com diureticoterapia convencional. Dessa forma, seu uso é recomendado nos pacientes com disfunção ventricular sintomáticos, na dose única diária de 25 mg.[20]

### β-bloqueadores

Mais recentemente vem crescendo a atenção ao uso dos β-bloqueadores na insuficiência cardíaca, já que a falência miocárdica determina mecanismos compensatórios que, em última análise, acabam por aumentar sobremaneira o nível plasmático de catecolaminas e diminuir a densidade dos β-receptores com consequente diminuição da resposta fisiológica às catecolaminas endógenas.

Assim como os inibidores da ECA[42-44] e à luz dos grandes ensaios clínicos (Cibis II,[45] Merit-HF,[46] Copernicus[47]), o tratamento a longo prazo com β-bloqueadores diminui o risco de morte e de hospitalização nos pacientes com insuficiência cardíaca. Recomenda-se, portanto, sua utilização em todos os pacientes com insuficiência cardíaca estável em classes funcionais de II a IV, inicialmente na dose de 3,125 mg de carvedilol 12/12 h[47] ou 12,5 mg de metoprolol uma vez ao dia, aumentadas de forma lenta e gradativa até 25 mg ou 200 mg,[46] respectivamente. Pode haver deterioração clínica (10 a 20%) no início da terapêutica,[28,38] habitualmente contornada com a diminuição da dose utilizada.

Para minimizar a hipotensão que pode advir do uso dos β-bloqueadores, estes devem ser administrados com intervalo de 1 hora antes ou após o uso dos inibidores da ECA. O emprego dos β-bloqueadores deve ser cuidadoso em pacientes com PAS < 90 mmHg e/ou bradicardia; durante o ajuste posológico, a monitorização dos níveis de PA e FC é fundamental. Estão contraindicados para a administração dessa droga os pacientes com BAV de 2 e 3 graus, hipotensão arterial sintomática, bradicardia significante (FC < 55), antecedentes de broncoespasmo ou doença pulmonar obstrutiva crônica e disfunção hepática severa.

## Antiarrítmicos

O tratamento farmacológico é necessário em pacientes com arritmias ventriculares complexas (taquicardia ventricular sustentada ou não). Em pacientes com insuficiência cardíaca, a amiodarona mostrou benefício na diminuição do risco de morte súbita cardíaca[48] e em relação a outros antiarrítmicos. Entretanto, não existem dados que justifiquem o uso profilático rotineiro da amiodarona em pacientes com disfunção ventricular sistólica e assintomáticos.[28]

Uma vez que a reversão ao ritmo sinusal ou o controle da frequência cardíaca na fibrilação atrial é importante para estabilizar o paciente com IC, todo esforço deve ser empenhado nesse sentido, e a amiodarona representa a melhor escolha terapêutica nesta situação. Doses diárias de manutenção baixas (100 a 200 mg/dia) são suficientes para atingir tal efeito.

A avaliação da função tireoideana e pulmonar deve ser realizada periodicamente para afastar a possibilidade de hipo ou hipertireoidismo ou pneumonite alveolar intersticial, sendo esta última rara em pacientes utilizando doses médias de amiodarona. Nos pacientes com história de fibrilação ou taquicardia ventricular, recuperados de parada cardiorrespiratória, o implante de cardiodesfibrilador implantável (CDI) deve ser considerado,[49] sobretudo nos pacientes em lista de espera para transplante cardíaco, em que a mortalidade por arritmia ventricular complexa é de cerca de 30% e a efetividade do CDI em controlar tais arritmias é de aproximadamente 90%.[50]

## Anticoagulantes

A anticoagulação com cumarínicos (varfarina) está indicada em pacientes com IC que apresentem uma ou mais das seguintes condições: fibrilação atrial, presença de trombo intraventricular visibilizado à ecocardiografia e/ou à ventriculografia, antecedentes de tromboembolismo e grandes áreas acinéticas.[28]

## Drogas inotrópicas e vasodilatadoras

Devem ser utilizadas com o objetivo de melhorar o suporte hemodinâmico em presença de hipotensão e má perfusão periférica, ou diurese reduzida em pacientes com terapêutica máxima tolerada e que permanecem sem controle adequado da insuficiência cardíaca. Seu uso deve ser temporário ou de forma intermitente, uma vez que, quando contínuo ou em longo prazo, associa-se ao aumento da mortalidade cardíaca.[28,38,39]

Quando comparada à dobutamina e à anrinone, a dopamina apresenta maior efeito periférico: resistência vascular e pressão arterial dose-dependentes (Tabela 4). Dessa forma, é a droga inotrópica de escolha quando a pressão arterial sistólica é baixa (< 90 mmHg) ou instável. Sua dose inicial deve ser baixa – 0,5 a 1 mcg/kg/min – e aumentada gradualmente até que se obtenha o aumento do índice cardíaco ou sejam observados os aumentos inadequados da frequência cardíaca e da pressão capilar pulmonar. Infusões abaixo de 2 mg/kg/min provocam maior ação da droga quanto à redução da resistência renal, mesentérica e coronária. Doses entre 2 e 5 mcg/kg/min exercem efeito inotrópico positivo, com aumento do índice cardíaco, pouca modificação na frequência cardíaca, sem alteração ou mesmo redução da resistência periférica. Doses maiores que 5 a 10 mcg/kg/min provocam aumento de pressão arterial, da resistência periférica e da frequência cardíaca, com redução do fluxo renal.

Nas situações em que a pressão arterial não é fator limitante, o uso da dobutamina (ou do anrinone) é preferível. A dobutamina tem potente efeito cardíaco (comparável à dopamina) e fraco efeito periférico. Dessa forma, doses de até 20 mcg/kg/min podem aumentar o índice cardíaco e diminuir as

**Tabela 4** Efeitos das principais drogas vasoativas

| | DC | Inotropismo | Resistência pulmonar | Resistência sistêmica | Dose | VA | Início | Pico |
|---|---|---|---|---|---|---|---|---|
| Dobutamina | ↑↑↑ | ↑↑↑ | ↓↓ | ↓↓ | 5-20 mcg/kg/min | IV | 1-2' | 10' |
| Dopamina dose ↓ | ↓ | | | | 2-5 mcg/kg/min | IV | 5' | 5-7' |
| Dopamina dose ↑ | ↑↑ | ↑↑ | | ↑↑↑ | > 5 mcg/kg/min | IV | 5' | 5-7' |
| Nitro | ↑↑ | | ↓↓ | ↓↓↓ | 0,5 mcg/kg/min | IV | Imediato | 30-60" |
| Noradrenalina | ↑↑ | ↑↑ | | | 0,05 mcg/kg/min | IV | | |
| Anrinone | ↑↑↑ | ↑↑ | ↓↓ | ↓↓ | 5-10 mcg/kg/min | IV | Imediato | 10' |
| Milrinone | ↑↑↑ | ↑↑ | ↓↓ | ↓↓ | Ataque: 0,05 mcg/kg em 10 min Manutenção: 0,0005 a 0,00075 mg/kg/min | IV | Imediato | 10' |

DC: débito cardíaco; Nitro: nitroprussiato de sódio; VA: via de administração.

resistências vascular e pulmonar, sem excessivo efeito sobre a frequência cardíaca. Considerando-se o aspecto hemodinâmico, a dobutamina tem vantagem sobre a dopamina.

O anrinone é um inibidor da fosfodiesterase, também denominado inodilatador, pois possui efeito inotrópico positivo e vasodilatador. De maneira semelhante à dobutamina, deve ser usado apenas quando a pressão arterial não for um fator limitante. É um potente inotrópico e provoca vasodilatação direta, causando redução das resistências sistêmicas e pulmonar. A dose inicial é de 0,75 mg/kg seguida de 5 a 10 mcg/kg/min e, quando associada à dobutamina, pode determinar vasodilatação excessiva e piora do débito cardíaco.

A milrinona tem efeito bastante semelhante à anrinona em aumentar o débito cardíaco e diminuir as pressões de enchimento, porém com duração maior que a anrinona. Tem efeito sinérgico com a dobutamina, tendo sido utilizada de forma associada ou isolada a dobutamina nos pacientes com insuficiência cardíaca refratária.[38]

Recentemente foi lançado no mercado um novo agente inotrópico (Levosimendan), que possui um mecanismo de ação diferente dos demais, ou seja, atua sensibilizando as proteínas contráteis à ação do cálcio, portanto não aumenta o cálcio intracelular, o que teoricamente lhe confere um menor efeito pró-arrítmico.

Em estudos clínicos, o Levosimendan tem se mostrado seguro e eficaz no tratamento da insuficiência cardíaca descompensada. O tratamento deve começar com uma dose de ataque de 12 mcg/kg em infusão de 10 minutos, seguida de infusão de 0,1 mcg/kg/min, por um período de 24 horas.

A insuficiência cardíaca é considerada refratária quando a condição do paciente persiste ou deteriora, apesar de instituído o tratamento intensivo adequadamente, entretanto, não havendo o resultado esperado com a terapêutica, é imperiosa a monitorização hemodinâmica à beira do leito, antes de se caracterizá-la como refratária.

Como guia para o acerto da dose dos vasodilatadores intravenosos, sugerimos:

- Iniciar com doses baixas (nitroprussiato de sódio 0,5 a 10 mcg/kg/min ou nitroglicerina 10 mcg/min). Se o índice cardíaco aumentar com a diminuição da resistência vascular sistêmica e com a diminuição da pressão capilar pulmonar e pequena queda da pressão arterial sistêmica, manter a mesma infusão.
- Se não ocorrerem as alterações hemodinâmicas citadas e a pressão arterial se mantiver, deve-se aumentar gradualmente a infusão (cada 5 ou 15 min).
- Se a pressão arterial diminuir sem modificação do índice cardíaco ou pressão capilar pulmonar, o vasodilatador deve ser suspenso e substituído ou apenas mantido o inotrópico positivo não digitálico.

Na impossibilidade de controlar satisfatoriamente esses pacientes por meio de terapêutica medicamentosa, é imprescindível a utilização de suporte circulatório como o balão intra-aórtico e/ou os dispositivos de assistência uni ou biventricular.

## Balão intra-aórtico (BIA)

Foi utilizado pela primeira vez em 1967,[51] em pacientes com disfunção ventricular aguda. Posicionado na aorta torácica através de punção da artéria femoral, esse dispositivo é insuflado durante a diástole e desinsuflado na sístole, o que permite aumento da pressão diastólica, com consequente elevação da pressão de perfusão coronariana e redução na pressão sistólica, de maneira a facilitar a ejeção ventricular esquerda. Pode determinar um aumento no débito cardíaco de até 40%. Tem sido importante nos pacientes com choque cardiogênico, associado ou não a evento isquêmico, no pós-operatório de cirurgia cardíaca de pacientes com disfunção ventricular importante e antes do transplante cardíaco (ponte para o transplante cardíaco).

A utilização do BIA não deve exceder de três a cinco dias, pelo risco aumentado de complicações após esse período. As complicações mais comuns são lesão vascular, sobretudo isquemia, fenômenos tromboembólicos, sangramento e infecção. Em casos de insuficiência aórtica moderada ou grave, dissecção da aorta, concomitância de outra doença terminal (p. ex., neoplasia) ou em não candidatos a transplante cardíaco, o uso do BIA é contraindicado.

Pacientes que permanecem dependentes do balão e de drogas vasoativas por mais de cinco dias devem ser considerados para o uso dos dispositivos de suporte circulatório mecânico.[52]

## Dispositivos de suporte circulatório mecânico

Utilizados clinicamente desde 1953,[53] esses dispositivos possuem os mesmos critérios de indicação que o BIA (Quadro 1). Podem ser de fluxo contínuo ou pulsátil, implantáveis ou externos, para assistência uni (direciona o ventrículo direito para artéria pulmonar ou o ventrículo esquerdo para aorta) ou biventricular. Apresenta como principais complicações, sobretudo na população que aguarda transplante cardíaco: alterações hematológicas, como sangramento, tromboembolismo e hemólise, infecção e insuficiência renal.[52]

Bomba de fluxo contínuo (biobomba): é o dispositivo de assistência circulatória externo, em paralelo ao ventrículo. Gera o débito cardíaco por princípio centrífugo, pode ser utilizada de forma isolada ou associada ao balão intra-aórtico para assistência ven-

**Quadro 1** Critérios hemodinâmicos para o uso de suporte circulatório mecânico[47,53]

Índice cardíaco < 1,8 L/m²/min
Pressão arterial sistólica < 90 mmHg
Pressão atrial esquerda ou direita > 20 mmHg
Débito urinário < 20 mL/h (adulto)
Resistência vascular sistêmica > 2.100 dinas.s.cm⁻⁵
Acidose metabólica

Considerando terapêutica farmacológica otimizada e volemia adequada, apesar do uso do balão intra-aórtico.

tricular esquerda e/ou direita. Sua utilização é limitada ao período de uma a duas semanas e não representa a primeira opção como ponte para o transplante cardíaco.[28,52,54]

Ventrículo artificial: os dispositvos mais utilizados para substituir os ventrículos por longo tempo são o Thoratec®, que é externo e de acionamento pneumático, com fluxo pulsátil, e os ventrículos implantáveis Novacor® e HeartMate®, também pulsáteis, de acionamento eletromecânico. São utilizados principalmente como ponte para transplante, para síndrome pós-cardiotomia e como alternativa ocasional ao transplante cardíaco.[53,54]

Coração artificial: dispositivo totalmente implantável que é utilizado apenas como ponte para transplante. O mais conhecido é o Symbios Jarvik-7, cujo mecanismo de acionamento é pneumático e pode proporcionar um volume sistólico máximo de 70 mL, com fluxo máximo de 15 L/min. Pode haver melhora significativa da função ventricular após uso prolongado de circulação assistida, permitindo inclusive a remoção do sistema.[53,54]

## TRATAMENTO CIRÚRGICO

O transplante cardíaco representa hoje o tratamento mais definitivo para pacientes portadores de cardiomiopatia de natureza variada, em IC refratária à terapêutica medicamentosa máxima e na impossibilidade de tratamento por cirurgia cardíaca convencional (revascularização miocárdica, cirurgia valvar).[28,38,39,54] O transplante ortotópico permite, segundo dados do Registro Internacional, uma sobrevida de 80, 70 e 60% em um, três e cinco anos, respectivamente. Nos pacientes com resistência pulmonar elevada (> 5 U Wood após vasodilatador), o transplante heterotópico (ou de coração auxiliar) ou o transplante de coração-pulmão são mais indicados.[55]

Condições socioeconômicas e presença de doença que limite a sobrevida após o transplante (neoplasias) são fatores decisivos na seleção dos pacientes para essa modalidade terapêutica.

A cardiomioplastia utiliza enxertos musculares esqueléticos, estimulados eletricamente em sincronia com o coração, a fim de substituir parcialmente ou reforçar o músculo cardíaco.[37,56] Porém a sobrevida ainda é inferior em relação ao transplante cardíaco (78, 60 e 42% em um, dois e cinco anos, respectivamente).[28]

Ainda em avaliação experimental[28] e em investigação como terapêutica alternativa ao transplante cardíaco,[57] a ventriculectomia objetiva a diminuição da tensão da parede ventricular pela redução da relação volume/massa, o que pode resultar na recuperação parcial da contratilidade ventricular. Proporciona sobrevida em torno de 50 a 60% no primeiro ano, porém a sobrevida livre de evento parece ser baixa.[57-59]

A valvoplastia mitral tem sido empregada em alguns centros com aparente benefício funcional.[60] No entanto, não há ainda evidência de que esse procedimento possa exercer alguma influência na sobrevida dos pacientes.[28,61,62]

O implante de marca-passo biventricular tem como objetivo corrigir a discinesia da contração ventricular esquerda (bloqueio da condução intraventricular), presente em 20 a 30% dos pacientes com disfunção ventricular sintomática.[63] Resultados preliminares do estudo prospectivo VIGOR CHF, que avalia pacientes com disfunção ventricular sintomática moderada a grave submetidos a implante de marca-passo biventricular, indicam melhora sintomática, melhor tolerância ao exercício e decréscimo da ativação simpática. Na Figura 9, é possível observar, de forma simplificada, a abordagem terapêutica do paciente com insuficiência cardíaca.

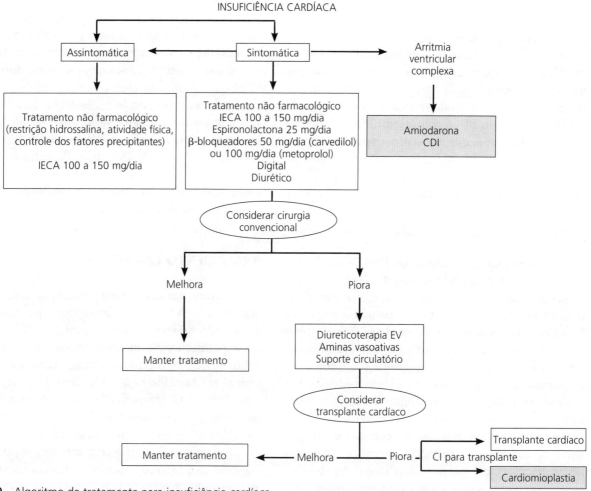

**Figura 9** Algoritmo de tratamento para insuficiência cardíaca.
CDI: cardioversor-desfibrilador implantável; CI: contraindicação; EV: endovenosa; IECA: inibidor da enzima de conversão da angiotensina.

# FISIOTERAPIA E ASSISTÊNCIA VENTILATÓRIA NO PACIENTE COM ICC

CRISTIANO CARVALHAES
CAMILLA PINCELLI LOURENÇÃO

Os pacientes com ICC apresentam uma perda generalizada de trofismo da musculatura esquelética. Além disso, mesmo nos estágios precoces da ICC, a função dos músculos periféricos está deteriorada por causa das anormalidades estruturais e metabólicas da musculatura esquelética. As biópsias dos músculos respiratórios mostraram uma variedade de anormalidades histológicas na ICC, incluindo atrofia de fibras tipo I no diafragma de ratos experimentais.

Tanto a disfunção generalizada da musculatura esquelética como um aumento crônico de carga de trabalho podem resultar em uma diminuição da força e endurance dos músculos respiratórios na ICC.

A fadiga e a dispneia são os sintomas que mais limitam a capacidade funcional nesses pacientes. No passado, esses sintomas eram atribuídos exclusivamente às alterações hemodinâmicas secundárias à falência cardíaca, mas, atualmente, reconhecem-se mecanismos periféricos em sua origem.

Os distintos protocolos de treinamento físico em pacientes com ICC têm demonstrado alterações bioquímicas e histológicas favoráveis aos músculos esqueléticos, associados ao aumento do consumo de oxigênio máximo, à diminuição da atividade simpática e à melhora da função endotelial e da atividade diária.

O treinamento aeróbio tem sido demonstrado em parte para reverter as anormalidades metabólicas dos músculos respiratórios, aumentar a performance no exercício e reduzir a excessiva resposta ventilatória ao exercício em pacientes com falência cardíaca.

Nos pacientes com ICC, os músculos respiratórios também apresentam diminuição de força e menor resistência à fadiga, alterações que se correlacionam à magnitude da dispneia.

Os sintomas de falência cardíaca, como fadiga e dispneia ao esforço, podem resultar, em parte, dessas anormalidades intrínsecas dos músculos esqueléticos. A dispneia ao esforço pode ocorrer quando a atividade dos músculos respiratórios está aumentada e/ou os músculos respiratórios estão fracos, e pode estar relacionada ao drive neural dos músculos respiratórios. Um aumento do trabalho respiratório ou a fraqueza dos músculos respiratórios estão associados ao aumento do drive neural; então, eles são associados à dispneia.

Como a dispneia é um sintoma habitual desses pacientes, o treinamento seletivo da musculatura respiratória poderia resultar em um alívio funcional. A fraqueza dos músculos respiratórios pode ser avaliada pela pressão inspiratória máxima e pela pressão expiratória máxima; nos pacientes com ICC, essas pressões encontram-se geralmente diminuídas.

Mancini et al.[64] observaram que o treinamento seletivo da musculatura respiratória melhora a força e a endurance com um aumento da capacidade de exercício máximo e submáximo nos pacientes com falência cardíaca congestiva. A dispneia durante as atividades diárias também pôde ser subjetivamente melhorada na maioria dos pacientes treinados.

No estudo de Cahalin et al.,[65] o treinamento da musculatura inspiratória através de 40% da PImáx de 5 a 15 minutos, 3 vezes ao dia por 8 semanas, resultou em uma melhora da PImáx e PEmáx além do alívio da dispneia durante o exercício.

Resultados semelhantes aos estudos citados foram encontrados por Martínez et al.[66] Dos vinte pacientes estudados, onze realizaram o treinamento da musculatura inspiratória com 30% da PImáx e nove utilizaram 10% da PImáx. Nos dois grupos, observou-se melhora da dispneia e nos valores da PImáx, levando a uma melhora funcional desses pacientes.

Apesar de a maioria dos estudos ser realizada em um grupo pequeno de pacientes, observou-se que um treinamento específico da musculatura respiratória pode resultar no alívio dos sintomas e na melhora funcional dos pacientes com ICC. Dessa forma, a realização de trabalhos com uma população maior se faz necessária.

Os pacientes com ICC apresentam alterações de padrão respiratório, como Cheyne-Stokes, disfunção de VE importante, dispneia, edema agudo de pulmão etc.

A respiração de Cheyne-Stokes é uma forma de desordem respiratória do sono que acomete aproximadamente 40% dos pacientes com ICC e FEVE < 40%. Caracteriza-se por uma alteração crescente e decrescente de volume corrente (VC), separadas por períodos de apneia ou hipopneia.

Pacientes com a respiração de Cheyne-Stokes têm sono fragmentado, com pequenos períodos de despertar e queda significativa da saturação de oxigênio sanguíneo noturno, o que provoca um sono pouco eficiente.

Dentre as características clínicas, incluem-se excessiva sonolência no dia a dia, dispneia paroxística noturna, insônia e roncos. Os mecanismos propostos para o aparecimento desse tipo de desordem respiratória do sono são: aumento na sensibilidade do SNC para mudanças na $PaO_2$ e $PaCO_2$ arterial; diminuição na reserva corpórea total de $CO_2$ e $O_2$ que resulta em uma instabilidade nas tensões dos gases sanguíneos arteriais em resposta a alterações da ventilação; e, finalmente, aumento de tempo circulatório.

Um aumento da sensibilidade central ao $CO_2$ poderia ser um dos mecanismos envolvidos no desenvolvimento da hipocapnia de base nos pacientes com CSR. A hiperventilação levará a uma queda da $PaCO_2$ abaixo do limiar de apneia do sono, resultando em uma apneia. Posteriormente, os níveis de $PaCO_2$ se elevam até o término da apneia, o que poderia gerar uma resposta ventilatória aumentada, promovendo, assim, um padrão de respiração periódica.

Outro mecanismo proposto para a hiperventilação é a estimulação de receptores vagais irritantes pulmonares pela congestão. Observa-se que a pressão de capilar pulmonar é maior nos pacientes com ICC e CSR do que naqueles sem essa alteração de respiração.

Nos pacientes com ICC, ocorre a diminuição da capacidade residual funcional decorrente da congestão da vasculatura pulmonar e da consequente diminuição do volume de ar. Como resultado, a reserva total de $CO_2$ e $O_2$ é diminuída e o sistema respiratório se torna muito mais instável.

O tempo circulatório também está alterado nos pacientes com ICC. O atraso circulatório está diretamente relacionado ao período do ciclo de apneia-hiperpneia, o que contribui para o padrão respiratório de CS.

O uso do oxigênio diminui o índice de apneia e hipopneia, e os graus de dessaturação da oxi-hemoglobina, o que faz aumentar o tempo total de sono e diminuir o estágio 1 do sono.

A apneia obstrutiva do sono (AOS) também é uma séria patologia que aflige os pacientes com ICC. Recentes estudos demonstraram a importância da fisiopatologia da doença nos pacientes portadores de ICC, com potentes implicações terapêuticas.

A AOS tem um número de efeitos fisiológicos prejudiciais ao sistema cardiovascular, os quais são mensurados por meio de inúmeros mecanismos. A geração de uma pressão negativa intratorácica exagerada contra uma oclusão de VA alta durante a apneia aumenta a pressão transmural sistólica e, consequentemente, a pós-carga de VE, o que leva à redução do volume ejetado e de DC.

O aumento do retorno venoso para o VD ocorre como resultado da pressão negativa intratorácica exagerada. A distensão do VD promove desvio do septo interventricular à esquerda, causando deterioração no enchimento de VE e na queda do volume ejetado.

O tratamento terapêutico se resume a medicamentos para maximinizar a função cardíaca, oxigenoterapia noturna e CPAP nasal.

## VENTILAÇÃO MECÂNICA INVASIVA E NÃO INVASIVA

Define-se como ventilação mecânica invasiva a técnica de ventilação em que se utiliza algum tipo de endoprótese, seja esta orotraqueal, nasotraqueal ou traqueostomia.

Estudos mostram que, entre pacientes portadores de ICC, 3 a 18% evoluem para EOT, sendo estes pacientes ventilados de maneira convencional, respeitando os valores de normalidade gasométricos. Mostram também que o tratamento, atualmente, pode ser realizado ou revertido basicamente com a técnica da ventilação não invasiva.

A VMNI é definida como uma técnica de ventilação artificial na qual não é empregado nenhum tipo de prótese traqueal, sendo a conexão entre ventilador e paciente realizada por meio de uma máscara nasal ou facial.

Uma das formas de VMNI conhecidas é a CPAP, definida como uma técnica que promove uma pressão positiva nas vias aéreas, tanto na fase inspiratória quanto na expiratória. Essa técnica é utilizada com o paciente em respiração espontânea; este recebe auxílio na fase inspiratória pela variação de fluxo; na fase expiratória, o sistema é mantido pressurizado por um nível de PEEP pré-ajustado. Estudos vêm mostrando a eficácia e a utilização desse tipo de ventilação em pacientes com ICC.

O uso da CPAP nasal vem sendo muito estudado no tratamento da CSR nos pacientes com ICC.

Takasaki et al. estudaram os efeitos da CPAP nasal em pacientes cardiopatas com CSR e constataram que a CPAP aumentou a FEVE com significante queda na frequência das apneias e hipopneias dos pacientes.

Naughton et al.,[67] em um estudo randomizado, concluíram que a CPAP nasal elevou a FEVE, diminuindo a pós-carga de VE pelo aumento da pressão intratorácica e da queda da pressão transmural, o que provocou uma atenuação da CSR pelo aumento da $PaCO_2$.

Mais tarde, os autores estudaram os efeitos da CPAP nasal na $PtcCO_2$ e no volume total de pacientes com CSR e ICC (Figura 10). Comparado com um grupo controle, houve uma queda significativa na apneia e hipopneia, causando um aumento considerável da $PtcCO_2$ e uma diminuição do volume total. O objetivo era fazer que houvesse um aumento de FEVE com a CPAP, diminuindo o edema pulmonar intersticial e a estimulação dos receptores vagais pulmonares, os quais seriam os causadores da hiperventilação e hipocapnia nesses pacientes.

A dispneia é um importante sintoma nos pacientes com ICC. Isso ocorre por uma diminuição na complacência decorrente da congestão e de um aumento da pressão pleural. A fraqueza e a disfunção da musculatura respiratória possuem um importante papel nesse sintoma.

Estudos mostram que a aplicação de uma CPAP de 10 $cmH_2O$ levaria a uma queda de até 40% na amplitude da pressão pleural, diminuindo, dessa forma, a dispneia.

No coração normal onde o DC é largamente dependente da pré-carga de VE, a CPAP diminui o DC pela redução da pré-carga de VE, sem diminuir a pós-carga. Em contraste, pelo fato de o DC no coração insuficiente ser pouco sensível às alterações de pré-carga, mas muito sensível às alterações de pós-carga, a CPAP induzindo a diminuição da pressão transmural de VE pode aumentar o DC.

Seharf et al. mostraram que a CPAP com 5 a 10 $cmH_2O$ causou aumento do DC em pacientes com ICC estável.

Um grande número de pacientes em estágio final da ICC é muitas vezes hospitalizado por causa da ocorrência de EAP. Nesses casos, a CPAP também tem sido utilizada como método de escolha rápido e eficaz no tratamento da doença.

Em um estudo controlado envolvendo quarenta pacientes com EAP cardiogênico, o grupo controle recebeu somente terapia medicamentosa e oxigenoterapia, enquanto o outro grupo recebeu também a terapia com pressão positiva (CPAP) de 10 $cmH_2O$. O efeito da pressão positiva nas vias aéreas promoveu um rápido aumento na $PaO_2$ e queda na $PaCO_2$, e também uma significativa queda de entubação orotraqueal (EOT).

Em um outro estudo controlado e randomizado, Ho et al. estudaram cem pacientes com EAP cardiogênico, comparados com o grupo-controle. No grupo que recebeu a terapia com CPAP houve uma queda significativa no gradiente de tensão alveoloarterial de $O_2$, aumento no índice de volume de sangue ejetado e diminuição do número de entubações orotraqueal e ventilação mecânica (VM).

Um outro método de VMNI como forma de tratamento da ICC é o BiPAP. Ele também melhora a função do VE em pacientes com ICC crônica secundária à função sistólica, melhora a oxigenação tecidual e diminui o trabalho respiratório, além de melhorar a função de VE.

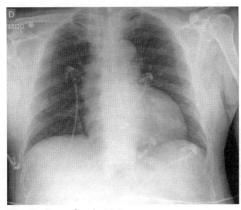

**Figura 10** Radiografia de ICC.

Grace e Greenbaum mostraram em um estudo que com a introdução da pressão expiratória positiva final (PEEP) houve uma melhora do DC em pacientes com pressão de artéria pulmonar maior que 18 mmHg.

O BiPAP também age diminuindo a RVS. Essa queda ajuda na melhora da FE, aumentando o DC. Outro efeito do aparelho é que ele aumenta a performance do VE pela diminuição da pós-carga aumentando a contratilidade e, consequentemente, a pré-carga de VE.

A frequência cardíaca também é outro índice possível de ser mensurado. Essa frequência tende a diminuir em razão de uma resposta compensatória à melhora da função miocárdica.

Os níveis de pressão são os menores possíveis, suficientes para que haja uma pequena pressurização nos pulmões. Valores de IPAP em torno de 5 cmH$_2$O e EPAP em torno de 3 cmH$_2$O são indicados e muito confortáveis para o paciente, segundo um estudo realizado por Brick Acosta et al., além de ser mais confortável que a CPAP. Esta possui um excelente potencial para melhorar a performance de VE dos pacientes com ICC crônica secundária à disfunção sistólica grave.

O uso da CPAP nos pacientes com apneia obstrutiva do sono possui efeitos benéficos quando aplicado durante o sono, aumentando a pressão intratorácica e reduzindo a pós-carga de VE.

Outro benefício do uso da CPAP é que, pelo fato de a AOS causar um aumento na pressão sanguínea (PS) no estágio 2 do sono, a eliminação da AOS pela CPAP leva à queda da PS noturna.

A combinação do aumento da pressão intratorácica e diminuição da PS, através da eliminação da AOS pela CPAP, provoca a diminuição da pressão transmural sistólica e, consequentemente, a redução da pós-carga de VE.

A hipóxia durante a apneia também pode originar isquemia e arritmias cardíacas, diminuindo a contratilidade do miocárdio recorrente de uma estimulação do sistema nervoso simpático (SNS) e de vasoconstrição.

## REFERÊNCIAS BIBLIOGRÁFICAS

1. Hart OYT, Redfield MM. Diastolic heart failure in the community. Curr Cardiol Resp 2000;2:461-9.

2. Kannel WB. Current status of the epidemiology of heart failure. Curr Cardiol Resp 1999;1:11-9.

3. Datasus. Ministério da Saúde, Brasil. Óbitos de residentes – Brasil – período de 1995. Disponível em: <http://www.datasus.gov.br>.

4. Mann D. Mechanisms and models in heart failure: a combinational approach. Circulation 1999;999-1008.

5. Bruanwald E. Congestive heart failure: a half century perspective. Eur Heart J 2001;22:825-36.

6. Schrier RW, Abraham WT. Hormones and hemodynamics in heart failure. N Engl J Med 1999;341:577-85.

7. Hunter JJ, Chien. Signaling pathway for cardiac hypertrophy and failure. N Engl J Med 1999;341:1276-83.

8. Man DL. Basic mechanisms of disease progression in failing heart: the role of excessive adrenergic drive. Prog Cardiov Dis 1998;41:1-8.

9. Cohn JN, et al. Plasma norepinephrine as a guide to prognosis in patients with chronic congestive heart failure. N Engl J Med 1984;311:819-23.

10. Gilbert EM, Joseph J. The sympathetic nervous system in chronic heart failure. Prog Cardiov Dis 1998;41:9-16.

11. Cohn JN. The sympathetic nervous system in heart failure. J Cardiovasc Pharmacol 1989;14:S57-61.

12. Carson PE. Beta blocker treatment in heart failure. Prog Cardiov Dis 1999;41:301-22.

13. Dzau VJ, Re R. Tissue angiotensin system in cardiovascular medicine: a paradigm shift? Circulation 1994;89:493-8.

14. Colucci WS, et al. Intravenous nesiritide, a natiuretic peptide in the treatment of decompensated congestive heart failure. N Engl J Med 2000;343:246-53.

15. Sander GE, et al. Angiotensin-converting enzyme inhibitors and angiotensin II receptor antagonists in the treatment of heart failure caused by left ventricular systolic dysfunction. Prog Cardiov Dis 1999;41:265-300.

16. Weber KT, Brilla CG. Pathological hypertrophy and cardiac interstitum: fibrosis and renin-angiotensin-aldosterone system. Circulation 1991;83:1849-65.

17. Greenwald L, Becher RC. Expanding the paradigm of the renin-angiotensin system and angiotensin-converting enzyme inhibitors. Am Heart J 1994;128:997-1009.

18. Zannad F. Aldosterone and heart failure. Eur Heart J 1995;16:98-102.

19. Weber KT. Aldosterone and spironolactone in heart failure. N Engl J Med 1999;341:753-55.

20. Pitt B, et al. The effects of spironolactone on morbidity and mortality in patients with severe heart failure. N Engl J Med 1999;341:709-17.

21. Burnett JC, Horng H. Natriuretc peptides in the pathophysiology of congestive heart failure. Curr Cardiol Rep 2000;2:198-205.

22. Lainchbury JG. Novel neurohumoral factors in congestive heart failure: adrenomodulin. Curr Cardiol Resp 2001;3:208-14.

23. Levin ER, Gardner DG, Samson WK. Natriuretic peptides. N Engl J Med 1998;339:321-8.

24. Mann DL, Young JB. Basic mechanisms in congestive heart failure: recognizing the role of proinflammatory cytokines. Chest 1994;105:897-904.

25. Mann DL. Cytokines as mediators of disease progression in the failing heart. In Hosenpund JD, Greemberg BH. Congestive heart failure: pathophysiology, diagnosis and comprehensive approach to management. Filadélfia: Lippincott Williams & Wilkins; 1999. p.213.

26. Vadlamani L, Abraham WT. Insights into pathogenesis and treatment of citokines in cardiomtopathy. Curr Cardiol Rep 2000;2:120-8.

27. Cody RJ. Hormonal alterations in heart failure. In Hosenpund JD, Greemberg BH. Congestive heart failure – Pathophysiology, diagnosis and comprehensive approach to management. Filadélfia: Lippincott Williams & Wilkins; 1999.

28. II Diretrizes da Sociedade Brasileira de Cardiologia para diagnóstico e tratamento de insuficiência cardíaca. Arq Bras Cardiol 1999;72:1.

29. Gibbsons GH, Dzau VJ. The emerging concept of vascular remodeling. N Engl J Med 1994;330:1431-8.

30. Remuzzi G, Benigni A. Endothelins in the control of cardiovascular and renal function. Lancet 1993;342:589-93.

31. Ellahham SH, et al. Bosentan and the endothelial system in congestive heart failure. Clin Cardiol 2000;23:803-7.

32. Cannon PJ. Prostaglandins in congestive heart failure and the effects of nonsteroidal anti-inflamatory drugs. Am J Cardiol 1986;81:123-32.

33. Moskowitz R. The angiotensin-converting enzyme and aspirin interaction in congestive heart failure: fear or reality. Curr Cardiol Resp 2001;3:247-53.

34. Lomardi WL, Gilbert E. The effects of neurohormonal left ventricular remodeling in heart failure. Curr Cardiol Rep 2000,2.90-8.

35. Sackener-Bernstein JD. The myocardial matrix and the development and progression of ventricular remodeling. Curr Cardiol Rep 2000;2:112-9.

36. Willians RS. Apoptosis and heart failure. N Engl J Med 1999;341:759-60.

37. Magovern GJ, Simpson KA. Clinical cardiomyoplasty: review of the ten-year United States experience. Ann Thorac Surg 1996;61:413-9.

38. Consensus Recommendations for the management of chronic heart failure. On behalf of the membership of the advisory council to improve outcomes nationwide in heart failure. Am J Cardiol 1999;83:1A-38A.

39. Guidelines for the Evolution and Management of Heart Failure: a report of the American College of Cardiology and American Heart Association Task Force on Practices Guidelines. Circulation 1995;92:2764-84.

40. Almeida DR, et al. Avanços na terapêutica da disfunção ventricular: estimular ou bloquear o coração em falência? (Inotrópicos versus betabloqueador). Rev Soc Cardiol Estado de São Paulo 1998;8:262-8.

41. The Digitalis Investigation Group. The effect of digoxin on mortality and morbidity in patient with heart failure. N Engl J Med 1997;336:525-33.

42. The Solvd Investigators. Effects of enalapril on survival in patients with reduced left ventricular ejection and congestive heart failure. N Engl J Med 1991;325:293-302.

43. The Solvd Investigators. Effects of enalapril on mortality and development of heart failure in asymaptomatic patients with reduced left ventricular ejection fractions. N Engl J Med 1992;327:685-91.

44. Consensus Trial Study Group. Effects of enalapril on mortality in severe congestive heart failure: results of the Cooperative North Scandinavian Enalapril Survival Study (Consensus). N Engl J Med 1987;316:1429-35.

45. CIBIS-II Investigators and Committees. The cardiac insufficiency bisoprolol study II (CIBIS-II): a randomized trial. Lancet 1999;353:9-13.

46. Merit – HF Study. Effects of metoprolol CR/XL in chronic heart failure: metoprolol CR/XL randomized intervention trial in congestive heart failure (MERIT-HF). Lancet 1999;353:2001-7.

47. Doval HC, et al. Grupo de estudo de la sobrevida en la insuficiencia cardiaca en Argentina (GESSICA). Randomized trial of low-dose amiodadrone in severe congestive heart failure. Lancet 1994;344:493-8.

48. Parker M, et al. The effects of carvedilol on morbidity and mortality in patients with chronic heart failure. N Engl J Med 2001;344:1651-8.

49. Bänsch D, et al. Clusters of ventricular tachycardias signify impaired survival in patients with idiopathic dilated cardiomyopathy and implantable cardioverter defibrillators. J Am Coll Cardiol 2000;36:566-73.

50. Schmidinger H. The implantable cardioverter defibrillator as a 'bridge to transplant': a viable clinical strategy?. Am J Cardiol 1999;83:151D-57D.

51. Kesselbrenner AB, et al. Intra-aortic ballon caunterpulsaton. In Textbook of critical care. 3.ed. Filadélfia: WB Saunders; 1995. p.538.

52. Pennington DG, Swartz MT. Assisted circulation and mechanical hearts. In: Braunwald E. Heart disease: a textbook of cardiovascular medicine. 4.ed. Filadélfia: WB Saunders; 1992. p.535.

53. Broderick TJ, Wechsler AS. Ventricular assist devices and artificial hearts. In: Ayres SM, et al. Textbook of critical care. 3.ed. Filadélfia: WB Saunders; 1995. p.553.

54. Hunt AS, Frazier OH, Myers TJ. Mechanical circulatory support and cardiac transplantation. Circulation 1998;97:2079-90.

55. Hosenpud JD, et al. The registry of the International Society for Heart and Lung Transplantation: seventeenth official report – 2000. J Heart Lung Transplant 2000;19:909-31.

56. Furnary AP, et al. Long-term outcome, survival analysis and risk stratification of dynamic cardiomyoplasty. J Thorac Cardiovasc Surg 1996;112:1640-50.

57. Schreuder JJ, et al. Acute and short-term effects of partial left ventriculectomy in dilated cardiomyopathy. J Am Coll Cardiol 2000;36:2104-14.

58. Franco-Cereceda A, et al. Partial let ventriculectomy for dilated cardiomyopathy: is this na alternative to transplantation?. J Card Surg 2001;121:879-93.

59. Ratcliffe M. Batista's operation: What have we learned?. J Am Coll Cardiol 2000;36:2115-7.

60. Buffolo E, et al. Nova abordagem cirúrgica para o tratamento de pacientes com insuficiência cardíaca refratária com miocardiopatia dilatada e insuficiência mitral secundária. Arq Bras Cardiol 2000;74:129-34.

61. Dreyfus G, Milaiheanus S. Mitral valve repair in cardiomyopathy. J Heart Lung Transplant 2000;19:S73-6.

62. Lechman J, et al. Mitral ring annuloplasty: an incomplete correction of functional mitral regurgitation associated with left ventricular remodeling. Curr Cardiol Rep 2001;3:241-6.

63. Cazeau S, et al. Effects of multisite biventricular pacing in patients with heart failure and intraventricular conduction delay. N Engl J Med 2001; 344:873-80.

64. Mancini D, et al. Benefit of selective respiratory muscle training on exercise capacity in patients with chronic congestive heart failure. Circulation 1995;91:320-9.

65. Cahalin L, Semigran M, Dec W. Inspiratory muscle training in patients with chronic heart failure awaiting cardiac transplantation: results of a pilot clinical trial. Physical Therapy 1997;77:831-8.

66. Martínez A, et al. Selective training of respiratory muscles in patients with chronic heart failure. Rev Med Chile 2001;129:133-9.

67. Naughton M, et al. Treatment of congestive heart failure and cheyne-stokes respiration during sleep by continuous positive airway pressure. Am J Respir Crit Care Med 1995;151:92-7.

68. Johnson W, Hirsch AT, Creager MA. The peripheral circulation in heart failure. In Hosenpund JD, Greemberg BH. Congestive heart failure – pathophysiology, diagnosis and comprehensive approach to management. Filadélfia: Lippincott Williams & Wilkins; 1999. p.233.

69. Saxon LA, et al. Biventricular pacing in patients with congestive heart failure: two prospective randomized trials. Am J Cardiol 1999;83:120D-3D.

70. Meyer FJ, et al. Respiratory muscle dysfunction in congestive heart failure. Circulation 2001;103:2153-8.

71. Starling RC, et al. Results of partial left ventriculectomy for dilated cardiomyopathy. J Am Coll Cardiol 2000;36:2098-103.

72. 71.    Quaranta A, D'Alonzo G, Krachman S. Cheyne-stokes respiration during sleep in congestive heart failure. Chest 1997;111:467-73.

73. Javaheri S. Effects of continuous positive airway pressure on sleep apnea and ventricular irritability in patients with heart failure. Circulation 2000;101:392-7.

74. Köhnlein T, et al. Assisted ventilation for heart failure patients with cheyne-stokes respiration. Eur Respir J 2002;20:934-41.

75. Naughton M. Pathophysiology and treatment of cheyne-stokes ventilation. Thorax 1998;53:514-8.

76. Yan A, Bradley T, Liu P. The role of continuous positive airway pressure in the treatment of congestive heart failure. Chest 2001;120:1675-85.

77. Kaye D, et al. Acute effects of continuos positive airway pressure on cardiac sympathetic tone in congestive heart failure. Circulation 2001;103:2336-8.

78. Acosta B, et al. Hemodynamic effects of noninvasive bilevel positive airway pressure on patients with chronic congestive heart failure with systolic dysfunction. Chest 2000;118:1004-9.

79. Tkacova R, et al. Effects of continuos positive airways pressure on obstructive sleep apnea and left ventricular afterload in patients with heart failure. Circulation 1998;98:2269-75.

80. Bradley D. Continuos positive airway pressure for congestive heart failure. CMAJ 2000;162:535-6.

# 27

# O PACIENTE NEUROCIRÚRGICO ADULTO

SIMONE SATO
SÉRGIO BRANCO SOARES JUNIOR

O traumatismo cranioencefálico (TCE) consiste no trauma, por mecanismo direto ou indireto, da caixa craniana e de seu conteúdo, o encéfalo, formado pelo tronco encefálico, diencéfalo, telencéfalo e cerebelo. O aumento da prevalência do trauma no mundo civilizado, relacionado diretamente com os índices crescentes de violência e velocidade de impacto, principalmente nos grandes centros urbanos, trouxe o trauma craniano, com seu alto índice de morbidade e mortalidade, para o centro das atenções, permitindo o desenvolvimento de medidas e técnicas que auxiliam o diagnóstico e o tratamento precoces das lesões resultantes.

O TCE é mais um problema de saúde pública em todo o mundo e é a principal causa de morte entre adultos jovens, com idade entre 15 e 24 anos, do sexo masculino. Pode resultar em incapacidade funcional, obrigando a mudar permanentemente as habilidades e perspectivas do paciente e modificar a vida de seus familiares em fase muito produtiva da vida.[1,2,3,4,5] A incidência anual do TCE nos Estados Unidos encontra-se na ordem de quinhentos mil novos casos.[6]

No Japão, nos Estados Unidos e em muitos países europeus, a mortalidade por TCE em homens com menos de 65 anos é superada por doenças cardíacas, cerebrovasculares ou câncer.[2]

Quanto à incidência no Brasil, o TCE é a primeira causa de morte em indivíduos com menos de quarenta anos. Em 1997, ocupou o segundo lugar, quando se consideraram todas as causas externas (mecanismos traumáticos de origem acidental ou intencional), contabilizando 119.550 (13,2%) dos 903.516 óbitos, ultrapassada apenas pelas doenças do aparelho circulatório.[7]

O predomínio de adultos jovens nas vítimas de TCE é corroborado pela literatura e por dados estatísticos com predomínio quase sempre do sexo masculino.[2,4,5,8-13] Essa faixa etária detém percentuais altos de mortes por TCE e também quando se consideram todas as causas externas, sem o diagnóstico principal.[11,12] Talvez isso ocorra pela maior exposição dessa faixa populacional aos acidentes, como as quedas, às violências urbanas, agressões físicas e acidentes de transporte, assim como à maior atividade laborativa. Isso pode ser, entretanto, variável de lugar para lugar.[2,7,10,13,14]

No Distrito Federal, no ano de 1991, a incidência de TCE foi de 341/100 mil habitantes, significando 40% dos atendimentos de pacientes vítimas de trauma em um hospital terciário, onde, dos 13.521 pacientes atendidos, 5.436 (40%) tinham TCE, sendo 2.391 (44%) decorrentes de acidente de transporte, 2.174 (40%) de quedas e 761 (16%) de agressão. Durante esse ano, ocorreram 797 óbitos por TCE, sendo 481 (60,5%) por acidente de trânsito.[15]

Considerando o trauma de cabeça, em 1997, 3.635 (12%) dos 29.717 pacientes residentes internados na rede hospitalar do município de São Paulo, por lesões e envenenamentos, tinham TCE como diagnóstico principal, com uma taxa de mortalidade de 10%. A faixa etária de maior incidência foram os menores de dez anos (20,3%) com o menor percentual de mortes, seguida pelo de adultos jovens (20 a 29 anos – 16,9%; e 30 a 39 anos – 16,1%), predominando o sexo masculino com 2.784 casos (76,6%).[10]

A Tabela 1 mostra as variações na incidência e morte do TCE em diversos locais. Nos Estados Unidos, na França e na Espanha, a taxa de mortalidade é duas

**Tabela 1** Incidência e morte em TCE

| Referência | Ano do estudo | Admissões/100 mil habitantes | Mortes/100 mil habitantes | Casos fatais % |
|---|---|---|---|---|
| Joanesburgo | 1986 | 316 | 81 | 25,6 |
| Escócia | 1974-76 | 313 | 10 | 3,2 |
| França | 1986 | 281 | 22 | 7,8 |
| Inglaterra | 1972 | 270 | 10 | 3,7 |
| Suécia | 1984 | 249 | 17 | 6,8 |
| Estados Unidos | 1970-74 | 200 | 25 | 12,5 |
| San Diego | 1978 | 295 | 22 | 7,5 |
| San Diego | 1981 | 180 | 30 | 16,6 |
| Espanha | 1988 | 91 | 20 | 21,9 |
| São Paulo* | 1997 | – | 26-39 | – |
| Brasília** | 1991 | 341 | – | – |

Adaptada de Jennett (1996).[2] *Koizumi et al. (2000).[10] **Pittella e Gusmão (1999).[15]

a três vezes maior que a da Inglaterra e da Escócia. Em São Paulo, representa de três a quatro vezes e em Joanesburgo, oito vezes maior que as desses países.[2,5,16]

Os homens têm de duas a três vezes maior incidência sobre as mulheres, como mostra a Tabela 2.[16,17] Em São Paulo, a incidência de TCE em homens foi três a quatro vezes maior nos estudos de Koizumi et al.[10] e Souza et al.[13]

**Tabela 2** Relação entre homens e mulheres

| Localização do estudo | Relação homens/mulheres |
|---|---|
| Olmstead County, 1935-74 | 2,4 |
| Estados Unidos, 1977-81 | 1,1 |
| San Diego, 1978 | 2,0 |
| Bronx, Nova York, 1980-81 | 2,8 |
| North Central Virginia, 1978 | 2,4 |
| San Diego, 1981 | 2,2 |
| Chicago, 1979-80 | 2,5 |
| Rhode Island, 1979-80 | 2,0 |
| Maryland, 1986 | 2,1 |
| Massachusetts, 1990 | 1,9 |
| Utah, 1991-92 | 2,1 |
| Colorado, 1991-92 | 2,1 |
| São Paulo (Souza et al., 1999)[13] | 3,7 |
| São Paulo (Koizumi et al., 1997)[10] | 3,3 |

Adaptada de Cooper e Golfinos (2000).[16]

As causas externas ou os mecanismos de lesão variam de acordo com a área estudada. Por exemplo, as mortes em acidentes de trânsito estão diminuindo a cada ano nos países desenvolvidos, o que sugere que maior rigor nas leis de trânsito, limites de velocidade, melhores condições nas estradas, carros mais seguros e utilização de cintos de segurança contribuem para essa redução. Em contrapartida, nos países subdesenvolvidos e nos em desenvolvimento, as taxas de mortalidade crescem com o aumento do tráfego.[2,9,14,16,17]

A Tabela 3 mostra a porcentagem de distribuição de lesão cerebral por causas externas. Os dados colhidos nos estudos variam muito, alguns incluem somente pacientes que foram internados e as mortes no local do acidente ou nas salas de emergência. Por exemplo, as tentativas de homicídios em São Paulo[10] corresponderam a 6%, o que significa que muitas mortes ocorrem no local.

A associação entre concentração de álcool no sangue e risco de acidentes é bem estabelecida em quase todos os tipos de causas externas, principalmente nos acidentes de trânsito e na violência interpessoal.[1,16,17]

Kraus et al.[18] encontraram em 56% dos pacientes com diagnóstico de TCE a associação com níveis elevados de álcool no sangue.

A distribuição da incidência do TCE sobre a idade depende da natureza da população estudada e da causa externa dominante nessa população. As quedas predominam em crianças e indivíduos mais

**Tabela 3**  Porcentagem de distribuição de causas externas com traumatismo cranioencefálico

| Localização | Acidentes de transporte (%) | Quedas (%) | Agressões (%) | Esportes (%) | Outros (%) |
|---|---|---|---|---|---|
| Austrália, 1968 | 39 | – | 9 | 11 | 41 |
| Estados Unidos | 49 | 28 | SI | SI | SI |
| Olmstead, MN | 47 | 29 | 4 | SI | SI |
| Bronx, Nova York | 31 | 29 | 33 | SI | SI |
| San Diego | 48 | 21 | 12 | SI | SI |
| Nova Déli, 1969 | 35 | 49 | 9 | – | 7 |
| Dublin, 1979 | 47 | – | 13 | 3 | 37 |
| Washington, 1974 | 14 | 33 | 37 | – | 16 |
| Escócia, 1978 | 18 | 14 | 16 | 12 | 40 |
| Reino Unido, 1976 | 40 | 23 | 7 | – | 30 |
| Aquitaine, 1990 | 60 | 32 | 1 | – | 7 |
| Taiwan, 1991-93 | 76 | 17 | 5 | 1 | 1 |
| Joanesburgo, 1986-87 | 41 | 3 | 43 | – | 12 |
| São Paulo, 1997[10] | 22 | 55 | 6 | SI | SI |

SI: sem informação.

Fonte: adaptada de Cooper e Golfinos (2000),[16] Jennett (1996)[2] e Koizumi et al. (2000).[10]

velhos, enquanto os acidentes de trânsito e violências interpessoais predominam em adultos jovens.[7,13]

No Brasil e em muitos outros países, o problema do TCE extrapola o setor da saúde, demandando ações mais complexas de ordem estrutural e conjuntural. É um flagelo da sociedade industrializada, vítima da tendência ascendente da violência e do agravamento da conjuntura econômica e social, particularmente nos aspectos referentes às políticas sociais e preventivas. A falta de segurança pública e o aprofundamento da crise econômica fazem com que as grandes cidades e áreas metropolitanas experimentem um crescimento explosivo da violência urbana. A violência pode ser definida como o resultado de processos sociais baseados na aplicação de força para o exercício do poder de alguém contra outro indivíduo, grupos, ou contra si mesmo, com intenção de provocar dano físico.[1,7,19-21]

Considerando ainda as estatísticas norte-americanas, 10% das vítimas morrem antes de chegar ao hospital (cerca de cinquenta mil casos ao ano). Dos 450 mil pacientes por ano que são admitidos em hospitais norte-americanos, 80% caracterizam um trauma leve (escala de coma de Glasgow entre 13 e 15 pontos), 10% possuem um trauma moderado (escala de coma de Glasgow entre 9 e 12 pontos) e 10% formam um trauma grave (escala de coma de Glasgow entre 3 e 8 pontos). O índice de sobrevivência, independentemente de sequelas, está diretamente relacionado com o escore de Glasgow na entrada do hospital, sendo de 100% para pacientes com trauma leve, 93% para trauma moderado e 42% para trauma grave.[18]

A falta de segurança nas estradas e o aumento indiscriminado do trânsito urbano, aliado ao descumprimento das leis, favorecem o surgimento das vítimas do trauma craniano: pedestres e ocupantes de veículos motorizados. A mortalidade por acidentes de transporte no município de São Paulo no ano de 1997 foi a segunda causa de óbitos entre as causas externas, 18,3% e 27,8% na faixa etária acima de 50 anos. No Estado de São Paulo, os acidentes de transporte, segundo o Código Internacional das Doenças (CID-10), atingiram 21,7% dos óbitos no ano de 1999.[11,12] No Distrito Federal, em 1991, os óbitos por TCE em acidentes de transporte corresponderam a 60,5%.[15]

Souza et al.[13] compararam, em seu estudo, o trauma craniano em 156 vítimas de acidente de transporte, sendo 80 (51,3%) pedestres, 50 (32%) ocupantes de veículos a motor e 26 (16,7%) ocupantes de motocicleta; internados em hospital de referência para trauma que atende a Grande São Paulo. A mortalidade ocorrida durante a internação foi, no geral, de 18,6%. Foi mais frequente nos pedestres, 25%, contra 19,2% entre ocupantes de motocicletas e 8% entre ocupantes dos demais veículos a motor. O TCE grave foi mais frequente nos pedestres do que nos demais grupos. A maior incidência ocorreu no sexo masculino, com idade inferior a 43 anos, exceto nos atropelamentos, mais frequentes em homens com mais de 43 anos.

As quedas ocupam importante destaque na lista das mortes por causas externas, com grande incidência etiológica no trauma de cabeça, principalmente nas idades extremas, crianças e idosos.[12] No município de São Paulo, em 1997, foram a terceira causa de morte com 6,5%, sendo 11,1% em indivíduos com menos de 10 anos de idade e 21,5%, acima de 50 anos. No estado de São Paulo, em 1999, atingiram 3,67% dos óbitos por causas externas.[11,12]

A incidência do TCE é bastante elevada em populações traumatizadas, tornando-se um agravante no prognóstico dessas vítimas. Dessa forma, há constante indicação que o prognóstico do traumatizado depende, frequentemente, da gravidade das lesões cranianas.[13,15]

No Brasil, apesar da precariedade de estatísticas oficiais, sabe-se que cerca de 51% das mortes em adultos jovens são causadas pelo trauma, o que tem estimulado campanhas educativas e leis federais relacionadas, por exemplo, com o uso do cinto de segurança dianteiro nos automóveis (mais recentemente, campanhas vêm sendo veiculadas pela mídia ressaltando a importância do cinto traseiro), uso do capacete, pelos motociclistas, e proibição das armas de fogo.

Estudos epidemiológicos sobre TCE são poucos, e mais escassos ainda os que permitem análises comparativas da magnitude desse problema. A obtenção dos dados é sempre difícil, mesmo em países desenvolvidos, pois não há uniformidade metodológica sobre vários aspectos, a começar pela própria definição de TCE, segundo o CID-10. No que se refere a traumas no segmento cabeça, ou seja, lesões que incluem envoltórios e conteúdos intracranianos, há mais de dez códigos que abrangem essa lesão. Na prática, isso permite a inclusão de lesões de cabeça e face sem consequências neurológicas. Por exemplo, grande parte dos pacientes com TCE apresenta laceração do couro cabeludo, mas somente 15% dos pacientes com laceração do couro cabeludo têm alguma evidência de lesão cerebral. Isso significa que somente uma proporção de pacientes que têm trauma de cabeça tem lesão cerebral. Dados estatísticos estimam a incidência de TCE e suas consequências, incluindo traumas de cabeça que não produziram danos cerebrais.[5,10,16]

A comparação de resultados entre as publicações requer um nível de uniformidade entre as variáveis estudadas, o que raramente acontece. É comum estar centrada em níveis específicos de gravidade, somente em vítimas hospitalizadas. Segundo Fife,[17] ao reexaminar o banco de dados do National Health Interview Surveys (EUA), somente 16% de todos os casos de TCE resultaram em admissão hospitalar. Em alguns estudos, a morte imediata ou na chegada ao hospital são excluídas, considera-se apenas os óbitos ocorridos durante a internação hospitalar. Outra confusão é com relação à definição de criança. Alguns estudos determinam abaixo de 12, 15, ou 16 anos, chegando até o limite de 20 anos. Entretanto, as causas externas, lesões, complicações e mortalidade entre 15 e 20 anos são mais semelhantes às dos adultos jovens do que às das crianças. É frequente a classificação por faixa etária, utilizando o intervalo entre 10 e 20 anos agrupados juntos. Embora o problema seja acadêmico, o impacto pode ser sério quando a variável for causas externas ou fatores de risco, combinando períodos do ciclo de vida muito diferentes de exposição para lesões.[16]

A acurácia nas informações sobre a ocorrência de TCE com lesão cerebral permite monitorar as mudanças na incidência na população, avaliar os efeitos de medidas específicas ou tratamento, e identificar os grupos de risco ou circunstâncias de maior exposição, pois muitas lesões poderiam ser evitadas com programas de prevenção de acidentes e combate à violência urbana.

Certamente, há alguns anos, poucos se arriscavam a falar sobre prognóstico em pacientes vítimas de TCE, mesmo aqueles neurocirurgiões ativamente envolvidos em pesquisas sobre lesões traumáticas do cérebro, compartilhando o pessimismo sobre o trauma grave.

Em 1977, Jennett et al. (apud Narayan et al.[17]) descreveram uma mortalidade de 50% em estudo realizado em três países diferentes. Mais tarde, o Traumatic Coma Data Bank relatou, em estudo realizado entre 1984 e 1987, a taxa de 36% de mortalidade nos TCE fechados.[17]

Outros estudos mais recentes indicam 30% de mortalidade nas lesões traumáticas cerebrais, sugerindo um declínio nessa taxa.[17]

As guerras mundiais foram grandes escolas para que os neurocirurgiões pudessem aprender sobre trauma. Na Primeira Guerra Mundial, muitas mortes de soldados ocorreram por penetração cerebral de projétil e por septicemia da lesão. Nessa época,

Cushing conseguiu reduzir a taxa de mortalidade de 54% para 29%, evitando a demora para a intervenção cirúrgica, além de iniciar os primeiros testes com penicilina no tratamento dos ferimentos de guerra.[17]

Nas guerras seguintes, os locais para o tratamento das vítimas eram cada vez mais próximos dos campos de batalha, e as intervenções eram mais rápidas, assim como as remoções das vítimas para os hospitais.[17]

As lições da guerra têm ensinado aos profissionais de saúde, especialmente aos cirurgiões, a importância da triagem ao socorro e da organização para diminuir o tempo de assistência à vítima por um especialista.

A diminuição das taxas de mortalidade e a morbidade nas vítimas de TCE seguramente estão relacionadas ao desenvolvimento de novas terapias e intervenções, além da prevenção e organização, nos países desenvolvidos.[17]

A tomografia computadorizada disponível desde meados da década de 1970 é um grande avanço tecnológico, capaz de detectar um hematoma cerebral antes mesmo de o paciente apresentar características clínicas de compressão cerebral e deterioração do quadro neurológico, possibilitando rapidamente as intervenções cirúrgicas.

Muitas unidades de terapia intensiva (UTI) neurocirúrgicas foram surgindo, com equipes treinadas e especializadas, equipadas com ampla monitorização para esses pacientes.

O interesse também se voltou para o atendimento pré-hospitalar durante o resgate ou socorro da vítima de TCE, e para o transporte até o hospital. Os cuidados de emergência e a ressuscitação do paciente com TCE têm avançado significativamente desde as décadas passadas, quando muitas mortes ocorriam por manejo inapropriado do paciente que chegava ao hospital com vida.

O desenvolvimento de técnicas e princípios no atendimento pré-hospitalar – *advanced trauma life support* (ATLS) – reduziu de 21,3 para 17,5/100 mil habitantes a taxa de mortalidade, no período compreendido entre 1976 e 1981, em San Diego.

Os estudos epidemiológicos têm a preocupação de enfatizar a elevada incidência do TCE na população, assim como o alto índice de mortalidade, além das sequelas por lesão cerebral grave, especialmente em indivíduos jovens.

Além disso, sabe-se que os custos de atendimento aos traumatizados, principalmente aos traumas cranianos, são altos, pois requerem atenção especializada e tempo prolongado de tratamento, além de poder deixar sequelas graves e permanentes.

Certamente, o cuidado com esse paciente, do local do evento até a fase de internação, influenciará nos resultados e consequentemente na fase de reabilitação. Quanto menor for a incapacidade física ou funcional do paciente, deixada pelas marcas do TCE, mais rápido será o seu retorno à produtividade e readaptação social.

## ASPECTOS HISTÓRICOS

Os feiticeiros foram os primeiros a praticar a trepanação ou perfuração do crânio humano, há cerca de vinte mil anos.[22] É conhecido que alguns pacientes sobreviveram às operações, pois muitos crânios apresentavam sinais de cicatrização no osso (Figura 1). Os locais das perfurações parecem indicar que a cirurgia era praticada por motivos específicos, tais como aliviar dores de cabeça, curar crises convulsivas e tratar o trauma craniano. Essas patologias, assim como a grande maioria dos males humanos, estavam relacionadas naquele tempo com a presença de forças demoníacas, e a cirurgia era, além de um procedimento terapêutico, um ritual. Não restam dúvidas de que alguns cirurgiões do período pré-histórico possuíam grande habilidade técnica. Os instrumentos mais utilizados eram as pontas afiadas de pedras e sílex. O mais antigo corpo humano descoberto, denominado Otzi e com idade de aproximadamente 5.300 anos, apresentava uma lesão craniana grave e foi a óbito provavelmente por esse trauma. Apesar dos avanços tecnológicos da neurocirurgia, principal-

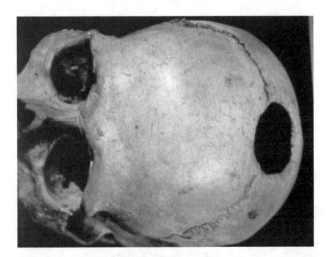

**Figura 1** Perfuração em crânio humano.

mente a partir da segunda metade do século XX, algumas técnicas e instrumentais cirúrgicos utilizados hoje no tratamento do trauma craniano permanecem bem semelhantes àquelas usadas nos primórdios da medicina.

## MECANISMOS DA LESÃO TRAUMÁTICA CRANIANA

Uma definição simples de trauma craniano refere-se ao impacto de uma força aplicada diretamente ao crânio, podendo lesar estruturas intra ou extracranianas. A natureza das lesões está condicionada ao mecanismo do trauma, à massa do objeto agressor, à área de contato, à duração e intensidade do impacto, ao deslocamento relativo gerado sobre o tecido cerebral e às características elásticas do crânio e do encéfalo. Esses fatores determinarão a gravidade do TCE e suas consequências.

Após o TCE, as lesões podem ser focais ou difusas, primárias – quando a lesão é produzida no momento do impacto – e secundárias – quando a lesão ocorre por complicação das lesões primárias – conforme a Tabela 4.[1,5,16,23]

A laceração do couro cabeludo não somente indica o local da lesão, como pode sangrar profusamente. Além do mais, se estiver associada com fratura aberta de crânio, pode potencializar o risco de infecções intracranianas.[16]

As fraturas de crânio ocorrem nas lesões cranianas mais graves e têm alta incidência de hematomas intracranianos. Podem ser classificadas em: 1) fratura linear, em que geralmente não há comprometimento cefálico; 2) fratura com depressão ou afundamento, em que o pericrânio está intacto, entretanto há um ou mais fragmentos ósseos comprimindo ou lesando a substância cefálica subjacente; 3) fratura composta, indicando que os tecidos pericranianos foram lesados e que há comunicação direta entre o crânio lacerado e a substância encefálica, por meio dos fragmentos ósseos e a dura-máter lacerada.[4,16]

Em 85% dos casos, as fraturas com depressão são abertas ou compostas, sendo responsáveis por infecções intracranianas, perda de líquido cefalorraquidiano (LCR) – otorragia e rinorragia – e pneumoencéfalo.

A contusão cerebral é um tipo de lesão focal causada principalmente pelo impacto direto entre a superfície cerebral e a protuberância óssea, ocasionando uma hemorragia do parênquima cerebral. A pia-aracnoide está intacta. O termo laceração é utilizado quando há dilaceração das meninges ou do tecido cerebral, geralmente ocasionada por uma "borda afiada" dos fragmentos ósseos.[4,16,23]

Existem vários tipos de contusão: 1) fratura com contusão – ocorre no local da fratura e é mais grave nos lobos frontais em associação com esta na fossa anterior; 2) golpe com contusão – ocorre no local do impacto, na ausência de fratura; 3) contragolpe com contusão – ocorre na área contralateral ao ponto do impacto; 4) herniação com contusão – ocorre quando a parte medial do lobo temporal é impactada contra a borda do tentório ou tonsila cerebelar contra o forame magno no momento da lesão; e 5) golpe intermediário com contusão – são lesões simples ou múltiplas que atingem as estruturas mais profundas do cérebro, como o corpo caloso, gânglios da base, hipotálamo e tronco encefálico.

A contusão deve ser diferenciada da contusão transitória, a qual é caracterizada por uma hemorragia focal no córtex e na substância branca adjacente à margem superior do hemisfério cerebral, um achado comum na lesão axonal difusa e na lesão vascular aguda.

Em razão da frequência de ferimentos na região occipital, os polos frontais e temporais são, comumente, zonas de contusão e laceração.[16]

Nos estágios iniciais, a contusão apresenta hemorragia e inchaço, mas com o passar do tempo

**Tabela 4**  Lesões após traumatismo cranioencefálico

| TCE | Tipos de lesões |
| --- | --- |
| Primárias | Laceração do couro cabeludo |
| | Fratura do crânio |
| | Contusão cerebral |
| | Lesão axonal difusa |
| | Hemorragias cranianas |
| Secundárias | Hematomas |
| | extradural |
| | subdural |
| | intracerebral |
| | Inchaço cerebral (*brain swelling*) |
| | Isquemia cerebral |
| | Hipertensão intracraniana |
| | Infecções |
| | Embolia gordurosa |

torna-se uma cicatriz pequena e escura. Em alguns pacientes, a contusão pode expandir-se no período entre 12 e 24 horas ou progredir em um ou mais dias, após o TCE.

Quando a força rotacional leva à ruptura de vasos de pequeno ou médio calibre, dentro do parênquima cerebral, pode ocorrer um hematoma intracerebral. Os hematomas são coleções de coágulos de sangue que deslocam o cérebro, ao contrário da contusão, o qual se assemelha à contusão e ao sangramento do tecido cerebral. Um grande hematoma com efeito de massa necessita de evacuação cirúrgica imediata.[4]

Se não houver a presença de lesão axional difusa, inchaço cerebral ou hemorragias secundárias, a recuperação de pequenas contusões pode ser excelente.[4]

A perda de consciência no momento do impacto é causada por movimento de aceleração-desaceleração da cabeça, o qual resulta em rompimento ou estiramento dos axônios. Quando essa alteração de consciência é breve (menor que seis horas) no trauma fechado, o termo concussão cerebral é utilizado. Esses pacientes podem estar completamente inconscientes ou acordar confusos, geralmente em segundos ou minutos (não mais que horas), e ter amnésia anterógrada e retrógrada ao envolvimento do evento.[4,5]

O mecanismo pelo qual a concussão cerebral leva à perda da consciência é conhecido como um rompimento funcional transitório do sistema de ativação reticular, causado por forças rotacionais no tronco encefálico superior. A concussão geralmente não tem achados em tomografia computadorizada (TC) ou em ressonância magnética (RM); não há anormalidades parenquimatosas macro ou microscópicas, pois não resulta de uma lesão cerebral. Somente 5% dos pacientes com concussão têm hemorragia intracraniana na TC.[4] A alteração no nível de consciência não corresponde necessariamente à perda de consciência, mas pode estar relacionada com confusão mental, alterações da fala, emoções exageradas e/ou déficits de memória.

Quando a perda de consciência ultrapassa seis horas, o termo lesão axonal difusa (LAD) é utilizado. Nesses casos, quando nenhuma outra causa de coma foi identificada por TC ou RM, presume-se que tenha ocorrido a LAD. O coma com duração entre 6 e 24 horas é considerado uma LAD leve; em períodos superiores a 24 horas é referido como LAD moderada ou grave, dependendo da presença ou ausência de sinais como posturas de decorticação ou descerebração.[4]

Descrita por Strich em 1956, a degeneração da substância branca é atribuída à lesão difusa das fibras nervosas no momento do traumatismo.[16,23]

Nos casos graves de LAD, há três características distintas: 1) uma lesão focal do corpo caloso; 2) uma lesão focal em um ou ambos os setores dorsolaterais do tronco encefálico, adjacente ao pedúnculo cerebelar superior; 3) evidência microscópica de ampla expansão da lesão para os axônios.

A LAD ocorre em 50% dos pacientes com TCE grave, corresponde a 35% das mortes e é a causa mais comum do estado vegetativo persistente. A disfunção autonômica (hipertensão, hiperidrose, hiperpirexia) é comum em pacientes com LAD severa e pode refletir a lesão do tronco encefálico ou hipotalâmica. Alguns pacientes permanecem inconscientes por dias, meses ou anos, e aqueles que apresentam recuperação podem ter grave disfunção motora e cognitiva, incluindo a espasticidade e a ataxia.

A hemorragia intracraniana é uma complicação comum do trauma craniano, particularmente em pacientes com fratura de crânio, e constitui a causa mais frequente de deterioração clínica e morte dos pacientes que apresentaram um intervalo de lucidez após o trauma. A hemorragia intracraniana é classificada em: 1) hematoma extradural ou epidural (HED); 2) hematoma intradural – hematoma subdural (HSD) e hematoma intraparenquimatoso (HI).

O HED (Figura 2) ocorre aproximadamente em 2% dos traumas cranianos e é encontrado em 5% a 15% dos pacientes que morreram vítimas de TCE. Fraturas estão presentes entre 30 e 90% dos pacientes, como descrito por Baykaner et al.,[24] mas pode ocorrer sem fraturas em crianças. É mais comum nos adultos jovens e raramente visto em idosos, porque a dura-máter torna-se aderida ao crânio com a idade. É uma coleção de sangue dentro do espaço epidural, geralmente arterial, entre a dura-máter e a caixa craniana,

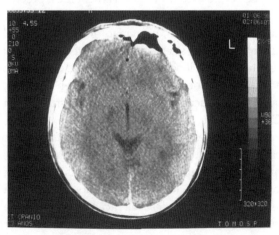

**Figura 2** Hematoma extradural.

causada por ruptura da parede da artéria meníngea média. A apresentação clássica com o intervalo lúcido após o trauma é encontrada em apenas 25% dos casos, e cerca de 20% dos pacientes apresentam hematoma subdural associado. O tratamento é cirúrgico nos pacientes sintomáticos e nos assintomáticos com espessura maior que 1 cm. A dura-máter é afastada do crânio pelo sangue extravasado, formando uma imagem biconvexa de alta densidade na tomografia, geralmente na região temporal, ipsilateral do local de impacto. Entretanto, pode se localizar na região frontal, parietal ou na fossa posterior. O tamanho do hematoma aumenta até a formação ocluir as paredes rotas do vaso.[4,16]

É improvável que somente um HED cause deterioração do nível de consciência ou sinais neurológicos focais, se o volume for inferior a 40 ml. Nos pequenos HED, poderá ocorrer a organização, liquefação e reabsorção, desaparecendo em torno de seis semanas após o TCE. Entretanto, em grandes proporções, a drenagem cirúrgica deverá ser realizada. Em pacientes com grave HED não tratados, a mortalidade situa-se perto de 100% e acima de 50% nos pacientes tratados. A alta taxa de mortalidade em pacientes tratados é, em parte, causada pela demora diagnóstica e pela gravidade da lesão cerebral concomitante, já que esses pacientes podem desenvolver compressão cerebral e deterioração clínica. O menor intervalo entre a lesão, o diagnóstico e a intervenção cirúrgica melhora a sobrevida; se não existirem outras complicações associadas, os resultados podem ser excelentes, com recuperação completa.[4]

O hematoma subdural é frequentemente causado por ruptura das veias que ligam o espaço subdural na superfície superior do hemisfério cerebral ao seio sagital ou, em alguns casos, por lesão da artéria cortical. O espaço entre a dura-máter e a aracnoide é preenchido por sangue e geralmente se localiza sobre a convexidade do hemisfério, na região dos lobos frontal e parietal, mas pode se estender entre o tentório e o lobo occipital, entre o lobo temporal e a base do crânio ou na fossa posterior. Se a aracnoide estiver rompida, o líquido do espaço subdural pode se misturar com o LCR, conhecido como higroma subdural.[16,4]

Os pacientes idosos e alcoólatras com atrofia cortical são mais propensos ao sangramento subdural, por vezes apresentando grandes hematomas como resultado de impactos sem importância, pelo movimento de aceleração-desaceleração da cabeça ou até mesmo na ausência de trauma, associado às discrasias e à caquexia. O HSD também é um achado comum em recém-nascidos e lactentes, como complicação de parto e trauma pós-natal.

O HSD tem sido classificado em agudo (HSDA – Figura 3), subagudo e crônico (HSDC – Figura 4). O HSDA é considerado quando o hematoma é formado por coágulos de sangue, com sintomatologia nas primeiras 72 horas após o traumatismo, embora a maioria dos casos já apresente sintomas neurológicos desde o momento do impacto. O HSDA pode ocorrer após qualquer tipo de TCE, mas é relativamente mais comum em pacientes que sofreram quedas ou agressões (72%) do que em vítimas de acidentes automobilísticos (24%). A maioria dos pacientes apresenta diminuição do nível de consciência no momento do traumatismo, alguns chegam em coma

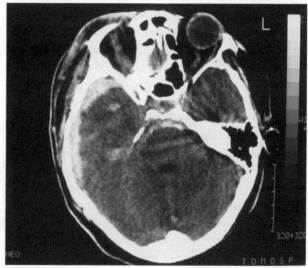

**Figura 3** Hematoma subdural agudo.

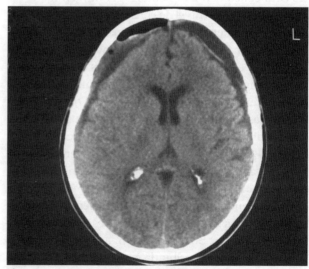

**Figura 4** Hematoma subdural crônico.

ao hospital; aqueles que despertam podem novamente perder a consciência, o que significa um aumento do hematoma subdural. Déficit motor (hemiplegia ou hemiparesia contralaterais) e anormalidades nas pupilas (dilatação ipsilateral) são sinais neurológicos focais comuns, entretanto, o córtex cerebral pode ser comprimido pelo hematoma e resultar em herniação da substância cerebral, por meio do tentório, lesando pontos distantes do sistema nervoso, compressão do pedúnculo cerebral contralateral ou do terceiro nervo craniano, produzindo falsos sinais de localização.[16,4]

O HSDC é constituído por fluido sanguíneo. Após três semanas, não existem mais coágulos, e o fluido torna-se encapsulado em uma membrana, aumentando lentamente por pequenos e repetidos sangramentos dentro do espaço subdural. Eventualmente, podem tornar-se grandes, capazes de produzir distorções e herniações no cérebro. Surge "sintomatologicamente" após semanas ou meses, geralmente por um traumatismo insignificante, com pequena ou nenhuma compressão cerebral, quando há presença de atrofia cerebral. Em 25 a 50% dos casos, o traumatismo não é conhecido e frequentemente ocorre acima dos cinquenta anos de idade com história de alcoolismo e epilepsia associadas. Por vezes, os sintomas podem ser restritos à alteração do estado mental, podendo ser confundidos com demência.[16,4]

De acordo com a densidade na tomografia de crânio, é possível diagnosticar o tipo de hematoma subdural modificando o procedimento cirúrgico. A mortalidade pode chegar a 90%, porém, está relacionada diretamente com o momento cirúrgico, como demonstraram Seeling et al.[25] com a denominada "regra das quatro horas", em que a mortalidade dos pacientes operados nesse intervalo de tempo chega a cair para 30%.

Os hematomas subdurais com efeito de massa significativos devem ser evacuados cirurgicamente.[4] A evacuação do hematoma é prioridade e deve ser realizada por craniotomia ou craniectomia, com exceção dos hematomas subdurais crônicos, os quais podem ser retirados por trepanação.

Embora alguns pacientes se recuperem após a intervenção cirúrgica, em geral a mortalidade e a morbidade são bem maiores que no HED. A morte é causada por complicações secundárias e pelo aumento da pressão intracraniana (PIC) em pacientes não tratados.[4,16]

A maior consequência dos hematomas traumáticos é a herniação do unco (Figura 5), empurrando os giros uncal e para-hipocampal do lobo temporal

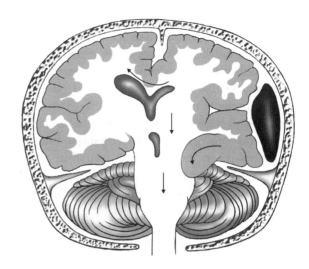

**Figura 5** Herniação uncal.

sobre a borda do tentório, ocasionando a compressão do III par craniano e do mesencéfalo, levando à clínica de anisocoria (midríase ipsilateral e miose contralateral), e hemiparesia contralateral ao hematoma na fase inicial, e evoluindo para o óbito na fase tardia.

Os HI que acompanham o TCE usualmente são múltiplos e de pequeno tamanho, ocorrem principalmente nas regiões frontal e temporal e são menos frequentes no cerebelo. São produzidos por ruptura direta dos vasos cerebrais intrínsecos no momento do traumatismo. A sintomatologia ocorre dentro de horas ou em poucos dias, com aumento da PIC e com os sinais focais neurológicos, sobretudo hemiplegia.[16]

Se um HI solitário é encontrado no cérebro de um indivíduo que sofreu um TCE, deve ser considerada a possibilidade de ruptura de aneurisma intracraniano ou hipertensão, precipitando o traumatismo.[16]

As hemorragias intracerebrais que ocorrem semanas ou meses após o trauma, chamadas de apoplexia tardia, têm uma relação duvidosa com o traumatismo.

Ainda é possível encontrar a hemorragia subaracnoide que pode evoluir inclusive com vasoespasmo grave, como o encontrado nas hemorragias consequentes do sangramento de aneurismas cerebrais. A hemorragia intraventricular apresenta um índice variável de 1,5 a 10% nos casos de trauma craniano, porém, o prognóstico é reservado com cerca de 60 a 80% dos pacientes evoluindo para um quadro de morte ou de estado vegetativo. O trauma no tronco encefálico, geralmente relacionado com quadro grave de mortalidade, pode estar associado com lesões na articulação atlanto-occipital.

O inchaço cerebral é uma complicação secundária frequente no trauma craniano, pode ser localizado ou generalizado, ocorrer sozinho ou associado com outras condições patológicas. O inchaço cerebral pós-traumático resulta de um edema cerebral – definido como um aumento no conteúdo de água extravascular cerebral – ou de um aumento do volume de sangue cerebral – decorrente da vasodilatação anormal – ou ambos. O inchaço cerebral contribui para o aumento da PIC e a morte como lesão secundária do tronco cerebral, entretanto, sua natureza e causa após o TCE são ainda pouco conhecidas.[4,16,23,26]

Há três tipos de inchaço cerebral: 1) adjacente à contusão, laceração ou hematoma intracerebral; 2) em um hemisfério cerebral; 3) em ambos os hemisférios cerebrais.

No primeiro caso, o inchaço cerebral ocorre por lesão da barreira hematoencefálica com extravasamento de água, eletrólitos e macromoléculas para o interior do tecido cerebral, expandindo para o interior substância branca adjacente, formando um edema vasogênico. Esse edema pode ser detectado por TC ou RM após 24 a 48 horas do trauma. O edema vasogênico produz o efeito de massa por: 1) aumento da permeabilidade capilar; 2) uma força contínua direcionando o fluido para fora do vaso em direção ao espaço intersticial; 3) retenção do fluido no espaço intersticial.

No segundo tipo, o inchaço cerebral frequentemente está associado a um hematoma subdural agudo ipsolateral. Quando o hematoma é drenado, o cérebro se expande para preencher o espaço criado.

No terceiro tipo, o inchaço cerebral difuso em ambos os hemisférios tende a ocorrer em indivíduos jovens. A patogênese desse tipo não é clara, mas é possível que uma perda do tônus vasomotor e a consequente vasodilatação contribuam para o inchaço cerebral. Se persistir a vasodilatação, a barreira hematoencefálica pode tornar-se defeituosa, levando a um verdadeiro edema vasogênico.

Outra complicação secundária do TCE é a isquemia cerebral causada por redução do suplemento energético para o cérebro, em geral pela hipóxia tecidual. É conhecido que a fonte de energia para o cérebro é quase exclusivamente da glicólise, e que a manutenção da função e da viabilidade neural dependem de uma adequada e ininterrupta suplementação de dois substratos: oxigênio e glicose. A redução do suplemento energético, moderada ou transitória, produz somente uma cessação temporária da função, mas, se for grave ou prolongada, ocorrerá lesão cerebral permanente. Uma insuficiência respiratória pode causar lesão cerebral, mesmo com uma circulação cerebral normal. Por outro lado, também pode ocorrer quando um conteúdo arterial de oxigênio é normal, mas o fluxo sanguíneo cerebral está comprometido. Isso pode resultar de hipotensão sistêmica ou de aumento da PIC, em alguns casos, por vasoespasmo arterial cerebral.[1,16]

Felizmente, essa condição clínica parece estar diminuindo, sugerindo uma melhora no tratamento oferecido à vítima de TCE. Esforços devem ser feitos para reduzir as complicações dessa lesão. Fatores como obstrução das vias aéreas, hipotensão, hipertensão intracraniana (HIC), crises convulsivas, demora na evacuação de hematomas e no socorro à vítima são determinantes para o desenvolvimento do prejuízo cerebral.

O aumento da PIC é uma complicação comum em pacientes vítimas de TCE grave. Pode ser causado por inchaço cerebral, hematoma intracraniano e por hidrocefalia. Pelo fato de o crânio ser uma estrutura rígida, uma elevação no volume de qualquer um dos componentes intracranianos tende a aumentar a PIC. Entretanto, o efeito será maior quanto maior for o aumento de volume e a capacidade de compensação cerebral. A redução da capacidade de tolerar aumentos no volume é conhecida como elastância reduzida.[1,16]

Podem ocorrer distorções e desvios do cérebro com herniação em crânios intactos. As cisternas são obliteradas e um gradiente de pressão desenvolve-se entre os compartimentos intracranianos. As lesões vasculares, tais como as hemorragias e a isquemia, são complicações secundárias significantes.

A infecção raramente se desenvolve logo após a lesão, e pode tomar duas formas: meningite e abscesso cerebral.[1,4]

A meningite é uma complicação após o trauma craniano e geralmente está associada com fratura de base de crânio. Quando há lesão da dura-máter, pode ocorrer a rinorreia ou a otorreia de LCR. Não é complicação que ocorre somente logo após o trauma, mas também dias, meses e até anos depois do trauma. A presença de uma pequena fístula traumática pode causar recorrentes episódios de meningite.[16]

Os abscessos subdurais ou intracerebrais são incomuns em ferimentos fechados, mas têm alta incidência em ferimentos penetrantes. Dependendo do tamanho do abscesso, pode produzir aumento da PIC, compressão cerebral, ou ambos.

As fraturas de extremidades são comuns em pacientes com quadro grave de traumatismos, incluindo o craniano, com risco de desenvolver a embolia gordurosa sistêmica. As embolias pulmonares são demonstradas em 90 a 100% dos pacientes com fraturas. Inúmeros trombos gordurosos podem se formar atingindo a circulação pulmonar e, posteriormente, a circulação sistêmica, produzindo um potencial risco de embolia cerebral.

## FERIMENTOS CRANIANOS POR ARMA DE FOGO (FAF)

Os tiros compreendem 35% dos óbitos por lesão cerebral em pessoas menores de 45 anos de idade. Eles são o tipo mais letal de trauma craniano e dois terços das vítimas morrem no local. A lesão primária resulta em uma série de fatores, como o trauma aos tecidos moles e encéfalo, além de fraturas cominutivas. A lesão secundária está relacionada diretamente com o edema cerebral e as complicações tardias mais comuns são o abscesso cerebral e as convulsões. O tratamento cirúrgico objetiva basicamente a retirada de fragmentos ósseos e metálicos, limpeza e fechamento da dura-máter, minimizando ao máximo a possibilidade de abscesso cerebral. Caso haja hematomas traumáticos, esses também devem ser evacuados. Branco Soares Júnior et al.[27] mostraram em 2001, durante o XII Congresso Mundial de Neurocirurgia, a partir de um trabalho realizado no Hospital Municipal Alípio Corrêa Netto em São Paulo, que o procedimento para o tratamento do FAF craniano sem a presença de hematomas traumáticos pode ser realizado utilizando apenas cola biológica, o que diminui consideravelmente o tempo cirúrgico e melhora o prognóstico dos pacientes.

## TRAUMATISMO CRANIANO PEDIÁTRICO

As diferenças entre o trauma adulto e o pediátrico são:

1. Epidemiologia: as lesões geralmente são mais leves nos pacientes pediátricos que nos adultos.
2. Tipos de lesão: lesões relacionadas com mecanismos peculiares ao grupo pediátrico, como o trauma do parto, lesões da deambulação, andar de skate, abuso infantil e céfalo-hematoma.
3. Resposta ao trauma: o edema cerebral maligno é mais comum em crianças, assim como as convulsões pós-traumáticas nas primeiras 24 horas após o trauma. No entanto, em geral, as crianças evoluem melhor que os adultos.[28]

## Abuso infantil

Aproximadamente 10% das crianças menores de dez anos de idade, que são levadas à sala de emergência alegando acidentes, são vítimas de abuso infantil.[29] A incidência de traumatismo craniano acidental com consequências significativas abaixo dos três anos de idade é baixa, enquanto esse é o grupo etário no qual o espancamento é maior. Não existem achados patognomônicos do abuso infantil. Os fatores que aumentam o índice de suspeita incluem:

- Hemorragia retiniana.
- Hematomas subdurais crônicos bilaterais em uma criança abaixo de dois anos.
- Fraturas de crânio múltiplas ou associadas à lesão intracraniana.
- Lesão neurológica significativa com sinais mínimos de trauma externo.

## Síndrome da laje

Nas periferias das grandes cidades de países em desenvolvimento, uma importante causa de traumatismo craniano costuma ser subestimada pela precariedade das estatísticas. Trata-se da "queda de laje", a qual acomete a população pediátrica principalmente nos períodos de férias escolares e, em razão do mecanismo de impacto, costuma ser fatal em cerca de 20% dos casos. Um trabalho preliminar realizado no pronto-socorro do Hospital Municipal Alípio Corrêa Netto, em São Paulo, demonstrou que a incidência de queda de laje nas férias aumenta cerca de cinco vezes, passando a ser a principal causa de TCE em crianças.

## SISTEMAS DE CLASSIFICAÇÃO E RESULTADOS DO TCE

Há muitas razões para impor um sistema de classificação no TCE: 1) permite análise demográfica e estatística dentro do sistema de saúde pública; 2) possibilita estabelecer mecanismos de prevenção de complicações e alocação de recursos; 3) pela tabulação das causas externas e sua expressão patológica, pode prover entendimento sobre a fisiopatologia do TCE; 4) pode oferecer diretrizes para o tratamento; 5) orienta quanto à gravidade da lesão, possibilitando identificar os pacientes com maior risco de desenvolver ou progredir as lesões cerebrais; 6) auxilia na triagem cirúrgica; e 7) ajuda a prever resultados.[17]

Portanto, uma classificação deveria conter três propósitos:

1. Atendimento no estágio agudo – fatores críticos das condições do paciente na chegada ao hospital, como ele está evoluindo e quais as complicações que podem ser esperadas.
2. Potencial de recuperação – avaliando a profundidade e a duração dos prejuízos neurológicos.
3. Inter-relação entre as lesões e as sequelas tardias – os resultados.

Existem vários sistemas de classificação propostos para o TCE, de maneira geral, classificando a gravidade do trauma em grave, moderada ou leve. Porém, não há nenhuma escala apropriada para todos os tipos de lesão ou em todas as circunstâncias.[17,30] A Classificação Estatística Internacional das Doenças e Problemas Relacionados à Saúde (CID) é um sistema primariamente anatômico baseado no tipo e na localização da lesão, entretanto, não tem o propósito de classificar quanto à gravidade, mas pode prover informações para estudos epidemiológicos. A versão mais atualizada é a décima revisão, CID-10. Entrou em vigor no Brasil em 1996, para uso nas estatísticas de mortalidade. A CID é um instrumento utilizado para atribuir códigos às doenças e aos problemas relacionados à saúde, segundo algum critério (anatômico, funcional, circunstancial etc.), para a padronização e o processamento de diagnóstico, utilizados na área da saúde. Uma das suas principais características é permitir comparações entre perfis de doenças e causas de morte em diferentes locais e em tempos diversos.[12]

*Abbreviated injury scale* (AIS) é um sistema primariamente anatômico complexo que também classifica o paciente por gravidade, baseando-se na severidade da lesão e no efeito do nível de consciência. Cada lesão anatômica do cérebro, vascularização cerebral e fraturas, é documentada por exame clínico, estudos por imagem, achados cirúrgicos ou por autópsia. Cada lesão individual do AIS code é relatada por gravidade e classificada em uma escala de 1 a 6 pontos (Tabela 5).[17]

Um AIS code é destinado para cada uma das seis regiões do corpo, conforme classificado pela Escala de Gravidade de Lesão. Esse sistema foi introduzido para quantificar a gravidade das lesões de múltiplos sistemas, do qual o trauma craniano é um dos componentes (Tabela 6).[17]

Embora existam inúmeras escalas com o propósito de classificação do trauma craniano na fase

**Tabela 5** Escala abreviada de lesões (*abbreviated injury scale* – AIS)

| AIS code | Gravidade |
| --- | --- |
| 1 | Leve |
| 2 | Moderada |
| 3 | Séria |
| 4 | Grave |
| 5 | Crítica |
| 6 | Máxima |

Fonte: Narayan et al. (1995).[17]

**Tabela 6** Escala de gravidade de lesão (*injury severity scale* – ISS)

| Região corporal |
| --- |
| 1. Cabeça ou pescoço |
| 2. Face |
| 3. Tórax |
| 4. Conteúdo abdominal ou pélvico |
| 5. Cintura pélvica ou extremidades |
| 6. Superficial |

Fonte: Narayan et al. (1995).[17]

aguda, muitas nem foram mencionadas neste estudo. Há ainda muitas limitações com relação à aplicação e à acurácia de suas informações. Um sistema pode ser valioso para coletar dados demográficos, outro para ajudar a guiar os cuidados com o paciente. Uma escala é capaz de determinar quais pacientes com menor lesão requerem testes neurodiagnósticos, no entanto, não prediz a probabilidade de sobrevivência de pacientes com sérias lesões. Parece não existir ainda uma escala ou um sistema de classificação que atinja as metas mencionadas anteriormente.

Mais tarde, é necessário avaliar os resultados após o TCE, fundamentais para determinar a extensão desse problema de saúde pública. Os resultados devem servir para melhorar o nosso conhecimento e prover subsídios tanto para os profissionais quanto para os membros da família a respeito do prognóstico. Isso ajudará nas tomadas de decisões nos vários estágios do processo de recuperação. Além do mais, podem avaliar a eficácia das intervenções, com o propósito de reduzir as complicações e diminuir sequelas físicas, emocionais e sociais.

Avaliar os resultados relacionados à taxa de mortalidade ou à presença de prejuízos neurológicos, físicos, cognitivos ou comportamentais é relativamente simples; entretanto, é muito mais difícil definir ou mensurar mudanças no desempenho na escola, no trabalho ou na produtividade, as quais interferem diretamente na qualidade de vida do indivíduo.[17]

Uma escala amplamente utilizada para avaliar os resultados, a partir do terceiro mês até o primeiro ano após o TCE, foi descrita por Jennett e Bond,[31] a escala de resultados de Glasgow (*Glasgow outcome scale* – GOS). Essa escala distingue cinco categorias de pacientes (Tabela 7):

1. O paciente que morre.
2. O paciente em estado vegetativo persistente. Trata-se de pacientes que permanecem sem resposta ou comunicação por semanas ou meses até a morte, e que em geral apresentam abertura ocular e têm ciclos de sono e vigília. Embora o estado vegetativo mostre ausência de função no córtex cerebral, como julgado comportamentalmente, o córtex pode estar estruturalmente intacto. Nesses casos, a lesão é nas estruturas subcorticais do hemisfério cerebral, no tronco encefálico ou, mais frequentemente, em ambos.
3. Aquele gravemente incapacitado (consciente, mas incapacitado). Trata-se de pacientes dependentes para o suporte diário por razões de incapacidade física, mental ou ambas.
4. O paciente moderadamente incapacitado (incapacitado, mas independente). Trata-se de pacientes que apresentam alguma incapacidade física ou intelectual, tais como diversos níveis de hemiparesia, ataxia, disfasia, déficit de memória ou alterações de personalidade, mas podem viajar em transportes públicos, trabalhar em ambientes adaptados e têm independência em suas atividades de vida diária.
5. O paciente que tem uma boa recuperação. Trata-se de pacientes que reassumem a vida normal, mesmo com discreto déficit neurológico ou psicológico, mas que podem retornar às suas atividades anteriores, ou compatíveis com essa particular incapacidade restabelecem a relação familiar e social.

Pettigrew et al.[32] propuseram um estudo para avaliar a incapacidade após o TCE, utilizando a GOS, o Barthel – índice de atividade de vida diária (*activities of daily living index* – ADL) e a escala de avaliação de incapacidade (*disability rating scale* – DRS). Os autores avaliaram oitenta pacientes entre três e doze meses após o TCE, aplicando as três escalas. Observaram que, entre elas, a GOS permitiu uma avaliação mais completa e efetiva.

O índice ADL é uma escala de avaliação de habilidades individuais em realizar as atividades diárias e de autocuidados como: controlar o esfíncter urinário e intestinal, mobilizar-se, alimentar-se, arrumar-se, subir escadas, vestir-se, transferir-se e tomar banho.

A DRS é uma escala desenvolvida como um instrumento simples para prover informações quantitativas do progresso do paciente com TCE grave. A escala inclui medidas de despertar, atenção, habilidades cognitivas para autocuidado, dependência física e habilidades psicossociais.

De acordo com as informações do Centers for Diseases Control (CDC), estima-se que há nos Estados Unidos cerca de 5,3 milhões de norte-americanos vivendo hoje com incapacidade pós-TCE. A cada ano, mais de oitenta mil pacientes têm alta hospitalar com alguma incapacidade, e cinquenta mil morrem.[8] No Brasil, não temos essas informações.

**Tabela 7** Escala de resultados de Glasgow

| Classificação | Descrição |
| --- | --- |
| 1. O paciente que morre | A morte pode ser causada por trauma de cabeça, por alguma complicação de lesão extracraniana maior ou por complicações sistêmicas do coma |
| 2. Estado vegetativo persistente | Ausência de comunicação com o ambiente |
| 3. Gravemente incapacitado | Consciente, mas incapaz de realizar atividades de modo independente |
| 4. Moderadamente incapacitado | Apesar da incapacidade, pode realizar as atividades de vida diária independentemente |
| 5. Boa recuperação | Capaz de reassumir as atividades anteriores e restabelecer a relação familiar e social |

Fonte: Jennett e Bond (1975).[31]

Em geral, a recuperação de um coma traumático é melhor do que de outras causas. Cerca de 50% dos adultos que ficam comatosos por trauma craniano, por trinta dias, recuperam a consciência (definida como a habilidade de obedecer a comandos convincentes e consistentemente) dentro de um ano, o que ocorre em somente 15% dos pacientes em coma não traumático.[4]

Durante a fase de recuperação, o paciente pode apresentar desorientação e/ou agitação, déficit motor, cefaleias e/ou vertigens em semanas ou meses; deficiência cognitiva, lentidão psicomotora e/ou amnésias por semanas, meses ou anos.[4]

Os resultados após um TCE dependem de muitas variáveis, podem evoluir para a completa recuperação, para uma incapacidade parcial ou total, definida como alguma restrição na atividade normal do paciente ou desvantagem na rotina social, prejudicando assim sua qualidade de vida; ou até mesmo para a morte.[4]

Alguns fatores podem ser preditivos para os resultados: 1) o nível de consciência; 2) a idade do paciente; 3) os achados tomográficos ou o tipo de lesão; 4) atividade do tronco encefálico e 5) presença de complicações sistêmicas: hipóxia, hipotensão e HIC persistente.[4,5,16,17]

A escala de coma de Glasgow (ECGl) é amplamente usada para avaliar o nível de consciência e a gravidade do TCE, e há uma forte relação entre um resultado ruim e escores baixos da ECGl. Um estudo de Jennett[17] mostra que 80 a 87% dos pacientes com TCE que morreram tinham ECGl inicial de 3 pontos.

Entretanto, há limitações com relação a sua utilização para pacientes que apresentam edema ou hematoma palpebral, com entubação orotraqueal ou impossibilitados de falar, dificultando a resposta verbal e ocular da escala.[17] Jane e Rimel[17] encontraram no escore motor da ECGl forte valor preditivo de mortalidade em 90% dos pacientes com ECGl motor de 1. Assim, nesses casos, a avaliação isolada do escore motor pode ser preferível à do escore total.

Em um estudo observacional do Traumatic Coma Data Bank com 746 pacientes, a ECGl teve substancial valor prognóstico; pacientes com escore entre 3 e 4 tiveram 85% de mortalidade ou permaneceram em estado vegetativo persistente, ao passo que esses resultados ocorreram somente em 5 a 10% dos pacientes com escore igual ou superior a 12 pontos.[17]

Nesse mesmo estudo, a idade dos pacientes também influenciou os resultados; os pacientes com idade superior a 65 anos tiveram um mau prognóstico, somente 10% sobreviveram e 4% conseguiram a independência funcional.[17]

É clara a correlação negativa com a idade avançada sobre a mortalidade e a recuperação após um TCE grave.[4,16,17] Teasdale et al.[17] encontraram uma relação consistente entre o aumento da idade e o pior resultado, após o trauma grave de cabeça.

A incidência de grandes lesões com efeito de massa, tais como os hematomas intracerebrais e subdurais, especialmente quando associadas com HIC (> 25 mmHg), aumenta com a idade e tem alta taxa de mortalidade e pior recuperação, assim como as causas externas que frequentemente ocorrem nos indivíduos mais velhos (quedas e atropelamentos) e que em geral predispõem a essas lesões.[4,16,17] Genneralli[16] encontrou um risco de mortalidade de 75% no grupo de pacientes com hematoma subdural com ECGl entre 3 e 5, e 35% com ECGl entre 6 e 8 pontos.

Crianças, adolescentes e adultos jovens apresentam frequentemente lesões difusas, como a lesão axional difusa, geralmente ocasionada por acidentes automobilísticos em alta velocidade (mecanismo de aceleração e desaceleração), apresentando melhor prognóstico.[4,16,17]

Embora os indivíduos mais velhos possam ter lesões mais graves, é possível também que o aumento da taxa de mortalidade seja resultado de frequentes complicações sistêmicas ou de doença preexistente, do que propriamente do efeito da lesão cerebral.[16] Os achados iniciais da TC do cérebro são importantes para avaliar o prognóstico após o TCE. Uma TC normal no momento da admissão hospitalar tem forte associação com melhor prognóstico e recuperação. Entretanto, algumas lesões de tronco encefálico são insensíveis ao exame, por causa do pequeno tamanho das estruturas envolvidas, e são frequentemente associadas com pior resultado. O hematoma extradural só tem alta mortalidade quando associado com a presença de outras lesões e grandes volumes, podendo produzir aumento da PIC e rápida deterioração neurológica. Ao contrário, as lesões causadas por ferimentos penetrantes por projétil[17] têm mortalidade entre 30 e 97%, e 70% morrem ainda no local do acidente. Fatores como tamanho e velocidade do projétil, múltiplas lesões cerebrais, anormalidade na coagulação e baixo escore (3 ou 4) contribuem para o péssimo prognóstico.[4,16,17]

Anormalidades de resposta das pupilas, anisocoria (diferença no tamanho das pupilas) e alterações na resposta motora, tal como postura em flexão (decorticação) ou extensão (descerebração), podem ser secundárias à lesão ou compressão de tronco encefálico, geralmente por herniação transtentorial. Essas anormalidades têm sido associadas ao pior resultado. Aqueles que apresentam resultados melhores são geralmente jovens e com alguma preservação de função do tronco encefálico. É incomum um bom prognóstico entre pacientes com pupilas fixas (sem reflexo à luz) e dilatadas (midriáticas).[4,16,17]

Choi et al.[33] encontraram forte associação entre a mortalidade de pacientes que apresentavam pupilas dilatadas e fixas com baixo escore motor, e idade superior a sessenta anos.

Braakman[17] também encontrou forte associação para mortalidade nas variáveis ECGl, idade, reação das pupilas à luz e movimentos reflexos e espontâneos dos olhos.

A presença de múltiplas lesões sistêmicas, principalmente aquelas associadas com hipotensão e hipóxia, piora o prognóstico de recuperação. A hipóxia pode resultar de apneia ou de outras alterações no padrão respiratório; a hipoventilação pode ser decorrente de obstrução das vias aéreas, lesões associadas com traumatismo medular ou lesões diretas na parede torácica e pulmões, ou ainda, à embolia pulmonar causada por fraturas de ossos longos. Além disso, outros fatores, como pneumonia, septicemia, distúrbios eletrolíticos, lesões abdominais e torácicas podem contribuir para a deterioração clínica e para a piora dos resultados.[4,16,17,34]

Kohi et al.[34] realizaram, em 1981, um estudo para correlacionar os efeitos da hipóxia e da hipotensão sobre os resultados dos pacientes com TCE agudo. Estudaram 67 pacientes admitidos na UTI neurológica em Glasgow, onde 24 (36%) tiveram hipóxia (PaO$_2$ ≤ 65 mmHg) e 8 (12%) tiveram hipotensão (PS ≤ 90 mmHg). O grupo de pacientes com hipóxia (71%) teve resultados insatisfatórios – óbito ou grave incapacidade – e somente 28% eram do grupo sem hipóxia. O grupo de pacientes com hipotensão (88%) teve resultados insatisfatórios e somente 3% eram do grupo sem hipotensão. Todos os pacientes[8] que tiveram hipóxia e hipotensão associadas evoluíram com piores resultados.

Nesse mesmo estudo, os autores observaram que todos os pacientes com ECGl ≥ 8 tiveram resultados favoráveis. Por sua vez, os pacientes com ECGl < 8 associada com hipóxia ou hipotensão foram afetados adversamente nos resultados.

Muitas mortes resultam dos efeitos diretos da lesão ou das complicações decorrentes do trauma. Fazer um prognóstico no TCE grave é difícil, especialmente nos estágios iniciais, já que os resultados dependem de muitas variáveis.

A Tabela 8 apresenta a mortalidade estimada, baseada em algumas características do TCE.[4]

## ATENDIMENTO PRÉ-HOSPITALAR E NA SALA DE EMERGÊNCIA

O atendimento inicial ao politraumatizado sofreu uma profunda mudança a partir da década de

**Tabela 8** Mortalidade baseada em características do traumatismo cranioencefálico

| Índices | Mortalidade (%) |
| --- | --- |
| **Escala de coma de Glasgow** | |
| 15 | < 1 |
| 11-14 | 3 |
| 8-10 | 15 |
| 6-7 | 20 |
| 4-5 | 50 |
| 3 | 80 |
| **Idade entre pacientes comatosos** | |
| 16-35 | 30 |
| 36-45 | 40 |
| 46-55 | 50 |
| ≥ 56 | 80 |
| **Anormalidades na TC entre pacientes comatosos** | |
| Nenhuma | 10 |
| Patologia intracraniana sem inchaço cerebral ou desvio da linha média | 15 |
| Patologia intracraniana com inchaço cerebral | 35 |
| Patologia intracraniana com desvio da linha média (> 5 mm) | 55 |
| **Pressão intracraniana entre pacientes comatosos** | |
| < 20 mmHg | 15 |
| > 20 mmHg, redutível | 45 |
| > 20 mmHg, não redutível | 90 |
| **Entidade patológica** | |
| Hematoma extradural | 5-15 |
| Ferimento penetrante por projétil | 55 |
| Hematoma subdural agudo | |
| simples | 20-25 |
| complicado | 40-75 |
| bilateral | 75-100 |

Fonte: Mayer e Rowland (2000).[4]

1970 com o aprimoramento, nos Estados Unidos, das equipes de resgate terrestre e aéreo, realizando procedimentos de estabilização clínica no local do trauma, minimizando o tempo de transporte ao hospital e contribuindo enormemente para a queda vertiginosa nos índices de mortalidade por trauma craniano de 22 por 100 mil habitantes, em 1970, para 15,2 por 100 mil em 1990.[35] A importância do atendimento pré-hospitalar ficou evidente no trabalho de Colohan et al.,[36] o qual comparou os resultados do trauma craniano em dois grandes centros, a Universidade de Virgínia em Charlottesville e os hospitais indianos em Nova Déli. Apesar de existirem índices semelhantes de mortalidade e morbidade entre pacientes com lesões leves ou graves, uma diferença significativa de mortalidade foi encontrada nos pacientes com trauma moderado (12,5% em Nova Déli e 4,8% em Virgínia). Os autores concluíram que as principais razões para essa diferença são a falta de atendimento pré-hospitalar e o atraso na internação após o trauma craniano.

O atendimento pré-hospitalar tornou-se fundamental principalmente após o conhecimento das lesões secundárias, as quais podem apresentar uma mortalidade e/ou morbidade ainda maior que o próprio mecanismo inicial do trauma. No Japão, o atendimento pré-hospitalar não pode ultrapassar o período de quinze minutos entre o acidente e a chegada ao pronto-socorro. Dessa forma, o atendimento inicial objetiva:

1. Proteger as vias aéreas e dar manutenção a elas.
2. Prevenir e corrigir a hipóxia.
3. Prevenir e corrigir a hipotensão.
4. Imobilizar a coluna vertebral.
5. Identificar e estabilizar lesões associadas.

## Manutenção das vias aéreas e hipóxia

Hipóxia é uma grave lesão secundária com significativo impacto nos índices de morbidade e mortalidade. Em 1978, Miller et al.[37] já apontavam a magnitude do problema. Em seu estudo, na avaliação de cem pacientes com trauma craniano grave, 30% encontravam-se hipóxicos ($PaO_2$ < 65 mmHg). A hipóxia, por sua vez, está relacionada com o aumento da PIC e do edema cerebral.[38,39] As causas potenciais para a hipóxia no paciente com trauma craniano são normalmente múltiplas e incluem apneia transitória, obstrução das vias aéreas, diminuição do drive respiratório, edema pulmonar neurogênico etc.

A manutenção de uma via aérea pérvia é então de fundamental importância no atendimento pré-hospitalar e deve ser feita por meio de manobras para sua desobstrução, entubação oro ou nasotraqueal, ou cricotireoidotomia.

## Hipotensão

Miller et al.[41] descreveram uma incidência de 13% de hipotensão (PS < 95 mmHg) no atendimento

**Tabela 9** Fatores que podem interferir nos resultados do traumatismo cranioencefálico

| Fatores | Indicadores |
|---|---|
| | **Escala de coma de Glasgow** |
| Níveis de consciência | Há forte relação entre um resultado ruim e escores baixos |
| Idade do paciente | Há forte correlação negativa com a idade avançada do paciente |
| | **Achados tomográficos** |
| Tipo de lesão | A incidência de grandes lesões com efeito de massa, como os hematomas intracerebrais e hematomas subdurais, tem alta taxa de mortalidade e pior resultado |
| | **Avaliação das pupilas** |
| Atividade do tronco encefálico | O prejuízo da função do tronco encefálico, como observado na anormalidade de resposta das pupilas (fixas e dilatadas), tem sido associado com pior resultado |
| Presença de complicações sistêmicas, lesões associadas e doenças preexistentes | A presença de hipotensão, hipóxia e especialmente hipertensão intracraniana (> 25 mmHg) tem forte associação na mortalidade. As lesões associadas ou doenças preexistentes podem acarretar deterioração clínica e piora dos resultados |

inicial de cem pacientes com trauma craniano grave. A presença de hipotensão está relacionada com um aumento de 27 para 50% no índice de mortalidade após o trauma craniano.[38] Geralmente, a causa da hipotensão é a perda volumétrica, necessitando de uma reposição imediata para alcançar um ótimo nível de perfusão cerebral.

## Imobilização da coluna vertebral

Aproximadamente 5 a 10% dos pacientes com trauma craniano apresentam lesões associadas na coluna vertebral. Dessa forma, o atendimento inicial ao politraumatizado inclui os cuidados para evitar uma potencial lesão medular. As colunas torácica e lombar também devem ser imobilizadas, uma vez que 25 a 30% das lesões medulares estão nessa região. Deve-se destacar que cerca de 15% dos pacientes com trauma raquimedular apresentam uma segunda lesão em algum outro local da coluna vertebral. O uso da prancha e do colar cervical é mandatório.

## Exame neurológico

Apesar de o ATLS, desenvolvido pelo Colégio Americano de Cirurgiões, recomendar o uso da tabela – A (alerta), V (responde ordem verbal), P (responde a dor), U (não responde) – para a avaliação inicial do estado neurológico do paciente politraumatizado, o uso da ECGl tornou-se ao longo das décadas a linguagem técnica de comunicação quanto ao estado neurológico de qualquer paciente, além de permitir a classificação dos traumas cranianos em três grupos:

1. Trauma leve: ECGl entre 14 e 15.
2. Trauma moderado: ECGl entre 8 e 13.
3. Trauma grave: ECGl abaixo de 8.

O atendimento na sala de emergência deve ser criterioso, com o uso de protocolos específicos, além da avaliação de possíveis lesões associadas ao trauma craniano, como torácicas, abdominais e ortopédicas. A presença de um cirurgião geral e um ortopedista é fundamental.

Um estudo multidisciplinar realizado por Masters et al.[39] em 7.035 pacientes classifica três grupos baseados na probabilidade de lesão intracraniana segundo o exame neurológico:

1. Baixo risco de lesão intracraniana: pacientes assintomáticos ou com cefaleia, tontura,

hematoma local e ausência de critérios para risco moderado ou alto. Nesse grupo, existe uma probabilidade extremamente baixa de lesão intracraniana e recomenda-se a observação em casa. Em 99,6% dos pacientes nesse grupo, a radiografia de crânio é normal e a tomografia de crânio não está indicada.
2. Risco moderado de lesão intracraniana: pacientes que apresentam história de perda ou alteração da consciência durante ou após uma lesão, cefaleia progressiva, intoxicação por drogas, convulsão pós-traumática, história não confiável, idade inferior a dois anos, vômitos, amnésia pós-traumática, sinais de fratura de base de crânio, trauma múltiplo, lesão facial séria, possível penetração do crânio ou fratura deprimida, abuso infantil e edema subgaleal significativo. Recomenda-se a realização de TC, e os critérios para observação em casa nesse grupo de pacientes são os seguintes: TC normal; ECGl acima ou igual a 14; sem os critérios de alto risco ou risco moderado, exceto perda de consciência, o paciente está neurologicamente intacto; deve haver um adulto para observar o paciente, se ele tiver um acesso repentino, caso seja necessário, deve retornar ao hospital.
3. Alto risco de lesão intracraniana: pacientes que apresentarem nível deprimido de consciência, achados neurológicos focais, nível decrescente de consciência, lesão penetrante no crânio ou fratura deprimida, recomenda-se a realização de TC craniana e internação.

Apesar de todos os critérios e protocolos para minimizar a mortalidade e morbidade dos pacientes vítimas de traumatismo craniano, cerca de 15% daqueles que inicialmente não exibem sinais de lesão cerebral significativa podem se deteriorar de modo retardado, geralmente em até 72 horas após o trauma, conforme descrito por Reilly et al.[40] As causas são várias, sendo as mais comuns: hematomas tardios, edema cerebral, hidrocefalia, convulsões, anormalidades metabólicas e hipotensão.

## AVALIAÇÃO DO PACIENTE COM TRAUMA CRANIANO

Na sala de emergência, medidas de ressuscitação, coleta da história e exame físico devem ocorrer simultaneamente. Os objetivos imediatos são: avaliação e estabilização de vias aéreas, respiração e circulação; identificação de fraturas de coluna cervical ou qualquer outra lesão extracraniana; bem como a classificação da gravidade do trauma craniano.[1,4,5,16]

O crânio deve ser palpado em busca de fraturas, hematomas e lacerações. O paciente deve ser amplamente examinado: crânio, pescoço, tórax, abdome e membros. Um sangramento pelo nariz (rinorragia) ou ouvido (otorragia) pode indicar vazamento de LCR ou fístula liquórica.[4]

As circunstâncias do acidente e as condições clínicas do paciente antes da entrada na sala de emergência devem ser apuradas pelo serviço de resgate. A natureza e a causa das lesões podem alertar para a presença de diferentes lesões intra e extracranianas. A força e a localização do impacto sobre a cabeça devem ser determinadas tão precisamente quanto possíveis. A perda de consciência, ou a deterioração e a duração são informações importantes, pois podem significar expansão da lesão craniana. Relatos de cefaleia, vômitos, náuseas, confusão ou queda da atividade devem ser anotados. Fatores relacionados com uso de medicamentos, álcool ou drogas devem ser obtidos, pois podem confundir a avaliação do estado mental do paciente.[4]

## Nível de consciência

Avaliar o nível de consciência é um dos parâmetros mais importantes para determinar as necessidades assistenciais do paciente e deve ser constantemente monitorado pela equipe. O rebaixamento do nível de consciência pode sinalizar a deterioração neurológica acarretando perda do reflexo de proteção pulmonar, instabilidade ventilatória e obstrução de vias aéreas. Nesses casos, a indicação de uma via aérea artificial e de suporte ventilatório é inquestionável.

A perceptividade e a reatividade do paciente podem ser avaliadas usando estímulos verbais, ruídos provocados e estímulos dolorosos, observando a resposta que pode ser desde a mais complexa, como a verbalizada, até a mais simples, como o movimento do membro estimulado ou apenas a contração muscular daquela região.

No TCE frequentemente ocorre deterioração do nível de consciência em graus variados, que pode chegar até o coma, definido como o paciente que não apresenta resposta verbal, não obedece a comandos e não abre os olhos espontaneamente ou sob qualquer estímulo.[41]

A ECGl, descrita em 1974 por Jennett e Teasdale,[36] é amplamente aceita e usada como medida clínica quantitativa, por meio de um escore, para avaliar a gravidade da lesão cerebral, evolução durante o coma e também como diretriz para formar opinião sobre prognóstico.

A ECGl (Tabela 10) é baseada na abertura ocular, na melhor resposta verbal e motora do paciente, avaliadas independentes uma da outra. A pontuação é a soma dos três componentes e pode variar de 3 a 15 pontos.[42]

A abertura ocular pode ocorrer espontaneamente indicando que os mecanismos de despertar do tronco cerebral estão intactos, somente abre os olhos com ruídos ao seu redor, quando é chamado ou apenas quando submetido a um estímulo doloroso. O fato do paciente não abrir os olhos, mesmo quando lhe são aplicados todos os estímulos, não significa necessariamente ausência de reflexos ou integridade neurológica, mas pode ser subestimado na presença de hematoma ou edema palpebral, enucleação, trauma de face ou sedação.

A resposta verbal indica certo grau de integração do sistema nervoso central. As respostas podem

**Tabela 10**  Escala de coma de Glasgow

| Abertura ocular (AO) | | Melhor resposta verbal (MRV) | | Melhor resposta motora (MRM) | |
|---|---|---|---|---|---|
| Espontânea | 4 | Orientado | 5 | Obedece a comandos | 6 |
| Ao comando verbal | 3 | Confuso | 4 | Localiza a dor | 5 |
| À dor | 2 | Palavras impróprias | 3 | Flexão inespecífica | 4 |
| Ausente | 1 | Sons incompreensíveis | 2 | Decorticação | 3 |
| | | Ausente | 1 | Descerebração | 2 |
| | | | | Ausente | 1 |
| Escore = AO + MRV + MRM | | | | | |

Fonte: Jennett (1979).[37]

variar desde a completa orientação do paciente até a fala desconexa ou incompreensível, e também pode ser subestimada na impossibilidade do paciente responder por conta de tubos traqueais, surdez, mudez, afasia, disfasia, lesões de face ou sedação.

O escore motor pode ser estimulado de forma verbal ou dolorosa e as respostas podem ser desde a solicitação corretamente atendida até movimentos inespecíficos ou patológicos. A ausência de resposta também pode ser subestimada na presença de imobilizações, traumas e sedação.

Sempre que houver impedimentos que podem subestimar a resposta do paciente, deve-se pontuar 1 e anotar a impossibilidade.

A ECGl pode ser utilizada para classificar a gravidade da lesão: 1) grave quando o paciente apresenta, geralmente na admissão, um escore entre 3 e 8 pontos; 2) moderada quando o paciente apresenta um escore entre 9 e 12 pontos; e 3) leve quando o escore estiver entre 13 e 15 pontos. O problema é incluir na mesma categoria pacientes com escore de 15 pontos e aqueles com 13 e 14. Isso significa subestimar a verdadeira gravidade da lesão desse último grupo, uma vez que os pacientes com escore de 15 têm menor risco de complicações nos estágios agudos e muito menos sequelas subsequentes.

Além disso, pode-se descrever a gravidade da lesão nos estágios tardios, baseando-se na duração da alteração do nível de consciência, observada pelo coma ou pela amnésia pós-trauma. A duração da amnésia pós-traumática (APT) tem mostrado correlação com a gravidade da lesão cerebral (Tabela 11).[30] Embora seja raramente utilizada, talvez pela crença na dificuldade de avaliar a APT, é frequentemente possível reconhecer o fim da APT, pois corresponde ao desaparecimento da confusão e ao retorno da memória. A disparidade entre a duração da APT e o início da fala do paciente é surpreendente, sendo comum nos referirmos ao fim do coma quando o paciente volta a falar, entretanto, a APT pode levar dias ou meses.[1,30]

## Tamanho e reatividade das pupilas

Os movimentos dos olhos, tamanho, forma e reatividade das pupilas devem ser observados. As alterações das pupilas podem identificar a gravidade e a deterioração neurológica, bem como a localização da lesão.

Reação lenta ou dilatação de pupilas sugerem herniação transtentorial com compressão do terceiro nervo. Uma pupila média, pobremente reativa, e anisocoria podem resultar de lesão do núcleo oculomotor no tegumento cerebral médio, sempre do mesmo lado do processo compressivo. Nistagmo frequentemente ocorre após a concussão cerebral.[4]

O diâmetro da pupila é controlado pela atividade do músculo constritor, inervado pelas fibras parassimpáticas, e pelo dilatador, inervado pelas fibras simpáticas. O tamanho das pupilas varia de acordo com a incidência de luz em 1 a 2 mm (miose máxima) e 8 a 9 mm (midríase máxima); em média varia de 2 a 6 mm no indivíduo normal. As lesões do tronco cerebral podem ocasionar pupilas média-fixas, entre 5 e 7 mm, ou dilatadas, entre 8 e 9 mm, enquanto distúrbios metabólicos e estruturais podem ocasionar pupilas puntiformes. O tamanho das pupilas também pode ser alterado com o uso de opiáceos, adrenalina e atropina, além de situações de hipóxia.

O reflexo fotomotor consiste na contração rápida da pupila ao estímulo luminoso, em geral a resposta à luz não se altera ante os distúrbios metabólicos, portanto, é um sinal isolado importante para distinguir um coma estrutural de um metabólico. Pupilas dilatadas e fixas, em geral, indicam lesões estruturais irreversíveis.

## Movimento ocular

Os movimentos oculares dependem da ação da musculatura extrínseca ocular, inervada pelos nervos cranianos oculomotor (III par), troclear (IV par) e abducente (VI par). A lesão do III par ocasiona ptose palpebral, estrabismo divergente, dificuldade para elevar, abaixar e abduzir o globo ocular e midríase; a lesão do IV par acarreta dificuldade em abaixar o globo ocular e a lesão do VI par proporciona dificuldade para abduzir o globo ocular e o estrabismo convergente.

**Tabela 11** Amnésia pós-traumática

| Tempo de amnésia | Gravidade |
| --- | --- |
| < 5 minutos | Muito leve |
| < 1 hora | Leve |
| 1-24 horas | Moderada |
| 1-7 dias | Severa |
| > 7 dias | Muito severa |
| > 4 semanas | Extremamente severa |

Fonte: Jennett (1976).[30]

Os reflexos oculares também podem indicar diferentes níveis de disfunção encefálica:

- Reflexo oculocefálico: manobra dos olhos de boneca, é realizada somente depois de afastada a hipótese de lesão cervical, provocada por movimentos bruscos da cabeça para os lados, flexão e extensão, o que ocasiona o desvio conjugado do olhar, o que significa integridade do tronco cerebral.
- Reflexo oculovestibular: é provocado com a instilação de água fria e morna na membrana timpânica bilateralmente. No indivíduo normal, o olhar será desviado para o lado oposto da irrigação. Quando há lesão supratentorial, ocorre o desvio tônico conjugado dos olhos para o mesmo lado da irrigação. Quando há lesão do tronco cerebral, a resposta pode ser ausente ou desconjugada.
- Reflexo corneopalpebral: por meio da estimulação da córnea, com um pedaço de algodão ou gaze, ocorre o fechamento dos olhos e desvio dos olhos para cima, permitindo a análise dos nervos trigêmio (V par), facial (VII par) e área tectal que controla os movimentos verticais dos olhos. A presença de déficit no fechamento da pálpebra pode indicar lesão do nervo facial.

## Resposta motora

Os movimentos do corpo devem ser avaliados para identificar assimetrias, déficits, reflexos patológicos, como Babinsky, ou posturas de decorticação – flexão de membros superiores e extensão de membros inferiores, resultado de lesão piramidal no nível do diencéfalo ou acima do tegumento cerebral médio; e postura de descerebração – extensão de membros inferiores e superiores, resultado de lesão piramidal, abaixo do tegumento cerebral médio, ponte ou medula. Quando o paciente responde com movimentos defensivos adequados a um estímulo doloroso, isso significa que o hemisfério contralateral do lado estimulado e o tronco cerebral estão intactos. A arreflexia sugere lesão periférica ou lesão do tronco cerebral.[4]

## Padrão respiratório

É importante avaliar o padrão respiratório dos pacientes com TCE, pois as alterações de ritmo, frequência e amplitude respiratória não só podem servir como sinais de deterioração neurológica, mas indicar

medidas protetoras imediatas. Alguns padrões patológicos podem ser encontrados:

- Hiperpneia neurogênica central: em geral está presente no edema cerebral, na disfunção do tronco encefálico por lesão mesencefálica e causa uma hiperventilação compensatória (diminuição da $PCO_2$ com gradiente alvéolo-arterial normal).
- Respiração de Cheyne-Stockes: intercala ciclos respiratórios de profundidade e frequência crescente-decrescente com períodos de apneia, e o drive respiratório torna-se dependente das variações da $PaCO_2$. Em geral, ocorre por herniação causada por HIC, por distúrbios metabólicos e disfunção diencefálica com tronco encefálico intacto.
- Respiração apnêustica: apresenta ciclos de inspiração profunda e sustentada, intercalada com períodos de apneia; em geral ocorre por lesão no nível da ponte.
- Respiração atáxica: caracteriza-se por total ausência na regularidade do ritmo, frequência e profundidade respiratória; pode apresentar apneias e *gasping*. Ocorre por lesão no nível do bulbo ou da medula.[4]

## Lesões secundárias

Todos os pacientes com TCE, principalmente os moderados e graves ou aqueles que apresentam deterioração do nível de consciência e diminuição do escore da ECGl,[36] devem ser submetidos à tomografia de crânio, para detectar fraturas e hemorragias cranianas, mas somente após a estabilização.[4,5] Os exames por imagem podem ajudar as tomadas de decisão, principalmente no que se refere à intervenção neurocirúrgica, e evitar as complicações secundárias.[44]

Estar atento às complicações que podem ocorrer após o TCE evita o agravamento da lesão cerebral ou o "segundo trauma", o qual se divide em lesões intracranianas e sistêmicas. As lesões intracranianas são: HIC, hidrocefalia, vasoespasmo e infecções. As sistêmicas são: insuficiência respiratória, lesões hipóxicas, instabilidade hemodinâmica e infecções (Tabela 12).[4]

As complicações por hipóxia e hipotensão podem ter efeitos deletérios nos pacientes com TCE. Nesses casos, a reversão deve ser a meta prioritária para garantir adequada oxigenação e perfusão cerebral.[4,5]

A essência do tratamento no TCE no local do acidente à internação hospitalar e à intervenção cirúr-

**Tabela 12** Lesões secundárias após traumatismo cranioencefálico

| Evento | Principais causas |
|---|---|
| **Lesões intracranianas** | |
| Hipertensão intracraniana ou desvio da linha média | Lesões em massa |
| | Inchaço cerebral causado por vasodilatação |
| | Edema cerebral por aumento do conteúdo de água cerebral |
| | Hidrocefalia |
| Vasoespasmo | Hemorragia subaracnóidea traumática |
| Infecções | Fratura na base do crânio |
| | Fratura de crânio composta |
| **Lesões sistêmicas** | |
| Hipoxemia | Hipoventilação |
| | Lesão torácica |
| | Broncoaspiração |
| | Pneumonia |
| | Anemia |
| Hipotensão | Hipovolemia |
| | Insuficiência cardíaca |
| | Sepse |
| | Traumatismo raquimedular |
| Hipercapnia | Depressão respiratória |
| Hipocapnia | Hiperventilação espontânea ou induzida |
| Hipertermia | Hipermetabolismo |
| | Infecção |
| Hiperglicemia | Hipotermia |
| | Infusão intravenosa de glicose |
| Hipoglicemia | Nutrição inadequada |

Fonte: Mass et al. (1997).[3]

gica está em providenciar excelentes circunstâncias para a recuperação da lesão principal, evitando desenvolvimento ou aumento das lesões secundárias e suas possíveis consequências. Avaliação, diagnóstico, investigação, observação, monitorização, terapêutica e reabilitação são partes cruciais do tratamento da vítima de TCE.[3,4,5]

O tratamento da lesão cerebral é baseado no conceito que pouco pode ser feito sobre a lesão primária, mas muito pode ser feito para minimizar a lesão cerebral secundária, porque a duração e a gravidade das lesões influenciam o resultado.[3]

## PRESSÃO INTRACRANIANA

A PIC é a pressão resultante de três componentes da caixa craniana: 80% parenquimatoso (estruturas encefálicas), 10% liquórico (liquor das cavidades ventriculares e espaço subaracnóideo) e 10% vascular (sangue circulante no encéfalo). Qualquer situação que provoque o aumento de volume de um componente intracraniano obriga a diminuição dos outros componentes, para que não ocorra aumento da PIC. O processo de compensação frequentemente ocorre à custa da diminuição do volume de liquor e sangue, uma vez que a massa cerebral é menos compressível. Cerca de 30% da capacidade de diminuição do volume intracraniano é representada pelo liquor, que pode ser deslocado para o espaço espinhal subaracnoide ou absorvido pelas granulações aracnoides. Quando se esgotam os mecanismos de compensação, como consequência ocorre o aumento da PIC. A elevação desta, por sua vez, pode provocar a diminuição da perfusão tecidual, levando ao agravamento do dano celular por isquemia, tendo como consequência a morte encefálica. Um mecanismo adicional de controle do aumento da PIC em lactentes é o crescimento do perímetro cefálico, o que não os protege do desenvolvimento agudo de HIC.

A PIC varia de acordo com o local medido e a postura do paciente. Em decúbito dorsal com cabeça levemente elevada, admitem-se valores normais inferiores a 10 mmHg e toleráveis até 20 mmHg.

### Fluxo sanguíneo cerebral

O fluxo sanguíneo cerebral (FSC) guarda relação com a pressão de perfusão cerebral e responde a variações da pressão arterial média (PAM), pressão parcial de gás carbônico arterial ($PaCO_2$) e pressão parcial de oxigênio arterial ($PaO_2$). Queda na $PaO_2$ provoca vasodilatação progressiva, podendo ocorrer um aumento de até 300% no FSC, quando a $PaO_2$ atinge 25 mmHg. O gás carbônico provoca vasodilatação cerebral. Cada mmHg diminuído na $PaCO_2$ corresponde a um decréscimo de 3% no FSC. As respostas às alterações na $PaCO_2$ ocorrem de forma rápida, sendo atingido o ponto de equilíbrio em poucos minutos. O FSC é também controlado pelo metabolismo regional, sendo maior o FSC quanto maior o metabolismo de determinada área.

$$FSC = \frac{PPC}{RVC}$$

## Pressão de perfusão cerebral

A pressão de perfusão cerebral (PPC) é igual à diferença entre a PAM e a PIC. O valor recomendado de PPC para a manutenção de um adequado fluxo sanguíneo cerebral é de 50 mmHg. Valores de PPC inferiores a 50 mmHg levarão a um decréscimo proporcional no FSC. Acredita-se que crianças menores possam suportar valores de PPC inferiores a 50 mmHg sem desenvolver isquemia. Dentro de certos limites, é possível manter o FSC independentemente da PAM, fenômeno chamado de autorregulação do FSC.

A autorregulação pressórica pode ser definida como o fenômeno que acarreta mudanças na resistência vascular cerebral (RVC) em resposta às mudanças ocorridas na PPC, que mantém o fluxo sanguíneo capilar constante.

$$PPC = PAM - PIC$$

## Hipertensão intracraniana

A HIC é uma condição clínica que acomete muitos pacientes em unidades de tratamento intensivo (UTI), tendo como origem diferentes anormalidades, tanto do sistema nervoso central como sistêmicas. A HIC é uma das causas mais comuns de lesão cerebral secundária em crianças e adultos. A correlação da HIC com a morbidade e mortalidade nos pacientes justifica a busca de uma melhor compreensão da fisiopatologia, levando, consequentemente, à maior adequação no tratamento.

HIC foi definida como PIC acima de 20 mmHg, que persiste por mais de vinte minutos em adultos.

O tratamento da HIC visa a manutenção da circulação encefálica por meio da preservação da PPC, oferta adequada de oxigênio e glicose e o tratamento específico da doença de base.

A HIC traumática pode ser ocasionada, entre outras causas, pelo edema cerebral, hiperemia, hematomas traumáticos, hipoventilação e hipertensão sistêmica. Um aumento secundário da PIC algumas vezes é observado entre três e dez dias após o trauma, podendo estar associado a um prognóstico pior. As causas possíveis incluem: formação tardia de hematoma, vasoespasmo, hiponatremia, síndrome de angústia respiratória no adulto (SARA) e formação tardia de edema.

As indicações para o tratamento da HIC traumática estão relacionadas com uma PIC persistente acima de 20 mmHg e, nesses casos, a tríade de Cushing é comumente encontrada com hipertensão arterial, bradicardia e irregularidade respiratória. O critério neurológico para a monitorização da PIC é EGCl < 8 pontos associado à:

a) Tomografia craniana anormal; ou
b) Tomografia craniana normal, porém com dois ou mais dos seguintes fatores de risco: idade acima de quarenta anos, pressão sistólica abaixo de 90 mmHg e descerebração/decorticação.

Pacientes com múltiplos sistemas lesados e nível de consciência alterado, assim como aqueles que foram submetidos à retirada de massas intracranianas, também são candidatos à monitorização da PIC.

As complicações mais comuns na monitorização da PIC são: infecção, hemorragia, obstrução e mau posicionamento.

# VENTILAÇÃO MECÂNICA NO PACIENTE NEUROCIRÚRGICO

SIMONE SATO

O suporte ventilatório tem como objetivo assegurar a ventilação pulmonar e adequar a ventilação alveolar ante as necessidades do paciente, em especial no TCE, promovendo a hiperventilação para reduzir a pressão intracraniana (PIC) na fase aguda. Além disso, deve manter valores aceitáveis de oxigenação arterial para assegurar adequada oferta de $O_2$ aos tecidos ($DO_2$), associada aos fatores como o conteúdo arterial de oxigênio (hemoglobina) e o débito cardíaco; prevenir ou tratar atelectasia; otimizar área de superfície de troca gasosa e reduzir trabalho respiratório.

Em geral, esses pacientes estão incapacitados de proteger as vias aéreas por causa da depressão do nível de consciência. Os reflexos de proteção das vias aéreas estão prejudicados, predispondo as broncoaspirações de conteúdo da orofaringe e vômitos, acarretando pneumonias aspirativas. Nesses casos, a entubação endotraqueal deve ser otimizada imediatamente.

Somente por meio da ventilação mecânica é possível utilizar sedação, anestesia ou bloqueadores neuromusculares, frequentemente necessários nos pacientes com TCE, sobretudo nos casos de edema cerebral.

Ante as lesões que podem deteriorar as funções neurológicas e comprometer a ventilação pulmonar, acarretando insuficiência respiratória aguda, a ventilação mecânica invasiva deve ser considerada imediatamente.

A ventilação mecânica nesses pacientes está diretamente relacionada com a manutenção da vida do paciente e o não agravamento da lesão cerebral, o "segundo trauma", que é causado por hipóxia e/ou por hipercapnia. O "terceiro trauma" pode ocorrer após a hospitalização por opções inadequadas de assistência ventilatória, acarretando picos de elevação de PIC e agravando o "inchaço" cerebral.

As decisões de assistência ventilatória assumidas desde o momento do atendimento inicial são uma oportunidade única para evitar sequelas posteriores. A grande maioria dos traumas de crânio não provoca alterações funcionais pulmonares, mas apenas distúrbios mecânicos e de consciência, o que pode provocar muitas vezes distúrbios do ritmo respiratório, causar retenção ou queda exagerada de $CO_2$ e, portanto, alcalose, acidose e/ou hipóxia. É necessária a ventilação mecânica no pós-trauma imediato e nos primeiros dias para que se possa regular os gases sanguíneos.

As premissas a seguir devem nortear as tomadas de decisão:

1. O trauma de crânio é prioritário. No caso de haver condutas conflitantes, deve prevalecer aquela que visa proteger as condições do sistema nervoso central (SNC).
2. Indicar entubação e assistência ventilatória mecânica imediata, independentemente da função pulmonar, em pacientes com ECGl < 10, em pacientes que apresentam deterioração neurológica, em situações de transporte ou em pacientes que necessitarem de sedação por qualquer motivo. Ficam excluídos os pacientes lúcidos e os que permanecerem sob vigilância.
3. Deve-se ter especial cuidado com hiperextensão ou movimentos laterais do pescoço durante a entubação, enquanto não tiver sido totalmente descartada uma lesão cervical.
4. Evitar modos de ventilação que possam produzir elevação da pressão de vias aéreas, se não hou-

ver medida direta da PIC, pois tal elevação pode ser transmitida ao sistema intracraniano.

5. Não permitir assincronia entre paciente/máquina, desajustes ao ventilador ou agitação do paciente. Usar sedação prolongada e/ou curarização para manter a ventilação.

6. Minimizar as manobras fisioterapêuticas, evitando manipulações intensas até sair da fase aguda e ocorrer estabilidade da PIC. A maioria das manobras fisioterapêuticas pode provocar aumento da pressão intratorácica e da PIC como consequência. Deve-se reduzir toda a manipulação ao mínimo indispensável.

7. Normo ou hiperventilação leve ($PaCO_2$ entre 30 e 35 mmHg) associada a outras medidas de controle da PIC. A hiperventilação é um eficiente meio de reduzir a PIC e é considerada medida salvadora para muitos pacientes. Entretanto, pode também provocar hipofluxo cerebral por vasoconstrição. É discutível se a hiperventilação pode ser aplicada indistintamente para qualquer paciente por causa das variações individuais e dos tipos de lesão. O ideal é o emprego de medida direta da PIC e/ou de tomografias seriadas. De qualquer forma, as variações de $CO_2$ devem ser feitas gradualmente, sem que haja elevação acima do normal.

8. A $PaO_2$ deve ser mantida entre 80 e 120 mmHg, e a saturação periférica, acima de 95% pelo ajuste da $FiO_2$. A hipóxia é o segundo trauma frequentemente encontrado nos pacientes vítimas de trauma craniano, potencializando o impacto na morbidade e na mortalidade.

9. Considerar gastrostomia endoscópica em pacientes nos quais se espera coma prolongado. A nutrição enteral através de sondas nasogástricas pode trazer várias complicações a longo prazo por refluxo, aspiração etc., podendo causar infecções de vias aéreas e problemas esofágicos.

10. Controle radiológico diário e monitorização respiratória contínua (oxímetro e capnógrafo, se disponível), nos primeiros cinco dias ou até que ocorra estabilização do quadro.

11. Traqueostomia precoce se for esperado coma ou comprometimento neurológico prolongado. A longo prazo, a traqueostomia permite mais facilmente o cuidado das vias aéreas do que a entubação. Nos traumatismos graves de crânio, pode-se realizar traqueostomia já no quinto dia, evitando complicações decorrentes de entubação prolongada e facilitando os cuidados.

Os principais problemas encontrados durante a ventilação mecânica estão citados a seguir:

Diminuição do retorno venoso:
- PEEP elevada.
- Uso de elevados volumes correntes.
- Tempo inspiratório prolongado.

Hipóxia tecidual cerebral:
- Evitar $PaO_2$ < 80 mmHg.

Hiperventilação:
- Evitar $PaCO_2$ < 25 mmHg.
- Hiperpneia central.
- Assincronia paciente/máquina: usar sedação criteriosa.

Edema pulmonar neurogênico:
- Repercussões sobre as trocas gasosas.

Atelectasias:
- Ventilação monótona.
- Decúbitos prolongados.
- Ausência de PEEP – PEEP fisiológica de 5 $cmH_2O$.
- Plegias e paresias.

Pneumonias aspirativas:
- Ausência de reflexos da orofaringe.
- Rebaixamento do nível de consciência.
- Evitar infusões de dietas em bolus e decúbito baixo.

Sugestões:
- Utilizar modo controlado.
- Diminuir a relação I:E.
- Evitar volumes correntes acima de 10 a 12 ml/kg.
- Evitar PEEP elevada (> 8 $cmH_2O$).
- Monitorar a PIC sempre que utilizar PEEP elevada.
- Otimizar a perfusão cerebral.
- Manter decúbito entre 30° e 45°.
- Sedar e/ou curarizar durante a aspiração.
- Evitar qualquer assincronia entre o paciente e o respirador.

## DESMAME DA VM

Iniciar desmame apenas após o quinto dia, desde que já se tenha ultrapassado o pico do *brain swelling*, utilizando a gasometria e a tomografia como critérios, e não somente o quadro clínico. Após a instalação da assistência ventilatória, é possível observar uma melhora significativa do paciente, que passa a se movimentar no leito ou a se agitar. Essa modificação do quadro deve ser avaliada com cuidado, pois pode ocorrer piora ao suspender a ventilação mecânica, por causa da retenção de $CO_2$ ou da progressão do "inchaço" cerebral. Após o quinto dia, a situação geralmente se estabiliza, e a suspensão da ventilação mecânica pode ser feita sem prejudicar o paciente.

Os métodos de desmame da ventilação mecânica não diferem dos outros pacientes, e cabe ao profissional escolher aquele que melhor se adapta ao paciente. Entretanto, é importante salientar que:

- Redução do nível de consciência não é contra indicação direta de desmame.
- Proteção e desobstrução de vias aéreas podem ser mantidas com traqueostomia.
- O paciente deve ter adequada ventilação espontânea.
- O caso requer redução de drogas sedativas.
- É preciso monitorar a troca gasosa e o padrão respiratório.

# FISIOTERAPIA NO PACIENTE NEUROCIRÚRGICO

SIMONE SATO

## ABORDAGEM FISIOTERAPÊUTICA

Os avanços nos cuidados do paciente com TCE têm aumentado significativamente a sobrevivência desses indivíduos, entretanto, muitos apresentam sequelas e complicações que poderiam ser minimizadas ou até evitadas se o paciente recebesse adequada orientação e acompanhamento fisioterapêutico.

Durante todo o tempo de permanência no hospital, o serviço de fisioterapia deve auxiliar na manutenção das funções vitais pela prevenção e pelo controle sintomático de doenças pulmonares, circulatórias e musculoesqueléticas. Os cuidados gerais são: prevenção de escaras de decúbito, de deformidades articulares e encurtamentos musculares; alívio de dores e inibição de reflexos patológicos. No que diz respeito ao quadro respiratório, a higiene brônquica, o suporte ventilatório adequado e os exercícios respiratórios fazem parte da conduta fisioterapêutica nessa fase hospitalar, que tem como objetivo reduzir as complicações, reduzir o tempo de ocupação do leito hospitalar e colaborar para a boa evolução do paciente.

Para tanto, é necessário que o fisioterapeuta reconheça as diversas alterações provocadas pela lesão neurológica, a fim de que possa traçar seus objetivos e sua conduta, tendo em vista a prevenção e a recuperação, por meio da melhor assistência ao paciente.

Se todos esses cuidados forem realizados, aliados à adequada assistência por toda a equipe interdisciplinar, os resultados serão os melhores, a mortalidade e a morbidade diminuirão e o tempo de reabilitação e reintegração social será mais breve.

A abordagem da fisioterapia é imprescindível nesses pacientes, entretanto, os cuidados são muito importantes durante o manuseio. A atenção ao posicionamento durante as manobras e ao final delas deve ser acompanhada com a monitorização da PIC e de qualquer sinal clínico que possa demonstrar intolerância, como aumento ou diminuição da frequência cardíaca e frequência respiratória, alteração do padrão respiratório, alteração no diâmetro das pupilas, alteração da pressão arterial e coloração do paciente. Nessas circunstâncias, recomenda-se a interrupção imediata do tratamento e observação dos sinais clínicos.

As manobras de higiene brônquica são indicadas na presença de secreções pulmonares, mas cabe ao profissional o discernimento da técnica a ser utilizada, compreendendo a intolerância da maioria destes pacientes à percussão torácica e as posturas de drenagem com Trendelemburg (Figura 6).

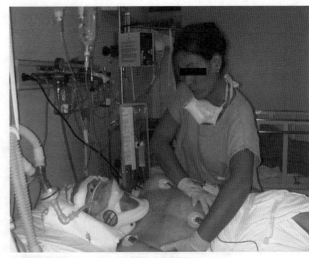

**Figura 6** Manobra de vibrocompressão torácica em decúbito lateral com elevação de 30° da cabeceira.

A PIC varia com a postura corporal, as maiores mudanças na PIC ocorrem quando o paciente é posicionado em decúbito supino e durante a tosse.

Os pacientes com hipertensão intracraniana (HIC) deverão receber especial atenção durante as manobras fisioterapêuticas:

- Deverão ser evitadas manobras que aumentem a pressão intratorácica e, consequentemente, a PIC.
- As aspirações traqueais não deverão ser realizadas em horários programados, somente quando houver real necessidade e com sedação prévia.
- Deverá ser sempre controlada a pressão de perfusão cerebral.
- Mudanças de decúbito, quando realizadas, deverão necessariamente manter o alinhamento da cabeça em posição mediana.
- Pacientes instáveis não toleram mudanças de decúbito (Figura 7).

Quando houver hemorragia cerebral, é importante avaliar bem o risco e o benefício do tratamento. Nos pacientes sem a monitorização da PIC, deverão ser minimizadas as manobras fisioterapêuticas até que passe a fase aguda. As aspirações traqueais não deverão ser realizadas de rotina ou em substituição a outras técnicas fisioterapêuticas.

Quando a PIC estiver abaixo do nível crítico (< 20 mmHg), em geral, o paciente está estável e sugere boa tolerância para a intervenção fisioterapêutica. Quando os valores estão flutuantes, isso geralmente indica instabilidade neurológica que pode ser aumentada por qualquer intervenção fisioterapêutica. Quando os valores estão elevados, deve-se avaliar o benefício da fisioterapia.

O posicionamento adequado do paciente é em decúbito dorsal com elevação da cabeça em torno de 30°, com alinhamento em posição mediana (Figura 8), para otimizar o retorno venoso. Os movimentos de rotação da cabeça podem aumentar ainda mais a PIC. A posição prona deve ser evitada por aumentar a pressão intrabdominal e intratorácica, com consequente aumento da PIC.

O relaxamento do paciente, em geral, é necessário para evitar movimentos bruscos no leito, agitação e dor, além de proporcionar uma melhor adaptação no suporte ventilatório, o que pode ser conseguido por meio de sedação ou paralisação com bloqueadores neuromusculares (curare). Deve-se ter especial atenção com o paciente sedado ou curarizado, pois ele pode apresentar riscos de hiperinsuflação manual, diminuição do tônus muscular e vulnerabilidade articular, diminuição ou perda do reflexo de tosse, dificultando a eliminação de secreções.

A retenção de secreções associada ao imobilismo e à ventilação monótona provocam o aparecimento de atelectasias, o que pode levar à hipoxemia e à hipercapnia, que sucessivamente causarão vasodilatação cerebral e elevação da PIC.

Nesses casos, a intervenção da fisioterapia é essencial no controle e na prevenção das complicações respiratórias.

A hiperventilação pode ser utilizada mantendo-se a $PaCO_2$ entre 25 e 30 mmHg. Nesse caso, o paciente deve estar relaxado, de maneira a não "com-

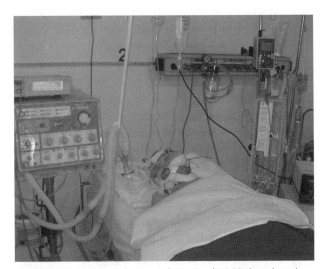

**Figura 7** Posição supina em elevação de 30° da cabeceira.

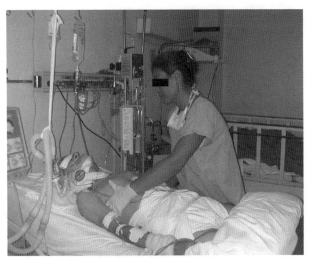

**Figura 8** Manobra de vibrocompressão em supino com elevação de 30° da cabeceira.

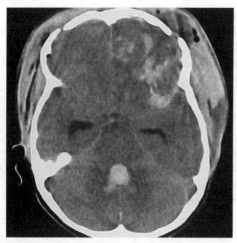

**Figura 9** Tomografia craniana do trauma.

petir" com o respirador. A utilização contínua de um capnógrafo pode orientar e avaliar o tratamento. Entretanto, a redução da $PaCO_2$ prolongada ou menor que 25 mmHg pode acarretar perda da autorregulação cerebral e isquemia por vasoespasmo cerebral. Quando obtido o controle da PIC, deve-se voltar a normoventilar o paciente.

O uso de drenos ventriculares para drenagem liquórica em pacientes que desenvolvem hidrocefalias, em geral, após doença vascular encefálica, é frequente na UTI. Devem ser fechados durante movimento excessivo e na fisioterapia, mas abertos imediatamente após o tratamento.

Em pacientes pós-craniotomia, se a calota craniana não for recolocada, o paciente deve ser posicionado de tal maneira que não haja compressão direta no cérebro desprotegido. Esse cuidado também deve ser feito com relação às cicatrizes neurocirúrgicas.

## TRATAMENTO DO TRAUMATISMO CRANIANO

1. Medidas clínicas: controle da PIC com hiperventilação moderada, prevenção de hiperglicemia, sedação ou coma barbitúrico, hipotermia e posicionamento da cabeceira.
2. Medidas cirúrgicas: como anteriormente discutido, essas medidas implicam descompressão de hematomas traumáticos e prevenção da herniação uncal.

## PROGNÓSTICO

Os fatores prognósticos mais significativos são idade e ECGl na admissão, além da lesão intracraniana resultante. Em geral, o grau de recuperação é melhor em lactentes, crianças pequenas e pacientes com escore de Glasgow de chegada acima de 8 e com ausência de massas intracranianas.

## CASOS CLÍNICOS

### Caso 1

Paciente de nove anos, sexo masculino, deu entrada na sala de trauma, vítima de queda de laje há vinte minutos, de aproximadamente seis metros de altura, quando empinava pipa. O exame neurológico de entrada apresentava uma criança em coma, pupilas isocóricas pouco reagentes, escore de Glasgow de 7 pontos e edema facial grave. Após as medidas de suporte, foi entubada e puncionada uma veia profunda. O paciente foi encaminhado para a tomografia computadorizada, a qual revelou extensa área de edema traumático e múltiplas contusões hemorrágicas. Em razão da piora neurológica rápida, de 7 para 5 pontos na ECGl em apenas trinta minutos, optou-se pelo procedimento descompressivo de urgência com uma ampla craniectomia bifrontal. O paciente foi em seguida encaminhado para a UTI onde permaneceu por 38 dias, sendo então conduzido para a enfermaria em estado de coma vigil, traqueostomizado e se alimentando por sonda. Após quinze meses do trauma, realizou-se procedimento

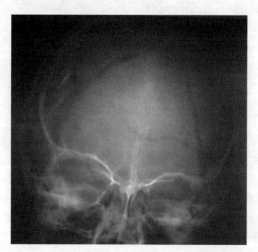

**Figura 10** Radiografia de crânio em AP evidenciando as múltiplas fraturas.

de cranioplastia para corrigir a falha óssea, e o paciente se encontra atualmente em fisioterapia, após vinte meses do trauma, apresentando discreta melhora neurológica (Figuras 11 a 15).

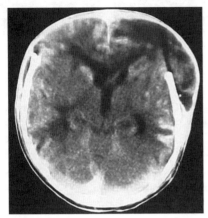

**Figura 11** Tomografia craniana após o procedimento cirúrgico evidenciando o grau de edema cerebral.

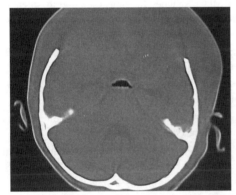

**Figura 12** Tomografia craniana em janela óssea mostrando a extensão da craniectomia.

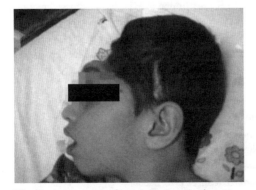

**Figura 13** Paciente em perfil após a cirurgia descompressiva.

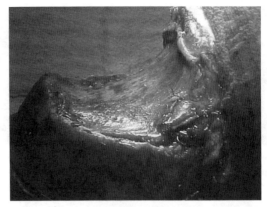

**Figura 14** Exposição da dura-máter para a realização da cranioplastia.

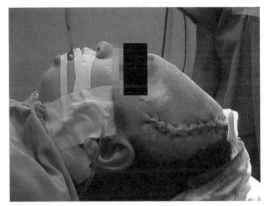

**Figura 15** Colocação da prótese de cranioplastia.

## Caso 2

Paciente de 25 anos, sexo masculino, deu entrada na sala de sutura com ferimento por arma de fogo em região occipital sem orifício de saída, trazido pelo serviço de resgate. Segundo o relato do acompanhante, o ferimento ocorreu vinte minutos após uma briga. Na entrada, o paciente encontrava-se sonolento, falando palavras desconexas, com um Glasgow de 12 pontos. Após as medidas iniciais, foi encaminhado para a sala de tomografia, a qual evidenciou presença de estilhaços metálicos na região occipital, edema local, porém, ausência de hematomas traumáticos. O paciente foi encaminhado para o centro cirúrgico onde se realizou uma limpeza do orifício e fechamento com cola biológica. O procedimento levou catorze minutos e o paciente evoluiu bem, tendo alta domiciliar após cinco dias, com Glasgow de 15 pontos (Figura 16).

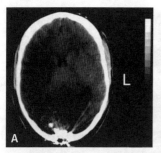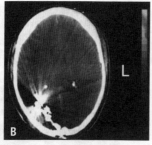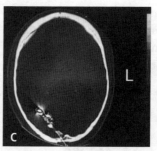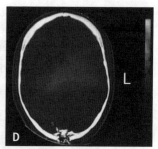

**Figura 16** Trajeto do projétil na região occipital. Note a ausência de hematomas traumáticos, o que permitiu o procedimento de limpeza com fechamento utilizando cola biológica.

## REFERÊNCIAS BIBLIOGRÁFICAS

1. Collin C, Daly G. Traumatismo Craniano. In: Stockes M. Neurologia para fisioterapeutas. Londres: Mosby; 2000. p.101-15.
2. Jennett B. Epidemiology of head injury. J Neurol Neurosurg and Psychiatry 1996;60:362-9.
3. Mass AIR, et al. EBIC – guidelines for management of severe head injury in adults. Acta Neurochir 1997;139:286-94.
4. Mayer SA, Rowland LP. Head Injury. In Merrit HH. Merritt's Neurology. 10.ed. Filadélfia: Lippincott Williams & Wilkins; 2000. p.401-15.
5. Teasdale GM. Head injury. J Neurol Neurosurg Psychiatry 1995;58:526-39.
6. Kraus JF. Epidemiology of head injury. In: Cooper PR. Head injury. 10.ed. Filadélfia: Lippincott Williams & Wilkins; 1993. p.9-10.
7. Paim JS, et al. Distribuição espacial da violência: mortalidade por causas externas em Salvador (Bahia), Brasil. Rev Panam Salud Publica/Pan Am J Public Health 1999;6:321-32.
8. Centers for Disease Control and Prevention – National Center for Injury Prevention and Control. Epidemiology of traumatic brain injury in the United States. Disponível em: <http://www.cdc.gov/ncipc/dacrrdp/tbi.htm>.
9. Jennett B, MacMillan R. Epidemiology of head injury. Br Med J 1981;282:101-4.
10. Koizumi MS, et al. Morbimortalidade por traumatismo crânio-encefálico no município de São Paulo, 1997. Arq Neuropsiquiatr 2000;58:81-9.
11. Secretaria Estadual de Saúde de São Paulo. Mortalidade por causas externas. Disponível em: <http://www.saude.sp.gov.br/DSAUDE/Boletins/C_externas/html/introducao.htm>.
12. Secretaria Municipal de Saúde de São Paulo. Estatísticas: Óbitos por causas externas e óbitos por causas violentas/acidentes no município de São Paulo 1997-1998. Disponível em: <http://www.prodam.sp.gov.br/sms/estatist/proaim/tabelas.htm>.
13. Souza MC, Regis FC, Koizumi MS. Traumatismo crânio-encefálico: diferenças das vítimas pedestres e ocupantes de veículos a motor. Rev Saúde Pública 1999;3:85-94.
14. Deslandes SF, Silva CMFP. Análise da morbidade hospitalar por acidentes de trânsito em hospitais públicos do Rio de Janeiro, Brasil. Rev Saúde Pública 2000;34:367-72.
15. Pittella JEH, Gusmão SS. Contusão cerebral em vítimas fatais de acidente de trânsito. Arq Neuropsiquiatr 1999;57:848-52.
16. Cooper PR, Golfinos JG. Head Injury. 4.ed. Nova York: McGraw-Hill; 2000.
17. Narayan RK, Wilberger JE, Povlishock JT. Neurotrauma. Nova York: McGraw-Hill; 1995.
18. Kraus JF, et al. The incidence of acute brain injury and serious impairment in a defined population. Am J Epidemiol 1984;119:186-281.
19. Barata RB, Ribeiro MCSA, Moraes JC. Tendência temporal da mortalidade por homicídios na cidade de São Paulo, Brasil, 1979-1994. Cadernos de Saúde Pública 1999;15:711-8.
20. Lima MLC, Ximenes R. Violência e morte: diferenciais da mortalidade por causas externas no espaço urbano do Recife, 1991. Cadernos de Saúde Pública 1998;14:829-40.
21. Wagner AK, et al. The value of trauma scores in TBI. Am J Phys Med Rehabil 2000; 79:235-39.
22. Margotta R. História ilustrada da medicina. In Lewis P. São Paulo: Manole; 1998. p.8-9.
23. Mendelow AD, Teasdale GM. Pathophysiology of head injuries. Br J Surg 1983;70:641-50.
24. Baykaner K, et al. Observation of 95 patients with extradural hematoma and review of literature. Surg Neurol 1988;30:339.
25. Seeling JM, et al. Traumatic acute subdural hematoma: Major mortality reduction in comatose patients treated within 4 hours. N Engl J Med 1981;304:1511.
26. Marmarou A, et al. Contribution of edema and cerebral blood volume to traumatic brain swelling in head-injured patients. J Neurosurg 2000;93:183-93.
27. Branco Soares Junior S, Hakuba A. Proceedings of the XII World Congress of Neurosurgery. Sidney; 2001.
28. Luereon TG, Klauber MR, Marshall LF. Outcome from head injury related to patient age: a longitudinal prospective study of adult and pediatric head injury. J Neurosurg 1988;68:409-16.
29. Meservy CL, et al. Radiographic characteristics of skull fractures resulting from child abuse. AJR 1987;149:173-5.
30. Jennett B. Assessment of the severity of head injury. J Neurol Neurosurg and Psychiatry 1976;39:647-55.
31. Jennett B, Bond M. Assessment of outcome after severe brain damage. Lancet 1975;1:480-4.

32. Pettigrew LEL, Wilson JTL, Teasdale GM. Assessing disability after head injury: improved use of the Glasgow Outcome Scale. J Neurosurg 1998;89:939-43.

33. Choi SC, et al. Prediction tree for severely head injured patients. J Neurosurg 1991;75:251-5.

34. Kohi YM, et al. Extracranial insults and outcome in patients with acute head injury – relationship to the Glasgow Coma Scale. Injury: The British Journal of Accident Surgery 1984;16:25-9.

35. Frankowski RF, Anneges JF, Whitman S. Epidemiological and descriptive studies Part 1: The descriptive epidemiology of head trauma in the United States. In: Becker DP, Povlishock JT. Central nervous system trauma status report. Bethesda: National Institute of Health; 1985. p.33-43.

36. Colohan ART, Alves WM, Gross CR. Head injury mortality in two centers with different emergency medical services and intensive care. J Neurosurg 1989;71:202-7.

37. Miller JD, et al. Early insults to the injured brain. JAMA 1978;240:439-42.

38. Eisenberg, HM, Gary HE, Aldrich EF. Initial CT findings in 753 patients with severe head injury. A report from the NIH Traumatic Coma Data Bank. J Neurosurg 1990;73:688-98.

39. Masters SJ, et al. Skull X-Ray examination after head trauma. N Engl J Med 1987;316:84-91.

40. Reilly PL, Adams IH, Graham DI. Patients with head injury who talk and die. Lancet 1975;2:375-7.

41. Jennett B, Teasdale G. Aspects of coma after severe head injury. Lancet 1977;878-81.

42. Teasdale GM, Jennett B. Assessment of coma and impaired consciousness. Lancet 1974;81-3.

43. Jennett B. Defining brain damage after head injury. Journal of the Royal College of Physicians of London 1979;13:197-200.

44. Lubillo S, et al. Prognostic value of early computerized tomography scanning following craniotomy for traumatic hematoma. J Neurosurg 1999;91:581-7.

# 28

# TRAUMA DE TÓRAX

WLADMIR FAUSTINO SAPORITO
ADILSON CASEMIRO PIRES
ALTAIR DA SILVA COSTA JUNIOR

Na história da medicina, são diversas as descrições da abordagem do trauma torácico e de sua evolução, sempre relacionado a guerras e a conflitos militares, em que da necessidade de tratamento aos feridos ocorreram grandes aprendizados.

Na atualidade, o aumento da potência dos automóveis e a presença cada vez maior da violência urbana tornam o trauma cada vez mais comum no nosso meio, o que gera a necessidade de abordagem especializada.

## EPIDEMIOLOGIA

Os traumas são a mais frequente causa de óbito relacionado a acidentes, suicídios e homicídios, principalmente em indivíduos do sexo masculino, com idade entre 19 e 35 anos, representando a terceira principal causa de morte na população geral, perdendo apenas para as doenças cardiovasculares e para o câncer.

O trauma cardiotorácico é responsável por 25% das mortes relacionadas ao trauma, acrescendo em cerca de 50% o risco de óbito. A mortalidade intra-hospitalar de trauma torácico isolado é de 4 a 8%, acrescendo de 13 a 15% no risco quando existem outros órgãos envolvidos, e 30 a 35% com lesão de outros sistemas.

A Organização Mundial da Saúde (OMS) estima em 200 mil as mortes, por ano, relacionadas a acidentes automobilísticos, com 6 milhões de pessoas envolvidas, tendo 50% das mortes relacionadas ao tórax.

A morte, nesses casos, ocorre na maioria das vezes no ato ou até três horas após o trauma. Com a implementação de programas de atendimento ao traumatizado, sobretudo na fase pré-hospitalar, tem ocorrido um aumento na sobrevida das vítimas do trauma.

Com base nesses dados epidemiológicos, observa-se sua importância, especialmente quando esses resultados são associados a questões econômicas. Os custos médicos e de reabilitação são extremamente altos no que tange aos cuidados com o doente vitimizado pelo traumatismo.

## CLASSIFICAÇÃO

A principal forma de classificação é a divisão entre traumas abertos (penetrantes) e fechados (não penetrantes), sendo este último a forma mais comum, com cerca de 70% dos casos.

A resposta fisiopatológica do trauma depende do mecanismo da lesão; o trauma direto, movimentos de aceleração e desaceleração, e compressão entre forças podem causar diversos graus de lesões, porém, a intensidade da lesão é diretamente proporcional à energia cinética do trauma.

O sistema cardiovascular é responsável pela oxigenação, pela eliminação de gás carbônico e pelo transporte para os tecidos. O transporte inadequado de oxigênio resulta em hipoxemia, hipovolemia ou falência cardíaca, resultando em acidose respiratória, choque, morte celular e óbito.

Os principais mecanismos de morte estão relacionados a tamponamento cardíaco, pneumotórax aberto, hemorragias extensas e obstrução de vias aéreas.

A avaliação primária ou inicial deve contar com o combate à hipóxia precoce com medidas que permitam uma boa distribuição de $O_2$ de perfusão até os tecidos, seguidas de medidas rápidas e simples, como repor volemia, conter sangramento e desobstruir as vias aéreas. Outras condições torácicas de risco de morte imediato deverão ser tratadas com punção com agulhas (toracocentese, pericardiocentese) ou indicação de dreno torácico.

De acordo com a sequência orientada pelo *advanced trauma life support* (ATLS), devemos avaliar:

a) *Airway* (vias aéreas): observar a permeabilidade das vias aéreas (presença de corpo estranho em orofaringe [paciente comatoso], retração dos espaços intercostais e fossas supraclaviculares);

b) *Breathing* (respiração, ventilação, oxigenação): apenas a permeabilidade das vias aéreas não garante a ventilação adequada, sendo assim deve-se garantir também o manejo e controle adequado das vias aéreas, a integridade da parede torácica e dos músculos respiratórios. Assim devemos realizar um exame físico:

- Inspeção: movimentos torácicos (taquipneia), hematomas, respiração paradoxal, cianose, assimetria torácica;
- Palpação: fratura de arcos costais, cartilagens;
- Percussão: timpanismo, macicez;
- Ausculta: ausência ou diminuição de MV, abafamento de bulhas. Todo paciente traumatizado deve receber oxigenoterapia suplementar;

c) *Circulation* (circulação): deve-se avaliar se há sangramento, o pulso (frequência, amplitude e ritmo), a pressão arterial, a coloração e temperatura da pele, o nível de consciência. Engurgitamento das veias da região cervical e estase jugular podem indicar tamponamento cardíaco ou estar ausentes no paciente hipovolêmico ou chocado. A monitorização cardíaca é indicada principalmente em trauma de parede anterior do tórax ou por desaceleração brusca (queda de grande altura, p. ex.) onde pode ocorrer contusão miocárdica, lesão dos vasos da base e arritmias. Sempre devem ser inseridos dois cateteres de grosso calibre, preferencialmente periféricos.

A avaliação secundária deve ser detalhada com alto índice de suspeita para traumas específicos, tratando as lesões diagnosticadas e/ou preparando para transferir o paciente a centros especializados.

## LESÕES ESPECÍFICAS

### Lesões de parede e parênquima pulmonar

São as lesões mais comuns, encontradas tanto no trauma penetrante quanto no fechado. A contusão pulmonar e a fratura de arcos costais estão intimamente interligadas com mecanismos semelhantes que compreendem traumas por aceleração/desaceleração, impacto direto ou compressões entre duas forças.

Vários graus de lesão são possíveis desde fratura única de arco costal até múltiplas com instabilidade da parede e tórax instável, sendo a lesão concomitante de parênquima pulmonar muito comum e diretamente proporcional à sua intensidade.

O tórax instável ocorre por efeito da fratura de vários arcos costais, o que torna a respiração paradoxal: durante a inspiração, a parede retrai, e, durante a expiração, se abaula. Isso produz um acúmulo progressivo de $CO_2$ e hipóxia. A grande maioria dos pacientes não necessita de suporte ventilatório, porém, a gravidade da lesão será diretamente proporcional à alteração do parênquima, por causa da contusão pulmonar associada. O tratamento se baseia fundamentalmente na ventilação mecânica e analgesia da dor.

Outros tipos de lesões associadas são as de tecido, fratura de esterno, outros ossos do tórax e a equimose cervicofacial, que ocorre por compressão entre forças e aumento da pressão venosa com consequente ruptura venulocapilar apresentando cianose do tronco e membros superiores, face e petéquias, podendo cursar com edema cerebral.

As lesões de tecido podem variar desde escoriações até arrancamentos extensos, avulsões da parede torácica, o que gera desconforto, dor e infecções severas.

As lesões de esterno, clavículas e escápula isoladas são raras e geralmente estão associadas a graves lesões pulmonares, vasos ou a outros órgãos intratorácicos.

## OBSTRUÇÕES E LESÕES DE VIAS AÉREAS

As obstruções de vias aéreas superiores são geralmente causadas por aspiração de corpos estranhos, secreções ou sangue, por isso necessitam de resolução imediata.

As lesões de laringe provocam obstrução alta, com sinais de rouquidão e presença de enfisema subcutâneo. Em muitos casos, é necessária a entubação orotraqueal ou nasotraqueal e abordagem cirúrgica por cricotiroidectomia ou traqueostomia.

As lesões de traqueia e brônquios geralmente são graves, pois estão relacionadas a lesões penetrantes e associadas a outras lesões, principalmente esôfago e grandes vasos.

Clinicamente, apresentam hemoptise, enfisema subcutâneo importante e pneumotórax hipertensivo, e o diagnóstico é confirmado por meio de broncoscopia. Na maioria das vezes, necessitam de reparação cirúrgica.

## LESÃO DE DIAFRAGMA

A fisiopatologia da ruptura diafragmática está relacionada à lesão direta ou, no caso de trauma fechado, à diferença de pressão entre as cavidades torácica e abdominal por aumento súbito da pressão abdominal com a glote fechada.

Com uma incidência de 1 a 3%, em geral está relacionada a acidentes automobilísticos com trauma abdominal fechado, lesão diafragmática mais comumente encontrada à esquerda. Isso ocorre por causa da proteção do diafragma relacionada ao fígado. No entanto, quando existem lesões à direita, estas são mais graves e estão associadas à lesão visceral.

A correção é cirúrgica: na fase aguda, recomenda-se a laparostomia; no diagnóstico tardio, a toracostomia.

A disfunção diafragmática consequente do trauma relaciona-se à lesão do nervo frênico, que poderá ser temporária ou permanente; em casos mais graves, ela é responsável por insuficiência respiratória.

## HEMOTÓRAX

A presença de sangue no espaço pleural é muito comum no trauma, podendo ou não estar associada ao ar. A incidência é cerca de 50 a 60%, estando associada a lesões fechadas ou penetrantes. Dependendo do tipo de lesão e do sangramento, causa instabilidade hemodinâmica grave e até a morte.

A lesão de parênquima pulmonar é a causa mais comum de hemotórax. Nesse caso, é necessário apenas drenagem pleural para o adequado tratamento. As lesões arteriais (a. torácica interna, aa. intercostais e grandes vasos) promovem perda de grande quantida-

de de sangue e normalmente são de abordagem cirúrgica. Em cerca de 85 a 90% das ocorrências, a drenagem pleural é suficiente para que possamos dar resolução ao caso, enquanto a toracostomia está presente em apenas 10 a 15% dos traumas. Esses procedimentos são indicados quando há um débito do dreno maior de 20 ml/kg de peso no momento da drenagem ou maior de 100 ml/h nas primeiras horas.

## PNEUMOTÓRAX

Por definição, é a presença de ar no espaço pleural. Ocorre em lesões abertas ou fechadas e pode levar à insuficiência respiratória, dependendo do grau da lesão e da reserva funcional do paciente.

O pneumotórax fechado está geralmente relacionado à lesão de parênquima pulmonar, brônquios e traqueia, devendo ser quantificado dependendo da porcentagem de colabamento pulmonar.

Nessa classificação, podemos ter um evento à parte conhecido como pneumotórax hipertensivo, em que ocorre um aumento progressivo da quantidade de ar no espaço pleural, provocando o colapso total do parênquima pulmonar e levando a um desvio das estruturas do mediastino e do diafragma, por consequência pode levar ao choque (por dificuldade de retorno venoso) e hipóxia (traduzida clinicamente pela cianose de extremidades e turgor jugular). Se não for rapidamente diagnosticado e tratado, causa a morte.

O pneumotórax poderá ser tratado clinicamente quando for pequeno e sem repercussão ventilatória, porém, quando o encontramos associado à insuficiência respiratória ou em ventilação mecânica, independentemente do tamanho, haverá indicação de drenagem pleural. Em muitos casos, este se encontra associado ao hemotórax, o que torna imprescindível a drenagem.

## RUPTURA DE ESÔFAGO

A ruptura esofágica pode ocorrer por lesão direta, pós-endoscopia digestiva, ingestão de objetos ou substâncias alcalinas, causando perfuração que pode evoluir com empiema pleural, mediastinite e sepse.

O prognóstico está diretamente relacionado ao tempo de início do tratamento, isto é, quanto mais cedo, melhor será o resultado. Dependendo da localização e extensão da lesão no esôfago, haverá necessidade de abordagem cirúrgica com drenagem de mediastino.

## TRAUMA CARDÍACO E AORTA

As lesões cardíacas são divididas em penetrantes e não penetrantes. A presença de hemopericárdio e hemotórax é a sua indicação mais comum, com a presença ou não do tamponamento cardíaco.

O ventrículo direito (VD), seguido do ventrículo esquerdo (VE), o átrio direito (AD) e o átrio esquerdo (AE), a aorta e as coronárias são a ordem crescente de frequência das lesões penetrantes. Lesões de VD, arritmias, infartos e contusão cardíaca são as principais lesões fechadas, e representam 80% dos traumas cardíacos.

O tamponamento cardíaco é a lesão mais grave e com necessidade de diagnóstico e tratamento de urgência. Clinicamente traduzido pela tríade de Beck: estase jugular, hipotensão e abafamento de bulhas, além de cianose da metade superior do tronco, dor retroesternal, taquicardia e dispneia, que podem levar rapidamente à morte.

O diagnóstico está associado à radiografia simples de tórax com aumento da área cardíaca, eletrocardiograma com diminuição do complexo QRS, porém, com quantificação e certeza diagnóstica sempre realizadas por meio da ecodopplercardiografia ou pela pericardiocentese com agulha.

O tratamento deve ser realizado pela própria pericardiocentese na urgência e complementado com a drenagem de pericárdio e esternotomia.

As lesões da aorta são em geral muito graves, levando sempre a uma alta mortalidade instantânea (80 a 90%). Está associada à violenta contusão torácica anteroposterior ou por desaceleração, causando ruptura total da aorta ou dissecção da camada íntima ou média, o que provoca um pseudoaneurisma.

A radiografia simples de tórax e a tomografia serão importantes para o diagnóstico, porém, a aortografia é o exame de escolha para o diagnóstico e programação de tratamento, que será de abordagem cirúrgica ou hemodinâmica com a utilização de prótese endovascular.

# VENTILAÇÃO MECÂNICA NO TRAUMA TORÁCICO

FRANCISCO VALDEZ SANTOS DE OLIVEIRA LIMA

Os pacientes acometidos por trauma torácico, na sua grande maioria, são submetidos à ventilação mecânica invasiva. O tempo de ventilação mecânica irá depender de vários fatores, dentre eles a intensidade da lesão (bilateral ou unilateral), idade e a presença de trauma craniencefálico.

## CRITÉRIOS PARA INDICAÇÃO DE VENTILAÇÃO MECÂNICA

Dentre os vários critérios para indicação de entubação endotraqueal e ventilação mecânica invasiva, podemos citar os que se seguem:

- Gases arteriais: níveis de $PaO_2$ abaixo de 60 mmHg e de $PaCO_2$ acima de 55 mmHg são determinantes para indicação de ventilação mecânica, haja vista que com esses parâmetros podemos traduzir uma deficiência tanto de trocas de gases como uma redução da ventilação alveolar-minuto, o que determina um distúrbio grave de relação ventilação/perfusão, podendo piorar se não ocorrer a instituição de ventilação invasiva;
- Frequência respiratória: pacientes taquidispneicos, com frequência acima de 35 rpm, estão à beira de uma falência respiratória, por aumento de trabalho respiratório, determinando um prognóstico de melhora a longo prazo, o que os indica sem restrições à ventilação mecânica;
- Capacidade vital: pacientes com capacidade vital abaixo de 15 mL/kg de peso têm também total indicação de entubação endotraqueal e ventilação mecânica. Existe, nesse momento, uma redução significativa da expansibilidade torácica, a

ponto de deteriorar a função pulmonar de tal forma que os pacientes tendem a entrar em falência respiratória em poucas horas;
- Pressão inspiratória máxima: tendo em vista todas as alterações restritivas da caixa torácica e pulmões, teremos um paciente com uma incapacidade de gerar força muscular para realizar de forma adequada a expansão toracopulmonar. Níveis de pressão menores do que –20 $cmH_2O$ são indicativos de instituição de ventilação mecânica invasiva.

## INDICAÇÕES DE ENTUBAÇÃO ENDOTRAQUEAL IMEDIATA

Dentro do trauma torácico existem algumas situações em que a indicação de ventilação mecânica invasiva é absolutamente imediata, pois a não instituição desta ocasionaria sérias complicações que poderiam causar até mesmo a morte desses pacientes. Podemos citar, dentre as causas imediatas, o afundamento torácico bilateral ou unilateral com sintomas clínicos graves (taquidispneia, padrão paradoxal, instabilidade hemodinâmica), afundamento torácico com presença de fraturas extratorácicas, choque hemorrágico, necessidade de procedimento cirúrgico e broncoaspiração maciça. Todas essas condições levam a alterações pulmonares e/ou hemodinâmicas graves com risco de morte iminente.

## BASES PARA O AJUSTE DA VENTILAÇÃO MECÂNICA

Existem alguns pontos que são importantes no ajuste inicial dos parâmetros ventilatórios. São eles:

- Dados gasométricos: com base em alterações nos níveis de oxigenação e de ventilação por meio de $PaO_2$ e $PaCO_2$, podemos determinar praticamente todos os parâmetros ventilatórios. Com relação à oxigenação, determinaremos o melhor nível de $FiO_2$ (para manter $PaO_2 > 70$ mmHg e $SaO_2 > 90\%$) e da PEEP (cálculo de PEEP ideal se relação $PaO_2/FiO_2 < 200$). Pela medida de $PaCO_2$, determinaremos o melhor volume-minuto ($> 7$ litros) por meio de ajustes na frequência respiratória (16 a 20 rpm) e no volume corrente (em torno de 8 ml/kg de peso). Dessa forma, teremos ajustado a maior parte da nossa ventilação. Isso nos dá uma ideia da importância da gasometria arterial no ajuste da ventilação mecânica;
- Integridade do sistema respiratório: esse dado está relacionado à situação atual da caixa torácica e dos pulmões. É óbvio que, se, por exemplo, tivermos um pneumotórax ou fraturas múltiplas de arcos costais, teremos de restringir os níveis de PEEP e de platô inspiratório a serem utilizados. Dessa forma, poderíamos indicar uma ventilação independente ou até mesmo a posição prona na tentativa de otimizar a ventilação alveolar e a oxigenação sem a necessidade de aumentar parâmetros que tendem a elevar o risco de piora clínica do paciente. Um outro exemplo típico é a presença de fístula broncopleural, que praticamente restringe a manipulação de todos os parâmetros ventilatórios, pois a utilização de tempo inspiratório elevado, volumes correntes altos e PEEP elevados só promovem um aumento dessa fístula, podendo ocasionar a perpetuação dela. Nesse caso, a ventilação de alta frequência está totalmente indicada para manter ventilação e favorecer o fechamento da fístula sem prejuízos nas trocas gasosas. Nos casos de pacientes que desenvolvem quadros pulmonares graves com SARA, indicam-se PEEP ideal, inversão de relação I:E e hipercapnia permissivas, desde que não encontremos contraindicações para ela;
- Estado neurológico: pacientes com acometimento torácico associado à lesão neurológica podem evoluir com hipertensão intracraniana e indicar, nas primeiras 48 horas, o uso de hiperventilação para redução dos níveis de $CO_2$ (em torno de 27 a 30 mmHg) e prevenção de piora do edema cerebral.

## CONSIDERAÇÕES FINAIS

Como vimos, não existe receita para ventilação no trauma torácico, haja vista que essa é uma condição totalmente variável em sua sintomatologia. Por alterar de inúmeras formas o sistema respiratório, seria praticamente impossível determinarmos valores para cada parâmetro ventilatório pois, se o fizéssemos, estaríamos incluindo um grupo de pacientes e excluindo talvez uma grande maioria pertencente a outros grupos em que essa estratégia seria contraindicada. Portanto, antes de instituir a ventilação mecânica em um paciente acometido por trauma torácico, é necessário um conhecimento aprofundado de todos os mecanismos de lesão torácica, assim como as alterações do sistema respiratório decorrentes dessas lesões, para que se possam determinar parâmetros que tragam benefícios sem expor o paciente a riscos desnecessários.

# FISIOTERAPIA NO TRAUMA DE TÓRAX

FRANCISCO VALDEZ SANTOS DE OLIVEIRA LIMA

O trauma torácico é, sem dúvida, uma das principais causas de piora aguda e severa, dependendo do grau de acometimento da mecânica respiratória, gerando desde graus leves de insuficiência respiratória até níveis de falência pulmonar suficientemente grandes para levar o paciente a ser submetido à entubação endotraqueal e à ventilação mecânica.

O atendimento fisioterapêutico a esse tipo de paciente baseia-se principalmente na prevenção e na redução das complicações respiratórias, a fim de manter o mais estável possível a função pulmonar destes.

Neste capítulo, abordaremos o atendimento fisioterapêutico para cada tipo de acometimento que possa ocorrer na caixa torácica após o trauma.

## FRATURA DE ARCOS COSTAIS

As fraturas de arcos costais são consideradas o tipo mais comum de acometimento à caixa torácica, por esta ser o primeiro ponto de colisão antes de afetar as estruturas mais internas do tórax. Desde que essas fraturas não determinem instabilidade torácica (tórax flutuante ou instável) e não estejam associadas à lesão de estruturas mais internas, o principal ponto de tratamento seria o alívio da dor.

### Fisioterapia em paciente com fraturas de arcos costais

O tratamento fisioterapêutico para esse tipo de paciente depende do estado clínico em que ele se encontra. É de suma importância que o paciente esteja submetido a um grau de analgesia ideal. Todos os exercícios que determinem aumento da expansibilidade pulmonar estão indicados, porém, manobras que provoquem compressão ou restrição manual do tórax são contraindicadas, tanto pelo risco de aumento do processo doloroso quanto pela tendência de perfuração dos pulmões por alguma espícula óssea que possa estar presente. Os pacientes devem ser orientados em relação ao apoio manual do tórax acometido na presença de tosse, facilitando assim a expectoração. Em pacientes sob ventilação mecânica, devem-se evitar manobras com uso de PEEP elevadas, como recrutamento alveolar e aumentos excessivos na pressão de platô inspiratório, por serem arriscados para promover ruptura de tecido pulmonar, levando a pneumotórax.

## TÓRAX INSTÁVEL OU "FLUTUANTE"

A instabilidade torácica, causada por fraturas múltiplas de arcos costais em pelo menos dois pontos de cada arco, leva o paciente a desenvolver um padrão paradoxal por causa da retração da área acometida pelas fraturas durante a inspiração, determinando redução da ventilação alveolar naquele local, com um comportamento toracoabdominal de inversão, levando o paciente em direção à falência respiratória em poucas horas após o trauma.

### Fisioterapia em pacientes com tórax instável

Salientamos novamente a importância da analgesia no efeito da fisioterapia nesse tipo de paciente. O mecanismo de tosse pode ser favorecido com a colocação de travesseiro no tórax como apoio. Manobras de compressão torácica ou tapotagem são totalmente contraindicadas nesses pacientes pelos mesmos motivos anteriormente citados, porém, nesse caso, o risco de lesão pulmonar é muito maior. A mobilização precoce seria de grande valia para esses pacientes por

FISIOTERAPIA NO TRAUMA DE TÓRAX

causa da hipoatividade que esta alteração pode causar, por existir o receio do desencadeamento da dor à movimentação. A ventilação mecânica está indicada nos casos de instabilidade torácica. Nesses casos, o uso da PEEP pode ser útil para a estabilização torácica, evitando a retração da área acometida durante a inspiração, além de favorecer reexpansão de tecido pulmonar que possa estar colapsado em razão da instabilidade. Porém, o uso inadvertido desse parâmetro pode causar sérias complicações pulmonares (p. ex., pneumotórax), que só contribuem para piorar o quadro clínico geral do paciente.

## CONTUSÃO PULMONAR

A contusão pulmonar, conceituada como um dano pulmonar caracterizado por edema intersticial e hemorragia, que pode resultar em obliteração alveolar e gerar grandes áreas de consolidação, é um dos mais importantes acometimentos torácicos em vítimas de trauma de tórax. Essa alteração provoca o aparecimento de *shunt* pulmonar significativo, refletindo diretamente nas trocas gasosas por causa do acometimento da barreira alveolocapilar.

### Fisioterapia em pacientes com contusão pulmonar

Nesse tipo de alteração, o fisioterapeuta deve estar atento para qualquer mudança no padrão respiratório, tendo em vista que, na maioria dos casos, esses pacientes tendem a apresentar sintomatologia tardia. A fisioterapia respiratória sem a utilização de manobras compressivas ou tapotagem está indicada na prevenção de alterações mais importantes nas trocas gasosas, assim como para manutenção da permeabilidade das vias aéreas. A ventilação não invasiva deve ser instituída em casos de insuficiência respiratória leve a moderada, e a ventilação mecânica invasiva deve ser priorizada em casos de insuficiência respiratória grave. O uso de PEEP deve ser feito mais uma vez com cautela, pelos riscos anteriormente citados. O restante dos parâmetros deve ser utilizado normalmente, sempre se evitando níveis de platô inspiratório acima do que é preconizado atualmente.

## PNEUMOTÓRAX

Essa alteração ocorre quando observamos ar na cavidade pleural. O pneumotórax pode ser de dois tipos: a) hipertensivo, que desenvolve um mecanismo valvular unidirecional fazendo com que o ar entre mas não saia da cavidade pleural, causando compressão de pulmão e de todas as estruturas mediastinais; e b) aberto, quando existe uma comunicação entre a cavidade pleural e o ar ambiente, porém, sem mecanismo valvular, fazendo o ar entrar e sair do pulmão livremente.

O primeiro tipo gera rapidamente alterações pulmonares, por causa do colapso que provoca, e hemodinâmicas, causadas pela compressão de grandes vasos e do coração, promovendo desde graus leves de hipotensão até choque circulatório e tamponamento cardíaco.

O segundo acaba promovendo menos repercussão hemodinâmica por não gerar compressão excessiva de grandes vasos, porém, gera repercussão pulmonar e aumento de trabalho respiratório pela dificuldade de expansão de tecido pulmonar ocasionado pela positivação da pressão pleural, o que provoca perda de interdependência entre as pleuras visceral e parietal.

### Fisioterapia em pacientes com pneumotórax

Em casos de pneumotórax que abranjam menos de 20% da área pulmonar, não existe indicação absoluta de drenagem torácica, e o paciente deve ficar em repouso relativo no leito. Portanto, nessa situação o fisioterapeuta deve adotar uma conduta totalmente expectante, ficando sempre atento a uma possível piora do quadro respiratório para só aí atuar de forma mais abrangente.

Entretanto, nos casos em que ocorra abrangência de mais de 20% da área pulmonar total, indica-se a drenagem torácica, que promove restrição à expansibilidade, hipoventilação e graus variados de hipoxemia, além do quadro de dor que é gerado pela inserção do dreno na cavidade torácica. Diante dessa sintomatologia, o fisioterapeuta tem total liberdade para realizar técnicas reexpansivas, até mesmo com uso de pressão positiva intermitente, desde que o dreno esteja bem posicionado e funcionando de forma correta. As técnicas desobstrutivas baseadas em compressão torácica só devem ser realizadas nas situações em que não haja fraturas de arcos costais, como nos casos de pneumotórax hipertensivo causados por pressão positiva em excesso, trauma penetrante e passagem de cateter venoso central. Porém, se as fraturas são unilaterais, o outro lado do tórax deve ser explorado normalmente sem restrições a manobras compressivas. Esse tipo de alteração pode acontecer em pacientes que já estejam em ventilação mecânica, ou ser causa da entubação endotraqueal em razão da insuficiência respiratória que gera.

A fisioterapia respiratória não sofre alterações na sua realização por causa da ventilação mecânica, já que é mais eficaz no que diz respeito a higiene brônquica. O uso de ZEEP deve ser analisado na relação risco-benefício para que não haja risco de piora do paciente em questão.

## HEMOTÓRAX

Essa alteração nada mais é do que a presença de sangue na cavidade pleural. Geralmente é causada pela ruptura de grandes vasos dentro do tórax, portanto, é acompanhada por instabilidade hemodinâmica proporcional à gravidade da lesão dos vasos. De forma geral, o hemotórax causa perda da interdependência entre os folhetos pleurais, o que pode levar a uma redução do enchimento dos pulmões, determinando o aparecimento de atelectasias ditas compressivas, *shunt* pulmonar e, finalmente, hipoxemia. Esses achados fisiopatológicos levam o paciente a desenvolver insuficiência respiratória aguda que dependerá, em gravidade, da intensidade do hemotórax. A drenagem está totalmente indicada e deve ser realizada no centro cirúrgico em razão dos riscos de piora do sangramento durante o procedimento.

### Fisioterapia em pacientes com hemotórax

O hemotórax exige uma conduta emergencial de drenagem, portanto, a atuação da fisioterapia se dá após esse procedimento. Em relação à conduta fisioterapêutica, podemos novamente considerar a presença do dreno e, portanto, do padrão respiratório restritivo adotado por esses pacientes. Dessa forma, indicam-se as mesmas técnicas utilizadas em pacientes submetidos à drenagem pleural. No entanto, poderíamos adicionar a essas técnicas posicionamento adequado, preferencialmente em decúbito contralateral, favorecendo assim uma maior absorção de líquido por linfáticos mediastinais que estão em maior quantidade no tórax. A utilização de pressão positiva intermitente deve ser instituída somente após a drenagem para reexpansão de tecido pulmonar que permaneça colapsado mesmo após o procedimento. O uso de pressão positiva em derrames pleurais não drenados não tem nenhuma atuação na reexpansão pulmonar, haja vista

que o fator limitante e causal do colapso ainda está presente. Com relação à ventilação mecânica, deve-se preconizar o uso de PEEP na reexpansão de atelectasias compressivas, assim como manutenção de ventilação alveolar adequada.

## REFERÊNCIAS BIBLIOGRÁFICAS

1. Barker M, Adams S. An evaluation of a single chest physiotherapy treatment on mechanically. Physiother Res Int 2002;7:157-69.

2. Dimopoulou I, et al. Prediction of prolonged ventilatory support in blunt thoracic trauma patients. Intensive Care Med 2003;29:1101-5.

3. Dries DJ. Prone positioning in acute lung injury. J Trauma 1998;45:849-52.

4. Middleton C, et al. Management and treatment of patients with fracture ribs. Nurs Times 2003;99:30-2.

5. McCarthy MC, et al. Pressure control inverse ratio ventilation in the treatment of adult respiratory distress syndrome in patients with blunt chest trauma. Am Surg 1999;65:1027-30.

6. Ravalia A, Suresh D. IV alfentanil analgesia for physiotherapy following rib fractures. Br J Anaesth 1990;64:746-8.

7. Rodseth CP, et al. Immediate physiotherapy in perforating wounds of the pleural cavity and under-lying lung. S Afr Med J 1978;54:814-6.

8. Segers P, et al. Thoracic trauma: an analysis of 187 patients. Acta Chir Belg 2001;101:277-82.

9. Voggenreiter G, et al. Intermittent prone positioning in the treatment of severe and moderate postraumatic lung injury. Crit Care Med 1999; 27:2375-82.

10. Wanek S, Mayberry JC. Blunt thoracic trauma: flail chest, pulmonary contusion, and blast injury. Crit Care Clin 2004;20:71-81.

11. Nelson LD. Ventilatory support of the trauma patient with pulmonary contusion. Respir Care Clin N Am 1996;2:425-47.

12. Hui T, et al. Intensive Care Unit Outcome of vehicle-related injury in elderly trauma patients. The Americam Surgeon 2002;68:1111-4.

13. Pezzella AT, Silva WE, Lancey RA. Current problems in surgery. Cardiothoracic Trauma 1998;35:649-789.

14. Brooks A, et al. The experience and training of british general surgeons in trauma surgery for the abdomen, thorax and major. Ann R Coll Surg Engl 2002;84:409-13.

15. Bundy DW, Tlton DM. Delayed hemotorax after blunt trauma without rib fractures. Military Medicine 2003;168:501-2.

16. Velmahos GC, et al. Influence of flail chest on outcome among patients with severe thoracic cage trauma. Int Surg 2002;87:240-4.

17. Adnet F, Lapandry C, Lapostolle F. Traumatismes thoraciques. La Revue Du Praticien 2003;53:967-74.

18. American College of Surgeons. Advanced trauma life support (ATLS). 6.ed. 1997.

# 29

# CIRURGIA ABDOMINAL

DENISE DE MORAES PAISANI
EDSON BENASSULE
LUCIANA DIAS CHIAVEGATO

Cirurgias abdominais altas estabelecem importante redução nos volumes e capacidades pulmonares, em torno de 40 a 60%, além de mudança em toda função pulmonar. Essas alterações podem determinar uma série de complicações pulmonares pós-operatórias, comprometendo a evolução do paciente.[1]

A fisioterapia respiratória tem sido muito utilizada na prevenção de complicações do período pós-operatório. Entretanto, há ainda controvérsias quanto ao melhor método ou à melhor conduta profilática e terapêutica nesses doentes, podendo-se utilizar desde simples exercícios respiratórios a exercícios com pressão positiva.

Neste capítulo, revisaremos algumas dessas alterações e discutiremos a prática fisioterapêutica para cada situação, considerando desde o período pré-operatório até a assistência pós-operatória.

## CIRURGIA ABDOMINAL

A laparotomia está associada a significantes alterações na mecânica respiratória, na oxigenação, nos volumes e nas capacidades pulmonares e nos mecanismos de defesa pulmonar.[1]

Laparotomia (laparon = flanco + tome = corte) significa a abertura cirúrgica da cavidade abdominal. As cirurgias abdominais altas, como também são conhecidas, estão geralmente associadas à disfunção diafragmática, que se caracteriza por reduções dos volumes e das capacidades pulmonares, propiciando o aparecimento de complicações pulmonares pós-operatórias. Dessa forma, a fisioterapia

é de suma importância para prevenir e tratar essas complicações pulmonares.

As laparotomias têm as seguintes finalidades:[2]

- Vias de acesso a órgãos abdominais em operações eletivas.
- Via de drenagem de coleções líquidas.
- Método diagnóstico – laparotomias exploradoras.

## ESCOLHA DA INCISÃO

A escolha da incisão, em princípio, se resume na escolha de incisões longitudinais, transversais, oblíquas ou combinadas, dependendo da preferência e experiência do cirurgião.

A incisão abdominal ideal é a que permite o acesso fácil do órgão visado, oferecendo espaço para que as manobras cirúrgicas sejam executadas com segurança, com ampliação rápida e pouco traumatizante.

Quanto mais perto do órgão for feita a incisão da parede abdominal, mais facilmente ele será atingido. Esse critério nem sempre respeita a anatomia e a fisiologia.[2]

Essas alterações já foram bem estudadas. Imediatamente após a operação, há diminuição dos volumes e das capacidades pulmonares de 40 a 50% em relação aos valores pré-operatórios. O padrão respiratório passa a ser torácico ou costal, levando a respiração a ser rápida e superficial. Há abolição dos suspiros e diminuição da força muscular respiratória. Além disso, ocorre redução principalmente da CRF, que resulta em diminuição de ventilação e expansibilidade de áreas mais inferiores do pulmão, levando a atelectasias com posterior hipoxemia.[1]

A diminuição dos volumes pulmonares pode permanecer por 7 a 14 dias após o ato cirúrgico. Embora o local e o tamanho da incisão, a dor e a ação anestésica possam ser determinantes nessas alterações, a explicação mais atraente para tais achados é uma disfunção do diafragma. Essa disfunção tem origem na manipulação visceral, determinando uma inibição reflexa do nervo frênico com consequente paresia diafragmática, o que não significa fraqueza dos músculos respiratórios.[1,3]

## EFEITOS DOS ANESTÉSICOS NA FUNÇÃO PULMONAR

### Controle da ventilação

Quase todos os agentes anestésicos são depressores da respiração, e esse efeito é dose-dependente:

a) Agentes inalatórios: todos alteram o drive respiratório e o padrão ventilatório. A resposta ao aumento da $PaCO_2$ é deprimida de forma significativa. A $PaCO_2$ se eleva à medida que aumenta a concentração do gás anestésico. Já a resposta ventilatória à queda de $PaO_2$ ocorre com qualquer agente anestésico. O padrão ventilatório clássico durante a anestesia inalatória consiste em redução da ventilação-minuto produzida por respirações rápidas, superficiais e sem suspiros.[4,5]

b) Agentes endovenosos: também deprimem a resposta ventilatória ao $CO_2$. Ainda dependem de muitos fatores como idade e estado de alerta do paciente. A resposta ventilatória à hipóxia também está deprimida.[4,5]

### Capacidade residual funcional

A capacidade residual funcional diminui cerca de 20%, independentemente da droga anestésica utilizada ou se a respiração é espontânea ou mecânica. Inicia-se logo após a indução anestésica, que não é progressiva com o tempo e não se relaciona com a fração inspirada de oxigênio. Nem a pressão positiva no fim da expiração (PEEP) nem a hiperinsuflação restauram os valores pré-operatórios. Os fatores que levam a essa diminuição são: relaxamento do diafragma com sua movimentação no sentido cranial e diminuição do volume torácico; relaxamen-

to da caixa torácica e diminuição da complacência pulmonar total.[4]

### Movimento diafragmático

Com o paciente sob anestesia ou acordado, a área dependente do diafragma em posição supina tem o maior deslocamento durante a respiração espontânea.

Com o músculo paralisado, a mecânica diafragmática muda de maneira significativa e, durante a ventilação, porções não dependentes do diafragma exibem um maior deslocamento, especialmente com volumes correntes menores. Com grandes volumes-correntes, entretanto, o movimento diafragmático é mais bem distribuído.[4,6]

Na posição prona, sob anestesia e paralisia, a porção dependente move-se menos que a não dependente.

### Atelectasias

Decorrem da perda do tônus diafragmático e podem ser agravadas pela manutenção do volume corrente constante. Aparecem em torno de cinco minutos após a indução anestésica e são mais comuns nas áreas dependentes. A magnitude varia de 1 a 11% da área torácica total, com média de 4%. Não se relaciona com a idade, fração inspirada de oxigênio, tipo de ventilação ou de anestesia. A aplicação da PEEP diminui a quantidade de atelectasias.

Acredita-se que cerca de 95% dos pacientes com pulmões normais tenham atelectasias durante a cirurgia e, em 50% dos casos, elas persistem por mais de 24 horas.[6]

### Equilíbrio ventilação-perfusão

O espaço morto aumenta e chega a 50% do volume corrente se o paciente estiver com entubação orotraqueal. Se a anestesia for administrada por máscara facial, poderá chegar a dois terços do volume corrente.

O *shunt* aumenta aproximadamente 8% cerca de quinze minutos após a indução anestésica. Pacientes idosos, obesos e portadores de doença pulmonar obstrutiva crônica são pacientes com maior risco para desenvolver *shunt* com maior prejuízo na oxigenação arterial.[5]

### Tônus brônquico

O efeito predominante de alguns agentes inalatórios nas vias aéreas consiste na inibição dos reflexos, o que impede a liberação de acetilcolina pelos terminais nervosos.[5]

## Fluxo mucociliar

A eliminação do muco das vias aéreas é um mecanismo de defesa importante dos pulmões. A diminuição no fluxo pode ocorrer por 2 a 6 dias após a anestesia geral. O mecanismo de sua redução é controverso: prejuízo da função mucociliar e/ou alteração das propriedades físicas do muco como aumento da viscosidade, determinando prejuízo ao *clearance* mucociliar.

A umidade dos gases inalados, sua temperatura, a elevada concentração de oxigênio inspirado, a distensão do balonete da cânula orotraqueal e a ventilação por pressão positiva por si só modificam essa função.[5]

# FISIOTERAPIA EM CIRURGIA ABDOMINAL

DENISE DE MORAES PAISANI
EDSON BENASSULE
LUCIANA DIAS CHIAVEGATO

## PRÉ-OPERATÓRIO

Além de estabelecer vínculo com o paciente, o pré-operatório tem como objetivo a orientação das técnicas fisioterapêuticas empregadas no pós-operatório, a importância da tosse, do tubo orotraqueal e da ventilação mecânica. O fisioterapeuta realiza a avaliação física, observa os exames laboratoriais e as radiografias, identifica e quantifica os principais fatores de risco para complicações pulmonares.

Os pacientes com risco potencial para complicações pós-operatórias são aqueles que apresentam, entre outros fatores, idade avançada, desnutrição, obesidade, condição de fumante, DPOC, insuficiência cardíaca, doença arterial coronária, alterações neurológicas e deformidades da caixa torácica.[7,8]

Hiroaki et al., em 1994, evidenciaram a importância da fisioterapia no pré-operatório de cirurgias abdominais altas e torácicas. Observaram que o treinamento da musculatura respiratória no pré-operatório pode prevenir complicações pulmonares no pós-operatório, pelo aumento da força dos músculos inspiratórios e expiratórios, e que pacientes com fraqueza da musculatura respiratória têm risco aumentado de complicações pulmonares.[9]

Medidas simples e preventivas são muito importantes para aqueles que serão submetidos à cirurgia abdominal alta ou torácica.

## Ventilometria e manovacuometria

Podem-se obter dados da ventilação pulmonar com aferição do volume corrente, volume-minuto e capacidade vital utilizando-se um ventilômetro à beira do leito. Essas medidas permitem ao fisioterapeuta uma monitorização bastante fidedigna da função pulmonar do paciente.

A força muscular respiratória (pressões inspiratória e expiratória máximas), que também tende a estar diminuída no período pós-operatório, pode ser aferida com a utilização de um manovacuômetro.

Vários estudos procuraram padronizar o método para medida dessas pressões, que podem ser realizadas no nível de volume residual e capacidade pulmonar total, ou ambas na capacidade residual funcional (CRF).[10,11] Opta-se pela CRF por ser o ponto de repouso para o sistema respiratório, não havendo, nessa situação, a interferência da ação de forças elásticas e inerciais.

## Índice diafragmático

Essa medida visa a fazer com que as alterações observadas no padrão respiratório do paciente, que se torna predominantemente costal por pelo menos 48 a 72 horas após a operação, sejam menos subjetivas.

O índice diafragmático (ID) é capaz de refletir o movimento toracoabdominal, que é obtido com um magnetômetro ou pletismografia de indutância ou, em não se dispondo de tais equipamentos, poderá ser obtido com uma medida linear realizada com uma fita métrica simples.[1,3,12]

Esse índice é determinado pelas mudanças nas dimensões anteroposteriores da caixa torácica e do abdome, com a utilização da seguinte fórmula:

$$ID = \Delta AB\ /\ \Delta AB + \Delta CT$$

em que $\Delta AB$ é a diferença da dimensão abdominal obtida entre a fase inspiratória e a expiratória, e $\Delta CT$,

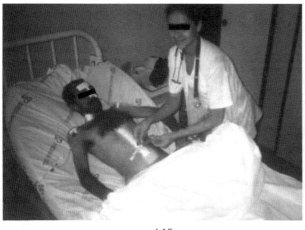
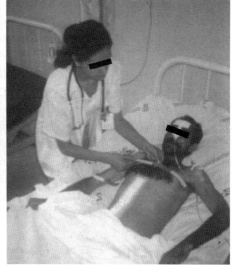

$$ID = \frac{\Delta AB}{\Delta AB + \Delta CT}$$

**Figura 1** Paciente na enfermaria de gastrocirurgia – Unifesp/EPM. (Fonte: Dureuil et al., 1987.)[1]

a diferença da dimensão da caixa torácica também obtida nas fases inspiratória e expiratória.

Ambas as dimensões são realizadas preferencialmente em decúbito dorsal horizontal, sendo $\Delta CT$ medida com a fita posicionada no 4º espaço intercostal e $\Delta AB$ posicionada na cicatriz umbilical.

Todos os pacientes devem ser orientados quanto aos fatores predisponentes das complicações pulmonares, às quais estão sujeitos no pós-operatório, instruídos para a realização de exercícios diafragmáticos, como inspiração sustentada, e informados e conscientizados sobre a importância da tosse.

Quando necessário, as técnicas de desobstrução brônquica são indicadas com o intuito de diminuir a quantidade de secreção expectorada pelo doente, além de tentar minimizar os efeitos desta no ato cirúrgico. Durante o ato cirúrgico, o paciente será posicionado na mesa operatória em decúbito que, caso haja hipersecreção, possa inundar o pulmão dependente, dificultando a técnica operatória, além de contribuir para um maior risco de infecções.

Nesse contato pré-operatório, após a avaliação, o paciente deverá ser informado da cirurgia à qual será submetido, bem como sobre os riscos de se desenvolverem complicações pulmonares no pós--operatório, provenientes do tempo prolongado de cirurgia, anestesia, entubação orotraqueal, dor, retenção de secreção, restrição ao leito e fumo. Ele será aconselhado a interromper o fumo, pois isso danifica o epitélio ciliado da árvore brônquica, aumenta a secreção de muco, debilita o *clearance* mucociliar e reduz a quantidade de surfactante pulmonar. Além disso, aumenta a coagulabilidade sanguínea, aumentando os riscos de uma embolia pulmonar.

## PÓS-OPERATÓRIO

Essa fase tem como principais objetivos a prevenção de complicações pulmonares, circulatórias e musculoesqueléticas, bem como o retorno do paciente às suas atividades de vida diária.

A seguir, dividiremos o tratamento fisioterapêutico em duas fases: o paciente na unidade de terapia intensiva (UTI) e, posteriormente, na enfermaria.

Os objetivos da fisioterapia no período pós-operatório imediato incluem controlar e ajustar ventilação mecânica até o desmame, e manter oxigenação e ventilação adequadas, prevenindo possíveis complicações pulmonares.[13]

Na avaliação inicial, deve-se revisar a prótese respiratória, o estado hemodinâmico, os acessos venosos e arteriais, drenos torácicos, oximetria, gasometria e radiografia.[13]

Essa conduta, nesse período, visa a atenuar os efeitos secundários da ventilação mecânica (retenção de secreções, atelectasias e diminuição do retorno venoso), por meio de manobras de higiene brônquica, técnica de aspiração asséptica, manobras de reexpansão com Ambu®, posicionamento e fixação adequada do tubo endotraqueal, além de mobilização dos membros inferiores (MMII).

Embora muitos pacientes sejam capazes de ser desmamados da ventilação mecânica rapidamente, um pequeno número requer um período prolongado de desmame. Em muitos desses casos pode ser encontrada história de doença pulmonar prévia ou até mesmo o aparecimento de complicação pulmonar pós-operatória. Apesar das inúmeras estratégias de desmame ventilatório existentes, alguns pacientes não suportam a remoção da assistência ventilatória, sendo, nesses casos de desmame difícil, indicados à ventilação mecânica não invasiva (VMNI) pós-extubação.[14]

Após a extubação, observar o ritmo cardíaco e parâmetros hemodinâmicos, verificando se o padrão respiratório é adequado e isento de estridor laríngeo.[15] Nesse período, é comum os pacientes apresentarem leve hipoxemia, o que exige suplementação de oxigênio. Os fatores que contribuem para isso incluem microatelectasias, dor incisional, comprometimento da tosse, eliminação de secreções, broncoespasmo, aumento do líquido intersticial pulmonar e derrame pleural.[13]

Os pacientes são posicionados em decúbito dorsal, cabeceira elevada a 45°, permitindo que o diafragma não seja comprimido pelas vísceras e que a mobilização dos mmii possa ser realizada. Estudos têm demonstrado a diminuição da incidência de complicações pulmonares em pacientes que foram mobilizados precocemente.[9]

Os exercícios respiratórios, as técnicas de tosse e as manobras de higiene brônquica (MHB) serão instituídos.[16,17]

As MHB estão indicadas especialmente para situações em que o sistema de *clearance* mucociliar esteja alterado. A tapotagem e a vibrocompressão são técnicas mais frequentemente indicadas para pacientes que estejam entubados ou ventilados mecanicamente e para aqueles que apresentarem tosse ineficaz e dificuldade de compreensão (dificuldade de eliminá-las espontaneamente) (Figura 2).

Os exercícios respiratórios têm por objetivo a expansão pulmonar e o auxílio no deslocamento das secreções, mobilizando-as de regiões periféricas para áreas mais centrais de mais fácil expectoração. Exercícios respiratórios em tempos, padrão diafragmático e padrão de expansão costal são os mais utilizados no pós-operatório.[3,16]

## OUTROS RECURSOS

Embora a eficácia da utilização da válvula *flutter* em pacientes cirúrgicos ainda não esteja bem documentada, seu emprego pode auxiliar no processo de desobstrução, o que promove o carreamento de secreções para vias aéreas proximais, mantém o calibre e evita o colapso precoce das vias aéreas.[15]

Os inspirômetros de incentivo são comumente utilizados no pós-operatório (Figura 3), porém, não são mais vantajosos que os exercícios respiratórios, e sua indicação deve ser reservada para pacientes que possam se beneficiar de incentivo visual.[18,19,20]

Até o presente momento, não existem evidências de que o uso isolado do inspirômetro de incentivo, quando comparado com outros regimes de tratamento fisioterapêutico, diminua a incidência de compli-

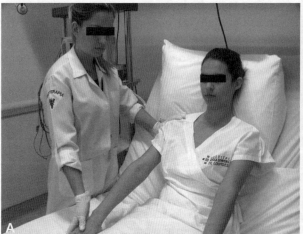
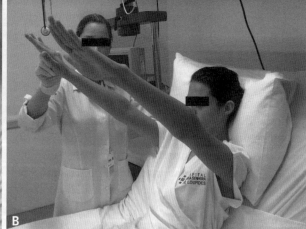

**Figura 2**  Paciente realizando cinesioterapia respiratória.

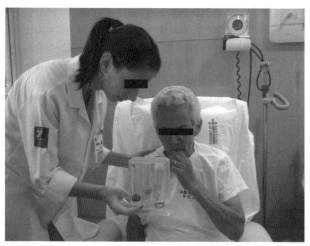

**Figura 3** Paciente realizando exercícios respiratórios com inspirômetro de incentivo.

cações pulmonares após a cirurgia. Dessa forma, sua indicação depende da seleção adequada dos pacientes, da cuidadosa orientação e adequada supervisão durante o treino. Sua efetividade não está bem documentada quando aplicado sozinho nem quando em conjunto com outros recursos.[19,20]

Fisiologicamente, a melhor técnica de expansão pulmonar é a respiração diafragmática espontânea. Qualquer outro método de insuflação pulmonar, utilizando-se pressão positiva, por exemplo, deve ser muito bem indicado, pois a tendência é expandir áreas de maior complacência, as quais habitualmente se encontram nas áreas mais superiores dos pulmões. Já a respiração diafragmática espontânea tende a expandir melhor as áreas dependentes do pulmão, nas quais as atelectasias são mais frequentemente encontradas.

Sustentar cada respiração na capacidade pulmonar máxima permite a redistribuição do gás em áreas de baixa complacência. Essa redistribuição ocorre através das pequenas vias aéreas e dos canais colaterais de ventilação.[21]

A ventilação mecânica não invasiva é um método de assistência ventilatória que pode ser aplicado via máscara facial ou nasal, e seus efeitos baseiam-se na restauração da capacidade residual funcional aos valores de pré-operatório e na melhora da oxigenação.[26] Alguns estudos indicam que a CPAP (*continuous positive airway pressure*) parece ser mais eficiente que a cinesioterapia convencional, entretanto, a capacidade residual funcional deteriora em poucos minutos da interrupção da CPAP.[22]

A BiPAP (*bilevel positive airway pressure*) combina pressão suporte (PS) e PEEP (*positive end-expiratory pressure*) e podem ser aplicadas via máscara nasal ou facial. Essa forma de VMNI tem sido utilizada para tratar diversas patologias. A pressão de suporte permite o recrutamento de zonas alveolares colapsadas, resultando em uma distribuição mais homogênea da ventilação.[22] Além do mais, a PS minimiza o trabalho respiratório.

Já a PEEP previne o colapso alveolar, melhorando a oxigenação e aumentando a capacidade residual funcional. A BiPAP também pode ser utilizada para restaurar a função pulmonar pós-operatória. Joris, em 1997, investigou os efeitos da BiPAP na síndrome restritiva pós-operatória de obesos mórbidos submetidos a gastroplastia e observou que seu uso pode acelerar a recuperação da função pulmonar.[14,22]

Porém, lembramos mais uma vez que não se justifica o uso da pressão positiva apenas com fim profilático, pois, no caso dos pacientes submetidos a laparotomias, poderá piorar a indesejada distensão abdominal pela possibilidade de deglutição de ar durante o exercício, além de precipitar um processo de deiscência de sutura. O uso da pressão positiva deve pesar risco/benefício e, caso seja confirmada a indicação da VMNI, devem ser tomados alguns cuidados, como orientar o paciente a respirar da forma correta e até mesmo a passagem de sonda nasogástrica, ambas para minimizar os efeitos deletérios da aerofagia.[21]

## TÉCNICAS DE EXPIRAÇÃO FORÇADA – TEF OU *HUFFING*

Técnica em que se realizam uma ou duas expirações forçadas com a glote aberta. Essa técnica tem sido bastante utilizada após a terapia de higiene brônquica com a finalidade de promover a expectoração. Por ser realizada com a glote aberta, não promove consequentemente um aumento importante da pressão intrapleural, fato favorável, pois diminui a dor na tosse.[22]

O treinamento da musculatura respiratória, pela utilização de recursos como o Threshold, fica reservado a pacientes que permaneceram muito tempo em ventilação mecânica no pós-operatório de difícil desmame ou para aqueles que apresentarem paresia diafragmática.[9,22]

Em razão dos quadros de hipoventilação alveolar, diminuição da CRF, atelectasias, presença de *shunt* intrapulmonar e hipoxemia, alguns pacientes podem se beneficiar muito da aplicação da CPAP ou

BiPAP. A aplicação da CPAP ou BiPAP pode ajudar muito no suporte ventilatório desses pacientes, promovendo uma melhora na complacência pulmonar, oxigenação arterial e diminuição do trabalho respiratório com melhora da CRF e da hipoxemia.[21,23]

Pode ser aplicado com programa de CPAP de duas em duas horas ou por períodos maiores, quando bem sincronizado, mantendo $PaO_2$ e $SaO_2$ em níveis de normalidade.

Em relação ao uso da respiração positiva intermitente (RPPI), os estudos envolvendo regimes de tratamento fisioterapêutico (cinesioterapia respiratória, inspirômetro de incentivo, RPPI ou CPAP) não apresentaram diferenças significativas em seus efeitos sob a recuperação dos parâmetros espirométricos e medidas dos gases arteriais nos pacientes submetidos a essas cirurgias.[21,23]

Portanto, indica-se a RPPI quando os recursos fisioterapêuticos mais simples não tiverem sucesso, nos casos de pacientes hipersecretivos com dificuldade para expectoração, em situações de pós-operatório com disfunção diafragmática ou em pacientes que apresentem confusão mental e dificuldade para entender solicitações verbais do fisioterapeuta (Figura 4).

## TRATAMENTO DAS COMPLICAÇÕES PULMONARES MAIS COMUNS

As complicações pulmonares no pós-operatório de cirurgias abdominais com incisão acima da cicatriz umbilical ocorrem em 40 a 70% dos pacientes. Já em cirurgias laparoscópicas, variam de 10 a 35% e, em cirurgias do andar inferior do abdome e de pequeno porte, essas alterações não são significativas. Quanto mais próximo do diafragma, mais intensas serão as alterações na função pulmonar. Atualmente, incisões menores e o uso de técnicas videolaparoscópicas prometem reduzir a incidência de CPP por diminuir o acometimento da função pulmonar.[24]

A ocorrência de complicações pulmonares depende também da associação de outros fatores, como tempos cirúrgico e anestésico prolongados, idade do paciente, história pregressa de tabagismo, presença de doenças respiratórias, obesidade e outras doenças clínicas associadas.[8]

Outros mecanismos das complicações pulmonares no pós-operatório também incluem: diminuição da função pulmonar, dor, respiração superficial, imobilização prolongada, disfunção diafragmática, transporte mucociliar enfraquecido e tosse inefetiva.[17]

Portanto, observa-se que as complicações pulmonares podem ser prevenidas desde o período pré-operatório, na identificação dos pacientes de maior risco para determinadas complicações, na realização da fisioterapia pré-operatória, o que permitirá uma atenção especial e a rápida identificação de qualquer anormalidade que o paciente possa apresentar, garantindo um período pós-operatório mais tranquilo.

## REFERÊNCIAS BIBLIOGRÁFICAS

1. Dureuil B, Contineau JP, Desmontes JM. Effects of upper or lower abdominal surgery on diaphragmatic function. Br J Anaesth 1987;59:1230-5.
2. Goffi FS. Técnica cirúrgica – bases anatômicas, fisiopatológicas e técnicas da cirurgia. 4.ed. São Paulo: Atheneu; 2000.
3. Chiavegato LD, et al. Alterações funcionais respiratórias na colecistectomia por via laparoscópica. J Pneumol 2000;26:69-76.
4. Hedenstierna G. News aspects on atelectasis formation and gas exchange impairment during anaesthesia. Clin Physiol 1989;9:407-17.
5. Koenig SM. Pulmonary complications of obesity. Am J Med Sci 2001;321:249-79.
6. Hirshman CA, Bergman NA. Factors influencing intrapulmonary airway calibre during anaesthesia. Br J Anaesth 1990;65:30-42.
7. Hall JC, et al. A multivariate analysis of the risk of pulmonary complications after laparotomy. Chest 1991;99:923-7.
8. Pereira EDB, et al. Fatores de risco para complicações pulmonares no pós-operatório de cirurgia abdominal alta. J Pneumol 1996;22:19-26.
9. Nomori H, Kobayashi R, Fuyuno G. Preoperative respiratory muscle training. Chest 1994;105:1782-8.
10. Camelo JC, Terra JF, Manço JC. Pressões respiratórias máximas em adultos normais. J Pneumol 1985;11:181-4.

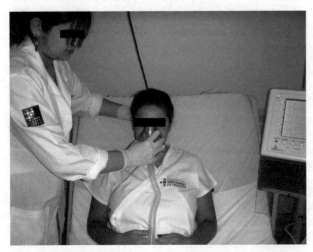

**Figura 4** Paciente realizando respiração positiva intermitente.

11. Fiz JA, et al. Postural variation of maximum inspiratory end expiratory pressures in normal subjects. Chest 1990;97:313-4.

12. Gilbert R, Auchincloss JH, Peppi D. Relationship of rib cage and abdomen motion to diaphragm function during quiet breathing. Chest 1981;80:607-12.

13. II Consenso Brasileiro de Ventilação Mecânica. J Pneumol 2000;26.

14. Ebeo CT, et al. The effect of bi-level positive airway pressure on postoperative pulmonary function following gastric surgery for obesity. Respir Med 2002;96:672-6.

15. Trayner E, Celli BR. Postoperative pulmonary complications. Medical Clinics of North America 2001;85.

16. Ciesla ND. Chest physical therapy for patients in the intensive care unit. Physical Therapy 1996;76:609-25.

17. Stiller KR, Munday RM. Chest physioterapy for the surgical patient. Br J Surg 1992;79:745-9.

18. Overend TJ, Anderson CM, Lucy SD. The effect of incentive spirometry on postoperative pulmonary complications. Chest 2001;120:971-8.

19. Gosselink R, Schrever K, Cops F. Incentive spirometry does not enhance recovery after thoracic surgery. Crit Care Med 2000;28:679-83.

20. Weindler J, Kiefer RT. The efficacy of postoperative incentive spirometry is influenced by the device-specific imposed work of breathing. Chest 2001;119:1858-64.

21. Denehey L, Berney S. The use of positive pressure devices by physiotherapists. Eur Respir J 2001;17:821-9.

22. Joris JL, et al. Effect of bilevel positive airway pressure (BiPAP) nasal ventilation on the postoperative pulmonary restrictive syndrome in obese patients undergoing gastroplasty. Chest 1997;111:665-70.

23. Celli BR, Rodriguez KS, Snider GL. A controlled trial of intermittent positive pressure breathing, incentive spirometry, and deep breathing exercises in preventing pulmonary complications after abdominal surgery. Am Rev Respir Dis 1984;130:12-5.

24. Couture M, et al. Diaphragmatic and abdominal muscle activity after endoscopic cholecystectomy. Anesth Analg 1994;78:733-9.

# 30

# CIRURGIA BARIÁTRICA

LUIS AUGUSTO MELLO SINISGALLI
HENRIQUE JOSÉ RODRIGUES
VANESSA MAIR

A obesidade é um estado que se caracteriza pelo acúmulo exagerado de gordura no tecido subcutâneo e em diferentes órgãos do corpo. A obesidade é evidente quando a porcentagem de gordura é maior do que a normal, e não somente pelo excesso de peso.

Se uma pessoa está com o "peso normal", mas sua porcentagem de gordura é maior do que a normal, ela é considerada obesa. Quando esses valores elevados são associados ao risco de gerar doenças e/ou a complicações que coloquem em perigo a vida do paciente, juntamente com a redução de sua expectativa de vida e o comprometimento da sua qualidade de vida física e psicológica, temos a chamada obesidade mórbida.

A obesidade está entre as condições médicas de mais fácil diagnóstico e mais difícil tratamento, constituindo uma doença crônica e um sério problema de saúde pública.

As estatísticas indicam que, do total da população ocidental, 25% são medicamente considerados obesos (mais de 20% acima do peso ideal) e 9,5%, morbidamente obesos (mais de 50% acima do peso ideal). O número de indivíduos usando algum tipo de controle de peso chega a taxas de 60%.

Estima-se que a prevalência da obesidade atinja cerca de 15 a 20% da população adulta brasileira, e 3 a 5% têm obesidade mórbida, ou seja, índice de massa corporal (IMC) maior que 40 kg/m². A obesidade mórbida não é somente um problema estético, é uma doença que gera outras patologias, tais como aterosclerose, hipertensão arterial, diabetes, embolias, infertilidade, infarto do miocárdio e alguns tipos de câncer, afetando a qualidade de vida de quem sofre com ela. No mundo é cada vez maior a incidência de obesidade mórbida e suas complicações.

A obesidade é provocada pela associação do componente genético (em alguns casos) aos fatores culturais, industriais e comerciais, levando a uma desordem da alimentação, gerada pelo desequilíbrio em seu sistema básico, que consiste em quantidade, qualidade e frequência de ingestão dos alimentos.

## HÁBITOS E ALIMENTAÇÃO INADEQUADOS + BAIXO GASTO ENERGÉTICO = OBESIDADE

A equação define que a homeostase do peso corporal ocorre quando a entrada de energia na forma de calorias de fontes alimentares é igual à saída de energia na forma de atividade metabólica e muscular.

Em geral, a pessoa que sofre de obesidade mórbida não consegue seguir um tratamento médico adequado durante um período prolongado. A velocidade adequada de emagrecimento dos pacientes que usam medicamentos para emagrecer deveria ser em torno de 1% de seu peso por semana, alguns pacientes emagrecem apenas de 5 a 10% de seu peso inicial e atingem um platô, a partir do qual fica difícil continuar a emagrecer; essa é a razão pela qual os tratamentos clínicos falham a longo prazo.

O tratamento básico para a obesidade está comprometido com a nutrição, a reeducação alimentar e práticas de exercícios, ou seja, deve-se criar um balanço energético negativo pela combinação de uma restrição calórica ao aumento da atividade física, tudo isso permeando um processo de reeducação alimentar.

A escolha do tratamento ideal para a obesidade não é fácil, pois deve-se levar em conta todos os fatores que causaram essa desordem: físicos, hereditários, sociais, ambientais, psicológicos, entre outros. Levando-se em conta que são muitos os fatores relacionados à obesidade, o tratamento deve realizar-se de forma multidisciplinar, isto é, com assessoria médica, nutricional, psicológica, fisioterapêutica e familiar, com o intuito de estabelecer o tratamento ou os tratamentos mais adequados individualmente. A escolha do tratamento para o paciente é certamente a tarefa mais difícil, pois é ali que se encontra a garantia de sucesso nos resultados.

Atualmente, os procedimentos cirúrgicos para o tratamento da obesidade vêm se destacando cada vez mais na população de todo o mundo, porém, devemos utilizá-los quando todas as outras formas de tratamento se mostraram ineficazes ou frustrantes, seguindo os critérios e as orientações adequadas para obtermos bons resultados. Os índices de complicações relacionados a esses procedimentos não são desprezíveis, 7 a 10% de complicações gerais e 0,5 a 1% de mortalidade.

## CLASSIFICAÇÃO DA OBESIDADE

Um dos critérios mais utilizados é o IMC, obtido pela divisão do peso em quilogramas pela altura em metros ao quadrado.

$$IMC = \frac{Peso\ atual,\ em\ quilogramas}{Altura,\ em\ metros,\ ao\ quadrado}$$

Podendo ser classificado em:

Abaixo do peso. . . . . . . . . . . . IMC = 10 a 20 kg/m$^2$
Saudável . . . . . . . . . . . . . . . . . IMC = 21 a 25 kg/m$^2$
Sobrepeso . . . . . . . . . . . . . . . IMC = 26 a 30 kg/m$^2$
Obeso . . . . . . . . . . . . . . . . . . . IMC = 31 a 40 kg/m$^2$
Obesidade mórbida . . . . IMC = maior que 40 kg/m$^2$
Superobeso . . . . . IMC = maior ou igual a 50 kg/m$^2$

Pessoas com IMC acima de 40 kg/m$^2$ são portadoras de obesidade mórbida, ou seja, obesidade que traz consigo outras patologias. A estratificação dos indivíduos com base no IMC agrupando-os em diferentes classes de peso guarda uma relação direta com a taxa de mortalidade, variando de "baixíssima", em pessoas com índice normal, até "altíssima", naquelas com IMC acima de 40 kg/m$^2$.

O tipo de intervenção cirúrgica a ser realizado vai depender de cada caso (grau de obesidade, doenças associadas etc.), lembrando que o tratamento cirúrgico apresenta riscos de mortalidade.

## INDICAÇÃO DE TRATAMENTO CIRÚRGICO DA OBESIDADE MÓRBIDA

A opção do tratamento cirúrgico deve ser oferecida a pacientes obesos mórbidos que sejam bem informados, motivados e que aceitem os riscos da cirurgia. Com o avanço das técnicas cirúrgicas, que culminaram com melhores resultados de perda de peso e melhora das comorbidades, o tratamento cirúrgico da obesidade mórbida vem se tornando uma opção com grande receptividade.

Contudo, muitos passaram a enxergar a cirurgia como uma maneira mágica e fácil de perder peso. Com isso, muitos pacientes com sobrepeso ou graus moderados de obesidade vão ao cirurgião bariátrico em busca de tratamento. Portanto, tornou-se necessária a elaboração de critérios para a indicação correta de cirurgia para a obesidade.

De acordo com as diretrizes propostas pelo National Institutes of Health (NIH) Consensus Conference de 1991, as indicações para tratamento cirúrgico de obesidade mórbida são:

- IMC maior que 40 kg/m$^2$.
- IMC maior que 35 kg/m$^2$; desde que associado a alguma comorbidade (hipertensão arterial, insuficiência respiratória, diabetes etc.) e que tenha sua situação clínica agravada pela obesidade.
- Obesidade estável há pelo menos cinco anos.
- Tratamento clínico prévio ineficaz (dietas, medicamentos, exercícios e psicoterapia).
- Ausência de distúrbios endócrinos ou endocrinopatias sob controle clínico.
- Pacientes sem dependência de álcool e/ou drogas.
- Compreensão dos riscos inerentes a uma cirurgia do porte proposto e possibilidade de seguimento pós-operatório precoce e tardio com a equipe cirúrgica.

## PROCEDIMENTOS QUE PODEM SER REALIZADOS

### Balão intragástrico

Como alternativa não cirúrgica de tratamento da obesidade mórbida existe o balão intragástrico (*Bio-Enterics Intragastric Ballon* – BIB) (Figura 1).

O balão intragástrico é um auxílio ao tratamento da obesidade, permitindo perda de peso a partir de uma dieta de restrição calórica e principalmente se

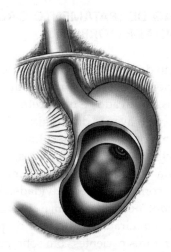

**Figura 1** Balão intragástrico.

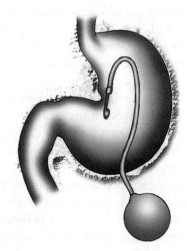

**Figura 2** Marca-passo gástrico.

houver a reeducação alimentar, ponto fundamental para o sucesso do tratamento da obesidade. O balão intragástrico ajuda na sensação de saciedade, fazendo com que o paciente consiga ingerir menor quantidade de alimentos, sentindo-se satisfeito mais facilmente. A adesão diminui o tempo no tratamento do paciente, uma vez que o "fator tempo" é um agente desmotivador dos procedimentos de reeducação alimentar.

Esse procedimento otimiza os resultados do tratamento clínico e minimiza os riscos e as complicações do tratamento cirúrgico da obesidade.

Os resultados mostram uma perda de peso média de 15 a 25 kg, com redução de 2,2 kg por semana.

Estas são as complicações mais comuns: náuseas e vômitos; desconforto abdominal; diarreia; desinsuflação e migração do balão, que pode ou não impactar o aparelho digestivo, indicando a necessidade ou não de procedimento cirúrgico para remover o balão (cheio ou não).

Em geral, a perda de peso é insuficiente para o tratamento da obesidade mórbida. Como o balão deve ser retirado obrigatoriamente após seis meses de sua instalação, se não houver mudança dos hábitos alimentares e da atividade física, a tendência é de que o paciente retorne aos seus níveis de peso anteriores ao tratamento.

## Marca-passo gástrico

Está em fase de pesquisa um marca-passo gástrico que é colocado na parede do estômago fazendo com que o paciente emagreça (Figura 2). O marca-passo produz estímulos ao estômago, por meio de um fio, causando alterações que diminuem a sensação de fome. Sua perda de peso estimada é na ordem de 15% do peso total. Como complicações mais comuns, temos a infecção e o deslocamento do marca-passo.

## Cirurgias restritivas

São aquelas nas quais há restrição no reservatório gástrico, levando à saciedade precoce.

### Banda gástrica ajustável

Trata-se de uma prótese de silicone com material inflável (como uma câmara de pneu) colocada na porção superior do estômago, formando um anel de constrição que pode ser ajustado externamente (Figura 3). Essa prótese é conectada a um pequeno reservatório de metal e plástico localizado sob a pele e facilmente alcançado por uma fina agulha por onde se injeta água destilada, o que possibilita a obtenção do controle da passagem do alimento. O procedimento é feito por via laparoscópica, com anestesia geral e tempo médio de cirurgia de uma hora. O ajuste da banda é feito ambulatorialmente.

Como complicações mais comuns temos: deslizamento da banda, migração, rejeição da prótese, infecção, constipação, dor no local de implante, disfagia, astenia e anemia ferropriva.

A perda de peso estimada é de 15%.

## Cirurgias disabsortivas

São aquelas em que há um desvio do trânsito intestinal, de forma que este se divide em duas vias: trânsito de alimentos e suco biliopancreático.

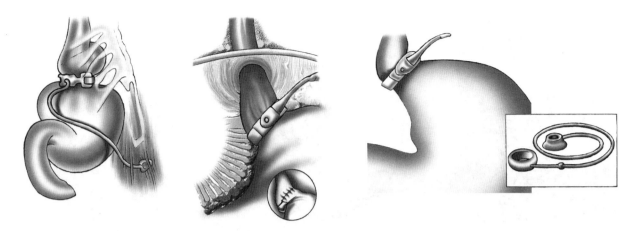

**Figura 3** Banda gástrica ajustável. (Adaptada de American Society for Bariatric Surgery.)

As principais cirurgias são: *duodenal switch* e *scopinaro*. O paciente emagrece por causa do baixo grau de absorção de alimento.

Nessas técnicas, retira-se mais da metade do estômago, associando-se a um desvio no intestino, o que aumenta a má-absorção (Figura 4). Podem ser realizadas por via laparoscópica ou por laparotomia. A perda de peso estimada é em torno de 40% do peso total em média. Podem apresentar como complicações desnutrição, diarreias, alterações metabólicas, além das complicações inerentes do procedimento bariátrico em geral.

## Mistas

São cirurgias em que há uma associação da restrição alimentar com um desvio de trânsito intestinal menor, o que faz o paciente emagrecer aproximadamente 40% do peso inicial. Embora essas cirurgias apresentem baixo índice de complicação, algumas precisam ser destacadas (Figuras 5 e 6).

A cirurgia mista é uma derivação gástrica que reduz o volume do estômago a não mais do que 30 ml e conecta-o ao intestino. Essa técnica, além de reduzir o volume gástrico, diminui a velocidade de esvaziamento, já que é colocado um pequeno anel de contenção. O procedimento pode ser realizado por via laparoscópica ou por laparotomia.

Como complicações, destacam-se fístulas e embolia pulmonar.

## COMORBIDADES

A obesidade está associada às mais graves e mórbidas situações clínicas que contribuem para a redução da qualidade e da expectativa de vida; são patologias como: diabetes melito II, hipertensão arterial, apneia do sono, dislipidemias, síndrome da hipoventilação da obesidade, doença coronariana, insuficiência vascular, doenças articulares degenerativas, refluxo gastroesofágico, esofagite de refluxo, cálculos biliares, incontinência urinária, depressão e neoplasias.

A American Heart Association relaciona o risco de desenvolvimento da doença arterial coronariana ao aumento do IMC, classificando o indivíduo em cinco categorias, sendo aquele com IMC > 40 kg/m² considerado de muito alto risco para desenvolvimento de doença arterial coronariana. E ainda alerta sobre o aumento do perigo para quanto maior for a relação cintura-quadril.

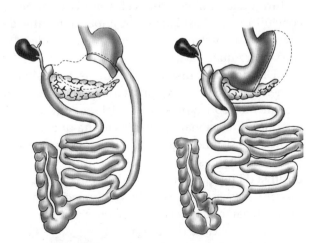

**Figura 4** Scopinaro e *duodenal switch*. (Adaptada de American Society for Bariatric Surgery.)

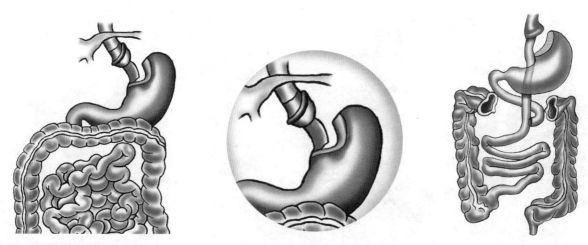

**Figura 5** *Bypass* gástrico sem "anel" (Wittgrove). (Adaptada de American Society for Bariatric Surgery.)

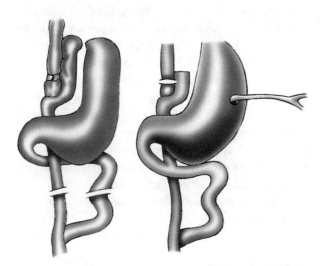

**Figura 6** *Bypass* gástrico com "anel" (gastroplastia em Y de Roux – cirurgia de "capella") convencional ou laparoscópico.

## COMPOSIÇÃO CORPORAL

Existem diferentes tipos de obesidade. Estudos recentes sugerem que não somente a gordura corporal relativa, calculada pelo IMC, está relacionada ao maior risco de doenças cardiovasculares, mas a distribuição do tecido gorduroso também deve ser considerada. A obesidade do tipo central, caracterizada por gordura adiposa excessiva no abdome (parede abdominal e vísceras), parece aumentar o risco de doença arterial coronariana (DAC). Estudos recentes demonstraram que existe uma correlação estatisticamente significativa entre uma maior proporção de gordura abdominal e um perfil lipídico mais aterogênico.

A relação cintura-quadril pode ser calculada pela divisão da circunferência em torno do último arco costal pela circunferência em torno da espinha ilíaca anterossuperior. De acordo com a classificação do US Fifth Joint National Committee (JNC – V) para obesidade, a relação cintura-quadril nos homens deve ser menor que 0,95 e, nas mulheres, menor que 0,85.

Em um estudo realizado por autores norte-americanos, em 1997, observou-se que a combinação do IMC e a relação cintura-quadril podem ser de grande utilidade como marcadores de risco para doenças cardiovasculares em adultos. Eles avaliaram a relação entre o IMC, a porcentagem de gordura total e os fatores de risco de acordo com a relação cintura-quadril em 326 pacientes adultos. Observaram que os indivíduos com IMC normal, porém com uma elevada relação cintura-quadril, apresentavam maior risco de doença cardiovascular que os obesos com relação cintura-quadril mais aceitável. Com isso, pode-se concluir que a obesidade é um importante fator de risco para aterosclerose em razão do aumento da relação cintura-quadril.

Um dos mecanismos pelos quais a obesidade aumenta o risco de doença arterial coronariana é o incremento sobre a pressão arterial sanguínea. Estudos que correlacionam a relação cintura-quadril com as pressões sistólica e diastólica têm mostrado resultados conflitantes. As análises mostram correlação positiva da relação cintura-quadril com o peso, IMC e as pressões sistólica e diastólica. A relação cintura-quadril maior ou igual a 0,85 foi associada a maiores pressões sistólicas e diastólicas.

Deve-se ainda determinar se a obesidade decorre de um aumento da quantidade de gordura em

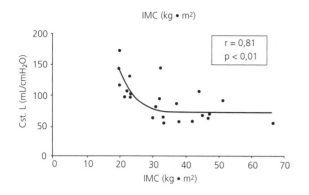

**Figura 7** Relação entre complacência pulmonar e IMC em indivíduos submetidos à anestesia geral. Pode-se observar correlação negativa entre as duas variáveis.[17]

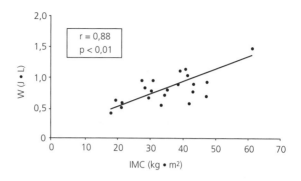

**Figura 8** Relação entre resistência pulmonar e IMC em indivíduos submetidos à anestesia geral. Nota-se correlação positiva entre as duas variáveis.[17]

cada célula adiposa (obesidade hipertrófica), do aumento do número de células adiposas (obesidade hiperplásica), ou de ambos. Os graus mais importantes de obesidade estão relacionados a um aumento do número de células adiposas, e sua hipertrofia, à obesidade de menor grau. Os indivíduos com hiperplasia apresentam maior dificuldade de emagrecimento e de manutenção do peso, pois quando uma pessoa é submetida a uma restrição dietética, o tamanho da célula adiposa pode diminuir, mas não o seu número.

## GORDURA CORPORAL NA SAÚDE E NO CONDICIONAMENTO

Pariksova et al.[17] estudaram a relação das variáveis cardiovasculares, lipídios sanguíneos e a distribuição de gordura total em 68 pacientes homens de idade média (43,8 ± 7,4 anos) sem problemas de saúde aparentes. Foram realizados check-up médico, história individual e antecedentes familiares, teste ergométrico (com bicicleta), nível de lipídios sanguíneos (colesterol total, LDL, HDL e triglicérides). Foram avaliados o IMC e a porcentagem total de gordura, estando, respectivamente, entre 26,7 ± 3,4 e 20,8% ± 4,2. A relação da C/Q foi 90 ± 0,1. Um quarto dos homens foi classificado como obeso precocemente.

O teste ergométrico mostrou resultados adequados, quanto maior o IMC, menor o rendimento apresentado. Aproximadamente 12% dos indivíduos estudados apresentaram sintomas de isquemia cardíaca após o trabalho com carga. E ainda, a pressão diastólica era 11,5% mais alta nos homens obesos em repouso. Portanto, os índices avaliados apontaram uma correlação significativa entre a relação C/Q com lipídios sanguíneos (relação positiva para colesterol total, triglicérides, índice aterogênico) e a performance física (correlação negativa), os quais indicam a possibilidade de usar esses simples marcadores para estratificação de risco cardiovascular.

O obeso geralmente apresenta intolerância ao exercício em virtude do aumento dos requisitos metabólicos em repouso e um maior trabalho respiratório e cardíaco durante o exercício. Além disso, o excesso de peso pode causar dores articulares, o que contribui ainda mais para a inatividade física.

## MECÂNICA RESPIRATÓRIA *VERSUS* FUNÇÃO PULMONAR

Pacientes obesos possuem alteração da mecânica respiratória, por causa da presença de tecido adiposo sobre a parede torácica e do conteúdo abdominal aumentado que restringe a descida do diafragma. Essas alterações podem levar à redução da complacência pulmonar e ao aumento da resistência pulmonar e do sistema respiratório total, o que varia com o grau de obesidade, resultando em aumento do trabalho respiratório e consequente aumento do consumo de oxigênio.

Ocorre redução da CV, CPT e da CRF, predispondo ao aparecimento de atelectasias e hipoxemia ao repouso. Além das reduções dos volumes pulmonares, podemos observar diminuição de força e endurance muscular respiratória.

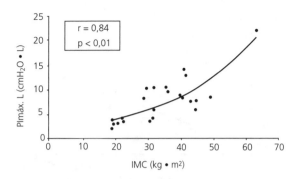

**Figura 9** Relação entre trabalho respiratório e IMC em indivíduos submetidos à anestesia geral. Nota-se correlação positiva entre as variáveis.[17]

Paltiel et al.[14] observaram em 21 indivíduos obesos, com IMC médio de 41,5 kg/m² e que não apresentavam doença obstrutiva das vias aéreas, o comportamento das variáveis respiratórias antes de realizarem gastroplastia vertical. Esses indivíduos eram reavaliados seis meses após a cirurgia, incluindo somente aqueles que haviam perdido cerca de 20% do peso inicial. Os autores observaram que, com a perda de peso, ocorre um significativo aumento da CRF, assim como da CPT, do VR, do VRE, além de um aumento significativo sobre a força da musculatura respiratória, por meio de elevação da PImáx e da PEmáx, além de melhora da endurance muscular respiratória. Nesse estudo, os autores puderam concluir que a perda de peso está associada à melhora dos volumes pulmonares e da função de músculos respiratórios. Outros autores já haviam demonstrado a correlação entre a perda de peso e a melhora sobre a endurance muscular, associando-a ao aumento da síntese de glicogênio, mas esses resultados não tinham sido associados à melhor performance dos músculos respiratórios.

Além da correlação negativa entre o aumento de peso e a função muscular respiratória, nota-se também que o padrão central de distribuição da gordura corporal é associado a declínio sobre a função pulmonar em indivíduos saudáveis. Podem-se observar reduções significativas sobre a CVF e a VEF₁, e estas estão negativamente relacionadas com a performance sobre o teste de caminhada de seis minutos.

## ANESTESIA: FATOR DE RISCO

As alterações sobre a mecânica respiratória decorrentes da anestesia geral e da cirurgia são exacerbadas no indivíduo obeso mórbido. Sabe-se que a anestesia geral leva à formação de regiões de atelectasias, com consequente diminuição dos volumes e das capacidades pulmonares e anormalidades das trocas gasosas. Esses efeitos ocorrem invariavelmente em pacientes com IMC normal e são registrados alguns minutos após sua administração.

Em um estudo norte-americano realizado em 2002, os autores avaliaram as alterações pulmonares decorrentes da anestesia geral em trinta pacientes submetidos à cirurgia videolaparoscópica. Desse grupo, vinte indivíduos obesos realizaram gastroplastia, e dez não obesos foram submetidos à colecistectomia. Pela tomografia computadorizada, os pesquisadores avaliaram esses pacientes em três períodos: antes da indução anestésica, imediatamente após a extubação e 24 horas depois. Constataram que, antes da anestesia, os pacientes obesos possuíam maiores áreas de atelectasia (expressa sobre a porcentagem da área pulmonar total) que os não obesos (2,1 *versus* 1,0%, respectivamente; $p < 0,01$). Após a extubação, as áreas de atelectasia haviam aumentado em ambos os grupos, mas permanecendo maior nos pacientes obesos mórbidos (7,6 *versus* 2,8%; $p < 0,05$). Após 24 horas, as áreas de atelectasia permaneceram nos obesos mórbidos, porém, foram completamente solucionadas nos não obesos (9,7 *versus* 1,9%, respectivamente; $p < 0,01$).

Segundo Strandberg et al.,[1] os agentes anestésicos utilizados nas anestesias gerais podem levar a uma redução da CRF de aproximadamente 16%, dando origem às áreas de atelectasia. Essas alterações são decorrentes da redução do tônus muscular global, inclusive do diafragma; aumento da pressão intra-abdominal e deslocamento cefálico do diafragma, diminuindo a complacência do sistema respiratório; aumento da resistência de vias aéreas, além de alteração no volume; e distribuição de sangue no tórax. Ainda, a anestesia geral causa uma diminuição do movimento mucociliar, o que pode ser observado até o sexto dia de pós-operatório, podendo agravar ainda mais o quadro respiratório e predispondo à ocorrência de complicações pulmonares.

## COMPLICAÇÕES

Após a cirurgia abdominal alta, observam-se anormalidades na função pulmonar, como: redução da CRF, CV e CPT, além de redução do volume corrente; aumento da frequência respiratória; aumento da resistência e elastância pulmonares; e redução dos suspiros fisiológicos. O declínio dos volumes e das capacidades pulmonares pode ser associado à diminuição da força diafragmática, que é agravada quanto mais próxima à incisão do diafragma. A diminuição da complacência pulmonar e o aumento da resistência pulmonar e do sistema respiratório total levam à queda da CRF, com consequentes distúrbios sobre a relação V/Q, ocorrendo diminuição da $PaO_2$.

Esses fatores associados às características da mecânica respiratória do paciente obeso contribuem para o aparecimento de complicações pulmonares, além das particularidades circulatórias que predispõem o paciente obeso a complicações tromboembólicas. A obesidade mórbida apresenta maior risco cirúrgico em razão das comorbidades relacionadas. Nota-se que, na maior parte, os procedimentos cirúrgicos da obesidade não são eletivos, salvo a cirurgia bariátrica. Para que se reduzam os riscos, orienta-se a perda de peso.

A existência de comorbidades aumenta a morbidade e mortalidade pós-operatórias. Ante a predisposição do indivíduo obeso mórbido ao desenvolvimento de complicações, o cirurgião deve contar com profissionais bem preparados para avaliação e acompanhamento do paciente, além de uma equipe multidisciplinar.

## TEP

Mac Gregor[12] supôs que a causa mais comum de morte da população obesa seja a embolia pulmonar. Isso tem resultado nos casos de morte súbita após procedimentos bariátricos, podendo ocorrer no período pós-operatório imediato e após alguns meses da cirurgia. A incidência de TEP e TVP é calculada em 2%.

Fatores como a inatividade e as doenças degenerativas articulares aumentam a possibilidade de TEP e TVP nesses pacientes, alguns podem até estar confinados à cama ou cadeira. Além disso, muitos desses pacientes apresentam insuficiência respiratória da obesidade e podem estar policitêmicos. Também deve ser considerado que aqueles submetidos ao procedimento cirúrgico abdominal permanecem em posição supina por algumas horas. A combinação de alguns ou de todos esses fatores constrói um cenário clássico para a ocorrência de TEP e/ou TVP.

Geralmente, o TEP é uma complicação repentina e fatal no pós-operatório de pacientes bariátricos. Os procedimentos de ressuscitação nesses pacientes geralmente são inúteis, pois a massagem cardíaca pode ser ineficaz.

Pacientes com síndrome da hipoventilação da obesidade e *cor pulmonale* possuem uma reserva pulmonar muito pequena, e correm alto risco de morte quando há ocorrência de TEP.

## ATELECTASIA

Em 1910, Pasteur[16] descreveu a formação de atelectasias pulmonares decorrentes da cirurgia abdominal. A importância da diminuição dos volumes pulmonares como a principal causa de IRpA foi demonstrada por Beecher[2] e confirmada por outros autores. A CRF foi considerada a mais importante de todas as capacidades pulmonares.

O desenvolvimento de áreas de atelectasia é um achado comum no período pós-operatório de cirurgia abdominal, e o IMC está diretamente relacionado ao seu aparecimento. O colapso das bases pulmonares pode ser exacerbado pela característica restritiva da cirurgia aberta, e decorrente do pneumoperitônio na cirurgia videolaparoscópica.

Os pacientes podem manifestar febre e taquicardia nas primeiras 24 horas pós-operatórias. A ocorrência de atelectasias pode predispor o paciente à instalação de quadros de pneumonias.

## PNEUMONIAS

Os pacientes obesos mórbidos submetidos à cirurgia bariátrica, de rotina, são extubados ainda no centro cirúrgico. A prorrogação desse processo, por complicações intraoperatórias, pode exacerbar os efeitos causados pela entubação orotraqueal (EOT) e ventilação mecânica invasiva (VMI), como o espasmo muscular e a ausência de movimentação torácica ativa, irritação da mucosa traqueobrônquica, aumento da produção de muco e diminuição da atividade ciliar, levando ao acúmulo de secreções. Estes dois últimos também decorrem dos efeitos da anestesia geral, sendo exacerbados quando o efeito anestésico é prolongado, o que favorece a instalação de quadros de pneumonias. Vale ressaltar que a ocorrência de quadros infecciosos pulmonares também pode estar relacionada com a presença de outros fatores de risco, como a idade, o tabagismo etc.

Esses pacientes apresentam maior risco de pneumonia aspirativa, por causa da grande incidência de refluxo gastroesofágico e hérnia de hiato. Porém, esse não é um achado frequente em nossa rotina nem na literatura, com incidência de cerca de 2 a 10%.

## COMPLICAÇÕES ABDOMINAIS

A ocorrência de complicações cirúrgicas, como fístulas em regiões de anastomoses, com necessidade de reoperação, pode agravar as alterações sobre a mecânica respiratória, principalmente quanto à dor e à insegurança em realizar inspirações mais profundas, fazendo com que o paciente gere um menor volume corrente, além de realizar padrão respiratório predominantemente torácico. É comum que o paciente apresente padrão de respiração rápida e superficial. Essas características predispõem ao aparecimento de complicações pulmonares.

# FISIOTERAPIA NA CIRURGIA BARIÁTRICA

VANESSA MAIR

O fisioterapeuta desempenha importante papel, atuando junto à equipe multidisciplinar, nos períodos pré e pós-operatório de diversas cirurgias. Especificamente, as cirurgias torácica e abdominal alta requerem maior atenção desse profissional por causa da alta incidência de complicações pulmonares no período pós-operatório. Essas complicações são geralmente agravadas pela presença de obesidade mórbida. Esses fatores são responsáveis por aumento da morbidade e mortalidade nesse período.

## FASE PRÉ-OPERATÓRIA

Nesse período, o fisioterapeuta tem o papel de identificar, pela história e pelo exame físico, quais os fatores de risco para a ocorrência de complicações.

Essa avaliação permite orientar quanto aos exames complementares necessários que terão de ser requeridos, além de graduar o risco cirúrgico para determinado paciente, e com isso prepará-lo e orientá-lo na tentativa de prevenir complicações pulmonares e circulatórias, além de prepará-lo para melhor entendimento das fases pré, peri e pós-operatórias (Figura 10).

Didaticamente, os fatores de risco que podem predispor à ocorrência de complicações pulmonares no período pós-operatório estão divididos em anestésicos, cirúrgicos e clínicos.

O fisioterapeuta orienta o paciente acerca do procedimento cirúrgico e da ventilação mecânica, da localização da incisão cirúrgica, da presença de drenos, assim como de todo o efeito sobre o sistema respiratório, enfatizando a importância da realização de exercícios respiratórios, tosse e a deambulação

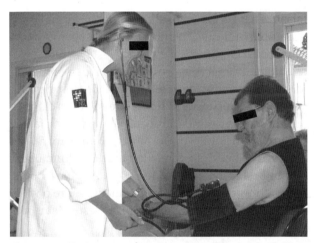

**Figura 10** Paciente em fase pré-operatória realizando avaliação fisioterapêutica.

precoce para prevenção de complicações no período pós-operatório. Além dessas orientações, o fisioterapeuta alerta sobre a importância da cessação do tabagismo, já que este representa um fator de alto risco para as complicações pulmonares na fase pós-operatória, por causa da diminuição da atividade mucociliar, do aumento da produção de muco, além de provocar estreitamento das vias aéreas (decorrente de processo inflamatório localizado) e levar a um aumento da reatividade brônquica não específica.

Para pacientes portadores de doença pulmonar prévia, além do trabalho de orientação, pode ser realizado treinamento muscular respiratório ou treinamento aeróbio para preparar a musculatura respiratória.

O paciente submetido à cirurgia abdominal alta apresenta considerável dor na região operada, com consequente diminuição da expansibilidade torácica e da tosse ineficaz. Portanto, orientações podem ser consideradas quanto à importância da manutenção do padrão respiratório o mais próximo do normal e a efetividade da tosse.

Os pacientes podem receber orientações e assistência quanto à realização de exercícios físicos que, aliados à orientação nutricional, poderão contribuir para a perda de peso e o aumento da capacidade aeróbia até a realização do procedimento cirúrgico.

## FASE INTRAOPERATÓRIA

Os fatores de risco cirúrgico podem variar de acordo com a localização e o tipo de incisão cirúrgica (causando alterações sobre a função pulmonar), o tempo de cirurgia (considera-se que cirurgias com duração maior que 210 minutos predispõem à ocorrência de complicações) e, ainda, se a cirurgia é eletiva ou de emergência. Esses fatores independem da idade do paciente, da presença ou não de pneumopatia, tabagismo ou de outros fatores de risco clínicos.

O uso da ventilação mecânica invasiva faz-se necessário durante o ato cirúrgico, em razão do emprego da anestesia geral. Portanto, é de fundamental importância o cálculo do peso ideal, para obtermos valores esperados, principalmente sobre o volume corrente. Podemos calcular o peso ideal pela fórmula de Lorentz:

$$\text{Peso ideal} = [(\text{estatura} - 150) \times 0{,}75)] + 50$$

Como de rotina, espera-se que o paciente apresente drive respiratório e nível de consciência adequados para que seja realizada a extubação ainda no centro cirúrgico.

## PERÍODO PÓS-OPERATÓRIO: FASE INTRA-HOSPITALAR

Na fase pós-operatória, durante a fase hospitalar, o fisioterapeuta pode realizar exercícios respiratórios que, quando iniciados precocemente no pós-operatório, podem reduzir a ocorrência de complicações pulmonares e os dias de permanência hospitalar (Figura 11).

É de grande importância a realização de manobras de higiene brônquica, já que esse paciente apresenta fatores relacionados à anestesia, à utilização de VM e à obesidade, como descrito anteriormente,

que predispõem à ocorrência de complicações pulmonares. Entretanto, existem controvérsias sobre a eficácia de técnicas de higiene brônquica, por causa da presença de tecido adiposo abundante em região torácica.

Portanto, devemos avaliar se o emprego da tosse assistida já pode ser eficaz para otimizar a ventilação pulmonar (Figura 12).

São realizados exercícios que estimulam a incursão diafragmática, associados a técnicas de reexpansão pulmonar, com o objetivo de manutenção dos volumes e capacidades pulmonares. Maior eficácia pode ser notada quando essas técnicas são realizadas ativamente, com total colaboração do paciente. Podem ser realizados exercícios com inspiração máxima sustentada e inspiração em tempos, associados com inspirômetros de incentivo. A eficácia dessas técnicas vem sendo estudada por diversos autores, e os trabalhos têm apresentado resultados similares entre as três técnicas, no que diz respeito à diminuição da ocorrência de complicações pulmonares e à diminuição do tempo de permanência hospitalar.

O fisioterapeuta pode utilizar a ventilação mecânica não invasiva e exercícios com pressão positiva, desde o pós-operatório imediato até a alta hospitalar. O uso de pressão positiva no período pós-operatório tem a finalidade de aproximar os valores de volumes e capacidades pulmonares para mais próximos dos valores pré-operatórios, e pode ser considerado em casos de atelectasias, hipercapnia, quadro álgico intenso, sonolência e como indicação relativa para rebaixamento do nível de consciência.

Publicações recentes demonstraram que o uso de pressão positiva, principalmente com a utilização de dois níveis pressóricos, diminui as complicações pulmonares e o tempo de internação, mas é necessário seu emprego por longos períodos, assim como descrito por Joris et al.,[3] quando os autores utilizaram durante as primeiras 24 horas pós-operatórias pressão positiva, comparando níveis pressóricos diferentes e um grupo controle. Eles observaram que, utilizando IPAP de 12 $cmH_2O$ e EPAP de 4 $cmH_2O$, os resultados foram mais satisfatórios quando comparados ao grupo que utilizou IPAP de 8 $cmH_2O$ e EPAP de 4 $cmH_2O$, sendo ainda este superior ao grupo controle. Os pacientes do grupo de estudo apresentaram aproximação mais rápida aos valores pré-operatórios de CVF e $VEF_1$. Não foram observadas complicações, como distensão abdominal, por exemplo. Os pacientes utilizaram a máscara nasal (o que pode diminuir a incidência de aerofagia) por três horas,

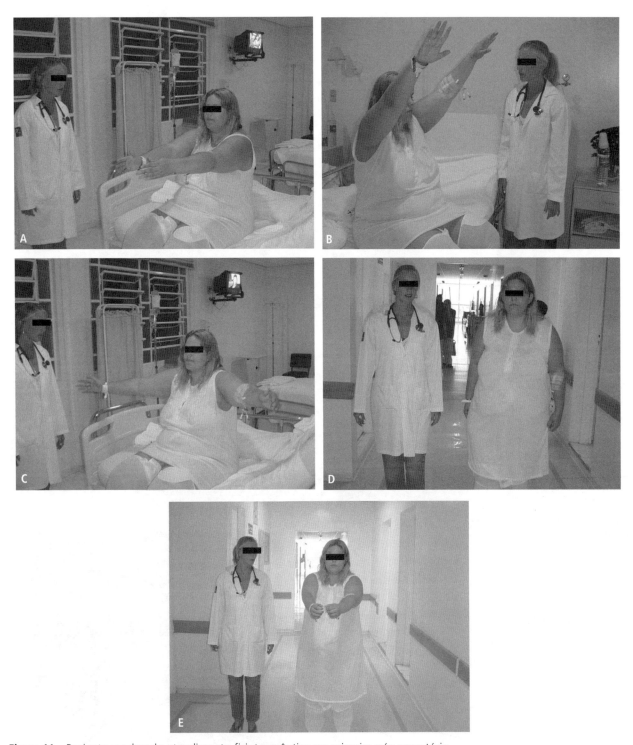

**Figura 11** Paciente recebendo atendimento fisioterapêutico no primeiro pós-operatório.

com intervalos de uma hora, durante as primeiras 24 horas de pós-operatório.

Outros estudos que compararam o uso de pressão positiva intermitente, ou o uso por períodos mais curtos, não obtiveram resultados satisfatórios.

Deve-se promover a mobilização precoce com o objetivo de prevenir fenômenos tromboembólicos. Apesar de não existir um consenso claro para a melhor forma de prevenção dessa complicação, deve-se preconizar a ativação funcional precoce pós-ope-

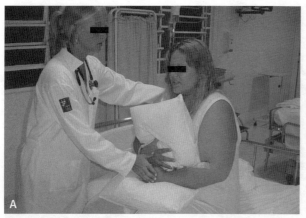
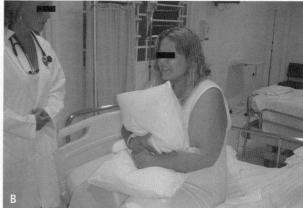

**Figura 12**  Paciente realizando tosse assistida com acompanhamento fisioterapêutico no primeiro pós-operatório.

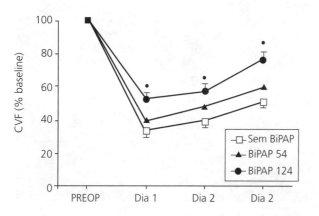

**Figura 13**  Comparação entre os grupos de estudo e o grupo controle quanto aos valores de CVF.[3]

ratória já no pós-operatório imediato. Essa ativação funcional deve ser gradual, iniciando-se pelo posicionamento sentado à beira do leito durante cerca de cinco minutos, seguido por treino em posição ortostática também realizado durante alguns minutos, preparando o paciente para deambulação no mesmo período (Figuras 15 e 16).

Portanto, enfatiza-se a ativação funcional precoce com verticalização corporal, marcha programada e controlada, visando ao maior rendimento físico e independência funcional.

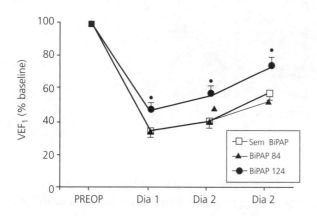

**Figura 14**  Gráfico comparativo entre os grupos de estudo e o grupo controle quanto à resposta dos valores de $VEF_1$.

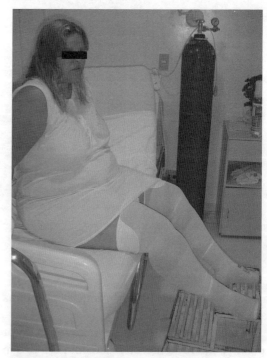

**Figura 15**  Paciente sentada à beira do leito.

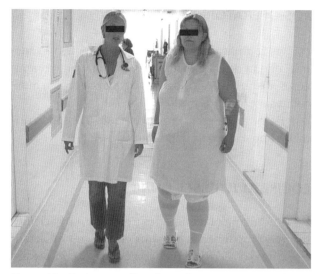

**Figura 16** Paciente realizando posição ortostática e deambulação.

Ainda, pode-se optar pela utilização de meias compressivas (Figura 17A) associadas a um compressor pneumático (Figura 17B).

## PERÍODO PÓS-OPERATÓRIO: APÓS ALTA HOSPITALAR

Após a fase intra-hospitalar, tem início o processo de reabilitação, por meio da avaliação e prescrição individual de atividade física, totalmente supervisionada e com equipamentos adequados a esses pacientes (Figura 18).

Deve haver critério para a prescrição do exercício em razão da presença de patologias associadas (doença coronariana, hipertensão, diabetes, osteoartrites etc.) (Figura 19).

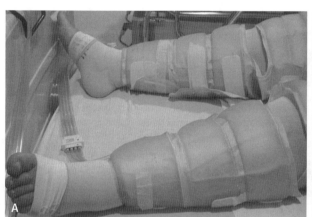
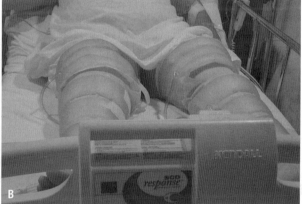

**Figura 17** Compressor pneumático intermitente, envolvendo os membros inferiores do paciente; contribui para o retorno venoso.

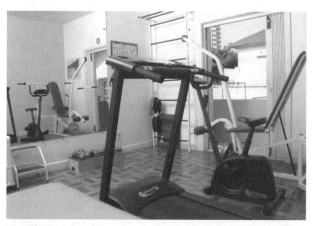

**Figura 18** Equipamentos para a realização de atividades físicas direcionadas e supervisionadas.

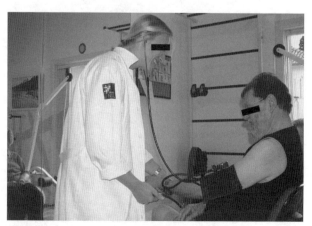

**Figura 19** Monitoração antes, durante e após a realização de atividade física, com observação dos sinais vitais.

Podem ser realizados exercícios aeróbios visando à perda de peso e ao aumento da capacidade funcional, com consequente elevação do limiar anaeróbio. Será realizado trabalho com carga, visando ao aumento de massa muscular para reduzir a flacidez ocasionada pela perda de peso.

Após a cirurgia, quando ocorre perda de peso não aliada à atividade física, além da perda de tecido adiposo, pode ocorrer perda de tecido muscular, o que contribui ainda mais para o aumento da hipotonia e flacidez. Quando a perda de peso é associada à atividade física, há preservação e aumento da massa magra, o que pode refletir em perda de peso mais lenta e gradual. Essas atividades podem preparar o indivíduo para uma cirurgia plástica reparadora em fase mais tardia; em muitos casos, esse procedimento é desnecessário.

Nessa fase, é importante também o trabalho de orientação postural pela reeducação postural global (RPG), assim como o trabalho de percepção corporal, pois, em razão do excesso de peso, o paciente já apresenta uma postura inadequada que pode ser exacerbada com a rápida perda de peso (Figura 20).

Portanto, o acompanhamento fisioterapêutico faz-se necessário, pois proporciona perda de peso mais adequada e balanceada, melhora dos hábitos de vida, melhora na qualidade de vida, aumento da autoestima, além da socialização com pacientes que enfrentam o mesmo problema.

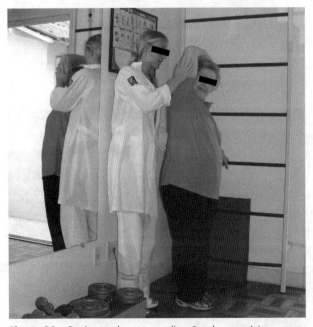

**Figura 20** Paciente durante realização de exercícios supervisionados.

## PÓS-OPERATÓRIO TARDIO

As complicações tardias mais frequentes são anemia, queda de cabelo, hipoproteinemia, hipovitaminoses, distúrbios psicológicos, fraqueza e fadiga musculares etc.

Recomenda-se acompanhamento mensal no primeiro ano e, a partir daí, semestral.

## EQUIPE MULTIDISCIPLINAR

É fundamental que, após a cirurgia, os pacientes sejam acompanhados por uma equipe multidisciplinar, com o objetivo de prevenir complicações tardias e garantir melhores resultados.

## REFERÊNCIAS BIBLIOGRÁFICAS

1. Strandberg A, et al. Atelectasis during anaesthesia and in the postoperative period. Acta Anaesthesiol Scand 1986;30:154-8.
2. Beecher HK. Effect of laparotomy on lung volume: demonstration of a new type of pulmonary collapse. J Clin Invest 1933;12:651-8.
3. Joris JL, et al. Effect of Bi-Level Positive Airway Pressure (BiPAP) nasal ventilation on the postoperative pulmonary restrictive syndrome in obese patients undergoing gastroplasty. Chest 1997;11:665-70.
4. Bjorntrop P. The fat cell: A clinical view. In recent advances in obesity research II. Metabolism 1978;42:153-68.
5. Bjorntrop P, Sjostrom L. Number and size of adipose tissue fat cells in relation to metabolism in human obesity. Metabolism 1971;20:703-13.
6. Byrne TK. Complications of surgery for obesity. Surgical Clinics of North America 2001;81:1181-93.
7. Concepción L, et al. Estudio de la grasa abdomnal mediante resonancia magnética: comparación com parámetros antropométros y de riesgo cardovascular. Medicina Clínica 2001; 117:366-69.
8. Griffen WO, Young VL, Stevenson CC. A prospective comparison of gastric and jejunoileal bypass. Arch Surg 1997;112:799-806.
9. Gupta R, Mehrishi S. Waist-hip ratio and blood pressure correlation in a urban Indian population. J Indian Med Assoc 1997;95:412-5.
10. Hirsch J, Knittle JL. Cellularity of obese and nonobese human adipose tissue. Federation Proceedings 1970;29:1516-21.
11. Hunter GR, et al. Fat distribution, physical activity, and cardiovascular risk factors. Med Sci Sports Exerc 1997; 29:362-9.
12. Lohman TG, Going SB. Multicomponent models in body composition research: opportunities and pitfalls. In: Ellis K, Eastman J (eds.). Human Body Composition 1993;60:53-8.

13. MacGregor MI, Bock AJ, Ball WC. Topics in clinical medicine: serious complications and sudden death in the Pickwickian Syndrome. Hopkins Med J 1970;189:279-95.

14. Mason EE, Ito CC. Gastric Bypass. Ann Surg 1969;170:329-39.

15. Paltiel W, et al. Influence of excessive weight loss after gastroplasty for morbid obesity on respiratory muscle performance. Thorax 1998,53:39-42.

16. Parizkova J, et al. The relationship of cardiorespiratory variables, blood lipids, amount and distribution of fat in middle aged men. Sb Lek 1995;96:243-8.

17. Pasteur W. Active lobar colapse of the lung after abdominal operations: a contribution to the study of postoperative lung complications. Lancet 1910;1080-3.

18. Pelosi P, Croci M. The effects of body mass on lung volumes respiratory mechanics and gas exchange during general anesthesia. Anesth Analog 1998;91:1221-31.

19. Santana H, et al. Relation between body composition, fat distribution, and lung function in elderly men. Am J of Clin Nutrition 2001;73:827-31.

20. Sjostrom L, Bjorntrop P. Body composition and adipose tissue cellularity in human obesity. Acta Media Scandinavia 1974;195:201-11.

21. Sugerman HJ, et al. Gastric bypass for treating severe obesity. Am J Clin Nutr 1992;55:560-6.

22. Faria OP. Cirurgia da obsesidade. Disponível em: <http://www.gastrocirurgiabrasilia.med.br>.

23. Garrido Junior AB. Cirurgia da obesidade. Rio de Janeiro: Atheneu; 2002.

24. Garrido Junior AB. Cirurgia da obesidade. Disponível em: <http://www.institutogarrido.com.br>.

25. Mallory GN. Cirurgia da obesidade. Disponível em: <http://www.asbs.org>.

26. Nasser D. Centro de cirurgia de obesidade mórbida. Disponível em: <http://www.obesidade.org>.

27. Sallet JA. Gastroplastia endoscópica para o tratamento da obesidade. São Paulo: Caminho Editorial; 2002.

28. Vilas-Boas ML. Tratamento da obesidade mórbida. Disponível em: <http://www.obesidademorbida.com.br>.

# 31

## CIRURGIA CARDÍACA EM ADULTOS

ADILSON CASEMIRO PIRES
JOÃO ROBERTO BREDA

A cirurgia do coração sempre esteve revestida de grande interesse, curiosidade e, em alguns momentos, misticismo, fato compreensível quando analisamos a nobre importância desse órgão para o bom funcionamento do organismo. Assim, em algumas ocasiões considerou-se que o coração havia atingido os limites impostos pela natureza, e que qualquer tentativa de abordagem desse órgão seria impossível.

Historicamente, atribui-se a Ludwig Rehn a primeira operação com sucesso do coração, fato ocorrido na Alemanha em 1896 em razão de sutura de um ferimento de arma branca que atingiu o coração. A partir daí, uma série de outras intervenções passou a ser realizada para correção de defeitos na superfície do coração (sobretudo aqueles resultantes de traumatismos).

Entretanto, permanecia como desafio a correção de defeitos intracardíacos. Os pesquisadores passaram a dedicar seus estudos para obter um dispositivo que permitisse uma parada cardiorrespiratória temporária sem provocar o óbito do paciente. Esse objetivo foi alcançado por meio de um sistema "coração--pulmão artificial" chamado de circuito de circulação extracorpórea (CEC).

Assim, o desenvolvimento desse sistema permitiu que, em 1953, John Gibbon realizasse a primeira operação com sucesso para correção de um defeito intracardíaco (representado por uma comunicação interatrial), com o suporte do sistema de CEC. A partir daí, a cirurgia cardíaca passou a se estabelecer como especialidade médica e vem apresentando desenvolvimento cada vez maior, com destacado avanço científico e tecnológico nas últimas décadas.

## CIRCUITO DE CEC

Define-se CEC como um sistema "coração-pulmão artificial" capaz de substituir a função desses dois órgãos durante períodos de parada cardiorrespiratória temporária.

O sistema de CEC é composto basicamente de duas porções: a respiratória e a motora.

A porção respiratória é formada pelos oxigenadores, que têm como função oxigenar o sangue. Existem dois tipos que diferem entre si por conta do mecanismo envolvido na oxigenação do sangue. O primeiro é o oxigenador de bolhas, no qual o sangue venoso proveniente do paciente submetido a CEC entra em contato com uma coluna rica em oxigênio ($O_2$) e se torna arterializado por meio deste "borbulhamento" com o gás. O sangue previamente venoso e rico em gás carbônico ($CO_2$) se torna rico em $O_2$ e em bolhas. Para poder ser devolvido ao organismo, o sangue deverá estar livre de bolhas, evitando assim a ocorrência de grave complicação representada pela embolia aérea.

Na tentativa de simular a troca gasosa do modo que esta ocorre na membrana alveolocapilar pulmonar, foram desenvolvidos os oxigenadores de membrana, nos quais uma membrana de polipropileno (ou, mais raramente, de silicone) contendo microporos separa o sangue do compartimento gasoso e, por meio de um alto diferencial pressórico entre os dois compartimentos, passa a ocorrer a troca gasosa por um mecanismo de difusão. Esse tipo de oxigenador permite a oxigenação com maior eficiência e apresenta menor risco de embolia aérea.

Apesar de o oxigenador de bolhas ser tão eficiente quanto o de membrana, além do risco de embolia aérea, promove trauma progressivo dos elementos do sangue, desencadeando grave resposta inflamatória sistêmica, que pode ser acompanhada de fenômenos deletérios para o organismo.

A porção motora do sistema de CEC é formada por um conjunto de roletes mecânicos, que tem como função impulsionar o sangue arterializado pelos oxigenadores de volta ao organismo. Em última instância, a porção motora exerce a função de bomba até então executada pelo coração. Na prática, esse sistema funciona de maneira adequada, porém, é preciso ressaltar que, diferentemente do fluxo sanguíneo gerado pelo coração, esse sistema de roletes irá gerar um fluxo contínuo e não pulsátil.

O sistema de CEC é capaz, por meio dos seus componentes, de permitir a correção de defeitos na superfície ou no interior das cavidades cardíacas durante breves períodos de parada cardiorrespiratória sem levar o paciente ao óbito. Isso é possível porque o circuito de CEC protege os órgãos do corpo humano contra os efeitos deletérios da isquemia.

## CIRURGIA CARDÍACA EM ADULTOS

As principais operações realizadas em pacientes adultos são a revascularização miocárdica, o tratamento das doenças orovalvares (estenoses e insuficiências das válvulas cardíacas) e o tratamento das doenças da aorta, as quais serão discutidas de maneira sucinta neste capítulo.

### Revascularização miocárdica

Esse procedimento está indicado no tratamento das doenças isquêmicas do coração, representadas clinicamente pelos diferentes graus de angina e infarto agudo do miocárdio. Essa operação ganhou notoriedade por causa do desenvolvimento da chamada ponte de safena, em que um segmento da veia safena magna (retirada do membro inferior) é utilizado para confecção de um desvio do sangue para as porções da artéria coronária distais ao comprometimento aterosclerótico obstrutivo.

Embora a cirurgia seja chamada popularmente de ponte de safena, existe uma série de outros condutos que podem ser utilizados na revascularização do miocárdio, inclusive com melhores resultados a longo prazo do que aqueles obtidos com o uso da veia safena. Merecem destaque os enxertos arteriais, principalmente o uso da artéria torácica interna (artéria mamária).

A artéria mamária pode ser obtida por dissecção no seu trajeto abaixo do osso esterno bilateralmente e pode ser utilizada na revascularização das artérias coronárias, tanto do lado direito quanto do lado esquerdo do coração, apresentando bons resultados a longo prazo em termos de perviabilidade, principalmente quando se utiliza a artéria mamária esquerda para revascularizar o ramo interventricular anterior (artéria descendente anterior). Outros enxertos arteriais são a artéria radial, a artéria gastroepiploica e a artéria epigástrica inferior.

Embora a técnica consagrada para a realização dessa operação envolva a utilização do circuito de CEC, na tentativa de se realizar um procedimento menos invasivo, é possível a revascularização do miocárdio com o coração batendo, ou seja, sem CEC, com o uso de estabilizadores mecânicos do coração e incisões reduzidas (Figura 1).

### Tratamento das doenças orovalvares

A entrada e a saída de sangue do coração são controladas por meio do funcionamento de quatro valvas cardíacas: aórtica, mitral, pulmonar e tricúspide, que podem ser acometidas por processos congênitos ou adquiridos, resultando em um funcionamento inadequado e prejudicial ao coração.

Entre os processos adquiridos, merece destaque em nosso meio a febre reumática, responsável por parcela considerável de doenças orovalvares que necessitarão de tratamento cirúrgico; as valvas podem apresentar-se insuficientes, estenóticas ou com ambas as alterações.

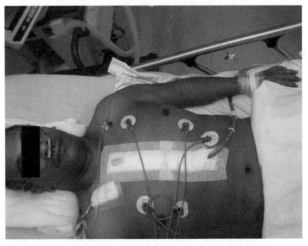

**Figura 1** Paciente em pós-operatório de revascularização miocárdica.

A técnica operatória para a correção desses defeitos pode envolver processos reparadores com plásticas da valva nativa ou então uma troca valvar propriamente dita por uma prótese.

Atualmente, as próteses utilizadas podem ser de dois tipos: biológica ou metálica, de acordo com o material utilizado em sua confecção. Ambas apresentam vantagens e desvantagens de sua implantação no coração, as quais são analisadas no pré-operatório para decidir qual a melhor opção para cada caso e paciente.

Resumidamente, um fator de extrema importância no momento da escolha está relacionado à durabilidade dos materiais, uma vez que as próteses metálicas apresentam uma longa duração ao longo dos anos, porém, requerem uma anticoagulação permanente com adesão do paciente ao acompanhamento médico rigoroso. Por sua vez, as próteses biológicas, quando implantadas, não necessitam de anticoagulação sistêmica, livrando o paciente de complicações hemorrágicas. No entanto, por se tratar de material biológico, apresenta desgaste ao longo dos anos, o que pode resultar em grave disfunção com indicação de reoperação e substituição dessa prótese.

## Tratamento das doenças da aorta

A aorta, principalmente em sua porção torácica, pode ser acometida por dois processos que necessitam de tratamento cirúrgico: os aneurismas verdadeiros e as dissecções aórticas.

O aneurisma verdadeiro é a dilatação de todas as paredes da aorta, atingindo diâmetro de duas vezes o tamanho normal do vaso e passando a apresentar risco de ruptura. Apresenta como principal fator etiológico o processo aterosclerótico.

A dissecção aórtica é doença de alta morbidade e mortalidade e é definida pela delaminação das paredes da artéria, o que leva ao aparecimento de uma falsa-luz no interior do vaso. Esta pode ser preenchida por sangue e resultar em grave comprometimento hemodinâmico para o paciente. Está relacionada a alguns fatores de risco, principalmente a hipertensão arterial sistêmica.

# ASSISTÊNCIA VENTILATÓRIA EM CIRURGIA CARDÍACA

FRANCISCO VALDEZ SANTOS DE OLIVEIRA LIMA

## VENTILAÇÃO MECÂNICA NÃO INVASIVA

A ventilação mecânica por pressão positiva intermitente tornou-se hoje um excelente coadjuvante na reversão de atelectasias, sendo um dos responsáveis pela melhora e manutenção da função pulmonar pós-operatória mais próxima da ideal. Isso ocorre porque esse tipo de ventilação independe da colaboração dos pacientes, ou seja, existe uma insuflação passiva dos pulmões, que mantém a capacidade residual funcional em valores mais elevados e, portanto, determina uma maior estabilidade alveolar.

Independentemente do nível de pressão positiva expiratória final (PEEP) utilizado durante o período de ventilação mecânica na unidade coronária, o não uso de VPPI acarreta redução das trocas gasosas e aumento dos níveis de *shunt* pulmonar após a extubação desses pacientes. Isso demonstra a importância da inclusão da pressão positiva após a descontinuação da ventilação mecânica.

Em relação ao uso de ventilação não invasiva por CPAP ou BiPAP, a literatura já é bem definida para mostrar a eficiência dessas duas formas de VMNI na melhora da função pulmonar quando em comparação com pacientes que não fazem uso delas (Figura 2). Devemos deixar bem claro aqui que, na maioria das vezes, a insuficiência respiratória aguda (IRpA) que acomete esses pacientes é do tipo hipoxêmica, pois trata-se de uma alteração basicamente de troca gasosa da barreira alveolocapilar. Dessa forma, é necessária a instituição apenas de um nível de pressão positiva expiratória para que aumente a capacidade residual funcional (CRF) e corrija a hipoxemia e, consequentemente, a IRpA. Assim, a CPAP ou EPAP se tornam peças indispensáveis no atendimento de pacientes submetidos à cirurgia cardíaca.

## USO DE PEEP/CPAP EM CIRURGIA CARDÍACA

Vários estudos demonstram que o uso de PEEP acima de níveis convencionais pode ser eficaz na reversão de atelectasias e, consequentemente, na melhora da função pulmonar em pacientes submetidos à cirurgia cardíaca. Níveis de PEEP em torno de 10 a 15 cmH$_2$O são ditos ótimos para manter mais próximos do normal o *shunt* pulmonar, a diferença alveoloarterial e a relação PaO$_2$/FiO$_2$, mostrando uma superioridade sobre níveis de 5 cmH$_2$O que são convencionalmente utilizados.

Outro recurso disponível é o recrutamento alveolar, que, em um único estudo experimental, tendo sido a técnica realizada após o fim da CEC, mostrou-se eficiente na melhora do *shunt* pulmonar quando em comparação a pacientes que não realizaram a técnica. Alguns estudos mostraram a eficiência desse procedimento durante o período intraoperatório, porém todos

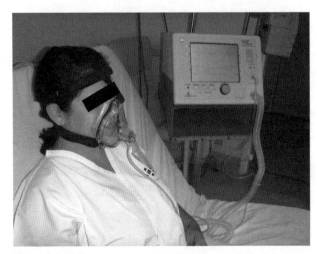

**Figura 2** Paciente em uso de ventilação mecânica não invasiva.

foram realizados em pacientes que não se submeteram à cirurgia cardíaca, mas sim à abdominal. No entanto, são necessários estudos mais aprofundados que possam confirmar o real efeito dessa manobra nesse tipo de paciente, para que a técnica possa ser realizada com segurança e suficiente embasamento científico. Ainda no período intraoperatório, alguns estudos mostraram uma tendência de melhora em todos os parâmetros respiratórios de trocas gasosas com o uso de um nível de CPAP durante o período da CEC, porém esses efeitos permaneciam por um período curto de tempo, retornando a valores não satisfatórios após algumas horas. Da mesma forma, necessitamos de mais estudos no Brasil que possam determinar se esse procedimento pode se tornar uma rotina na ventilação mecânica intraoperatória.

# FISIOTERAPIA EM CIRURGIA CARDÍACA

FRANCISCO VALDEZ SANTOS DE OLIVEIRA LIMA

As repercussões no sistema respiratório da cirurgia cardíaca em adultos são bem descritas na literatura, assim como as causas pelas quais essa agressão ocorre em frequência e intensidade variáveis.

Atualmente, a fisioterapia tem se mostrado uma excelente terapêutica para esse tipo de paciente, tanto no sentido profilático como no terapêutico, o que torna essas repercussões mais amenas, proporcionando ao paciente uma condição mais próxima do favorável no que diz respeito ao estado clínico do sistema respiratório.

Nesta parte do capítulo, estão relacionadas todas as repercussões da cirurgia cardíaca pulmonar, assim como todo o arsenal fisioterapêutico existente que podemos aplicar esse tipo de paciente.

## REPERCUSSÕES NO SISTEMA RESPIRATÓRIO DA CIRURGIA CARDÍACA EM ADULTOS

Podemos didaticamente dividir todos os fatores que podem causar alterações no sistema respiratório em três partes: fatores pertinentes aos períodos pré--operatório, intraoperatório e pós-operatório.

### Fatores de pré-operatório

Os principais fatores nesse grupo são os antecedentes pulmonares, tabagismo, obesidade, idade e sexo.

### Antecedentes pulmonares

Podemos salientar aqui os pacientes com doença pulmonar obstrutiva crônica. Os pacientes com essa doença têm maior risco de apresentar complicações pulmonares, principalmente aqueles com $VEF_1/CVF$ < 35% do predito. Entre as principais complicações estão as pneumonias que ocorrem em razão de um aumento da secreção traqueobrônquica, que leva à predisposição a infecções pulmonares; os broncoespasmos, que acontecem tanto por um aumento da secreção brônquica como por algum fator irritante existente no pós-operatório; e, por fim, a hipercapnia, haja vista que no pós-operatório existe uma redução da expansibilidade toracopulmonar potencializando um quadro de hipoventilação a que esses pacientes são acometidos por causa de sua própria doença.

### Tabagismo

Pacientes tabagistas possuem um sistema de defesa deficitário, assim como um *clearance* mucociliar deficiente, ocasionando uma maior retenção de secreção brônquica, o que leva ao aparecimento mais frequente de quadros pulmonares infecciosos no período pós-operatório.

### Obesidade

Nos pacientes obesos, observa-se um grande conteúdo abdominal, que pode causar restrição diafragmática levando consequentemente à hipoventilação e ao aparecimento de atelectasias em maior intensidade e frequência do que normalmente acontece. Além do abdome, observa-se caixa torácica mais rígida e "pesada", potencializando um quadro de hipoventilação alveolar com consequente aparecimento de atelectasias de grau variado. Vale salientar aqui que indivíduos obesos já possuem capacidade pulmonar reduzida por uma queda da CRF à custa de uma diminuição do volume de reserva expiratório, o que determina uma característica crônica de hipoventilação.

### Idade

O aumento na idade está diretamente relacionado a um decréscimo no recolhimento elástico dos pulmões, o que leva mais facilmente ao aparecimento de atelectasias. Além disso, o enfraquecimento dos músculos respiratórios e o enrijecimento dos arcos costais ocasionados pelo aumento da idade resultam em uma redução no grau de expansibilidade torácica, predispondo esses pacientes à insuficiência respiratória aguda.

## Fatores de intraoperatório

Nesse grupo de fatores incluem-se a anestesia geral, a dissecção da artéria mamária interna, a ventilação mecânica intraoperatória, a circulação extracorpórea e a hipotermia.

### Anestesia geral

Esse procedimento leva a uma redução do tônus dos músculos respiratórios, o que diminui o diâmetro da caixa torácica, tanto no sentido anteroposterior quanto no cefalocaudal (cefalização diafragmática), reduzindo em aproximadamente 60% a CRF, o que predispõe ao aparecimento de atelectasia e ao aumento do *shunt* pulmonar com consequente hipoxemia. Essas alterações estão intimamente relacionadas ao aparecimento de atelectasias no período pós-operatório, principalmente se encontramos associação com outros fatores, como a obesidade, que pode potencializar os efeitos da anestesia no sistema respiratório.

### Dissecção da artéria mamária

Durante a cirurgia, para que se tenha acesso à artéria mamária, é necessário que o pulmão homolateral seja parcial ou totalmente comprimido. Esse procedimento leva ao colabamento do tecido pulmonar adjacente. Muitas vezes, esse colapso persiste após o procedimento, predispondo ao aparecimento de hipoxemia pós-operatória. Além disso, geralmente, durante a dissecção, ocorre lesão parcial ou total de nervo frênico, que ocasiona paresia ou paralisia

de uma hemicúpula diafragmática, e leva à atelectasia e à hipoxemia.

### Ventilação mecânica intraoperatória

Convencionalmente, a ventilação mecânica durante a cirurgia consiste na utilização de altos volumes correntes, em torno de 10 mL/kg de peso corpóreo, assim como da ausência de níveis de PEEP. Além desses fatores, a ventilação é totalmente parada durante o estabelecimento da circulação extracorpórea. Todas essas características ventilatórias citadas levam ao surgimento de atelectasias que perduram até o período pós-operatório e são responsáveis pelo aparecimento de atelectasias e hipoxemia no pós-operatório. Atualmente, passou a admitir-se o uso de baixos níveis da PEEP, porém ainda estamos distantes de atingir o nível ótimo de ventilação intraoperatória para prevenir alterações pulmonares no pós-operatório.

### Circulação extracorpórea

A exposição dos pacientes à CEC é hoje, sem dúvida alguma, um dos pontos mais importantes no mecanismo de deterioração da função pulmonar no pós-operatório de cirurgia cardíaca, sendo responsável por cerca de 10 a 30% da morbidade após esse tipo de cirurgia. A lesão pulmonar causada pelo estabelecimento da CEC pode estar associada a um processo inflamatório gerado em parte pelo contato do sangue com as superfícies internas do circuito do aparelho que se expressa por ativação de complemento, liberação de endotoxinas, ativação leucocitária, liberação de radicais livres de oxigênio, ácido aracdônico, citocinas e outras substâncias, levando à alteração da permeabilidade capilar pulmonar, com aumento da água extravascular, redução do índice respiratório, aumento do gradiente alveoloarterial de oxigênio $(D(A-a)O_2)$ e do *shunt* pulmonar e graus variados de edema pulmonar. Ao mesmo tempo, o processo de hemodiluição, com seu efeito na redução da pressão coloidosmótica, poderia levar a um aumento da água extravascular pulmonar, porém os estudos clínicos que avaliaram os efeitos pós-operatórios na função pulmonar após a CEC podem ter falhado pelas práticas de transfusão realizadas durante o estudo e pela pobre monitoração da pressão coloidosmótica no período pós-operatório, sendo necessários estudos mais objetivos que possam melhor correlacionar a hemodiluição à deterioração da função pulmonar.

## Hipotermia

Podemos considerar hipotermia quando a temperatura corpórea está abaixo de 35°C, hipotermia moderada quando esta se encontra entre 32 e 35°C, e hipotermia severa quando ela está abaixo de 28°C. Essa condição ocorre em algumas cirurgias cardiovasculares, de acordo com cada equipe cirúrgica. Essa redução da temperatura em nível torácico causa, principalmente, lesão de nervo frênico, o que leva a alterações na condução neural para diafragma, ocasionando redução ou ausência da mobilidade diafragmática correspondente a lesão.

## Fatores de pós-operatório

Nesse grupo incluem-se a dor pós-operatória, a drenagem torácica e o balanço hídrico como fatores de maior importância.

### Dor pós-operatória

A dor pós-operatória tem origem totalmente multifatorial e pode ser causada pela incisão cirúrgica, cateteres intravasculares, tubos pleurais e mediastinais, assim como por procedimentos a que esses pacientes são submetidos, como aspiração de tubo orotraqueal. Em um estudo,[24] avaliaram-se intensidade e distribuição da dor em duzentos pacientes consecutivos submetidos à cirurgia cardíaca; observou-se que a intensidade máxima de dor referida pelos pacientes ocorreu no primeiro e no terceiro dia de pós-operatório, e a intensidade mínima ocorreu no quarto e no sétimo dia de pós-operatório. Essa intensidade correlacionou-se positivamente com a idade, e pacientes com menos de 60 anos referiram uma intensidade maior de dor no segundo dia do que os pacientes com idade superior. Esse quadro mostra, portanto, a necessidade de uma otimização de analgesia principalmente nos primeiros dias de pós-operatório, para que se evitem repercussões como redução de expansibilidade torácica e consequente agravamento das atelectasias e de hipoxemia.

### Drenagem torácica

A drenagem pleural (Figura 3) é um procedimento comum em pacientes que são submetidos à revascularização do miocárdio com utilização da artéria mamária como enxerto. Esse procedimento provoca alterações na expansibilidade torácica por causa da dor e da restrição no hemitórax adjacente à drenagem. Hagl et al.[10] encontraram menor queda da função pulmonar e menor sensação de dor referida em pacientes em que a drenagem pleural era realizada com a inserção do tubo em região subxifoide, quando comparada com a drenagem pela linha média axilar anterior.

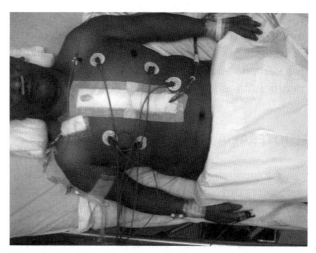

**Figura 3** Paciente com dreno mediastinal em pós-operatório de cirurgia cardíaca.

### Balanço hídrico

A hipervolemia (aumento do líquido intravascular) aumenta a pressão hidrostática e favorece a saída de líquido para o compartimento intersticial e, posteriormente, para os alvéolos (se persistir o aumento do volume intravascular), o que compromete profundamente as trocas gasosas em razão de uma elevação da espessura da membrana respiratória, com consequente hipoxemia e taquipneia, por estimulação dos receptores justo-alveolares que são sensíveis à quantidade de líquido intersticial. A posição Trendelenburg a que esses pacientes são submetidos favorece um edema em vias aéreas, independentemente do balanço hídrico total no intraoperatório. Pacientes com tempo de cirurgia prolongado normalmente apresentam extravasamento de líquido por pelo menos 24 horas, o que pode ocasionar aumento no tempo de entubação, sendo indicada extubação apenas ao normalizar o estado volêmico desses pacientes.

Todos esses fatores, independentemente da fase operatória, ocasionam uma reação em cadeia, que se inicia com a redução da capacidade pulmonar total, promovida por uma redução da capacidade residual funcional à custa da queda do volume de reserva expiratório. Isso reduz o volume de fechamento, provoca o colapso alveolar e atelectasia, traduzindo-se clinicamente por hipoxemia de grau que varia de acordo com a intensidade do acometimento pulmonar.

## FISIOTERAPIA EM CIRURGIA CARDÍACA

Atualmente, o fisioterapeuta dispõe de uma série de técnicas direcionadas ao atendimento do paciente que foi ou será submetido à cirurgia cardíaca. Além disso, existem mecanismos acessórios, como incentivadores respiratórios e utilização de ventilação por pressão positiva, que potencializam o efeito da fisioterapia, tornando-se coadjuvantes no atendimento a esse tipo de paciente. Vale lembrar que a cirurgia cardíaca é considerada de grande porte e, em decorrência de inúmeras complicações (renais, hemodinâmicas e neurológicas), pode limitar algumas técnicas fisioterapêuticas. Por esse motivo, faz-se necessária uma avaliação detalhada antes de iniciar qualquer tipo de terapêutica, para que se possa delimitar a abordagem, a fim de proporcionar apenas benefícios, sem maiores intercorrências para o paciente em questão.

Nessa fase deste capítulo, iremos explorar todos os itens de uma avaliação, assim como todas as técnicas fisioterapêuticas utilizadas, juntamente com todos os coadjuvantes no atendimento ao paciente cardiopata cirúrgico.

### Avaliação clínica do paciente cardiopata cirúrgico

Antes de iniciarmos qualquer atendimento a esse tipo de paciente, é de extrema importância que o conheçamos por meio de uma avaliação clínica minuciosa, para que, dessa forma, possamos traçar nosso atendimento naquele momento. Dentro da propedêutica cardiológica normalmente utilizada, podemos citar as que se seguem.

#### Primeiro contato com o paciente

O paciente que foi submetido a um procedimento cirúrgico de grande porte, como uma cirurgia cardíaca, encontra-se na maioria das vezes em um grau alto de ansiedade, pelo medo de que aconteça algo de errado como complicações indesejáveis pela cirurgia. Nesses casos, é necessário que o fisioterapeuta mostre autoconfiança no que vai ser realizado e, mais do que nunca, descreva para o paciente tudo o que vai ser realizado naquela sessão de fisioterapia. Isso faz o paciente se sentir protegido e tranquilo para que os procedimentos possam ser realizados de forma adequada, obtendo assim o máximo da eficácia em cada técnica.

Ouvir o paciente em relação aos seus anseios e suas queixas (p. ex., dor) é também um fator importante para que possamos fazer um atendimento de forma correta.

#### Exame físico

É de extrema importância um exame físico detalhado do paciente (Figura 4) antes do início do atendimento. Esse exame consiste dos seguintes itens:

1. Inspeção: utilizada para visualizar a situação dos drenos torácicos, assim como sua drenagem; a situação da incisão cirúrgica, observando a presença de saída de fluidos, assim como de deiscência; a localização normal de cateteres vasculares; o padrão respiratório adotado pelo paciente (predominância de padrão ou presença de padrão patológico como paradoxal); a presença de edemas em membros inferiores; e a situação da incisão no membro inferior e/ou braço para a retirada de enxertos.
2. Palpação: nesse item, busca-se a presença de instabilidade de esterno; avaliação da dor à palpação.
3. Percussão: utilizada principalmente para avaliar alterações pulmonares observando-se a presença de derrames pleurais ou pneumotórax. Vale salientar que, se detectada alguma alteração pela

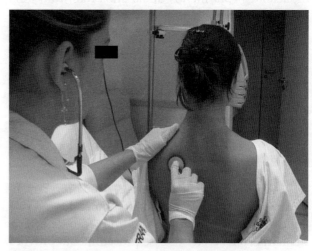

**Figura 4** Terapeuta realizando ausculta pulmonar.

percussão, esta deve ser confirmada com exame mais detalhado, como a radiologia de tórax.

4. Ausculta pulmonar: bastante utilizada pela fisioterapia, trata-se de uma ferramenta indispensável no atendimento ao paciente crítico. Quando realizada de forma correta, conseguem-se detectar de forma eficiente alterações como atelectasias, derrames pleurais, pneumotórax, secreção brônquica, hipervolemia. Dessa forma, temos no exame físico a ausculta pulmonar como o instrumento mais importante para determinar o sentido para que o atendimento fisioterapêutico seja realizado da forma mais correta possível.

### Sinais e sintomas

É importante o questionamento de sinais e sintomas antes do início do atendimento. A tosse é um sintoma comum em pacientes no pós-operatório, porém, frequentemente, eles negam a presença desse sintoma ao fisioterapeuta, pelo fato de causar-lhes dor torácica. No entanto, faz-se necessária a solicitação de tosse para avaliar a presença de escarro, assim como de sua cor e sua viscosidade. A taquipneia/taquidispneia é encontrada nesses pacientes muitas vezes apenas como uma compensação da redução da expansibilidade na tentativa de se manter um volume minuto adequado. Porém, algumas vezes, o aumento da frequência respiratória com ou sem assessoramento muscular acontece por causa do aumento da resistência de vias aéreas que ocorre por causa da hipervolemia e hipersecreção brônquica. Vale salientar que a taquipneia compensatória deve ser encarada de forma diferente em pacientes com antecedentes pulmonares como doença pulmonar obstrutiva crônica (DPOC), pois esses pacientes podem evoluir facilmente com insuficiência respiratória moderada, por serem muito mais suscetíveis à fadiga muscular respiratória quando comparados com indivíduos normais.

## TÉCNICAS FISIOTERAPÊUTICAS EM CIRURGIA CARDÍACA

Geralmente, os principais objetivos na fase pós-operatória são promover a reexpansão de tecido pulmonar colapsado, manter adequada ventilação pulmonar, auxiliar a remoção de secreção brônquica e dar assistência no posicionamento no leito. Além disso, faz parte do atendimento a manutenção de oxigenoterapia adequada, assim como de uma boa umidificação das vias aéreas.

Não discutiremos aqui a forma de realização das técnicas, pois essas podem ser encontradas em capítulos pertinentes ao assunto.

## FISIOTERAPIA RESPIRATÓRIA REEXPANSIVA

Pacientes que são submetidos à cirurgia cardíaca estão hipoativos e com o grau de expansibilidade extremamente reduzido. Com esses fatores, as perdas de suspiros fisiológicos determinam uma tendência ao aparecimento de atelectasias, principalmente em regiões inferiores (dependentes) dos pulmões.

Por isso, o paciente deve ser encorajado a realizar exercícios (Figura 5) que determinem um aumento da capacidade pulmonar total, revertendo, dessa forma, graus variados de colapso alveolar que possam estar ocorrendo em razão da hipoventilação.

Dentre os exercícios respiratórios ditos reexpansivos, podemos citar os seguintes: reeducação diafragmática, respiração em dois e três tempos, sustentação máxima da inspiração (SMI) por pelo menos seis segundos e exercícios respiratórios associados a membros superiores.

A manobra de descompressão torácica não seria aconselhável nos primeiros dias de pós-operatório, tanto pela dor que ocasionaria como pelo risco de instabilidade do esterno.

Vale salientar que muitas vezes torna-se difícil a realização desses exercícios respiratórios por causa da presença de dor incisional ou no local dos drenos torácicos. Por esse motivo, é de suma importância que haja uma interação da equipe multidisciplinar na analgesia, antes e após a terapia.

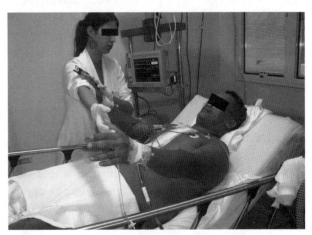

**Figura 5** Fisioterapia respiratória reexpansiva.

## FISIOTERAPIA RESPIRATÓRIA DESOBSTRUTIVA

Todos os fatores discutidos anteriormente levam a uma deficiência da atividade mucociliar com redução da mobilização de muco nas vias aéreas, que, associada à deficiência do mecanismo de tosse, determina acúmulo de secreções que, se não forem expelidas, predispõem a um risco aumentado de infecção pulmonar. Dessa forma, as manobras de higiene brônquica tornam-se necessárias para manutenção da permeabilidade das vias aéreas. Podemos citar algumas técnicas de higiene brônquica: tapotagem, vibrocompressão torácica, técnica de expiração forçada (*huffing*) e aspiração de vias aéreas.

A tapotagem só deverá ser realizada após a liberação de decúbito lateral pela equipe médica, e acontece geralmente após o terceiro dia de pós-operatório, pois antes disso há o risco aumentado de instabilidade de esterno. A vibrocompressão deve ser realizada com cautela, respeitando sempre o limite de dor do paciente que está sendo tratado. O huffing é uma técnica bastante eficiente para remoção de secreções por ser realizada com certa facilidade pelos pacientes, o que gera fluxo suficiente com a glote aberta, facilitando a mobilização do escarro pelas vias aéreas. A aspiração de vias aéreas deve ser realizada apenas em casos extremos em que haja a incapacidade de remoção de secreção pelo próprio paciente mesmo após a realização da fisioterapia.

## FISIOTERAPIA MOTORA

A mobilização precoce no leito deve ser instituída como terapêutica profilática de fenômenos tromboembólicos (TEP, TVP), por favorecer uma ativação da micro e macrocirculação, evitando-se agregação plaquetária e formação de trombos nos membros. Deve ser estimulada a mobilização de membros inferiores e superiores, assim como ortostatismo e deambulação, o mais precocemente possível.

## USO DE INCENTIVADORES RESPIRATÓRIOS

Atualmente, o uso de incentivadores tem sido amplamente utilizado para pacientes no pós-operatório de cirurgia cardíaca (Figura 6). No entanto, estudos científicos indicam que a utilização desses dispositivos, especificamente os que funcionam por

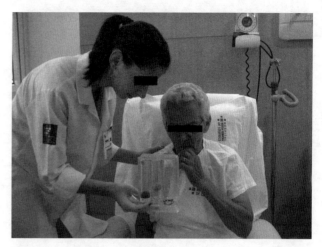

**Figura 6** Paciente utilizando Respiron®.

geração de fluxo, não demonstra eficácia na respiração, funcionando mais como marcadores de função pulmonar desses pacientes.

## CONSIDERAÇÕES FINAIS

Como podemos observar, estamos trabalhando com um paciente que foi submetido a um procedimento de risco, em que a agressão ao sistema respiratório ocorre de forma direta, afetando profundamente sua função pulmonar.

É importante que o profissional fisioterapeuta não só esteja limitado ao conhecimento das técnicas a ser utilizadas, mas que também tenha aptidão para saber indicar e contraindicar suas manobras, levando sempre em conta uma relação que é de extrema importância: risco-benefício. Um profissional que sabe utilizar bem essa relação certamente terá sucesso em sua terapia, pois poderá calcular com coerência os riscos e os benefícios que terá enquanto atende seu paciente.

Além disso, a atualização e o conhecimento contínuos são duas obrigatoriedades para quem trabalha com o ser humano. Portanto, sejam humanos e ao mesmo tempo se esforcem para dar o melhor a seu próximo.

## REFERÊNCIAS BIBLIOGRÁFICAS

1. Tenling A, et al. Atelectasis and gas exchange after cardiac surgery. Anesthesiology 1998;89:371-8.
2. Auler Junior JO. The effects of positive end-expiratory pressure on respiratory system mechanics and hemodynamics in

postoperative cardiac surgery patients. Braz J Med Biol Res 2000;33:31-42.

3. Berry CB, Butler PJ, Myles PS. Lung management during cardiopulmonary bypass: is continuous positive airways pressure beneficial? Br J Anaesth 1993;71:864-8.

4. Cox CM, et al. Effect of cardiopulmonary bypass on pulmonary gas axchange: a prospective randomized study. Ann Thorac Surg 2000;69:140-5.

5. Dimopoulou I, et al. Phrenic nerve dysfunction after cardiac operations – electrophysiologic evaluation of risks factors. Chest 1998;113:8-14.

6. Sinclair DG, et al. The effect of cardiopulmonary bypass on intestinal and pulmonary endothelial permeability. Chest 1995;108:718-24.

7. Dyhr T, Laursen N, Larsson A. Effects of lung recruitment maneuver and positive end-expiratory pressure on lung volume, respiratory mechanics and alveolar gas mixing in patients ventilated after cardiac surgery. Acta Anaesthesiol Scand 2002;46:717-25.

8. Fletcher R. Raised end expiratory alveolar pressures during cardiac surgery. Br J Anaesth 1994;72:629-32.

9. Gunnarsson L, et al. Influence of age on atelectasis formation and gas exchange impairment during general anaesthesia. Br J Anaesth 1991;66:423-32.

10. Hagl C, et al. Site of pleural drain insertion and early postoperative pulmonary function following coronary artery bypass grafting with internal mammary artery. Chest 1999;115:757-61.

11. Hachemberg T, et al. Gas exchange impairment and pulmonary densities after cardiac surgery. Acta Anaesthesiol Scand 1992;36:800-5.

12. Hoffmann B, et al. Cardiopulmonary effects of non-invasive positive pressure ventilation (NPPV) – a controlled, prospective study. Thorac Cardiovasc Surg 2003;51:142-6.

13. Ingwersen UM, et al. Three different mask physiotherapy regimens for prevention of post-operative pulmonary complications after heart and pulmonary surgery. Intensive Care Med 1993;19:294-8.

14. Loeckinger A, et al. Continuous positive airway pressure at 10 cmH$_2$O during cardiopulmonary bypass improves postoperative gas exchange. Anesth Analg 2000;91:522-7.

15. Laub GW, et al. Phrenic nerve injury – A prospective study. Chest 1991;100:376-9.

16. Magnusson L, et al. Effect of CPAP during cardiopulmonary bypass on postoperative lung function. Acta Anaesthesiol Scand 1998;42:1133-8.

17. Tsuchida M, et al. Effect of cardiopulmonary bypass on citokine release and adhesion molecule expression in alveolar macrophagos. Am J Respir Crit Care Med 1997;156:932-8.

18. Massard G, Wihin JM. Postoperative atelectasis. Chest Surg Clin N Am 1998;8:503-28viii.

19. Tonz M, et al. Acute lung injury during cardiopulmonary bypass. Are the neutrophilis responsible? Chest 1995;108:1551-6.

20. Magnusson L, et al. Repeated vital capacity manoeuvres after cardiopulmonary bypass: effects on lung function in a pig model. Br J Anaesth 1998;80:682-4.

21. Michalopoulos A, et al. Effects of positive end-expiratory pressure (PEEP) in cardiac surgery patients. Respiratory Medicine 1998;92:858-62.

22. Magnusson L, et al. Repeated vital capacity manoeuvres after cardiopulmonary bypass: effects on lung function in a pig model. Br J Anaesth 1998;80:682-4.

23. Muller XM, et al. Pain location, distribution and intensity after cardiac surgery. Chest 2000;118:391-6.

24. Neumann P, et al. Positive end-expiratory pressure prevents atelectasis during general anaesthesia even in the presence of a high inspired oxygen concentration. Acta Anaesthesiol Scand 1999;43:295-301.

25. Singh NP, et al. Arterial blood gases after coronary arterial bypass surgery. Chest 1992;102:1337-41.

26. Corso PG. Cardiopulmonary bypass and coronary artery bypass graft. Are the risks necessary? Chest 1991;100:298-9.

27. Price JA, Rizk NW. Postoperative ventilatory management. Chest 1999;115:130S-7S.

28. Pryor JA, Webber BA. Physiotherapy for respiratory and cardiacs problems. 2.ed. Londres: Churchill Livingstone; 2002.

29. Rothen HU, et al. Airway closure, atelectasis and gas exchange during general anaesthesia. Br J Anaesth 1998;81:681-6.

30. Rothen HU, et al. Dynamics of re-expansion of atelectasis during general anaesthesia. Br J Anaesth 1999;82:551-6.

31. Rothen HU, et al. Reexpansion of atectasis during general anaesthesia may have a prolonged effect. Acta Anaesthesiol Scand 1995;39:118-25.

32. Rothen HU, et al. Airway closure, atelectasis and gas exchange during general anaesthesia. Br J Anaesth 1998;81:681-6.

33. Sato M, et al. Postoperative complications after coronary bypass operations in patients with pulmonary impairment. JPN J Thorac Cardiovasc Surg 1998;46:145-9.

34. Timothy S, Hall. The pathophysiology of cardiopulmonary bypass. The risks and benefits of hemodilution. Chest 1995;107:1125-33.

35. Tusman G, et al. Alveolar recruitment strategy improves arterial oxygenation during general anaesthesia. Br J Anaesth 1999; 82:8-13.

36. Vassal T, et al. Severe accidental Hipothermy treated an ICU. Chest 2001; 102:1998-2003.

37. Vargas FS, et al. Influence of atelectasis on pulmonary function after coronary artery bypass grafting. Chest 1993;104:434-7.

38. Wilcox P, et al. Phrenic nerve function and its relationship to atelectasis after coronary artery bypass surgery. Chest 1998;93:693-8.

# 32

## TRANSPLANTE RENAL

EDSON BENASSULE
LUCIANA DIAS CHIAVEGATO
MIGUEL ÂNGELO DE GÓES JÚNIOR

A progressão de insuficiência renal crônica (IRC) para insuficiência renal em estágio terminal (IRET) é um processo que pode se estender por longos períodos, de meses a anos em muitos casos.

Juntamente com a diálise, o transplante renal apresentou mudanças drásticas, mas benéficas, no tratamento dos pacientes com IRET, com a possibilidade dessas duas terapias efetivas atuarem sinergicamente. Com isso, a quantidade, a qualidade e a segurança do transplante renal são muito maiores do que os transplantes de outros órgãos. A vida dos pacientes não depende exclusivamente de um tipo de terapia, ou seja, os pacientes têm a possibilidade de passar, com uma certa tranquilidade, da diálise para o transplante ou deste para aquela. Sendo assim, o transplante renal tem se tornado o tratamento de escolha para IRET, comprovadamente com melhora da qualidade de vida e com redução no risco de mortalidade para muitos pacientes quando comparada com terapia dialítica.

É de extrema importância que possíveis receptores de transplante de rim sejam cuidadosamente avaliados para detectar e tratar prováveis comorbidades, as quais podem influenciar a sobrevida desses pacientes.

Novos métodos de imunossupressão são constantemente usados na tentativa de melhorar os resultados contra a rejeição e até reduzir a morbidade e mortalidade. Mesmo com melhora na sobrevida do paciente e do enxerto renal (rim transplantado), em um ano as perdas deste, por rejeição crônica, permanecem elevadas.[1-3]

Embora o transplante renal forneça os melhores benefícios e a maior e melhor sobrevida comparada com os outros tipos de terapia substitutiva renal

(p. ex., hemodiálise, diálise peritoneal), os receptores de enxerto renal permanecem ainda com uma alta taxa de mortalidade quando comparados com a população geral.

Em um estudo europeu, por exemplo, a mortalidade de receptores de transplante renal pela primeira vez foi catorze vezes maior que a população sem insuficiência renal (ambas as populações apresentavam idades pareadas) durante o primeiro ano após o transplante, e quatro vezes maior após esse período.[4]

## AVALIAÇÃO PRÉ-TRANSPLANTE RENAL DE RECEPTORES E PROVÁVEIS DOADORES

Uma vez estabelecido que um paciente é portador de IRET e um provável candidato receber transplante renal, todas as tentativas e avaliações pré-operatórias devem ser feitas. É até possível realizar transplante renal preemptivo (i. e., o transplante feito antes de iniciar a terapia dialítica), geralmente realizado com doadores vivos.

Há a possibilidade de realizar transplante renal com doadores vivos relacionados ou não relacionados e não vivos (doadores que apresentam morte encefálica constatada e diagnosticada).

A avaliação deve iniciar no provável receptor com uma anamnese completa (história), história psicossocial e exame físico minucioso (sempre observar os pulsos arteriais periféricos e cirurgias abdominais anteriores), com o objetivo de detectar contraindicações óbvias ao transplante antes de realizar exames caros e invasivos.[5]

Não há idade absoluta que impeça um paciente de receber um enxerto renal, mas o estado de saúde deve ser cuidadosamente considerado em todos os prováveis receptores, principalmente naqueles com mais de 60 anos. Muitos pacientes acima dessa idade têm sido transplantados com segurança e com uma taxa aceitável de funcionamento a longo prazo do enxerto renal.[6]

Todos os pacientes devem ser triados quanto à presença de grave doença pulmonar (exame físico, radiografia, espirometria e outros exames complementares, conforme a indicação e a necessidade), a qual pode aumentar o risco cirúrgico.

A obesidade por si só não é uma contraindicação para o transplante, mas aumenta a morbidade e pode aumentar a insuficiência do enxerto. Com isso, a redução do peso, para pacientes obesos, deve ser sempre um passo importante antes do transplante.

Outros procedimentos relevantes de triagem para detectar possíveis comorbidades em receptores são:

- Neoplasias malignas: já é sabido que a imunossupressão (para a prevenção e até para tratamento da rejeição) pode favorecer o crescimento de tumores (neoplasias) malignos, por isso é contraindicada para o transplante.
- Pesquisa de sangue oculto nas fezes: homens com mais de 50 anos necessitam de exame prostático (toque retal e PSA, se possível), e pacientes do sexo feminino necessitam de um exame preventivo ginecológico atual (uma mamografia recente de até um ano, exame pélvico e teste de Papanicolaou para o colo de útero).

Em resumo, os pacientes e os receptores necessitam de uma avaliação mínima, que inclui um hemograma, dosagem de ureia, creatinina, albumina, sódio, potássio, cálcio e fósforo séricos, exames sanguíneos hepáticos (bilirrubinas, transaminases, gama–GT, fosfatase alcalina), coagulograma, testes sorológicos para HIV, citomegalovírus (CMV) e para os vírus varicela, herpes simples, Epstein Barr (EBV), hepatites B e C, sorologia para sífilis (VDRL, FTAabs), radiografia de tórax, eletrocardiograma (ECG), um ecocardiograma à beira do leito e, se houver indicação, um ecocardiograma sob estresse (dobutamina) ou cintilografia miocárdica com tálio, e ainda tipagem HLA e painel reativo de anticorpos.

Para os potenciais doadores, a avaliação inicial se dá conjuntamente com os receptores, avaliando o tipo (grupo) sanguíneo e a compatibilidade cruzada entre esses indivíduos. As avaliações posteriores são encerradas se o doador e o receptor são ABO (grupo sanguíneo) incompatíveis, ou se a prova cruzada é positiva, contraindicação absoluta do transplante.

Como os antígenos Rhesus (Rh + ou –) não são expressos na superfície das células renais, eles não são importantes no transplante renal. Já o teste de compatibilidade cruzada, para o transplante renal, tanto para os doadores vivos quanto para os cadáveres, é de extrema importância, devendo ser feito por laboratórios antes de qualquer transplante. Esse teste é realizado por um técnico que faz uma incubação dos leucócitos do doador em potencial com o soro do receptor em potencial, adicionando complemento sérico (um membro da imunidade inata humoral). Se o soro do receptor destruir as membranas dos leucócitos do doador em potencial, o laboratório considera o teste positivo. Esse resultado geralmente significa que há anticorpos circulantes contra os antígenos HLA, e o transplante é cancelado. Se forem negativos, os exames citados são realizados, além de PPD (um teste cutâneo para observar a imunidade celular retardada – hipersensibilidade tipo IV; se positivo, pode indicar contato prévio, vacinação ou infecção por tuberculose), urografia excretora e angiografia renal.

Há também critérios de exclusão para os prováveis doadores (principalmente os vivos) de rim: infecção por HIV, por hepatites B ou C; neoplasia maligna ativa; função renal alterada (prejudicada); menor de 18 anos de idade; gestação; obesidade mórbida (índice de massa corpórea > 40), hipertensão arterial sistêmica moderada (160 a 179 mmHg de sistólica $\times$ 100 a 109 mmHg de diastólica) ou grave (>180 mmHg de sistólica $\times$ > 110 mmHg de diastólica), ou ainda lesão em órgão-alvo associada com hipertensão; presença de proteinúria e/ou hematúria; história familiar de nefrite hereditária; portador de doença renal policística, nefrolitíase ou hipercoagulabilidade; doença psiquiátrica incontrolável.[7]

A imunossupressão aumenta muito o risco de infecções oportunistas e até letais. Com isso, imunizações (vacinações) para influenza (gripe), hepatite B e contra pneumococos são necessárias. Deve-se prestar atenção na triagem e na pesquisa para infecção por HIV, por *Mycobacterium tuberculosis*, hepatites virais, infecção por CMV, presença do parasita *Stongylloides stercolaris*, vírus varicela-zoster (catapora, herpes zoster) e pelo risco de infecção disseminada com o uso de drogas imunossupressoras.

Em relação à infecção por CMV, a presença ou ausência de anticorpos anti-CMV, tanto em receptores como em doadores, não impede o transplante. Alguns centros de transplante renal utilizam terapia profilática contra o CMV para os receptores de rim (p. ex., ganciclovir, aciclovir, globulina hiperimune).

Deve-se também estar atento para alguns órgãos e sistemas específicos.

## Doenças cardiovasculares

A doença cardíaca isquêmica (coronariopatias) é a maior causa de mortalidade após o transplante renal. Todos os pacientes devem ser avaliados para possível presença de coronariopatias como parte da história, exame físico, radiografia de tórax e eletrocardiograma na rotina pré-operatória. Se algum desses constatar coronariopatias, o paciente deve ser submetido a exames mais minuciosos, como teste sob estresse não invasivo (p. ex., ecocardiograma com dobutamina) e até procedimentos invasivos (coronarioangiografia).

Em pacientes diabéticos, por causa da alta incidência de doença arterial coronária, quase todos os centros de transplante renal realizam a coronarioangiografia e a cirurgia de revascularização (esta, se necessário) previamente ao transplante.[8]

A doença vascular periférica está presente, ou se desenvolve após o transplante, em um significativo número de pacientes e está associada a um elevado risco de amputação (principalmente em pacientes diabéticos), apresentando ainda uma importante morbidade (p. ex., claudicação intermitente) e uma pior sobrevida dos pacientes.

Há também um importante risco de complicações decorrente de doença cerebral vascular aterosclerótica (AVC), e os pacientes com antecedentes pessoais e fatores de risco elevados (p. ex., diabetes melito, hipertensão arterial sistêmica, dislipidemia) necessitam ser avaliados por um neurologista para possíveis tratamentos e devem estar assintomáticos por pelo menos seis meses antes da cirurgia do transplante.[9]

## Doenças pulmonares

Há pouca informação quanto à presença de pneumopatia (doença pulmonar) e à avaliação pré-transplante, mas os possíveis receptores renais que apresentam doença pulmonar intrínseca (pneumopatia) têm um alto risco para complicações pós-operatórias após o transplante.[10] As patologias e os fatores de risco que os colocam com um alto risco são: doença pulmonar obstrutiva crônica (DPOC), fibrose pulmonar intersticial, bronquiectasias e o volume expiratório forçado no primeiro segundo ($VEF_1$) abaixo de 25%. Os pacientes com essas patologias ou fatores de risco pré-operatórios são bem mais predispostos a infecções pulmonares e apresentam difícil desmame do ventilador mecânico. É de grande importância nesses pacientes a avaliação fisioterapêutica pré-operatória.

Essa avaliação deve conter os dados referentes à história clínica pregressa, exame físico, além de testes de função pulmonar (volume corrente [VC], volume minuto [VM], capacidade vital [CV]), força muscular respiratória ($Pi_{máx}$ e $Pe_{máx}$), padrão respiratório (índice diafragmático [ID] e frequência respiratória [f]) e trocas gasosas ($PaO_2$, $PaCO_2$ e $SatO_2$).

Além da minuciosa avaliação, os pacientes são submetidos à realização de técnicas respiratórias, como manobras de higiene brônquica, exercícios respiratórios de reexpansão pulmonar, importância da tosse e deambulação precoce.

Os pacientes também são informados sobre sua estada na unidade de terapia intensiva (UTI), entubação orotraqueal (EOT), presença da dor e a importância da continuidade das técnicas fisioterapêuticas no período pós-operatório. São ainda encorajados a parar de fumar, pois o tabagismo aumenta o risco de insuficiência do enxerto e de mortalidade.[11]

Em um estudo, pacientes com um antecedente de 25 anos/maço no momento do transplante tiveram risco 30% mais elevado de insuficiência do enxerto do que aqueles que nunca haviam fumado, ou que fumavam bem menos, além de elevado risco de mortalidade.[7]

## Fígado

Insuficiência hepática é uma das mais importantes causas de morbidade e mortalidade após o transplante renal, e os pacientes candidatos ao transplante renal devem ser cuidadosamente avaliados para hepatopatias (doença hepática).

Sorologias para hepatites B e C também devem ser analisadas na avaliação pré-transplante. As infecções por vírus B (VHB) e pelo vírus da hepatite C (VHC) são causas comuns de hepatite crônica ativa após o transplante.

## Avaliação neuropsicológica

Os candidatos ao transplante devem ser submetidos à avaliação neuropsicológica, pois alterações cognitivas (funções intelectuais como memória, atenção, percepção, entre várias outras) ou psicológicas podem interferir no consentimento informado para o transplante e até na aderência à terapia imunossupressora necessária.

## Cuidados pós-operatórios na UTI

Minutos antes do término do ato operatório, informações a respeito do estado clínico do paciente são passadas para a unidade de terapia intensiva.

Inicialmente é realizada a monitorização do ritmo e da frequência cardíaca, e também da pressão arterial.

Para pacientes em ventilação espontânea, ofertar inicialmente oxigênio para $SatO_2 \geq 95\%$, já que é frequentemente observado um certo grau de hipoxemia no período pós-operatório. Se forem observados sinais de desconforto respiratório, alteração no padrão respiratório e queda de $SatO_2$, avaliar a necessidade de ventilação não invasiva (CPAP, BiPAP, PSV + PEEP), ou mesmo a reentubação.

Para pacientes em entubação orotraqueal, preconizam-se os seguintes parâmetros ventilatórios: modalidade assisto-controlada; volume corrente de 8 a 10 mL/kg de peso; PEEP = 5 $cmH_2O$; $FiO_2$= para $SatO_2 \geq 95\%$; sensibilidade = 2 $cmH_2O$; fluxo = 6 a 8 vezes o VM e frequência respiratória de 14 rpm. Vale ressaltar que, para pacientes com história de pneumopatias, alguns desses parâmetros poderão ser modificados.

Com o início da superficialização da anestesia, estabilidade hemodinâmica e sem alterações hidro-eletrolíticas e metabólicas, a modalidade ventilatória deverá ser alterada para modalidade assistida (PSV + PEEP). Assim que a PSV chegar ao valor de 7 $cmH_2O$ e o paciente mantiver volume corrente de 5 a 7 mL/kg de peso, f $\leq$ 30 rpm, ele poderá ser retirado da ventilação mecânica.

Após a extubação, os pacientes são reavaliados quanto à necessidade ou não de seguir um programa fisioterapêutico.[12]

Logo após o transplante, a função renal pode variar de oligoanúria (<400 mL/24 horas) a uma diurese vigorosa. E no período imediato ao transplante, a capacidade de o rim manter o equilíbrio orgânico e dinâmico interno (homeostase) está prejudicada. Com isso, a hidratação (o tratamento hidroeletrolítico) no paciente adulto deve repor as perdas com soro fisiológico associado com metade ou um terço de soro glicosado a 5% como fluido de reposição. A reposição deve ser igual às perdas acrescidas de 20 a 30 mL/

hora, e devem ser frequentes o controle do débito e do aspecto urinário (a cada quatro horas, observar principalmente o volume urinário e a presença de hematúria) e a dosagem de eletrólitos no soro (a cada doze horas nos primeiros 3-4 dias ou conforme a necessidade) para evitar possíveis desequilíbrios.

## Oligoanúria

É relativamente frequente no período pós-operatório e pode ser causada por rejeição hiperaguda, obstrução ureteral, trombose de artéria renal, fístula urinária e principalmente por NTA (necrose tubular aguda).

## REJEIÇÃO E TRANSPLANTE RENAL

Quando um tecido ou órgão (p. ex., rim) é transplantado de um indivíduo para outro, sendo eles não exatamente idênticos, mas da mesma espécie, uma resposta imunológica é ativada. Um grande número de células, incluindo as endoteliais, parenquimatosas (renais) e os leucócitos passageiros (glóbulos brancos do doador presentes no enxerto), pode provocar uma resposta imunológica. Esta é também conhecida como resposta aloimune.

Uma vez iniciada, ela dispara uma série de eventos que, no seu último passo, leva ao desfecho de rejeição do enxerto. A rejeição do enxerto depende basicamente do reconhecimento pelo organismo do receptor do rim transplantado (enxertado) como estranho. A rejeição é um processo muito complexo, no qual tanto a imunidade mediada por células (basicamente pelos linfócitos T) quanto os anticorpos circulantes (estes produzidos pelos linfócitos B e/ou seus derivados e diferenciados-plasmócitos) desempenham um papel importante.

## Bases imunológicas do transplante renal e da rejeição

Na imunidade mediada por células, um subgrupo de linfócitos T, chamado de auxiliar ou Helper (CD 4+), é de extrema importância, pois participa no reconhecimento inicial dos antígenos estranhos no rim transplantado (enxerto). Os antígenos estranhos estimulam os linfócitos T a auxiliar na liberação de linfocinas (citocinas derivadas de linfócitos, isto é, moléculas mensageiras do sistema imunológico), que, por sua vez, provocam o crescimento e a diferenciação dos outros linfócitos T e B. Ou seja, o sistema imunológico do receptor reconhece os antígenos de histocompatibilidade expostos nas superfícies celulares do órgão do doador. Vários genes codificam para os antígenos de histocompatibilidade expostos nas superfícies celulares. A resposta aloimune surge como um resultado direto da função normal de moléculas do MHC (complexo de histocompatibilidade maior). Os linfócitos T reconhecem como estranhos os antígenos presentes na superfície das células codificadas pelo MHC.

Os grupos dos genes codificadores desses antígenos constituem o MHC, que é também conhecido como complexo HLA (antígeno de leucócito humano), e está localizado no cromossomo 6, que codifica duas classes de antígenos nas membranas celulares: a classe I (A, B e C) e a classe II (D, DO, DP, DQ e DR) nas membranas celulares.

Devemos lembrar que a herança desses antígenos celulares é codominante, e cada um dos pais transmite uma série de antígenos HLA (haplótipo) para o filho, e estes antígenos são essenciais no processo de rejeição.[13]

O sucesso do transplante renal é em geral conseguido quando praticamente todos os antígenos HLA (classe I e classe II) são idênticos.

Mas, infelizmente, a compatibilidade entre doadores e receptores nem sempre é perfeita, e é por isso, além de outros fatores, que as primeiras opções de doação são sempre de um membro da família. Os irmãos de um determinado paciente com IRET são compatíveis em dois haplótipos (25% de chance), compatíveis em um haplótipo (50% de chance) ou incompatíveis (25% de chance). Lembrando que os pais genéticos são sempre compatíveis com um haplótipo. Isso justifica o aumento na espera por um doador de rim e a doação renal por pessoas biologicamente não relacionadas. Os pacientes têm recebido cuidados e atenções mais cautelosas, por parte da equipe de saúde que cuida do transplante renal, em razão da menor duração (sobrevida) do enxerto, de inaceitáveis morbidades do doador, como também de inaceitáveis situações éticas (p. ex., venda do rim pelo próprio doador).[14,15]

Para alcançarmos as melhores taxas de sobrevida quanto à durabilidade do enxerto, é necessário conter a resposta imune do receptor produzida contra o rim transplantado. A imunossupressão para o transplante de órgãos está cada dia mais avançada e dirigida contra elementos específicos da resposta imune que é desenvolvida em resposta à presença de um enxerto.

Os anticorpos produzidos pelos linfócitos B ativados (e diferenciados plasmócitos) e as células citotóxicas derivadas dos linfócitos T são os mediadores-chave da resposta imune que atacam o enxerto renal.

A imunossupressão impede a resposta imune e reduz a chance de rejeição, mas aumenta o risco de infecções e neoplasias. A via natural para diminuir a intensidade e a extensão da reação imune proporcionada contra o enxerto renal é compatibilizar o maior número possível de antígenos HLA, os quais são os maiores alvos dessa resposta imune.

Contudo, a imunossupressão é peça fundamental no sucesso do transplante renal. Porém, a terapia imunossupressora de manutenção nem sempre é alcançada. Há três fases distintas de imunossupressão: renal-indução, manutenção e tratamento anti-rejeição.

Normalmente, utilizamos uma combinação de drogas que inclui uma que bloqueia a síntese de citocinas (ciclosporina ou tacrolimus), uma droga antiproliferativa (azatioprina ou micofenolato mofetil) e uma droga anti-inflamatória (corticosteroides). As drogas imunossupressoras podem ser divididas em poucas e amplas categorias:

- Corticosteroides: prednisona e prednisolona são anti-inflamatórios hormonais e imunossupressores que inibem a função de linfócitos T, macrófagos e neutrófilos. No entanto, apresentam efeitos colaterais como infecções, osteoporose, úlcera péptica gastroduodenal, hipertensão, hiperglicemia, obesidade, supressão de produção de glicocorticoides pela adrenal, cataratas, déficit na cicatrização, acnes, entre outros.
- Ciclosporina e tacrolimus (FK-506): são inibidores de calcineurina e ambos apresentam efeitos similares, isto é, bloqueiam a síntese de citocinas. Bloqueiam a síntese de IL-2 (são citocinas produzidas por linfócitos T ativados e estimulam o crescimento de linfócitos T e B, ativam os monócitos e as células NK). Formam um complexo com as imunofilinas (p. ex., ciclofilina). Os efeitos colaterais da ciclosporina são nefrotoxicidade (por vasoconstrição renal), hipercalemia, hipomagnesemia, hipertensão, hiperplasia gengival, hirsutismo, tremores, convulsão e hepatotoxicidade. O FK-506 apresenta como efeitos colaterais a hipertensão e a nefrotoxicidade.
- Azatioprina e micofenolato mofetil: ambos inibem a síntese de ácido nucleico e a proliferação celular, principalmente de linfócitos e neutró-

filos. A azatioprina é metabolizada a partir da 6-mercaptopurina, o que inibe o metabolismo da purina; seus efeitos colaterais incluem infecções, pancreatite, mielossupressão (depressão da medula óssea) com neutropenia, anemia e plaquetopenia. O uso concomitante de alopurinol aumenta esses riscos, pois inibe a enzima que degrada a 6-mercaptopurina. Já o micofenolato mofetil inibe a enzima inosina monofosfato desidrogenase, uma enzima necessária para a síntese de ácido nucleico. Como a azatioprina, inibe a proliferação e principalmente a função dos linfócitos T e B. Seus efeitos colaterais incluem esofagite, gastrite e diarreia, como também mielossupressão.

- Rapamycina (sirolimus): é um antibiótico macrolídeo produzido por um fungo (*Streptomyces hygroscopicus*). Aprovado para a prevenção de rejeição do transplante renal no fim da década de 1990, esse antibiótico bloqueia a progressão dos linfócitos T pelo ciclo celular e inibe os linfócitos T, por inibir a sinalização proveniente do receptor de IL-2.

- Terapia por anticorpos: são anticorpos contra leucócitos humanos, ou seja, inibidores da produção de citocinas, que podem ser utilizados tanto na indução da imunossupressão quanto no tratamento anti-rejeição. Diversas drogas estão disponíveis no mercado. O OKT3 é um anticorpo monoclonal anti-CD3 (presente em todos os linfócitos T periféricos) associado com o receptor do antígeno dos linfócitos T. Os anticorpos policlonais provenientes de cavalo ou coelho apresentam mecanismo de ação similar ao OKT3.[16,17]

Complicações agudas do transplante renal e má função do enxerto renal podem indicar rejeição aguda, toxicidade por inibidor de calcineurina (ciclosporina ou FK 506), necrose tubular aguda (isquemia, trombose do enxerto ou problemas pós-renais). Uma biópsia do enxerto pode ajudar a distinguir a causa.

- Infecções: são as principais causas de morbidade e mortalidade no período pós-transplante precoce (primeiros meses), e mais de 80% dos pacientes sofrem algum tipo de infecção no primeiro ano, podendo ser resultado de excesso de imunossupressão.

- Período pós-operatório precoce (primeiro mês): as infecções mais comuns são as relacionadas à cirurgia, da mesma forma que em qualquer outra,

como infecções bacterianas da ferida operatória, do trato urinário, do pulmão e as relacionadas aos cateteres intravenosos. De um mês até seis meses após o transplante renal, época em que a imunossupressão é mais intensa, o paciente é acometido por infecções oportunistas que podem ocorrer com microorganismos, como vírus das hepatites B e C, *Pneumocystis carinii* (causando pneumopatia intersticial), *Listeria monocytogenis* (podendo causar gastroenterite, sepse, meningoencefalite, pneumonia, empiema pleural, endocardite, miocardite), *Aspergillus fumigatus* (infecção pulmonar é a mais grave e a mais comum), herpes simples, herpes zoster, *Mycobacterium tuberculosis* e EBV – o qual pode gerar doença linfoproliferativa pós-transplante (ver a seguir). A infecção mais importante é ocasionada pelo CMV, o que representa um problema particular quando o receptor é soronegativo para CMV e o doador é soropositivo. Aproximadamente 80% desses transplantados desenvolverão CMV doença, que pode variar desde febre isolada a pneumonite, hepatite e enterite. A reativação de CMV doença também ocorre ocasionalmente com receptor soropositivo, que teve CMV previamente ao transplante, mas esta é geralmente bem menos severa do que a forma primária.

Tratamento com ganciclovir é, em geral, bem efetivo e raramente leva ao óbito, embora gere significantes gastos e morbidade.

- Infecções tardias (acima de seis meses) após o transplante renal: nesse período, muitos pacientes apresentam função do enxerto (rim transplantado) renal estável e necessitam de terapia imunossupressora mínima. As infecções nessa época são similares às infecções na população geral: influenza (gripe), infecções do trato urinário, pneumonias, entre outras. Contudo, de 10 a 15% dos pacientes têm infecção viral crônica que se torna clinicamente evidente nesse momento; exemplos incluem coriorretinite por CMV, hepatite crônica, HIV e doença linfoproliferativa pós-transplante decorrente do EBV.

Um pequeno número de pacientes (de 5 a 15%) apresenta vários episódios de rejeição aguda e, consequentemente, altos graus de imunossupressão. Esses pacientes também apresentam alto risco para infecções oportunistas com importante morbidade e mortalidade: pneumocistose (*Pneumocystis carinii*), infecção por *Listeria monocytogenes* e *Nocardia asteroides* (nocardiose por actinomicetos aeróbicos).[18-20]

- Complicações crônicas do pós-transplante: as neoplasias podem também resultar de terapia imunossupressiva excessiva. O uso crônico de agentes imunossupressores de manutenção pode aumentar em até cem vezes o risco de neoplasias. A incidência dessas neoplasias eleva-se nesses pacientes, embora o câncer de pele seja uma complicação relativamente comum e a sua incidência aumente pela exposição ao sol. Aproximadamente 1% dos pacientes transplantados renais desenvolve linfoma (doença linfoproliferativa pós-transplante). Os linfomas de linfócitos B são os mais comuns e estão frequentemente associados ao EBV. Quando este é diagnosticado, a conduta é a retirada da imunossupressão. Podem também ocorrer sarcomas, neoplasias renais, carcinomas hepatobiliares, câncer de colo de útero, carcinoma de vulva e períneo, entre outros.[21] A hipertensão pode ocorrer e resultar do uso de corticosteroides, de vasoconstrição induzida pela ciclosporina ou FK-506, pela secreção de renina pelos rins nativos ou estenose arterial do enxerto renal.[22]

A hiperlipidemia é comum na terapia em que utilizamos corticosteroides e/ou ciclosporina.[23,24,25]

## REFERÊNCIAS BIBLIOGRÁFICAS

1. Suthanthiran M, Strom TB. Renal transplantation. N Engl J Med 1994;331:365-76.
2. Schnuelle P, et al. Impact of renal cadaveric transplantation on survival in end-stage renal failure: Evidence for reduced mortality risk compared with hemodialysis during long-term follow-up. J Am Soc Nephrol 1998;9:2135.
3. Wolfe RA, et al. Comparison of mortality in all patients on dialysis, patients on dialysis awaiting transplantation, and recipients of a first cadaveric transplant. N Engl J Med 1999; 41:1725.
4. Arend SM, et al. Patient survival after renal transplantation: more than 25 years follow-up. Nephrol Dial Transplant 1997;12:1672.
5. Kasiske BL, et al. The evaluation of renal transplant candidates: Clinical practice guidelines. J Am Soc Nephrol 1995;6:1.

6. Ismail N, Hakim R, Helderman J. Renal replacement therapies in the elderly: Part II. Renal transplantation. Am J Kidney Dis 1994;23:1.
7. Kasiske BL, Klinger D. Cigarette smoking in renal transplant recipients. J Am Soc Nephrol 2000;11:753.
8. Braun WE. Long-term complications of renal transplantation. Kidney Int 1990;37:1363.
9. Adams H, et al. Stroke in renal transplant recipients. Arch Neurol 1986;43:113.
10. Smetana GW. Preoperative pulmonary evaluation. N Engl J Med 1999;340:937.
11. Chiavegato LD, et al. Alterações funcionais respiratórias na colecistectomia por via laparoscópica. J Pneumol 2000;26:69-76.
12. Fagevik Olsen M, et al. Randomized clinical study of prevention of pulmonary complications after thoracoabdominal resection by two different breathing techniques. British Journal of Surgery 2002;89:1228-34.
13. Crapo RO. Pulmonary-function testing. N Engl J Med 1994;331:25-30.
14. McKay DB, Milford EL, Sayegh MH. Clinical aspects of renal transplantation. In: Brenner BM, Rector FD. The kidney. 5.ed. Philadelphia: Saunders; 1995.
15. Germain R. MHC-dependent antigen processing and peptide presentation: providing ligands for T lymphocyte activation. Cell 1994;76:288.
16. Salahudeen AK, et al. High mortality among recipients bought living-unrelated donor kidneys. Lancet 1990;336:725.
17. Cameron JS, Hoffenberg R. The ethics of organ reconsidered: paid organ donation and the use of executed prisoners as donors. Kidney Int 1999;55:724.
18. Carpenter CB. Imunosupression in organ transplantation. N Engl J Med 1990;322:1224.
19. Vella JP, Sayegh MH. Maintenance pharmacological imunosupressive strategies in renal transplantation. Postgrad Med J 1997;73:386.
20. Rubin RH. Infectious disease complications of renal transplantation. Kidney Int 1993;44:221.
21. Jamil B, et al. Impact of acute rejection therapy on infections and malignancies in renal transplant recipients. Transplantation 1999;68:1597.
22. Fishman JA, Rubin RH. Infection in organ - transplant recipients. N Engl J Med 1998;338:1741.
23. Penn I. Cancers complicating organ transplantation. N Engl J Med 1990;323:1767.
24. Hricik DE, et al. Variable effects of steroid withdrawal on blood pressure reduction in cyclosporine treated renal transplant recipients. Transplantation 1992;53:1232.
25. Arnadottir M, Berg AL. Treatment of hyperlipidemia in renal transplant recipients. Transplantation 1997;63:339.

# 33

# TRANSPLANTE DE FÍGADO

ELIANE MARIA DE CARVALHO SILVA
ANA PAULA DE TOLEDO PIERONI
MAURÍCIO KENZO TOBARA

A primeira tentativa experimental de transplante de fígado foi realizada por Welch, em 1955.[1] Em 1963, Starzl et al. realizaram o primeiro transplante hepático bem-sucedido em humanos.[2] No Brasil, o primeiro transplante foi realizado em 1985. Com o passar dos anos, as técnicas cirúrgicas foram aperfeiçoadas, novos medicamentos imunossupressores e métodos mais eficazes de conservação foram introduzidos e os cuidados pós-operatórios tornaram-se mais específicos, resultando em melhores resultados e progresso no número de transplantes em todo o mundo.

O transplante de fígado representa o único método de tratamento de pacientes portadores de grande variedade de doenças hepáticas irreversíveis e progressivas. É um procedimento complexo e requer uma infraestrutura hospitalar especializada, devidamente preparada e equipada, além de uma equipe multiprofissional composta de enfermeiros, psicólogos, nutricionistas, assistente social, fisioterapeutas e médicos.

A atuação da fisioterapia no grupo teve início em 1987, quando apenas os pacientes transplantados recebiam atendimento. Em 1989, um trabalho contínuo e diário foi iniciado para todos os pacientes internados na Cirurgia Experimental do Hospital das Clínicas da Faculdade de Medicina da Universidade de São Paulo (HC-FMUSP), que atualmente é chamada de Unidade de Transplante e Cirurgia do Fígado. É a única unidade dentro do Instituto Central do Hospital das Clínicas que mantém um grupo de fisioterapeutas durante 24 horas por dia. Esses profissionais realizam fisioterapia respiratória, motora e neurológica nos pacientes de UTI e enfermaria, além do atendimento ambulatorial.

## CARACTERÍSTICAS DO PACIENTE CIRRÓTICO

O paciente hepatopata apresenta várias características que fazem com que o serviço do fisioterapeuta tenha um papel importante na recuperação e na prevenção de complicações.

A polineuropatia amiloidótica familiar (PAF) é uma doença autossômica dominante caracterizada pelo depósito progressivo de proteína amiloide em diversos tecidos do corpo, que afeta predominantemente o sistema nervoso periférico e atinge os grandes troncos nervosos, começando pelos membros inferiores, seguidos dos superiores. Com a progressão da doença, há déficit de tônus e trofismo muscular, perda da sensibilidade – primeiro a dor e temperatura, depois tátil e proprioceptiva.[3]

Essa proteína é composta de polímeros de variantes genéticas da transtirretina (TTR), uma proteína plasmática produzida pelo fígado. Existem muitas mutações na TTR capazes de induzir diferentes tipos de amiloidose sistêmica. A mais comum, encontrada nos pacientes com PAF, é a mutação TTR-Met 30, na qual uma valina é substituída por uma metionina na posição 30 da molécula.[4,5]

A doença se caracteriza por sintomas progressivos de polineuropatia periférica sensitiva e motora, desautonomia caracterizada pelas alterações da motilidade gastrointestinal, hipotensão postural, impotência sexual, incontinência urinária e bexiga neurogênica. As alterações cardíacas, renais e oculares aparecem mais tardiamente, no entanto, são graves. Muitas vezes, para a manifestação cardíaca, está indicada a passagem de marca-passo.[3] Por se tratar de uma doença de sintomatologia distal, a marcha será um marco para a percepção da doença em muitos pacientes.

Outra doença que requer cuidados fisioterapêuticos, principalmente com sua manipulação, é a insuficiência hepática aguda grave (IHAG), em que ocorre uma necrose maciça ou submaciça do fígado por diversas causas. Esse paciente apresenta alto risco de infecções, aumento da pressão intracraniana por edema cerebral e sangramentos localizados ou difusos, decorrentes da ausência de fatores da coagulação, enquanto aguarda o transplante.[6]

O tratamento fisioterapêutico inicial deve ser preventivo para as infecções e outras complicações. Entre esses cuidados, devemos salientar a manutenção do decúbito em 40°, cabeça na linha média, sem flexão lateral, normoventilação, além dos cuidados durante a aspiração traqueal. É recomendado que o paciente seja aspirado quando necessário e sob sedação, para evitar aumento da pressão intratorácica e, consequentemente, da pressão intracraniana (PIC). Esse aumento da PIC pode ocasionar herniação do tronco cerebral e óbito. Esse assunto será abordado no capítulo sobre ventilação mecânica no transplante de fígado.

Os pacientes com cirrose hepática de diferentes etiologias normalmente apresentam-se desnutridos e suscetíveis a infecções, o que por consequência debilita sua função muscular e respiratória. Eles podem ainda apresentar ascite e derrame pleural, decorrentes de albumina baixa e ingestão pobre em proteínas. Apresentam também alteração postural (como bases alargadas), cifose torácica, escápulas aduzidas (para manter-se equilibrados) e alteração estrutural, produzidas pela ascite.

Por causa da restrição alimentar e ineficiência do metabolismo hepático, a massa muscular é totalmente comprometida. Entretanto, a força dos músculos respiratórios é normal e preservada. No pós-operatório sofre interferências do ato cirúrgico, dor, incisão, mas não é fator para dificuldade de desmame.[7]

Aproximadamente de 50 a 60% dos pacientes com cirrose hepática desenvolvem ascite por dificuldade de manipulação renal do sódio e da água.[8] Essa complicação gera um prognóstico reservado dos pacientes, levando a uma sobrevida de 50% em dois anos, no caso de apresentarem ascite de difícil controle.[9] Tal complicação afeta significativamente o padrão respiratório desses pacientes, principalmente pelo aumento da pressão intra-abdominal.[10,11]

A pressão intra-abdominal elevada afeta a função e a viabilidade de órgãos e tecidos adjacentes. O tórax e o pulmão sofrem um aumento na sua impedância, elevando o diafragma. Isso faz a pressão intratorácica aumentar e comprimir os pulmões, prejudicando a relação ventilação/perfusão.[12-14]

Observou-se que a ascite volumosa e tensa altera a mecânica respiratória diminuindo a complacência da caixa torácica. Ocorre assim um aumento da tensão do músculo diafragmático em contato com o abdome tenso e com uma pressão intra-abdominal aumentada pelo excesso de líquido livre na cavidade, diminuindo com isso a amplitude de movimento do diafragma.[10,15] A principal alteração se apresenta nos volumes pulmonares e na capacidade residual funcional, e quando se realiza a paracentese esvaziadora, ocorre uma melhora nesses valores. Não foi observada nenhuma melhora significativa na oxigenação desses pacientes após a realização da paracentese esvaziadora.[16-18]

Cerca de 6% dos pacientes cirróticos com ascite desenvolvem uma efusão para a pleura, levando a um derrame pleural. Destes, em aproximadamente 67% ocorre no hemitórax direito, prejudicando a função respiratória e, muitas vezes, a oxigenação, necessitando de toracocentese.[19]

O derrame pleural, outra característica desse doente, é frequente na cirrose hepática com ascite e se trata de um transudato conhecido como hidrotórax hepático. É um infiltrado de plasma através das paredes capilares intactas, sem evidência de enfermidade pulmonar ou cardíaca prévia, cuja principal característica é seu baixo conteúdo em proteínas.[20]

Em geral, seu mecanismo de produção está relacionado a uma série de fatores predisponentes que favorecem a passagem do líquido peritoneal para a cavidade pleural, como a hipoproteinemia, o aumento da permeabilidade capilar, a retenção de sódio, a hipertensão venosa e, principalmente, a presença de pequenas fístulas congênitas de aproximadamente 1 mm, que permitem a transferência peritôneo-pleural do líquido ascítico, por causa da pressão intratorácica, ocasionado por uma diferença no gradiente toracoabdominal.[20]

A clínica respiratória varia desde pacientes assintomáticos até os que apresentam dispneia de intensidades variadas, que dependem do volume do derrame pleural e podem ser agravadas em pacientes que têm ascite volumosa, a qual eleva o músculo diafragma e dificulta sua mobilidade normal.[20]

O tratamento médico do derrame pleural muitas vezes é complicado, pois, como ele é uma extensão da ascite, a terapêutica deve ser dirigida ao controle desta, ou seja, repouso, restrição salina, diuréticos e albumina. Em pacientes com ascite refratária, a toracocentese esvaziadora é pouco efetiva por causa da rápida formação do líquido.[21]

O ciclo respiratório exige um sincronismo entre a caixa torácica, os pulmões, a musculatura respiratória e o abdome, atuando de forma harmoniosa e coordenada para a realização desse fenômeno tão complexo.[22] Isso explica por que condições clínicas não fisiológicas ou intervencionais – como cirurgias, que podem comprometer a integridade da parede abdominal, restringindo ou diminuindo seus movimentos – têm uma repercussão direta sobre a cinemática da respiração, levando o portador a consideráveis deficiências de sua função respiratória.[23]

Esse grupo de pacientes ocasionalmente se apresenta para cuidado médico com dispneia aos pequenos e médios esforços, atelectasias nas regiões dependentes pulmonares e diminuição discreta da oxigenação. Assim, eles necessitam da realização de paracenteses esvaziadoras, em alguns casos de toracocentese e do acompanhamento de um fisioterapeuta.

Quando os pacientes são submetidos à ventilação mecânica, utilizam-se modos ventilatórios conhecidos (que serão demonstrados em seguida), mas, no caso do tratamento de pacientes com ascite, é utilizada a PEEP fisiológica porque os valores elevados desta aumentam o efeito deletério da pressão intra-abdominal no sistema cardiovascular.[11]

## COMPLICAÇÕES RELACIONADAS AO TRANSPLANTE HEPÁTICO

O transplante de fígado reúne diversos fatores que predispõem o desenvolvimento de complicações.[24] Além de ser uma cirurgia de grande porte, associa-se a esse fato à condição geral do receptor, já bastante debilitado pela doença hepática crônica terminal, sofrendo as consequências da imunossupressão e o risco de disfunção do enxerto e das infecções.

O transplante de fígado exige uma dissecção cirúrgica extensa e delicada, pela manipulação de grandes vasos. A complicação mais temida é o choque hemorrágico, já que o paciente cirrótico apresenta coagulopatias que predispõem o sangramento.[25,26]

Outra complicação, na fase intraoperatória, é a embolia gasosa.[27] Esta pode ocorrer quando se utiliza o método convencional de transplante (Figura 1), com o emprego de circulação extracorpórea (CEC), também chamada de bypass, para desviar o sangue do

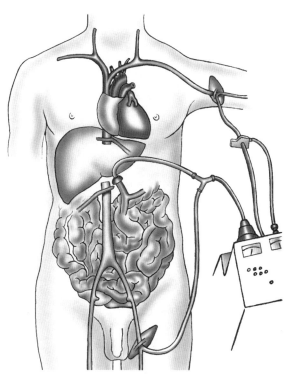

**Figura 1** Método convencional de transplante com utilização da circulação extracorpórea (*bypass*).[28]

território da veia cava inferior e da veia porta para a circulação sistêmica.[29]

Em uma casuística da Unidade de Fígado do HC-FMUSP com 332 transplantes, realizados entre agosto de 1985 e junho de 1999, um óbito intra-operatório foi consequência dessa complicação. Visando evitar os inconvenientes do bypass, descreveu-se mais recentemente o transplante com a preservação da veia cava inferior do receptor durante a hepatectomia, chamado de método *Piggyback*[30] (Figura 2). Nesse método, não há circulação extracorpórea. Com isso, não são realizadas as incisões inguinal e axilar, como ocorre no método convencional, minimizando o risco de complicações. Essas duas incisões adicionais, empregadas no método convencional com a circulação extracorpórea, situam-se em regiões muito sensíveis, podendo gerar complicações como hematomas, linfoceles ou linforragias, além de potencializar o risco de infecção.[31,32]

A lesão do plexo braquial durante a dissecação axilar também é uma possível complicação.[32] Embora citada na literatura, essa complicação é rara nesse caso. Uma das possíveis causas é o posicionamento do paciente na sala operatória, onde há uma abdução importante do ombro, associada a uma rotação externa.

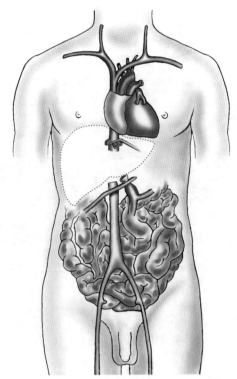

**Figura 2** Método *Piggyback* de transplante de fígado.[28]

O método convencional de transplante implica pinçamento da veia cava inferior supra-hepática, bem próximo ao diafragma, podendo ocorrer paralisia desse músculo por lesão do nervo frênico.[29,33]

O método *Piggyback* parece ser mais vantajoso que o convencional. Entretanto, a ausência de descompressão portal causa congestão esplâncnica em alguns casos, podendo ser associada a maior incidência de complicações pulmonares pós-operatórias por esse método.[34] A estase venosa em território esplâncnico pode justificar a produção local de mediadores ou a translocação bacteriana e a endotoxinemia, sendo que já foi demonstrada a ocorrência desta durante o transplante de fígado e sua correlação com complicações pulmonares pós-operatórias.[35] Em outro estudo, o *bypass* venovenoso foi empregado e não demonstrou endotoxinemia nem no sangue portal nem no sangue sistêmico.[36] Teoricamente, é possível que a endotoxinemia seja mais acentuada em pacientes nos quais o transplante é realizado sem descompressão do território esplâncnico.

Um estudo realizado na Cirurgia Experimental do HC-FMUSP sugere que a incidência de complicações pulmonares possa ser influenciada pelo método operatório utilizado, sendo demonstrado que a incidência de infiltrados pulmonares foi significativamente maior em pacientes operados pelo método *Piggyback*, quando comparados aos pacientes submetidos ao transplante convencional (88,9 *versus* 33,3%, p = 0,0001). As trocas gasosas, avaliadas pela relação $PaO_2/FiO_2$ imediatamente após a cirurgia, também foram piores no grupo *Piggyback*, embora sem alcançar significância estatística (p = 0,07).[37]

De maneira geral, o transplante ortotópico de fígado apresenta o mesmo tipo de incisão: subcostal direita ampliada, até o retroperitôneo; e subcostal esquerda, até a borda externa do músculo reto abdominal, com um prolongamento mediano em direção cranial, normalmente até o apêndice xifoide.[29] A utilização de afastadores é necessária para tracionar vigorosamente em direção cranial ambas as incisões subcostais. Nesse momento, há o risco de fraturas de arcocostais, principalmente em pacientes com osteoporose severa, característica de algumas doenças hepáticas. Mesmo que não ocorram fraturas, geralmente há muita queixa de dor dos pacientes. A dor relacionada à cirurgia pode ser tão intensa que impeça o paciente de realizar cinesioterapia respiratória adequadamente. Em nossa unidade, é comum observar pacientes com padrão respiratório superficial, geralmente associado a essa condição. Esse fato favorece o aparecimento de atelectasias, secundárias à hipoventilação, aumentando o risco de infecção pulmonar.

As complicações pulmonares são comuns após o transplante, por causa da hipervolemia, associada à politransfusão dos frequentes desequilíbrios hidroeletrolíticos intraoperatórios. Embora o edema pulmonar não cardiogênico seja comum nos primeiros dias de pós-operatório, o desenvolvimento da síndrome do desconforto respiratório agudo (SDRA) é bastante raro.

A incidência de derrame pleural varia entre 48 e 100% e parece estar associada à agressão sofrida pelo diafragma direito durante a dissecação e a retração do quadrante abdominal superior; à infusão de hemoderivados durante a cirurgia; à hipoalbuminemia; às atelectasias secundárias; e, sobretudo, à secção de linfáticos hepáticos durante a intervenção, em particular do ligamento pulmonar que se comunica com os linfáticos da pleura visceral.[38,39] Esses linfáticos seccionados podem gotejar linfa e ocasionar ascite de forma imediata e derrame pleural pelos defeitos congênitos do diafragma (fístulas), ou das fístulas adquiridas na cirurgia.[20]

O derrame pleural pode ser bilateral, porém, a maior parte dos pacientes o desenvolve no hemitórax direito. O derrame se desenvolve geralmente entre o primeiro e o sétimo dia de pós-operatório, resolvendo-se entre 14 e 21 dias. Porém, ocasionalmente podem persistir por vários meses.[39,40]

Portanto, o derrame pleural e áreas de atelectasias são frequentes, tendo relação direta com o acúmulo de ascite e a extensa manipulação cirúrgica do diafragma direito. O comprometimento da excursão diafragmática à direita pode estar relacionado a esses fatos, principalmente pelo risco de lesão do nervo frênico.[41]

Em razão dos rígidos critérios de seleção pré-operatórios, as complicações cardiovasculares são relativamente raras e, quando ocorrem, geralmente estão associadas a distúrbios hidroeletrolíticos, ácido-básicos ou outras condições clínicas prévias como diabetes, cardiomiopatia alcoólica e hipertensão pulmonar severa. A hipertensão arterial sistêmica é um problema comum após o transplante, tendo causas multifatoriais como circulação hiperdinâmica, hipervolemia e alteração no metabolismo de agentes vasoativos endógenos e início da imunossupressão.

Graus variados de disfunção hepática e plaquetopenia estão sempre presentes no pós-operatório imediato. A ocorrência de hipertensão arterial com distúrbios de coagulação ainda não completamente recuperados, associada a alterações na permeabilidade vascular determinada por múltiplos fatores, aumenta o risco de acidente vascular cerebral hemorrágico.[41]

A incidência de insuficiência renal aguda (IRA) após o transplante pode chegar a 90%, e o risco é maior em pacientes operados na vigência da síndrome hepatorrenal.[24] Em estudo realizado na Cirurgia Experimental do HC-FMUSP com 92 pacientes submetidos ao transplante, a incidência de IRA foi de 58% (53 casos), nos primeiros trinta dias após a cirurgia.[42] Destes, dez pacientes (19%) necessitaram de diálise. Na população estudada, ocorreram dezoito óbitos, sendo quatorze no grupo com IRA e quatro no grupo sem esta complicação (26,4 *versus* 10,3%; p = 0,05).

A infecção é uma das principais causas de morbidade e mortalidade após o transplante. Sua incidência é bastante elevada, ocorrendo principalmente nos dois primeiros meses após a cirurgia, causada geralmente por microrganismos endógenos. Em sítios abdominal e biliar, são frequentemente causadas por bacilos Gram-negativos, principalmente por *Pseudomonas aeruginosa*, *Enterobacter* sp. e *Escherichia coli*. As infecções pulmonares associadas à presença de cateteres intravenosos são particularmente frequentes e, em geral, são causadas por *Staphilococcus aureus*. Seu acometimento por *Pneumocystis carinii* ocorre em até 10% dos pacientes ao longo do primeiro ano, sendo o período entre o segundo e o sexto mês o de maior risco.[24]

As infecções por fungos são também causa de morbidade e mortalidade, ocorrendo em cerca de 20% dos pacientes, sendo o *Candida albicans* o patógeno mais frequente. Candidíase invasiva está associada a uma mortalidade de até 75%, mesmo com o tratamento com antifúngicos. Infecções por *Aspergillus* são quase uniformemente fatais. As infecções por protozoários são incomuns no período pós-operatório imediato.[41]

Por causa da depressão farmacológica da imunidade celular, as infecções virais são frequentes. Cerca de 35% dos pacientes desenvolvem doença por citomegalovírus (CMV), incluindo hepatite, pneumonite, úlceras do tubo digestivo e doenças multissistêmicas. Além do CMV, outros vírus latentes, tais como herpes simples, herpes zoster, Epstein-Barr e adenovírus, podem provocar doença clínica que varia desde infecções mucocutâncas até doença invasiva multivisceral.[41]

Após o primeiro ano de transplante, o risco de rejeição é pequeno, permitindo a redução da imunossupressão.[43] Como consequência, tornam-se mais raros os episódios de infecções oportunistas.[44]

A mortalidade do transplante de fígado concentra-se nos períodos pós-operatórios mais precoces. A maioria dos insucessos tardios deve-se à recidiva de doenças, como a hepatite B e tumores, ou a efeitos adversos das medicações imunossupressoras, como hipertensão arterial, hipercolesterolemia, aterosclerose e insuficiência renal crônica.[45,46]

# VENTILAÇÃO MECÂNICA NA INSUFICIÊNCIA HEPÁTICA E NO TRANSPLANTE DE FÍGADO

DENISE MACHADO MEDEIROS

RENATA ANGÉLICA BONRGIORNO

MEIRE TIEMI SASAKI

O estado do paciente hepatopata, especialmente dos que se encontram no estágio terminal da doença hepática com indicação para transplante de fígado, é sempre muito grave e de prognóstico reservado. A ventilação mecânica, nesse caso, é uma ferramenta de suporte importante, em diferentes situações de complicações infecciosas, neurológicas, cardiovasculares ou respiratórias. Apesar de esses pacientes apresentarem frequentemente trocas gasosas melhores do que se esperaria nas condições de mecânica respiratória alterada e perda de massa muscular (em parte por causa da hiperventilação que é secundária à própria doença hepática), a presença de insuficiência hepática aguda ou crônica aumenta a mortalidade tanto da lesão pulmonar aguda quanto da síndrome da angústia respiratória aguda,[47] não havendo dados que esclareçam se de alguma forma a abordagem ventilatória utilizada pode interferir nesse mau prognóstico. Por sua vez, o perfil hemodinâmico de extrema vasodilatação, com pressões de enchimento normais ou baixas e tendência a hipotensão, leva frequentemente ao temor de que as pressões positivas aplicadas pelo ventilador possam ter efeito deletério nesses pacientes. Discute-se nesta parte do capítulo acerca de alguns aspectos da ventilação mecânica no hepatopata, um assunto pouco estudado e ainda mal-entendido. Abordaremos situações que envolvem pacientes com insuficiência hepática crônica descompensada, com IHAG e no pós-operatório do transplante de fígado.

## PRINCIPAIS INDICAÇÕES DE ENTUBAÇÃO OROTRAQUEAL E VENTILAÇÃO MECÂNICA NO PACIENTE COM INSUFICIÊNCIA HEPÁTICA

1.  Proteção de vias aéreas (por quadro neurológico ou necessidade de sedação para procedimentos como endoscopia, arteriografia etc.):

Nessa situação, o paciente deve ser ventilado de forma a manter normocapnia, desde que mantenha padrão respiratório adequado. Se houver sedação, podem ser usados modos espontâneo ou assistido-controlado, em volume ou pressão, mantendo-se a $FiO_2$ necessária para uma $SaO_2 \geq 95\%$ e PEEP fisiológica = 3 – 4 $cmH_2O$.

2.  Durante anestesia para transplante hepático:

Durante a anestesia do transplante, a ventilação é mantida em volume controlado, pois há grande variação da complacência com a manipulação do fígado e do diafragma. Com a cavidade abdominal aberta, as pressões intratorácicas não se elevam muito, VT = 10 mL/kg, FR = 12 rpm, $FiO_2$ necessária para manter $SaO_2 > 96\%$, PEEP = 5 $cmH_2O$ até o momento da reperfusão do fígado transplantado, quando é mantido zero de PEEP, para evitar congestão do órgão transplantado, e também é aumentado o volume-minuto, pois ocorre uma hipercapnia inicial secundária ao período de isquemia sofrido pelo órgão.

3. No pós-operatório do transplante de fígado:

O processo de desmame do suporte ventilatório até a respiração espontânea no transplantado de fígado, na maioria das vezes, é rápido e sem intercorrências. Na avaliação de uma população de 42 transplantados, no período de novembro de 1998 até junho de 1999, verificou-se que os pacientes ficam em média 23 horas e 23 minutos ± 13 horas e 44 minutos em ventilação mecânica, incluindo o procedimento cirúrgico, sendo 18 horas e 13 minutos a média na UTI. A extubação precoce no fim da cirurgia, quando possível, vem sendo utilizada em vários centros, e não parece aumentar o risco de reentubação. Os fatores de risco para ventilação mecânica prolongada foram IHAG, paciente já dependente da ventilação no momento do transplante e sangramento maciço no intraoperatório.[48]

Para iniciarmos o processo de desmame é importante considerar, além das variáveis habituais respiratórias, hemodinâmicas e neurológicas, o quadro álgico e a função do enxerto que pode ser aferida pelo próprio nível de consciência e também por meio de exames de função hepática. Atendidas essas condições, o paciente é colocado em ventilação espontânea com pressão de suporte decrescente até 7 $cmH_2O$ e então são realizados os testes para a extubação. São eles a ventilometria e o teste de força da musculatura respiratória. A Tabela 1 exemplifica medidas obtidas em nosso serviço em 24 pacientes transplantados, junto com valores preditores de sucesso da extubação.

Quando surgem dúvidas quanto à realização da extubação, realizamos testes de autonomia, com o tubo T e o suporte de oxigênio por trinta minutos. Se o paciente mantiver condições clínicas estáveis, prossegue-se para a extubação.

**Tabela 1**

| Parâmetro | Valor preditor de sucesso na extubação | UTI Transplante de fígado HC-FMUSP (24 pacientes) |
|---|---|---|
| FR | < 30 irpm | 17,75 irpm |
| VT | 4 a 6 mL/kg | 7,57 mL/kg |
| FR/VT | ≤ 100 | 47 |
| VE | 10-15 L/min | 7,44 L/min |
| CV | > 10 mL/kg | 2.212,5 mL |
| PImáx | ≤ –25 $cmH_2O$ | –42,85 $cmH_2O$ |
| PEmáx | ≥ +25 $cmH_2O$ | +44,57 $cmH_2O$ |

4. Insuficiência respiratória aguda (broncoaspiração, pneumonia, LPA e SARA):

A ventilação deve ser instituída com parâmetros basais em um período inicial: $FiO_2 = 1$, volume corrente de 8 mL/kg, PEEP = 5 $cmH_2O$, relação ins-expiratória 1:2, em modo volume ou pressão controlada, avaliando e corrigindo alterações hemodinâmicas em decorrência da sedação e da pressão positiva. Após trinta minutos, coleta-se gasometria arterial com o objetivo de estratificar a gravidade da insuficiência respiratória, correlacionando com quadro clínico e radiológico. Se confirmada a presença de LPA ($PaO_2/FiO_2 < 300$) ou SARA ($PaO_2/FiO_2 < 200$), a PEEP deve ser ajustada conforme discutido em capítulo específico. Algumas considerações relativas ao uso da PEEP em hepatopata merecem ser detalhadas (Tabela 1).

## EFEITOS DA PEEP NO FÍGADO E FLUXO SANGUÍNEO HEPÁTICO

A utilização de pressão positiva ao fim da expiração (PEEP) na ventilação mecânica data da década de 1960, quando foi descrita a síndrome de angústia respiratória aguda. Tal situação evoluiu de forma a atualmente ser considerada uma ferramenta indispensável na ventilação de pacientes com LPA e SARA, e também no edema pulmonar cardiogênico, além de outras situações. Porém, em pacientes com insuficiência hepática aguda ou crônica, bem como no pós-operatório do transplante hepático, a utilização de PEEP sempre foi motivo de temor e controvérsia. O temor baseia-se principalmente em descrições de vasoconstrição importante da artéria hepática durante a aplicação de PEEP, em geral associada a altas pressões nas vias aéreas.[49] Vários estudos experimentais demonstraram redução do fluxo hepático, em especial do componente portal. Essa queda é sempre proporcional à queda de débito cardíaco,[50-52] mantendo a proporção do débito destinado ao fígado e com recuperação do fluxo portal após expansão volêmica,[51] que é o procedimento normalmente adotado na presença de repercussão hemodinâmica da PEEP.

O mecanismo pelo qual a PEEP afeta o fluxo hepático e o retorno venoso é bastante complexo. O processo envolve elevar a pressão de átrio direito por transmissão da pressão intratorácica e comprimir o fígado pelo diafragma, gerando um aumento da resistência ao fluxo hepático, que possivelmente afeta também a resistência da artéria hepática e, de outra forma, tenderia a compensar a queda no fluxo portal.

É importante frisar que esses estudos que demonstraram a perfusão hepática reduzida foram feitos em animais com pulmão normal, ventilados com volume corrente alto. Essa repercussão hemodinâmica não é observada em pacientes com grave alteração de complacência pulmonar, ventilados com volume corrente baixo e PEEP alta, em que a pressão transmitida em via aérea para os vasos está bastante atenuada. Os poucos estudos que analisaram o efeito da PEEP em pacientes transplantados de fígado foram feitos também em pacientes sem lesão pulmonar, no pós-operatório imediato e utilizando PEEP até o máximo de 10 $cmH_2O$.[53,54] No estudo de Kaisers et al.,[54] a repercussão hemodinâmica foi discreta, ocorrendo apenas com PEEP = 10 $cmH_2O$, e a monitorização simultânea da pressão em veia hepática mostrou que esta se eleva paralelamente a PVC. No estudo de Krenn et al.,[53] a queda do débito cardíaco ocorreu apenas na metade dos pacientes que apresentavam padrão mais hiperdinâmico e tempo de isquemia maior no transplante. O estudo também avaliou o *clearance* da indocianina verde, que é um método dinâmico para avaliar a função do enxerto, não havendo diferença entre o grupo que apresentava repercussão hemodinâmica à PEEP ou não.

Os autores especulam que a menor repercussão hemodinâmica em seu estudo se deve ao modo ventilatório utilizado, controlando a pressão com menores pressões inspiratórias.

Em resumo, com os dados disponíveis diante de uma situação com indicação definida para o uso da PEEP, esta pode ser utilizada nos pacientes hepatopatas e transplantados de fígado, sendo fundamental a monitorização e manutenção de débito cardíaco adequado para que se evite prejuízo à perfusão hepática. Uso de PEEP "profilaticamente" não faz sentido nesses pacientes. Na presença de aumento da pressão abdominal por ascite ou complicação cirúrgica, especial cuidado deve ser tomado e talvez a pressão abdominal deva ser monitorizada, pois a pressão de via aérea é transmitida para o abdome, assim como para o vaso,[55] o que pode interferir na hemodinâmica. O benefício de outros métodos de monitorização para avaliar repercussão da ventilação diretamente no fígado como monitorização da pressão em veia hepática e saturação de oxigênio venoso hepático,[54] Doppler da artéria hepática e avaliação do fluxo venoso hepático por ecodoppler transesofágico[56] ainda não foram documentados, mas são possibilidades para o futuro.

## SITUAÇÕES ESPECIAIS NO HEPATOPATA COM INTERFERÊNCIA NA VENTILAÇÃO MECÂNICA

### Ventilação mecânica no paciente com ascite

Durante o movimento respiratório, quando o diafragma se contrai na inspiração e suas cúpulas descem, ocorre a compressão para baixo do conteúdo abdominal e a parede abdominal se desloca para fora.[57] Quando alguma condição passa a intervir e a comprometer a integridade da parede abdominal restringindo os movimentos, a repercussão é notada na função respiratória.

A ascite é uma das manifestações clínicas que interferem na cinética da respiração. Sua fisiopatologia na insuficiência hepática envolve a fibrose do fígado, com alteração da arquitetura, levando a hipertensão portal, e aumento de pressão nos vasos linfáticos, junto com a perda de síntese proteica, redução da albumina e da pressão oncótica, redução da resistência vascular sistêmica e ativação do sistema renina-angiotensina-aldosterona secundariamente.

A distensão abdominal pela formação da ascite altera a mecânica respiratória primariamente, aumentando a pressão intra-abdominal e a pressão diafragmática, podendo indiretamente afetar a pressão pleural. De modo secundário, diminui a capacidade residual funcional e a complacência pulmonar[58] e pode gerar alterações nas funções renal e respiratória. A elevação da pressão intra-abdominal é transmitida ao tórax, causando aumento na pressão pleural, elevação do diafragma e maior rigidez da parede torácica. Como consequência, há diminuição de volumes pulmonares e aumento no trabalho respiratório, necessário para a movimentação de uma caixa torácica mais rígida, podendo acarretar em maior gasto energético. Frequentemente se observa desconforto respiratório nos pacientes com ascite, e é usual o procedimento de paracentese esvaziadora para melhora do padrão respiratório, muitas vezes em uma tentativa de evitar a necessidade de ventilação mecânica.

Durante a ventilação mecânica, observa-se redução da complacência pulmonar com necessidades de pressões maiores para ventilar o paciente e, se estudada a mecânica respiratória do paciente, é possível observar que existe redução da complacência da caixa torácica, mas também do pulmão.

Duranti et al.[59] analisaram a mecânica respiratória e a força muscular, junto com a mudança das dimensões toracoabdominais durante ventilação espontânea, em oito pacientes cirróticos com ascite e sem pneumopatia ou derrame pleural, antes e após a paracentese volumosa (3,5 a 13 L). Esse estudo demonstrou que após a paracentese houve um aumento significativo da capacidade residual funcional, do volume de reserva expiratório e do volume expiratório forçado no primeiro segundo, enquanto a capacidade vital, a capacidade pulmonar total e o volume residual permaneceram praticamente inalterados. Tampouco houve alteração da ventilometria ou da gasometria. Os pacientes mantiveram tendência a hiperventilar antes e após paracentese.

A Tabela 2 demonstra as principais alterações na função pulmonar em decorrência da insuficiência hepática e o efeito causado pela ascite tensa.

A principal modificação que ocorreu após a paracentese foi uma redução na variação das pressões pleural e transdiafragmática, medidas por meio de balão esofágico e gástrico durante a respiração na posição supina. Estavam aumentadas antes da paracentese e diminuíram significativamente após. Dessa forma, um menor delta de pressão pleural era necessário para gerar o mesmo volume corrente, com óbvia redução do trabalho respiratório. Também se detectou um período de pressão negativa pleural antes do início do fluxo inspiratório, que pode ser considerado PEEP intrínseca, que também foi reduzida após paracentese (Figura 3).

A melhor explicação para a presença de PEEP intrínseca nesses pacientes é que a pressão intra-abdominal elevada gera um aumento da pressão pleural ao fim da expiração e pode determinar o fechamento precoce das vias aéreas. Em consequência, os alvéolos das regiões pulmonares dependentes não se esvaziam totalmente durante a expiração, e uma pressão positiva permanece ao fim da expiração. Entretanto, outros mecanismos como a compressão mecânica de pequenas vias aéreas por vasos sanguíneos dilatados ou pelo edema intersticial não podem ser descartados.

De um modo geral, em cirróticos, a ascite tensa determina uma sobrecarga para a musculatura inspiratória decorrente da elevada carga elástica pulmonar e da presença de PEEPi. Durante a ventilação mecânica, isso representa redução de complacência pulmonar e aumento do trabalho respiratório em modos assistidos e espontâneos. Ao contrário de pacientes obstruídos (que têm volume residual aumentado), nesses pacientes não faz sentido utilizar PEEP para contrapor à PEEP intrínseca produzida pela ascite, o que poderia elevar ainda mais a pressão pleural, sendo a paracentese a melhor medida para melhorar a ventilação. Quando a ascite se associa à LPA ou à SARA, esse mesmo mecanismo que gera PEEP intrínseca pode levar a um colapso alveolar maciço, com hipoxemia grave. Nesse caso, a utilização de PEEP pode fazer sentido, mas também associada à paracentese.

## Tabela 2

| Parâmetro | Insuficiência hepática | Efeito da ascite tensa |
| --- | --- | --- |
| Capacidade vital forçada (CVF) | Normal | Inalterada ou pouco diminuída |
| Volume expiratório forçado 1 s (VEF$_1$) | Normal | Pouco diminuído |
| VEF$_1$/CVF % | Normal | Inalterado |
| Capacidade pulmonar total (CPT) | Normal | Inalterada |
| Capacidade residual funcional (CRF) | Normal | Diminuída |
| Volume residual (VR) | Normal | Inalterado |
| Capacidade inspiratória (CI) | Normal | Pouco aumentada |
| Volume de reserva expiratório (VRE) | Normal | Diminuído |
| PaO$_2$ | Normal ou pouco diminuído | Inalterado ou discreto aumento |
| PaCO$_2$ | Diminuído | Inalterado |
| Volume corrente (VT) | Normal ou aumentado | Inalterado |
| Volume-minuto (VE) | Aumentado | Inalterado |
| Complacência do sistema respiratório | Normal | Reduzida |
| Resistência do sistema respiratório | Normal | Inalterada |
| Pressão inspiratória máxima (PImáx) | Normal ou diminuída | Inalterada |
| Pressão expiratória máxima (PEmáx) | Normal ou diminuída | Inalterada |

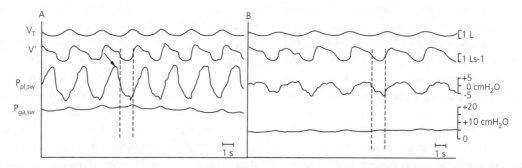

**Figura 3** Registro da mecânica respiratória em um paciente (A) antes e (B) após paracentese. A seta indica o início da queda pleural; a linha tracejada vertical indica o início dos fluxos expiratório e inspiratório. $V_T$ = Volume corrente; V' = fluxo inspiratório; $P_{pl,sw}$ = variação da pressão pleural; $P_{ga,sw}$ = variação da pressão gástrica. (Reproduzida com permissão e agradecimentos a Duranti et al. e European Respiratory Journal©, 1997.)

## Ventilação mecânica na insuficiência hepática aguda grave

A IHAG, também chamada de hepatite fulminante, é uma doença aguda e de alta mortalidade, causada pela necrose maciça ou submaciça de hepatócitos. Pode ocorrer a partir de diversas etiologias e sem que haja histórico de doença hepática preexistente.

As manifestações clínicas traduzem-se principalmente em alterações do metabolismo e excreção de bilirrubina com icterícia, encefalopatia, cuja progressão está associada ao edema cerebral e à hipertensão intracraniana; alterações na síntese de fatores de coagulação e coagulopatia. O nível de bilirrubina, junto com o tempo de protrombina aumentado, e a encefalopatia são os critérios adotados para indicar o transplante hepático de urgência com prioridade para esses pacientes.

O edema cerebral foi encontrado em mais de 80% de pacientes que faleceram em decorrência das complicações da IHAG, a patogênese envolve a elevação da amônia e glutamina no cérebro, alteração da osmolaridade e mecanismos citotóxicos e vasogênicos.[60] O principal efeito do edema cerebral é a hipertensão intracraniana, que leva ao comprometimento do fluxo sanguíneo cerebral e da extração de oxigênio pelo cérebro. O edema cerebral pode ser detectado pela tomografia computadorizada de crânio ou pelo doppler transcraniano, mas para sua monitorização precisa é necessária a colocação de monitor de PIC através de cateter subdural ou intraparenquimatoso.[61,62]

Esses pacientes também apresentam frequentemente distúrbio circulatório grave caracterizado por vasodilatação sistêmica, baixa resistência vascular e débito cardíaco elevado; há uma redução na captação tecidual de oxigênio, resultando em hipóxia e acidose lática. As alterações relativas às radiografias de tórax são comuns e existe uma alta incidência de LPA e SARA.

A necessidade de ventilação mecânica nesses pacientes ocorre tanto pelo quadro neurológico quanto pela disfunção cardiorrespiratória. A entubação orotraqueal e o suporte ventilatório estão indicados quando os pacientes encontram-se em encefalopatia grau III, já que a perda da proteção voluntária das vias aéreas e as possíveis microaspirações aumentam o risco de pneumonia nosocomial.

Como em pacientes neurológicos se utiliza a hiperventilação visando manter $PaCO_2$ entre 30 e 35 mmHg, indicando a ventilação em modo volume controlado, na presença de LPA ou SARA é necessário limitar o pico de pressão inspiratória, para evitar lesão pulmonar pela ventilação mecânica e utilização de níveis maiores de PEEP. Nesse caso, a monitorização com capnografia ajuda a manter níveis adequados de $PaCO_2$ mesmo nos modos de pressão controlada. A sedação é necessária durante procedimentos de aspiração traqueal e manipulação do paciente, pois se observam elevações da PIC, como já documentado em pacientes com TCE, que, se reativos, com reflexo de tosse presente, apresentam queda da pressão de perfusão cerebral (PPC) e da saturação de $O_2$ no sangue venoso jugular.[16] Idealmente, esse paciente deve ter a PIC e a PPC monitorizadas junto com a monitorização hemodinâmica para que possa ser aferido o efeito da ventilação tanto para o cérebro quanto para a circulação.

Os protocolos que demonstraram os benefícios da redução de volume corrente e utilização de PEEP mais alta e manobras de recrutamento nos pacientes com SARA em geral excluíram os pacientes com comprometimento neurológico,[64] porém recentemente vários autores têm defendido o uso dessa abordagem em pacientes neurológicos com LPA ou SARA,[65] desde que haja monitorização cuidadosa da PIC. A segurança de utilizar níveis de PEEP até 15 cmH$_2$O está bem documentada em pacientes com traumatismo cranioencefálico e acidente vascular encefálico,[66,67] assim como a inversão da relação ins-expiratória[68] parece não influenciar a PIC e a PPC. No entanto, manobras de recrutamento, especialmente atingindo picos de pressão elevados, já foram estudadas por Bein et al.[69] em pacientes neurológicos e demonstraram deterioração da hemodinâmica cerebral, com elevação da PIC e redução da PPC e piora metabólica detectada pela queda da saturação de O$_2$ no sangue venoso jugular, que contraindicaria o uso do recrutamento nesses pacientes.

Não existe nenhum estudo avaliando a influência da ventilação mecânica na hemodinâmica cerebral nos pacientes com IHAG, porém, consideramos que as observações feitas em outros pacientes neurológicos devam ser levadas em conta. Na definição da estratégia ventilatória, deve ser considerada a hipertensão intracraniana, que é a principal causa de óbito nesses pacientes, evitando-se hipercapnia e manobras de recrutamento agressivo. Porém a utilização de PEEP mais elevada, desde que com adequada monitorização hemodinâmica, manutenção da PAM e débito cardíaco e, simultaneamente, monitorização da PIC, pode permitir a melhora da oxigenação do paciente, viabilizando um transplante hepático que, de outra forma, estaria contraindicado pela insuficiência respiratória grave.

## ALTERAÇÕES PULMONARES NO PÓS-OPERATÓRIO DO TRANSPLANTE DE FÍGADO

No transplante de fígado, a grande incisão cirúrgica compromete a integridade da musculatura abdominal e, como nas cirurgias abdominais altas, os volumes e as forças pulmonares podem sofrer variações, por causa da diminuição da contração muscular, alteração do acoplamento entre o tórax e o abdome, dor ou inibição reflexa, propiciando o aparecimento de complicações pulmonares. O comprometimento da mecânica do sistema respiratório gerado pela diminuição da capacidade vital ocorre principalmente pela redução da capacidade residual funcional, provocando microatelectasias em extensas regiões pulmonares e inspirações próximas ao volume de oclusão das pequenas vias aéreas. A agressão cirúrgica influencia de forma diferente os componentes inspiratórios e expiratórios da musculatura, uma vez que os valores da PImáx retornam mais facilmente aos valores prévios. Uma explicação para esse fato é que a musculatura inspiratória não sofreu trauma direto, enquanto a expiratória foi seccionada.

As complicações pulmonares no pós-operatório do transplante de fígado são frequentes, sendo a causa de 44,6% das reentubações. A diminuição da atuação dos músculos expiratórios pode dificultar a tosse e a realização de uma higiene brônquica eficaz e independente no período pós-operatório. Já a diminuição da força dos músculos inspiratórios dificulta a reexpansão de atelectasias pequenas. A redução da complacência, depois do procedimento cirúrgico, pode ser explicada pelos seguintes fatores: implantação de um órgão maior, presença de derrame pleural, tempo cirúrgico prolongado com manutenção do paciente na mesma posição, gerando hipoventilação das áreas dependentes, atelectasias e acúmulo de secreções, além de lesão pulmonar pela circulação extracorpórea, se esta for necessária. Porém, em avaliação feita em nosso serviço, apesar da redução de complacência, houve pouco prejuízo da troca gasosa após a cirurgia, o que sugere que o componente de atelectasia não seja importante. A complacência no pré-operatório diminuiu significativamente de 71 ± 21,59 para 58 ± 21,97 mL/cmH$_2$O no pós-operatório, mas a PaO$_2$/FiO$_2$ não variou significativamente do pré para o pós-operatório (de 423 ± 136,12 para 420 ± 124,47). As variáveis VC, CV, PImáx e PEmáx apresentaram alterações no período de dez dias de pós-operatório estudado, apenas a PImáx e o volume-minuto retornaram aos valores iniciais.[70]

Outras complicações são descritas, como lesões de nervo frênico com paresia de diafragma, podendo ser feita a avaliação da movimentação do diafragma indiretamente, observando-se o movimento crânio-caudal dos ramos esquerdos intra-hepáticos da veia porta.[71]

# FISIOTERAPIA NO TRANSPLANTE DE FÍGADO

MARCOS CHRISTIAN BARBOSA LARANJEIRA
ANA GABRIELA DA SILVA LOPES
VANESSA SAMPAIO NUNES

A fisioterapia alcança um espaço cada vez maior na reabilitação de um paciente transplantado, já que atua não só na recuperação, mas também na prevenção e reintegração do paciente ao seu meio.

Atualmente, a fisioterapia respiratória adquiriu grande importância no tratamento do paciente hospitalizado, evitando as complicações pulmonares e tratando aquelas já instaladas. Geralmente, está associada à fisioterapia motora, que contribui na prevenção ou correção de deformidades.

## AVALIAÇÃO FISIOTERAPÊUTICA NO PRÉ-TRANSPLANTE

Todos os pacientes incluídos na lista de transplante são avaliados por vários profissionais, como: cardiologista, odontologista, pneumologista, oftalmologista, imunoematologista, ginecologista ou urologista, psiquiatra, psicólogo, nutricionista, assistente social, enfermeiro e fisioterapeuta. Essas avaliações, juntamente com exames complementares, mostram as situações física e psicológica dos pacientes. Visam também a esclarecer e a orientar todos os aspectos do procedimento, incluindo os potenciais riscos e/ou benefícios da cirurgia e do pós-operatório.

A prova da função pulmonar é um dos exames realizados pelo paciente, a qual permite avaliar a presença de distúrbios ventilatórios obstrutivos ou restritivos, auxiliando no diagnóstico e no acompanhamento de doenças pulmonares. Um estudo de Fernandéz et al. demonstrou um maior número de distúrbios restritivos em pacientes com cirrose hepática com ascite.[15]

A avaliação fisioterapêutica é realizada em ambiente ambulatorial, na qual inicialmente são colhidos os dados pessoais: peso, altura, diagnóstico, história da moléstia atual (como e quando iniciou a doença, qual a evolução e as queixas atuais), antecedentes pessoais (presença ou não de doença cardíaca, neurológica, hipertensão arterial, diabetes melito, sangramento, etilismo, cirurgia prévia ou outras doenças) e, de forma detalhada, antecedentes pulmonares (doença pulmonar preexistente e tabagismo), que proporcionarão um bom direcionamento à conduta fisioterapêutica utilizada tanto no pré quanto no pós-operatório.

No exame físico, avaliamos o estado geral, a acuidade visual e auditiva e o nível de compreensão e colaboração do paciente. O hepatopata apresenta sinais clínicos característicos e, portanto, o fisioterapeuta avalia a presença ou não de encefalopatia hepática (presença de *flapping* – "asterixe"), icterícia, hálito hepático, alterações cutâneas como eritema palmar e aranhas vasculares (nome atribuído por consistir em uma arteríola central com pequenos vasos que se irradiam, lembrando as pernas de uma aranha). Pode-se ainda observar a ginecomastia, característica comum do paciente cirrótico por álcool, no jovem com hepatite crônica ativa e em uso de diuréticos. No abdome, devemos observar a presença ou não de ascite.

Serão avaliados o padrão respiratório, a frequência respiratória, a expansibilidade torácica, o tipo de tórax, a efetividade da tosse e a ausculta pulmonar. Na palpação, observamos a mobilidade do músculo diafragmático e intercostal, perimetria abdominal e torácica.

A força dos músculos respiratórios é avaliada por intermédio de um manovacuômetro, no qual são aferidas a pressão inspiratória máxima (PImáx), partindo da capacidade residual funcional (CRF), e a pressão expiratória máxima (PEmáx), partindo da capacidade pulmonar total (CPT). Os volumes pulmonares (volume corrente e volume-minuto) e a capacidade vital são mensurados por um ventilômetro.

Com o agravamento da doença, grande parte dos pacientes cirróticos apresenta diminuição do trofismo muscular e força, sendo necessário avaliá-lo de forma global, por meio da perimetria de membros inferiores, observando também a presença de edema e grau de força muscular, realizados em membros superiores pelo dinamômetro.

Testes de sensibilidade devem ser realizados principalmente nos pacientes com PAF, pois evoluem com perda progressiva da sensibilidade, inicialmente térmica e dolorosa, e, posteriormente, tátil e proprioceptiva.

Uma avaliação postural detalhada também é realizada, analisando alterações posturais decorrentes de desvios de coluna, diferenças de membros inferiores e assimetria de ombros e pescoço.

Ao fim da avaliação, o paciente deve ser informado sobre a cirurgia, a incisão abdominal (localização e tamanho), os efeitos da anestesia no sistema respiratório, a necessidade da entubação orotraqueal e os riscos de complicações pulmonares no pós-operatório, o que permite que ele saiba da necessidade e da importância da fisioterapia respiratória na prevenção ou tratamento dessas complicações. Deve-se orientar quanto aos exercícios respiratórios (ênfase na respiração diafragmática, respiração em tempos associados aos membros superiores), sobre a importância da tosse e como realizá-la, além de fornecer orientações quanto a mudanças de decúbitos e à necessidade de deambulação.

## AVALIAÇÃO FISIOTERAPÊUTICA NO PÓS-TRANSPLANTE

No pós-operatório, a avaliação fisioterapêutica é realizada a cada atendimento, constando da observação do nível de consciência, hemodinâmica, ausculta pulmonar, monitorização dos parâmetros ventilatórios, posicionamento e fixação da cânula endotraqueal, medição da pressão de *cuff*, umidificação adequada das vias aéreas, evolução radiológica e gasometria arterial.

## ATENDIMENTO FISIOTERAPÊUTICO (ROTINAS)

O paciente transplantado dá entrada na unidade de terapia intensiva, é sedado, entubado com cateter de Swan-Ganz, PAM invasiva, sondas e drenos abdominais. A seguir, os procedimentos que deverão ser adotados pelo fisioterapeuta:

- Recebimento na UTI:
  - Montagem e teste do aparelho de ventilação mecânica, ajustando os parâmetros ventilatórios em modo pressão controlada (PCV) com DP = necessária para manter VC = 8 mL/kg/min, Fr = 12 a 15 rpm, Fluxo = 50 lpm, Ti = necessária para relação I:E (a relação inspiração/expiração) ou relação ins/expiratória = 1:2, PEEP = 5 cmH$_2$O e FiO$_2$ necessária para manter uma SatO$_2$ ⩾ 95%.
  - Recepção do paciente nos parâmetros acima, ajustando conforme gasometria, clínica, avaliação médica e monitorização do paciente.
  - Verificação do número da cânula endotraqueal, onde foi fixada e medição da pressão do *cuff* (22 a 28 cmH$_2$O).
  - Posicionamento do paciente no leito.
  - Exame físico: ausculta pulmonar, checar a incisão cirúrgica, drenos abdominais, hemodinâmica e sinais vitais.
  - Após estabilização do paciente, são realizadas a aspiração traqueal, com o objetivo de manter as vias aéreas livres, e a troca da fixação da COT por uma fixação mais firme, com o objetivo de evitar extubação acidental no caso de o paciente acordar agitado.
- Atendimento fisioterapêutico:
  - A conduta fisioterapêutica utilizada será baseada na avaliação da função respiratória (radiografia do tórax, gasometria arterial) e na avaliação das condições gerais do paciente (nível de consciência e hemodinâmica).
  - Inicia-se com fisioterapia motora (mobilizações de membros inferiores e superiores).
  - Posteriormente é realizada a fisioterapia respiratória, utilizando diferentes técnicas (drenagem postural, manobras de higiene brônquica, manobras de reexpansão pulmonar, manobras de recrutamento alveolar).
  - A manobra de recrutamento alveolar é realizada de acordo com a necessidade do paciente, nos seguintes parâmetros: PCV com DP =

10 cmH$_2$O, Fr = 10 rpm, Ti = 2,0 s, PEEP = 30 cmH$_2$O e FiO$_2$ não é alterada. Esses parâmetros são mantidos de quarenta segundos a um minuto, voltando aos parâmetros iniciais.

- À medida que o paciente apresenta drive respiratório e hemodinâmica estáveis, a ventilação é alterada para a modalidade SIMV/PSV e o desmame da ventilação é iniciado.
- Para realizar a extubação, medidas de ventilometria (VC, VM, FR), medidas de força muscular respiratória (PImáx, PEmáx) e cálculo do índice de Tobbin são realizados.

Em um estudo realizado na Cirurgia Experimental do HC-FMUSP, foi observado que até o décimo dia pós-transplante os níveis de PImáx e PEmáx não retornaram aos índices pré-transplante:[20]

- Após a extubação, há instituição de oxigenioterapia (máscara facial, cateter nasal) conforme a necessidade do paciente.
- A avaliação fisioterapêutica e o tratamento a ser efetuado, bem como sua frequência, serão realizados durante a permanência do paciente na unidade.

- Pós-operatório tardio:
  - São realizadas avaliações periódicas para acompanhar a evolução dos pacientes.
  - Preconiza-se a deambulação o mais breve possível.
  - Recursos fisioterapêuticos podem ser instituídos dependendo da necessidade do paciente – respiração com pressão positiva intermitente (RPPI), incentivadores inspiratórios, inaladores, entre outros.
  - Nessa fase, exercícios de alongamento e fortalecimento muscular são recomendados, de acordo com a avaliação prévia.
  - Realizar treino do desenvolvimento neuropsicomotor, de marcha e coordenação.

## REFERÊNCIAS BIBLIOGRÁFICAS

1. Welch CS. A note on transplantation of the whole liver in gogs. Transplant Bull 1955;2:54-5.

2. Starzl TE, Marchioro TL, Von Kaulla KN, et al. Homotransplantation of the liver in humans. Surg Gynec Obstet 1963;117:659-76.

3. Suhr OB, Svendsen IH, Ohlsson PI, Lendoire J, Trigo P, TASHima K, Ranlov PJ, Ando Y. Impact of age and amyloidosis on thiol conjugation of transthyretin in hereditary transthretina amyloidosis. Amyloid 1999;6(3):187-91.

4. Morita K, Yahara O, Onodera S, Kawamura Y, Matsuhashi H, Nakazato M. Familial amyloidotic polyneuropathy in Hokkaido: a case report. Jpn J Med 1990;29(1):61-5.

5. Tashima K, Ando Y, Terazaki H, Yoshimatsu S, Suhr OB, Obayashi K, Yamashita T, Ando E, Uchino M, Ando M. Out-come of liver transplantation for transthyretin amyloidosis: follow-up of Japanese familial amyloidotic polyneuropathy patients. J Neurol Sci 1999;171(1):19-23.

6. Gamberoni C, Colombo G, Aspesi M, Masheroni C, Severgnini P, Minora G, Pelosi P, Chiaranda M. Respiratory mecha-nics in brain injured patients. Minerva Anstesiol 2002;68(4):291-6.

7. Lima PA. Mecânica respiratória no transplante de fígado. [Tese de Mestrado] Faculdade de Medicina da Universidade de São Paulo. São Paulo; 2001.

8. Silva AO, D'Albuquerque LAC. Ascite em cirróticos. Doenças do fígado. Rio de Janeiro: Revinter; 2001. p.612-7.

9. Abordagem do paciente com ascite. Disponível em: <http://www.espacorealmedico.com.br>.

10. Mutoh T. et al. Abdominal distension alters regional pleural pressures and chest wall mechanics in pigs in vivo. J Appl Phisiol 1991;70:2611-8.

11. Sussman AM, et al. Effect of positive end-expiratory pressure on intra-abdominal pressure. South Med J 1991;84,6:697-700.

12. Bloomfield GL, et al. A proposed relationship between increased intra-abdominal, intrathoracic, and intracranial pressu-re. Crit Care Med 1997;25(3):496-502.

13. Fahy BG, et al. The effects of increased abdominal pressure on lung and chest wall mechanics during laparoscopic surgery. Anesth Analg 1995;81:744-50.

14. Sanches NC, et al. What is normal intra-abdominal pressure? Am Surg 2001; 67:243-8.

15. Fernandéz JJO, Moya AF, et al. Influencia de la cirrosis hepática con y sin ascitis sobre la mecánica ventilatória. Rev Esp Enf Digest 1995; 87,12:853-7.

16. Angueira CE, et al. Effects of large-volume paracentesis on pulmonary function in patients with tense cirrhotic ascites. Hepatology 1994; 20:825-8.

17. Berkowitz KA, et al. Pulmonary function changes after large volume paracentesis. Am J Gastroenterol 1993; 88:905-7.

18. Duranti R, et al. Respiratory mechanics in patients with tense cirrhotic ascites. Eur Respir J 1997; 10:1622-30.

19. Sherlock S. Ascite. Doenças do fígado e do sistema biliar. 7 ed. Rio de Janeiro: Guanabara; 1988. p.109-23.

20. Perez-Amor E, Almonacid C. Derrame pleural en las enfermidades del aparato digestivo. Rev Patol Respir 2003;6:57-64.

21. Hahn MH, Hahn PY, Gadallah SF, Crockett J. Hepatic hydrothorax cause and management. Arch Intern Med 1991;151:2383.

22. Hillman DR, Finucane KE. A model of the respiratory pump. J Appl Physiol 1987;63:951-61.

23. Chahuneau J. Técnicas de rehabilitácion respiratorial. Encyclopedia Médique Chirurgique (Elsevier, Paris-France). Kinesitherapie 1996;26-500-C-10, p.16.

24. Mazariegos GV, Molmenti EP, Kramer DJ. Early complications after orthotopic liver transplantation. Surg Clin North Am 1999;79:109-29.

25. Mor E, Jennings L, Gonwa TA, et al. The impact of operative bleending on outcome in transplantation of the liver. Surg Gynecol Obstet 1993;176:219-27.

26. Palomo Sanchez JC, Jimenez C, Moreno Gonzalez, et al. Effects of intraoperative blood transfusion on postoperative complications and survival after orthotopic liver transplantation. Hepatogastroenterology 1998;45:1026-33.

27. Kroyry GF, Mann ME, Porot MJ, et al. Air embolism associated with venovenous bypass during orthotopic liver trans-plantation. Anesthesiology 1997;67:848-51.

28. Fernandes AONG. Hemodinâmica e metabolismo esplâncnicos não hepáticos no transplante de fígado – convencional x piggyback. São Paulo, 1999. [Tese de doutorado] Universidade de São Paulo.

29. Mies AONGF, Mies S. Aspectos técnicos do transplante hepático. In: Doenças do fígado e vias biliares. 2001. vol. 2. p.1151-62.

30. Tzakis A, Todo S, Stalzl TE. Orthotopic liver transplantation with preservation of the inferior vena cava. Ann Surg 1989;210:649-52.

31. Johnson SR, Marterre WF, Alonso MH, Hamto DW. A percutaneous technique for venovenous bypass in orthotopic ca-daver liver transplantation and comparison with the open technique. Liver Transpl Surg 1996;2:354-61.

32. Stieber AC. One surgeon's experience with the piggyback versus the standart technique in orthotopic liver transplanta-tion: is one better than the other? Hepatogastroenterology 1995;42:403-5.

33. McAlister VC, Grant DR, Roy A, Brown WF, et al. Right phrenic nerve injury in orthotopic liver transplantation. Trans-plantation 1993;55:826-30.

34. Carvalho EM, Massarollo PCB, Isern MRM, et al. Pulmonary evolution in the conventional liver transplantation with venovenous bypass and in the piggyback method. Transplant Proc 1999;31:3064-9.

35. Miyata T, Yokoyama I, Todo S, et al. Endotoxaemia, pulmonary complications and thrombocytopenia in liver transplan-tation. Lancet 1989;2:189-91.

36. Welte M, Pichler B, Gronh J, et al. Periop-erative mucosal pH and splanchnic endotoxin concentration in orthotopic liver transplantation. Br J Anaesth 1996; 76:90-8.

37. Mies AONGF, Mies S. Aspectos técnicos do transplante hepático. In: Doenças do fígado e vias biliares. 2001. vol. 2. p.1207-18.

38. Afessa B, Gay PC, Plevak DJ, et al. Pulmonary complications of orthotopic liver transplantation. Mayo Clinic Proc 1993; 8:85-87.

39. Olutola PS, Iluton L, Wall WJ. Pleural efusions following liver transplantation. Radiology 1985;157:594.

40. Spizarny DL, Gross BHF, McLoud T. Enlarging pleural efusion after liver transplantation. J Thorac Imagins 1993;8:85-7.

41. Marujo WC, Barros MF, Cury RA, Junior HS. Transplante de fígado. Condutas no paciente grave; 1998. vol 2. p.1135-47.

42. Lima EO, Massarollo PCB, Mies S, et al. Insuficiência renal aguda após transplante de fígado. J Bras Nefrol 1998;20:123.

43. Newberger J. Incidence, timing and risk factors for acute and chronic rejection. Liver Transpl Surg 1999; 5(4suppl 1):530-6.

44. Raakow R, Bechstein WO, Kling N, et al. The importance of late infections for the long-term outcome after liver trans-plantation. Tranp Int 1996;9(suppl 1):155-6.

45. Asfar S, Metrakos P, Fryer J, et al. An analysis of late deaths after liver transplantation. Transplantation 1996;61:1377-81.

46. Fisher NC, Nightingale PG, Gunson BK, et al. Chronic renal failure following liver transplantation: a retrospective analysis. Transplantation 1998;66:59-66.

47. Monchi MBF, et al. Early predictive factors of survival in the acute respiratory distress syndrome. A multivariate analys-is. Am J Respir Crit Care Med 1998;158:1076-81.

48. Manny Junior J, Hechtman HB. Abnormalities in organ blood flow and its distribution during positive end-expiratory pressure. Surgery 1979;85:425-32.

49. Sha MSY, et al. Effects of continuous positive-pressure ventilation on hepatic blood flow and intrahepatic oxygen deli-very in dogs. Crit Care Med 1987;15:1040-3.

50. Brienza NRJ, Ayuse T, Robothan JL. Effects of PEEP on liver arterial and venous blood flows. Am J Respir Crit Care Med 1995;152:504-10.

51. Matuschak GM, Rogers RM. Effects of positive end-expiratory pressure on hepatic blood flow and performance. J Appl Physiol 1987;62:1377-83.

52. Krenn CG, et al. Effects of positive end-expiratory pressure on hemodynamics and indocyanine green kinetics in patients after orthotopic liver transplantation. Crit Care Med 2000;28:1760-5.

53. Kaisers U, et al. Hepatic venous catheterization in patients undergoing positive end-expiratory pressure ventilation after OLT: technique and clinical impact. Clin Transplantation 1995;9:301-6.

54. Van Den Berg PCM. Effect of positive pressure on venous return in volume-loaded cardiac surgical patients. J Appl Phi-siol 2002;92:1223-31.

55. Schütz WMR, et al. Is it feasible to monitor total hepatic blood flow by use of transesophageal echography? An experi-mental study in pigs. Intens Care Med 2001;27:580-5.

56. Feltrim M. Estudo do padrão respiratório e da configuração tóraco-abdominal em indivíduos normais, nas posições sen-tada, dorsal e laterais, com uso de plestimógrafia respiratória por indutância. Reabilitação. [Tese de Doutorado] Univer-sidade Federal de São Paulo, Escola Paulista de Medicina, São Paulo, 1994.

57. Mutoh TLW, et al. Abdominal distension alters regional pleural pressures and chest wall mechanics in pigs in vivo. J Appl Phisiol 1991;70:2611-8.

58. Duranti RLG, et al. Respiratory mechanics in patients with tense cirrhotic ascites. Eur Respir J 1997;10:1622-30.

59. Vaquero JCC, Cahill ME, Blei AT. Pathogenesis of hepatic encephalopathy in acute liver failure. Semin Liver Dis 2003;23:259-69.

60. Jalan R. Intracranial hypertension in acute liver failure: pathophysiology basis of rational management. Semin Liver Dis 2003;23:271-81.

61. Detry OAN, et al. Intracranial pressure during liver transplantation for fulminant hepatic failure. Transplantation 1999;67:767-70.

62. Gemma MTC et al. Intracranial effects of endotracheal suctioning in the acute phase of head injury. J Neurosurg Anesthesiol 2002;14:50-4.

63. Amato MBBC, et al. Effect of a protective-ventilation strategy on mortality in the acute respiratory distress syndrome. N Engl J Med 1998;338:347-54.

64. Schurer WSTH, Lumenta CB. The safety of the open lung approach in neurosurgical patients. Acta Neurochir Suppl 2002;81:99-101.

65. McGuire GCD, Richards J, Wong D. Effects of varying levels of positive end-expiratory pressure on intracranial pressure and cerebral perfusion pressure. Crit Care Med 1997;25:1059-62.

66. Huynh TMM, et al. Positive end-expiratory pressure alters intracranial and cerebral perfusion pressure in severe traumatic brain injury. J Trauma 2002;53:488-92.

67. Georgiadis DSS, Schwarz S, Kollmar R, Baumgartner RW, Schwab S. Influence of inspiration: expiration ratio on intra-cranial and cerebral perfusion pressure in acute stroke patients. Intensive Care Med 2002;28:1089-93.

68. Bein T, Kuhr LP, Bele S, Ploner F, Keye C, Talger K. l. Recruitment maneuver in patients with cerebral injury: effects on intracranial pressure and cerebral metabolism. Intensive Care Med 2002;28:554-8.

69. Glanemann MLJ, et al. Postoperative tracheal extubation after orthotopic liver transplantation. Acta Anaesthesiol Scand 2001;45:333-9.

70. Lima PDA. Mecânica respiratória no transplante de fígado. Fisiopatologia experimental. [Dissertação de Mestrado] Uni-versidade de São Paulo, São Paulo, 2001.

71. Toledo NSKS, et al. Right hemidiaphragmatic mobility: assessment with US measurement of craniocaudal displacement of left branches of portal vein. Radiology 2003;228:389-94.

# 34

# TRANSPLANTE DE MEDULA ÓSSEA

CELSO MASSUMOTO
SALLY MIZUKAMI
ADELSON ALVES

O transplante de medula óssea (TMO) é uma modalidade terapêutica que visa ao tratamento de doenças com o emprego de altas doses de quimioterapia associada ou não à radioterapia corporal total. O transplante de medula consiste na infusão, por via intravenosa, de células totipotentes em um receptor previamente condicionado. A finalidade do processo é destruir as células cancerosas ou criar espaço (no caso de anemia aplástica) no hospedeiro e permitir a reconstituição hematopoética após o regime de condicionamento.[1]

Existem três tipos de transplante: alogênico, autólogo e singênico. No transplante alogênico, a medula óssea é retirada de um doador previamente selecionado por testes de histocompatibilidade e normalmente identificado entre os membros da família ou em bancos de medula óssea. No transplante autólogo, a medula óssea ou as células-tronco periféricas são retiradas do próprio paciente, armazenadas e reinfundidas após o regime de condicionamento. O TMO entre gêmeos idênticos é denominado singênico. Mais recentemente, o transplante com células de cordão umbilical vem sendo empregado em alguns centros, de forma experimental, como fonte de medula óssea.

Os transplantes têm indicação em várias doenças hematológicas, imunológicas, hematológicas, genéticas e oncológicas (Tabela 1). A indicação é baseada no estado clínico do paciente e na evolução da doença. Nas leucemias agudas, o melhor momento é após a obtenção da remissão completa da doença; em outras patologias, o transplante funciona como consolidação da quimioterapia.

A indicação do transplante depende, em geral, da fase da doença em que os pacientes se encontram. A realização do transplante consiste na retirada da medula óssea da crista ilíaca posterior através de

**Tabela 1**  Indicações do transplante de medula óssea

| Doenças onco-hematológicas | Doenças hematológicas | Doenças oncológicas |
| --- | --- | --- |
| Leucemias agudas | Anemia aplástica severa | Tumor de testículo |
| Leucemia mieloide crônica | Anemia de Fanconi | Tumor de mama |
| Síndrome mielodisplásica | Hemoglobinopatias | Tumor de ovário |
| Linfomas não Hodgkin | Talassemia tipo maior | Neuroblastoma |
| Doença de Hodgkin | Aplasia congênita da série vermelha | Tumor de sistema nervoso central |
| Mieloma múltiplo | Hemoglobinúria paroxística noturna | Outros tumores |
| Mieloesclerose aguda maligna | Imunodeficiência severa combinada | |
| | Osteoporose | |
| | Síndrome de Wiskott-Aldrich | |
| | Acidentes de radiação | |

múltiplas aspirações por agulhas ou pela retirada com máquinas de aférese, das células-tronco periféricas estimuladas.

Essas células vão circular na corrente sanguínea e por tropismo (*homing*), e assim, alojam-se na medula óssea iniciando a reconstituição hematopoética do paciente.

Durante duas a três semanas após a infusão da medula, o paciente permanece em aplasia medular intensa (fase em que os leucócitos, os glóbulos vermelhos e as plaquetas permanecem baixos e ainda não ocorreu a enxertia).

A neutropenia severa predispõe a infecções bacterianas, fúngicas, virais e de protozoários. Após esse período, os leucócitos começam a aparecer no sangue periférico, demonstrando a recuperação medular. Esse evento é conhecido como "pega" medular.

Em decorrência do regime de condicionamento, pode ocorrer uma doença conhecida como veno--oclusiva hepática, que consiste na obliteração fibrosa de pequenas vênulas hepáticas e que, algumas vezes, é de curso fatal.

Outra complicação está relacionada à mucosite, que consiste na resposta inflamatória das mucosas oral e gastrointestinal à ação de drogas antineoplásicas, em geral ocorrendo de dois a dez dias após a administração de quimioterapia em altas doses ou de radioterapia corporal total.

Outra complicação de alta mortalidade no transplante é a pneumonia intersticial, principalmente causada por citomegalovírus (CMV). Mais recentemente, a utilização do teste de antigenemia para CMV e para a pesquisa por reação em cadeia da polimerase (PCR) reduziu de forma drástica a mortalidade por pneumonia associada a CMV, anteriormente um problema sério em TMO. Existem marcadores celulares que identificam as células-tronco responsáveis pela recuperação da medula óssea após o transplante; dentre essas, estudamos o antígeno CD34.

## ANTÍGENO CD34

O antígeno CD34 é uma glicoproteína transmembrana de 110 kD expressa nas células progenitoras hematopoéticas (CPH), células endoteliais dos vasos de pequeno calibre e fibroblastos embrionários. As células CD34 positivas representam 1,5 a 3% das células mononucleares de baixa densidade da medula óssea normal e 0,1 a 0,5% das células mononucleares do sangue periférico.[2]

Uma maneira de avaliar a eficácia da coleta de células-tronco periféricas é o estudo da expressão celular de antígenos de superfície, o qual permite detectar células precursoras hematopoéticas e também identificar as principais linhagens celulares.

As células CD34+ compreendem todos os progenitores hematopoéticos que formam colônias de células granulomonocíticas (CFU-GM), eritroides (BFU-E), megacariocíticas (CFU-MK), multilinhagem (CFU-Mix) e blastos (CFU-blasto). As células progenitoras blásticas são capazes de identificar várias linhagens hematopoéticas, assim o transplante autólogo, cujo produto de coleta é rico em células CD34+, pode recuperar a hematopoese normal.

## Aplicações clínicas do CD34

Apesar de a função biológica da glicofosfoproteína CD34 ainda não estar elucidada, a aplicação clínica de anticorpos monoclonais CD34 e das células hematopoéticas CD34+ purificadas já está em ampla e rápida expansão. O CD34 é usado tanto como marcador para o diagnóstico da leucemia e subclassificação como marcador para a quantificação das células--tronco progenitoras no sangue periférico e medula, bem como alvo na purificação imunológica das células-tronco progenitoras em transplante clínico.

As análises por citometria de fluxo de preparações de medula marcada imunologicamente com anticorpo CD34 podem auxiliar no controle de qualidade da medula óssea aspirada e na contagem morfológica diferencial. Isso pode fornecer, especialmente, informação laboratorial importante após processamento da medula óssea *ex vivo*, assegurando número suficiente de células progenitoras no produto a ser transplantado. As vantagens da contagem de células CD34+ sobre a contagem morfológica diferencial e o ensaio de cultura de células hematopoéticas são a sua objetividade e precisão em menor tempo (menos de 24 horas para a obtenção de resultado). A contagem de células CD34+ deve se tornar progressivamente mais automatizada e menos onerosa nos próximos anos. No momento, esse teste ainda não está padronizado entre os laboratórios.

A contagem de células CD34+ no sangue periférico é largamente utilizada para se decidir quando obter células-tronco hematopoéticas mobilizadas do sangue periférico.[3] No período estável, a concentração de células CD34+ no sangue periférico de um adulto normal quase não é detectável, mas, após a mobilização com fatores de crescimento hematopoéticos, com ou sem a mobilização com quimioterapia, a porcentagem de células CD34+ pode aumentar de 1 a 5%. A contagem de células CD34+ prevê a recuperação de células progenitoras, que podem ser coletadas por leucoaférese.

Mesmo com as dificuldades entre laboratórios para a padronização da contagem de células CD34+, não permitindo uma exata estipulação, há um consenso geral de que o valor mínimo varia de 0,5 a $5x10^6$ células CD34+ mobilizadas no sangue periférico/kg do paciente. Esse valor mínimo irá se tornar mais preciso com a disponibilidade de kits de reagentes de CD34 padronizados e específicos para a quantificação de células CD34+, como os já existentes para a contagem de células CD4+.

As células CD34+ se tornaram um importante marcador na coleta de progenitores hematopoéticos para a realização do transplante autólogo de medula óssea. Elevando-se o número de progenitores circulantes, aumenta-se a quantidade que pode ser coletada por leucoaférese. É a denominada mobilização das células.

Apesar de as células-tronco periféricas poderem ser coletadas sem nenhuma tentativa de sua mobilização a partir da medula óssea, a baixa frequência delas no sangue periférico levaria a múltiplas coletas, por vários dias, para alcançar o número adequado de células para o transplante. Antes da disponibilidade de citocinas hematopoéticas, essa metodologia foi utilizada pela Universidade de Nebraska, em Omaha.[4] Ao contrário da coleta durante o período estável, um grupo em Adelaide, Austrália, coletou as células-tronco periféricas durante o rebote após intensa quimioterapia, tirando vantagem do *overshoot* (rebote) transitório das células-tronco periféricas, já que a contagem dos leucócitos é a primeira a subir.

O método primeiramente utilizado não necessitava da administração de quimioterapia, mas havia dificuldade em se determinar o período ideal para a coleta das células; o último método frequentemente fornecia grande número de precursores hematopoéticos em menor número de coletas.

A administração de citocinas hematopoéticas durante a recuperação, após intensa quimioterapia, elevava ainda mais o número de progenitores hematopoéticos circulantes, a níveis até mil vezes maiores do que os encontrados normalmente no sangue periférico. É possível obter números adequados de células em uma coleta de aférese de pacientes tratados com quimioterapia seguida da administração de G-CSF. Nem todos os pacientes mobilizam as células-tronco periféricas; em adição, parece que os ciclos subsequentes de mobilização podem não ser tão efetivos quanto o primeiro. Pacientes com função medular pobre em razão de um extenso envolvimento do tumor ou de um prévio tratamento com agentes tóxicos à medula óssea ou radioterapia são menos suscetíveis a mobilizar altos números de células-tronco periféricas. Um rápido aumento nas contagens do sangue periférico leva a um prognóstico de mobilização bem-sucedida.

Números adequados de células-tronco periféricas podem ser coletados após a mobilização usando citocinas sem a hipoplasia da medula causada pela quimioterapia.[5] Dependendo da dose administrada, os progenitores hematopoéticos circulantes são aumentados em torno de 10 vezes, em 3 a 5 dias após o início do tratamento com citocinas. Isso simplifica a coleta de progenitores hematopoéticos, porque o dia da aférese pode ser marcado de acordo com a conveniência tanto do paciente como da equipe de coleta. A mobilização com citocinas também permite a coleta de progenitores hematopoéticos de doadores alogênicos ou singênicos.

Atualmente, a maioria dos protocolos tem utilizado somente um tipo de citocina hematopoética, tal como o G-CSF ou GM-CSF. Combinações de citocinas podem atingir um aumento ainda maior de progenitores hematopoéticos circulantes. A combinação de SCF (*stem cell factor*) e G-CSF, por exemplo, tem sido estudada em modelos de animais no Fred Hutchinson, em Seattle. Isso resultou em um aumento de 4 a 10 vezes ainda maior de progenitores circulantes comparado ao G-CSF administrado isoladamente. A frequência de progenitores hematopoéticos no sangue dos animais estudados se aproxima dos valores encontrados na medula óssea destes. Esses estudos, se confirmados em humanos, poderão simplificar a coleta de progenitores hematopoéticos periféricos para o transplante e outras terapias celulares.

As vantagens de estratégias particulares de mobilização estão se tornando claras. Pesquisadores do Cancer Research Center Fred Hutchinson descobriram que a mobilização com paclitaxel e ciclofosfamida seguida de G-CSF resultou em uma mobilização melhor do que a atingida com ciclofosfamida e G-CSF, ou pelo G-CSF sozinho.[6] Como as células-tronco periféricas podem ser mobilizadas somente com citocinas hematopoéticas, o melhor para o uso de esquemas com quimioterapia é diminuir simultaneamente a carga tumoral no paciente em antecipação ao transplante. Pacientes com carga mínima de doença no momento do transplante são mais suscetíveis a remissões de longo prazo do que os pacientes com doença volumosa. Estratégias podem ser desenvolvidas com o uso efetivo de medidas para diminuir a carga tumoral com a subsequente coleta de células-tronco periféricas durante o rebote. Células tumorais também podem ser mobilizadas. No entanto, até o momento, não há dados sugerindo que os componentes de células-tronco periféricas coletados durante o rebote da quimioterapia contenham mais ou menos células tumorais que os componentes coletados após a mobilização somente com o uso de citocinas.

Após esse esquema de mobilização, o paciente entra em um período de aplasia, e, com o reinício do aumento de leucócitos, monitora-se o momento certo para a nova coleta dos progenitores hematopoéticos. Anteriormente, a coleta era feita quando a contagem dos leucócitos atingia número em torno de 1.000 a 1.500/mm$^3$. Atualmente, prefere-se a determinação do número de células CD34+. O antígeno CD34 é de particular importância por ser um antígeno de superfície que se expressa em subgrupos de células, incluindo a linhagem linfo-hematopoética e células progenitoras, ou seja, ele é o marcador das células-tronco. Verificou-se que existe uma correlação entre o número de células CD34+ no produto final de células-tronco periféricas colhido após leucoaférese e a recuperação hematopoética do paciente. Admite-se que um número de $2{,}5 \times 10^6$ cel CD34+/kg/paciente seja necessário para obter uma recuperação hematopoética eficaz e sustentada.

Muitas vezes, apesar de a contagem de leucócitos estar em torno de 1.000 a 1.500/mm$^3$, o número de células CD34+ no produto final após a coleta por leucoaférese era baixo. Isso demonstrava que, apesar de a contagem de leucócitos estar aumentando, o número de progenitores circulantes ainda era baixo, não sendo adequado para o início das coletas. Foi verificado que um número de células CD34+ no sangue periférico do paciente tinha correlação com o número de células CD34+ no produto final de células-tronco periféricas colhidas após leucoaférese. Verificou-se que uma pré-determinação das células CD34+ no sangue periférico era um fator determinante para o início da coleta de células pluripotentes. Concluiu-se que quando o número de células CD34+ no sangue periférico estava em torno de 10 cel CD34+/kg era o momento adequado para a coleta das células. Após cada coleta de células pluripotentes é realizada uma nova determinação de células CD34+ na bolsa de produto final, e as sessões de coleta são realizadas até que se atinja um mínimo de $2{,}5 \times 10^6$ cel CD34+/kg do paciente. Caso ocorra uma repentina diminuição do número de células CD34+ após uma sessão de leucoaférese, as coletas são interrompidas e, de acordo com cada paciente, são realizadas novas determinações de células CD34+ no sangue periférico, até que se atinja novamente o mínimo necessário de células para o reinício da leucoaférese. Geralmente, são realizadas de duas a três coletas de células-tronco periféricas por paciente, uma a cada dia, até que se atinja um mínimo de $2{,}5 \times 10^6$ cel CD34+/kg.

Caso não se atinja esse número em três coletas, realizam-se mais coletas até que o número requerido de células seja atingido. Anteriormente, o índice utilizado para determinar a realização de um transplante era o número de células nucleadas totais, que deveria estar em torno de $2{,}5 \times 10^8$ cel/kg/paciente. Com a introdução da realização de transplantes utilizando células-tronco periféricas e com a técnica de determinação de células CD34+, verificou-se que não havia correlação direta entre o número de células nucleadas totais e o número de células CD34+. Como o número de células CD34+ pode funcionar como referência para a coleta de células-tronco periféricas, este tornou-se um índice internacionalmente aceito como refletor do conteúdo hematopoético da medula óssea.

Para que ocorra uma coleta eficiente das células CD34+ no sangue periférico, é necessário induzir a mobilização dessas células da medula óssea para o sangue.

## MOBILIZAÇÃO DAS CÉLULAS PROGENITORAS HEMATOPOÉTICAS

A mobilização das CPH em humanos foi notada inicialmente durante a recuperação hematopoética após uso de quimioterapia mielossupressiva. O fenômeno de mobilização refere-se à habilidade de promover a circulação periférica das CPH que se encontram alojadas na medula óssea, apesar de representarem menos de 0,5% das células sanguíneas em um indivíduo em condições normais, um aumento significativo do número de células CD34+ pode ser alcançado utilizando-se vários esquemas de mobilização.

Os modos mais efetivos de se promover a circulação das células CD34+ envolvem o uso de agentes quimioterápicos e fatores de crescimento hematopoéticos, que podem ser utilizados sozinhos ou associados à quimioterapia. Este último método produz um sinergismo que resulta em uma melhor mobilização das células. O sinergismo foi observado por meio de estudos com unidades formadoras de colônias, cujo incremento foi maior no grupo com quimioterapia e fator de crescimento hematopoético (G-CSF ou GM-CSF).

Acredita-se que as células CD34+ mobilizadas para o sangue periférico são originárias da medula óssea. Sendo assim, uma série de eventos importantes deve ocorrer até que a célula CD34+ alcance a circulação periférica. Inicialmente, a modulação da célula progenitora hematopoética da medula óssea e sua interação com o microambiente medular, seguida da migração da célula em direção aos vasos sinusoides da medula óssea (MO) e, por fim, a passagem pela membrana basal e pela camada de células endoteliais, até alcançar a luz do vaso sanguíneo.

Se interações de adesão das CPH são responsáveis pela sua ancoragem no interior da MO, estas mesmas interações deverão ser rompidas para que as células possam adquirir a propriedade de migrar para os sinusoides. Uma grande quantidade de moléculas de citoadesão está presente nas células hematopoéticas, são as chamadas CAM (*cell adhesion molecules*), e seus respectivos ligantes encontram-se nas células do microambiente e da matriz celular.

Uma mobilização eficiente não é alcançada somente com o evento do estímulo inicial às moléculas de adesão: é necessário que haja uma sinalização cooperativa, gerada por meio do uso de fatores de crescimento (G-CSF e GM-CSF). Além disso, os fatores de crescimento atuam sinergisticamente, levando a um aumento da proliferação celular.

Com o desenvolvimento dos fatores de crescimento, não houve mais a necessidade de utilizar a quimioterapia mielossupressiva isolada para a mobilização.

Vários estudos sugerem que a utilização de fatores de crescimento, como o G-CSF ou o GM-CSF, juntamente com a quimioterapia mielossupressiva, promove uma melhor mobilização e uma diminuição da mielotoxicidade. A dose de G-CSF usada em conjunto com a quimioterapia varia de 3 a 12 mcg/kg/dia, iniciada no dia seguinte ao término da quimioterapia de mobilização e sustentada até o término da coleta das células progenitoras por leucoaférese. O GM-CSF foi a primeira citocina que mostrou um aumento no número de células mobilizadas quando associada à quimioterapia, mas, atualmente, é menos utilizada na prática clínica por causa de seus efeitos colaterais, que incluem febre, alteração da pressão arterial e dor óssea.

## COLETA

A medula óssea pode ser coletada a partir das cristas ilíacas com o emprego de agulhas de Thomas.[7] Normalmente, o doador é colocado em decúbito ventral sob anestesia peridural ou geral, e, a seguir, faz-se múltiplas punções das cristas ilíacas. A medula óssea é colocada em meio de cultura (TC199) heparinizado e filtrado para remoção de espículas ósseas e gordura. O produto final fica pronto para a infusão intravenosa no receptor. Por causa da diferença existente entre o tamanho das células da medula óssea, é possível realizar a centrifugação para a separação das células.

A medula separada consiste de três frações: no topo, o plasma rico em plaquetas, a camada leucoplaquetária (*buffy coat*) na fração abaixo, e as células vermelhas sedimentadas na outra porção em contato direto com o *buffy coat*.

### Procedimento de coleta de medula óssea

Até 1994, a conduta era coletar uma unidade de sangue autólogo do doador de medula óssea alogênico para evitar os riscos de transfusão de sangue. Posteriormente, com um controle mais rígido das funções hemodinâmicas pelo anestesista, deixamos de coletar a unidade autóloga. Uma série de exames pré-coleta de medula óssea é realizada no ambulatório para avaliar o estado clínico e possíveis doenças que possam aumentar os riscos anestésicos. Os exames solicitados são hemograma com plaquetas, coagulograma, ALT e AST, ureia e creatinina, sódio, potássio, sorologia para HIV 1 e 2, sorologia para HTLVI e hepatites tipos B e C.

O doador de medula óssea geralmente é admitido na unidade de TMO na noite anterior ao procedimento. Após a admissão e a checagem dos exames pré-operatórios, o doador é mantido em jejum para a coleta no centro cirúrgico. A coleta de medula óssea descrita a seguir segue a metodologia utilizada em Seattle. A metodologia clássica inclui instrumental desenvolvido por técnicos do Fred Hutchinson Cancer Research Center e da Universidade de Washington (Seattle, Washington).

Todo procedimento de coleta da medula óssea é realizado em centro cirúrgico. Antes da aspiração, as seringas são embebidas em uma solução contendo soro fisiológico 0,9% (aprox. 300 mL associado com heparina 10.000 UI). Duzentos mL da solução vão para um béquer de inox e o restante é utilizado para a lavagem prévia das agulhas (100 mL). Anteriormente, era utilizado o meio TC-199 em lugar do soro fisiológico. Este foi abandonado por causa de uma maior possibilidade de contaminação do produto com esse meio de cultura.

Dá-se início aspirando a região das cristas ilíacas com o paciente em decúbito ventral. A agulha é inserida inicialmente na pele e posteriormente dentro do osso ilíaco. Aspiramos aproximadamente 5 a 7 mL de cada vez. A seringa e a agulha contendo a medula óssea são retiradas ao mesmo tempo e dirigidas para o instrumentador, que verte a medula óssea dentro do béquer de inox e lava-a cuidadosamente na solução contendo soro fisiológico com heparina, para evitar a formação de espuma. A seguir, a agulha é devolvida à mesa cirúrgica. A cada vez que a agulha é inserida na pele, ela é rodada para uma nova área a fim de não atingir o mesmo orifício. Quatro a cinco perfurações na pele são realizadas, acompanhando a curvatura das cristas ilíacas posteriores superior e inferior, em ambos os lados, com as agulhas.

No interior das cristas ilíacas, abaixo da pele, são realizadas aproximadamente cem punções. O cálculo aproximado de volume a ser coletado é de 10 a 15 mL/kg de medula óssea do doador ou um mínimo de $2,0 \times 10^8$ cel/kg do receptor.

Em casos em que iremos proceder ao tratamento da medula óssea, é imperativo que se colha um número mínimo de células. Nesse caso, fazemos uma contagem da medula óssea (número de leucócitos) para avaliar o número aproximado de células coletadas até um dado momento, e, a seguir, faz-se uma projeção até o término da coleta da medula óssea.

Após a coleta do volume desejado (10 a 15 mL/kg), a medula óssea é filtrada em filtros de 0,22 e 0,33 μ de diâmetro, respectivamente. Amostras de medula óssea são obtidas para cultura e contagem de células. Após toda a filtragem, a medula óssea é transferida para bolsas de sangue descartáveis. O volume final de medula óssea é obtido pelo volume final descontado da solução contendo SF e heparina. A medula óssea é enviada imediatamente para o quarto do receptor pelo médico-assistente e administrada de maneira intravenosa pelo cateter de longa permanência tipo Hickman. Não é necessário o uso de filtros nos equipos de infusão. O tempo médio do procedimento é de duas horas no centro cirúrgico.

### Coleta de células progenitoras hematopoéticas periféricas

Os separadores celulares são utilizados clinicamente para coletar plaquetas e granulócitos e tam-

bém as CPH do sangue periférico. Dentre os disponíveis comercialmente, pode-se citar a Fenwall CS3.000 (Baxter, Health Care, Deerfield, IL, USA), a Haemonetics MCS Plus (Haemonetics Corporation, Braintree, MA, USA) e a COBE SPECTRA (COBE Laboratories, Lablewood, CO, USA). Todos mostram-se efetivos na coleta de células progenitoras. Os equipamentos diferem quanto ao grau de automatização e à natureza do componente coletado, que pode variar no volume final, no conteúdo de células vermelhas e no conteúdo de granulócitos. De acordo com o tipo de equipamento, essas características podem ser ajustadas pelo operador.[8]

O acesso venoso utilizado nos procedimentos de leucoaférese é feito geralmente através da veia periférica de grande calibre, principalmente a antecubital. Entretanto, como resultado da quimioterapia e da transfusão de hemocomponentes, grande parte dos pacientes apresenta esclerose desse vaso. Nessa situação, o acesso venoso é feito por intermédio de cateteres instalados em vasos de maior calibre (Hickman, Perm-a-cath).

A duração, a frequência e o momento dos procedimentos de coleta das CPH periféricas dependem das características do equipamento utilizado, das características dos pacientes e do tipo de protocolo terapêutico.

## CÉLULAS DO CORDÃO UMBILICAL

Nos últimos anos, foi descrito que o sangue do cordão umbilical pode ser uma fonte rica de CPH, sendo usado em substituição à medula óssea. O método de coleta do sangue de cordão umbilical é fácil e seguro, não acarretando nenhuma sequela para o recém-nascido ou para a mãe. Após o nascimento do neonato, coleta-se o sangue do cordão umbilical de maneira estéril e deixa-se que ele flua espontaneamente para um recipiente apropriado. Realiza-se a ordenha do cordão retirando o máximo possível de células. Realizam-se também várias punções nas veias da placenta. Todo o conteúdo obtido é transferido para uma bolsa estéril e encaminhado ao laboratório de criopreservação de medula óssea.

São realizados controles antes do parto com os seguintes exames: HIV1 e 2, HbsAg, HTLVI-II, HCV, CMV, sífilis, anti-HBC e EBV. No produto de coleta de células do cordão são realizados tipagem HLA, teste de esterilidade, análise de células CD34+ e cultura de progenitores hematopoéticos.

O produto obtido na coleta do sangue de cordão umbilical é transferido para bolsas especiais de congelamento e acrescido de igual volume de solução criopreservante contendo 20% de dimetilsulfóxido, 40% de meio de cultura e 40% de albumina humana. As células são congeladas em câmara de congelamento programável.[9]

## INFUSÃO DAS CÉLULAS CRIOPRESERVADAS

A infusão da medula óssea ou das *stem cells* criopreservadas segue a mesma rotina. Quando se inicia o condicionamento para o TMO, o laboratório de criobiologia é avisado. É recomendado que se faça uma checagem prévia de onde se localizam as células dentro do freezer no dia anterior ao procedimento, para não haver surpresas e demora na hora da abertura deste. Por serem de ultrabaixa temperatura, eles não devem ser abertos muitas vezes ao dia por causa do risco de elevação da temperatura e consequente dano celular. As células devem ser acondicionadas em recipientes que suportem nitrogênio líquido.

Doze horas antes da infusão, o paciente deve receber uma hidratação com aproximadamente 1,5 L/m² divididos como 750 mL/m² com o SG a 5% e 750 mL/m² como SF a 0,9%, acrescidos de 1 ampola de KCL 19,1% para cada litro de SF. Caso o paciente esteja recebendo NPP, o volume pode ser descontado do total. Em adultos, deve ser mantido um volume urinário de 100 mL/h, em crianças, o volume urinário deve ser de 3-4 mL/kg/h.

Os sinais vitais devem ser avaliados em intervalos de 30 minutos aproximadamente, durante a infusão das células. Em crianças, o odor do DMSO liberado pela sudorese e respiração tende a provocar náuseas e vômitos. Recomendamos uma pré-administração de antieméticos antes da infusão das células em pacientes pediátricos. O paciente e seu acompanhante devem ser informados sobre a ação hemolisante do DMSO, e a urina do paciente poderá adquirir uma coloração avermelhada característica, prolongando-se por várias horas. É importante lembrar que o máximo de volume tolerado pelo paciente é de 10 mL/kg, e, portanto, naquelas bolsas criopreservadas cujo volume total ultrapassa 10 mL/kg, recomenda-se a infusão em dois dias consecutivos para minimizar os efeitos de sobrecarga de volume.

## COMPLICAÇÕES RESPIRATÓRIAS APÓS O TRANSPLANTE DE MEDULA ÓSSEA

A despeito da melhora nos transplantes de medula óssea, as infecções permanecem como uma complicação fatal em razão da imunossupressão e doença do enxerto contra o hospedeiro (*graft-versus--host disease* – GVHD).

Pneumonia intersticial idiopática é definida como a presença de infiltrados multilobulares difusos e sem vírus ou outro patógeno identificado. A incidência é de 20 a 54% e a mortalidade varia de 60 a 75%.[10,11]

Chen et al. relataram a experiência do grupo Seattle em 2.164 pacientes submetidos a transplante, em que 341 (25%) apresentaram pelo menos um episódio (78%), 2 ou 3 episódios (19%) ou mais de quatro episódios (3%) após a alta hospitalar, nos primeiros dois anos de seguimento.

As estratégias para prevenir a pneumonia tardia incluem a monitorização para os sinais precoces de infecção do trato respiratório e antigenemia para CMV relizada uma vez por semana até o dia +120 pós-transplante ou até o final da imunossupressão. Os pacientes submetidos a transplante alogênico de medula devem receber profilaxia para *Pneumocystis carinii* até seis meses após o término da imunossupressão.[12] O emprego de pentamidina na forma de aerossol não se mostrou eficaz.[13]

A infecção por CMV é manifestada pela seroconversão ou excreção viral. A incidência é de 50% após transplante alogênico de medula óssea, sendo rara após o transplante autólogo. Os principais fatores de risco para o desenvolvimento da doença por CMV incluem: a seropositividade do doador em receptor negativo, DECH aguda, a excreção de CMV, o emprego de radioterapia corporal total, a medula óssea depletada de células T e o emprego de globulina antitimocítica.

A pneumonia por CMV, que no passado era responsável por 57% das complicações fatais respiratórias, reduziu-se drasticamente para níveis de 2,4 e 2,7% no primeiro e quarto anos pós-transplante, respectivamente, independentemente do status sorológico.[14] A prevenção da doença por CMV, a detecção precoce através de antigenemia (pp65) e a terapia preemptiva parecem ser efetivas.[15] A doença por CMV tardia vem aumentando em razão da monitorização prolongada, e as estratégias incluem o acompanhamento e o tratamento preemptivo[16] ou o emprego de drogas anti-CMV orais (p. ex., valganciclovir) que estão em estudos. O tratamento na fase aguda é feito com ganciclovir sódico na dose de 5 mg/kg duas vezes ao dia, por duas semanas consecutivas, associada a imunoglobulina. Nessa fase, é importante também o acompanhamento pela fisioterapia para a recuperação motora e respiratória desses pacientes.

A limitação do ganciclovir está no desenvolvimento da neutropenia.[17] O foscarnet sódico é uma alternativa aos pacientes que desenvolvem a neutropenia, entretanto essa droga é muito nefrotóxica.

Outros patógenos incluem os fungos com uma incidência de 18 a 55%.[14] Duas espécies respondem pela maioria dos casos: *Candida* e *Aspergillus*. A contaminação por *Candida* sp. é frequente em fluidos orgânicos e esta deve ser diferenciada da pneumonia por fungos. A infecção por *Aspergillus* é mais séria, e os achados radiológicos incluem o aparecimento de nódulo único ou múltiplos cavitados.

A disseminação para o sistema nervoso central é comum, e atenção especial deve ser dada à pele em razão da presença de lesões necróticas ou, às vezes, violáceas (comuns na fusariose). Damos preferência à biópsia a céu aberto para identificação do patógeno na lesão pulmonar e, sempre que as condições do paciente permitirem, a ressecção da lesão na tentativa de remover o tecido contaminado com *Aspergillus*. O tratamento requer o emprego de anfotericina B em altas doses, geralmente de 3 a 5 mg/kg do receptor. Mais recentemente, empregamos as anfotericinas B liposomal ou de dispersão coloidal, que apresentam um menor perfil de toxicidades renal e hepática. A aspergilose está associada ao dano alveolar difuso com hemorragia, sendo comum este achado em material de necropsia. O aparecimento é comum em pacientes idosos, que evoluem com dispneia, hemoptise e imagens radiológicas mostrando opacidade difusa em um ou ambos os pulmões. Durante esse período, o paciente apresenta febre e mucosite severa.

O evento final é de uma síndrome de angústia respiratória, e os pacientes se encontram em ventilação mecânica assistida. Portanto, recomendamos a realização de prova de função respiratória em pacientes que já realizaram radioterapia no tórax e naqueles com história de tabagismo relevante. Em uma grande série do grupo de Seattle com 1.297 pacientes, observou-se que aqueles com alteração da prova de função pulmonar tiveram maior associação com falência respiratória e óbito.[15]

Outra causa de complicação respiratória é a GVHD. Na forma aguda, acomete pele, fígado, intestino e, nos pulmões, a expressão é da bronquiolite obliterante. Esta ocorre depois de 6 a 12 meses após o transplante de medula. As queixas clínicas são tosse seca e dispneia aos esforços. Ao exame físico, observa-se a presença de estertores crepitantes fixos nos pulmões. Os testes de função pulmonar mostram obstrução das vias aéreas e redução da capacidade de difusão do monóxido de carbono. O diagnóstico é feito por meio de biópsia a céu aberto, e o tratamento inclui emprego de esteroide associado à ciclosporina A ou ao micofenolato de mufetil. A mortalidade em três anos da bronquiolite é de 65%.[18]

Uma abordagem aos pacientes com complicações pulmonares seria: se a febre se desenvolve e o paciente não tem sintomas ou sinais de pneumonia e este está neutropênico, a medida mais comum é a introdução de antibiótico e terapia empírica. Se infiltrado pulmonar se desenvolve, com sinais de congestão pulmonar, a recomendação é empregar diurético de maneira vigorosa. Entretanto, se existem sinais de pneumonia, então procede-se ao lavado broncoalveolar ou à biópsia de pulmão. Em nosso centro, damos preferência à biópsia pela possibilidade de estabelecer o diagnóstico causal.

Atualmente, com as cirurgias vídeo-assistidas, o trauma operatório reduziu-se muito. Para aqueles pacientes com diagnóstico de aspergilose, recomendamos a ressecção cirúrgica sempre que possível, associada ao emprego de anfotericina liposomal.

## RESULTADOS CLÍNICOS

Milhares de transplantes de medula óssea (TMO) foram realizados nos últimos quinze anos e a maior experiência se concentra nas leucemias linfoblásticas, mieloide aguda, mieloide crônica, anemia aplástica severa e linfomas.[19]

Os resultados do TMO nas leucemias resumem-se em: para a leucemia linfoide aguda, a sobrevida é de 51% em primeira remissão e de 40% em segunda remissão, com TMO alogênico.[20] Na leucemia mieloide aguda, os resultados dependem do estágio da doença. A sobrevida para a primeira remissão (56%) e segunda remissão (38%) é animadora.[21] A leucemia mieloide crônica (LMC) teve uma grande alteração desde a aprovação do medicamento mesilato de imatinibe, em 2001. Esse inibidor da tirosino-quinase (TQ) bloqueia a ação da enzima e impede a expressão do rearranjo bcr-abl, responsável pelas alterações moleculares da leucemia.

Desde a introdução do medicamento para uso clínico, o número de transplante para essa doença caiu drasticamente em razão dos resultados expressivos de resposta hematológica (90%), citogenética (40%) e molecular (19%). Desse modo, as indicações para a LMC são para os pacientes com menos de trinta anos com um irmão doador idêntico.

O transplante alogênico é a terapêutica de escolha para pacientes jovens com anemia aplástica grave. A sobrevida é melhor para pacientes com menos de 16 anos (73%) do que para aqueles com mais de 50 anos (50%).[22,23]

O autotransplante para a doença de Hodgkin é a terapêutica recomendada nos 20 a 30% dos pacientes que falham à quimioterapia convencional com quimioterapia isolada ou associada à radioterapia.

Recentemente, uma nova modalidade de transplante vem ganhando espaço. Ainda de forma experimental, o uso de condicionamento com doses não mieloablativas e a imunomodulação pós-transplante podem tornar os transplantes de medula óssea mais seguros e com melhores resultados.

# FISIOTERAPIA NO TRANSPLANTE DE MEDULA ÓSSEA

JACQUELINE EVANI SANTOS DE OLIVEIRA LIMA

O TMO tem sido cada vez mais empregado como tratamento para uma variedade de doenças onco-hematológicas. Avanços importantes têm ocorrido na tecnologia e no manejo deste tipo de paciente, desde que o primeiro TMO foi empregado para o tratamento de leucemia aguda no início da década de 1970.

Esse é um procedimento que não está isento de problemas que causam impacto no curso do transplante e no seguimento do pós-transplante.

Abordaremos a seguir as alterações no sistema respiratório e musculoesquelético decorrentes do curso clínico do TMO, assim como o tratamento fisioterapêutico existente para esse tipo de paciente.

## REPERCUSSÕES DO TRANSPLANTE DE MEDULA ÓSSEA

As maiores complicações relacionadas ao TMO são decorrentes dos efeitos do tratamento administrado ao paciente.

- Fase pré-transplante: tem como objetivo erradicar o clone maligno, provocar imunossupressão evitando a rejeição da medula a ser infundida. São utilizadas altas doses de quimioterápicos associadas ou não à radioterapia. A severidade dos efeitos colaterais pode ser maior em razão da terapia prévia. Nessa fase, é comum o paciente apresentar náuseas, vômitos, queda de cabelo, conjuntivite, hiperpigmentação da pele e mucosites, mesmo com o controle da doença de base.
- Fase de TMO imediato: fase crítica em que a medula doente está sendo destruída e a medula infundida ainda não iniciou a produção celu-

lar. Há riscos de infecção bacteriana nas lesões mucosas e sangramentos de traumas.
- Fase de TMO intermediário: nessa fase já ocorreu a enxertia ou pega medular; o início da produção celular na medula infundida acontece em torno de 15 a 35 dias após o TMO. A pega é considerada adequada quando ocorre entre 15 e 21 dias pós-TMO e tardia quando ocorre entre os dias 22 e 35 pós-TMO. A produção hematopoética da medula infundida aumenta lenta e progressivamente, tornando-se sólida em torno de um ano, quando o paciente retorna às suas atividades normais.

A GVHD é a principal complicação do TMO alogênico e acomete cerca de 40% dos pacientes que receberam medula compatível e 70% dos que receberam medula parcialmente compatível. Essa doença é caracterizada por reação imunológica dos linfócitos T do doador contra os antígenos expressos nas células do hospedeiro. Essa situação ocorre dentro dos cem primeiros dias pós-transplante em sua forma aguda e após cem dias em sua forma crônica, as reações acometem principalmente três órgãos-alvo: pele, intestino e fígado.

A terapia e o prognóstico da GVHD são baseados no grau de acometimento individual de cada órgão.

## TRANSPLANTE DE MEDULA ÓSSEA *VERSUS* SISTEMA RESPIRATÓRIO

A incidência de complicações pulmonares é bastante alta e ocorre em 40 a 60% dos pacientes após o TMO. Essas complicações são decorrentes principalmente dos efeitos do tratamento administrado ao paciente, durante o período de imunossupressão prévia ou imediatamente após a enxertia, sendo as maiores causas de morbidade e mortalidade nestes. A maioria dessas complicações é vista no grupo de transplante alogênico.

As complicações pulmonares dependem de vários fatores, como quimioterapia intensiva associada com irradiação total, pneumonites infecciosas e não infecciosas e recidivas.

- Fase neutropênica: fase imediatamente após o transplante, em que há um período de neutropenia nas últimas 2 a 3 semanas. Nessa fase, as complicações pulmonares são predominantemente fúngicas (p. ex., aspergilose). Outras complicações incluem hemorragia alveolar difusa, edema pulmonar e toxicidade por drogas.
- Fase precoce: nessa fase, as complicações ocorrem em aproximadamente até cem dias após o transplante, sendo as duas principais complicações o CMV e o *Pneumocistis carinii*.
- Fase tardia: as complicações ocorrem nessa fase em aproximadamente cem dias após o transplante. Nesse estágio, são encontradas a bronquiolite obliterante, bronquiolite obliterante com organização (BOOP) e GVHD crônica não infecciosa. Nesta última, quando está associada a quadro de diarreia, pode ocorrer albuminemia com consequente redução da pressão oncótica intravascular que, quando associados a uma disfunção cardíaca usualmente comum após a administração de quimioterápicos cardiotóxicos em altas doses, pode precipitar o aparecimento de edema pulmonar agudo, levando a quadros de insuficiência respiratória de grau variado de acordo com a intensidade da agressão dos fatores desencadeantes.

Além desse fator, estão também relacionadas ao aparecimento de edema agudo pulmonar as presenças de doença hepática veno-oclusiva, sendo, nesse caso, associado a derrame pleural, assim como a quadros sépticos, GVHD aguda e síndrome do desconforto respiratório agudo (SDRA).

## REPERCUSSÕES DO TRANSPLANTE DE MEDULA ÓSSEA NO SISTEMA MUSCULOESQUELÉTICO

A fadiga muscular é uma queixa comum entre os pacientes que se submetem a esse tipo de procedimento, podendo estar relacionada com a secreção de substâncias tumorais capazes de alterar a bioquímica e fisiologia dos músculos esqueléticos, ou até mesmo como resposta inflamatória da defesa contra o tumor, podendo estar associada à redução da síntese e ao aumento da degradação de proteínas musculares. Essa queixa também pode estar associada à depressão da atividade contrátil dos músculos esqueléticos, sendo a causa dessa depressão ainda obscura na literatura atual.

A miopatia associada ao uso de corticosteroides pode se apresentar de duas formas:

- Forma aguda: ocorre por causa da administração de altas doses de corticoide em um curto espaço de tempo, ocorrendo fraqueza muscular generalizada de rápida instalação, levando o paciente a um quadro de prostração intensa.
- Forma crônica: neste caso, a fraqueza muscular apresenta início insidioso, indolor e simétrico gerando atrofia principalmente do grupo de músculos com fibras tipo IIb. As fibras do tipo I (vermelhas) são menos atingidas. Porém, com a progressão da miopatia e da atrofia, essa fraqueza torna-se generalizada atingindo da mesma forma esse tipo de fibra muscular, gerando uma redução do desempenho motor para marcha e posição ortostática. Tanaka et al., em 1999, demonstraram que a fraqueza e a fadiga muscular podem ser reduzidas com a administração de exercícios físicos programados. Estudo realizado por Mello, em 2001, avaliou a eficácia de um programa de exercícios sobre a força muscular de pacientes submetidos a TMO, e demonstrou que a atividade física programada aumentou a força muscular de pacientes que eram submetidos a transplante alogênico.

Esses estudos mostram uma tendência a total indicação do exercício físico, tanto no período pré como no pós-transplante.

## TRATAMENTO FISIOTERAPÊUTICO NO TRANSPLANTE DE MEDULA ÓSSEA

Os principais objetivos no tratamento desses pacientes são manter estabilidade do sistema respiratório no que diz respeito à permeabilidade de vias aéreas, assim como uma ventilação pulmonar adequada. Paralelamente, preconiza-se a mobilização global precoce na tentativa de minimizar os efeitos deletérios desse procedimento no sistema musculoesquelético.

## FISIOTERAPIA NO PERÍODO PRÉ-TRANSPLANTE

Nessa fase, o atendimento ao paciente se baseia em orientações gerais em relação ao procedimento que será realizado, assim como na realização de exercícios respiratórios reexpansivos (cinesioterapia respiratória – exercícios diafragmáticos sustentados) e desobstrutivos (manobras de higiene brônquica, drenagem postural, manobras de vibrocompressão, aceleração de fluxo expiratório etc.) na tentativa de manter vias aéreas pérvias, realizando treino de tosse, minimizando dessa forma os problemas respiratórios após o procedimento, assim como de fisioterapia motora intensiva com o intuito de se manter o máximo de trofismo muscular para que tenhamos menos perda de força no período pós-transplante.

## FISIOTERAPIA NO PERÍODO PÓS-TRANSPLANTE

Nesse período, estão indicados todos os exercícios reexpansivos (Figura 1), assim como poderíamos incluir exercícios com pressão positiva escolhidos de acordo com o quadro clínico do paciente. É possível citar como exemplos a ventilação com pressão positiva intermitente (VPPI) para mobilização de secre-

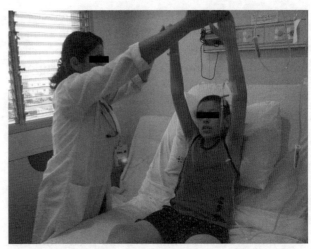

**Figura 1** Paciente realizando cinesioterapia para reexpansão pulmonar.

ções ou CPAP/BiPAP para reexpansão pulmonar e de higiene brônquica. Vale salientar que a indicação correta do CPAP (insuficiência respiratória hipoxêmica) e BiPAP (insuficiência respiratória hipercápnica) é de extrema importância para o bom aproveitamento da terapêutica com ventilação não invasiva.

Devem ser estimulados os exercícios para manutenção e/ou aumento de tônus da musculatura esquelética, sendo, nesse caso, de bastante utilidade os exercícios isométricos em pacientes que não conseguem ter uma mobilidade ativa não satisfatória, assim como exercícios ativo-assistidos, ortostatismo assim que possível e deambulação precoce, na tentativa de obter o máximo da capacidade cardiovascular e musculoesquelética desse paciente.

# VENTILAÇÃO MECÂNICA NO TRANSPLANTE DE MEDULA ÓSSEA

JACQUELINE EVANI SANTOS DE OLIVEIRA LIMA

O TMO representa uma importante terapia de cura para diversas doenças hematológicas.[3] A sobrevida varia de 25 a 40% para pacientes com leucemia.[3,4]

Complicações pós-transplante são frequentes e, geralmente, requerem admissão na unidade de terapia intensiva (UTI) e entubação prolongada, fatores estes que aumentam a taxa de mortalidade entre esses indivíduos.[7]

Dentre as complicações pós-transplante, pode-se citar: GVHD, toxicidade pela radiação, choque séptico, mucosite, reações adversas a drogas e infecção respiratória.

A pneumonia é uma das complicações mais frequentes em pacientes neutropênicos, com incidência variando de 30 a 40%.[1]

Em grande parte dos casos, essas complicações podem evoluir para a necessidade de ventilação mecânica invasiva (VMI) ou não invasiva (VMNI), piorando ainda mais a sobrevida desse grupo de pacientes. Shuster[8] mostrou aumento na mortalidade entre indivíduos com doenças hematológicas, porém não transplantados, que necessitaram de suporte ventilatório prolongado.

Em estudo prévio, Huaringa[7] constatou que, em pacientes transplantados que evoluíram com insuficiência respiratória e necessidade de ventilação mecânica, o prognóstico e a sobrevida diminuíram drasticamente. Observou também que o tempo de intervalo entre o TMO e a VMI é um importante fator de pior prognóstico, ou seja, pacientes que necessitaram de VMI após 10 dias do TMO, geralmente, por desenvolverem infecções ou hemorragia alveolar difusa, tiveram pior prognóstico do que os pacientes que necessitaram da VM no primeiro mês do TMO.

Alguns estudos comprovam que no período pré-operatório podem ser identificados alguns fatores de risco para desenvolver insuficiência respiratória, dentre eles: idade avançada, malignidade da doença e tipo de transplante.[4,7]

Além disso, a severidade do distúrbio respiratório agudo é mais importante para determinar o prognóstico do que o tipo de tumor.[3]

## FUNDAMENTOS DA VENTILAÇÃO MECÂNICA

A assistência ventilatória pode ser definida como a manutenção da oxigenação e/ou da ventilação de pacientes portadores de insuficiência respiratória aguda de maneira artificial, até que estes tenham condições de respirar sem auxílio.

As indicações para o suporte ventilatório na insuficiência respiratória aguda podem estar presentes no paciente com câncer internado na UTI. São elas:

- Ineficácia da oxigenação arterial.
- Ineficácia na remoção do $CO_2$.
- Ineficácia para manter via aérea pérvia.
- Inabilidade de manter higiene brônquica.

Desde o início do uso de ventiladores mecânicos, há aproximadamente sessenta anos, avanços nas técnicas ventilatórias e equipamentos sofisticados têm permitido melhores resultados no manejo de pacientes com câncer.

Inúmeros são os modos ventilatórios; entretanto, o melhor modo de ventilação para o paciente oncológico ou qualquer outro paciente dependerá da fisiologia de base e da adaptação do paciente ao ventilador e menor dose de sedação.

O ajuste do ventilador deve ser feito diariamente e determinado pela resposta ao tratamento, sinais clínicos e gasometria arterial.

Atualmente, há maior tendência para utilização da modalidade pressão controlada, por assegurar menor risco de barotrauma pulmonar e melhor sincronia paciente-ventilador.

A ventilação à pressão controlada caracteriza-se pela manutenção de uma pressão pré-determinada durante toda fase inspiratória, a qual é finalizada por um critério de tempo. É indicada a pacientes com instabilidade alveolar, como no edema agudo de pulmão, síndrome do desconforto respiratório do adulto (SDRA) e hemorragia alveolar, situações que podem ocorrer no pós-operatório de TMO.[5]

Em 2000, a Acute Respiratory Distress Syndrome Network publicou um estudo multicêntrico, prospectivo, randomizado e controlado com 861 pacientes com lesão pulmonar aguda, demonstrando diminuição na taxa de mortalidade de 39,8 para 31% em pacientes ventilados com volumes correntes mais baixos. Além desse, vários outros estudos também mostraram os mesmos índices, sendo atualmente preconizado estratégias ventilatórias protetoras.

As estratégias ventilatórias protetoras visam proteger as unidades alveolares, evitando a hiperdistensão e o barotrauma. Além disso, promovem recrutamento alveolar, prevenindo atelectasias e diminuição das áreas de *shunt*.

Uma das complicações pulmonares de pacientes oncológicos é a hemorragia pulmonar. Está comumente associada à infecção pulmonar, principalmente fúngica, mas também pode ocorrer no pós-operatório do TMO, que é provavelmente de causa inflamatória e coincide com a recuperação da célula branca.[6] Seu quadro clínico caracteriza-se pela presença de tosse, dispneia, hipoxemia e consolidação difusa no radiograma de tórax.

A mortalidade de pacientes com hemorragia alveolar difusa pós-transplante é alta, podendo chegar a 75%, e são poucos os estudos que abordam esses pacientes.[3]

## VENTILAÇÃO MECÂNICA NÃO INVASIVA

A VMNI (Figura 2) vem se tornando cada vez mais um método de escolha, por ser aplicado de

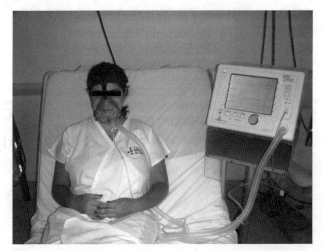

**Figura 2** Ventilação mecânica não invasiva.

forma não invasiva e assim reduzir os efeitos deletérios da VMI.

Já é comprovado na literatura que a VMNI reduz a necessidade de entubação orotraqueal nas exacerbações da doença pulmonar obstrutiva crônica (DPOC), e estudos recentes tentam mostrar sua eficácia em outras causas de insuficiência respiratória aguda, como pode ocorrer no pós-operatório de TMO.

Hilbert[1] realizou um estudo randomizado para avaliar a eficácia da utilização precoce do CPAP (*continuous positive airway pressure*) em pacientes imunossuprimidos, dos quais evoluíram em insuficiência respiratória aguda. As causas da imunossupressão incluíam TMO, doenças hematológicas, quimioterapia e HIV. Hilbert concluiu que, nesse grupo de pacientes, o uso precoce no CPAP está associado a reduções importantes nas taxas de IOT e mortalidade.

Gregg et al.[9] estudaram a eficácia do CPAP em dez pacientes imunossuprimidos que evoluíram com pneumonia, e a entubação orotraqueal foi evitada em sete desses pacientes.

São poucos os estudos que abordam os resultados benéficos do CPAP em pacientes neutropênicos após TMO e altas doses de quimioterapia. Entretanto, sabemos que a ventilação mecânica correlaciona-se com pior prognóstico, conforme discutido anteriormente, e deve ser evitada. Dessa forma, a VMNI deve ser usada para evitar a entubação orotraqueal e VMI, preservando assim os mecanismos de defesa de vias aéreas, principalmente nesse grupo de pacientes que frequentemente evoluem com mucosites e pneumonia associada à VMI.

- Vantagens:
  - Preserva a fisiologia das vias aéreas superiores, deglutição e fala.
  - Fácil instalação e descontinuação da ventilação mecânica.
  - Menor risco de pneumonia nosocomial.
- Efeitos fisiológicos da VMNI:
  - ↑ capacidade residual funcional.
  - ↓ espessura da membrana respiratória.
  - Aumento da complacência pulmonar.
  - Aumento da oxigenação arterial.
  - Diminuição do trabalho respiratório.
  - Melhora das trocas gasosas.

Resumidamente, o uso da VMNI em pacientes imunossuprimidos, conforme estudos recentes, apresenta os mesmos efeitos benéficos, como redução da necessidade de entubação orotraqueal (EOT), tempo de internação em UTI e hospitalar. A VMNI apresenta inúmeras vantagens, diminuindo as lesões de vias aéreas superiores, como ulceração, edema, hemorragia e estenose, importante principalmente nos pacientes oncológicos que já apresentam plaquetas baixas com maior risco de sangramento. Além disso, diminui o risco de pneumonia e sinusite associada a ventilação mecânica, hipotensão frequente ao instalar a VM e necessidade constante de sedação.

## REFERÊNCIAS BIBLIOGRÁFICAS

1. Hilbert, et al. Noninvasive continuous positive airway pressure in neutropenic patients with acute respiratory failure requiring care unit admission. Crit Care Med 2000;28:3185-90.
2. Armitage JO. Bone marrow transplantation. N Engl J Med 1994;330:827-38
3. Shaw A, Weavind L, Feeley T. Mechanical ventilation in critically ill cancer patients. Curr Opin Oncol 2001;13:224-8.
4. Crawford SW, Schwartz DA, Petersen FB, Clark JG. Mechanical ventilation after marrow transplantation: risk factors and clinical outcome. Am Ver Respir Dis 1998;137:682-7.
5. Mckibben AW, et al. Pressure controlled and volume cycled mechanical ventilation. Chest 1996;17:395-10.
6. Metcalf, et al. Corticosteroids as adjunctive therapy for diffuse alveolar hemorrhage associated with bone marrow transplantation. Am J Med 1994;96:327-34.
7. Huaringa, et al. Outcome of bone tranplantation patients requiring mechanical ventilation. Crit Care Med 2000;28:1014-7.
8. Schuster DP, Marion JM. Precedents for meaningful recovery during teratment in a medical intensive care unit: outcome in patients with hematologics malignancy. Am J Med 1983;75:402-8.
9. Gregg , et al. Continuous positive airway pressure by face mask in Pneumocystis carinni pneumonia. Crit Care Med 1990;18:21-4.
10. Baker F, et al. Quality of life of bone marrow transplant long-term survivors. Bone Marrow Transplantation 1994;13:589-96.
11. Dimeo F, et al. An aerobic program for patients with haematological malignances after bone marrow transplantation. Bone Marrow Transplantation 1996;18:1157-60.
12. Ewig S, et al. Pulmonary complications in patients with haematological malignancies treated at a respiratory ICU. Eur Respir J 1998;12:116-22.
13. Fantulla F, et al. Pulmonary complications and respiratory function changes after bone marrow transplantation in children. Eur Respir J 1997;10:2301-23.
14. Mello MHM. Avaliação da eficácia de um programa de exercícios terapêuticos sobre a força muscular de pacientes submetidos a transplante alogênico de medula óssea. São Paulo, 2000. (dissertação de mestrado). Faculdade de Medicina, Universidade de São Paulo.
15. Palmas A, et al. Late-onset noninfectious pulmonary complications after allogenic bone marrow transplantation. Br J Haematol 1998;100:680-7.
16. Huaringa AJ, et al. Bronchoalveolar lavage in the diagnosis of pulmonary complications of bone marrow transplant patients. Bone Marrow Transplantation 2000;25:975-9.
17. Kawano C, et al. Cytomegalovirus pneumonites, activated prothrombin time prolongation and subacute thyroidits after unrelated allogenic bone marrow transplantation – case report. Bone Marrow Transplantation 2000;26:1347-9.
18. Winer-Muram HT, et al. Pulmonary complications after bone marrow transplantation. Intensive Care Radiol 1996;34:97-118.
19. Worthy SA, Flint JD, Müller NL. Pulmonary complications after bone marrow transplantation: high-resolution CT and pathologic findings. Radiographics 1997; 17:1359-71.
20. Orman SJ, Blume KG, Thomas ED. Bone Marrow Transplantation. Boston: Blackwell Scientific Publications 1994; 3-21.
21. Trauss LC, et al. Antigenic analysis of hematopoiesis. Characterization of My-10 antigen expression by normal lympho-hematopoietic progenitor cells. Exp Hematol 1986;14:878-86.
22. Massumoto CM, et al. Determinação de células CD34 no sangue periférico: otimização de método utilizando-se associadamente anticorpo monoclonal anti-CD14. RBAC 1997;29:89-92.
23. Kessinger, et al. Autologous peripheral hematopoietic stem cell transplantation restores hematopoietic function following marrow ablative therapy. Blood 1988;71:723-7.
24. Massumoto CM, et al. Mobilização e coleta de células-tronco hematopoiéticas de sangue periférico. Ver Hem Hemot 1996;2:24-7.
25. Zimmerman TM, et al. Quantitative CD34 analysis may be used to guide peripheral blood stem cell harvest. Bone Marrow Transpl 1995;9:439-44.
26. Bacigalupo A, et al. Bone marrow harvest for marrow transplantation; effect of multiple small (2mL) or large (20mL) aspirates. Bone Marrow Transpl 1992;9:467-70.

27. Craig JI, et al. Comparison of the Cobe Spectra and Baxter CS 3000 cell separators for the collection of peripheral blood stem cells from patients with hematological malignancies. Int J Cell Cloning 1992;10:82-4.

28. Browmeyer E, et al. Umbilical cord blood hematopoietic stem cell and repopulating cells in human clinical transplantation. Blood 1993;81:1679-90.

29. Crawford SW, Hackman RC. Clinical course of idiopathic pneumonia after bone marrow transplantation. Am Rev Resp Dis 1993;147:1393-4000.

30. Kantrow SP, et al. Idiopathic pneumonia syndrome: changing spectrum of lung injury after marrow transplantation. Transplantation 1997;63:1079-86.

31. Guidelines for Preventing opportunistic infections among hematopoietic stem cell transplant recipients: recommendations of CDC, the Infectious Disease Society of America, and the American Society of Blood and Marrow Transplantation. Biol Blood Marrow Transplant 2000;6:659-734.

32. Vasconcelles MJ, et al. Aerosolized pentamidine as pneumocystis prophylaxis after bone marrow transplantation is inferior to other regimens and is associated with decreased survival and an increased risk of other infections. Biol Blood Marrow Transplant 2000;6:35-43.

33. Chen C, et al. Incidence, risk factors and mortality from pneumonia developing late after hematopoietic stem cell transplantation. Bone Marrow Transplant 2003;32:515-22.

34. Schmidt GM, et al. A randomized, controlled trial of prophylaxic ganciclovir for cytomegalovirus pulmonary infection in recipients of allogeneic bone marrow transplants; The City of Hope-Stanford-Syntex CMV Study Group. N Engl J Med 1991;324:1005-11.

35. Goodrich JM, et al. Ganciclovir prophylaxis to prevent cytomegalovirus disease after allogeneic marrow transplant. Ann Intern Med 1993;118:173-8.

36. Bacigalupo A, et al. Early treatment of CMV infections in allogeneic marrow transplant recipients with foscarnet or ganciclovir. Bone Marrow Transplant 1994;13:753-8.

37. Breuer R, et al. Pulmonary complications of marrow transplantation. Resp Med 1993;87:571-9.

38. Crawford SW, Fisher L. Predictive value of pulmonary function tests before marrow transplantation. Chest 1992;101:1257-64.

39. Chan CK, Hyland RH, Hutcheon MA. Pulmonary complications following marrow transplantation. Clin Chest Med 1990;11:323-32.

40. Armitage JO. Bone marrow transplantation in the treatment of patients with lymphoma. Blood 1989;73:1749-58.

41. Champlin R, Gale R. Acute lymphoblastic leukemia. Recent advances in biology and therapy. Blood 1989;73:2051-66.

42. Forman SJ, Blume KG, Thomas ED. Bone Marrow Transplantation. Boston: Blackwell Scientific Publications 1994;3-21.

43. Gorin NC, et al. Preparation and successfull engraftment of purified CD34+ bone marrow progenitor cells in patients with non-Hodgkin's lymphoma. Blood 1995;85:1647-54.

44. Lemoli RM, et al. Concomitant mobilization of plasma cells and hematopoietic progenitors into peripheral blood of multiple myeloma patients: positive selection and transplantation of enriched CD34+ cells to remove circulating tumor cells. Blood 1996;87:1624-34.

45. Griese M, Bender-Götze C. Hepatopulmonary syndrome after allogenic bone marrow transplantation – Case report. Bone Marrow Transplantation 1999;24:1249-52.

46. Griese M, et al. Pulmonary complications after bone marrow transplantation in children: twenty four years of experience in a single pediatric center. Pediatric Pneumol 2000;30:393-401.

# 35

# TRANSPLANTE DE PULMÃO

JAQUELINA SONOE OTA ARAKAKI
VICENTE FORTE (*IN MEMORIAM*)

Grandes avanços têm sido alcançados desde o primeiro transplante de pulmão realizado em 1963. A partir da década de 1980, com o aprimoramento da técnica cirúrgica, seleção criteriosa do receptor, do manejo perioperatório, da preservação do pulmão e da imunossupressão, o transplante de pulmão passou a ser considerado uma opção terapêutica para doentes com algumas doenças pulmonares em fase avançada. A sobrevida estimada é de 60% em dois anos.

Segundo os últimos dados do registro internacional de transplante de pulmão da International Society of Heart and Lung Transplantation, 16.447 transplantes de pulmão foram realizados no período de janeiro de 1985 a junho de 2003. Inicialmente, sua indicação era limitada à hipertensão arterial pulmonar idiopática ou à síndrome de Einsenmenger, mas atualmente estende-se a várias outras doenças pulmonares, como as doenças fibrosantes, obstrutivas ou supurativas.

## INDICAÇÕES

As principais indicações do transplante pulmonar são: doença pulmonar obstrutiva crônica (DPOC), fibrose pulmonar idiopática, fibrose cística, hipertensão arterial pulmonar idiopática e síndrome de Einsenmenger.

Está indicado quando ocorre deterioração clínica e funcional, apesar da otimização terapêutica, clínica ou cirúrgica, e quando a sobrevida estimada é de doze a dezoito meses sem o transplante. No entanto, ainda não existem valores absolutos que definam o melhor momento para indicar o transplante, pois há algumas particularidades na dependência da doença de base.

## Quando indicar

### Doenças pulmonares obstrutivas crônicas (exceto as bronquiectasias)

Na ocorrência dessas doenças, considerar:

- Possível componente de reversibilidade da obstrução de vias aéreas.
- Resposta clínica à reabilitação pulmonar.
- Indicação de operação para reduzir o volume pulmonar.

Após tais considerações, os pacientes devem ser encaminhados para avaliação quanto à indicação do transplante pulmonar quando:

- $VEF_1$ (volume expiratório forçado no primeiro segundo) pós-broncodilatador $\leq 20$ a 25% do predito.
- $PaCO_2 \geq 55$ mmHg e/ou sinais de *cor pulmonale*.
- Pacientes com piora clínica evolutiva, apesar de otimização medicamentosa, oxigenoterapia contínua e reabilitação pulmonar.

### Fibrose cística ou outras doenças bronquiectásicas

Considerar:

- $VEF_1 \leq 30\%$ do predito.

- Piora clínica acelerada (aumento da frequência das internações, hemoptise maciça, queda do estado nutricional apesar da otimização terapêutica).
- $PaO_2 < 55$ mmHg ou $PaCO_2 > 50$ mmHg.

Pacientes jovens, com fibrose cística, do sexo feminino e com rápida deterioração clínica, geralmente têm pior prognóstico, devendo ser encaminhadas precocemente para avaliação individualizada.

A colonização das vias aéreas por *Pseudomonas aeruginosa* e *Burkholderia cepacia* multirresistentes é uma contraindicação relativa e ainda controversa. Porém, a colonização por bactérias panresistentes (resistente a todos os grupos de antibióticos) é considerada uma contraindicação na maioria dos centros transplantadores. Os pacientes com bronquiectasias em lista de transplante devem realizar periodicamente cultura de escarro. A colonização por fungos também é uma contraindicação relativa.

Os pacientes com bronquiectasias difusas geralmente têm sinusopatia crônica associada. Nesse caso, devem ser avaliados quanto à possível indicação de tratamento cirúrgico dos seios da face antes do transplante e também quanto à colonização, nos seios paranasais, por bactérias multi ou panresistentes ou por fungos.

### Fibrose pulmonar idiopática

Os pacientes devem ser encaminhados rapidamente para avaliação, pois a doença é caracterizada por rápida progressão e alta mortalidade. Esse grupo de enfermos geralmente tem mais de sessenta anos e, por isso, podem ter comorbidades que podem contraindicar a realização do transplante. Os pacientes devem ser encaminhados quando houver:

- Capacidade vital < 60 a 70%.
- DCO (difusão de monóxido de carbono) < 50 a 60%.
- Progressão da doença, apesar de tratamento com corticoide e imunossupressor, por no mínimo seis meses.

### Fibrose pulmonar secundária à doença sistêmica

Algumas doenças do colágeno, como a esclerodermia e a artrite reumatoide, podem evoluir com doença pulmonar fibrosante. A indicação é controversa. A doença sistêmica deve estar controlada, assim como o risco de evoluir com comprometimento de outro órgão vital deve ser mínimo.

## HIPERTENSÃO PULMONAR

Nesse caso, sempre afastar a possibilidade de tromboembolismo pulmonar crônico, pois a opção terapêutica pode ser a tromboendarterectomia quando os trombos são centrais. Além disso, nos últimos anos, houve mudanças nas indicações do transplante pulmonar para tratar a hipertensão arterial pulmonar idiopática ou associada a doenças do colágeno, em consequência do aumento da sobrevida com as novas drogas derivadas das prostaciclinas e dos inibidores dos receptores de endotelina. Nessa enfermidade, a indicação do transplante pulmonar deve ser precedida da avaliação dos pacientes em um centro de referência no tratamento da hipertensão pulmonar. Os pacientes devem ser encaminhados quando houver:

- Classe funcional de NYHA (New York Heart Association) III ou IV após otimização terapêutica.
- Parâmetros hemodinâmicos: índice cardíaco < $2$ L/min/m²; pressão de átrio direito > 15 mmHg e PAP (pressão da artéria pulmonar) média > 55 mmHg.

Na hipertensão pulmonar associada à cardiopatia congênita (síndrome de Einsenmenger) e à esquistossomose, o prognóstico costuma ser melhor, porém, os preditores de sobrevida ou mesmo o papel das novas drogas para o tratamento da hipertensão pulmonar nessas situações não estão bem definidos. Na síndrome de Einsenmenger, no momento da indicação do transplante pulmonar, deve ser definido se o coração também vai ser ou não transplantado, ou se a cardiopatia será ou não corrigida simultaneamente ao transplante pulmonar.

## TIPOS DE TRANSPLANTE PULMONAR

### Bilateral sequencial com duas anastomoses brônquicas

Obrigatório nas bronquiectasias, em que a manutenção de um pulmão comprometido manterá uma fonte de infecção, cujo risco de disseminação é proibitivo, após o início da imunossupressão.

Esse tipo de transplante é recomendado para hipertensão pulmonar, porque o transplante unilateral acarretaria um aumento do espaço morto. Isso ocorre porque o pulmão remanescente continuará com a ventilação normal (Figura 1A), mas todo o fluxo sanguíneo irá para o pulmão transplantado, em consequência de a resistência vascular continuar aumentada no pulmão remanescente (Figura 1B). No pós-operatório imediato, se for realizado transplante unilateral, ocorrerá considerável edema pulmonar no pulmão transplantado, por causa da síndrome de isquemia e reperfusão associada ao redirecionamento de todo o fluxo sanguíneo para o pulmão recém-transplantado.

É recomendado para pacientes jovens (até cinquenta anos) com enfisema pulmonar. Proporciona melhor capacidade aos esforços e apresenta menor risco de hiperinsuflação do pulmão remanescente.

## Bilateral em bloco com uma única anastomose traqueal

Esse procedimento foi praticamente abandonado em razão do aumento na incidência de graves complicações na anastomose traqueal.

Quando há indicação de transplante pulmonar bilateral e não existem dois pulmões disponíveis, há a possibilidade de realizar transplante pulmonar em um lado e pneumonectomia contralateral em caso de doença supurativa. Em casos de enfisema pulmonar, é possível realizar transplante unilateral e cirurgia de redução do volume pulmonar contralateral.

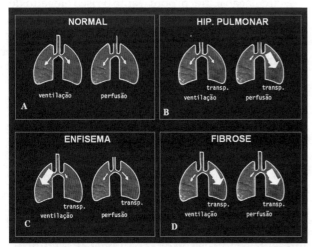

**Figura 1** Relação entre ventilação e perfusão: (A) pulmão normal; (B) transplante unilateral na hipertensão pulmonar; (C) transplante pulmonar unilateral no enfisema; (D) transplante pulmonar unilateral na fibrose pulmonar.

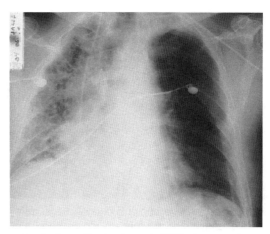

**Figura 2** Radiografia de tórax de 3ºPO de transplante pulmonar unilateral esquerdo em doente com fibrose pulmonar secundária a esquistossomose.

## Unilateral

Indicado nas doenças pulmonares fibrosantes. Após o transplante unilateral, tanto a ventilação quanto a perfusão são desviadas quase que totalmente para o pulmão transplantado. Nesse grupo de pacientes ocorre um equilíbrio quase perfeito entre a ventilação e a perfusão no pulmão transplantado.

É uma boa opção no enfisema pulmonar em pacientes com mais de cinquenta anos, proporcionando menor tempo cirúrgico e consequente diminuição das complicações intra e pós-operatórias.

Ao optar pelo transplante unilateral, é importante avaliar o risco de o pulmão remanescente funcionar como fonte de infecção com a imunossupressão. A presença de bronquiectasias de tração com supuração na fibrose pulmonar ou componente de bronquite crônica na DPOC contraindica o transplante unilateral.

## Lobar

Quando há incompatibilidade de tamanho entre o doador e o receptor, principalmente em receptores pequenos ou crianças (Figura 3), é possível transplantar um lobo do doador, substituindo um pulmão no receptor. Entretanto, o mais frequente é a utilização de dois lobos, com a realização de transplante bilateral sequencial.

## Cardiopulmonar

Indicado quando há falência do ventrículo direito ou quando coexiste cardiopatia complexa de difícil

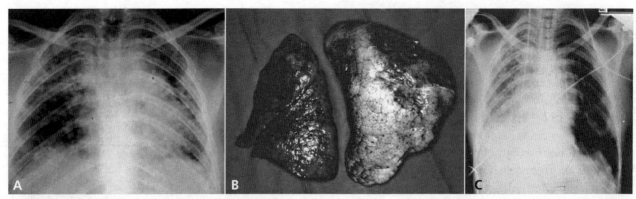

**Figura 3** Transplante de lobo pulmonar. (A) Radiograma de tórax de doente de baixa estatura com doença pulmonar fibrosante; (B) pulmão esquerdo do receptor ao lado do lobo superior esquerdo do doador; (C) radiograma de tórax do PO do transplante de lobo ocupando todo o hemitórax do receptor.

correção cirúrgica. Na maioria das vezes, o comprometimento das câmaras cardíacas direitas é reversível após o transplante de pulmão, porém, a avaliação dessa reversibilidade ainda hoje é um desafio.

## SELEÇÃO DO RECEPTOR

A seleção adequada do receptor é fundamental para o bom resultado do transplante de pulmão. Além de uma avaliação detalhada dos outros órgãos e sistemas, é importante a avaliação psicológica e socioeconômica. O doente a ser transplantado deve contar com estrutura familiar e condições ambientais de higiene adequadas.

Alguns fatores podem contraindicar o transplante, seja pelo risco cirúrgico proibitivo seja pelo comprometimento de órgãos, o que limitará o uso de imunossupressores após o transplante.

A – Limites de idade dos receptores conforme o tipo de transplante:
- Unilateral: até 65 anos.
- Bilateral: até 60 anos.
- Cardiopulmonar: até 55 anos.

B – Contraindicações absolutas:
- Insuficiência renal (*clearance* de creatinina < 50 mg/ml/min).
- Insuficiência coronária, insuficiência cardíaca esquerda ou insuficiência hepática grave.
- Infecção por HIV (vírus da imunodeficiência humana).
- AgHBs positivo.
- Infecção pelo vírus da hepatite C com hepatite comprovada pela biópsia hepática.
- Neoplasia atual ou intervalo de controle de neoplasia menor de cinco anos.
- Doença musculoesquelética grave.
- Infecção pulmonar ou extrapulmonar não controlada.

C – Contraindicações relativas:
- Presença de doença sistêmica, diabetes, hipertensão arterial sistêmica ou asma de difícil controle;
- Osteoporose sintomática.
- Peso ideal < 70% ou > 130%;
- Uso de corticosteroide. O ideal é o paciente não estar usando corticoide, caso contrário, toleram-se as doses mais baixas possíveis (≤ 20 mg/dia de prednisona ou prednisolona).
- Operação torácica extensa no hemitórax (suspeita de adesão pleuropulmonar) onde será transplantado o pulmão, quando houver indicação de circulação extracorpórea, ante o risco elevado de sangramento.
- Doença psiquiátrica, não ser dependente de drogas ou de álcool e ter abandonado o fumo.
- Condição socioeconômica e ambiente familiar inadequados.

## SELEÇÃO DO DOADOR

O tempo de espera de um doador de pulmão varia de acordo com o tamanho do receptor e o tipo de transplante programado. Estima-se que, para cada dez doadores cadáveres de rim, apenas um apresenta condições de doar o pulmão. Essa dificuldade é observada por se tratar de um órgão em contato direto com o meio ambiente, portanto com maior risco de infecção que aumenta no doador de múltiplos órgãos por este se encontrar entubado, além de muitas vezes ter sofrido trauma torácico. No Brasil, o número de transplantes de pulmão ainda é limitado também pelo pequeno número de centros transplantadores.

## Critérios de seleção do doador

- Doador com menos de sessenta anos de idade.
- Ausência de doença em atividade ou doença crônica (p. ex., neoplasia e enfisema).
- Sepse contraindica a retirada do órgão.
- Se houver trauma torácico e contusão do pulmão a ser transplantado, estes não devem ultrapassar o grau leve.
- Compatibilidade ABO.
- Será obrigatória a realização da pesquisa de compatibilidade com o linfonodo do doador, quando o teste contra painel de linfócitos do receptor for maior que 10%.
- Sorologia para hepatite, HIV, citomegalovírus (CMV), toxoplasmose, lues e Chagas. História presente ou suspeita de hepatite (doador dependente de drogas ou homossexual), mesmo que não comprovada, exclui o doador.
- Tempo de entubação: excepcionalmente será aceito um doador que esteja entubado há mais de três dias.

## Avaliação da qualidade do pulmão do doador

- Radiografia de tórax: deve ter aspecto normal ou apresentar alterações reversíveis (p. ex., atelectasias). Se houver contusão do pulmão, esta deve ser pequena. Em caso de dúvida, fazer tomografia de tórax.
- O tamanho do pulmão do doador deve ser compatível com a cavidade do receptor.
- A broncoscopia deve mostrar árvore traqueobrônquica normal ou com poucos sinais de infecção. A secreção não pode ter aspecto evidente de pus. Deve ser coletado material para bacterioscopia e cultura.
- Avalia-se a função dos pulmões da seguinte forma: o doador deve ter a $PaO_2$ maior que 300 mmHg e pressão intratraqueal até 15 $cmH_2O$, quando é ventilado com $FiO_2$ de 100%, PEEP de 5 $cmH_2O$, volume corrente de 10 mL/kg.

## MANUTENÇÃO DO DOADOR

A manutenção do doador cadáver deve objetivar a doação de múltiplos órgãos. Porém, quando há a possibilidade de doação do pulmão, é importante tomar algumas precauções para evitar o edema pulmonar. Este, geralmente, ocorre pelo balanço hídrico

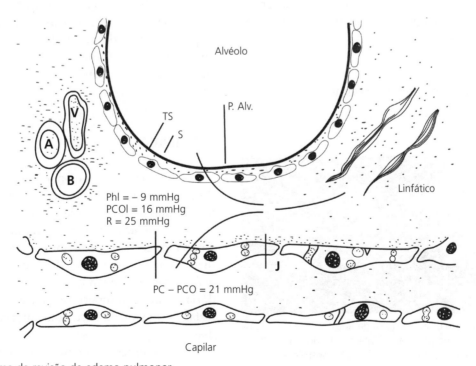

**Figura 4** Esquema de revisão de edema pulmonar.

positivo, utilizado para manter os parâmetros hemodinâmicos e fluxo renal adequado. Além disso, pode estar associado a edema neurogênico. Por isso, devem-se adotar as seguintes medidas para evitar a lesão pulmonar, diminuir o risco de infecção e retirar os pulmões sem alterações:

- Ventilação mecânica com $FiO_2$ e pressão intratraqueal as menores possíveis, com PEEP de 5 $cmH_2O$.
- Evitar a hiperidratação. Se necessário, administrar drogas inotrópicas para manter estabilidade hemodinâmica, desde que em doses não altas.
- Se o diabetes insípido for intenso, tentar corrigir com vasopressina, na dose de 5 a 10 unidades a cada 8 horas.
- É obrigatória a passagem de sonda nasogástrica (profilaxia da aspiração gástrica).
- Iniciar antibioticoterapia no doador com o seguinte esquema: ceftazidime 1 g IV tid e clindamicina 600 mg IV quid.
- Elevar o decúbito (diminuir o edema cerebral e evitar a aspiração gástrica).
- Manter o doador aquecido.

## CUIDADOS NO PÓS-OPERATÓRIO

O pulmão transplantado está sujeito a várias agressões que provocam, invariavelmente, graus diversos de edema pulmonar e até dano alveolar difuso. São elas:

A – Relacionadas ao doador:
- Alterações pulmonares secundárias a fatores neurogênicos.
- Hiperidratação durante a manutenção do doador.
- Embolia gordurosa nos doadores politraumatizados e que pode se manifestar apenas após o transplante.

B – Relacionadas à isquemia e reperfusão do pulmão transplantado.
C – Relacionadas ao ato operatório prolongado e a alterações provocadas pela circulação extracorpórea quando esta é utilizada.
D – Relacionadas com a secção total dos linfáticos.

Para minimizar o edema pulmonar e outras complicações no pós-operatório, devem ser realizadas:

- Monitorização hemodinâmica.
- Assistência ventilatória, com titulação adequada da PEEP.
- Controle das anastomoses (brônquica, atrial e artéria pulmonar).
- Profilaxia das infecções.

## MONITORIZAÇÃO HEMODINÂMICA

Inicialmente, havia uma preocupação excessiva em manter o doente hipovolêmico, visando diminuir o edema pulmonar. No entanto, a experiência mostrou que a restrição hídrica associada à cirurgia complexa e à administração de drogas nefrotóxicas leva a uma maior incidência de insuficiência renal e consequente aumento da mortalidade. Atualmente, procuramos manter índice cardíaco adequado e bom fluxo renal, com níveis de pressão capilar pulmonar de 10 a 12 mmHg.

## VENTILAÇÃO

A ventilação no pós-operatório dependerá da doença pulmonar que levou o paciente ao transplante e do tipo de transplante realizado.

Os pacientes com fibrose pulmonar permanecem entubados cerca de doze horas, com estratégias ventilatórias para diminuir o edema pulmonar. O edema geralmente ocorre em consequência da lesão secundária à isquemia-reperfusão, e é agravado pelo não restabelecimento da circulação linfática nos primeiros dias.

Os pacientes com enfisema pulmonar, quando submetidos ao transplante unilateral, devem ser

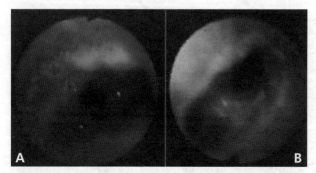

**Figura 5** (A) Vista broncoscópica da anastomose brônquica na segunda semana pós-transplante mostrando necrose da mucosa brônquica, sem deiscência. (B) Controle após três semanas.

desentubados o mais breve possível. A desentubação precoce é indicada para evitar a hiperinsuflação do pulmão remanescente. A hiperinsuflação desvia acentuadamente o mediastino e ocasiona diminuição do débito cardíaco e até parada cardíaca. Quando houver hiperinsuflação do pulmão remanescente, uma ou mais das seguintes condutas devem ser tomadas:

- Desentubar o paciente, se possível.
- Diminuir o volume corrente e aumentar o tempo expiratório.
- Ventilar os pulmões separadamente.
- Ressecção cirúrgica de uma porção do pulmão remanescente (bolha, segmentectomia não anatômica ou lobectomia).
- Durante as poucas horas em que o paciente com enfisema permanece entubado, a ventilação é programada com a menor PEEP necessária, tempo expiratório prolongado, volume corrente e pressão intratraqueal baixos.

Os pacientes com hipertensão pulmonar evoluem com maior edema pulmonar no pós-operatório. Por isso, devem ser mantidos sedados, curarizados, em decúbito lateral (com o pulmão transplantado para cima, caso o transplante tenha sido unilateral) e PEEP elevada durante dois a três dias. A necessidade de ventilação mecânica prolongada é justificada pelo hiperfluxo pulmonar, sob alta pressão, associada à lesão da membrana alveolocapilar por isquemia e reperfusão. A administração de óxido nítrico ou prostaciclina (intravenosa ou inalatória) pode melhorar o edema pulmonar por diminuir a resistência vascular pulmonar.

## CONTROLE DAS ANASTOMOSES BRÔNQUICA, ATRIAL E DA ARTÉRIA PULMONAR

### Anastomose brônquica

Apesar de as complicações na anastomose brônquica (deiscência parcial ou total, estenose ou malácia) terem diminuído acentuadamente, estas ainda constituem uma grande preocupação. Por isso, a anastomose é examinada diariamente pela broncoscopia, enquanto o paciente estiver entubado. Após a desentubação, a anastomose é examinada entre o 4º e o 7º dia e por volta do 14º dia de pós-operatório. Também é examinada quando houver indicação de broncoscopia para coleta de secreções brônquicas ou para biópsia transbrônquica.

Vários são os fatores que prejudicam a cicatrização brônquica, mas consideramos que o mais grave é a rejeição. Esta aumenta a resistência vascular pulmonar diminuindo, em graus variáveis, o fluxo sanguíneo na anastomose (originado das artérias pulmonares) e em toda divisão brônquica do pulmão transplantado. A queda do fluxo arterial na anastomose dificulta ou impede a cicatrização brônquica normal.

Pequenas lesões na anastomose devem ser apenas observadas. As moderadas e as graves são tratadas com tubos dilatadores – *stents* – de silicone (Hood ou Dumon) ou de metal (Gianturco, Palmaz ou wallstent), que são colocados por via endoscópica e retirados após, mais ou menos, seis meses. Nesse período, geralmente ocorre o desaparecimento da estenose ou da malácia ou fechamento da deiscência da anastomose. Nas complicações mais graves, pode ser necessária uma broncoplastia, reanastomose brônquica ou retransplante pulmonar.

### Anastomose atrial e da artéria pulmonar

As complicações (trombose, estenose etc.) da anastomose atrial são diagnosticadas com ecocardiograma transesofágico, e as da artéria pulmonar (acotovelamento, estenose etc.) com cintilografia perfusional, angiotomografia de tórax ou arteriografia pulmonar. A persistência do edema pulmonar deve levar a suspeita de estenose ou trombose da anastomose atrial.

## INFECÇÃO E ANTIBIOTICOTERAPIA

A infecção é a principal causa de óbito nos primeiros meses após o transplante de pulmão, principalmente a pneumonia bacteriana. Está relacionada com: imunossupressão; implante do novo pulmão, que temporariamente é desnervado, comprometendo o reflexo da tosse; diminuição do movimento mucociliar; e interrupção temporária da drenagem linfática. No período pós-operatório imediato, a infecção pode ser transmitida pelo órgão transplantado ou pela presença de bactérias nas vias aéreas superiores (seios da face, traqueia) do receptor ou origina-se no pulmão remanescente.

A profilaxia para infecções bacterianas com ceftazidima e clindamicina é iniciada no doador, mantida no período intra e no pós-operatório até chegarem os resultados das primeiras culturas, efetuadas com secreções brônquicas do receptor e do doador. A partir desses resultados, é modificado ou não o esquema da antibioticoterapia.

A infecção por CMV é outra causa de morbidade e mortalidade. Pode ser transmitida pela transfusão de hemoderivados ou pelo pulmão transplantado de doadores soropositivos, ou pela reativação de uma infecção latente no receptor soropositivo. A profilaxia da transmissão por hemoderivados é feita através da utilização de filtros para leucócitos. A profilaxia da infecção vinda do doador ou por reativação do receptor ainda é controversa. Indicamos a administração de ganciclovir (5 mg/kg, duas vezes ao dia) a partir da segunda semana do pós-operatório, durante três semanas em receptores CMV negativo que receberam um pulmão de um doador CMV positivo. A outra situação em que utilizamos esse esquema é quando o receptor recebe transfusões de sangue ou hemoderivados. A primoinfecção ou a reativação da infecção por CMV costuma ocorrer, geralmente, a partir do primeiro mês e pode ser muito grave.

A profilaxia da infecção por *Pneumocistis carinii* é realizada com sulfametoxazol – trimetropin, um comprimido por dia, iniciada ao redor do sétimo dia de pós-operatório e mantida durante o primeiro ano.

As infecções fúngicas são geralmente mais graves, por isso o diagnóstico específico deve ser o mais precoce possível.

## IMUNOSSUPRESSÃO E REJEIÇÃO

A imunossupressão é estabelecida por um esquema tríplice: corticoide, azatioprina e ciclosporina. Quando ocorrem efeitos colaterais importantes, intolerância ou rejeição crônica, há a possibilidade de substituição da azatioprina pelo micofenolato e da ciclosporina pelo tacrolimus, apesar de não existirem ainda estudos definindo superioridade entre as drogas.

A rejeição aguda ocorre, na maioria das vezes, a partir do quinto dia de pós-operatório e é caracterizada pelo aumento da temperatura, mal-estar generalizado, fraqueza, aumento da drenagem pleural e, principalmente, queda da saturação arterial, que se acentua durante a fisioterapia e os esforços (andar, tomar banho etc.). A radiografia de tórax mostra um infiltrado intersticial, de grau variável, principalmente nas bases. O quadro clínico é semelhante ao da infecção, sendo necessário sempre que possível a comprovação histológica por biópsia transbrônquica.

Com o diagnóstico de rejeição, indicamos pulsoterapia com metilprednisolona. Uma das formas de confirmação diagnóstica da rejeição aguda é a melhora clínica rápida, em poucas horas, após a primeira dose de metilprednisolona. Caso isso ocorra, ou haja confirmação na biópsia transbrônquica, completamos a pulsoterapia nos dois dias seguintes.

A biópsia transbrônquica é extremamente importante, pois permitirá o diagnóstico diferencial entre infecção (bacteriana, viral, fúngica), rejeição ou dano alveolar difuso provocado por isquemia e reperfusão.

## OUTRAS MEDIDAS

Destaca-se a fisioterapia respiratória que é iniciada logo que o paciente chega à UTI e intensificada quando ele é desentubado. Como o pulmão está desnervado e a mucosa brônquica perde os movimentos ciliares, a secreção deve ser retirada de forma ativa e com auxílio da gravidade (tapotagem, drenagem postural, exercícios com pressão positiva, inalações etc.). Se mesmo com essas manobras as secreções não diminuírem e o paciente continuar com hipoventilação pulmonar, indicamos aspiração brônquica com fibrobroncoscopia.

O controle da dor no pós-operatório é fundamental para a recuperação do paciente e para a realização dos exercícios respiratórios. Por isso, em todos os doentes, com exceção dos que irão utilizar a circulação extracorpórea (por causa do risco de sangramento), é colocado um cateter no espaço peridural para analgesia.

## ALTA HOSPITALAR E CONTROLE TARDIO

O paciente recebe alta hospitalar entre a segunda e a terceira semana e deve ser acompanhado uma vez por semana no primeiro mês, uma vez a cada quinze dias no segundo mês e mensalmente até o sexto mês. Após esse período, haverá avaliações, no mínimo, trimestrais. Consultas adicionais são realizadas em razão das queixas, principalmente quando há suspeita de infecção ou rejeição.

Após a alta hospitalar, é importante que o paciente mantenha acompanhamento com a fisioterapia, visando sua reabilitação precoce.

O paciente é acompanhado por meio de exame clínico detalhado, radiografia de tórax e prova de função pulmonar.

A principal complicação tardia do transplante de pulmão é a bronquiolite obliterante que se acredita ser expressão de rejeição crônica. Acomete aproximadamente 50 a 60% dos pacientes que sobrevivem cinco anos. A bronquiolite obliterante tem apresentação clínica variável, mas geralmente se manifesta por dispneia, tosse, sibilos e infecções respiratórias de repetição. Pode ter início insidioso e progressão lenta, como também apresentação abrupta e deterioração acelerada.

## ANÁLISE DO TRANSPLANTE PULMONAR

Apesar de ser a única opção para os pacientes com algumas doenças pulmonares em fase terminal, o transplante pulmonar ainda é uma terapêutica em evolução e alguns problemas precisam ser resolvidos. Pesquisas estão sendo realizadas com o intuito de encontrar drogas imunossupressoras mais específicas que não diminuam toda a imunidade, mas apenas a necessária para evitar a rejeição.

Na fase tardia, a principal complicação é a bronquiolite obliterante. Quando a bronquiolite obliterante é muito grave, o paciente pode voltar a apresentar má qualidade de vida, semelhante à anterior ao transplante. Nas várias séries, a incidência dessa complicação varia em torno de 50 e 60% entre aqueles que sobrevivem mais de cinco anos. Tudo faz crer que essa doença está relacionada a vários fatores, como infecções (principalmente por CMV) e crises de rejeições agudas. Entretanto, a rejeição crônica parece ser o principal agente. Atualmente, inúmeras pesquisas estão sendo realizadas no sentido de conhecer e corrigir os mecanismos geradores da bronquiolite obliterante.

O número de transplantes de pulmão realizados no Brasil ainda é pequeno, sendo necessária a implantação de novos centros transplantadores distribuídos pelo país. Outro fator limitante é a falta de doadores, que é agravada pela sua manutenção inadequada, tornando o pulmão inviável para o transplante. O xenotransplante, transplante de órgãos de animais em humano, é uma técnica promissora que solucionaria a escassez de órgãos, mas ainda apresenta várias barreiras, como a transmissão de doenças, incompatibilidade imunológica e dilemas éticos.

O sucesso do transplante de pulmão depende da atuação integrada de vários profissionais de diferentes áreas, que atuarão no pré, intra e pós-operatório imediato e tardio.

# FISIOTERAPIA E ASSISTÊNCIA VENTILATÓRIA NO TRANSPLANTE DE PULMÃO

IVANIR J. C. MOREIRA JUNIOR

ROSA MASSA KIKUCHI

VANESSA PEREIRA LIMA

O transplante pulmonar, desde que foi realizado pela primeira vez em 1963, por Hardy et al., e posteriormente por Cooper et al., em 1983 (fase pós-ciclosporina), pode ser considerado uma proposta de tratamento para algumas doenças pulmonares em estágio avançado, irreversível e refratário a outras formas de tratamento clínico.[1,2,3]

Os transplantes podem ser: pulmonar unilateral, bilateral, lobar uni ou bilateral, de cadáver ou intervivos. O transplante unilateral pode ser indicado para doenças como a DPOC, incluindo a deficiência de alfa-1-antitripsina, fibrose pulmonar (FP) e hipertensão pulmonar primária (HPP). O transplante bilateral é mais frequentemente indicado para pacientes com doenças supurativas, como a fibrose cística e bronquiectasias.[4,5,6]

Há um progressivo desarranjo estrutural pulmonar encontrado nessas doenças, com anormalidades de troca gasosa em razão do grau de heterogenidade da relação ventilação/perfusão, ou da fibrose progressiva dos espaços intersticiais, com remodelação e distorção da arquitetura pulmonar irreversíveis.[4,5,7] A fisiopatologia e os mecanismos de lesão podem diferir, mas os sintomas e as queixas são frequentemente similares, com dispneia moderada e progressiva, infecções de repetição, sibilância e, às vezes, hemoptise.[8,9] Além disso, há limitação da tolerância aos exercícios por comprometimento da musculatura esquelética, principalmente dos músculos da deambulação[10] e com uso de oxigênio contínuo.

O pulmão, comparado com outros órgãos transplantados, torna-se especialmente vulnerável pela exposição contínua ao meio ambiente.

O pulmão transplantado sofre interrupção transitória da drenagem linfática, denervação que rompe a informação aferente dos mecanorreceptores pulmonares, comprometendo o controle inspiratório, redução do reflexo de tosse e da atividade mucociliar,[6] e mais recentemente, a identificação da consequência da resposta ao reimplante, definida como dano de isquemia-reperfusão.[2,6,11]

Além disso, o pulmão é o único órgão a ser transplantado que não tem restabelecida a sua circulação sistêmica, podendo esta ser a causa de complicações, especialmente na anastomose brônquica. Todos esses fatores locais mais a necessidade do uso de drogas imunossupressoras aumentam o risco de infecção pulmonar.[3]

Apesar da otimização dos cuidados pós-operatórios e da busca contínua por um melhor controle dos episódios de infecção e rejeição, nas últimas décadas a mortalidade, seguida do transplante, é ainda notável.[2,3]

Segundo o Registro da Sociedade Internacional de Transplante de Coração e Pulmão, a sobrevida atual é de aproximadamente 70% no primeiro ano pós-transplante. A principal causa da maioria dos óbitos que ocorrem nos primeiros dias do transplante é a falência do enxerto, uma forma grave de lesão isquemia e reperfusão.[3]

Portanto, levando em consideração todos esses fatores, tanto da doença primária e suas sequelas como as potenciais complicações do período pós-operatório, o transplante pulmonar requer uma equipe multiprofissional (médicos, fisioterapeutas, enfermeiros, nutricionistas, psicólogos e assistentes sociais) integrada e especializada, apta a reconhecer o mais precocemente possível as complicações e seus efeitos.[6]

Nesse sentido, o fisioterapeuta tem papel fundamental. O maior tempo de contato do fisioterapeuta com o paciente, principalmente no período pós-operatório, permite o acompanhamento e o reconhecimento de sinais precoces, como queda da saturação durante os esforços, queixa de cansaço, expectoração com piora do aspecto da coloração da secreção pulmonar, o que pode alertar a equipe para possibilidade de complicações.[6]

Trabalhos demonstram a importância da fisioterapia na redução das complicações por meio do acompanhamento, iniciando seu processo de reabilitação no período pré-operatório até a sua completa recuperação.[13]

Em 1957, Wiklander evidenciou a redução das complicações graves e moderadas em torno de 50% no grupo que fez fisioterapia. No ano de 1998, Chumillas[14] demonstrou uma redução das alterações radiológicas em pacientes submetidos a fisioterapia no pré e no pós-operatório de cirurgia torácica.

Outros trabalhos demonstram a diminuição de 50% de complicações entre os pacientes que foram submetidos à cirurgia abdominal e torácica e que realizaram fisioterapia no período pós-operatório, apresentando seus benefícios.[15]

Apesar de o transplante não ser uma promessa de cura para os pacientes com doença pulmonar terminal, os benefícios são maiores que os riscos, porque mesmo com as complicações cirúrgicas e com o uso de medicamentos imunossupressores há um aumento da sobrevida e uma melhora da qualidade de vida.[6]

## FISIOTERAPIA NO PERÍODO PRÉ-TRANSPLANTE

A fase pré-transplante consiste no período entre a avaliação e a espera de um doador na fila do transplante e, muitas vezes, essa espera pode durar alguns meses.[6] A partir do momento que o paciente é aceito para o transplante pela equipe multidisciplinar, inicia-se o processo de reabilitação, que deve ser realizado de preferência em um centro especializado. Nesse período, devemos ter como meta manter o paciente ativo, bem como melhorar suas condições cardiorrespiratórias, tanto quanto for possível. É preciso ter em mente que o paciente pré-transplante tenderá a apresentar uma deterioração de sua condição clínica no período de espera, já que o transplante é reservado a pacientes com doença em estágio avançado.

Além disso, objetivamos educá-los quanto à sua doença, fisioterapia, ao tratamento medicamentoso e às técnicas de relaxamento, de conservação de energia e finalmente quanto ao transplante, ou seja, à importância de sua completa integração com o tratamento assim como de sua família.

## Avaliação e fisioterapia respiratória no período de espera

A avaliação fisioterapêutica do paciente em fase pré-transplante difere pouco de uma avaliação realizada em qualquer paciente que será submetido a um procedimento cirúrgico de grande porte.[16]

No período de avaliação, os principais objetivos do ponto de vista fisioterapêutico são os seguintes: conhecer e ganhar a confiança do paciente, e avaliar a condição clínica funcional.

### Anamnese

Verificar nome, sexo, idade, RG, procedência, naturalidade, queixa principal, história da moléstia atual (HMA), os antecedentes pessoais e familiares e, por fim, o diagnóstico.

### Exame físico

1. Inspeção: tipo de respiração; padrão respiratório; tipo de tórax; expansibilidade torácica; presença de deformidades; cicatrizes; trofismo e postura.
2. Palpação: expansibilidade torácica.
3. Medida de circunferência torácica: mamilar no homem; inframamária na mulher; frêmito tóraco-vocal (FTV); percussão torácica; força muscular global; encurtamentos musculares; ausculta da voz; ausculta pulmonar; efetividade da tosse (presença ou não de secreção pulmonar: quantidade eliminada por dia, aspecto, cor, odor e viscosidade).

### Avaliação funcional

Manuovacuometria; pressão inspiratória máxima (PImáx); pressão expiratória máxima (PEmáx); espirometria; teste de caminhada de seis minutos (TC6); radiografia e tomografia de tórax e gasometria arterial.

Detalharemos os principais aspectos relacionados à avaliação da tolerância ao exercício, educação e reabilitação na fase pré-transplante.

## Tolerância ao exercício (teste de caminhada de 6 minutos)

A avaliação da tolerância ao exercício nessa fase objetiva quantificar e qualificar a capacidade cardiorrespiratória do paciente, tendo como principal instrumento o TC6. Esse teste é considerado um indicador mais relevante da capacidade funcional do que os testes de função pulmonar ou cardíacos isolados,[17] já que em um só teste conseguimos avaliar as condições pulmonares e cardíacas. Correlaciona-se melhor com qualidade de vida do que medidas de exercício máximo, provavelmente porque envolve uma atividade necessária para a realização de atividades de vida diária.

Rodrigues et al.[18] demonstraram correlação direta entre o teste de caminhada e o $VEF_1$ no paciente com DPOC.[19]

O TC6 consiste em um teste de esforço submáximo, em que o paciente irá caminhar a maior distância possível no intervalo de seis minutos. É um teste eficaz, reprodutível e simples de ser realizado, podendo ser feito até mesmo em pacientes criticamente enfermos que não conseguem completar outros testes funcionais,[17] além de ser de custo operacional baixo. Durante o teste, que deverá ser feito em um corredor plano, o paciente é orientado a caminhar tão rápido quanto possível sem correr ou trotar, durante seis minutos. Nesse tempo, deverá ser suplementado com oxigênio para a manutenção da saturação de oxigênio acima de 88 a 90%. Se houver necessidade, o paciente poderá descansar, porém o cronômetro continuará marcando o tempo. Durante o teste, o paciente deverá ser estimulado com frases de encorajamento a cada minuto (p. ex., "O senhor está indo bem, continue assim"). Serão mensurados, antes do teste e ao seu fim, a saturação de oxigênio, a frequência cardíaca, a frequência respiratória, a pressão arterial sistêmica e o grau de dispneia e de fadiga de membros inferiores (através da escala de Borg). A avaliação do paciente deverá ser repetida de tempos em tempos até a data do transplante para a mais correta adaptação do processo de reabilitação, segundo suas condições clínicas.

Segundo Kadikar et al.,[17] distâncias percorridas durante o TC6 menores de quatrocentos metros no período da avaliação são sensíveis preditores de morte e indicativo para transplante em pacientes sem participação em programas de reabilitação, já que a mortalidade aumenta consideravelmente em pacientes que apresentam distâncias percorridas menores que trezentos metros, indicando, em alguns países, prioridade na fila de transplante. Contudo, em estudos de Morrison et al., a maioria dos pacientes em programa de reabilitação pré-transplante tem condições de percorrer a distância de pelo menos trezentos metros. Em outros estudos, a média percorrida gira em torno de 200-300 m no pré-transplante.

## Orientação ao paciente

O paciente, ao ser indicado e ao concordar com o transplante, deverá participar de reuniões em grupos ou privativas que serão administradas por uma equipe multidisciplinar. Obterá informações sobre sua doença (o que é, como é sua evolução e as complicações); tratamento (conservador e cirúrgico); medicamentos utilizados e a sua correta administração (p. ex., aerossóis dosificadores); aspectos nutricionais (informações sobre dieta balanceada); técnicas de relaxamento (para alívio da ansiedade); e de conservação de energia (técnicas que visam a economia de energia despendida em atividades da vida diária).

Por fim, o paciente será orientado sobre a importância da fisioterapia no período pré e pós-operatório e os seus benefícios: exercícios respiratórios; técnicas mais eficazes para a mobilização de secreções; os riscos da imobilidade; orientações sobre POi, como a entubação orotraqueal; a ventilação mecânica; a incisão operatória; e a presença de sondas e drenos.

## Fisioterapia pré-operatória

O paciente receberá instruções sobre os exercícios respiratórios que serão utilizados no período pós-operatório:

1. Manobras de higiene brônquica: envolvem o uso de técnicas não invasivas de depuração das vias aéreas, destinadas a auxiliar na mobilização e na expectoração de secreções e melhorar a troca gasosa.
   As principais técnicas utilizadas são as seguintes:
   - Drenagem postural, que utiliza a ação da gravidade e a energia mecânica para mobilizar as secreções, melhorar o equilíbrio ventilação/perfusão (V/Q) e a capacidade residual funcional (CRF). O

posicionamento do paciente dependerá da área pulmonar comprometida. Associa-se a drenagem postural, percussão e vibração (Figura 6), que envolvem a aplicação da energia mecânica sobre a parede torácica utilizando-se as mãos ou vários dispositivos elétricos ou pneumáticos.[20]
- Tosse assistida e baforada (*huffing*).
2. Incremento da ventilação pulmonar: inspiração máxima sustentada, exercícios respiratórios em tempos, utilização de incentivadores respiratórios (Triflo®, Respiron®) (Figura 7).

Essas técnicas são muito utilizadas em nosso meio em pacientes com doenças supurativas, que serão submetidos a ressecções pulmonares, facilitando com isso os procedimentos operatórios.

Temos como objetivo, dessa forma, que o paciente vá para a operação com a melhor condição clínica possível, dentro de suas possibilidades. Nos pacientes com doenças supurativas, o atendimento fisioterapêutico deve ser mantido até momentos antes do transplante pulmonar.[21,22]

Os trabalhos de Thoren, Castilho e Chumillas[14] demonstram que os procedimentos são rápida e efetivamente aprendidos, e com melhor cooperação dos pacientes no pós-operatório se a fisioterapia for iniciada no pré-operatório, antes da dor, da presença de drenos ou sondas etc.[23]

## Reabilitação pré-transplante

A reabilitação pulmonar que deverá ser realizada nesse período é um serviço multidisciplinar direcionado às pessoas com doenças pulmonares e a suas famílias. Tem como principais objetivos, segundo a American Thoracic Society, o alívio dos sintomas, particularmente a dispneia, promover ganhos em sua capacidade funcional e qualidade de vida,[24] além de amenizar a ansiedade da espera para o transplante. Durante o período pré-reabilitação são realizadas avaliações do paciente, iniciando com a coleta de história e exame físico, mensurados seu grau de dispneia (pela escala de Borg ou relatos sobre suas atividades de vida diária) e qualidade de vida (por questionários como o de St. George), além de avaliações de sua condição cardiorrespiratória (por meio de testes funcionais como o TC6 ou o cicloergômetro), função pulmonar (espirometria), oximetria de pulso e gases arteriais.

Durante esse período de reabilitação pulmonar incluem-se também sessões de fisioterapia para promover melhora da higiene brônquica, assim como orientação sobre os exercícios para alívio da dispneia, posturas etc.

A reabilitação pulmonar é composta basicamente de quatro componentes: educação (como mencionado anteriormente), treino de extremidades inferiores e superiores, fisioterapia respiratória e acompanhamento psicológico.

O treino de extremidades inferiores é feito, geralmente, em esteira. Vários estudos demonstram a importância desse tipo de treino em pacientes com doença pulmonar, pois ele promove aumento da tolerância ao exercício, redução da ventilação durante a atividade e da acidose lática, aumento da capacidade oxidativa dos músculos e alívio da dispneia (que pode ocorrer pelo desenvolvimento da tolerância ou dessensibilização). Com base nas avaliações, a equipe multidisciplinar irá montar um programa específico

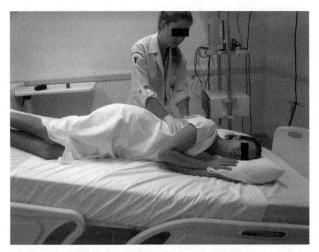

**Figura 6** Drenagem postural associada à vibrocompressão.

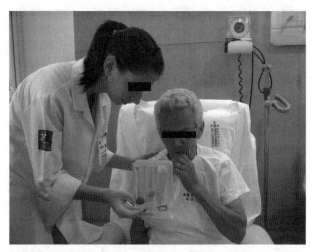

**Figura 7** Paciente realizando exercícios com incentivador respiratório (Respiron®).

para cada paciente. Esse programa tomará como base as atividades da vida diária do paciente e os resultados dos testes funcionais cardiopulmonares. Realizar-se-á o programa de reabilitação em um período de seis a oito semanas, ou até a data do transplante, podendo ser realizado diariamente ou em dias alternados, com duração que dependerá das condições clínicas do doente, com objetivo de alcançar vinte a trinta minutos de exercício contínuo.

Alguns pacientes necessitarão de repouso entre as atividades. Deve-se manter saturação de oxigênio acima de 90% (por vezes, será necessária sua suplementação). Para a prescrição correta do programa de reabilitação, deve-se utilizar 60% da frequência cardíaca máxima, além da reavaliação contínua durante a atividade, da escala de Borg (avaliação da dispneia e fadiga de membros inferiores), pressão arterial e saturação de oxigênio. O exercício deverá ser suspenso caso o paciente sinta ou apresente taquicardia acima de 85% da frequência cardíaca máxima, bradicardia, pressão arterial sistêmica maior que 180/110 mmHg ou incremento da pressão diastólica maior que 20 mmHg, dor em membros inferiores, dor no peito, dispneia intensa, visão turva, deterioração da condição neurológica, ou queda de saturação abaixo de 85%, mesmo com a máxima suplementação de oxigênio.[6]

Treino de extremidades superiores: a maioria dos pacientes com doenças pulmonares apresenta musculatura de membros superiores (MMSS) encurtada, porém hipertrofiada, por utilizarem como ancoragem, para facilitar a mecânica respiratória e promover a melhora da ventilação. O treino dessa musculatura promove a melhora da performance muscular, assim como o decréscimo da $VO_2$ (consumo máximo de oxigênio). O treino pode ser realizado de duas formas, através do cicloergômetro ou de exercícios com pesos (1 ou 2 kg), podendo o paciente coordenar o exercício com a respiração, geralmente realizando a expiração com a extensão do membro. Apesar de a doença estar em fase de progressão nos pacientes pré-transplante, obtém-se melhora da tolerância ao exercício, da independência das atividades da vida diária e da qualidade de vida, além do incremento da distância percorrida no teste de caminhada de seis minutos, promovendo com isso melhor recuperação no período pós-operatório.

Acompanhamento psicológico: geralmente, os pacientes em fase de pré-transplante encontram-se bastante ansiosos ou depressivos. Deve-se oferecer, portanto, acompanhamento psicológico, às vezes medicamentoso, e técnicas de relaxamento.

## FISIOTERAPIA NO PÓS-OPERATÓRIO IMEDIATO

Os cuidados com o paciente transplantado de pulmão no pós-operatório imediato são muito particulares, dependendo de alguns fatores, como: doença de base, permanência de um pulmão nativo ou não, complicações no intraoperatório, necessidade e tempo de circulação extracorpórea, presença de edema pulmonar, entre outras. Vale salientar que, nessa fase, espera-se que o fisioterapeuta já tenha tido contato com o paciente, realizando sua avaliação pré-operatória completa.

Os cuidados iniciam-se no intraoperatório, com a preparação do paciente no centro cirúrgico, com a proteção das grandes articulações, dos calcanhares e dos quadris com esponjas ou materiais similares, evitando escaras de pressão, o que retardaria a bipedestação e a deambulação no pós-operatório.

Esses cuidados podem ser realizados por qualquer membro da equipe, lembrando que este é apenas um dos inúmeros cuidados.

Os objetivos do tratamento fisioterapêutico são fundamentalmente manter vias aéreas pérvias, manter o pulmão transplantado livre de atelectasias, evitar hiperinsuflação do pulmão nativo (no caso de transplante unilateral no enfisema) e otimizar tempo e parâmetros da ventilação mecânica pulmonar. Para tanto, devemos reavaliar o paciente diariamente, lembrando inclusive dos cuidados com drenos de tórax, incisão operatória etc.

## TRANSPLANTE UNILATERAL

Manobras de higiene brônquica: as convencionais, como a tapotagem e a vibrocompressão, deveriam ser intensificadas, principalmente pela denervação do pulmão transplantado. No entanto, podem não ser bem toleradas pelo paciente quando utilizadas sobre o tórax operado, em razão de incisão cirúrgica, presença do dreno pleural e, principalmente, por causa da dor local. Mas a drenagem postural, com o pulmão transplantado em posição não dependente, pode ser bem aceita tanto para mobilização da secreção quanto para melhora da expansão pulmonar.

Compressão inspiratória contralateral: essa técnica é realizada por meio da compressão do hemitórax contralateral à operação, durante a fase inspiratória do ventilador mecânico ou mantida durante todo o ciclo respiratório (Figura 8). Essa compressão direciona o ar inspirado para o pulmão transplantado, expandindo-o sem que haja a mesma expansão no pulmão nativo e até mesmo protegendo-o dessa expansão, principalmente nos casos de DPOC. Durante a aplicação dessa técnica de expansão pulmonar, devemos interrompê-la caso haja aumento do borbulhar no selo d'água do dreno. A repetição dessa manobra pode ser realizada respeitando a manutenção do conforto do paciente.

Técnicas de expansão pulmonar com variações da pressão positiva expiratória final (PEEP) (técnica ZEEP): em pacientes transplantados unilaterais com DPOC podem ocasionar hiperinsuflação do pulmão nativo com repercussão clínica importante, aumentando o tempo de ventilação mecânica pulmonar e o tempo de internação na UTI, além de provocar alterações hemodinâmicas e ventilatórias.[25] Sugerimos que manobras como ZEEP não sejam, portanto, utilizadas para o pulmão transplantado.

Inalação: estudos sugerem uma melhor fluidificação da secreção quando se utilizam inalações com soro fisiológico e aumento da hidratação do paciente, além de inalações com medicamentos já prescritas.[26]

Aspiração: alguns fatores contribuem para o provável acúmulo de secreção e para a necessidade da aspiração das vias aéreas, como: tempo de entubação, anestesia e, principalmente, perda do *clearance* mucociliar quando o brônquio é seccionado.[6,26]

A toracotomia com agressão dos músculos torácicos, tempo de anestesia e entubação, dor, derrame pleural e imobilização, causa diminuição da capacidade respiratória em aproximadamente 40%, assim como da força muscular para tossir. Portanto, no POi, há necessidade de aspiração nasotraqueal, mesmo que não haja sinais e sintomas que indiquem a sua necessidade.

Ao realizar o procedimento, o calibre e a introdução da sonda de aspiração devem ser de escolha criteriosa, pois o tubo endotraqueal direciona a sonda diretamente para a traqueia e para a sutura operatória.

Elevação do leito: no POi, a elevação do paciente no leito deve se dar lentamente até aproximadamente 40°, de forma a facilitar a drenagem de líquido pleural, favorecer a incursão diafragmática e promover a mobilização do paciente. Devemos, contudo, observar sempre as condições hemodinâmicas do paciente que, por vezes, podem contraindicar a mobilização precoce.

Posicionamento e mobilização: é importante lembrar que o paciente que chega à unidade de terapia intensiva, além do tempo de cirurgia com anestesia geral, deverá ainda permanecer por outras horas sob efeito de anestésicos e sedativos. Portanto, o bom posicionamento do paciente não é apenas uma questão de conforto, e sim uma das maneiras de evitar escaras e perdas da amplitude articular. As proteções nos calcanhares e quadris devem ser mantidas.

No POi, devemos iniciar a movimentação dos membros inferiores de maneira passiva para melhora da circulação e diminuição dos pontos de pressão. A mobilização dos membros superiores pode ser realizada, porém, devemos ser cautelosos na movimentação articular da cintura escapular do hemitórax transplantado.[27,28]

Controle da pressão do balonete (Figura 9): não é incomum durante o controle da medida de pressão do balonete da cânula orotraqueal encontrarmos valores maiores que 300 $cmH_2O$, muito acima do mínimo necessário – de 25 $cmH_2O$ – para evitar escape aéreo. Considerando que esses pacientes podem permanecer períodos maiores que 48 horas em ven-

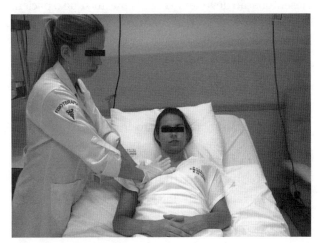

**Figura 8** Compressão inspiratória contralateral.

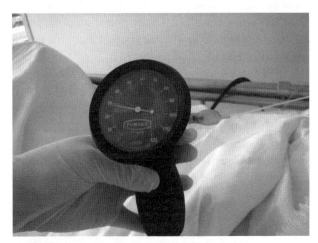

**Figura 9** Controle da pressão do balonete.

tilação mecânica pulmonar, aumentando com isso o risco de lesão traqueal, deve ser realizada, diariamente, a medida da pressão do balonete por meio de aparelho específico. Porém, a técnica de desinsuflação total do balonete com posterior reinsuflação, até desaparecer o vazamento do ar, pode ser inteiramente eficaz para evitar vazamento de ar e lesão traqueal.[29,30]

## VENTILAÇÃO MECÂNICA

### Modos básico e controle

Podemos perfeitamente receber o paciente no modo SIMV nos seguintes parâmetros: frequência respiratória entre 12 e 20 ciclos/min (para manter níveis normais de $PCO_2$); volume corrente de 6 a 8 ml/kg; fluxo inspiratório suficiente para manter uma relação insp/exp fisiológica em pacientes com doença restritiva a fluxos mais altos, e por consequência, na relação insp/exp maior para doenças obstrutivas. É importante entender que em pacientes transplantados unilaterais a ventilação mecânica deve receber os mesmos cuidados, seja com presença do pulmão nativo seja com pulmão remanescente. Em doenças restritivas, a ventilação pode aumentar a resistência vascular pulmonar, direcionando o fluxo sanguíneo para o pulmão transplantado, levando a edema pulmonar deste. No mesmo tipo de transplante, porém com doença de base obstrutiva, a ventilação pode levar à hiperinsuflação do pulmão nativo com restrição da expansibilidade do pulmão transplantado, além das alterações hemodinâmicas.[25]

Com o objetivo principal de promover o menor tempo de ventilação mecânica possível, a escolha entre volume controlado e pressão controlada não teria muita repercussão, apesar de acreditarmos nas vantagens da ventilação com pressão controlada. Deve-se optar pelo modo para o qual a equipe esteja mais habilitada.

PEEP: os valores de PEEP devem respeitar a doença de base. Sugerimos valores entre 5 e 10 $cmH_2O$, suficientes para manter o pulmão transplantado expandido e evitar complicações do pulmão nativo. Técnicas com a utilização da PEEP para melhorar a expansão pulmonar ou variações abruptas para mobilização de secreções devem ser evitadas.

Fração inspirada de oxigênio ($FiO_2$): o valor da $FiO_2$ deve ser suficiente para manter níveis normais de $PaO_2$ e $SatO_2$, evitando situações rotineiras de aceitar valores demasiadamente aumentados de $PaO_2$.

Pressão suporte (PS): respeitando valores não superiores a 20 $cmH_2O$, suficientes para manter o conforto do paciente nos ciclos espontâneos e respeitando valores próximos de volume corrente adequado, de acordo com o peso do paciente. O suporte pressórico alto pode, potencialmente, causar hiperdistensão do pulmão nativo.

Considerando a complexidade da operação e o grau de acometimento dos músculos respiratórios, são mantidos valores de PS, diminuindo-os somente para uma eventual retirada do tubo.

A sensibilidade deve ser sempre a menor possível (em valor absoluto), não havendo indicação para aumento da sensibilidade com objetivo de sobrecarga muscular para fortalecimento.

Desmame: para os transplantados unilaterais, o desmame da ventilação mecânica deve ocorrer o mais rápido possível, principalmente quando a doença de base é a DPOC. A partir das diretrizes que norteiam o desmame, a frequência respiratória do aparelho deve ser diminuída gradativamente, mantendo somente a pressão suporte e a PEEP, verificando a habilidade do paciente em sustentar a ventilação espontânea.

Considerando que a $FiO_2$ já esteja a menor possível, níveis de pressão de suporte não inferiores a 10 $cmH_2O$ são suficientes para aceitar ventilação espontânea.

No entanto, segundo Tobin, apenas como confirmação, pode ser conectado o tubo T por período não maior que vinte minutos. Nesse período, devem ser considerados conforto do paciente e $SatO_2$. Os demais fatores, como o índice de Tobin, não devem ser considerados se apresentarem valores maiores que o limite, pois devemos lembrar que ainda existe um pulmão doente, mas funcional, além da agressão da operação.

Algumas vezes, em transplantes unilaterais, a desentubação deve ser realizada mesmo que o paciente não apresente plenas condições ventilatórias para retirada do tubo endotraqueal, porém, os níveis gasométricos devem ser aceitáveis. No momento da desentubação, podemos indicar a ventilação não invasiva, que já deve ser preparada antes desse procedimento.

Ventilação mecânica não invasiva: é uma das técnicas que oferece suporte pressórico ao paciente que, muitas vezes, é desentubado o mais precocemente possível. Acreditamos que o BiPAP seja a forma mais adequada para esse paciente, uma vez que não podemos deixar de considerar as alterações da mecânica respiratória, principalmente com relação à diminuição da força muscular no POi.

O tempo de uso do aparelho vai depender muito das condições do paciente, mas a ideia de retirar o suporte ventilatório o mais rápido possível continua. Se possível, utilizar a ventilação não invasiva de maneira intermitente, intercalando o maior tempo possível com a ventilação espontânea e a oxigenoterapia.

Respiração por pressão positiva intermitente (RPPI): é outra forma de oferecer suporte ventilatório (Figura 10). Ela é utilizada apenas como exercício, não devendo ser desconsiderada nem mesmo usada de maneira intercalada com o BiPAP ou a CPAP (Figura 11). Outras técnicas fisioterapêuticas podem ser associadas ao RPPI. Sugerimos que o hemitórax do pulmão nativo seja restrito manualmente para que seja novamente evitada a hiperinsuflação. A mesma técnica de restrição manual pode servir como técnica de reexpansão durante a ventilação não invasiva.

## Complicações

Um grande número de complicações e situações no pós-operatório imediato pode ocorrer, interrompendo a evolução rápida do paciente até a alta hospitalar:

- O tempo de anestesia e sedação pode interferir na recuperação do tempo do nível de consciência, o que impede o rápido desmame e a desentubação.
- Instabilidades hemodinâmicas contraindicam a mobilização do paciente, e há necessidade de manutenção da ventilação mecânica.
- Deiscência da anastomose brônquica, que pode vir a necessitar de tratamento cirúrgico, interrompendo qualquer procedimento para desmame ou técnica fisioterapêutica de reexpansão pulmonar.
- Os grandes escapes aéreos pelo(s) dreno(s) torácico(s) podem dificultar a ventilação mecânica com desmame pouco confortável e impedir técnicas de expansão pulmonar, caso sejam necessárias.
- A hipersecreção pulmonar exige a necessidade de maior número de broncoscopias.
- Atelectasia com repercussão clínica, além de interromper o desmame, obriga a realização de técnicas mais eficazes, como a elevação de PEEP, conduta não indicada rotineiramente para esse tipo de paciente.
- Pneumotórax causado pela ventilação (barotrauma, volutrauma).
- Edema pulmonar do pulmão transplantado indica maior tempo de ventilação.
- Broncoespasmo grave com necessidade de alteração dos parâmetros específicos no ventilador mecânico e, certamente, maior tempo de ventilação mecânica.
- Fraturas costais que podem deixar o tórax instável.
- Má adaptação ou pouca cooperação do paciente, principalmente com a máscara de ventilação não invasiva.
- Derrame pleural pode interferir na mecânica respiratória, pois a presença de líquido na cavidade pleural impede parcialmente a expansão pulmonar.[31]
- Aspiração nasotraqueal não tolerada pelo paciente;
- Depressão pós-operatória.
- Paralisia diafragmática.[31]
- Rejeição aguda.

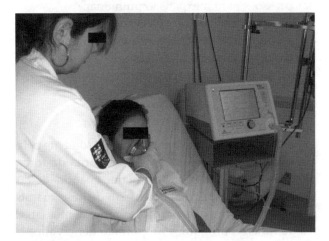

**Figura 10** Terapeuta realizando RPPI em paciente.

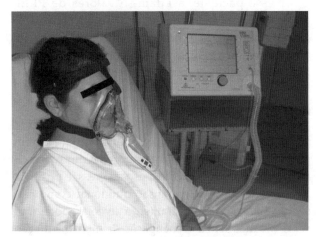

**Figura 11** Paciente em uso de BiPAP contínuo.

Inúmeras são as situações que podem interferir no bom prognóstico e na evolução rápida do desmame e na evolução no período pós-operatório tão importante para este paciente.

Portanto, o fisioterapeuta deve estar atento a qualquer modificação do quadro clínico do paciente.

## TRANSPLANTE BILATERAL

Geralmente, o POi do transplante bilateral é mais complicado por causa do maior tempo de operação, de isquemia e de comprometimento da mecânica ventilatória.

Os objetivos e os cuidados do tratamento fisioterapêutico para esse paciente são os mesmos anteriormente citados. No entanto, considerando que as complicações e situações talvez ocorram no transplante unilateral, agora podem acontecer de maneira mais significativa.

No transplante bilateral, há maior tempo de circulação extracorpórea e de edema pulmonar bilateral, com maior extensão da lesão na caixa torácica e de lesão nos músculos torácicos. Por causa disso, a incidência de atelectasias e a probabilidade de acúmulo de secreção podem aumentar significativamente. Por isso, um maior período de ventilação mecânica pulmonar pode ser necessário não só pelo maior tempo de anestesia e de sedação no pós-operatório, mas também como técnica para manter os pulmões expandidos.

## VENTILAÇÃO MECÂNICA

### PEEP

Nesse paciente, aceitam-se valores de PEEP acima de 10 cmH$_2$O, considerando ausência de fístulas e de instabilidade hemodinâmica. Valores mais altos são aceitos em razão de maior trauma torácico e de edema pulmonar proveniente da operação.

### Recrutamento alveolar

É comum no transplantado bilateral ocorrerem atelectasias nos 1/3 inferiores, porém com razoável facilidade de regressão com o uso da pressão positiva. Algumas técnicas de expansão pulmonar com pressão positiva, como recrutamento alveolar, poderiam ser realizadas sem a preocupação de hiperinsuflação de um pulmão nativo. A técnica utilizada é o aumento da PEEP, podendo ou não ser associado à pressão de suporte com modo CPAP por períodos não maiores que um minuto, voltando para os parâmetros iniciais e neles permanecendo por período não menor que cinco minutos, para que não haja grandes alterações na PaCO$_2$.

Na presença ou na suspeita de fístulas broncopleurais, instabilidade hemodinâmica ou hipercapnia não controlada, a técnica está contraindicada.

### Desmame

No paciente transplantado unilateral, o objetivo é realizar o desmame e a desentubação o mais precoce possível, principalmente no enfisema, por causa do risco de hiperinsuflação do pulmão nativo. No transplante bilateral, o desmame deve ser lento, podendo mesmo ocorrer em três ou mais dias. A maior probabilidade de ocorrerem complicações e a necessidade de manter os pulmões expandidos forçam a permanência do tubo endotraqueal por mais tempo, até porque nesse tipo de transplante não há mais a presença do pulmão nativo. Nesse período, aproveitamos para utilizar as técnicas de expansão pulmonar.

Para cada parâmetro alterado, a monitorização do padrão respiratório se faz obrigatória. Muitas vezes, são necessárias variações entre parâmetros de desmame e parâmetros de ventilação controlada, até que se tenham as condições ideais para desentubação.

O suporte ventilatório com pressão positiva após a retirada do tubo endotraqueal é essencial, inicialmente pela ventilação mecânica não invasiva, ainda com períodos longos e desmame também lento, podendo intercalar com RPPI, posteriormente.

Durante o uso da CPAP ou preferencialmente o BiPAP, poderemos realizar exercícios com variações das pressões para reexpansão pulmonar.

Técnicas manuais de expansão ou de higiene brônquica podem não ser toleradas pelo paciente, pois a incisão operatória inicia-se na região lateral de um hemitórax a outra, transpassando o esterno.

### Aspiração traqueal

Esse procedimento é essencial não somente pela alteração dos músculos torácicos e perda da força para tossir, mas também pela maior quantidade de secreção decorrente da maior região de descamação epitelial brônquica e da perda dos movimentos ciliares da mucosa brônquica no pulmão denervado.[6,25] Deve ser realizada ao menor sinal da presença de secreção ou pelo menos duas ou três vezes ao dia. Após a retirada do tubo, devemos diminuir a frequência das aspirações de acordo com a recuperação de força muscular e da capacidade para tossir, com consequente diminuição da quantidade da secreção expectorada.

Acreditamos que as inalações com soro fisiológico devem ser intensificadas, facilitando a fluidificação da secreção pulmonar.

A mobilização dos membros inferiores e superiores deve ser intensificada, uma vez que o paciente irá passar mais tempo na UTI, e a movimentação dos membros superiores deve acontecer com os mesmos cuidados citados no tratamento do paciente transplantado unilateral.

Os cuidados na proteção dos quadris e calcanhares devem ser mantidos.

## FISIOTERAPIA INTRA-HOSPITALAR

Sem dúvida, o conhecimento das peculiaridades anatômicas e fisiológicas pulmonares e das alterações anatomopatológicas das doenças e suas sequelas, assim como as potenciais complicações do pulmão transplantado, permitirá ao fisioterapeuta, que é frequentemente a primeira pessoa a perceber de forma precoce possíveis sinais de mudanças nas condições do paciente, alertar a equipe do transplante para possíveis complicações, como infecção e rejeição.[6]

Essas complicações podem estar, em parte, relacionadas com as alterações dos volumes, assim como as capacidades pulmonares do padrão respiratório, das trocas gasosas e das defesas pulmonares, que ocorrem após incisão e abertura da cavidade torácica. A capacidade vital decresce de 50 a 60% nas primeiras 24 a 48 horas. O volume residual e a capacidade residual funcional diminuem em 30%. A paresia diafragmática é a causa dessas alterações e resulta de um reflexo inibitório do nervo frênico, desencadeado pela estimulação de receptores de vísceras, vagais e simpáticos presentes no interior da cavidade torácica.[31,32]

Além dessas alterações mecânicas, o paciente transplantado está propenso a complicações relacionadas diretamente com a cirurgia, como a deiscência da anastomose, necrose ou estenose brônquica, necessitando, às vezes, de reabordagem cirúrgica.

No estudo de Salathe et al.,[25] foi demonstrada a redução da frequência dos batimentos ciliares na amostra da mucosa do pulmão transplantado quando comparadas com um pulmão normal, em pacientes que tinham sido submetidos a transplante pulmonar unilateral.[6]

Os mecanismos dessa alteração não são claros, mas podem ser efeitos da denervação, que também é responsável pela redução do reflexo de tosse, do uso de drogas imunossupressoras, infecção ou rejeição do pulmão transplantado.[6,23]

O dano da musculatura esquelética, principalmente da deambulação, decorrente da doença pulmonar, associado com a imobilização e o pós-transplante, dos efeitos da medicação, especialmente os corticoides e ciclosporina e um baixo limiar de lactato durante o exercício, em razão da reduzida capacidade oxidativa da musculatura esquelética periférica, pode ser a causa da piora da miopatia e da limitação ao exercício dos pacientes transplantados.[6,10]

No entanto, as mais comuns das complicações no período pós-operatório são as infecções e a rejeição aguda, manifestadas por febre baixa, leucocitose e um gradiente alveoloarterial de oxigênio aumentado, piora nos resultados dos testes de função pulmonar e queda da saturação e da tolerância ao esforços e durante a sessão de fisioterapia. A infecção pulmonar continua sendo a primeira causa de mortalidade nos primeiros meses pós-transplante.[6]

Dessa forma, considerando sempre as particularidades da doença que levou o paciente ao transplante e as possíveis complicações do período pós-operatório, tendo a infecção como a principal causa de óbito, o fisioterapeuta deverá estar consciente de todo o processo do transplante, indicações, cuidados e principais reações esperadas, assim como a melhor forma de utilizar as técnicas e os recursos fisioterapêuticos, a fim de prevenir as complicações, promover a ventilação pulmonar efetiva, a higiene brônquica e o tratamento do sistema musculoesquelético, de forma a aumentar a sobrevida e a melhorar a qualidade de vida.[6,12]

As técnicas e os recursos fisioterapêuticos devem ser direcionados e, se necessário, intensificados, de acordo com uma avaliação criteriosa a cada atendimento e acompanhamento de seus resultados durante a terapia.

Manobras de reexpansão, cinesioterapia e o uso de incentivadores inspiratórios, pressão positiva (CPAP ou BiPAP), mantendo os mesmos cuidados já citados no Poi, devem ser intensificados, incentivando o paciente a realizá-los o maior número de vezes possível durante o dia (Figura 12).

A deambulação deve ser iniciada o mais precocemente possível, muitas vezes no ambiente da UTI. Além do receio da dor, que pode ser um importante

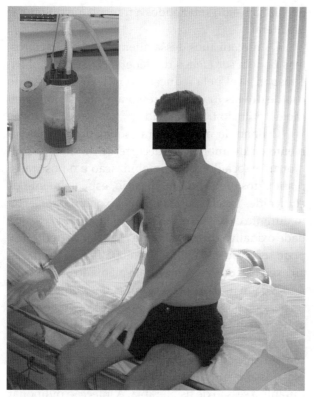

**Figura 12** Paciente na UTI realizando exercícios respiratórios.

fator limitante, causando hipoventilação, atelectasias e infecção e insegurança, a presença de drenos pleurais inibe a iniciativa do paciente de sair do leito. Por isso, o papel do fisioterapeuta nesse momento é decisivo.

Manobras de higiene brônquica (drenagem postural, vibrocompressão, tapotagem, dependendo da tolerância do paciente, e, se necessário, aspiração nasotraqueal) devem ser sempre reavaliadas, levando em consideração as possíveis complicações causadas pela denervação do pulmão transplantado e das alterações da mecânica pulmonar e, sem dúvida, da dor incisional.

Por isso, o controle da dor, seja pelo uso do cateter peridural ou por analgésicos, é crucial para a participação do paciente e para a eficácia da terapia.

Drenos pleurais devem ser reavaliados continuamente, observando-se pontos como oscilação, quantidade e aspecto do débito, presença ou não de escape de ar (borbulhamento) e se está ou não em aspiração contínua. O paciente e seus familiares devem ser orientados quanto aos cuidados com o dreno, como: não tracionar, não elevar acima do ponto da incisão cirúrgica e, principalmente, não dobrar, se houver escape de ar. Mesmo estando com o sistema de aspiração contínua, o paciente deve ser incentivado a sair do leito e a deambular.

## REABILITAÇÃO PULMONAR PÓS-TRANSPLANTE

Um dos princípios básicos da reabilitação pulmonar é a individualidade no tratamento, no que diz respeito à intensidade e à evolução das cargas de treinamento. Em relação ao plano de tratamento do paciente transplantado, essa individualidade parece ser o fator fundamental para o desenvolvimento rápido do paciente. O conhecimento dos fatores psicológicos, familiares, pessoais e dos limites dos pacientes ajuda o terapeuta a estipular parâmetros para o programa de reabilitação e, principalmente, a ultrapassar os antigos limites de tolerância do paciente.[33-35]

Os benefícios e objetivos são muito semelhantes aos desejados com pacientes DPOC, porém, o programa de reabilitação pós-transplante deve ter início ainda no período intra-hospitalar.

O programa de treinamento já iniciado no hospital deve continuar no consultório ou no centro de reabilitação com tempo muito variável, dependendo do tempo total de internação e das possíveis complicações que podem ter tido, sendo o período de reabilitação proporcional ao grau de limitação do paciente e ao tipo de transplante. As orientações de atividades em casa, até que as atividades diárias superem as atividades com a equipe multidisciplinar, têm como objetivo o retorno do paciente à população economicamente ativa.

Os resultados com pacientes transplantados e submetidos ao programa de reabilitação pulmonar são geralmente bem melhores e mais rápidos em comparação aos doentes crônicos (Figura 13).

Alguns pacientes submetidos ao transplante de pulmão, muitas vezes, já faziam parte de programas de reabilitação, o que facilita o alcance dos objetivos. No entanto, alguns fatores ainda permanecem mesmo após o transplante, como depressão, ansiedade e, principalmente, pânico de apresentarem dispneia.[32]

Diferentemente dos pacientes DPOC, no paciente transplantado há aumento da capacidade respiratória ante o aumento das necessidades ventilatórias e, por consequência, diminuição da limitação ao exercício. As expectativas para esse paciente parecem ser crescentes, uma vez que observam rápida e maior tolerância para suas atividades. O paciente deve ser orientado em relação às metas a serem alcançadas, bem como ao plano de treinamento a que será submetido e às variações desse plano com relação à carga e intensidade dos exercícios. É importante que algum membro da família esteja presente para incentivar e

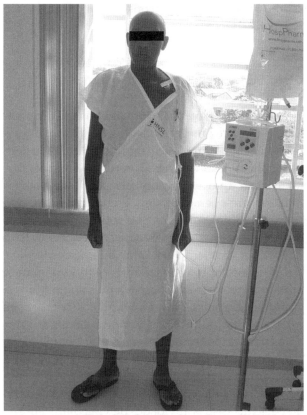

**Figura 13** Paciente deambulando no corredor no pós-operatório.

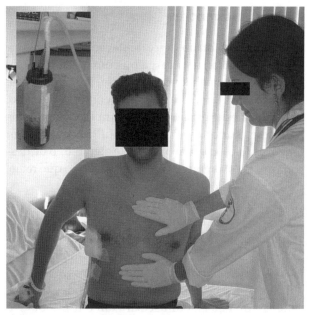

**Figura 14** Fisioterapeuta realizando manobras de reexpansão pulmonar no paciente em PO de transplante pulmonar na UTI.

saber entender possíveis limitações que ocorram até mesmo fora do ambiente de tratamento.[6]

A monitorização do paciente durante os exercícios é fundamental para estabelecer o incremento da carga no período de tratamento. A oximetria, a pressão arterial sistêmica e o grau de dispneia devem ser periodicamente aferidos, se não continuamente. Outra maneira de incentivo e medida é a demonstração para o paciente de sua evolução a cada dia, da sua melhora em relação à distância percorrida e do aumento da tolerância aos esforços. Essa evolução no paciente transplantado parece que acontece muito rapidamente e em um tempo total muito menor, já que a manutenção dos níveis de oxigenação, durante os esforços, permite que ele mantenha suas atividades de maneira mais confortável, além de não haver mais os efeitos negativos da doença.

Talvez o nosso paciente não tenha mais a doença crônica, contudo, as alterações causadas no organismo ainda permanecem por algum tempo ou talvez pelo resto de sua vida, porém, agora com o retorno da capacidade respiratória, os esforços do paciente podem ser realmente supridos.

## Membros inferiores

Considerando que o pulmão transplantado possa suprir as necessidades do organismo, o incremento da deambulação deve ser iniciado ainda no ambiente hospitalar com caminhadas curtas dentro do quarto e com suporte de oxigênio. Dia a dia, as distâncias são aumentadas até que possam ser iniciados exercícios na escada ao mesmo tempo que a oxigenoterapia é paulatinamente retirada, caso a $SatO_2$ se mantenha estável. A evolução desses exercícios deverá ser feita na ausência de complicações e com suporte nutricional adequado.

Após a alta hospitalar, os incrementos devem ser realizados na bicicleta e na esteira ergométrica. Nessa fase, a maioria dos pacientes não necessita de suporte de oxigênio, porém, a monitorização deve continuar.

O fortalecimento dos membros inferiores deverá ser mantido, com incremento de acordo com a evolução do paciente. A duração do treinamento pode ser de maneira geral de 15 a 60 minutos, porém, alguns pacientes não suportam tempo maior que 5 minutos, inicialmente. A intensidade dos exercícios deve respeitar o limiar anaeróbico e a frequência deve ser duas a cinco vezes por semana. Também são instituídos treinamento intervalado de alta intensidade e curtos períodos de exercício e repouso com dois objetivos básicos: aquecimento e preparação cardiovascular.

## Membros superiores

Inicia-se o plano de reabilitação ainda em ambiente hospitalar, sem carga ou com carga mínima, evitando, principalmente nessa fase, movimentos de abdução da cintura escapular do hemitórax operado.

Talvez os exercícios de maneira forçada para os membros superiores sejam os últimos a serem implantados. É comum o relato de algum tipo de desconforto no(s) ombro(s) após a operação, o que retarda o incremento de carga.

Para não aumentar o desconforto do paciente, as cargas devem ser incrementadas, porém, sem grandes amplitudes de movimento ou evitando movimentos diagonais. Na fase ambulatorial, também podem ser usados o cicloergômetro de braço, pesos ou faixas.[32]

A respiração diafragmática, que pode ser associada ao treinamento muscular com o threshold e a correção da postura, deve ser orientada para todo paciente submetido a operação. A respiração com freno-labial deve ser evitada, e o desmame do suporte de oxigênio, realizado o mais rápido possível, para dessensibilizar a dispneia.[36]

Por vezes, técnicas que permitam controlar a respiração, orientações de como organizar o espaço físico e técnicas de conservação de energia devem ser mantidas, dependendo das condições do paciente, assim como técnicas de relaxamento que podem continuar fazendo parte do programa de reabilitação, até que o paciente sinta mais segurança após o esforço físico.

Principalmente nos transplantes unilaterais, as técnicas que visam maior eliminação de secreção, como a drenagem postural, inalação, tosse (*huffing*) e aspiração podem ser utilizadas evitando, no entanto, técnicas pouco confortáveis ou não toleradas pelo paciente, como a tapotagem e a vibrocompressão, sobre a região operada.[32]

O *flutter* (aparelho portátil que promove oscilação de alta frequência e facilita a remoção da secreção brônquica) pode ser usado desde o período pré-operatório e, se necessário, no pós-operatório, mas somente após plena confirmação de cicatrização da sutura brônquica e sem a menor suspeita de fístulas.

Durante a evolução de pacientes transplantados unilaterais, não são incomuns períodos de broncoespasmo. Além do tratamento medicamentoso, podem receber suporte de oxigênio para diminuir a resistência vascular pulmonar periférica em casos da permanência do pulmão nativo, pois este tenderá a apre-sentar hipoventilação e consequente tendência à vasoconstrição hipóxica.

## CONCLUSÃO

Atualmente, o transplante pulmonar é uma realidade cada vez mais frequente em nosso país, e o fisioterapeuta é um participante ativo da equipe multidisciplinar envolvida nesse processo, devendo, portanto, estar apto a tratar do paciente desde sua reabilitação pré-operatória até sua alta hospitalar, sem se esquecer dos cuidados que terá também com os doadores que porventura estejam em seu serviço (cuidados com ventilação mecânica, assepsia etc.).

A fisioterapia vem se mostrando uma grande aliada na recuperação de pacientes submetidos a cirurgias de grande porte, e dentre elas destacamos o transplante pulmonar. Portanto, devemos estar aptos para reconhecer as alterações fisiopatológicas, cirúrgicas e suas possíveis alterações e complicações o mais precoce possível, para que se dê o tratamento adequado a contento, de forma a auxiliar no retorno do paciente às suas atividades de vida diária em sua melhor condição e com qualidade de vida.

## REFERÊNCIAS BIBLIOGRÁFICAS

1. Knobel E. Condutas no paciente grave. 2.ed. São Paulo: Atheneu; 2000. p.1123-34.

2. Tarantino AB. Doenças pulmonares. 4.ed. Rio de Janeiro: Guanabara Koogan; 1997. p.1025-53.

3. Thabut G, et al. Primary graft failure following lung transplantation. Chest 2002;121:1876-82.

4. Cassivi SD, Meyers BF, Battafarano RJ. Thirteen – year experience in lung transplantation for emphysema. Ann Thorac Surg 2002;74:1663-70.

5. Egan TM, Detterbeck FC, Mill MR. Long term results of lung transplantation for cystic fibrosis. Eur J Cardiothoracic Surg 2002;2:602-9.

6. Downs AM. Physical therapy in lung transplantation. Physical Therapy 1996;76:626-42.

7. Viegas CAA. Distúrbios da distribuição ventilação/perfusão (V/Q) em doenças pulmonares. Jornal de Pneumologia 1996;22:195-202.

8. Winterbauer RH. The treatment of idiopathic pulmonary fibrosis. Chest 1991;100:233-5.

9. Kesten S, FRCPC, FCCP. Pulmonary rehabilitation and surgery for end-stage lung disease. Clin Chest Med 1997;18:173-81.

10. Wang XN, Williams TJ, McKenna MJ. Skeletal muscle oxidative capacity, fiber type, and metabolites after lung transplantation. Am J Respir Crit Care Med 1999;160:57-63.

11. Pellegrino R, Rodarte JR, Frost AE. Breathing by double--lung recipients during exercise. Am J Respir Crit Care Med 1998;157:106-10.

12. Christie JD, Kotloff RM, Pochettino A. Clinical risk factors for primary graft failure following lung transplantation. Chest 2003;24:1232-40.

13. Castillo R, Haas A. Chest physical therapy: comparative efficacy of preoperative and postoperative in the elderly. Arch Phys Med Rehabil 1985;66:376-9.

14. Chumillas S, et al. Prevention of postoperative pulmonary complications through respiratory rehabilitation: a controlled clinical study. Arch Phys Med Rehabil 1998;79:5-9.

15. Brandstetter RD, Coheni RP. Hipoxemia after thoracenteses: a predictable end treatable condition. JAMA 1999;242:1060-1.

16. Bogossian L. Manual prático de pré e pós-operatório. 2.ed. Medsi; 1995. p.3-62.

17. Kadikar A, Mauer J, Kesten S. The six minute walk test: a guide to assessment for lung transplantation. J Heart Lung Transplant 1997;16:313-9.

18. Rodrigues SL, Viegas CAA. Estudo da correlação entre provas funcionais respiratórias e o teste de caminhada de seis minutos em pacientes portadores de doença pulmonar obstrutiva crônica. J Pneumol 2002;28:324-8.

19. Sciurba F, Slivka W. Six minute walk testing. Seminars in Respiratory and Critical Care Medicine 1998;19:383-92.

20. Scalan C, Myslinski J. Terapia de higiene brônquica. Fundamentos da terapia respiratória de Egan. 7.ed. São Paulo: Manole; 2000. p.817-43.

21. Christensen EF, et al. Postoperative pulmonary complications and lung function in high-risk patients: a comparision of three physiotherapy regimens after upper abdominal surgery in general anesthesia. Acta Anaesthesiol Scan 1991;35:97-104.

22. Wilkins RL, Scalan CL. Terapia de expansão pulmonar. Fundamentos da terapia respiratória de Egan. 7.ed. São Paulo: Manole; 2000. p.797-811.

23. Curi N, Tedde ML, Jatene FB. Temas de cirurgia torácica. Manual de cuidados e procedimentos em drenagem de tórax. Disciplina da Cir. Tórax – manual interno da HC-FMUSP.

24. Mahler DA. Pulmonary rehabilitation. Chest 1998;113:263s-268s.

25. Weill D, et al. Acute native lung hyperiflation is not associated with poor outcomes after single lung transplant for emphysema. J Heart Lung Transplant 1999;18:1080-7.

26. Salathe M, O'Riordan TG, Wanner A. Treatment of mucocialry disfunction. Chest 1996;110:1048-57.

27. Schuize M, Lobenffer HP. Heterotopic ossifications of large body joints after 105 days of intensive care with 72 days of artificial ventilation. Unffchirurg 1997;100:839-44.

28. Belmon MJ. Respiratory muscles: function in health and disease. Clin Chest Med 1988;9:175-361.

29. Grillo HC, et al. Posintubation tracheal stenosis. J Thorac Cardiovasc Surg 1995;109:486-93.

30. Pearson FG, et al. Posintubation injury. Thoracic Surgery 1995;25-34.

31. Maziak DE, Maurer JR, Kesten S. Diafragmatic paralysis: a complication of lung transplantation. Ann Thorac Surg 1996;61:170-3.

32. Faresin S, Barros JA. Pneumologia atualização e reciclagem. Avaliação da função pulmonar no pré-operatório e prevenção de complicações no pós-operatório. São Paulo: Atheneu; 1996. p.1-7.

33. Leatherman N. In Dantzker D, Maclnty RE, Bakow ED. Pulmonar rehabilitation. Comprehensive respiratory care. Filadélfia: WB Saunders; 1995. p.925-48.

34. American Asociation of Cardiovascular and Pulmonary Rehabilitation. Guidelines for Pulmonary Rehabilitation Programs. Human Kinetics; 1993. p.139.

35. Corsello P. Rehabilitation of the chronic obstructive pulmonary patient: general principles. In Haas F, Axen K. Pulmonary therapy and rehabilitation: principles and practice. 2.ed. Baltimore: Wilkins; 1991. p.196-212.

36. Goldstein RS. Ventilatory muscle training. Thorax 1993;48:1025-33.

37. Anderson CD, et al. Lung transplant edema: chest radiography after lung transplantation. The first 10 days. Radiology 1995;195(1):275-81.

38. Bando K, et al. Analysis of time dependent risks for infection, rejection, and death after pulmonary transplantation. J Thorac Cardiovasc Surg 1995;109(1):49-57.

39. Chaparro C, et al. Role of open lung biopsy for diagnosis in lung transplantation recipients: ten-year experience. Ann Thorac Surg 1995;59:928-32.

40. Chien S, et al. Comparison of University of Wisconsin, Euro--Collins, low-Potassium Dextran and Krebs-Henseleit solutions for hypothermic lung preservation. J Thorac Cardiovasc Surg 2000;119:921-30.

41. Data H, et al. Inhaled nitric oxide reduces human lung allograft dysfunction. J Thorac Cardiovasc Surg 1996;111(5):913-9.

42. Fisher AJ, et al. Objective assessment of criteria for selection of donor lungs suitable for transplantation. Thorax 2004;59(5):434-7.

43. Forte V, et al. Transplante pulmonar unilateral em pacientes com esquistossomose pulmonar forma intersticial: considerações técnicas e evolução. J Pneumol 1991;17:51-8.

44. Forte V, et al. Transplante lobar na substituição do pulmão esquerdo. Pulmão 1991;1:52.

45. Glanville AR, et al. Mycophenolate mofetil vs. azathioprine in lung transplantation for the prevention of bronchiolits obliterans syndrome: results of a 3-year international randomized trial. J Heart Lung Transplant 2003;22(1):S207.

46. Kakafaka DS, et al. Surveillance bronchoscopy in lung transplant recipients. Chest 1997;111:377-81.

47. Mauer JR, et al. International guidelines for the selection of lung transplant candidates. The International Society for Heart and Lung Transplantation, the American Thoracic Society, the American Society of Transplant Physicians, the European Respiratory Society. J Heart Lung Transplant 1998;17:703-9.

48. De Perrot M, et al. Strategies to increase limited donor resources. Eur Resp J 2004;23(3):477-82.

49. Toronto Lung Transplant Group. Unilateral lung transplantation for pulmonary fibrosis. N Engl J Med 1986;314:1140-5.

50. Trulock EP, et al. The Registry of the International Society of Heart and Lung Transplantation: Twenty-first official adult lung and heart-lung transplant report-2004. J Heart Lung Transplant 2004;23:804-15.

51. Trulock EP. Management of lung transplant rejection. Chest 1993;103(5):1566-76.

52. Trulock EP, et al. The role of transbronchial lung biopsy in the treatment of lung transplant recipients, in analysis of 200 consecutive procedures. Chest 1992;102(4):1049-54.

53. Valentine VG, et al. Success of lung transplantation without surveillance bronchoscopy. J Heart Lung Transplant 2002;21:319-26.

54. Yousem AS. Significance of clinically silent untreated mild acute cellular rejection in lung allograft recipients. Hum Pathol 1996;27:269-73.

# 36

# HISTÓRICO DA FISIOTERAPIA EM PEDIATRIA

MARIA LUCILA DE LIMA GONÇALVES GUIMARÃES
REGINA CÉLIA TUROLA PASSOS JULIANI

Uma história de mais de um século, segundo alguns autores, deve ser lida e compreendida como sendo a fisioterapia respiratória um instrumento terapêutico que esteve presente em diferentes momentos da sociedade mundial, junto às pequenas e grandes descobertas científicas do século XX.

Talvez seja difícil imaginar os momentos nos quais cada técnica de fisioterapia respiratória surgiu. Porém, hoje o aluno ou o profissional que utiliza essas técnicas deve questionar-se e procurar entender seus primórdios e sua evolução.

Foram as doenças obstrutivas as primeiras a serem referidas em trabalhos científicos com descrição de técnicas fisioterapêuticas. É fácil imaginar que as condições pulmonares de hipersecreção inquietavam profissionais de saúde, médicos ou terapeutas (nem se sabe se eles já eram assim chamados), denominada, na Europa, por muito tempo, ginástica respiratória.

Fato é que já no início do século passado, o quadro clínico advindo do excesso de secreção crônica, as infecções recorrentes e a qualidade de vida prejudicada em muitos pacientes foram constatações da necessidade ou da possibilidade de fazer algo a mais, sem considerar a antibioticoterapia precária daquela época e a falta de conhecimento dos agentes bacterianos. Porém, de alguma forma, já se pensava tanto na importância de preservar a função respiratória, com o objetivo de melhorar a oxigenação, quanto sobre a hipersecreção, como fator importante da má oxigenação e, consequentemente, da má ventilação pulmonar.

Então, pode-se ter certeza de que a fisioterapia respiratória não é um tratamento moderno. Realizada talvez de forma precária aos olhos de hoje, já em 1901 o médico inglês William Ewart[1] utilizava a drenagem postural no tratamento de bronquiectasias, por meio da descrição da posição de Trendelemburg.

Ainda nessa época, a tuberculose pulmonar ocupava lugar de destaque entre as doenças de alta mortalidade, muitas vezes com tratamento cirúrgico. Esse fato frequentemente levava o indivíduo à morbidade, com sequelas pulmonares sérias.

Em 1915, MacMahon[2] descreveu exercícios respiratórios e físicos em pacientes com lesões tóxicas e pulmonares sofridas na Primeira Guerra Mundial, e expiração forçada para auxiliar na higiene brônquica. É importante lembrar do advento de várias formas de tratamento físico em razão das sequelas motoras, neurológicas e funcionais causadas pela guerra. A reabilitação teve grande impulso nessa época.

Em 1933, Jackson escreveu sobre a importância da tosse associada à drenagem postural e, em 1934, Winifred Linton,[3,4] na Inglaterra, introduziu os exercícios respiratórios para pacientes que sofreram cirurgia torácica. Tratava-se de uma reeducação eletiva dos movimentos respiratórios.

De forma lenta, importantes descobertas foram descritas: dr. Cara, do Hospital Laennec[3] na França, divulgou em 1945 novos elementos da mecânica ventilatória e da fisiologia pulmonar; Kane, em 1952, descreveu a localização dos segmentos pulmonares em radiografias posteroanteriores do tórax; Palmer e Sellick,[5] em 1953, publicaram um trabalho científico sobre os efeitos da fisioterapia respiratória em pacientes no pós-cirúrgico, especialmente com atelectasias. Uniam os exercícios respiratórios à drenagem postural, percussão torácica e tapotagem.

A partir de então, essas técnicas começaram a ser indicadas para prevenir complicações pulmonares pós-cirúrgicas e, em seguida, em doenças pulmonares agudas com hipersecreção.

Nas décadas de 1950 e 1960, houve a necessidade de utilizar a fisioterapia respiratória em pediatria, em razão das epidemias de poliomielite, sendo a drenagem postural e a tapotagem as técnicas mais utilizadas. A ventilação mecânica, que já era utilizada em anestesia, somente em 1952 começou a ser usada em pediatria, após o surto de poliomielite na Dinamarca.

Em 1953, Donald e Lord foram os primeiros a descrever seu uso em recém-nascidos com doenças respiratórias. Em casos de comprometimento da musculatura do tórax, usava-se como recurso ventilatório o "pulmão de aço". Este foi usado no Brasil até meados da década de 1970, no Hospital das Clínicas da Faculdade de Medicina da Universidade de São Paulo (HC-FMUSP), com o objetivo de alcançar ventilação suficiente para reter menos gás carbônico ($CO_2$) e melhorar a insuficiência respiratória. Esse aparelho provocava alternadamente hipo e hiperpressão sobre a superfície corporal do paciente, gerando assim movimentos respiratórios. Até essa época, a paralisia infantil ainda não estava erradicada, apesar de já existirem as vacinas criadas por Salk e depois por Sabin. As sequelas produzidas por esse tipo de paralisia muitas vezes obrigavam o uso da musculatura acessória da respiração para tentar ampliar o volume da caixa torácica e conseguir dar sobrevida ao paciente.

O emprego do respirador por pressão positiva (final da década de 1970) apresentou-se como vantajoso nesses casos, pois a possibilidade de o indivíduo ser entubado e não precisar ficar dentro do pulmão de aço tornou mais fácil a realização das medidas terapêuticas e médicas necessárias.

A seguir, descobriu-se que com a utilização do respirador poderiam surgir complicações pulmonares durante a ventilação mecânica. Foi o grande momento da revisão das técnicas de fisioterapia respiratória que vinham sendo empregadas, com significativo aumento de estudos com base científica dos seus efeitos em pacientes submetidos à ventilação mecânica.

Alguns dos estudos realizados foram sobre as variações dos gases sanguíneos, alterações do débito cardíaco, quantidade da secreção eliminada e prevenção das complicações, como a atelectasia.

Em 1971, Lorin e Denning anunciaram que a drenagem postural carreava significativamente mais secreção em pacientes com fibrose cística do que a tosse não acompanhada de técnicas de fisioterapia. As variações de $PaCO_2$ foram motivo de muitos trabalhos durante as duas décadas seguintes, assim como os volumes pulmonares e as alterações antes e depois do tratamento fisioterapêutico.

Porém, resultados objetivos em relação à aplicação de fisioterapia respiratória comprovando a eficácia da remoção de secreções de regiões periféricas para as mais centrais do pulmão e sua contribuição na expectoração não foram muito publicados.

No Brasil, em meados da década de 1970, a Santa Casa de Misericórdia de São Paulo foi um dos primeiros hospitais a ter um grupo de trabalho com pacientes portadores de doença pulmonar obstrutiva crônica (DPOC), do qual o profissional fisioterapeuta fazia parte realizando fisioterapia respiratória. Os alunos do curso de Fisioterapia da Faculdade de Medicina da Universidade de São Paulo, primeiro curso ministrado no Estado de São Paulo, passavam por estágio na Santa Casa, o único estágio na área de fisioterapia respiratória.

Em 1975, foi criada a Seção de Fisioterapia do Instituto do Coração do HC-FMUSP, inicialmente ligada à Divisão de Cardiologia Social e, posteriormente, à Seção de Prova de Função Pulmonar. Após dez anos, a Seção de Fisioterapia passou a ser um Serviço, sendo o primeiro a desenvolver, em São Paulo, trabalhos relacionados à utilização de técnicas de fisioterapia respiratória em pacientes cardíacos sob ventilação mecânica e em crianças cardiopatas.

Em 1976, foi inaugurado em São Paulo o Instituto da Criança do HC-FMUSP. Um ano depois, contataram-se as duas primeiras fisioterapeutas deste Instituto, que prestavam assistência exclusivamente a crianças. Esse pioneirismo, porém, veio acompanhado de muitas dificuldades, pois os médicos, de forma geral, conheciam apenas o trabalho de fisioterapia ligado à reabilitação, como a ortopedia e a neurologia. As fisioterapeutas contratadas para a pediatria tinham pouco conhecimento e experiência em fisioterapia respiratória, tendo realizado estágio na Santa Casa, porém com indivíduos adultos portadores de DPOC. Pelas características do atendimento no Complexo HC-FMUSP, no Instituto da Criança só eram internadas crianças com "doenças de criança", uma vez que aquelas com problemas ortopédicos, neurológicos e cardíacos eram atendidas ambulatorialmente e internadas em outros Institutos do Complexo. Esse fato determinou o direcionamento do trabalho para a situação mais comum de necessidade de fisioterapia, que eram as alterações clínicas do sistema respiratório, já que existiam várias enfermarias, inclusive um berçário de recém-nascidos que recebia bebês vindos de outros hospitais. As crianças encaminhadas para fisioterapia tinham como diagnósticos mais comuns pneumonia, bronquiolite e bronquite, muitas vezes fazendo uso de ventiladores mecânicos.

Foi um longo caminho a percorrer e muito conhecimento adquirido na área da fisioterapia respiratória pediátrica. Em 1977, realizou-se um Congresso de Pneumologia na cidade do Guarujá, São Paulo, com a presença de miss Gaskell, do Brompton Hospital de Londres. Seu trabalho foi sem dúvida a grande alavanca para a aquisição de conhecimento da realização de fisioterapia respiratória, com algumas técnicas já adaptadas para crianças. Gaskell e sua equipe publicaram em 1960 um dos primeiros livros[6] sobre fisioterapia respiratória, no qual demonstravam um pouco do trabalho realizado por eles no Brompton Hospital. Na segunda edição desse livro, descreveu-se o uso de pressão positiva respiratória intermitente (RPPI) para adultos, com o objetivo de realizar expansão pulmonar. Apenas em dois momentos o livro se refere à assistência de fisioterapia específica a pacientes pediátricos: quando fala sobre "bronquite e asma em crianças" e em "pré e pós-cirurgias cardíacas na infância". Naquela época, a assistência de fisioterapia indicada está descrita no livro como "vibrações delicadas e aspiração nasofaríngea".

Salienta-se aqui o caráter pioneiro e autodidata do trabalho desenvolvido no Instituto da Criança, em razão de não haver outros serviços de fisioterapia em hospitais de São Paulo, ou mesmo de outros estados, específicos com neonatologia e pediatria. Várias dificuldades surgiram: a adaptação das técnicas estudadas em livros e artigos de revistas; a aspiração das vias aéreas em crianças e bebês; o trabalho delicado com bebês entubados e em incubadoras, que ainda eram pouco realizados em berçários do Brasil pela resistência médica; a conquista de um espaço dentro de uma equipe multiprofissional etc.

No que se refere à área respiratória, o Instituto do Coração e o Instituto da Criança iniciaram suas atividades com base em técnicas europeias e norte-americanas, porém sempre adaptando-as às características específicas de seus doentes, cardiopatas e pediátricos, respectivamente.

Na verdade, eram muitos conhecimentos a serem adquiridos e muitas rotinas a serem revistas: a aspiração de vias aéreas era técnica até então só realizada pela enfermagem; a inaloterapia era realizada somente nos horários determinados pelos médicos; não havia por parte do fisioterapeuta o conhecimento em relação à ausculta pulmonar, aos exames de diagnóstico por imagem, aos exames laboratoriais e ao diagnóstico clínico; os aparelhos de aspiração eram grandes compressores de ar móveis e as sondas de aspiração eram de borracha vermelha, sem possibilidade de visualização do aspecto da secreção aspirada, reesterilizada; os inaladores de vidro eram em número insuficiente e deveriam ser limpos por longos períodos de imersão em solução antisséptica; e os médicos ignoravam totalmente o trabalho da fisioterapia e não acreditavam em sua eficácia, especialmente em crianças pequenas e bebês. Enfim, as dificuldades eram enormes.

Foi com a ajuda e o crédito de alguns médicos que o trabalho foi iniciado de forma tímida com crianças internadas, este baseado em limpeza brônquica com o uso de drenagem postural e tapotagem, principalmente. As próprias fisioterapeutas compraram alguns massageadores faciais para utilizá-los como vibrador de tórax em crianças, por realizarem uma vibração menos intensa. Só depois de alguns anos o próprio hospital comprou vibradores elétricos para tórax, inadequados para as crianças, que em sua maioria tinham desenvolvimento pondoestatural abaixo do normal e eram muitas vezes desnutridas.

Em 1978, iniciou-se o atendimento ambulatorial de fisioterapia a crianças com fibrose cística e asma (Figura 1). Era um ambulatório concorrido, pois na época apenas o Instituto da Criança e a Santa Casa de Misericórdia de São Paulo atendiam pacientes com esses diagnósticos. O grupo de pneumologia e toda a equipe multiprofissional foram muito importantes para a ampliação do conhecimento do trabalho da fisioterapia respiratória, dentro e fora do Instituto da Criança. Nessa época, publicou-se em uma revista italiana um artigo sobre a utilização de brinquedos de sopro e brincadeiras de variação de fluxo respira-

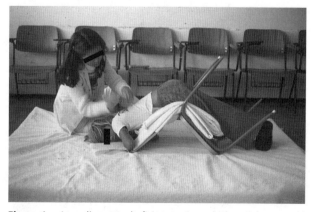

**Figura 1** Atendimento de fisioterapia ambulatorial nos anos 1980.

tório na terapia de crianças com asma. Os brinquedos foram comprados e as brincadeiras de sopro foram inventadas, incorporando novas experiências ao atendimento, assim como atividades com bastões e bolas para exercícios de melhora da postura. Teve início então uma assistência preocupada com todo o sistema pulmonar e com os músculos respiratórios, por meio de exercícios de relaxamento, alongamento e fortalecimento.

Em 1978, a equipe de fisioterapia do Instituto da Criança foi convidada a ministrar aulas de pediatria e de fisioterapia respiratória pediátrica na disciplina de Fisioterapia Aplicada na grade curricular do 3º ano do curso de Fisioterapia da FMUSP. Em seguida, teve início a supervisão de estágio para os alunos desse curso e convites para palestras e mesas-redondas em diversos eventos de fisioterapia.

O início trouxe vários desafios, alguns marcantes, como a assistência aos recém-nascidos e a solicitação para prestar assistência às crianças da enfermaria da Cirurgia Infantil, no início dos anos 1980, ambos necessitando de adaptações de técnicas e de mais estudos para aquisição de novos conhecimentos. Nessa época, além de exercícios de expansão torácica, teve início a utilização do "inspirômetro de Plent" (Figura 2), frasco com água colorida artificialmente com objetivo de estímulo visual, que desempenhava o mesmo papel de inspirômetros como o voldyne e o coach, aparelhos a volume que hoje são industrializados e importados.

O fato de ser um hospital de ensino, formador de profissionais de diversas áreas, principalmente de médicos, ajudou na disseminação da importância do trabalho do fisioterapeuta na assistência aos pacientes pediátricos. À medida que esses médicos pediatras iniciavam a atuação em outros hospitais que não tinham o profissional fisioterapeuta, solicitavam sua inclusão na equipe de trabalho, consolidando o reconhecimento da fisioterapia na pediatria nos anos 1990.

Outro importante acontecimento para a fisioterapia respiratória brasileira foi a criação da Sociedade Brasileira de Fisioterapia Respiratória e Fisioterapia em Terapia Intensiva (Sobrafir), fundada em 2 de setembro de 1986 com o objetivo de reunir, científica e culturalmente, os profissionais fisioterapeutas, a fim de promover seu desenvolvimento técnico/científico e implementar a qualidade dos procedimentos e das rotinas operacionais nas áreas da fisioterapia respiratória e da fisioterapia em terapia intensiva. A Sobrafir também promove a divulgação do papel do fisioterapeuta respiratório e do fisioterapeuta intensivista, assim como sua efetiva importância para a área da saúde.

Os simpósios internacionais de fisioterapia respiratória e fisioterapia em terapia intensiva organizados pela Sobrafir, principalmente a partir da década de 1990, trouxeram para o Brasil conhecimentos e discussões sobre novas técnicas e aparelhos utilizados na assistência de fisioterapia respiratória, tanto dos países da Europa, que utilizam mais técnicas manuais, quanto dos Estados Unidos.

Estes são os recursos que passaram a ser utilizados no Brasil a partir do final da década de 1980 e início da de 1990, mais utilizados na assistência ao paciente pediátrico com a drenagem postural, a tapotagem, a vibrocompressão, os exercícios respiratórios e o estímulo da tosse e a aspiração das vias aéreas:[7]

- Aumento do fluxo expiratório (AFE): descrita pela primeira vez na França por J. Barthe, em 1976, a técnica é definida como um aumento ativo, ativo-assistido ou passivo do fluxo expiratório, com o objetivo de mobilizar, carrear e eliminar as secreções traqueobrônquicas.
- Técnica de expiração forçada (TEF): desenvolvida em 1979, na Nova Zelândia, por Jennifer Pryor e Webber Pryor, com o objetivo de promover a remoção de secreções brônquicas acumuladas com a menor alteração da pressão pleural e menor probabilidade de colapso bronquiolar.
- Ciclo ativo da respiração (CAR): documentada pela primeira vez em 1968 por Thompson e Thompson, essa técnica é indicada na mobilização e no carreamento de secreções brônquicas.
- Drenagem autogênica: foi desenvolvida na Bélgica por Jean Chevallier, na década de 1960, para o tratamento de crianças com asma. É uma técnica baseada nos princípios da fisiologia respiratória,

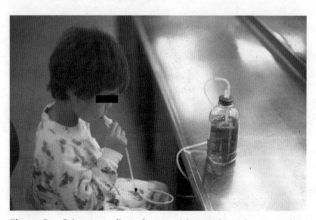

**Figura 2** Criança realizando exercício respiratório com o inspirômetro de Plent.

em que o fluxo expiratório é utilizado para mobilizar o muco.
- Expiração lenta total com glote aberta em decúbito lateral (ELTGOL): desenvolvida por Guy Postiaux com o objetivo de mobilizar secreções e realizar expansão pulmonar.
- Inspirômetros de incentivos: dispositivos inspiratórios usados a partir da década de 1970, que podem ser orientados a volume (voldyne e coach) ou a fluxo (respiron, triflo), com objetivo de expansão pulmonar.
- Máscara de pressão positiva nas vias aéreas (PEP): dispositivo desenvolvido na Dinamarca que aumenta a oxigenação, melhora a complacência pulmonar, aumenta a CRF, diminui o *shunt* pulmonar e auxilia na higiene brônquica e na expansão pulmonar.
- Flutter®: aparelho desenvolvido na Suíça que permite produzir uma pressão positiva oscilatória na expiração, combinando a técnica da PEP com as oscilações de alta frequência que são transmitidas às vias aéreas, o que auxilia na remoção das secreções.
- Acapella®: aparelho que combina os benefícios da terapia PEP e vibratória para a mobilização de secreções (Figura 3).
- Ventilação intrapulmonar percussiva (IPV): aparelho proposto pelo dr. F. M. Bird, em 1979, como suporte profilático ao tratamento de pacientes portadores de doenças pulmonares, a fim de manter e estabilizar a mecânica das vias aéreas pulmonares, reduzir a congestão endobrônquica, fluidificar e mobilizar secreções pulmonares e prover uma melhor hematose e eliminação de $CO_2$.
- *Cough assist*: aparelho alternativo à tosse assistida manualmente, indicado para situações clínicas caracterizadas por retenção de secreções. Desobstrui secreções pulmonares por meio da aplicação de uma pressão positiva, seguida de uma pressão negativa, simulando o mecanismo fisiológico da tosse.
- *Bag-squeezing*: trata-se de uma técnica usada para remover grandes quantidades de secreções em pacientes entubados (Figura 4). Essa técnica foi publicada pela primeira vez em 1961, no *British Medical Journal*.

A última grande publicação relevante que mudou os paradigmas foi o Consenso de Lyon. .

Esse acontecimento evidenciou a falta de validação por meio de trabalhos científicos e publicações das técnicas e dos procedimentos de fisioterapia respiratória.

Atualmente, com a necessidade imposta pelo mercado de trabalho de profissionais qualificados para a assistência na área pediátrica e principalmente neonatal, surgiram cursos de atualização, aperfeiçoamento e especialização em fisioterapia, que atendem às especificidades dos pequenos pacientes, pois é sabido que as doenças da infância e a apresentação e as respostas clínicas são diferentes das encontradas no adulto.

A alta incidência de enfermidades pulmonares na infância exige uma terapêutica respiratória bem específica. Exige um médico perfeitamente habilitado, uma prescrição da medicação de forma adequada,

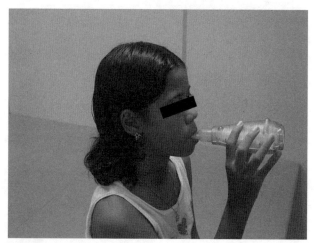

**Figura 3** Criança utilizando Acapella® associado à drenagem postural.

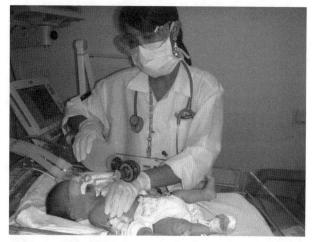

**Figura 4** Fisioterapeuta realizando a manobra de *bag squeezing* em recém-nascido.

um hospital com recursos especiais e uma equipe de trabalho multiprofissional experiente, incluindo a fisioterapia respiratória.

Ao fisioterapeuta que trabalha em hospital pediátrico ou que atende em ambulatório de crianças com doenças pulmonares, pode-se dizer que cada criança é única. Cabe ao fisioterapeuta conhecê-la, identificar sua história, analisar seus exames radiológicos e laboratoriais e escolher dentre as técnicas de fisioterapia as que mais se adaptam a cada caso.

Do recém-nascido ao adolescente, são muitas as diferenças não só anatomofuncionais, mas também de compreensão e de possibilidade de colaboração, o que traz muitas variações no resultado do tratamento fisioterapêutico. Condições clínicas, ventilação pulmonar, diagnóstico, idade: são tantos os fatores que influenciam na realização e no sucesso do tratamento que não basta conhecer e saber aplicar uma técnica. É preciso "encontrar-se com a criança" e com ela seguir o caminho que leve à sua melhora, à sua recuperação, para que ela "volte a ser criança" e possa brincar e sonhar como uma criança.

## REFERÊNCIAS BIBLIOGRÁFICAS

1. Mackenzie CS, et al. Fisioterapia respiratória na unidade de terapia intensiva. São Paulo: Panamericana; 1988.

2. MacMahon C. Respiração e exercícios físicos para serem usados em lesões na pleura, nos pulmões e no diafragma. Lancet 1915;2:769-70.

3. Martinat-Bigot MP. Manuel de kinesiotherapie respiratoire. Paris: Doin; 1979.

4. Maccagno AL. Kinesiologia respiratória. Barcelona: JIMS; 1973.

5. Palmer KNV, Sellick BA. A prevenção de atelectasia pulmonar pós-operatória. Lancet 1953;i:164-8.

6. Gaskell DV. The Brompton Hospital Guide to Chest Physiotherapy. 2.ed. Londres; 1975.

7. Macksoud JG. Cirurgia pediátrica. 2.ed. Rio de Janeiro: Revinter; 2002.

8. Feltrim MIZ, Parreira VF. Consenso de Lyon. São Paulo; 2001.

9. Rozov T. Doenças pulmonares em pediatria: diagnósticos e tratamento. São Paulo: Atheneu; 1999.

10. Kudo A, et al. Fisioterapia, fonoaudiologia e terapia ocupacional em pediatria. 2.ed. São Paulo: Sarvier; 1994.

# 37

# HISTÓRICO DA VENTILAÇÃO MECÂNICA EM PEDIATRIA

ANA LÚCIA CAPELARI LAHOZ
CARLA MARQUES NICOLAU
MARISTELA TREVISAN CUNHA

Hoje em dia, a ventilação mecânica é uma prática usual em todas as unidades de terapia intensiva neonatais e pediátricas. A ventilação artificial tem sua origem desde os primeiros tempos. Hipócrates (460--377 a.C.) e Paracelso (1493-1541) relataram suas experiências com tubos orais com o intuito de dar suporte ventilatório. Foi a partir de 1800 que ocorreu o interesse por ventilação em crianças, especialmente em neonatos (publicada por Fire em Genebra).[1]

A partir de um melhor entendimento da fisiologia pulmonar é que inovações na ventilação pulmonar ocorreram e estão associadas à tecnologia, o que contribui muito para a melhoria na assistência à criança.[1-3]

Atualmente, já é sabido que a ventilação artificial consiste em uma técnica bastante difundida, que visa manter as trocas gasosas. Os ventiladores mecânicos são parte integrante do suporte de vida, e é prática corrente em todos os hospitais que prestam assistência a pacientes graves em tratamento eletivo ou de urgência.

A ventilação pulmonar mecânica em pediatria tem apresentado rápida evolução e desenvolvimento, incluindo mudanças de conceitos e surgimento de novas propostas de ventilação, com o objetivo de melhores resultados e menores complicações. Essa evolução da ventilação pulmonar mecânica tem sido também responsável pelo melhor prognóstico de crianças gravemente doentes.

O desenvolvimento, a sofisticação e a monitoração dos ventiladores neonatais e pediátricos têm aumentado consideravelmente a segurança e a flexibilidade do suporte respiratório. O objetivo básico da ventilação mecânica é reduzir ou substituir o trabalho da respiração e a quantidade de energia que este requer, bem como o consumo de oxigênio, e manter o estado clínico estável, com troca gasosa fisiológica e pH normal.[4]

Em virtude da complexidade dos centros de terapia intensiva (CTI) neonatal e pediátrico, aliada à evolução da ventilação mecânica, houve uma necessidade de treinamento multiprofissional especializado. O contínuo desenvolvimento de experimentos em ventilação mecânica tem otimizado a utilização de recursos terapêuticos, melhorando dessa forma os padrões de eficiência no tratamento intensivo e colaborando para a redução do tempo de hospitalização, dos custos e das morbidades dos pacientes internados nas unidades de terapia intensiva neonatal e pediátrica.

Entendemos que a arte de ventilar é muito mais abrangente que a manipulação dos equipamentos. O manejo do paciente que necessita de ventilação artificial requer alto nível de experiência clínica por parte dos médicos, fisioterapeutas, enfermeiros, engenheiros, entre outros que atuam com ventilação pediátrica, considerando-se o rumo atual da assistência ventilatória.[4,5]

Nas últimas décadas, os CTI têm se preocupado em desenvolver e testar estratégias protetoras de ventilação mecânica, principalmente em pacientes com síndrome do desconforto respiratório agudo (SDRA).[5]

Essa fantástica renovação de conceitos e tecnologia dos últimos vinte anos tem permitido a ousadia de utilizar a ventilação invasiva e não invasiva para a faixa pediátrica de forma mais adequada e otimizada.

## HISTÓRIA DA VENTILAÇÃO MECÂNICA EM NEONATOLOGIA

A ventilação mecânica há muito faz parte da medicina intensiva para o paciente neonatal. De fato, as primeiras unidades de terapia intensiva neonatal eram basicamente destinadas ao cuidado dos recém-nascidos (RN) com indicação de diversas formas de suporte ventilatório (Figura 1).

A ciência e a tecnologia, associadas ao suporte ventilatório mecânico, desenvolvem-se e variam conforme as mudanças na tecnologia dos microprocessadores, as variações nos padrões de doença e o desenvolvimento de técnicas totalmente novas de promover a troca gasosa.

Conforme o conhecimento geral da fisiopatologia pulmonar neonatal foi se aperfeiçoando, e os modelos de ventiladores mecânicos foram evoluindo, o suporte ventilatório tornou-se mais especializado e complicado. À medida que os ventiladores tornam-se mais complexos e oferecem mais opções, o número de decisões potencialmente perigosas também aumenta. Por isso, o fisioterapeuta, que é profissional integrante da equipe multiprofissional que presta assistência ao RN sob ventilação mecânica, deve ter embasamento teórico-prático suficiente sobre a fisiologia da ventilação para otimizar as técnicas e as estratégias ventilatórias e reduzir os problemas associados à ventilação mecânica.

Muito tempo antes do início das pesquisas sobre a etiopatogenia da doença respiratória neonatal, como a síndrome do desconforto respiratório, os obstetras e as parteiras utilizaram a ventilação artificial em recém-nascidos asfixiados, porém não há nenhum relato na literatura científica. Em 1752, o obstetra escocês William Smellie, após viagem a Paris, descreveu um estreito tubo endotraqueal de prata para a ressuscitação de recém-nascidos.[6,7]

Em 1774, o reverendo Joseph Priestley descobriu o oxigênio em uma tentativa de isolar vários gases do óxido de mercúrio em seu banheiro em Birmingham.[6,8] Durante seus experimentos amadores, ainda descobriu o monóxido de carbono e a amônia. Dois anos mais tarde, o cirurgião escocês John Hunter construiu um tipo de ventilador em fole, com uma válvula limitada à pressão e com a proposta de usar o oxigênio em vez do ar ambiente.[9]

Pouco tempo depois, o famoso químico francês Antoine Lavoisier, profundo conhecedor das descobertas de Priestley, juntamente com seu amigo matemático, físico e astronômo Pierre Simon de Laplace, desenvolveram um calorímetro, com o qual provaram a analogia da respiração e da aeração.[10,11]

Esse marco de Laplace não apenas sobreviveu aos tumultos da Revolução Francesa como alcançou a escola militar de Napoleão, recebendo status de ministro de Napoleão Bonaparte. De 1798 a 1827, Laplace publicou seu tratado de mecânica solar em cinco volumes – Traité de mécanique celeste –, apresentando uma análise matemática do sistema solar.[6,7] O volume 4, publicado em 1806, contém um capítulo sobre a ação dos capilares, apresentando a relação matemática entre força, tensão da superfície e o raio da curvatura da superfície, conhecida como lei de Laplace, a qual é muito utilizada para a compreensão da ação do surfactante na superfície alveolar.

Em um dos seus principais estudos – Traité élémentaire de chimie –, publicado no ano da Revolução Francesa (1789), ele admitiu o oxigênio como um combustível do organismo para os processos metabólicos.[6,10] Esse livro inspirou um jovem fisiologista francês de Dijon, François Chaussier, que construiu um dispositivo para ventilação com oxigênio que possuía uma bolsa e uma máscara, substituindo o grosseiro fole tipo ventilador de Gorcy (Figura 2).[13]

Chamado para assumir a cadeira de Anatomia e Fisiologia em 1794, Chaussier não teve a oportunidade de se encontrar com o famoso químico Lavoisier e com ele realizar estudos, pois esse tinha se tornado monarquista e estava sendo acusado de chantagem, tendo sido preso em Port Royal e, finalmente, decapitado em 8 de maio de 1794.

Dessa forma, François Chaussier teve que prosseguir seus estudos sozinho. Em 1804, construiu diferentes tipos de tubos endotraqueais curvados de prata para recém-nascidos, os quais eram fechados em uma extremidade e possuíam orifícios laterais na outra.[14]

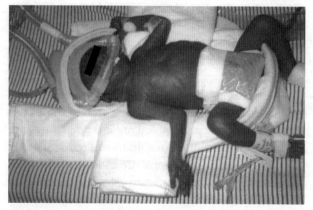

**Figura 1**  Recém-nascido em CPAP nasal.

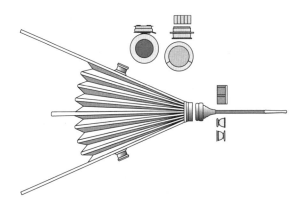

**Figura 2** Ventilador artificial de Gorcy (1791).

Com o início da República, tornou-se diretor do Hospital e Maternidade de Paris, tendo publicado inúmeros artigos, entre os anos de 1805 e 1813, sobre as doenças do recém-nascido. Provavelmente, ele teria descoberto o surfactante se, após o exílio de Napoleão, os Bourbon não tivessem retornado. Chaussier foi demitido da faculdade em 1822 e, cinco anos após a sua demissão, a ventilação artificial sofreu um grande revés, quando Leroy d'Etiolles mostrou que a insuflação pulmonar era a causa do pneumotórax.[6]

Por exatamente cem anos, a ventilação intermitente com pressão positiva não progrediu, fato que limitou o aperfeiçoamento da cirurgia torácica. Em 1871, o obstetra B. S. Schultze observou que em RN asfixiados persistia *shunt* direito-esquerdo pelo canal arterial. Ele acreditava que uma mudança abrupta de posição do corpo da RN fechava o canal arterial e poderia ser usada na reanimação desses RN (Figura 3).[6] O método de Schultze era totalmente ineficaz em RN, cujos pulmões nunca tinham sido ventilados, e provavelmente causou importantes hemorragias intracranianas e hipotermia severa. Schultze publicou seu método e recomendações, e o fato de seu método não requerer ventilação artificial fez com que fosse amplamente aplicado em toda a Europa, até a Segunda Guerra Mundial.

No final do século XIX, priorizou-se a manutenção da temperatura corpórea e o desenvolvimento de novas técnicas de nutrição aos recém-nascidos pré-termo (RNPT). Em Paris, em 1896, Pierre Budin projetou a primeira unidade de cuidados intensivos para RNPT.[10] Na Alemanha, a primeira unidade de terapia intensiva neonatal foi inaugurada em 1909, em Berlim, no Kaiserin Auguste Victoria Hospital. Neste hospital, o neonatologista Arvo Ylppö publicou livros relevantes sobre a fisiologia e a doença da prematuridade.[6]

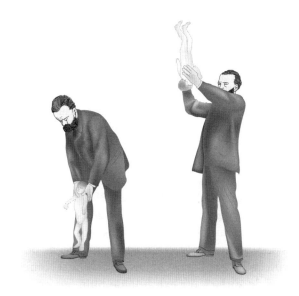

**Figura 3** Método de reanimação de Schultze (1871).

Nos Estados Unidos, a primeira unidade de cuidados intensivos neonatais foi inaugurada em 1914 por Julius Hays Hess, no Michael Reese Hospital, em Chicago. Hess projetou um berço especial que liberava calor e oxigênio ao RNPT.[15]

Em 1889, Alexander Graham Bell, o canadense inventor do telefone, planejou e construiu um ventilador que se estendia por todo o corpo do recém-nascido.[6] Bell postulou corretamente: "Muitos recém-nascidos pré-termo morrem por inabilidade de expandir seus pulmões suficientemente quando realizam a sua primeira respiração espontânea. Eu não tenho dúvida que muitos destes casos poderiam sobreviver com a respiração artificial". Seu ventilador, contudo, não foi aceito, e os RNPT continuaram a morrer até 1929, quando Drinker e Shaw desenvolveram um equipamento apropriado para ventilação de período prolongado, que foi aceito e reportado em 1953 por Donald e Lord, sem muito sucesso no tratamento da síndrome do desconforto respiratório.[16-18]

Isso perdurou até 1959, quando as pesquisas de Avery e Mead demonstraram que a causa da síndrome do desconforto respiratório era a deficiência de surfactante e propuseram como tratamento o oxigênio e a manipulação mínima, e a mortalidade persistia em aproximadamente 50% dos casos.[19] Baseados nesses achados, começaram a pesquisar um tratamento por meio da administração de surfactante exógeno.

Dez anos depois, George Gregory, um anestesiologista que trabalhava com um grupo de neonatologistas em São Francisco, formulou as conclusões sobre a fisiopatologia da SDR.[20] Gregory desvendou que os gemidos que os RN apresentavam eram um mecanismo adaptativo em razão das atelectasias e, assim, ele desenvolveu a pressão positiva contínua, considerado o primeiro tratamento de sucesso comprovado para a síndrome do desconforto respiratório, propiciando a diminuição da mortalidade neonatal em torno de 20% (Figura 4). Apesar disso, a SDR ainda era responsável por um quarto de todos os óbitos neonatais em 1973.[20]

A primeira tentativa clínica de reposição de surfactante foi realizada por Chu, em 1967.[16,21] Os resultados, no entanto, foram desanimadores, e outras tentativas foram realizadas com os mesmos resultados negativos, até que, em 1980, Fujiwara et al. publicaram na revista Lancet um estudo sobre a administração de surfactante extraído de pulmões bovinos em RN com resultados bastante satisfatórios.[22]

As primeiras tentativas de ventilação mecânica invasiva em RN foram realizadas em 1971 por Reynolds, utilizando um ventilador de adulto: o Benett PR-2. Os resultados iniciais demonstraram uma ventilação adequada, mas uma oxigenação insuficiente, que também não foi resolvida com o aumento da frequência respiratória em torno de 60 a 80 respirações por minuto, a não ser que se utilizassem pressões elevadas, em torno de 40 cmH$_2$O, resultando na morte de muitos pacientes por displasia broncopulmonar.[23]

Estudos posteriores, realizados com um ventilador com pressão constante, demonstraram uma oxigenação adequada com redução dos níveis de pressão, utilizando-se frequências em torno de 30 respirações por minuto. Posteriormente, foram empregadas relações I:E maiores que 1:1, resultando em melhor oxigenação.[24]

Os resultados obtidos por Reynolds et al. e Kirby determinaram as características dos ventiladores empregados até hoje na ventilação neonatal, quais sejam, ventiladores de fluxo contínuo, ciclados a tempo e limitados à pressão.[25]

O emprego de tecnologias mais recentes tem reavivado o interesse na ventilação sincronizada para pacientes neonatais, objetivando a redução na ocorrência das complicações da ventilação mecânica, como as síndromes de extravasamento de ar e hemorragia intracraniana, além de melhor oxigenação. Outras modalidades de ventilação têm sido utilizadas na área neonatal, por meio de modificações dos ventiladores convencionais ou novos modelos de ventiladores, como a ventilação de alta frequência, entre outras.[26-28]

Como as opções ventilatórias aumentam e os ventiladores se tornam mais sofisticados, possibilitando o controle de parâmetros mais complexos, torna-se mais comum o erro na conduta ventilatória. Em adição, novos conceitos no cuidado ventilatório estão sendo constantemente introduzidos. Apesar de esses desenvolvimentos serem efetivos e úteis em alguns casos, podem ser pouco úteis em outros.[27,28]

O suporte ventilatório ótimo requer que a equipe multiprofissional tenha conhecimento da doença que está sendo tratada e de sua evolução, dos conceitos básicos da fisiologia pulmonar, da fisiopatologia e da mecânica de fluxos, além de vantagens e desvantagens dos vários modos ventilatórios, e dos prováveis efeitos da assistência ventilatória.

A própria tecnologia por si só não irá resolver a fisiopatologia do RN, pois, em muitos casos, a ventilação mecânica é somente suporte, não terapêutica. Entretanto, principalmente nos recém-nascidos pré-termo, em razão do grau de imaturidade pulmonar, a escolha do modo ventilatório e a sua correta aplicação podem fazer a diferença em relação à morbidade ao prognóstico do RN (Figuras 5 e 6).

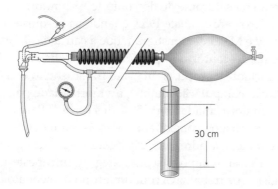

**Figura 4** Sistema de Gregory para aplicação de pressão positiva contínua nas vias aéreas.

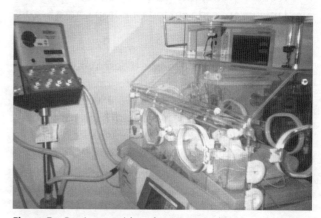

**Figura 5** Recém-nascido sob VM no Sechrist.

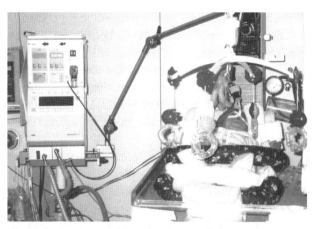

**Figura 6** Recém-nascido sob VM no Babylog.

## HISTÓRICO DA VENTILAÇÃO MECÂNICA EM PEDIATRIA

Atualmente, dispomos de modernos ventiladores microprocessados, com diversos modos ventilatórios, mas ainda faltam estudos, especialmente na área pediátrica, que determinem com exatidão o melhor modo ventilatório, levando a menores complicações respiratórias e, sobretudo, a menor mortalidade.[29]

Sabemos que uma em cada seis crianças internadas em UTI necessitam de suporte ventilatório. Contudo, como se atesta pelos poucos estudos em pediatria, os dados e valores de referência encontrados referem-se a adultos, o que nem sempre é o ideal, já que a criança possui uma fisiologia respiratória bem diferente da do adulto.[30]

Por essa razão, a história da ventilação mecânica em pediatria se confunde com a própria história da ventilação mecânica, como poderemos ver a seguir.

Com o início do estudo anatômico humano, já em 1523, percebeu-se que os pulmões insuflavam quando se injetava ar pela traqueia. Na época da Inquisição, contudo, mais estudos voltados a esse tema foram proibidos por serem considerados bruxaria, o que em muito dificultou a continuidade deles.[2,29] Há relatos, ainda, de que antes mesmo de se inventar um aparelho que ventilasse artificialmente o pulmão de humanos, já se mantinham animais vivos mediante aplicação de pressão positiva nas suas vias aéreas.

Já no início do século XIX, Leroy alertava sobre o perigo do barotrauma quando se aplicavam grandes pressões e volumes na via aérea da criança.[2,31] Por meio de relatos da Academia Francesa de Ciência, de 1806, constatam-se dados sobre entubação e ressuscitação boca a boca em crianças asfixiadas e em natimortos.[1,2,29] Com o desenvolvimento da anestesia, por volta de 1870, começaram a aparecer protótipos do que hoje conhecemos como as cânulas orotraqueais.

O'Dwyer, em 1887, publicou resultados de seus estudos utilizando a ventilação com pressão positiva por longo tempo em várias crianças. Em 1893, aliás, George Fell descreveu um equipamento que era constituído de uma máscara bem ajustada ao rosto ou um tubo de traqueostomia, que possuía uma válvula e que poderia ser obstruída para a insuflação pulmonar por meio de um fole, e aberta para a exalação passiva para a atmosfera.[32]

Sauerbruck, que era cirurgião torácico, publicou, em 1904, dois trabalhos informando como se evitava o pneumotórax durante a cirurgia torácica. Sua meta era descobrir uma maneira de evitar o colapso pulmonar durante a abertura da cavidade torácica. Ele tentou, inicialmente, ventilar os pacientes com uma máscara bem ajustada ao rosto, o que hoje é amplamente utilizado nas unidades de terapia intensiva por meio da ventilação não invasiva. Sauerbruck, contudo, não encontrou resultados satisfatórios, e tentou resolver o problema da atelectasia com a criação de uma câmara pneumática que equilibrava a pressão negativa pleural. A aplicação dessa ideia não sobreviveu por muito tempo, pois mudar o paciente de posição durante a cirurgia era uma manobra arriscada demais e, além disso, a área da sala cirúrgica ficava extremamente apertada e dificultava o trabalho dos cirurgiões e de toda a equipe.[33]

Por causa dessas dificuldades técnicas, Sauerbruck retornou ao uso da pressão positiva por meio das máscaras faciais bem acopladas ao rosto dos pacientes, porém percebeu que essa técnica levava a algumas complicações, como a distensão gástrica, a dificuldade em aspirar as secreções brônquicas e o risco de vômito seguido de broncoaspiração. Esse médico não chegou a utilizar a entubação orotraqueal, a qual havia sido utilizada em animais já no século XVI.[1,2,29]

Foi a partir dos anos 1900 que se tentou, efetivamente, desenvolver um aparelho movido a eletricidade ou gás comprimido que ventilasse animais e/ou seres humanos através do tubo orotraqueal ou traqueostomia.[2,29]

Steaurt, em 1918, inventou um aparelho mecânico para ventilar artificialmente pacientes com poliomielite, com o envolvimento do corpo todo da criança em uma caixa chamada de pulmão de aço, ficando somente a cabeça para fora; por meio de um fole, o pulmão da criança era então insuflado e desinsuflado.

Em 1928, Binger e Davis conseguiram medir pela primeira vez o volume corrente de pacientes com pneumonia em um rudimentar pletismógrafo.[2] Por volta de 1930, em Boston, com a epidemia de poliomielite, uma criança de oito anos, que apresentava grande comprometimento muscular respiratório por essa doença, foi colocada no aparelho de ventilação mecânica com pressão negativa, pois apesar de ter o seu diafragma funcionando, sua musculatura intercostal estava paralisada e a insuficiência respiratória estava se tornando cada vez mais grave. A criança foi colocada no tanque com pressões de 30 cm de água na fase negativa e 15 cm de água na fase positiva, e em alguns minutos já estava acordada e corada, mostrando claramente grande melhora respiratória.[1,2,29]

Apesar de tudo, após 122 horas, a criança faleceu de broncopneumonia e insuficiência cardíaca. Porém, enquanto permaneceu no ventilador, teve condições de falar, comer e dormir. Iniciou-se, assim, a partir disso, o uso da ventilação mecânica por períodos prolongados fora do centro cirúrgico.

Em 1931, com a piora da epidemia de poliomielite, esses aparelhos denominados "pulmão de aço" foram amplamente utilizados, mas ainda estava muito longe do que hoje se conhece por ventiladores mecânicos.

No Brasil, o aparecimento desses aparelhos data de 1955, no Instituto de Ortopedia e Traumatologia do Hospital das Clínicas da Faculdade de Medicina da Universidade de São Paulo, para equipar a unidade respiratória que atendia principalmente casos de poliomielite, mas eram utilizados também para outras doenças neuromusculares.[29,34]

Após o ano de 1934, os anestesistas já sabiam que era possível insuflar o pulmão dos pacientes manualmente por meio de uma bolsa anestésica, o que permitia a ventilação intermitente do pulmão do paciente com pressão positiva. Nesse mesmo ano, há relatos, por meio dos estudos de Frenkner, de que o primeiro ventilador mecânico tenha surgido com a criação de um aparelho que realizava automaticamente a insuflação intermitente dos pulmões.

O início da ventilação mecânica no Brasil foi mais recente e, em 1950, somente durante a anestesia e posteriormente nas unidades de terapia intensiva, após a palestra do pesquisador e cirurgião torácico Friberg, que veio ao país pela primeira vez nesse mesmo ano.[1,2,29]

Somente, porém, no final do ano de 1950, com o aparecimento de um novo tratamento para a tuberculose com posterior ressecção pulmonar, é que se fez necessária a curarização do paciente e, portanto, a instalação da ventilação controlada durante a cirurgia. Dessa maneira, essa técnica cirúrgica passou a ser utilizada para outras doenças, e o uso da ventilação mecânica começou a ser mais frequente, ainda que de maneira controlada em relação a frequência respiratória, relação inspiratória e expiratória, pressões e volumes.[29]

Com o surto da poliomielite, muitos pacientes ficavam com sequelas neurológicas e respiratórias, já que nessa doença ocorre o acometimento do centro respiratório, sendo, portanto, necessária a instalação de ventilação mecânica controlada. Mesmo assim, 25% dos pacientes morriam de insuficiência respiratória e/ou infecção pulmonar, pela enorme quantidade de secreção brônquica que estes apresentavam.[29]

O aparelho requeria muitos cuidados, pois dependia de energia elétrica. Assim, se ela faltasse, o aparelho cessava seu funcionamento e fazia-se necessária a ventilação manual por meio de um fole.

Baseado no mesmo princípio do pulmão de aço, J. H. Emerson criou o respirador tipo couraça, que era um colete ligado a um aparelho que fazia a pressão negativa e funcionava da mesma maneira que os pulmões de aço, mas dava mais liberdade ao paciente e possibilitava melhor sua visualização por parte da equipe multiprofissional.[1,2,29]

Como muitos pacientes evoluíam com retenção de $CO_2$, em razão da hipoventilação que o aparelho de ventilação mecânica com pressão negativa fazia, Carl Gunnar Engströn criou um aparelho com aplicação de pressão positiva por um mecanismo Venturi em 1950; por esse aparelho, observou-se uma queda de 27% na mortalidade dos pacientes traqueostomizados sequelados da poliomielite.[34]

Somente a partir de 1957 houve o desenvolvimento de aparelhos ciclados a volume, logo após o aparecimento do Bennett PR1 e o Bird ciclados a pressão, que foram amplamente divulgados e utilizados, inclusive no meio pediátrico.

Já nessa época, André Cournand demonstrou que tempos inspiratórios longos levavam a uma piora do retorno venoso, com diminuição do débito cardíaco e da pressão arterial. Portanto, por meio desse achado, a fase inspiratória começa a ser limitada em um terço do ciclo respiratório, dependendo da doença pulmonar do paciente.[35]

Se antes dessa data havia somente pacientes com poliomielite em ventilação mecânica, com o aparecimento das vacinas, essa doença desapareceu e pacientes com doenças do parênquima pulmonar que evoluíam para insuficiência respiratória se beneficiariam desse tratamento, incluindo aqueles com insuficiência respiratória crônica que eram dependentes da ventilação mecânica.[34]

Percebeu-se também que os aparelhos de ventilação mecânica com pressão positiva tinham uma série de vantagens em relação ao pulmão de aço, principalmente o acesso ao paciente que ficava muito melhor e mais fácil por parte de toda a equipe multiprofissional. Porém, ainda eram necessários maiores conhecimentos sobre fisiologia respiratória, mecânica respiratória e trocas gasosas, para que ocorressem maiores progressos na ventilação mecânica.[36,37]

Na década de 1960, com a caracterização e a descrição da SDRA, surge a necessidade da criação de unidades específicas para esses pacientes e as modificações nas próprias técnicas da ventilação mecânica que vinham sendo utilizadas, incluindo, por exemplo, dispositivos para umidificar e aquecer os gases fornecidos, ao mesmo em uma tentativa de diminuir as complicações decorrentes do ressecamento da mucosa respiratória.[36]

Em 1967, Petty et al. usaram pressão expiratória (PEEP) em doze crianças com insuficiência respiratória aguda, tendo uma sobrevida de 45%, percebendo-se que o uso da PEEP era benéfico.[2,29]

Na década de 1970, os profissionais que integravam a unidade de terapia intensiva começaram a ter um melhor preparo na área de ventilação mecânica, e as cânulas orotraqueais e de traqueostomia também tiveram seu material modificado, para que ocorresse menor lesão na traqueia e menor risco de estenose traqueal.[38-40] Juntamente a isso, começou-se a falar em ventilação não invasiva, porém ainda com máscaras inadequadas, o que prejudicava muito o seu uso.

Para melhorar a sincronia do paciente com o ventilador criou-se ainda a ventilação intermitente, tanto nos aparelhos ciclados a pressão quanto naqueles ciclados a tempo; porém, ainda se fazia necessário um aprimoramento dos sensores de detecção da respiração espontânea do paciente, bem como a resposta do ventilador diante desse esforço, o que gerava grande aumento no trabalho respiratório do indivíduo.[2]

Nessa mesma década, os aparelhos de ventilação mecânica utilizados em pediatria se modificaram e o uso do fluxo contínuo foi amplamente divulgado e utilizado, já que antes os aparelhos utilizados nessa faixa etária eram os mesmos dos adultos; dessa maneira, surge a ventilação mandatória intermitente (IMV), que foi um marco na ventilação mecânica pediátrica.

Somente na década de 1980 os primeiros ventiladores microprocessados começaram a surgir com diferentes modalidades ventilatórias, diferentes formas de fluxo inspiratório, e o surgimento da ventilação por pressão controlada e da pressão de suporte, muito útil no desmame dos pacientes e também no uso da ventilação não invasiva.[29,39]

Nesse momento, e durante os anos seguintes, sensores mais potentes foram desenvolvidos, tanto a pressão quanto a fluxo, eliminando ou pelo menos diminuindo a assincronia do paciente com o ventilador, diminuindo, portanto, o trabalho respiratório.[40]

Na década de 1990, muito se modificou na forma de realizar a ventilação mecânica, observando-se melhor os efeitos deletérios da ventilação com altos volumes correntes, e constatando que a utilização de valores de PEEP adequados de acordo com o diagnóstico do paciente e da curva volume-pressão tinha efeitos benéficos na oxigenação, protegendo os pulmões e levando a um menor risco de lesões induzidas pela ventilação mecânica.[36,41]

Para diminuir os efeitos deletérios da ventilação mecânica surgem novas modalidades ventilatórias, como a ventilação de alta frequência, a ventilação líquida parcial, o uso do TGI (*tracheal gas insuflation*), do óxido nítrico, do recrutamento alveolar e da fisioterapia respiratória, cada vez mais utilizadas em pediatria, mas ainda sem muitos estudos nessa área.[36,42,43]

Contudo, apesar dos avanços tecnológicos, falta muito ainda para que se atinja um completo conhecimento da melhor forma de ventilar crianças com o menor tempo possível e, em especial, com as menores lesões decorrentes do uso da pressão positiva; e, consequentemente, com uma maior sobrevida e melhor qualidade de vida, sendo essa ainda um desejo, não uma realidade. Por essa razão é que se deve perseverar nos esforços e estudos para que, um dia, esse objetivo seja alcançado.

## REFERÊNCIAS BIBLIOGRÁFICAS

1. Carvalho WB, Freddi NA, Hirschiemer MB, Proença JO, Troster EJ. Ventilação pulmonar mecânica em pediatria e neonatologia. São Paulo: Atheneu; 2004.

2. Carvalho WB, Freddi NA, Hirschiemer MB, Proença JO, Ribeiro R. Ventilação pulmonar mecânica em pediatria. São Paulo: Atheneu; 1993.

3. Carvalho WB, Jiménez HJ, Sasbón JS. Ventilacion pulmonar mecánica en pediatría. São Paulo: Atheneu Hispânica; 2001.

4. Dinwiddie R. O diagnóstico e o manejo da doença respiratória pediátrica. São Paulo: Artes Médicas; 1992.

5. Costa AJ, Gomide A. Assistência a ventilação mecânica. São Paulo: Atheneu; 1995.

6. Obladen M. History of surfactant research. In: Robertson B, Van Golde LMG, Batenburg JJ. Pulmonary surfactant: from molecular biology to clinical practice. Elsevier Science Publishers; 1992. p.1-18.

7. Smellie W. A treatise on the theory and practice of midwifery. D.Wilson, London: two addenda with a collection of cases and observations in midwifery, 1754 and 1764, 1752.

8. Priestley J. Experiments and observations on different kinds of air. London: Johnson; 1775. vol. III.

9. Hunter J. Proposals for the recovery of people apparently drowned. Phil Trans 1776;66:412-25.

10. Lavoisier AL. Traité élémentaire de chimie. Paris: Cuchet; 1789.

11. Laplace PS. Traité de mécanique celeste. Paris: Crapelet, Courcier; 1798-1827. 5v.

12. Gorcy M. Nouveau instrument pour restituer la respiration en mort apparente. J Méd, chier 4. Also; Neueste Annalen der französischen Arzneikunde, band 1; 1791:355-70.

13. Chaussier F. Appareil pour inhalations d'oxygéne chez le nouveau-né. In: Mémories de la Socité Royale de Médecine. Paris: s. n.; 1791.

14. Leroy d'Etiolles JJJ. Recherchers sur l'asphyxie. J Physiol Exp Path 1827;7:45-65.

15. Hess, JH. Premature and congenitally disease infants. Philadelphia: Lea and Febiger; 1922.

16. Stern L, Angeles RD, Outerbridge EW, Beaudry PH. Negative pressure artificial respiration: use in treatment of respiratory failure of the newborn. Can Med Assoc J 1922;102:595-601.

17. Drinker P, Shaw LA. An apparatus for the prolonged administration of artificial respiration. A design for adults and children. J Clin Invest 1929;7:229-47.

18. Donald T, Lord J. Augment respiration. Studies in atelectasis neonatorum. Lancet 1953;1:9-17.

19. Avery ME, Mead J. Surface properties in relation to atelectasis and hyaline membrane disease. Am J Dis Child 1959;97:517-23.

20. Gregory GA, Kitterman JA, Phibbs RH, Tooley WH, Hamilton WK. Treatment of the idiopathic respiratory distress syndrome with continuous positive airway pressure. New Engl J Med 1971;284:1333-40.

21. Chu J, Clements JA, Cotton EK, Klaus MH, Sweet AY, Tooley WH. Neonatal pulmonary ischemia. Clinical and physiological studies. Pediatrics 1967;40:709.

22. Fujiwara T, Maeta H, Chida S, Morita T, Watabe Y, Abe T. Artificial surfactant therapy in hyaline membrane disease. Lancet 1980;1:55.

23. Reynolds EOR. Effects of alterations in mechanical ventilator settings on pulmonary gas exchange in hyaline membrane disease. Arch Dis Child 1971;46:152-9.

24. Reynolds EOR. Pressure waveform and ventilator settings for mechanical ventilation in very severe hyaline membrane disease. Int Anesthesiol Clin 1973;12:259-80.

25. Kirby RR, Robinson E, Schulz J, deLemos RA. Continuous flow ventilation as an alternative to assisted or controlled ventilation in infants. Anesth Analg 1972;51:817-75.

26. Bonassa J. Respiradores. In: Kopelman B, Miyoshi M, Guinsburg R. Distúrbios respiratórios no período neonatal. São Paulo: Atheneu; 1998. p.409-22.

27. Carvalho WB, Kopelman BI. Ventilação pulmonar mecânica em neonatologia e pediatria. São Paulo: Lovise; 1995.

28. Perel A, Stock MC. Suporte ventilatório: tentações e armadilhas. In: Stock MC, Perel A. 2.ed. São Paulo: Manole; 1999. p.359-71.

29. Carvalho, CRR. Ventilação mecânica. Volume I Básico. São Paulo: Atheneu; 2000. p.1-30.

30. Mehta NM, Arnold JH. Mechanical ventilation in children with acute respiratory failure. Current Opinion in Critical Care 2004;10(1):7-12.

31. Leroy J. Recherches sur l'asphyxie. J Physiol 1927;7:45-65.

32. Guedel AE, Treweek DN. Ethr apnoeas. Anesth Analg 1934;13:263.

33. Vesalius A. The illustration from works of Andrea Vesalius of Brussels, with annotations and translations by J.B. de C.M. Saunders and Charles O'Malley. Cleveland: Word Publishing; 1950.

34. Hill NS. Ventilator management for neuromuscular disease. Seminars in Respiratory and Crit Care Med 2002;23(3):293-305.

35. Lowe GJ, Ferguson ND. Lung Protective ventilation in neurosurgical patients. Curr Opinion in Crit Care 2000;12(1):3-7.

36. MacIntyre NR, Epstein SK, et al. Management of patients requiring prolonged mechanical ventilation. Chest 2005;128(6):3937-54.

37. Marraro GA. Innovative practices of ventilatory support with pediatric patients. Pediatric Crit Care Med 2003; 4(1): 8-20.

38. Amato MB, Barbas CS, Medeiros DM, et al. Effect of a protective ventilation strategy on mortality in the acute respiratory distress syndrome. N Engl J Med 1998; 338-52.

39. Desta JF, Melaughlin TP, et al. Daily cost of an ICU day: The contribution of mechanical ventilation. Crit Care Med 2005;33(6):1266-71.

40. Kacmareck RM. Innovations in mechanical ventilation. Current Opinion in Critical Care 1999;5(1):43.

41. Shaw ABS, Weaving L, et al. Mechanical ventilation in critically ill cancer patients. Current Opinion in Oncology 2001;13(4):224-8.

42. Priestley MA, Helfaer MA. Approaches in the management of acute respiratory failure in children. Current Opinion in Pediatrics 2004;16(3):293-8.

43. Edmonds HLJ, Spohr RW, Finnegan LF, et al. Indomethacin pre treatment in continuous positive-pressure ventilation. Crit Care Med 1981;9:529-39.

# 38

# DESMAME DA VENTILAÇÃO MECÂNICA EM PEDIATRIA

CAMILLA PINCELLI LOURENÇÃO

LIGIA CANELLAS

A ventilação mecânica (VM) é uma das modalidades terapêuticas mais utilizadas nas unidades de terapia intensiva tanto adulta quanto pediátrica.[1-3]

Diversos estudos indicam que o uso prolongado da ventilação mecânica, bem como a demora na sua retirada, traz desconforto ao paciente, aumenta a morbidade e mortalidade dos doentes, além de aumentar o risco de complicações a ela relacionadas, como: complicações em vias aéreas, paralisia das cordas vocais, estenose subglótica e traqueítes, risco aumentado de infecções, como pneumonias relacionadas à VM, lesões pulmonares induzidas pelo ventilador e outras complicações relacionadas ao aumento da pressão intratorácica e à redução do retorno venoso.[4-6] Com isso, observa-se que, apesar de a ventilação mecânica ser um processo fundamental, principalmente nos pacientes com insuficiência respiratória aguda, a necessidade da rápida remoção desse tipo de suporte é primordial.[2,6,7]

A interrupção do suporte ventilatório se faz necessária quando o evento que indicou seu uso estiver resolvido, porém deve-se considerar a possibilidade de uma retirada prematura, evento tão prejudicial quanto a permanência desnecessária, especialmente em crianças, uma vez que pode haver dificuldade no restabelecimento da via aérea artificial e comprometimento das trocas gasosas.[6,8,9]

Mais de 90% dos pacientes críticos necessitam de ventilação mecânica, e 40% do tempo que eles permanecem nesse suporte ventilatório compreende o processo de desmame.[6]

O desmame da ventilação mecânica pode ser definido como a interrupção definitiva da VM, e difere do termo e da extubação, o qual se refere apenas à remoção do tubo endotraqueal.[9] O processo de desmame envolve primeiro a avaliação da habilidade do paciente em respirar sem o ventilador, e depois a habilidade de continuar respirando sem a via aérea artificial.[10]

Nos últimos anos, o desmame, que antes era baseado em experiência, tornou-se um processo baseado em evidência por meio de diversos ensaios clínicos.[8] Neste capítulo, discutiremos quais os critérios para início da retirada da ventilação invasiva, os modos ventilatórios mais utilizados, o que retarda esse processo e quais as melhores estratégias para um desmame rápido e seguro nas crianças.

## CRITÉRIOS PARA INICIAR O PROCESSO DE DESMAME

O processo de retirada da ventilação mecânica pode geralmente ser iniciado logo que o paciente possua capacidade de iniciar um esforço inspiratório e quando o nível de consciência permita alguma comunicação.[8] Essa condição é relativa em crianças, especialmente em neonatos (Figura 1), em que é muito mais importante considerar o estado de alerta e a responsividade do que a capacidade de comunicação.

Assim que o evento inicial tenha sido resolvido e o paciente apresente drive respiratório mínimo, alguns critérios devem ser considerados:

- Estabilidade cardiovascular com mínima ou nenhuma dose de drogas inotrópicas.
- Oxigenação adequada: $PaO_2 > 60$ mmHg ou $SpO_2 > 90\%$ (recém-nascidos $PaO_2 > 50$ mmHg e $SpO_2 > 88\%$) com $FiO_2$ menor que 0,5.
- Ventilação adequada: $PaCO_2 < 45$ mmHg (prematuro < 55 mmHg) ou pH entre 7,30 e 7,40.

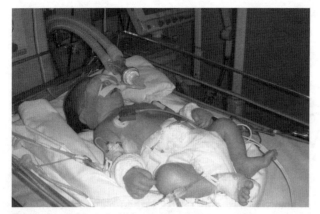

**Figura 1** Recém-nascido em ventilação mecânica.

- Concentração de hemoglobina adequada: hb ≥ 8 a 10 g/dL (recém-nascido ≥ 12g dL).
- Bioquímica normal e ausência de processos hipermetabólicos.[5,11]

Além desses critérios clínicos, há ainda alguns parâmetros que podem ser considerados e avaliados, pois permitem predizer desmame ventilatório; são frequentemente usados em adultos, mas podem ser adaptados para crianças.

## ÍNDICES PREDITIVOS DE DESMAME NA CRIANÇA

Predizer o sucesso de extubação em bebês e crianças apresenta um desafio único para a terapia intensiva pediátrica. Atualmente, não existem métodos totalmente aceitáveis para predizer o desmame desses pacientes. Os métodos propostos em pacientes adultos são fidedignos e fáceis de reproduzir em crianças.[12,13]

Existem alguns índices que são mais promissores para predizer o desmame em pacientes pediátricos, propostos pelo Colletive Task Force of the American College of Chest Physicians. São eles: frequência respiratória espontânea, respiração rápida e superficial em pediatria (RSB), pressão de oclusão de RSB (ROP) e pressão inspiratória máxima durante o teste de oclusão. Embora nenhum desses índices se mostre suficientemente sensível e específico, estudos pediátricos têm avaliado índices integrados que incluem drive respiratório, esforço respiratório, força muscular e qualidade na troca gasosa.[9,14]

O suporte ventilatório pode ser avaliado pela fração inspirada de oxigênio ($FiO_2$), pressão média das vias aéreas, índice de oxigenação e fração da ventilação-minuto dada pelo ventilador.[14] Já o esforço respiratório é avaliado por meio da frequência respiratória padronizada por idade, presença de retrações e respiração paradoxal, pressão inspiratória, pressão inspiratória máxima negativa e volume corrente de acordo com o peso corpóreo.[9,14]

Para obter dados da mecânica respiratória, são analisados pico de pressão inspiratória e complacência dinâmica. Por fim, o drive respiratório é indicado através do fluxo inspiratório médio.[14]

## TÉCNICAS PARA DESCONTINUAR A VENTILAÇÃO MECÂNICA

No processo de retirada da ventilação mecânica, o objetivo é diminuir o nível de suporte fornecido pelo aparelho, deslocando o trabalho respiratório deste para o paciente.[1]

Várias técnicas podem ser usadas para descontinuar a ventilação mecânica, mas não existe nenhum trabalho indicando superioridade de uma sobre a outra.[15]

As principais técnicas usadas para o desmame gradual são: o tubo T, a ventilação mandatória intermitente (IMV/SIMV) e a ventilação com pressão de suporte (PSV). Alguns estudos sugerem ainda a ventilação com volume-suporte.[1,15,16]

### Tubo T

Trata-se de uma técnica antiga, em que uma peça em T é conectada à via aérea artificial do paciente (cânula orotraqueal ou traqueostomia). Por uma extremidade é ofertado oxigênio e a outra fica livre, o que permite a exalação do paciente.[17]

Essa técnica baseia-se em deixar o paciente em respiração espontânea por períodos cada vez maiores, até que este esteja apto a respirar sem a utilização da via aérea artificial, baseados em critérios clínicos e gasométricos. Pode-se iniciar com períodos de retirada do aparelho de 5 a 10 minutos, que pode ser estendido até 2 horas.[8,17]

Além de existirem técnicas mais modernas, o desmame com peça T pode aumentar o trabalho respiratório, uma vez que o paciente tem que vencer a resistência da cânula orotraqueal para iniciar a inspiração. Essa condição se torna desfavorável principalmente para crianças que possuem uma árvore brônquica menos calibrosa, bem como diafragma e músculos respiratórios menos resistentes à fadiga, ventilação colateral ainda em formação, entre outras peculiaridades que podem causar um aumento ainda maior do esforço respiratório e até resultar em insucesso do processo de desmame.[18]

## Ventilação mandatória intermitente

Esse modo de ventilação consiste em ciclos controlados, com a possibilidade de o paciente realizar ciclos espontâneos entre eles. As ventilações controladas podem ser sincronizadas, com esforço do paciente (SIMV) ou não (IMV).[5,19]

A IMV é o modo mais utilizado para ventilar e desmamar crianças com peso inferior a 15 kg. Em geral, a IMV é ofertada por meio de aparelhos limitados a pressão, ciclados a tempo e com fluxo contínuo. Assim, não é necessário o esforço inspiratório do paciente para deflagrar o aparelho e haver liberação de gás.[17,19]

Na ventilação sincronizada mandatória intermitente (SIMV), é necessário o esforço do paciente para haver o início do ciclo inspiratório, o que pode resultar em insucesso do processo do desmame, uma vez que a criança pode não conseguir "sensibilizar" o aparelho e necessitar de um esforço inspiratório maior. Esse modo de ventilação aumenta as chances de fadiga muscular e, consequentemente, retorno à ventilação controlada para repouso do paciente. Em prematuros e crianças portadoras de doença neuromuscular, esses eventos não são infrequentes.[20]

## Ventilação com pressão de suporte

A ventilação com pressão de suporte é um modo limitado à pressão, no qual cada respiração é iniciada e finalizada pelo paciente. O paciente deve ter drive respiratório para iniciar a fase inspiratória com a abertura da válvula de demanda, liberando assim uma pressão que o auxiliará.[17,20]

O desmame em pressão de suporte consiste em reduzir gradualmente os valores até que sejam obtidos níveis abaixo de 10 $cmH_2O$, suficientes para compensar a resistência do tubo endotraqueal e do circuito do aparelho. Essa redução pode ser baseada em parâmetros clínicos, ou seja, pelo padrão respiratório ou pelos parâmetros gasométricos.[5,17,21]

Existem evidências, em estudos com pacientes adultos, de que a PSV abrevia o tempo de desmame quando comparada à IMV, SIMV e tubo T, por permitir uma transição mais gradual da ventilação assistida para espontânea.[17,22]

Apesar dos benefícios conhecidos da pressão de suporte, como menor esforço respiratório, menor fadiga muscular e consumo de oxigênio, favorecimento da estabilidade hemodinâmica e compensação da resistência imposta pela cânula orotraqueal, não há estudos conclusivos de que a PSV seja a melhor forma de desmame em crianças. Em protocolos aplicados em desmame de crianças, quando comparadas PSV, VSV (ventilação com volume--suporte) e crianças desmamadas sem protocolo definido, não se observou diferença no tempo de desmame, nem maior índice de falha nas extubações entre os grupos.[15,16,20]

## CONDIÇÕES QUE DIFICULTAM O PROCESSO DE DESMAME

Alguns pacientes, em torno de 10 a 15%, podem apresentar dificuldade na retirada do suporte ventilatório. As condições responsáveis por atrasar o desmame da ventilação mecânica incluem diminuição da força dos músculos respiratórios, paralisia respiratória, aumento do trabalho respiratório e necessidade de aumento ventilatório.[5]

A má nutrição, a fadiga muscular, o uso prolongado de sedativos e relaxantes musculares e distúrbios eletrolíticos são fatores que provocam a fraqueza dos músculos respiratórios. O trabalho respiratório pode estar aumentado em casos de obstrução de vias aéreas baixas e diminuição de complacência torácica. O aumento do espaço morto e da produção de dióxido de carbono representa a necessidade de aumento ventilatório.[5]

As causas do desmame difícil podem ser divididas em respiratórias e extrapulmonares. Dentre as causas respiratórias, podemos citar doença pulmonar grave, obstrução em trato respiratório superior, dependência de oxigênio, no caso dos broncodisplásicos, por exemplo. Já as causas extrapulmonares seriam representadas por desnutrição, prematuridade, fadiga muscular e uso prolongado de sedativos e miorrelaxantes.[5,8]

Nesses casos, aconselha-se um desmame ainda mais gradual do que o usual. Alterar um parâmetro por dia, interromper o processo durante a noite para o paciente repousar, escolher o decúbito de preferência de acordo com a patologia de base e a utilização de agentes farmacológicos, como cafeína e aminofilina, podem ser estratégias úteis em condições de desmame difícil em crianças.[23]

# FALHA DO DESMAME

A falência na extubação, definida como a necessidade de restituição do suporte ventilatório dentro de 24 a 72 horas para planejar a remoção do tubo endotraqueal novamente, ocorre em 2 a 25% dos pacientes extubados. As causas mais frequentes são o desequilíbrio entre a capacidade dos músculos respiratórios e o trabalho respiratório, obstrução das vias aéreas superiores, excesso de secreção nas vias aéreas, tosse inadequada e disfunção cardíaca.[24]

Essa falha está associada a riscos significantes, que incluem aumento da incidência de pneumonias, da permanência na UTI e da mortalidade.[2]

Segundo alguns estudos, o estridor é uma das causas mais comuns de falência em crianças, seguido por hipoxemia, alteração do nível de consciência e apneia. Outro ponto importante de registrar é que as crianças mais novas e aquelas com ventilação mecânica prolongada apresentam um risco maior de falência da extubação.[2,24]

É de extrema importância reconhecer quando o paciente não suporta a ventilação espontânea tanto para a extubação quanto após esse procedimento. Os sinais de falha no desmame incluem troca gasosa inadequada, alteração do padrão ventilatório, instabilidade hemodinâmica, aumento do trabalho respiratório e alteração do nível de consciência (Quadro 1).[12,17]

**Quadro 1** Sinais de falência da respiração espontânea

Instabilidade hemodinâmica

Taqui ou bradicardia/hipo ou hipertensão

Alteração do padrão respiratório

Taquipneia/taquidispneia

Aumento do trabalho respiratório

Retrações costais/padrão paradoxal/BAN

Alteração na troca gasosa

Hipoxemia

Alteração neurológica

Agitação

Gemência, palidez e sudorese

Outros sinais

# VENTILAÇÃO MECÂNICA NÃO INVASIVA NO DESMAME

A ventilação mecânica não invasiva (VMNI) é definida como o uso de máscaras ou prongs nasais para promover o suporte ventilatório por meio do nariz e/ou boca do paciente. Essa técnica se diferencia das outras técnicas ventilatórias, que se utilizam de uma via aérea artificial para fazer a conexão com a via aérea superior do paciente. A VMNI teve seu início no final dos anos 1980 para pacientes com hipoventilação noturna. Subsequentemente, esse tipo de ventilação aumentou sua popularidade nos pacientes pediátricos com insuficiência respiratória crônica e aguda de numerosas etiologias.[12,25]

A primeira vantagem da VMNI é evitar a utilização de entubação endotraqueal e traqueostomia, promovendo a ventilação alveolar e oxigenação.[12] A segunda é que não há necessidade de via aérea invasiva, o que inclui: diminuição do risco de pneumonia nosocomial; possibilidade de manusear os pacientes fora da unidade de terapia intensiva, reduzindo os custos hospitalares e diminuição da necessidade de sedação, entre outros.[7,25]

A VMNI pode ser usada com sucesso nas seguintes situações: evitar a insuficiência respiratória aguda de diversas etiologias, fibrose cística, fraqueza neuromuscular, obstrução de via aérea (incluindo laringotraqueomalácia), atelectasia pós-extubação e insuficiência respiratória crônica.[12,25]

A maioria dos estudos de VMNI se concentra em pacientes adultos, porém o número de estudos em pediatria vem crescendo a cada ano. O aumento da utilização da VMNI na UTI pode ser garantido para os pacientes pediátricos com insuficiência respiratória iminente, na tentativa de diminuir a necessidade de entubação e ventilação mecânica invasiva. Além disso, o papel da VMNI para facilitar a extubação e diminuir o tempo de ventilação mecânica invasiva é promissor, mas ainda requer um aumento no número de estudos para especificar a sua utilização.[12]

## REFERÊNCIAS BIBLIOGRÁFICAS

1. Restrepo RD, Fortenberry JD, Spainhour C, Stockwell J, Goodfellow LT. Protocol-Driven ventilator management in children: comparision to non protocol care. J Intensive Care Med 2004;19(5):274-84.

2. Edmunds S, Weiss I, Harrison R. Extubation failure in a large pediatric ICU patients. Chest 2001;119(3):897-900.

3. Hendra KP, Bonis PA, Joyce-Brady M. Development and prospective validation of a model for predicting weaning in chronic ventilation dependent patients. BMC Pulmonary Medicine 2003;13;3:3.

4. Schultz TR, Lin RJ, Watzman HM, During SM, et al. Weaning Children from mechanical ventilation: a prospective randomized trial of protocol-directed versus physician-directed weaning. Respir Care 2001;46(8):772-82.

5. Tripathi VN, Misra S. Mechanical ventilation in pediatric practice. Indian Pediatrics 2001;38:147-56.

6. Meade M, Guyatt G, Griffith L, Booker L, Randall J, Cook DJ. Introduction to a series of systematic reviews of weaning from mechanical ventilation. Chest 2001;120:396-9.

7. Ferrer M. Non-invasive ventilation as a weaning tool. Minerva Anestesiol 2005;71:243-7.

8. Carvalho WB, et al. Ventilação pulmonar mecânica em pediatria e neonatologia. São Paulo: Atheneu; 2004.

9. Noizet O, Leclerc F, Sadir A, et al. Does taking endurance into account the prediction of weaning outcome in mechanically ventilated children? Crit Care 2005;9:798-807.

10. Khamiees M, Raju P, DeGirolamo A, et al. Predictors of extubation outcome in patients who have successfully completed a spontaneous breathing trial. Chest 2001;120:1262-70.

11. Tobin MJ, Alex CG. Discontinuation of mechanical ventilation. New York: McGraw-Hill; 2004. p.1177-206.

12. Lemyre B1, Davis PG, De Paoli AG, Kirpalani H. Nasal intermittent positive pressure ventilation (NIPPV) versus nasal continuous positive airway pressure (NCPAP) for preterm neonates after extubation. Cochrane Database Syst Rev 2014;9:CD003212.

13. Baumeinster BL, El-Khatib M, Smith PG, et al. Evaluation of predictors of weaning from mechanical ventilation in pediatric patients. Pediatr Pulmonol 1997;24:344-52.

14. Venkataraman ST, Khan N, Brown A. Validation of predictors of extubation success and failure in mechanically ventilated infants and children. Crit Care Med 2000;28(8):2991-6.

15. Randolph AG, Wypij D, Venkataraman ST, Hanson JH, Gedeit RG, Meert KL, et al. Effect of mechanical ventilator weaning protocols on respiratory outcomes in infants and children: a randomized controlled trial. JAMA 2002;228:2561-8.

16. Raake JL, Uzark K, Schartz SM. Ventilator weaning protocols in the CICU: a pediatric perspective. The Journal of Respiratory Care Practioners 2001;14:39-40.

17. Hess DR. Ventilator modes used in weaning. Chest 2001;120 (Supl 6):474-6.

18. Friedrich L, Corso A, Jones M. Prognóstico pulmonar em prematuros. J Pediatr 2005;81(1):79-88.

19. Cleary JP, Bernstein G, Mannino FL, Heldt GP. Improved oxygenation during syncronized mandatory ventilation in neonates with respiratory distress syndrome: a randomized, crossover study. J Pediatr 1995;126(3):407-11.

20. Marraro GA. Practical guidelines for mechanical ventilation. 2000.

21. MacIntyre N, Leathrman N. Ventilatory muscle loads and the frequency-tidal volume pattern during inspiratory pressure assisted (pressure supported) ventilation. Am Respir Dis 1997;141:327-31.

22. Matic I, Majeric-Kogler V. Comparison of pressure support and t-tube weaning from mechanical ventilation: randomized prospective study. CMJ 2004;45(2):162-6.

23. Raju P, Manthous CA. The phatogenisis of respiratory failure. Respir Care Clin N Am 2000;6:195-212.

24. Rootar DC, Epstein SR. Extubation failure magnitude of the problem impact on outcomes and prevention. Curr Opin Crit Care 2003;9(1):59-66.

25. Hertzog JH, Siegel LB, Hauser GJ, el al. Noninvasive positive-pressure ventilation facilitates tracheal extubation after laryngotracheal reconstruction in children. Chest 1999;116:260-3.

# 39

# INTERAÇÃO CARDIOPULMONAR

CAMILLA PINCELLI LORENÇÃO
RENATA NEGRI SAPATA

Durante o manejo do paciente crítico, é importante ressaltar que manter a função cardiorrespiratória estável é essencial para que os sistemas cardiovascular e respiratório trabalhem em conjunto para manter a oxigenação adequada nos tecidos.[1] Algumas vezes, é necessário intervir em um dos sistemas para que ele consiga manter ou melhorar sua função. O uso da ventilação mecânica (VM) com pressão positiva cria uma interdependência coração-pulmão que pode gerar alterações hemodinâmicas complexas dependentes do estado volêmico, da função ventricular, da pós-carga, do estado funcional do pulmão, da doença pulmonar, da complacência do abdome, do modo ventilatório e dos parâmetros determinados para a ventilação mecânica.[2,3]

## INFLUÊNCIA HEMODINÂMICA NO SISTEMA RESPIRATÓRIO

Em situações de aumento do débito cardíaco (DC) ocorre aumento do *shunt* pulmonar e diminuição do espaço morto. Porém, a diminuição do DC segue com diminuição do *shunt* pulmonar e aumento do espaço morto, que pode até ser benéfico em alguns casos, mas a queda significativa do DC piora a oxigenação arterial por causa da diminuição da saturação venosa central de oxigênio pela lentificação do fluxo tecidual associado a muitas áreas hipoventiladas ou de *shunt* pulmonar.[2]

O uso da pressão positiva expiratória final (PEEP) em indivíduos sadios leva à diminuição do retorno venoso (RV) e redução do DC. Esse efeito encontra-se mais acentuado em indivíduos hipovolêmicos com disfunção do ventrículo direito (VD) e em menor grau no ventrículo esquerdo (VE).[3] Nos casos de hipertensão pulmonar associado a falência do VD, a pressão do átrio direito (AD) pode exceder a pressão do átrio esquerdo (AE), podendo ocorrer *shunt* intracardíaco pelo forame oval (pode estar pérvio em 30% dos indivíduos), gerando piora na troca gasosa. Neste caso, pode-se melhorar a troca gasosa pela diminuição das pressões alveolares e consequente redução da hipertensão pulmonar. Nos casos de síndrome do desconforto respiratório agudo (SDRA) ocorrem aumento da pressão capilar pulmonar, diminuição da complacência pulmonar e presença de edema intersticial, que estimulam o centro respiratório pelos mecanoceptores presentes no interstício pulmonar. Isso leva ao aumento do trabalho respiratório com desvio do DC para manter a perfusão muscular respiratória adequada, ocorrendo um roubo de consumo de oxigênio de até 50% do oxigênio total do organismo, o que pode desencadear sobrecarga hemodinâmica, piorando a disfunção cardíaca. Esse mecanismo também ocorre nos quadros de broncoespasmo severo e desmame da VM.[2,3]

Quando a mecânica respiratória encontra-se prejudicada, ocorre aumento da demanda muscular respiratória. Para qualquer motivo que cause limitação da oferta de oxigênio aos tecidos, o repouso muscular é imprescindível, poupando o sistema cardiovascular e respiratório.[2,3] A VM pode reverter o quadro de acidose lática e prevenir a parada respiratória por falência muscular e promover a diminuição da pressão transmural do VE facilitando sua performance.

## EFEITO DA PRESSÃO POSITIVA SOBRE O SISTEMA CARDIOVASCULAR

A VM induz mudanças na pressão intratorácica que afetam a performance cardiovascular. As mudanças na pressão intratorácica são transmitidas para o coração, pericárdio e grandes artérias e veias.[1]

Existem possíveis efeitos humorais (a inibição do fator natriurético e liberação do hormônio antidiurético) sobre o sistema cardiovascular que a VM proporciona, mas a maioria dos efeitos é mecânica, como a alteração do RV para AD e AE, alteração de pós-carga ventricular e complacência das câmaras cardíacas.[2,4]

Com o uso da pressão positiva, o volume pulmonar aumenta, ocorrendo a descida do diafragma, comprimindo o coração entre os pulmões expandidos fazendo a pressão intratorácica justacardíaca aumentar mais que a pressão intratorácica diafragmática, dificultando o enchimento biventricular.[1]

## EFEITO DA PEEP SOBRE A COMPLACÊNCIA E INTERDEPENDÊNCIA CARDÍACA

Como citado anteriormente, a PEEP aumenta a pressão pleural que é transmitida ao pericárdio. Esse aumento da pressão pericárdica é responsável pela diminuição das pressões transmurais das câmaras cardíacas, piorando a função diastólica ventricular durante a VM com pressão positiva, ou seja, menos complacência ventricular. Porém, esse efeito pode favorecer a sístole ventricular, o que explica a melhora do DC em pacientes cardiopatas quando ventilados mecanicamente com pressão positiva.[2,4,5]

A pressão na superfície ventricular esquerda é aumentada quando há insuflação pulmonar através da PEEP, reduzindo a complacência do pericárdio por compressão dos pulmões circunvizinhos.[6]

Se lembrarmos da anatomia cardíaca, vemos que o saco pericárdico envolve ambos os ventrículos, e estes são divididos por um septo chamado interventricular. Quando há aumento do volume diastólico de um ventrículo, automaticamente o outro terá uma diminuição do seu volume diastólico. Em indivíduos sadios, essas alterações são insignificantes, porém em indivíduos com extrema dilatação do VD, com altas pressões geradas no interior do saco pericárdico, pode haver restrições diastólicas do VE e ainda desvio do septo interventricular para esquerda, promovendo restrição do VE e piorando mais a função

deste.[2,7] Esses efeitos ocorrem por aumento excessivo da PEEP, provocando aumento da pós-carga do VD ou aumento importante do esforço respiratório.

## RELAÇÃO ENTRE PRESSÃO POSITIVA, DÉBITO CARDÍACO, RETORNO VENOSO E CORAÇÃO DIREITO

Sabe-se que os sistemas respiratório e cardíaco são interligados completamente, como descrito antes. Portanto, qualquer alteração na ventilação pode acarretar mudanças importantes no funcionamento do coração e em todos os fatores que se relacionam com a hemodinâmica do indivíduo.[2,8]

Estudos mostram que quando um indivíduo é submetido a ventilação com pressão positiva, a pressão em via aérea aumenta. Como consequência, ocorre aumento de pressão de átrio direito, diminuindo o gradiente de pressão para o retorno venoso sistêmico e o enchimento de átrio e ventrículo direito. Com isso, o volume sistólico final de ventrículo direito diminui, podendo levar a queda do débito cardíaco.[1,4,8,9]

Vale lembrar que o retorno venoso é proporcional ao gradiente de pressão entre a reserva vascular periférica e a pressão de átrio direito. A pressão de reserva vascular periférica pode também ser representada como a pressão de enchimento sistêmico.[10]

Alguns trabalhos recentes, contudo, mostram que o RV e DC, consequentemente, são mantidos constantes durante a aplicação com pressão positiva.[8,10,11]

Segundo Van den Berg et al.,[10] o aumento no volume pulmonar com pressão positiva em até 20 $cmH_2O$, em pacientes no pós-operatório de cirurgia cardíaca estáveis hemodinamicamente, carregados de volume, está associado com alteração mínima em curto prazo no RV em associação ao aumento na pressão de átrio direito. Então, alterações no retorno venoso sistêmico durante a aplicação de pressão positiva não seriam influenciadas unicamente pelo aumento na pressão de átrio direito. Os dados do estudo sugerem que o mecanismo predominante responsável pela manutenção do retorno venoso nessa situação está associado ao aumento da pressão abdominal, que indiretamente aumentaria a pressão de enchimento sistêmica. Isso porque o aumento do volume pulmonar com a aplicação de pressão positiva ocasionaria a descida do diafragma, com aumento da pressão intra-abdominal, o que levaria a uma compressão do fígado e restrição dos pulmões. Essa compressão causaria um aumento da pressão de enchimento sistêmica, mantendo o RV constante mesmo com aumento de pressão em átrio direito e as consequentes alterações descritas anteriormente.

A ventilação com pressão positiva pode também aumentar a pós-carga de VD mais frequentemente. O determinante principal da pós-carga de VD é a resistência vascular pulmonar. Essa resistência vai estar aumentada nos extremos de volume pulmonar, ocasionando aumento de pós-carga de VD.[1,2,5]

Em baixos volumes pulmonares, os vasos extra-alveolares tendem ao colapso, assim como os alvéolos pela perda de tração intersticial. A diminuição do fluxo sanguíneo leva a vasoconstrição hipóxica pulmonar aumentando a resistência vascular pulmonar. Já a altos volumes pulmonares, a pressão transpulmonar aumenta, levando a uma hiperdistensão dos alvéolos e compressão dos capilares alveolares, o que ocasionaria também um aumento da resistência vascular pulmonar.[1,2,5]

## RELAÇÃO ENTRE PRESSÃO POSITIVA, PRESSÃO SISTÊMICA E CORAÇÃO ESQUERDO

O suporte ventilatório com pressão positiva atua na contratilidade do VE, em sua pré e pós-carga, e suas repercussões dependerão do nível de pressão intratorácica transmural e da pré-carga do VE.[2]

Em VM com pressão positiva, a fase inspiratória aumenta a pressão intratorácica, diminui o gradiente pressórico e reduz a pressão transmural com melhora do DC. Já na fase expiratória, a pressão intratorácica diminui, aumenta o gradiente pressórico e eleva a pressão transmural promovendo queda do DC.[12]

No VE, a contratilidade é pouco alterada pela VM em indivíduos com coração sadio, e só estará reduzida quando utilizadas altas pressões que geram diminuição da pré-carga, aumento da pós-carga, diminuição do DC e redução do transporte de oxigênio para o miocárdio.[2,13]

Em indivíduos sadios, a PEEP gera redução do RV, pressão transmural de câmara esquerda, volume diastólico final do VE, pressão de enchimento ventricular, complacência ventricular, volume sistólico e DC, mas esses efeitos são controlados com reposição volêmica.[7]

Em casos de hipovolemia, em que os vasos alveolares estão quase vazios, o aumento do volume pulmonar armazena sangue nos vasos extra-alveolares

reduzindo o RV para VE. Nos casos de sobrecarga volumétrica, os vasos extra-alveolares e alveolares estão distendidos com o aumento do volume pulmonar, assim ocorre drenagem desse sangue alveolar para os vasos extra-alveolares, aumentando o fluxo venoso pulmonar para VE.[1]

A pós-carga do VE depende da tensão em sua parede miocárdica, que é gerada pela diferença entre a pressão sistólica do VE e a pressão intratorácica, e pequenas alterações na pressão intratorácica podem gerar grandes mudanças na pressão transmural.[1] Durante a VM com baixa pressão, tendo a complacência pulmonar aumentada e a resistência de via aérea baixa, as variações da pressão intratorácica são pequenas e a pressão transmural do VE se aproxima da pressão aórtica, mas quando é necessário ventilar com altos níveis pressóricos, podem gerar repercussões na ejeção do VE.[7]

A pós-carga do VE está reduzida durante a VM, pois ocorre aumento na pressão intratorácica com diminuição da pressão transmural, gerando redução do volume diastólico final do VE com redução na tensão transmural.[7]

A aorta tem uma parte intratorácica e outra extratorácica, sendo a primeira submetida a pressão torácica e a parte extratorácica sofrendo os efeitos da pressão atmosférica. Durante a VM, deveria haver aumento da pressão arterial sistêmica pela transmissão da pressão intratorácica à circulação periférica, mas a pressão é mantida estável por ação do reflexo vasodilatador mediado pelos baroceptores carotídeos e aórticos, e esse fator ajuda a diminuir a pós-carga do VE.[2]

Em situações como a obstrução aguda de vias aéreas e crise asmática ocorre aumento do trabalho respiratório, gerando oscilações inspiratórias negativas da pressão intratorácica com negativação da pressão pleural e aumento de pós-carga do VE, resultando em edema agudo de pulmão. O uso da pressão positiva diminui as oscilações inspiratórias negativas na pressão intratorácica reduzindo a pós-carga.[2]

## RELAÇÃO ENTRE PRESSÃO POSITIVA E SITUAÇÕES ESPECIAIS

### Cardiopatias congênitas

No recém-nascido e no lactente, o miocárdio é imaturo e não complacente, podendo sofrer alterações drásticas na performance cardiovascular.[1]

Crianças com cardiopatia congênita geralmente são submetidas a procedimento cirúrgico para sua correção; isso requer incisões torácicas e transmiocárdicas, em alguns casos com colocações de próteses intracardíacas. Todas essas intervenções podem gerar alteração na estrutura, na função e no comportamento hemodinâmico do miocárdio normal no pós-operatório, podendo resultar em alteração da função ventricular e edema miocárdico.

Em situações como hipoplasia do coração esquerdo, a entubação eletiva otimiza o melhor controle da resistência vascular pulmonar (RVP) e o equilíbrio entre fluxo pulmonar e sistêmico. A VM evita a diminuição da RVP, mantendo uma leve acidose respiratória com baixa fração inspirada de oxigênio.

Comunicação interatrial, comunicação interventricular, defeito no septo atrioventricular e persistência do canal arterial cursam com *shunt* esquerda-direita caracterizado por hiperfluxo pulmonar. Inicialmente, após o nascimento, a RVP protege o leito vascular pulmonar do hiperfluxo, mas com o passar das semanas a RVP cai e o estado de hiperfluxo se torna mais evidente, gerando um quadro de insuficiência cardíaca congestiva, dependendo do grau de *shunt*. A VM tem importante função na hemodinâmica do paciente; o objetivo inicial é a redução de fatores que geram o hiperfluxo pulmonar, como hiperventilação pulmonar e frações inspiradas de oxigênio elevada. Como estratégia, pode-se permitir um leve aumento de $CO_2$ e manter a saturação em torno de 90%. A PEEP promove uma elevação da RVP, podendo limitar o fluxo sanguíneo pulmonar, também reduz pós-carga do VE e diminuição de RV em casos de grande *shunt* e disfunção cardíaca.

### Pós-operatório de cirurgia cardíaca

A pós-carga frequentemente está aumentada no pós-operatório de cirurgia cardíaca, associada à diminuição da contratilidade miocárdica. Pode haver aumento na resistência vascular sistêmica e pulmonar comprometendo o DC direito, o que leva a um acúmulo de líquido extravascular, causando derrame pleural, ascite, edema periférico, cianose e *shunt* intracardíaco se houver comunicação. A disfunção contrátil é causada pelo uso da circulação extracorpórea (CEC). O aumento da pressão de artéria pulmonar ou aumento do fluxo pode evoluir para hipertensão pulmonar, levando a queda do DC com hipoxemia severa, acidose metabólica e deterioração da função do VD no pós-operatório.

A VM se baseia na tentativa da redução da RVP, por isso a manipulação da interação cardiopulmonar é o principal cuidado para que esse objetivo seja alcançado. Ao iniciar a VM, deve-se levar em consideração a idade da criança, pois há diferenças na fisiologia pulmonar do recém-nascido, do lactente e das crianças maiores. O objetivo da VM é melhorar a oxigenação, reduzir o $CO_2$ e minimizar pressão intratorácica, diminuindo assim a RVP, mas a pressão positiva deve ser usada com cautela para evitar hiperdistensão pulmonar, assim como o uso da PEEP para não aumentar novamente a RVP.[11]

A otimização da pré-carga e contratilidade miocárdica ajuda a diminuir a RVP; a elevação da pré-carga do VD faz com que ele consiga bombear contra a pós-carga elevada do VD.[11] Com o aumento da RVP, o volume diastólico final do VD aumenta, alterando a interdependência cardíaca, desvia para a esquerda o septo interventricular e reduz o volume do VE, gerando baixo débito sistêmico.

### Síndrome do desconforto respiratório agudo

Pacientes com quadro de SDRA evoluem com hipoxemia grave e diminuição da complacência pulmonar, caracterizadas por lesão pulmonar heterogênea associada a atelectasia e edema alveolar.[6] A grande dificuldade no tratamento da SDRA é conseguir solucionar o problema da troca gasosa inadequada sem deteriorar a hemodinâmica do paciente.

A utilização de altos volumes pulmonares promove a hiperdistensão pulmonar, reduzindo a perfusão dos alvéolos intactos e piorando a lesão pulmonar, podendo aumentar a RVP e reduzir o DC. A redução do volume corrente evita a hiperinsuflação pulmonar

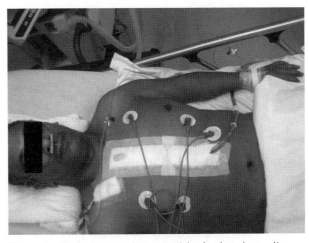

**Figura 1** Paciente em pós-operatório de cirurgia cardíaca.

e altos picos pressóricos, melhorando o transporte de oxigênio e reduzindo a RVP.[1,14]

O uso de PEEP elevada pode melhorar a pressão arterial de oxigênio, porém diminui o DC e, consequentemente, diminui a oferta de oxigênio tecidual ($DO_2$). Valores altos de PEEP podem gerar prejuízo na função do VD, redução de retorno venoso e diminuição de pré-carga ventricular, mas esse efeito pode ser amenizado com uso de fluido para expansão, fazendo com que a hemodinâmica do paciente sustente melhor altos níveis de PEEP.[14]

Uma das estratégias utilizadas é a hipercapnia permissiva, técnica que deve ser utilizada com cuidado, pois apresenta muitos efeitos deletérios no sistema cardiovascular. O aumento de $CO_2$ libera catecolaminas gerando quadro de taquiarritmias, redução da contratilidade miocárdica, vasodilatação, redução da resistência vascular sistêmica, aumento do débito cardíaco e hipertensão pulmonar.[12,15]

### Ventilação mecânica e insuficiência cardíaca congestiva

A ventilação mecânica não invasiva tem um importante papel no tratamento da insuficiência cardíaca congestiva (ICC). O suporte ventilatório na ICC tem três metas: melhora da oxigenação, diminuição do trabalho respiratório e melhora da função de VE.[8]

Tanto o uso de um como o de dois níveis de pressão positiva nas vias aéreas mostra-se benéfico para os pacientes com ICC.[8,4,16,17]

A melhora modesta na função cardíaca com o uso da pressão positiva pode ser evidenciada pela diminuição da pressão transmural esquerda e pressões de enchimento direitas com melhora do DC.[8,18,19]

O uso de binível pressórico pode levar a uma melhora da performance de ventrículo esquerdo e, consequentemente, melhora nos valores de fração de ejeção (FE), DC e volume diastólico final, além de influenciar na frequência cardíaca (FC) e na frequência respiratória (FR).[8]

A literatura mostra que o uso de dois níveis pressóricos pode produzir uma diminuição significativa da resistência vascular sistêmica em pacientes portadores de ICC com disfunção diastólica. O mecanismo proposto para essa diminuição de pós-carga é que a pressão positiva diminui a pressão transmural do VE. Essa diminuição da RVS pode influenciar na melhora da FE e causar um aumento do DC, com melhora hemodinâmica e aumento do volume diastólico final. Observa-se, então, que nos pacientes com ICC crônica e grave disfunção diastólica, o binível pressórico aumenta a performance de VE pela diminuição da pós-carga, aumentando a contratilidade e elevação de pré-carga. Pode ocorrer também diminuição da FC nesses pacientes por causa de uma resposta compensatória à melhora da função miocárdica. A FR pode diminuir por causa da diminuição do trabalho respiratório necessário para a respiração.[8,20]

Segundo trabalho de Yan et al.,[4] o uso da CPAP também diminui a pós-carga do VE. O aumento da pressão intratorácica leva a diminuição da pressão transmural sem alterar a pressão arterial. No coração sadio, onde o DC é largamente dependente da pré-carga, a CPAP diminui o DC pela redução da pré-carga de VE sem reduzir a pós-carga. Em contraste, em razão de o DC no coração insuficiente ser pouco sensível a alterações de pré-carga, mas muito sensível a alterações de pós-carga, a CPAP induz reduções na pressão transmural de VE e pode aumentar o DC.

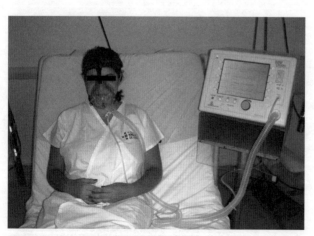

**Figura 2** Ventilação mecânica e insuficiência cardíaca congestiva.

### REFERÊNCIAS BIBLIOGRÁFICAS

1. Carvalho WB. Ventilação pulmonar mecânica em pediatria e neonatologia. 2.ed. São Paulo: Atheneu; 1999.
2. Barbas CSV, Bueno MAS, Amato MBP, Holtz C, Rodrigues MJ. Interação cardiopulmonar durante a ventilação mecânica. Rev Soc Cardiol Estado de São Paulo 1998;3.
3. Nobre F, Serrano C. Tratado de cardiologia Socesp. Barueri: Manole; 2005.
4. Yan AT, Bardley D, Liu PP. The role of continuous positive airway pressure in the treatment of congestive heart failure. Chest 2001;120:1675-85.

5. Tkacova R, Rankin F, Fitzgerald F, et al. Effects of continuous positive airway pressure on obstructive sleep apnea and left afterload in patients with heart failure. Circulation 1998;98:2269-75.

6. David CM. Ventilação mecânica da fisiologia ao consenso brasileiro. Rio de Janeiro: Revinter; 1996.

7. Knobel E. Condutas do paciente grave. São Paulo: Atheneu; 1994.

8. Acosta B, Dibenedetto R, Rahimi A, et al. Hemodynamic effects of noninvasive bilevel positive airway pressure on patients with chronic congestive heart failure with systolic dysfunction. Chest 2000;118:1004-9.

9. Vieillard-Baron A, Loubieres Y, Schmitt J, et al. Cyclic changes in right ventricular output impedance during mechanical ventilation. J Appl Physiol 1999;87:1644-50.

10. Van den Berg PCM, Jansen JRC, Pinsky MR. Effect of positive pressure on venous return in volume-loaded cardiac surgical patients. J Appl Physiol 2002;92:1213-31.

11. Horowitz ESK. Pós-operatório de cirurgia cardíaca: síndrome de baixo débito e crise de hipertensão pulmonar. Rev Med Inst de Cardiologia do RS 2002;2:115-20.

12. Barreto SSM, Viera SRR, Pinheiro CTS. Rotinas em terapia intensiva. 3.ed. São Paulo: Artmed; 2002.

13. Wise RA, Robothan JL, Barnea BB, Pernutt S. Effect of peep on left ventricular function in right-heart-bypassed dogs. J Appl Physiol 1981;51:541-6.

14. Luecke T, Roth H, Herrmann P, Joackin A, Weisser G, Pelosi P. Assessment of cardiac preload and left ventricular function under increasing levels of positive-end-expiration pressure. Intens Care Med 2004;30:119-26.

15. Carvalho C. Ventilação mecânica vol I - básico. São Paulo: Atheneu; 2000.

16. Kaye DM, Mansfield D, Aggarwal A, et al. Acute effects of continuous positive airway pressure on cardiac sympathetic in congestive heart failure. Circulation 2001;103:2336-8.

17. Bradley TD. Continuous positive airway pressure for congestive heart failure. CMAJ 2000;162(4):535-6.

18. Naughton MT, Rahman A, Hara K, et al. Effects of continuous positive airway pressure on intrathoracic and left ventricular transmural pressures in patients with congestive heart failure. Circulation 1995;91:1725-31.

19. Baratz DM, Westbrook PR, Shah PK, et al. Effect of nasal continuous positive airway pressure on cardiac output and oxygen delivery in patients with congestive heart failure. Chest 1992;102:1397-401.

20. Lenique F, Iiabis M, Lofaso F. Ventilatory and hemoynamic effects of continuous positive airway pressure in left heart failure. Am J Respir Crit Care Med 1997;155:500-5.

# 40

## AVALIAÇÃO FISIOTERAPÊUTICA NA UTI PEDIÁTRICA E NEONATAL

ELIZANGELA NAVARRO DE OLIVEIRA

O manejo do paciente pediátrico em unidade de terapia intensiva (UTI) exige de toda a equipe multiprofissional experiência prática considerável e conhecimento das doenças e das diferenças anatômicas e fisiológicas que acometem o recém-nascido (RN), o lactente e a criança maior; e que contribuem consideravelmente para predispor esses pacientes à insuficiência respiratória aguda.

Dessa forma, a avaliação criteriosa da fisioterapia e a eleição e aplicação das técnicas a serem adotadas serão o diferencial para um tratamento eficaz.

### ANAMNESE

A anamnese inicia-se com os dados de identificação do paciente (nome, idade etc.), diagnóstico primário (doença atual) e diagnóstico secundário (outros sistemas).

Na coleta do histórico da doença do RN, observaremos os antecedentes maternos: pré-natal, infecções, doenças preexistentes (diabetes, doenças cardiovasculares), história de partos prematuros ou laboriosos e fator Rh. A história do parto, tipo de parto (normal, fórceps, cesárea), idade gestacional, peso ao nascimento, valores do escore de Apgar, intercorrências como parada cardiorrespiratória (PCR), aspiração de líquido meconial (coloração, quantidade) e necessidade de ventilação artificial por prematuridade extrema devem ser analisados.

A idade gestacional do RN prematuro (< 37 semanas) é calculada através da data da última menstruação, dos ultrassons maternos feitos durante o pré-natal ou por meio de métodos de avaliação especiais (Dubowits, Capurro).

Quanto ao peso, o RN prematuro poderá ser classificado como:

- Extremo baixo peso (EBP): < 1.000 g.
- Muito baixo peso (MBP): < 1.500 g.
- Baixo peso (BP): < 2.500 g.

Quanto ao tamanho:

- Pequeno para a idade gestacional (PIP).
- Adequado para a idade gestacional (AIG).
- Grande para a idade gestacional (GIG).

Todas essas siglas deverão ser familiares ao fisioterapeuta, pois quanto mais prematuro e quanto menor for o peso do RN, maiores serão as chances de complicações e intercorrências.

Além dos RN prematuros, as unidades neonatais recebem todos os RN que apresentam complicações durante ou logo após o parto e doenças como SAM (síndrome de aspiração meconial), cardiopatias congênitas, más-formações abdominais e de outros órgãos, asfixia neonatal, distúrbios metabólicos, entre outros.

Na anamnese do lactente, pesquisaremos a história da doença atual, ou seja, como se iniciaram e como evoluíram os sintomas, medicamentos em uso, intercorrências no domicílio ou pronto atendimento. É importante pesquisar história de doença anterior ou doença crônica (p. ex., fibrose cística, asma, displasia broncopumonar). Outras doenças como traumas, quase-afogamentos, queimaduras, entre outras, necessitarão da coleta da história do acidente e de dados do socorro inicial, como perda de consciência, sangramentos, PCR, choque, reanimação cardiorrespiratória, entubação endotraqueal e condições de transporte até a unidade hospitalar.

Nos pacientes cirúrgicos, deverão ser coletados os dados mais relevantes da cirurgia: tipo de cirurgia, tempo de anestesia, tipo de incisão cirúrgica, se a criança foi extubada em centro cirúrgico, quanto tempo ficou entubada e quais as intercorrências durante a cirurgia. É de especial importância a interação do fisioterapeuta com toda a equipe multiprofissional, inclusive com os médicos cirurgiões, não só quanto aos cuidados durante o manuseio desses pacientes como também no manejo da ventilação mecânica e programação de extubação junto com a equipe médica intensivista.

## EXAMES

A verificação e a leitura diária dos exames de rotina, tanto laboratoriais como os de imagem (radiografias, tomografias, ultrassonografias), são de extrema importância, pois esses exames poderão muitas vezes contraindicar algumas técnicas de fisioterapia ou até mesmo o manuseio desses pacientes (distúrbios graves de coagulação, pneumotórax não drenado). A avaliação constante dos gases sanguíneos e a monitorização hemodinâmica conduzirão e direcionarão a assistência ventilatória e a extubação; a avaliação das radiografias de tórax, avaliação clínica e ausculta pulmonar conduzirão o enfoque do manuseio fisioterapêutico (atelectasias, SARA, pneumonias).

Alguns exames são mais comuns nos pacientes neonatais: um deles é o ultrassom de fontanela, que indicará a presença ou não de hemorragias intracranianas. O fisioterapeuta deve ficar atento para esses exames, pois a presença de sangramentos exigirá extremo cuidado na manipulação desses RN.

Não é papel do fisioterapeuta interpretar uma radiografia de tórax objetivando diagnóstico, porém uma interpretação coerente auxilia e direciona o manuseio fisioterapêutico. Além da avaliação de estruturas ósseas, partes moles e parênquima pulmonar, é importante analisar a altura da cânula endotraqueal, a presença e a localização de drenos de tórax ou mediastinais.

A análise das anotações de enfermagem, que indicam a estabilidade hemodinâmica do paciente, como temperatura, diminuições de saturação, alterações na pressão arterial (PA), uso de drogas vasoativas, uso de medicamentos de analgesia ou sedativos,

e a aceitação e horário das dietas (preconiza-se o atendimento pelo menos uma hora após o término da dieta) também serão de extrema importância para o manuseio adequado da fisioterapia.

Nos pacientes neonatais, deve-se observar episódios de apneia, bem como duração e frequência durante o manuseio.

Nos RN prematuros com síndrome do desconforto respiratório (SDR), é importante verificar o uso de surfactante, pois alguns serviços solicitam a aspiração da cânula endotraqueal após seis horas, outros após duas horas, além da vigilância respiratória constante, pois a melhora na complacência pulmonar exigirá a redução dos parâmetros na ventilação artificial. Outros dados como presença de doenças que necessitem de precauções de contato ou respiratória garantem o bem-estar do profissional, e também evitam o contágio para outros pacientes.

## INSPEÇÃO

A visualização de todo o leito (incubadora, berço aquecido, fototerapia, berço comum) e a anotação de todos os sinais vitais dos monitores, como saturação, PA (Tabela 1), frequência cardíaca (FC) (Tabela 2), além dos parâmetros do aparelho de ventilação mecânica, quantidade de oxigênio nos cateteres, halos, capacetes ou incubadoras, são importantes porque informarão as condições prévias ao manuseio. Posteriormente, é importante avaliar o posicionamento do paciente, a coloração da pele, o estado de consciência (acordado, estados de sono, choro, sedado comatoso), o tônus muscular, as distensões abdominais, as inci-

**Tabela 1** Valores de pressão arterial média mínimos para as diversas idades

| Idade | PAM |
|---|---|
| RN prematuro (< 32 semanas) | 30 |
| RN prematuro (32 a 38 semanas) | 35 |
| RN de termo até 1 mês | 40 |
| 1 a 12 meses | 45 |
| 1 a 5 anos | 50 |
| 5 a 12 anos | 55 |
| 12 a 16 anos | 60 |

PAM: pressão arterial média; RN: recém-nascido.

Fonte: Stape et al., 1998.

**Tabela 2** Frequência cardíaca normal por idade

| Idade | Mínima (bpm) | Média (bpm) | Máxima (bpm) |
|---|---|---|---|
| RN | 70 | 125 | 190 |
| 1 a 11 meses | 80 | 120 | 160 |
| 1 a 2 anos | 80 | 110 | 130 |
| 2 a 4 anos | 80 | 100 | 120 |
| 4 a 6 anos | 75 | 100 | 115 |
| 6 a 8 anos | 70 | 90 | 110 |
| 8 a 10 anos | 70 | 90 | 110 |

bpm: batimentos por minuto; RN: recém-nascido.

Fonte: Stape et al., 1998.

sões ou cicatrizes cirúrgicas, as lesões de pele ou uso de drenos e de bolsas de colostomia.

Alguns pacientes com traumatismo cranioencefálico ou no pós-operatório de cirurgia neurológica podem utilizar cateteres para verificação da pressão intracraniana (PIC), e a instabilidade desta exige extremo cuidado na manipulação desses pacientes.

A visualização e o cuidado com bombas de medicação, acessos venosos e sondas nasoenterais evitarão deslocamentos ou perda destes.

Nos pacientes submetidos à ventilação artificial, é importante a verificação, além da modalidade ventilatória e de parâmetros, do número da cânula endotraqueal e da numeração da fixação em lábio superior ou nasal desta, para evitar possíveis acidentes (Tabe-

la 3). É importante também verificar a presença de água nos circuitos do aparelho, que deverá ser retirada, e a quantidade de água destilada no umidificador.

Na avaliação respiratória propriamente dita, é importante observar sinais de desconforto respiratório, assimetrias de tórax e a sincronia da respiração com os aparelhos de ventilação mecânica se o paciente estiver em uso de ventilação artificial. Os sinais mais importantes são:

- Aumento da frequência respiratória (Tabela 4): para aumentar o volume-minuto (VM = FR × VC).
- Batimentos de asa de nariz: a dilatação das narinas pelos músculos dilatadores nasais é um sinal primitivo para diminuir a resistência das vias aéreas.
- Retrações torácicas: são bastante evidentes principalmente nos bebês por causa da alta pressão negativa gerada na inspiração no tórax altamente complacente (Figura 1).
- Gemido: ruído gerado durante a respiração com a glote parcialmente fechada, na tentativa de aumentar a capacidade residual funcional (CRF) e, portanto, melhorar a ventilação.
- Estridores laríngeos: são sons rudes gerados pela obstrução parcial da traqueia superior ou da laringe e indicam a presença de alterações nessa região (laringites, edema pós-extubação). Portanto, é preciso tomar extremo cuidado para não agravar o quadro obstrutivo (choro excessivo, aspiração endotraqueal).

**Tabela 3** Valores de referência para o diâmetro interno e o comprimento para o interior das vias aéreas de cânula traqueal

| Idade | Diâmetro interno | Comprimento oral | Comprimento nasal |
|---|---|---|---|
| Prematuro | 2,5-3-3,5 | 8 | 11 |
| RN a 15 dias | 3,5 | 8,5 | 13 |
| 2 a 24 semanas | 3,5-4 | 10 | 15 |
| 6 a 12 meses | 4-4,5 | 12 | 16 |
| 12 a 18 meses | 4,5-5 | 13 | 16 |
| 18 a 24 meses | 5-5,5 | 14 | 17 |
| 2 a 4 anos* | 5,5-6 | 15 | 18 |
| 4 a 7 anos* | 6-6,5 | 16 | 19 |
| 7 a 10 anos* | 6,5-7 | 17 | 21 |
| 10 a 12 anos* | 7-7,5 | 20 | 23-25 |

* Em alguns pacientes, pode ser necessário usar cânulas com *cuff*.

Essas medidas são valores de referência e podem variar nos diversos pacientes.

RN: recém-nascido.

Fonte: Stape et al., 1998.

**Tabela 4** Frequência respiratória por idade

| Idade | Frequência respiratória (rpm) |
|---|---|
| RN | 30-50 |
| Até 6 meses | 20-30 |
| 6 meses a 2 anos | 20-30 |
| 2 a 12 anos | 12-20 |

rpm: respirações por minuto; RN: recém-nascido.

Fonte: Stape et al., 1998.

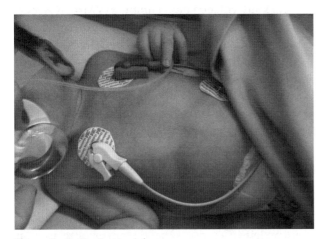

**Figura 1** Retrações torácicas.

- Cianose: pode ser um sinal de insuficiência respiratória aguda, mas não totalmente confiável se avaliado de forma isolada. Na criança pequena (bebês de 3 a 4 meses) ocorre um período de transição da hemoglobina fetal para a hemoglobina do tipo adulto (anemia fisiológica), período em que pode haver agravantes hipóxicos em um paciente em estado crítico. Nas crianças com doenças cardíacas cianogênicas, esse é um sinal de pouco valor na avaliação respiratória.
- Extensão do pescoço: durante o estresse respiratório, a criança com frequência estende ligeiramente o pescoço no intuito de diminuir a resistência da via aérea.
- Balanço de cabeça: na tentativa de usar músculos acessórios da respiração (esternocleidomastoide, escaleno), a cabeça da criança balança, pois os músculos extensores do pescoço ainda não têm força suficiente para sustentá-la.

A avaliação do diafragma, principal músculo respiratório, também é importante, porém bastante difícil nos bebês. Na criança maior é possível palpá-lo e perceber assimetrias. Em situações de estresse respiratório, o diafragma, que na criança tem inserção quase horizontal, distorce as costelas inferiores (para dentro) em vez de levantá-las. Isso ocorre porque a conformação horizontalizada da caixa torácica gera uma desvantagem mecânica para erguer as costelas e gera maior volume inspiratório pelo menor curso das fibras musculares dos intercostais e acessórios, portanto, menor força de contração. Assim, o diafragma tem maior trabalho de contração, pois tem de compensar a aspiração da caixa torácica.

A observação da expansibilidade do tórax (complacência), principalmente na criança sob ventilação mecânica, conduzirá o uso da pressão inspiratória.

## PALPAÇÃO

Na palpação, podemos detectar possíveis edemas, enfisemas subcutâneos e até mesmo fratura de costelas.

Além da inspeção, podemos avaliar a expansibilidade da caixa torácica através das mãos no tórax da criança.

## PERCUSSÃO

A percussão do tórax classificará a densidade do som (macicez, submacicez e timpânica) e indicará a presença de secreções, líquidos e hiperinsuflação.

## FRÊMITO TORACOVOCAL

Na avaliação de frêmito toracovocal (FTV), procura-se distinguir doenças pulmonares como as condensações, em que o frêmito é aumentado, de doenças pleurais, como derrames e pneumotórax, em que há a diminuição do frêmito.

## AUSCULTA PULMONAR

A ausculta pulmonar do RN é um parâmetro importante para o fisioterapeuta, porém não deve ser considerada isoladamente, pois os sons pulmonares se propagam pelo tórax delgado do neonato e podem não indicar de maneira fidedigna o campo pulmonar acometido; fatores como o baixo volume corrente do RN, ruídos do aparelho de ventilação mecânica e altas frequências respiratórias dificultam a ausculta até mesmo para os profissionais mais adaptados. Porém, na criança maior, este é um dado relevante e indica a presença de secreção, atelectasias, focos pneumônicos e até mesmo pneumotórax, direcionando a técnica a ser usada pela fisioterapia. O uso de estetoscópio de tamanho adequado (neonatal/pediátrico) também influencia na qualidade da ausculta pulmonar.

- Roncos: audíveis na inspiração e expiração, indicam a presença de secreções principalmente em vias aéreas superiores.
- Estertores subcrepitantes (bolhosos): audíveis no fim da inspiração e começo da expiração, indicam a presença de secreções líquidas (bronquites, bronquiolites) em vias aéreas de médio calibre.
- Estertores crepitantes: audíveis somente na inspiração, indicam a presença de edema de parênquima pulmonar, exsudatos ou transudatos incipientes.
- Sibilos: ruídos agudos presentes principalmente na expiração; sinal de obstrução de via aérea.
- Atrito pleural: de audição mais difícil, indica a presença de derrames pleurais.
- Respiração soprosa: é o próprio ruído laringotraqueal, que, por causa da comunicação do brônquio com o tecido pulmonar condensado, passa a ser ouvido na superfície do tórax, indicando a presença de condensações no parênquima, cavidades vazias ou derrames pleurais.

A avaliação do paciente pediátrico em UTI deve ser feita durante todo o atendimento, o que garante ao fisioterapeuta qualidade e efetividade do manuseio.

Outros dados, como coloração, quantidade e viscosidade da secreção aspirada, cianoses, bradicardia e taquicardia, devem ser observados atentamente durante o manuseio como um guia para manutenção ou alteração de conduta imediata, além de anotados e passados para a equipe.

A avaliação do quadro neurológico dos pacientes neonatais e pediátricos também é necessária, e a intervenção precoce nos casos com comprometimento motor, assim que possível, evitará o agravo das sequelas, bem como o encaminhamento para serviço especializado após alta hospitalar. O conhecimento do desenvolvimento normal e seus desvios no lactente é de grande importância, pois algumas anormalidades muitas vezes só são percebidas tardiamente, o que retarda o início da intervenção.

Assim, os reflexos inerentes a cada fase e o comportamento motor deverão ser monitorados mesmo no ambiente hospitalar, para que se possa fazer a distinção entre um atraso no desenvolvimento motor, muito comum nas crianças que ficam muito tempo internadas, e uma doença neurológica de base (Tabela 5). Os RN que tiveram anóxia neonatal apresentam alteração do tônus logo nos primeiros dias de vida.

O avanço tecnológico dos aparelhos de ventilação mecânica e a imensa gama de medicamentos fizeram com que muitos RN e crianças, que há anos teriam pouca ou nenhuma chance de sobreviver, passassem a viver por mais tempo, porém com uma qualidade de vida muito aquém do esperado. Não é nada incomum encontrar unidades com crianças internadas por meses ou até mesmo anos porque dependem da ventilação artificial e dos cuidados intensivos destas unidades. Dessa forma, toda a equipe da UTI, principalmente a equipe de reabilitação (fisioterapeutas, fonoaudiólogos, psicólogos etc.) tem um papel fundamental na melhora da qualidade de vida dessas crianças.

Um outro aspecto no atendimento da criança enferma internada é a presença da mãe ou do pai junto ao leito. O profissional deverá sempre abordar o familiar e explicar o procedimento e seus objetivos antes de qualquer intervenção, pois está diante de uma situação extremamente angustiante para a criança e sobretudo para os pais.

Assim, o conhecimento teórico das peculiaridades anatômicas e fisiológicas das diferentes faixas etárias pediátricas, a experiência prática e a avaliação global constante e rigorosa desses pacientes, tão suscetíveis à instabilidade hemodinâmica, são a garantia para um manuseio de qualidade e benefício para o paciente.

## REFERÊNCIAS BIBLIOGRÁFICAS

1. Crane LD. Fisioterapia para o neonato com doenças respiratórias. In Irwin S, Tecklin JS. (Ed.) Fisioterapia Cardiopulmonar, 2a ed. São Paulo: Manole; 1999. p.381-407.

2. Dinwiddie R. O diagnóstico e o manejo da doença respiratória pediátrica. Porto Alegre: Artes Médicas; 1992.

3. Flehmig I. Desenvolvimento normal e seus desvios no lactente – diagnóstico e tratamento precoce do nascimento até o 18º mês. Rio de Janeiro: Atheneu; 1987.

4. Matsumoto T, Carvalho WB, Hirscheimer MR. Terapia intensiva pediátrica. São Paulo: Atheneu; 1997.

5. Parker A. Paediatrics. In Webber BA, et al. Physiotherapy for respiratory and cardiac problems. Nova York: Churchill Livingstone; 1993.

**Tabela 5**  Reflexos e comportamento motor

| | Dias | | | Meses | | | | | | | | | | | | | |
|---|---|---|---|---|---|---|---|---|---|---|---|---|---|---|---|---|---|
| | 1 | 2 | 3 | 1 | 2 | 3 | 4 | 5 | 6 | 7 | 8 | 9 | 10 | 11 | 12 | 13 | 14 |
| Reflexo magnético | | | | | | | | | | | | | | | | | |
| Reação de marcha | X | X | X | X | X | | | | | | | | | | | | |
| *Placing-reaction* | X | X | X | X | X | | | | | | | | | | | | |
| Reflexo de Galant | X | X | X | X | X | | | | | | | | | | | | |
| Reflexo glabelar | X | X | X | X | X | | | | | | | | | | | | |
| Fenômeno dos olhos de boneca | X | X | X | X | X | | | | | | | | | | | | |
| Reação postural cervical | X | X | X | X | X | | | | | | | | | | | | |
| Reflexo de Moro (1ª e 2ª fases) | X | X | X | X | X | X | X | X | X | | | | | | | | |
| Manobras de propulsão | X | X | X | X | X | X | X | | | | | | | | | | |
| Reflexo tônico-labiríntico (em posição ventral) | X | X | X | X | X | X | | | | | | | | | | | |
| Reflexo tônico-cervical assimétrico ou Magnus de Klegn | X | X | X | X | X | X | X | X | X | X | | | | | | | |
| Reflexo palmar de preensão | X | X | X | X | X | X | X | X | | | | | | | | | |
| Reflexo plantar de preensão | X | X | X | X | X | X | X | X | X | X | X | X | X | X | X | | |
| Reflexo postural labiríntico | | | | X | X | X | X | X | X | X | X | X | X | X | X | | |
| Reação da posição lateral | | | | | X | X | X | X | X | X | X | X | X | X | X | | |
| Reação de Landau | | | | | | X | X | X | X | X | X | X | X | X | X | | |
| **Reações posturais** | | | | | | | | | | | | | | | | | |
| Cabeça sobre o corpo e corpo sobre a cabeça | | | | | | | X | X | X | X | X | X | X | X | X | X | X |
| Início do erguer-se para sentar-se | | | | | | | X | X | X | X | X | X | X | X | X | X | X |
| Rotação incipiente | | | | | | | X | X | X | X | X | X | X | X | X | X | X |
| Levantar a cabeça a partir da posição dorsal | | | | | | | | X | X | X | X | X | X | X | X | X | X |
| Disposição para o salto | | | | | | | | X | X | X | X | X | X | X | X | X | X |
| **Reações de equilíbrio** | | | | | | | | | | | | | | | | | |
| Posição ventral | | | | | | | | X | X | X | X | X | X | X | X | X | X |
| Posição dorsal | | | | | | | | | X | X | X | X | X | X | X | X | X |
| No sentar-se com apoio para adiante | | | | | | | | | X | X | X | X | X | X | X | X | X |
| No sentar-se com apoio para o lado | | | | | | | | | | X | X | X | X | X | X | X | X |
| No sentar-se com apoio para trás | | | | | | | | | | | | | | X | X | X | X | X |
| **Equilíbrio** | | | | | | | | | | | | | | | | | |
| Em posição quadrupedal (engatinhamento) | | | | | | | | | | | | | X | X | X | X | X |
| Ficar em pé com apoio | | | | | | | | | | | | | X | X | X | X | X |
| Ficar em pé sem apoio | | | | | | | | | | | | | | X | X | X | X |
| Andar com apoio | | | | | | | | | | | | | | X | X | X | X |
| Andar com equilíbrio sem apoio | | | | | | | | | | | | | | | X | X | X |

Fonte: Flehmig, 1987.

6.  Viçon C, Fause RC. Kinésethérapie respiratoire en pédiatrie. Paris: Masson; 1989.

7.  Oberwaldner B. Physiotherapy for airway clearence in paediatrics. Eur Respir 2000;15:196-204.

8.  Piva JP, et al. Insuficiência respiratória na criança. J Pediatria 1998;74(supl. 1):S99-S112.

9.  Stape A, Troster JE, Kimura HM, Gilio AE, Bousso A, Britto JLBC. Manual de normas: terapia intensiva pediátrica. São Paulo: Sarvier; 1998

# 41

## PARTICULARIDADES SOBRE A ASSISTÊNCIA FISIOTERAPÊUTICA RESPIRATÓRIA EM PEDIATRIA E NEONATOLOGIA: MANOBRAS DE HIGIENE BRÔNQUICA

ALESSANDRA FREITAS

A fisioterapia respiratória é considerada um recurso de grande auxílio no tratamento preventivo e curativo de diversas patologias pulmonares, com o objetivo de otimizar o *clearance* mucociliar; prevenir a obstrução e o acúmulo de secreção brônquica; melhorar a ventilação e a hematose, além da endurance muscular e respiratória; reduzir gastos energéticos durante a respiração; manter ou melhorar a mobilidade da caixa torácica; e favorecer uma maior efetividade da tosse.

O neonato apresenta algumas peculiaridades estruturais e funcionais que prejudicam a eliminação de secreção das vias aéreas, como mecânica respiratória pouco eficiente na manutenção do volume pulmonar; respiração predominantemente nasal até o quarto ou sexto mês; vias aéreas mais estreitas; menor número de alvéolos; deficiência de ventilação colateral (os poros intra-alveolares de Kohn e os canais bronquioalveolares de Lambert são pequenos, em menor número ou ausentes, até aproximadamente 2 a 3 anos de idade, predispondo ao colapso alveolar); e diminuição ou ausência de surfactante. O diafragma dos bebês possui baixa resistência à fadiga, pois apresenta diminuição em suas fibras musculares fadigorresistentes e imaturidade do mecanismo da tosse.

Uma série de fatores pode comprometer a depuração das vias aéreas, esgotando a capacidade dos mecanismos de mantê-las limpas, causando a retenção de secreções. Entre as principais causas, destacam-se aquelas que aumentam a produção ou alteram as características do muco e as que prejudicam o movimento mucociliar, como: entubação traqueal, traqueobroncomalácia e estenoses traqueais, processos inflamatórios, pneumonias, doença pulmonar crônica, uso de altas concentrações de oxigênio, oferta hídrica inadequada, inibição ou diminuição do reflexo de tosse.

As manobras de fisioterapia relacionadas aos cuidados respiratórios consistem em técnicas manuais, posturais e cinéticas dos componentes toracoabdominais que podem ser aplicadas isoladamente ou em associação com outras técnicas que, de uma forma genérica, têm como objetivos: mobilizar e eliminar as secreções pulmonares, melhorar a ventilação pulmonar, promover a reexpansão pulmonar, melhorar a oxigenação e as trocas gasosas, diminuir o trabalho respiratório, diminuir o consumo de oxigênio, reeducar a musculatura respiratória, promover a independência respiratória funcional, prevenir complicações e acelerar a recuperação.

É importante ressaltar que, para atingir resultados positivos, faz-se primordial um amplo estudo do quadro patológico apresentado pelo paciente, além de uma criteriosa avaliação das condições clínicas desse indivíduo e do traçado de um plano de tratamento condizente com suas necessidades atuais. A presença de secreção, repercussões gasosas desfavoráveis e de alterações radiológicas pode caracterizar problemas com a depuração ciliar, com a ventilação ou a mecânica respiratória. Dessa forma, torna-se necessária a indicação da fisioterapia respiratória.

Algumas manobras têm indicação específica para cada faixa etária, o que pode ser observado na Figura 1.

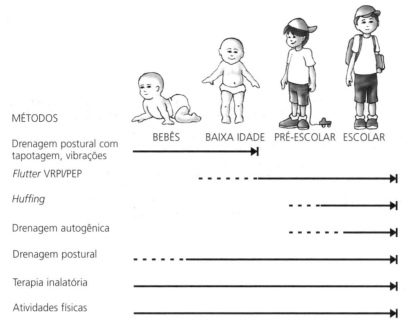

**Figura 1** Indicação específica de algumas manobras para cada faixa etária. (Fonte: Manual de fisioterapia respiratória para o atendimento em fibrose cística do Departamento de Pediatria da Faculdade de Ciências Médicas da Universidade Estadual de Campinas.)

## DRENAGEM POSTURAL

A drenagem postural pode ser considerada um recurso terapêutico simples, amplamente empregado na fisioterapia respiratória com excelentes resultados, principalmente quando associado às demais técnicas convencionais de higiene brônquica. Ela não é necessariamente um recurso mecânico, tampouco manual, mas sim um processo da própria natureza, baseado em um princípio físico que é a ação da gravidade agindo sobre conformação da árvore brônquica. Para cada área específica do pulmão há uma postura de drenagem correspondente em que a ação da gravidade, aliada ao posicionamento do bebê, facilita a drenagem das secreções de regiões mais periféricas para brônquios de maiores calibres, onde podem ser mais facilmente removidas.

Tal manobra pode ser utilizada isoladamente ou em associação à vibrocompressão. A postura de drenagem para neonatos, além de restrições como a presença de drenos torácicos ou cateter umbilical, deve ser adaptada a cada caso específico.

Devem-se adequar as manobras de higiene brônquica dentro de um protocolo de manipulação mínima, especialmente nos prematuros de muito baixo peso.

Está contraindicada a posição de Trendelemburg no recém-nascido, em particular no prematuro, uma vez que o controle do fluxo sanguíneo cerebral destes é limitado e, nessa posição, ocorrem variações no fluxo sanguíneo sistêmico e cerebral, predispondo a ocorrência tanto de lesões isquêmicas (leucomalácia periventricular) como de hemorrágicas (hemorragia peri/intraventricular). Essa posição está contraindicada nas situações que cursam com aumento da pressão intracraniana, como na encefalopatia hipóxico-isquêmica, hemorragias intracranianas graves, hidrocefalias não tratadas, pós-operatório de cirurgias intracranianas e oculares.

Além disso, essa manobra não é recomendada em casos de recém-nascidos de extremo baixo peso, de hemorragia pulmonar e, pelo risco de aspiração do conteúdo gástrico, a pacientes que apresentam refluxo gastroesofágico.

O decúbito ventral está contraindicado nos pacientes com distensão abdominal grave (íleo infeccioso, enterocolite necrosante), no pós-operatório de cirurgias abdominais ou cardíacas e nos defeitos de fechamento da parede abdominal (onfalocele e gastrosquise).

Apesar de existirem muitas considerações sobre a drenagem postural, nota-se a carência de afirmações pautadas em fundamentos científicos, entre as quais o tempo em que o paciente deverá ser mantido em uma determinada posição, ainda não definida. Recomenda-se 10 minutos no mínimo. Alguns autores aconselham não ultrapassar o tempo de 30 a 40 minutos por posição, com limitação de 60 minutos no total; outros ainda limitam o período em 15 a 16 minutos. Durante o procedimento, os sinais vitais devem ser monitorados continuamente.

As posturas de drenagem postural podem ser observadas na Figura 2.

No que diz respeito ao número de sessões, as controvérsias também se fazem presentes. Enquanto se estabelece que o número ideal de vezes deve ficar em torno de quatro ao dia, há recomendações de se ater ao número máximo de vezes, havendo também a liberação de até quantas vezes o paciente pode tolerar; o bom senso do profissional deve prevalecer para a determinação destas duas últimas variáveis. Devem ser observadas e avaliadas as manifestações clínicas e os resultados obtidos com o decorrer do tempo.

A postura prona com relação à supina otimiza a mecânica ventilatória de neonatos com insuficiência respiratória. Nessa posição, a caixa torácica torna-se mais estável e observa-se melhor acoplamento toracoabdominal, o que permite aos músculos respiratórios expandir o tórax, além de minimizar as distorções da caixa torácica que podem ocorrer durante o sono REM. Esses fatores proporcionam aumento do volume corrente com melhora da oxigenação arterial e da complacência pulmonar.

A decisão de qual segmento ou lobo pulmonar deve ser drenado e, consequentemente, qual a postura correta, é baseada na avaliação clínica cuidadosa e na análise da radiografia de tórax. As posições de drenagem postural e o grau de inclinação variam de acordo com a posição da área pulmonar a ser drenada, e tomam como base o ângulo ou a somatória das angulações formadas entre os segmentos brônquicos e a traqueia, devendo sempre ser levado em consideração as condições clínicas do paciente.

No decúbito lateral em recém-nascidos, observa-se diminuição da ventilação no pulmão dependente. Além de auxiliar na mobilização das secreções, a drenagem postural também promove a melhora da relação ventilação/perfusão. Tal recurso tem sido utilizado para promover a hipoventilação localizada, colocando o neonato em decúbito lateral com o lado comprometido na posição dependente, e em pneu-

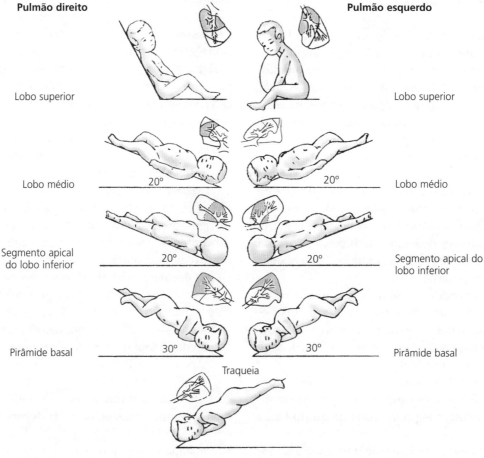

**Figura 2** Posturas de drenagem postural.

motórax unilateral não hipertensivo, para diminuir o fluxo de gases na fístula broncopleural. Além disso, nas situações de atelectasia, pode-se posicionar o bebê em decúbito lateral com a região comprometida do lado não dependente para favorecer a ventilação e insuflar o pulmão ou o segmento pulmonar atelectático.

Os segmentos pulmonares podem ser observados nas Figuras 3 e 4.

## VIBRAÇÃO TORÁCICA

A vibração torácica consiste em movimentos oscilatórios rítmicos e rápidos de pequena amplitude, exercidos sobre a parede do tórax com a intensidade suficiente para causar vibração nos brônquios; a frequência ideal desejada situa-se entre 3 e 55 Hz e pode ser aplicada de forma manual ou mecânica.

O efeito positivo dessa técnica baseia-se na propriedade tixotrópica do muco, que se liquefaz quando submetido a constante agitação. Portanto, concluiu-se que a alta frequência transmitida aos tecidos pulmonares pode, por meio da vibração, modificar suas características físicas, facilitando a mobilização das secreções pela árvore traqueobrônquica. Um outro efeito teórico seria o de aproximar a frequência dos cílios vibráveis a 13 Hz, para amplificar, por concordância de fase, a amplitude dos movimentos ciliares.

Existem também relatos na literatura que descrevem efeitos benéficos da vibração no relaxamento de músculos da parede torácica e na melhora da perfusão alveolar.

A técnica manual é realizada pelas mãos do terapeuta, que devem estar espalmadas, acopladas e com uma certa pressão. No período neonatal, essa manobra deve ser realizada posicionando-se os dedos sobre a região torácica escolhida; o punho e o coto-

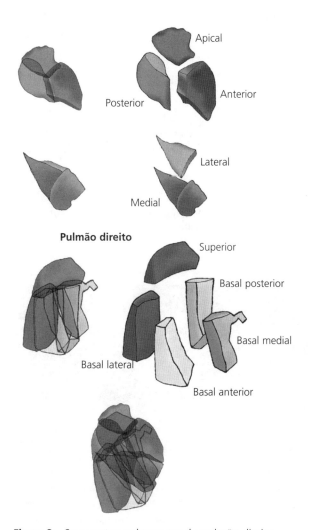

**Figura 3** Segmentos pulmonares do pulmão direito.

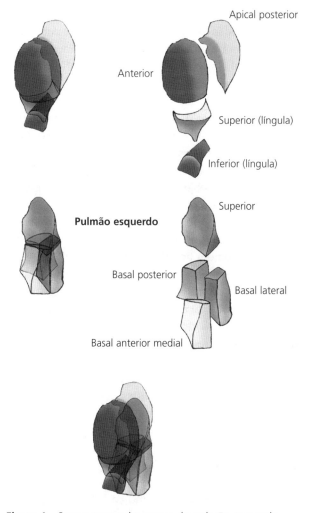

**Figura 4** Segmentos pulmonares do pulmão esquerdo.

velo de quem aplica a manobra deverão permanecer imóveis, realizando uma contração isométrica de seus membros superiores, produzindo e impulsionando movimentos vibratórios. Esse movimento é aplicado acompanhando a cinética da caixa torácica durante a fase expiratória do ciclo respiratório.

Já a técnica mecânica é exercitada por aparelhos específicos que, alimentados por uma fonte de energia (pilha ou corrente), produzem movimentos oscilatórios constantes. O uso desses equipamentos exige cautela, pois há necessidade de ajuste da intensidade da vibração, além da proteção das extremidades ósseas e da pele.

No entanto, segundo alguns autores, embora a vibração mecânica seja utilizada como rotina em alguns hospitais, não é tão eficiente quanto a vibração manual, pois não atinge a árvore brônquica com a mesma intensidade e profundidade. Esses aparelhos não apresentam contornos suficientemente anatômicos para centralizar as ondas vibratórias, as quais se dispersam para outros segmentos corporais, como os membros superiores e a cabeça, chegando a causar, em certas circunstâncias, desconforto em certos pacientes.

Existe também uma variação da vibração, que é menos usual, cujo nome não está bem definido, mas parece assemelhar-se a um "movimento de mola" feito pelas costelas (*rib spring*). Esse tipo de vibração consiste em repetidas compressões sobre o tórax durante a expiração (sacudidas rápidas sobre o tórax do paciente). A pressão exercida nessa manobra é mais intensa do que a usualmente empregada na vibração, com o objetivo de provocar uma expectoração mais rápida ou mais eficiente.

Apesar de a vibração ser considerada uma técnica segura quando realizada corretamente, ela está contraindicada em bebês (especialmente nos recém-nascidos prematuros e de baixo peso) que apresentam aumento do desconforto durante o procedimento, em presença de enfisema intersticial pulmonar extenso, pneumotórax não drenado, hemorragia pulmonar, entre outros. Deve-se ter cautela com relação à pele do bebê por causa de sua extrema fragilidade.

Geralmente essa técnica é utilizada combinada à compressão torácica. A técnica pode ser observada nas Figuras 5 a 7.

## COMPRESSÃO TORÁCICA

Como o próprio nome indica, a técnica consiste na compressão na parede torácica durante a fase expi-

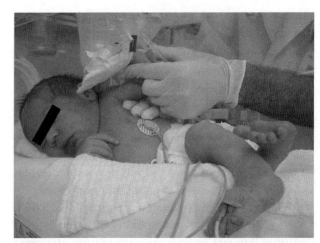

**Figura 5** Vibração realizada em recém-nascido em respiração espontânea. (Fonte: CEFIR.)

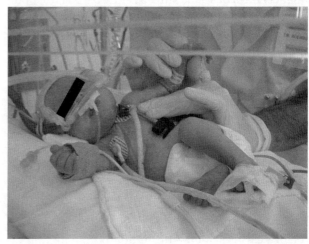

**Figura 6** Vibração realizada em recém-nascido em VMNI sob CPAP nasal. (Fonte: CEFIR.)

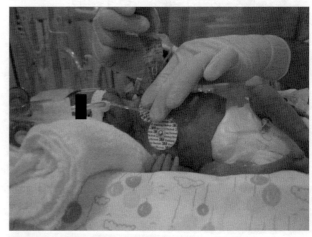

**Figura 7** Vibração realizada em recém-nascido em ventilação mecânica invasiva. (Fonte: CEFIR.)

ratória do ciclo respiratório, de forma relativamente brusca, objetivando a formação de fluxo turbulento por aceleração do fluxo expiratório intrapulmonar e a mobilização de secreções.

Para aplicação da técnica, as mãos do fisioterapeuta devem estar dispostas no sentido anatômico dos arcos costais, com os dedos colocados entre estes. A força compressiva deve ser distribuída igualmente entre a palma da mão e os dedos.

A dor é uma manifestação muito frequente, evidenciada durante o emprego da manobra. Isso dificulta e compromete os benefícios provenientes do recurso, devendo o fisioterapeuta dosar seu esforço compressivo, sua técnica, e solicitar uma analgesia adequada, se necessário.

Essa manobra está contraindicada em pacientes com osteopenia da prematuridade, plaquetopenia, entre outros.

Os benefícios dessa manobra são relatados na literatura quando ela é aplicada isoladamente, entretanto, tem-se demonstrado uma maior eficiência e eficácia na terapia quando aplicada conjuntamente a outras manobras, como a vibração.

A manobra pode ser observada na Figura 8.

## PERCUSSÃO OU TAPOTAGEM

A percussão ou tapotagem é uma manobra de desobstrução brônquica que tem como objetivo a facilitação do *clearance* mucociliar. Por se tratar de uma técnica expressamente difundida para o auxílio no tratamento de complicações respiratórias, tem sido empregada muitas vezes, de forma inadequada e desnecessária, por profissionais não habilitados e até mesmo por leigos.

Essa manobra pode ser considerada como um procedimento mucocinético, pois promove a remoção de secreção da árvore brônquica e a mobilização das regiões periféricas para as centrais, onde será expelida pela tosse ou aspiração.

Tal efeito é obtido pela propagação de ondas de energia mecânica que são aplicadas na parede torácica e transmitidas aos pulmões.

Durante a manobra de percussão, o trajeto do ar é modificado com o aumento da pressão no interior dos brônquios, o que movimenta as secreções em direção àqueles de maior calibre. Esses movimentos devem ser realizados sempre em direção proximal à árvore brônquica.

Outro fator relevante da técnica de percussão torácica é que esta seria proporcional à energia inicial, dependendo, então, da força da manobra e da rigidez da caixa torácica que permite uma maior eficácia da técnica, quando aplicada na população pediátrica e neonatal, comparando-se com a população adulta. Um fenômeno vibratório permite, por ressonância, o aumento da amplitude dos batimentos ciliares. De fato, a gama de frequências ideais para o transporte do muco seria 25 a 35 Hz, muito além das capacidades manuais (1 a 8 Hz).

Para realizá-la, o fisioterapeuta deve manter suas mãos em conchas ou ventosas, posicionando as duas no sentido dos arcos costais e do contorno do tórax, podendo variar também com a região tenar, hipotenar ou com os dedos. Em recém-nascidos e crianças pequenas, em que a estrutura do tórax não comporta a mão do terapeuta, a manobra poderá ser utilizada somente com os três dedos médios de uma das mãos, da qual se eleva o dedo do meio deixando assim no formato de "casinha" (*tetting*).

Outro tipo de percussão realizada nessa população é conhecido como "percussão de contato". Nessa técnica utilizam-se as eminências tenar e hipotenar em ligeira aposição.

Para execução da técnica, é necessário que o bebê se encontre clinicamente estável, pois, do contrário, o procedimento pode significar um estresse desnecessário. Isso se enquadra em situações de imaturidade extrema, hipoxemia crítica, hipertensão e hemorragia intracraniana recente.

A percussão é contraindicada na presença de enfisema intersticial extenso, hemorragia pulmonar e pneumotórax não drenado.

A técnica é demonstrada nas Figuras 9 e 10.

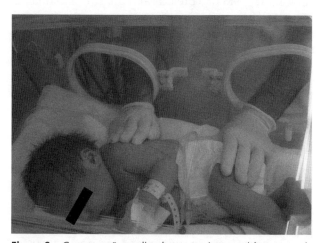

**Figura 8** Compressão realizada em recém-nascido em respiração espontânea. (Fonte: CEFIR.)

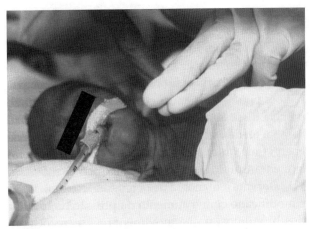

**Figura 9** Recém-nascido sob ventilação mecânica sendo submetido à dígito-percussão. (Fonte: CEFIR.)

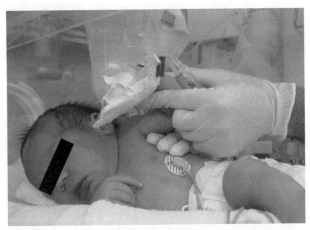

**Figura 10** Recém-nascido em ventilação espontânea sendo submetido à dígito-percussão. (Fonte: CEFIR.)

## ACELERAÇÃO DE FLUXO EXPIRATÓRIO

A aceleração de fluxo expiratório (AFE) é uma técnica de fisioterapia respiratória bastante utilizada tanto no tratamento de crianças internadas nos hospitais quanto nos atendimentos ambulatoriais e em domicílio. Trata-se de uma manobra de desobstrução brônquica baseada na expulsão fisiológica das secreções pulmonares. A higiene brônquica normal constitui uma explosão expiratória reflexa (tosse).

O objetivo principal é gerar uma alta velocidade de fluxo de gás na fase expiratória com intuito de desprender as secreções aderidas na parede da árvore respiratória. Utiliza-se a insuflação pulmonar fisiológica durante a respiração espontânea ou a mecânica durante a ventilação pulmonar mecânica. O aumento do fluxo expiratório é alcançado por meio de um movimento toracoabdominal sincronizado.

A AFE é considerada uma energia aplicada pelas mãos do fisioterapeuta sobre o tórax da criança. A manobra assume a função da tosse quando esta se encontra ineficaz, seja por imaturidade do bebê, particularidades anatomofisiológicas, fadiga muscular, ou ainda em determinadas situações particulares, como no caso de entubação orotraqueal ou traqueostomia.

A manobra tem seu início após o platô inspiratório, não sobrepujando os limites expiratórios da criança. Ocorre a expulsão de ar dos pulmões a uma velocidade semelhante à da tosse, sendo capaz de favorecer a progressão da expulsão das secreções (em razão da mecânica dos fluidos); há, assim, a otimização das trocas gasosas pelo aumento do volume corrente e pela mobilização da mecânica torácica.

Tal manobra inicia-se ao fim da inspiração e estende-se pela fase expiratória, não ultrapassando os limites fisiológicos do recém-nascido. Essa técnica é uma alternativa para os pacientes debilitados e instáveis que necessitam da remoção de secreção das vias aéreas, pois dispensa as mudanças de decúbito, como acontece com outras manobras convencionais. Além disso, esse recurso fisioterápico pode ser utilizado em crianças com refluxo gastroesofágico, desde que seja realizado na posição prona e longe das mamadas.

A manobra é contraindicada em casos de instabilidade hemodinâmica, hipertensão intracraniana, hemorragia peri e intraventricular grave, osteopenia da prematuridade e distúrbios hemorrágicos.

O posicionamento das mãos do terapeuta pode ser observado na Figura 11.

Vale lembrar que a realização da manobra de aceleração de fluxo expiratório precisa ser feita de forma adaptada, isto é, leve e modulada, provocando uma vibração sobre as paredes do tórax, porém, sem apoio abdominal para não prejudicar o trânsito intestinal. O trabalho deve ser realizado unicamente com a polpa dos dedos, no ritmo da aceleração. Há autores que defendem a realização da manobra por cinco movimentos respiratórios em cada hemitórax; entretanto, vale lembrar que é perceptível à ausculta pulmonar e à palpação quando se consegue realizar uma mobilização realmente efetiva das secreções brônquicas.

## *BAG SQUEEZING*

O *bag squeezing* é um recurso fisioterapêutico que pode ser utilizado em pacientes que apresentam quadro de hipersecreção pulmonar e tampões mucosos, e que estejam necessitando da utilização de ventila-

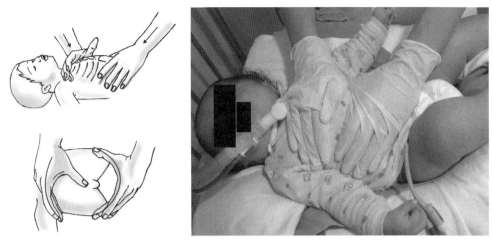

**Figura 11** Posicionamento das mãos durante o aumento de fluxo expiratório. (Fonte: CEFIR.)

ção artificial, por meio de um aparelho de ventilação mecânica invasiva.

Essa manobra consiste na utilização de uma bolsa de hiperinsuflação pulmonar (Ambu®) e das técnicas de vibração e compressão torácica. Dois fisioterapeutas poderão atuar conjuntamente: o primeiro administrará um volume gasoso com a bolsa, maior que o volume corrente utilizado pelo suposto paciente, se possível, chegando próximo ao limite da capacidade pulmonar total; o segundo sincronizará a manobra de vibrocompressão após a hiperinsuflação. Promoverá, portanto, a aceleração do fluxo expiratório, gerando com isso fluxo turbulento e estimulando o mecanismo de tosse, o que facilitará o deslocamento das secreções impactadas na periferia pulmonar, trazendo-as mais próximo das vias aéreas superiores, onde serão mais facilmente eliminadas. Na presença de secreções espessas, recomenda-se a instilação prévia de soro fisiológico em quantidades adequadas antes da insuflação do pulmão.

Para adequada realização dessa manobra, seria ideal o acoplamento de um manômetro na entrada da via aérea do paciente, com o objetivo de estabelecer limites apropriados de pressão durante a insuflação manual.

Essa manobra é contraindicada em casos de instabilidade hemodinâmica, hipertensão intracraniana, hemorragia peri e intraventricular grave, osteopenia da prematuridade, distúrbios hemorrágicos e graus acentuados de refluxo gastroesofágico. Algumas precauções devem ser tomadas, pois a falta de uma ventilação colateral totalmente desenvolvida significa que o ar pode não estar difundindo do alvéolo inflado ao colapsado, pois o ar sob pressão positiva assume o caminho de menor resistência. A hiperinsuflação manual pode, portanto, superdistender áreas já infladas, mas deixar outras áreas colapsadas. Isso aumenta o risco de pneumotórax, e um cuidado particular deve ser tomado caso haja condições que causem hiperinsuflação, como asma e bronquite.

## REFERÊNCIAS BIBLIOGRÁFICAS

1. Amaral RVG. Assistência ventilatória mecânica. São Paulo: Atheneu; 1995.
2. Azeredo CAC. Fisioterapia respiratória atual. Rio de Janeiro: Edusuam; 1986.
3. Azeredo CAC. Fisioterapia respiratória moderna. São Paulo: Manole; 1993.
4. Carvalho CRR. Ventilação mecânica. São Paulo: Atheneu; 2000. v.II.
5. Costa D. Fisioterapia respiratória básica. São Paulo: Atheneu; 1999.
6. Cuello AF. Broncoobstrução. Editorial Selka; 1989.
7. Cuello AF. Kinesiologia neumocardiológica. Editorial Sijka; 1980.
8. Cuello AF. Patrones respiratórios em distintas afecciones. Revista Corde 1982; vol. III.
9. Ellis E. Fisioterapia cardiorrespiratória prática. Rio de Janeiro: Revinter; 1997.
10. Kisner C. Exercícios terapêuticos. São Paulo: Manole; 1998.
11. Kopelman B. Distúrbios respiratórios no período neonatal. São Paulo: Atheneu; 1998.
12. Mackenzie CS. Fisioterapia respiratória em unidade de terapia intensiva. São Paulo: Panamericana; 1988.
13. Stoller SW. Fundamentos da terapia respirátoria de Egan. São Paulo: Manole; 2000.
14. Segre CAM. RN. São Paulo: Sarvier; 1995.
15. Margotto PR. (ed.) Assistência ao recém-nascido de risco. 2.ed. Brasília: Pórfiro; 2004.

# 42

# VENTILAÇÃO MECÂNICA NÃO INVASIVA EM PEDIATRIA E NEONATOLOGIA

ALESSANDRA FREITAS

Nas últimas décadas, mais marcadamente nos últimos anos, temos evidenciado o desenvolvimento de novas terapêuticas e a incorporação de avanços tecnológicos que causaram um enorme impacto na sobrevida de prematuros de muito baixo peso. Se na década de 1970 a sobrevivência de um recém-nascidos (RN) com menos de 1 kg era uma ocorrência rara (menos de 10% dos casos), hoje as taxas de sobrevida são superiores a 70%.

Os avanços com relação à sobrevida, no entanto, vieram acompanhados de uma maior morbidade e agravantes com relação à qualidade de vida desses RN, especialmente com relação às complicações pulmonares, entre elas, uma das formas mais graves: a doença pulmonar crônica ou displasia broncopulmonar (DBP). Os recém-nascidos portadores de uma doença crônica necessitarão de maior suporte, especialmente ventilatório, durante seu tratamento.

O desenvolvimento de novos respiradores e de novas técnicas ventilatórias protetoras (baseadas no conceito de menor agressão às estruturas pulmonares) vem representando uma nova esperança para redução da DBP, porém, ainda na prática, sem impacto significativo sobre a incidência da doença.

No fim da década de 1960, iniciou-se um maior interesse pelo estudo da fisiologia respiratória dos RN a termo e prematuros, bem como a fisiopatologia das diversas enfermidades que os acometem. Por ocasião, observou-se que o gemido expiratório, ou seja, a expiração prolongada e sonora presente nos casos mais agudos de insuficiência respiratória, representava um mecanismo de defesa. Durante o gemido expiratório, a saída do fluxo aéreo é realizada contra a resistência das cordas vocais, gerando uma pressão positiva que gira em torno de 4 cmH$_2$O. No entanto, esse mecanismo é eficaz em curtos períodos,

o que gera a necessidade da ventilação mecânica invasiva (VMI).

Conhecidas as complicações da manutenção de indivíduos em VMI, especialmente em RN e crianças (ulcerações, edema de mucosas, hemorragias, estenoses de traqueia, pneumonias associadas à VMI, extubações acidentais, lesão de cordas vocais), a ventilação mecânica não invasiva (VMNI) começou a ser instituída como opção terapêutica nesse contexto, seja para evitar a necessidade do uso da VMI prolongada seja para reduzir seu período de utilização.

## DEFINIÇÃO

A VMNI é definida como uma técnica de ventilação mecânica em que não é empregado nenhum tipo de prótese endotraqueal, ou seja, é aquela modalidade que permite incrementar a ventilação alveolar por meio de dispositivos ou interfaces que podem ser máscaras nasais ou faciais e *prongs* nasais (este último de maior interesse neste capítulo).

Os efeitos gerais do uso da VMNI podem ser observados no Quadro 1.

Os objetivos principais da VMNI são facilitar as trocas gasosas, diminuir o trabalho respiratório e

**Quadro 1** Efeitos gerais da ventilação mecânica não invasiva

Aumento do volume e da capacidade pulmonar

Melhora da complacência pulmonar

Melhora das trocas gasosas

Diminuição do trabalho respiratório

Fonte: Protocolos terapêuticos e diagnósticos em pediatria.

melhorar a capacidade residual funcional, diminuindo as áreas de atelectasias. A ventilação adequada depende do equilíbrio entre a capacidade de contração da musculatura respiratória e a demanda do indivíduo, além do comando respiratório central (drive). Qualquer acometimento desse equilíbrio pode levar à falência ventilatória e ao prejuízo nas trocas gasosas.

Anormalidades na contração podem surgir por fraqueza intrínseca da musculatura, como acontece com pacientes com doença neuromuscular, quando os músculos são obrigados a trabalhar em desvantagem mecânica, como ocorre nas deformidades da caixa torácica. Nas doenças pulmonares restritivas ou obstrutivas, o gasto energético da musculatura pode ser elevado, possibilitando que RN e lactentes entrem em fadiga respiratória.

O aumento da demanda pode ocorrer por obstrução das vias aéreas, tanto superiores quanto inferiores, e por alteração da complacência pulmonar.

As alterações do drive respiratório devem-se ao efeito de drogas sedativas ou anomalias congênitas.

As indicações gerais da VMNI em pediatria são as insuficiências respiratórias aguda (pós-extubação, pneumonia, bronquiolite, paralisia/paresia frênica pós-cirúrgica, lesão pulmonar aguda) e crônica (síndromes, doenças do sistema nervoso central, tumores cerebrais, hidrocefalia), alterações na medula espinhal, doenças neuromusculares, alterações da caixa torácica, apneia do sono e pneumopatias crônicas (fibrose cística).

As contraindicações estão relacionadas ao coma grave ou a alterações no drive, a vômitos incoercíveis, hipersecreção pulmonar, doenças terminais, trauma ou cirurgia de face, obstrução total de VAS, ausência de reflexo de proteção da via aérea, alto risco de broncoaspiração, pneumotórax não drenado e pouca tolerância ao tratamento por parte do paciente.

## INTERFACES

A administração da VMNI é realizada por meio de um ventilador mecânico ao qual se conecta o circuito de VMNI (diferente quando se faz uso de BiPAP e CPAP); este é então conectado a uma interface (em crianças maiores e adultos utilizam-se máscaras que podem ser nasais ou faciais; já em RN pré-termo ou de termo e lactentes geralmente faz-se uso dos *prongs* nasais). Essas interfaces podem ser vistas nas Figuras 1 a 4.

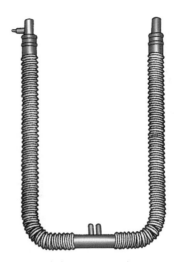

**Figura 1** *Prong* nasal. (Fonte: CEFIR.)

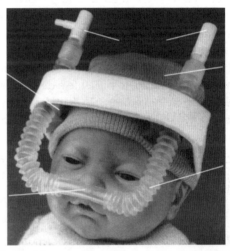

**Figura 2** Posicionamento do *prong* nasal. (Fonte: CEFIR.)

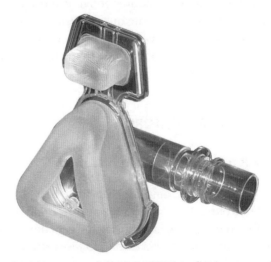

**Figura 3** Máscara nasal de VMNI/BiPAP pediátrica com gel. (Fonte: CEFIR.)

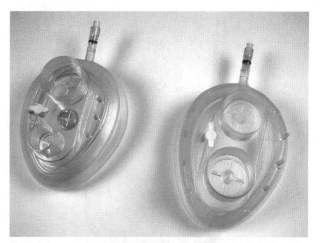

**Figura 4** Máscara nasal e facial de VMNI/BiPAP pediátrica. (Fonte: CEFIR.)

Recomenda-se a ventilação não invasiva, através do *prong* nasal, a RN pré ou pós-termo (< 20 kg), realizada com CPAP e máscara nasal para crianças maiores e adultos (> 20 kg), que pode ser realizada com BiPAP. A escolha da interface paciente-ventilador depende da adaptação do paciente e de seu conforto, bem como da melhor adaptação da máscara ou *prong* para evitar vazamentos e o uso desnecessário de grandes pressões nas fixações, o que poderia gerar lesões em face e mucosa nasal. No caso dos *prongs*, escolher inadequadamente uma interface pode interferir no sucesso da VMNI.

## RESPIRADORES

Podem ser utilizados respiradores específicos para VMNI ou respiradores convencionais de VMI, mas deve-se ter em mente que estes últimos não têm sistema para compensação de perda de gás através da máscara, uma possibilidade frequente quando se faz uso da VMNI.

## MODOS VENTILATÓRIOS

### CPAP nasal: definição e histórico

Modalidade amplamente utilizada, o termo CPAP (*constant positive airway pressure*) pode ser definido como um sistema artificial que gera uma pressão transpulmonar positiva durante a fase expiratória da respiração espontânea. Isso provoca um aumento da pressão das vias aéreas, o qual pode gerar a abertura de alvéolos antes colapsados, recrutando zonas hipoventiladas. Há redução do trabalho respiratório quando se proporciona suporte à musculatura inspiratória e aumento da capacidade residual funcional.

Desde 1971, a CPAP está sendo largamente utilizada como método terapêutico para diversas patologias respiratórias em neonatos, lactentes e crianças pequenas. Em 1973, foi descrita por Kattwinkell uma peça nasal para fornecer CPAP, o que se fazia necessário, já que os RN e lactentes possuem respirações essencialmente nasais. Hoje a CPAP vem sendo empregada cada vez mais precocemente na tentativa de retardar e/ou evitar a utilização da VMI e seu uso prolongado.

### Efeitos fisiológicos

O uso da CPAP tem como efeito o aumento da patência das vias aéreas superiores, tanto pela ativação dos músculos dilatadores dessa região como pela abertura passiva das vias aéreas pela pressão positiva. A aplicação da CPAP, pelo aumento da pressão intratorácica, pode levar a redução do débito cardíaco por causa da redução do retorno venoso e ainda aumentar a pressão intra-alveolar. Esses efeitos são pressão-dependentes e devem ser manipulados de acordo com as necessidades de cada patologia a ser tratada.

Os efeitos da CPAP podem ser observados resumidamente no Quadro 2.

### Indicações e efeitos do uso da CPAP nas patologias

São candidatos ao uso da CPAP nasal os neonatos, independentemente de seu peso ao nascimento, com

**Quadro 2**

| Efeitos gerais da CPAP |
|---|
| Aumento da pressão transpulmonar |
| Aumento do volume residual |
| Aumento da capacidade residual funcional |
| Prevenção de colapso alveolar |
| Aumento da complacência pulmonar |
| Diminuição do *shunt* intrapulmonar |
| Aumento do diâmetro das vias aéreas |
| Conservação do surfactante |
| Estabilização das vias aéreas |
| Estabilização do diafragma |

quadro de insuficiência respiratória. Entre as causas mais comuns estão: doença da membrana hialina, taquipneia transitória, edema pulmonar agudo, persistência do canal arterial, apneia da prematuridade, síndrome da aspiração de mecônio.

- Doença de membrana hialina: a CPAP nasal deve ser utilizada precocemente, prevenindo o colapso alveolar que acelera a espoliação do surfactante. A CPAP nasal reduz, nesse caso, a resistência vascular pulmonar pela melhora da oxigenação.
- Apneia da prematuridade: a CPAP nasal tem pequeno efeito sobre a apneia de origem central, porém esse efeito é efetivo, pois a maioria dos RNPT apresenta também componente obstrutivo. Assim sendo, o uso da CPAP diminui a resistência das vias supraglóticas e aumenta o volume intratorácico, reduzindo a resistência ao fluxo aéreo.
- Síndrome da aspiração de mecônio: a CPAP utilizada com pressões moderadas age desfazendo atelectasias e impedindo o colapso das vias aéreas terminais, estabilizando-as.
- Desmame do respirador: após a extubação, são necessárias aproximadamente 15 horas para que as cordas vocais do RN retornem à posição de origem. Durante esse tempo elas permanecem separadas, o que impede a manutenção da pressão positiva fisiológica que auxilia na manutenção da expansão pulmonar, já que o reflexo de tosse está prejudicado e a secreção traqueobrônquica, aumentada. Assim, o risco de o RN, especialmente prematuro, desenvolver desconforto respiratório, atelectasias e apneia é alto. A eficácia do uso da CPAP pós-extubação depende do nível de pressão gerada, pois sabe-se que pressões inferiores a 5 cmH$_2$O são ineficazes.

## Sistema para realizar CPAP

### Respiradores

Podem ser usados para gerar a pressão positiva: geradores de fluxo (em máscaras), ventiladores próprios para VMNI (que têm como maior vantagem a compensação das perdas aéreas) ou respiradores para ventilação invasiva.

### Circuito

O circuito para realização da CPAP nasal é ilustrado pela Figura 5.

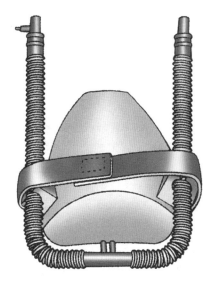

**Figura 5** Circuito da CPAP nasal. (Fonte: Hudson.)

O circuito para realização da CPAP nasal é composto por uma peça nasal (cânula nasal ou *prong*) de silicone com duas projeções de cerca de 1 cm de comprimento e diâmetro interno variável, que são introduzidas nas narinas da criança. Essas peças são dimensionadas para permitir a sua entrada nas delicadas narinas do RN e, de acordo com o peso dele, o diâmetro interno será menor ou maior. Existem vários formatos de *prongs*, de acordo com cada fabricante, que podem ser vistos na Figura 6.

Os tamanhos de cânulas disponíveis, bem como o peso correspondente dos RN, encontram-se descritos no Quadro 3.

A cânula nasal é conectada a duas mangueiras plásticas corrugadas através de "joelhos" plásticos,

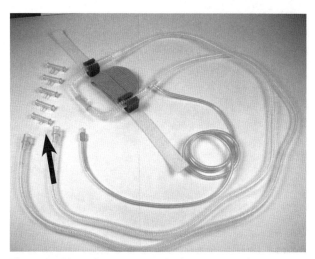

**Figura 6** Tipos de *prongs* nasais. (Fonte: CEFIR.)

**Quadro 3** Tamanho de *prongs*

| Tamanho da cânula | Peso do RN |
|---|---|
| 0 | < 700 gramas |
| 1 | 701 a 1.250 gramas |
| 2 | 1.251 a 2.000 gramas |
| 3 | 2.001 a 3.000 gramas |
| 4 | > 3.000 gramas |
| 5 | 1 a 2 anos |

RN: recém-nascido.
Fonte: Manual da CPAP nasal Hudson.

um deles com uma porta luer para a entrada do monitor de pressão. Cada ramo possui uma cor, sendo um ramo inspiratório (transparente) e um expiratório (azul), como pode ser visto na Figura 7.

Há ainda um adaptador para ligar o ramo inspiratório (transparente) ao umidificador do respirador.

### Instalação e manutenção do equipamento

Ante sinais de insuficiência respiratória, sobretudo no período neonatal, a CPAP nasal deve ser instalada o mais precocemente possível.

Passos a seguir:

1. Escolher o tamanho de *prong* adequado ao RN.
2. Aspirar previamente a faringe e a orofaringe.
3. Posicionar a criança em decúbito dorsal, preferencialmente elevado.
4. Deve então ser colocado o gorro de fixação.

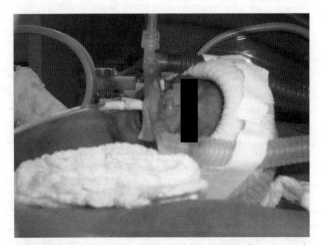

**Figura 7** *Luer* para monitoração de pressão. (Fonte: Hudson.)

5. Inserir o adaptador 22 no umidificador, e do umidificador sai o ramo corrugado inspiratório (transparente).
6. O ramo expiratório (azul) deve ser conectado ao gerador de fluxo (respirador-ramo expiratório).
7. Conectar o luer-lock ao equipamento e à linha de monitoração de pressão na entrada do respirador.
8. Regular o fluxo de gás (recomendado entre 5 e 10 litros por minuto de acordo com as necessidades) e $FiO_2$ de acordo com a saturação desejada.
9. Inserir delicadamente a cânula do *prong* nas narinas da criança (previamente distendidas com cotonete embebido em soro fisiológico e pomada anestésica).
10. Ajustar o *prong* nasal para que não toque o septo nasal.
11. Fixar os ramos corrugados no gorro de modo a permitir pouca movimentação da cânula nasal (ver Figura 8).

É importante saber que o sistema de CPAP deve ser utilizado apenas com geradores de pressão inspiratória e expiratória, clinicamente testados e aprovados, e que a terapia deve ser constantemente monitorada.

### Critério de instalação

A criança deve ter respiração espontânea (exceto nos casos de RN pré-termo com apneia idiopática, em que a CPAP vai ser utilizada como terapêutica propriamente dita) e deve-se manter níveis de $PaO_2$ < 50 mmHg em $FiO_2$ de 0,4 (relativo).

### Cuidados e complicações

Quando se faz uso da CPAP, há a necessidade de atenção a alguns fatores importantes, como a integridade das vias aéreas superiores, umidificação e aquecimento adequado e escolha do material adequado, entre outros.

O uso da CPAP pode gerar complicações locais, como obstrução nasal por edema, sangramento nasal, deformidades e necrose do septo nasal e até estenose de coanas. Essas complicações podem ser prevenidas através da umidificação das narinas, escolha da cânula adequada (as cânulas grandes que comprimem o septo e as pequenas que tenham mobilidade excessiva geram trauma) e correto posicionamento da cânula e circuito. Pode-se ainda fazer uso de substâncias hidratantes, como a glicerina associada ao soro fisio-

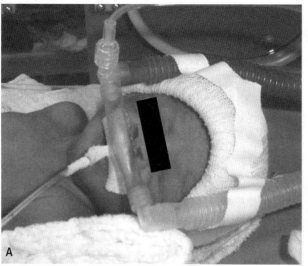 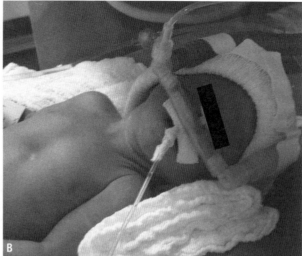

**Figura 8** Fixação da CPAP nasal. (Fonte: CEFIR.)

lógico. Essas complicações tópicas estão diretamente relacionadas ao tempo de utilização do sistema. Adequada fixação da cânula evita a mobilidade excessiva desta, o que gera lesão e saída frequente das narinas, ocasionando flutuações na oferta de oxigênio e na pressão contínua oferecida pela CPAP.

Os cuidados com a pele sob a cânula também são importantes. Devemos sempre buscar sinais de hiperemia ou irritação e manter também a adequada hidratação dessa área.

É fundamental que o fluxo de gás oferecido ao paciente seja umidificado e aquecido adequadamente. Esse cuidado contribui para que se formem menos secreções e para que, quando presentes, sejam fluidificadas e, portanto, mais facilmente retiradas. Deve-se tomar cuidado em relação à condensação de água no circuito. Caso isso ocorra, deve ser desprezada imediatamente para que não haja aumento da resistência ao fluxo aéreo.

Deve haver um fluxo aéreo mínimo dentro do circuito de ventilação com o objetivo de, além de atender às demandas de volume corrente, fazer uma varredura do dióxido de carbono eliminado pelo paciente no circuito. Esse fluxo deve ser suficiente para atender 2,5 a 3 vezes o volume-minuto.

Outras complicações atribuídas ao uso da CPAP podem ser observadas no Quadro 4.

A ocorrência de distensão abdominal entre os RN, especialmente prematuros, é geralmente benigna e atribuída ao fato de essas crianças não terem a motilidade intestinal adequada para eliminar o ar deglutido durante o uso da CPAP nasal. Isso não impede a alimentação por via entérica dessas crianças, havendo apenas a necessidade de uma maior observação quanto à tolerância alimentar destas.

Já existem discussões a respeito da possibilidade de a CPAP aumentar a incidência de hemorragia intracraniana, no entanto, ainda sem significância estatística nos grandes centros.

O comprometimento hemodinâmico pode ocorrer por redução do retorno venoso ao coração, com consequente redução do débito cardíaco e também transmissão de pressão para o sistema venoso cerebral, com consequente hipotensão.

## Desmame

Para realizar o desmame da pressão positiva oferecida pela CPAP, assim como para a VMI, devem-se reduzir gradativamente os parâmetros ($FiO_2$ até aproximadamente 0,4, seguida da pressão expiratória até 3 $cmH_2O$).

Quando o sistema for retirado, oferecer $FiO_2$ 0,1 acima da que era oferecida pela CPAP. Pode-se ainda

**Quadro 4** Complicações do uso da CPAP nasal[12]

| Complicações |
|---|
| Barotrauma |
| Pneumotórax/pneumomediastino |
| Erosão nasal |
| Distensão abdominal |
| Retardo na indicação de ventilação mecânica invasiva |
| Alterações hemodinâmicas |

intercalar períodos de CPAP com oxigenoterapia, se for necessário.

## CONSIDERAÇÕES FINAIS QUANTO À APLICAÇÃO DA CPAP NASAL

O aumento da sobrevida de RN pré-termo vem estimulando o crescimento e desenvolvimento de técnicas e equipamentos que visem melhorar a qualidade de vida dessas crianças.

Dessa forma, o uso precoce da terapia com CPAP, seja por seu baixo custo seja pelo fácil manuseio, vem sendo ampliado nas unidades de terapias intensivas (UTI) neonatais, mesmo em crianças de peso extremamente baixo, na tentativa de minimizar as consequências da ventilação mecânica e oxigenoterapia prolongadas.

## BiPAP

### Definição

Λ Bilevel Positive Airway Pressure (BiPAP) é uma modalidade ventilatória para VMNI que consiste em dois níveis de pressão positiva denominados IPAP (*inspiratory positive airway pressure*) e EPAP (*expiratory positive airway pressure*) durante as diferentes fases do ciclo respiratório.

### Efeitos fisiológicos

Semelhantes à CPAP nasal, a VMNI com uso da BiPAP tem como efeitos fisiológicos o aumento da pressão transpulmonar, do volume residual, da capacidade residual funcional; a prevenção de colapso alveolar; o aumento da complacência pulmonar; a diminuição do *shunt* intrapulmonar; o aumento do diâmetro das vias aéreas; a conservação do surfactante; a estabilização das vias aéreas; e a estabilização do diafragma.

### Indicações

- Doença pulmonar crônica da infância: há rápida correção da acidose e redução da frequência respiratória, o que possibilita a redução da necessidade de entubação em crianças com essa doença.
- Doenças neuromusculares: o suporte ventilatório deve ser iniciado precocemente, assim que surgirem os primeiros sinais de hipoventilação. A BiPAP é indicada para pacientes que possuem função bulbar preservada, próxima do normal, uma vez que este tipo de equipamento não garante suporte de vida.
- Asma ou bronquiolite: nestas patologias, a VMNI age promovendo uma diminuição da frequência respiratória, da frequência cardíaca e da dispneia e melhora da oxigenação.
- Pneumonia: promove melhora da insuficiência respiratória hipoxêmica de leve a moderada.
- Desmame: um tempo prolongado de desmame está associado a altos níveis de complicações associadas à VMI; por sua vez, a extubação precoce e a necessidade de reentubação são ocorrências relativamente frequentes. A utilização da BiPAP precocemente parece ser uma forma bastante segura de manter os pacientes adequadamente ventilados sem a necessidade da entubação orotraqueal.
- Hipoventilação central: a síndrome da hipoventilação central é definida como a ausência do controle automático da respiração (*drive*). A maior parte das crianças é mais gravemente afetada durante o sono. O tratamento consiste em oferecer suporte ventilatório durante o sono, para sobrepor a alteração do drive. Tradicionalmente, o método de eleição seria a realização de uma traqueostomia eletiva e VMI durante o período da noite, porém, recentemente, observam-se boas respostas dessas crianças ao tratamento com VMNI por máscaras, o que evita que elas sejam submetidas à traqueostomia, já que durante o dia a respiração é voluntária e sem dificuldades. Para essas patologias, recomendam-se modalidades presentes em alguns ventiladores de VMNI, que podem ciclar de maneira a garantir frequência respiratória segundo um tempo inspiratório preestabelecido (*timed*) ou garantir uma frequência respiratória prefixada independentemente da frequência espontânea do paciente (*spontaneous timed*).

### Sistema para realizar BiPAP

Além do respirador mecânico escolhido, é necessária a interface para aplicação da VMNI: máscaras faciais (compreendendo nariz e boca) ou nasais, disponíveis em diferentes formas e tamanhos. Essas máscaras são acopladas ao paciente por meio de fitas elásticas, como um "capacete" ou "cabresto". O sucesso da VMNI depende da adequação das máscaras e das fitas (Figuras 9 e 10). Normalmente, utiliza-se a

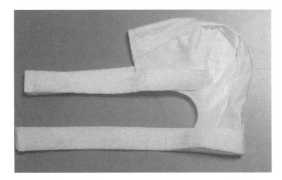

**Figura 9** Cabresto. (Fonte: CEFIR.)

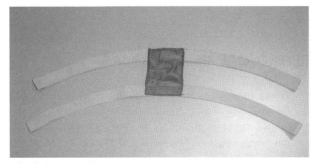

**Figura 10** Cabresto. (Fonte: CEFIR.)

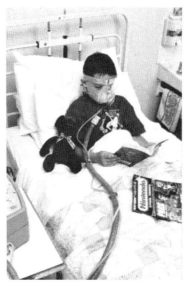

**Figura 11** Máscara facial. (Fonte: CEFIR.)

**Quadro 5** Vantagens e desvantagens do uso das interfaces para ventilação mecânica não invasiva

| Interface | Vantagens | Desvantagens |
|---|---|---|
| Máscara orofacial | Melhor ventilação<br>Menor escape<br>Lesão de pele | Claustrofobia<br>Não permite falar<br>Insuflação gástrica |
| Máscara nasal | Alimentação e fala<br>Fácil de encaixar | Menos eficiente<br>Escape pela boca |
| Duplo tubo | Menor pressão na pele<br>Não dá claustrofobia | Difícil fixar<br>Escape pela boca |

máscara facial (Figura 11) nas primeiras 24 horas; após a melhora do paciente, ela é substituída por uma máscara nasal.

As vantagens e desvantagens de cada interface estão apresentadas no Quadro 5.

## Instalação do mecanismo de BiPAP

Se possível, previamente à instalação, realizar fisioterapia respiratória e higienização brônquica para otimizar a eficácia da VMNI.

Procedimentos que deverão ser adotados posteriormente:

1. Posicionar a criança elevada a cerca de 45°;
2. Explicar detalhadamente à criança (em especial para as maiores) e a seus familiares ou acompanhantes os procedimentos da VMNI;
3. Eleger o tamanho adequado de máscara, a fim de evitar fugas, pressão sob os lábios ou compressão nasal;
4. Inicialmente, segurar a máscara na face da criança sem fixá-la, orientando-a para manter a boca fechada durante a respiração (no início do processo, isso pode ser realizado pela mãe com o auxílio do terapeuta para que a criança se sinta confiante e protegida);
5. Iniciar com parâmetros mais baixos e elevá-los lentamente, se assim for necessário, de 2 em 2 $cmH_2O$. Inicia-se geralmente com IPAP de 4 a 6 $cmH_2O$ e EPAP de 3 $cmH_2O$, e eleva-se até obter ventilação adequada. Se o paciente estiver hipoxêmico, realizar complemento com $O_2$ na máscara;
6. Antes de fixar a máscara, deve-se proteger a pele da criança; para isso, podem ser utilizados artifícios como a pele artificial. Fixá-la então cuidadosamente;
7. Verificar, então, perdas de gás fazendo ajustes na fixação da máscara, se for necessário. Reajustar os parâmetros do ventilador;
8. Reavaliar o paciente periodicamente.

As fixações da máscara para realização de VMNI podem ser observadas na Figura 12.

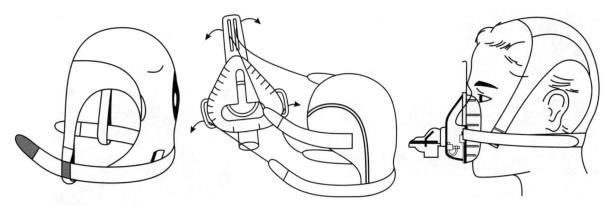

**Figura 12** Fixação da máscara.

## Cuidados e complicações

As principais complicações são derivadas da máscara, como ulcerações da base do nariz, eritema facial e incômodo. O desenvolvimento das necroses de pele no local do contato com a máscara é a complicação mais comum, com incidência de aproximadamente 10%. Ela é gerada pela hipóxia tecidual pela pressão causada pela máscara.

Há ainda as complicações pelo fluxo aéreo, assim como as geradas pelo uso da CPAP nasal: congestão nasal; ressecamento de VAS (nariz e boca), o que pode ser evitado pela adequada umidificação dos gases, seja por meio de umidificadores ou filtros; epistaxe; distensão gástrica que também geralmente é benigna e de fácil resolução.

Pode-se ainda observar, pelo uso incorreto, mau posicionamento ou escolha errada da interface a inadequada ventilação, irritação conjuntival e úlcera de córnea.

Complicações menos frequentes são: dor nos seios da face, sinusites e otites, pneumotórax, hipotensão e pneumonia aspirativa.

## Desmame

Para realizar o desmame da pressão positiva oferecida pela BiPAP, assim como para a VMI, deve-se reduzir gradativamente os parâmetros de pressão inspiratória e expiratória próximo aos de início, e também fluxo de $O_2$ complementar, se estiver em uso.

Quando o sistema for retirado, oferecer $FiO_2$ 0,1 acima da que era oferecida pela BiPAP. Podem-se ainda intercalar períodos de BiPAP com oxigenoterapia, se for necessário.

## REFERÊNCIAS BIBLIOGRÁFICAS

1. Troster EJ. Assistência ventilatória domiciliar em crianças. J Pediatria 2002;77:64.
2. Resener TD, et al. Assistência domiciliar em crianças: descrição de um programa. J Pediatria 2001;77:84-8.
3. Laso AG, et al. Pressión positiva continua en la via aérea por via nasal en el recién nacido prematuro: estudio comparativo de dos modelos de baja resistencia. An Pediatr 2003;58:350-6.
4. Sampietro VI, Azevedo MPO, Resende JG. Medida da resistência ao fluxo aéreo em peças nasais de CPAP. J Pediatria 2000;76:133-7.
5. Lopes JMA. O uso da CPAP na assistência ventilatória neonatal. J Pediatria 2000;76:329-30.
6. Rego MAC, Martinez FE. Repercussões clínicas e laboratoriais da CPAP nasal em recém-nascidos pré-termo. J Pediatria 2000;76:339-48.
7. Carrasco AM, Aguero MG, Landeria C. Ventilación mecânica no invasiva: protocolos diagnósticos y terapéuticos en pediatria. AEP revista eletrônica, 2000. Disponível em: <http://www.aeped.es/protocolos/index.htm>.
8. Sánchez ID, et al. Apoyo ventilatorio domiciliario en niños con insuficiencia respiratoria crónica: experiencia clínica. Rev Chilena Pediatria 2002;73:51-5.
9. Prado FA, Boza M, Koppmann A. Assistência ventilatoria nocturna em pediatria. Rev Chilena Enfermidades Respiratórias 2003;19:146-54.
10. Bourguignon DC, Foronda F, Troster EJ. Ventilação não invasiva em pediatria. J Pediatria 2003;79:S161-S168.
11. Kopelman B. Distúrbios respiratórios no período neonatal. São Paulo: Atheneu; 1998.
12. Segre CAM. RN. São Paulo: Sarvier; 1995.

# 43
# INSUFICIÊNCIA RESPIRATÓRIA AGUDA EM PACIENTE PEDIÁTRICO

ANGELA ESPOSITO

A insuficiência respiratória aguda é um evento muito frequente em pediatria, e corresponde a aproximadamente 50% das admissões em unidade de terapia intensiva pediátrica. Cerca de dois terços destas ocorrem em crianças menores de um ano, e 50%, no período neonatal.

Quando o sistema respiratório falha na sua função de ofertar oxigênio de maneira adequada, a criança fica exposta a uma série de complicações que incluem morte e sequelas irreversíveis a órgãos vitais, como cérebro, coração, rins e os próprios pulmões. A irreversibilidade do quadro e a presença dessas sequelas dependem, em grande parte, do diagnóstico precoce, da quantificação do processo e da instituição de uma terapêutica adequada o mais breve possível.

Dados do Centro Nacional de Estatística em Saúde nos Estados Unidos mostram que a insuficiência respiratória aguda (IRA) é a terceira causa mais comum de morte em lactentes. Nos países subdesenvolvidos, as infecções respiratórias agudas, que podem evoluir com IRA, têm um papel importante na taxa de mortalidade. Fatores como a desnutrição, ambiente físico inadequado, desinformação e condições socioeconômicas precárias estão diretamente relacionados à taxa de mortalidade.

## DEFINIÇÃO

O sistema respiratório supre a demanda do organismo com uma adequada oferta de oxigênio para garantir o metabolismo aeróbio e simultaneamente remover o dióxido de carbono formado. Não é possível se basear somente nos dados clínicos ou gasométricos para definir a IRA, em razão da grande diversidade de fatores envolvidos. Não existe uma definição fisiopatológica precisa para caracterizar a IRA, mas é possível defini-la como a incapacidade do sistema respiratório, como um todo, em manter as demandas metabólicas dos tecidos na função de obter oxigênio para suprir as suas necessidades e eliminar o dióxido de carbono produzido.

## CARACTERÍSTICAS ANATOMOFISIOLÓGICAS DO SISTEMA RESPIRATÓRIO

O sistema respiratório é representado por várias estruturas que se interligam, e o seu funcionamento depende do adequado desempenho de cada uma dessas estruturas, assim como de sua integração.

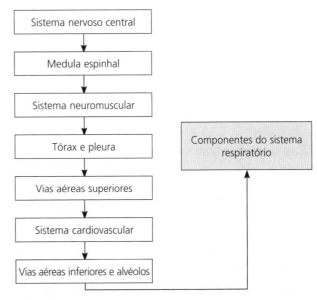

Figura 1

A incidência de IRA em crianças, principalmente em lactentes, é bem mais elevada que em adultos. Isso pode ser explicado pelo comportamento anatômico, pelo grau de maturidade, pela diferenciação e pelo desenvolvimento de cada estrutura do sistema respiratório, que podem influenciar na maior suscetibilidade à IRA.

## FATORES RESPONSÁVEIS PELA MAIOR SUSCETIBILIDADE DA CRIANÇA À INSUFICIÊNCIA RESPIRATÓRIA AGUDA

### Vias aéreas extratorácicas

As vias aéreas extratorácicas compreendem a área do nariz, da nasofaringe, da orofaringe, da laringe e da região subglótica até a traqueia. Os neonatos são obrigados a uma respiração nasal que se mantém até por volta dos seis meses e que ocorre pelo posicionamento da epiglote, que em repouso direciona o ar para a nasofaringe, além de uma língua muito grande que ocupa quase toda a cavidade oral, dificultando a respiração bucal. O tamanho da via aérea é bem menor, promovendo uma alta resistência ao fluxo aéreo, que piora muito quando edemaciado por processos inflamatórios ou infecciosos (Lei de Poiselle: a resistência é inversamente proporcional à quarta potência do raio). A laringe é centralizada e se opõe à $C_3 - C_4$ (no adulto se opõe à $C_6 - C_7$); a epiglote é larga e mais horizontal, tendo um formato de "U" ou "V", e a área subglótica é pequena, com o formato de um "cone" estreito no local do anel da cricoide. Um pequeno edema subglótico pode provocar estreitamento significativo, aumentando muito o trabalho respiratório. Os adultos têm uma via aérea cilíndrica que é mais estreita na abertura da epiglote. Outra característica importante é que, em crianças maiores, os tecidos linfoide adenoideano e tonsilar são muito proeminentes e podem contribuir para a obstrução de vias aéreas.

### Vias aéreas intratorácicas e pulmões

As vias aéreas intratorácicas correspondem às vias aéreas de condução até o alvéolo, interstício, pleura, linfáticos e circulação pulmonar. A criança tem menor número de alvéolos que, durante a infância, aumentam de vinte milhões após o nascimento para trezentos milhões por volta dos oito anos; assim, elas têm uma menor área de troca. O alvéolo é menor, e de 150-180 mcm aumenta para 200 mcm; a ventilação colateral é menos desenvolvida, tornando as atelectasias mais comuns. Durante a infância, os canais anatômicos que proporcionam ventilação colateral entre os alvéolos adjacentes (poros de Kohn), bronquíolo e alvéolo (canais de Lambert) e bronquíolos adjacentes são hipodesenvolvidos. Esta é uma importante característica que propicia as trocas gasosas na presença de obstrução distal das vias aéreas. As vias aéreas intratorácicas são pequenas e obstruem-se com maior facilidade; elas aumentam de tamanho e diâmetro com a idade. Lactentes e crianças menores têm menor suporte cartilaginoso das vias aéreas, o que pode facilitar o colabamento dessas vias por secreções ou alterações de fluxo e pressão durante a expiração.

### Sistema nervoso central, nervos periféricos, musculatura respiratória e parede torácica

O centro respiratório imaturo nos lactentes pode provocar respiração irregular e maior risco de apneia. A apneia é definida como ausência de fluxo aéreo por mais de vinte segundos. Cerca de 25% dos recém-nascidos (RN) prematuros podem desenvolver apneia, apresentando risco de evoluir com bradicardia e hipoxemia.

**Quadro 1**  Fatores que propiciam apneia

Menor resposta ventilatória ao aumento de $PaCO_2$.
Hipoxemia deprimindo os movimentos respiratórios.
Rápida evolução para fadiga da musculatura.
Alteração da caixa torácica (baixa complacência).
Estímulos de vias aéreas superiores (VAS).
Hipotermia, anemia, acidose ou pode ser a única manifestação clínica de uma crise convulsiva.

Na criança, as costelas são horizontalizadas e, durante a inspiração, menor volume é disponibilizado, e a capacidade de aumentar o volume corrente é menor. A musculatura é menos desenvolvida, sendo mais suscetível à fadiga. A parede torácica mais complacente exerce pouca oposição à tendência de desinsuflar dos pulmões, levando a uma capacidade residual e funcional (CRF) menor que nos adultos.

### Volumes e capacidades pulmonares

No lactente e no RN, o volume pulmonar em repouso e a CRF são menores em relação aos do adulto (Figuras 2 e 3). A CRF representa o volume de gás que permanece nos pulmões ao fim de uma expiração normal, sendo o volume responsável pelas trocas gasosas. O volume de fechamento (VF) representa o volume mínimo necessário para manter a estabilidade alveolar, a partir do qual as zonas dependentes cessam sua ventilação, pois suas vias aéreas mais proximais se colapsam. Quando o volume de fechamento excede a CRF, alguns segmentos do pulmão são fechados durante parte da movimentação do volume corrente (VC), levando a uma redução da relação ventilação/perfusão, podendo provocar hipóxia. Em crianças maiores e adultos, a CRF está bem acima do VF, porém, nos lactentes e RN, ela pode estar logo abaixo do VC, tendo maior risco de colabamento das vias aéreas durante movimentos respiratórios mais forçados, que podem ocorrer em qualquer situação em que há aumento do trabalho respiratório.

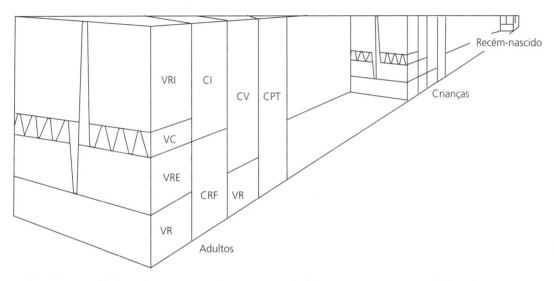

**Figura 2** Volumes e capacidades pulmonares estáticos. CI: capacidade inspiratória; CPT: capacidade pulmonar total; CRF: capacidade residual funcional; CV: capacidade vital; VC: volume corrente; VR: volume residual; VRE: volume de reserva expiratório; VRI: volume de reserva inspiratório.

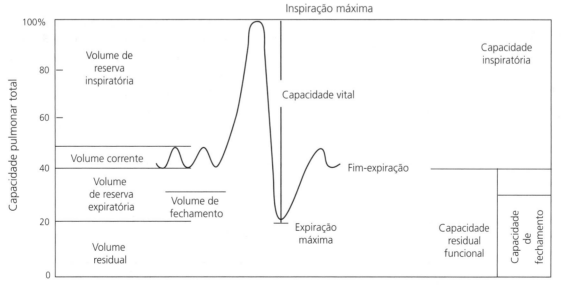

**Figura 3** Crescimento do volume pulmonar do nascimento à vida adulta.

## Presença de hemoglobina fetal

A hemoglobina fetal está presente até por volta do quarto mês de vida no lactente. Ela é ávida por $O_2$, mas libera-o em menor quantidade para os tecidos. Para compensar essa liberação lenta, os RN têm uma maior concentração de hemoglobina, que diminui com o passar do tempo.

## TIPOS DE INSUFICIÊNCIA RESPIRATÓRIA

A IRA pode ser dividida em dois tipos: I, em que ocorre uma hipoxemia sem alteração ventilatória; II, em que existe um comprometimento da ventilação com o acúmulo de $CO_2$.

$$\text{Tipo I} = PaO_2 \downarrow \text{ e } PaCO_2 \text{ nl ou } \downarrow$$
$$\text{Tipo II} = PaO_2 \downarrow \text{ e } PaCO_2 \downarrow$$

Nas fases iniciais da IRA, o organismo desencadeia seus mecanismos de defesa para garantir uma maior entrada de $O_2$ e retirada de $CO_2$. Esses mecanismos incluem o aumento do volume-minuto e do débito cardíaco e a autorregulação local da circulação pulmonar. Com a evolução da IRA, esses mecanismos compensatórios falham, levando a uma diminuição mais acentuada da pressão arterial de oxigênio ($PaO_2$) e aumento da pressão arterial de dióxido de carbono ($PaCO_2$). Na Figura 4, está representada a evolução temporal da IRA.

## CLASSIFICAÇÃO FISIOPATOLÓGICA DA INSUFICIÊNCIA RESPIRATÓRIA

Considerando os aspectos fisiopatológicos da IRA, os distúrbios que podem evoluir com IRA são classificados como:

- Alteração da relação ventilação/perfusão (V/Q).
- *Shunt* intrapulmonar.
- Hipoventilação.
- Alteração na difusão dos gases pela interface alveolocapilar.
- Redução na concentração do $O_2$ inspirado.
- Diminuição de $O_2$ no sangue venoso misto.

Alteração da relação V/Q é o mecanismo fisiopatológico mais frequentemente implicado na instalação da IRA e afeta tanto a captação de $O_2$ como a eliminação de $CO_2$. Em condições basais, nem a ventilação alveolar nem a perfusão sanguínea são uniformes por todo o pulmão. No adulto em posição ereta, tanto a ventilação como a perfusão aumentam do ápice pulmonar para as bases, porém, esta aumenta menos que a perfusão.

West, em 1964, descreveu um modelo conceitual dividindo a perfusão pulmonar em três zonas funcionais (Figura 5):

- Zona I = zona não perfundida, onde a pressão alveolar (PA) é maior que a pressão arterial (Pa) e a pressão venosa (Pv). Ela não existe no pulmão normal;
- Zona II = é uma área funcional, onde a pressão arterial excede a pressão alveolar, permitindo um fluxo pelas artérias. É uma zona mais dependen-

**Tabela 1** Valores normais para $PaO_2$ nas diversas faixas etárias

| Idade | $PaO_2$ mmHg |
|---|---|
| RN pré-termo | 50-60 |
| RN termo | 55-70 |
| 1-6 meses | 60-85 |
| 6-12 meses | 85-90 |
| > 1 ano | 90-97 |

$PaCO_2$ = 35-45 mmHg em qualquer idade, tendendo ao limite inferior nos RN.

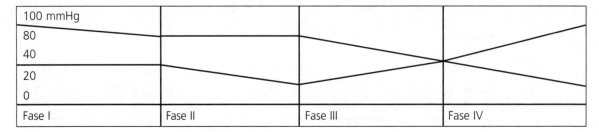

**Figura 4** Evolução da insuficiência respiratória aguda.

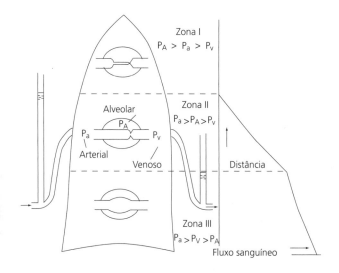

**Figura 5** Modelo para explicar a distribuição do fluxo sanguíneo no pulmão, baseado nas pressões que afetam os capilares. (Extraída de West et al., 1964.)

te da ação da gravidade e a perfusão é vulnerável a mudanças de pressão que ocorrem durante os ciclos cardíacos e respiratórios, podendo ser interrompida. O ápice do pulmão comporta-se funcionalmente como zona II;

- Zona III = é a mais dependente da ação da gravidade, a pressão venosa excede a alveolar e mantém um fluxo sanguíneo relativamente constante entre as pressões venosa e arterial.

No pulmão normal, não há uma clara determinação das zonas de perfusão, e esse esquema tem apenas aplicação didática.

As alterações da relação V/Q estão associadas a doenças que afetam as vias aéreas inferiores e o parênquima pulmonar (pneumonias, atelectasias, edema pulmonar, contusões pulmonares e síndrome do desconforto respiratório agudo – SDRA). Nos graus leves, o aumento da fração inspirada de $O_2$ ($FiO_2$) produz rápido aumento da $PaO_2$ de maneira quase linear. À medida que esse distúrbio progride, a taxa de aumento da $PaO_2$ em relação a $FiO_2$ é bem menor. O aumento da $PaCO_2$ é incomum, porém, pode estar presente em distúrbios graves.

Denomina-se *shunt* a situação em que o sangue venoso atinge o sistema arterial sem passar por regiões ventiladas do pulmão. O *shunt* pode ser extrapulmonar, como ocorre nas cardiopatias congênitas, ou intrapulmonar nas áreas onde há alvéolos perfundidos e não ventilados.

Condições em que ocorre *shunt*:

- Atelectasias, doença da membrana hialina (DMH).
- Aspiração maciça de mecônio.
- Pneumonias (alvéolo repleto de secreções).
- Edema pulmonar (cardiogênico ou não).
- Doença venoarterial congênita.

Nesses pacientes, não há uma resposta adequada de elevação da $PaO_2$ quando aumenta a $FiO_2$ até 100%, pois sempre vai ocorrer mistura do sangue arterial com o sangue venoso não oxigenado. No indivíduo normal, o *shunt* anatômico corresponde a 2% do débito cardíaco (DC) e é representado pelas artérias brônquicas, pleurais e de Thebésius, e o *shunt* alveolar é muito pequeno, cerca de 1 a 2%, assim, o *shunt* fisiológico é de aproximadamente 3 a 4% do DC, podendo chegar a 6 a 8% no RN.

A insuficiência ventilatória ocorre quando a eliminação de $CO_2$ está prejudicada por causa de uma hipoventilação alveolar. Pode ser decorrente da depressão do centro respiratório, doenças neuromusculares ou obstruções parciais ou totais do fluxo aéreo. A relação entre a $PaCO_2$, volume-minuto (VE), volume espaço morto (VD) e produção de $CO_2$ ($VCO_2$) é obtida pela fórmula:

$$PaCO_2 = K \cdot VCO_2 / (VE - VD)$$

A IRA raramente ocorre apenas por alteração de difusão dos gases. A fim de que a difusão de gases se processe de maneira ideal, é necessário um tempo para o completo equilíbrio dos gases alveolares e capilares pulmonares e um número suficiente de unidades alveolocapilares. Estima-se que a hipoxemia só ocorre exclusivamente por um fator difusional, quando a capacidade de difusão para o $O_2$ diminui para um sexto do normal.

Vários fatores podem influenciar o conteúdo de oxigênio no sangue venoso central. Entre eles, temos:

- Diminuição de DC.
- Aumento do consumo de $O_2$ pelos tecidos.
- Choque cardiocirculatório.
- Insuficiência cardíaca.

## DIAGNÓSTICO CLÍNICO

A avaliação clínica do paciente com IRA é de extrema importância, devendo-se considerar a gravidade desta e padronizar uma terapêutica rápida e eficaz para cada situação. Os sinais e sintomas estão resumidos na Tabela 2.

## DIAGNÓSTICO LABORATORIAL

O diagnóstico clínico deve ser confirmado com os seguintes dados laboratoriais:

- A gasometria arterial é importante para a confirmação da IRA que é definida como a $PaCO_2 > 50$ ou $PaO_2 < 60$ mmHg e saturação de $O_2$ ($Sat.O_2$) < 90%.
- Aumento do bicarbonato sérico pode representar compensação metabólica ao aumento da $PaCO_2$;

**Tabela 2** Sinais e sintomas do paciente com insuficiência respiratória aguda

| Sinais | Sintomas |
| --- | --- |
| Gerais | Sudorese |
| | Náuseas |
| | Anorexia |
| | Fadiga |
| Respiratório | Taquidispneia |
| | Bradipneia ou apneia |
| | Sibilo e gemido expiratório |
| | Ruídos respiratórios |
| | Batimento de asa de nariz |
| | Tiragem de parede torácica |
| | Cianose |
| | Palidez cutânea |
| | Alteração de voz |
| | Cornagem |
| | Massas extrínsecas, enfisema subcutâneo |
| | Tumefação cervical |
| Cardiovascular | Taquicardia |
| | Palidez cutânea |
| | Aumento da pressão arterial |
| | Pulso paradoxal > 20 mmHg |
| | Disritmia |
| Sistema nervoso central | Mal-estar, irritabilidade |
| | Cefaleia e confusão mental |
| | Convulsões |
| | Hipotonia |
| | Coma |
| | Menor resposta à dor |

- Policitemia pode representar resposta à hipoxemia crônica.
- O cálculo da diferença alveoloarterial de $O_2$ é um índice eficaz para o cálculo das trocas gasosas:

$$P (A - a) = PAO_2 - PaO_2$$
$$PAO_2 = (PB - PH_2O) \cdot FiO_2 - PaCO_2 / R$$

Em que:
P (A-a) = diferença alveoloarterial de $O_2$
$PAO_2$ = pressão alveolar de $O_2$
$PaO_2$ = pressão arterial de $O_2$
PB = pressão barométrica
$PH_2O$ = pressão de vapor d'água (= 47 mmHg)
R = quociente respiratório
Em crianças, a P (A-a) é de aproximadamente 5 a 10 e é provocada pelo *shunt* fisiológico.

- A relação $PaO_2/FiO_2$ é comumente usada para indicar trocas gasosas. Quando < 200 corresponde a uma fração de *shunt* > 20%, e é usada como um dos critérios de definição de SDRA.
- Determinação do espaço morto (VD/VT):

$$VD/VT = (PaCO_2 - PeCO_2 / PaCO_2)$$
$$PeCO_2 = \text{pressão expirada de } CO_2$$

- Determinação do *shunt* intrapulmonar (Qs/Qt):

$$Qs/Qt = (CcO_2 - CaO_2) / (CcO_2 - CvO_2)$$

Em que:
$CcO_2$ = conteúdo capilar de $O_2$
$CaO_2$ = conteúdo arterial de $O_2$
$CvO_2$ = conteúdo venoso de $O_2$

- Exames de imagem:
  - Radiografia de tórax.
  - Tomografia de tórax.
  - Cintilografia de ventilação-perfusão.

## TRATAMENTO

O tratamento deve ser direcionado de acordo com a etiologia, a gravidade da insuficiência respiratória e a fisiopatologia da IRA. Esta terapêutica deve abordar os seguintes aspectos: remoção do fator etiológico, medidas terapêuticas gerais, oxigenoterapia, suporte ventilatório e terapêutica adjuvante.

## REMOÇÃO DO FATOR ETIOLÓGICO

O tratamento específico do fator desencadeante da IRA é extremamente importante e, em alguns casos, como na aspiração de corpo estranho, pode representar a resolução do quadro.

## MEDIDAS TERAPÊUTICAS GERAIS

No tratamento da IRA, o paciente deve ser avaliado e abordado de uma maneira completa, sendo de fundamental importância a monitoração cardiocirculatória, função renal, estado de hidratação e sedação adequada, quando necessário.

# OXIGENOTERAPIA E VENTILAÇÃO MECÂNICA NO PACIENTE PEDIÁTRICO

FABIANE ALVES DE CARVALHO
ANGELA ESPOSITO

## OXIGENOTERAPIA

A oferta de oxigênio constitui a principal medida terapêutica para o paciente em IRA. Todo paciente em IRA deve ter monitoramento da saturometria de pulso ($SpO_2$) contínua e coleta de gasometria.

A oxigenoterapia é o primeiro passo a ser tomado na correção da hipoxemia comprovada, visando ao aumento da saturação da hemoglobina pelo oxigênio, por meio do fornecimento de uma adequada oxigenação tecidual com a menor $FiO_2$. Em situações de emergência, esta deve ser administrada a 100%, independentemente da patologia de base e do quadro clínico.

A presença de hipoxemia no RN e na criança deve ser avaliada de acordo com a idade e com a patologia. Em RN acima de 28 dias de vida, podem ser considerados hipoxemia valores de $PaO_2$ menores que 60 mmHg ou uma saturação menor do que 90%, sendo aceitos valores inferiores em lactentes ou crianças portadoras de doença pulmonar crônica, como é o caso da displasia broncopulmonar, ou nos casos de cardiopatias congênitas associadas.

A administração de oxigênio em RN e em crianças pode ser feita por meio de cateteres, máscaras ou capacetes de oxigênio, visando sempre manter uma $PaO_2$ entre 60 e 80 mmHg, com uma saturação de $O_2$ entre 88 e 92%, com a menor $FiO_2$ possível. Esses valores devem ser monitorados constantemente por meio de gasometria e oximetria de pulso para evitar complicações decorrentes da hiperóxia, pois os pulmões em crescimento são mais sensíveis à toxicidade que os de um adulto. Esse fato pode favorecer quadros de displasia broncopulmonar, por causa de lesão

celular, por liberação de radicais livres e quadros de retinopatia da prematuridade (fibroplastia retrocristalina). Nesses casos, há vasoconstrição retiniana e necrose dos vasos sanguíneos, levando à formação de novos vasos em maior quantidade, o que provoca a formação de cicatrizes atrás da retina. Esta, se deslocada, pode gerar cegueira em prematuros. Além disso, a hiperóxia pode gerar efeitos cardiovasculares deletérios, como o fechamento prematuro do canal arterial em lactentes portadores de cardiopatias congênitas canal dependente e/ou de áreas de atelectasia de reabsorção, sendo ideal, então, manter uma $PaO_2$ de, no máximo, até 140 mmHg.

A seguir, maneiras de ofertar oxigênio para o paciente pediátrico (Tabela 3).

## SUPORTE VENTILATÓRIO

O suporte ventilatório pode ser realizado de maneira invasiva, em que é realizada a entubação endotraqueal do paciente (nasotraqueal, orotraqueal ou traqueostomia) ou não invasiva, na qual a ventilação é realizada por meio de uma máscara facial, nasal ou prong nasal associado a uma pressão positiva.

### Ventilação pulmonar mecânica não invasiva

A ventilação pulmonar mecânica não invasiva (VMNI) é uma terapêutica alternativa que promove uma ventilação pulmonar mecânica sem a utilização de uma via aérea artificial (entubação endotraqueal ou traqueostomia).

**Tabela 3** Maneiras de ofertar oxigênio para o paciente pediátrico

| Tipo | FiO$_2$ | Observações |
| --- | --- | --- |
| Cateter para nasal O$_2$ | 20-40% | Pode levar à obstrução nasal, ao acúmulo de secreção e incômodo |
| Máscara de O$_2$<br>– sem reservatório<br>– com reservatório | Até 60%<br>Reinalação parcial = 50–90%<br>Sem reinalação = 100% | Não deve ser usado em pacientes que apresentam vômitos |
| Tipo Venturi | 40-50% | |
| Incubadora | 40-80% | Depende do fluxo de O$_2$, da posição da bandeira e da abertura das portas |
| Halo ou capuz | Até 100% | Utilizar fluxo 2 a 3 vezes maior que o volume corrente para evitar retenção de O$_2$ |
| Tenda de O$_2$ | Até 40% | Deve ter um fluxo mínimo de 12 L/min |

Em casos de insuficiência respiratória, quando somente a oxigenoterapia não é suficiente para reverter quadros de hipoxemia ou nos casos em que se constatam desconforto respiratório associado ao quadro de hipoxemia (tiragens, batimento de asa de nariz, balanceio de cabeça, gemência, cianose e taquicardia), na presença de apneias recorrentes com quedas de saturação e bradicardia e na presença de áreas de atelectasia que prejudiquem a oxigenação e radiografia de tórax indicando síndrome do desconforto respiratório (SDR), a utilização de ventilação mecânica não invasiva constitui uma opção antes de se proceder à entubação orotraqueal (EOT) e à ventilação mecânica invasiva (VMI), permitindo a respiração espontânea. Esta é suportada com a administração de uma pressão positiva contínua nas vias aéreas (CPAP), o que leva a um aumento da CRF e otimização das trocas gasosas com consequente melhora da oxigenação.

A CPAP é administrada por meio de um prong nasal em lactentes e com uma máscara facial ou nasal em crianças, sendo a máscara nasal preferível em alguns casos, por causa do risco de broncoaspiração após episódio de vômito. O nível de aplicação da CPAP pode variar de 5 a 10 ou 12 cmH$_2$O, de acordo com a avaliação clínica do RN ou da criança, podendo ser ajustado com incrementos ou diminuição (1 a 2 cmH$_2$O) conforme a avaliação da frequência respiratória, da saturação de O$_2$, da PaO$_2$, do trabalho respiratório e da pressão arterial. A administração da FiO$_2$ também deve ser avaliada de acordo com a PaO$_2$ e a saturação de O$_2$. Existe também a possibilidade de usar dois níveis pressóricos (Bilevel/BiPAP®), o que pode ser utilizado em crianças maiores, com uma máscara facial ou nasal, quando diferentes níveis de pressão são determinados de acordo com cada doença, visando ao aumento do volume corrente, com consequente melhora na ventilação alveolar.

O suporte ventilatório não invasivo evita complicações relacionadas à entubação, é mais confortável para o paciente, preserva a via aérea, a língua e a deglutição. Apresenta como vantagens a diminuição da necessidade de sedar, a diminuição do risco de infecção nosocomial e a melhora do desconforto do RN ou da criança. Como desvantagens, podem ser citados o risco de aspiração do conteúdo gástrico, necrose do septo nasal decorrente do uso prolongado ou indevido do prong nasal, ou necrose da pele da face por causa da pressão da máscara facial ou nasal, irritação ocular, retenção de secreções, reinalação de dióxido de carbono (CO$_2$) e distensão gástrica.

A partir do momento em que o RN ou a criança encontra-se estável com melhora do quadro de desconforto respiratório, resolução radiológica e otimização da hipoxemia (gasometria), deve-se iniciar a diminuição do nível de CPAP utilizado até valores próximos da pressão positiva expiratória final (PEEP) fisiológica (5 cmH$_2$O) e da FiO$_2$, até valores menores do que 0,5. Retira-se, então, o lactente ou a criança da CPAP com sua exposição a uma atmosfera com uma FiO$_2$ igual ou discretamente superior à que vinha sendo utilizada.

Métodos:

- CPAP (pressão positiva contínua nas vias aéreas) – melhora a oxigenação em pacientes com IRA e hipoxemia (Figura 6).
- IPPV (ventilação com pressão positiva intermitente).

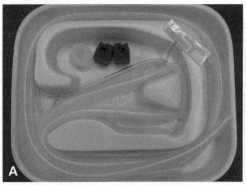 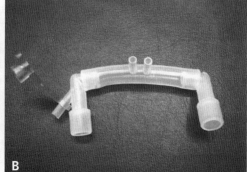

**Figura 6** CPAP com *prong* nasal.

- Bilevel support pressure (suporte ventilatório com dois níveis pressóricos) – nessa modalidade, o aparelho cicla em dois níveis de pressão: IPAP (pressão positiva inspiratória) e EPAP (pressão positiva expiratória).
- IMV (ventilação mandatória intermitente) e SIMV (ventilação mandatória intermitente sincronizada) também podem ser usadas.

Estudos recentes revelam que a utilização de VMNI em pacientes pediátricos com insuficiência respiratória (Figura 7) pode melhorar a oxigenação, reduzir o esforço respiratório e diminuir a necessidade de entubação, sobretudo quando aplicada precocemente.[32]

São critérios para interrupção da VMNI[32]:

- $PaO_2/FiO_2 < 100$.
- pH < 7,25 e $PaCO_2$ > 45 em pacientes asmáticos.
- $PaCO_2$ > 65 e pH < 7,20 em paciente com doença pulmonar crônica.

- Pacientes com desconforto respiratório grave sem melhora.
- Intolerância a VMNI com desconforto respiratório e necessidade de altas concentrações de oxigênio.
- Impossibilidade de manter a permeabilidade das vias aéreas (coma, convulsões) ou instabilidade hemodinâmica.

### Ventilação pulmonar mecânica convencional

Vários modos de ventilação mecânica estão disponíveis nos diversos aparelhos de uso pediátrico. Cada modalidade tem sua indicação e vantagens em determinada patologia e grau de insuficiência respiratória. Cabe ao profissional a escolha da melhor modalidade ventilatória de maneira a evitar as lesões pulmonares secundárias à ventilação.

Nos casos mais graves de insuficiência respiratória, em que a criança ou o RN não respondem às manobras anteriores, a VMI é o método de suporte

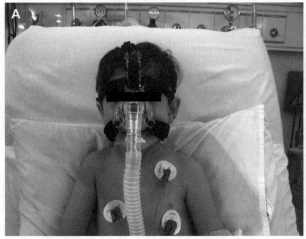 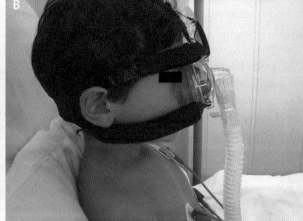

**Figura 7** Paciente em VNI por máscara nasal.

ventilatório mais indicado, independentemente do tipo ou da causa da insuficiência respiratória. No entanto, para que a ventilação mecânica no RN ou na criança seja realizada de forma adequada, devem-se compreender a fisiologia da doença que está sendo tratada, assim como seu curso usual, as características anatomofisiológicas do sistema respiratório do RN e da criança, as vantagens e as desvantagens da ventilação mecânica, os possíveis efeitos nas trocas gasosas decorrentes da alteração dos parâmetros ventilatórios, assim como seus efeitos na função cardiopulmonar. Assim, evita-se possíveis complicações, por causa das alterações na pressão intratorácica, uma vez que podem ocorrer disfunções no desempenho cardiovascular alterando o débito cardíaco, diminuindo a pré e a pós-carga cardíaca. Não é descartada a possibilidade de um aumento da resistência vascular pulmonar que leve à dessaturação arterial e a graves consequências em RN ou crianças com doença pulmonar ou cardiovascular grave.

A partir do momento em que todas essas características são consideradas, a ventilação mecânica pode ser instituída com segurança, com o objetivo de melhorar a oxigenação arterial e a ventilação alveolar; aumentar o volume pulmonar (capacidade residual funcional), pela utilização da PEEP e pela diminuição do trabalho respiratório, seja por um aumento da resistência das vias aéreas seja por uma diminuição da complacência. Portanto, o suporte ventilatório deverá ser utilizado até que as medidas terapêuticas revertam a causa que levou ao quadro de insuficiência respiratória.

O objetivo da ventilação mecânica na insuficiência respiratória, em pediatria, é a manutenção dos gases sanguíneos através de uma ventilação com uma limitação do pico inspiratório de pressão em até 35 mmHg; com volumes correntes baixos (5 a 7 mL/kg), permitindo uma elevação na $PaCO_2$ de 60 a 100 mmHg, desde que o pH seja maior ou igual a 7,20 (hipercapnia permissiva); com PEEP suficiente para permitir redução na $FiO_2$ para valores inferiores a 0,60, ou através do cálculo da PEEP ideal, em geral entre 5 e 15 $cmH_2O$; tempo inspiratório suficiente para promover adequada distribuição de ar nas unidades alveolares com diferentes constantes de tempo e, se necessário, inversão de relação inspiratória/expiratória (relação i:e) e $FiO_2$ suficiente para promover adequada oxigenação, reduzindo os efeitos decorrentes da toxicidade do oxigênio.

Vários modos de ventilação mecânica estão disponíveis nos diversos aparelhos de uso pediátrico.

Cada modalidade tem sua indicação e vantagens em determinada patologia e grau de insuficiência respiratória. Cabe ao profissional a escolha da melhor modalidade ventilatória de maneira a evitar lesões pulmonares secundárias à ventilação.

Atualmente, já está bem estabelecido que as estratégias de ventilação mecânica interferem no curso da doença pulmonar. Sabe-se que uma estratégia de ventilação que evite a hiperinsuflação pulmonar e tolere a hipercapnia é a base principal do suporte mecânico de pacientes pediátricos com insuficiência respiratória grave, principalmente nas doenças que cursam com aumento anormal da resistência das vias aéreas, como a asma, e doenças que levam a uma diminuição acentuada da complacência pulmonar, como a SDRA.[1]

Além da estratégia já descrita, existem outras não convencionais, utilizadas no tratamento da insuficiência respiratória de diferentes etiologias, com o objetivo de diminuir a alta mortalidade e morbidade da população pediátrica, como a ventilação de alta frequência, a ventilação líquida, a oxigenação por membrana extracorpórea, a reposição de surfactante e o uso do óxido nítrico inalatório.

## Ventilação de alta frequência

O uso da ventilação de alta frequência, tanto por jato de alta frequência como de alta frequência oscilatória, tem demonstrado ser muito promissor no tratamento de crianças com SDRA. Em neonatologia, a utilização de aparelhos que realizam a ventilação em alta frequência é rotina em RN prematuros com DMH que necessitam de ventilação e mostram uma menor incidência de broncodisplasia, hemorragia intracraniana e retinopatia da prematuridade.

Sabe-se que, em pacientes pediátricos com doenças respiratórias agudas, a ventilação de alta frequência melhora as trocas gasosas. Contudo, ensaios clínicos randomizados e controlados ainda são necessários para identificar as vantagens sobre os modos convencionais de ventilação mecânica e também para estabelecer a melhor época para o início da ventilação de alta frequência.[2]

## Terapêutica adjuvante

### Posição prona

A colocação do paciente em posição prona (Figura 8) promove uma redução na complacência toracoabdominal, o que proporciona a ele um maior con-

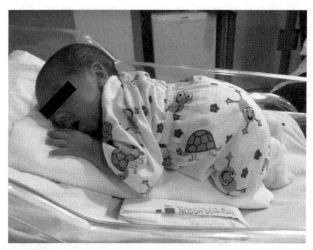
**Figura 8** Paciente em posição prona.

forto. Com a otimização da distribuição dos gases através das regiões próximas ao esterno e diafragmáticas anteriores, promove-se uma ventilação mais homogênea que melhora a relação V/Q.

Estudos revelam que a posição prona deve ser utilizada em crianças gravemente doentes como estratégia para melhora das trocas gasosas em pacientes com lesão pulmonar aguda. Quando este posicionamento é realizado com prudência e de maneira adequada, sabe-se que ele não aumenta o risco de deslocamento de cânula, extubação acidental, interrupções na ventilação mecânica e úlceras de pressão.[3]

### Óxido nítrico inalatório (NOi)

O NO é uma substância endócrina que promove o relaxamento da musculatura lisa. Quando inalado, melhora a perfusão nas áreas ventiladas por promover uma maior vasodilatação. É seguro por ser inativado relativamente rápido pela hemoglobina e por não promover vasodilatação sistêmica. Deve ser monitorada a formação de metemoglobina e dióxido de nitrogênio, substâncias tóxicas que são produzidas com o metabolismo do NO.

A United States Food and Drug Administration atualmente aprova a indicação do óxido nítrico inalatório em neonatos com insuficiência respiratória hipoxêmica associada à hipertensão. No entanto, o óxido nítrico tem sido utilizado em outras situações. A importância dessa terapêutica no tratamento da insuficiência respiratória aguda reside em ser um vasodilatador pulmonar seletivo sem efeitos adversos na circulação sistêmica. Essas ações tornam muito atraentes o óxido nítrico para o tratamento da insuficiência respiratória aguda, já que ocorre um desequilíbrio da relação ventilação/perfusão, *shunt* intrapulmonar, hipertensão pulmonar e hipoxemia.[4]

### Uso de surfactante exógeno

Surfactante é um complexo endógeno de lipídios e proteínas que recobre internamente a parede dos alvéolos e promove estabilidade por reduzir a tensão superficial dentro destes, mantendo-os abertos. A deficiência de surfactante está presente em uma série de doenças pulmonares, provocando atelectasias e colabamento alveolar, agravando a insuficiência respiratória. Atualmente a terapêutica com surfactante exógeno é utilizada como terapia padrão na prevenção e tratamento da Síndrome do Desconforto Respiratório do Recém-Nascido, a eficácia terapêutica em lactentes com quadro de aspiração meconial está suficientemente documentada e esta intervenção é agora padrão em muitas UTI neonatais.[4]

A terapia com surfactante também é frequentemente utilizada em pacientes neonatais com LPA/SDRA ou insuficiência respiratória aguda relacionada a infecções respiratórias, como a pneumonia.[5]

### Terapia com suporte de vida extracorpóreo (oxigenação por membrana extracorpórea – ECMO)

Na terapia com suporte de vida extracorpóreo, o sangue é removido do paciente, passa por um sistema de membranas artificiais, onde as trocas gasosas ocorrem, e retorna ao corpo pelo sistema arterial (sistema venoarterial) ou venoso (sistema venovenoso). De 1980 a 1998, na Universidade de Michigan, 586 neonatos, 132 pediátricos e 146 adultos foram mantidos em terapia com suporte extracorpóreo de vida por falência respiratória, com taxas de sobrevida de 88, 70 e 56%, respectivamente.

Não existe um único método apropriado para todos os pacientes, portanto, a utilização de terapias e técnicas deve ser adaptada em função do paciente, dos recursos disponíveis e da experiência da equipe.[4]

# FISIOTERAPIA EM PACIENTE PEDIÁTRICO COM INSUFICIÊNCIA RESPIRATÓRIA AGUDA

FABIANE ALVES DE CARVALHO

A insuficiência respiratória é uma causa comum de internações da população pediátrica e neonatal em unidades de terapia intensiva. Esforços para diminuir a morbidade e mortalidade têm abastecido investigações inovadoras no que diz respeito à abordagem terapêutica desses pacientes.[4]

É importante, na população pediátrica e neonatal, saber identificar a causa primária da insuficiência respiratória, pela observação de todos os componentes do sistema respiratório responsáveis pelas trocas gasosas, sejam eles pulmonares, cardiocirculatórios, neurais ou musculoesqueléticos. Também é necessária a compreensão das muitas diferenças fisiológicas e anatômicas entre o RN, a criança e o adulto, pois elas aumentam a suscetibilidade do RN e da criança à insuficiência respiratória. Dessa maneira, pode-se determinar a terapia correta a ser aplicada nesses pacientes.

Os quadros de insuficiência respiratória necessitam de intervenção imediata, sendo a hipoxemia e a hipercapnia situações extremamente ameaçadoras ao organismo humano. Então, o principal objetivo no tratamento fisioterapêutico da insuficiência respiratória pediátrica e neonatal é a melhora na oxigenação e na ventilação.

## POSICIONAMENTO

Pode ser utilizado em casos de insuficiência respiratória, por causa do efeito de algumas posições na relação ventilação-perfusão e nos volumes e capacidades pulmonares. Como exemplo, podemos citar a posição prona (Figura 8), que se mostra útil na melhora da oxigenação arterial e na complacência pulmonar, além de promover diminuição do *shunt* pulmonar e recrutamento alveolar. O posicionamento da cabeça na linha média, estando a criança ou o RN em decúbito dorsal, pode levar à diminuição da resistência das vias aéreas e à melhora do desconforto respiratório. Em casos de insuficiência respiratória decorrente de uma crise de asma, o posicionamento em Fowler (45°) (Figura 9) ou a posição sentada associada à semiflexão da articulação coxofemoral levam a um aumento da pressão intra-abdominal, o que facilita a expiração. Pode-se associar a semiflexão ao apoio dos braços, o que libera a musculatura acessória para que esta auxilie melhor a respiração da criança.

## TERAPIA DE REEXPANSÃO PULMONAR

É indicada em casos em que a presença de hipoventilação alveolar induz a uma piora do quadro de

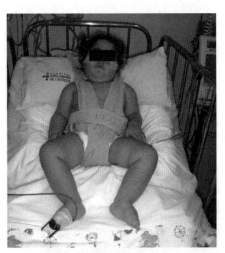

**Figura 9** Posicionamento em Fowler com a cabeça na linha média.

insuficiência respiratória, como a presença de atelectasia. É importante, então, o conhecimento da fisiopatologia de cada doença que pode acometer o sistema respiratório do RN e da criança, levando à hipoventilação alveolar, assim como as indicações e as contraindicações das manobras de reexpansão pulmonar. A VPPI, pelo uso de uma máscara facial ou nasal, pode ser utilizada em crianças maiores, que colaboram com a terapia.

## TERAPIA DE HIGIENE BRÔNQUICA

É indicada no tratamento da insuficiência respiratória quando o acúmulo de secreções compromete a função pulmonar, a oxigenação e a ventilação alveolar. As manobras utilizadas em pediatria incluem a drenagem postural, a tapotagem (Figura 10), a vibrocompressão (Figura 11), o *bag squeezing* (quando a criança está em entubação orotraqueal e VMI – Figura 12), tosse e aspiração endo, oro ou nasotraqueal.

A associação de técnicas como o *huffing* e a drenagem postural melhora a eliminação de secreções e a utilização de terapia com pressão positiva expiratória proporciona benefícios que são comparáveis aos da técnica de expiração forçada. A tosse assistida (Figura 13) pode ser benéfica para pacientes com doença neuromuscular e tosse insuficiente. No entanto, os efeitos das técnicas de higiene brônquica em longo prazo, como qualidade de vida e taxas de exacerbações, hospitalizações e mortalidade ainda necessitam de estudos controlados e randomizados.[6]

É importante sempre considerar as indicações e contraindicações de cada manobra de acordo com a

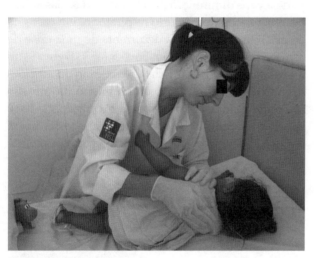

**Figura 10** Tapotagem.

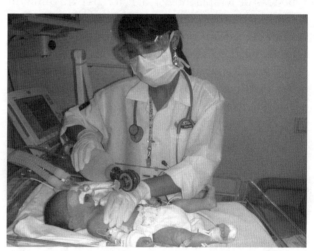

**Figura 12** *Bag squeezing.*

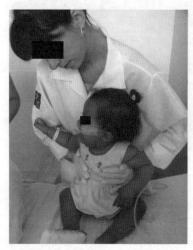

**Figura 11** Vibrocompressão.

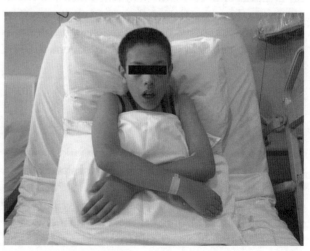

**Figura 13** Tosse assistida.

patologia que está sendo tratada, assim como suas possíveis complicações. Uma das complicações mais frequentes é a regurgitação e a possível broncoaspiração, o que pode conduzir a uma piora considerável do quadro de insuficiência respiratória já presente, principalmente quando a terapia é realizada logo após a alimentação; um intervalo de pelo menos uma hora é o ideal.

O aumento da pressão intracraniana pode ocorrer durante a drenagem postural, que é contraindicada em prematuros, pois estes apresentam alto risco de desenvolver hemorragia intraventricular em crianças ou lactentes com lesão cerebral associada. Outras complicações incluem as fraturas de costelas, que podem gerar quadros de pneumotórax e instabilidade torácica. O rompimento de bolhas de pneumatocele durante a tapotagem não é contraindicado, já que não existem estudos científicos sobre o assunto.

Devem-se considerar também aquelas crianças, lactentes ou RN, que apresentam quadro de plaquetopenia associado, pois as manobras de tapotagem e vibrocompressão podem conduzir à ocorrência de hemorragia intravascular e também à piora da insuficiência respiratória.

A aspiração de secreções brônquicas pode ser um procedimento de risco em pacientes em insuficiência respiratória, por causa do quadro de hipoxemia associado, assim como podem ocorrer alterações cardiovasculares e cerebrovasculares. Por isso, deve ser realizada somente quando os sinais clínicos indicam necessidade. No entanto, torna-se extremamente necessária em casos de hipersecreção pulmonar, levando ao aumento da resistência das vias aéreas e a possíveis obstruções do tubo orotraqueal. Em casos mais graves, de insuficiência respiratória associada à hipoxemia importante, é ideal que se utilize um aporte adicional de $O_2$ antes da técnica de aspiração.

No RN e em crianças com menos de um mês de vida, indica-se um aumento de 10 a 15% na $FiO_2$, a fim de evitar hiperóxia e risco de retinopatia. Já em crianças maiores, utiliza-se $FiO_2$ a 100%.

A administração adicional de $O_2$ pode ser feita por meio do aumento na $FiO_2$ que está sendo ofertada ao paciente, via ventilador mecânico ou com a bolsa de reanimação (Ambu®), porém, só se sabe dos benefícios a curto prazo da pré-oxigenação, os efeitos a longo prazo ainda são desconhecidos.[7] O tempo de administração não deve exceder um minuto, pois esse tempo é suficiente para prevenir a hipoxemia arterial.

Para limitar os efeitos adversos da aspiração de longa duração e minimizar o trauma das vias aéreas, a sonda deve ser inserida na cânula orotraqueal na ausência de sucção, e esta deve ser aplicada somente durante a retirada da sonda. A aplicação de sucção deve ser limitada à 10 segundos. A criança deve ser conectada ao ventilador, e o período de recuperação dos sinais vitais deve ser respeitado, repetindo o procedimento de aspiração caso as secreções não tenham sido adequadamente retiradas pela aspiração no evento anterior.[7]

Em casos graves de insuficiência respiratória, a utilização do sistema de aspiração fechado está mais indicada, o que evita a desconexão do ventilador e a despressurização do sistema respiratório, impedindo uma piora maior da hipoxemia arterial já existente, porém, não há nenhuma evidência científica clara de superioridade do sistema de aspiração fechado para o sistema de aspiração aberto[7] (Figura 14).

Um recente estudo bibliográfico a respeito do procedimento de aspiração endotraqueal, publicado incluindo 118 referências, demonstrou existir muito poucas evidências de alto nível relacionadas ao procedimento de aspiração endotraqueal pediátrica. Estudos com pacientes em ventilação mecânica – seja na população neonatal, pediátrica ou em adultos – têm mostrado que a aspiração provoca uma série de complicações potencialmente graves. As práticas atuais e as orientações não são baseadas em evidências a partir de ensaios clínicos controlados. Não há nenhuma evidência clara de que a aspiração endotraqueal melhora a mecânica respiratória, ao contrário, a maioria dos estudos aponta para o efeito negativo sobre mecânica pulmonar, portanto, a aspiração deve ser realizada somente quando quadros obstrutivos estão presentes, em vez de rotineiramente.[7]

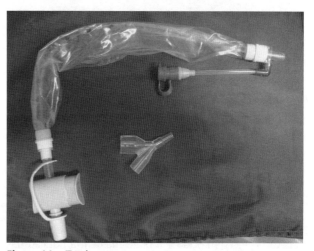

**Figura 14** *Track-care.*

A aspiração endotraqueal é um procedimento realizado com frequência em doenças que cursam com quadro de hipersecreção pulmonar, mas provoca dor e desconforto. Por isso, recomenda-se que todos os pacientes em ventilação mecânica invasiva devam receber regularmente analgesia antes do procedimento de aspiração endotraqueal.[7]

Uma abordagem nova que vem sendo discutida é a utilização da aspiração facilitada. Neste procedimento, o bebê é aconchegado, sendo colocado em posição semelhante à posição fetal, ou seja, mantendo uma postura flexora (Figura 15). Estudos recentes revelam que este procedimento pode diminuir os efeitos deletérios da aspiração, principalmente mantendo os sinais vitais do RN mais estáveis.[8]

## RECRUTAMENTO ALVEOLAR

É indicado nos casos de insuficiência respiratória aguda, geralmente associadas a quadros de atelectasias, lesão pulmonar aguda, síndrome do desconforto respiratório agudo e pneumonias. Ele pode ser definido como uma manobra de expansão pulmonar para a abertura de unidades respiratórias colapsadas, visando a uma melhor oxigenação sanguínea. É realizado por meio de uma pressurização do sistema respiratório, utilizando-se altos valores de PEEP, mantidos por um certo período de tempo (30 segundos a 2 minutos). Após alcançar o recrutamento alveolar, o sistema respiratório é mantido sob uma pressurização menor que a necessária para abrir os alvéolos colapsados, mas suficientemente elevada para impedir um novo colapso alveolar (PEEP ideal).

Atualmente, utiliza-se com maior frequência a insuflação pulmonar sustentada com PEEP ou a insuflação pulmonar com PC (pressão controlada) mais PEEP. Em nosso serviço, geralmente utilizam-se valores de PC em torno de 35 a 40 $cmH_2O$ e de 15 a 20 $cmH_2O$ de PEEP, por 2 minutos.

É importante levar em consideração as contraindicações do recrutamento alveolar, entre as quais podemos destacar, na população pediátrica e neonatal, prematuridade extrema, instabilidade hemodinâmica, crianças ou RN com hipertensão intracraniana, fístula broncopleural, pneumotórax não drenado, bronquiectasia, pneumatocele, pneumonia unilateral extensa, hipotensão arterial, entre outras.

## REFERÊNCIAS BIBLIOGRÁFICAS

1. Rotta AT, Steinhorn, DM. Ventilação mecânica convencional em pediatria. J Pediatr (Rio J) 2007;83(2S):100-8.
2. Nejla Ben Jaballah, Ammar Khaldi, Khaled Mnif, Asma Bouziri, Sarra Belhadj, Asma Hamdi, Wassim Kchaou, High-frequency oscillatory ventilation in pediatric patients with acute respiratory failure. Pediatr Crit Care Med 2006;7:362-7
3. Lori D, Fineman RN, Michelle A, LaBrecque RN, Mei-Chiung Shih, Martha AQ, Curley RN. Prone positioning can be safely performed in critically ill infants and children. Pediatr Crit Care Med 2006;7(5):413-22.
4. Niranjan Kissoon, Peter C. Rimensberger, Desmond Bohn. Ventilation strategies and adjunctive therapy in severe lung disease. Pediatr Clin N Am 2008;55:709-33.
5. Willson DF, Chess PR, Notter RH. Surfactant for pediatric acute lung injury. Pediatr Clin N Am 2008;55:545-75.
6. McCool FD, Rosen MJ. Nonpharmacologic Airway Clearance Therapies ACCP Evidence-Based Clinical Practice Guidelines. CHEST 2006;129:250-9.
7. Brenda MM, Andrew CA. A comprehensive review of pediatric endotracheal suctioning: effects, indications, and clinical practice. Pediatr Crit Care Med 2008;9:465-77.
8. Helder OK, Latour JM. Endotracheal suctioning: there's more to it than just technical care. Pediatr Crit Care Med 2008;9(5).
9. West JB, Dollery CT, Naimark A. Distribution of blood flow in isolated lung; relation to vascular and alveolar pressures. J Appl Physiol 1964;19:713-24.
10. Amato MBP, et al. Beneficial effects of the open lung approach' with low distentinding pressure in acute respiratory distress syndrome. Am J Respir Crit Care Med 1995;152:1835-46.

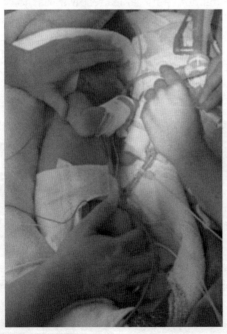

**Figura 15** Aspiração facilitada: apoia-se uma mão sobre a cabeça do recém-nascido e a outra mantém a posição das pernas em flexão. (Fonte: Helder, 2008.)[8]

11. Al-Alaiyan S, Dyer D, Khan B. Chest physiotherapy and post-extubation atelectasis in infants. Pediatric Pulmonol 1996;21:227-30.

12. Bartlett RH, et al. Extracorporeal life support: The University of Michigan Experience. JAMA 2000;283:904-8.

13. Bateman ST, Arnold JH. Acute respiratory failure in children. Curr Opin Paediatr 2000;12:233-7.

14. Brochard L. Noninvasive ventilation for acute respiratory failure. JAMA 2002;288:932-5.

15. Carvalho CRR. Ventilação mecânica. São Paulo: Atheneu; 2000. v.I.

16. Einarson O, Rochester CL, Rosembaum S. Airway management in respiratory emergencies. Clin Chest Med 1994;15:13-34.

17. Coates AL, et al. Oxigen therapy and long-term pulmonary outcome of respiratory distress syndrome in newborns. Am J Dis Child 1982;13:892-5.

18. Christoffer JL, Newth BS. Recognition and management of respiratory failure. Pediatr Clin N Am 1979;26:617.

19. Cleary JP, et al. Improved oxygenation during synchronized intermitent mandatory ventilation in neonates with respiratory distress syndrome: a randomized crossover study. J Pediatr 1995;126:407.

20. Donn SM, Nicks JJ, Becker MA. Flow-synchronized ventilation of preterm infants with respiratory distress syndrome. J Perinatol 1994;14:90.

21. De Bruin W, et al. Acute hipoxic respiratory failure in infants and children: clinical and pathologic characteristics. Crit Care Med 1992;20:1223-33.

22. Felix VN, et al. Terapia intensiva adulto pediátrica/RN. São Paulo: Sarvier; 1997.

23. West JB. Fisiologia respiratória moderna. 3.ed. São Paulo: Manole; 1990.

24. Giuseppe A, Marraro MD. Innovative practices of ventilatory support with pediatric patients. Pediatr Crit Care Med 2003;4.

25. Hellberg RE, Johnson DC. Noninvasive ventilation. N Engl J Med 1997;337:1746-52.

26. Higgins RD, Ritcher SE, Davis JM. Nasal continuous positive airway pressure facilitates extubation of very low birth weight neonates. Pediatrics 1991;88:999.

27. Holloway R, et al. Effect of chest physioterapy on blood gases of neonates treated by intermittent positive pressure respiration. Thorax 1969;24:421-6.

28. Hussey J. Effects of chest physioterapy for children in intensive care after surgery. Physiotherapy 1992;78:109-21.

29. Kamper J, et al. Early treatment with nasal continuous positive airway pressure in very low birth weight infants. Acta Pediatr 1993;82:193.

30. Matsumoto T, Carvalho WB, Hirschheimer M. Terapia intensiva pediátrica. 2.ed. São Paulo: Atheneu; 1997.

31. Morris K. Acute hypoxaemic respiratory failure in children. Intensive Care Med 2000;26:148-9.

32. Peters MJ, et al. Acute hypoxemic respiratory failure in children: case mix and the utility of respiratory severety indices. Intensive Care Med 1998;24:699-705.

33. Rozov T. Doenças pulmonares em pediatria: diagnóstico e tratamento. São Paulo: Atheneu; 1999.

34. Shah AR, et al. Fluctuations in cerebral oxygenation and blood volume during endotracheal suctioning in premature infants. J Pediatr 1992;120:769-74.

35. Shoemaker WC. Pathophysiology and care of respiratory failure. Crit Care Med 1974;2:170.

36. Steinhorn DM, Green TP. The treatment of acute respiratory failure in children: a historical examination of landmark advances. J Pediatr 2001;139:604-8.

37. Vincent JL, Sakr Y, Ranieri VM. Epidemiology and outcome of acute respiratory failure in intensive care unit patients. Crit Care Med 2003;96-9.

38. Wagaman MJ, et al. Improved oxygenation and lung compliance with prone positioning of neonates. J Pediatrics 1979;94:787-91.

39. Wiswell TE, Mendiola J. Respiratory distress syndrome in the newborn: innovative therapies. Am Fam Physician 1993;47:407-14.

40. West JB. Distribution of blood flow in isolated lung: relation to vascular and alveolar pressures. J Appl Physiol 1964;19:713.

41. Yanez LJ, Yunge M, Emilfork M, et al. A prospective, randomized, controlled trial of noninvasive ventilation in pediatric acute respiratory failure. Pediatr Crit Care Med 2008;9:484-9.

# 44

# BRONQUIOLITE VIRAL AGUDA

TATIANA ROZOV

A bronquiolite viral aguda (BVA) constitui uma das principais causas de hospitalização de crianças de até 5 anos de idade, particularmente os menores de 1 ano.[1] A bronquiolite causa frequentes visitas ao setor de emergência pela ocorrência de insuficiência respiratória aguda (IRA) progressiva, em especial em lactentes pequenos e prematuros.

A BVA é caracterizada por inflamação aguda dos bronquíolos, geralmente causada por vírus sincicial respiratório (VSR) e, também, por parainfluenza tipo 3, alguns tipos de adenovírus e Influenza tipos A e B. Ocasionalmente, o rinovírus e o *M. pneumoniae* podem ser agentes da BVA.

## INCIDÊNCIA

É a doença das vias aéreas inferiores mais comum no primeiro ano de vida, com acometimento de até 50% dos lactentes desse grupo etário. As reinfecções por VSR ocorrem em 60 a 75%, no segundo e no terceiro anos de vida. Dos doentes, 1 a 2% serão hospitalizados, principalmente no primeiro ano de vida.

## FISIOPATOLOGIA

O comprometimento anatomopatológico das pequenas vias aéreas é resumido por: necrose de epitélio respiratório, descamação celular intraluminar, exsudação das proteínas plasmáticas produzindo tampões de muco, infiltrados peribronquiolares com acúmulo de linfócitos e polimorfonucleares e edema da submucosa.

A característica fisiopatológica básica é a obstrução rápida de pequenas vias aéreas (por debris celulares, acúmulo de muco e fibrina e, eventualmente, edema de mucosa), agravada pelo pequeno calibre das vias aéreas dos lactentes. Como consequência, ocorrem transtornos da ventilação e perfusão pulmonar, caracterizados por hipoxemia, retenção de $CO_2$ e redução do pH sanguíneo.

## QUADRO CLÍNICO

O quadro clínico caracteriza-se por febre baixa ou ausente, coriza, tosse inicialmente seca, anorexia e irritabilidade. Progressivamente, o lactente torna-se taquipneico, com acessos de tosse do tipo coqueluchoide e crises de sibilância, que se intensificam com choro, alimentação ou agitação. Os lactentes menores e prematuros, por vezes, apresentam também crises de apneia e cianose, evoluindo o quadro para insuficiência respiratória aguda.

Radiologicamente, a obstrução generalizada das vias aéreas manifesta-se por pulmões hiperinsuflados, por meio de mecanismo valvular, com presença de atelectasias quando a oclusão dos bronquíolos se torna completa.

## DIAGNÓSTICO

O diagnóstico é feito clinicamente, considerando o grupo etário e a epidemia de VSR na comunidade, nos meses do inverno.

## EVOLUÇÃO

A recuperação ocorre em 5 a 10 dias. Em casos graves, sibilos e tosse permanecem por 2 a 3 semanas e a FR mantém-se acima do normal por até 1 mês. Se a infecção é por adenovírus tipos 3, 7 e 21, os sintomas podem se prolongar por mais de 3 semanas e, assim, a doença evolui para bronquiolite crônica, recebendo a denominação de bronquiolite obliterante, com ou sem pneumonia organizada.

## MORBIDADE E MORTALIDADE

Entre os lactentes muito pequenos, os prematuros ou aqueles com doença de base, quando hospitalizados, cerca de 15 a 30% vão necessitar de cuidados intensivos. A mortalidade esperada é de aproximadamente 1 a 3% nos lactentes sem doenças prévias.

## ETIOLOGIA

Habitualmente, a investigação diagnóstica etiológica não é realizada, mas, nos casos mais graves, é importante definir a etiologia:

- VSR pode ser isolado das secreções das vias aéreas em cultura de células. Para diagnóstico rápido, utiliza-se secreção nasal, na qual várias técnicas de detecção de antígeno podem ser realizadas: microscopia eletrônica, imunofluorescência indireta, teste de Elisa, amplificação da cultura com imunofluorescência posterior, teste de hibridização associado ao PCR e PCR para VSR tipos A e B.
- Os outros vírus também são detectados por imunofluorescência das secreções das vias aéreas.
- A detecção de anticorpos específicos é um método de pouca utilidade na fase aguda, pois necessita do soro do convalescente após a segunda semana da doença, podendo ser realizado pelo teste de Elisa (IgM e IgG), reação de fixação do complemento e de neutralização.[2,3]

# VENTILAÇÃO MECÂNICA NA BRONQUIOLITE VIRAL AGUDA

JACQUELINE BERTAGNA DO NASCIMENTO

Eventualmente, a bronquiolite pode ter uma evolução ruim, tornando necessário o suporte ventilatório não invasivo na criança e, nos casos mais graves, precisando de entubação orotraqueal e ventilação mecânica para assegurar níveis adequados de gases arteriais e para reduzir o trabalho respiratório. Nessa situação, o prognóstico da criança é mais reservado e estará na dependerá do tempo de ventilação mecânica, na necessidade de se utilizar altas pressões e altas frações inspiradas de oxigênio e da associação de outras morbidades.

É importante associar a bronquiolite ao seu caráter obstrutivo. Talvez essa seja uma das doenças respiratórias da infância que mais frequentemente cursem com obstrução das vias aéreas.

Na maioria dos casos, os quadros de insuficiência respiratória gerados em função da bronquiolite são revertidos com a utilização da oxigenoterapia, a qual é responsável pela minimização da hipoxemia e, consequentemente, do próprio desconforto respiratório.

Quando há a associação da taquipneia com elementos que indiquem sinais de que a criança está evoluindo com desconforto respiratório (tiragens, batimento de asa de nariz, gemência, sudorese fria, balanceio de cabeça, cianose e respiração paradoxal), deve-se pensar no uso do suporte ventilatório não invasivo. Como a faixa etária comumente acometida pela doença oscila de 0 a 2 anos de idade, há a indicação da utilização da pressão positiva contínua nas vias aéreas (CPAP), com *prong* nasal (Figura 1), especialmente ao se considerar que crianças até os 6 meses de vida (período em que há maior incidência dessa doença) assumem uma respiração estritamente nasal.

Usa-se, inicialmente, um valor pressórico dentro do limite fisiológico (5 cmH$_2$O), com oxigênio suplementar suficiente para garantir uma saturação periférica de oxigênio maior ou igual a 90%. O valor da CPAP pode ser elevado até cerca de 10 a 12 cmH$_2$O, tolerando-se níveis de até 0,6 como fração inspirada de oxigênio (FiO$_2$). Contudo, tais valores elevados são indicativos de entubação orotraqueal (EOT) e assistência ventilatória invasiva, caso a criança não seja capaz de manter níveis adequados dos gases sanguíneos arteriais.

Vale lembrar que, com a utilização da CPAP, é possível manter as vias aéreas terminais abertas, o que garante a melhora da relação ventilação-perfusão, reduz o *shunt* intrapulmonar e, consequentemente, diminui a hipoxemia. Isso é possível também com a associação de uma FiO$_2$ mais elevada.

Mesmo com esses elementos favoráveis à utilização da pressão positiva, não se deve esquecer que pode-se estar provocando a ocorrência da auto-PEEP (pressão positiva expiratória final) pelas características fisiopatológicas da doença e pela própria anato-

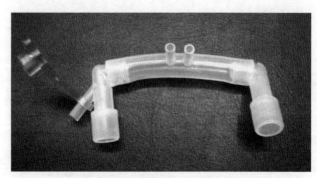

**Figura 1** CPAP com *prong* nasal.

mia peculiar das vias aéreas dos lactentes com aumentos excessivos do nível pressórico (CPAP) e com o próprio aumento da frequência respiratória que surge pelo desconforto respiratório e pelo quadro obstrutivo. Tal fenômeno pode trazer transtornos ventilatórios graves, além de descompensação hemodinâmica, agravando ainda mais o prognóstico do bebê.

Nem sempre se consegue um resultado satisfatório e a reversão do desconforto respiratório. Aí, então, indicam-se a EOT e a ventilação mecânica invasiva.

Na maior parte das unidades de terapia intensiva neonatal e pediátrica, a modalidade ventilatória de escolha para ventilar crianças com doenças obstrutivas é a IMV (ventilação mandatória intermitente), a qual tem particularidades como a de limitar a pressão, ser ciclada a tempo e possuir um fluxo contínuo. Entretanto, há serviços que, para tentar garantir um volume corrente constante, independentemente de qualquer alteração na resistência das vias aéreas, optam pela ventilação com volume controlado. Essa preocupação decorre do fato de que as variações no componente resistivo das vias aéreas durante a evolução dessa doença são frequentes e podem levar a significativas mudanças no volume corrente.

Inicialmente, ao se instituir a IMV, deve-se atentar para que a pressão inspiratória (pico de pressão inspiratória) seja mantida abaixo da pressão de platô, que corresponde a 35 $cmH_2O$, podendo chegar a 40 $cmH_2O$, quando há aumento excessivo da resistência das vias aéreas. É comum a decisão pela estratégia ventilatória que aceita a hipoventilação com hipercapnia permissiva (de 80 a 100 mmHg, desde que o pH esteja acima de 7,2), a fim de que se possa limitar o PIP a níveis inferiores a 40 $cmH_2O$, minimizando-se a possibilidade de barotrauma.

O volume corrente efetivo deve oscilar entre 7 e 8 mL/kg, considerando-se sempre uma pressão de platô correspondente menor que 35 $cmH_2O$. Assim, verifica-se a importância da monitoração do volume corrente e do próprio volume-minuto, os quais estarão na dependência da impedância do sistema respiratório da criança (complacência e resistência) e do nível pressórico ofertado.

Na instalação da ventilação mecânica invasiva, deve-se optar pela instituição da PEEP fisiológica de 5 $cmH_2O$, não se esquecendo de que a monitoração da auto-PEEP é relevante nas doenças obstrutivas. O uso da PEEP elevada ainda é extremamente discutida tratando-se de quadros obstrutivos, justamente pela possibilidade de surgir a auto-PEEP, que é muito temida pelas complicações ventilatórias e hemodinâmicas

que podem ser originadas. Quando se eleva o nível de PEEP, podem-se reduzir as microatelectasias originadas pelos tampões de muco. Assim, minimiza-se o *shunt* intrapulmonar, otimiza-se a relação ventilação--perfusão e reduz-se a hipoxemia.

Mesmo que essa estratégia possa ser a única possibilidade durante a evolução da doença, não se pode esquecer que, para se ter segurança durante a realização desse procedimento, deve-se fazer a monitoração contínua da auto-PEEP e dos demais parâmetros ventilatórios em geral.

A frequência respiratória inicial deve ser preferencialmente baixa (cerca de 8 a 16 incursões por minuto), com um tempo inspiratório normal para a idade e um tempo expiratório bem mais alto, pelo menos cerca de 2 a 3 vezes o tempo inspiratório. Essa estratégia deve ser considerada, pois, como há aumento da resistência expiratória, há aumento na constante de tempo ou tempo maior para o esvaziamento dos pulmões. Assim, a relação inspiração/expiração (I:E) deve ser de, pelo menos, 1:2 ou 1:3 ou até mais, a fim de garantir maior tempo expiratório, reduzindo o aprisionamento de ar.

Vale ressaltar que, como geralmente as crianças encontram-se com considerável aumento da frequência respiratória, para que se consiga ventilá-las de acordo com a estratégia proposta, elas deverão ser sedadas e, eventualmente, curarizadas.

O fluxo inspiratório deve ser ajustado de acordo com a idade do paciente, mas, principalmente nesses casos, devem-se considerar fluxos altos para atender à demanda do paciente.

Já a $FiO_2$ deve ser ajustada para que se alcance uma saturação de oxigênio maior ou igual a 90%. E, assim que possível, manter valores inferiores a 0,6, para que se possam evitar os efeitos deletérios dos altos níveis desse gás, pela liberação de radicais livres etc.

O Consenso de Bronquiolite (2000) prega que excepcionalmente são observadas sequelas anatômicas, como bronquiolite obliterante e bronquiectasia. É importante lembrar que aquelas crianças que ficaram sob EOT e/ou VMNI têm mais chance de desenvolver sequelas anatômicas pulmonares como as citadas anteriormente por causa do próprio desenvolvimento de um pulmão com displasia. Assim, fica claro que a intervenção fisioterapêutica precoce pode prevenir a morbidade que está associada a essa doença, reduzindo o tempo de EOT, de ventilação mecânica e de internação hospitalar e minimizando o ônus despendido para o tratamento desse grupo de pacientes.

# FISIOTERAPIA NA BRONQUIOLITE VIRAL AGUDA

JACQUELINE BERTAGNA DO NASCIMENTO

A bronquiolite é uma doença grave, pois desencadeia uma sequência de reações inflamatórias locais, além de processos obstrutivos das pequenas vias aéreas em decorrência de edema, aumento da produção de muco com acúmulo de restos celulares e fibrina, que acabam provocando alterações na relação ventilação-perfusão, aumento do *shunt* intrapulmonar e hipoxemia com retenção de gás carbônico ($CO_2$), com consequente acidose respiratória. Em função da maior tendência ao colapso alveolar, pelas características anatômicas próprias da idade, há um aumento do quadro de hipoxemia pelo aumento do *shunt* intrapulmonar, que é decorrente da vasoconstrição hipóxico-reflexa. Entretanto, associado a isso, pode-se ter um quadro de hiperinsuflação torácica quanto maior for o grau de obstrução, pelo mecanismo de válvula que é decorrente da obstrução parcial das vias aéreas inferiores por tampões de muco. Quanto maior for o grau de obstrução e quanto mais insuflado for o pulmão, menos audível é o murmúrio vesicular. Com isso, já é possível perceber a importância da atuação da fisioterapia respiratória para a desobstrução brônquica e a manutenção da expansibilidade pulmonar.

Para o fisioterapeuta, é de suma importância a observação de sinais que evidenciam um quadro de insuficiência respiratória, como taquidispneia, batimento de asa de nariz, expiração prolongada, cianose e taquicardia, além de tosse intensa e tendência a hipertensão arterial sistêmica e hipercapnia. Na ausculta pulmonar, há predomínio de estertores, mas os sibilos (predominantemente expiratórios) surgem também logo no início. A manutenção de uma hidratação satisfatória é essencial até mesmo para facilitar o descolamento do muco. As dificuldades de alimentação devem ser prevenidas com a adoção de medidas simples, como a desobstrução nasofaríngea, que, por si só, já reduz os quadros de inapetência, ou com a administração de alimentação enteral (via sonda nasogástrica) ou parenteral.

## POSICIONAMENTO

A posição ideal, segundo o Consenso de Bronquiolite (2000), é o decúbito dorsal, com a cabeceira a 30° de elevação, e com a cabeça em ligeira extensão (Figura 2). No Hospital da Criança (HNSL), todas as crianças com diagnóstico de bronquiolite são deixa-

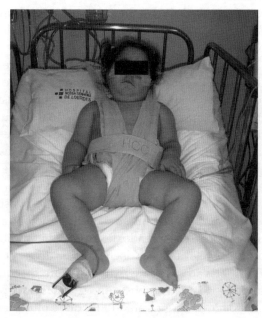

**Figura 2** Posicionamento ideal na BVA.[3]

das em decúbito dorsal, a 30°, com o auxílio de macacão antirrefluxo, pois esse posicionamento, além de aumentar discretamente o grau de contração do esfíncter esofágico, evitando os episódios de refluxo, aumenta a pressão intra-abdominal de modo suficiente para diminuir a área de aposição do diafragma e, com isso, otimizar sua contração. Quando isso é eficaz, consegue-se então melhor incursão diafragmática, ou seja, é possível aumentar o volume corrente e até a própria capacidade residual funcional.

Assim, minimizam-se as áreas de *shunt* intrapulmonar e, consequentemente, o quadro de hipoxemia. Com a diminuição da hipoxemia, o trabalho respiratório é reduzido e, por isso, há menor consumo de oxigênio, o que evita exacerbação do trabalho imposto ao miocárdio.

## EVOLUÇÃO DO TRATAMENTO FISIOTERAPÊUTICO

De forma geral, o tratamento clínico envolve a adoção de decúbito elevado, preferencialmente ventral; hidratação; umidificação das vias aéreas; administração de broncodilatadores e de mucolíticos. Em determinados serviços, administram-se corticoides e antibióticos. Além disso, quando há internação das crianças nos hospitais, são realizados aerossolterapia, oxigenoterapia e, quando necessário, assistência ventilatória não invasiva (VNI) ou invasiva (VI).

A evolução clínica é, em grande parte, favorável, e os sinais de obstrução duram, em geral, de 10 a 14 dias. Uma tosse residual pode persistir por mais tempo. O risco de desconforto respiratório grave é mais marcante em bebês cuja doença não se resolve em até 6 semanas. A resolução espontânea é eventual, mas geralmente é mais frequente a duração de 3 a 4 semanas para que passe a fase aguda e para que se possa ter a atividade mucociliar restabelecida de forma eficaz.

A atuação do fisioterapeuta, nos casos de crianças com BVA, tem sido cada vez mais requisitada e cabe a ele modular suas técnicas em razão das diferentes formas de evolução da doença. A avaliação inicial deverá abranger questões como idade e peso da criança, os antecedentes respiratórios, a forma como a doença se iniciou, ocorrência de vômitos e de tosse, episódios de inapetência, tratamento médico e farmacológico. Além disso, é de suma importância a realização de um exame completo, com a observação dos sinais de insuficiência respiratória, existência de refluxo ou vômitos, eficácia e padrão de tosse apresentada pela criança. A existência de fatores como anormalidades respiratórias preexistentes, desequilíbrio imunitário e tabagismo passivo, por exemplo, que favoreçam o surgimento de bronquiolite, é discutível.

O grau de obstrução também deve ser avaliado, bem como a própria ausculta pulmonar, pois serão os principais parâmetros que guiarão a conduta fisioterapêutica. Ainda, pode-se testar o grau de fadiga da musculatura respiratória do bebê, utilizando-se a manobra de estimulação da tosse (estimulação digital da fúrcula esternal) (Figura 3). Assim, pode-se observar se a tosse é eficaz ou não, mas principalmente se a fadiga da musculatura respiratória é decorrente do acúmulo de secreção e da tosse ineficaz. De acordo com o quadro de hipersecreção pulmonar, deve-se intervir para promoção da higiene brônquica, com consequente redução do trabalho respiratório e minimização da fadiga muscular.

É de extrema importância verificar se a criança não se encontra em franca insuficiência respiratória, com grave comprometimento pulmonar, além de hiperinsuflação pulmonar à avaliação da radiografia de tórax. Geralmente, essa é a fase aguda da doença, em que há exacerbação do processo inflamatório. Nessa etapa, a atuação da fisioterapia tem sido questionada por alguns autores. Segundo eles, a contraindicação de fisioterapia respiratória seria justificada

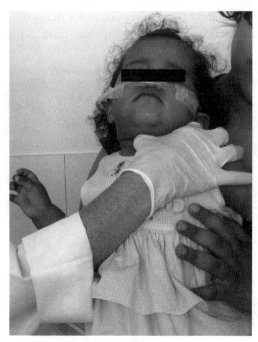

**Figura 3** Manobra de estimulação da tosse.

porque a criança encontra-se sob condições ventilatórias precárias pela dificuldade extrema de manter um volume corrente de ar adequado e, ao mesmo tempo, pelo quadro obstrutivo, não conseguindo exalar aquele volume de gás aprisionado nos pulmões, provocando a hiperdistensão. Os músculos respiratórios estão sob ação máxima, com expiração prolongada e retificação diafragmática, além de os bebês estarem sob alto risco de adquirir uma infecção respiratória.

## MANOBRAS DE DESOBSTRUÇÃO BRÔNQUICA

Em relação à eleição das manobras fisioterapêuticas, estudos demonstram que a aceleração de fluxo expiratório tem sido de grande valia no tratamento da BVA. Com a correta execução da manobra, é possível assegurar as trocas gasosas, não se esquecendo de realizar a aceleração de fluxo expiratório de forma um pouco mais lenta do que a habitual, para evitar o fechamento dos bronquíolos terminais. Na verdade, deve haver uma adaptação da força que está sendo aplicada pela mão do fisioterapeuta sobre a resistência que o tórax está impondo. Em razão do quadro hipersecretivo apresentado pelos bebês com essa doença, pode-se dizer que as manobras de desobstrução brônquica são as mais importantes nesse momento.

Desse modo, qualquer manobra capaz de provocar a tosse, mobilizando as secreções, já teria valor. Hoje já se sabe que a simples compressão associada à vibração de um dos pulmões pelas mãos do fisioterapeuta (Figura 4) já é suficiente para acionar a tosse. Após a mobilização das secreções, deve-se proceder à aspiração das secreções, evitando novos episódios de obstrução nasal. Assim, é possível inclusive minimizar o reflexo nauseante que é frequente nas crianças que deglutem as secreções brônquicas.

Vale lembrar que as crianças com bronquiolite desenvolvem um aumento das secreções brônquicas, o que caracteriza um quadro de obstrução grave em grande parte dos casos. A aceleração de fluxo expiratório (AFE) é uma manobra que traz resultados bastante rápidos e é realizada sempre de acordo com a resistência torácica e com o volume de fechamento das vias aéreas (Figura 5). A tosse deve acompanhar essas manobras e pode estar associada a outras, tais como o acionamento da tosse com o bloqueio simultâneo das cúpulas diafragmáticas, na fase inspiratória.

Rotineiramente, deve-se avaliar a evolução do quadro clínico da criança; a eficácia da terapia que está sendo empregada pode ser avaliada conforme a diminuição da resistência pulmonar, bem como a minimização dos estertores crepitantes e do quadro de sibilância. Com a melhora clínica, há também uma redução dos sinais clínicos indicativos de tosse noturna e inapetência. Durante essa etapa de recuperação, sugere-se otimizar a umidificação das vias aéreas, para manutenção da fluidificação do muco, e a adoção da posição prona com elevação do decúbito.

Enquanto a BVA é resolvida, é muito importante o acompanhamento fisioterapêutico diário. A prescrição de fisioterapia respiratória na fase aguda da doença, como já citado anteriormente, tem sido questionada por alguns autores que acreditam no aumento da hipoxemia pela possível agitação apresentada pelos

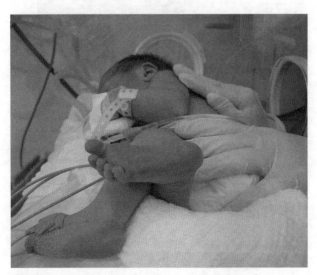

**Figura 4** Manobra de vibrocompressão unilateral.

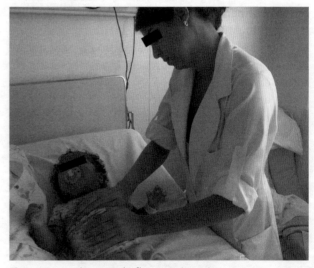

**Figura 5** Aceleração de fluxo expiratório.

bebês durante o atendimento fisioterapêutico. Na verdade, a escola europeia crê que, em razão da fisiopatologia dessa doença, a atuação do fisioterapeuta seja indiscutível, pois isso acelera a resolução clínica, minimiza o tempo de internação hospitalar e evita a necessidade de suporte ventilatório e a instalação de morbidades associadas.

Contudo, a escola americana não indica a realização de fisioterapia respiratória na fase aguda da doença uma vez que as manobras de desobstrução brônquica, especialmente a tapotagem (Figura 6), provocam um quadro de agitação psicomotora capaz de gerar essa irritabilidade intensa na criança, com consequente aumento da hipoxemia. Entretanto, ainda verifica-se que a tapotagem, quando realizada de forma correta, com vigor e ritmo, acalma a criança, o que acaba permitindo o manuseio sem restrições.

Assim, fica claro que há grande necessidade de se realizar estudos que comprovem a eficácia e a segurança da realização da fisioterapia respiratória no tratamento de crianças que apresentam BVA; não se esquecendo de avaliar a validade dos trabalhos já realizados, considerando-se a metodologia empregada e a casuística adotada. Dessa forma, pode-se realizar a fisioterapia respiratória com pleno embasamento científico, lembrando-se de que a avaliação clínica da criança a ser manipulada já proporciona indícios de quais manobras podem ou não ser empregadas em cada caso.

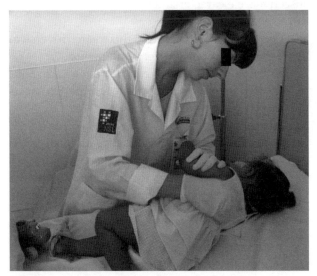

**Figura 6**  Manobra de tapotagem.

## REFERÊNCIAS BIBLIOGRÁFICAS

1. Shay DK, et al. Bronchiolitis – associated hospitalizations among US children, 1980-1996. JAMA 1999;282:1440-6.
2. Krilov LR. Respiratory syncytial virus infection. J Pediatr 1999, 135:s1-s50.
3. Conference de consensus sur la prise en charge de la bronchiolite du nourisson. Arch Pediatr 2001;8:1-196.
4. Bancalari M, et al. Ventilación mecánica en recién nacidos con infección respiratoria aguda baja por virus respiratorio sincicial. Rev Chil Pediatr 2000;71:3.
5. Bar-On M, Zanga J. Bronchiolitis. Primary Care 1996; 23:805-16.
6. Bont L, et al. Monocyte IL-10 production during respiratory syncytial virus bronchiolitis is associated with recurrent wheezing in a one-year follow-up study. Am J Respir Crit Care Med 2000;161:1518-23.
7. Cabezas B, Toro C, Boza M. Enfermidades respiratorias crónicas y recurrentes de la infancia y la niñes en un hospital general. Rev Chil Pediatr 1997;68:175-81.
8. Carballal G, et al. Multicentered study of viral acute lower respiratory infections in children from four cities of Argentina, 1993–1994. J Med Virol 2001;64:167-74.
9. Cardoso M, et. al. Diagnosis and prognosis of wheezing disorders in young children in the city of São Paulo, Southeast Brazil. Acta Paediatr 2000;89:1484-9.
10. Carvalho WB, Jimenez HJ, Sasbon JS. Ventilación pulmonar mecánica en pediatría. São Paulo: Atheneu Hipânica, 2001.
11. Goldsmith JP, Karotkin EH (eds.). Assisted ventilation of the neonate. 3.ed. Philadelphia: WB Saunders; 1996.
12. Hall C. Respiratory syncytial virus and parainfluenza virus. N Engl J Med 2001;344:1917-28.
13. Kneyber MCJ, et al. Long-term effects of respiratory syncytial virus (RSV) bronchiolitis in infants and young children: a quantitative review. Acta Paediatr 2000;89:654-60.
14. Long C, et al. Long-term follow-up of children hospitalized with respiratory syncytial virus lower respiratory tract infection and randomly treated with ribavirin or placebo. The Pediatr Infect Dis J 1997;16:1023-7.
15. Mayberry J, et al. Thoracic manifestations of systemic autoimune diseases: radiographic and high-resolution CT findings. Scientific Exhibit 2000;20:1623-35.
16. Perlstein P, et al. Evaluation of an evidence based guideline for bronchiolitis. Pediatrics 1999;104:1334-41.
17. Pryor JA, Webber BA. Fisioterapia para problemas respiratórios e cardíacos. 2.ed. Rio de Janeiro: Guanabara Koogan; 2002.
18. Sorum P. Réflections sur la pédiatrie en France et aux États-Unis: un appel aux études comparées. European Journal of Psychological Assessment 2001;8:465-8.
19. Vinçon C, Fausser C. Kinesithérapie respiratoire em pédiatrié: prematurité au petit enfant. Paris: Masson, 1989.
20. Woensel JBM, et al. Respiratory tract infections caused by respiratory syncytial virus in children. Minerva Pediatr 2001; 53:99-106.

# 45

# ASMA EM PEDIATRIA

JOSÉ OLIVA PROENÇA FILHO

A asma é a doença crônica mais frequente em crianças. Cerca de 80% das crianças asmáticas desenvolvem os primeiros sintomas antes dos cinco anos de idade. Apesar dos avanços no conhecimento da fisiopatologia e da terapêutica específica, a gravidade da asma parece estar aumentando. Nos EUA, a mortalidade em crianças de 5 a 14 anos praticamente dobrou de 1980 a 1993.[1,2] Há várias explicações para o crescimento da taxa de mortalidade, como poluição ambiental, complicações cardíacas decorrentes do aumento do uso da terapia inalatória com β-agonistas e subestimação da gravidade do ataque pelo paciente ou parentes, o que ocasiona retardo na procura de ajuda e tratamento médico inadequado. De fato, as evidências apontam para medicação inadequada, particularmente a subutilização de corticoide e a falta de reconhecimento da gravidade do ataque, como os fatores mais importantes.[3]

Aproximadamente dois milhões de pessoas visitam anualmente o departamento de emergência por asma; entre elas 47,8% são crianças e adolescentes menores de 18 anos.[4] Williams,[4] em um estudo realizado entre 1970 e 1987, constatou um aumento no número de pacientes entubados que receberam ventilação pulmonar mecânica. O fator responsável por esse aumento permanece desconhecido. A mortalidade de pacientes asmáticos que recebem ventilação mecânica ainda permanece alta.[5,6]

No Brasil, os estudos epidemiológicos referentes à asma são poucos e a verdadeira dimensão da doença nas diferentes regiões do país é desconhecida. Anualmente, ocorrem cerca de 350 mil internações por asma no Brasil, constituindo a quarta causa de hospitalização pelo SUS (2,3% do total) e a terceira causa entre crianças e adultos jovens.

Também se nota essa mesma tendência de aumento de hospitalização por asma (principalmente em crianças menores de 5 anos), com o agravante de que 70% dos óbitos por asma ocorrem durante a hospitalização e a maioria não recebe tratamento intensivo.[7] Isso torna imperativo o melhor reconhecimento da gravidade da doença junto a um tratamento mais agressivo da crise na emergência, além do tratamento de manutenção apropriado e da orientação adequada ao paciente.

## CONCEITO E CLASSIFICAÇÃO

A asma é definida como uma doença inflamatória crônica das vias aéreas, que afeta indivíduos suscetíveis e é caracterizada por:

1. Obstrução intermitente ao fluxo aéreo reversível espontaneamente ou com tratamento.
2. Inflamação das vias aéreas, na qual muitas células têm um papel importante, em particular os mastócitos e os eosinófilos.
3. Aumento da reatividade das vias aéreas a uma variedade de estímulos – hiper-reatividade brônquica.
4. Episódios recorrentes de sibilância, dispneia, aperto no peito e tosse, particularmente à noite e pela manhã, ao acordar.

A asma aguda na criança pode ser classificada segundo a intensidade da crise em leve ou moderada, grave e muito grave (Tabela 1). Estado de mal asmático é a condição de um paciente em insuficiência respiratória progressiva por causa da asma, que não

**Tabela 1** Classificação da intensidade da crise de asma aguda* na criança

| | Leve/moderada | Grave | Muito grave |
| --- | --- | --- | --- |
| Dispneia | Ausente ou leve | Moderada | Grave |
| | Fala frases completas | Fala frases incompletas | Fala frases curtas |
| | Deambula | Lactente: choro curto, dificuldade para se alimentar | Posição semissentada |
| | | | Maior dificuldade para se alimentar |
| Consciência | Normal | Normal ou excitada | Excitada ou deprimida |
| Frequência respiratória** | Aumentada | Aumentada | Aumentada ou diminuída |
| Musculatura acessória | Leve ou nenhuma retração intercostal | Moderadas retrações: – subcostais – esternoclidomastóideo | Retrações intensas ou em declínio |
| Ausculta | Sibilos no final da inspiração | Sibilos inspiratórios e expiratórios | Murmúrio inaudível |
| | | | Pobre entrada de ar |
| PFE (previsto) | > 50% | 30-50% | < 30% |
| $SaO_2$ (ar ambiente) | > 95% | 91-95% | ≤ 90% |
| $PaO_2$ (ar ambiente) | > 60 mmHg | ≤ 60 mmHg | < 60 mmHg |
| $PaCO_2$ (ar ambiente) | < 40 mmHg | ≤ 40 mmHg | > 45 mmHg |

\* A presença de vários parâmetros, mas não necessariamente todos, indica a classificação da crise.

\*\* Frequência respiratória em crianças normais: até 2 meses: < 60 mov/min; 2-12 meses: < 50 mov/min; 1-5 anos: < 40 mov/min; 6-8 anos: < 30 mov/min.

responde às doses iniciais de broncodilatadores por via inalatória.

Os asmáticos graves são a minoria, mas representam a maior parcela em utilização de recursos. A vantagem na asma aguda grave é que o diagnóstico é aparente, na maioria das vezes, e o tratamento é imediato. A gravidade do quadro é evidenciada por hiperinsuflação torácica, uso da musculatura acessória e retrações intercostais. A maioria dos pacientes é taquicárdica, com sibilos difusos, e apresenta hiperventilação. Quando o tórax é silencioso, a hipoventilação está presente e a catástrofe é iminente, por exemplo, o paciente pode desenvolver parada cardiorrespiratória se medidas terapêuticas urgentes não forem tomadas.

Principalmente no lactente com menos de 1 ano de idade com síndrome do "bebê chiador", o diagnóstico já não é tão evidente; outras doenças, como bronquiolite, hiper-reatividade brônquica pós-bronquiolite, síndrome aspirativa eventual ou habitual e displasia broncopulmonar, podem ser responsáveis por um quadro respiratório que simula um ataque de asma aguda grave. O problema do diagnóstico errôneo é que as medidas terapêuticas usadas na crise asmática nem sempre são benéficas para os pacientes com essas doenças.

Pacientes que não conseguem reverter os sintomas com o uso de broncodilatadores e corticosteroides e, subsequentemente, requerem internação na unidade de terapia intensiva (UTI) representam um grupo com asma quase fatal.[8] Eles são asmáticos mal controlados que possuem risco para o desenvolvimento de novos episódios de asma quase fatal e morte súbita. Numerosos estudos têm tentado identificar fatores comuns a esses pacientes. Eles identificaram os seguintes fatores de risco: história de um episódio de asma quase fatal, admissão prévia em unidade de cuidados intensivos, $PaCO_2 > 45$ mmHg, ventilação mecânica, aumento no uso de $\beta_2$-adrenérgico, falta de percepção da gravidade da doença e tratamento de manutenção inadequado.

Pacientes com história de internações anteriores em UTI e aqueles que necessitaram de suporte ventilatório mecânico apresentam maior risco de evolução fatal.[9]

Por fim, há um pequeno subgrupo de pacientes considerados portadores de asma leve que apresentam subitamente um quadro de obstrução grave das vias aéreas de início agudo – também conhecido como asma aguda asfixiante – sem necessariamente uma história anterior de episódios de asma quase fatal.[10] Isso pode resultar em parada cardiorrespiratória na sala de emergência ou no domicílio antes da procura por atendimento médico. Se a circulação espontânea é restabelecida, esses pacientes necessitam de entubação e ventilação mecânica, caracteristicamente por curtos períodos e com pressões inspiratórias mais baixas do que as normalmente vistas no estado de mal asmático grave.

Adolescentes do sexo masculino, pouco condescendentes com a medicação, são, particularmente, um grupo de risco.

## FISIOPATOLOGIA

O conhecimento das alterações fisiopatológicas que ocorrem no paciente com asma aguda grave é importante para otimizar o tratamento que reverterá uma doença que pode se tornar rapidamente fatal. Como mencionado, a asma é caracterizada por uma obstrução difusa e reversível das vias aéreas inferiores, causada por inflamação e edema das vias aéreas, espasmo da musculatura lisa dos brônquios e dos bronquíolos e tampões mucosos.

Um dos mais importantes avanços nas últimas décadas tem sido o reconhecimento da asma como doença inflamatória. Infiltrados submucosos de linfócitos e eosinófilos vistos nas biópsias de traqueia e brônquio de pacientes asmáticos parecem correlacionar-se com a gravidade da doença.[11,12] Mastócitos, linfócitos T e células epiteliais são ativados e produzem citocinas pró-inflamatórias. Mediadores como histamina, leucotrienos, fator ativador plaquetário e outros são achados nas vias aéreas e na circulação sistêmica em concentrações aumentadas. Além das alterações inflamatórias, a destruição epitelial torna as vias aéreas dos pacientes asmáticos hiperirritáveis.

A via aérea cronicamente inflamada e hiperirritável é suscetível à obstrução aguda desencadeada por fatores como exposição a alérgenos, infecções do trato respiratório, irritantes ambientais (incluindo fumaça de cigarro), exercício, estresse emocional e drogas.

Além disso, a inflamação causa hipertrofia e estimulação de glândulas mucosas, levando à hipersecreção, com formação de tampões mucosos. O reconhecimento do papel da inflamação na asma aguda grave e da necessidade da administração precoce de corticosteroides para suprimir o processo inflamató-

rio de base é muito importante; os broncodilatadores podem salvar a vida do paciente por aliviarem a broncoconstrição, mas não combatem o problema primário subjacente: a inflamação.

A obstrução grave das vias aéreas no ataque de asma aguda grave afeta a mecânica pulmonar, resultando em um dramático aumento no trabalho da respiração dos pacientes que usam seus músculos acessórios para sobrepujar a resistência ao fluxo de ar. Na asma aguda grave, as pressões transpulmonares > 50 $cmH_2O$ não são incomuns. A expiração torna-se ativa mais do que passiva, com taxas de fluxo baixas e tempos expiratórios progressivamente mais prolongados. O paciente respira em volumes pulmonares progressivamente mais elevados para facilitar o fluxo de gás expiratório, resultando no desenvolvimento de hiperinsuflação dinâmica e retenção de gás.

Se a obstrução da via aérea não é aliviada, o enorme aumento no trabalho dos músculos respiratórios eventualmente resultará em fadiga e rápida descompensação. O grau de obstrução das vias aéreas pode ser medido por espirometria na criança que coopera, geralmente com idade $\geq$ 5 anos. Um pico de fluxo expiratório (PFE) de 50% a 80% do esperado é comum na asma moderada, enquanto nos quadros obstrutivos graves encontram-se geralmente níveis < 50% do esperado.[13]

Há também efeitos adversos significantes sobre os sistemas cardiovascular e pulmonar durante uma crise de asma aguda grave. Alterações importantes no volume pulmonar e na pressão pleural afetam a função tanto do ventrículo esquerdo como do direito. A criança respirando espontaneamente com asma grave tem pressões intrapleurais negativas durante quase todo o ciclo respiratório, com picos de pressões inspiratórias tão baixos quanto –35 $cmH_2O$ durante as crises graves. A pressão pleural média torna-se gradativamente mais negativa com o aumento da gravidade do ataque de asma.[14] A pressão intrapleural negativa causa aumento da pós-carga do ventrículo esquerdo e favorece a filtração transcapilar de líquido para o interior do pulmão, aumentando o risco de edema pulmonar. A hiperidratação nesse cenário aumentará a pressão hidrostática microvascular e, posteriormente, favorecerá o desenvolvimento de edema pulmonar.

A pós-carga do ventrículo direito será aumentada secundariamente por causa da vasoconstrição pulmonar hipóxica, da acidose e do volume pulmonar elevado. A interação cardiopulmonar durante uma crise de asma pode ser detectada clinicamente por um aumento no pulso paradoxal. Esse termo, realmente inapropriado, descreve uma queda exagerada da pressão arterial que normalmente ocorre durante a inspiração (em geral ≤ 5 mmHg, mas ≥ 10 mmHg no pulso paradoxal).

O pulso paradoxal é o resultado de uma expressiva queda no débito cardíaco do ventrículo esquerdo, resultante da diminuição do retorno venoso atrial esquerdo causada pelo aumento na capacitância do leito vascular pulmonar e na pós-carga do ventrículo esquerdo, que por sua vez, decorrente das pressões pleurais negativas. Na asma aguda grave, o pulso paradoxal geralmente é > 20 mmHg.

Em relação às trocas gasosas, uma redução na $PaCO_2 < 35$ mmHg é vista na fase inicial da asma aguda, associada a um período de hiperventilação. A $PaCO_2$ aumenta quando a obstrução da via aérea piora, e qualquer elevação da $PaCO_2 > 40$ mmHg indica que a fadiga do músculo respiratório está se desenvolvendo e deve servir como um sinal de alerta. A hipoxemia significante é incomum mesmo na asma grave, e sua presença deve alertar o médico para o fato de que pode haver colapso pulmonar decorrente de uma obstrução da via aérea por rolha ou a presença de um pneumotórax.

Estudos têm mostrado que existem anormalidades importantes na relação ventilação/perfusão associadas com diminuição da ventilação alveolar, enquanto a perfusão é mantida. Esse desequilíbrio na relação ventilação/perfusão pode piorar temporariamente com o uso da terapia com β-agonistas, a qual aumenta a perfusão para áreas hipoventiladas por causa de seu efeito vasodilatador.

Uma variedade de anormalidades no equilíbrio acidobásico também é vista. A mais comum é a alcalose respiratória inicial causada pela hiperventilação. Quando a obstrução da via aérea piora, tanto a acidose metabólica como a acidose mista (metabólica e respiratória) são achados comuns.[15]

Acidose láctica também pode se desenvolver associada à obstrução grave da via aérea; isso ocorre pela produção aumentada de lactato pelos músculos respiratórios e pela hipóxia tecidual. Embora essas anormalidades sejam frequentemente encontradas na asma aguda grave, poucos estudos demonstraram a relação entre as anormalidades no equilíbrio acidobásico e nas trocas gasosas e a gravidade da obstrução da via aérea, levando à necessidade de ventilação pulmonar mecânica.

# ASSISTÊNCIA VENTILATÓRIA NA ASMA

JOSÉ OLIVA PROENÇA FILHO

As crises de asma aguda grave são responsáveis por alterações importantes na função pulmonar, embora sejam, em geral, prontamente aliviadas pelos broncodilatadores e corticosteroides. Ocasionalmente, a obstrução brônquica não é aliviada mesmo após o uso de outras drogas, como os anticolinérgicos e o sulfato de magnésio, e os pacientes evoluem para insuficiência respiratória com o desenvolvimento de hipoxemia e hipercapnia. Nessas situações que ameaçam a vida, refratárias à intervenção farmacológica, a indicação de ventilação pulmonar mecânica por pressão positiva deve ser avaliada. Não existem marcadores claramente definidos para a necessidade de ventilação mecânica, e a decisão é usualmente baseada em um julgamento clínico de aumento da fadiga muscular.

Alguns estudos apresentaram resultados favoráveis ao uso de ventilação mecânica não invasiva (VMNI) no tratamento da insuficiência respiratória aguda,[16,17] principalmente para evitar a entubação e a ventilação pulmonar mecânica invasiva – que estão associadas a taxas elevadas de morbidade e mortalidade no paciente asmático.

## VENTILAÇÃO MECÂNICA NÃO INVASIVA

O termo ventilação mecânica não invasiva refere-se a vários métodos de suporte respiratório para pacientes com insuficiência respiratória, sem a necessidade de cânula endotraqueal. Enquanto numerosos trabalhos publicados sustentam seu uso em pacientes adultos com insuficiência respiratória aguda, sua utilidade em pacientes pediátricos ainda não está bem estabelecida.[18] As principais vantagens da VMNI por pressão positiva, quando comparada com a ventilação mecânica invasiva (VMI) convencional, incluem: melhora do conforto do paciente, diminuição da necessidade de sedação, manutenção das defesas das vias aéreas e diminuição da necessidade de entubação e VMI. Portanto, evita as complicações relacionadas à entubação e à VMI.

As limitações ao seu uso no paciente pediátrico incluem: a necessidade de cooperação e de interfaces (máscaras e *prong* nasal) e aparelhos adequados, principalmente para crianças < 4 anos de idade. Os mecanismos responsáveis pelos efeitos benéficos da VMNI por pressão positiva não são totalmente claros. Sabe-se que ela reduz o trabalho respiratório e facilita o repouso e a recuperação precoce dos músculos respiratórios.

Outros mecanismos possíveis incluem o aumento da liberação de oxigênio para os músculos respiratórios e o miocárdio. A VMNI por pressão positiva deve ser contraindicada em pacientes hemodinamicamente instáveis, com arritmias cardíacas ou com alto risco de aspiração.

A VMNI por pressão positiva (BiPAP) pode ser efetiva em reverter a insuficiência respiratória em pacientes asmáticos refratários à intervenção farmacológica, se indicada precocemente. Em adultos com hipoxemia grave associada com estado de mal asmático, a VMNI administrada via máscara facial (engloba o nariz e a boca) com pressões relativamente baixas resultou em rápida melhora nas trocas gasosas.[19] Além disso, a incidência de entubação endotraqueal foi relativamente baixa nesse estudo não controlado. Teague et al.[20] revisaram o tratamento com VMNI em 26 crianças asmáticas com complicação por insuficiência respiratória hipoxêmica.

Em 19 das 26 crianças, o tratamento com VMNI com pressão positiva melhorou rapidamente a oxigenação e reduziu o desconforto cardiorrespiratório. O resultado desse estudo não foi tão favorável como aqueles reportados para adultos, com asma aguda grave, tratados com VMNI por Meduri et al.[19] Teague et al.[20] usaram como interfaces apenas máscaras nasais para administrar a VMNI por pressão positiva, enquanto Meduri et al.[19] utilizaram máscaras faciais.

As máscaras faciais diminuem a magnitude do escape de gás pela cavidade oral durante a VMNI, possivelmente por causa da incidência de entubação endotraqueal relativamente mais baixa constatada no trabalho de Meduri et al.[19] Apesar de os trabalhos de Meduri et al.[19] e Teague et al.[20] mostrarem a utilidade do tratamento com VMNI na asma aguda grave, ainda faltam estudos randomizados. Os autores têm tido sucesso no uso de VMNI com doses baixas de cetamina – uma droga sedativa com efeitos broncodilatadores – na reversão da insuficiência respiratória, em crises de asma aguda grave, evitando a entubação endotraqueal e a ventilação mecânica invasiva.

As crianças acima dos quatro anos de idade com insuficiência respiratória aguda associada à asma aguda grave são as que apresentam resultados mais promissores com o uso da VMNI. Redução no trabalho inspiratório da respiração, prevenção da atelectasia, melhora da depuração das secreções da via aérea e também fornecimento de broncodilatadores por via inalatória são os prováveis benefícios do tratamento.

Na maioria das vezes, a VMNI por pressão positiva é administrada ao paciente pediátrico através de uma interface, geralmente uma máscara nasal, e de um aparelho que forneça ventilações mecânicas sincronizadas com o esforço inspiratório e limitadas à pressão. A pressão de suporte geralmente é o modo mais utilizado. Deve-se iniciar a VMNI com pressões relativamente baixas, que devem ser aumentadas gradativamente (2 cmH$_2$O de cada vez), conforme a necessidade.

Esse início gradual é importante para que os pacientes tolerem mais facilmente a ventilação não invasiva e se sintam mais confortáveis – pressão aérea positiva inspiratória (IPAP) de 6 a 8 cmH$_2$O e pressão aérea positiva expiratória (EPAP) de 2 a 4 cmH$_2$O, com diferencial mínimo de 2 a 4 cmH$_2$O). No estado de mal asmático, a IPAP (pressão aérea positiva inspiratória) varia, conforme a necessidade, geralmente de 8 a 20 cmH$_2$O, e a EPAP de 2 a 6 cmH$_2$O. Usual-

mente, nos pacientes que se beneficiam da VMNI, a melhora da insuficiência respiratória ocorre, em média, em duas horas; quando isso não acontece, a entubação endotraqueal e a ventilação mecânica invasiva podem ser necessárias.

## VENTILAÇÃO MECÂNICA INVASIVA

Nos pacientes em estado de mal asmático grave, admitidos na UTI, que não respondem à terapêutica farmacológica e à VMNI e pioram da insuficiência respiratória, a entubação e a VMI podem ser necessárias. Não há marcadores claramente definidos para a necessidade dessa intervenção, e a decisão é geralmente fundamentada em um julgamento clínico de piora da insuficiência respiratória.

A ventilação mecânica em pacientes com obstrução das vias aéreas pode estar associada a elevadas taxas de morbidade e mortalidade.

A decisão de entubar uma criança asmática deve ser bem pensada e evitada, se possível. A entubação traqueal pode agravar o broncoespasmo, e a ventilação invasiva com pressão positiva aumenta, de forma significativa, o risco de barotrauma e depressão circulatória.[21] Com o advento da terapia inalatória mais agressiva com β-agonistas, menos de 1% das crianças admitidas no hospital e 5% a 10% das admitidas na UTI pediátrica exigem entubação. As indicações absolutas de entubação incluem parada respiratória e cardíaca, hipóxia grave, bem como rápida deterioração no nível de consciência da criança.

Exaustão progressiva constitui indicação relativa. A decisão de entubar não deve depender da análise dos gases arteriais. Alguns pacientes asmáticos com hipercapnia podem ser tratados com sucesso sem ventilação mecânica, enquanto um paciente asmático exausto pode necessitar de entubação independentemente da presença ou da ausência de hipercapnia.

A entubação de um paciente com asma aguda grave é um desafio significante para o médico intensivista. A criança deve ser pré-oxigenada com oxigênio a 100%, a orofaringe deve ser aspirada para a retirada de secreções, e o estômago, descomprimido via sonda nasogástrica. Precisa também ser pré-medicada com um sedativo ou anestésico, seguido por atropina e um relaxante muscular de ação rápida. A cetamina, 2 mg/kg, EV, por causa de sua ação broncodilatadora, suplementada com um benzodiazepínico (em geral, o midazolam, 0,05 a 0,2 mg/kg, EV) para reduzir o risco de alucinações, é o agente de indução preferido em pacientes com asma grave.

O rocurônio, na dose de 0,6 a 1,2 mg/kg, por seu curto início de ação (30 a 60 segundos) e ausência de efeitos hemodinâmicos, é o relaxante muscular não despolarizante preferido na entubação de crianças asmáticas. Uma cânula endotraqueal com o maior diâmetro possível ou com *cuff* é recomendada para minimizar o escape de ar com o provável uso de altas pressões inspiratórias.

Após a pré-oxigenação, a rápida sequência de entubação (pré-oxigenação da respiração espontânea do paciente, administração da pré-medicação e relaxante muscular, enquanto se aplica pressão na cricoide, seguida por entubação) é feita via rota orotraqueal, que possibilita a introdução de cânula com maior diâmetro pelo médico mais experiente disponível. O fluxo de ar expiratório gravemente obstruído da criança asmática necessita de um tempo expiratório extremamente longo. Portanto, após a entubação, deve-se ter o cuidado de não hiperventilar manualmente, procedimento comum após muitas entubações de emergência.

A diminuição da saturação, após a colocação da cânula endotraqueal, pode ser causada mais pela diminuição do débito cardíaco, por causa da retenção de gás e das altas pressões no interior do tórax, do que pela ventilação inadequada. Acentuada hipotensão não é incomum após o procedimento de entubação em crianças asmáticas e, frequentemente, é resultado de hiperinsuflação com diminuição do retorno venoso para o coração, intensificada pelos efeitos vasodilatadores e depressores de miocárdio dos sedativos e dos relaxantes musculares.

A hipotensão deve melhorar com administração de volume e a diminuição da frequência respiratória. A contribuição da hiperinsuflação na hipotensão pode ser avaliada pela observação da resposta da pressão arterial à repentina redução da frequência respiratória ou ao período de apneia. Em alguns pacientes em estado de mal asmático grave, a pressão manual sobre a caixa torácica durante a expiração pode ser necessária para evitar maciça hiperinsuflação. Se a hipotensão ou a hipoxemia não respondem rapidamente à infusão de líquidos e à alteração nos parâmetros da ventilação mecânica, um pneumotórax hipertensivo deve ser considerado.

O objetivo da ventilação mecânica no estado de mal asmático é duplo: fornecer suficiente troca gasosa até que a obstrução da via aérea seja revertida e minimizar as complicações associadas com tal suporte.

A escolha correta das variáveis da ventilação mecânica na asma aguda grave deve levar em conta as alterações fisiopatológicas que ocorrem no interior do pulmão. Acentuado aumento na resistência das vias aéreas e constante de tempo prolongada são aspectos característicos da mecânica respiratória na asma. A constante de tempo é o produto da complacência estática e da resistência e reflete o tempo necessário para ocorrer o equilíbrio entre as pressões da via aérea proximal e do alvéolo.

A asma é uma doença predominantemente obstrutiva da via aérea caracterizada por uma constante de tempo longa, necessitando de um tempo relativamente prolongado para as pressões da via aérea proximal e dos alvéolos se aproximarem durante a inspiração e a expiração. A constante de tempo expiratória é bem mais prolongada do que a inspiratória por causa de maior aumento na resistência expiratória.

Ao contrário das desordens na complacência estática com constantes de tempo curtas, como a síndrome do desconforto respiratório agudo, que pode ser manuseada com frequências respiratórias relativamente rápidas, as desordens de resistência, como a asma, requerem frequências lentas para adequada ventilação. Insuficiente tempo inspiratório acarretará diminuição no volume corrente, enquanto exalação incompleta resultará em hiperinsuflação dinâmica e auto-PEEP.

A complacência dinâmica é muito influenciada pelas propriedades resistivas do pulmão ao fluxo. Em doenças com aumento da resistência da via aérea, a complacência dinâmica pode ser reduzida agudamente em frequências respiratórias mais altas quando ocorre aumento do fluxo de ar. As estratégias da ventilação mecânica para pacientes com asma devem incluir frequências respiratórias relativamente baixas com longos tempos expiratórios.

A instituição da ventilação por pressão positiva na criança asmática altera dramaticamente a dinâmica cardiocirculatória e respiratória. As pressões mudam de predominantemente negativas para positivas, podendo acarretar diminuição do retorno venoso e hipotensão. A ventilação por pressão positiva, especialmente quando ajuda a restaurar a normocapnia, pode aumentar a hiperinsuflação dinâmica bem além da capacidade pulmonar total. Como o grau de hiperinsuflação dinâmica correlaciona-se diretamente com o risco de barotrauma e hipotensão, a ventilação mecânica pode ser responsável pela maioria da morbidade observada na asma aguda grave.

Uma vez que a ventilação por pressão positiva é instituída, o grau de hiperinsuflação dinâmica correlaciona-se com o volume corrente, o tempo expiratório e o grau de obstrução ao fluxo de ar. A tentativa de atingir um $PaCO_2$ normal resultará provavelmente em uma pressão de platô (pico de pressão obtido ao final de 0,5 s de pausa no fim da inspiração) inaceitavelmente alta, aumentando o risco de barotrauma e hipotensão. Darioli e Perret[22] introduziram o conceito de hipoventilação controlada para pacientes adultos com asma, usando frequências respiratórias e volumes correntes mais baixos que o utilizado na ventilação tradicional, e constataram uma diminuição dramática na frequência de barotrauma e morte quando a compararam a controles históricos. Os autores usaram um volume corrente menor de 8 a 12 mL/kg na tentativa de limitar o pico de pressão inspiratória abaixo de 50 $cmH_2O$. Se esse limite não podia ser alcançado, eles reduziam ainda mais o volume corrente e permitiam o aumento do $PaCO_2$. Não houve mortes nessa série, apesar da hipercapnia e da acidose.

Esse conceito, com o passar do tempo, foi amplamente aceito e tem melhorado o prognóstico de pacientes asmáticos. A hipercapnia permissiva também tem sido relatada em crianças com asma, com bons resultados.[23,24]

A ótima estratégia para a ventilação mecânica na criança com estado de mal asmático ainda não está estabelecida. A ventilação controlada por volume continua sendo a abordagem tradicional, mas a ventilação controlada por pressão pode ser teoricamente mais vantajosa por permitir uma ventilação mais uniforme.[25] Na ventilação controlada por pressão, uma pressão aérea predeterminada é mantida durante todo o tempo inspiratório. O volume corrente fornecido depende da resistência da via aérea e da complacência dinâmica.

Na ventilação controlada por volume, um volume corrente pré-determinado é fornecido durante toda a fase inspiratória. O pico de pressão resultante é uma variável dependente determinada pela resistência aérea e pela complacência dinâmica. O volume corrente é fornecido com fluxo constante na tradicional ventilação controlada por volume. As vias aéreas relativamente menos obstruídas com constantes de tempo mais curtas receberão mais volume durante toda a inspiração quando comparadas com as vias aéreas mais obstruídas com constantes de tempo mais longas. Isso resultará em ventilação desigual, pico de pressão inspiratória mais alto e diminuição da complacência dinâmica. Tem sido sugerido que os modos controlados por pressão são mais adequados para a ventilação mecânica na asma.[25]

Nos modos controlados por pressão, por causa de uma pressão de insuflação constante, unidades pulmonares relativamente menos obstruídas com constantes de tempo mais curtas alcançaram a pressão de equilíbrio mais precocemente durante a inspiração, quando comparadas com áreas mais obstruídas. Portanto, unidades com constantes de tempo mais curtas atingiram seus volumes finais mais precocemente na inspiração, enquanto aquelas com constantes de tempo mais longas continuaram a receber um volume adicional na fase final da inspiração. Isso acarreta uma distribuição mais homogênea do gás inspirado, o fornecimento de um volume corrente maior para a mesma pressão de insuflação e a melhora da complacência dinâmica quando comparada com a ventilação controlada por volume.

A desvantagem da ventilação controlada por pressão é que o fornecimento do volume corrente sofrerá variação de acordo com a resistência do sistema respiratório. Como na asma, pode haver alterações potencialmente rápidas na resistência da via aérea, e o volume corrente recebido pelo paciente pode se alterar dramaticamente para o mesmo nível de pressão de insuflação. Isso necessitará de frequentes alterações no nível de pressão para acomodar as alterações na resistência de vias aéreas. A ventilação por pressão regulada por volume controlado (PRVC) pode ser mais vantajosa que a ventilação controlada por pressão, porque garante o volume corrente, regulando a pressão de insuflação de acordo com as alterações na complacência dinâmica.

Com a diminuição da ênfase sobre a normalização dos níveis de $PaCO_2$, a maioria dos médicos tem preferido as formas de ventilação limitadas à pressão como modo inicial. A pressão de suporte (PS), a pressão controlada (PC) e a PRVC são os modos mais usados na criança com asma. PS ou PRVC são modos iniciais de ventilação preferíveis na criança em estado de mal asmático. Há uma aceitação geral de que frequências respiratórias lentas (12 a 16 respirações/min para pacientes de 1 a 5 anos e 10 a 12 respirações/min em pacientes > 5 anos), picos de pressão inspiratória < 40 $cmH_2O$, volumes correntes baixos (6 a 10 mL/kg), tempos inspiratórios variando de 0,75 a 1,5 segundo, relação entre o tempo inspiratório e expiratório ao redor de 1:4 e PEEP de 4 $cmH_2O$ são os parâmetros mais adequados para iniciar a ventilação na criança com insuficiência respiratória associada à asma aguda grave.

Esses parâmetros de ventilação, com frequência, produzem hipoventilação, levando a um aumento da $PaCO_2$. Mesmo a acentuada hipercapnia é usualmente bem tolerada na criança na ausência de pressão intracraniana elevada e aceita-se geralmente um pH > 7,10, desde que a oxigenação seja adequada ($SaO_2$ > 90% com $FiO_2$ < 0,6).

O tempo expiratório adequado pode ser avaliado auscultando-se o término dos sibilos antes da próxima respiração (embora, em pacientes com asma aguda grave, os sibilos possam durar mais que 10 segundos), observando o retorno à linha de base da curva fluxo-tempo ou pelo aparecimento de platô na forma de onda da capnografia.

Inicialmente, essas metas podem ser difíceis de se atingir, mas, quando a obstrução ao fluxo de ar melhora, os traçados das curvas de fluxo-tempo e da capnografia tendem a normalizar. Assim, a diminuição nas pressões inspiratórias de pico e de platô indica melhora na dinâmica respiratória.

O uso de pressão positiva no fim da expiração (PEEP) no paciente asmático recebendo ventilação mecânica permanece controverso. Muitos autores não recomendam o uso da PEEP pelo fato de ela causar mais retenção de ar (isto é, auto-PEEP e hipotensão). Entretanto, níveis baixos de PEEP podem evitar o colapso dinâmico da via aérea na asma e diminuir o trabalho realizado para disparar a respiração espontânea em pacientes que estejam recebendo ventilação mecânica.

A aplicação externa de PEEP na criança asmática deve ser feita em um nível abaixo do auto-PEEP (70% do auto-PEEP), que pode ser determinado pelo método da pausa (2 segundos) no fim da expiração. Outra maneira de monitorar a aplicação de PEEP externa é realizá-la em pacientes com asma grave em ventilação mecânica com pressão de suporte ou pressão controlada. Deve-se manter um nível fixo de pressão de suporte ou pressão controlada, monitorar o volume corrente expiratório obtido e aumentar os níveis de PEEP em alíquotas de 2 $cmH_2O$ de cada vez.

Se houver aumento do volume corrente, está havendo melhora do quadro (provavelmente por broncodilatação mecânica). Deve-se manter o nível de PEEP com o qual se obteve o melhor volume corrente. Se houver diminuição do volume corrente ao se tentar aumentar os níveis de PEEP, está havendo retenção de gás e hiperinsuflação, devendo-se retornar aos níveis anteriores.

A criança com hipercapnia que recebe ventilação mecânica necessita de sedação para evitar a taquipneia e a falta de sincronia com o aparelho de ventilação mecânica. A infusão contínua de cetamina (0,2 a 2,5 mg/kg/h) associada com midazolam (1 a 6 µg/kg/min) é o esquema mais usado em pacientes asmáticos. A utilização de bloqueadores neuromusculares deve ser reservada para aqueles pacientes nos quais a ventilação adequada não pode ser alcançada com níveis aceitáveis de pressão inspiratória. A incidência de complicações neurológicas vistas em pacientes asmáticos recebendo ventilação mecânica pode possivelmente ser diminuída evitando-se o uso de bloqueadores neuromusculares. A fraqueza muscular grave e prolongada tem sido observada em adultos e crianças que recebem ventilação mecânica, corticosteroides e bloqueadores neuromusculares para asma grave.

Embora os bloqueadores neuromusculares tenham sido fortemente implicados, a exata etiologia para essa desordem ainda não é conhecida. Por isso, é desejável limitar a duração e a profundidade do bloqueio neuromuscular em pacientes asmáticos.

A necessidade de ventilação mecânica deve ser um sinal para aumentar o tratamento. O objetivo deve ser intensificar a terapia medicamentosa para encurtar o máximo possível o período de ventilação. Intensifica-se a terapia com β-agonistas, mudando para uma preparação EV ou, nos casos não responsivos, fazendo uso de tratamentos não convencionais, que incluem inalação com agentes anestésicos. O isoflurano e o halotano têm sido usados para tratar pacientes em ventilação mecânica com broncoespasmo intratável. Seus efeitos colaterais são hipotensão, depressão de miocárdio e vasodilatação periférica. O Heliox também tem sido usado para tratar a asma, uma vez que sua baixa densidade pode ser benéfica na obstrução das vias aéreas. O óxido nítrico possui fraca propriedade broncodilatadora e tem sido usado com sucesso para tratar pacientes com asma aguda grave recebendo ventilação mecânica.

Uma vez que o broncoespasmo tenha sido revertido e o pico de pressão inspiratório seja < 30 $cmH_2O$, a sedação deve ser descontinuada e o desmame com pressão de suporte, acelerado, a fim de rapidamente proceder à extubação. Poucos pacientes necessitam de desmame prolongado.

A implementação de princípios baseados na fisiopatologia da asma aguda grave no manejo da ventilação mecânica tem resultado em diminuição da mortalidade e da morbidade. Os poucos casos de óbito atualmente relatados ocorrem em pacientes com ataques de asma grave, de início abrupto, que apresentam parada cardiorrespiratória antes de chegar ao hospital.

# FISIOTERAPIA NA ASMA BRÔNQUICA

ADRIANA DE ARRUDA FALCÃO PEIXE
CECÍLIA NEVES ARRIZABALAGA

Apesar dos progressos no entendimento da fisiopatologia e no tratamento da asma, sua exacerbação continua sendo causa frequente de internações nos hospitais pediátricos. Entretanto, sua identificação imediata, aliada a um tratamento precoce e adequado, contribui, significativamente, com menores morbidade e mortalidade dessas crianças.

Hoje em dia, a fisioterapia respiratória é uma especialidade imprescindível nas rotinas hospitalares, principalmente nas UTI pediátricas, em que desempenha papel fundamental junto à equipe multiprofissional. Assim, é de extrema importância que o fisioterapeuta tenha familiaridade não só com os procedimentos do setor de sua atuação, mas também com o manuseio dos sistemas de monitoração e aparelhos utilizados na unidade. Além disso, deve ter conhecimentos anatômicos, fisiológicos, patológicos e de peculiaridades próprias da infância.

Neste texto, pretende-se esclarecer o papel da fisioterapia respiratória na asma brônquica na população pediátrica, abordando-se os diversos aspectos da atuação dessa especialização, desde a avaliação do paciente até a adoção de condutas mais específicas, além dos aspectos familiares e psicossociais em questão.

Na asma, assim como em outras afecções respiratórias, a conduta inicial da fisioterapia é a avaliação do paciente. Deve-se realizar uma anamnese minuciosa, verificando-se dados como início da doença, frequência e gravidade das crises, duração da exacerbação, fatores desencadeantes (alérgenos específicos, infecções respiratórias, poluentes, atividade física, fatores emocionais), qualidade de vida e hábitos familiares (tipo de moradia, umidade, animais domésticos, higiene do local), internações pré-

vias, antecedentes familiares e adesão a tratamentos anteriores.

Já o exame físico deverá conter dados sobre os seguintes itens:

a) Nível de consciência: sinais de confusão mental podem ser indicativos de falência respiratória. Em lactentes, é preciso observar o estado de alerta, a resposta ao ambiente e a qualidade do choro, que se torna fraco e curto à medida que a obstrução aérea aumenta.

b) Sinais vitais: frequência respiratória, frequência cardíaca, pressão arterial e saturação arterial de oxigênio.

c) Presença de cianose, que reflete hipoventilação intensa, hipoxemia e hipercapnia, ocorrendo primeiramente em região palpebral, orbicular e digital.

d) Avaliação respiratória, verificando:
- Forma de tórax – normalmente com aumento do diâmetro anteroposterior e com protrusão dos ombros.
- Expansibilidade torácica fornece subsídios sobre a ventilação pulmonar.
- Ritmo respiratório – a frequência respiratória, na maioria das vezes, está elevada.
- Padrão respiratório apresenta uma alteração na relação inspiração/expiração, em que há redução do tempo de expiração.
- Uso de musculatura acessória pode ser notado pela rigidez e tensão dos músculos esternoclidomastóideo, trapézio, escaleno e peitoral. Esse aumento de trabalho respiratório é decorrente da hiperinsuflação pulmonar, que promove rebaixamento e retificação das

cúpulas diafragmáticas, desfavorecendo a mecânica respiratória.

e) Sinais de desconforto respiratório: verificar a presença de tiragens subdiafragmáticas, de intercostais e de fúrcula, batimento de asa de nariz, balanceio de cabeça e gemência. Em recém-nascidos e lactentes, as tiragens podem ser mais evidentes em razão da maior complacência da parede torácica e da menor quantidade de tecido adiposo.

f) Ausculta pulmonar tem papel fundamental no diagnóstico da asma. Geralmente, há prolongamento da fase expiratória, assim como graus variáveis de sibilância. Em alguns casos, ocorre o "tórax silencioso", em que há ausência de ruídos adventícios decorrente da obstrução intensa das vias aéreas. Já quando essa ausência é localizada, deve-se suspeitar de complicações como pneumotórax.

Também é essencial que se note o padrão postural adotado pelas crianças. Estas, durante a crise, adotam uma postura sentada, com os joelhos fletidos, discreta cifose dorsal, verticalização clavicular, abdução de escápulas, protrusão dos ombros, podendo ter ou não o apoio dos membros superiores como demonstrado na Figura 1. Essa postura ocorre em consequência de uma ventilação mínima, com pouca movimentação diafragmática, porém com ação de outros músculos inspiratórios, decorrente da hiperinsuflação torácica e do broncoespasmo.

Como dito anteriormente neste capítulo, a asma é caracterizada por uma obstrução difusa e reversível das vias aéreas inferiores causada por inflamação, edema e espasmo da musculatura lisa dos brônquios e bronquíolos. Além disso, a inflamação causa hipertrofia e estimulação das glândulas mucosas, levando ao aumento das secreções brônquicas, com formação de tampões mucosos (Figura 2) que, associados à obstrução e ao aumento de resistência descritos, levam ao aumento ainda maior da deterioração na relação ventilação perfusão, com piora nos distúrbios dos gases sanguíneos e na mecânica ventilatória.

Essas alterações fisiopatológicas justificam a necessidade da implementação da fisioterapia respiratória, objetivando tanto a eliminação das secreções brônquicas quanto a facilitação respiratória por meio de manobras e padrões ventilatórios que favoreçam a mecânica diafragmática.

Entretanto a atuação da fisioterapia na asma brônquica irá variar conforme a fase em que a doença se encontra, ou seja, durante a crise ou nos períodos de intercrise.

Assim, durante a exacerbação da doença, é fundamental que se administre uma terapia broncodilatadora (a critério médico), associada à inalação com soro fisiológico a 0,9%. Crianças pequenas apresentam vias aéreas de menor calibre, gerando obstrução e resistência maiores, produzindo um fluxo aéreo mais turbulento e, consequentemente, crises mais refratárias ao tratamento, com menor aproveitamento dos broncodilatadores inalados. Nessa fase, a principal conduta fisioterapêutica é o posicionamento. O paciente deve ser colocado em decúbito dorsal, com a cabeceira do leito elevada a 45° (Fowler), com quadril em semiflexão, a fim de otimizar a ventilação pulmonar (Figura 3). Sabe-se que, nesse período, apenas o estímulo de tosse já é suficiente para aumentar o broncoespasmo, tornando a terapia bastante limitada.

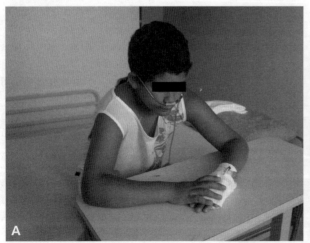 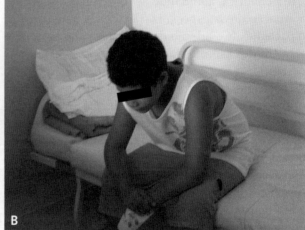

**Figura 1** Paciente adotando padrão postural característico, como descrito, durante uma crise asmática.

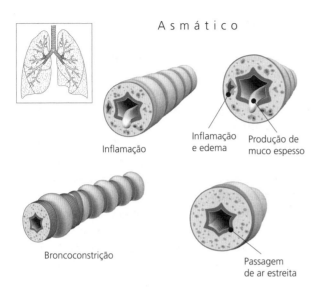

**Figura 2** Formação de tampões mucosos, levando ao aumento de resistência.

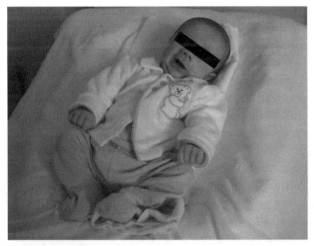

**Figura 3** Paciente posicionado em decúbito dorsal, com a cabeceira do leito elevada a 45° (Fowler) e quadril em semiflexão.

Na criança, a resistência das vias aéreas está relacionada ao seu pequeno diâmetro. Esta característica, associada ao edema, ao broncoespasmo e à hipersecreção pulmonar decorrentes da asma, promove aumento ainda mais exagerado da obstrução. Para manter um volume corrente adequado, a criança tem de gerar grande pressão intratorácica, utilizando, para tanto, a musculatura acessória. Porém, com a evolução da crise, o volume corrente sofre uma queda significativa e progressiva. A maior complacência torácica, a menor quantidade de fibras resistentes à fadiga na musculatura e o fluxo turbulento nas vias aéreas dificultam ainda mais a ventilação da criança. Para tentar compensar essa queda de volume e manter um volume-minuto adequado, há um aumento na frequência respiratória, levando à hiperventilação de áreas não obstruídas.

O comportamento pulmonar nas crianças com asma grave torna-se bastante heterogêneo, existindo áreas parcialmente obstruídas, que durante a inspiração, por tração da caixa torácica, aumentam o seu diâmetro e permitem uma pequena entrada de ar. Contudo, na expiração esse diâmetro diminui, dificultando a saída de ar dos alvéolos, com consequente aumento da capacidade residual funcional e hiperinsuflação (Figura 4). Há também áreas de obstrução completa, ocasionada pelos tampões mucosos, gerando colapso alveolar e efeito *shunt*.

Dessa forma, as manobras fisioterapêuticas a serem adotadas nesse período são as de desobstrução nasofaríngea, para remoção das secreções em excesso e, quando possível, orientação sobre o posicionamento que facilite a mecânica diafragmática e a realização de padrões ventilatórios. Como o freno labial, consegue-se deslocar distalmente o ponto de igual pressão das vias aéreas, permitindo a expiração mais prolongada e com fluxo aéreo mais laminar, diminuindo o aprisionamento de ar nos alvéolos.

Na evolução da crise, nota-se o desaparecimento dos padrões posturais de facilitação respiratória adotados pelas crianças, com diminuição dos sibilos e o surgimento de roncos, pelo aumento da secreção brônquica. Nesse momento, procede-se às manobras torácicas de higiene brônquica, para tanto utilizam-se a tapotagem, a vibrocompressão e a aceleração de fluxo expiratório (AFE), sendo estas mais eficazes quando associadas ao posicionamento da técnica de

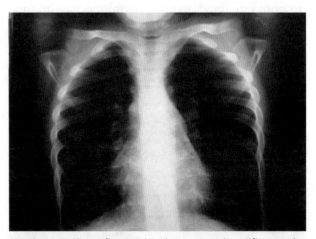

**Figura 4** Radiografia torácica demonstrando retificação das costelas, rebaixamento e retificação das cúpulas diafragmáticas e aumento dos espaços intercostais característicos da hiperinsuflação do paciente em crise asmática.

drenagem postural. Deve-se estimular a tosse e, quando necessário, realizar a aspiração nasotraqueal, ou seja, quando a tosse por si só não for suficiente para eliminar toda a secreção. Em crianças que apresentem um nível adequado de compreensão, pode-se incrementar a terapia utilizando técnicas como o *huffing*, a drenagem autogênica que utiliza diferentes volumes pulmonares com o objetivo de descolar (respiração a pequenos volumes), mobilizar (respiração a médios volumes) e eliminar (respiração a altos volumes), bem como a terapia oscilatória de alta frequência (*flutter*).

As manobras de desinsuflação pulmonar também são indicadas, pois melhoram a mobilidade torácica, a ventilação pulmonar e consequentemente as trocas gasosas, sendo mais comumente empregada a técnica de expiração manual passiva (TEMP lento), na qual o terapeuta posiciona as mãos nos arcos costais inferiores do paciente realizando uma compressão lenta e gradual durante a expiração, favorecendo o mecanismo de "alça de balde", aumentando o tempo expiratório e favorecendo a eliminação do ar aprisionado, como apresentado na Figura 5.

Técnicas ativas de padrões ventilatórios também podem ser empregadas durante a terapia do paciente asmático, mas seu benefício só existirá quando o paciente em questão apresentar adequada compreensão e total colaboração com a terapia. Os padrões mais utilizados são aqueles que promovem aumento de ventilação nas regiões inferiores dos pulmões, como o padrão respiratório diafragmático, e os que promovem aumento no tempo expiratório, como o padrão com inspiração abreviada, expiração em tempos, o freno labial que promove certa resistência durante a expiração ocasionando um deslocamento do ponto de igual pressão, permitindo assim uma "broncodilatação mecânica retrógrada" e favorecendo a saída do ar aprisionado, entre outros.

É importante citar que durante a crise asmática há um desequilíbrio na relação ventilação-perfusão, promovendo hipoxemia e níveis variáveis de $PaCO_2$. Portanto, a oxigenoterapia é indicada com o objetivo de manter a saturação de oxigênio em torno de 93%, cabendo ao fisioterapeuta decidir a forma de administração (máscara, cateter paranasal, vaporjet) e a concentração ofertada, sempre mantendo umidificação adequada.

Quando a crise asmática não pode ser controlada com a terapêutica convencional, opta-se pelo uso da VMNI com dois níveis pressóricos, na tentativa de diminuir o trabalho respiratório, melhorando a ventilação alveolar e diminuindo a sobrecarga nos músculos da respiração.

Se mesmo assim o quadro não for revertido, a VMI deve ser empregada, para manter a oxigenação adequada e assegurar o suporte de vida da criança até que as drogas broncodilatadoras e anti-inflamatórias façam efeito, eliminando o processo obstrutivo.

Após o restabelecimento do quadro clínico, a criança normalmente tem alta hospitalar. Nessa segunda etapa do tratamento, são orientados exercícios respiratórios para o treinamento dos músculos específicos da respiração e a modificação dos padrões de estrutura torácica. A criança deverá ser encaminhada a um programa ambulatorial, com o objetivo de melhorar seu condicionamento global, aumentando assim o período de intercrises. Além disso, o esclarecimento sobre a doença e a orientação aos pais são fatores de suma importância, essenciais para o desenvolvimento do tratamento.

É claro que a fisioterapia favorece a recuperação mais rápida e completa das crianças portadoras de asma brônquica. Independentemente do estágio da doença, deve-se lembrar que existem inúmeras diferenças anatomofisiológicas entre recém-nascidos, crianças maiores e adultos, estando os primeiros em desenvolvimento e com imaturidade de suas funções, o que os torna mais vulneráveis. Assim, vale ressaltar que a atuação de um profissional bem preparado está diretamente ligada ao êxito do tratamento.

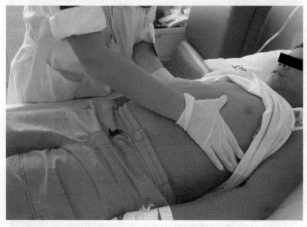

**Figura 5** Posicionamento das mãos nas costelas inferiores para realização da manobra de desinsuflação (temp lento).

## REFERÊNCIAS BIBLIOGRÁFICAS

1. Center for Disease Control. Asthma mortality and hospitalization among children and young adults – United States, 1980 – 1993. MMWR 1996;45:350-3.

2. Weiss KB, Gergen PJ, Hodgson TA. An economic evaluation of asthma in United States. N Engl J Med 1992;326:862-6.

3. McFadden ER, Warren EL. Observations on asthma mortality. Ann Intern Med 1997;127:142-7.

4. Williams MH. Increasing severity of asthma from 1970 to 1987. N Engl J Med 1989;320:1015-6.

5. Scoggin CH, Salin AS, et al. Status asthmatics: a nine year experience. JAMA 1977;238:1158.

6. Asthma – United States 1980-1987. MMWR 1990;39:493.

7. Pereira CAC, Naspitz C, Solé D, et al. II Consenso Brasileiro no Manejo da Asma. Jornal de Pneumologia 2002;28:S1-28.

8. Kolbe J, Fergusson W, Garret J. Rapid onset asthma: a severe but uncommon manifestation. Thorax 1998;53:241-7.

9. Turner MO, Noertjojo K, Vedal S, et al. Risk factors for near-fatal asthma. A case-control study in hospitalized patients with asthma. Am J Respir Crit Care Med 1998;157:1804-9.

10. Wasserfallen JB, Schaller MD, Feihl F, et al. Sudden asphyxic asthma: a distinct entity? Am Rev Respir Dis 1990;142:108-11.

11. Chung KF. Non-invasive biomarkers of asthma. Pediatr Pulmonol Suppl 1999;18:41-4.

12. Gaston B. Managing asthmatic airway inflammation: what is the role of expired nitric oxide measurement? Curr Probl Pediatr 1998;28:245-52.

13. Bohn D, Kissoon N. Acute asthma. Pediatr Crit Care Med 2001;2:151-63.

14. Stalcup SA, Mellins RB. Mechanical forces producing pulmonary edema and acute asthma. N Engl J Med 1977;297:592-6.

15. Mountain RD, Heffner JE, Brackett NC, et al. Acid-base disturbances in acute asthma. Chest 1990;98:651-5.

16. Meyer TJ, Hill NS. Noninvasive positive pressure ventilation to treat respiratory failure. Ann Intern Med 1994;120:760-70.

17. Meduri GU, Conoscenti CC, Menashe P. Noninvasive face mask ventilation in patients with acute respiratory failure. Chest 1989;95:865-70.

18. Teague WG. Noninvasive ventilation in the pediatric intensive care unit for children with acute respiratory failure. Pediatr Pulmonol 2003;35:418-26.

19. Meduri GU, Cook TR, Tunner RE, et al. Noninvasive positive pressure ventilation in status asthmaticus. Chest 1996; 110:767-74.

20. Teague WG, Lowe E, Dominick J, Lang D. Non-invasive positive pressure ventilation (NPPV) in critically ill children with status asthmaticus. Am J Respir Crit Care Med 1998;157:542.

21. Werner HA. Status asthmaticus in children. Chest 2001; 119:1913-29.

22. Darioli R, Perret C. Mechanical controlled hypoventilation in status asthmaticus. Am Rev Respir Dis 1984;129:385-7.

23. Cox RG, Barker GA, Bohn DJ. Efficacy, results and complications of mechanical ventilation in children with status asthmaticus. Pediatr Pulmonol 1991;11:120-6.

24. Dworkin G, Kattan M. Mechanical ventilation for status asthmaticus in children. J Pediatr 1989;114:545-9.

25. Sarnaik AP, Daphtary KM, Meert KL, Lieh-Lai MW, Heidemann SM. Pressure-controlled ventilation in children with severe status asthmaticus. Ped Crit Care Med 2004;5:133-8.

26. D'Elia C. Asma e sibilância em lactentes. Pediatria Atual. 1998; 11:52-57. J Med 1995;332:133-8.

27. Pereira CAC, et al. II Consenso Brasileiro no Manejo da Asma. Jornal de Pneumologia. 1998;24:173-276.

28. Nakhosteen JA. Bronchofiberscopy in asthmatics: a method for minimizing risk of complications. Respiration 1978; 36:112-6.

29. Kudo AM, Marcondes E, Lins MLF, Moriyama LT, Guimarães MLLG, Juliani RCTP, et al. Physical therapy ambulatory approach in infantile asthma. Sarvier; 1990. p.32-41. (Monografias Médicas: Pediatria, 32).

# 46

# PNEUMONIAS NA INFÂNCIA

CLÓVIS JOSÉ FORTES DA SILVA

A pneumonia é definida como inflamação aguda das estruturas do parênquima pulmonar causada por diversos agentes etiológicos. É responsável por 90% das mortes por afecções respiratórias e por 10% de todas as mortes; sua gravidade e maior mortalidade está relacionada a indivíduos imunocomprometidos, por exemplo, portadores de aids e fibrose cística, e aos extremos de vida, como recém-nascidos, lactentes e idosos.

## ETIOLOGIA

Entre os diversos micro-organismos causadores de infecções pulmonares, destacam-se:

- Recém-nascidos: *Streptococcus* do grupo B, *Listeria monocytogenis* e Gram-negativos (*Escherichia coli*; *Klebisiella pneumoniae*).
- Lactentes e crianças em fase pré-escolar: em países desenvolvidos, 90% das infecções são causadas por vírus, sendo o sincicial respiratório o mais frequente. Grande incidência também para *Streptococcus pneumoniae*; e, atualmente, pelo uso rotineiro da vacinação contra *Haemophilus influenzae* tipo B, que se tornou menos frequente.
- Crianças maiores de cinco anos e adolescentes: *Streptococcus pneumoniae*, *Mycoplasma pneumoniae* e *Clamydia pneumoniae*.

## ETIOPATOGENIA

Diversos fatores de risco contribuem para a elevada incidência de pneumonias na infância, os quais estão relacionados a influências externas e fatores do próprio hospedeiro. Sabe-se que nessa fase existe alta suscetibilidade para infecções pulmonares em função das características anatômicas, fisiológicas e imunológicas. Os fatores mais importantes são: menor diâmetro da árvore traqueobrônquica, imaturidade do sistema mucociliar, níveis baixos de IgA, alteração da mecânica diafragmática e caixa torácica, entre outros.

Com relação às formas de contaminação, pode-se citar:

- Aspiração de secreção contaminada, que provém das vias aéreas superiores e atinge a rinofaringe.
- Infecções virais das vias aéreas superiores primárias, predispondo a contaminação bacteriana secundária das vias aéreas inferiores, por alterar a imunidade local e aumentar em demasia a produção de muco, diminuindo assim a atividade ciliar (responsável pela remoção dessa secreção), e dessa maneira facilitar a aspiração de secreções.
- Através da via hematogênica, em que o patógeno atinge o parênquima pulmonar a partir de um sítio infeccioso distante, por exemplo: piodermite, infecção urinária, meningite.
- Por contiguidade, sendo mais rara e ocorrendo a partir de uma infecção localizada no pericárdio, no fígado, no gradil costal ou como consequência de traumatismo torácico.

## MANIFESTAÇÕES CLÍNICAS

Os sinais e os sintomas da pneumonia não são específicos e variam de acordo com o micro-organismo, a extensão da infecção no parênquima pulmonar e a idade do paciente.

Os recém-nascidos podem não apresentar tosse e iniciam o quadro geralmente com taquipneia. Com a progressão da doença, os sinais mais importantes de desconforto respiratório são: tiragens (fúrcula, intercostais, subdiafragmáticas), gemência expiratória, batimento de asa de nariz, balanceio de cabeça, cianose, hipotermia e/ou hipertermia.

As infecções de vias aéreas superiores costumam preceder as pneumonias. Clinicamente, podem apresentar tosse seca ou produtiva, dispneia, broncoespasmo e febre. Podem ocorrer prostração, toxemia, palidez ou cianose, e a intensidade desses sinais está relacionada à gravidade do quadro.

As crianças maiores e os adolescentes podem apresentar, além dos sinais de desconforto respiratório, sinais e sintomas extrapulmonares. Pneumonias lobares, principalmente em lobos superiores, podem cursar com sinais de irritação meníngea, como a rigidez de nuca. Esta rigidez é provocada pela contratura da musculatura paravertebral. Outro sintoma muito comum é a dor abdominal, que pode ser muito evidente nas pneumonias de lobos inferiores, principalmente quando associadas ao derrame pleural.

No exame físico, o sinal que mais se relaciona à presença de pneumonia é a taquipneia. Durante a ausculta pulmonar e a percussão torácica, encontram-se murmúrio vesicular diminuído ou abolido no hemitórax acometido, presença de ruídos adventícios, como estertores creptantes, sibilos quando o quadro acompanha broncoespasmo, roncos quando existem secreções nas vias aéreas de maior calibre e respiração soprosa, que indica a passagem do ar por uma área de condensação. Durante a percussão, encontram-se macicez ou submacicez nos casos de derrames pleurais e consolidação importantes e timpanismo nos casos de pneumotórax.

## EXAMES COMPLEMENTARES

Além da anamnese e do exame físico, que são essenciais, alguns exames complementares podem ser úteis por auxiliar no diagnóstico e no tratamento desses pacientes.

### Laboratorial

#### Hemograma completo

Para casos em que o indivíduo não responde ao tratamento clínico ou evolui com admissão hospita-

lar, poderão ser solicitados também: hemocultura, urocultura, cultura de escarro (crianças maiores), broncoscopia, aspirado pulmonar, toracocentese (casos de derrames pleurais), sorologia e PPD (para pesquisa de tuberculose).

### Radiológico

#### Radiografia torácica (PA e perfil)

Em casos mais complicados ou com evolução atípica, podem ser necessários: tomografia computadorizada de tórax, ultrassonografia de tórax e ressonância magnética.

## COMPLICAÇÕES

Diversas complicações podem estar presentes durante o curso da pneumonia, e sua incidência é influenciada por: agente etiológico, condições do hospedeiro, adesão e resposta à terapêutica proposta.

A seguir, são relacionadas as mais frequentes.

### Derrame pleural

Esta complicação é decorrente do processo inflamatório que promove aumento da permeabilidade capilar, com extravasamento de líquido para o interstício pulmonar, direcionando-o para o espaço pleural por causa do gradiente pressórico local. Além disso, processos inflamatórios subpleurais podem levar ao aumento da permeabilidade de capilares da pleura, que também contribuem para o acúmulo de líquido. Embora nessa fase já possa ocorrer invasão bacteriana, esta é em pequena quantidade e é rapidamente inativada pelas defesas locais. Entretanto, com a persistência do quadro infeccioso, há invasão do espaço pleural por um número crescente de bactérias através da via hematogênica, linfática ou por contiguidade, que passam a se multiplicar, não sendo mais totalmente destruídas, ocasionando então o chamado empiema pleural.

### Pneumatocele

Complicação não tão frequente na população pediátrica, principalmente quando o agente etiológico em questão é o *Staphylococcus aureus*. As pneumatoceles são causadas por rupturas dos processos inflamatórios da parede bronquiolar, ocasionando a formação de corredores de ar. Este ar prossegue em direção à pleura, caracterizando lesões císticas de paredes finas, sendo descrita como uma forma de enfisema subpleural.

Essas lesões podem variar em extensão, localização e quantidade, mas comumente são encontradas como múltiplas lesões na região adjacente ao processo infeccioso.

## Abscesso pulmonar

Embora sob circunstâncias adequadas qualquer micro-organismo possa produzir abscesso, as formações pós-pneumônicas estão geralmente associadas com *Staphylococcus aureus*, *Klebisiella pneumoniae* e com *Pneumococcus* tipo 3. Essa complicação decorre da agressão sofrida pelo parênquima pulmonar, que provoca necrose tecidual com destruição supurativa dentro da área central da cavitação. Embora qualquer região pulmonar possa ser acometida, geralmente esses processos estão localizados nas regiões basais, podendo ser único ou múltiplos como ocorre na maioria das situações.

## Síndrome do desconforto respiratório agudo

Esta complicação está associada a dano alveolar e capilar difuso, em que ocorre aumento da permeabilidade capilar com penetração de fluidos ricos em proteínas para o espaço alveolar, o que gera danos ao seu revestimento e diminui o *clearance* do líquido e a produção de surfactante.

Desse modo, ocorrem áreas de colapso, que provocam fibrose pulmonar e diminuição importante da complacência pulmonar.

## Sepse

Quando o hospedeiro sofre uma agressão infecciosa, gera-se uma resposta inflamatória que é controlada por mediadores pró-inflamatórios, por exemplo: macrófagos, monócitos, plaquetas, endotoxinas, interleucinas 1, 2, 6, 8, 15..., fator agregador de plaquetas, entre outros, e anti-inflamatórios, como interleucinas 4, 10 e 13, epinefrinas, CD 14 solúvel e proteína ligadora de lipopolissacáride, que, sob condições normais, contém o processo inflamatório no local da lesão. Entretanto, quando os mediadores pró-inflamatórios geram repercussões além do local da lesão primária da infecção, ocorre a sepse.

## DIAGNÓSTICO DIFERENCIAL

Diversas doenças não infecciosas podem simular um quadro clínico de pneumonia na infância. Entre elas, insuficiência cardíaca congestiva, bronquite, asma, bronquiolite, edema agudo de pulmão, atelectasias e tumores.

## TRATAMENTO

A terapêutica de pacientes com pneumonia deve ser iniciada imediatamente após o diagnóstico.

O tratamento pode ser realizado no domicílio do paciente, com acompanhamento ambulatorial, que representa 90% dos casos, ou no hospital. Este é reservado para pacientes não responsivos ao tratamento domiciliar, que evoluem com toxemia, insuficiência respiratória, ou àqueles que apresentam complicações pulmonares e/ou outros processos associados.

## Tratamento domiciliar com acompanhamento ambulatorial

- Orientar a família para tentar manter um aporte nutricional próximo ao normal, com bastante ingestão de líquidos, pois há uma tendência à desidratação e à desnutrição pela própria doença.
- Orientar quanto ao uso de solução fisiológica nasal, a fim de fluidificar as secreções e facilitar a eliminação dessas das vias aéreas superiores, mantendo-as pérvias.
- Orientar sobre a manutenção da postura em decúbito elevado a 30°, principalmente em pacientes com história clínica de refluxo gastroesofágico.
- A família deve ser orientada para realizar alguns posicionamentos que facilitem a drenagem postural de segmentos broncopulmonares. Em alguns casos, pode-se ensinar e orientar a realização da percussão torácica, no intuito de facilitar o descolamento das secreções, facilitando assim a eliminação através da tosse.

Já o tratamento medicamentoso consiste na utilização de antimicrobianos administrados de maneira empírica, com base apenas na idade do paciente, na história clínica e na resistência do medicamento nas pneumonias adquiridas na comunidade, devendo-se sempre reavaliar o paciente após 48 a 72 horas do início do tratamento. Normalmente, em pacientes com idade entre 1 mês e 2 anos, utiliza-se amoxicilina isolada ou associada ao clavulanato de potássio.

Quando não houver resposta, pode-se introduzir cloranfenicol ou cefuroxina. Em pacientes com idade de 2 a 5 anos, utiliza-se amoxacilina, claritromicina, eritromicina ou outro macrolídeo.

## Tratamento hospitalar

Como dito anteriormente, nos casos em que o tratamento ambulatorial não é suficiente, por não adesão do paciente ou pela piora clínica com possíveis complicações, o tratamento deve ser intra-hospitalar, com:

- Suporte nutricional adequado a fim de evitar jejum prolongado. A dieta deve ser ingerida por sonda gástrica ou enteral por pacientes com desconforto respiratório grave, uma vez que há risco de broncoaspiração quando a alimentação é por via oral ou por via parenteral, caso haja contraindicações das vias gástricas e enteral.
- Manter o paciente com hidratação adequada, corrigindo possíveis distúrbios hidreletrolíticos e acidobásicos.
- Manter decúbito elevado em torno de 30° nos pacientes com suspeita ou diagnóstico de refluxo gastroesofágico.

- Corrigir possíveis distúrbios de oxigenação com a utilização de cateteres paranasais de oxigênio ou nebulizadores, quando a oferta necessária for superior a 4 L/min de oxigênio. Quando houver insuficiência respiratória com alterações na oxigenação sanguínea leve ou moderada, o uso da ventilação mecânica não invasiva com um ou dois níveis pressóricos (CPAP e BiPAP, respectivamente) pode ser necessário para evitar possíveis alterações deletérias na perfusão tecidual e fadiga respiratória. Nos casos em que a ventilação mecânica não invasiva por algum motivo for contraindicada ou nos casos em que, mesmo com sua utilização, ocorrer piora progressiva do quadro, deve ser instituída a ventilação mecânica invasiva para prevenir a evolução para falência muscular respiratória e possível necrose tecidual.
- Com relação ao tratamento antimicrobiano de pacientes cujas infecções foram adquiridas na comunidade e encontram-se no ambiente hospitalar, o procedimento deve ser baseado no estado geral do paciente. Caso não haja presença de toxemia ou alteração na perfusão, opta-se por iniciar o tratamento com penicilina cristalina. Se ocorrerem as alterações descritas, dá-se preferência à associação de ceftriaxona e oxacilina.

# SUPORTE VENTILATÓRIO NA PNEUMONIA

ADRIANA DE ARRUDA FALCÃO PEIXE

Como já comentado neste capítulo, a pneumonia é uma doença infecciosa que afeta os pulmões, indicada por uma consolidação dos alvéolos pulmonares e por infiltração do tecido intersticial por células inflamatórias.

Essa lesão ocasionada pelo agente agressor pode levar ao acúmulo anormal de fluidos no interior dos alvéolos. Isso ocasiona uma diminuição na produção de surfactante, com aumento na tensão superficial intra-alveolar, promove alterações na complacência pulmonar e tem como resultado a baixa concentração de oxigênio no sangue, com suas repercussões deletérias já conhecidas. Essa lesão pode ser classificada como lesão pulmonar aguda ou síndrome do desconforto respiratório agudo. O consenso americano-europeu de 1994 se baseou no valor obtido da divisão da pressão arterial de oxigênio pela fração inspirada de oxigênio ($PaO_2/FiO_2$) para diferenciar essas doenças.

Quando a relação $PaO_2/FiO_2$ for menor ou igual a 300, será identificada como lesão pulmonar aguda; se menor que 200, classificar-se-á como síndrome do desconforto respiratório agudo. Para o tratamento da hipoxemia gerada pela pneumonia, podem-se utilizar as formas de oferta de suporte de oxigenação e ventilação que se baseiam nas alterações gasométricas, radiológicas e no quadro clínico individual de cada paciente. Para isso, dispõe-se mais frequentemente da oxigenoterapia, ventilação mecânica não invasiva e ventilação mecânica convencional.

## OXIGENOTERAPIA

Como já descrito, os pacientes acometidos pela infecção do trato respiratório inferior apresentam grandes distúrbios na relação entre a ventilação e a perfusão. Isso decorre do processo inflamatório intra-alveolar gerado pelo agente agressor, impossibilitando a adequada ventilação, com diminuição na concentração de oxigênio sanguíneo (hipoxemia) e consequente diminuição da oferta aos tecidos. Dependendo do acometimento parenquimatoso, o paciente apresentará vários graus de hipoxemia vistos por intermédio da oximetria de pulso e da análise sanguínea, com deterioração da função ventilatória. Nos casos em que a disfunção é leve a moderada e o paciente não apresenta aumentos relevantes no trabalho respiratório, o tratamento inicial pode ser realizado com administração da oxigenoterapia inalatória.

Esta pode ser realizada por meio do halo ou capacete ou mesmo diretamente na incubadora em pacientes neonatais ou em crianças maiores através do cateter paranasal de oxigênio e nebulização. Com isso, será promovido o aumento na concentração do oxigênio do gás inspirado, aumentando sua pressão parcial e, consequentemente, o aporte aos tecidos.

Contudo, devem-se intensificar os cuidados com o aquecimento e a umidificação desse gás ofertado, para evitar assim o ressecamento excessivo das vias aéreas e aquisição de infecções. Durante a utilização dos nebulizadores, aerossóis com menos de cinco micras são capazes de carrear micro-organismos até bronquíolos terminais e alvéolos.

Bactérias como *Klebisiella* sp., *Enterobacter* sp., *Pseudomonas* sp., *Acinetobacter* sp., *Alcaligenes* sp. e *Flavobacterium* sp. podem contaminar a água ou a medicação, multiplicando-se no nebulizador. Essa contaminação pode ocorrer pelo contato com secreções endógenas presentes nas mãos do profissional da saúde durante a manipulação do conteúdo do reservatório e por falha no processo de desinfecção do nebulizador.

Além disso, a concentração de oxigênio ofertada deve ser conhecida e monitorada constantemente, buscando sua retirada ou diminuição o mais precocemente possível, evitando assim lesões ocasionadas pela toxicidade do oxigênio, que em grandes concentrações e por períodos prolongados podem levar à retinopatia da prematuridade e displasia bronquiopulmonar.

## VENTILAÇÃO MECÂNICA NÃO INVASIVA

Consiste na utilização da ventilação pulmonar mecânica sem necessidade de via aérea artificial, por intemédio de próteses endotraqueais, a fim de evitar complicações advindas da técnica de entubação e de problemas relacionados com a própria ventilação convencional. Para realização da ventilação mecânica não invasiva na população pediátrica e neonatal, também existem duas formas, assim como na população adulta, com um ou dois níveis pressóricos, CPAP e BiPAP, respectivamente.

Entretanto, a interface escolhida deve ser adequada à idade e ao tamanho do paciente.

Na população neonatal e em crianças menores, utiliza-se mais frequentemente a modalidade CPAP pelo *prong* nasal. Isso se deve ao fato de esses pacientes apresentarem respiração nasal predominante até aproximadamente o sexto mês de vida, o que torna essa forma mais segura e eficaz. Em crianças maiores, pode-se lançar mão de modalidades com dois níveis pressóricos e máscaras convencionais.

Utilizam-se preferencialmente as nasais, pois as máscaras faciais têm mais predisposição a maior risco de aerofagia, seguido de vômito e possível broncoaspiração. O principal inconveniente durante sua utilização é a perda de pressão, ocasionada pela abertura da boca, fato que ocorre com frequência nessa população.

A utilização de ambas as modalidades nos pacientes acometidos pela pneumonia tem como principais objetivos a estabilização e o aumento do diâmetro das vias aéreas superiores. Com isso é possível prevenir sua oclusão e diminuir sua resistência, possibilitando maior oferta de volume corrente para determinada pressão, diminuindo assim o trabalho respiratório. Ocorrerão também a estabilização da caixa torácica, com aumento da atividade diafragmática; o aumento da capacidade residual funcional com diminuição do colapso alveolar e a melhora da complacência pulmo-

nar nessas situações patológicas em que a mecânica pulmonar é instável.

## VENTILAÇÃO MECÂNICA CONVENCIONAL

A evolução para insuficiência respiratória aguda é a principal indicação de ventilação mecânica invasiva em pacientes acometidos pela infecção do trato respiratório inferior. Esta deve ser caracterizada pela análise dos gases sanguíneos ($PaO_2 < 60$ mmHg com $FiO_2 > 50\%$ e $PaCO_2$ 50 mmHg com pH < 7,25) e análise clínica, observando sinais como o aumento significativo da frequência respiratória que pode vir acompanhada de sinais de desconforto respiratório como: utilização de musculatura acessória, tiragens, batimentos de asa de nariz, entre outros.

A utilização da ventilação mecânica convencional nessas circunstâncias deve objetivar a correção das anormalidades nas trocas gasosas, diminuir o trabalho respiratório e permitir o descanso da musculatura, prevenindo a fadiga e a posterior falência respiratória.

Para escolha inicial dos parâmetros ventilatórios e da modalidade mais adequada, alguns fatores como extensão do acometimento parenquimatoso, alteração nas vias aéreas e nível do comprometimento da musculatura respiratória e do controle da respiração no centro respiratório devem ser considerados. Dessa forma, pode-se tentar direcionar o ajuste dos parâmetros do ventilador considerando-se três situações-padrão: pacientes cujo acometimento principal é a complacência pulmonar, pacientes portadores de doenças que aumentam a resistência de vias aéreas ou pacientes sem alterações de resistência ou complacência. Nos casos de pacientes acometidos pela pneumonia em que a principal alteração ocorre na complacência pulmonar, como já foi explicado neste capítulo, os ajustes iniciais podem ser feitos de acordo com os princípios apontados a seguir.

### Respirador

No dia a dia, os respiradores mais utilizados são aqueles de fluxo contínuo, ciclados a tempo e limitados a pressão, em que os parâmetros a seguir são controlados.

### Concentração de oxigênio (FiO₂)

Suficiente para manter uma $PaO_2$ entre 50 e 70 mmHg e a oximetria de pulso entre 89% e 93%. Deve-

-se lembrar que o uso prolongado de oxigênio em altas concentrações pode contribuir para o aparecimento da retinopatia da prematuridade e da displasia broncopulmonar.

### Pressão inspiratória (PIP)

Deve ser suficiente para promover a expansão do tórax em cerca de 0,5 cm durante a inspiração ou, se a monitoração do volume corrente for possível, ajustar a PIP para manter o volume entre 4 e 6 mL/kg. Deve-se tomar cuidado durante o ajuste desse parâmetro, pois o emprego de excessivas pressões inspiratórias pode levar ao aparecimento da síndrome do escape de ar e a aumentos na resistência vascular pulmonar, com diminuição do débito cardíaco, sendo também um dos fatores desencadeantes da doença pulmonar crônica no recém-nascido.

### Pressão expiratória positiva final (PEEP)

Esta pressão tem como principal função estabilizar o volume pulmonar durante a expiração, evitando o colapso pulmonar e tornando o recrutamento alveolar mais homogêneo durante a inspiração. A pressão expiratória selecionada deve ser suficiente para manter o volume dos pulmões no nível da capacidade residual funcional (CRF). A PEEP inicial sugerida situa-se entre 4 e 6 $cmH_2O$. A alteração baseia-se nos níveis de oxigenação sanguínea, controle radiológico e critérios hemodinâmicos.

### Tempo inspiratório (Ti)

Para ajuste deste parâmetro, considera-se a constante de tempo do sistema respiratório, com a recomendação de que ele dure pelo menos 3 a 5 constantes de tempo, para que pelo menos 95% da pressão aplicada nas vias aéreas proximais se equilibre com a pressão alveolar, tempo necessário para que ocorra o enchimento alveolar completo e a otimização das trocas gasosas. Sugere-se, portanto, que para esses pacientes o Ti inicial situe-se entre 0,3 a 0,5 segundos.

### Tempo expiratório (Te)

Para o ajuste do Te, deve-se considerar também a constante de tempo do sistema respiratório.

Recomenda-se que ele dure no mínimo 3 a 5 constantes de tempo para que o alvéolo se esvazie até o volume determinado pela CRF. Para isso, indica-se a utilização de Te maior que 0,3 segundos.

### Relação inspiração/expiração

A relação entre inspiração e expiração é uma consequência do ajuste de Ti e Te. A utilização do Te mais prolongado é, em relação ao Ti, mais fisiológica (1:2/1:3). Ti superiores (relação invertida) estão relacionados ao aumento da $PaO_2$ e à melhor distribuição da ventilação; entretanto, a utilização da relação invertida aumenta o risco de escape de ar e retenção de $CO_2$.

### Frequência respiratória

O ajuste da frequência respiratória varia conforme os objetivos a serem alcançados. Por ser um dos principais determinantes do volume-minuto e, portanto, da ventilação alveolar, ele pode ser alterado para a correção nos níveis de $PaCO_2$, tomando-se a precaução de sempre respeitar o ajuste prévio do Ti e do Te, de maneira que sejam consideradas as constantes de tempo do pulmão em questão.

### Fluxo

Este parâmetro determina a habilidade do aparelho em atingir o pico de pressão inspiratória preestabelecido, interferindo nas trocas gasosas alveolares. Portanto, trata-se de uma variável que deve ser modificada de acordo com a mecânica respiratória do paciente e ajustada aos outros parâmetros de suporte ventilatório do aparelho no decorrer da evolução clínica da pneumonia. De acordo com o ajuste, podem-se obter ondas de fluxo sinusoidal (semelhantes às observadas durante a respiração espontânea) ou ondas de fluxo quadradas, quando se utilizam altos valores (5 a 10 L/min) em que as vias aéreas são submetidas ao pico de pressão inspiratória por um tempo prolongado. Em geral, esse tipo de onda é eficaz para melhorar a oxigenação e reverter colapsos alveolares, podendo, entretanto, predispor à lesão pulmonar.

Após ajustados todos os parâmetros ventilatórios iniciais, estes devem ser constantemente monitorados assim como o quadro clínico, radiológico e gasométrico, e, sempre que necessário, alterações devem ser realizadas, buscando maior conforto do paciente.

# FISIOTERAPIA NA PNEUMONIA

ADRIANA DE ARRUDA FALCÃO PEIXE

A infecção do trato respiratório inferior é uma das principais doenças que acometem a população pediátrica e neonatal. Promove alterações na mecânica respiratória e na relação ventilação/perfusão, podendo a criança apresentar quadros importantes de insuficiência respiratória aguda.

As principais alterações provocadas por esse mal decorrem da exacerbação do processo inflamatório e acarretam importante acúmulo de secreção brônquica com consequente incapacidade do sistema respiratório em realizar a adequada ventilação alveolar. Por esses fatores, torna-se evidente a importância da fisioterapia respiratória em pacientes acometidos por essa afecção.

Neste texto, serão abordadas as maneiras com as quais é possível influenciar o reestabelecimento clínico e a recuperação desses pacientes, com a adoção de técnicas que promovam a desobstrução brônquica e o retorno adequado dos volumes e das capacidades pulmonares.

Como já abordado, durante o curso da doença, há um aumento excessivo na produção de secreção pulmonar, um mecanismo de defesa do organismo em decorrência da agressão por ele sofrida. Entretanto, essa situação gera uma ventilação pulmonar inadequada, desequilibrando a relação ventilação/perfusão, com consequente queda da oxigenação sanguínea que, ao passar pelos seios carotídeos e arco da aorta, serão detectadas por esses receptores periféricos de diminuição do oxigênio sanguíneo estimulando o centro respiratório. Por sua vez, esses receptores enviarão uma resposta aos órgãos efetores para que ocorra aumento na ventilação pulmonar, na tentativa de suprir o déficit.

Esse aumento na ventilação, por sua vez, pode acarretar importante incremento de trabalho respiratório dos pacientes.

Outro fator significativo, decorrente da hipersecreção, é a formação de atelectasias que geralmente ocorrem durante o curso da doença, por formação de rolhas de secreção, ou seja, tampões mucosos obstrutores dos bronquíolos de médio e pequeno calibres. Esses tampões impedem que a ventilação se promova nessa região, havendo então a absorção do oxigênio local com posterior colapso alveolar, gerando áreas não ventiladas que, inicialmente, serão perfundidas, aumentando ainda mais o desequilíbrio entre ventilação/perfusão.

Para minimizar ou impedir que tais situações ocorram, devem ser realizadas as manobras de desobstrução brônquica que consistem em:

- Tapotagem: técnica muito utilizada, pois é bem tolerada por essa população, apresentando grandes resultados, principalmente quando associada a outras manobras de higiene brônquica cujo principal objetivo é o descolamento da secreção pulmonar.
- Vibrocompressão: associação da técnica de vibração que promove influência na propriedade tixotrópica do muco, alterando suas propriedades físicas, diminuindo sua viscosidade e facilitando assim seu deslocamento que será favorecido pelo fluxo turbulento gerado na compressão torácica, que provoca a depuração da secreção.
- Aceleração do fluxo expiratório (AFE): a AFE, apesar de poucos estudos, bem como as demais técnicas já citadas, é bastante utilizada no Brasil,

mostrando-se de grande valia, principalmente quando a criança apresenta complacência torácica adequada para a realização da técnica.

- Drenagem postural: trata-se de outro recurso bastante utilizado e que pode ser associado a outras manobras de higiene brônquica. Essa é uma técnica bastante simples cujo princípio baseia-se em utilizar a ação da gravidade para promover o deslocamento das secreções de regiões periféricas para regiões mais centrais. As posições de drenagem postural e seu grau de inclinação variam de acordo com a posição da área a ser drenada e tomam por base o ângulo ou somatório das angulações formadas entre segmentos brônquicos e a traqueia, devendo sempre ser levadas em consideração as condições clínicas do paciente.

Especificamente na população pediátrica, em especial na neonatal, a aplicação de certas posições de drenagem é capaz de provocar efeitos indesejáveis, devendo-se, portanto, considerar uma contraindicação para uso da técnica.

Ficou demonstrado que a drenagem na posição de Trendelemburg aumenta a pressão arterial sistólica em grau maior que o decúbito horizontal. Conway et al. verificaram que a inclinação da cabeça para baixo, em apenas 6° a 10°, já é suficiente para aumentar a pressão da grande fontanela. O aumento da pressão sistólica, sobretudo no lactente que ainda não dispõe de autorregulagem, pode aumentar excessivamente a pressão intracraniana e, em alguns casos, evoluir até uma hemorragia peri-intraventricular (HPIV).

Outra posição que requer atenção durante a sua utilização é o decúbito ventral, pois a rotação lateral da cabeça pode bloquear o fluxo do líquido cefalorraquidiano e prejudicar sua drenagem por meio da veia jugular, reduzindo a velocidade do fluxo sanguíneo no seio sagital superior e aumentando, portanto, a pressão intracraniana.

Ao fim do descolamento das secreções, estas deverão ser expelidas por meio da tosse. Caso a criança não apresente esse reflexo, ou este seja ineficaz, realiza-se o procedimento de aspiração das secreções introduzindo-se uma sonda de calibre adequado ao tamanho da via aérea do paciente, que estará conectado a um sistema de vácuo.

Além das manobras de higiene brônquica citadas anteriormente, devem ser utilizadas técnicas que promovam a reexpansão do parênquima pulmonar previamente acometido ou técnicas de reexpansão

seletiva com o objetivo de aumentar a ventilação em zonas não comprometidas, visando à supressão ou à minimização do desequilíbrio entre a relação ventilação/perfusão.

Para isso, utiliza-se a manobra de compressão e descompressão, também conhecida como Temp brusco ou manobra de pressão negativa, que permite, por meio da descompressão brusca do tórax, alterações da pressão intrapleural, direcionando o fluxo de ar para a região selecionada. Outra forma de aumentar a ventilação de áreas específicas seria a aplicação de uma resistência externa (mãos do terapeuta) na região contralateral àquela que se deseja direcionar o ar, ou seja, realizar o bloqueio torácico.

Em crianças que já adquiriram certo grau de compreensão, sugere-se também incrementar a terapia com a utilização de inspirômetros de incentivo e da realização de padrões ventilatórios seletivos, tais como diafragmático e torácico, partindo da CRF desde o volume residual ou utilizando a capacidade pulmonar total, em que se podem associar pausas inspiratórias, favorecendo maior ventilação colateral pelo movimento de pêndulo do ar intrapulmonar.

## COMPLICAÇÕES

Muitos fatores podem interferir na evolução clínica desses pacientes, entre eles destacam-se as condições do hospedeiro (nutrição, aspectos socioeconômicos e emocionais), agente agressor, adequação, adesão e resposta ao tratamento proposto.

Por essas razões, é comum deparar-se com complicações decorrentes de quadros pneumônicos, e as mais frequentes são o derrame pleural, as bronquiectasias, as pneumatoceles e os abscessos pulmonares.

### Derrame pleural

Complicação decorrente da pneumonia, com incidência entre 30 e 60%; sua gravidade depende da quantidade e das características do líquido acumulado no espaço pleural.

Como se sabe, inicialmente, nas primeiras 48 a 72 horas, o líquido acumulado é de pequeno volume, e embora nessa fase já possa haver invasão bacteriana no espaço pleural, ela é pequena; as bactérias são fagocitadas e destruídas, portanto o líquido é estéril, decorrente do quadro pulmonar inflamatório. Este quadro promove o aumento da permeabilidade capilar com o extravasamento de líquido para o interstício pulmonar, ampliando o gradiente de pressão entre ele e o espaço pleural, levando ao direcionamento do líquido para aquele espaço. Além disso, processos inflamatórios subpleurais podem levar ao aumento da permeabilidade de capilares da pleura, que também contribuirão para a formação do derrame pleural (Figura 1).

Nessa fase aguda, em que o tratamento clínico, na maioria dos casos, é conservador, o papel da fisioterapia respiratória, como forma coadjuvante, será muito importante e terá como principais objetivos melhorar e manter a expansibilidade torácica e os volumes e capacidades pulmonares, auxiliar na absorção do líquido pleural e evitar possíveis formações de aderências pleurais, não tão frequentes nessa fase, porém possíveis de ocorrer.

Para isso, poderão ser utilizadas todas as técnicas de higiene brônquica, tendo a vibrocompressão um efeito somatório ao da higiene: o de evitar a coagulação e organização do líquido ao proporcionar sua mobilização e incrementar os movimentos elásticos toracopulmonares e musculares, favorecendo o fluxo linfático e assim a velocidade de reabsorção na cavidade pleural. Utilizam-se também todas as manobras de reexpansão pulmonar (Figura 2) para se obter retorno dos volumes ao ponto mais próximo da fase pré-doença e melhor proporcionalidade na relação ventilação/perfusão, além de exercícios respiratórios ativos, com ênfase na utilização do padrão diafragmático, o que leva ao deslizamento dos folhetos pleurais, que podem também ser associados à movimentação ativa dos membros superiores e do tronco, favorecendo a

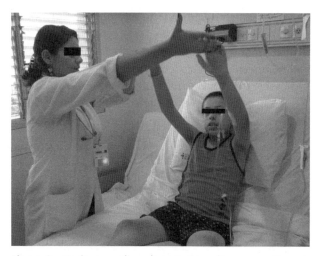

**Figura 2** Paciente realizando exercícios de reexpansão pulmonar associados aos membros superiores.

movimentação do gradil costal, o que estimula o afastamento e a abertura dos espaços intercostais.

É preciso também orientar e incentivar mudanças constantes de decúbito e a realização de exercícios extraterapia, ativando assim a reabsorção do líquido pelos canais linfáticos da pleura visceral. Parte-se do princípio de que, quando o nível de proteínas no líquido se eleva, a absorção dos capilares sanguíneos diminui, obrigando os linfáticos a cumprir essa função até que a proteína se reduza. Normalmente, os principais fatores que determinam o fluxo da linfa são a pressão no líquido intersticial e a atividade da bomba linfática.

Além do bombeamento causado por contração intrínseca das paredes dos vasos linfáticos, qualquer fator externo que os comprima também pode causar bombeamento. Tais fatores são: contração dos músculos, movimento do corpo, pulsações arteriais e compressão dos tecidos por influências externas. Portanto, durante o exercício, o fluxo linfático é capaz de aumentar em até 10 a 30 vezes.

Com isso, condutas e orientações bem dirigidas podem atuar efetivamente na regressão do quadro instalado, prevenindo possíveis sequelas e deteriorações importantes da mecânica respiratória. Entretanto, quando ocorre persistência do quadro infeccioso por não tratamento, tratamento inadequado ou pela não adesão do paciente à terapêutica, desenvolve-se o chamado derrame pleural para pneumônico complicado, caracterizado por invasão do espaço pleural por um número crescente de bactérias, que passam a se multiplicar, não sendo mais totalmente destruídas pelas defesas do organismo.

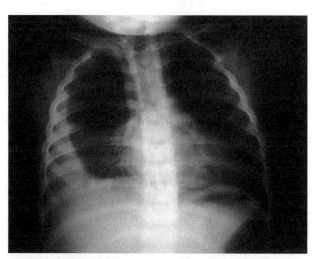

**Figura 1** Radiografia de tórax em PA evidenciando velamento do seio costofrênico direito, sugestivo de derrame pleural.

Essa fase também é denominada fase fibrinopurulenta do derrame pleural. Nela, o volume de líquido aumenta significativamente, tornando-se turvo e facilmente coagulável, podendo iniciar a formação de septações e espessamentos pleurais precoces.

Com o acúmulo excessivo de líquido na cavidade pleural (Figura 3), ocorre deterioração precoce da função pulmonar, determinada por diminuição do volume residual, da capacidade vital e da complacência pulmonar, caracterizando um distúrbio funcional restritivo com redução do número de unidades alveolares funcionantes.

Dependendo do volume de líquido e da duração do derrame, pode haver áreas de colapso pulmonar de extensão variável, fazendo com que a distribuição do ar no local afetado seja irregular, com prejuízo na oxigenação sanguínea.

Quando a evolução do quadro acontece dessa forma, o derrame deverá ser drenado precocemente; caso contrário, procedimentos maiores que incluam toracotomia e decorticação pulmonar poderão ser necessários.

Quando se opta pela instalação do sistema de drenagem, o tratamento fisioterapêutico é subdividido em duas fases distintas: durante a permanência do dreno e após sua retirada.

Nas fases de drenagem, as técnicas utilizadas terão por objetivo, além dos anteriormente descritos na fase inicial do derrame, facilitar a eliminação do líquido através do dreno. Isso é possível com a realização de exercícios respiratórios que promovam contração dos músculos expiratórios com aumento na pressão intrapulmonar e intrapleural associado à ação da gravidade dada pelos diferentes posicionamentos corporais. Tais técnicas possibilitarão a compressão do líquido pleural e favorecerão sua saída e eliminação através do sistema de drenagem.

A posição não deve causar dor e pode ser mantida com auxílio de coxins e travesseiros, proporcionando conforto ao paciente. Os posicionamentos que podem ser adotados em qualquer uma das fases do derrame são:

- Decúbito heterolateral: posição em que o líquido escorre pela frente e por trás do pulmão, favorecendo sua absorção pelos gânglios linfáticos mediastinais e também permitindo a expansão pulmonar do lado não dependente.
- Decúbito homolateral: nesta posição, ocorre aumento da pressão intra-abdominal no lado dependente da gravidade. A pressão é transmitida para o interior da cavidade intratorácica. Aumenta, assim, a zona de aposição diafragmática, elevando desse modo a incursão do diafragma durante a inspiração, incrementando a ventilação nesse pulmão e, consequentemente, a absorção do líquido. Entretanto, apesar do posicionamento favorecer a mecânica diafragmática, esta pode ser dificultada pelo acúmulo excessivo de líquido no seio costofrênico.
- Trendelemburg: este posicionamento é indicado, desde que não cause desconforto ao paciente, por otimizar a mecânica diafragmática, como já foi explicado anteriormente, porém sem haver restrição pelo acúmulo de líquido nos seios cárdio e costofrênicos.
- Decúbito dorsal: apesar de não promover otimização importante da mecânica respiratória, também é bastante utilizado por facilitar a visualização e constante monitoração do paciente.

Após a retirada do dreno, a fisioterapia terá como objetivo principal a reexpansão pulmonar, além de atuar no tratamento de possíveis sequelas, como aderências pleurais e alterações posturais decorrentes da posição antálgica que esses pacientes adquirem. Para isso, serão utilizadas todas as técnicas de reexpansão pulmonar citadas anteriormente e exercícios ativos associados a membros superiores, podendo-se instituir também a ventilação por pressão positiva intermitente.

Em condições clínicas favoráveis, independentemente da fase em que o derrame pleural se encontra, aconselha-se a retirada precoce do paciente do leito com deambulação o quanto antes for possível.

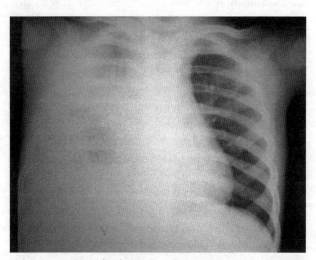

**Figura 3** Radiografia de tórax em PA evidenciando velamento total de hemitórax direito, sugestivo de derrame pleural maciço.

## Bronquiectasias

Apesar dos avanços no tratamento dos processos infecciosos pulmonares, estes ainda representam morbidade e mortalidade de incidência bastante comuns na prática médica.

Dessa forma, remanescem ainda casos nos quais o tratamento é interrompido ou há outros fatores que predispõem à recorrência no aparecimento de infecções. Por sua vez, a retenção de secreções ocasionadas por esses processos mal solucionados explica um dos mecanismos de formação das bronquiectasias (Figura 4). Essas dilatações brônquicas permanentes são ocasionadas pelo acúmulo de secreções que levam à perda da tração radial e do suporte de sustentação dessas estruturas.

Sendo assim, as bronquiectasias se enquadram na classificação de doenças crônicas e hipersecretivas que acarretam o aparecimento de condições associadas, as quais podem gerar desequilíbrios no sistema respiratório. De acordo com diversos autores, ocorrem dificuldades no processo de depuração, resultando num sistema mucociliar deficitário, que é responsável pelo transporte do muco, determinando também alterações pulmonares permanentes nos pacientes acometidos por essa complicação.

Por causa desses fatores, torna-se extremamente significativo o papel da fisioterapia respiratória, porque ela atua com o intuito de prevenir o desenvolvimento das dilatações e também quando a complicação já está instalada, objetivando a estabilização do quadro, o que possibilita ganhos para o paciente em termos de qualidade de vida.

Portanto, nesses casos, podem-se utilizar isoladamente as técnicas convencionais já descritas ou associá-las à pressão oscilatória de alta frequência (*flutter* VRP1), terapia de expiração forçada (TEF) e PEEP que, segundo alguns autores, obtiveram resultados extremamente significativos na remoção e na expectoração do acúmulo excessivo de muco brônquico e melhora da função pulmonar.

## Pneumatocele

A pneumatocele também pode ser uma das complicações encontradas na população pediátrica e, menos frequentemente, na população neonatal. Apesar de diversos micro-organismos estarem associados a essa afecção, o mais encontrado e, portanto, mais relatado na literatura é o *Staphilococcus aureus*, seguido por *Klebisiella pneumoniae*, *Streptococcus pneumoniae*, entre outros. Com relação à patogênese da pneumatocele, ela permanece a ser elucidada. A dificuldade em definir o mecanismo exato de sua formação se deve à falta de espécimes para estudo histopatológico, pois em geral as pneumatoceles têm curso clínico benigno e mesmo quando estão disponíveis para investigação acrescentam pouco para a compreensão das forças fisiológicas e mecânicas que determinam a sua formação *in vivo*.

Contudo, duas teorias principais, baseadas em evidências histopatológicas, têm sido enunciadas para explicar o seu aparecimento. A primeira é a teoria valvar, segundo a qual a pneumatocele é uma área localizada de enfisema no parênquima pulmonar, consequente à obstrução parcial e transitória da luz

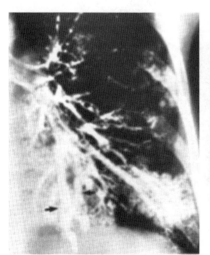 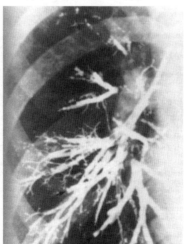 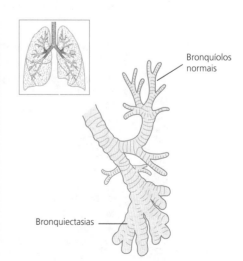

**Figura 4** Broncografias demonstrando bronquiectasias em alguns dos brônquios dos lobos inferiores. (Observe o discreto aumento do diâmetro e as estruturas quadradas dos brônquios, comparando com o desenho esquemático ao lado.)

brônquica ou bronquiolar pelo exsudato inflamatório, que permite entrada de ar durante a inspiração, mas não o deixa sair na expiração. Por conseguinte, há hiperdistensão e ruptura dos alvéolos distais a essa obstrução, ocasionando a formação da pneumatocele. Uma variação desse postulado afirma que as pneumatoceles são originárias dos abscessos peribrônquicos, de localização intersticial, que se tornaram cavidades de ar após ruptura e drenagem do seu conteúdo para dentro da luz brônquica, obstruindo a via aérea como uma válvula.

Sem excluir o mecanismo valvar, a segunda teoria, a do enfisema intersticial pulmonar, propõe que a ruptura das paredes bronquiolares pelo processo inflamatório estabelece uma comunicação entre a luz bronquiolar e o espaço intersticial, pela qual o ar escapa para dentro do tecido conectivo perivascular e para o espaço subpleural. Pode permanecer localizada ou então dissecar centralmente ao longo dos vasos para o mediastino, ou perifericamente para a pleura, resultando em pneumatocele, pneumomediastino e pneumotórax, respectivamente.

Apesar das controvérsias, acredita-se que há uma soma dos fatores mecânicos e inflamatórios que atuam no desenvolvimento das pneumatoceles e a contribuição relativa de cada fator pode variar nos diferentes estágios da doença.

Essa agressão provocará uma alteração no equilíbrio entre a ventilação/perfusão, conduzindo ao agravamento do quadro hipoxêmico a que a criança já pode estar submetida por causa da consolidação pulmonar causada pelo quadro pneumônico.

Embora não documentada, nossa experiência mostra que a utilização da fisioterapia respiratória, incluindo a percussão torácica, é bastante eficaz quando empregada de forma criteriosa em pacientes hipersecretivos, não causando complicações secundárias.

Entretanto, alguns profissionais se dizem receosos quanto à utilização da percussão em situações em que existam essas cavidades e justificam-se relatando o risco de rompimento, com posterior extravasamento do ar para o interior do espaço pleural (pneumotórax). Entretanto, quando há acúmulo de secreção com consequente indicação das manobras de higiene brônquica, pode-se justificar essa conduta comparando-se os aumentos de pressão intratorácica decorrentes dessas técnicas com situações como a tosse (indispensável nessas situações de hipersecreção pulmonar) e/ou a manobra de Valsalva realizada, por exemplo, durante a evacuação, em que se torna indiscutível que elas aumentam infinitamente a pressão intratorácica, sendo, portanto, situações muito mais arriscadas.

O que se aconselha, portanto, é uma avaliação minuciosa da necessidade de higienização brônquica, e sua adoção em situações que existam grandes cavidades ou o local seja muito próximo à pleura (Figura 5), requerendo cuidados redobrados na manipulação e nas atividades em geral.

As manobras mais utilizadas em nosso serviço são a tapotagem, a drenagem postural, a vibrocompressão e a aceleração de fluxo expiratório. Já em crianças maiores, utilizam-se padrões ventilatórios, o ciclo ativo da respiração, bem como a drenagem autogênica, pois necessitam de maior compreensão e colaboração, além das manobras de reexpansão seletiva em áreas não acometidas, objetivando o aumento compensatório na oxigenação com maior equilíbrio na relação ventilação/perfusão.

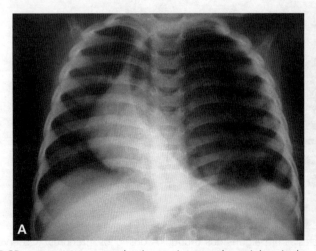
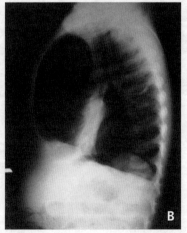

**Figura 5**   DCR, quarta pneumatocele gigante à esquerda, próxima à pleura, vista no PA (A) e em perfil (B), respectivamente.

Outra conduta que pode ser adotada de maneira coadjuvante à terapia é a utilização do aumento na fração inspirada de oxigênio desses pacientes, mesmo na ausência de hipoxemia, objetivando a substituição do nitrogênio intracavitário pelo oxigênio, ocorrendo, portanto, diminuição da cavidade quando esse gás for absorvido durante a hematose pulmonar.

Assim, torna-se clara a importância dos conhecimentos do fisioterapeuta acerca não só da fisiopatologia dessa complicação e da realização das técnicas, como também da importância de avaliar a necessidade de empregá-las, tendo em vista a relação risco-benefício.

## Abscesso pulmonar

O abscesso pulmonar é mais uma das possíveis complicações decorrentes das pneumonias. Ocorre principalmente quando o processo infeccioso do parênquima pulmonar torna-se crônico e de difícil resolução.

O abscesso pulmonar pode derivar de quatro principais causas: aspirativa, obstrutiva, embólica e a pós-pneumônica. Esta última ocorre, na maioria das vezes, quando há agentes como o *Staphylococcus aureus*, o *Klebisiella pneumoniae* e os anaeróbios. Porém, seja qual for sua causa, a evolução patológica de sua formação é sempre a mesma, ou seja, há um processo inflamatório inicial, seguido de supuração e trombose dos vasos sanguíneos locais, do qual resulta necrose e liquefação, sendo esta de extensão variável. Há formação de tecido de granulação ao seu redor, que pode ocasionar um encapsulamento dessa região.

No exame radiológico, observa-se imagem hipotransparente, cística, cavitária com nível hidroaéreo (Figuras 6 e 7). No hemograma, a leucocitose apresenta-se bastante acentuada.

O início dessa afecção caracteriza-se por febre, tosse e dor torácica, associado muitas vezes à dispneia e à taquipneia. Nos casos de abscesso crônico, os pacientes podem apresentar baqueteamento digital (Figura 8), pelo quadro de hipoxemia a que são submetidos.

Nos casos de abscesso pulmonar, a fisioterapia respiratória terá como principal objetivo, quando houver uma comunicação direta dele com o brônquio, provocar a sua ruptura, promovendo a eliminação de seu conteúdo interno para a traqueia e assim eliminá-lo pela tosse. Quando esse mecanismo estiver ausente ou ineficaz, pode-se utilizar a aspiração endotraqueal. Essa secreção frequentemente se apresenta purulenta e em grande quantidade, de odor fétido; além disso, grande parte desses pacientes apresenta halitose, que pode ser um indicativo do quadro.

Durante a terapia respiratória, utiliza-se principalmente a drenagem postural, em que o posicio-

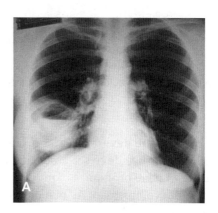

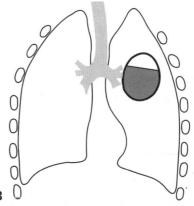

**Figura 6** (A) Paciente RCR – radiografia de tórax em PA demonstrando abscesso pulmonar em hemitórax direito. Observe a presença do nível hidroaéreo, comparando com o desenho esquemático abaixo (B).

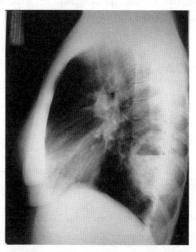

**Figura 7** Paciente RCR – radiografia de tórax em perfil demonstrando o mesmo abscesso pulmonar da Figura 5.

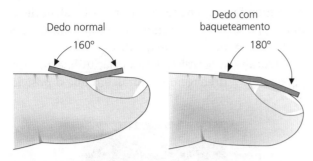

**Figura 8** Comparação entre um dedo normal e outro com baqueteamento digital, característico de pacientes submetidos à hipoxemia crônica.

namento do paciente deverá facilitar a saída desse conteúdo. Essa técnica deve ser associada a outras manobras de higiene brônquica, como a percussão torácica e a vibrocompressão. As manobras de reexpansão pulmonar também estão indicadas com o objetivo de aumentar a ventilação para áreas menos acometidas, promovendo a melhora no equilíbrio entre a relação ventilação/perfusão.

É de suma importância relatar a existência de alguns achados literários que descrevem a possibilidade de o conteúdo do abscesso, após ser eliminado, entrar em contato com outras regiões pulmonares, provocando a contaminação delas e, assim, favorecendo a formação de outros focos de infecção. Entretanto, em nosso serviço, nunca ocorreu essa situação, tendo a fisioterapia respiratória demonstrado ser grande coadjuvante no tratamento dos pacientes.

Assim, é importante ressaltar que o fisioterapeuta, principalmente aquele que atua em pediatria e neonatologia, deve ser capaz de adequar as suas condutas a cada paciente, pesando os seus reais benefícios, o que torna a terapia aplicada totalmente segura para seus pacientes.

## REFERÊNCIAS BIBLIOGRÁFICAS

1. Harman EM. Acute respiratory distress syndrome. Emedicine 2003.
2. Sherman J. Pneumonia. Emedicine 2003.
3. Murai DT, Grant JW. Continuous oscillation therapy improves the pulmonary outcome of intubated newborns: results of a prospective, randomized, controlled trial. Critical Care Medicine 1994;23.
4. Atlas AB. Pneumatocele. Emedicine 2002.
5. Michelson PH. Empyema. Emedicine 2002.
6. Zwanger M. Pneumonia, empyema, and abscess. Emedicine 2002.
7. Button BM, Heine RG, Catto-Smith AG. Chest physiotherapy in infants with cystic fibrosis. Diagnostics and Therapeutic Methods 2003;35:208-13.
8. Babel FL, Gamarra RM, LaDerer C. Abordagem fisioterapêutica nas bronquiectasias: uma pesquisa bibliográfica das condutas atuais. Disponível em: <www.wgate.com.br/conteudo/medicinaesaude/fisioterapia/bronquiectasia.htm>
9. Porto NS, Moreira JS, Camargo JJ. Bronquiectasias. In: Tarantino AB. Doenças pulmonares. 4.ed. Rio de Janeiro: Guanabara Koogan;1997. p.607-15.
10. Wung J. Continuous positive airway pressure (CPAP). In: Wung JT, Polin RA. Respiratory care for the newborn: a practical approach-twelfth annual course. Babies and Children's Hospital of New York 2000;19-34.
11. Plebani A, Pizani R, Startari R. Usefulness of chest physiotherapy with positive expiratory pressure (PEEP)-mask in HIV--infected children with recurrent pulmonary infection. Acta Paediatr 1997;86:1195-7.
12. Weindling AM, et al. A randomized controlled trial of early physiotherapy for high-risk infants. Acta Paediatr 1996; 85:1107-11.
13. Stiller K. Physiotherapy in intensive care. Chest 2000;118:1801-13.
14. Rozov T. Doenças pulmonares em pediatria. São Paulo: Atheneu; 1999.
15. Kopelman B. Distúrbios respiratórios no período neonatal. São Paulo: Atheneu; 1998.
16. Conway JH. Os efeitos da umidificação em pacientes com doença crônica das vias aéreas. Physioterapy 1992;78:97-101.
17. Stoller SW. Fundamentos da terapia respiratória de Egan. São Paulo: Manole; 2000.
18. Davidson AGF, et al. Fisioterapia respiratória na fibrose cística: um teste comparativo da pressão expiratória positiva, drenagem autogênica e percussão e drenagem postural convencional. Pediatr Pulmonol 1998;132.
19. Knobel E. Condutas no paciente grave. 2.ed. São Paulo: Atheneu; 1998.
20. Conway JH, et al. Umidificação como coadjuvante à fisioterapia respiratória ajudando na limpeza traqueobrônquica em pacientes com bronquiectasias. Respir Med 1992;86:109-14.
21. Amaral RVG. Assistência ventilatória mecânica. São Paulo: Atheneu; 1995.
22. Azeredo CAC. Fisioterapia respiratória atual. Rio de Janeiro: Edusuam; 1986.
23. Tarantino AB, et al. Doenças pulmonares. 3.ed. Rio de Janeiro: Guanabara-Koogan; 2002.
24. Ellis E. Fisioterapia cardiorrespiratória prática. Rio de Janeiro: Revinter; 1997.
25. Azeredo CAC. Fisioterapia respiratória moderna. São Paulo: Manole; 1993.
26. Konstan MW, Stern RC, Doershuk CF. A eficácia do aparelho flutter para a limpeza de muco da vias aéreas em pacientes com fibrose cística. J Pediatr 1994;124:689-93.
27. Irwin S, Tecklin JS. Fisioterapia cardiopulmonar. São Paulo: Manole; 1994.

28. Cuello AF. Patrones respiratórios em distintas afecciones. Revista Corde 1982;III.

29. Fagon J-Y, et al. Invasive and noninvasive strategies for management of suspected ventilator-associated pneumonia. Ann Intern Med 2000;132:621-30.

30. Pilbean SP. Mechanical ventilation: physiological and clinical aplication. St. Louis: Mosby-Year Book; 1992.

31. Pierson DJ. Complications associated with mechanical ventilation. Crit Care Clin 1990;6:711-24.

32. Gaskin L, et al. Teste de longo prazo de drenagem postural convencional e percussão versus pressão expiratória positiva. Pediatr Pulmonol 1998;345.

33. Piva JP, Carvalho P, Garcia PC. Terapia intensiva em pediatria. 3.ed. São Paulo: Medsi; 1992.

34. Costa D. Fisioterapia respiratória básica. São Paulo: Atheneu; 1999.

35. McLlwaine PM, et al. 'Flutter X PEP': um teste comparativo de longo prazo entre as técnica de fisioterapia pressão expiratória positiva (PEP) versus pressão expiratória positiva oscilatória (flutter). Pediatr Pulmonol 1997;299.

36. Mackenzie CS. Fisioterapia respiratória em unidade de terapia intensiva. São Paulo: Panamericana; 1988.

37. Ligth RW. Pleural diseases. 3.ed. Baltimore: Williams & Wilkins; 1995. p.187-91.

38. Ferreira ACP, Troster EJ. Atualização em terapia intensiva pediátrica. Brasília: Interlivros; 1996. Parte II, p.60-2.

# 47

## SÍNDROME DE ASPIRAÇÃO DE MECÔNIO

MILTON HARUMI MIYOSHI
GRAZIELA MARIA MACCARI

Os transtornos respiratórios constituem ainda a principal causa de morbidade e mortalidade entre os recém-nascidos, contribuindo com cerca de um terço dos óbitos no período neonatal. Os avanços no conhecimento sobre os processos que envolvem a maturação do pulmão fetal, alcançados nas últimas décadas, permitiram o desenvolvimento de medidas mais efetivas para o controle da insuficiência respiratória do bebê prematuro e o uso antenatal de corticoide para induzir à maturação pulmonar e a administração pós-natal do surfactante exógeno, além da melhoria na qualidade da assistência ventilatória. Porém, o mesmo não se pode afirmar para o recém-nascido a termo, em especial aqueles que cursam com a síndrome de aspiração de mecônio (SAM).

Sabe-se que entre 10 e 20% das gestantes apresentam líquido amniótico contaminado com mecônio no momento do parto e que cerca de 5% desses conceptos aspiram esse material para o interior das vias aéreas, desenvolvendo o quadro da SAM. Cerca de um terço dos neonatos sintomáticos necessita de alguma assistência ventilatória, dos quais aproximadamente 35% apresentam insuficiência respiratória grave e requerem suporte vital extracorpóreo (ECMO) ou evoluem para o óbito.

Portanto, a SAM é assunto de grande interesse não só entre obstetras e neonatologistas, mas também para todos os profissionais preocupados com o cuidado de recém-nascidos criticamente doentes. O entendimento da fisiopatologia desse quadro aspirativo, embora com pontos ainda controversos, tem proporcionado importantes avanços no manejo desses pacientes, em especial na assistência respiratória.

## FISIOPATOLOGIA

### Por que o feto elimina mecônio?

Os motivos que levam o feto a eliminar mecônio para o líquido amniótico permanecem controversos. De acordo com a tese de que a presença de mecônio no líquido amniótico seria um sinal de sofrimento fetal, por um lado, acredita-se que as intercorrências maternas que causam diminuição do fluxo sanguíneo placentário, como doenças hipertensivas, diabete melito, descolamento prematuro de placenta ou a própria compressão do cordão umbilical durante o trabalho de parto, levariam à redução de aporte de oxigênio ao feto. Em resposta a isso, haveria aumento do peristaltismo intestinal fetal e do relaxamento do esfíncter anal, com liberação do mecônio. Por outro lado, mecanismos não asfíxicos poderiam explicar a presença de mecônio no líquido amniótico, como a compressão abdominal do feto durante o trabalho de parto, especialmente nas apresentações pélvicas, e o desencadeamento do reflexo vagal pela compressão do polo cefálico no canal de parto. Além disso, acredita-se que a eliminação de mecônio intrauterina poderia representar apenas um sinal de maturação do feto, já que tal fato ocorre raramente antes de 37 semanas e é frequente após 42 semanas de idade gestacional.

### Quando ocorre a aspiração do mecônio?

A aspiração do mecônio eliminado pode ocorrer antes do nascimento, pois o próprio processo asfíxico que desencadeou a eliminação do mecônio faz o concepto iniciar movimentos respiratórios tipo *gasping*. Durante esses movimentos, o fluxo do líquido pulmonar fetal se inverte, passando a ser de fora para dentro dos pulmões, permitindo a aspiração do líquido amniótico. Mas esse processo pode, também, ocorrer imediatamente após o nascimento, com o início dos movimentos respiratórios e a aspiração do líquido meconial presente nas vias aéreas superiores do neonato.

## Quais as consequências da aspiração do mecônio?

Ao atingir o interior do trato respiratório, o mecônio viscoso, particulado e espesso, inicialmente, provoca obstrução das vias aéreas. A obstrução completa das grandes vias aéreas, por um lado, leva a um quadro de sufocação com evolução fatal, muitas vezes na própria sala de parto. De maneira geral, as partículas de mecônio são menores e acometem as pequenas vias aéreas com formação de múltiplas áreas de atelectasia. Por outro lado, quando a obstrução é parcial, cria-se um mecanismo valvular que permite a entrada de ar, mas não a sua saída. O aprisionamento progressivo de ar nessas unidades ocasiona a formação de áreas de hiperinsuflação com aumento da capacidade residual funcional (CRF), que pode levar ao rompimento das vias aéreas com aparecimento de vários quadros de extravasamento de ar, como enfisema intersticial pulmonar, pneumotórax e pneumomediastino.

Num segundo momento, o mecônio presente no interior das vias aéreas desencadeia o processo inflamatório e altera as propriedades de superfície do surfactante alveolar. Sabe-se que o mecônio contém uma série de substâncias que exercem ação inflamatória e interferem na função do surfactante pulmonar, que incluem colesterol, ácidos graxos livres, bilirrubina, sais biliares e células descamativas do trato gastrointestinal. Dessa maneira, no curso da doença, nota-se, além do quadro obstrutivo, um processo inflamatório intenso caracterizado por edema pulmonar e pneumonite química com grande risco de infecção secundária, uma vez que o mecônio parece interferir na ação bactericida dos neutrófilos. Como consequência, observa-se alteração no metabolismo do surfactante pulmonar, que inclui desde a inibição da sua produção até o deslocamento da película tensoativa da superfície alveolar por ação do próprio mecônio e do processo inflamatório.

A disfunção do surfactante resulta em instabilidade alveolar com aparecimento de novas áreas de atelectasia, diminuição da complacência pulmonar e da CRF. Esse quadro, associado a áreas de hiperinsuflação, ocasiona grande desequilíbrio na relação ventilação/perfusão, prejudicando ainda mais as trocas gasosas.

Além do comprometimento das vias aéreas, a SAM é frequentemente acompanhada de alterações dos vasos pulmonares, seja funcional seja estrutural. A hipertensão pulmonar pode, em parte, ter origem na hipóxia crônica fetal, que promove a hipertrofia e a extensão da camada muscular lisa para as artérias intra-acinares, normalmente não muscularizadas. A remodelagem desses vasos reduz o diâmetro luminal e aumenta a resistência vascular. Além das mudanças estruturais, observam-se também alterações funcionais. Ou seja, essas artérias são hiper-reativas, respondendo com vasoconstrição a qualquer estímulo ou manipulação. Além disso, os mediadores inflamatórios liberados com a instalação da inflamação dos pulmões induzem à vasoconstrição pulmonar.

A consequência desse quadro é a presença de distúrbios da relação ventilação/perfusão e o aparecimento de *shunt* extrapulmonar pelo canal arterial ou forame oval que causam alterações profundas nas trocas gasosas.

Portanto, observa-se na SAM a presença de múltiplas áreas de atelectasia alternadas com áreas de hiperinsuflação, podendo ser acompanhada de algum quadro de extravasamento de ar. Somado a esse quadro, notam-se, também, processo inflamatório infeccioso e alterações nos vasos pulmonares. O resultado é um profundo desequilíbrio da relação ventilação/perfusão associada ao *shunt* extrapulmonar com repercussões clínicas e laboratoriais, o que pode culminar com a morte do recém-nascido portador da SAM (Figura 1).

## DIAGNÓSTICO

### Quadro clínico

Os recém-nascidos que apresentam a doença exibem, frequentemente, sinais de pós-maturidade e de impregnação meconial em pele, unhas e cordão umbilical. O paciente pode ser totalmente assintomático ou apresentar apenas um desconforto respiratório leve, com taquipneia e retrações intercostais que duram de 24 a 72 horas, sem necessidade de intervenções terapêuticas mais agressivas. No entanto, o quadro clínico clássico é o do neonato com desconforto respiratório grave, aumento do diâmetro anteroposterior

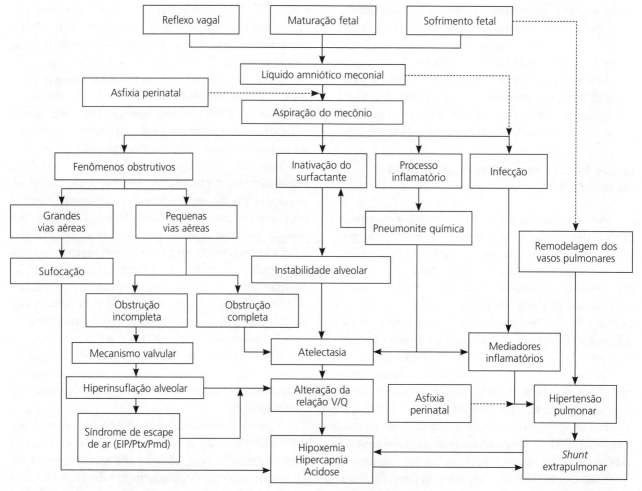

**Figura 1** Esquema fisiopatológico da SAM. EIP: enfisema intersticial pulmonar; Ptx: pneumotórax; Pmd: pneumomediastino.

do tórax, batimento de asa nasal, gemido expiratório e retrações da caixa torácica. A ausculta pulmonar é inespecífica, podendo-se detectar uma estertoração difusa e áreas de diminuição do murmúrio vesicular, tanto por atelectasia quanto por pneumotórax.

Quando não há complicações como a síndrome de escape de ar ou hipertensão pulmonar, o mecônio vai sendo gradativamente absorvido e o processo inflamatório vai se atenuando, com resolução do quadro em 5 a 7 dias. O espectro mais grave da SAM ocorre quando ela se acompanha de hipertensão pulmonar caracterizada por cianose generalizada, resistente às intervenções terapêuticas habituais, e labilidade na manutenção da oxigenação arterial. Deve-se lembrar que o boletim de Silverman-Andersen, idealizado para avaliar clinicamente prematuros com síndrome do desconforto respiratório, tende a subestimar o grau de lesão pulmonar, uma vez que o grupo predominantemente atingido pela SAM é o do bebê mais maduro, no qual a retração torácica pode não ser tão marcante.

O restante dos achados clínicos depende da gravidade da asfixia perinatal e de suas consequências que, muitas vezes, são importantes elementos na determinação do prognóstico dos pacientes que cursam com a SAM. Assim, deve-se estar atento para o diagnóstico precoce do comprometimento de múltiplos órgãos, que podem decorrer do processo asfíxico.

## Quadro radiológico

As alterações radiológicas características incluem o comprometimento heterogêneo do parênquima pulmonar, com áreas de atelectasia entremeadas com áreas de hiperinsuflação e presença de infiltrado alveolar grosseiro, afetando todos os campos pulmonares (Figura 2). São comuns, também, imagens de condensação lobar (Figura 3) e de extravasamento de ar, como pneumotórax, pneumomediastino e enfisema intersticial (Figura 4).

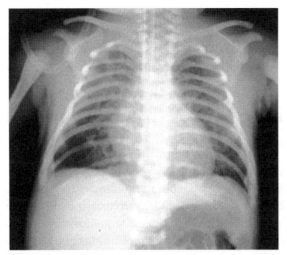

**Figura 2** Imagem radiológica de um quadro clássico de SAM mostrando regiões pouco ventiladas com infiltrado reticulonodular grosseiro e áreas com hiperinsuflação pulmonar.

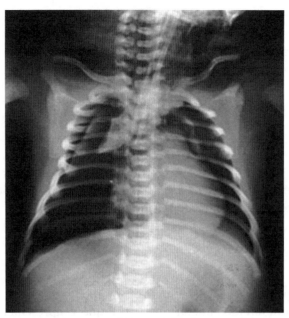

**Figura 4** Paciente com SAM complicada com pneumotórax bilateral, pneumomediastino e enfisema subcutâneo.

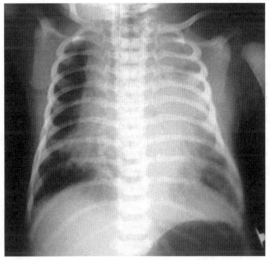

**Figura 3** Paciente com SAM apresentando atelectasia de todo o pulmão esquerdo e hiperinsuflação do pulmão direito.

É preciso lembrar que as imagens radiológicas podem não se relacionar diretamente com o quadro clínico. Assim, pacientes com radiografia de tórax muito alterada podem apresentar desconforto respiratório leve e de boa evolução e vice-versa.

## Critérios diagnósticos

Os critérios diagnósticos para a definição de um caso de SAM são:

1. História de líquido amniótico contaminado com mecônio.
2. Presença de mecônio na traqueia do neonato, ao nascimento.
3. Recém-nascido apresentando sinais de insuficiência respiratória.
4. Alterações radiológicas compatíveis com a da SAM.
5. Ausência de outras causas que expliquem o desconforto respiratório.

## PREVENÇÃO

A SAM pode ser evitada, na grande maioria dos casos, pelo acompanhamento pré-natal cuidadoso das gestantes de risco e pela prevenção da pós-maturidade. Como a asfixia perinatal é um fator fundamental no desencadeamento da aspiração do líquido meconial, a presença de qualquer sinal de alteração da vitalidade fetal acompanhada de líquido amniótico meconial deve ser considerada para a resolução imediata do parto.

Em todo atendimento ao parto no qual o líquido amniótico está contaminado por mecônio, é fundamental a presença de um neonatologista, pediatra ou anestesista treinado em técnicas de reanimação neonatal. A sala de parto deve estar equipada com todo o material necessário para tal procedimento, desde o berço aquecido até os dispositivos para aspiração e entubação do recém-nascido. O procedimento mais efetivo na prevenção da aspiração de mecônio e que tem sido indicado na assistência ao recém-nascido na sala de parto é a aspiração de vias aéreas superiores por obstetras e pediatras.

## Papel do obstetra

Logo após o desprendimento do polo cefálico e antes das espáduas, o obstetra deve aspirar a boca, o nariz e a faringe com sonda de aspiração traqueal nº 10 ou 12, ligada ao vácuo de parede com pressão negativa máxima de 100 mmHg.

## Papel do pediatra

O pediatra deve aspirar a hipofaringe e a traqueia sob visualização direta de todos os neonatos com líquido amniótico meconial que se apresentem deprimidos ao nascimento. Define-se a presença de depressão por meio de três sinais: ausência de esforço respiratório efetivo, frequência cardíaca menor que 100 batimentos por minuto e hipotonia muscular. A aspiração deve ser realizada através de laringoscopia, com cânula traqueal ligada ao vácuo de parede com pressão máxima de 100 mmHg. Não utilizar sonda gástrica ou traqueal para realizar a aspiração, pois elas não são efetivas para a retirada do mecônio. Caso seja necessário, a ventilação com pressão positiva deve ser iniciada logo após a aspiração da

máxima quantidade possível de mecônio das vias aéreas. Atualmente, não se preconiza a instilação endotraqueal de solução salina para a fluidificação do mecônio presente nas vias aéreas do recém-nascido.

## TRATAMENTO

Como todo tratamento de qualquer doença no período neonatal, o da SAM inicia-se com a adoção de medidas gerais, como a monitoração e a estabilização hemodinâmica e hidreletrolítica, e o fornecimento de aporte hídrico e calórico adequados, visando manter as condições clínicas equilibradas que são pontos fundamentais no manejo do paciente com a síndrome aspirativa.

A insuficiência respiratória causada pela SAM é apenas um dos marcadores de um grande conjunto de problemas associados ao processo asfíxico que, muitas vezes, determinam o prognóstico desses recém-nascidos. Assim, é fundamental estar atento às complicações causadas pela asfixia perinatal, procurando antecipá-las para a correção precoce dos distúrbios metabólicos, cardiovasculares, gastrointestinais, renais e neurológicos. Exceto isso, esses recém-nascidos devem ser manipulados apenas o estritamente necessário para evitar períodos de hipoxemia que podem agravar um quadro incipiente ou já instalado de hipertensão pulmonar.

# ASSISTÊNCIA VENTILATÓRIA NA SÍNDROME DE ASPIRAÇÃO DE MECÔNIO

MILTON HARUMI MIYOSHI
GRAZIELA MARIA MACCARI

O objetivo do suporte respiratório é a manutenção dos gases sanguíneos pré-ductais nos seguintes valores: $PaCO_2$ entre 40 e 65 mmHg, $PaO_2$ entre 50 e 70 mmHg, saturação de oxigênio ($SatO_2$) entre 89 e 93% e pH entre 7,20 e 7,45. É importante frisar que o suporte ventilatório visa manter os valores de gases sanguíneos dentro de limites aceitáveis para a doença, não corrigi-los para padrões normais esperados em lactentes e adultos.

Para que o controle gasométrico seja feito com facilidade e o mínimo de estresse à criança, além de possibilitar a monitoração hemodinâmica, indica-se a cateterização da artéria umbilical em todo recém-nascido com SAM que esteja necessitando de ventilação mecânica com concentrações de oxigênio superiores a 40%. Deve-se lembrar que os valores encontrados em amostras retiradas dos cateteres umbilicais refletem os níveis dos gases pós-ductais.

O uso de oxímetros de pulso, com os sensores colocados nas regiões pré e pós-ductais, propicia grande auxílio na avaliação da magnitude do *shunt* direita-esquerda, por meio do canal arterial. Se apenas um oxímetro puder ser utilizado, recomenda-se a monitoração contínua da $SatO_2$ em sítios pré-ductais que, em última análise, representa a oxigenação coronariana e cerebral. Além disso, os ajustes do suporte respiratório devem ser realizados de acordo com os valores de saturação pré-ductais, enquanto os níveis pós-ductais são úteis para a manipulação da terapia com vasodilatadores pulmonares. A capnografia deve ser usada com cuidado para a avaliação contínua do $CO_2$ expirado, dada a heterogeneidade do acometimento pulmonar na SAM.

## OXIGENOTERAPIA INALATÓRIA (HALO)

A administração de oxigênio sob a forma inalatória (Figura 5) apenas melhora a hipoxemia sem interferir em seus mecanismos geradores. Assim, só é indicada nos casos em que o paciente consiga manter a respiração espontânea e a CRF por meio do aumento da frequência respiratória e do gemido expiratório. Em qualquer outra situação, a administração de oxigênio sob essa forma será inefetiva e poderá retardar a instituição de uma terapêutica mais adequada.

Oferecer oxigênio inalatório ($FiO_2$ máxima de 0,60) para manter a $PaO_2$ entre 50 e 70 mmHg ou $SatO_2$ entre 89 e 93%. Os ajustes posteriores e a necessidade de maior suporte respiratório dependem da evolução clínica e do controle dos gases sanguíneos.

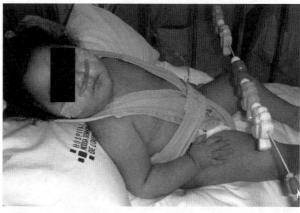

**Figura 5** Criança utilizando um cateter nasal.

## PRESSÃO POSITIVA CONTÍNUA EM VIAS AÉREAS (CPAP NASAL)

O método de eleição para a aplicação da pressão de distensão contínua no período neonatal é sob forma de dispositivos nasais. Deve-se indicar a CPAP nasal se o recém-nascido mantiver valores de $PaO_2$ abaixo de 50 mmHg ou de $SatO_2$ inferiores a 89%, apesar da utilização de concentrações de oxigênio acima de 60%. Iniciar com níveis de pressão entre 3 e 5 $cmH_2O$ e $FiO_2$ de 0,60.

Deve-se lembrar que na SAM a lesão pulmonar é extremamente heterogênea e a aplicação dessa técnica eleva ainda mais a CRF, distendendo os alvéolos já inflados sem reverter as áreas de atelectasias. Esses fatores, além de agravar o desequilíbrio da relação ventilação/perfusão, aumentam o risco da ocorrência da síndrome de escape de ar e do comprometimento do débito cardíaco. Portanto, ao instalar a CPAP, atentar para o aparecimento de possíveis complicações. Se houver qualquer sinal de piora da oxigenação ou das condições hemodinâmicas, deve-se optar pela instituição da ventilação pulmonar mecânica (Figura 6). Nos casos de suspeita de hipertensão pulmonar, a pressão de distensão contínua deve ser utilizada com cautela, para não postergar o início de terapêuticas mais apropriadas para o seu controle.

## VENTILAÇÃO PULMONAR MECÂNICA CONVENCIONAL

Indica-se a ventilação mecânica convencional nas situações em que ocorre falha da CPAP nasal ou em casos de desconforto respiratório mais acentuado, quando há necessidade de recrutamento alveolar e de maiores ofertas de oxigênio ou, ainda, nos casos acompanhados de hipertensão pulmonar. De maneira geral, utiliza-se o suporte ventilatório sob forma de ventilação mandatória intermitente (VMI) com os aparelhos de fluxo contínuo ciclados a tempo e limitados a pressão.

A característica principal da SAM é o acometimento pulmonar heterogêneo, apresentando áreas com predomínio de alterações obstrutivas e aumento da CRF, cercadas por regiões de complacência pulmonar e CRF diminuídas ou pouco alteradas. Esses fatos dificultam a manipulação dos parâmetros ventilatórios, pois a expansão das áreas atelectáticas leva à hiperinsuflação das regiões pouco ou não comprometidas, com riscos da ocorrência de baro ou volutrauma e agravamento do estado hemodinâmico. Dessa maneira, o ajuste dos parâmetros do respirador no paciente com SAM é extremamente delicado e discutível, não havendo consenso tampouco evidências conclusivas de que uma ou outra estratégia seja superior. Em relação aos parâmetros iniciais do respirador, como orientação geral, recomendam-se os seguintes ajustes:

- $FiO_2$: suficiente para manter a $SatO_2$ (oxímetro de pulso) entre 89 e 93%.
- Pico de pressão inspiratória (PIP): deve ser o suficiente para promover uma elevação da caixa torácica em torno de 0,5 cm no nível do terço médio do esterno. Na SAM, por causa do aumento da CRF, muitas vezes, a avaliação clínica da expansibilidade é prejudicada pela hiperinsuflação pulmonar. Caso a monitoração contínua do volume corrente esteja disponível, procurar ajustar os níveis da PIP para manter o volume entre 4 e 6 mL/kg.
- Pressão expiratória final positiva (PEEP): de maneira semelhante à descrita para a aplicação de CPAP, pressões baixas ou intermediárias melhoram as trocas gasosas, enquanto pressões positivas finais elevadas aumentam muito o risco de lesão pulmonar e o comprometimento hemodinâmico. Dessa maneira, em geral, o uso de pressões entre 4 e 6 $cmH_2O$ nas fases iniciais pode ser benéfico para o paciente, mas a monitoração contínua de possíveis complicações é mandatória.
- Tempo inspiratório (Ti): recomenda-se utilizar um Ti de cerca de 0,5 segundo, uma vez que a

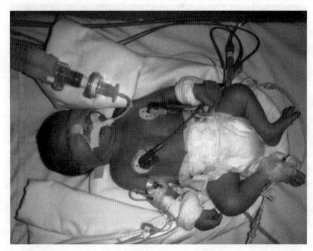

**Figura 6** Criança em ventilação mecânica.

constante de tempo inspiratória, em geral, está um pouco prolongada, dada a heterogeneidade do acometimento pulmonar, com áreas de baixa complacência pulmonar, cercadas por regiões em que há predomínio do componente obstrutivo (resistência alta). Se a monitoração gráfica da curva de fluxo em vias aéreas for disponível, procurar ajustar o Ti para manter o mínimo de tempo possível o fluxo inspiratório em zero.

- Tempo expiratório (Te): como a SAM caracteriza-se por ser uma doença predominantemente obstrutiva, é fundamental manter o Te prolongado, pelo menos acima de 0,5 segundo. O uso de Te mais curtos pode levar à retenção de gás no alvéolo ao fim da expiração (fenômeno do auto-PEEP), aumentando o risco de baro e volutrauma e de comprometimento hemodinâmico. Portanto, deve-se sempre dar prioridade à manutenção de um Te adequado, em detrimento do Ti e da frequência respiratória. Se a monitoração gráfica da curva de fluxo em vias aéreas for disponível, ao contrário do ajuste do Ti, procurar ajustar o Te para alcançar ou manter o máximo de tempo possível o fluxo expiratório em zero.

- Frequência respiratória (FR): inicialmente pode ser ajustada entre 30 e 40 movimentos por minuto, respeitando-se os preceitos anteriormente citados para a escolha do Ti e do Te.

- Fluxo: o uso de fluxos baixos (< 6 L por minuto), que não atingem o limite da pressão inspiratória preestabelecido e que se mantém constante até o final da inspiração, pode melhorar a distribuição da ventilação nas doenças com comprometimento pulmonar heterogêneo. Tal estratégia pode ser uma escolha inicial adequada na SAM. Fluxos elevados (5 a 10 L por minuto) promovem rápido aumento das pressões em vias aéreas proximais, até que o limite da pressão inspiratória seja atingido. A partir daí, a pressão se mantém em platô e o fluxo nas vias aéreas se reduz de maneira gradativa, até o final do Ti. Dessa maneira, o respirador gera uma curva de pressão proximal do tipo quadrada, prolongando o tempo de exposição das vias aéreas ao PIP. Em geral, essa estratégia pode ser indicada nos casos de hipoxemia de difícil controle, em que há necessidade de reverter atelectasias, podendo, entretanto, predispor à lesão pulmonar e ao comprometimento do débito cardíaco.

Após os ajustes iniciais, é imprescindível a monitoração dos gases sanguíneos para as manipulações subsequentes dos parâmetros ventilatórios. O exame gasométrico pode melhorar, indicando a necessidade de diminuição do suporte respiratório, manter-se inadequado ou ainda piorar. Estas duas últimas situações podem decorrer de um desequilíbrio considerável na relação ventilação/perfusão, da piora da função cardíaca, da presença de síndrome de escape de ar ou de hipertensão pulmonar.

- Se os valores de $PaCO_2$ se mantêm acima de 65 mmHg, considerar as seguintes opções: aumentar a FR, a PIP ou, eventualmente, diminuir a PEEP. Nas situações em que há necessidade de frequências acima de 60 ciclos por minuto, pode-se optar por manter os valores de PEEP próximos de zero para não agravar o aumento da CRF decorrente da auto-PEEP. Caso não haja resposta, considerar o uso do surfactante exógeno e da ventilação de alta frequência.

- Diante de quadros de hipoxemia refratária ($PaO_2$ abaixo de 50 mmHg ou $SatO_2$ inferiores a 89%), pode-se aumentar a concentração de oxigênio, PIP ou PEEP. Se não houver resposta, considerar uso do surfactante exógeno, do óxido nítrico inalatório e da ventilação de alta frequência.

- Em ambos os casos, é essencial afastar a presença de algum quadro de síndrome de escape de ar. Diante de enfisema intersticial pulmonar, procurar diminuir a PEEP, o Ti (mantê-lo entre 0,2 a 0,3 segundo) e a PIP (ajustá-lo para manter volume corrente por volta de 4 mL/kg). Diante de pneumotórax hipertensivo, é fundamental drená-lo adequadamente. Aliás, em todos os pacientes que apresentam SAM, deve-se dispor de material para drenagem torácica de urgência próximo ao leito. Caso não ocorra resposta positiva a essas medidas, pode-se lançar mão da ventilação de alta frequência. Além disso, deve-se avaliar a função cardíaca, procurando corrigir as repercussões hemodinâmicas, seja com uso de expansores de volume seja com vasopressores. Finalmente, se o paciente não melhorar com o suporte ventilatório convencional, deve-se pensar que a pneumonia aspirativa está acompanhada por hipertensão pulmonar e que medidas terapêuticas mais agressivas serão necessárias, como a ventilação de alta frequência e o óxido nítrico inalatório.

- Hiperventilação e alcalinização: com o advento do óxido nítrico inalatório e da ventilação de alta frequência, além de evidências clínicas e experimentais do papel da ventilação mecânica em causar lesão pulmonar, o uso dessa estratégia para o controle da insuficiência respiratória na SAM tem sido abandonado. Atualmente, tanto a hiperventilação como a alcalinização têm sido utilizadas somente como um recurso de exceção, quando não se dispõe de terapias mais efetivas. A técnica consiste na utilização de FR entre 60 a 150 movimentos por minuto por meio de ventiladores convencionais, com Ti e Te entre 0,2 e 0,3 segundo, associados a PIP acima de 30 $cmH_2O$ e baixos níveis de PEEP (próximas a zero). Tal estratégia visa induzir à alcalose respiratória e ao relaxamento do leito vascular pulmonar. No entanto, os distúrbios hemodinâmicos e o baro ou volutrauma são os obstáculos ao sucesso de sua utilização. Hoje em dia, dá-se maior importância à presença do pH alcalino, comparado ao $PaCO_2$ baixo, como responsável pela dilatação do leito vascular pulmonar. Dessa maneira, em vez de hiperventilar o paciente, a conduta mais utilizada nos casos de SAM associada à hipertensão pulmonar ainda que sem evidências é a ventilação convencional conservadora com a administração de bicarbonato de sódio. Tenta-se, dessa forma, atingir um pH "crítico", em geral acima de 7,5, que desencadeie a dilatação do leito vascular pulmonar e a reversão da hipertensão pulmonar.
- Ventilação convencional sincronizada: é uma modalidade ventilatória, em que o paciente desencadeia o início do ciclo inspiratório controlado. São descritas duas formas, a assistida e a controlada (A/C) e a ventilação mandatória intermitente sincronizada (Simv). Entre as vantagens desse modo de ventilação, estão o maior conforto ao paciente, a melhora das trocas gasosas e a menor incidência de síndrome de escape de ar. Os pacientes que apresentam SAM, pelo fato de serem mais maduros, com frequência "brigam" com o aparelho. A assincronia entre as ventilações mandatórias e as espontâneas desencadeia uma série de efeitos adversos, tais como maior necessidade do uso de drogas sedativas e analgésicas, diminuição do volume corrente efetivo, piora das trocas gasosas, necessidade de aumento do suporte ventilatório e síndrome de escape de ar. Além disso, observam-se alterações na pressão arterial sistêmica e no fluxo sanguíneo cerebral. Esses fatos apoiam o uso da ventilação sincronizada na SAM, no entanto, não existem evidências conclusivas em relação aos efeitos benéficos dessa modalidade na pneumonia aspirativa. De modo empírico, recomenda-se o uso dessa estratégia nos recém-nascidos portadores de SAM que cursam com agitação, apesar da adequação do volume pulmonar e do uso de drogas analgésicas e sedativas. Pode-se optar pelo modo A/C na fase aguda da doença e pelo SIMV no período de retirada da ventilação mecânica.

## VENTILAÇÃO DE ALTA FREQUÊNCIA (VAF)

A VAF é uma modalidade ventilatória em que se empregam FR acima da fisiológica, associadas a volumes correntes inferiores ou próximos do espaço morto anatômico. Dentre as várias categorias de VAF, a mais utilizada na prática clínica é a do tipo oscilatória. Na SAM, a eficácia dessa modalidade ventilatória é limitada pelo comprometimento pulmonar heterogêneo. Por exemplo, em neonatos que cursam com síndrome do desconforto respiratório grave, a VAF previne a necessidade de ECMO em cerca de 80 a 90% dos casos, enquanto nos portadores de SAM esses níveis atingem somente 50%. Essa estratégia ventilatória permanece como uma opção terapêutica de resgate, sendo indicada nas situações de falha da ventilação pulmonar mecânica convencional, que ocorre com maior frequência quando a pneumonia aspirativa está acompanhada de síndrome de escape de ar ou de hipertensão pulmonar.

De forma geral, indica-se a VAF quando o paciente apresenta alguma das condições a seguir:

- Índice de oxigenação (IO = MAP $\times$ $FiO_2$/$PaO_2$) $\geq$ 20, em que MAP = pressão média de vias aéreas.
- Presença de síndrome de escape de ar grave, como enfisema intersticial pulmonar bilateral ou pneumotórax com fístula de alto débito sem resposta à drenagem pleural.
- Necessidade de PIP acima de 28 $cmH_2O$ na ventilação convencional para manter os seguintes níveis de gases sanguíneos pré-ductais: $PaO_2$ entre 50 e 70 mmHg, ou $SatO_2$ entre 89 e 93%, ou $PaCO_2$ entre 40 e 60 mmHg.

Antes da instalação da VAF, é fundamental a avaliação cuidadosa do grau e do tipo de compro-

## ASSISTÊNCIA VENTILATÓRIA NA SÍNDROME DE ASPIRAÇÃO DE MECÔNIO

metimento pulmonar, da presença ou não de hipertensão pulmonar e da adequação da função cardíaca. Essa avaliação é importante, pois a escolha da estratégia a ser adotada na VAF pode diferir de caso a caso. Por exemplo, nas situações de lesão pulmonar heterogênea, devem-se utilizar com cautela as manobras de recrutamento alveolar. Da mesma forma, o paciente com as reservas cardíacas no limite pode ter seus sinais vitais agravados após a instalação da VAF, por causa das repercussões hemodinâmicas.

Deve-se procurar ajustar os parâmetros da alta frequência com o objetivo de melhorar as trocas gasosas com o mínimo de suporte de pressão. É necessário utilizar com cuidado a estratégia de recrutamento alveolar, para evitar a hiperinsuflação. Os parâmetros iniciais utilizados são: fluxos ao redor de 10 a 15 litros por minuto; FR entre 8 e 10 Hz (1 Hz = 60 ciclos por minuto); pressão média de vias aéreas igual ou inferior à pressão que era fornecida com a ventilação convencional; amplitude suficiente para que a oscilação atinja a cicatriz umbilical; e concentração de oxigênio inspirado ao redor de 100%.

Os ajustes posteriores são realizados de acordo com o volume pulmonar observado na radiografia de tórax (cúpula diafragmática direita no nível da linha hemiclavicular entre oito e nove costelas posteriores), a SatO$_2$ no segmento pré-ductal e a gasometria arterial. Procurar manter a SatO$_2$ entre 89% e 93%, a PaO$_2$ entre 50 e 70 mmHg, a PaCO$_2$ entre 45 e 65 mmHg e o pH acima de 7,25. Além disso, as condições hemodinâmicas devem ser monitoradas continuamente, e a se houver qualquer sinal de deterioração desses parâmetros o paciente deve retornar para a ventilação convencional.

## OXIGENADORES DE MEMBRANA EXTRACORPÓREA (ECMO)

São utilizados em crianças com insuficiência respiratória refratária às terapias respiratórias habituais, como ventilação convencional, VAF, óxido nítrico e surfactante exógeno. Trata-se de uma técnica extremamente agressiva e de alto custo. Em países onde os pacientes graves podem ser transportados para centros especializados em ECMO, este recurso tem mostrado resultados positivos quanto à diminuição da mortalidade de recém-nascidos portadores de SAM e hipertensão pulmonar. O maior problema relacionado à aplicação da ECMO nesses pacientes é o fato de que, em geral, trata-se de

neonatos submetidos à asfixia perinatal grave, e a presença de alterações neurológicas é um critério de exclusão para a realização da oxigenação de membrana. No Brasil, poucos centros estão habilitados para realizar tal terapêutica.

## TERAPIAS RESPIRATÓRIAS AUXILIARES

### Surfactante exógeno

O emprego do surfactante na SAM baseia-se no fato de que os ácidos graxos, o colesterol e as bilirrubinas presentes no mecônio são capazes de inativar e deslocar a película tensoativa que reveste a superfície alveolar, levando à atelectasia e à diminuição da complacência pulmonar. Apesar dessa base fisiopatológica, que justifica o uso do surfactante na pneumonia aspirativa, os resultados dos estudos tanto em modelos experimentais como em humanos são discordantes. Até o momento, existem poucos estudos controlados com a aplicação de surfactante em recém-nascidos humanos portadores de SAM. Os resultados indicam que a reposição de surfactante natural em altas doses (por volta de 150 mg de fosfolípides por quilograma) e em regime de múltiplas doses (4 doses) pode melhorar as alterações da relação ventilação/perfusão, a oxigenação arterial e a mecânica pulmonar, reduzindo a necessidade de estratégias terapêuticas mais agressivas como a ECMO.

Indicar a reposição de surfactante nos neonatos com SAM que necessitem de ventilação mecânica com FiO$_2$ acima de 0,4 para manter a PaO$_2$ entre 50 e 70 mmHg ou a SatO$_2$ entre 89 e 93%. Procurar administrar o surfactante precocemente e em altas doses (150 mg de fosfolípides por quilograma) em razão do intenso processo inflamatório pulmonar que tende a inativar a substância tensoativa instilada. Muitas vezes, é necessário repetir a dose para obter melhor resultado. Além disso, o comprometimento pulmonar na SAM é heterogêneo, com alterações tanto na complacência como na resistência pulmonar. Este fato faz a distribuição do surfactante instilado não ser uniforme, resultando em respostas clínicas variáveis.

Para facilitar a remoção do mecônio e possivelmente dos mediadores inflamatórios, alguns investigadores examinam o uso do surfactante exógeno diluído como um meio para lavagem broncoalveolar. Os estudos sugerem que essa abordagem pode ser benéfica no tratamento de neonatos com SAM, promovendo melhor distribuição do surfactante ofertado e melhor resposta clínica. No entanto, são necessários mais estudos para que essa prática seja introduzida na prática clínica.

## Óxido nítrico inalatório

No curso da SAM, para o controle da insuficiência respiratória, pode ser necessária a administração de vasodilatadores pulmonares. Dentre as várias substâncias utilizadas na prática clínica, a tolazolina foi a mais popular por tratar-se de um vasodilatador mais específico para o pulmão, se comparado aos outros fármacos. A partir da metade da década de 1990, os vasodilatadores de uso sistêmico foram substituídos pelo óxido nítrico inalatório (NOi).

O NO é produzido naturalmente pelas células endoteliais e age localmente sobre a musculatura lisa vascular, levando ao seu relaxamento e à vasodilatação. A ação seletiva nos vasos pulmonares, quando inalado, relaciona-se à propriedade do gás de se difundir através da membrana alveolocapilar e a sua imediata inativação quando em contato com o sangue, através da ligação com a hemoglobina, formando a metemoglobina. Por essas propriedades, uma série de trabalhos em modelos experimentais e em humanos demonstrou de maneira irrefutável que o NO, quando administrado por inalação, é potencialmente útil no tratamento de neonatos que cursam com hipertensão pulmonar. Os vários estudos clínicos prospectivos e randomizados utilizaram o NO para um grupo de recém-nascidos a termo ou próximos do termo com idade gestacional acima de 34 semanas que cursaram com hipoxemia grave, independentemente da doença pulmonar de base. A análise conjunta desses estudos, excluindo os pacientes portadores de hipoplasia pulmonar, demonstrou que o NOi melhora a oxigenação arterial e diminui a necessidade de ECMO, entretanto não reduz a mortalidade.

Esses efeitos são menos evidentes nos casos que cursam com grandes alterações da relação ventilação/perfusão, incluindo-se aí os pacientes portadores de SAM. Esses fatos demonstram a importância da otimização do volume pulmonar para melhorar a resposta ao NOi. Com essa premissa, alguns pesquisadores, utilizando o NOi em conjunto com a VAF do tipo oscilatória, têm mostrado bons resultados nos pacientes portadores de SAM associada à hipertensão pulmonar, diminuindo a necessidade de ECMO e a mortalidade nesse grupo de recém-nascidos de alto

risco. Portanto, existem evidências razoáveis para o uso do NOi na SAM que cursa com hipertensão pulmonar.

Antes da instalação do NOi, recomenda-se uma avaliação cuidadosa do tipo e do grau de comprometimento dos campos pulmonares e da função cardíaca, por meio do exame radiológico e ecocardiográfico. Nas situações que cursam com diminuição do volume pulmonar ou com grandes alterações da relação ventilação/perfusão (atelectasia e hiperinsuflação), procurar recrutar o volume pulmonar pelo ajuste dos parâmetros da ventilação convencional ou da mudança na estratégia de VAF ou do uso de surfactante exógeno. Tais manobras visam à otimização da terapêutica com o NOi, já que os melhores efeitos são obtidos quando o gás atinge as vias aéreas distais.

Além disso, o estudo ecocardiográfico é fundamental para detectar a causa da hipoxemia e direcionar a terapêutica com NOi, afastando lesões estruturais cardíacas, avaliando a intensidade do *shunt* extrapulmonar e a *performance* do ventrículo esquerdo. Sabe-se que a resposta ao NOi é superior nos casos em que a hipoxemia decorre predominantemente do *shunt* extrapulmonar. Afora isso, em pacientes que apresentam reserva cardíaca diminuída, em particular do ventrículo esquerdo, a vasodilatação pulmonar seguida de aumento do fluxo sanguíneo para as câmaras esquerdas pode precipitar a falência miocárdica.

Essa possibilidade deve ser lembrada, já que a SAM normalmente é um marcador de asfixia perinatal grave e de suas consequências, ou seja, da miocardiopatia pós-asfíxica. Nessas situações, é fundamental a estabilização das condições hemodinâmicas pelo uso de drogas inotrópicas.

Baseado nos dados da literatura e na nossa experiência clínica, indica-se NOi aos neonatos que evoluem com SAM associada à hipertensão pulmonar que mantém os valores de índice da oxigenação acima de 25 em ventilação convencional.

Recomenda-se iniciar com dose de 5 partes por milhão (ppm), aumentando-a em 5 ppm, a cada 4 ou 6 horas, até no máximo 20 ppm, de acordo com a resposta. Considerar resposta positiva se houver redução de 10% a 30% no índice de oxigenação ou se a $PaO_2$ ou a $SatO_2$ pré-ductais se mantiverem acima de 50 mmHg e 85%, respectivamente. Manter a dose em que se conseguiu a resposta positiva, procurando reduzir inicialmente a $FiO_2$ até 0,6. A seguir, deve-se diminuir gradualmente (cerca de 5 ppm a cada 6 horas) a oferta de óxido nítrico até o mínimo possível para manter a melhora da oxigenação. Essa dose deverá ser mantida até a remissão do quadro de hipertensão pulmonar que, em geral, ocorre entre o terceiro e o quinto dia de vida.

Se, após alcançar a dose de 20 ppm não houver resposta positiva, verificar as seguintes possibilidades:

- Volume pulmonar inadequado: ajustar os parâmetros ventilatórios, seja na ventilação convencional pela PEEP, seja na alta frequência pela MAP até que a cúpula diafragmática direita no nível da linha hemiclavicular alcance entre 8 e 9 costelas posteriores, na avaliação radiológica;
- Afastar pneumotórax hipertensivo.
- Considerar o uso do surfactante exógeno para otimização do volume pulmonar.
- Certificar-se de que as condições hemodinâmicas estejam adequadas.

Caso não ocorra melhora da oxigenação após a regularização desses itens, pode-se aumentar a concentração de NOi em 5 ppm, a cada 30 minutos, até no máximo 40 ppm. Tal prática deve ser efetuada com cautela, pois os estudos indicam que o incremento da dose acima de 20 ppm traz poucos benefícios em termos de aumento do percentual de resposta positiva ao NOi. Além disso, doses acima de 20 ppm por tempo prolongado relacionam-se com o aumento da produção de metemoglobina e de dióxido de nitrogênio.

Se mesmo com a dose de 40 ppm não houver resposta, suspender o NO inalatório. Afora isso, a administração do gás deve ser interrompida ou a sua concentração diminuída se os níveis de metemoglobinemia alcançarem 5 g% ou se a concentração de dióxido de nitrogênio superar 1 ppm, ou ainda, na presença de sangramento ativo.

## Cuidados anti-infecciosos

Apesar de o uso profilático de antibióticos ser controverso, pelo alto risco de infecção da árvore respiratória preenchida por mecônio e pelo risco de associação com a infecção por *Listeria monocytogenis*, indica-se a antibioticoterapia (penicilina e aminoglicosídeo) nos pacientes que evoluem com SAM e que necessitam de ventilação mecânica. Se, após 3 a 5 dias o recém-nascido apresentar-se estável do ponto de vista respiratório, sem indícios laboratoriais (leucograma e proteína C reativa) de processo infeccioso e sem crescimento bacteriano na hemocultura, pode-se considerar a suspensão da antibioticoterapia.

## Corticoterapia

As evidências, até o momento, não indicam vantagens do uso de corticoide para o tratamento da SAM, mesmo nos casos relacionados com processo inflamatório intenso. Portanto, não é recomendado o seu uso para o tratamento da SAM.

# FISIOTERAPIA NA SÍNDROME DE ASPIRAÇÃO DE MECÔNIO

GRAZIELA MARIA MACCARI

Como visto, o recém-nascido que cursa com a SAM, em particular aquele que necessita de ventilação pulmonar mecânica, apresenta grande risco de desenvolver complicações respiratórias relacionadas à presença do mecônio em vias aéreas e ao acúmulo de secreção causado pela lesão pulmonar. A princípio, a aplicação das manobras de higiene brônquica, visando auxiliar na remoção do mecônio das vias aéreas e prevenir o aparecimento de fenômenos obstrutivos, parece trazer apenas benefícios para o paciente, podendo abreviar o curso clínico da doença. Deve-se lembrar, entretanto, que a insuficiência respiratória causada pela SAM é consequência da lesão do parênquima e dos vasos pulmonares. Assim, nos pacientes que apresentam quadros mais graves, é comum a coexistência da hipertensão pulmonar.

Além disso, o comprometimento pulmonar na SAM pode ser apenas um marcador de lesão de múltiplos órgãos associados ao processo asfíxico, em especial, do sistema nervoso central. Dessa maneira, as técnicas de fisioterapia respiratória, pela manipulação do paciente, podem agravar os níveis de oxigenação arterial e apresentar risco potencial para desencadear ou agravar as lesões do sistema nervoso central causadas pela asfixia perinatal, principalmente quando realizadas por profissionais pouco experientes.

Portanto, diante de um recém-nascido com SAM, é crucial saber indicar o momento certo para iniciar a terapia, identificando-se corretamente as disfunções pulmonares e neurológicas, procurando sempre individualizar as manobras, realizando-as apenas quando claramente indicadas e com objetivos bem definidos.

Considerando esses fatos, as manobras de higiene brônquica são indicadas para remover o mecônio das vias aéreas, prevenindo fenômenos obstrutivos e corrigindo alterações da relação ventilação/perfusão. Não há nenhum consenso na literatura sobre o melhor critério para indicar as manobras de higiene brônquica. De maneira geral, inicia-se a fisioterapia respiratória quando o paciente apresenta os seguintes critérios:

- Secreção visível em vias aéreas ou na cânula traqueal.
- Presença de roncos e estertores grossos localizados ou difusos na ausculta pulmonar.
- Imagens radiológicas sugestivas de retenção de secreção em vias aéreas, como atelectasia.
- Antes da extubação traqueal e após sua realização.
- Deterioração aguda da função pulmonar acompanhada de sinais clínicos de aumento do trabalho respiratório.

Nos neonatos que apresentam a SAM, é necessário cautela nas seguintes situações:

- SAM associada à hipertensão pulmonar: é o caso de pacientes que cursam com extrema labilidade na manutenção dos níveis de oxigenação arterial, mais evidente nas primeiras 72 horas de vida. Portanto, nessa fase, recomenda-se manipular o recém-nascido quando estritamente necessário, procurando indicar as manobras menos invasivas, como a drenagem postural, sob o risco de piorar ainda mais o quadro.
- Encefalopatia hipóxico-isquêmica: os pacientes cursam com a perda da autorregulação do fluxo sanguíneo cerebral, e as manipulações que provocam flutuações na pressão arterial sistêmica

podem agravar a lesão. Assim, as manobras de higiene brônquica devem ser indicadas com cautela na fase aguda do processo, ou seja, nas primeiras 72 horas de vida. Se for necessário, utilizar as manobras menos invasivas.

No recém-nascido criticamente doente, como nos casos de SAM grave, é fundamental adotar procedimentos que evitem a necessidade de manobras mais agressivas. Assim, de forma geral, recomendam-se os seguintes cuidados com o recém-nascido em ventilação mecânica:

- Umidificação e aquecimento do gás inspirado: estes cuidados têm como objetivo diminuir a lesão pulmonar associada à ventilação mecânica, reduzindo, assim, a formação de secreção em vias aéreas e suas consequências. Verificar os seguintes pontos para manter o gás umidificado e aquecido:
  1. Checar o nível de água do jarro umidificador a cada seis horas.
  2. Verificar se a umidificação do gás inspirado está adequada.
  3. Verificar a cada seis horas a presença ou não de água condensada no circuito.
  4. Verificar a temperatura de ajuste a cada seis horas, mantendo-a por volta de 34°C.
- Cuidados com a estabilidade da cânula traqueal: sua manutenção visa prevenir o seu deslocamento frequente, evitando, assim, a ocorrência de extubações não planejadas e de entubações seletivas de brônquios. Os seguintes cuidados devem ser tomados para manter a estabilidade da cânula traqueal:
  1. Examinar as condições de fixação da cânula traqueal na face do recém-nascido a cada seis horas.
  2. Checar a marca, em centímetro, da cânula traqueal no nível do lábio superior, a cada seis horas ou após cada manipulação do neonato. Tal marca deve obedecer à seguinte regra: peso do paciente + 6.
  3. Observar a posição da ponta da cânula traqueal em todas as radiografias de tórax. Se necessário, reposicionar a ponta da cânula, procurando mantê-la 0,5 a 1,0 cm acima da carina ou entre a primeira e a terceira vértebras torácicas.

## PROGNÓSTICO

Nos países desenvolvidos, onde a incorporação dos avanços científicos na prática clínica se faz de maneira mais rápida, a mortalidade dos recém-nascidos com SAM vem caindo de modo significativo, com taxas inferiores a 10% a partir da década de 1990. No Brasil, a taxa de mortalidade pela pneumonia aspirativa é ainda muito alta, cerca de 35 a 60% dos recém-nascidos, o que pode estar relacionado à associação da SAM com a presença de hipertensão pulmonar.

Nos pacientes que sobrevivem ao período neonatal, o prognóstico em relação à qualidade de vida parece depender fundamentalmente da gravidade e da duração da asfixia perinatal. Em geral, o acompanhamento dessas crianças a longo prazo deve ser bastante cuidadoso, especialmente quanto às complicações respiratórias e neurológicas. A agressão à árvore respiratória em crescimento e desenvolvimento pode ter consequências futuras em termos de hiper-reatividade brônquica e maior suscetibilidade às infecções de repetição das vias aéreas. A possibilidade de encefalopatia hipóxico-isquêmica em crianças submetidas à asfixia perinatal e a períodos prolongados de hipoxemia está sempre presente. É preciso permanecer atento para a presença de alterações do desenvolvimento neuropsicomotor, de tal forma que a reabilitação, quando necessária, seja iniciada precocemente e que a orientação à família se faça de maneira segura e realista.

## REFERÊNCIAS BIBLIOGRÁFICAS

1. Angus DC, et al. Epidemiology of neonatal respiratory failure in the United States. Projections from California and New York. Am J Respir Crit Care Med 2001;164:1154-60.

2. Cleary GM, Wiswell TE. Meconium-stained amniotic fluid and the meconium aspiration syndrome: an update. Pediatr Clin North Am 1998; 45:511-29.

3. Finer NN, Barrington KJ. Nitric oxide for respiratory failure in infants born at or near term. In: Sinclair J, et al. (editores) Neonate Module of the Cochrane Database of Systematic Reviews, [updated 03 Jun 2001]. Disponível em: The Cochrane Library: <http://www.nichd.nih.gov/cochraneneonatal>.

4. Halliday HL, Sweet D. Endotracheal intubation at birth for preventing morbidity and mortality in vigorous, meconium-stained infants born at term. In: Sinclair J, et al. (editores). Neonate Module of the Cochrane Database of Systematic

Reviews, [updated 01 Nov 2002]. Disponível em: The Cochrane Library: <http://www.nichd.nih.gov/cochraneneonatal>.

5. Kattwinkell J. Textbook of neonatal resuscitation. 4.ed. Elk Grove Village, Illinois: American Academy of Pediatrics; 2000.

6. Kimble RM, Trundenger B, Cass D. Fetal defaecation: is it a normal physiological process? J Paediatr Child Health 1999; 35:116-9.

7. Maccari GM, Abreu CF, Miyoshi MH. Papel da fisioterapia respiratória nas doenças respiratórias neonatais. In: Alves Filho, Trindade (editores). Clínica de perinatologia – aparelho respiratório em neonatologia – Parte I. Rio de Janeiro: Medsi; 2001. p.145-67.

8. Miyoshi MH. Óxido nítrico inalatório. In: Kopelman BI, et al. (editores). Diagnóstico e tratamento em neonatologia. São Paulo: Atheneu; 2004.

9. Miyoshi MH. Terapêutica de reposição de surfactante. J Pediatr 2001;77:S3-16.

10. Miyoshi MH. Ventilação de alta frequência oscilatória. In: Kopelman BI, et al. (editores). Diagnóstico e tratamento em neonatologia. São Paulo: Atheneu; 2004.

11. Pearlman EJ, Moore W, Hutchins GM. The pulmonary vasculature in meconium aspiration. Hum Pathol 1989;20:701-6.

12. Rossi C, et al. Delivery room management of meconium stained neonates: risk factors for meconium aspiration syndrome. Pediatr Res 2000;47:430A.

13. Soll RF, Dargaville P. Surfactant for meconium aspiration syndrome in full term infants. In: Sinclair J, et al. (editores).

Neonate Module of the Cochrane Database of Systematic Reviews, [updated 18 Feb 2000]. Disponível em: the Cochrane Library: <http://www.nichd.nih.gov/cochraneneonatal>.

14. Thureen PJ, et al. Fatal meconium aspiration in spite of appropriate perinatal airway management: pulmonary and placental evidence of prenatal disease. Am J Obstet Gynecol 1997; 176:967-75.

15. Tran N, et al. Sequential effects of acute meconium obstruction on pulmonary function. Pediatr Res 1980;14:34-8.

16. Ward M, Sinn J. Steroid therapy for meconium aspiration syndrome in newborn infants. In: Sinclair J, et al. (editores) Neonate Module of the Cochrane Database of Systematic Reviews, [updated 14 Jul 2003]. Disponível em: the Cochrane Library: <http://www.nichd.nih.gov/cochraneneonatal>.

17. Wiswell TE, et al. A multicenter, randomized, controlled trial comparing Surfaxin (Lucinactant) lavage with standard care for treatment of meconium aspiration syndrome. Pediatrics 2002;109:1081-7.

18. Wiswell TE. Handling the meconium-stained infant. Semin Neonatol 2001;6:225-31.

19. Wung JT, et al. Management of infants with severe respiratory failure and persistence of the fetal circulation, without hyperventilation. Pediatrics 1985;76:488-94.

20. Yoder BA. Changing obstetric practices associated with decreasing incidence of meconium aspiration syndrome. Obstet Gynecol 2002;99:731-9.

# 48

# REFLUXO GASTROESOFÁGICO EM PACIENTES PEDIÁTRICOS

FABIO BEDONI

A doença do refluxo gastroesofágico (DRGE) é uma das mais frequentes afecções e a mais prevalente entre aquelas que afetam o aparelho digestivo. Aparentemente, a maioria dos pacientes com sintomas de pirose e regurgitação tem sintomas intermitentes, não procura assistência médica e se automedica. Um estudo mostrou que 11% da população dos Estados Unidos tem pirose diária, 12% semanalmente e 15% mensalmente.[1] As barreiras antirrefluxo, entre elas os esfíncteres superior ou faringoesofágico e o inferior do esôfago, podem estar ineficientes. Quando isso ocorre, sintomas podem ser apontados na região cervical, e sinais são encontrados nas vias aerodigestivas superiores.

O objetivo deste capítulo é apresentar e comentar as diversas manifestações da DRGE em pediatria e correlacioná-las às práticas adotadas em fisioterapia.

## CONCEITO

O refluxo gastroesofágico (RGE) pode ser definido como fluxo retrógrado e repetido de conteúdo gástrico para o esôfago. É frequente em crianças, na maioria das vezes de evolução benigna e caracterizado pela presença de regurgitações. Ao lado da dor abdominal e da constipação intestinal, constitui uma das principais causas de consultas aos especialistas pediátricos (pediatras, gastroenterologistas, cirurgiões, otorrinolaringologistas e pneumologistas). A maior parte dos casos corresponde ao refluxo fisiológico, resultante da imaturidade dos mecanismos de barreira antirrefluxo. Embora curse com condições ameaçadoras à vida, como as crises de apneia, o reflu-

xo fisiológico tem, na maioria das ocorrências, evolução satisfatória, sem comprometer o crescimento e o desenvolvimento da criança. Por sua vez, a DRGE apresenta repercussões clínicas, como déficit do crescimento, dor abdominal, irritabilidade, hemorragias digestivas, broncoespasmo, pneumonias de repetição ou complicações otorrinolaringológicas, exigindo habilidade no diagnóstico e atenção na escolha do tratamento mais adequado a cada caso.

## EPIDEMIOLOGIA

Na maioria das crianças, os sinais e os sintomas aparecem antes do terceiro mês de vida, e 60 a 80% dos casos melhoram espontaneamente a partir do oitavo mês, quando se inicia a alimentação sólida e a criança assume uma postura ereta. A prevalência de sintomas de RGE em crianças saudáveis, abaixo de um ano de idade, mostrou que pelo menos um episódio de regurgitação por dia era observado em 50% das crianças de até três meses de idade. Esses números caíram para 23% aos 6 meses, 14% aos 7 meses e 5% entre 10 e 12 meses, e apenas cerca de 2% dos lactentes com RGE necessitam de cuidados especializados e intervenções terapêuticas. Apesar de predominar no sexo masculino, a diferença entre os sexos não tem significância estatística.[2]

## CLASSIFICAÇÃO

Tradicionalmente, o RGE era classificado em fisiológico, funcional, patológico e secundário. Estes termos referiam-se a crianças com vômito ou regurgitação esporádicos (RGE fisiológico); crianças saudáveis com frequência maior de vômitos ou regurgitadoras saudáveis e sem morbidade associada (RGE funcional); crianças com morbidades relacionadas ao RGE, por exemplo prejuízo do crescimento, complicações respiratórias ou gastrointestinais (RGE patológico); e pacientes portadores de doenças que favoreciam o aparecimento e a perpetuação do RGE, como pacientes com doença neurológica (RGE secundário).

A tendência atual tem sido classificar esses indivíduos em dois grandes grupos: os com RGE fisiológico e aqueles com DRGE.

O RGE é fisiológico quando ocorre na criança com bom ganho ponderoestatural e sem complicação alguma provocada pelo refluxo. São considerados assim os lactentes que apresentam episódios de regurgitação como única manifestação do RGE.

A DRGE é a condição em que há associação de complicações ao RGE, que podem ser tanto de origem esofágica quanto extraesofágica. São elas: esofagite de refluxo, estenose esofágica, esôfago de Barrett, déficit de crescimento, anemia, pneumonias de repetição, síndrome de Sandifer e até morte súbita. Os sinais e os sintomas dessas complicações podem ser irritabilidade excessiva, hematêmese, melena, dor retroesternal, disfagia, dificuldade alimentar, tosse crônica, tosse noturna e apneia.

O RGE pode ser considerado risco para morte súbita na infância. Parece ser um dos fatores associados aos eventos de apneia complicada ou também conhecidos como eventos de risco de morte perceptíveis em lactentes.

## FISIOPATOLOGIA

A região esofagogástrica apresenta várias estruturas que contribuem para a barreira antirrefluxo: o esfíncter esofágico inferior (EEI), o ângulo de His, o ligamento frenoesofágico, o diafragma crural e a roseta gástrica.

O EEI é um segmento circular de músculo liso no esôfago terminal, adaptado para gerar zona de alta pressão, que pode variar de 15 a 40 mmHg. A maturação do EEI inicia-se nas primeiras semanas de vida intrauterina e continua durante todo o primeiro ano de idade. Mede cerca de 2,5 a 3,5 cm de extensão no adulto, com porções supra e infradiafragmáticas iguais. No recém-nascido, mede de 0,5 a 1,0 cm e está localizado, predominantemente, no tórax. As características mudam após os três meses de idade, com o processo de desenvolvimento.

O ligamento frenoesofágico é constituído pela fáscia subdiafragmática, e sua função é impedir que o esfíncter esofágico inferior seja submetido à pressão intratorácica negativa. O hiato diafragmático é formado por fibras da crura direita do diafragma, por onde o esôfago penetra no abdome. Durante a inspiração, o hiato diafragmático se contrai, aumentando a pressão intraluminal da junção esofagogástrica, impedindo o refluxo.

O ângulo de His é formado pelo esôfago abdominal e pelo fundo gástrico. Em condições normais, esse ângulo é agudo. Assim, o volume do conteúdo gástrico aumenta a pressão no esôfago abdominal por compressão extrínseca, decorrente da distensão do fundo do estômago. No recém-nascido, esse ângulo é obtuso.

A roseta gástrica, formada pelas pregas concêntricas da mucosa gástrica, na transição entre o esôfago e o estômago, ajuda na contenção do conteúdo gástrico, evitando sua passagem para o esôfago.

Em crianças pequenas, por imaturidade de alguns dos componentes da barreira antirrefluxo, são comuns vômitos e regurgitações, que tendem a melhorar com a idade. Indivíduos adultos também apresentam episódios de refluxo no período pós-prandial, sem nenhuma repercussão clínica. A redução das regurgitações e dos vômitos é esperada por volta de 4 a 6 meses de idade, com a introdução de alimentos sólidos e a adoção de postura mais ereta, dada pela evolução do desenvolvimento neuropsicomotor.

A doença do refluxo, ou refluxo patológico, é multifatorial e envolve a função do esfíncter esofágico inferior, o peristaltismo esofágico e o esvaziamento gástrico.

A pressão do esfíncter esofágico inferior é considerada um importante elemento da barreira antirrefluxo, embora sua hipotonia seja causa infrequente de refluxo.[3] Em estudo envolvendo crianças com refluxo, evidenciou-se redução do tônus do EEI em 8% dos casos com esofagite.[4]

Relaxamentos transitórios do esfíncter esofágico inferior (RTEEI) são episódios de redução abrupta da pressão do esfíncter esofágico inferior, de curta duração. São, provavelmente, mediados pela ação dos peptídeos vasoativos inibitórios (VIP) e/ou do óxido nítrico.[2] Relaxamentos transitórios do EEI por mais de 35 segundos e independentes de ondas peristálticas normais são observados em 60 a 83% dos episódios de refluxo.[4,5]

Aumento do volume do estômago, função motora anormal do fundo gástrico e retardo de seu esvaziamento podem estar envolvidos na etiopatogênese do refluxo. A distensão gástrica gasosa é um importante desencadeante do RTEEI, provavelmente após estímulo vagal.[6]

O retardo do esvaziamento do esôfago, possivelmente associado à ineficácia da salivação e do peristaltismo, parece ter importância no desenvolvimento da esofagite de refluxo.[7] Estudos em animais demonstram que a lesão da mucosa esofágica ocorre quando o pH permanece < 4.[8] A presença de ácido gástrico altera as defesas do esôfago e, consequentemente, promove lesão da mucosa.

Pepsina e sais biliares aumentam a gravidade dos danos.[9] Hérnias hiatais parecem ter relação com a gravidade e a refratariedade ao tratamento clínico da esofagite de refluxo. Aumento da pressão intra-abdominal permanente (obesidade) ou transitória (inspiração profunda, tosse, exercício físico, manobra de Valsalva, constipação e outros) e postura predominante em decúbito são fatores que predispõem ao refluxo.

O RGE pode causar doença respiratória crônica por meio de três mecanismos:[10,11] aspiração de quantidades significativas do conteúdo gástrico (macroaspiração) para as vias aéreas superiores e os pulmões, ocasionando pneumonias de aspiração, mais comuns em crianças que apresentam distúrbios de deglutição; aspiração de pequenas quantidades do conteúdo gástrico (microaspiração), ocorrendo reação inflamatória secundária; e acidificação intratraqueal que, por estímulo de terminações nervosas, pode desencadear broncoespasmo.

## QUADRO CLÍNICO

O RGE pode ter vários significados e cursos clínicos, dependendo da idade de início dos sintomas. Pode haver duas formas de apresentação: da criança e do adulto.

Na primeira, os sintomas aparecem nos primeiros meses de vida e melhoram até 12 ou 24 meses em 80% dos casos.[2,3] A segunda pode ser prolongamento da primeira ou aparecer mais tardiamente; apresenta sintomas persistentes e, quase sempre, necessita de tratamento.[12] As manifestações clínicas podem ser específicas, como ruminação, vômitos, regurgitações e eructação;[14] relacionadas à esofagite, como dor, anemia e sangramentos; respiratórias, como

broncoespasmo e pneumonias de repetição; otorrinolaringológicas, como laringites, sinusites, otites e outras. Vômitos e regurgitações estão presentes na maioria das crianças com RGE, principalmente no período pós-prandial.

A regurgitação pode ser definida como retorno, sem esforço, de pequena quantidade do conteúdo gástrico ou esofágico para a faringe e a boca. Pode ser diferenciada do vômito por não apresentar náusea prévia, sintomas autonômicos, dor ou desconforto abdominal e contração da musculatura torácica.[14]

A presença de esofagite pode ser percebida de diferentes formas, conforme a idade da criança. Em lactentes, são observados choro excessivo, irritabilidade, distúrbios do sono, agitação e recusa alimentar. A síndrome de Sandifer, caracterizada pela associação de esofagite, anemia e postura típica da cabeça em resposta ao refluxo, pode ser identificada em crianças pequenas. Hematêmese, melena, sangue oculto nas fezes e anemia ferropriva podem estar presentes em qualquer idade. A criança maior eventualmente queixa-se de disfagia, pirose, dor torácica do tipo angina, dor e queimação na região epigástrica, odinofagia, sialorreia e dor abdominal recorrente. O comprometimento do crescimento, às vezes, resulta da perda de nutrientes ocasionada por esofagite, gasto energético aumentado resultante de broncoespasmo e de outras manifestações respiratórias ou ainda por causa da dificuldade para se alimentar.[16] Broncoespasmo ou tosse noturna, resposta inadequada ao tratamento medicamentoso para asma, ausência de história familiar de atopia e início precoce da hiper-reatividade brônquica podem gerar suspeita de RGE.[1]

Em algumas crianças, o broncoespasmo pode ser a única manifestação do refluxo (RGE oculto). A melhora clínica do broncoespasmo com a terapia antirrefluxo sugere a associação das duas doenças. Em qualquer paciente com pneumonia recorrente inexplicável, o RGE oculto deve ser excluído. A apneia e o RGE podem surgir nos quatro primeiros meses de vida, entretanto a relação causa-efeito raramente é estabelecida.

Quando a apneia ocorre logo após episódios de vômitos, é possível que seja secundária ao refluxo. Laringoespasmo induzido por refluxo tem sido apontado como possível fator desencadeante da apneia obstrutiva de lactentes, explicando ainda estridores recorrentes, hipóxia aguda e, possivelmente, síndrome da morte súbita (SMS).

Existem evidências de resolução dos sintomas respiratórios após a cirurgia antirrefluxo.[16] A acidificação do esôfago tem sido associada a alguns outros sinais: soluços, rouquidão e erosão dentária.[17]

## DIAGNÓSTICO

O diagnóstico do RGE deve começar pela elaboração da história clínica completa. A história clínica de regurgitações em crianças de baixa idade, sem outras queixas e sem alterações ao exame físico, sugere o diagnóstico de RGE fisiológico. Nesses casos, não há necessidade de exame complementar, recomendando-se apenas o acompanhamento clínico. Sintomas e sinais como ganho insuficiente de peso, irritabilidade, choro constante, sangramentos digestivos evidentes ou ocultos, acompanhados de anemia de difícil controle, broncoespasmo persistente, pneumonias de repetição e sintomas otorrinolaringológicos recorrentes podem ser manifestações de RGE patológico. Para a confirmação do diagnóstico, existem vários exames complementares disponíveis, cada qual com sua especificidade.

### Radiografia de esôfago, estômago e duodeno (EED)

É o exame mais utilizado para a avaliação do RGE, em virtude da menor disponibilidade de procedimentos mais sensíveis e específicos. Tem sensibilidade de 50 a 65%.[19] Pode ser falso-positivo em decorrência do relaxamento transitório de esfíncter esofágico inferior, que ocorre após a deglutição, ou da distensão gástrica e da técnica do exame. O curto período de observação é responsável por 10 a 15% de resultados falso-negativos. É útil para a detecção de anormalidades anatômicas, distúrbios de deglutição, má rotação intestinal, obstrução intestinal, fístula traqueoesofágica, hérnia de hiato e distúrbios de motilidade.

O estudo dinâmico eventualmente demonstra alterações de motilidade e presença de espasmos do esôfago, que podem ser relacionados ao RGE.

### Manometria

A manometria esofágica é de difícil realização na criança, pois requer sua colaboração. Não diagnostica a presença de RGE, já que uma zona de alta pressão no EEI não assegura a ausência de refluxo. A pressão do EEI é maior que 15 mmHg; valores menores que 6 mmHg podem estar relacionados ao RGE.

## Cintilografia

A cintilografia é realizada após administração oral de tecnécio com obtenção de imagens por meio de contador gama. Não é invasiva e causa baixa exposição à radiação, por isso é adequada para avaliar o esvaziamento gástrico e a presença de aspiração pulmonar em imagens tardias.

### Endoscopia digestiva alta e biópsia esofágica

A endoscopia é realizada no paciente portador de DRGE quando existe suspeita de esofagite. No entanto, a endoscopia também ajuda no diagnóstico da DRGE, fornecendo achados adicionais. Exclui outras doenças ou complicações nos pacientes cuja a sintomatologia não é bem definida (gastrites, úlceras); fornece o diagnóstico etiológico das alterações esofágicas encontradas na biópsia (esofagites eosinofílicas infecciosas); diagnostica esôfago de Barrett nos pacientes com sintomas mais prolongados e ainda direciona o manejo terapêutico. Além disso, é diagnóstico de DRGE quando esofagite erosiva ou esôfago de Barrett são encontrados, evitando a realização de outros exames diagnósticos. Estudos em adultos sugerem que uma terapia agressiva, com inibidores de bomba de prótons, pode prevenir o desenvolvimento de complicações como estenose de esôfago em pacientes com esofagite grave. Isso indica que a identificação desses pacientes mediante endoscopia pode ser muito benéfica.

O principal problema é que existe muita variação na graduação das esofagites entre os diferentes examinadores e os diferentes centros. Não há um sistema de classificação padrão das esofagites que possa prover definições mais uniformes. Em geral, usa-se a classificação de Savary, modificada para crianças. Sistemas de graduação da gravidade das esofagites (Figura 1), como o sistema de Los Angeles utilizado para adultos, não foram validados para pacientes pediátricos.

O esôfago com aparência normal na endoscopia, principalmente de crianças pequenas, não exclui esofagite histológica. Alterações leves como eritema e palidez podem ser observadas na ausência de esofagite. Outros achados, como a presença de linhas verticais que se prolongam a partir da linha Z, encontram correlação endoscópico-histológica. Por esses motivos, as biópsias são sempre recomendadas quando uma endoscopia diagnóstica é realizada.

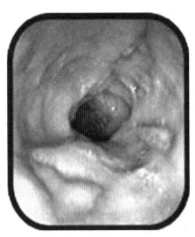

**Figura 1** Esofagite grau II de Savary. Monitoração do pH do esôfago (pHmetria).

O pH esofágico normal varia de 5 a 7; quando fica abaixo de 4, sugere refluxo ácido. A monitoração do pH esofágico documenta a acidificação do esôfago durante períodos prolongados, com o paciente realizando suas atividades habituais como demonstrado na Figura 2. A sensibilidade do exame varia de 87 a 93%, e a especificidade, de 92,9 a 97%. Ele é indicado nas apresentações não usuais do RGE caracterizadas por doença respiratória crônica de difícil controle, ruminação, síndrome de Sandifer, apneia, risco de morte súbita no lactente, déficit do crescimento, anemia ferropriva de difícil controle, prurido faríngeo, dor torácica de origem não cardiológica, sintomas menos comuns e para avaliar a resposta ao tratamento clínico e cirúrgico.

A realização de pHmetria não é necessária em pacientes com esofagite comprovada endoscopicamente. Os principais indicadores variam conforme a sintomatologia predominante, porém o índice de refluxo (% total do tempo em que o pH foi inferior a 4) é considerado de grande importância em quase todos os casos, estando relacionado à esofagite e aos quadros de apneia. A área sob a curva de pH < 4 tem sido relacionada à presença de esofagite.[20] Os valores considerados normais, segundo Johnson e DeMeester,[20] estão relacionados na Tabela 1.

O RGE alcalino ainda não tem prevalência conhecida. Suspeita-se de RGE alcalino em crianças que apresentam, em pHmetria, valores de pH acima de 7. Nesses pacientes, deve-se realizar investigação direcionada para o RGE alcalino.

### Teste de Bernstein modificado

O teste de Bernstein foi originalmente utilizado para o diagnóstico de esofagite. Os sintomas desse

**Tabela 1** Valores de referência de monitoração contínua do pH do esôfago em 24 horas (pHmetria)

| Parâmetro | Valor |
| --- | --- |
| % tempo com pH < 4 | < 4,2% |
| % tempo com pH < 4 posição ereta – em pé | < 6,3% |
| % tempo com pH < 4 posição supina – deitado | < 1,2% |
| Número total de refluxos | < 50 |
| Número de refluxos com > 5 min | < 3 |
| Refluxo mais prolongado | < 9 min |

Dados obtidos pela pHmetria.
Valores normais: média de indivíduos normais < 14,72.

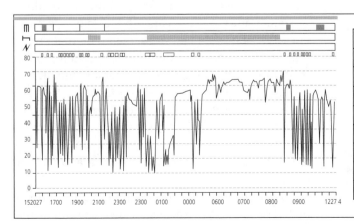

**Figura 2** Refluxo gastroesofágico em níveis patológicos durante os períodos nos quais o paciente esteve de pé ou sentado (posição ortostática) e em decúbito horizontal (posição supina).

mal eram provocados no paciente pela instilação de ácido e solução salina no esôfago distal. O teste de Bernstein modificado é útil para determinar a relação entre RGE e sintomas respiratórios pela instilação de ácido e solução salina no esôfago.

## Impedanciometria intraluminal

Este exame avalia o material refluído do estômago para o esôfago por meio da diminuição da impedância elétrica neste último durante a passagem do material. O teste avalia o volume do material refluído independentemente do pH, portanto, é útil para os casos de refluxo alcalino e refluxo tamponado por refeição. A pHmetria esofágica convencional avalia somente o refluxo ácido.

Existem estudos bem definidos para adultos, no entanto, para o grupo pediátrico, o exame ainda se encontra em fase de aperfeiçoamento de técnica. Contudo, os primeiros estudos em crianças já mostram resultados promissores.

No Quadro 1, apresentam-se as recomendações da Sociedade Norte-Americana de Gastroenterologia Pediátrica e Nutrição (NASPGN) para a abordagem diagnóstica do paciente com RGE/DRGE.

**Quadro 1** Recomendações para avaliação diagnóstica de crianças com RGE/DRGE

1. Na maioria dos casos, história e exame físico são suficientes para o diagnóstico e o tratamento do RGE
2. Radiografias contrastadas de esôfago e duodeno têm sensibilidade e especificidade baixas para o diagnóstico de RGE. São úteis para a avaliação de anormalidades anatômicas (estenose do piloro, pâncreas anular e má rotação intestinal) no lactente, bem como para a presença de hérnia hiatal e estenose esofágica na criança maior
3. Monitoração esofágica do pH é um método válido e eficaz para o diagnóstico de refluxo ácido
4. Endoscopia e biópsia podem determinar a presença e a gravidade da esofagite, da estenose e do esôfago de Barrett, bem como excluir outros distúrbios. Biópsia é recomendada quando é realizada a endoscopia visando detectar esofagite não aparente e excluir outras causas desse mal
5. O papel da cintilografia no diagnóstico e no manejo da DRGE não está claro

Adaptado de NASPGN, 2001.

## TRATAMENTO

O refluxo, dependendo da forma de apresentação predominante, pode requerer medidas gerais, tratamento medicamentoso ou cirúrgico. Os objetivos do tratamento são alívio dos sintomas, cicatrização das lesões esofágicas estabelecidas e prevenção de complicações. Recomendam-se medidas gerais em todos os casos. Medicamentos são indicados para pacientes com doença do refluxo (refluxo patológico) ou como terapêutica de prova em algumas situações específicas, por curtos períodos. A cirurgia deve ser reservada para os casos refratários ao tratamento clínico ou para situações que envolvem risco de morte. Na Figura 3, apresenta-se um algoritmo para tratamento DRGE.

## MEDIDAS GERAIS

### Orientação aos pais

As regurgitações, quando não acompanhadas de complicações, constituem processo transitório relacionado à imaturidade do trato gastrointestinal. As famílias, algumas vezes, podem considerá-las um sério problema. Desse modo, o primeiro passo consiste em escutar os pais, sem desvalorizar suas queixas. Eles devem receber explicações simples sobre a natureza, a evolução natural, o prognóstico e o tratamento da doença. Algumas vezes, após orientação adequada, a frequência das regurgitações chega a diminuir.

### Recomendações dietéticas

As modificações dietéticas propostas para reduzir os episódios de RGE devem respeitar as necessidades nutricionais da criança. Entre as medidas recomendadas, o espessamento lácteo é a de maior eficácia. Sabe-se que o espessamento da dieta reduz o número de episódios de refluxo, porém a duração do episódio mais longo pode aumentar, dificultando a eficácia do esvaziamento do esôfago.

Em alguns pacientes com esofagite ou manifestações respiratórias, isso pode piorar a sintomatologia.[14] De qualquer forma, o efeito tampão do alimento sobre a acidez gástrica evitaria o agravo da lesão esofágica.

Alimentos e medicamentos que diminuem o tônus do EEI ou aumentam a acidez gástrica, como alimentos gordurosos, frutas cítricas, tomates, café, álcool, fumo e medicamentos anticolinérgicos, adrenérgicos, xanti-

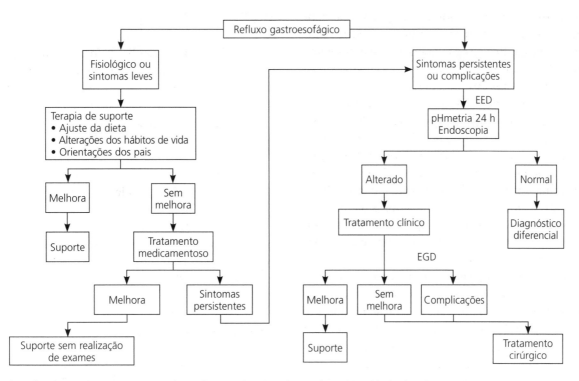

**Figura 3** Algoritmo para tratamento e investigação da DRGE baseado na gravidade dos sintomas.

nas, bloqueadores de canais de cálcio e prostaglandina, devem ser evitados sempre que possível.

## Postura

Recomendam-se, em geral, cabeceira elevada a 30 graus e manutenção da criança ereta no período pós-prandial.

Nenhum estudo demonstrou eficácia de elevações menores.[14]

## Tratamento medicamentoso

O uso de medicamentos é reservado aos casos de refluxo patológico. Em algumas situações, podem ser usados, empiricamente, por curtos períodos.

## Procinéticos

Em combinação com as medidas dietéticas e posturais, os procinéticos são importantes ferramentas terapêuticas no tratamento do RGE. Determinam aumento da pressão do EEI e estimulam o peristaltismo esofágico e o esvaziamento gástrico.

A cisaprida atua como agonista pós-gangliônico da serotonina. A cisaprida melhora a motilidade de todo o trato gastrointestinal, facilita a coordenação antroduodenal, acelera o esvaziamento gástrico e aumenta a pressão do EEI.[21] Recomendações para a sua utilização: as doses de cisaprida não devem ultrapassar 0,8 mg/kg/dia (máximo de 40 mg/dia) divididas em 3 ou 4 administrações diárias.

A domperidona é um antagonista dopaminérgico periférico, sem efeitos colinérgicos. Não causa reações extrapiramidais, pois tem baixa penetração na barreira hematoencefálica. A metoclopramida atua perifericamente, aumentando a ação da acetilcolina nas sinapses muscarínicas e antagonizando a dopamina no sistema nervoso central. Aumenta a pressão do EEI, facilita o esvaziamento gástrico, melhora o peristaltismo esofágico, acelera o tempo de trânsito do duodeno até a válvula ileocecal, mas não aumenta a salivação e não produz broncoespasmo. A dose recomendada é de 0,2 a 0,6 mg/kg/dose, 3 a 4 vezes ao dia, antes das refeições e ao deitar.

## Redutores da acidez gástrica

Os antiácidos são compostos que neutralizam a acidez do conteúdo gástrico e, consequentemente, aumentam a motilidade gástrica, mediante ação da gastrina. Eles elevam a pressão na porção inferior do esôfago e a depuração esofagiana, por mecanismo independente da gastrina. São recomendados para o alívio sintomático em pacientes com esofagite leve e moderada.

Antagonistas dos receptores H2 da histamina competem com a histamina por receptores H2, inibindo a secreção gástrica de ácido induzida pela histamina ou outros agonistas H2 (agonistas muscarínicos e gastrina). Os antagonistas de receptores H2 disponíveis para uso são: cimetidina, ranitidina, famotidina, nizatidina. Estas drogas são quase totalmente absorvidas por via oral. As doses recomendadas são cimetidina de 5 a 10 mg/kg, quatro vezes ao dia, antes das refeições e antes de deitar, e ranitidina de 5 mg/kg, 2 vezes ao dia.

Bloqueadores dos canais de H+ representam uma classe de drogas tão segura quanto os antagonistas dos receptores H2. São os mais potentes inibidores de secreção ácida. O omeprazol é um benzimidazólico que inibe a enzima responsável pelo transporte de íons de hidrogênio para a luz do estômago. Tem ação prolongada, mesmo quando níveis sanguíneos já não são detectáveis. Uma única dose pode suprimir mais de 90% da secreção ácida em 24 horas. Recomendam-se doses de 0,7 a 3,3 mg/kg/dia, com dose média de 1,9 mg/kg/dia. Para a administração pediátrica, os grânulos são separados e administrados com sucos de fruta ácida.

## Tratamento cirúrgico

A cirurgia antirrefluxo (fundoplicatura gástrica) é uma das três cirurgias mais realizadas em crianças nos Estados Unidos.[13,22] A técnica de Nissen (Figura 4) é a mais usada em todo o mundo e, mais recentemente, a via videolaparoscópica vem ganhando adesões, especialmente em virtude do menor risco de complicações e do menor tempo de recuperação. A cirurgia antirrefluxo deve ser reservada a pacientes que não respondem ao tratamento clínico e/ou que apresentam condições ameaçadoras à vida. Depois do surgimento de agentes procinéticos e inibidores da secreção ácida mais potentes, o papel da cirurgia como arma terapêutica definitiva para o refluxo complicado vem sendo questionado.[24]

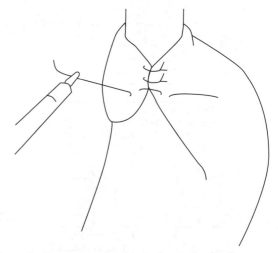

**Figura 4** Representação da técnica de fundoplicatura total de Nissen (Floppy Nissen).

## Tratamento endoscópico

Terapias endoluminais inovadoras, realizadas por meio de endoscopia, têm atraído a atenção da classe médica para o tratamento da DRGE, sendo bastante apresentadas e discutidas por diferentes grupos. Essas técnicas endoscópicas podem ser classificadas em três categorias:

1. Plicaturas endoluminais (com sistemas endoscópicos de sutura).
2. Aplicação de radiofrequência endoluminal.
3. Injeções de biopolímeros inertes.

Estas técnicas podem representar o futuro no tratamento da DRGE de maneira minimamente invasiva, mas ainda não foram experimentadas em crianças.

A melhor opção para o tratamento a longo prazo das crianças com esofagite, se cirurgia ou tratamento clínico, ainda está por ser definida. A cirurgia apresenta, além do custo elevado, altas taxas de recidiva. Por sua vez, o tratamento clínico exige adesão e compreensão da família, além de ter efeitos colaterais associados. Com a finalidade de prevenir complicações, a opção terapêutica deve ser sempre individualizada e o acompanhamento clínico, prolongado.

# FISIOTERAPIA NO REFLUXO GASTROESOFÁGICO

JACQUELINE BERTAGNA DO NASCIMENTO

As doenças esofagianas, como o RGE, chamam a atenção do fisioterapeuta pela agressão ao sistema respiratório provocada por essas moléstias. A frequência com que os episódios de RGE patológicos ocorrem tem significativa importância por ser responsável por manifestações indesejadas, como os próprios distúrbios respiratórios no primeiro ano de vida.

Os mecanismos fisiopatológicos envolvidos nas manifestações do RGE incluem tanto a irritação da mucosa orofaríngea, quanto as terminações nervosas responsáveis pelos fenômenos de broncoconstrição, além da aspiração brônquica de líquido gástrico. Na verdade, isso pode ocorrer pois a função orogástrica concerne duas cavidades com um gradiente pressórico – a cavidade abdominal (pressão positiva) e a cavidade torácica (pressão negativa) –, tendendo naturalmente ao refluxo.

Agudamente, o RGE pode se manifestar com cianose, hipotonia, apneia e necessidade de manobras de reanimação em alguns casos. Entretanto, o RGE pode ser conhecido como fator desencadeante ou agravante das manifestações respiratórias, como descrito anteriormente. Surge, então, como episódios de tosse espasmódica, bronquite obstrutiva com sibilância, broncopneumopatias recidivantes, em particular, do lobo médio. Há, ainda, uma estreita relação entre a doença do RGE e os episódios de asma. Quando não tratada com terapia própria para o RGE, a evolução clínica não é boa, pois acarreta complicações orogástricas e, principalmente, sério comprometimento pulmonar, determinado por repetidas infecções.

De modo geral, o tratamento do RGE envolve medidas clínicas, como posicionamento, dieta adequada e farmacoterapia, e cirúrgicas, tendo como objetivo diminuir fatores agressivos e aumentar os fatores protetores da mucosa esofágica.

Ao indicar fisioterapia para o tratamento das complicações respiratórias causadas pelo RGE, é muito importante que se tenha conhecimento sobre a fisiopatologia da doença, sua evolução e seu quadro respiratório. Geralmente, o RGE pode causar ou agravar a obstrução brônquica por meio de aspiração, reflexo vagal, aumento da reatividade brônquica e liberação de citocinas. A mecânica pulmonar alterada no lactente é caracterizada por um aumento do gradiente de pressão transdiafragmática e retificação do diafragma pela hiperinsuflação, além de apresentar um quadro de obstrução de vias aéreas por hipersecreção brônquica e sibilância. Observa-se, então, a tendência à cronificação do quadro pulmonar e, consequentemente, ao acompanhamento fisioterapêutico prolongado.

## POSICIONAMENTO

Na realização de manobras de fisioterapia, o bebê deverá ser colocado em decúbito elevado, excluindo-se os padrões terapêuticos que promovam um aumento da pressão intra-abdominal; dessa forma, reduz-se a possibilidade de episódios de RGE. Assim, observa-se que o terapeuta deverá obedecer a certas normas rígidas de postura. Há autores que acreditam que quanto mais grave o grau de refluxo, mais elevada deverá ser a postura do bebê (sem a flexão do quadril). Na vigência de um RGE grave e mal tolerado, pode-se adotar o decúbito elevado e associá-lo com a posição prona. Comumente, opta-se pelo decúbito prono em 30°, desde que a criança fique confortável (Figura 5).

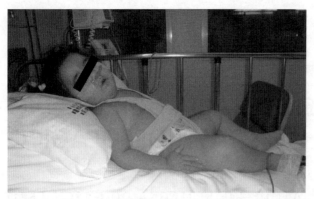

**Figura 5** Criança em decúbito elevado em 30°.

Para combater o mecanismo de refluxo, deve-se otimizar o padrão postural dos bebês, procurando a elevação do tronco a 30°. Essa posição também pode contribuir para o esvaziamento gástrico. A adoção da posição sentada ou semissentada não é indicada, porque favorece o aumento da pressão intra-abdominal e, consequentemente, os episódios de refluxo (Figuras 6 e 7).

## MANOBRAS DE DESOBSTRUÇÃO BRÔNQUICA

No caso da doença do RGE, as manobras habituais de desobstrução brônquica podem ser empregadas, porém com algumas precauções. Tanto em

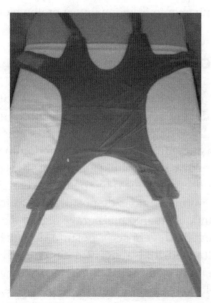

**Figura 6** Imagem de um macacão antirrefluxo para posicionamento no leito.

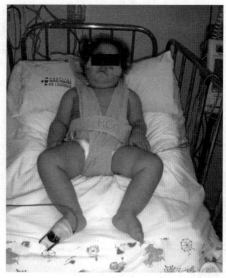

**Figura 7** Criança posicionada com macacão antirrefluxo.

uma unidade de terapia intensiva (UTI) como nos atendimentos ambulatoriais, o fisioterapeuta deverá fazer uma avaliação completa da criança para que se possam eleger as principais técnicas a ser empregadas em cada caso.

É importante também adotar o jejum de pelo menos uma hora antes da realização de fisioterapia. Há autores, na maioria europeus, que recomendam até duas horas de jejum antes da realização do atendimento fisioterapêutico.

Na eleição das técnicas fisioterapêuticas, é prudente excluir manobras que provoquem intenso estímulo mecânico, como a tapotagem ou a percussão, pois podem provocar estímulos acidentais na região gástrica ou ainda hiperestimular pacientes já conhecidos como hiper-reatores. Atualmente, trabalhos evidenciam que a manobra de aceleração de fluxo expiratório (AFE) tem trazido bons resultados (Figura 8). O cuidado que se deve ter é realizar a manobra sem ou com o mínimo de compressão abdominal. De fato, deve-se evitar o vaivém do conteúdo gástrico para o esôfago. Pelas mesmas razões, pode-se impedir o movimento eficaz das cúpulas diafragmáticas e prejudicar o mecanismo da tosse. Assim, quando executada a manobra de AFE, obtém-se um aumento da pressão intratorácica, impedindo a tendência natural ao refluxo nos bebês obstruídos. Faz-se necessário, ainda, observar o padrão respiratório da criança por um determinado período de tempo antes de se iniciar a manobra, uma vez que ela deverá ser sincronizada com os movimentos respiratórios. Depois, deve-se provocar, manualmente, uma expi-

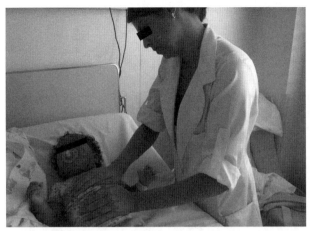

**Figura 8** Terapeuta realizando manobra de aceleração de fluxo expiratório em criança.

ração profunda (de acordo com a idade do bebê), para acionar uma inspiração intensa. Em crianças maiores, um bom nível de compreensão, é possível solicitar a inspiração profunda. Geralmente, realiza-se a manobra 5 a 10 vezes, alternando-a com tosse ou ainda com a aspiração de secreções brônquicas. Entretanto, no caso de bebês ou de crianças taquidispneicas, deve-se aguardar cerca de 2 a 3 ciclos respiratórios entre uma AFE e outra.

Vale ressaltar que a manobra de AFE, além de atuar para desobstrução brônquica nos quadros hipersecretivos, minimiza o padrão de hiperinsuflação pulmonar e otimiza a mecânica torácica, estabilizando a função pulmonar.

## ASPIRAÇÃO DAS SECREÇÕES DE VIAS AÉREAS

A aspiração das secreções brônquicas deve ser feita via nasal, pois, por via oral, pode ocorrer o reflexo nauseante, bastante frequente em crianças com refluxo. Durante a realização desse procedimento, é comum a utilização de soro fisiológico (NaCl a 0,9%) para prévia lubrificação das narinas e até para fluidificação do muco que se encontra nas vias aéreas superiores.

# VENTILAÇÃO MECÂNICA NO REFLUXO GASTROESOFÁGICO

JACQUELINE BERTAGNA DO NASCIMENTO

A ventilação mecânica deve ser realizada imediatamente após a cirurgia para a correção do RGE patológico, quando não é possível ao anestesista extubar o paciente ainda no centro cirúrgico. Isso deverá ser feito na UTI o mais breve possível. Ao receber a criança na UTI, em grande parte dos serviços, usam-se aparelhos de ventilação mecânica invasiva que dispõem de ventilação mandatória intermitente, com a qual é possível estabelecer limite pressórico, ciclo constante e ciclada a tempo. Outros locais optam por ventilação mandatória intermitente sincronizada, que é mais fisiológica para a criança, uma vez que é possível evitar a ocorrência de sobreposição de pressões no caso da respiração espontânea do paciente, além de poder contar com um auxílio, na fase inspiratória, desses ciclos espontâneos (PS = pressão de suporte), evitando uma sobrecarga para a musculatura respiratória.

Inicialmente, quando da utilização do IMV, recebe-se a criança com o fluxo ajustado de acordo com seu peso e, consequentemente, com a capacidade que o valor de fluxo estipulado tem para atingir o pico de pressão inspiratória (PIP) desejado. O PIP deve ser de 20 cmH$_2$O ou o suficiente para provocar boa expansibilidade do tórax, e a pressão positiva expiratória final (PEEP) deverá oscilar dentro dos valores fisiológicos – 3 a 5 cmH$_2$O. O tempo inspiratório (Ti) também deverá ser ajustado sempre de acordo com a constante de tempo (CT) de cada bebê. Então, como geralmente pode haver discreto aumento da resistência das vias aéreas pelas alterações pulmonares nos casos de RGE, a CT é um pouco maior, devendo o Ti também ser discretamente maior para a criança.

A frequência respiratória deverá ser adequada à idade do paciente em questão, já a relação inspiração-expiração (I:E) deverá ser fisiológica de 1:2. Por fim, a FiO$_2$ inicial deve ser de 0,1 pelos riscos de hipoxemia durante o transporte da criança do centro cirúrgico até a UTI pediátrica. Assim que for realizada a monitoração da saturação periférica de oxigênio (SpO$_2$), pode-se começar a baixar o valor da FiO$_2$.

De acordo com o nível de consciência da criança, devem ser feitos todos os ajustes para que o desmame da ventilação mecânica prossiga de maneira rápida e efetiva, a fim de que se possa extubá-la precocemente.

Uma vez realizada a retirada do tubo endotraqueal, quando a criança já tem algum comprometimento pulmonar, pode ser que haja a necessidade da utilização de suporte ventilatório não invasivo, como a CPAP (pressão positiva contínua nas vias aéreas) com um *prong* nasal, em níveis fisiológicos (5 cmH$_2$O), ou o suficiente, de modo a promover maior conforto para o paciente, reduzindo o esforço respiratório. Entretanto, nesse serviço, é comum a utilização de oxigenoterapia com nebulização contínua imediatamente após a extubação do paciente.

Nos casos de crianças que foram submetidas a um procedimento cirúrgico, em função da dor, há um processo de superficialização da respiração, com consequente redução do volume corrente, além de tosse ineficaz. Então, recomenda-se otimizar não só a higiene brônquica, mas também a reexpansão pulmonar. Em decorrência da dor, a atuação fisioterapêutica poderia estar limitada, contudo, vale a integração multiprofissional, preconizando-se a sedação ou analgesia, de acordo com a indicação médica. É necessário ressaltar, ainda, que as áreas pulmonares hipoventiladas podem se beneficiar da utilização de ventilação pulmonar com pressão positiva (VPPI). Contudo, é importante lembrar o risco de deiscência das suturas, especialmente as esofágicas, no caso de uso de pressão positiva de forma inadvertida.

Dessa forma, verifica-se que todo atendimento fisioterapêutico deve ser específico para cada criança e precisa estar de acordo com a evolução clínica dela, respeitando-se sempre o limiar de dor do bebê.

Assim, a fisioterapia deverá otimizar e orientar quanto ao ortostatismo e/ou à elevação do tronco, à alimentação e ao tratamento das complicações pulmonares.

## REFERÊNCIAS BIBLIOGRÁFICAS

1. Dodds WJ. The pathogenesis of gastroesophageal reflux disease. Am J Gastroenterol 1988;151:49-53.

2. Orenstein SR. Gastroesophageal reflux. In: Hyman PE, Dilorenzo C (editores). Pediatric gastrointestinal motility disorders. Nova York: Academy Professional Information Services, 1994;55-88.

3. Werlin SL, Dodds WJ, Hogan WJ. Mechanisms of gastroesoph-ageal reflux in children. J Pediatr 1980;97:244-9.

4. Kawahara H, Dent J, Davidson GP. Mechanisms responsible for gastroesophageal reflux in children. Gastroenterology 1997;113:339-408.

5. Dent J, et al. The mechanism of gastroesophageal reflux in children. Austr Pediatr J 1981;17:125.

6. Cox MR, Martin CJ, Westmore M. Effect of general anesthesia on transient lower esophageal sphincter relaxation in the dog. Gastroenterology 1987;92:1357.

7. Sonnenberg A, Steinkamp U, Weise A. Salivary secretion in reflux esophagitis. Gastroenterology 1982;83:889-95.

8. Watanabe Y, Catto SAG. The clinical significance of prolonged stable pH around 4.0 in 24 h pH monitoring. J Pediatr Gastroenterol Nutr 1994;19:50-7.

9. Iacono G, et al. IgG anti-betalactoglobulin: its use in diagnosis of cows milk allergy. Ital J Gastroenterol 1995;27:355-60.

10. Donald OC, Peter FS. Gastroesophageal reflux disease and asthma. Sem Gastroenterol Dis 1992;3:139-50.

11. Simpson WG. Gastroesophageal reflux disease and asthma: diagnosis and management. Arch Inter Med 1995;155:798-803.

12. Treem WP, Hyams L. Gastroesophageal reflux in the older child presentation response to treatment and long term follow up. Clin Pediatr 1991;30:435-40.

13. Fonkalsrud EW, Ament ME. Gastroesophageal reflux in child-hood. Curr Probl Surg 1996;33:1-70.

14. Vandenplas Y, et al. Current concepts and issues in the management of regurgitation of infants: a reappraisal. Acta Paediatr 1996;85:531-4.

15. Alvarez-Ruiz JA. Refluxo gastroesófico en pediatria. Bol Assoc Med 1982;74:129-33.

16. Jolley SG, et al. The risk of sudden infant death from gastroesophageal reflux. J Pediar Surg 1991;26:691-6.

17. Mahajan L, Wyllie R, Oliva L. Reproducibity of 24 hour intra-esophageal pHmonitoring in pediatric patients. Pediatrics 1998;101:260-3.

18. Foglia RP. Gastroesophageal disease in the pediatric age group. Chest Surg Clin North Am 1994;4:785-809.

19. Vandenplas Y. "Area under pH4" advantages of a new parameter in the interpretation of esophageal pH monitoring data in infants. J Pediatr Gastroenterol Nutr 1989;9:34-9.

20. Johnson LF, Demeester TR. Twenty-four hour pHmonitoring of the distal esophagus: a quantitative mesasure of gastroesophageal reflux. Am J Gastroenterol 1974;62:325-32.

21. Vandenplas Y. Asthma and gastroesophageal reflux. J Pediatr Gastroenterol Nutr 1997;24:89-99.

22. Fonkalsrud EW, Foglia RP, Ament ME. Operative treatment for gastroesophageal reflux syndrome in children. J Pediat Gastroenterol Nutr 1989;24:525-9.

23. Hassall E. Wrap session: is the Nissen sliping? Can medical treatment replace surgery for severe gastroesophageal reflux disease in children?. Am J Gastroenterol 1997;90:1212-20.

24. Viçon C, Fausser C. Kinésithérapie respiratoire en pédiatrie – du nourrisson au petit enfant. Paris: Masson; 1989.

25. Barthe J, Binoche C, Brossard V. Pneumokinésithérapie. Paris: Doin; 1990.

26. Raia A, et al. Clínica cirúrgica Alípio Correa Neto, 4.ed. São Paulo: Sarvier; 1994.

27. Ribeiro JD, Quintela T. Refluxo gastroesófico e doença respiratória na infância – Setor de Imunologia, Alergia e Pneumologia – Livro do Departamento de Pediatria – FCM--Unicamp; 1995.

28. Ribeiro MAGO. Efeito da cisaprida e da fisioterapia respiratória sobre o RGE de lactentes chiadores segundo avaliação cintilográfica. J Pediatr 2001;77:393-400.

29. Postiaux G, et al. La kinésithérapie respiratoire du tout-petit (< 24 mois) guidée par l'auscultation pulmonaire. Rev Fr Allergol 1997;37:206-22.

30. Camacho-Lobato L. Doença do refluxo gastroesófico. Rev Bras Med 2001;58.550-1.

31. Norton RC, Penna FJ. Refluxo gastroesófico. J Pediatr 2000; 76:S218-24.

32. De Jesus LE, et al. Opistótono como sinal de RGE grave em pacientes pediátricos. Pediatria Moderna 2002;XXXVIII.

33. Abe T, et al. The effect of tube feeding on postprandial gastro-esophageal reflux. J Pediatr Surg 1993;28:56-8.

34. Kudo AM, et al. Fisioterapia, fonoaudiologia e terapia ocupacional em pediatria, 2.ed. São Paulo: Sarvier; 1994;XXXII: 82-3.

35. Fonkalsrud EW, et al. Surgical treatment gastroesophageal reflux in children: a combined hospital study of 7467 patients. Pediatrics 1998;101:419-22.

36. Richter JE. Doença do refluxo gastroesófico. JAMA 1997; 1:20-22.

37. Sheikh S, et al. Lung function in infants with wheezing and gastroesophageal reflux. Pediatr Pulmonol 1999;27:236-41.

38. Larraí AO. Tratamento medico del reflujo gastroesofagico en la practica neumológica. Enfermidades Respiratórias y Cirurgía Torácica 1989;5:110-4.

39. Morton RE, et al. Respiratory tract infections due to direct and reflux aspiration in children with severe neurodisability. Developmental Medicine & Child Neurology 1999;41:329-34.

40. Bauer MT, et al. Chronic pulmonary aspiration in children. South Med J 1993;86:789-95.

# 49

# CARDIOPATIAS CONGÊNITAS

ADILSON CASEMIRO PIRES

Denomina-se cardiopatia congênita toda alteração na estrutura ou na função do sistema cardiovascular presente no nascimento. Resulta, geralmente, de alteração no desenvolvimento embrionário e, de regra, altera o padrão normal do fluxo sanguíneo.

## INCIDÊNCIA

Estima-se que 0,8% dos nascidos vivos sejam acometidos por má-formação do sistema cardiovascular, não incluindo duas anormalidades muito comuns que cursam sem repercussão hemodinâmica, a valva aórtica bicúspide e *cleft* da valva mitral, como também os nascidos pré-termo portadores de persistência do canal arterial.

Acomete ambos os sexos, sendo a persistência do canal arterial e a comunicação interatrial mais frequentes no sexo feminino e a tetrade de Fallot, a coarctação aórtica e a transposição dos grandes vasos da base, no sexo masculino.

A associação com defeitos extracardíacos ocorre em 25% dos casos, e as alterações musculoesqueléticas são as mais frequentes.

## ETIOLOGIA

Na maioria das vezes, a etiologia é indeterminada, porém é clara a relação da rubéola materna, do alcoolismo, do uso de talidomida no período pré-natal e de algumas síndromes genéticas com certas anormalidades no sistema cardiovascular.

## CLASSIFICAÇÃO

Existem inúmeras formas de classificar as cardiopatias congênitas, que serão agrupadas, a seguir, de acordo com os aspectos fisiopatológicos.

Cardiopatias congênitas acianogênicas ocorrem quando as alterações do sistema cardiovascular não são acompanhadas de contaminação do sangue arterial pelo venoso. Já as cianogênicas surgem quando essa contaminação ocorre centralmente, isto é, no coração ou nos grandes vasos. Caracterizada pela dessaturação do sangue arterial, quando a concentração de hemoglobina reduzida no sangue arterial excede 3 mg/dL, exterioriza-se a cianose, que é o principal sinal clínico dessa cardiopatia.

## CARDIOPATIAS CONGÊNITAS ACIANOGÊNICAS

Com base nos aspectos fisiopatológicos, essas cardiopatias são subdivididas em dois grupos.

### Cardiopatias congênitas obstrutivas ou de barreira

Caracterizadas por promover uma obstrução ao livre fluxo do sangue dos ventrículos para as artérias correspondentes. Por conta dessa obstrução, os ventrículos ficam submetidos a um regime de sobrecarga de pressão que, dependendo do grau de obstrução, desencadeia a falência dessas câmaras em maior ou menor tempo.

Estão incluídas nessa classificação a estenose pulmonar e suas variantes, com o consequente comprometimento do ventrículo direito e a coarctação da aorta, e estenose aórtica, com comprometimento do ventrículo esquerdo.

## Estenose pulmonar

Representa 7% das cardiopatias congênitas, podendo ser muito grave nos neonatos; exige diagnóstico e terapêutica precoces, quando a obstrução for crítica. Outras vezes, nos casos em que a obstrução não é tão significativa, a evolução é mais benigna e o diagnóstico é realizado mais tardiamente.

Na estenose pulmonar congênita pura, ocorre a fusão dos folhetos valvares, o que gera uma membrana em forma de cúpula com pequena abertura central ou excêntrica. Dependendo do grau da estenose, as crianças podem evoluir assintomáticas e sem necessidade alguma de tratamento. Os casos com obstruções moderadas, em que a diferença das pressões sistólicas entre ventrículo direito e artéria pulmonar encontra-se por volta de 50 mmHg, devem ser acompanhados periodicamente pois, em geral, pioram com o tempo. Os neonatos portadores de estenose grave geralmente necessitam de tratamento muito precoce.

O tratamento da estenose pulmonar é cirúrgico quando ela vem acompanhada de outros defeitos do sistema cardiovascular e consiste na comissurotomia sob circulação extracorpórea. A dilatação por cateter balão tem sido amplamente utilizada, com grande sucesso, quando o defeito é isolado.

## Coarctação de aorta

Caracteriza-se por um estreitamento da aorta, sendo mais frequentemente localizado no istmo aórtico, isto é, a zona de transição entre a aorta transversa e a descendente. Representa 6% das cardiopatias congênitas e é classificada em pré-ductal, justa-ductal e pós-ductal, conforme a relação com o canal arterial.

O diagnóstico é essencialmente clínico. Caracteriza-se pela diminuição ou mesmo ausência de pulsos em membros inferiores e pela hipertensão arterial nos superiores. Dependendo do grau de coarctação, a cirurgia deve ser realizada em regime de urgência, por causa da falência ventricular esquerda.

Nos pacientes com diagnóstico tardio, a expectativa de vida é muito inferior à da população normal. A morte desses pacientes advém da hipertensão arterial persistente, da ruptura ou dissecção da aorta, de infecção do sistema cardiovascular, da insuficiência cardíaca e de hemorragia cerebral.

O tratamento eletivo deve ser instituído entre o primeiro e o terceiro ano de vida. Após esse período, a reversibilidade da hipertensão arterial sistêmica é muito reduzida. Existem inúmeras táticas cirúrgicas para a remoção desse obstáculo na aorta, e as mais comuns são: a ressecção da estenose e anastomose terminoterminal e a ampliação da luz da aorta com *patch* de material sintético.

Essa operação é realizada por toracotomia esquerda sem necessidade de assistência circulatória. A aorta pode ser clampeada antes e após a coarctação sem risco algum em razão da intensa circulação colateral que se desenvolve, garantindo, dessa forma, a perfusão do segmento abaixo da zona de obstrução.

Outra alternativa tática é a ampliação da luz utilizando a própria subclávia esquerda. Nos casos avançados com intensa calcificação, utilizam-se um tubo da subclávia esquerda para a aorta descendente sem remover a zona de coarctação.

A dilatação com cateter balão é uma outra alternativa tática bastante empregada, porém necessita ainda de acompanhamento maior para avaliação de resultados.

## Estenose aórtica congênita

É uma cardiopatia congênita grave caracterizada pela obstrução do ventrículo esquerdo, podendo localizar-se na valva aórtica, por fusão dos seus folhetos, abaixo da valva, na via de saída do ventrículo esquerdo ou na aorta ascendente.

A repercussão hemodinâmica depende do grau de estenose, sendo por vezes tão significativa que demanda intervenção muito precoce. Para o tratamento cirúrgico, é necessária a utilização de circulação extracorpórea e, em alguns casos, o emprego de prótese valvular, que constitui um sério problema nessa faixa etária.

## Cardiopatias congênitas com *shunt* E-D

São cardiopatias congênitas em que ocorre o fluxo de sangue da circulação sistêmica para a circulação pulmonar, através de defeitos no coração ou nos grandes vasos. A direção do fluxo sanguíneo da esquerda para a direita ocorre não só pela diferença de pressão entre as câmaras cardíacas direita e esquerda, como também pela menor resistência da circulação pulmonar em relação à sistêmica. A gravidade da doença depende do tamanho do defeito. Quanto maior o tamanho da comunicação, maior é o hiperfluxo pulmonar. O volume sanguíneo aumentado na circulação pulmonar resulta, ao longo do tempo, em um regime de hipertensão pulmonar que, dependendo da sua magnitude, pode levar a alterações estruturais nas arteríolas pulmonares, desenvolvendo a chamada hiper-resistência vascular pulmonar. Em grau extremo, é conhecida como síndrome de Eisenmenger, situação em que, por causa da hiper-resistência da circulação pulmonar e da hipertensão nas câmaras direitas, ocorre inversão do fluxo sanguíneo pelo defeito transformado assim em cardiopatia cianótica.

## Persistência do canal arterial (PCA)

Na vida intrauterina, o canal arterial é responsável pelo fluxo de sangue da artéria pulmonar para a aorta. Com o nascimento, ocorrem diminuição da resistência vascular pulmonar e espasmo do canal, principalmente pelo efeito do oxigênio que, ao fechamento completo do canal nos primeiros dias de vida, separa a circulação sistêmica da pulmonar.

Nos prematuros, o canal pode permanecer patente por um tempo mais longo, instalando, assim, o hiperfluxo pulmonar que impede o desenvolvimento normal do neonato. Nessa situação, utiliza-se o inibidor das prostaglandinas – indometacina – para acelerar o seu fechamento. Quando não há resposta à terapêutica medicamentosa, indica-se a ligadura cirúrgica do canal.

A persistência desse canal permite um fluxo contínuo de sangue da aorta para o pulmão, tendo como consequência o hiperfluxo pulmonar.

Dependendo do tamanho do defeito, esse hiperfluxo pode gerar a necessidade de cirurgia de urgência nos primeiros dias de vida.

Eletivamente, o tratamento cirúrgico deve ser estabelecido antes da instalação da hiper-resistência pulmonar. É uma cirurgia simples, de pequeno risco. Constitui ligadura ou sutura do canal, por intermédio de uma toracotomia esquerda.

## Comunicação interventricular (CIV)

É a cardiopatia congênita mais frequente. Constitui um ou mais orifícios no septo interventricular em qualquer uma das suas porções: câmara de entrada, porção trabecular e câmara de saída, além do septo membranoso.

As alterações hemodinâmicas dependem do tratamento do defeito. A característica é o fluxo sanguíneo do ventrículo esquerdo para a circulação pulmonar, o que determina, além do hiperfluxo, uma elevação na pressão da circulação pulmonar pela transmissão da pressão do ventrículo esquerdo. Assim, a hiper-resistência pulmonar pode instalar-se em curto período de tempo.

A história natural mostra que 25% dos pacientes com CIV apresentam cura espontânea até o quarto ano de vida, porém, o neonato que apresenta insuficiência cardíaca congestiva (ICC) tem incidência menor de fechamento espontâneo.

Clinicamente, as CIV são classificadas em:

- Pequenas: são assintomáticas e diagnosticadas pela presença de sopro cardíaco detectado nos exames físicos de rotina. Não apresentam repercussão hemodinâmica e não necessitam de tratamento.
- Moderadas: o defeito e o fluxo são amplos, com aumento moderado das pressões ou da resistência arterial pulmonar. Geralmente, nos lactentes, instala-se a ICC. Porém, eles respondem bem ao tratamento clínico ou melhoram após o primeiro ou segundo ano de vida pela diminuição do tamanho da CIV.
  Nessa situação, indica-se tratamento cirúrgico quando a pressão da circulação pulmonar encontra-se acima de 50% da pressão arterial sistêmica.
- Graves: constituem os grandes defeitos que permitem grandes hiperfluxos e desenvolvem hiper-resistência pulmonar precoce. Apresentam ICC no período neonatal e evoluem com alta incidência de óbito no primeiro ano de vida. Em geral, não respondem ao tratamento clínico e a indicação cirúrgica deve ser indicada bem mais precocemente.

Blakstone et al., com base nos valores de resistência vascular pulmonar, determinaram por meio de estudos estatísticos a melhor época para correção cirúrgica:

1. Resistência vascular baixa (4 u/m): a maior possibilidade de cura é de 27 meses.
2. Resistência vascular moderada: a maior possibilidade de cura encontra-se em torno de seis meses.
3. Resistência vascular elevada (12 u/m): o maior índice de cura cirúrgica encontra-se entre o ter-

CARDIOPATIAS CONGÊNITAS

ceiro e o sexto mês de vida. Nesse caso, a cirurgia é mais complexa e deve ser realizada com parada cardíaca e circulação extracorpórea.

### Comunicação interatrial (CIA)

A CIA caracteriza-se por defeito do septo interatrial, o que proporciona fluxo de sangue do átrio esquerdo para o direito. A direção do fluxo se faz da esquerda para a direita, principalmente pela menor resistência da circulação pulmonar, posto que as pressões dessas câmaras são praticamente iguais. Nessa situação, instala-se o hiperfluxo pulmonar, porém, como a pressão transmitida à circulação pulmonar é a do ventrículo direito, raramente ocorre hiper--resistência pulmonar nessa doença.

Pela evolução benigna, o tratamento cirúrgico só é indicado nos casos de defeito muito grande que evoluem com hipertensão pulmonar e sintomas. Para a sua correção, é necessária a circulação extracorpórea.

## CARDIOPATIA CONGÊNITA CIANOGÊNICA

A cianose é um sinal clínico produzido por uma taxa de hemoglobina reduzida maior que 3 mg/dL nos vasos cutâneos. Algumas cardiopatias congênitas, normalmente constituídas por mais de um defeito no sistema cardiovascular, permitem a contaminação do sangue arterial pelo sangue venoso, através de um *shunt* da direita para a esquerda. Essa situação caracteriza a cianose central.

Além da cianose, outra resultante é a hipóxia que, por sua vez, desencadeia a eritrocitose e, com isso, uma policitemia e o consequente aumento do hematócrito. Por isso, essas crianças, além de baixo desenvolvimento pondoestatural, são propensas a fenômenos tromboembólicos e de diáteses hemorrágicas. Normalmente são cardiopatias complexas, causadas por associação de vários defeitos e, frequentemente, necessitam de procedimentos cirúrgicos precoces.

## Tetralogia de Fallot

Esta enfermidade foi descrita, em 1888, por Etienne Fallot. Constitui uma cardiopatia com quatro componentes: estenose pulmonar, que geralmente compromete a via de saída do ventrículo direito, grande CIV, destroposição da aorta e hipertrofia do ventrículo direito.

Nessa cardiopatia, o sangue venoso que chega ao ventrículo direito encontra uma obstrução na via de saída, instalando, assim, um regime de hipofluxo pulmonar. Pela presença da CIV e da destroposição da aorta, o sangue venoso ganha a aorta ascendente, contaminando, dessa forma, o sangue arterial. A hipertrofia do ventrículo direito é consequência da estenose pulmonar.

Dos quatro componentes, o grau de estenose pulmonar é o que determina a gravidade da doença. Quanto mais crítica for a estenose, maior será o hipofluxo pulmonar e o *shunt* da direita para a esquerda, e consequentemente, maior será o grau de cianose e de hipóxia. Assim, denomina-se T4F de boa anatomia quando a estenose pulmonar for leve e evoluir com discreta cianose e de má anatomia quando grave e com alto grau de cianose.

Os neonatos com T4 de má anatomia devem receber, na maioria das vezes, alguma forma de tratamento a fim de melhorar o fluxo sanguíneo para circulação pulmonar, minimizando assim a cianose.

O tratamento cirúrgico pode ser paliativo quando visa aumentar o fluxo sanguíneo para a circulação pulmonar, através da confecção de um *shunt* entre as circulações pulmonares e sistêmicas. Essa cirurgia é conhecida como Blalock-Taussig e consiste em anastomose das artérias subclávia e pulmonar. Essa cirurgia é realizada por meio de toracotomia sem auxílio de circulação extracorpórea, e indicada em neonatos e crianças de baixo peso ou com mau estado geral.

A correção total, cirurgia muito mais complexa e que necessita de circulação extracorpórea, consiste no fechamento cirúrgico da CIV e na ampliação da estenose pulmonar.

## Transposição dos grandes vasos da base

Trata-se cardiopatia congênita complexa que representa 8% das cardiopatias existentes e é mais frequente em neonatos do sexo masculino. Nessa cardiopatia, a aorta se origina do ventrículo direito e da artéria pulmonar do ventrículo esquerdo, com os demais componentes em posição normal. Essa anatomia é incompatível com a vida, pois forma dois sistemas de circulação sanguínea paralelos. Por isso, antes da possibilidade cirúrgica, a mortalidade era extremamente alta nos primeiros anos de vida.

Para a sobrevivência desses neonatos, é mandatória a existência de uma comunicação entre as circulações sistêmica e pulmonar, quer entre os átrios (CIA), entre os ventrículos (CIV), entre os grandes vasos (PCA), quer pela circulação brônquica. Assim, esses neonatos são cianóticos desde o nascimento. Nesses casos, é importante a manutenção do canal arterial prévio pelo uso de prostaglandina, resguardando assim a mistura dos dois sistemas.

Atualmente, a melhor opção cirúrgica é a correção total por meio da cirurgia de Jatene – retransposição dos vasos da base com transferência das artérias coronárias, ainda nos primeiros dias de vida, antes da regressão da hipertensão pulmonar com a consequente desadaptação do ventrículo esquerdo. Passada a época ideal de desadaptação do ventrículo esquerdo, existem ainda outras opções terapêuticas, como a atriosseptostomia por balão ou a correção atrial, em que se inverte o fluxo sanguíneo nos átrios e se mantém a discordância ventrículo arterial.

# ASSISTÊNCIA VENTILATÓRIA E FISIOTERAPIA EM CRIANÇAS PORTADORAS DE CARDIOPATIAS CONGÊNITAS

KELLY CRISTINA DE OLIVEIRA ABUD

O impacto sistêmico das cardiopatias congênitas traz alterações que vão desde atraso no desenvolvimento neuropsicomotor até sequelas neurológicas e doenças pulmonares crônicas. Essas sequelas, além de ter repercussão na qualidade de vida, estão diretamente relacionadas com a sobrevida dessas crianças.

O tratamento das cardiopatias congênitas visa, portanto, à melhora da qualidade e da expectativa de vida, envolvendo o fisioterapeuta como membro da equipe multiprofissional na atenção à criança cardiopata em âmbitos hospitalar e domiciliar, no pré e pós-operatório.

## O SISTEMA RESPIRATÓRIO E A CRIANÇA CARDIOPATA

As cardiopatias congênitas podem ser classificadas quanto ao fluxo pulmonar em:

- Hipofluxo pulmonar: tetralogia de Fallot, anomalia de Ebstein, atresia pulmonar.
- Hiperfluxo pulmonar: CIA, CIV, persistência do canal arterial (PCA), tronco arterioso comum (TAC), defeito do septo atrioventricular (DSAV), dupla via de saída do ventrículo direito (DVSVD).
- Normofluxo pulmonar: transposição das grandes artérias (TGA).

Nos casos de hipofluxo pulmonar, são comuns as crises de cianose, que acontecem nas situações de aumento da demanda metabólica e não cursam com lesão da membrana alveolocapilar.

Quando ocorre hiperfluxo pulmonar, o extravasamento de líquido para o interstício leva a sintomas que se assemelham à congestão pulmonar, como desconforto respiratório e cansaço aos esforços. A redução do surfactante e o edema da mucosa brônquica associados ao prejuízo do *clearance* mucociliar predispõem a criança às infecções pulmonares de repetição, que culminam com alteração crônica da via aérea, como bronquiectasias. É de suma importância a propedêutica pulmonar na avaliação tanto ambulatorial quanto intra-hospitalar, que permeia o atendimento fisioterapêutico e dá subsídio clínico para a construção de prognóstico da qualidade de vida.

## PRÉ-OPERATÓRIO: AVALIAÇÃO E MÉTODOS

No período pré-operatório, são avaliadas as repercussões respiratórias das cardiopatias congênitas. Os distúrbios neuromotores são notados, mas não tratados nessa fase, a fim de diminuir o gasto metabólico e evitar a descompensação da condição cardíaca.

O fator que leva a criança à internação antes da cirurgia está relacionado à estabilização e à manutenção da função respiratória, uma vez que a infecção pulmonar ou da via aérea superior constitui contraindicação expressa da cirurgia.

O diagnóstico de infecção pulmonar tem se tornado um desafio na indicação do melhor momento para cirurgia, uma vez que os quadros de congestão e hiperfluxo pulmonar têm repercussões clínicas muito semelhantes aos da infecção e podem ser seu fator predisponente.

O desconforto respiratório, a hipersecreção e o broncoespasmo são sinais comuns nos casos de cardiopatias que cursam com hiperfluxo pulmonar, como CIA e TAC. Porém, nesses casos, é necessário lembrar que o aspecto da secreção é claro e fluido, diferente da infecção pulmonar em que o agente patógeno é responsável pelo aspecto amarelado e mais espesso da secreção. O desconforto piora quando há aumento da atividade motora da criança; essa piora é mais evidente nos casos de congestão pulmonar.

A ausculta pulmonar é semelhante para infecção e congestão, devendo ser utilizada como ferramenta de avaliação contínua com o objetivo de localizar a secreção na via aérea, que vai permear a escolha do recurso fisioterapêutico a ser usado e seus resultados.

A radiografia de tórax mostra opacidade heterogênea difusa para os quadros de congestão pulmonar mais localizada na infecção, podendo haver broncograma aéreo, mas, como recurso isolado, não prediz a gravidade da doença.

A gasometria arterial tem sido substituída pela medida da saturação periférica de oxigênio (oximetria de pulso – $SpO_2$), dada sua dificuldade de coleta quando não há acesso arterial prévio. Observa-se como parâmetro de normalidade a oximetria esperada para cada cardiopatia, e aquelas que cursam com mistura venosa (*shunt*) apresentam $SpO_2$ entre 60 e 70%.

A congestão pulmonar aumenta o risco de infecção respiratória, por isso são necessárias criteriosa avaliação do desconforto respiratório e a ausculta pulmonar a fim de realizar o diagnóstico diferencial. Para isso, é importante a interação com a equipe multiprofissional na escolha do melhor momento para a correção cirúrgica.

Os objetivos do tratamento fisioterapêutico são a higiene brônquica e a redução do desconforto respiratório, a fim de propiciar conforto e condições para melhora da oxigenação; esta, por sua vez, é inerente para a correção cirúrgica proposta.

## PÓS-OPERATÓRIO DAS CORREÇÕES CIRÚRGICAS DAS CARDIOPATIAS CONGÊNITAS

### Ventilação mecânica

As particularidades da ventilação mecânica de crianças tornam-se ainda mais evidentes no período pós-operatório. Os efeitos cardiopulmonares da utilização de pressão positiva intratorácica podem ser extremamente deletérios e determinantes de agravamento das complicações advindas do processo cirúrgico.

As doenças que apresentam falência do ventrículo direito merecem especial cuidado com os valores de pressão aplicados durante a ventilação mecânica: pico de pressão inspiratório (PIP) e pressão positiva no final da expiração (PEEP). Esse fato deve-se ao aumento da pós-carga do ventrículo direito imposto pela pressão positiva.

Independentemente da cardiopatia de base, a correção cirúrgica pode ser total ou parcial; esta última indica procedimento alternativo ou preparatório para a correção definitiva, tendo como principal característica a manutenção de mistura arteriovenosa de sangue, ou seja, *shunt*, o qual, dependendo da sua magnitude, determina valores esperados da saturação arterial de oxigênio.

Quando a criança é encaminhada à unidade de pós-operatório, o ventilador deve ser testado e ajustado de acordo com a idade e o peso do paciente. Os parâmetros preconizados são:

- Frequência respiratória: dois terços da frequência esperada para a idade.
- Fluxo: nos ventiladores de fluxo contínuo, quatro vezes o volume-minuto.
- PEEP: 4 $cmH_2O$.
- Tempo inspiratório (Tinsp): ver Quadro 1.
- Pico inspiratório de pressão (PIP): 20 $cmH_2O$ – avaliar ausculta e expansibilidade.
- $FiO_2$: 0,6.

Algumas correções cirúrgicas de cardiopatias congênitas possuem peculiaridades quanto à ventilação mecânica, que serão discutidas a seguir.

**Quadro 1**  Sinais clínicos de descompensação

Taquipneia

Sinais de desconforto respiratório, retração intercostal e subdiafragmática

Aumento da cianose

Sibilos expiratórios

Irritabilidade

Palidez cutânea

Perda da consciência

## Blalock-Taussig – anastomose da artéria subclávia em um ramo da artéria pulmonar

É um procedimento paliativo que visa ao aumento do fluxo pulmonar e, portanto, à melhora da oxigenação, mas não à correção total da cardiopatia. Esperam-se valores de $SaO_2$ mínimos de 70 a 75%, porém, quando a artéria pulmonar for muito pequena, a $SaO_2$ pode não passar de 60%. Os valores ideais são definidos pela avaliação pré e intraoperatória relacionada à complexidade da cardiopatia, à circulação pulmonar e à dificuldade na técnica de correção.

A técnica envolve manipulação extracardíaca e curto tempo de circulação extracorpórea, havendo a possibilidade de a criança vir da sala de operação em respiração espontânea.

## Cerclagem de artéria pulmonar

Técnica cirúrgica realizada com o objetivo de diminuir o fluxo pulmonar ou, ainda, preparar o ventrículo direito para a correção anatômica nos casos de TGA. A adaptação hemodinâmica no pós-operatório é difícil, e o período crítico envolve as primeiras 48 horas, quando o fluxo pulmonar cai muito e pode ser ainda mais prejudicado pela pressão positiva intratorácica, portanto, valores menores de PIP podem ser menos deletérios para a circulação pulmonar.

Nesses casos, o *shunt* intracardíaco é mantido e esperando-se $SaO_2$ superior a 75%.

## Cirurgia de Fontan e Glenn

É feita a anastomose direta das veias cavas à artéria pulmonar. Quando é utilizada apenas a veia cava superior ligada à artéria pulmonar direita, dá-se o nome de Glenn.

Procedimentos indicados nas cardiopatias que cursam com restrição à passagem de sangue do VD para a circulação pulmonar, porém só está indicada quando essa circulação é estável e para uma pressão média de artéria pulmonar menor ou igual a 15 mmHg.

Nesses casos, o fluxo pulmonar é função da diferença de pressão entre a circulação sistêmica e a pressão pulmonar, o que faz da pressão positiva um transtorno hemodinâmico. Por isso, a condição ideal é que a criança submetida à cirurgia de Fontan e Glenn seja, preferencialmente, extubada em sala de operação. Caso isso não seja possível, o uso de PEEP deve ser criterioso e, inicialmente, próximo do fisiológico (3 $cmH_2O$) e os níveis de PPI os menores possíveis, para uma expansibilidade adequada avaliada pela ausculta pulmonar.

Para a operação de Fontan, a $SaO_2$ esperada é normal, acima de 95%; e, para a cirurgia de Glenn, acima de 80%.

## Correção de TGA

O procedimento mais indicado é a cirurgia de Jatene, em que é realizada a correção anatômica ligando a artéria pulmonar ao VD e a artéria aorta ao VE. O maior obstáculo a esse tipo de correção é a inserção das coronárias, que representa grande dificuldade técnica e exige habilidade do cirurgião. Não é incomum que essas crianças permaneçam longo tempo em ventilação mecânica – 24 a 48 horas – até que a possibilidade de infarto e suas complicações seja afastada. Espera-se oxigenação normal.

## Correção de tetralogia de Fallot

O sucesso das correções totais de Fallot depende da anatomia da circulação pulmonar. Se esta estiver preservada, a evolução é rápida, restringindo o tempo da ventilação mecânica ao tempo de metabolismo da droga anestésica; em alguns serviços, a extubação é feita em sala de cirurgia.

Nos casos em que a circulação pulmonar apresenta más-formações, a adaptação hemodinâmica pode ser mais lenta, implicando maior tempo de entubação pela necessidade de se manter a criança sedada até que a função hemodinâmica se restabeleça.

## Cirurgia de Norwood

Procedimento cirúrgico complexo indicado como alternativa ao transplante cardíaco de recém-nascidos portadores de síndrome de hipoplasia do coração esquerdo. Consiste na tuneilização do ventrículo esquerdo e na realização de Blalock-Taussig.

A obtenção de equilíbrio e adaptação hemodinâmica é função da ventilação mecânica, e, nesses casos, são utilizadas baixas $FiO_2$ para provocar vasoconstrição pulmonar, aumentando a resistência vascular pulmonar; espera-se $SaO_2$ de 65 a 70%. A diminuição da $PaCO_2$ obtida pelo uso de frequência respiratória mais baixa provoca uma diminuição da resistência vascular sistêmica. Dessa forma, a pré-carga do coração esquerdo cai, o que melhora a eficiência da bomba cardíaca.

## Desmame

O desmame da ventilação mecânica requer integração perfeita da equipe multiprofissional. Ele depende da estabilidade hemodinâmica e respiratória da criança e também da necessidade de sedação, frequente nos quadros de baixo débito cardíaco. Deve seguir protocolos preestabelecidos pela rotina de cada unidade, de forma a sistematizar a assistência à criança cardiopata pela monitorização e pelo uso criterioso dos recursos disponíveis em cada equipamento.

A monitorização permite identificar o momento em que a criança começa a realizar respirações espontâneas e assim iniciar a diminuição da frequência respiratória mandatória. O desmame prossegue com a redução da $FiO_2$ conforme oximetria de pulso. Quando o modo de ventilação escolhido for a ventilação a fluxo contínuo, ciclada a tempo e com pressão limitada, a frequência é reduzida a até 10 ipm. Com o advento de mecanismos que diminuem o tempo de abertura das válvulas de demanda dos ventiladores microprocessados, tornou-se possível ventilar crianças em modalidades como a ventilação com pressão de suporte, cujo desmame requer um capítulo à parte no estudo da ventilação mecânica infantil.

Após o término do desmame, a criança é reavaliada a fim de obter os seguintes critérios para extubação:

- Estabilidade hemodinâmica: débito cardíaco avaliado pelos sinais clínicos (perfusão periférica, pulso e também débito urinário), pressão arterial, volemia, ausência de sangramento pelos drenos.
- Sistema respiratório: ausência de hipersecreção e de atelectasias, sem sinais de fadiga muscular. Admitem-se uso discreto de musculatura acessória da respiração e sibilos discretos à ausculta que podem estar relacionados ao estímulo oferecido pela presença da cânula de entubação.
- Nível de consciência: avaliando a resposta da criança a estímulos ou simplesmente a agitação sem características neurológicas.

## Pós-operatório imediato

A criança em pós-operatório é internada na unidade de terapia intensiva entubada e sob efeito anestésico. Dessa forma, o primeiro contato do fisioterapeuta visa estabelecer os parâmetros da ventilação mecânica e avaliar as condições de ventilação da criança. Para isso, há necessidade de prévio conhecimento da técnica cirúrgica a que a criança foi submetida e suas condições de ventilação durante a cirurgia.

A ferramenta de avaliação inicial é a inspeção da expansibilidade da caixa torácica seguida pela ausculta pulmonar e, assim que possível, radiografia de tórax.

A medida da $SpO_2$, pela oximetria de pulso, deve ser contínua. É preciso também estabelecer parâmetro de normalidade compatível com a correção cirúrgica realizada.

A gasometria arterial é solicitada imediatamente após a admissão da criança. Em seguida, a necessidade de coleta fica vinculada à gravidade do caso ou à mudança de conduta médica. São esperados, para os casos em que se manteve *shunt*, valores de pH menores e aumento discreto da pressão arterial de gás carbônico, com saturação arterial de oxigênio entre 75% e 80%.

Os objetivos da fisioterapia são manter pérvia a via aérea para abreviar o tempo de ventilação mecânica e prevenir as complicações respiratórias. A vibrocompressão associada à drenagem postural tem sido utilizada em substituição à tapotagem e também como manobra de higiene brônquica, *bag squeezing*, que consiste na hiperventilação com ressuscitador manual seguida de compressão expiratória. Com o aumento do fluxo expiratório, a secreção é arrastada para a via aérea proximal e aspirada.

Dentre os desafios do tratamento no pós-operatório imediato, está o manejo da congestão pulmonar. Seu tratamento envolve duas medidas, uma delas é a restrição hídrica, que nem sempre é possível, como na cirurgia de Blalock-Taussig, em que a hipervolemia ajuda a manter o fluxo pulmonar. Outra medida é o aumento da PEEP associado ou não ao aumento do

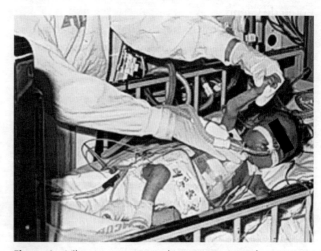

**Figura 1** Vibrocompressão e drenagem postural.

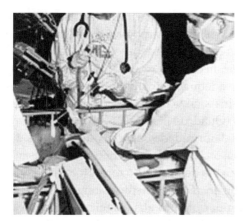

**Figura 2** Aspiração traqueal.

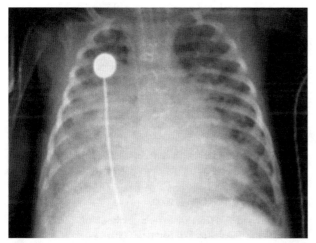

**Figura 3** Radiografia de pós-operatório imediato com infiltrado alveolar difuso – tempo de CEC de 70 minutos.

PIP, que pode ser deletéria para a função do ventrículo direito.

Além da congestão pulmonar, outro fator que pode levar ao extravasamento de líquido para o alvéolo é a perda proteica induzida pela circulação extracorpórea. A radiografia de tórax torna-se imprescindível para avaliar e tratar o infiltrado alveolar, além de estabelecer critérios de desmame e extubação.

A hipertensão pulmonar constitui importante fator de prognóstico para o pós-operatório. Uma vez diagnosticada, preconiza-se na prática clínica atual o uso do óxido nítrico inalatório em dose ainda controversa, mas habitualmente de 10 ppm. Têm sido utilizadas frações inspiradas de oxigênio superiores a 0,4 para manter pressões parciais de oxigênio superiores a 80 mmHg, o que provavelmente cria "reserva" de oxigênio capaz de prevenir a vasoconstrição hipóxica. A indução da alcalose respiratória também pode ser útil nesses casos. Tanto a hiperóxia quanto a alcalose produzem vasodilatação pulmonar. O atendimento fisioterapêutico em crianças entubadas portadoras de hipertensão pulmonar é realizado mediante sedação prévia.

Ainda no pós-operatório imediato, a identificação de desconforto respiratório quando o paciente está sob suporte ventilatório deve ser seguida de investigação minuciosa, pois pode refletir disfunção frênica que é causa de insucesso no desmame. A disfunção frênica tem como causa a lesão direta ou indireta do nervo frênico no intraoperatório, e o tratamento é cirúrgico com a plicatura da cúpula diafragmática.

Outra complicação comum é o edema de glote pós-extubação, que é tratado profilaticamente com dose de corticosteroide seis horas antes. Imediatamente após a retirada da cânula, realiza-se inalação com adrenalina pura. Persistindo desconforto respiratório, indica-se a ventilação não invasiva, com o objetivo de evitar a fadiga da musculatura respiratória até que a resistência da via aérea superior diminua com a ação medicamentosa.

A modalidade de ventilação não invasiva mais utilizada e estudada em pediatria é a pressão positiva contínua nas vias aéreas (CPAP); a interface paciente-ventilador é dada por *prong* nasal. Na atualidade, o uso dos ventiladores com bilevel pressórico constitui a modalidade de escolha. Prefere-se o equipamento desenvolvido especificamente para realização de ventilação não invasiva, pois os ventiladores comuns com válvula de demanda podem apresentar retardo em sua abertura e aumentar o trabalho respiratório.

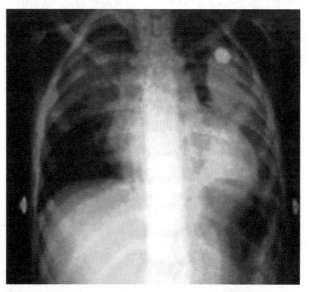

**Figura 4** Entubação seletiva.

As atelectasias no pós-operatório imediato podem estar relacionadas à posição da cânula de entubação ou ainda à hipersecreção (prévia à cirurgia). Elas são mais facilmente resolvidas em ventilação mecânica. Para os casos de atelectasia passiva em áreas de manipulação cirúrgica, deve-se atentar para o diagnóstico diferencial de sangramento coletado, o que retarda o desmame e pode indicar reoperação para limpeza da cavidade (pleura ou mediastino).

O colapso pulmonar pode estar relacionado à incisão cirúrgica, que é mais frequente nas toracotomias do que nas esternotomias medianas. O uso de exercícios com pressão positiva está classicamente indicado para o tratamento dessas afecções, utilizado sob forma de insuflação manual com máscara em recém-nascidos e lactentes.

Para o tratamento das atelectasias em crianças maiores, capazes de cooperar com a terapia, a pressão positiva intermitente (RPPI) pode ser utilizada desde que haja controle do padrão respiratório e colaboração do paciente.

## IMPACTO SOBRE O DESENVOLVIMENTO NEUROPSICOMOTOR E POSTURAL

A diminuição da oferta tecidual de oxigênio, seja pela cianose seja pela diminuição do débito cardíaco, leva ao hipodesenvolvimento ponderoestatural que está associado à aquisição de posturas e ao domínio do movimento nos dois primeiros anos de vida. Dessa forma, a criança que tem cardiopatia congênita pode apresentar não só limitação do desenvolvimento motor como também atraso cognitivo, que é proporcional à magnitude da cianose e à diminuição do débito cardíaco, sem necessariamente estar relacionado à lesão neurológica.

Quanto mais complexa a cardiopatia congênita, maior será a repercussão sobre o desenvolvimento motor, uma vez que o tempo de internação para tratamento pode ser prolongado e, com a estimulação sensorial deficitária, o aprimoramento das atividades motoras é prejudicado.

Os recursos mais utilizados para estimulação do desenvolvimento motor envolvem terapia lúdica e linhas de tratamento evolutivas, como o método Bobath. É necessário ressaltar a importância da monitoração adequada dos parâmetros hemodinâmicos e dos sinais clínicos de descompensação durante a terapia (Quadro 1).

As deformidades de tórax decorrentes da esternotomia, ou ainda as cifoescolioses, comuns nos casos em que a via de acesso é a toracotomia lateral, necessitam de acompanhamento a longo prazo e orientação familiar quanto aos exercícios de alongamento e observação atenta do crescimento da criança. A prevenção começa na fase hospitalar, quando a dor incisional não é fator limitante da mobilização completa dos membros superiores e do tórax.

## REFERÊNCIAS BIBLIOGRÁFICAS

1. Costa AJO. Pós-operatório de cirurgia cardíaca. São Paulo: Atheneu; 2003.

2. Shivaprakasha K, et al. Role of limited posterior thoracotomy for open heart surgery in the current area. Ann Torac Surg 1999;68:2310-3.

3. Bayer LM. Children with congenital intracardiac defects. Illinois: Charles Thomas Publisher; 1999.

4. Scanlan RLW. Fundamentos da terapia respiratória de Egan. 7.ed. São Paulo: Manole; 2000.

5. Braunwald E. Heart disease: a textbook of cardiovascular medicine. Filadélfia: WB Sauders; 2001.

6. Ebaid M. Cardiologia pediátrica. São Paulo: Roca; 2001.

7. Feltrim MI. Consenso de Lyon, 2001.

8. Postiaux G. Fisioterapia respiratoria em el niño. Madrid: McGraw Hill, 2001.

9. Teixeira Filho GF, et al. Temas atuais em circulação extracorpórea. Porto Alegre: SBCEC; 1997.

10. Austin EH. Postoperative management after the norwood procedure. Ped Card Surg Ann 1998;1:109-21.

11. Vàsquez Martínez JL, et al. Ventilación en situaciones especiales. Ventilación mecánica en cardiopatías congénitas e hipertensión pulmonar. An Pediatr (Barc) 2003;59:372-6.

12. Brown KL, et al. Risk factor for long intensive care unit stay after cardiopulmonary bypass in children. Crit Care Med 2003;31:28-33.

13. Manual de Rotinas do Serviço de Fisioterapia do Instituto do Coração – InCor – HC-FMUSP; 2002.

# 50

# DISPLASIA BRONCOPULMONAR (DOENÇA PULMONAR CRÔNICA)

LUIGI ZUCCHI

Displasia broncopulmonar é uma doença pulmonar crônica que acomete recém-nascidos (RN) pré-termo, os quais foram submetidos à oxigenoterapia e à ventilação pulmonar mecânica.

Northway, em 1967, foi o primeiro a descrever a doença mas posteriormente outros autores redefiniram o conceito de doença pulmonar crônica (DPC).

Atualmente, define-se DPC nos casos de RN com idade gestacional menor que 32 semanas e que com 36 semanas de idade pós-conceptual ainda necessitam de oxigenoterapia e também aqueles com idade gestacional maior ou igual a 32 semanas e que aos 28 dias de idade pós-natal mantêm dependência ao oxigênio.

Nessa definição, incluem-se também RN a termo que apresentem aspiração de mecônio, pneumonia e anomalias gastrointestinais e cardíacas que necessitam de suporte ventilatório crônico.

## FISIOPATOLOGIA

A ventilação pulmonar mecânica pode iniciar a lesão pulmonar aguda pela combinação de três fatores: volutrauma, barotrauma e toxicidade de oxigênio. As lesões intersticial e celular, desencadeadas pela liberação de cininas pró-inflamatórias (interleucinas e fator de necrose tumoral), levam a alterações secundárias na permeabilidade alveolar, com recrutamento de células inflamatórias para o espaço intersticial e alveolar.

Posteriormente, lesões causadas por proteases, oxidantes e quimiocininas adicionais aumentam o recrutamento de células inflamatórias, com perda de água e proteínas.

Segue-se alteração do tônus vascular e das vias aéreas, com interrupção do desenvolvimento alveolar, destruição do parênquima e modificações enfisematosas.

O sistema de transporte mucociliar também é bastante alterado pelo acúmulo de secreções e células descamativas, com obstrução heterogênea de vias aéreas periféricas, alternando áreas de colapso e hiperinsuflação.

Na fase crônica, observam-se alteração do interstício com fibrose e hiperplasia celular, retenção líquida pulmonar e aumento da muscularização e hiper-reatividade das vias aéreas.

Finalmente, ocorrem diminuição da complacência pulmonar, aumento da resistência pulmonar, com diminuição das trocas gasosas, alteração da relação ventilação/perfusão e enfisema.

## DOENÇA PULMONAR CRÔNICA

Os fatores que contribuem para o desenvolvimento de DPC são:

1. Imaturidade pulmonar.
2. Atividade inadequada de enzimas antioxidantes (superóxido dismutase, catalase e glutationa peroxidase).
3. Deficiência de captadores de radicais livres (vitamina E, glutationa e ceruloplasmina).

4. Proteção antiprotease inadequada.
5. Aporte excessivo de líquido intravenoso.
6. Infecções intrauterinas ou perinatais.

## QUADRO CLÍNICO

No exame físico geral, observam-se taquipneia, retrações intercostais e estertores na ausculta pulmonar.

A radiografia de tórax revela alterações compatíveis com doença progressiva. No estágio I, o padrão é similar ao encontrado na doença das membranas hialinas. O estágio II mostra padrão reticular mais difuso e denso. Sinais de hiperinsuflação já podem ser vistos no estágio III, e no estágio IV há hiperinsuflação com áreas hipertransparentes entremeadas com padrão reticular intersticial espesso.

Causas extrapulmonares de insuficiência respiratória devem sem excluídas. O eletrocardiograma pode revelar hipertrofia ventricular direita persistente em função do desenvolvimento de *cor pulmonale*.

A análise dos gases sanguíneos arteriais mostra hipoxemia, hipercapnia e compensação metabólica para acidose respiratória.

## TRATAMENTO

Os objetivos do tratamento são minimizar a lesão pulmonar, maximizar o suporte nutricional e diminuir o consumo de oxigênio.

O crescimento deve ser monitorado, porque a recuperação depende do crescimento do tecido pulmonar e da remodelagem do leito vascular pulmonar.

Na DPC, o gasto energético e a taxa metabólica são elevados quando o suporte nutricional é inadequado. Aumentar a taxa calórica com a administração de lipídios, em vez de carboidratos, diminui o coeficiente respiratório e a produção de $CO_2$. Nutrição parenteral pode ser necessária; a alimentação enteral deve ser iniciada assim que as condições do paciente permitirem, evitando translocação bacteriana.

A administração de vitamina E e de enzimas antioxidantes pode ser útil para diminuir a toxicidade oxidante. A vitamina A promove epitelização e minimiza a fibrose.

Por causa da retenção de líquido pulmonar, o suporte hídrico deve ser inicialmente limitado ao mínimo requerido para manter o débito urinário em 1 mL/kg/h e o sódio sérico entre 140 e 145 mEq/L. Posteriormente, à medida que o quadro clínico se estabiliza, pode-se diminuir a restrição hídrica.

Diuréticos melhoram a mecânica pulmonar a curto prazo, diminuindo a necessidade de oxigênio e o tempo de ventilação pulmonar mecânica. Furosemide pode ser utilizado na dose de 1 mg/kg/dose, duas vezes ao dia IV, ou 2 mg/kg/dose, duas vezes ao dia VO. Pode ser associado a hidroclorotiazida e cloreto de potássio. A combinação de hidroclorotiazida e espironolactona também é bastante utilizada.

O suporte ventilatório, na fase aguda, deve minimizar as pressões nas vias aéreas enquanto propicia adequada troca gasosa. Tenta-se evitar a hiperventilação, mantendo a $PACO_2$ em torno de 55 mmHg, com pH ao redor de 7,25, saturação de oxigênio entre 90 e 95% e $PAO_2$ entre 60 e 80 mmHg.

Na fase crônica, conseguindo-se a estabilização clínica do paciente, a $PACO_2$ não deve ser maior que 65 mmHg. A retirada do suporte ventilatório só deve ser iniciada assim que o ganho ponderal adequado for logrado.

Corticoterapia pós-natal diminui o tempo de suporte ventilatório e pode diminuir o risco de DPC. Entretanto, está associada a complicações a curto e longo prazos, como hipertensão, hiperglicemia, sangramento e perfuração digestiva, miocardiopatia hipertrófica, sepse, ganho ponderal insuficiente e diminuição do perímetro cefálico. Houve relação entre corticoterapia e alteração do desenvolvimento neuropsicomotor e paralisia cerebral.

O uso rotineiro de dexametasona na prevenção e no tratamento de DPC não é recomendado.

## COMPLICAÇÕES

1. Falha no crescimento.
2. Retardo neuropsicomotor.
3. Sequelas de terapias:
   a) Nefrolitíase (uso de diuréticos e/ou nutrição parenteral).
   b) Osteopenia.
   c) Estenose subglótica.

Pacientes com DPC têm alta hospitalar em regime de cuidado médico domiciliar com uso de oxigenoterapia e diuréticos. Nas crianças em que a retirada de oxigenoterapia foi conseguida antes da alta da unidade de terapia intensiva (UTI), houve prognóstico melhor.

Os pacientes com suporte ventilatório prolongado, hipertensão pulmonar, hemorragia intracraniana, *cor pulmonale* e dependência ao oxigênio tiveram prognóstico mais reservado no primeiro ano de vida.

Obstrução de vias aéreas, hiper-reatividade brônquica e enfisema podem ser encontrados em alguns adolescentes.

## PREVENÇÃO

Atenção adequada nas UTI neonatais aos RN de alto risco reduz significativamente a morbidade e a mortalidade associadas à doença de membrana hialina e a outras doenças respiratórias neonatais.

# FISIOTERAPIA NA DISPLASIA BRONCOPULMONAR

ANA PAULA CAMPELO CAVALCANTE

A displasia broncopulmonar (DBP) foi descrita inicialmente por Northway et al., em 1967, como uma alteração pulmonar relacionada aos RN com doença de membrana hialina, submetidos à ventilação artificial com alta concentração de oxigênio associado ao uso de pressão positiva intermitente por mais de 6 dias, evoluindo com alterações clínicas e radiológicas.

Em 2001, um novo conceito passou a definir a DBP como uma doença crônica que leva à dependência de oxigênio por mais de 28 dias de vida ou por 36 semanas de idade pós-conceptual, acompanhado de alterações radiológicas, sendo considerada uma afecção não frequente em RN com mais de 1.200 g ou com idade gestacional maior que 30 semanas.

Nessa doença, acontece um bloqueio no desenvolvimento normal do pulmão pela ação tóxica do oxigênio no parênquima ainda imaturo. O processo de lesão e reparação desencadeado pelo processo inflamatório leva à obstrução das vias aéreas, formando áreas de microatelectasias por fibrose, acúmulo de muco e áreas de hiperinsuflação. Com esse resultado, o RN tende a evoluir com taquipneia, tiragens, hipoxemia, aumento do consumo de oxigênio, aumento de resistência das vias aéreas, diminuição da complacência pulmonar e alteração de V/Q.

De acordo com a fisiopatologia, a evolução e o prognóstico da DBP, faz-se extremamente necessária a intervenção do fisioterapeuta em crianças broncodisplásicas, seja na fase intra-hospitalar seja na fase ambulatorial, tanto na prevenção como na terapêutica da doença, intervindo com manobras de higiene brônquica (MHB) (Figura 1), manobras de reexpansão pulmonar (MRP) e condicionamento da musculatura respiratória.

É de extrema importância para o fisioterapeuta que integra uma equipe de UTI neonatal o conhecimento das características anatômicas e fisiológicas do RN, além da fisiopatologia da doença que acomete o paciente, uma vez que o tratamento fisioterapêutico deve se basear nas alterações clínicas e radiológicas e na sintomatologia da doença.

O fisioterapeuta deve avaliar o RN, observando padrão ventilatório, esforço da musculatura respiratória, mobilidade de tórax, capacidade de mobilização das secreções brônquicas, ausculta pulmonar, exames complementares, uso de suporte ventilatório, doenças associadas e complicações.

A DBP não é uma doença de início súbito. O prematuro de muito baixo peso, que geralmente necessita de ventilação mecânica e suplemento de oxigênio, está predisposto a desenvolver a doença em razão de

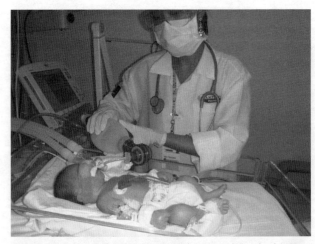

**Figura 1** Fisioterapeuta realizando manobra de higiene brônquica com Ambu®.

sua imaturidade pulmonar. Sabendo disso, o fisioterapeuta pode imediatamente intervir na evolução da doença de maneira profilática, minimizando os riscos de lesão. Devem-se utilizar parâmetros ventilatórios protetores com volume corrente e pressões baixas e, principalmente, o uso ponderado de fração inspirada de oxigênio, sendo esses parâmetros devidamente controlados por meio de dados gasométricos. Quanto menor o tempo de ventilação mecânica, menor o risco de desenvolvimento da DBP. Portanto, na fase de entubação traqueal, os principais objetivos do fisioterapeuta, além do controle dos parâmetros ventilatórios, são: manter a higiene brônquica, prevenir atelectasias e otimizar o desmame ventilatório. As técnicas mais empregadas serão descritas posteriormente.

A ventilação mecânica não invasiva (VMNI) (Figura 2) é um importante recurso após a extubação. Em neonatologia, utiliza-se com frequência a CPAP nasal por meio de *prongs* adaptados.

Tanto em ventilação mecânica quanto em oxigenoterapia, ou até mesmo em ar ambiente, o RN pode apresentar sinais comuns de desconforto respiratório, além de um significativo acúmulo de muco nas vias aéreas, sendo este último mais comum na fase de entubação traqueal. Vias aéreas pequenas e de menor calibre, processo inflamatório, áreas de fibrose, imobilidade por período prolongado e diminuição do reflexo de tosse são alguns fatores que predispõem o RN broncodisplásico a acumular muco.

A ausculta pulmonar é o método mais utilizado para identificação da quantidade e de localização da secreção. Roncos e estertores denotam a presença de secreção. Diminuição ou ausência de murmúrio vesicular indica frequentemente áreas de atelectasias, geralmente provocadas por acúmulo de secreção.

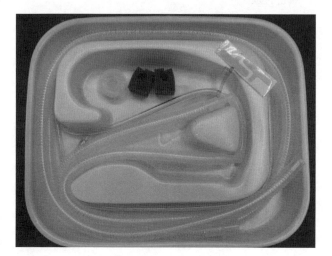

**Figura 2** Circuito de CPAP.

A radiografia de tórax não é um método muito fidedigno para identificação de secreção, uma vez que a densidade do muco é diferente de outros acometimentos. A radiografia pode ser útil na detecção de atelectasias, pneumonias ou bronquiectasias.

As técnicas de higiene brônquica comumente utilizadas são: drenagem postural (restrição para a posição de Trendelenburg em razão do risco de hemorragia e de hipertensão intracraniana), vibração torácica, hiperinsuflação com Ambu® associada à vibração de tórax, também chamada de *bag squeezing* (cuidado com risco de barotrauma ou volutrauma, hemorragia pulmonar e instabilidade hemodinâmica), tosse assistida (normalmente deficiente no RN) e aspiração por vias aéreas.

O fisioterapeuta deve conhecer e respeitar a restrição de cada técnica e a limitação de cada RN. Crianças displásicas apresentam consumo elevado de oxigênio e gasto energético aumentado, devendo o terapeuta estar atento aos sinais de fadiga respiratória e de intolerância à técnica aplicada. Os sinais comumente observados são: piora do desconforto respiratório com tiragens diafragmática e intercostais, queda de saturação e prostração.

O aumento do ritmo respiratório acontece na tentativa de aumentar o volume-minuto, porém essas respirações são mais curtas, dificultando a chegada do ar às regiões mais inferiores dos pulmões. O terapeuta pode tentar diminuir o ritmo respiratório aumentando o volume de respiração, pelo relaxamento da musculatura diafragmática com assistência dos músculos intercostais externos. Esta técnica é um pouco limitada em RN, uma vez que não há colaboração do paciente.

A estimulação da musculatura respiratória também pode ajudar na melhora do padrão ventilatório, por meio de aplicação de uma leve pressão na região abdominal e da realização de uma resistência ao movimento inspiratório. A técnica não deve ser aplicada por muito tempo, uma vez que o prematuro possui pequena quantidade de fibras do tipo I, o que pode levar à fadiga respiratória.

A mobilidade da musculatura esquelética também pode auxiliar na melhora da expansibilidade pulmonar: mobilização passiva das articulações acromioclavicular, esternoclavicular e glenoumeral. Essa manobra é beneficiada pela alta complacência de caixa torácica do RN.

A posição prona (Figura 3) é bastante favorável para o RN, pois promove melhora na estabilidade da caixa torácica, oferece diminuição da assincro-

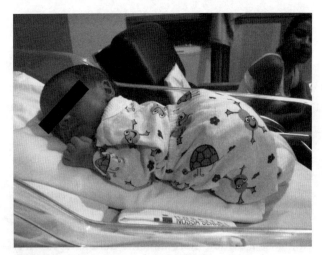

Figura 3   Criança em posição prona.

nia toracoabdominal, facilitando aos músculos respiratórios a expansão do tórax, além de promover melhor oxigenação por causa da estabilização do diafragma.

Mesmo após a alta hospitalar a criança broncodisplásica pode necessitar de cuidados fisioterapêuticos, pois o prognóstico pode ser reservado até os dois primeiros anos de vida, dependendo das complicações que a criança venha apresentar durante esse período. Até que ocorra a maturação total do pulmão, a criança pode evoluir com sinais de desconforto respiratório moderado, dificuldade de mobilizar secreção brônquica, além de dificuldade para ganhar peso, atraso de desenvolvimento neuropsicomotor (DNPM) e hipertrofia ventricular direita. Exercícios respiratórios, higiene brônquica, condicionamento da musculatura respiratória e estimulação do DNPM estão indicados nessa fase. Em casos mais graves, a criança pode necessitar de acompanhamento intensivo, fazendo uso de *home care*.

A conduta fisioterapêutica sugerida neste capítulo abrange de maneira geral crianças portadoras de DBP, devendo ser aplicada com critério. Cada criança deve ter um plano individual de tratamento, considerando suas complicações, restrições e doenças associadas.

## REFERÊNCIAS BIBLIOGRÁFICAS

1. Cloherty JP, Eichenwald EC, Stark AR. Manual of neonatal care. 5.ed. Lippincott Williams & Wilkins; 2004.
2. Behrman N. Texbook of pediatrics. 17.ed. Filadélfia: WB Saunders; 2004.
3. Antunes LC, Rugolo L, Cracci AJ. Efeito da posição no prematuro no desmame da ventilação mecânica. J Pediatr 2003; 79:239-44.
4. Avery GB, Fletcher MA, McDonald MG. Neonatology, pathophysiology and management of the newborn. 4.ed. Filadélfia: JB Lippincott 1994.
5. Ciesla ND. Chest physical therapy for patients in intensive care unit. Physical Therapy 1996;76:609-24.
6. Crane L. Physical therapy for neonates with respiratory dysfunction. Physical Therapy 1981;61:1764-73.
7. Fox WW, Schwartz JG, Shaffer TH. Pulmonary physiotherapy in neonates: physiologic changes and respiratory management. J Pediatr 1978;92:977-81.
8. Goldsmith JP, Karotkin EH. Assisted ventilation of the neonate. 3.ed. Filadélfia: Saunders; 1998.
9. Hussey J. Effects of chest physiotherapy for children in intensive care after surgery. Physiotherapy 1992;78:109-13.
10. Jacob SV, et al. Exercise ability in survivors of severe BPD. Am J Respir Crit Care Med 1997;155:1925-9.
11. Martinez FE, Rego MAC. Repercussões clínicas e laboratoriais do CPAP nasal em RNPT. Jornal de Pediatria 2000;76:339-48.
12. Northway WH. Bronchopulmary dysplasia: thirty three years later. Pediatric Pulmonology 2001;23:5-7.
13. Mohsenifar Z, et al. Mechanical vibration and conventional chest physiotherapy in outpatients with stable chronic obstructive lung disease. Chest 1985;87.
14. Rozov T. Doenças pulmonares em pediatria. São Paulo: Atheneu; 1999.
15. Scanlan CL, Wilkins RL, Stoller JK. Fundamentos da terapia respiratória de Egan. 7.ed. São Paulo: Manole; 2000.
16. Tecklin JS. Physical therapy for children with chronic lung disease. Physical Therapy 1981;61.

# 51

# HIPERTENSÃO PULMONAR

DIRCEU RODRIGUES DE ALMEIDA

A hipertensão pulmonar (HP) é um achado frequente, decorrente de uma série de doenças que afetam o coração esquerdo, a drenagem venosa pulmonar e a circulação arterial pulmonar e também de doenças pulmonares que afetam o interstício e o parênquima pulmonar.[1] A simples presença de HP, na vigência de qualquer cardiopatia ou pneumopatia, está associada a pior prognóstico e aumenta o risco de eventuais intervenções terapêuticas.[2] Com a possibilidade de obter um diagnóstico preciso, por meio de métodos não invasivos, como a ecocardiografia bidimensional com Doppler, a HP tem-se tornado um diagnóstico muito comum na prática clínica, porém sua interpretação, diagnóstico etiológico e abordagem terapêutica continuam sendo um desafio para o clínico.

Ressalta-se que, embora tenha havido muitos progressos no conhecimento dos mecanismos fisiológicos e etiopatogênicos que envolvem a HP, não há consensos nem recomendações sobre uma abordagem terapêutica mais ampla, existindo falta de conhecimento em várias áreas envolvidas no problema.[3] As recomendações existentes foram elaboradas originalmente para os pacientes com HP primária, porém elas devem ser consideradas no tratamento de outras modalidades de HP.

Nesse contexto, é de grande importância avaliar a hemodinâmica para diagnóstico, determinar a etiologia e direcionar o tratamento para os mecanismos hemodinâmicos envolvidos na HP.[4]

## DEFINIÇÃO E CLASSIFICAÇÃO

HP é uma condição patológica e está presente quando a pressão sistólica pulmonar e a pressão média excedem, em repouso, 30 e 20 mmHg, respectivamente, ou quando a pressão sistólica pulmonar excede 35 mmHg, e a pressão média pulmonar é superior a 30 mmHg durante o esforço.[5] Cabe ressaltar que em idosos a pressão arterial pulmonar pode ser mais elevada, principalmente durante o esforço, mesmo na ausência de qualquer doença.[4] Por tratar-se de um diagnóstico hemodinâmico, sua interpretação e sua valorização têm de ser consideradas nessa perspectiva, tendo em vista suas implicações terapêuticas.

A HP é habitualmente classificada, segundo a etiologia, em primária e secundária, sendo esta a última consequência de uma doença associada. Essa classificação é limitada e nem sempre útil na prática clínica. A Organização Mundial da Saúde (OMS) propõe uma classificação mais ampla de HP, levando em consideração o diagnóstico etiológico e a orientação terapêutica.[1] Contudo, essa classificação não contempla as alterações hemodinâmicas nas diferentes formas de HP (Quadro 1), mas parece muito útil na orientação propedêutica para diagnóstico etiológico das diferentes causas de HP.

Na prática clínica, pode ser de maior utilidade uma classificação hemodinâmica que teria implicações na terapêutica e no prognóstico.[2,4] A pressão arterial pulmonar está relacionada ao fluxo sanguíneo pulmonar (FSP) e à resistência vascular pulmonar (RVP).[2] Assim, a pressão média da artéria pulmonar (mmHg), o fluxo sanguíneo pulmonar (em litros/minutos) e a pressão capilar pulmonar (PCP) estão relacionados entre si nas seguintes equações:

1) RVP = (PAPM – PCP/FSP).
2) PAPM – PCP = EVP x FSP.
3) PAPM = (RVP x FSP) + PCP.

**Quadro 1** Classificação da hipertensão pulmonar (World Symposium on Primary Pulmonary Hypertension 1998 – WHO)[1]

### 1. Hipertensão arterial pulmonar

1.1 Hipertensão pulmonar primária
    a) Esporádica
    b) Familiar
1.2 Hipertensão pulmonar relacionada a:
    a) Doença de colágeno
    b) *Shunt* sistêmico-pulmonar congênito
    c) Hipertensão portal
    d) Infecção pelo HIV
    e) Drogas e toxinas
        1 – Anorexígenos
        2 – Outras
    f) Hipertensão pulmonar persistente do recém-
      -nascido
    g) outras

### 2. Hipertensão venosa pulmonar

2.1 Doença cardíaca atrial ou ventricular esquerda
2.2 Valvulopatia
2.3 Compressão extrínseca das veias pulmonares
    a) Mediastinite fibrosante
    b) Adenopatia e tumores
2.4 Doença veno-oclusiva
2.5 Outras

### 3. Hipertensão pulmonar associada com distúrbios do sistema respiratório e/ou hipoxemia

3.1 Doença pulmonar obstrutiva crônica
3.2 Doença pulmonar intersticial
3.3 Doença apneica do sono
3.4 Doença de hipoventilação alveolar
3.5 Exposição crônica a altas altitudes
3.6 Doença pulmonar neonatal
3.7 Displasia alveolocapilar
3.8 Outras

### 4. Hipertensão pulmonar causada por tromboembolismo crônico e/ou doença embólica

4.1 Tromboembolismo pulmonar proximal
4.2 Obstrução distal das artérias pulmonares

### 5. Hipertensão pulmonar causada por distúrbios que afetam diretamente a vasculatura pulmonar

5.1 Inflamatória
    a) Esquistossomose
    b) Sarcoidose
    c) Outras
5.2 Hemangiomatose capilar pulmonar

---

Estas relações hemodinâmicas permitem uma classificação hemodinâmica em três grupos (Quadro 2):

a) Hipertensão pulmonar pré-capilar: seletivo ou não seletivo – aumento do fluxo sanguíneo pulmonar ou aumento na resistência da circulação pulmonar.
b) Hipertensão pulmonar pós-capilar: hipertensão venosa pulmonar. O aumento da resistência na circulação pulmonar pode ocorrer no segmento arterial (proximal) e/ou arteriolar (distal).
c) Hipertensão pulmonar mista: elevação crônica e acentuada na pressão capilar pulmonar pode determinar um aumento da RVP.

São várias as condições clínicas responsáveis por esses grupos hemodinâmicos (Quadro 3).

## DIAGNÓSTICO CLÍNICO

A história clínica detalhada desde a infância é fundamental e deve contemplar todas as possibili-

---

**Quadro 2** Classificação hemodinâmica dos diferentes tipos de hipertensão pulmonar

### 1. Hipertensão pulmonar pré-capilar

- Pressões pulmonares (sistólica, diastólica e médias elevadas)
- Elevação significativa da resistência vascular pulmonar
- Pressão capilar pulmonar normal
- Pressão diastólica pulmonar significativamente maior que a pressão capilar (gradiente transpulmonar $\geq$ 12 mmHg)

### 2. Hipertensão pulmonar pós-capilar

- Pressões pulmonares (sistólica, diastólica e médias elevadas)
- Pressão capilar pulmonar elevada
- Resistência vascular pulmonar normal
- Gradiente transpulmonar $\geq$ 5 mmHg

### 3. Hipertensão pulmonar mista

- Pressões pulmonares elevadas
- Pressão capilar pulmonar elevada
- Gradiente transpulmonar de 5 a 10 mmHg

### 4. Aumento do fluxo sanguíneo pulmonar

- Pressões pulmonares elevadas
- Resistência vascular pulmonar normal
- Gradiente transpulmonar normal
- Pressão venosa pulmonar normal

## Quadro 3 Classificação hemodinâmica da hipertensão pulmonar e das condições clínicas associadas

### 1. Hipertensão pulmonar pré-capilar

- HP primária
- HP associada a colagenoses
- Síndrome de Eisenmenger
- HP associada a HIV
- HP associada a H. portal
- HP associada a drogas
- HP persistente do neonato
- HP de altas altitudes
- HP tromboembólica
- HP esquistossomática pulmonar

### 2. Hipertensão pulmonar pós-capilar/mista

- Disfunção sistólica e/ou diastólica do VE
- Disfunção valvar mitral (estenose/insuficiência)
- Disfunção valvar aórtica (estenose/insuficiência)
- Doença veno-oclusiva pulmonar (congênita/adquirida)

### 3. Hipertensão pulmonar por hiperfluxo pulmonar

- *Shunts* pré e pós-tricuspídeos (CIA, CIV, PCA)
- Insuficiência cardíaca, alto débito (anemia falciforme, tireotoxicose, Beribéri, fístula A-V), cirrose hepática

CIA: comunicação interatrial; CIV: comunicação interventricular; HP: hipertensão pulmonar; VE: ventriculo esquerdo

---

dades etiológicas (Tabela 1). A HP pode se instalar silenciosamente em consequência de doenças cardíacas, sistêmicas ou do parênquima pulmonar ou da vasculatura pulmonar.[1,2] Seu diagnóstico geralmente ocorre em fases avançadas das doenças associadas, e estas são responsáveis pela maioria dos sintomas.[4-6] Os sintomas mais comuns são a intolerância ao esforço (dispneia de esforço) e a fadiga, pelo baixo débito cardíaco, de caráter progressivo e indicativo de disfunção ventricular direita secundária.

Ortopneia está presente com mais frequência em pacientes com HP pós-capilar ou mista, em seguida é relatada por pacientes (DPOC). Já a dispneia paroxística noturna é altamente sugestiva de hipertensão venocapilar pulmonar. Dor precordial tipo anginosa, aos esforços pode indicar cardiopatia isquêmica ou isquemia subendocárdica do ventrículo direito por redução do fluxo e da pressão de perfusão, caso varie. As palpitações são queixas frequentes e inespecíficas, mas podem denunciar a presença de arritmias ventriculares, ou supraventriculares que são frequentes na evolução. Síncope ou pré-síncope são sintomas preocupantes, indicam baixo débito cardíaco por disfunção ventricular direita e/ou arritmia ventricular.

Hemoptise ou hemoptoicos podem estar presentes em qualquer forma de HP e alertar para a possibilidade de tromboembolismo crônico.

O exame físico é extremamente útil para o diagnóstico de HP e a determinação de sua possível causa. O aumento na intensidade do componente pulmonar (P2) da 2ª bulha cardíaca é o sinal mais consistente, independentemente da etiologia, e sua transmissão para o ápex cardíaco também indica HP. Pulsação sistólica no 2º espaço intercostal esquerdo sugere dilatação do tronco pulmonar. Presença de estase jugular, sopro de insuficiência tricúspide e sopro de insuficiência pulmonar são achados secundários à HP. Levantamento sistólico do precórdio e 3ª bulha de ventrículo direito indicam sua dilatação e insuficiência. A cianose é um sinal importante, podendo ser secundária ao baixo débito e a vasoconstrição periférica, além disso, pode ser por: forame oval patente em cardiopatias com *shunt* direito/esquerdo, microfístulas arteriovenosas pulmonares, inadequação de ventilação/perfusão por doenças da vasculatura ou parênquima pulmonar e, mais raramente, por doenças hipoventilatórias.

Ainda no exame físico do paciente com HP, alguns sinais podem chamar a atenção ou direcionar para um diagnóstico etiológico. Baqueteamento digital, cianose central e sopro cardíaco chamam atenção para cardiopatia congênita com síndrome de Eisenmenger. Cianose diferencial pode indicar canal arterial hipertenso. Desdobramento de 2ª bulha, com P2 aumentada, cianose e baqueteamento podem ser indicativos de defeito do septo atrial com síndrome de Eisenmenger. Sopros podem ainda indicar estenose mitral, insuficiência mitral, obstrução da via de saída para o ventrículo esquerdo (estenose aórtica, subaórtica ou supra-aórtica), causando HP pós-capilar. Ausculta de sibilos, roncos e estertores secos sugerem doenças pulmonares (bronquite, enfisema, asma, fibrose pulmonar). Fenômeno de Raynaud, lesões cutâneas e artrites podem apontar para colagenoses. Sinais de hepatopatia crônica podem sugerir síndrome hepatopulmonar ou etiologia esquistossomótica.

## EXAMES LABORATORIAIS

Todos os pacientes com suspeita de HP, após minuciosa anamnese e exame clínico, deverão ser submetidos a uma série de exames complementares com o objetivo de confirmar a HP, avaliar sua gravidade, repercussões clínicas, caracterização hemodinâmica e principalmente estabelecer a etiologia e permitir o planejamento terapêutico (Figura 1).[6]

## Eletrocardiograma

O padrão característico são os sinais de sobrecarga de câmaras direitas, desvio do eixo para a direita (> 90°), bloqueio de ramo direito, ondas R amplas em V1 e V2 e profundas em V5 e V6, com alterações da onda T e segmento ST. A análise cuidadosa do eletrocardiograma (ECG) pode sugerir algumas etiologias para HP, como estenose mitral, cardiopatias congênitas e miocardiopatias.

## Radiografia de tórax

A radiografia de tórax é de grande importância por reforçar o diagnóstico de HP, demonstrando aumento das cavidades direitas, aumento da artéria pulmonar, com atenuação ou desaparecimento dos vasos pulmonares na periferia nos casos de arteriopatias. A análise do padrão de fluxo pulmonar pode sugerir as cardiopatias de hiperfluxo ou eventual dificuldade de drenagem venosa pulmonar. A radiografia é de grande valia para afastar ou sugerir causas pulmonares de HP, como DPOC, fibrose pulmonar, doença intersticial e doenças granulomatosas.

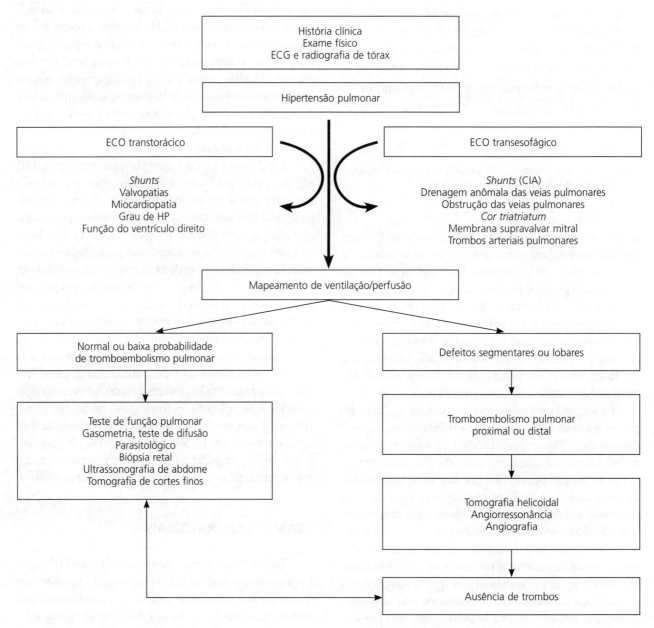

**Figura 1** Algoritmo para diagnóstico diferencial das etiologias da hipertensão pulmonar primária.

## Prova ventilatória

Exame de grande importância na avaliação da função pulmonar, obstrução de vias aéreas, capacidade de difusão, hipoxemia e hipercapnia que chamam atenção para as doenças parenquimatosas ou bronquiolar pulmonar.[3] Na HP pré-capilar ou pós-capilar, a prova de função pulmonar habitualmente demonstra um componente restritivo leve e reduzida capacidade de difusão do $CO_2$.

## Polissonografia

Tem grande utilidade na avaliação de pacientes com possível doença apneica do sono ou síndromes de hipoventilação alveolar acompanhadas de HP, permitindo a quantificação do índice de apneia e o grau de insaturação periférica.

## Cintilografia de ventilação/perfusão pulmonar

Exame indispensável na avaliação de HP, porque permite a suspeita de HP secundária ao tromboembolismo pulmonar crônico diante de defeitos perfusionais lobares, segmentares e subsegmentares. Nessas circunstâncias, recorre-se a métodos de imagem como tomografia helicoidal ou ressonância magnética, para demonstração de trombos na árvore pulmonar.

## Ecocardiografia bidimensional com Doppler

A ecocardiografia permite verificar a existência da HP, sua quantificação, variabilidade, repercussões para câmaras direitas e avaliações seriadas após intervenções terapêuticas.[3,7] São achados frequentes a dilatação das cavidades direitas, a hipertrofia do ventrículo direito, o movimento paradoxal do septo e a insuficiência tricúspide. A estimativa da pressão pulmonar por meio da análise da velocidade de fluxo na válvula pulmonar e do jato regurgitante pela válvula tricúspide guarda ótima correção com a medida pressórica obtida invasivamente. A combinação da ecocardiografia transtorácica e transesofágica permite a caracterização de alterações cardíacas estruturais, disfunções valvares e defeitos congênitos com causas de HP. A ecocardiografia transesofágica se impõe na suspeita de *shunts* atriais, drenagem anômala ou obstruções de veias pulmonares *cor triatriatrum*, membrana supramitral e trombos em átrio esquerdo.

## Tomografia helicoidal e ressonância magnética

A tomografia pode demonstrar dilatação, compressão ou obstruções de artéria pulmonar e ramos, sendo muito útil na suspeita de tromboembolismo pulmonar crônico.[3] A tomografia computadorizada (TC) de cortes finos é de grande valia na avaliação de doença intersticial pulmonar. A ressonância magnética pode auxiliar no diagnóstico não invasivo de algumas cardiopatias congênitas que comprometem a anatomia da circulação pulmonar.

## Outros exames

Em pacientes selecionados, exames adicionais são necessários para a elucidação da etiologia ou doenças coexistentes.[3-6] Testes sanguíneos incluindo hemoglobina; Ht (policitemia); eletroforese de hemoglobina (anemia falciforme); anticorpos; antinucleares; fator reumatoide (colagenoses); função tiroidiana; função hepática; testes de coagulação (fator anticoagulante lúpico, antitrombina III, proteínas C e S); sorologias para vírus HIV e vírus das hepatites B e C são de extrema valia. Na suspeita de esquistossomose são importantes os exames parasitológicos, sorologia, biópsia de válvula retal e presença de hipertensão portal. Embora a análise histológica do pulmão possa trazer informações sobre as características e a gravidade das lesões vasculares na HP, esses achados têm pouco valor diagnóstico, pois pouco auxiliam na decisão terapêutica e na extratificação prognóstica.[3,4] Por causa da pequena informação que traz na prática clínica e por ser um procedimento invasivo, a biópsia pulmonar não é recomendada de forma rotineira na avaliação desses pacientes, devendo ser considerada apenas em situações especiais, como na suspeita de vasculite ativa, doenças granulomatosas, infestações parasitárias, doenças intersticiais e doença veno-oclusiva pulmonar.[1,3,4,6]

## Estudo hemodinâmico (cateterização cardíaca)

As cateterizações cardíacas direita e esquerda podem ser necessárias como complementação diagnóstica na HP, além disso, são capazes de determinar a classificação hemodinâmica (pré-capilar e pós-capilar mista), avaliar e quantificar a gravidade da HP, avaliar a resistência vascular pulmonar e suas modificações ante as intervenções farmacológicas, procurando algum grau ou potencial de reversibilidade.[3,5,6] Na avaliação hemodinâmica, a hipertensão pode ser quantificada em HP leve (PAP média de 25 a 40 mmHg), moderada (PAPM 41 a 55 mmHg) e grave PAP > 55 mmHg.[2,5] Na avaliação hemodinâmica, a HP é pré-capilar quando a PAP e a RVP são elevadas e a PCP é normal. Se a PAP estiver elevada e a RVP estiver normal, trata-se de hipertensão pós-capilar. Nas cardiopatias de hiperfluxo (CIA, CIV, canal, janela e *truncus arteriosos*), é mandatória a avaliação da RVP, visto que, se for igual ou maior que a sistêmica e não apresentar modificação com as provas vasodilatadoras, essa hiper-resistência contraindica as correções cirúrgicas dos defeitos (fisiologia de Eisenmenger).[3]

A avaliação da RVP e a sua reversibilidade ante as drogas vasodilatadoras é mandatória nos pacientes com disfunção ventricular grave, que são candidatos a transplante cardíaco, pois uma RVP fixa e acima de 6U Woods contraindica o transplante cardíaco ortotópico.[8]

A angiografia pulmonar pode ser necessária na avaliação de defeitos congênitos ou de disfunções valvares não esclarecidos pelo ecocardiograma. Na suspeita de HP por tromboembolismo, a angiografia confirma o diagnóstico e auxilia no planejamento cirúrgico.[9]

## TRATAMENTO

O princípio do tratamento é norteado por identificação correta da etiologia, caracterização hemodinâmica e conhecimento dos principais mecanismos fisiopatológicos envolvidos na gênese, na manutenção e no agravamento da HP, visto que o tratamento de sua mais grave complicação, que é a insuficiência do ventrículo direito, é muito controverso e gera resultados duvidosos.[2,4,10]

Nesse contexto, é fundamental a correta identificação das causas principais da HP, principalmente aquelas passíveis de correção cirúrgica ou intervenções clínicas que podem resultar em reversão parcial ou total da HP.[3,4,10] Para situações de reversibilidade ou ausência de tratamento cirúrgico, o tratamento clínico vem ganhando importância maior em virtude de melhor conhecimento fisiopatológico[11-14] e de novas drogas vasodilatadoras pulmonares com possibilidade de melhora de qualidade de vida e aumento de sobrevida e por permitir o acesso ao transplante pulmonar.[15-18] Didaticamente, discute-se esse tratamento com base no mecanismo hemodinâmico predominante considerando as situações clínicas mais frequentes (Tabela 2).

## Hipertensão pulmonar e/ou disfunção ventricular direita após cirurgia cardíaca

Nesta situação, enquadram-se algumas cardiopatias congênitas que apresentam HP no pré-operatório e os pacientes de pós-operatório de transplante cardíaco. São situações na maioria das vezes transitórias, porém com morbidade elevada.[19,20] O tratamento é fundamental na correção de distúrbios metabólicos e oximétricos, na sedação e na ventilação adequadas, com baixas pressões na via aérea e utilização de drogas vasodilatadoras pulmonar como óxido nítrico (20 a 40 pp/min), prostaciclina, EV, na dose de 2 a 20 mg/kg/min e drogas inodilatadoras como dobutamina 5 a 10 mg/kg/min e/ou milrinone na dose de 0,1 a 0,5 mg/kg/min.[10,19] É fundamental a manutenção de pressões de enchimento adequadas e do sincronismo atrioventricular. No pós-operatório de transplante cardíaco, o isoproterenol tem-se mostrado a droga de escolha pelos seus efeitos inotrópicos e cronotrópicos e vasodilatador pulmonar.[20]

## Hipertensão pulmonar pós-capilar

Enquadra-se nesse subgrupo a maioria dos pacientes com insuficiência cardíaca e pressão capilar pulmonar elevada, secundária às disfunções do músculo cardíaco (miocardiopatias, lesões valvares regurgitantes e/ou obstrutivas). Ressalta-se a importância de identificar causas passíveis de correções cirúrgicas. Em situações agudas ou descompensações graves, as drogas vasoativas são empregadas com a finalidade de reduzir a resistência vascular pulmonar e sistêmica, melhorar o débito cardíaco e reduzir as pressões de enchimento,[4,10] como nitroprussiato de sódio (0,5 a 5 mg/kg/min), dobutamina (5 a 15 mg/kg/min), milrinone (0,1 a 0,5 mg/kg/min). Diuréticos de alça e vasodilatadores, como os inibidores da ECA, hidralazina e nitratos, são efetivos, por via oral, na manutenção desses pacientes.

Novos fármacos, como levosimendam, prostaciclina, inibidores de endopeptidase, análogos do fator natriurético e antagonistas dos receptores de endotelina, são promissores.[4,15]

## Hipertensão pulmonar pré-capilar

O tratamento da HP pré-capilar contempla o da causa subjacente, se possível, redução da RVP e tratamento da insuficiência ventricular direita.[4,6,10] Essa situação é representada na prática clínica principalmente pelos portadores de HP primária e HP associada a colagenoses, esquistossomose e ao vírus HIV e pelos portadores de síndrome de Eisenmenger.[3,6] Vários testes farmacológicos com prostaciclina, adenosina, óxido nítrico e análogos da prostaciclina têm demonstrado que um percentual significativo dessa população ainda apresenta uma capacidade de resposta vasodilatadora pulmonar. Têm-se verificado ainda benefícios hemodinâmicos, como queda da RVP, melhora de débito cardíaco e melhora da tolerância ao esforço.[16-18,21-23] Vários estudos têm demonstrado efeitos benéficos da prostaciclina, a longo prazo, como manutenção progressiva da melhora hemodinâmica, remodelação favorável da circulação pulmonar e redução de morbidade e mortalidade.[27-29] Apenas 20 a 30% desses pacientes respondem a drogas vasodilatadoras,[21-23] e estas têm potencial de efeitos adversos à recomendação atual e a que todos os pacientes realizem um teste de resposta vasodilatadora pulmonar com óxido nítrico e/ou prostaciclina e/ou adenosina (Figura 2).[3,6,21-23]

A resposta é considerada positiva quando se verifica redução da RVP $\geq$ 20%, manutenção ou aumento do débito cardíaco. Para os pacientes com resposta positiva, pode-se iniciar diltiazen na dose de 300 a 600 mg/kg/dia.[3,4] Estudos recentes têm demonstrado que o análogo da prostaciclina (Iloprost) pela via inalatória, os inibidores dos receptores de endotelina (Bosentan) e o sildenafil (Viagra) pela via oral, promovem melhora hemodinâmica e funcional e devem ser considerados para manutenção a longo prazo.[30,31,32]

Outras terapias devem ser consideradas, como o anticoagulante para todos os pacientes com HP pré-capilar, com objetivo de reduzir a incidência de trombose intravascular *in situ*.[33] Suplementação de oxigênio é benéfica para pacientes que apresentam hipoxemia.[3,4]

Pacientes com falência ventricular direita devem ser tratados com diuréticos, digital espironolactona e possivelmente inibidores da ECA.[10]

Para os pacientes refratários, em classe funcional IV (CF IV), o uso EV contínuo de prostaciclina e inalatório de óxido nítrico pode servir como ponte para o transplante pulmonar.[3,15,21-23]

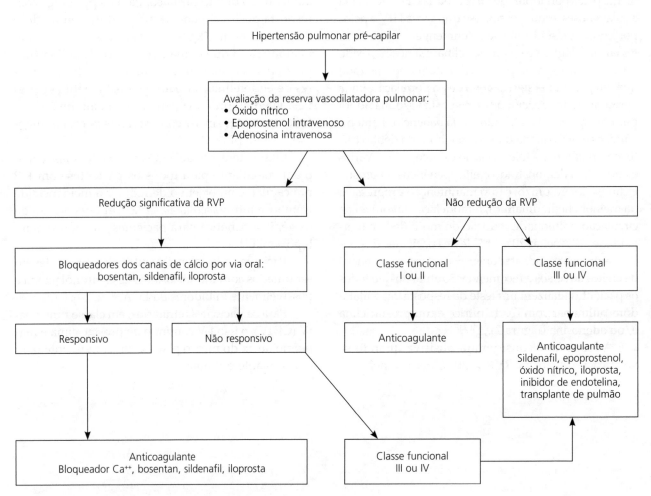

**Figura 2** Algoritmo para manejo de pacientes com hipertensão pulmonar.

# FISIOTERAPIA E ASSISTÊNCIA VENTILATÓRIA NA HIPERTENSÃO PULMONAR

JACQUELINE BERTAGNA DO NASCIMENTO

Cada vez mais, nas unidades de terapia intensiva neonatal e pediátrica, a fisioterapia respiratória é uma especialidade imprescindível, desempenhando um importante papel junto à equipe multiprofissional.

As crises de HP são complicações clínica e pós--operatória potencialmente fatais. Sempre que houver alguma falha na diminuição da RVP após o nascimento, seja por problemas durante a gestação, os quais levam a um sofrimento fetal e, consequentemente, à muscularização anormal das artérias pulmonares, seja por manutenção de um *shunt* esquerdo-direito em função de uma cardiopatia congênita, conduzindo a um aumento do fluxo sanguíneo pulmonar, ou ainda por fatores de compressão intratorácica por presença de uma hérnia diafragmática congênita, por exemplo. Ou por um quadro grave de displasia pulmonar por tempo prolongado de ventilação mecânica, com altas frações inspiradas de oxigênio e/ou por altas pressões nas vias aéreas, é possível que haja um quadro de aumento da RVP que gere episódios de HP.

Essa situação, em que é observado um aumento excessivo da RVP, agrava-se quando se consideram neonatos com cardiopatia congênita, pois as interações cardiopulmonares são mais sensíveis em razão da sua própria imaturidade miocárdica e pelos problemas respiratórios neonatais, os quais geralmente estão associados a esse mal.

No pós-operatório de uma cirurgia pediátrica, há algumas situações que podem evoluir com HP: drenagem anômala das veias pulmonares, cardiopatias de hiperfluxo pulmonar (comunicação interatrial e interventricular, persistência do canal arterial), transposição dos vasos da base, ventrículo único sem estenose pulmonar, interrupção do arco aórtico, *cor triatriatum*, *truncus arterious comunis*, transplante cardíaco, além do pós-operatório de cirurgias de Fontan, Glen e Hemi-Fontan. Os aumentos da pressão pulmonar, no período pós-operatório, ocorrem por causa das lesões endoteliais sofridas em decorrência da instituição da circulação extracorpórea (CEC), a qual pode gerar uma resposta inflamatória sistêmica, com redução do débito cardíaco pelo aumento da pós-carga de ventrículo direito.

A RVP está relacionada com diversos mediadores, entre eles a pressão arterial e a alveolar de oxigênio ($PaO_2$ e $PAO_2$, respectivamente), pressão arterial de gás carbônico ($PaCO_2$), pH sérico, além de mecanismos ventilatórios. Assim, estímulos simpáticos como a dor, a agitação psicomotora, o choro, as drogas usadas e os estímulos traqueais podem desencadear ou agravar uma crise de HP.

Uma minuciosa avaliação prévia é fundamental para que se possa realizar um atendimento fisioterapêutico eficaz, mas principalmente seguro, trazendo um mínimo de repercussões respiratórias e/ou hemodinâmicas. E esse é o principal motivo para que o suporte ventilatório dessas crianças, quando necessário, seja muito cuidadoso e equilibrado.

De modo geral, pode-se dizer que os principais objetivos da fisioterapia em crianças que apresentam quadros de aumentos excessivos na pressão de artéria pulmonar são a possibilidade de ofertar níveis adequados de oxigênio, tendo em vista a sua característica vasodilatadora pulmonar, e evitar elevações na concentração de gás carbônico arterial, uma vez que esta substância é considerada um potente vasoconstritor pulmonar.

## MANOBRAS DE DESOBSTRUÇÃO BRÔNQUICA

A higiene brônquica é fundamental para minimizar a formação de rolhas e o acúmulo de secreção brônquica, pois estas situações podem provocar instabilidade hemodinâmica e alterações respiratórias graves na criança com HP. Entretanto, sabe-se que determinadas manobras para desobstrução brônquica, como a tapotagem, podem desencadear uma hiper-reatividade brônquica, que evolui para broncoespasmo e piora da HP. Além disso, por tratar-se de uma técnica que deve ser realizada com ritmo e vigor, por si só já poderia provocar intensa agitação psicomotora com consequente início de nova crise de HP.

É importante recordar que, naquele grupo de crianças em pós-operatório de cirurgia cardíaca, a manipulação fisioterapêutica é restrita pela incisão esternal (esternotomia mediana), que ocorre na maior parte das intervenções. Assim, enquanto a criança estiver sob entubação orotraqueal, deve-se optar por manobras como o *bag squeezing*, que se utiliza da bolsa de reanimação (Ambu®) para provocar um fluxo turbulento e hiperinsuflação pulmonar momentânea, que estimula o reflexo tussígeno e propicia melhor mobilização das secreções (Figura 3). Pode-se usar solução salina (soro fisiológico a 0,9%) para maior fluidificação das secreções durante a realização das manobras.

Em bebês com história de HP e sob entubação orotraqueal e ventilação mecânica que não foram, entretanto, submetidos a nenhuma intervenção cirúrgica, é importante que se realize uma terapia efetiva e se evite manipulação desnecessária para reduzir os quadros de aumento da pressão de artéria pulmonar. Nesses pacientes, pode-se realizar a manobra de *bag squeezing* associada à vibrocompressão do tórax na fase expiratória. Posteriormente, segue-se com a aspiração das secreções brônquicas (Figura 4).

Há autores que questionam a realização da fisioterapia respiratória nas crianças com HP. No entanto, deve-se considerar a real necessidade da terapia e, mesmo que momentaneamente possa haver aumento da pressão intratorácica com aumento da RVP, posteriormente, o estado geral da criança será beneficiado pela minimização das secreções brônquicas, pela manutenção dos volumes e capacidades pulmonares e pela redução da hipoxemia. Além disso, é possível reduzir a hipercapnia com manobras que busquem a higiene brônquica e a expansibilidade pulmonar.

Uma situação ideal é aquela em que as crianças, em especial as submetidas à intervenção cirúrgica, recebem sedação e analgesia, principalmente durante a terapia respiratória, evitando-se, então, situações indesejadas, como a HP.

## ASPIRAÇÃO DAS SECREÇÕES BRÔNQUICAS

A aspiração das secreções brônquicas é um procedimento que, na maioria das vezes, provoca intensa agitação no paciente, podendo colocar em risco sua vida, especialmente em certas situações, como na HP.

Assim como com as demais técnicas de fisioterapia respiratória, antes da realização da aspiração, é de extrema importância que se reconheça sua indicação, além de ser necessário conhecer a fisiologia

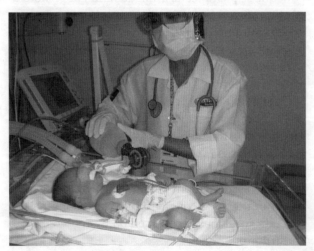

**Figura 3**  Manobra com Ambu®.

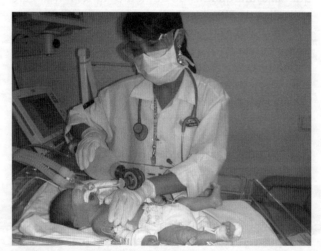

**Figura 4**  *Bag squeezing*.

e a fisiopatologia do problema do bebê, que estão diretamente relacionadas às crises de HP.

A HP reativa, que pode ocorrer nas primeiras 24 a 48 horas de pós-operatório de uma cirurgia cardíaca, é uma condição que deixa a criança extremamente vulnerável, por isso é indicada a aspiração do tubo orotraqueal somente quando conveniente. Cabe ao fisioterapeuta julgar o momento ideal para a aplicação dessa técnica.

De maneira geral, uma opção para o fisioterapeuta evitar episódios de hipoxemia e consequentes quadros de HP é realizar a hiperoxigenação e a hiperventilação antes da aspiração. Geralmente, 1 a 2 minutos são suficientes. Contudo, há algumas exceções, como o caso de bebês com fisiologia de ventrículo único, os quais não devem ser submetidos à hiperventilação nem à hiperóxia, sob pena de haver aumento do fluxo pulmonar, com redução do fluxo arterial sistêmico, em decorrência da redução da RVP. Assim, a saturação periférica de oxigênio ($SpO_2$) deverá oscilar entre 75 e 80% e a pressão arterial de gás carbônico ($PaCO_2$) não deverá superar os 40 mmHg.

Outro fator relevante, especialmente em pós-operatório de cirurgia cardíaca pediátrica, é a questão da sedação. Na verdade, é muito importante que a criança se encontre sedada e sob analgesia para que a técnica seja executada com menores riscos de desenvolvimento da HP.

Antes, acreditava-se que tal procedimento deveria ser feito em 15 a 30 segundos, justamente pelo risco potencial de HP. Porém, em serviços que têm a participação de uma equipe de fisioterapeutas bem treinada e conhecedora dos mecanismos fisiopatológicos envolvidos na HP, costuma-se adequar a duração do procedimento à tolerância hemodinâmica e ventilatória do paciente.

Vale lembrar, ainda, que uma higiene brônquica efetiva associada à umidificação adequada é capaz de restringir o desenvolvimento de rolhas de secreção na cânula endotraqueal e até mesmo de secreções mais espessas que possam agravar os quadros de HP.

## VENTILAÇÃO MECÂNICA NÃO INVASIVA

Cada vez mais, a ventilação mecânica não invasiva (VMNI) tem-se tornado uma alternativa eficaz e segura, não só como técnica de desmame, mas também como tratamento da insuficiência respiratória, sendo seus principais objetivos a otimização da ventilação alveolar e a redução do trabalho respiratório com a diminuição da sobrecarga dos músculos respiratórios.

Como já citado, é bastante comum a utilização da VMNI como um elemento de transição entre a ventilação mecânica invasiva convencional e a respiração espontânea. Em neonatos e lactentes, é frequente a administração da VMNI com CPAP (pressão positiva contínua nas vias aéreas), por meio de uma interface conhecida como *prong* nasal (Figura 5), nos próprios ventiladores convencionais (os mesmos que fazem ventilação invasiva). Já em crianças maiores, opta-se pelo uso do BiPAP® (bilevel), o qual é capaz de fornecer dois níveis pressóricos distintos – um na fase inspiratória (IPAP) e outro na fase expiratória (EPAP) –, os quais não só reduzem o trabalho respiratório, mas também mantêm volumes e capacidades pulmonares, garantindo as trocas gasosas.

Os parâmetros iniciais correspondem a valores muito próximos dos limites fisiológicos, ou seja, CPAP ou EPAP de 3 a 5 $cmH_2O$ e o IPAP variando entre 10 e 12 $cmH_2O$, o que seria suficiente para fornecer uma pressão inspiratória que auxiliaria, pelo menos, a vencer a resistência imposta pelo circuito do aparelho durante a fase inspiratória. As pressões podem ser aumentadas de acordo com a tolerância do paciente. Assim, é importante que sejam monitorados os sinais vitais do paciente e que sejam feitas as reavaliações frequentes para que se possa detectar sinais, como o broncoespasmo, a taquicardia e a queda de saturação, indicativos de nova crise de HP.

A VMNI pode ser aplicada de forma contínua ou intermitente, de acordo com as necessidades do bebê e sempre após rigorosa avaliação do fisioterapeuta.

O uso da pressão positiva no paciente com HP justifica-se pelo fato de que com essa terapia é pos-

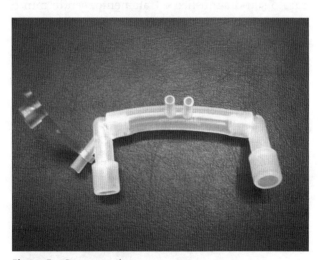

**Figura 5** *Prong* nasal.

sível desfazer zonas de colapso alveolar (atelectasias), que podem piorar o quadro de HP, por haver vasoconstrição hipóxico-reflexa. Com o aumento do *shunt* intrapulmonar, pode-se exacerbar a RVP e, consequentemente, prejudicar a condição da artéria pulmonar. Já com a manutenção dos volumes e das capacidades pulmonares, é possível reduzir os quadros de hipoxemia e hipercapnia, evitando-se nova crise. Entretanto, valores pressóricos excessivos podem contribuir para a hiperdistensão alveolar de algumas regiões pulmonares e a consequente compressão mecânica de vasos sanguíneos pulmonares adjacentes, o que provocaria um aumento da RVP e poderia agravar o quadro de HP, levando a consideráveis instabilidades hemodinâmica e ventilatória, o que deixaria a vida da criança sob ameaça de morte.

Além disso, é relevante que sejam abordadas as questões como a utilização de um circuito único quando da administração do BiPAP®, o qual pode gerar um aprisionamento de $CO_2$ e, consequentemente, agravar o quadro do paciente. Assim, faz-se necessária a monitoração permanente das condições hemodinâmicas e ventilatórias da criança, além de constante reavaliação, para que se possa intervir em momento oportuno, evitando situações indesejadas e retrocesso no tratamento do paciente.

## VENTILAÇÃO MECÂNICA INVASIVA

Uma característica marcante dos quadros de HP é que, além da elevação aguda da pressão de artéria pulmonar, há a queda brusca do volume-minuto associada ao broncoespasmo. Assim, a monitoração da pressão de artéria pulmonar é de grande valia para o seu diagnóstico e tratamento, sendo muito importante prevenir, por exemplo, o surgimento de crises de HP no pós-operatório imediato de cirurgia cardíaca e nos dias subsequentes, pois essa fase corresponde ao momento em que o coração direito, em especial o ventrículo direito, se encontra, muitas vezes, ainda debilitado e sob trabalho intenso. Na verdade, o que ocorre é que, com a instituição da CEC e com as medidas de proteção ao miocárdio (hemodiluição, hipotermia etc.), há grande extravasamento de líquido para o interstício, sendo os pulmões os órgãos mais sensíveis a essas mudanças. Assim, tem-se um aumento significativo na pós-carga de ventrículo direito, com necessidade de tratamento medicamentoso e manipulação dos parâmetros ven-

tilatórios, objetivando a RVP pulmonar e otimizando a pré-carga de ventrículo direito.

De forma geral, para alcançar a minimização da RVP, deve-se lançar mão de ajustes ventilatórios que promovam o aumento do pH sanguíneo e da $PaO_2$, além da $PAO_2$, reduzindo-se a $PaCO_2$ e também a pressão intratorácica.

O suporte ventilatório para crianças com quadros de HP, de qualquer etiologia, deve ser estabelecido de forma precoce para que se possa reduzir o consumo de oxigênio pela musculatura respiratória, evitando quadros de acidose metabólica. Então, uma vez corrigidos os distúrbios metabólicos, inicia-se a ventilação mecânica convencional, com a instituição da ventilação mandatória intermitente (IMV), com o pico de pressão inspiratória (PIP) ajustado de acordo com uma expansibilidade torácica satisfatória; pressão positiva expiratória final (PEEP) dentro dos limites fisiológicos (4 a 5 $cmH_2O$); fluxo correspondente a 3 ou 4 vezes o volume-minuto (mínimo de 5 a 6 L/min), frequência respiratória entre 20 e 40 incursões por minuto, sempre buscando uma sincronia com a respiração espontânea e $FiO_2$ para manter uma $PaO_2$ > 50 mmHg, evitando episódios de hipoxemia que podem causar novos quadros de HP.

O maior objetivo dessa estratégia ventilatória é manter um pH > 7,25; $PaO_2$ entre 50 e 70 mmHg e $PaCO_2$ entre 40 e 70 mmHg. Caso não se consiga manter a $PaO_2$ acima de 50 mmHg, pode-se optar pela hiperventilação para atingir um pH > 7,5, a fim de que se possa promover uma vasodilatação pulmonar. É possível, então, lançar mão de uma frequência respiratória alta, com tempo inspiratório (Ti) curto, entre 0,3 e 0,5 s, PEEP baixa e PIP alto (até 35 $cmH_2O$) para que se obtenha um pH alto, com a $PaCO_2$ entre 20 e 25 $cmH_2O$ e a $PaO_2$ entre 80 e 100 mmHg. Entretanto, a hiperventilação em ventiladores convencionais, a qual é alcançada com o aumento excessivo da frequência respiratória, não é recomendada por reduzir o tempo expiratório (Te), podendo, então, gerar auto-PEEP (PEEP intrínseca) e consequente hiperdistensão alveolar com possível compressão de vasos sanguíneos adjacentes e indesejados aumentos na RVP.

Vale lembrar que essa estratégia de uso da hiperventilação só deve ser usada em casos muito graves (com a $PaO_2$ < 50 mmHg e a $FiO_2$ a 100%), que não respondem ao tratamento convencional, pois pode haver redução excessiva do fluxo sanguíneo cerebral pela redução do retorno venoso.

Especificamente no pós-operatório de crianças submetidas à correção cirúrgica com CEC, sabe-se que a RVP é passível de profundas alterações no pH pelas mudanças na $PaCO_2$. Então, preconiza-se um pH alcalino (7,5 e 7,6) com a $PaCO_2$ baixa (30 mmHg) atingida com hiperventilação pela instituição de volumes correntes altos (15 a 25 mL/kg). É importante mencionar que o aumento na $FiO_2$ para garantir níveis adequados de $PaO_2$ e $PAO_2$ pode não ser efetivo após a CEC no pós-operatório recente. Atualmente, preconiza-se uma ventilação com volumes correntes baixos (6 a 8 mL/kg). Mas há quem afirme que, no pós-operatório de cirurgia cardíaca pediátrica, após CEC, com HP, para reduzir a hipoxemia com o recrutamento das unidades alveolares e reduzir o *shunt* intrapulmonar, devem-se utilizar volumes correntes altos, oscilando entre 15 e 25 mL/kg.

O volume corrente alto promoveria a ventilação das zonas de microatelectasias responsáveis pela piora da hipoxemia. É importante lembrar que as dores pela incisão esternal e pela presença de drenos podem causar a imobilização da parede do tórax e redução da incursão diafragmática, o que leva a quadros hipoventilatórios, com acúmulo de $CO_2$ e hipoxemia. A perda da perfusão e a diminuição na produção de surfactante conduzem à redução da complacência pulmonar, especialmente no período pós-operatório. Essas situações não são raras e trazem grande transtorno na evolução do paciente.

Outra possibilidade é a ventilação mecânica de alta frequência oscilatória ou a jato, que faz uso de frequências respiratórias bastante altas (até 3.200 ipm) e volumes correntes muito baixos (entre 2 e 4 mL/kg). Entretanto, ainda são poucos os serviços no Brasil que têm aparelhos próprios para essa modalidade ventilatória.

Outras medidas adjuvantes usadas em terapia intensiva pediátrica e neonatal para atingir a vasodilatação pulmonar englobam a alcalinização com bicarbonato de sódio e vasodilatadores endovenosos, como a tolazolina e o nitroprussiato de sódio.

Há pesquisas que demonstram ser possível manter uma hipercapnia com alcalose metabólica administrando-se bicarbonato de sódio; contudo, tal terapia ainda requer mais estudos na população neonatal.

Após a extubação de pacientes que apresentaram eventos de HP, pode-se utilizar a oxigenoterapia por meio da nebulização contínua com fluxo acima de 7 L/min, para evitar a retenção de $CO_2$ e os quadros de hipoxemia, ou ainda, pela administração de oxigênio com máscaras de Venturi (21 a 60% de $O_2$).

Vale ressaltar que, após a extubação da criança, a fim de evitar hipercapnia e consequente vasoconstrição pulmonar, deve-se promover higiene brônquica adequada e manutenção de boa expansibilidade torácica.

## REFERÊNCIAS BIBLIOGRÁFICAS

1. Rich S (ed.) Primary pulmonary hypertension. Executive Summary from the World Symposium on Primary Pulmonary Hypertension. <http://www.who.int/ncd/cvd/pph-html>, 1998.

2. Peacock AJ. Pulmonary circulation. London: Chapman & Hall; 1996.

3. Guidelines on the management of pulmonary hypertension in clinical pratice. British Cardiac Society Guidelines and Medical Pratice Committee, and approved by the British Thoracic Society and the British Society of Rheumatology. Heart 2001;66:11-3.

4. Chatterjee K, De Marco T, Alpert JS. Pulmonary hypertension. Arch Intern Med 2002;162:1925-33.

5. Rich S, Dantzker DR, Ayres SR. Primary pulmonary hypertension: a national prospective study. Ann Int Med 1987; 107:216-23.

6. Almeida DR, et al. HP primária. Rev Soc Cardiol Est de São Paulo 2000;5:576-89.

7. Bossone E, et al. Echocardiographic features of primary pulmonary hypertension. J Am Soc Echocardiog 1999;12:655-62.

8. Erickson KW, et al. Unfluence of preoperative transpulmonary gradient on late mortality after orthotopic heart transplantation. J Heart Lung Transplant 1990;9:526.

9. Fedullo PF, et al. Chronic thromboembolic pulmonary hypertension. Clin Chest Med 1975;16(2):353-74.

10. Hankins SR, Horn E. Current management of patients with pulmonary hypertension and right ventricular insufficiency. Curr Cardiol Rep 2000;2:244-51.

11. Palevsky AI, et al. Primary pulmonary hypertension: vascular struture, morphometry and responsiveness to vasodilator agents. Circulation 1989;80:1207-21.

12. Christman BW, et al. An imbalance between the excretion of thromboxane and prostacyclin metabolites in pulmonary hipertension. N Engl J Med 1992:327:70-5.

13. Maclean MR. Endothelin-1 and serotonin: Mediators of primary and secondary hypertension?. J Lab Clin Med 1999; 134:105-14.

14. Giaid A, Saleh D. Reduced expression of endothelial nitric oxide synthase in the lungs of patients with pulmonary hypertension. N Engl J Med 1995;333:214-21.

15. McLaughtin VV, Rich S. Pulmonary hypertension – advances in medical and surgical interventions. J Heart Lung Transplant 1998;17:739-43.

16. Rubin LJ, et al. Treatment of primary pulmonary hypertension with continuous intravenous prostacyclin (epoprostenol): result of a randomized trial. Ann Int Med 1990;112:485-91.

17. Barst RJ, et al. A comparison of continuous intravenous epoprostenol (protacyclin) with conventional therapy for primary pulmonary hypertension. N Engl J Med 1996;334:296-301.

18. McLaughlin VV, et al. Reduction in pulmonary vascular resistance with long-term epoprostenol (prostacyclin) therapy in primary pulmonary hypertension. N Engl J Med 1998; 338:273-7.

19. Nichols DG, et al. Critical heart diseases in infants and children. Mosby St. Louis: Missouri; 1995;553-80.

20. Kieklin JK, Young JB, McGiffin DC. Heart transplantation. management of the recipient during the transplant hospitalization. Philadelphia: Churchill Livingstone; 2002;375-89.

21. Badesch DB, et al. Continuos intravenous epoprostenol foz pulmonary hypertension due the selenoderma spectrum of fisease. Ann Int Med 2000;132:425-34.

22. Sitbon O, et al. Inhaled nitric oxide as a screening vasodilatador agent in primary pulmonary hypertension. Am J Respir Crit Care Med 1995;151:384-9.

23. Hoeper MM, et al. A comparison of the acute hemodynamic effects of inhaled nitric oxide and aenolized iloprost in human pulmonar hipertension. J Am Coll Cardiol 2000;35:176-82.

24. Jolliet P, et al. Nitric oxide and prostacyclin a test agent of vasorreactivity in severe precapilary pulmonary hypertension: predictive ability and consequences on hemodynamics and gas exchange. Thorax 1997;52:369-72.

25. Ricciard MJ, et al. Inhaled nitric oxide in primary pulmonary hypertension: a safe and effective agent for predicting response to nifedipine. J Am Coll Cardiol 1998;32:1068-73.

26. Shapiro SM, et al. Primary pulmonary hypertension: improved long-term effects and survival with continuous intravenous epoprostenol infusion. J Am Coll Cardiol 1997;30:343-9.

27. Hoeper M, et al. Long-term treatment of primary pulmonary hypertension with aerosolized iloprost, a prostacyclin analogue. N Engl J Med 2000;342:1866-70.

28. McLaughlin VV, Shillngton A, Rich S. Survival in primary pulmonary hypertension the impact of epoprostenol therapy. Circulation 2002;106:1477-82.

29. Olschewski H, et al. Inhaled iloprost to treat severe pulmonary hypertension. An uncontrolled trial. Ann Int Med 2000; 132:435-43.

30. Wilkens H, et al. Effect of inhaled iloprost plus oral sildenafil in patients with primary pulmonary hypertension. Circulation 2001;104:1218-22.

31. Chammick RN, et al. Effects of the dual endothelium-receptor antagonist bosentan in patients with pulmonary hypertension: a randomized placebo controlled study. Lancet 2001; 358:1119-23.

32. Rubin LJ, et al. Bosentan therapy for pulmonary arterial hypertension. N Engl J Med 2002;46:896-903.

33. Fuster V, et al. Primary pulmonary hypertension: natural history and the importance of thrombosis. Circulation 1984; 70:580-7.

34. Carvalho WB, Jiménez HJ, Sasbón JS. Ventilación pulmonar mecánica en pediatría. São Paulo: Atheneu Hispânica; 2001.

35. Goldsmith JP. Assisted ventilation of the neonate. 3.ed. London: WB Saunders; 1996.

36. Irwin S, Tecklin S. Fisioterapia cardiopulmonar. 2.ed. São Paulo: Manole; 1994.

37. Kopelman BI, et. al. Distúrbios respiratórios no período neonatal. São Paulo: Atheneu; 1998.

38. Matsumoto H, et al. Terapia intensiva em pediatria. 2.ed. São Paulo: Atheneu; 1997.

39. Pryor, Webber. Fisioterapia para problemas respiratórios e cardíacos. 2.ed. Rio de Janeiro: Guanabara-Koogan; 2002.

40. Regenga M. Fisioterapia em cardiologia – da UTI à reabilitação. São Paulo: Roca; 2000.

41. Rozov T. Doenças pulmonares em pediatria: diagnóstico e tratamento médico. São Paulo: Atheneu; 1999.

42. Vinçon C, Fausser C. Kinesithérapie respiratoire em pédiatrié: prematurité au petit enfant. Paris: Masson; 1989.

43. Suguihara C. Tratamento da HP persistente do recém-nascido. J Pediatr 2001;77:S17-24.

44. Miller OI, et al. Guidelines for safe administration of inhaled nitric oxide. Archives of Disease in Childhood 1994; 70:F47-9.

45. Selldén H, et al. Inhalation of nitric oxide reduced pulmonary hypertension after cardiac surgery in a 3.2-Kg-infant. Anesthesiology 1993;78:577-80.

46. Dinh-Xuan AT. Endothelial modulation of pulmonary vascular tone. Eur Respir J 1992;5:757-62.

47. Dunbar D, et al. Nitric oxide and prostacyclin treatment of an infant with pulmonary hypertention. Am J Card 1994; 74:414-6.

48. Fineman JR, Wong J, Soifer SJ. Hyperoxia and alkalosis produce pulmonary vasodilation independent of endothelium--delivered nitric oxide in newborn lambs. Pediatric Research 1993;33:341-6.

49. Zapol WM. Minidose inhaled nitric oxide: less is better. Intensive Care Med 1993;19:433-4.

50. Cueto E, et al. Life-threatening effects of discontinuin inhaled nitric oxide in children. Acta Paediatr 1997;86:1337-9.

51. Zapol WZ, et al. Nitric oxide and the lung. Am J Respir Crit Care Med 1994;149:1375-80.

52. Clark RH, et al. Low-dose nitric oxide therapy for persistent pulmonary hypertention of the newborn. N Engl J Med 2000; 342:469-74.

53. Roberts JD, et al. Inhaled nitric oxide and persistent pulmonary hypertention of the newborn. N Engl J Med 1997; 336:605-10.

54. The Neonatal Inhaled Nitric Oxide Study Group. Inhaled nitric oxide in full-term and nearly full-term infants with hypoxic respiratory failure. N Engl J Med 1997; 336:597-604.

# 52

# UTILIZAÇÃO DO ÓXIDO NÍTRICO ASSOCIADO À VENTILAÇÃO MECÂNICA

FABIANE ALVES DE CARVALHO
ADRIANA DE ARRUDA FALCÃO PEIXE
GEORGE JERRE VIEIRA SARMENTO

A terapia com óxido nítrico inalatório (NOi) em pediatria e neonatologia tem sido uma alternativa coadjuvante no tratamento da insuficiência respiratória grave nessa população de pacientes, em doenças que cursam com um aumento da resistência vascular pulmonar (RVP), agindo com um vasodilatador seletivo em grande variedade de situações clínicas.[1,2]

## HISTÓRICO

Há 25 anos, o óxido nítrico (NO) era considerado apenas um gás nocivo, altamente tóxico, que existia na natureza por não mais que alguns segundos. No início da década de 1980 (Furchgott e Zawasdzk), iniciaram-se pesquisas a respeito de biologia celular e da fisiologia do NO, e os trabalhos científicos evidenciaram que o relaxamento induzido pela acetilcolina requeria a presença de células endoteliais intactas. Se o endotélio fosse extraído, o vaso ainda contrairia em resposta à noradrenalina e relaxaria diante de agentes vasodilatadores, mas não relaxaria em resposta à acetilcolina. Foi demonstrado que o relaxamento vascular dependente da acetilcolina era mediado pela liberação de um fator humoral, descrito[2] mais tarde como "fator de relaxamento derivado do endotélio", estimulando intensa pesquisa sobre os efeitos fisiológicos do gás.[2-4]

Tal foi o interesse despertado pelos primeiros estudos que a revista Science premiou o NO com o título de "Molécula do Ano", em 1992.

## PRODUÇÃO DE NO ENDÓGENO

Na presença da acetilcolina, o NO endógeno é sintetizado pela transformação do aminoácido L-arginina em L-citrulina, uma reação catalisada pela enzima NO sintase (NOS). Ele ativa a proteína guanilato ciclase, a qual catalisa a produção do GMPc (3' 5' monofosfato cíclico de guanosina), que provoca uma redução dos depósitos de cálcio intracelular com consequente relaxamento da musculatura lisa dos vasos, produzindo, então, vasodilatação[2,4] (Figura 1).

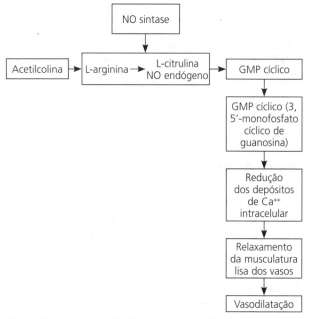

**Figura 1** Produção de NO endógeno. Ca++: cálcio; GMP: monofosfato de guanosina; NO: óxido nítrico.

Até o momento, três isoformas de NOS foram descritas e classificadas de acordo com o tipo de célula em que foram identificadas: NOS tipo I, encontrada primariamente nos neurônios; NOS tipo II, encontrada no sistema imune; e NOS tipo III, encontrada nas células endoteliais. Elas são essenciais em inúmeras funções orgânicas.[3,5]

No sistema nervoso central, o NO age nas células nervosas não adrenérgicas e não colinérgicas, controlando o tônus broncomotor.

No sistema imune, os macrófagos, quando estimulados, produzem grande quantidade de NO, que funciona como uma molécula *killer*, destruindo células cancerosas e micro-organismos.[6,7] Nos pulmões e nas vias aéreas superiores, a sua formação contínua pelas células endoteliais dos vasos sanguíneos promove o relaxamento da musculatura lisa dos vasos, o que produz vasodilatação, mantém a pressão da artéria pulmonar, controla a distribuição do fluxo sanguíneo e opõe-se à vasoconstrição hipóxica e à resposta a vasoconstritores.[3,4,6,8]

## FONTES DE ÓXIDO NÍTRICO EXÓGENO

O NO é produzido na natureza por meio de relâmpagos e queima de combustíveis fósseis e florestas. Na atmosfera, sua concentração oscila entre dez a cem partes por bilhão (ppb). Se 1.000 ppb correspondem a uma parte por milhão (ppm), então na atmosfera há menos que 1 ppm. Fora da natureza, o NO é produzido pela combustão de motores e também é encontrado na fumaça de cigarro, em que é inalado de 600 a 1.000 ppm por curtos períodos de tempo.[7,9]

## ÓXIDO NÍTRICO INALATÓRIO

Está cientificamente demonstrado que o NO é um importante vasodilatador em baixas concentrações, deixando então de ser considerado um poluente ocupacional e ambiental, tornado-se uma potente droga indicada para o tratamento de grande variedade de doenças que cursam com aumento exagerado da RVP.

Quando administrado por via inalatória, o NO ativa a proteína guanilato ciclase, a qual catalisa a produção do GMPc no interior da célula muscular lisa, produzindo dilatação dos vasos pulmonares contraídos (diminuição dos depósitos de $Ca^{++}$ intracelular), conforme visto na Figura 2. Após essa ação, ele irá difundir-se através da membrana alveolocapilar para o espaço intravascular e ligar-se à hemoglobina, por sua alta afinidade com ela, cerca de três mil vezes maior que a afinidade dela com o oxigênio. Ele é inativado com a formação de meta-hemoglobina (metHb), nitrosil-hemoglobina (NOHb), nitratos ($NO_3$) e nitritos ($NO_2$), que são substâncias inativas no sistema vascular, o que caracteriza o NOi como um vasodilatador seletivo.

A metHb e a NOHb formadas são novamente transformadas em hemoglobina pela metHb redutase presente nos eritrócitos. Os nitritos e os nitratos formados são excretados pelos rins. Sua meia-vida na circulação pulmonar gira em torno de três a dez segundos.[2,5,7,8] Ao mesmo tempo, sua seletividade está relacionada ao fato de que o NOi altera a RVP apenas na região adjacente às áreas de alta ventilação alveolar. Os vasos sanguíneos próximos às áreas de baixa ventilação alveolar praticamente não sofrem ação do NOi[8-10] (Figura 3).

Em contraste com o NOi, os vasodilatadores sistêmicos (nitroprussiato de sódio, nitroglicerina e prostaciclinas) não são seletivos, pois eles agem em toda a circulação sistêmica. Apesar de esses vasodilatadores diminuírem a pressão da artéria pulmonar, assim como o NOi, eles provocam a queda da resistência vascular sistêmica (RVS) e hipotensão arterial, a qual se mantém inalterada com o NOi. Além disso, esses vasodilatadores aumentam o fluxo sanguíneo, tanto nas unidades alveolares ventiladas quanto nas colapsadas, o que gera aumento do *shunt* intrapulmonar e queda da $PaO_2$, pois haverá áreas com aumento

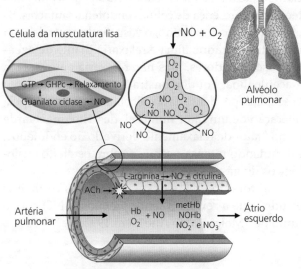

**Figura 2** Administração de NOi.[11]

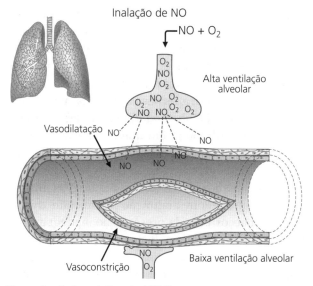

**Figura 3** Ação seletiva do NOi.[11]

da perfusão, porém com ventilação inadequada, ao contrário do NOi, que só alcança unidades alveolares ventiladas, o que diminui por consequência o *shunt* intrapulmonar e aumenta $PaO_2$[8-10] (Figura 4).

## PRINCIPAIS APLICAÇÕES CLÍNICAS EM PEDIATRIA E NEONATOLOGIA

O aumento da RVP e a hipoxemia são duas condições fisiopatológicas que frequentemente complicam muitas doenças na prática clínica e que podem ser tratadas com o NOi. Na população pediátrica e neonatal, a terapia com NOi vem sendo empregada com frequência em determinados casos.

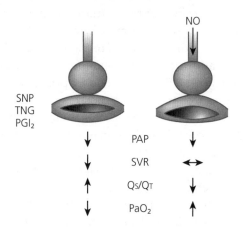

**Figura 4** Ação dos vasodilatadores sistêmicos *versus* ação do NOi.[10]

## Hipertensão pulmonar (HP)

A HP ocorre como consequência de uma série de doenças que afetam o coração esquerdo, a circulação arterial pulmonar, a drenagem venosa pulmonar e também doenças que afetam o interstício e o parênquima pulmonar. Ela é caracterizada pelo aumento da pressão da artéria pulmonar e da RVP em níveis suprassistêmicos, o que ocasiona *shunt* direito-esquerdo pelo forame oval e pelo canal arterial, resultando em hipoxemia grave e futura insuficiência ventricular direita. O objetivo fundamental nessas condições é melhorar o débito do ventrículo direito sem aumentar seu trabalho, sem impedir a liberação de oxigênio para os tecidos e sem afetar a função hemodinâmica ou a integridade da circulação sistêmica. Por essa razão, a seletividade de vasodilatadores pulmonares é essencial, pois ela direciona o fluxo sanguíneo de áreas mal ventiladas (áreas de *shunt* intrapulmonar) para áreas bem ventiladas, otimizando o débito do ventrículo direito sem comprometimento hemodinâmico, o que melhora a relação ventilação-perfusão (V/Q) e a oxigenação.[9,12-16]

## Hipertensão pulmonar persistente do recém-nascido (HPPRN) e insuficiência respiratória hipoxêmica

A HPPRN é um processo de evolução rápida que cursa com elevada mortalidade e está associado a distúrbios pulmonares e cardíacos, caracterizado por alta resistência vascular pulmonar, cursando com *shunt* extrapulmonar direito-esquerdo através do canal arterial e/ou do forame oval. O *shunt* extrapulmonar pelo aumento da RVP na HPPRN pode cursar com hipoxemia crítica, a qual é pobremente responsiva ao oxigênio ou a vasodilatadores sistêmicos. Desse modo, a habilidade terapêutica com o NOi consiste em tornar mais baixa a RVP e diminuir a mistura venoarterial para que ocorra melhora na oxigenação arterial.

A terapêutica com o NOi foi, recentemente, aprovada nos Estados Unidos pela Food and Drug Administration (FDA) para o tratamento de recém-nascidos prematuros com idade gestacional maior ou igual a 34 semanas e recém-nascidos a termo com falência respiratória hipoxêmica e HP. Essa terapêutica baseou-se em estudos que evidenciaram de modo claro as implicações benéficas da terapêutica com NOi.[12,17-20]

## Síndrome do desconforto respiratório agudo (SDRA)

É a forma clínica mais grave e o espectro final da lesão pulmonar aguda. Caracteriza-se por um processo inflamatório que provoca a quebra da barreira alveolar capilar, com desenvolvimento de edema intersticial e alveolar, diminuição da complacência pulmonar, desequilíbrio da relação V/Q (*shunt* intrapulmonar) e hipoxemia refratária à administração de oxigênio. A HP na SDRA é causada por vasoconstrição ativa (em razão da hipóxia alveolar, do aumento da liberação de mediadores vasoconstritores ou da diminuição de mediadores de vasodilatação, como o NO endógeno) ou por fatores mecânicos (lesão pulmonar induzida pela ventilação mecânica, compressão vascular por edema ou pressão alveolar elevada).

Além disso, a HP impõe carga adicional ao ventrículo direito (VD), limitando o débito cardíaco. Estudos em pacientes adultos e pediátricos evidenciaram que o NOi ocasiona melhora da oxigenação nos doentes com lesão pulmonar aguda. Os efeitos benéficos potenciais do NOi na SDRA incluem diminuição da RVP, redução do *shunt* intrapulmonar, melhora da relação $PaO_2/FiO_2$ e das funções ventriculares direita e esquerda, além de redução de barotrauma e da toxicidade pelo oxigênio, por permitir a diminuição dos parâmetros da ventilação pulmonar mecânica.[7,21-25]

Com base nessas informações, o Departamento de Terapia Intensiva da Sociedade de Pediatria de São Paulo publicou, em 2000, recomendações para o emprego do NOi na SDRA. O uso do gás pode ser considerado quando, após otimização da ventilação com uso de PEEP adequado (geralmente maior que 10 $cmH_2O$), o paciente mantiver $SatO_2$ menor ou igual a 88% com uma $FiO_2$ maior ou igual a 60%, ou quando houver estabilidade hemodinâmica.[26]

Até o presente momento, o uso do NOi não foi aprovado pela FDA para SDRA, o que deixa claro que estudos controlados futuros deverão concentrar-se no tratamento da SDRA utilizando NOi precocemente como medida terapêutica.[3,7]

## Cardiopatias congênitas e cirurgias cardíacas

A HP é característica das cardiopatias congênitas que cursam com hiperfluxo pulmonar em razão do *shunt* esquerdo-direito ou da obstrução da drenagem das veias pulmonares, uma vez que essas cardiopatias apresentam hipertrofia e hiperplasia da musculatura lisa vascular e consequente vasoconstrição. Nesses casos, o NOi, por seu efeito vasodilatador, diminui a RVP até a correção cirúrgica. No pós-operatório, os pacientes que se beneficiam com o uso do NOi são aqueles submetidos à anastomose cavopulmonar, em que o sucesso da cirurgia depende da manutenção de uma RVP baixa, e aqueles submetidos à correção cirúrgica associada à circulação extracorpórea (CEC), já que estes últimos podem evoluir com disfunção ventricular direita pós-CEC, decorrente da preservação inadequada do VD durante a cirurgia, a hemodiluição, a produção de vasoconstritores pulmonares, resultantes da agregação plaquetária e leucocitária, ou pela diminuição de vasodilatadores endógenos, como o NO.

Nesses casos, a HP contribui para piora da hipoxemia e da sobrecarga do VD. Entretanto, nas cardiopatias, em que é imprescindível a manutenção de uma RVP elevada para equilibrar as circulações pulmonar e sistêmica no intuito de manter a oxigenação tecidual adequada, como nos casos de *truncus arteriosus*, síndrome do ventrículo esquerdo hipoplásico ou outras variantes de ventrículo único, a redução da RVP com o uso do NOi pode ser fatal. Por isso, o uso do NO nas cardiopatias congênitas, principalmente no período neonatal, deve ser considerado somente após um estudo cauteloso da anatomia e da fisiologia. A FDA aprova o uso do NOi nos pacientes pediátricos submetidos à cirurgia cardíaca e para o manejo pré-operatório de cardiopatias com HP.[3,4,7,11,27,28]

## Transplante cardíaco

A RVP aumentada é um fator de risco pré-operatório para transplantes cardíacos, a qual se manifesta por risco de insuficiência ventricular direita no pós-operatório. Nessas condições, a medicação vasodilatadora é frequentemente necessária, e o NOi, por sua seletividade, pode ser primorosa opção terapêutica. No tratamento da HP após transplante cardíaco, os efeitos do NOi são semelhantes aos dos vasodilatadores sistêmicos, mas, nessas condições, o NO é o único vasodilatador pulmonar seletivo. Os objetivos terapêuticos, nesses casos, incluem preservação da perfusão coronariana pela manutenção da pressão sistêmica, otimização da pré-carga e redução da pós-carga de VD. Assim, o NOi é o tratamento de escolha antes mesmo de o paciente deixar a sala cirúrgica.[4,11]

## TOXICIDADE E EFEITOS ADVERSOS DO NOi

### Toxicidade direta

O NOi é tóxico quando inalado, mesmo por curtos períodos de tempo, em concentrações acima de 1.000 ppm. Tais concentrações podem ser alcançadas na fumaça de cigarro.[5]

### Produção de dióxido de nitrogênio ($NO_2$)

O $NO_2$ é produzido a partir do NO e do oxigênio ($O_2$), o qual pode provocar aumento da permeabilidade da membrana alveolocapilar, reatividade brônquica, dano pulmonar oxidativo e suscetibilidade a infecções virais. A taxa de produção de $NO_2$ depende da dose do NOi, da $FiO_2$ empregada e da duração do tratamento com o gás, sendo a quantidade de $NO_2$ formada 1,1% da dose do NOi. O Occupational Safety and Health Administration (OSHA) definiu os limites de segurança para o $NO_2$ em 5 ppm. No entanto, existem estudos que demonstram reatividade das vias aéreas e lesão do parênquima pulmonar com a inalação de doses acima de 2 ppm de $NO_2$. Assim, é fundamental a monitoração de seus níveis durante a administração do NOi.[3-5,7,10]

### Meta-hemoglobinemia

A metHb é produzida quando o ferro no heme (Hb) é oxidado de $Fe^{+2}$ para $Fe^{+3}$. Na forma oxidada, o ferro não pode se ligar ao $O_2$, levando a um desvio da curva de dissociação da oxiemoglobina para a esquerda. A metHb redutase dentro dos eritrócitos converte a metHb produzida em hemoglobina normal. Níveis normais de metHb encontram-se próximos de 2%, em parte pelo metabolismo do NO endógeno. Níveis de até 5%, em geral, não necessitam de tratamento.[3-5,7,10,26]

### Contato com o meio aquoso

Em solução aquosa, o NO reage com radicais superóxidos, formando o superoxidonitrito, uma substância citotóxica que provoca lesão do epitélio de revestimento do sistema respiratório.[3-5,7,9,10]

### Efeito rebote

As razões para que ocorra o efeito rebote ainda não se encontram bem esclarecidas, mas podem incluir vários fatores: o NO exógeno pode desregular a produção endógena de NO, que se relaciona diretamente com a gravidade do vasoespasmo após suspensão terapêutica com o NO inalatório; inibição da atividade da NOS e diminuição da sensibilidade vascular ao NO, causada pelas alterações em outros componentes do NO e GMP. Alguns artifícios são empregados para evitar esse efeito durante a retirada do NOi. O mais utilizado é o aumento da $FiO_2$ antes de descontinuar a administração do NOi, já que o $O_2$ possui efeito vasodilatador sobre a circulação vascular pulmonar.[1,3,9,10,20,29]

### Inibição da agregação plaquetária

A inibição da agregação plaquetária tem sido relatada em alguns casos, contudo é prudente considerar a coagulopatia ao se optar pelo uso do NOi. A importância clínica desse efeito ainda se mantém obscura.[3,7,10,26]

### Disfunção ventricular esquerda

Nos pacientes com disfunção ventricular esquerda importante, a vasodilatação súbita da circulação pulmonar pode gerar aumento da pré-carga do ventrículo esquerdo (VE) de forma deletéria para um ventrículo previamente comprometido. O uso do NOi pode ser considerado quando utilizado com outros agentes que melhorem o desempenho ventricular esquerdo.[3,7,10]

## CONTRAINDICAÇÕES

São descritas as contraindicações absolutas e relativas. Entre as absolutas, vale destacar o déficit de metHb redutase, já que esta converte a metHb produzida em hemoglobina normal. E a utilização em neonatos sabidamente dependentes de *shunt* direito-esquerdo. Entre as relativas, são descritos os quadros de diátese hemorrágica, hipertensão intracraniana e falência cardíaca esquerda.[3,4,7,26]

## TÉCNICAS DE ADMINISTRAÇÃO

Existem ventiladores que permitem a mistura dos gases dentro do próprio ventilador, com administração de forma contínua ou sequencial, quando não há um fluxo contínuo de gás, mas sim quando é liberado somente na fase inspiratória. Porém, existem alguns estudos que relacionam esse método de administração com maior tempo de contato do NO com o $O_2$, o que provoca a formação de $NO_2$. A administração feita após o ventilador se dá por meio do ramo inspiratório do próprio circuito do ventilador e de forma contínua via fluxômetro do NO.[9,10]

## SISTEMA DE ÓXIDO NÍTRICO INALATÓRIO

A administração do NOi segue normas já estabelecidas. O NOi é continuamente liberado para o paciente, via fluxômetro, diretamente no ramo inspiratório do circuito, distalmente ao ventilador mecânico e a trinta centímetros do tubo endotraqueal, o que minimiza o tempo de mistura e o contato do NO com o $O_2$. As concentrações de NO e $NO_2$ são continuamente medidas por um sensor eletroquímico ou quimiolucência, também instalado no ramo inspiratório do circuito, o mais próximo possível do tubo (Figura 5). É importante lembrar que é preferível a utilização de circuitos que tenham copos condensadores de água, evitando que esta entre em contato com o NO e dê origem à formação de superoxidonitrito, que é potencialmente lesivo para o epitélio de revestimento do sistema respiratório. Além disso, devem-se utilizar filtros umidificadores no lugar dos copos usados com a mesma finalidade.[4,5,7,9,10,26]

## MONITORAÇÃO

As concentrações de NO e $NO_2$, obtidas o mais perto possível do tubo endotraqueal, devem ser continuamente monitoradas. O nível de metHb deve ser avaliado antes de começar a administração do gás, depois de uma hora e a qualquer aumento da dose. Após sua estabilização, a monitoração pode ser diária. São importantes a avaliação e a observação do circuito do aparelho de ventilação mecânica para evitar o acúmulo de água nele.[5,7,10,20,26,29]

## DOSE DE NOi, CILINDRO E MONITOR DE NO E $NO_2$

Segundo a literatura mundial, a dose mínima terapêutica corresponde a 5 ppm e a dose máxima estipulada foi de 80 ppm. Entretanto, ainda não há trabalhos que comprovem qual a melhor dose a ser ministrada nas crises de HP. Alguns estudos determinam a dose inicial em 20 ppm. Caso haja uma resposta adequada, em que se tenha um aumento de 10 a 20% na $PaO_2$ ou na relação $PaO_2/FiO_2$, esta deverá ser reduzida até uma dosagem mínima para garantir menor HP. Aumentos da dose para até 40 ppm geralmente não melhoram a oxigenação de maneira significativa em pacientes que não responderam a doses que giram em torno de 20 ppm. Doses mais altas (40 a 80 ppm), embora pareçam ser seguras, foram relacionadas em alguns estudos com o aumento na produção de $NO_2$ e com meta-hemoglobinemia.[4,5,9,10,20,26,30]

## TEMPO DE TERAPIA

O tempo-limite de uso ainda não foi estabelecido. Alguns estudos em RN com HPP relacionam a melhora do quadro de HP com um tempo de terapia médio de cinco dias. Em outros casos, após o diagnóstico de HP, uma vez instalada a terapia com NOi, a maior parte apresenta resposta praticamente imediata com redução da HP e melhora dos sinais indicativos das crises. Nessas situações, a terapia deverá ser mantida enquanto persistir a hipertensão em artéria pulmonar, e sua retirada só poderá ocorrer após a estabilização do quadro.[4,9,10,20,26]

## VENTILAÇÃO MECÂNICA ASSOCIADA AO USO DO NOi

Ao administrar o NOi com a ventilação mecânica, deve-se calcular o fluxo de NO desejado.

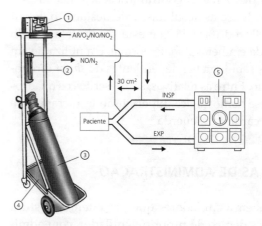

**Figura 5** Sistema de NOi adaptado à ventilação mecânica. 1: monitor de óxido nítrico e dióxido de nitrogênio; 2: rolamento de aço inoxidável de 1-1700 ml/min; 3: cilindro de $N_2$/NO; 4: carrinho do sistema NO; 5: respirador.

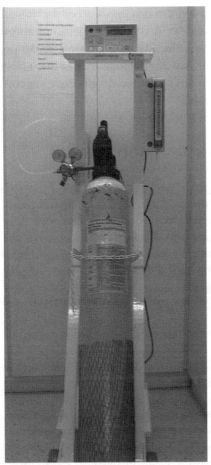

**Figura 6** Torpedo com válvula reguladora de pressão, fluxômetro adequado e monitor de NO e $NO_2$. (Fonte: George Jerre Vieira Sarmento – arquivo pessoal).

Na criança em IMV com fluxo contínuo, deve-se considerar a seguinte equação:

$$\text{Fluxo NO (mL)} = \frac{\text{Fluxo vent (L)} \times [\ ]\text{ NO desejada} \times 1.000\ (\text{cte})}{[\text{NO}]\ \text{cilindro}}$$

Caso seja empregada outra modalidade ventilatória, em que o fluxo seja livre, deverá ser utilizada a seguinte fórmula para o cálculo do fluxo de NO, que deverá ser ajustado no fluxômetro para que seja alcançada a dose almejada:

$$\text{Fluxo NO (mL)} = \frac{\text{VMin (L)} \times [\ ]\text{ NO desejada} \times 1.000\ (\text{cte})}{[\text{NO}]\ \text{cilindro}}$$

No Brasil, as concentrações de NO no cilindro, na maior parte das vezes, estão muito próximas da 500 ppm.[9]

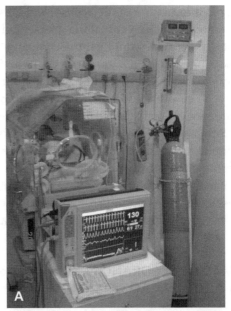
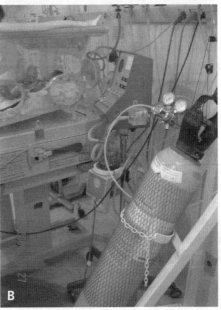

**Figura 7** RN em UTI neonatal com diagnóstico de hipertensão pulmonar persistente do RN recebendo terapia com NO. (Fonte: George Jerre Vieira Sarmento – arquivo pessoal.)

## ESTRATÉGIA DE DESMAME

O desmame deve ser feito de maneira lenta e gradual, com controle rigoroso dos parâmetros hemodinâmicos e de oxigenação, a fim de evitar qualquer efeito rebote. Entretanto, ele deve ser realizado de forma precoce; uma vez iniciado seu uso, já se deve pensar em sua retirada. Busca-se a redução do nível de NOi, diminuindo-o até a dose mínima terapêutica (5 ppm). Essa diminuição poderá ser feita de 2 em 2 ppm a cada hora ou de acordo com a estabilidade hemodinâmica e ventilatória apresentada pelo paciente. Antes de descontinuar por completo o NOi, deve-se aumentar a $FiO_2$ em torno de 10 a 15% do valor que o paciente estiver utilizando, já que o $O_2$ possui ação vasodilatadora na circulação pulmonar. Somente após essa estratégia deve-se excluir a terapia. Dessa forma, evitam-se situações indesejadas após a sua retirada, como diminuição na oxigenação arterial decorrente da vasoconstrição do território vascular pulmonar, o que acaba gerando novamente aumento da pressão de artéria pulmonar e novas crises de HP, com consequente instabilidade hemodinâmica.[9,10,20]

## NORMAS DE SEGURANÇA PARA A UTILIZAÇÃO DO NO

- Armazenamento do gás inertizado mediante mistura com $N_2$ em cilindros de alumínio para garantir a estabilidade da mistura, não ultrapassando a concentração de 1.000 ppm.
- A instalação do dispositivo deverá ser feita em local arejado ou com sistema de ventilação.
- Utilização de válvulas redutoras de duplo estágio com componentes básicos em aço inoxidável.
- Construção de fluxômetro específico e padronizado para NO.
- Todos os componentes deverão ser compatíveis com o NO, a fim de evitar reações indesejadas.
- As conexões e os sistemas não podem apresentar vazamentos.
- O gás exalado deverá ser retirado por um sistema de vácuo para evitar poluição ambiental.[8]

## CONSIDERAÇÕES FINAIS

É importante que se tenha o conhecimento da fisiopatologia das disfunções pulmonares e cardiovasculares nas diferentes causas de HP na população pediátrica e neonatal, por muitas vezes pouco clara, sobretudo quando se tem mais de uma disfunção associada e quando a criança está sendo mecanicamente ventilada. Com base em evidências clínicas atuais, a indicação e o emprego do NOi ficam reservados aos casos de HPPRN acompanhada de insuficiência respiratória hipoxêmica e na disfunção de VD nas cardiopatias congênitas, especialmente no pós-operatório imediato. Estudos prospectivos, com metodologia e casuística adequadas para uma avaliação objetiva das implicações do NOi na população pediátrica e neonatal com lesão pulmonar aguda (SDRA), que focalizem a administração precoce do gás, ainda são necessários. Antes que esses estudos sejam concluídos, o uso do gás deve ser considerado investigativo.

## REFERÊNCIAS BIBLIOGRÁFICAS

1. Matsumoto T, Carvalho WB, Horita SM, Almeida NM, Martins FRP. Dependência de óxido nítrico: relato de caso. J Pediatr 2000;76(2):153-6.

2. Moncada S, Palmer RMJ, Higgs A. Nitric oxide: physiology, pathophysiology, and pharmacology. Pharmacological Reviews 199;43(2):109-36.

3. Gurgueira GL, Carvalho WB. Óxido nítrico inalatório: considerações sobre sua aplicação clínica. J Pneumol 2003;29(5):325-31.

4. Fioretto JR. Uso do óxido nítrico em pediatria. J Pediatr 2003; 79(2):177-86.

5. Amaral JS. Inalação de óxido nítrico. Rev Bras Terap Intens 1996;8(2):75-83.

6. Cherry PD, Furchgott RF, Zawadzki JV, Jothianandan D. Role of endothelial cells in relaxation of isolated arteries by bradykinin. Physiological Sciences 1982;79:2106-10.

7. Gurgueira GL, Carvalho WB. Utilização de óxido nítrico inalatório em pediatria. In: Carvalho W. Ventilação pulmonar mecânica em pediatria e neonatologia. 2.ed. São Paulo: Atheneu; 2004. p.423-30.

8. Vallance P. Nitric oxide: therapeutic opportunities. Clinical Pharmacology 2003;17:1-10.

9. Nascimento JB, Almeida DR. Hipertensão pulmonar. In: Sarmento GJV. Fisioterapia respiratória no paciente crítico. Barueri: Manole; 2005. p.491-508.

10. MacIntyre NR, Branson RD. Mechanical ventilation. London: W.B. Saunders; 2000.

11. Évora PRB, et al. A utilização do óxido nítrico inalado em cirurgia cardíaca: atualização e análise crítica. Rev Bras Cir Cardiovasc 2002;17(3):221-9.

12. Lopes JMA, Carvalho M, Moreira MEL, Cabral J. Óxido nítrico no tratamento da hipertensão pulmonar persistente do recém-nascido. J Pediatr 1996;72(3):133-8.

13. Ross GA, et al. Endothelial alterations during inhaled NO in lambs with pulmonary hypertension: implications for reboud hypertension. Am J Physiol; 2005;288:27-35.

14. Haworth SG. Pulmonary hypertension in the young. Heart 2002;88:658-64.

15. Widlitz A, Barst RJ. Pulmonary arterial hypertension in clidren. Eur Respi J 2003;21:155-76.

16. Tworetzky W, et al. Inhaled nitric oxide in neonates with persistent pulmonary hypertension. The Lancet 2001;357:118-20.

17. Committe on fetus and newborn. Use of inhaled nitric oxide. Pediatrics 2000;106(2)344-5.

18. Gianetti J, Bevilacqua S, De Caterina R. Inhaled nitric oxide: more than a selective pulmonary vasodilatator. Eur J Clinical Investigation 2002;32:628-35.

19. Fiori HH, Fiori RM. Óxido nítrico na hipertensão pulmonar persistente do recém-nascido. J Pediatr 1996;72(3):121-2.

20. Ikeda A. Utilização de óxido nítrico inalatório em neonatologia. In: Carvalho W. Ventilação pulmonar mecânica em pediatria e neonatologia. 2.ed. São Paulo: Atheneu; 2004. p.417-21.

21. Sokol J, et al. Ihaled nitric oxide for acute hypoxic respiratory failure in children and adults: a meta-analysis. Anest Analg 2003;97:989-98.

22. Tang SF, Sherwood MC, Miller OI. Randomised thial of three doses of inaled nitric oxide in acute respiratory distress syndrome. Arch Dis Child 1998;79:415-8.

23. Fioreto JR, et al. Acute and sustained effects of early administration of inhaled nitric oxide to children with acute respiratory distress syndrome. Pediatr Crit Care Med 2004;5(5):469-74.

24. Van Meurs KP, et al. Inhaled nitric oxide for premature infants with severe respiratory failure. N Engl Med 2005;353:13-22.

25. Derek CA. Cost-effectiveness of inaled nitric oxide in the treatment of neonatal respiratory failure in the United States. Pediatrics 2003;112;1351-60.

26. Departamento de Terapia Intensiva Pediátrica (SP). Óxido nítrico inalatório na síndrome do desconforto respiratório agudo em pediatria. Rev Paul Pediatria 2000;18(4):201-4.

27. Morris K. Comparison of hyperventilation and inhaled nitric oxide for pulmonary hypertension after repair of congenital heart disease. Crit Care Med 2000;28(8):2974-8.

28. Miller O, et al. Inhaled nitric oxide and prevention of pulmonary hypertension after congenital heart surgery: a randomised double-blind study. Lancet 2000;356:1464-9.

29. Kinsella JP, Abman SH. Inhaled nitric oxide: current and future uses in neonates. Seminary in Perinatology 2000;24(6):387-95.

30. Clark RH, et al. Low-dose nitric oxide therapy for persistent pulmonary hypertension of the newborn. N Engl J Med 2000; 342:469-74.

# 53

# SÍNDROME DO DESCONFORTO RESPIRATÓRIO (DOENÇA DA MEMBRANA HIALINA)

LUIGI ZUCCHI

A causa mais comum de desconforto respiratório no neonato é a doença da membrana hialina (DMH). Nos recém-nascidos (RN) de idade gestacional entre 35 e 36 semanas, a incidência é de 5%, aumentando para mais de 50% em casos de 26 a 28 semanas. A síndrome é consequência da deficiência de surfactante pulmonar.

O surfactante diminui a tensão superficial alveolar durante a expiração, permitindo que o alvéolo permaneça parcialmente expandido, mantendo assim sua capacidade residual funcional. Sem o surfactante, a complacência pulmonar diminui e causa atelectasias. Clinicamente, ocorre aumento no esforço para expansão pulmonar durante cada respiração, levando à insuficiência respiratória.

## FATORES PERINATAIS DE RISCO

Fatores que podem alterar o desenvolvimento pulmonar ao nascimento:

a) Prematuridade.
b) Diabetes materna.
c) Fatores genéticos:
- Etnia branca.
- História anterior de DMH.
- Sexo masculino.
d) Más-formações torácicas que podem causar hipoplasia pulmonar: hérnia diafragmática congênita (aumenta o risco de deficiência de surfactante).
e) Deficiência de proteína B do surfactante: doença genética, geralmente letal, que causa proteinose alveolar congênita e, nos estágios iniciais, se confunde com a DMH.

Fatores que, de forma aguda, diminuem produção, liberação ou função do surfactante:

a) Asfixia perinatal e RN prematuros.
b) Indicação de cesárea sem evidência de trabalho de parto. Durante o trabalho de parto ocorre a liberação de hormônios adrenérgicos e esteroides, que aumentam a produção e a liberação de surfactante.

## AVALIAÇÃO DA MATURIDADE PULMONAR FETAL

Testes podem ser realizados com o líquido amniótico, obtido por amniocentese, para determinar:

- Relação lecitina/esfingomielina: quando a relação é maior que 2, o risco para DMH é baixo.
- Relação surfactante/albumina.

## QUADRO CLÍNICO

### Sinais e sintomas

- Dificuldade em iniciar a respiração normal.
- Gemido (grunhido expiratório): observado quando a criança não está chorando, é causado pelo fechamento da glote. É um sinal muito importante que identifica a doença, e sua diminuição pode indicar melhora clínica.
- Retração esternal e intercostal, secundária à diminuição da complacência pulmonar e da caixa torácica.
- Batimentos de asa do nariz.

SÍNDROME DO DESCONFORTO RESPIRATÓRIO (DOENÇA DA MEMBRANA HIALINA)

- Cianose.
- Taquipneia ou bradipneia em quadros graves.
- Edema de extremidades, em geral após várias horas do início da doença, por causa da alteração de permeabilidade vascular.
- Radiografia de tórax com padrão retículo-granular, aparência de vidro polido e broncograma aéreo.

## Anormalidades fisiológicas

- Complacência pulmonar reduzida (1/5 a 1/10 do normal).
- Extensas áreas de pulmão não ventilado e não perfundido.
- Diminuição da ventilação alveolar e aumento do trabalho respiratório.
- Diminuição do volume pulmonar.

## Patologia clínica

- Macroscopia: pulmão hepatizado de coloração vermelho escura.
- Microscopia: colapso alveolar, hiperdistensão dos ductos alveolares, membrana de coloração rósea nos ductos alveolares, espessamento da parede das arteríolas pulmonares com diminuição do seu lúmen e dilatação dos vasos linfáticos.
- Microscopia eletrônica: revela perda e lesão de células epiteliais do alvéolo, especialmente células do tipo II.
- Bioquímica: deficiência ou ausência de surfactante pulmonar.

## CHAVE BÁSICA PARA O TRATAMENTO DA DOENÇA DE MEMBRANA HIALINA

a) Evitar hipoxemia e acidose:
  - Manter metabolismo tecidual normal.
  - Otimizar produção de surfactante.
  - Evitar *shunt* direito-esquerdo.
b) Otimizar hidratação: evitar hipovolemia e edema pulmonar.
c) Reduzir demanda metabólica.
d) Minimizar lesões oxidativas pulmonares e lesões causadas pela ventilação pulmonar mecânica.

## VIA DE ADMINISTRAÇÃO DE SURFACTANTE

A reposição de surfactante, de origem humana, bovina ou suína, como também de preparação sintéti-

ca, mostrou melhora significativa na oxigenação e na diminuição da necessidade de suporte ventilatório, com grande impacto na morbidade e na mortalidade.

O tratamento profilático, quando realizado antes de a lesão ocorrer, justifica-se em prematuros muito pequenos com grande incidência da DMH. O procedimento deve ser realizado em centros com equipe habilitada para atender a cada paciente e sem prejudicar a reanimação.

A administração do surfactante deve ser feita o mais brevemente possível, após o diagnóstico ter sido estabelecido e asseguradas adequadas oxigenação e ventilação, bem como perfusão do paciente.

Reanimação ineficaz do RN, inflação pulmonar insuficiente e ventilação pulmonar mecânica inapropriada diminuem a ação benéfica do surfactante.

Doses dos surfactantes:

1. Survanta® (origem bovina) 4 mL/kg/dose, 100 mg/kg de fosfolipídios.
2. Curosurf® (origem suína) 2,5 mL/kg/dose, 200 mg/kg de fosfolipídios.
3. Alveofact® (origem bovina) 1,2 mL/kg/dose, 50 mg/kg de fosfolipídios.

A administração do surfactante deve se adequar às características e à tolerância do neonato.

Algumas crianças respondem rapidamente e necessitam de ajuste dos parâmetros de ventilação pulmonar para impedir hipotensão ou pneumotórax secundários à melhora súbita da complacência pulmonar.

O tratamento pode se repetir quando o RN ainda permanecer em ventilação pulmonar com pressão média de vias aéreas acima de 7 mmHg e $FiO_2 > 30\%$.

## CPAP E VENTILAÇÃO PULMONAR MECÂNICA

A indicação precoce de CPAP reduz a necessidade de ventilação mecânica e, a longo prazo, a morbidade pulmonar. Minimiza a lesão pulmonar, previne atelectasias e preserva as propriedades funcionais do surfactante, permitindo a redução da $FiO_2$ e o aumento da $PaO_2$.

O método mais comum para administrar a CPAP é o uso do duplo tubo nasal (*prong*), com a utilização de um aparelho de VPM com fluxo contínuo (Figura 1).

Inicia-se com pressões de 5 a 7 $cmH_2O$, com aumentos progressivos até 8 a 10 $cmH_2O$, observan-

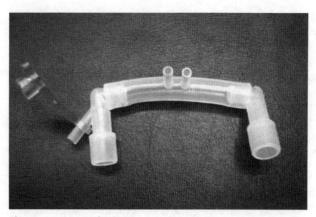

**Figura 1**  *Prong* de CPAP.

do o esforço respiratório do paciente e monitorando a saturação de oxigênio. Deve-se usar uma sonda gástrica para descompressão.

A CPAP pode interferir no retorno venoso para o coração, diminuindo assim o débito cardíaco. A pressão positiva é transmitida para o leito vascular pulmonar, aumentando a resistência vascular pulmonar e provocando *shunt* direito-esquerdo.

O risco desses fenômenos ocorre com o aumento da complacência pulmonar após melhora clínica do paciente. Aumento na $PaCO_2$ indica que a CPAP está alta e deverá ser reduzida.

A ação da CPAP poderá ser ineficaz se o neonato chorar muito ou permanecer com a boca aberta durante algum tempo, ou se ocorrer distensão abdominal significativa, apesar da presença de sonda, o que compromete a função pulmonar. Nessas circunstâncias, deve-se considerar a possibilidade de entubação endotraqueal.

O desmame da CPAP será realizado quando o RN não apresentar mais desconforto e a $FiO_2$ estiver abaixo de 30%.

As indicações de ventilação pulmonar mecânica são:

- $PaCO_2$ > 55 mmHg ou elevação rápida.
- $PaO_2$ < 50 mmHg ou saturação de oxigênio < 90% com $FiO_2$ > 50%.
- Apneia grave.
- Necessidade de administração de surfactante.

São mais usados, na fase neonatal, aparelhos de fluxo contínuo limitados a pressão e ciclados a tempo. Ventilação sincronizada por impedância torácica também é utilizada. A ventilação de alta frequência é útil para minimizar lesão pulmonar em prematuros muito pequenos.

É possível iniciar a retirada do suporte ventilatório em neonatos com menos de 2 kg quando a FR do aparelho chegar a 10 a 15 mpm, $FiOP_2$ < 30 % e $P_{insp}$ < 18 $cmH_2O$.

Pode-se usar a CPAP para estabilizar o volume pulmonar após a desentubação.

Podemos encontrar dificuldade na desentubação nos casos a seguir:

- Edema pulmonar em consequência de canal arterial.
- A recuperação da membrana hialina não é uniforme. Por isso, atelectasias segmentares ou lobares podem persistir, atrasando a retirada da VPM.
- Doença pulmonar obstrutiva crônica.
- Apneia da prematuridade.

# FISIOTERAPIA NA DOENÇA DAS MEMBRANAS HIALINAS

JACQUELINE BERTAGNA DO NASCIMENTO

A doença das membranas hialinas ou síndrome do desconforto respiratório (SDR), como atualmente é conhecida, acomete especialmente RN pré-termo, sendo maior o risco quanto menor for a idade gestacional do bebê. Essa doença é caracterizada por uma deficiência qualitativa e quantitativa na produção do surfactante, em razão da imaturidade pulmonar, caracterizando-se por não ser capaz de promover a manutenção da capacidade residual funcional (CRF), com consequente colapso alveolar no momento da expiração.

Isso gera um quadro de desconforto respiratório, em que são evidenciadas necroses alveolar e bronquiolar, atelectasias alveolares difusas, além de haver a presença de membranas hialinas nas regiões mais distais adjacentes aos alvéolos, nos quadros mais graves. Além disso, por causa do *shunt* intrapulmonar e das alterações nas trocas gasosas, ocorre o desenvolvimento progressivo de insuficiência respiratória com tiragens, respiração paradoxal toracoabdominal, taquipneia, cianose e diminuição da complacência torácica.

Vale ressaltar que é possível evidenciar, pela radiografia, sinais como infiltrados intersticiais e alveolares difusos com broncograma aéreo de permeio, além de microatelectasias, as quais sugerem redução da complacência e da expansibilidade pulmonares. Geralmente há uma piora da evolução da doença nas primeiras 72 horas de vida, com considerável aumento das secreções brônquicas. A partir daí, observa-se a necessidade de cuidados intensivos e, na maioria dos casos, suporte ventilatório.

Com a evolução tecnológica e a instituição da ventilação mecânica com pressão positiva, houve um grande avanço no tratamento dos RN que apresentavam a SDR. Pois, com essa terapia, é possível minimizar as áreas de colapso alveolar expiratório com a instituição da pressão positiva expiratória final (PEEP) e promover a manutenção da CRF, reduzindo o *shunt* intrapulmonar e otimizando a relação ventilação-perfusão.

Com a administração de oxigênio suplementar, também se pode trabalhar para reduzir a hipoxemia; entretanto, nos RN gravemente comprometidos, apenas a oxigenoterapia ou mesmo a ventilação mecânica não invasiva (VMNI), com a instituição do CPAP (pressão positiva contínua na vias aéreas) com *prong* nasal, não são capazes de manter níveis sanguíneos adequados de oxigênio e de gás carbônico.

Outra terapia que tem contribuído bastante para uma boa evolução é a administração de surfactante exógeno para reduzir a tensão alveolar. O surfactante exógeno, na forma fluida, é introduzido no tubo endotraqueal profilaticamente ou após o surgimento de sinais da SDR. Apesar de atualmente já terem sido desenvolvidas pesquisas que identificaram redução da mortalidade dessa população de bebês prematuros, em função da terapia com surfactante, não estão totalmente esclarecidas questões sobre qual o melhor momento de lançar mão dessa alternativa, bem como identificar qual o melhor tipo e qual o melhor método de administração.

Assim, fica claro que a alternativa mais adequada ainda é evitar a prematuridade. Nesse sentido, diversos trabalhos indicam o uso de corticoides por parte de mães que têm risco de parto prematuro, a fim de que se possa intensificar a maturação pulmonar ainda durante a vida intrauterina.

## TRATAMENTO FISIOTERAPÊUTICO

A atuação do fisioterapeuta no tratamento de bebês que possuem SDR deve ser criteriosa, visto que esbarra em algumas dificuldades. Um RN prematuro, em grande parte, apresenta baixo peso e necessita de isolamento em incubadora para manutenção da regulação térmica, além de já ter uma predisposição às síndromes de escapes de ar (p. ex., pneumotórax) por terem, ainda, uma ventilação alveolar não homogênea. Ainda, uma grande parcela desses bebês é submetida à entubação endotraqueal e à ventilação mecânica, necessitando de altas frações inspiradas de oxigênio.

## MANOBRAS DE DESOBSTRUÇÃO BRÔNQUICA

É racional considerar que o tempo de terapia ou de manipulação desses bebês deve ser bastante reduzido, especialmente nas primeiras 72 horas de vida, priorizando a qualidade de atendimento pela escolha de técnicas mais apropriadas à evolução clínica de cada bebê. Há autores que acreditam que durante esse período não deve ser realizada a fisioterapia respiratória, uma vez que a síndrome é caracterizada por uma deficiência na produção de surfactante, e a fisioterapia não seria capaz de reverter o quadro.

Entretanto, sabe-se que a simples presença de uma via aérea artificial é capaz de provocar irritação da mucosa traqueal e aumento na produção de muco; sabe-se também que a ventilação mecânica pode acarretar diversas condições indesejadas, como é o caso da administração inadequada das pressões, que provoca barotrauma, volutrauma, atelectrauma ou, ainda, biotrauma, entre outros. Hoje já se sabe que a manutenção da higiene brônquica é de fundamental importância, porque evita o colapso de vias aéreas terminais por tampões de muco, além de reduzir, no período subsequente, o trabalho respiratório e, consequentemente, o trabalho cardíaco.

Além disso, o especialista em fisioterapia cardiorrespiratória é capacitado para otimizar a ventilação alveolar do prematuro com a análise dos parâmetros ventilatórios selecionados comparativamente com os exames complementares (radiografia de tórax e gasometria arterial) e com a clínica do bebê, com o objetivo de promover a reexpansão das unidades alveolares previamente fechadas e, assim, reduzir o tempo de ventilação mecânica e de internação na unidade de terapia intensiva, bem como as morbidades a ela associadas. Então, durante as primeiras 72 horas de vida, o fisioterapeuta deverá eleger técnicas realmente eficientes no deslocamento de secreções, que requeiram um menor tempo de terapia e uma manipulação não excessiva.

Técnicas como a aceleração de fluxo expiratório (AFE) modificada (sem o apoio abdominal) e a manobra de *bag squeezing*, associada à vibrocompressão, mobilizam as secreções brônquicas e realizam a aspiração destas para removê-las (Figura 2).

A tapotagem (percussão digital em neonatologia) não é indicada por tratar-se de uma técnica que manipula excessivamente o bebê e demanda maior tempo de aplicação para produzir resultados satisfatórios, ou seja, deslocar secreções brônquicas (Figura 3).

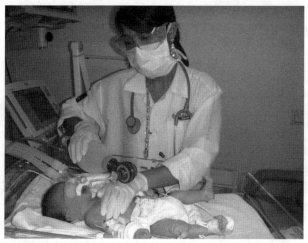

**Figura 2** *Bag squeezing*.

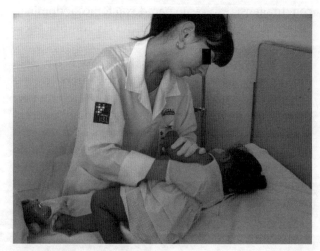

**Figura 3** Tapotagem.

Ainda, a realização da manobra de AFE precisa ser feita de forma adaptada, isto é, leve e modulada, provocando uma vibração sobre as paredes do tórax, porém, sem apoio abdominal para não prejudicar o trânsito intestinal. O trabalho deve ser realizado unicamente com a polpa dos dedos, no ritmo da aceleração. Há autores que defendem a realização da manobra por cinco movimentos respiratórios em cada hemitórax, entretanto, é importante lembrar que ela é perceptível à ausculta pulmonar e à palpação quando se consegue realizar uma mobilização realmente efetiva das secreções brônquicas.

## ASPIRAÇÃO DAS SECREÇÕES BRÔNQUICAS

A aspiração das secreções brônquicas é um procedimento necessário nesses casos, especialmente tratando-se de RN, prematuros, que têm um sistema de *clearence* mucociliar imaturo e estão sob entubação orotraqueal e ventilação mecânica. Apesar disso, deve-se respeitar a labilidade desse grupo de pacientes, monitorando continuamente seus sinais vitais durante a aspiração das vias aéreas.

Procura-se, então, realizar a técnica enquanto houver necessidade, sem ter um tempo previamente estabelecido, desde que seja preservada a estabilidade hemodinâmica e respiratória do bebê.

Durante a aspiração das secreções brônquicas, pode-se utilizar soro fisiológico (NaCl a 0,9%) para instilar na cânula orotraqueal para fluidificação do muco. Existem autores que contraindicam o seu uso, entretanto, os grandes centros brasileiros têm adotado tal técnica sem repercussões negativas, porém, com muito critério.

Ainda vale ressaltar que, após a administração do surfactante exógeno na cânula orotraqueal do bebê, a aspiração das secreções brônquicas deverá ser realizada somente após 4 a 6 horas, para que o efeito de tal droga seja efetivo.

## MANOBRAS DE REEXPANSÃO PULMONAR

Passada essa fase inicial de adaptação do bebê à vida extrauterina, a fisioterapia respiratória assume papéis como a drenagem das secreções brônquicas, de forma a evitar a formação de tampões de muco e minimizar as infecções pulmonares de repetição, além de promover a desobstrução de zona hipoventilada, mobilizando as secreções das regiões mais distais e otimizando a manutenção da expansibilidade pulmonar.

Nessa etapa, o atendimento de fisioterapia respiratória deverá ser breve para não levar o RN à fadiga e para não provocar instabilidade hemodinâmica. Durante a permanência do bebê na unidade de terapia intensiva neonatal, preconizam-se cerca de três a seis atendimentos num período de 24 horas ou de acordo com o quadro de hipersecreção brônquica apresentado e/ou segundo o grau de colapso alveolar e consequente hipoxemia. Assim, pode-se optar por uma otimização do posicionamento no berço, com o decúbito elevado até 45°, alternando a posição prona com o decúbito lateral e a posição supina, de acordo com a indicação (Figura 4).

Além disso, deve-se observar a necessidade de utilizar a pressão positiva como adjuvante no tratamento de zonas de colapso alveolar.

## CUIDADOS ESPECIAIS

Não se pode esquecer que algumas precauções devem ser tomadas, como realizar assepsia rigorosa, visto que o sistema imunológico do RN, especialmente do prematuro, é muito deficitário. Além disso, é recomendável permanecer com a incubadora aberta pelo menor tempo possível, pois a perda de calor do RN para o meio pode causar um desequilíbrio térmico, levando a um consumo energético exagerado e, consequentemente, a um aumento do trabalho respiratório e cardíaco, prejudicando suas funções vitais.

Faz-se necessária, ainda, a observação permanente da monitoração ventilatória e hemodinâmica do bebê, além da avaliação dos valores de saturação periférica de oxigênio, especialmente durante a reali-

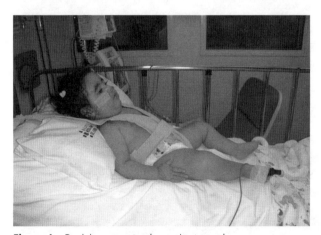

**Figura 4** Posicionamento de paciente no berço.

zação das manobras fisioterapêuticas. Jamais se deve subestimar os episódios reais de quedas de saturação de oxigênio pelo grau de comprometimento que a hipoxemia pode gerar.

Sempre é aconselhável respeitar o tempo para a recuperação do RN entre uma manobra e outra e também durante a aspiração das secreções brônquicas, para que o bebê consiga manter o equilíbrio hemodinâmico e ventilatório durante o período em que houver uma piora do desconforto respiratório.

## REFERÊNCIAS BIBLIOGRÁFICAS

1. Cloherty JP, Eichenwald EC, Stark AR. Manual of neonatal care. 5.ed. Manufacturer: Lippincott Williams & Wilkins; 2004.

2. Hay WW, et al. Current pediatric diagnosis & treatment. 16. ed. Manufacturer: Lippincott Williams & Wilkins – Lange Medical Books; 2003.

3. Klaus MH, Fanaroff AA. Care of the high – risk neonate. 5.ed. Londres: WB Saunders; 2001.

4. Pachi P. O pré-termo: morbidade, diagnóstico e tratamento. São Paulo: Roca; 2003.

5. Almeida S, Bernardes TA. Rotinas de UTI neonatal. São Paulo: Medsi; 2001.

6. Carvalho W, Jimm H. Ventilación pulmonar mecánica en pediatría. São Paulo: Atheneu Hispânica; 2001.

7. Goldsmith JP. Assisted ventilation of the neonate. 3.ed. Londres: WB Saunders; 1996.

8. Greenough A. Expanded use of surfctant replacement therapy. Eur J Pediatr 2000;159:635-40.

9. Groothuis JR, et al. Diagnóstico e tratamento em pediatria, 12.ed. Rio de Janeiro: Guanabara Koogan; 1997.

10. Irwin S, Tecklin S. Fisioterapia cardiopulmonar. 2.ed. São Paulo: Manole; 1994.

11. Kopelman BI, et al. Distúrbios respiratórios no período neonatal. São Paulo: Atheneu; 1998.

12. Marcondes E. Pediatria básica. 8.ed. São Paulo: Sarvier; 1999.

13. Matsumoto H, et al. Terapia intensiva em pediatria. 2.ed. São Paulo: Atheneu; 1997.

14. O'Rouke, Crone. Developmental pulmonary system. In: Gregory GA. (ed.) Pediatric anesthesia. 2.ed. Nova York: Churchill Livingstone; 1989.

15. Pryor JA, Webber BA. Fisioterapia para problemas respiratórios e cardíacos. 2.ed. Rio de Janeiro: Guanabara Koogan; 2002.

16. Rozov T. Doenças pulmonares em pediatria: diagnóstico e tratamento médico. São Paulo: Atheneu; 1999.

17. Schvarstman S, et al. Pronto-socorro em pediatria. 2.ed. São Paulo: Sarvier; 1999.

18. Sorum P. Réflections sur la pédiatrie en France et aux États--Unis: un appel aux études caomparées. In: Societé française de pédiatrie. Enseignement et avenir de la pédiatrie. Paris: Doin Editeurs; 2001. p.8:465-8.

19. Tarantino AB. Doenças pulmonares. 4.ed. Rio de Janeiro: Guanabara Koogan; 1997.

20. Thurbeck. Postnatal growth and development of the lung. Am Rev Des 1975;111:803-6.

21. Vinçon C, Fausser C. Kinesithérapie respiratoire em pédiatrié: prematurité au petit enfant. Paris: Masson; 1989.

# 54

# PACIENTE ONCOLÓGICO PEDIÁTRICO

RAUL GUTIERREZ LAMELAS

MASSAMI HAYASHI

TATHIANA SANTANA SHIGUEMOTO

As neoplasias na infância são raras, porém encontram-se em segundo lugar como causa de morte entre crianças de um a quinze anos nos países desenvolvidos. No Brasil, foram a quarta causa de óbito em dados estatísticos do ano de 2015.

Com o advento das novas drogas quimioterápicas, radioterapia, transplantes de medula óssea, melhor suporte em terapia intensiva, melhoria na abordagem médico-cirúrgica, desenvolvimento de centros especializados em oncologia e visão de atendimento voltada para a multidisciplinaridade e a humanização, grandes avanços ocorreram no tratamento das neoplasias pediátricas nos últimos vinte anos, no diagnóstico e no tratamento das complicações decorrentes da doença como da toxicidade da terapêutica. Nas últimas décadas, o prognóstico de crianças e adolescentes com câncer melhorou significativamente e, atualmente, alguns tumores podem alcançar aproximadamente 70% de cura.

As principais doenças oncológicas na criança são: leucemias (linfocítica ou mieloide aguda), linfomas (não Hodgkin ou de Hodgkin), sarcomas ósseos (osteossarcoma – região distal do fêmur e proximal da tíbia e Sarcoma de Ewing – tronco, pelve e ossos longos), sarcomas de partes moles (rabdomiossarcoma), tumor de Wilms, retinoblastoma, neuroblastomas e tumores do sistema nervoso central (SNC).

Este capítulo trata das características comuns a essas doenças, em especial do paciente imunocomprometido, salientando também as emergências oncológicas de interesse para os profissionais atuantes em terapia intensiva.

As emergências em oncologia podem ocorrer por complicações mecânicas (massas tumorais causando compressão ou obstrução de órgãos vitais), complica-

ções endocrinometabólicas, complicações relacionadas às citopenias (infecção, anemia, hemorragia e trombose) e hiperleucocitose, assim como complicações decorrentes do tratamento do câncer (quimioterapia, radioterapia e cirurgia). A seguir, estão exemplificadas algumas situações frequentemente vistas em uma na unidade de terapia intensiva (UTI) pediátrica oncológica e, posteriormente, encontram-se descritas as principais características clínicas e situações críticas dessas crianças:

- Sepse e choque séptico por debilidade na imunidade.
- Instabilidade hemodinâmica por cardiotoxicidade ou sepse.
- Arritmias e parada cardiorrespiratória nos distúrbios hidreletrolíticos e metabólicos graves.
- Convulsões por toxicidade às drogas, infiltração tumoral do SNC ou distúrbios metabólicos (hiponatremia).
- Apneia por hemorragia e/ou hipertensão intracraniana, assim como por infiltração liquórica e tumores de tronco cerebral.
- Sinais e sintomas neurológicos por compressão medular, tumor no SNC ou acidente vascular cerebral (AVC).
- Insuficiência renal por nefrotoxicidade, sepse, infiltração tumoral ou síndrome compartimental nos casos de massas abdominais extensas, que levam à hipoperfusão renal pela compressão tumoral.
- Obstrução intestinal por compressão tumoral.
- Síndrome mediastinal superior.
- Leucostase.
- Síndrome de lise tumoral espontânea.
- Pré e pós-operatórios de cirurgias para ressecção de tumores.

## IMUNIDADE E COMPLICAÇÕES INFECCIOSAS

Uma série de fatores aumenta a suscetibilidade a infecções no paciente oncológico. A neoplasia por si só pode modificar a imunidade. A infiltração da medula por linfomas e leucemias compromete a produção e a função dos neutrófilos e dos linfócitos, afetando a imunidade celular e humoral. A terapia, que envolve três modalidades (quimioterapia, radioterapia e cirurgia), também contribui para aumentar o risco de infecções graves. Muitos quimioterápicos são mielossupressores, tóxicos à mucosa epitelial, e lesam a integridade do tegumento, dos tratos respiratório e gastrointestinal, facilitando a penetração de micro--organismos no hospedeiro. Os efeitos de colonização por bactérias hospitalares resistentes, a desnutrição associada à baixa ingesta, a perda da integridade mucocutânea e o uso de procedimentos invasivos, como sondas, cateteres, próteses, punções e nutrição parenteral prolongada, comprometem ainda mais a integridade das barreiras mecânicas do organismo, conferindo ao paciente maior risco de infecções.

Além disso, a corticoterapia é imunossupressora, e a radioterapia também pode ocasionar perda da integridade tecidual. A cirurgia tem um risco infeccioso aumentado e piorado ainda mais pela imunossupressão já existente.

Leucopenias de 500 células por mm³, e em especial abaixo de 100, são as situações em que ocorre a maioria das bacteremias e das pneumonias bacterianas. As alterações nos linfócitos do tipo B acometem a imunidade humoral, tornando o paciente suscetível a infecções por bactérias encapsuladas. Os pacientes com doença de Hodgkin ou linfoma não Hodgkin, que fazem uso de corticosteroides e radioterapia, apresentam disfunção dos linfócitos tipo T e alteração na imunidade celular. Isso facilita as infecções por vírus, em especial o citomegalovírus, além de infecções fúngicas e bactérias intracelulares. A depressão de linfócitos *T helper* (CD4⁺) contribui para o desenvolvimento de infecções oportunistas como herpes zóster ou pneumonia (*Pneumocystis carinii*). Os pacientes esplenectomizados têm risco maior de desenvolver septicemia por bactérias encapsuladas.

As infecções do trato respiratório estão entre as complicações mais comuns do paciente com câncer. A colonização da via aérea superior e as alterações na mucosa e nos mecanismos de resposta imune humoral permitem o estabelecimento de infecções locais e disseminações hematogênicas. No diagnóstico diferencial de infiltrados pulmonares do paciente imuno-comprometido, além de agentes infecciosos, deve-se levar em conta a presença de doenças em atividade, reações a drogas, êmbolos e hemorragias alveolares secundárias a erosão vascular ou trombocitopenia. As infecções pulmonares em imunocomprometidos costumam evoluir rapidamente para insuficiência respiratória, devendo ter sua etiologia diagnosticada o mais rápido possível. Quando o paciente não apresenta condições clínicas para procedimentos invasivos, opta-se por antibioticoterapia de amplo espectro. A avaliação inicial deve incluir radiografia de tórax, culturas, hemograma e gasometria arterial.

A tomografia computadorizada de tórax é realizada para definir melhor o padrão e a extensão da doença, o que pode não ser visível na radiografia simples. Numa série de 89 transplantes de medula com complicações pulmonares, o lavado broncoalveolar definiu diagnóstico em 50% dos casos, sendo uma técnica indicada nesses pacientes. A biópsia pulmonar a céu aberto também é uma técnica utilizada em pacientes que não respondem à terapia. Os pacientes neutropênicos com infiltrados pulmonares localizados, além dos patógenos bacterianos usuais, podem desenvolver infecções fúngicas (*Aspergillus*) ou virais, como citomegalovírus (CMV). Já os pacientes com infiltrados pulmonares difusos têm como diagnósticos diferenciais infecção por *Pneumocystis carinii*, *Micoplasma pneumoniae*, citomegalovirose, herpes vírus, vírus sincicial respiratório, adenovírus e influenza vírus, além de agentes bacterianos ou fúngicos.

## SÍNDROME DA VEIA CAVA SUPERIOR E SÍNDROME MEDIASTINAL SUPERIOR

Correspondem ao conjunto de sinais e sintomas que ocorrem quando há compressão da veia cava superior. O termo "síndrome do mediastino superior" é usado quando ocorre compressão concomitante da traqueia, comum em pacientes pediátricos. O paciente apresenta tosse, rouquidão, dispneia, ortopneia e dor torácica. Ocorrem também edema de face em região cervical e ingurgitamento venoso. Nos casos mais graves, há comprometimento do SNC com alterações neurológicas, torpor e convulsões. A radiografia de tórax mostra uma massa no mediastino superoanterior, com possíveis derrames pleural ou pericárdico. O diagnóstico diferencial exclui lesões cardiovasculares benignas (trombose da cava superior por cateter) e histoplasmose (área endêmica e sorologia). A anestesia geral deve ser evitada, pois induz com frequência à parada cardiorrespiratória nesses pacientes, optando-se então por métodos menos invasivos de diagnóstico, tais como: hemograma, mielograma com o paciente em posição sentada, pleuro ou pericardiocentese quando existirem derrames e biópsia de linfonodo.

A tomografia computadorizada de tórax é um exame de grande eficiência para definir o tamanho da traqueia e o grau de compressão das estruturas, fornecendo importantes elementos no manejo desses pacientes.

O ecocardiograma bidimensional com Doppler ajuda a verificar a compressão de estruturas cardíacas e o comprometimento do pericárdio, além de permitir a visualização de possíveis trombos. No caso de trombo decorrente de cateter, a remoção deste é mandatória. Tem-se usado também infusão de uroquinase para a sua dissolução.

Havendo compressão da traqueia, deve-se manter o paciente em posição sentada e ofertar oxigênio por cateter nasal ou máscara. Nos casos mais graves, pode ser feita a ventilação mecânica não invasiva (VMNI), evitando-se a sedação e o manejo da via aérea com entubação por causa do risco de parada cardiorrespiratória. Às vezes, quando o paciente não tem condições de ser submetido a exames que determinem o diagnóstico anatomopatológico, o diagnóstico oncológico é feito pelos dados clínicos. Iniciam-se a quimioterapia e/ou a radioterapia empírica de acordo com a hipótese diagnóstica mais provável, em pacientes com risco iminente de óbito, até que o paciente tenha condições para procedimentos mais invasivos.

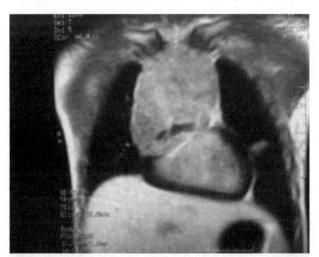

**Figura 1** Ressonância magnética de tórax (massa mediastinal anterossuperior, volumosa e lobulada, comprimindo traqueia, brônquios, veia cava superior e coração, com derrames pleural bilateral e pericárdico).

## MASSAS ABDOMINAIS

Tumores abdominais volumosos, como linfoma de Burkitt, hepatoblastoma e neuroblastoma, podem comprometer a função respiratória por compressão do tórax. O tratamento é por suporte com ventilação mecânica, preferencialmente não invasiva, até que medidas específicas, como quimioterapia, radioterapia ou cirurgia, resolvam o problema.

## SÍNDROME DE LISE TUMORAL

Consiste na rápida liberação de metabólitos intracelulares (ácido úrico, fósforo e potássio) em quantidade superior àquela que pode ser eliminada pelos rins, podendo evoluir para insuficiência renal. Frequentemente, associa-se também à hipocalcemia. Ocorre em tumores de crescimento rápido e volumosas massas (leucemias linfoides e linfomas de Burkitt). Os pacientes podem apresentar insuficiência respiratória (massa abdominal, leucostase pulmonar) e distúrbios motores decorrentes de distúrbios metabólicos (hipertonias e convulsões, por exemplo). Previne-se com hiperidratação (3.000 mL/m$^2$/sc) para alcalinização; pode ser usado alopurinol nos casos de elevação do ácido úrico e, para as hiperfosfatemias, o hidróxido de alumínio.

## DISTÚRBIOS HIDRELETROLÍTICOS

### Hiponatremia

As causas mais importantes de hiponatremia em pacientes oncológicos podem ser decorrentes do próprio tumor ou consequência do tratamento. Geralmente, é ocasionada por secreção inapropriada do hormônio antidiurético (SSIADH) ou cerebral (*salt wasting*). As hiponatremias podem ocorrer abruptamente, levando a crises convulsivas, irritabilidade, sonolência e coma. A correção rápida pode levar à mielinólise pontina.

### Hipernatremia

A causa mais frequente de hipernatremia em pacientes oncológicos é decorrente do diabete insípido central (craniofaringeomas, histiocitose e neoplasias pulmonares). A sintomatologia varia desde irritabilidade, hipertonias e convulsões até o coma. Devem-se evitar correções abruptas, pois elas podem levar ao edema cerebral.

## Hipopotassemia

Decorre de perdas como diarreia e vômitos (quimioterápicos) ou perdas renais (cisplatina, ifosfamida e anfotericina). Os sintomas são bradicardia e outras arritmias, diminuição da força muscular e íleo paralítico.

## Hiperpotassemia

Está associada à diminuição da excreção por insuficiência renal ou liberação de potássio intracelular (lise tumoral), ocorrendo perda de força muscular e arritmias cardíacas.

## Hipocalcemia

Frequentemente, a hipocalcemia está associada à lise tumoral, e os sintomas são parestesias, cãibras, tetanias, laringoespasmo e convulsões, podendo evoluir para arritmias graves.

## Hipercalcemia

Normalmente, está associada à produção de proteínas análogas ao hormônio paratireoidiano, pelas células tumorais ou por osteólise. As manifestações são náuseas, obstipação, perda de força muscular, convulsões e arritmias graves com bloqueio e parada cardíaca.

## Hipomagnesemia

Relacionada a perdas gastrointestinais por diarreia, esteatorreia e aumento da excreção renal pela utilização de diuréticos e a hiperidratação. Quando não for detectada causa para hipomagnesemia, checar a possibilidade de tumores, pois estes consomem magnésio. Podem ocorrer parestesias, cãibras, convulsões, fibrilação e parada cardíaca.

## Hipofosfatemia

Decorrente, em geral, de desnutrição, má absorção intestinal ou aumento da eliminação renal. As manifestações clínicas são: perda de força muscular, parestesias, íleo adinâmico, apneia e disfunção cardíaca.

## Hiperfosfatemia

As células blásticas contêm quatro vezes mais fósforo do que as células normais e, consequentemente, com a lise celular, ocorre aumento do fósforo. Quando o produto Ca x P eleva-se acima de sessenta, pode ocorrer precipitação, levando à insuficiência renal e à hipocalcemia.

## HIPERLEUCOCITOSE

A presença de mais de 100 mil leucócitos por $mm^3$ define essa doença, que está associada a complicações metabólicas decorrentes de lise tumoral ou leucostase em qualquer território vascular (cerebral, pulmonar, renal etc.). O número excessivo de leucócitos forma agregados e trombos em pequenos vasos, além de lesar a parede vascular de pequenos vasos, causando hemorragias. A presença de agregados

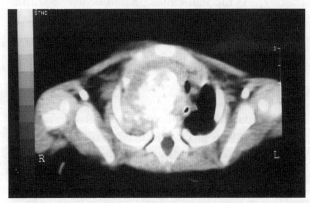

**Figura 2** Tomografia de tórax (compressão tumoral provocando desvio de traqueia e esôfago).

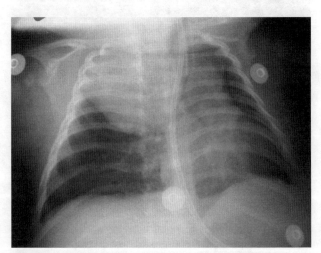

**Figura 3** Radiografia de tórax (massa mediastinal provocando desvio e compressão da traqueia para a esquerda).

leucocitários intravasculares nas hiperleucocitoses leva à hiperviscosidade sanguínea e à diminuição da perfusão tecidual, acarretando hipóxia em diferentes órgãos. A circulação intracerebral e a pulmonar são normalmente as mais afetadas. Os sintomas são: alterações de consciência, cefaleia, convulsões ou papiloedema (hipertensão intracraniana).

Rebaixamento do nível de consciência pode indicar acidente vascular encefálico isquêmico ou hemorrágico. Desconforto respiratório pode indicar leucostase pulmonar. No pulmão, os sintomas são de dispneia com hipóxia e insuficiência cardíaca direita. A radiografia de tórax geralmente é normal. A piora na função renal pode indicar leucostase renal, podendo ocorrer insuficiência renal e priapismo.

A terapêutica inclui hiperidratação, alcalinização e alopurinol. A leucoaferese consiste na retirada parcial desses leucócitos por meio de uma máquina e é indicada em casos de maior risco ou sintomáticos.

## MUCOSITE

A quimioterapia e a radioterapia podem causar a perda da integridade do tegumento e ulcerações de diferentes órgãos e sistemas, principalmente da mucosa gastrointestinal, facilitando a penetração de micro-organismos no hospedeiro e aumentando o risco de mais trauma e sangramento. O aspecto clínico é de lesões com erosão, edema e eritema, que podem provocar dor intensa e anorexia. Ocorrem também dificuldade de deglutição, aumento da quantidade de salivação e secreção em vias aéreas superiores e risco de broncoaspiração. A prevenção da infecção e o tratamento da dor são os objetivos principais no tratamento da mucosite.

## CHOQUE SÉPTICO

Definições:

1. Síndrome da resposta inflamatória sistêmica (SIRS) – duas ou mais: taquicardia, taquipneia, hipotermia ou hipertermia, leucocitose ou leucopenia.
2. Sepse: SIRS + hemocultura positiva ou infecção clínica e laboratorial e perfusão periférica adequada.
3. Sepse grave: sepse + sinais de hipoperfusão, (alteração mental, oligúria) e responsivo a volume.

4. Choque séptico: sepse grave + sinais de hipoperfusão, hipotensão presente ou não e não responsivo a volume.

A neutropenia febril é o motivo mais frequente de admissão em UTI pediátrica oncológica. As complicações infecciosas, desde quadros localizados, assim como disseminação com sepse e choque séptico, são quadros típicos na criança com câncer, e a infecção é a principal causa de morte nas crianças que não falecem em razão da própria doença oncológica.

A característica do choque séptico no imunodeprimido é a instalação rápida e em maior gravidade. As crianças podem apresentar previamente disfunção orgânica em razão do próprio tumor ou pela toxicidade decorrente da quimioterapia e/ou da radioterapia, o que agrava o quadro. Além disso, o uso prévio de corticoterapia prolongada em determinados tumores pode levar à crise adrenal. É fundamental reconhecer precocemente o tumor, por meio de exame clínico repetido ao longo do dia e tratamento imediato com reposição volêmica adequada com ou sem uso de drogas vasoativas.

## CARDIOTOXICIDADE

A existência de cardiotoxicidade por quimioterápicos (Quadro 1) pode acarretar diminuição do índice cardíaco e insuficiência cardíaca congestiva (ICC) em diferentes graus. A cardiotoxicidade pode ser classificada em aguda, subaguda ou crônica. Congestão pulmonar que leva o paciente a edema agudo pulmonar é situação comum em crianças oncológicas.

**Quadro 1** Efeitos imediatos da quimioterapia

Depressão medular

Infecção

Náuseas, vômitos, diarreia, obstipação

Mucosite, faringite, esofagite

Neurite periférica

Convulsões

Ataxia cerebelar

Pneumonite ou fibrose pulmonar, hipersensibilidade e edema pulmonar não cardiogênico

Disfunção cardíaca

Reações alérgicas

O paciente pode se encontrar compensado, sem necessidade de inotrópicos, vasodilatadores ou diuréticos, porém, quando em vigência de uma agressão (infecção, hiperidratação etc.), ele pode descompensar simulando um choque séptico.

## HIPERTENSÃO INTRACRANIANA E HERNIAÇÃO CEREBRAL

Os tumores do SNC são a forma mais comum de tumor sólido na infância. A maioria dos tumores do SNC pode apresentar sinais e sintomas de aumento de pressão intracraniana. Grande parte deles é infratentorial, bloqueando o terceiro e o quarto ventrículos. Os astrocitomas são os mais comuns, vindo em segundo lugar os tumores neuroectodérmicos primitivos (PNET).

A apresentação clínica varia com a idade. Os lactentes apresentam vômitos, letargias, perda de atividades motoras, convulsões, sintomas de hidrocefalia obstrutiva e aumento da circunferência craniana. Em crianças maiores, a cefaleia é o sintoma mais comum e recorrente e pode vir acompanhada de vômitos, além de alterações visuais, como diplopia, e neurológicas, como ataxia, hemiparesia, distúrbios da fala, rigidez cervical, vertigens, letargia e coma.

As alterações neurológicas também podem ser focais. A hipertensão intracraniana pode levar à Tríade de Cushing: bradicardia, hipertensão e apneia. A herniação cerebral é o último evento da hipertensão intracraniana, levando à morte encefálica. Provoca alterações no padrão respiratório, no tamanho e na reatividade das pupilas e nos movimentos extraoculares. A tomografia computadorizada de crânio permite o diagnóstico de tumor cerebral e evidencia o aumento na pressão intracraniana.

A punção lombar para obtenção de exame de líquido cefalorraquidiano está totalmente contraindicada antes de se afastar a possibilidade de aumento da pressão intracraniana pela tomografia de crânio, por causa do risco de herniação cerebral.

A terapêutica inclui o uso de dexametasona endovenosa, manitol a 20% e medidas de suporte que incluem a manutenção da integridade das vias aéreas (entubação e ventilação mecânica) no caso da diminuição do nível de consciência. A terapêutica específica do tumor será definida em função histopatológica e pode abranger as seguintes modalidades: ressecção cirúrgica, quimioterapia ou radioterapia.

## COMPRESSÃO MEDULAR

Das crianças com câncer, 4% desenvolvem compressão e disfunção da medula espinhal, normalmente relacionadas ao tumor. A compressão epidural é a mais comum. O envolvimento metastático de corpos vertebrais é raro na infância, muito embora ocorra nas fases terminais de doença metastática, o que pode ser sinal de apresentação de neuroblastoma, linfoma ou, mais raramente, do sarcoma. A dor em coluna cervicossacral ocorre em 80% das crianças com compressão medular. Qualquer criança com câncer e dor na coluna deve ser considerada portadora de compressão da medula espinhal até que haja prova contrária. O exame neurológico com atenção para força muscular das extremidades, reflexos, tônus do esfíncter anal e determinação de alterações sensoriais é fundamental. O exame radiográfico simples pode demonstrar anormalidades em metade dos casos. A ressonância magnética é o exame de escolha na elucidação.

O tratamento consiste no uso de dexametasona endovenosa e descompressão cirúrgica imediata, pois a compressão medular pode gerar sequelas irreversíveis. A radioterapia local também pode ser usada.

## ACIDENTE CEREBROVASCULAR

A hiperleucocitose e a coagulopatia são as principais causas de AVC em crianças com câncer. O AVC isquêmico está mais associado aos quadros de hiperleucocitose, e o AVC hemorrágico, aos quadros de coagulopatias. Aproximadamente 30% dos AVC

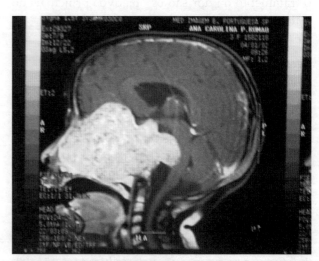

**Figura 4** Ressonância magnética de crânio (tumor atingindo estruturas da base do crânio).

estão ligados à quimioterapia (L-asparaginase). Clinicamente, a apresentação se dá por alterações motoras ou de fala, e as convulsões podem estar presentes. A tomografia computadorizada de crânio pode não mostrar o AVC isquêmico na fase inicial, mas afasta hemorragias ou progressão do tumor. A terapêutica é de suporte, com correção dos fatores de coagulação e plaquetas.

## DISTÚRBIOS DA HEMOSTASIA SANGUÍNEA

A hemostasia sanguínea é mantida por plaquetas e fatores de coagulação. Distúrbios no equilíbrio desse sistema são frequentes nas crianças oncológicas.

A trombocitopenia pode ser decorrente de infiltração medular pelo tumor (leucemias), consequência de quimioterapia e radioterapia, ou consumo (infecção). Em geral, causa petéquias, equimoses e epistaxe, além de hemorragias internas quando as plaquetas atingem menos de 5.000 mm$^3$. O tratamento usual é a transfusão de plaquetas quando há sangramento ativo, procedimentos invasivos ou risco de hemorragia intracraniana – febre, ventilação mecânica invasiva com parâmetros elevados. A dose é de 1 unidade para cada 10 kg. As plaquetas devem ser sempre irradiadas e filtradas pela existência do risco de sensibilização, quando se trata de pacientes politransfundidos. A plaquetose é frequente em hepatoblastomas, porém sem grandes repercussões.

Em relação aos fatores de coagulação, determinadas neoplasias podem cursar com alterações deles. A leucemia pró-mielocítica (LMAM3) apresenta aumento do consumo de fatores de coagulação que pode evoluir para coagulação intravascular disseminada (CIVD). Além disso, a sepse/choque séptico também pode evoluir para CIVD.

Fenômenos trombóticos podem ocorrer pela produção de substâncias trombogênicas pelo tumor (carcinoma renal), deficiência de fatores trombolíticos ou induzido por drogas quimioterápicas (ciclofosfamida, cisplatina, 5-fluoracil e metrotexate). A presença de cateteres, imobilização e complicações como a sepse aumentam ainda mais o risco de trombose venosa.

## ANEMIA

É um achado muito comum nos pacientes com câncer e pode ser decorrente da própria neopla-

sia (leucemias), da terapia (mielossupressão) ou do consumo (infecção). O paciente pode apresentar sinais e sintomas de palidez, dispneia, fadiga, taquicardia, cansaço aos mínimos esforços ou às mudanças de decúbito, tontura e queda do nível de consciência. Quando de instalação lenta, o paciente tolera níveis de 3 g/dL de hemoglobina, e a reposição também deve ser lenta. Nas hemorragias agudas, níveis de 5 g/dL são de alto risco e constituem uma emergência. A correção é feita por concentrado de hemácias, em geral com níveis abaixo de 10 g/dL nos pacientes instáveis ou com níveis de 7 a 8 g/dL em pacientes estáveis.

Em geral, transfundem-se 10 mL/kg de concentrado de hemácias para aumentar a hemoglobina sérica em 2 a 3 g/dL. As hemácias devem ser irradiadas e filtradas como as plaquetas.

## QUIMIOTERAPIA E RADIOTERAPIA

Mesmo com os avanços no tratamento das neoplasias, as novas terapias aplicadas ainda provocam uma série de efeitos colaterais, que comprometem muitas funções orgânicas de forma aguda ou tardia. A criança pode ficar em risco iminente de morte, necessitando de suporte em terapia intensiva. Em outras situações, tem seu problema inicial solucionado (fica curada do tumor), porém torna-se uma criança ou um adolescente cardiopata (às vezes, é imprescindível transplante cardíaco para a sua sobrevivência), pneumopata, nefropata ou neuropata, necessitando de reabilitação e tratamento para o resto de sua vida.

O Quadro 2 e as Tabelas 1 e 2 demonstram os efeitos imediatos e tardios da quimioterapia e os da radioterapia.

**Quadro 2**  Efeitos imediatos da radioterapia (seu efeito é intensificado quando associada à quimioterapia)

| |
|---|
| Mucosite |
| Reações cutâneas (radiodermites) |
| Alteração do apetite, diarreias, cólicas |
| Fadiga |
| Mielossupressão (dependendo da extensão e da área irradiada) |
| Endotelite |

**Tabela 1** Efeitos tardios da radioterapia[4]

| Órgão ou sistema | Efeitos ou sequelas |
|---|---|
| Ossos | Diminuição do crescimento, escoliose, baixa estatura, dor lombar, deformidade dos membros com tamanhos diferentes entre si, deformidades estéticas |
| Músculos, partes moles | Atrofia, fibroses, deformidades estéticas |
| Dentes, glândulas salivares | Maior risco de cáries e periodontites, má-formação de raízes, agenesias dentárias, xerostomia |
| Visão | Catarata, retinopatias, queratoconjuntivites |
| Cardiopulmonar | Efusão pericárdica, pericardite constrictiva, doença coronária precoce, fibrose pulmonar |
| Sistema nervoso central | Déficits neuropsicológicos, mudanças estruturais (atrofias, calcificações, dilatações ventriculares) |
| Renal | Hipertensão, diminuição do *clearance* de creatinina |
| Geniturinário | Fibrose de bexiga, contraturas |
| Endócrino | Déficit do hormônio de crescimento, outros sinais de falência da glândula pituitária, hipotireoidismo e aumento de risco de nódulos, risco de esterilidade nos homens e, nas mulheres, falência ovariana e menopausa precoce |
| Gastrointestinal | Má absorção, estreitamento intestinal, disfunção hepática |

**Tabela 2** Efeitos tardios da quimioterapia[4]

| Órgão ou sistema | Droga | Efeito |
|---|---|---|
| Ossos | Corticosteroides | Necrose avascular, osteoporose |
| Cardiopulmonar | Antracíclicos | Cardiomiopatia, falência cardíaca congestiva |
| | Ciclofosfamida (altas doses) | Falência cardíaca |
| | Bleomicina/BCNU | Fibrose pulmonar |
| | Metotrexato | Pneumonite intersticial |
| Sistema nervoso central e periférico | Metotrexato | Mudanças estruturais, mudanças neuropsíquicas, hemiplegia, convulsões |
| | Cisplatina | Neuropatia periférica, perda da audição |
| | Alcaloides da vinca (oncovina) | Neuropatia periférica |
| Renal | Ifosfamida | Síndrome de Fanconi |
| | Cisplatina | Diminuição do *clearance* de creatinina, hipomagnesemia, acidose tubular renal |
| | Carboplatina | Insuficiência renal |
| | Metotrexato | Falência renal aguda |
| | Nitrosureias | Falência renal com sintomas tardios |
| Geniturinário | Ciclofosfamida e Ifosfamida | Cistite hemorrágica, fibrose da bexiga, carcinoma da bexiga |
| Gonadal | Ciclofosfamida, outros alquilantes e procarbazida | Esterilidade nos homens e menopausa precoce nas mulheres |
| Gastrointestinal | Metotrexato | Fibrose, cirrose, testes de função hepática alterada |
| | BCNU | Falência hepática, testes de função hepática alterada |

## ASPECTO PSICOSSOCIAL

Entre todas as doenças, talvez o câncer seja a que provoque maior impacto psicossocial. Muitas vezes, faz-se necessário acompanhamento psicológico tanto do paciente quanto dos familiares, conjuntamente com a terapia farmacológica. A criança pode apresentar-se com humor deprimido, diminuição do interesse ou perda de prazer pela maioria das atividades, perturbação do sono e do apetite, alteração do peso, agitação ou lentificação psicomotora, ansiedade, irritabilidade, estresse exacerbado, entre outras alterações psicossomáticas, que podem interferir na fisioterapia.

## DOR

Por muitos anos, a dor em pediatria foi negligenciada, porém, com objetivo de oferecer melhor qualidade de vida às crianças, o controle da dor e o alívio da ansiedade têm desempenhado papel de destaque na estratégia terapêutica dos pacientes internados em UTI, principalmente quando se trata de oncologia.

A dor é um dos fatores mais limitantes e de sofrimento para o paciente oncológico. O nível da dor varia de criança para criança, mesmo quando elas apresentam o mesmo tipo de tumor. Pode ser de origem psicológica, dor fantasma pós-amputação ou causada por diversos fatores: destruição de tecidos moles e ósseos, obstrução, infiltração, compressão, necrose, inflamação, infecção, manipulação cirúrgica pós-ressecção de tumores, pós-quimioterapia (neurite periférica) e radioterapia.

Como parte de uma equipe multidisciplinar, é também responsabilidade do fisioterapeuta identificar a necessidade de aumentar ou diminuir a dosagem de analgesia e sedação do paciente, informando ao médico principalmente quando há interferência na sincronia da ventilação mecânica (diminuição inadvertida do *drive* respiratório ou assincronia paciente-ventilador) ou quando há dificuldade no manuseio da criança em função de dor e agitação.

É importante respeitar momentos de sonolência aumentada pós-administração de "bolus" de analgesia e sedação, pois é provável que, além de não conseguir o adequado *feedback* da criança para a realização da fisioterapia nesse momento, o profissional também esteja desrespeitando um instante imprescindível de descanso pós-episódio de dor intensa, náuseas, vômitos, fadiga exacerbada pós-radioterapia, exame doloroso, como o de punção de liquor, entre outros procedimentos. Assim, o fisioterapeuta precisa ter bom senso e respeitar os melhores momentos para realizar a sua terapia, a não ser que a intervenção requeira certa urgência, pois deve-se ter em mente que a função respiratória é vital e está em primeiro lugar dentre os diversos procedimentos em uma UTI.

Em uma UTI pediátrica oncológica, utilizam-se altas doses de analgesia e sedação. Os medicamentos mais prescritos são o midazolan (0,1 mg/kg/h), a fentanila (2 mg/kg/h) e a morfina (10 mg/kg/h) como doses iniciais, podendo atingir níveis elevados de acordo com a escala de sedação/analgesia. Esses medicamentos podem induzir à tolerância (necessidade de aumentar a dose do fármaco para obter o mesmo efeito) e/ou à síndrome de abstinência (conjunto de manifestações comportamentais, autonômicas e motoras), a qual ocorre em resposta ao desmame inadequado ou à suspensão abrupta das drogas.

Essas alterações (tanto na tolerância como na abstinência) podem prejudicar a atuação do fisioterapeuta e trazem mal-estar para a criança. Dessa forma, o reconhecimento dos sintomas e dos sinais é fundamental para que medidas de correção nas escalas de analgesia e sedação sejam tomadas e para que o profissional consiga realizar sua terapia.

O midazolan tem como efeito colateral as alucinações, e a fentanila, a ocorrência de espasmo/estridor laríngeo e, principalmente, rigidez torácica, que impede tanto a ventilação espontânea como a mecânica, sendo considerada situação de urgência para a vida da criança. O antídoto é o naloxone endovenoso. Suporte ventilatório imediato com bolsa manual (Ambu®) torna-se necessário enquanto não se obtém o efeito do medicamento. A ventilação deve ser cuidadosa para evitar pneumotórax.

Atualmente, o manejo da dor secundária de metástases ósseas em pacientes com câncer terminal envolve a administração de altas doses de analgésicos opioides. Mesmo assim, muitas vezes, não se consegue um controle eficaz da dor e o paciente sofre com os efeitos colaterais da excessiva medicação administrada.

Sabe-se que existem vários meios de aliviar a dor, além da utilização de medicamentos. Um dos recursos analgésicos da fisioterapia utilizado com sucesso nos pacientes oncológicos é a estimulação elétrica transcutânea (TENS). Segundo o Instituto Nacional de Câncer, 70% dos pacientes com dor crônica respondem à TENS, porém, após um ano de uso, o índice pode cair para 30%. No contexto atual, não é possível tratar a dor oncológica somente com o uso de corrente elétrica analgésica, mas é possível diminuir de forma significativa o uso de analgésicos e, consequentemente, seus efeitos colaterais. Deve-se lembrar que o calor superficial e profundo, a crioterapia, a massoterapia e o *laser* são contraindicados em áreas de radiação ou diretamente sobre o tumor.

É nesse contexto que o fisioterapeuta está inserido como parte de uma equipe multidisciplinar, contribuindo para o melhor tratamento e a qualidade de vida desse grupo específico de doentes, tanto na UTI e enfermarias como em âmbito ambulatorial.

# FISIOTERAPIA RESPIRATÓRIA

TATHIANA SANTANA SHIGUEMOTO

A criança oncológica diferencia-se em vários aspectos, desde as particularidades inerentes à fisiologia infantil até os fatores relacionados com o câncer: mielossupressão (anemia, plaquetopenia e leucopenia) – que aumenta o risco infeccioso e de sangramento –, distúrbios de coagulação e dor.

Para o fisioterapeuta que trabalha em terapia intensiva com crianças e adolescentes com câncer, é fundamental entender o perfil diferenciado desse grupo de pacientes e os seus principais motivos de internação. O conhecimento das características e da evolução da doença oncológica (tipo de neoplasia, localização, presença de metástases, prognóstico, tratamento utilizado: quimioterápico, radioterápico ou abordagem cirúrgica e suas possíveis complicações) ajuda o profissional na definição de suas condutas.

Muitas vezes, as crianças encontram-se extremamente impacientes e estressadas até mesmo com procedimentos simples, em virtude do tempo prolongado de internação, dos procedimentos invasivos, da dor e do intenso mal-estar. Assim, os fisioterapeutas que atuam nessa área precisam ter paciência e usar a imaginação e a criatividade na elaboração de atividades que incentivem a criança a realizar os exercícios brincando.

Atividades lúdicas (de acordo com as diferentes idades e interesses) associadas à terapia fortalecem o vínculo terapeuta-paciente, e os objetivos de promover a higiene brônquica de modo que de otimizar a reexpansão pulmonar são mais facilmente alcançados. A explicação dos procedimentos a serem instituídos tranquiliza os pais e as crianças, cria vínculo e humaniza o atendimento fisioterapêutico.

Além disso, é importante haver flexibilidade na terapia. As manipulações devem ser rápidas, mas eficazes e repetidas de acordo com a necessidade. Preconiza-se a aplicação das técnicas de maior habilidade do profissional, avaliando sempre as que proporcionam melhores resultados para a criança.

É fundamental usar o bom senso na escolha das técnicas a serem aplicadas, respeitando-se os limites da criança, sua dor, os momentos de indisposição, exames laboratoriais e de imagem, assim como as indicações e as contraindicações de cada técnica e o quadro clínico do paciente.

Manobras de higiene brônquica (tapotagem, drenagem postural, vibração, compressão expiratória, aceleração do fluxo expiratório, expiração lenta prolongada, expiração com a glote aberta em decúbito infralateral ou dorsal para adolescentes), assim como manobras de reexpansão pulmonar, podem ser realizadas respeitando-se os valores de plaquetas, coagulograma e limiar da dor. Quando a intervenção se faz necessária, mesmo com valores laboratoriais alterados, opta-se por manipulações "leves" (em intensidade, força e duração).

Sabe-se que técnicas vigorosas, como percussão torácica, podem provocar hematomas no paciente pediátrico com uma contagem baixa de plaquetas. Essa contagem deve ser considerada antes do tratamento diário ser instituído. Uma diretriz proposta pelo Children's Hospital, em Boston, orienta o seguinte: se a contagem de plaquetas for maior que 50 mil, aceitam-se percussão e vibração; contagens entre 20 mil e 50 mil indicam o uso de vibração e posicionamento apenas para drenagem brônquica; abaixo de 20 mil são usados somente posicionamentos de drenagem brônquica. Exercícios respiratórios e tosse podem ser realizados independentemente da contagem de plaquetas. Como com qualquer diretriz geral, pode haver exceções em casos específicos, devendo-se procurar discutir em equipe quais técnicas são apropriadas, pois às vezes os exames laboratoriais contraindicam uma técnica, porém o quadro da criança a indica.

O conhecimento das particularidades da criança com câncer e o bom senso são mais importantes no momento de se definir uma conduta do que o rigor com a contagem de plaquetas. As precauções são necessárias e podem limitar a atuação do profissional, porém não devem impedi-la, pois as crianças necessitam de atendimento. É preciso lembrar que a infecção pulmonar é o motivo mais frequente de admissão em UTI pediátrica oncológica.

Para aqueles pacientes que, pelos seus exames laboratoriais, não poderiam ser manipulados, opta-se pela realização de propriocepção, estimulação e ajuda cinética diafragmática, além de manipulação escapular e dos membros superiores (em diagonais associadas ao ritmo respiratório) e técnica de equilíbrio toracoabdominal (RTA), como forma de relaxamento e com objetivo de melhora na mecânica dos músculos respiratórios.

Muitas vezes, um posicionamento adequado é suficiente para melhora da relação V/Q, mecânica respiratória e desconforto respiratório da criança. Por exemplo, o posicionamento em prona melhora a relação V/Q por aumentar a capacidade residual funcional por meio do recrutamento de alvéolos anteriormente colapsados em supino (por serem áreas dependentes do pulmão sob a ação da gravidade). Além disso, o apoio abdominal em ventral, por um certo período, aumenta a pressão intra-abdominal e a função diafragmática torna-se otimizada.

Técnica de expiração forçada, *huffing*, drenagem autogênica, freno labial e tosse solicitada, assistida ou estimulada (com espátula, drenagem rinofaríngea ou ao estímulo de fúrcula – cuidados são necessários em crianças com obstrução alta), assim como padrões ventilatórios voluntários, inspirômetros de incentivo ou *flutter* e a VMNI intermitente (como forma de exercício, para mobilização de secreção ou reexpansão pulmonar), podem ser realizados independentemente dos valores de plaquetas.

Padrões ventilatórios, inspirômetros de incentivo, *flutter* e exercícios respiratórios associados aos membros superiores devem ser solicitados quando a criança tem idade suficiente para entendê-los e executá-los.

Balancear os riscos e os benefícios de uma intervenção quando a criança encontra-se plaquetopênica e com distúrbios de coagulação é indispensável. De preferência, realizam-se drenagem postural e vibro-compressões expiratórias leves no caso de mobilizar secreções. A associação de inalações à terapia intensifica a fluidificação das secreções e otimiza a higiene brônquica. As aspirações de vias aéreas superiores e nasotraqueal são realizadas em caso extremo (se estritamente necessárias) pelo grande risco de trauma, sangramento e dor decorrentes da mucosite, plaquetopenia e coagulograma alargado. Os cuidados de assepsia durante o procedimento de aspiração nesses pacientes devem ser redobrados. Procura-se tentar, ao máximo, uma tosse eficaz durante a terapia.

No caso de reexpansão pulmonar (atelectasia em base pulmonar direita, por exemplo), quando as manobras de compressão/descompressão (manobra de pressão negativa) são contraindicadas pelos exames laboratoriais, pode-se lançar mão da VMNI intermitente e posicionamentos que favoreçam a área pulmonar comprometida, associada a bloqueios manuais leves contralaterais, com objetivo de recrutamento alveolar das áreas colapsadas. Os exercícios com pressão positiva só devem ser utilizados na ausência de sangramento ativo de vias aéreas superiores e cavidade oral.

Alguns tipos de neoplasia na criança, como o osteossarcoma e tumor de Ewing, frequentemente evoluem com metástase pulmonar. A presença de metástases ou massas pulmonares não contraindica a realização das diversas técnicas de higiene brônquica e reexpansão pulmonar. Porém, observar a presença

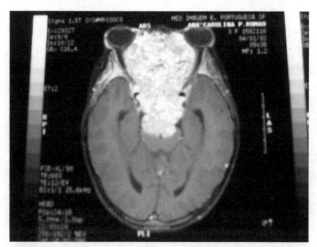

**Figura 5** Tomografia de crânio, evidenciando extensa massa em rinofaringe, com destruição de estruturas ósseas, e calcificação, atingindo base de crânio. Contraindica-se aspiração de vias aéreas superiores pelo risco de trauma, sangramento, aspiração do tumor e disseminação hematogênica das células tumorais.

de metástases ósseas (principalmente costelas) é fundamental para definir a conduta que será adotada. Nesses casos, são contraindicadas as manipulações torácicas, pela instabilidade do gradil costal e pelos riscos de fratura pela osteoporose acentuada.

Condutas de drenagem postural devem ser evitadas em pacientes com massas mediastinais, pois alterações mínimas no seu posicionamento ideal (sentado) podem gerar compressão traqueal e intenso desconforto respiratório, associado a crises de broncoespasmo e parada cardiorrespiratória.

Crianças com quadro de pneumonite e fibrose pulmonar decorrentes de radioterapia e quimioterapia ou que utilizam drogas como o FAGCSF (fator estimulador de colônias de granulócitos), que possui efeitos tóxicos pulmonares, assim como todas as crianças mielossuprimidas, precisam de atenção especial do fisioterapeuta em razão da maior chance de desenvolvimento de complicações pulmonares.

Como a criança oncológica apresenta alterações hematológicas importantes, ela é constantemente submetida à transfusão de hemoderivados (hemácias, plaquetas, plasma, crioprecipitado). O profissional que trabalha nessa área deve conhecer as reações de sensibilização adversas, como febre, tremores, calafrios, mal-estar, tontura, taquicardia, taquidispneia e quedas na saturação de oxigênio, evitando o atendimento nesses períodos ou oferecendo, se necessário, suporte ventilatório (oxigenoterapia ou VMNI).

Em pacientes que serão ou foram submetidos recentemente ao transplante de medula óssea, devem-se analisar com cuidado os riscos e os benefícios de uma intervenção fisioterapêutica. É importante, nesse período, que a criança não permaneça em contato com muitas pessoas, para diminuir a chance de aquisição de infecções. Se o atendimento for necessário, é imprescindível respeitar as precauções respiratórias e de contato (que visam a proteger o paciente que se encontra imunodeprimido pelas altas doses de quimioterápicos pré-transplante ou condicionamento), e, de preferência, ele deve ser o primeiro a ser atendido. Mesmo que a criança não esteja realizando sessões de fisioterapia, durante a infusão da medula óssea é importante o acompanhamento do fisioterapeuta, pois o paciente pode apresentar alguma reação transfusional ao conservante do *steam cell* e evoluir rapidamente para choque e insuficiência respiratória aguda, sendo necessário suporte ventilatório.

Complicações pulmonares, nos cem primeiros dias posteriores ao transplante de medula óssea, estão associadas a altas taxas de morbidade e mortalidade nos pacientes submetidos a esse tratamento, principalmente quando o suporte ventilatório invasivo é instituído. Essas complicações são comuns e podem ter causas infecciosas ou não infecciosas, sendo classificadas em precoces ou tardias dependendo de quando elas ocorreram, antes ou depois de cem dias pós-transplante. Dessa forma, podem-se desenvolver edema pulmonar, pneumonia, pneumonite ou hemorragia alveolar difusa. Nessa ocasião, o fisioterapeuta direcionará suas condutas de acordo com a gravidade do quadro respiratório da criança e as indicações e as contraindicações de cada tipo de suporte ventilatório (oxigenoterapia, VMNI), sempre associando as técnicas de manutenção da higiene brônquica e de expansibilidade pulmonar à terapêutica da criança.

# FISIOTERAPIA MOTORA

TATHIANA SANTANA SHIGUEMOTO

A enfermidade e a hospitalização são estressantes e traumáticas tanto para a criança como para a sua família. Procedimentos dolorosos e invasivos, a quebra da rotina, o ambiente estranho e o afastamento dos amigos, da escola e dos familiares rompem os elementos que proporcionam suporte pessoal e emocional na infância, o que pode representar sério risco para atraso do desenvolvimento global (neuropsicomotor).

Crianças que permanecem em repouso prolongado, no leito ou em inatividade, frequentemente têm dor, fraqueza, resistência diminuída e contraturas. A radioterapia pode agravar esse quadro, pois os locais irradiados apresentam diminuição da vascularização tecidual, e as lesões geradas no tecido normal podem ser reparadas, ou seja, substituídas por tecido fibroso. Esse processo acarreta má nutrição e consequentemente perda da elasticidade e contratilidade tecidual, podendo levar a bloqueio articular permanente e fibrose muscular em razão dos danos dos pequenos vasos.

Os efeitos do imobilismo já são bem conhecidos: problemas musculoesqueléticos, circulatórios (trombose venosa profunda, hipotensão postural), cutâneos (úlceras de pressão), respiratórios (pneumonia hipostática), urinários, intestinais e psicológicos.

Esses efeitos decorrentes do desuso são agravados no paciente com câncer tanto pela quimioterapia e pela radioterapia quanto pela presença de metástases ósseas. Setenta e seis por cento dos pacientes com um ano após transplante de medula óssea ainda citam a fadiga e 41% citam a fraqueza como queixas principais. Além disso, a osteopenia é a causa mais comum de escoliose em adultos após o tratamento de câncer e gera alterações no desenvolvimento ósseo da criança.

Dessa forma, o objetivo principal do fisioterapeuta nessa unidade é evitar a síndrome do imobilismo por meio de um programa de exercícios gradual que pode ser iniciado tão logo o paciente se torne hemodinamicamente estável, mesmo em UTI, com objetivos de melhora da função cardiovascular, respiratória, fortalecimento, prevenção de osteoporose e bem-estar psicológico.

Alguns estudos têm demonstrado que a atividade física diminui o crescimento de tumores primários e o aparecimento de metástases, além de melhorar a função imune do hospedeiro. Além disso, atrasa o início de complicações do câncer, como a caquexia e a anorexia.

Portanto, estimular as crianças na realização de trocas posturais, sedestação, ortostatismo, deambulação, exercícios metabólicos, mudanças de decúbito e ganho de força e resistência muscular, preservando, dentro dos níveis de normalidade, as amplitudes de movimento e garantindo um adequado desenvolvimento neuropsicomotor, é essencial para uma recuperação mais rápida.

É também comum nessas crianças alteração nutricional, caracterizada por perda de peso, desnutrição e até mesmo caquexia. Isso se deve à diminuição na ingesta de alimentos (dor e disfagia pela mucosite, náuseas, vômitos e perda do apetite por causa da quimioterapia) associada ao alto gasto energético basal, em decorrência da convergência de nutrientes para as células tumorais. A desnutrição pode limitar a terapia do fisioterapeuta, pois, como o paciente tem gasto energético elevado e poucas reservas, facilmente ele fadiga. Essa condição deve ser respeitada por causa da realização de terapias curtas, com maior enfoque no relaxamento, exercícios metabólicos e mobilização passiva, sempre respeitando os horários de dieta.

Requerem atenção especial do fisioterapeuta, principalmente, pré e pós-operatórios de neurocirurgias, que podem evoluir com sequelas motoras e pré e pós-operatórios de ortopedia para colocação de próteses ou amputação nos casos de osteossarcoma e tumores ósseos. Uma outra situação que exige cuidado do fisioterapeuta é a da criança com cateter femoral, que necessita de fisioterapia motora pelo risco maior de desenvolvimento de trombose na região do cateter.

Para pacientes plaquetopênicos que apresentam risco de sangramento quando manipulados ou até mesmo hemorragias espontâneas, os exercícios são indicados de acordo com valores de plaquetas. Segundo a diretriz proposta pelo Chidren's Hospital, em Boston, se a contagem de plaquetas for maior que 50 mil aceitam-se exercícios resistidos com cautela; contagens entre 20 mil e 50 mil indicam exercícios ativos-assistidos e ativos; abaixo de 20 mil são realizados somente exercícios ativos. Alguns serviços utilizam a seguinte referência para a realização de exercícios: com menos de 50 mil plaquetas, evitam-se exercícios resistivos e alongamentos prolongados; com menos de 25 mil plaquetas, as atividades são evitadas, pelo risco significativo de sangramento. Em alguns casos de plaquetopenia extrema, as crianças não podem sair do leito, sendo necessário restringir suas atividades de vida diária (AVD) até a melhora do número de plaquetas.

Na anemia, situação bastante comum em oncologia, a restrição aos exercícios aplicados depende dos valores de hemoglobinas e hematócritos. Alguns serviços realizam os exercícios observando as alterações clínicas (sensação de dispneia) e os dados vitais dos pacientes, quando são encontrados valores anormais de hematócrito. Em metástases ósseas, por existir o risco de fratura, os exercícios são limitados pela extensão do comprometimento ósseo. Fraturas patológicas ocorrem entre 8 e 30%.

Outras situações, além da plaquetopenia, da anemia e das metástases ósseas, que restringem os exercícios realizados pelo fisioterapeuta, são demonstradas na Tabela 3.

Durante a realização dos exercícios, recomenda-se manter a $SaO_2$ acima de 90%. Se a $SaO_2$ estiver abaixo do normal, um suplemento de oxigênio deve ser providenciado ou a atividade, interrompida.

Deve-se considerar que os exercícios aplicados dependem não somente de exames laboratoriais, de imagem ou de testes de função cardíaca ou pulmonar, mas também da união do bom senso do profissional com a necessidade da criança. Diversos serviços adotam atividades de acordo com diferentes valores de referência e com a observação do que é seguro e proporciona resultado na prática. Ainda não existe unanimidade do que realmente é ou não prejudicial ao paciente e qual seria o limite real para a não manipulação. O importante é sentir o que melhor se adapta à criança, de forma a respeitá-la, adotando os cuidados necessários, sempre com avaliação crítica e sem se acomodar com aquilo que foi estabelecido.

Na verdade, estudos direcionados às contraindicações de fisioterapia respiratória e motora em pacientes oncológicos devem ser realizados para que o profissional trabalhe com maior segurança. Enquanto isso, existem algumas diretrizes que devem ser seguidas e adaptadas a cada serviço e ao quadro de cada criança.

## PRÉ E PÓS-OPERATÓRIOS

A intervenção cirúrgica, por séculos, era o único método de tratamento do câncer. Atualmente, ainda constitui o componente mais importante, principalmente nos pacientes com tumores curáveis. O procedimento cirúrgico pode ser diagnóstico, curativo, como tratamento multidisciplinar combinado de formas diversas com a quimioterapia e a radioterapia, paliativo, citorredutor ou preventivo (amputação de um sarcoma doloroso e ulcerado), para doença recidivada e metastática, para complicações do tratamento (perfuração da parede intestinal decorrente de quimioterapia ou obstrução intestinal causada por aderências de manipulação cirúrgica anterior) ou cirurgia reconstrutora.

O risco cirúrgico é acentuado nos pacientes com câncer pela imunossupressão. Por isso, o fisioterapeuta direcionará maior vigilância a todos os pré e pós-operatórios dessas crianças, tanto nos cuidados com a função respiratória como com a circulatória (exercícios metabólicos) e motora. A explicação dos procedimentos fisioterapêuticos à criança, quando ela entende, e aos seus pais é importante para que uma relação de confiança entre terapeuta-paciente seja estabelecida.

Cirurgias torácicas (lobectomias, ressecção de costelas) e abdominais altas (hepatectomias) estão frequentemente associadas a complicações pulmo-

**Tabela 3** Orientações e precauções de exercícios para pacientes oncológicos

| Problemas clínicos | Valores laboratoriais | Recomendações |
|---|---|---|
| **Trombocitopenia** Valores normais de plaquetas 150.000–450.000/m³ | 30.000 a 50.000/m³ | Exercícios ativos livres, de amplitude máxima e de resistência leve; deambulação e atividades de autoajuda |
| | 20.000 a 30.000/m³ | Exercícios suaves (passivos ou ativos livres); deambulação e assistência para autoajuda necessários para tolerância/equilíbrio |
| | < 20.000/m³ | Mínimo de exercícios, atividade cautelosa; passivos cuidadosamente; apenas atividades de vida diária |
| **Anemia** Valores normais Hematócrito 37%-47% Hemoglobina 12%-16% g/dL | Ht < 25% Hb < 8 g/dL | Exercícios leves; isométricos; ativos livres de amplitude máxima; evitar programas aeróbicos ou progressivos; atividades de vida diária: assistidos com segurança |
| | Ht 25-35% Hb 8-10 g/dL | Exercícios aeróbicos e com resistência leve; pesos leves; deambulação e autoajuda tolerados pelo paciente |
| | Ht > 35% Hb > 10 g/dL | Exercícios resistidos; deambulação; autoajuda, conforme a tolerância e a resistência do indivíduo |
| **Metástases ósseas** Achados radiológicos evidentes; autorrisco indicado para segmento: lesões corticais maiores que 2,5-3,0 cm < 50% do envolvimento cortical; lesões dolorosas, não responsivas à irradiação | > 50% do córtex envolvido | Não realiza exercícios; toque leve sem descarga de peso; uso de muletas e andador |
| | 25%-50% do córtex envolvido | Exercícios ativos de amplitude máxima; sem tração; descarga de peso parcial |
| | 0%-25% do córtex envolvido | Exercícios aeróbicos leves; evitar atividades de levantar/esforço; descarga total de peso |
| **Disfunção pulmonar** Teste de função pulmonar Radiografia de tórax | < 50% da FEV1 esperada ou capacidade de difusão | Sem exercícios aeróbicos |
| | 50%-75% da FEV1 esperada ou capacidade de difusão | Exercícios aeróbicos leves |
| | 75% ou + da FEV1 esperada ou capacidade de difusão | Maioria dos programas de exercícios é boa |
| | Derrames pleurais extensos ou pericárdicos ou múltiplas metástases pulmonares | Exercícios de amplitude máxima; poucos exercícios isométricos; consultar o cardiologista e o oncologista |
| **Disfunção cardíaca** Fração de ejeção Eletrocardiograma | Baixa | Exercícios aeróbicos leves |
| | Extrassístole ventricular recente, arritmia atrial, arritmia ventricular, padrão isquêmico | Não realizar exercícios; consultar cardiologista |
| **Alterações eletrolíticas** Na⁺ K⁺ Cálcio | < 130 mmd/L < 3,0 (hipocalcemia requer tratamento) > 6,0 (hipercalcemia, frequentemente associada com arritmias e fraqueza muscular; requer tratamento) | Não realizar exercícios |
| **Endócrino** Diabete dependente de insulina | | Monitorar cuidadosamente os exercícios, pois eles podem potencializar a reabsorção da insulina quando administrada |

Fonte: Schultz et al.[33]

nares pós-operatórias. A anestesia geral, a duração da cirurgia, a VMI no intra-operatório, a manipulação e a incisão cirúrgica, a presença de drenos, a distensão abdominal no caso das cirurgias abdominais, a inibição reflexa do nervo frênico, a disfunção na mecânica dos músculos respiratórios, a dor, a imobilidade e a depressão do centro respiratório contribuem para uma redução considerável dos volumes e das capacidades pulmonares, principalmente a capacidade residual funcional. Ocorrem colapsos alveolares em graus variados, associados à diminuição na complacência pulmonar, alterações na relação V/Q e hipoxemia. A ineficácia da tosse facilita o acúmulo de secreções e a chance de aquisição de infecções. Essas repercussões pulmonares podem ser prevenidas ou tratadas com o auxílio da fisioterapia respiratória, pelas técnicas de higiene brônquica e reexpansão pulmonar, com o uso de incentivadores respiratórios ou por VMNI, de acordo com a condição clínica do paciente.

Cirurgias neurológicas requerem maior atenção quanto ao desmame ventilatório, pelo risco do paciente apresentar alterações no ritmo respiratório ou não apresentar *drive* respiratório satisfatório em função de comprometimento do centro respiratório e também quanto às sequelas motoras e ao posicionamento adequado no leito.

Além disso, pacientes com rebaixamento do nível de consciência merecem vigilância especial pelos riscos de distúrbios de deglutição e broncoaspiração associados à hipoventilação e consequentemente à formação de atelectasias e pneumonias.

Cirurgias ortopédicas (amputação, colocação de endopróteses) demandam maiores cuidados quanto à questão motora (restrições de posicionamentos, liberação de movimentos e descarga de peso e uso de recursos auxiliares para a marcha), que precisam ser discutidas com a equipe e orientadas pelo cirurgião e pelo ortopedista. De forma preventiva, pelos efeitos anestésicos e cirúrgicos e maior debilidade orgânica do paciente, a função respiratória também necessita de atenção.

Na Tabela 4, encontram-se descritos os principais efeitos tardios da cirurgia no câncer infantil.

**Tabela 4**   Efeitos tardios da cirurgia no câncer infantil[4]

| | |
|---|---|
| Retirada do baço | Comprometimento da função imune com maior risco de sepse por organismos encapsulados |
| Amputação | Numerosos problemas funcionais, deformidade estética, efeitos psicológicos e sociais |
| Cirurgia abdominal | Risco de obstrução intestinal |
| Cirurgia pélvica | Problemas relacionados à impotência, incontinências |

# VENTILAÇÃO MECÂNICA NÃO INVASIVA

TATHIANA SANTANA SHIGUEMOTO
RAUL GUTIERREZ LAMELAS
MASSAMI HAYASHI

Os benefícios da VMNI em pacientes adultos com doença pulmonar obstrutiva crônica e edema agudo de pulmão já são bem conhecidos, e os efeitos positivos dessa modalidade ventilatória em pacientes oncológicos também já começaram a ser demonstrados. Além disso, sabe-se que a VMNI apresenta outra grande vantagem: menor número de complicações quando comparada à ventilação mecânica invasiva.

Tradicionalmente, pacientes imunocomprometidos eram submetidos à entubação endotraqueal quando a insuficiência respiratória tornava-se grave. Dessa intervenção, surgiam complicações fatais, como pneumonia nosocomial, sepse e sangramento. Como alternativa terapêutica, com objetivo de diminuir as complicações associadas à ventilação mecânica, vários estudos vêm sendo desenvolvidos na área da ventilação não invasiva. Os resultados mostram diminuições estatiscamente significativas de sérias complicações (pneumonia, sinusite, sangramento e sepse) e da mortalidade dos pacientes. Atualmente, a ventilação não invasiva é o suporte ventilatório de escolha para esse grupo de pacientes, devendo ser considerada a primeira opção de intervenção em casos de insuficiência respiratória aguda, o que ainda infelizmente não é feito em diversos centros de tratamento intensivo no Brasil e no exterior.

De acordo com os estudos que aplicam a VMNI em pacientes com câncer, observa-se diminuição importante na necessidade de entubação, e esse procedimento é considerado técnica ventilatória como opção viável para os pacientes com câncer em insuficiência respiratória.

Tratando-se de crianças, a VMNI é bem tolerada, e, quando se faz necessário seu uso, opta-se preferencialmente pela utilização de *prongs* ou máscaras nasais, pelo menor risco de broncoaspiração. Especialmente quando se lida com oncologia, em que náuseas e vômitos são frequentes, as máscaras nasais são quase obrigatórias em vez das faciais. Como os *prongs* nasais são confeccionados para crianças de até dois anos e a maior incidência dos tumores pediátricos é em crianças maiores e adolescentes, as máscaras nasais são mais utilizadas. Porém, se o paciente for colaborativo, principalmente adolescente, e entender como se utiliza a VMNI (muitas vezes são eles que ajustam a máscara de acordo com o seu maior conforto) e houver indicação para a instalação da máscara facial, esta pode ser aplicada.

Um paciente na VMNI requer sempre acompanhamento contínuo do fisioterapeuta. A escolha e a instalação da máscara, a melhor adaptação ao rosto da criança, a observação da presença de vazamentos e a utilização de placas protetoras da pele nos pontos de fixação da máscara, assim como a adequação dos parâmetros ventilatórios e seu desmame, de acordo com a avaliação contínua do padrão respiratório do paciente, são funções essenciais e de responsabilidade do fisioterapeuta.

Além disso, a VMNI pode ser utilizada como recurso terapêutico nos pacientes com metástases ósseas, em crianças plaquetopênicas com distúrbios de coagulação ou pouco colaborativas, que não podem ser manipuladas e não têm idade suficiente para realizar exercícios ativamente, como forma alternativa de mobilização de secreções ou de reexpansão pulmonar.

Pacientes sépticos, situação típica em oncologia pediátrica, normalmente apresentam padrão respiratório caracterizado por taquipneia e aumento da ventilação-minuto, associado a importante aumento do

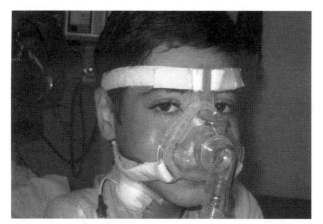

Figura 6    Criança utilizando máscara facial em VMNI.

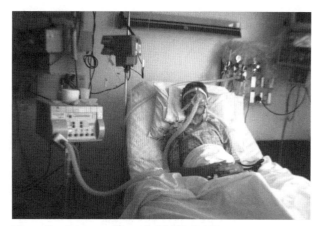

Figura 7    Criança utilizando VMNI na UTI.

gasto energético, necessitando de suporte ventilatório para diminuir o trabalho respiratório e reduzir o consumo de energia. Em todos os estudos sobre VMNI, coloca-se a instabilidade hemodinâmica como contraindicação da sua utilização. Porém, algumas vezes, quando uma criança com câncer, imunodeprimida, com quadro clínico de sepse associado à instabilidade hemodinâmica, fazendo uso de drogas vasoativas, necessita de suporte ventilatório, opta-se pela VMNI (no Hospital do Câncer, p. ex.), apesar de se estar diante de uma situação clássica que a contraindicaria.

Nesse grupo especial de pacientes, é preciso lembrar que a VMI aumenta a taxa de mortalidade, e, dessa forma, a sua utilização torna-se o suporte ventilatório de escolha. O seu uso vem mostrando sucesso em crianças instáveis hemodinamicamente, sem intercorrências ou dificuldades. Quando a evolução clínica se deteriora, esses pacientes são entubados e submetidos à VMI. Com isso, é possível evitar a entubação na grande maioria desses pacientes os quais teriam a indicação de entubação orotraqueal (EOT) associada à VMI.

Crianças que apresentam instabilidade hemodinâmica por cardiotoxicidade, com ritmo de galope (3ª bulha), beneficiam-se do uso da VMNI. Níveis de PEEP em torno de 10 a 15 cmH$_2$O são habitualmente usados com o objetivo de diminuição da pré-carga, melhora da sobrecarga cardíaca e estabilização da sua função, associados ou não às drogas vasoativas.

Crianças com sinais de ICC agudizado, em edema agudo de pulmão e desconforto respiratório franco, também se beneficiam dos efeitos clássicos da pressão positiva (redistribuição do líquido alveolar, melhora da área de troca gasosa e diminuição da pré-carga, além da aproximação das miofibrilas, melhorando a contratilidade cardíaca).

Crianças em tratamento com hiperidratação (síndrome de lise tumoral ou hiperleucocitose) podem ter agudamente redução da complacência pulmonar, associada a taquipneia, hipoxemia e alcalose respiratória, resultantes de edema pulmonar. A instalação da VMNI é primordial nesses casos.

Crianças com pneumonias extensas ou quadros pulmonares restritivos (derrame pleural proveniente do tumor ou parapneumônico e distensão abdominal pelo aumento de massa tumoral – nas grandes visceromegalias) também têm se beneficiado da utilização da VMNI. É importante destacar que a VMNI, atualmente, tem sido o método de escolha no suporte ventilatório de crianças imunocomprometidas, pois as complicações decorrentes da EOT, invariavelmente, evoluem para o óbito da criança.

Um aspecto peculiar das crianças com câncer é a necessidade de passagem de cateter central para uso de drogas vasoativas e quimioterápicos. Muitas vezes, as crianças ficam sem possibilidades de acesso venoso periférico pelos danos causados aos pequenos vasos em função dos prolongados períodos de quimioterapia e radioterapia a que elas são submetidas. Dessa forma, torna-se imprescindível a aquisição de um acesso central. Esse procedimento requer níveis adequados de sedação e analgesia, o que pode induzir a criança à diminuição do *drive* respiratório, rigidez torácica, estridor laríngeo e situações emergenciais que colocam em risco a vida do paciente. Para que esse procedimento seja realizado com segurança, o fisioterapeuta monitora a função respiratória da criança, avalia a necessidade do uso de oxigenoterapia ou a VMNI (muito utilizada no Hospital do Câncer), adequa os parâmetros ventilatórios de acordo com a situação clínica do paciente e acompanha todo o procedimento.

# VENTILAÇÃO MECÂNICA INVASIVA

TATHIANA SANTANA SHIGUEMOTO
RAUL GUTIERREZ LAMELAS
MASSAMI HAYASHI

Pacientes imunocomprometidos, como aqueles com câncer, quando entram em falência respiratória e necessitam de VMI, têm notoriamente pobres prognósticos e altas taxas de mortalidade, atingindo índices de 60% a 100%, dependendo do diagnóstico de base e de fatores como idade, *status* funcional, doenças associadas (cardiovasculares ou pulmonares), presença ou ausência de falência de múltiplos órgãos e duração da neutropenia. Eles frequentemente morrem da doença de base ou complicações dela ou, ainda, pelos problemas decorrentes da instituição da ventilação mecânica. É comum atribuir a morte desses pacientes às complicações provenientes da EOT e da VMI.

Uma das complicações mais sérias e de alta mortalidade para esse paciente é a pneumonia associada à ventilação mecânica (PAV). Uma vez desenvolvida a PAV, torna-se difícil para um organismo que tem o sistema imunológico deficitário combater a infecção, que facilmente se dissemina e se torna ainda mais grave. Dessa forma, medidas como lavagem das mãos e retirada o mais precocemente possível da COT, entre outras medidas que previnam a PAV, são essenciais para esse grupo de doentes.

O paciente oncológico apresenta grande risco de sangramento proveniente do trauma durante a EOT. A mucosite associada aos distúrbios de coagulação e à plaquetopenia favorece as hemorragias extensas de difícil controle, tanto de vias aéreas superiores quanto em orofaringe, traqueia e pulmão. Frequentemente, também são encontradas placas de fungos na orofaringe e na traqueia, que também dificultam o procedimento. Quando o paciente encontra-se em VMNI e apresenta deterioração do seu quadro, necessitando de EOT associada à VMI, o processo de entubação pode ser realizado com a VMNI (*prong* ou máscara nasal),

o que permite maior tempo para o intensivista e segurança para o paciente (técnica bastante utilizada no Hospital do Câncer, São Paulo).

O fisioterapeuta participa desse procedimento e se torna responsável pela manutenção das vias aéreas pérvias e pela ventilação da criança antes, durante e após a EOT. A observação da posição da COT, por meio da ausculta pulmonar e da radiografia e da análise da gasometria arterial com os parâmetros iniciais da ventilação mecânica são essenciais para que os ajustes necessários sejam feitos. Em pediatria, utilizam-se COT sem *cuffs* (COT menores que 5,5), dessa forma pode-se observar escape tanto na ausculta como na diferença entre volume corrente inspirado e expirado.

Um fator bastante relevante na criança oncológica entubada é a necessidade de sedação e analgesia associadas a uma fixação adequada da COT para evitar possíveis deslocamentos, traumas, sangramentos e extubações acidentais.

Não existem diferenças importantes no modo como esses pacientes são ventilados. Deve-se utilizar principalmente o modo ventilatório de maior habilidade do profissional e ao qual ele tenha mais familiaridade, respeitando-se os parâmetros ventilatórios de tempo inspiratório e de volume corrente, que são menores na criança, e de frequência respiratória, que é maior, quando comparados com o adulto e variam conforme o tamanho da criança. O importante é ventilar o pulmão da forma mais fisiológica e protetora, procurando utilizar baixas pressões, $FiO_2$ e volumes correntes. É necessário tentar manter parâmetros ventilatórios sempre menores, porém suficientes para manter o conforto respiratório do doente, isto é, que proporcionem boa expansibilidade pulmonar e troca gasosa.

Para pós-operatórios sem doença pulmonar, opta-se por um modo de ventilação mais fisiológico, aproveitando-se o *drive* respiratório e a sincronia paciente-ventilador, extubando-o o mais rapidamente possível. Dessa forma, pode-se receber o paciente do centro cirúrgico em SIMV (à pressão + PS); ao se observar adequado *drive* respiratório, opta-se por mudar a modalidade ventilatória para PSV. O desmame precisa ser rápido, pois o paciente oncológico, em especial, necessita ficar o menor tempo possível em VMI, pelos riscos aumentados de aquisição de complicações associadas a essa ventilação (p. ex., PAV e sangramentos). Porém, deve ser ponderado e respeitar os critérios de desmame e de extubação, principalmente parâmetros como nível de consciência e padrão respiratório confortável associado a parâmetros mínimos do ventilador.

A VMNI pós-extubação é aplicada sempre que necessário (como em casos de laringite e estridor laríngeo pós-extubação).

Para pós-operatórios de cirurgias torácica e abdominal alta, nas quais as complicações pulmonares já são bem conhecidas, manobras de recrutamento alveolar favorecem a função pulmonar antes da extubação.

Para pacientes com ascite e derrame pleural de repetição em tumores abdominais que invadem o tórax (comumente associado aos linfomas), após a drenagem do derrame pleural, estão indicadas as manobras de recrutamento alveolar de forma a reexpandir áreas pulmonares anteriormente atelectasiadas. E, sempre que possível, opta-se por manter esses pacientes em VMNI.

Quando ocorrem convulsões ou apneia (infiltração no SNC, alterações metabólicas e/ou hidreletrolíticas ou toxicidades às drogas) ou outras situações que não comprometam o pulmão, mas comprometam o comando e a condução da informação neural para a respiração (SNC ou periférico) ou disfunções na caixa torácica ou musculatura respiratória, a ventilação mecânica instituída também é a mais fisiológica e protetora, pois não há nenhuma afecção pulmonar que justifique aumento nos parâmetros ventilatórios.

Crianças com fibrose pulmonar (toxicidade às drogas) podem necessitar de parâmetros ventilatórios mais altos, pois a fibrose proporciona ao paciente um pulmão com menor complacência.

A criança com câncer pode apresentar situações emergenciais típicas da sua doença, como também quadros encontrados na UTI pediátrica geral. Ter antecedente pulmonar de bronquite, adquirir pneumonias e/ou broncopneumonias com ou sem derrame pleural, bronquiolites ou crises de broncoespasmo, entre outras doenças pulmonares ou não pulmonares que requerem suporte ventilatório invasivo, são situações de risco e gravidade aumentados para crianças quando comparadas com aquelas sem câncer. A ventilação irá se ajustar às características de cada doença e ao quadro respiratório, de forma que haja sempre um desmame precoce e a manutenção da criança no suporte ventilatório não invasivo assim que ela tenha condições e indicações.

Na síndrome do desconforto respiratório agudo (SARA) – situação bastante comum em oncologia pediátrica –, procura-se seguir a tendência mundial de ventilação protetora com objetivo de se evitar complicações como barotrauma, atelectrauma, volutrauma e biotrauma. Dessa forma, utilizam-se volumes correntes reduzidos ($\leq$ 6 mL/kg), mínima $FiO_2$ e altos valores de PEEP (acima do ponto de inflexão inferior da curva pressão-volume) de forma a manter uma $SatO_2 \geq 90\%$. Essa estratégia acarreta um volume-minuto pequeno gerando $PaCO_2$ elevados, o que normalmente é bem tolerado pelos pacientes (hipercapnia permissiva). Não foi definido até hoje qual o melhor modo de ventilação a ser utilizado.

Os ventiladores modernos, como o Servo 300, oferecem modos que controlam tanto a pressão como o volume (*dual mode* – modalidade PRVC – pressão regulada/volume controlado). A posição prona e as manobras de recrutamento alveolar também têm sido recursos úteis na terapêutica e no manejo desses doentes. A mortalidade nessa síndrome em pacientes oncológicos é alta, porém vem melhorando com as novas técnicas de ventilação associadas a um tratamento mais especializado, não estando mais na faixa dos 100% como há alguns anos.

Nas hemorragias alveolares, situações que podem ser mais facilmente desenvolvidas nesse grupo de doentes, é indicado o uso de PEEP em níveis acima de 10 cmH$_2$O ou o suficiente para interromper a hemorragia, além de transfusão de plaquetas e correção do coagulograma.

Cuidados devem ser tomados quando PEEP elevadas são utilizadas, em função das repercussões hemodinâmicas geradas pela pressão positiva, que podem, por exemplo, diminuir o retorno venoso e o débito cardíaco e, consequentemente, pode piorar a perfusão e a função renal. Dessa forma, suporte hemodinâmico (volume e/ou drogas vasoativas) muitas vezes é necessário para que se possa manter a PEEP mais elevada.

Acredita-se que crianças com massas abdominais, ascite, visceromegalias ou síndrome compartimental abdominal, apresentando abdome tenso e distendido, com consequente diminuição da capacidade residual funcional e da complacência pulmonar, beneficiam-se de períodos de PEEP pouco mais elevadas, com objetivo de conter a formação de áreas de atelectasia nas bases pulmonares pela compressão abdominal. Porém, quando a pressão abdominal está muita elevada, ela gera um aumento da pressão pleural ao final da expiração e pode determinar o fechamento precoce das vias aéreas. Em consequência, os alvéolos das regiões pulmonares dependentes não se esvaziam totalmente durante a expiração, e uma pressão positiva permanece ao fim da expiração, gerando PEEP intrínseca. Nesses casos, o uso de PEEP externa não é benéfico, pois poderia elevar ainda mais a pressão pleural. Somente uma medida como paracentese ou abordagem cirúrgica entre outras condutas para redução da distensão abdominal poderiam melhorar a ventilação desse paciente.

Nessa situação, em fase inicial, é comum encontrar-se na gasometria valores baixos de $PaCO_2$, pois a compressão abdominal limita a expansibilidade pulmonar (volumes correntes menores), que é compensada por um aumento da frequência respiratória, que acaba "lavando" o $CO_2$ por aumento no volume-minuto.

A taquipneia pode diminuir o tempo expiratório e ocasionar aprisionamento de ar nos pulmões (auto-PEEP), aumentando o trabalho respiratório e a chance de fadiga muscular. Quando ocorre fadiga da musculatura respiratória, o $CO_2$ aumenta por causa da hipoventilação. Nessa situação, o suporte ventilatório (VMNI ou VMI) torna-se imprescindível para que o paciente não evolua para a fadiga e/ou falência respiratória, inicialmente, ou obtenha descanso e recuperação da musculatura respiratória, posteriormente, associada à normalização dos volumes, capacidades e das trocas gasosas.

A alcalose metabólica ocorre em crianças que recebem o tratamento de alcalinização do tumor para prevenção da síndrome de lise tumoral. Muitas vezes, a gasometria apresentará altos níveis de $PaCO_2$ por conta dessa alcalose, e esta não deve ser corrigida por meio de mudanças nos parâmetros ventilatórios (aumento da frequência ou do volume corrente, e consequentemente, do volume-minuto), pois a correção alteraria o efeito que se deseja com a alcalinização.

Da mesma forma são comuns, em terapia intensiva oncológica, importantes acidoses metabólicas, que apresentarão, clinicamente, crianças taquipneicas e, laboratorialmente, baixos níveis de $PaCO_2$ no intuito orgânico de normalização do pH. Porém, essa normalização só acontece quando medidas como volume ou bicarbonato forem tomadas para correção da acidose metabólica. Para evitar que, de forma iatrogênica, uma criança em narcose com altos níveis de $PaCO_2$ e acidose respiratória desenvolva alcalose metabólica, após a rápida normalização de valores de $PaCO_2$ com o estabelecimento da VMI, ao instituí-la, opta-se pela instalação do capnógrafo e pela monitorização lenta da diminuição dos valores de $CO_2$, com parâmetros ventilatórios iniciais que não otimizem a ventilação minuto.

A atuação do fisioterapeuta, nos cuidados da criança oncológica em VMI, é rigorosa e visa a otimizar os parâmetros da VMI, o desmame precoce e a manutenção da higiene brônquica e da expansibilidade pulmonar. Manobras de recrutamento alveolar, ZEEP e *bag squezing* são técnicas adicionais àquelas já mencionadas, que auxiliam o profissional no manejo desses pacientes.

As manobras de *bag squezing* e ZEEP não são contraindicadas, porém a utilização dessas técnicas é criteriosa e requer cuidado redobrado, visto que grande número de crianças oncológicas em VMI apresentam quadros pulmonares graves de SARA, necessitando de altos níveis de PEEP e sistema de aspiração fechado, não sendo indicada a frequente despressurização, nem o desrecrutamento pulmonar.

A observação de secreção espessa indica necessidade de adequação no sistema de aquecimento e umidificação da VMI ou desidratação do paciente, podendo-se optar pela troca dos filtros higroscópicos por copos umidificadores e de aquecimento, além da realização de expansões volêmicas e inalações adaptadas à VMI.

As aspirações são realizadas no final da terapia do fisioterapeuta e devem seguir, rigorosamente, as regras do procedimento, evitando contaminação, trauma, sangramento e reflexo vagal intenso. Quando se tornam frequentes, aumentando as chances de contaminação, ou quando a PEEP elevada está sendo utilizada, opta-se pela instalação do sistema de aspiração fechado (*track-care*). Cuidados com as aspirações são necessários em crianças que apresentam sangramento alveolar ativo e intenso ou de vias aéreas superiores, o que torna importante a discussão em equipe sobre os riscos e os benefícios desse procedimento. Pode-se aguardar a infusão de plaquetas para que a aspiração seja realizada com segurança.

A rotina de troca de circuitos, filtros, umidificadores e nebulizadores varia de serviço para serviço e, principalmente, de acordo com as normas da CCIH do hospital. Por tratar-se de oncologia, essas trocas são bastante rigorosas, a fim de evitar contaminação e proliferação de micro-organismos e diminuir os índices de infecção hospitalar.

Treinamento muscular pode ser iniciado tão logo a criança se encontre estável hemodinamicamente e tenha indicações para essa técnica. São poucos os estudos sobre treinamento muscular em pediatria. Quando esse procedimento é necessário, ainda são feitas as adaptações do que é realizado com o adulto (alterações na pressão de suporte, na sensibilidade – bastante controverso, pois não se mantém uma carga constante durante toda a inspiração – ou períodos intercalados de nebulização com VMI).

A interação entre a equipe médica e a de fisioterapia é fundamental no manejo dos pacientes em VMI. Às vezes, o paciente precisa melhorar o débito cardíaco e a perfusão tecidual pulmonar, com a instituição de volume e/ou drogas vasoativas, para que se obtenha resultado na ventilação mecânica. Outras vezes, são necessárias as manobras de higiene brônquica e de reexpansão pulmonar (recrutamento alveolar) para que se obtenham os resultados. A discussão em equipe enriquece o conhecimento dos profissionais envolvidos, e o grande beneficiário é o paciente, que receberá um tratamento pensado conjuntamente e, portanto, de maior qualidade.

## HUMANIZAÇÃO

A humanização e o enfoque em uma ação multidisciplinar conjunta tornam-se cada dia mais visíveis e indispensáveis no tratamento da criança com câncer. A comunicação entre os diferentes profissionais (dentistas, enfermeiros, fisioterapeutas, fonoaudiólogos, médicos, nutricionistas, professores, psicólogos, terapeutas ocupacionais, entre outros) e a discussão em equipe são fundamentais para a garantia de um atendimento de maior qualidade.

Atualmente, serviços especializados vêm adotando uma abordagem mais humana e digna às crianças e às suas famílias. Doutores da alegria, contadores de histórias, educação e tratamento continuado especializado, festas, voluntariado, biblioteca, brinquedotecas, salas de música, computação e de atividades, assim como a existência de Casas de Apoio, que oferecem moradia às famílias de regiões brasileiras dis-

tantes dos centros de tratamento de referência, dão suporte e qualidade de vida a esse grupo especial de doentes durante todo o tratamento.

Garantir uma boa qualidade de vida ao paciente fora de possibilidades terapêuticas é imprescindível, principalmente quando se trata de oncologia. Quando o prognóstico está definido, as terapêuticas podem ser direcionadas ao alívio da dor e do sofrimento e ao bem-estar: "Não se deve desistir de cuidar só porque o curar se tornou impossível".[4]

A participação da família na decisão e um processo de morte não prolongado, sem dor ou desconforto físico, com informações de qualidade, em boa quantidade e no momento adequado, ajudam a família a entender e a chegar a um consenso mais preparados e conscientes. O estreitamento de laços fraternos, a chance de se despedir e a presença dos familiares, o direito à privacidade e a um ambiente tranquilo para a realização de rituais preparam o paciente e a sua família para a morte. Além disso, o acompanhamento e o apoio aos pais após a morte da criança também fazem parte de uma morte digna e reconfortante.

Uma criança ou um adolescente necessita de ajuda para morrer bem. Também seus familiares necessitam de apoio nesse momento. Proporcionar a essa criança uma morte digna, humana, sem dor, acompanhada daqueles que ama, com apoio social e da equipe que a tratou durante toda a enfermidade, em um lugar agradável, sem desespero ou agonia, respeitando rituais familiares e religiosos, dá sentido à própria vida e à dos outros.[4]

O bem maior do ser humano é a vida, e, já que ela não pode mais ser preservada, devem-se doar amor, respeito, carinho e afeição ao paciente terminal, pois, nesse momento, é disso que ele e a sua família mais necessitam.

## REFERÊNCIAS BIBLIOGRÁFICAS

1. Azoulay E, et al. Granulocyte colony-stimulating factor or neutrophil-induced pulmonary toxicity: myth or reality? Chest 2001;120.

2. Azoulay E, et al. Improved survival in cancer patients requiring mechanical ventilatory support: impact of noninvasive mechanical ventilatory support. Crit Care Med 2001;29:519-25.

3. Ben-Abraham R, et al. Acute respiratory distress syndrome in children with malignancy: can we predict outcome? J Crit Care 2001;16:54-8.

4. Camargo B, et al. Pediatria oncológica: Noções fundamentais para o Pediatra. São Paulo: Lemar; 2001.

5. Conti G, et al. Noninvasive ventilation for the treatment of acute respiratory failure in patients with hematologic malignancies: a pilot study. Intensive Care Med 1998;24:1283-8.

6. Carvalho PRA, et al. Avanços no diagnóstico e tratamento da sepse. Jornal de Pediatria 2003;79:S195-204.

7. Ebihara S, et al. Mechanical ventilation protects against diaphragm injury in sepsis. Am J Crit Care Med 2002;165: 221-8.

8. Friedrich CF, et al. O papel do fisioterapeuta no tratamento oncológico. Cancerologia atual: um enfoque multidisciplinar. São Paulo: Roca; 2000. p. 198-204.

9. Friedman T, et al. Use of alternative therapies for children with cancer. Pediatrics 1997;100.

10. Garros D. Uma boa morte em UTI pediátrica: é isso possível? Jornal de Pediatria 2003;79:S243-54.

11. Gerber L, et al. Rehabilitation of the cancer patient – cancer principles and practice of oncology. 5.ed. Filadélfia: Lippincott-Raven; 1997. p.2925-56.

12. Hilbert G, et al. Noninvasive ventilation in immunosuppressed patients with pulmonary infiltrates, fever, and acute respiratory failure. N Engl Med 2001;344:481-7.

13. Hill NS. Noninvasive ventilation for immunocompromised patients. N Engl J Med 2001;344:522-4.

14. Ho VT, et al. Prognostic factors for early severe pulmonary complications after hematopoietic stem cell transplantation. Biology of Blood and Marrow Transplantation 2001;7:223-9.

15. Irwin S, et al. Fisioterapia cardiopulmonar. 2.ed. São Paulo: Manole; 1994.

16. Keenan HT, et al. Outcome of children who require mechanical ventilatory support after bone marrow transplantation. Pediatric Critical Care 2000;28:830-6.

17. Kelly KM, et al. Oncologic emergencies. Pediatric Clinics of North America 1997; 44:810-30.

18. Lago PM, et al. Analgesia e sedação em situações de emergência e unidades de tratamento intensivo pediátrico. Jornal de Pediatria 2003;79:S223-30.

19. Love RR, et al. Manual de oncologia clínica. 6.ed. Berlin: Spring-Verlag; 1999.

20. Marraro GA. Innovative practices of ventilatory support with pediatric patients. Pediatr Crit Care Med 2003;4:8-20.

21. Martínez CM, et al. Programa de rehabilitación pre y posoperatorio para pacientes pediátricos con tumores óseos malignos primarios en extremidades, manejados con cirugía de salvamento. Revista Mexicana de Medicina Física y Rehabilitación 2001;13:44-9.

22. Meert AP, et al. Noninvasive ventilation: application to the cancer patient admitted in the intensive care unit. Support Care Cancer 2003;11:56-9.

23. Narang S, et al. Anesthesia for patients with a mediastinal mass. Anesthesiology Clinics of North America 2001;19.

24. Nicolin G. Emergencies and their management. European Journal of Cancer 2002;38:1365-77.

25. Pfalzer LA. Oncology: examination, diagnosis, and treatment. Physical Therapy Considerations. Saunders Manual of Physical Therapy Pratice 1995. p.149-90.

26. Pizzo PA, et al. Infectious complications in pediatric cancer patients. Principles and Pratice of Pediatric Oncology. 4.ed. 2001;1239-83.

27. Pothmann R, et al. Diagnosis and therapy of pain in pediatric oncology. Klin Pediatr 1986;198:479-83.

28. Rashleigh L. Physiotherapy in palliative oncology. Aust J Physiother 1996;42:307-12.

29. Rossi R, et al. Prognosis of pediatric bone marrow transplant recipients requiring mechanical ventilation. Pediatric Critical Care 1999;27:1181-6.

30. Rotta AT, et al. O manejo da síndrome do desconforto respiratório agudo. Jornal de Pediatria 2003;79:S149-60.

31. Sapolnik R. Suporte de terapia intensiva no paciente oncológico. Jornal de Pediatria 2003;79:S231-42.

32. Schiff D, et al. Neurologic emergencies in cancer patients. Neurologic Clinics 1998;16:449-84.

33. Schultz K, et al. Fisioterapia – Planejando o cuidar na enfermagem oncológica. Lemar; 2000. p. 261-7.

34. Shaw A, et al. Mechanical ventilation in critically ill cancer patients. Current Opinion in Oncology 2001;13:224-8.

35. Simon SD, et al. Paciente oncológico: cuidados em UTI –condutas no paciente grave (Knobel E). São Paulo: Atheneu; 1994; 793-803.

36. Souza RV, et al. Fisioterapia: o câncer e o paciente – manual de condutas diagnósticas e terapêuticas em oncologia. 2.ed. 2002;117-20.

37. Stokes DN, et al. Tumour lysis syndrome and the anaesthesiologist: intensive care aspects of pediatric oncology. Seminars in Surgical Oncology 1990;6:156-61.

38. Szterling LN. Complicações hematológicas no câncer. Oncologia: bases clínicas do tratamento. Rio de Janeiro: Guanabara Koogan; 1996; p. 407-10.

39. Thomson A, et al. Fisioterapia de Tidy. 12.ed. São Paulo: Santos; 1994.

40. Troiano TJ. Oncology – acute care handbook for physical therapists. Boston: Butterworth-Heinemanm; 1997. p.303-38.

41. Varon J, et al. Feasibility of noninvasive mechanical ventilation in the treatment of acute respiratory failure in postoperative cancer patients. J Crit Care 1998;13:55-7.

42. Younes RN, et al. Câncer e exercício físico - Bases fisiopatológicas da cirurgia. Lemar; 1999. p. 467-79.

43. Petrilli AS, et al. Cuidados intensivos no paciente oncológico pediátrico. São Paulo: Atheneu; 2004.

44. Cogliati AA, et al. Noinvasive ventilation in the treatment of acute respiratory failure induced by all-trans retinoic acid (retinoic acid syndrome) in children with acute promyelocytic leukemia. Pediatr Crit Care Med 2002;3(1):1-9.

45. Nava S, et al. Acute respiratory failure in the cancer patient: the role of non-invasive mechanical ventilation. Critical Reviews in Oncology/Hematology 2004;51:91-103.

46. Principi T, et al. Noninvasive continuous positive airway pressure delivered by helmet in hematological malignancy patients with hypoxemic acute respiratoy failure. Intensive Care Med 2004;30:147-150.

47. Piastra M, et al. Treatment of acute respiratory failure by helmet-delivered non-invasive pressure support ventilation

in children with acute leukemia: a pilot study. Intensive Care Med 2004;30:472-6.

48. Marcucci FCI. O papel do fisioterapeuta nos cuidados paliativos a pacientes com câncer. Revista de Cancerologia 2005; 51(1):67-77.

49. Ahmed HE, et al. Pecutaneous electrical nerve stimulation (PENS): a complementary therapy for the management of pain secondary to bony metastasis. Clin J Pain 1998;14: 320-3.

50. Anders JC, et al. Aspectos de enfermagem, nutrição, fisioterapia e serviço social no transplante de medula óssea. Faculdade de Medicina de Ribeirão Preto 2000;33:463-85

51. Sarmento GJV. Fisioterapia respiratória no paciente clínico – rotinas clínicas. Barueri: Manole; 2005.

52. Meduri. Noninvasive positive-pressure ventilation in patients with acute respiratory failure. Clinics in Chest Medicine 1996.

# 55

# COMPLICAÇÕES DA VENTILAÇÃO MECÂNICA

ARNALDO ARAÚJO DE MENDONÇA JUNIOR
LETÍCIA SANDRE VENDRAME
SÉRGIO GRAVA

O suporte respiratório realizado por intermédio de aparatos mecânicos, conhecido como ventilação mecânica (VM), tornou-se pedra angular do tratamento intensivo há várias décadas e pode ser determinante para salvar vidas. Entretanto, a despeito de seu potencial positivo, a VM também tem sido relacionada a diversos problemas e complicações.[1]

De fato, há enorme gama de problemas que podem ser causados ou piorados pela presença da VM ou de próteses respiratórias necessárias para seu uso,[2] tais como problemas mecânicos (ligados a fontes de gases, respiradores ou conexões), problemas ligados às próteses respiratórias (mau posicionamento, desconecção ou extubação inadvertidas, fuga aérea, lesões secundárias à fixação delas, obstrução das próteses, mecânica ou por acúmulo de secreção), problemas nas vias aéreas e pulmões (de origem mecânica ou infecciosa) e transtornos sistêmicos relacionados à presença da VM. Em revisão de 2001, David et al.[3] enumeraram diversos eventos indesejáveis ligados direta ou indiretamente à VM (Tabela 1).

Este capítulo tentará discorrer sobre as principais complicações dessa forma de suporte. No entanto, não se pretende aqui esgotar o assunto, visto que ele é bastante amplo. O objetivo é oferecer uma visão geral das complicações e abrir a porta à pesquisa mais aprofundada de algumas delas, conforme o interesse do terapeuta respiratório. Para fins meramente didáticos, dividiu-se o assunto em complicações ligadas ao sistema respiratório (de natureza mecânica ou infecciosa) e complicações externas ao sistema respiratório. Tal facilidade não deve trazer a ilusão de que complicações de natureza intrínseca ao sistema respiratório não possam coexistir com complicações extrarrespiratórias; de fato, isso pode ser muito frequente.

## COMPLICAÇÕES LIGADAS AO TRATO RESPIRATÓRIO

### COMPLICAÇÕES NÃO INFECCIOSAS

#### Alterações fisiológicas da entubação traqueal

A entubação traqueal é realizada nos pacientes que necessitam de manutenção artificial das vias aéreas. Pode ter duração variada e acarreta várias alterações fisiológicas e complicações resultantes da presença do tubo endotraqueal, que pode ser introduzido através da via nasotraqueal ou orotraqueal.

As alterações fisiológicas desencadeadas pela introdução da cânula são: aumento do tônus simpático, manifestando-se principalmente por hipertensão e taquicardia;[4] hipotensão – em até um quarto dos pacientes;[5,6] espasmo glótico, como resposta neuromuscular reflexa mais comum;[7] edema pulmonar, observado na presença de espasmo laríngeo, o qual propicia gradiente de pressão e transudação capilar alveolar;[8] e aumento na resistência das vias aéreas pela presença da cânula, pois ocorre diminuição da área disponível à passagem do fluxo aéreo. Deformação do tubo endotraqueal, presença de secreções, posição cervical e também da cabeça são outros fatores que podem aumentar a resistência das vias aéreas.[9,10] Pode ainda haver aumento na pressão intracraniana por perda da autorregulação do fluxo sanguíneo cerebral.[11]

# Tabela 1  Complicações da ventilação mecânica

## Decorrentes da entubação traqueal
Trauma: lesões labiais, dentárias, nasais, amigdalianas, condrite de orelha
Paralisia de corda vocal, entubação seletiva, extubação inadvertida
Estenose traqueal, traqueomalácia, rotura traqueal
Aspiração e microaspiração

## Infecciosas
Sinusite, traqueobronquite, pneumonia

## Sistema digestório
Distensão ou hipomotilidade gastrointestinal
Disfunção pancreática
Lesão aguda de mucosa gástrica, hemorragia digestiva
Redução do fluxo sanguíneo portal
Compressão do duto biliar intra-hepático

## Cardiovasculares
Diminuição do volume sistólico, hipotensão
Diminuição da volemia e do edema (PEEP)
Diminuição da contratilidade por redução do fluxo sanguíneo coronário
Bloqueio de ramo direito, arritmias cardíacas
Aneurisma da veia jugular interna
Aumento do *shunt* direito-esquerdo intracardíaco e em doenças angiomatosas pulmonares
Aumento da resistência e da pressão arterial pulmonar
Isquemia miocárdica silenciosa (desmame)
Redução da pré-carga do ventrículo esquerdo durante a ventilação por pressão positiva
Aumento da pré-carga e da pós-carga ventricular esquerda durante o desmame
Isquemia da mucosa brônquica
Isquemia cerebral (alcalose respiratória acentuada)
Embolia gasosa sistêmica e cerebral
Alterações da distribuição do fluxo sanguíneo pulmonar

## Metabólicas
Alcalemia e acidemia, hipofosfatemia, retenção de sódio e água
Diminuição do fator natriurético atrial e aumento da aldosterona (pressão positiva)
Aumento da secreção de vasopressina com diminuição do débito urinário

## Neurológicas
Aumento da pressão intracraniana e diminuição do fluxo sanguíneo cerebral

## Neuromusculares
Polineuromiopatia, atrofia muscular
Diminuição da força de contração diafragmática
Incoordenação muscular respiratória
Barotrauma e volutrauma
Enfisema intersticial pulmonar
Pneumotórax unilateral e bilateral; pneumomediastino; pneumoperitônio
Edema pulmonar, SARA
Disfunção orgânica múltipla
Aumento da pressão ocular

## COMPLICAÇÕES DAS VIAS AÉREAS DECORRENTES DA ENTUBAÇÃO TRAQUEAL OU DA TRAQUEOSTOMIA

As complicações decorrentes da entubação traqueal podem ocorrer no ato da canulação orotraqueal ou nasotraqueal, durante a presença da cânula, após a extubação e também em decorrência da necessidade de traqueostomia. As lesões podem acontecer em cavidade oral, nasal, faringe, laringe, traqueia ou brônquios principais e aparecer precoce ou tardiamente. Sua ocorrência está associada a tempo de permanência da via aérea artificial, realização durante emergência ou eletivamente, sedação inadequada durante a VM, falta de habilidade e treinamento na realização de procedimentos em vias aéreas e, em grande parte, excessivas pressões nos balonetes das cânulas.

Na Tabela 2, estão listadas as complicações precoces das vias aéreas e, na Tabela 3, as complicações tardias, relacionadas à presença do tubo traqueal.

**Tabela 3** Complicações tardias das vias aéreas em ventilação mecânica

| Complicações tardias relacionadas à entubação traqueal | Complicações tardias relacionadas à traqueostomia |
| --- | --- |
| Rouquidão | Pneumonia nosocomial |
| Dor em faringe e laringe | Estenose traqueal |
| Sinusite paranasal | subglótica |
| Tosse, escarro e hemoptise | Traqueomalácia |
| Lesão laringotraqueal tardia | Fístula traqueoarterial |
| Traqueíte | inominada |
| Granuloma | Fístula traqueoesofágica |
| Estenose traqueal | |
| Traqueomalácia | |
| Aspiração de conteúdo gástrico | |

Adaptada de Sandur e Stoller.[12]

**Tabela 2** Complicações precoces de vias aéreas em ventilação mecânica

| Complicações precoces relacionadas à entubação endotraqueal | Complicações precoces relacionadas à traqueostomia |
| --- | --- |
| Entubação prolongada | Pneumotórax |
| Entubação esofágica | Enfisema subcutâneo |
| Entubação seletiva (brônquio principal direito) | Sangramento pós-traqueostomia |
| Extubação não programada | Deslocamento inadvertido da cânula |
| Mau funcionamento da cânula | |
| Deslocamento da cânula | |
| Tamanho inapropriado da cânula | |
| Laceração do balonete (cuff) | |
| Oclusão endotraqueal da cânula | |
| Vazamento no balonete | |
| Lesão laringotraqueal aguda | |
| Lesão dentária | |
| Laringoespasmo | |
| Edema de glote, pregas vocais | |
| Lesão faríngea | |
| Úlceras traqueais | |
| Epistaxe | |
| Dor torácica, nasal, oral | |
| Estridor e obstrução de vias aéreas superiores | |
| Aspiração de conteúdo gástrico | |

Adaptada de Sandus e Stoller.[12]

## Complicações precoces relacionadas ao tubo endotraqueal

As complicações agudas mais comuns, segundo Stauffer et al.,[13] estão listadas na Tabela 1, e as lesões dentárias, laringoespasmo, injúria faríngea com sangramento local, dor nasal, em boca, faríngea ou torácica, bem como entubação esofágica, edema de glote e de cordas vocais são as mais comuns, ocorrendo em uma frequência de 13 a 30% do total de entubações.[13] Condrite de orelha,[14] lesões nas articulações temporomandibulares e lesão ocular também são descritas.[15] Edema de mucosa pode ser detectado em até 50% dos casos após extubação e tem boa evolução. Lesão traqueal, em sua parede posterior, requer correção cirúrgica imediata em razão da alta mortalidade, principalmente por pneumotórax, pneumomediastino e insuficiência respiratória.[16]

Um estudo descreve a ocorrência de lesões na interface tecido-cânula em 95% dos pacientes entubados, e nas primeiras 32 horas essas lesões são mais evidentes.[13] A pressão do balonete tem papel relevante nessas lesões, pois pressões acima de 25 mmHg causam isquemia da mucosa por compressão dos vasos sanguíneos, podendo originar desde exulcerações até estenose traqueal e fístula traqueoesofágica.[12,13,17] Atualmente, o uso de cânulas com balonetes de alto volume e baixa pressão tem contribuído para minimizar esses problemas.

A cânula de entubação deve estar localizada 2 cm acima da carina principal, e sua extremidade distal, no radiograma de tórax, deve estar situada entre a segunda e quarta vértebras torácicas.[10] A entubação seletiva do brônquio principal direito ocorre numa frequência de 7 a 9%,[13] por causa de sua menor angulação em relação à carina principal e pelo seu maior diâmetro, propiciando um trajeto mais retilíneo à progressão da cânula, quando comparado ao brônquio principal esquerdo. A avaliação do posicionamento da cânula traqueal e os modos de evitar a entubação brônquica estão listados nas Tabelas 4 e 5.

A aspiração de conteúdo gástrico pode acontecer em 6 a 8% das entubações[18] e ser uma ameaça importante à vida. É mais comum em situações de emergência, quando há ausência de jejum.[19]

A extubação acidental ou não programada é assunto controverso entre os autores. Está associada a maior mortalidade para alguns, como Zwillich et al.,[20] enquanto Kapadia et al.[21] afirmam, após estudarem 5.046 pacientes, que se trata do acidente mais comum em unidade de terapia intensiva (UTI) e que a maioria não requer nova entubação. Epstein et al.[22] afirmam que a extubação acidental não aumenta a mortalidade, embora resulte em maior tempo de VM, maior permanência hospitalar e em UTI e eleve a necessidade de cuidados a longo prazo.

Estridor ou outros sintomas de obstrução de vias aéreas ocorrem em até 5% dos casos. O uso de nebulização com solução salina gelada ou com epinefrina, administração de corticosteroides endovenosos ou de Heliox podem reduzir o edema nas vias aéreas e prevenir essas complicações.[23-26]

**Tabela 4** Métodos para avaliar a posição da cânula (traqueal *versus* esofágica)

| Método | Incidentes (falhas) documentados | Comentários |
| --- | --- | --- |
| Visualização direta das cordas vocais | Nenhum | A movimentação pode ocorrer antes da fixação ou por alterações na posição da cabeça |
| Capnografia | Nenhum | Não detecção de $CO_2$ em broncoespasmo grave ou PCR e ausência de fluxo pulmonar. Pode inicialmente haver $CO_2$ no estômago de um paciente previamente ventilado por máscara |
| Murmúrio vesicular | Sim | Não é fidedigno |
| Elevação do tórax | Sim | Não é fidedigna |
| Ausculta/observação epigástrica | Sim | Não é fidedigna |
| Complacência e enchimento do Ambu® | Sim | Não é fidedigna |
| Presença de volume corrente com o trabalho respiratório | Sim | Não é fidedigna |
| Qualidade de extravasamento de ar ao redor da cânula | Sim | Não é fidedigna |
| Volume de oclusão do manguito na traqueia | Nenhum | O volume excessivo do manguito indicaria cânula acima das cordas vocais ou no esôfago |
| Palpação do manguito na traqueia | Sim | Não é fidedigna |
| Funcionamento normal do respirador | Sim | Não é fidedigno |
| Radiografia de tórax | Sim | Observada com a cânula esofágica |
| Condensação da cânula | Nenhum | Observada com a cânula esofágica |
| Fibrobroncoscopia | Nenhum | Fidedigna, porém onerosa. Instrumento frágil |
| Oximetria de pulso | Nenhum | Sinal tardio. Pode haver alguma troca de gás alveolar com a ventilação esofágica, levando à dessaturação tardia |

Adaptada de Birmingham e Cheney.[27]

## Tabela 5 Métodos de prevenção da entubação endobrônquica

| Método | Comentários |
|---|---|
| Detecção de equivalência entre murmúrio vesicular e elevação do tórax | Não é fidedigno |
| Posição da cânula nos incisivos | Posicionamento da cânula para adultos de estatura mediana; homem = 23 cm, mulher = 21 cm |
| Radiografia de tórax | Extremidade da cânula entre T2 e T4 com a cabeça em posição neutra (mandíbula entre C5 e C6) |
| Fibrobroncoscopia | Fidedigna com a radiografia |
| Oximetria de pulso | Nem sempre ocorre dessaturação |
| $CO_2$ no final da expiração | Capaz de verificar a entubação endobrônquica |

Adaptada de Birmingham e Cheney.[27]

Epistaxe é a complicação mais comum nas entubações nasotraqueais. Frequentemente de pouca intensidade, pode ser volumosa se o paciente apresentar hipertensão arterial sistêmica, discrasia sanguínea ou alteração anatômica nasal.[19]

Possível obstrução da cânula deve sempre ser observada, por consequência do acúmulo de secreções, do acotovelamento da cânula, da mordedura ou de corpo estranho.[13,28]

## COMPLICAÇÕES TARDIAS DA ENTUBAÇÃO ORO OU NASOTRAQUEAL

A rouquidão e a dor provocada pela presença da cânula destacam-se como as complicações mais prevalentes: 75 e 50%, respectivamente.[12,13] Apesar disso, a resolução completa geralmente ocorre em três meses. Outras complicações incluem infecções, como sinusite paranasal (principalmente durante entubação nasotraqueal), tosse produtiva, hemoptise, lesões laringotraqueais e aspiração de secreções.

Ulceração da mucosa acontece mais frequentemente na porção posteromedial das pregas vocais, estando relacionada à entubação por mais de quatro dias. Foi relatada por Stauffer et al.[13] em 51% dos pacientes estudados. Úlcera epiglótica (12%) e glótica aparecem em menor frequência.

O granuloma em parede laringotraqueal tem baixa incidência, e cerca de 30% dos casos estão localizados na extremidade distal da cânula.[29] Corresponde às áreas de reparação de mucosa, e o tratamento pode ser realizado por broncoscopia, com o uso de *laser*, eletrocautério ou injeção de corticosteroides locais.

A estenose traqueal ocorre principalmente pela pressão excessiva do balonete em contato com a mucosa. É definida como redução maior que 10% de seu calibre normal. Sua ocorrência é de aproximadamente 19% dos casos de entubação.[12,13]

## COMPLICAÇÕES PRECOCES RELACIONADAS À TRAQUEOSTOMIA

A retirada acidental da cânula é a maior complicação, por causa da movimentação do pescoço e da má fixação dela. Ocorre geralmente nos primeiros cinco dias. Hemorragia importante acontece em 1 a 37% das traqueostomias.[30] Em menor frequência, aparecem enfisema subcutâneo e sangramento de vaso tireoidiano em 5% dos casos. Falso trajeto e perda da via aérea – além de pneumotórax – ocorrem entre 1 e 5% dos pacientes.[12,31,32]

## COMPLICAÇÕES TARDIAS ASSOCIADAS À TRAQUEOSTOMIA

As mais importantes são: estenose traqueal, traqueomalácia e fístula traqueoesofágica. Fístula da artéria inominada[13] tem sido descrita com frequência menor que 1% do total de casos. As infecções serão abordadas mais adiante.

Estenose traqueal em consequência da traqueostomia tem incidência superior ao achado na entubação traqueal via oral ou nasal, 65% e 17-19%, respectivamente.[13,33] Localiza-se, preferencialmente, na cartilagem cricoide, no local em que o balonete está insuflado e no traqueostoma, sendo este último o local mais acometido.[12,13] Estenose subglótica ocorre quando há lesão na cartilagem cricoide decorrente da traqueostomia realizada em região alta traqueal, isto é, não está localizada corretamente entre o terceiro e quarto anéis traqueais.

O principal mecanismo de formação da estenose é a pressão excessiva do balonete,[34] em geral acima de 20-30 mmHg, causando isquemia tecidual e favorecendo o aparecimento de úlceras, as quais são visíveis após 24 a 48 horas. Persistindo a compressão, as úlceras se tornam profundas e a cartilagem traqueal é exposta e, em seguida, inicia-se processo inflamatório e posterior necrose. Há relatos na literatura de que sete dias são suficientes para esse processo se concretizar, caso haja pressão superior a 50 mmHg no balonete. Uma vez lesada a cartilagem, inicia-se a reparação fibrótica com a presença de tecido de granulação, ocasionando a redução progressiva da luz.

Alguns fatores estão implicados na sua formação, como incisão traqueal inadequada, cânula com calibre superior ao do estoma, bem como sua movimentação excessiva ocasionada frequentemente por tração das conexões com o respirador, entubação prolongada, idade avançada, sexo masculino, hipotensão, corticosteroides, lesão em cartilagem situada nas paredes lateral e anterior da traqueia e infecções.[35] Manifestações clínicas após traqueostomia aparecem entre duas e seis semanas pós-extubação, podendo durar até três meses. Incluem tosse, acúmulo de secreção por dificuldade de expectoração, dispneia e estridor. Surgem quando há obliteração de 75% ou mais da luz traqueal.[12,13,36] Esses sintomas são confundidos com broncoespasmo ou asma em até 44% dos pacientes.[37,38] Recomenda-se que o lúmen da cânula ocupe dois terços do diâmetro da traqueia e o balonete não deve distendê-la.[15]

O diagnóstico inclui história clínica, exame físico, radiografia de tórax, tomografia computadorizada de tórax e pescoço, além de broncoscopia. O tratamento pode ser feito por meio de dilatação traqueal com dilatadores metálicos, *laser*, próteses endotraqueais ou cirurgia.

A traqueomalácia ocorre por causa do colapso das paredes anterior e lateral da traqueia causado pela destruição de suas cartilagens, promovendo diminuição em sua luz e obstrução ao fluxo aéreo. É secundária às lesões isquêmicas necróticas ou infecciosas. Clinicamente, manifesta-se por estridor inspiratório persistente, tosse, dispneia e desmame ventilatório difícil. O diagnóstico e o tratamento podem

ser feitos pela broncoscopia e pela implantação de *stents* ou próteses endotraqueais, que promovem a estabilização das paredes afetadas.[39]

Fístula traqueoesofágica é uma complicação rara, que corresponde a menos de 1% do total de complicações; porém, é uma causa importante de óbito. Resulta de lesão em parede posterior de traqueia, formando um pertuito pelo qual há comunicação entre traqueia e esôfago. É decorrente da alta pressão exercida pelo balonete na parede traqueal e da presença de sonda nasogástrica no interior do esôfago. Acarreta desnutrição e infecções recorrentes. Encontram-se, nesses casos, dispepsia, secreção abundante em vias aéreas, aspiração de alimentos, escape aéreo ao redor do balonete e também distensão abdominal.[40] O diagnóstico é realizado por broncoscopia com instilação de azul de metileno no interior do esôfago e sua visualização na traqueia. O tratamento pode ser cirúrgico ou pela utilização de próteses endotraqueais ou esofágicas.

A fístula traqueoinominada surge pela lesão da artéria inominada que cursa entre o 9º e o 12º anel traqueal, em decorrência da hiperinsuflação do balonete ou pela ponta da cânula. A realização de traqueostomia abaixo do 3º ou 4º anel favorece o aparecimento dessa complicação, a qual tem incidência de 0,4 a 4,5%. Manifesta-se por sangramento maciço, e a abordagem definitiva se dá por meio da esternotomia de emergência para ligadura da artéria inominada.[15]

Quanto à aspiração, esta pode ser silenciosa ou sintomática. Vários estudos foram realizados, e a conclusão é de que a maior parte dos pacientes traqueostomizados pode ter algum grau de aspiração. A maioria é assintomática, e a insuflação do balonete é controversa na prevenção.[15,41]

Não há nenhum tempo definido para duração da entubação traqueal, antes da realização de traqueostomia, que seja aceito universalmente. Alguns autores sugerem de 14 a 21 dias,[13,40] enquanto o consenso de 1989[42] sugere traqueostomia precoce se houver previsão de VM por mais de 21 dias.

## Lesão pulmonar induzida pela ventilação mecânica (LPIV)

LPIV ou lesão pulmonar induzida por ventilação mecânica (VILI – *ventilator induced lung injury*) é definida como lesão pulmonar aguda diretamente induzida pela VM, em modelos experimentais animais.[43] Em humanos, denomina-se lesão pulmonar associada à ventilação mecânica (VALI – *ventilator-*

-associated lung injury), e seus achados são semelhantes aos da síndrome da angústia respiratória aguda (SARA).[44]

Embora LPIV seja morfológica, fisiopatológica e radiologicamente semelhante à VALI, esta não está associada apenas à VM. Pode ocorrer em razão de doenças pulmonares preexistentes, pneumonias e SARA. É importante definir os termos barotrauma, volutrauma, atelectrauma, biotrauma e broncotrauma, pois estes são decorrentes da VM e estão diretamente relacionados com a LPIV.

## Barotrauma

É definido como presença de ar extra-alveolar induzido pela VM, decorrente da ruptura alveolar gerada pelo aumento na pressão intra-alveolar.[43-45] A denominação síndrome do escape aéreo tem sido sugerida como a forma mais correta, pois o extravasamento de ar pode ocorrer pela negativação acentuada da pressão intersticial durante esforço extremo, como cetoacidose diabética e provas funcionais respiratórias,[46] gerando ruptura do alvéolo e fuga aérea, sem necessariamente haver aumento na pressão intra-alveolar.

Trata-se de lesão macroscópica com evidência radiológica de ar extra-alveolar,[43] manifestada por pneumotórax, pneumomediastino, pneumopericárdio, enfisema subcutâneo e embolia gasosa. Macklin e Macklin[47] propuseram que o mecanismo de aparecimento de ar extra-alveolar está relacionado com a diferença de pressão entre os bronquíolos terminais e o interstício pulmonar ao seu redor. O caminho realizado pelo ar, após a ruptura alveolar ou da via aérea terminal, seria: bainha broncovascular, interstício (com formação de enfisema intersticial e sua coalescência pode originar cistos subpleurais), região hilar e mediastinal (se houver aumento excessivo na pressão, a pleura poderá romper-se originando pneumotórax). A partir desse ponto, o ar migrará para a região cervical (originando enfisema subcutâneo), para o peritônio (pneumoperitônio) ou para o retroperitônio (pneumorretroperitônio).[45,46]

O enfisema intersticial surge pela entrada e progressão do ar pelas bainhas perivasculares, e os cistos subpleurais, pela coalescência do ar no interstício subpleural. É mais bem evidenciado em radiografias de crianças.[48]

Pneumomediastino é um sinal de alerta de escape aéreo. Aparece na radiografia de tórax como uma linha bem definida acompanhando grandes vasos e estruturas cardíacas.[49] A resolução é geralmente espontânea quando há correção das causas do escape aéreo. Sua complicação mais grave é o pneumotórax (Figura 1).

Pneumotórax ocorre em 4 a 15% dos pacientes em VM e em até 60% dos pacientes com SARA.[50,52] Durante a VM com pressão positiva, cerca de 60 a 90% dos pacientes com pneumotórax são do tipo hipertensivo. É a complicação mais grave e decorre do ar presente no mediastino (ruptura da pleura mediastinal) e também do rompimento dos cistos na pleura visceral. Pode ocorrer também durante tentativa de cateterização de acesso venoso central.[53] Manifesta-se com diminuição do murmúrio vesicular, alteração radiológica e hipotensão arterial, podendo haver choque se o pneumotórax se tornar hipertensivo. O pneumotórax poderá causar colabamento total do pulmão, assim como compressão dos vasos

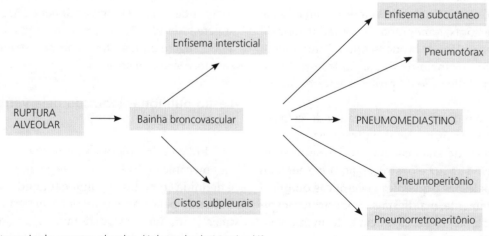

**Figura 1** Patogenia do ar extra-alveolar. (Adaptada de Martins.)[46]

intratorácicos. Radiologicamente, aparece pela área radiolucente no radiograma de tórax, predominando na região anteromedial e subpulmonar em pacientes na posição supina.[54,55] O tratamento é realizado com drenagem torácica.

O enfisema subcutâneo surge quando o ar penetra pelas fáscias cervicais e retroperitoneais que estão em contato com a fáscia mediastinal. O ar poderá migrar através delas ocasionando um acúmulo de ar nas regiões cervical, cefálica, torácica, perineal e em membros inferiores. É também um sinal de alerta, assim como o pneumomediastino. Não há tratamento por meio de "drenagem" do ar. Deve-se corrigir a causa do escape aéreo. As complicações do enfisema subcutâneo são: compressão dos vasos cervicais, podendo gerar hipertensão intracraniana e restrição respiratória por acúmulo de ar no tórax.[56]

A embolia gasosa ocorre quando o ar penetra no interior dos vasos sanguíneos, especialmente durante a passagem de cateteres venosos centrais ou no barotrauma. Pode ser venosa ou arterial. Existem outros caminhos para o ar atingir a circulação sanguínea, como durante o parto ou cirurgia cardíaca com circulação extracorpórea, procedimentos neurocirúrgicos etc. As manifestações clínicas podem ser: hipoxemia, alteração na ventilação/perfusão, quadro semelhante ao infarto agudo do miocárdio (se o ar acometer artérias coronárias) e clínica parecida com acidente vascular cerebral se o acometimento for de um ramo arterial cerebral. Teoricamente, qualquer ramo pode ser acometido, porém artérias coronárias e cerebrais têm efeito mais danoso. O tratamento consiste em medidas de suporte: correção de distúrbios metabólicos, hidratação, controle das convulsões, oxigenoterapia ($O_2$ a 100% poderia aumentar a reabsorção do nitrogênio das bolhas de ar) e oxigenoterapia hiperbárica (indicada nos casos de embolia gasosa arterial, pois diminui o tamanho das bolhas).[57]

Posições de Trendelenburg e decúbito lateral esquerdo não são aceitas universalmente. O principal mecanismo de ação seria proporcionar o acúmulo das bolhas de ar no ventrículo direito e facilitar sua aspiração por um cateter venoso.

Fístulas broncopleurais podem ocorrer, embora não exclusivamente por causa da VM. Manifestam-se pelo borbulhamento no frasco de drenagem torácica em selo d'água, seja intermitente seja contínuo. A mortalidade está em torno de 18 e 50%,[3] não atribuída somente à fístula, pois geralmente estão presentes outras doenças ou condições, como pós-operatório de pneumonectomia.

## Volutrauma

O volutrauma é definido como lesões pulmonares secundárias a repetidas distensões (provavelmente pelos altos volumes e fluxos inspiratórios) e pressurização do tórax, causando dano alveolar difuso, reações inflamatórias e alteração da permeabilidade vascular (Figura 2).[3]

## Atelectrauma

Ocorre em consequência da abertura e do fechamento cíclico das unidades aéreas, bem como pelas altas pressões que promovem lesão do epitélio com liberação de mediadores inflamatórios e alteração da permeabilidade vascular.

## Biotrauma

Este termo tem sido usado para denominar as alterações inflamatórias promovidas pelas citocinas e por outros mediadores inflamatórios (interleucinas, tromboxane $B_2$, fator ativador de plaquetas etc.) em decorrência das lesões celulares provocadas pela VM.[3,58]

## Broncotrauma

Consiste em lesão do epitélio bronquiolar decorrente da abertura e do fechamento cíclicos. Pode ocasionar desde lesões inflamatórias leves até necrose do epitélio.[59]

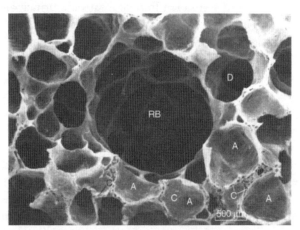

**Figura 2**  Microfotografia do parênquima alveolar. (Fonte: David.)[60]

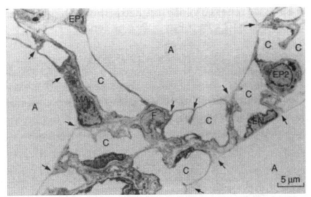

Figura 3 Relação entre capilar e alvéolo. (Fonte: David.)[60]

## Lesão pulmonar

Como apontado anteriormente, a LPIV ou VILI é uma lesão aguda causada pela VM, constatada em modelos experimentais animais. A VALI assemelha-se à SARA nos pacientes que estão mecanicamente ventilados, e não é possível afirmar que causada exclusivamente pela VM. Extrapolar os achados da LPIV para SARA deve ser feito com muito cuidado, pois não há estudos com pacientes que comprovem que as alterações presentes na LPIV são exatamente as mesmas encontradas na SARA.[43]

Os fatores que determinam a LPIV podem estar associados ao ventilador ou ao paciente. Os fatores associados ao ventilador são: hiperdistensão pulmonar, pressão e volume nas vias aéreas, frequência respiratória, fração inspirada de oxigênio e pressão parcial de $CO_2$. Os fatores relacionados ao paciente são: presença de doença pulmonar concomitante ou preexistente, surfactante pulmonar, abertura e fechamento cíclico e presença de imaturidade pulmonar.

A hiperdistensão pulmonar é causada principalmente pelo alto volume nas unidades aéreas associado ao aumento na pressão transpulmonar.[4,43,52] Whitehead e Slutski[4] afirmam que o volume corrente é mais importante como determinante da lesão que a pressão isoladamente, embora o gradiente de pressão através do alvéolo (normalmente semelhante à pressão transpulmonar) determine distensão pulmonar. Vários estudos foram realizados e encontraram baixa correlação entre pressão nas vias aéreas e extravasamento de ar.[61-63] O aumento na pressão das vias aéreas isoladamente, sem aumento no volume alveolar, não é deletério.[64] Baixos volumes também são responsáveis por lesão pulmonar, pois as vias aéreas terminais apresentam abertura e fechamento cíclicos, causando estresse das paredes e contribuindo com o processo de lesão. A aplicação de PEEP (pressão expiratória positiva ao final da expiração) reverte esse dano.[64-67]

Resumidamente, os principais determinantes da lesão alveolar são: pressão média inspiratória, pressão de pico inspiratório, pressão de platô, volume inspiratório final e altas PEEP.

A frequência respiratória elevada causa aumento no ciclo abertura/fechamento das unidades aéreas, proporcionando, assim como em baixos volumes, lesão pulmonar. A fração inspirada de oxigênio deve ser a mínima capaz de manter a saturação em torno de 90%[4], pois o estresse oxidativo e a geração de espécies reativas oriundas do oxigênio contribuem para a formação ou manutenção das lesões.[68,69]

A pressão parcial de dióxido de carbono ($PaCO_2$) reflete o volume-minuto (Vmin). Nas estratégias protetoras usadas atualmente em SARA, com baixos volume corrente e Vmin, ocorre aumento na $PaCO_2$ e na acidose respiratória (hipercapnia permissiva).[70] Embora alguns autores afirmem ser perigoso manter altos níveis de $CO_2$, outros defendem que o dióxido de carbono teria efeito protetor na lesão pulmonar (por meio de estudos experimentais). Até o momento, não existem evidências definitivas em estudos clínicos quanto à importância dos níveis de $CO_2$.[71]

A presença de doenças pulmonares concomitantes ou preexistentes pode estar associada com maior suscetibilidade à LPIV, pois, em estudo realizado com pacientes com pulmões normais submetidos à VM durante tempo prolongado, não se verificaram efeitos deletérios compatíveis com LPIV.[72] Doenças pulmonares de distribuição heterogênea, como a SARA, também favorecem o aparecimento de LPIV.

A VM proporciona diminuição na função protetora realizada pelo surfactante. Os efeitos decorrentes da anormalidade do surfactante estão na Tabela 6. A hiperdistensão alveolar provoca estiramento nos pneumócitos II, acarretando maior secreção de surfactante no interior do alvéolo,[45] e diminuindo sua superfície interna ao final da expiração. O excesso de surfactante acumula-se nas vias aéreas, nas quais a compressão cíclica transforma grandes aglomerados em pequenos, o que ocasiona diminuição na função protetora e na complacência.

Disfunção ou deficiência do surfactante potencializa os efeitos deletérios da ventilação artificial mecânica. O principal efeito observado é o aumento

**Tabela 6** Efeitos das anormalidades do surfactante pulmonar

| Efeitos | Consequências |
|---|---|
| Aumento da tensão superficial | Aumento da histerese |
| Colabamento alveolar (atelectasia alveolar) | Aumento do trabalho muscular respiratório |
| Diminuição da complacência pulmonar | Hipoxemia e hipercapnia |
| Diminuição do volume residual | Aumento do barotrauma |
| Edema alveolar | |
| Formação de membranas hialinas | |
| Lesão mecânica de bronquíolos respiratórios (em recém-nascidos) | |
| Lesão mecânica e por oxidação alveolar | |

Adaptada de David.[73]

da tensão superficial das unidades aéreas,[58] o que acarreta:

- Maior propensão das vias aéreas e alvéolos ao colapso, gerando abertura e fechamento cíclicos, estresse das estruturas e liberação de mediadores inflamatórios.
- Expansão desigual dos alvéolos, ocasionando aumento no estresse das unidades respiratórias.
- Qumento na pressão de filtração transvascular por negativação da pressão intersticial ao redor dos vasos, gerando edema.
- Diminuição da função imunorreguladora, apresentada pelo surfactante.

## Mecanismo da LPIV

### Anatomia e fisiologia da circulação pulmonar

Para entender o processo de formação de edema e as alterações pressóricas e volumétricas no mecanismo de formação da LPIV, é necessário conhecer a relação dos capilares pulmonares com o alvéolo e o interstício.

Os capilares pulmonares formam uma rede com superfície entre 70 a 100 m², com pressão de 6 a 9 mmHg. O fluxo sanguíneo é determinado pelas pressões intravascular, pressão alveolar e transmural e pela diferença de pressão entre o ramo arterial e o ramo venoso. Ocorre fluxo quando a pressão hidrostática capilar é maior que a intra-alveolar. A circulação pulmonar e os vasos também sofrem influência da pressão pleural, do volume pulmonar, do estresse dos capilares, do controle neural, da volemia, da gravidade e de drogas.

A pressão transmural (PTM) é definida com a diferença entre a pressão intra-alveolar e a pressão extravascular (pressão pleural), o que corresponde, nos pequenos vasos (intra e extra-alveolares), à diferença entre a pressão hidrostática e a alveolar.

Com esses conceitos básicos, pode-se entender o efeito da pressão pleural, do volume e da falência por estresse na gênese da LPIV. Quando há distensão alveolar, os vasos alveolares são comprimidos, enquanto os vasos extra-alveolares dilatam-se durante a inspiração graças à força de tração exercida pelos alvéolos sobre suas paredes. Alterações no volume pulmonar modificam a resistência vascular e a pressão arterial pulmonar. A relação entre a distensão alveolar e os vasos intra e extra-alveolares é apresentada na Figura 4.

A falência por estresse ocorre quando pressões capilares muito altas ou hiperinsuflação pulmonar estão presentes. Aumento na PTM também implica a formação do estresse dos vasos.

Na presença de hiperinsuflação alveolar, os capilares se distendem em direção aos alvéolos e a pressão alveolar é transmitida à parede dos vasos. Aumentando a pressão capilar, ocorrerá passagem de líquido intravascular para o extravascular, o que gera o edema por aumento da pressão hidrostática. Alte-

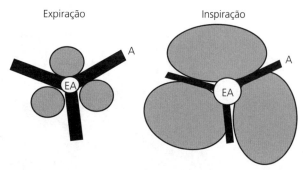

**Figura 4** Relação entre a distensão alveolar e os vasos alveolares e extra-alveolares. (Fonte: David.)[60]

rações estruturais das paredes dos capilares, denominadas falências por estresse, surgem por causa das forças de tração e pelo aumento nas pressões sofridas por eles. O edema resultante desse estresse é causado pelo aumento da permeabilidade dos vasos que sofreram essas lesões estruturais (Figuras 3 e 4).

## Fisiopatologia da LPIV

O primeiro fator implicado na geração da lesão é o fenômeno da interdependência, cuja finalidade é manter expansão uniforme nas vias aéreas, no qual a parede externa de um alvéolo está contida na parede de outro alvéolo adjacente, e cada estrutura aplica e recebe força de tração em suas paredes.[3] Durante a expansão uniforme dos alvéolos, a pressão de distensão é semelhante à pressão transpulmonar (diferença entre a pressão no alvéolo e a pressão pleural). Na presença de alterações do surfactante (induzidas pela hiperdistensão), a expansão não uniforme produz pressão de distensão maior que a pressão transpulmonar, com o objetivo de reduzir a heterogeneidade, acarretando aumento na pressão de filtração nos vasos alveolares e edema hidrostático.

Alterações estruturais como lesões endoteliais, epiteliais e da membrana basal resultam no aumento da permeabilidade vascular e na formação de edema, congestão, exsudação, passagem de proteínas e sangue para o interstício, hemorragia alveolar, formação de membrana hialina e espessamento alveolar. Na microscopia eletrônica, observam-se rupturas endoteliais, bolhas intracapilares e destruição de pneumócitos tipo I.[74] A interdependência é responsável pela propagação desses fatores, contribuindo para o aumento da área lesada.

Com o preenchimento alveolar, há heterogeneidade dos alvéolos durante a insuflação de volume, resultando em hiperdistensão das unidades respiratórias não acometidas. O recrutamento e o desrecrutamento, ou seja, a abertura e o fechamento cíclico das unidades alveolares contribuem para a liberação de mediadores inflamatórios locais e sistêmicos, como tromboxane $B_2$, fator ativador de plaquetas, citocinas etc. Há maior número de macrófagos e neutrófilos no interior dos alvéolos e no interstício, responsáveis também pela liberação de mediadores inflamatórios. No entanto, Steinber et al.[4] demonstraram, por meio de estudo experimental, que a instabilidade alveolar por si só pode causar LPIV, independentemente da presença de neutrófilos. Acredita-se que esse mecanismo inflamatório, ao atingir a circulação sistêmica e também pela translocação bacteriana proveniente da ruptura da membrana alveolocapilar, esteja envolvido na síndrome da disfunção de múltiplos órgãos (SDMO) (Figura 5).[58]

Como resultado da hiperdistensão alveolar, há negativação da pressão intersticial em torno dos vasos alveolares, aumentando a PTM e formando edema. Há ainda dano alveolar difuso, reação inflamatória e alterações fibroproliferativas tardias. Também como resultado da hiperdistensão ocorre a síndrome do escape aéreo, discutida anteriormente. Tardiamente, podem ocorrer achados histopatológicos correspondentes ao "acúmulo de ar intrapulmonar", como cistos e atelectasias.[45] A Figura 6 sintetiza os principais achados na LPIV.

### Abordagem da LPIV

Atualmente, estratégias chamadas de "protetoras" têm sido utilizadas para prevenir o aparecimento da LPIV. Alguns estudos têm mostrado diminuição na mortalidade na SARA, utilizando baixos volumes correntes com aplicação de PEEP ajustadas 2 $cmH_2O$ acima do primeiro ponto de inflexão.[76,77] Limitar a pressão de platô, controlar

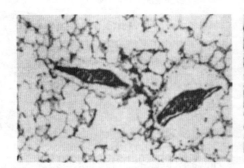
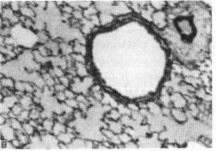

**Figura 5** Alterações parenquimatosas decorrentes da ventilação mecânica (Fonte: David.[60])

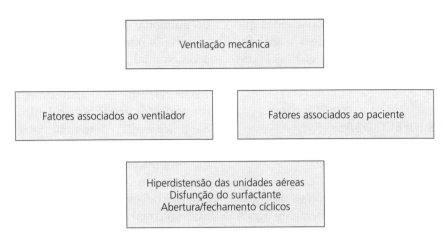

Figura 6  Principais achados na LPIV.

a pressão alveolar e a hipercapnia permissiva são outros recursos indicados nesses trabalhos. O uso de fluxos descendentes causa leve melhora na oxigenação em relação ao fluxo quadrado por melhorar a distribuição dos gases, além de diminuir a distensão alveolar.[78,79] Os resultados destes e de outros trabalhos têm sido amplamente discutidos,[79-81] e ainda não existe consenso sobre a utilização da estratégia "protetora", embora seja atualmente adotada para a VM na SARA.

A mortalidade atribuída à LPIV na SARA parece estar ligada ao desenvolvimento de SDMO, por meio da ruptura mecânica do tecido pulmonar e da ativação de vias inflamatórias inapropriadas.[58]

### Consequências clínicas da LPIV

Em neonatos, muitos casos de displasia broncopulmonar são consequências da síndrome do desconforto respiratório do recém-nascido. Em adultos sobreviventes à SARA, nota-se distúrbio ventilatório restritivo.[82]

## TOXICIDADE DO OXIGÊNIO

Suplementação de oxigênio ($O_2$) é uma das mais frequentes terapias utilizadas em pacientes hospitalizados. Contudo, o potencial de toxicidade do $O_2$ é bem conhecido desde sua descoberta, no século XVIII,[83] mas seu uso continua a ser prescrito sem a atenção devida.[84] Os efeitos colaterais associados com a oxigenoterapia podem estar relacionados com o sistema utilizado para sua administração ou com a $FiO_2$ utilizada,[83] bem como a pressão utilizada durante a exposição ao $O_2$.[84]

A toxicidade causada pelo $O_2$ leva a alterações de cunho bioquímico e celular, que podem provocar lesão tecidual aos pulmões e olhos (na exposição normobárica) ou no sistema nervoso central (na exposição hiperbárica). Em situações de hiperóxia, há produção excessiva de radicais livres em relação às defesas antioxidantes das células, principalmente na mitocôndria e no retículo endoplasmático.[85] Isso leva a numerosas alterações nas células epiteliais brônquicas, células epiteliais alveolares e macrófagos pulmonares, alterando a permeabilidade pulmonar e favorecendo o aparecimento de quatro diferentes síndromes de toxicidade pulmonar em humanos:

a) Atelectasia de absorção: ocorre quando o $O_2$ é absorvido de áreas hipoventiladas no pulmão e nenhum gás inerte permanece no alvéolo, que tende ao colapso.
b) Traqueobronquite aguda: caracterizada por dor torácica subesternal e tosse seca.
c) Lesão pulmonar aguda: preenchimento do espaço interstício-alveolar por edema fluido e rico em proteínas.
d) Displasia broncopulmonar: infiltrado alveolar à radiografia de tórax e alteração da relação ventilação-perfusão.

O diagnóstico de toxicidade por oxigênio é muito difícil de ser realizado, sendo principalmente um diagnóstico de presunção, na vigência de exposição do paciente a concentrações elevadas de $O_2$. Não há definição quanto ao tempo de exposição ou a valores de $FiO_2$ considerados seguros; a redução na capacidade vital pode ser notada em indivíduos expostos à $FiO_2$ de 1,0 por 18 horas.[84] Isso deve manter a premissa de utilização da menor $FiO_2$ necessária para manter oxigenação adequada, e pacientes que necessitem de valores de $FiO_2 > 0,6$ devem ser submetidos a medidas que melhorem a eficiência das trocas gasosas.[83]

## COMPLICAÇÕES INFECCIOSAS

### Sinusite

Sinusite representa 64% das infecções otorrinolaringológicas nosocomiais[85] e está fortemente ligada à presença de entubação nasotraqueal e/ou sonda nasogástrica, que levam a uma drenagem inadequada dos seios paranasais. Jean-Jacques Rouby et al.[86] mostraram, em estudo prospectivo de 162 pacientes entubados, que, após sete dias de entubação nasotraqueal ou sondagem nasogástrica, 95% dos pacientes desenvolviam pansinusite, contra 25% dos pacientes submetidos à entubação orotraqueal. Em estudo mais recente, Holzapfel et al.[87] encontraram sinusite em 58% dos pacientes investigados por tomografia dos seios da face.

O diagnóstico da sinusite em UTI é difícil, uma vez que o exame mais acurado para sua detecção é a tomografia computadorizada, que pode não estar disponível para todos os pacientes, pela necessidade de transporte até a radiologia. Um método usado à beira do leito a ultrassonografia em modo B, parece promissor para detectar sinusite maxilar, mas pode ser ineficaz na detecção de sinusites etmoidal, frontal ou esfenoidal.[85] A suspeita tomográfica deve ser seguida de lavagem antral, embora também esse método apresente problemas de confiabilidade, por causa da possibilidade de contaminação por colonizadores locais.

### Pneumonia associada à ventilação mecânica

#### Definição e epidemiologia

A pneumonia associada à ventilação mecânica (PAVM) é um evento determinante na evolução de pacientes graves. É a causa infecciosa mais comum de febre em UTI[88] e pode estar ligada diretamente ao desenvolvimento de disfunção multiorgânica.[89] Seu estudo é complexo, entre outras causas, pelo uso de múltiplos critérios de definição da doença.[90] O Consenso Internacional Para Diagnóstico e Tratamento de Pneumonia Associada à Ventilação Mecânica[91] definiu pneumonia como a presença de um novo infiltra-

do pulmonar à radiografia de tórax, persistente por mais de 24 horas e não explicável por outras causas, acompanhado de, pelo menos, dois dos seguintes critérios: (1) temperatura > 38°C, (2) leucocitose > 10.000 cel/mm³ e (3) aparecimento de secreções respiratórias de aspecto purulento. A PAVM é definida, tipicamente, como uma pneumonia nosocomial, cujo desenvolvimento se dá depois de um intervalo de 48 horas ou mais, após a colocação de um tubo traqueal e após o início da VM.[91,92] No entanto, tais critérios devem ser revistos à luz do surgimento e da utilização mais difundida da ventilação mecânica não invasiva (VMNI).

A epidemiologia da PAVM tem sido alvo de grandes e recentes estudos, como parte estratégica na busca por melhores resultados no tratamento dessa condição. O maior estudo europeu de prevalência até o momento, o EPIC Study,[93] mostrou que a PAVM causou a metade das infecções nosocomiais da Europa. O VAP Outcomes Scientific Advisory Group,[94] em um estudo retrospectivo que avaliou o maior número de pacientes até o momento nos EUA, detectou uma prevalência de 9,3% de PAVM em todos os pacientes admitidos em tratamento intensivo, entre janeiro de 1998 e junho de 1999, conforme o banco de dados do projeto MediQual Profile (842 infectados e 2.243 controles). O grupo francês de estudos do ARDS detectou a presença de PAVM em 36,5% dos pacientes com ARDS estudados,[95] e o grupo de estudos em terapia intensiva do Canadá detectou-a em 177 pacientes, entre 1.014 participantes (17,4%) de um trabalho sobre profilaxia de úlcera de estresse.[96]

O padrão de colonização das vias aéreas parece ter importância no desenvolvimento de PAVM. Pesquisadores da Universidade de Barcelona[97] detectaram em pacientes neurológicos diferentes padrões de colonização em vias aéreas superiores (VAS), traqueia e vias aéreas inferiores (VAI). Os colonizadores iniciais (*Streptococcus pneumoniae*, *Staphilococcus aureus* e *Haemophilus influenzae*) são, progressivamente, substituídos por bacilos entéricos Gram-negativos e *Pseudomonas aeruginosa*, sendo a antibioticoprofilaxia preventiva aplicada contra os primeiros, mas fator de risco para o desenvolvimento dos últimos. Cendrero et al.[98] também relataram perfis diferentes de colonização traqueal de acordo com o período de tempo entre o início da VM e a coleta de amostras; germes Gram-positivos colonizaram as VAS inicialmente, enquanto germes entéricos Gram-negativos e leveduras parecem ser colonizadores tardios.

Curiosamente, os patógenos colonizantes não foram encontrados no trato digestivo alto desses pacientes. O papel dos anaeróbios na pneumonia aspirativa também foi colocado em xeque e em um provocativo artigo de Marik e Careau,[99] que estudaram 185 episódios suspeitos de PAVM e encontraram tais germes em apenas uma coleta de material.

Diversos fatores de risco para o desenvolvimento de PAVM têm sido identificados (Tabela 7), embora poucos sejam modificáveis por estratégias de prevenção. Entre eles, destaca-se a posição supina, facilmente evitável na maioria dos pacientes de UTI e com implicação direta na redução de aparecimento de PAVM.[100] Em vítimas de trauma, Artigas et al.[101] detectaram maior risco de desenvolvimento de PAVM em pacientes que necessitavam de nutrição enteral prolongada, craniotomias, VM prolongada e uso de PEEP. Por análise multivariada, Ibrahim et al.[101] imputaram maior risco à necessidade de traqueostomia, acessos venosos centrais, reentubação e uso de antiácidos.

Uma discussão interessante é a diferença entre fatores de risco conforme o momento de instalação da PAVM. Ao avaliarem fatores de risco para desenvolvimento mais precoce de PAVM (dentro das primeiras 48 horas), Rello et al.[103] apontaram para a necessidade de reanimação cardiopulmonar ou de sedação em plano anestésico profundo, enquanto o uso de antibióticos teve efeito protetor.

Ibrahim et al.[104] estenderam a avaliação para dois grupos, nos quais a PAVM se desenvolveu em até 96 horas (dita "precoce") ou ocorreu após 96 horas (denominada "tardia"). Globalmente, pacientes que necessitam de reentubação, traqueostomia, em uso de inibidores $H_2$, apresentando maiores valores no escore Acute and Phisiology Cronic Health Evaluation (Apache) II e maior duração de tempo de VM, tiveram maior risco de desenvolver PAVM. A necessidade de reentubação, a presença de DPOC, a elevação dos valores do Apache II e o uso de antiácidos aumentaram o risco para o desenvolvimento de PAVM precoce; e a necessidade de traqueostomia, a presença concomitante de doença cardíaca e o maior tempo de VM estiveram mais envolvidos com a PAVM tardia. A necessidade de inibidores $H_2$ ou vasopressores esteve presente em ambas as formas de PAVM.

A morbidade e a mortalidade são sempre elevadas em populações atingidas pela PAVM, variando entre 24 e 76%, com risco de morte duas a dez vezes maior que o encontrado em populações sem essa condição.[105] Uma lista de mortalidades, citadas em artigos que discutem a incidência de PAVM, encontra-se na Tabela 8. O estudo do grupo de estudos canadense em terapia intensiva[96] evidenciou mortalidade de 41% e aumento no tempo de permanência de UTI em quatro dias para portadores de PAVM. Ao estudarem pacientes que apresentavam SARA, Marko-

**Tabela 7** Fatores independentes de PAVM identificados por análise multivariada em estudos selecionados

| Fatores do hospedeiro | Intervenções | Outros |
| --- | --- | --- |
| Albumina sérica < 2,2 g/dL | Bloqueadores $H_2$ e antiácidos | Estação do ano: outono, inverno |
| Idade > 60 anos | > 4 U de hemocomponentes | |
| SARA | Reentubação | |
| DPOC ou doença pulmonar | Uso de sonda nasogástrica | |
| Coma ou rebaixamento do nível de consciência | Sedação contínua, relaxantes neuromusculares | |
| Grandes queimados, politrauma | Uso de PEEP | |
| Falência de órgãos | Trocas frequentes dos circuitos do ventilador | |
| Doença grave | Ventilação mecânica > 2 dias | |
| Broncoaspiração volumosa | Cabeça em posição supina | |
| Colonização gástrica | Transporte para fora da UTI | |
| Colonização das vias aéreas superiores | Monitorização de pressão intracraniana | |
| Sinusite | Antibioticoterapia prévia ou ausência dela | |

Adaptada de Chastre e Fagon.[104]

## Tabela 8 Incidência e mortalidade da PAVM

| Autor | Ano de publicação | Número de pacientes | Incidência (%) | Critérios diagnósticos | Mortalidade (%) |
|---|---|---|---|---|---|
| | | Pacientes de UTI | | | |
| Salata | 1987 | 51 | 41 | Clínico-autópsia | 76 |
| Craven | 1986 | 233 | 21 | Clínico | 55 |
| Langer | 1989 | 724 | 23 | Clínico | 44 |
| Fagon | 1989 | 567 | 9 | EBP | 71 |
| Kerver | 1987 | 39 | 67 | Clínico | 30 |
| Driks | 1987 | 130 | 18 | Clínico | 56 |
| Torres | 1990 | 322 | 24 | Clínico-EBP | 33 |
| Baker | 1996 | 514 | 5 | EBP-LBA | 24 |
| Koleff | 1993 | 277 | 16 | Clínico | 37 |
| Fagon | 1996 | 1118 | 28 | EBP-LBA | 53 |
| Timsit | 1996 | 387 | 15 | EBP-LBA | 57 |
| Cook | 1998 | 1014 | 18 | Clínico-EBP-LBA | 24 |
| Artigas | 2001 | 103 | 22 | EBP | 44 |
| | | Pacientes com SARA | | | |
| Sutherland | 1995 | 105 | 15 | EBP-LBA | 38 |
| Delclaux | 1997 | 30 | 60 | CTP-LBA | 63 |
| Chastre | 1998 | 56 | 55 | EBP-LBA | 78 |
| Meduri | 1998 | 94 | 43 | EBP-LBA | 52 |
| Markowicz | 2000 | 134 | 37 | EBP-LBA | 57 |

CTP: cateter telescópico protegido; EBP: escovado brônquico protegido; LBA: lavado broncoalveolar; SARA: síndrome da angústia respiratória aguda. (Adaptado de Chastre e Fagon.[105])

wicz et al.[95] detectaram mortalidade de 57 a 59% em portadores de PAVM. Esses números não parecem se modificar entre infecções monomicrobianas ou polimicrobianas,[106] mas podem sofrer influência direta do tempo de duração da VM.[107]

## DIAGNÓSTICO E TRATAMENTO

O diagnóstico de PAVM é envolto em controvérsia. Embora se saiba que a suspeita clínica esteja associada a um risco maior da presença de PAVM do que os sinais clínicos, isoladamente, o diagnóstico baseado nessa combinação não é confiável e pode levar a um diagnóstico inadequado, acarretando tratamento antibiótico para pacientes sem PAVM e não tratamento para portadores dessa condição.[108] A avaliação radiológica à beira do leito também sofre da mesma falta de especificidade.[109] O uso de escores de detecção de infecção também

foi recentemente questionado, embora pareça ter utilidade quando associado ao resultado de culturas de secreção traqueal.[110]

Estudos iniciais sugerem que a determinação da quantidade de óxido nítrico exalado pode ser útil nesse diagnóstico,[111] embora não haja dados suficientes e essa técnica não seja de acesso fácil a todos os serviços. Mais interessante, embora careça também de estudos mais definitivos, é o uso de cultura quantitativa do aspirado traqueal.[112,113] O método invasivo de diagnóstico foi inicialmente estabelecido por Wimberley et al.[114] em estudo que propôs o uso de escovado brônquico protegido. Estudaram sete tipos de cateteres, protegidos ou não, com uma escova em seu interior para coleta de material, obtendo-se a melhor *performance* com o modelo simples, ocluído com Gelfoan (Figura 7). Posteriormente, o uso do minilavado broncoalveolar, por método simples ou protegido, demonstrou também ser útil.[115,116]

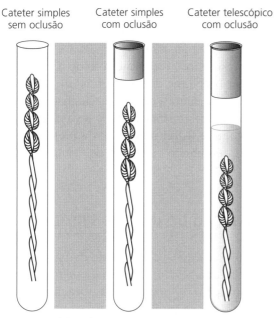

**Figura 7** Modelos de cateter para coleta de material da árvore respiratória. (Adaptada de Winberley et al.)[114]

O *cut-off* para determinação de infecção é a presença de dez[7] ou mais unidades formadoras de colônia por militro.[117] Entretanto, o uso de técnicas invasivas também não traz confiabilidade diagnóstica quando comparado ao resultado de necrópsias, não havendo o chamado "padrão-ouro" diagnóstico para essa doença.[118-120] De fato, o uso de técnicas diagnósticas invasivas pode trazer riscos ao paciente, além de acarretar demora no início do tratamento adequado.[121]

O tratamento da PAVM deve ser precoce, baseado no conhecimento adequado da microbiologia local.[121] Esquemas de profilaxia com uso de descontaminação oral (com pastas antibióticas) têm validade duvidosa e não mostraram impacto na sobrevivência ou duração de VM, em pacientes vítimas de PAVM,[123] assim como a aspiração subglótica de rotina.[124] Estudos muito recentes sugerem que a redução de atelectasias diminui o crescimento bacteriano e a translocação bacteriana em pneumonia experimental,[125] o que pode contribuir, em parte, para o sucesso da VMNI em reduzir a incidência de PAVM.[126] No entanto, o mais importante fator de sucesso no tratamento da PAVM é a acurácia do esquema inicial de tratamento,[91,127-129] o que torna necessário um profundo conhecimento da epidemiologia do local em que a infecção está se desenvolvendo, já que os germes mais frequentes podem variar muito, entre diferentes instituições.[130] Além disso, o uso de rotinas não baseadas na epidemiologia local traz discordância e não adesão dos profissionais de saúde aos esquemas sugeridos.[131]

## COMPLICAÇÕES EXTRARRESPIRATÓRIAS

As complicações não relacionadas diretamente ao trato respiratório incluem: complicações cardiocirculatórias, neurológicas e neuromusculares, gastrointestinais, renais, metabólicas e outras. Tais complicações, como já foi citado, podem ocorrer em concomitância entre si e com as complicações respiratórias.

## COMPLICAÇÕES CARDIOVASCULARES

Os primeiros estudos que abordaram as consequências hemodinâmicas da VM foram desenvolvidos nas décadas de 1950 e 1960, demonstrando que a ventilação com pressão positiva produzia queda no débito cardíaco.[132-135] Nos anos 1970 e 1980, o número de pacientes submetidos à VM aumentou dramaticamente, e a monitorização hemodinâmica desses pacientes ganhou maior importância.[136] O impacto negativo da pressão positiva na pressão arterial e no débito cardíaco foi confirmado, piorando com o uso de níveis mais elevados de PEEP.[137] Inicialmente com a mensuração do débito cardíaco por termodiluição pelo cateter de Swan-Ganz e, mais recentemente, com os cateteres que inferem continuamente o débito cardíaco ou por ecocardiograma, confirmaram-se tais achados.[138,139]

Conceitualmente, a VM induz mudanças cíclicas no volume pulmonar e na pressão intratorácica.[140] Alterações na pressão intratorácica afetam os gradientes de pressão por meio de mudanças no retorno venoso[141-144] e na ejeção ventricular esquerda,[145-146] enquanto o aumento no volume pulmonar pode levar ao aumento da resistência vascular pulmonar, dificultando a ejeção ventricular direita, além de os altos volumes pulmonares poderem causar compressão mecânica do coração.[140] Quando a função cardíaca é normal, o aumento da pressão torácica pela VM causa diminuição do débito cardíaco por diminuição da pré-carga. Quando a contratilidade cardíaca está comprometida, o mesmo aumento na pressão torácica pode elevar o débito cardíaco pela diminuição na pós-carga, a despeito da diminuição da pré-carga, como ocorre com o uso da terapia sistêmica vasodilatadora.[140]

Portanto, as consequências hemodinâmicas da ventilação dependem de uma combinação de ações do aumento do volume pulmonar e da pressão intratorácica sobre o enchimento e a ejeção ventriculares.[140]

## REDUÇÃO DA PRÉ-CARGA DO VENTRÍCULO ESQUERDO

Clinicamente, a pré-carga do ventrículo esquerdo (VE) é sinônimo de volume diastólico final do VE.[140] Pelo mecanismo de Frank-Starling, aumentos no volume diastólico final do VE devem aumentar o débito cardíaco e vice-versa. Os dois mecanismos primários que podem alterar o volume diastólco final do VE são as variações no retorno venoso ou no enchimento diastólico do VE.[140] Segundo estabelecido por Guyton,[141] o retorno venoso é promovido por uma pressão que manda o sangue para a frente (pressão sistêmica média) e outra pressão que dificulta a progressão sanguínea (pressão no átrio direito).

Durante muitas décadas, acreditou-se que a ventilação com pressão positiva, pelo aumento gerado na pressão pleural, diminuía o gradiente de pressão e, por isso, reduzia o retorno venoso.[147] Em 1991, foi demonstrado que a pressão positiva nas vias aéreas não afetava o gradiente de pressão, uma vez que a pressão pleural era transmitida da mesma forma para a pressão sistêmica e para a pressão no átrio direito.[148] Van den Berg et al.[149] demonstraram, em um estudo de 2002, que o aumento da pressão nas vias aéreas não diminui o gradiente de pressão, pois ocorre um concomitante aumento na pressão intra-abdominal. Outro estudo[150] constatou que, mesmo que se mantenha o gradiente de pressão inalterado, a ventilação com pressão positiva diminui o retorno venoso da mesma forma. Concluiu-se que a condutância venosa diminui quando a pressão nas vias aéreas aumenta, provavelmente por causa do colapso vascular interposto entre a pressão sistêmica e a pressão atrial direita.[150]

Portanto, o efeito primário da VM é o aumento da pressão intratorácica, dificultando o retorno venoso. Se essa diminuição no fluxo sanguíneo venoso se sustentar, o volume diastólico final do VE tende a diminuir, uma vez que a queda do débito cardíaco leva à diminuição da pré-carga do VE.[140]

Pelo mecanismo de interdependência ventricular, o enchimento do VE é limitado pelo volume diastólico final do ventrículo direito (VD), como ocorre no *cor pulmonale*.[141-144] Baseado nesse princípio, a ventilação com pressão positiva levará à diminuição do retorno venoso conforme já comentado, o que irá diminuir o volume diastólico final do VD que, por sua vez, aumentará a complacência diastólica do VE. Isso, em última instância, pode levar a um aumento do volume sistólico do VE e da pressão de pulso arterial, fenômeno chamado de "pulso paradoxal reverso".[139]

## DIMINUIÇÃO DO VOLUME SISTÓLICO

Uma vez que a capacidade de ejeção cardíaca está acoplada à pressão arterial por meio do volume sistólico e da pressão intratorácica, a pressão arterial sistólica pode variar durante a ventilação com pressão positiva por causa da transmissão direta da pressão intratorácica para a aorta, aumentando durante a inspiração.[151] O volume sistólico, por sua vez, pode diminuir em razão da queda no retorno venoso, embora a pressão sistólica permaneça elevada.[152]

## DIMINUIÇÃO DA CONTRATILIDADE CARDÍACA

A magnitude das alterações na ejeção do VE secundária ao aumento da pressão intratorácica é inversamente proporcional à contratilidade.[140] Assim, o aumento da pressão torácica pela ventilação com pressão positiva compromete a pré-carga do VE, por causa da diminuição do retorno venoso,[141-144] da diminuição do volume sanguíneo intratorácico[153,154] e da redução do volume diastólico final do VE.[155-157] Se o volume sanguíneo que chega ao coração diminui, ocorre redução também da capacidade contrátil das fibras miocárdicas.

## HIPOTENSÃO ARTERIAL

A VM aumenta a pressão intratorácica, diminuindo o retorno venoso pela redução do gradiente entre a pressão venosa sistêmica e a pressão atrial direita, o que acarreta redução da pré-carga e consequente diminuição do débito cardíaco e hipotensão arterial, principalmente em pacientes previamente hipovolêmicos.[140,158]

## EFEITOS NA MONITORIZAÇÃO HEMODINÂMICA

A medida da POAP (pressão de oclusão da artéria pulmonar) aferida pelo cateter de Swan-Ganz se apresenta artificialmente elevada na presença de pressão intratorácica positiva e PEEP. Uma estimativa de cálculo da verdadeira pressão pode ser feita subtraindo-se metade do valor da PEEP, da POAP obtida, se a complacência pulmonar for normal, ou um quarto da PEEP se a complacência for reduzida.[158,159]

## AUMENTO DA RESISTÊNCIA E DA PRESSÃO ARTERIAL PULMONAR

O aumento na resistência vascular pulmonar é comum em pacientes dependentes de VM, principalmente naqueles que necessitam de volumes correntes e/ou PEEP elevadas.[147] Registrando-se simultaneamente a pressão na artéria pulmonar e a pressão ventricular direita em pacientes ventilados mecanicamente, observou-se a correlação entre a pressão transpulmonar e a impedância ventricular direita: quando o volume corrente aumenta, o VD tem de desenvolver uma pressão maior para abrir a valva da artéria pulmonar.[160]

## AUMENTO DA PRÉ-CARGA E PÓS-CARGA VENTRICULAR ESQUERDA DURANTE O DESMAME

Muitos pacientes apresentam falência durante o desmame ventilatório, apesar de terem boa reserva pulmonar.[140] Isso pode acontecer pelo grande estresse ao qual o sistema cardiopulmonar é submetido durante o processo de desmame, principalmente em pacientes que não têm reserva cardíaca adequada.[140] Pode ocorrer também a rápida queda na pressão intratorácica, levando a um aumento súbito na pré-carga (pelo aumento do retorno venoso) e na pós-carga do VE, com consequente edema agudo de pulmão.[161-163] Como demonstrado,[164] a falência ventricular esquerda pode ocorrer imediatamente (< 5 minutos) após a interrupção do suporte ventilatório em pacientes com disfunção cardíaca prévia. Mesmo na ausência de isquemia coronária, o edema pulmonar durante o desmame pode ser explicado pelo aumento na pré e na pós-cargas.[140]

## DIMINUIÇÃO DA VOLEMIA E DO EDEMA

Em pacientes com insuficiência cardíaca, o aumento da pressão intratorácica associado ao uso de PEEP, mesmo que em níveis baixos, pode elevar o débito cardíaco pela diminuição do retorno venoso, facilitando o trabalho cardíaco.[165-167] Muitos trabalhos sugerem que a redução do volume diastólico final do VE e a diminuição na pós-carga também contribuem para a melhora no débito dos pacientes cardiopatas.[168,169] Há ainda outra explicação para a melhora dos pacientes com insuficiência cardíaca com o emprego da PEEP: o mecanismo de compressão do coração pelos pulmões insuflados, inclusive comprimindo uma possível área cardíaca inativa (parede infartada), melhorando o sincronismo cardíaco.[140]

## ISQUEMIA MIOCÁRDICA SILENCIOSA

Apesar de infrequente, a isquemia miocárdica deve ser considerada em pacientes com história prévia de doença coronária aguda que serão submetidos ao desmame da VM.[170] A isquemia cardíaca ocorre quando o consumo miocárdico de oxigênio excede a oferta pelas artérias coronárias.

A oferta coronariana de oxigênio é inversamente proporcional ao grau de estenose das coronárias. O retorno à ventilação espontânea, após um período de ventilação invasiva, sobrecarrega o sistema cardiovascular: o retorno venoso aumenta, elevando também a pré-carga,[171,172] a pós-carga ventricular esquerda aumenta[173,174] e o consumo total de oxigênio pelo corpo sobe de 15 a 25%.[175,176] Durante o desmame, são liberadas as catecolaminas plasmáticas, o que provoca maior trabalho cardíaco em razão de seu efeito sobre inotropismo, cronotropismo, pré e pós-cargas (Figura 8).[170]

O efeito do desmame ventilatório no consumo de oxigênio é comparável a um aumento da temperatura corporal de 37°C para 39°C.[177] Dos 93 pacientes estudados, seis tiveram alterações eletrocardiográficas sugestivas (e depois comprovadas) de isquemia durante o desmame (6,4% do total de pacientes). Cinco desses seis pacientes tinham histórico de insuficiência coronária e quatro deles falharam no desmame ventilatório.[170] Portanto, a isquemia miocárdica durante o desmame é relativamente rara (6%) na população de terapia intensiva geral. A frequência aumenta para 10% nos pacientes com antecedentes coronarianos e para 20% naqueles coronarianos que falharam no desmame ventilatório.[170]

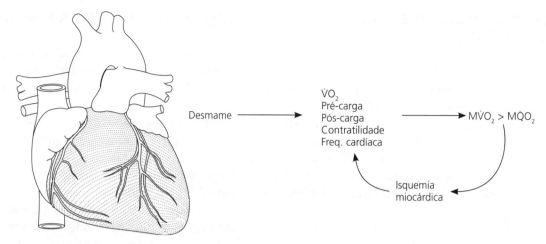

**Figura 8** Mecanismo proposto para explicar a patogênese da isquemia cardíaca durante o desmame ventilatório.

## OUTRAS CONSEQUÊNCIAS CARDIOVASCULARES DA VENTILAÇÃO MECÂNICA

Destacam-se outras alterações secundárias ao uso da ventilação com pressão positiva e PEEP descritas na literatura, como bloqueio de ramo direito, arritmias cardíacas, aneurisma de veia jugular interna e aumento do *shunt* direito-esquerdo intracardíaco em doenças angiomatosas pulmonares. Todas essas complicações são decorrentes das mudanças hemodinâmicas já descritas, causadas pela VM invasiva.[178]

## COMPLICAÇÕES NEUROLÓGICAS E NEUROMUSCULARES

### Aumento da pressão intracraniana

A pressão intracraniana se eleva com a ventilação com pressão positiva e, principalmente, com a aplicação de PEEP.[158] O uso da PEEP em níveis elevados induz ao aumento da pressão venosa central, que reduz a drenagem venosa cerebral, aumenta o volume sanguíneo cerebral e promove o aumento da pressão intracraniana.[179] Além disso, a redução na pressão arterial média, causada pela diminuição do débito cardíaco, e o aumento da pressão intracraniana culminam na diminuição da pressão de perfusão cerebral.[180]

Outro mecanismo pelo qual a VM pode aumentar a pressão intracraniana é por meio do aumento na $PaCO_2$.[180] No cérebro normal, o fluxo sanguíneo depende da habilidade intrínseca das artérias cerebrais em alterar seu calibre em resposta às variações da pressão arterial média e variações do $CO_2$. A relação entre a $PaCO_2$ e o fluxo sanguíneo cerebral é sigmoidal, mas torna-se linear quando a $PaCO_2$ estiver entre 25 e 65 mmHg.[181]

Assim, mudanças na $PaCO_2$ determinam variações na resistência cerebrovascular, afetando diretamente o fluxo sanguíneo cerebral e a pressão intracraniana. A hipercapnia induz a vasodilatação cerebral, o que pode aumentar a pressão intracraniana.[181]

### Isquemia cerebral

Como explicado anteriormente, a hipercapnia provoca vasodilatação cerebral, o que pode aumentar a pressão intracraniana, enquanto a hipocapnia, obtida pela hiperventilação, reduz a PIC. Com base nisso, usou-se durante muito tempo a hiperventilação profilática em doentes com trauma craniencefálico grave.[180]

Hoje, sabe-se que a hiperventilação excessiva ($PaCO_2$ < 25 mmHg) sem monitorização da saturação do bulbo de jugular pode piorar um quadro de vasoconstrição cerebral, provocando isquemia cerebral.[182,183] Vale a pena lembrar que a diminuição da pressão de perfusão cerebral, que pode ocorrer pela redução da pressão arterial média concomitante com o aumento da pressão intracraniana (conforme explicado anteriormente), contribui para piora da isquemia cerebral.[184,185] Além disso, há evidências na literatura de que a hiperventilação excessiva, mesmo que por curtos períodos de tempo, está associada ao aumento da concentração extracelular de glutamato, lactato e piruvato, marcadores de lesão cerebral secundária.[186]

## Polineuromiopatia do doente grave

O uso de sedativos e, principalmente, de bloqueadores neuromusculares não despolarizantes, com o objetivo de melhorar o sincronismo do paciente com a VM, pode trazer efeitos adversos. É possível que paralisia muscular prolongada e miopatia relacionadas ao uso de tais agentes persistam mesmo após a suspensão deles. Deve-se evitar a infusão contínua de bloqueio neuromuscular, principalmente em pacientes com insuficiência hepática ou renal ou com graves distúrbios acidobásicos e eletrolíticos.[3] Cuidado redobrado deve ser tomado em relação às interações medicamentosas. Por exemplo, corticosteroides, bloqueadores de canais de cálcio e aminoglicosídeos podem aumentar o bloqueio neuromuscular.[3]

O diagnóstico de polineuropatia do doente grave é feito mediante suspeita clínica (pacientes com tempo prolongado de internação na UTI, que fizeram uso de sedativos e bloqueadores neuromusculares também por tempo prolongado, com dificuldade de desmame ventilatório por fraqueza da musculatura diafragmática, com diminuição global da força muscular, sem sinais localizatórios) e confirmado por ENMG (eletroneuromiografia) e/ou biópsia muscular. Esse diagnóstico é de exclusão.[187]

## Diminuição da força de contração diafragmática

A disfunção diafragmática induzida pela VM é definida como a perda da força contrátil diafragmática especificamente relacionada ao uso da VM.[187] Dificuldades em descontinuar o suporte ventilatório ocorrem em 20 a 25% dos pacientes mecanicamente ventilados,[188] com uma média de 40% do tempo gasto em uma UTI com desmame ventilatório.[189] O diagnóstico de disfunção diafragmática induzida pela ventilação é de exclusão, levando-se em conta o tempo de VM controlada e descartando-se a possibilidade de outra causa de fraqueza da musculatura respiratória (como choque, sepse, desnutrição, distúrbios eletrolíticos e outras desordens neuromusculares adquiridas em UTI).[188]

Estudos demonstraram que a ventilação mandatória controlada (CMV) causa diminuição da capacidade contrátil do diafragma. Com alguns dias da instituição desse tipo de ventilação, já se constata diminuição de 40 a 50% da capacidade de contração do diafragma.[190] A resistência muscular também é afetada. Isso ocorre por alteração no potencial de ação muscular induzida pela CMV, sugerindo envolvimento da excitabilidade e/ou excitação-contração da fibra muscular.[190] Não foi demonstrada a alteração na transmissão do impulso nervoso através do frênico ou na junção neuromuscular.[191] Há trabalhos demonstrando redução na força isométrica máxima do diafragma em torno de 30 a 50% após um a três dias de CMV.[192,193]

## Atrofia muscular

A atrofia se desenvolve mais rapidamente e com maior extensão no músculo diafragma quando em CMV (dentro de dezoito horas), em comparação com os músculos esqueléticos periféricos.[194] Embora as reduções na capacidade diafragmática de gerar força muscular sejam observadas no paciente em CMV, a fadiga muscular não pode ser exclusivamente atribuída à atrofia muscular, mas, sem dúvida, ela contribui com esse processo.[188]

Em razão de a suscetibilidade da fadiga diafragmática ser inversamente proporcional ao estiramento muscular máximo, a atrofia diafragmática aumenta o risco de fadiga, uma vez que a respiração espontânea é reassumida.[195] A atrofia pode ocorrer por diminuição na síntese proteica,[196] por aumento na proteólise[197] e, secundariamente, por estresse oxidativo.[198] Este último já começa a ocorrer no diafragma após seis horas da instituição da VM e tem um papel importante no desenvolvimento da atrofia muscular relacionada à VM.[199]

## Incoordenação muscular respiratória

A VM induz a mudanças na fibra muscular diafragmática, com comprovada alteração estrutural das miofibrilas após dois a três dias do início da CMV, além de remodelação das fibras musculares.[192] Esses fatores, combinados com o estresse oxidativo e com as alterações enzimáticas citadas anteriormente, podem levar à incoordenação motora da musculatura respiratória, dificultando ainda mais o desmame ventilatório. Isso ocorre não só com o diafragma, mas também com os músculos intercostais.[200]

## COMPLICAÇÕES GASTROINTESTINAIS

## Hipoperfusão esplâncnica

Tem particular importância na fisiopatologia do comprometimento gastrointestinal em pacientes sob VM.[201] Pode ser consequência de dois fatores: diminuição da pressão arterial média e/ou aumento da resistência vascular no território esplâncnico.[202,203] O risco de isquemia é particularmente alto nesse local por diversas razões: o intestino não possui a capacidade de autorregulação para compensar reduções na PA; a vasoconstrição esplâncnica pode persistir mesmo após correção da instabilidade hemodinâmica; os vasos que irrigam a mucosa intestinal, além de conter baixa concentração de oxigênio, permitem a ocorrência de *shunt* com hipóxia distal das vilosidades intestinais.[204,205]

Como explicado anteriormente, a VM acarreta diminuição da pré-carga e consequente queda no débito cardíaco, com hipotensão arterial e diminuição do fluxo sanguíneo esplâncnico.[206] Além disso, durante a VM, há aumento da atividade do sistema renina-angiotensina-aldosterona e elevação dos níveis de catecolaminas circulantes, por causa da ativação simpática,[207] contribuindo com a hipoperfusão esplâncnica, uma vez que promove vasoconstrição e redistribuição do fluxo sanguíneo.[208] Dessa forma, o desequilíbrio entre oferta e consumo de oxigênio contribui para o desenvolvimento das complicações gastrointestinais, que serão comentadas a seguir.

Deve ser citada também, e com mesma importância na gênese das complicações, a síndrome de reperfusão que ocorre após prolongados períodos de hipoperfusão intestinal,[209] causando importantes alterações nas células epiteliais intestinais, que podem levar à isquemia mesentérica monoclusiva.[210]

## Hipomotilidade gastrointestinal

A hipomotilidade se manifesta pela diminuição dos ruídos hidroaéreos e pela distensão abdominal e é encontrada em mais da metade dos pacientes com falência respiratória.[211] O grave comprometimento da motilidade em pacientes que receberam VM já foi comprovado por manometria, o que evidencia atividade contrátil completamente perdida no estômago e diminuída no duodeno.[212] A consequência disso é a intolerância à nutrição enteral e o alto débito pela Sonda nasogástrica (SNG).[213]

O uso de medicamentos comumente empregados para facilitar a ventilação pode ter efeito direto na motilidade intestinal. É o caso de opiáceos e sedativos, particularmente os benzodiazepínicos.[214] O emprego de drogas vasoativas, especialmente dopamina, alguns antibióticos, diltiazem, verapamil, bem como os distúrbios hidreletrolíticos, como hipocalemia e hipomagnesemia, também interferem diretamente no fluxo sanguíneo local e na motilidade gastrointestinal, predispondo ao refluxo e à translocação bacteriana.[215,216] Já o uso de agentes procinéticos, como bromoprida,[217] metoclopramida[218] e eritromicina,[219] melhora a motilidade intestinal e promove o esvaziamento gástrico.[220]

## Diarreia

Mais de 50% dos pacientes graves desenvolvem diarreia durante sua estada na UTI, e os que necessitam de VM parecem ter maior risco.[220] As causas de diarreia são multifatoriais.[210,220,221] A diarreia é frequentemente descrita com uma complicação secundária à nutrição enteral, afetando entre 12 e 25% dos pacientes, mesmo na ausência de disfunção gastrointestinal. Alguns autores relacionaram a VM com volumes e velocidades maiores de infusão da dieta enteral, explicando assim a maior incidência de diarreia nesses pacientes,[222] mas ainda há controvérsias na literatura em relação às suas causas.[223] Recentemente, foi descrito como causa da diarreia em UTI o relativo excesso de ácidos biliares após jejum prolongado quando já ocorreu atrofia da mucosa gástrica (mais de quatro dias de jejum).[224]

Deve-se citar também como causa importante de diarreia em pacientes graves o uso não racional de antibióticos, responsáveis por 20 a 50% das diarreias nosocomiais.[225] De 15 a 25% das diarreias associadas a antibióticos são causadas pelo *Clostridium difficile*.[226] Cuidado especial deve ser tomado com a colite pseudomembranosa e a colite fulminante, felizmente mais raras.[226]

## Lesão aguda da mucosa gastrointestinal

As lesões da mucosa relacionadas ao estresse são as principais causas de hemorragia digestiva em pacientes ventilados mecanicamente.[201] Elas ocorrem por causa da diminuição do fluxo sanguíneo da mucosa, redução do pH gástrico e redução dos mecanismos de defesa.[227,228] Com algumas horas de UTI, já se evidenciam lesões macroscópicas que vão desde erosões superficiais até úlceras gástricas. Tais lesões tendem a ser múltiplas e ocorrem principalmente na mucosa do fundo gástrico e antro.[229]

Também podem aparecer erosões ou úlceras no antro ou duodeno, mas elas tendem a ser mais tardias e profundas, associadas com maior incidência de sangramento.[230] Cerca de 74 a 100% dos pacientes gravemente enfermos apresentam erosões da mucosa

# COMPLICAÇÕES DA VENTILAÇÃO MECÂNICA

ou hemorragia subepitelial detectáveis por via endoscópica após 24 horas de sua admissão na UTI.[231] As manifestações clínicas variam desde pacientes assintomáticos, ou apenas com pesquisa de sangue oculto nas fezes positiva, aos com hematêmese, melena, hematoquesia ou exteriorização de sangramento pela sonda nasoenteral (SNE) ou SNG.[201]

## Hemorragia digestiva alta

Falência respiratória com necessidade de VM por mais de 48 horas mostrou ser um fator de risco independente para sangramento gastrointestinal em UTI.[232] A hipomotilidade e o desenvolvimento de úlceras de estresse na mucosa gastrointestinal podem resultar em hemorragia digestiva alta. Cerca de 3 a 4% dos pacientes que recebem VM apresentam hemorragia digestiva grave, com instabilidade hemodinâmica e necessidade de transfusão sanguínea.[233] Mais de 25% das hemorragias digestivas ocorrem em indivíduos sem profilaxia. O sangramento digestivo, além de aumentar a morbidade, ainda está associado ao prolongamento do tempo de UTI em mais de onze dias (Tabela 9).[234,235]

## Redução do fluxo sanguíneo portal e esplâncnico

A ventilação com pressão positiva e o uso de PEEP diminuem a perfusão esplâncnica.[201] Esse efeito ocorre por diminuição no débito cardíaco, já descrito anteriormente.

**Tabela 9** Complicações gastrointestinais da ventilação mecânica

| Complicações | Incidência (%) |
| --- | --- |
| Esofagite erosiva | 48 |
| Lesão aguda da mucosa gastrointestinal | |
| Assintomático com lesão endoscópica | 74-100 |
| Sangramento clinicamente evidente | 5-25 |
| Sangramento com repercussão hemodinâmica | 3-4 |
| Diarreia | 15-51 |
| Diminuição dos ruídos aéreos | 50 |
| Resíduo gástrico aumentado | 39 |
| Constipação | 15 |
| Íleo | 4-10 |
| Colecistite aguda alitiásica | 0,2-3 |

## Esofagite

Esofagite erosiva ou lesão na mucosa esofágica ocorre em aproximadamente 50% dos pacientes que recebem VM e contribui para um quarto de todas as hemorragias digestivas altas que acontecem em UTI.[236] Os principais mecanismos responsáveis por tais lesões são a SNE ou a SNG, o refluxo gastroesofágico e o refluxo biliar.[236] A SNG causa irritação mecânica, altera a motilidade esofágica e a função do esfíncter inferior do esôfago, predispondo ao refluxo gastroesofágico (Figura 9).[238]

## Efeitos na hemodinâmica gastrointestinal

Estudos experimentais sugerem que a PEEP diminui o fluxo sanguíneo mesentérico paralelamente à redução do débito cardíaco.[206] Chama a atenção o fato de a reposição de volume restaurar o débito cardíaco e o fluxo mesentérico persistir diminuído, provavelmente por vasoconstrição reflexa local.[206] A PEEP pode ainda diminuir o fluxo sanguíneo pancreático e gástrico, segundo alguns autores.[239,240]

Em animais, níveis elevados de PEEP (>15 $cmH_2O$) levaram à pancreatite, evidenciada por inflamação, vacuolização, necrose e hemorragia no estudo histológico do pâncreas, juntamente com elevação dos níveis séricos de amilase e lipase.[241] Em humanos, a VM com PEEP pode levar a aumento de amilase e lipase, mas não há correlação estabelecida na literatura com pancreatite clínica.[242] Muitos autores têm descrito correlação do emprego da PEEP com redução no fluxo sanguíneo venoso portal e da artéria hepática.[243,244] Nesses estudos, a reposição volêmica melhorou tanto o débito cardíaco quanto o fluxo nessas regiões (Tabela 10).[245]

A nutrição enteral também se mostrou eficaz em reverter a queda do fluxo sanguíneo hepático causado pela PEEP.[246] Em animais, a ventilação com pressão positiva e PEEP mostrou elevação da pressão venosa hepática e portal, levando à congestão hepática.[247] Parece controverso, mas a pressão positiva com PEEP provoca aumento da pressão no átrio direito, a qual se transmite para a veia cava inferior e finalmente para veia porta, aumentando, portanto, a pressão portal e, com isso, diminuindo o fluxo sanguíneo local, que agora tem de vencer uma pressão maior.[201] Além disso, ocorre aumento da resistência nos sinusoides hepáticos causada pela compressão do fígado pelo diafragma (por causa da pressão positiva intratorácica).[248,249]

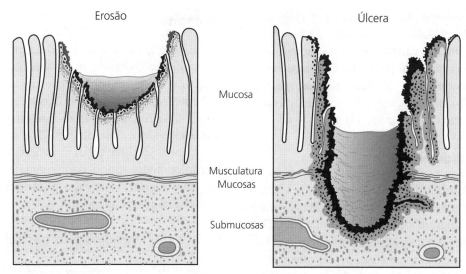

**Figura 9** Diferenças entre erosão e úlcera. Erosão não penetra a camada muscular da mucosa, enquanto a úlcera é mais profunda.

**Tabela 10** Complicações específicas de cada órgão do trato gastrointestinal durante a ventilação mecânica

| Órgãos | Complicações |
|---|---|
| Esôfago e estômago | Esofagite erosiva |
| | Refluxo gastroesofágico |
| Intestino grosso e delgado | Úlcera de estresse |
| | Dificuldade de esvaziamento gástrico |
| | Intolerância à nutrição enteral |
| | Íleo |
| | Pseudo-obstrução colônica |
| | Diarreia |
| | Alteração da microflora intestinal |
| | Crescimento bacteriano |
| | Toxinas intestinais |
| | Possibilidade de isquemia mesentérica aguda monoclusiva |
| Fígado | Aumento de transaminases e bilirrubinas |
| | Piora da função hepática |
| | Alteração do metabolismo da droga |
| Vesícula biliar | Vesícula atônica |
| | Possibilidade de colecistite acalculosa |
| Pâncreas | Aumento assintomático dos níveis de amilase e lipase |
| | Possibilidade de pancreatite aguda |

A redução na saturação venosa hepática está associada a hiperbilirrubinemia e elevação das transaminases.[250] Ainda há muita controvérsia a respeito das reais consequências clínicas do emprego de níveis elevados de PEEP no território hepático.[249] Pode-se concluir, com base nos dados já apresentados, que a PEEP leva à disfunção hepática em presença de hipoxemia, hipotensão ou outra condição que comprometa o suprimento de oxigênio hepático.[201]

### Colecistite aguda alitiásica

Definida como inflamação da vesícula biliar na ausência de cálculo, essa complicação, que incide em 0,2% a 3% dos pacientes gravemente enfermos, está relacionada à VM por mais de 72 horas, mas também a outros fatores de risco importantes (Tabela 12).[251] A redistribuição do fluxo sanguíneo em pacientes graves, a VM e o uso de vasopressores podem afetar diretamente o epitélio da vesícula biliar, causando hipoperfusão e isquemia da parede vesicular, além de indiretamente diminuir a contratilidade com estase biliar, levando à colecistite.[252]

## COMPLICAÇÕES RENAIS E METABÓLICAS

### Distúrbios acidobásicos

Acidose ou alcalose respiratórias podem ocorrer secundariamente aos níveis de $PaO_2$ e $PaCO_2$, os quais podem sofrer profundas mudanças quando

# COMPLICAÇÕES DA VENTILAÇÃO MECÂNICA

**Tabela 11** Efeitos da pressão positiva com PEEP na hemodinâmica esplâncnica

| Fluxo sanguíneo | Efeitos da PEEP no fluxo sanguíneo regional | Efeitos sobre o débito cardíaco |
|---|---|---|
| Artéria mesentérica | Em paralelo à redução do débito cardíaco pela vasoconstrição mesentérica | Melhora, mas não normaliza |
| Veia porta | Em paralelo à redução do débito cardíaco por: <br>• Elevação na pressão do átrio direito <br>• Aumento da resistência sinusoidal hepática via mecanismo de compressão pelo diafragma <br>• Diminuição do fluxo arterial gástrico | Retorna a valores pré-PEEP |
| Artéria hepática | Em paralelo à redução no débito cardíaco por elevação da pressão anterógrada | Retorna a valores pré-PEEP |

**Tabela 12** Fatores de risco para colecistite alitiásica em pacientes graves

Ventilação mecânica (> 72 horas)

Choque

Síndrome da resposta inflamatória sistêmica, sepse

Politransfusão

Desidratação

Nutrição parenteral total

Nutrição enteral por tempo prolongado

Medicações (opioides, sedativos, vasopressores)

aplicada VM invasiva e a PEEP. Na tentativa de corrigir os possíveis distúrbios respiratórios ocorridos, o organismo (principalmente os rins) recorre a mecanismos compensatórios, que levam à alcalose ou à acidose metabólicas.[253]

## Hipofosfatemia

O consumo energético para realização da contração muscular respiratória aumenta nos pacientes submetidos à VM. Isso leva a maior consumo de fosfato, uma vez que o ATP (adenosina-trifosfato) é de essencial importância nesse processo.[253] Observa-se na prática clínica que os pacientes com hipofosfatemia têm maior dificuldade durante o processo de desmame ventilatório.

## Retenção hídrica

A queda no débito cardíaco proporcionada pela ventilação com pressão positiva pode causar estímulo do sistema renina-angiotensina-aldosterona, aumento da liberação do hormônio antidiurético e redução na secreção do fator natriurético atrial.[159] Tais alterações podem contribuir com a retenção de líquidos e edema do paciente ventilado mecanicamente.

## Aumento da secreção de vasopressina com diminuição do débito urinário

Em razão da queda da pressão arterial causada pela ventilação com pressão positiva, os barorreceptores carotídeos são acionados, induzindo à liberação de diversos hormônios como mecanismo compensatório, dentre eles catecolaminas e hormônio antidiurético. Outro mecanismo secundário aos efeitos hemodinâmicos da VM, que explica a queda no débito urinário é a ativação do sistema renina-angiotensina-aldosterona concomitante com o aumento da liberação do ADH, conforme explicado anteriormente.[159]

## Resposta endócrina ao estresse durante o desmame

Durante o desmame ventilatório, pode-se encontrar um aumento dos hormônios hiperglicemiantes normalmente liberados em uma situação de estresse, como insulina, cortisol e catecolaminas.[253] Outras publicações não observaram diferenças na resposta hormonal durante a VM propriamente dita, desde que o paciente esteja bem acoplado ao ventilador.

## OUTRAS COMPLICAÇÕES

### Disfunção de múltiplos órgãos

Como o pulmão é em geral um dos primeiros órgãos a ser comprometido na disfunção de múltiplos órgãos, sendo necessário o suporte ventilatório, alguns autores aventaram a possibilidade da VM contribuir para a progressão da disfunção multiorgânica ou ser até mesmo o "gatilho" para que a resposta inflamatória sistêmica ocorra.[89]

Do ponto de vista anatômico e fisiológico, o pulmão é um dos poucos órgãos capazes de afetar outros órgãos a distância.[89] A vasculatura pulmonar não só recebe todo o débito cardíaco, como também funciona como um reservatório para neutrófilos marginais (mais de um terço de todos os neutrófilos que estão fora da medula óssea). Dessa forma, os pulmões têm grande potencial em interagir com o *pool* circulante de células inflamatórias. Além disso, um dano na interface alveolocapilar pode liberar vários mediadores inflamatórios para a circulação sanguínea.[254] Dada a vasta área de superfície pulmonar em contato com sangue, um estímulo, mesmo que pequeno, resulta em significante influxo de mediadores na circulação geral.[256]

A presença de mediadores inflamatórios e de citocinas na circulação pode causar, ou pelo menos perpetuar, o quadro de SIRS, choque circulatório e falência múltipla de órgãos.[89] Outro mecanismo aventado, pelo qual a VM pode contribuir com o desenvolvimento da resposta inflamatória sistêmica, é a translocação bacteriana das vias aéreas para a corrente sanguínea (Figura 10).[257]

Mohsenifar et al.[258] estudaram o pHi gástrico durante o desmame ventilatório, como um marcador de fluxo sanguíneo esplâncnico. Os pacientes que falharam no desmame ventilatório tiveram redução significativa no pH gástrico intramucoso (de 7,36 durante a VM para 7,09 durante o desmame). Já os pacientes que obtiveram sucesso na extubação não apresentaram mudança no pHi gástrico. Isso mostra que uma insuficiência cardiovascular oculta pode contribuir para a falência no desmame ventilatório de diversos pacientes. Sugere-se que uma avaliação cardiovascular seja utilizada conjuntamente com os fatores preditivos tradicionais de desmame para que se obtenha melhor sensibilidade na detecção dos pacientes que terão ou não sucesso nesse processo.

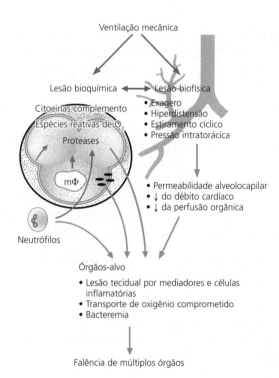

**Figura 10** Mecanismo pelo qual a ventilação mecânica pode contribuir para a falência de múltiplos órgãos.

### Aumento da pressão intraocular

Ocorre secundariamente ao aumento da pressão intracraniana, seguindo a mesma fisiopatologia já explicada nas complicações neurológicas.[158]

## REFERÊNCIAS BIBLIOGRÁFICAS

1. Dreyfuss D, Saumon G. Ventilator-induced lung injury: lessons from experimental studies. Am J Respir Crit Care Med 1998;157:294-323.
2. Ferragut CR, López-Herce J. Complicaciones de la ventilación mecánica. An Pediatr (Barc) 2003;59:155-80.
3. David CMN, Machado M, Vianna A. Consenso de ventilação mecânica. AMIB; 2001.
4. Burstein CL, Pinto FJ, Newman W. Electrocardiographic studies during endotracheal intubation: affects during usual routine technics. Anesthesiology 1950;11:224.
5. Franklin C, Samuel J, Hu TC. Life-threatening hypotension associated with emergency intubation and the initiation of mechanical ventilation. Am J Emerg Med 1994;12:425-28.
6. Khan FH, Khan FA, Irshad R, Kamal RS. Complications of endotracheal intubation in mechanically ventilated patients in a general intensive care unit. J Pak Med Assoc 1996;46: 195-8.

COMPLICAÇÕES DA VENTILAÇÃO MECÂNICA

7. Bedfor RF. Circulatory responses to tracheal intubation. Probl Anesth 1988;2:201.

8. Jackson FN, Rowland U, Carsen G. Laryngospasm-induced pulmonary edema. Chest 1980;78:19.

9. Gal TS, Surrat PM. Resistance to breathing in healthy subjects after endotracheal intubation under topical anesthesia. Anesth Analg 1980;59:270.

10. Martins LC. Complicações relacionadas à ventilação mecânica. In: Carvalho CRR, David CMN. Ventilação mecânica. CBMI 2000;9:227-42.

11. Shapiro HM, Whyte SR, Harris AB, et al. Acute intraoperative intracranial hypertension in neurosurgical patients: mechanical and pharmacologic factors. Anesthesiology 1972;7:399.

12. Sandur S, Stoller JK. Pulmonary complications of mechanical ventilation. Clinics in Chest Med 1999;20:223-47.

13. Stauffer JL, Olson DE, Petty TL. Complications and consequences of endotracheal intubation and tracheotomy. A prospective study of 150 critically ill adult patients. Am J Med 1981;70:65-76.

14. David CMN. Efeitos adversos da ventilação mecânica. In: David CMN. Ventilação mecânica: da fisiologia à prática clínica. São Paulo: Revinter; 2001. p.365-72.

15. Farias AMC, Silvoso AM, Neves JLB. Entubação e traqueostomia. In: Carvalho CRR, Davis CMV. Ventilação mecânica. Volume II. CBMI 2000;9:1-54.

16. Mussi A. Surgical approaches to membranous tracheal lacerations. J Thorac Cardiovasc Surg 2000;120:115-8.

17. Guyton DC, Barlon MR, Besselievre TR. Influence of airway pressure on minimum occlusive endotracheal tube cuff pressure. Crit Care Med 1997;25:91-4.

18. Rashkin MC, Davis T. Acute complications of endotracheal intubation. Chest 1986;89:165-7.

19. Zeitouni AG, Kost KM. Tracheostomy: a retrospective review of 281 cases. J Otolaryngol 1994;23:61.

20. Zwillich CW, Pierson DJ, Creagh CE, et al. Complications of assisted ventilation. A prospective study of 354 consecutive episodes. Am J Med 1974;57;161-71.

21. Kapadia FN, Bajan KB, Raje KV. Airway accidents in intubated intensive care unit patients. An epidemiological study. Cit Care Med 2000;28:659-64.

22. Epstein SK, Nevins ML, Chug J. Effect of unplanned extubation on outcome of mechanical ventilation. Am J Resp Crit Care Med 2000;161:1912-6.

23. Anene O, Meert KL, Uy H, et al. Dexamethasone for the prevention of post-extubation airway obstruction. A prospective, randomized, double-blind, placebo-controlled trial. Crit Care Med 1996;24:1666-9.

24. McDonnel SPJ, Timmins AC, Eatson JD. Adrenaline administered via a nebulizer in adult patients with upper airways obstruction. Anesthesiology 1995;50:35-6.

25. Mizrahi S, Yaari Y, Lugassy G, et all. Major airway obstruction relieved by helium/oxygen breathing. Critic Care Med 1986; 14:986-7.

26. Simonsson BG, Berggren-Stiksa AG, Berggren EM, et al. Effects of racemic epinephrine administered by intermittent positive-pressure ventilation (IPPV) in airway obstruction: A double-blind study. Ann Allergy 1978;40:409-12.

27. Birmingham PK, Cheney FW Jr, Incorrect tube placement: Prevention of a fatal complication in Bishop MJ (ed) Problens in anesthesia, vol 2. Physiology and consequences of tracheal intubations. Philadelphia. JB Lippincott, 1988; p. 278-291

28. Blanc VF, Tremblay NAG. The complication of tracheal intubation: a new classification with a review of the literature. Anesth Analg 1974;53:202-13.

29. Kastanos N, Miro RE, Perez Am, et al. Laryngotracheal injury due to endotracheal intubation: incidence, evolution and predisposing factors. A prospective long-term study. Crit Care Med 1983;11:362-7.

30. Powell DM, Price PD, Forrest LA. Review of percutaneous tracheostomy. Laryngoscope 1998;108:170.

31. Miller JD, Kapp JP. Complications of tracheostomies in neurosurgical patients. Surg Neurol 1984;22:186-8.

32. Orringer MB. Endotracheal intubation and tracheostomy. Indications, techniques and complications. Surg Clin North Am 1980;60:1447-64.

33. Andrews MJ, Pierson FG. Incidence and pathogenesis tracheal injury following cuffed tube tracheostomy with assisted ventilation. Am Surg 1971;173:249-63.

34. Cooper JD, Grillo HC. Experimental production and prevention of injury due to cuffed tracheal tubes. Surg Gynecol Obstet 1969;129:1235-41.

35. Whited RE. A prospective study of laryngotracheal sequelae in long-term intubation. Laryngoscope 1984;94:367-77.

36. Dane TEB, King EG. A prospective study of complications after tracheostomy for assisted ventilation. Chest 1975;67:398-404.

37. Brichet A, Verkindre C, Dupont J, Carlier ML, Darras J, Wurtz A, et al. Multidisciplinary approach to management of post intubation tracheal stenosis. Eur Resp J 1999;13:888-9.

38. Spittle N, McCluskey A. Tracheal stenosis after intubation. BMJ 2000;321:1000-2.

39. Colt HG, Harrell JH. Therapeutic rigid broncoscopy allows level of cares changes in patient with acute respiratory failure for central airways abstruction. Chest 1997;112:202-6.

40. Daly BDT, Edmonds CH, Norman JC.In vivo alveolar morphometrics with positive end-expiratory pressure. Surg Forum 1973;24:217-9.

41. Godwin JE, Heffner JE. Special critical care considerations in tracheostomy management. In: Heffner JE (editor). Airway management in the critically ill patient. Clinics in Chest Med 1991. p.573.

42. Plummer AL, Gracey DR. Consensus conference on artificial airways in patients receiving mechanical ventilation. Chest 1989;96:178-80.

43. American Thoracic Society. International consensus conference in intensive care medicine: Ventilator-associated lung injury in ARDS. Am J Repir Crit Care Med 1999;160:2118-24.

44. Consenso brasileiro de ventilação mecânica. Salvador, Bahia, 1998.

45. Duarte PA, Bueno PCS, Bueno CE, Llarges CM, Beppu OS. Lesão pulmonar induzida pela ventilação mecânica. In: Carvalho CRR, David CMN. Ventilação mecânica. CBMI 2000. p. 291-310.

46. Martins LC. Complicações relacionadas à ventilação mecânica. In: Carvalho CRR, David CMN. Ventilação mecânica. CBMI 2000;9:227-42.

47. Macklin MT, Macklin CC. Malignant interstitial emphysema of the lung and mediastinum as an important occult complications in many respiratory diseases and other conditions: an interpretation of the clinical literature in the light of laboratory experiment. Medicine 1944;23:281-352.

48. Unger JM, England DM, Bogust GA. Interstitial emphysema in adults: recognition and prognostic implications. J Thorac Imag 1989;4:86-94.

49. Grammon RB, Shin MS, Buchalter SE. Pulmonary barotrauma in mechanical ventilation: patterns and risk factors. Chest 1992;102:568-72.

50. Gattinoni L, Bombino M, Pelosi P, et al. Lung structure and function in severe adult respiratory distress syndrome. JAMA 1994;271:1772-9.

51. Gobien RP, Reines HD, Schabel SI. Localized tension pneumothorax: unrecognized form of barotrauma in adult respiratory distress syndrome. Radiology 1982;142:15-9.

52. Sandur S, Stoller JK. Pulmonary complications of mechanical ventilation. Clinics in Chest Med 1999;20:223-47.

53. Cronen MC, Cronen PW, Arino P, Ellis K. Delayed pneumothorax after subclaviam vein catheterization and positive pressure ventilation. Br J Anaesth 1991;64:480-2.

54. Tocino IM, Westcott JL. Barotrauma. Radiol Clin North Am 1996;34:59-81.

55. Tocino IM, Miller MH, Fairfax WR. Distribution of pneumothorax in the supine and semirecumbent critically ill adult. AJR 1985;144:901-5.

56. Tonnensen AS, Wagner W, Mackey-Hagardine J. Tension subcutaneous emphysema. Anesthesiology 1985;62:90-92.

57. Muth CM, Shank E. Gas embolism. N Engl J Med 2000; 342: 476-82.

58. Whitehead T, Slutsky AS. The pulmonary physician in critical care-7: ventilator induced lung injury. Thorax 2002;57:635-42.

59. Muscedere JG, Mullen JBM, Gan K, Slutski AS. Tidal ventilation at low airway pressure cane augment lung injury. Am J Resp Crit Care Med 1994;1327-34.

60. David CMN. Circulação pulmonar e hipertensão arterial pulmonar. In: David CMN (ed.). Ventilação mecânica da fisiologia à prática clínica. Rio de Janeiro: Revinter; 2001. p.47-61.

61. Cordingley JJ, Keogh BF. Ventilatory management of ALI/ARDS. Thorax 2002;57:729-34.

62. Weg JG, Anzuetto A, Balk RA, et al. The relation of pneumothorax and other air leaks to mortality in the acute respiratory distress syndrome. N Engl J Med 1998;338:341-6.

63. Brochard L, Roudot-Thoraval F, Roupie E, et al. Tidal volume reduction for prevention of ventilator-induced lung injury in acute respiratory distress syndrome. The multicenter trial group on tidal volume reduction in ARDS. Am J Resp Crit Care Med 1998;158:1831-8.

64. Dreyfuss D, Soler P, Basset G, et al. High inflation pressure pulmonary edema. Respective effects of high airway pressure, high tidal volume, and positive end-expiratory pressure. Am J Respir Crit Care Med 1988;137:1159-164.

65. Webb HH, Tierney DF. Experimental pulmonary edema due to intermittent positive pressure ventilation with high inflation pressures. Protection by positive end-expiratory pressure. Am Rev Respir Dis 1974;110:556-65.

66. Argiros EP, Blakeley CR, Dunnil MS, et al. High PEEP decreases hyaline membrane formation in surfactant deficient lungs. Br J Anaesth 1987;59:1278-85.

67. Sandhor BK, Niblett DJ, Argiros EP, et all. Effects of positive end-expiratory pressure on hyaline membrane formation in rabbit model of the neonatal respiratory distress syndrome. Intensive Care Med 1988;14:538-46.

68. Chabot F, Mitchell JA, Gutteridge JM, et al. Reactive oxygen species in acute lung injury. Eur Respir J 1998;11:745-57.

69. Davis WB, Rennard SI, Bitterman PB, et al. Pulmonary oxygen toxicity. Early reversible changes in human alveolar structures induced by hyperoxia. N Engl J Med 1983;309:878-83.

70. Hickling Kg, Henderson SJ, Jackson R. Low mortality associated with low volume pressure limited ventilation with permissive hipercapnia in severe adult respiratory distress syndrome. Intensive Care Med 1990;16:372-7.

71. Laffey JG, Kavanagh BP. Biological effects of hipercapnia. Intensive Care Med 2000;26:133-8.

72. Nash G, Bowen JA, Langlinais PC. "Respirator lung": a misnomer. Arch Pathol 1971;91:234-40.

73. David CMN. Anatomia e morfogênese do aparelho respiratório. In: David CMN (editor). Verificação mecânica da fisiologia à prática clínica. Rio de Janeiro; 2001;47-61

74. 73Dreyfuss D, Basset G, Soler P, et al. Intermittent positive-pressure hyperventilation with high inflation pressures produces pulmonary microvascular injury in rats. Am Rev Respir Dis 1985;132:880-4.

75. Acute Respiratory distress syndrome (ARDS) network. Ventilation with lower tidal volumes as compared with traditional tidal volumes for acute lung injury and the acute respiratory distress syndrome. N Engl J Med 2000;324:1301-8.

76. Amato MB, Barbas CS, Medeiros DM et al. Effect of a protective-ventilation strategy on mortality in the acute respiratory distress syndrome. N Engl J Med 1998;338:347-54.

77. DiRusso SM, Nelson LD, Safcsak K, Miller RS. Survival in patients with severe ARDS treated with high-level PEEP. Crit Care Med 1995 23:1485-96.

78. Markstrom AM, et al. Ventilation with constant versus decelerating inspiratory flow in experimentallyinduced acute lung injury. Anesthesiology 1996;84:882-9.

79. Priolet B, Robert D, Brower RG, et al. Questions about ARDS network trial of low tidal volume. Am J Resp Crit Care Med 2003;167:1717.

80. Amato MB, Brochard L, Stewart T, et al. Meta-analysis of tidal volume in ARDS. Am J Resp Crit Care Med 2003;168:612-3.

81. Eichacker PQ, Gerstenberger EP, Banks SM, et al. Meta-analysis of acute lung injury and acute respiratory distress syndro-

me trials testing low tidal volumes. Am J Resp Crit Care Med 2002;166:1510-4.

82. Hudson LD, Steinberg KP. Epidemiology of acute lung injury and ARDS. Chest 1999;116:74-82S.

83. Pelegrino NRG, Godoy I. Oxigenoterapia aguda. In: Terra Filho M, Godoy AL. Pneumologia: atualização e reciclagem: Volume IV;47:1-10.

84. Jenkinson SG. Oxygen toxicity. New Horizons 1993;1:504-11.

85. Ramadan HH, El Sohl AA. An update on otolaryngology in critical care. Am J Respir Crit Care Med 2004;169:1273-7.

86. Rouby JJ, Laurent P, et al. Risk factors and clinical relevance of nosocomial maxillary sinusitis in the critically ill. Am J Respir Crit Care Med 1994;150:776-83.

87. Holzapfel L, Chastang C, et al. A randomized study assessing the systematic search for maxillary sinusitis in nasotracheally mechanically ventilated patients. Am J Respir Crit Care Med 1999; 159:695-701.

88. Marik PE. Fever in the ICU. Chest 2000;117:855-869.

89. Slutsky AS, Tremblay LN. Multiple system organ failure: is mechanical ventilation a contributing factor? Am J Respir Crit Care Med 1998;157:1721-5.

90. Lynch III JP. Hospital-acquired pneumonia: risk factors, microbiology, and treatment. Chest 2001;119:373S-384S.

91. Rello J, Paiva JA, et al. International conference for the development of consensus on the diagnosis and treatment of ventilator-associated pneumonia. Chest 2001;120:955-70.

92. Cook DJ. Ventilator associated pneumonia: perspectives on the burden of illness. Intensive Care Med 2000;26:31S-37S.

93. Vincent JL, Bihari DJ, et al. The prevalence of nosocomial infection in intensive care units in Europe (EPIC). JAMA 1995; 274:639-44.

94. Rello J, Ollendorf DA, et al. Epidemiology and outcomes of ventilator-associated pneumonia in a large US database. Chest 2002;122:2115-21.

95. Markowicz P, Wolff M, et al. Multicenter prospective study of ventilator-associated pneumonia during acute respiratory distress syndrome: incidence, prognosis and risk factors. Am J Respir Crit Care Med 2000;161:1942-48.

96. Heyland DK, Cook DJ, et al. The attributable morbidity and mortality of ventilator-associated pneumonia in the critically ill patient. Am J Respir Crit Care Med 1999;159:1249-56.

97. Ewig S, Torres A, et al. Bacterial colonization patterns in mechanically ventilated patients with traumatic and medical head injury. Am J Respir Crit Care Med 1999;159:188-98.

98. Cendrero JAC, Solé-Violán J, et al. Role of different routes of tracheal colonization in the development of pneumonia in patients receiving mechanical ventilation. Chest 1999; 116:462-70.

99. Marik PE, Careau P. The role of anaerobes in patients with ventilator-associated pneumonia and aspiration pneumonia. Chest 1999;115:178-83.

100. Drakulovic MB, Torres A, et al. Supine body position as a risk factor for nosocomial pneumonia in mechanically ventilated patients: A randomized trial. Lancet 1999;354:1851-58.

101. Artigas AT, Dronda SB, et al. Risk factors for nosocomial pneumonia in critically ill trauma patients. Crit Care Med 2001; 29:304-09.

102. Ibrahim EH, Tracy L, et al. The occurrence of ventilator-associated pneumonia in a community hospital. Chest 2001; 120:555-61.

103. Rello J, Diaz E, et al. Risk factors for developing pneumonia within 48h of intubation. Am J Respir Crit Care Med 1999; 159:1742-46.

104. Ibrahim EH, Ward S, et al. A comparative analysis of patients with early-onset vs late-onset nosocomial pneumonia in the ICU setting. Chest 2000;117:1434-42.

105. Chastre J, Fagon JY. Ventilator-associated pneumonia. Am J Respir Crit Care Med 2002165:867-903.

106. Combes A, Figliolini C, et al. Incidence and outcome of polymicrobial ventilator-associated pneumonia. Chest 2002; 121:1618-23.

107. Marelich GP, Murin S, et al. Protocol weaning of mechanical ventilation in medical and surgical patients by respiratory care practitioners and nurses. Chest 2000;118:459-67.

108. Wunderink RG. Clinical criteria in the diagnosis of ventilator-associated pneumonia. Chest 2000;117:191S-194S.

109. Wunderink RG. Radiologic diagnosis of ventilator-associated pneumonia. Chest 2000;117:188S-190S.

110. Fartoukh M, Maître B, et al. Diagnosing pneumonia during mechanical ventilation: the clinical pulmonary infection score revisited. Am J Respir Crit Care Med 2003;168:173-79.

111. Adrie C, Monchi M, et al. Exhaled and nasal nitric oxide as a marker of pneumonia in ventilated patients. Am J Respir Crit Care Med 2001;163:1143-9.

112. Kirtland SH, Corley DE, et al. The diagnosis of ventilator-associated pneumonia: a comparison of histologic, microbiologic, and clinical criteria. Chest 1997;112:445-57.

113. Sanchez-Nieto JM, Torres A, et al. Impact of invasive and noninvasive quantitative culture sampling on outcome of ventilator-associated pneumonia . A pilot study. Am J Respir Crit Care Med 1998;157:371-6.

114. Winberley N, Faling LJ, Bartlett JG. A fiberoptic bronchoscopy technique to obtain uncontaminated lower airway secretions for bacterial culture. Am Rev Respir Dis 1979;119:337-43.

115. Torres A, El-Ebiary M. Bronchoscopic BAL in the diagnosis of ventilator-associated pneumonia. Chest 2000;117:198S-202S.

116. Sirvent JM, Vidaur L, et al. Microscopic examination of intracellular organisms in protected bronchoalveolar mini-lavage fluid for the diagnosis of ventilator-associated pneumonia. Chest 2003;123:518-23.

117. Allaouchiche B, Jaumain H, et al. Early diagnosis of ventilator-associated pneumonia: is it possible to define a cutoff value of infected cells in BAL fluid? Chest 1996;110:1558-65.

118. Ruiz M, Torres A, et al. Noninvasive versus invasive microbial investigation in ventilator-associated pneumonia: evaluation of outcome. Am J Respir Crit Care Med 2000;162:119-25.

119. Waterer GW. The diagnostic dilemma in suspected ventilator-associated pneumonia: one size will never fit all. Chest 2003; 123:335-7.

120. Solé-Violán J, Fernández JÁ, et al. Impact of quantitative invasive diagnostic techniques in the management and outcome of mechanically ventilated patients with suspected pneumonia. Crit Care Med 2000;28:2737-41.

121. Gruson D, Hilbert G, et al. Utility of fiberoptic bronchoscopy in neutropenic patients admitted to the intensive care unit with pulmonary infiltrates. Crit Care Med 2000;28:2224-30.

122. Mehta R, Niederman M. Adequate empirical therapy minimizes the impact of diagnostic methods in patients with ventilator-associated pneumonia. Crit Care Med 2000;28:3078-3123.

123. Bergmans DCJJ, Bonten MJM, et al. Prevention of ventilator-associated pneumonia by oral decontamination: a prospective, randomized, double-blind, placebo-controlled study. Am J Respir Crit Care Med 2001;164:382-8.

124. Smulders K, van der Hoeven H, et al. A randomized clinical trial of intermittent subglottic secretion drainage in patients receiving mechanical ventilation. Chest 2002;121:858-62.

125. van Kaam AH, Lachmann RA, et al. Reducing atelectasis attenuates bacterial growth and translocation in experimental pneumonia. Am J Respir Crit Care Med 2004;169:1046-53.

126. Guérin C, Girard R, et al. Facial mask noninvasive mechanical ventilation reduces the incidence of nosocomial pneumonia. Intensive Care Med 1997;23:1024-32.

127. Bowton DL. Nosocomial pneumonia in the ICU – Year 2000 and beyond. Chest 1999;115:28S-33S.

128. Iregui M, Ward S, et al. Clinical importance of delays in the initiation of appropriate antibiotic treatment for ventilator-associated pneumonia. Chest 2002;122:262-8.

129. Fowler RA, Flavin KE, et al. Variability in antibiotic prescribing patterns and outcomes in patients with clinically suspected ventilator-associated pneumonia. Chest 2003;123:835-44.

130. Rello J, Sa-Borges M, et al. Variations in etiology of ventilator-associated pneumonia across four treatment sites. Am J Respir Crit Care Med 1999;160:608-13.

131. Rello J, Lorente C, et al. Why do physicians not follow evidence-based guidelines for preventing ventilator-associated pneumonia? Chest 2002;122:656-661.

132. Andersen M, Kuchida K. Depression of cardiac output with mechanical ventilation. J Thorac Cardiovasc Surg 1961;54:182-190.

133. Coumand A, L Werko, H Motley, Richards D. Physiological studies of the effects of intermittent pressure breathing on cardiac output in man. Am J Physiol 1948;152:162-4.

134. Morgan BW, Martin T, Crawford HE, Guntheroth G. Hemodynamic effect of intermittent positive pressure respiration. Anesthesiology 1966;27:584-90.

135. Werko L. The influence of positive pressure breathing in man. Acta Med Scand 1947.

136. Pontoppidan HB, Lowenstein GE. Acute respiratory failure in the adults. N Engl J Med 1972;287:690-98,743-52, 789-806.

137. Kumar AK, Falke, B Gemn. Continuous pressure ventilation in acute respiratory failure. N Engl J Med 1910;283:1430-6.

138. Jardin F, Farcot JC, Boisante L, Curien N, Margairaz A, Bourdarias JP. Influence of positive end-expiratory pressure on left ventricular performance. N Engl J Med 1981;304:381-392.

139. Vieillard-Baron A, et al. Cyclic changes in right ventricular output impedance during mechanical ventilation. J Appl Physiol 1999;87:1644-50.

140. Pinsky MR. The hemodynamic consequences of mechanical ventilation: an evolving story. Intensive Care Med 1997; 23:493-503.

141. Guyton AC, Lindsey A W, Abemathy B, Richardson T. Venous return at various right atrial pressures and the normal venous return curve. Am J Physiol 1957;189:609-15.

142. Pinsky MR. Determinants of pulmonary arterial flow variation during respiration. J Appl Physiol 1984;56:1237-45.

143. Morgan BC, Abel FL, Mullins GL, Guntheroth GW. Flow patterns in cava, pulmonary artery, pulmonary vein, and aorta in intact dogs. Am J Physiol 1966;20:865-77.

144. Brecker GA, Hubay CA. Pulmonary blood flow and venous retum during spontaneous respiration. Circ Res 1995; 3:210-14.

145. Buda AJ, Pinsky MR, Ingels NB, Daughters GT, Stinson EB, Alderman EL. Effect of intrathoracic pressure on left ventricular performance. New Engl J Med 1979;301:453-9.

146. Robotham JL, Stuart RS, Borkon AM, Doherty K, Baumgartner W. Effects of changes in left ventricular loading and pleural pressure on mitral flow. J Appl Physiol 1988;65:1662-75.

147. Jardin F, Vieillard-Baron A. Right ventricular function and positive pressure ventilation in clinical practice: from hemodynamic subsets to respirator settings. Intensive Care Med 2003;29:1426-34.

148. Fessler H, Brower R, Wise R, Premutt S. Effects of positive end-expiratory pressure on the gradient for venous return. Am Rev Respir Dis 1991;145:19-24.

149. Van den Berg P, Jansen J, Pinsky M. Effect of positive pressure on venous return in volume-loaded cardiac surgical patients. J Appl Physiol 2002;92:1223-31.

150. Fessler H, Brower R, Wise R, Pennutt S. Effects of positive end-expiratory pressure on the canine venous return curve. Am Rev Respir Dis 1992;146:4-10.

151. Brower R, Wise RA, Hassapoyannes C, Bromberger-Bamea B, Permutt S. Effect of lung inflation on lung blood volume and pulmonary venous flow. J Appl Physiol 1985;58:954-63.

152. Robertson D, Stevens RM, Friesinger GC, Oates JA. The effect of Valsalva maneuver on echocardiographic dimensions in man. Circulation 1977;55:596-602.

153. Pinsky MR, Matuschak GM, Klain M. Determinants of cardiac augmentation by elevations in intrathoracic pressure. J Appl Physiol 1985;158:1189-98.

154. Braunwald E, Binion JT, Morgan WL, Sarnoff SJ. Alterations in central blood volume and cardiac output induced by positive-pressure breathing and counteracted by metaraminol (Aramine). Circ Res 1957; 5:670-5.

155. Permutt S. Physiologic changes in the acute asthmatic attack. In: Austen KF, Lichtenstein LM (editores). Asthma: physiology immunology and treatment. Nova York: Academic Press; 1973. p.15-24.

156. Olsen CO, Tyson GS, Maier GW, Spratt JA, Davis JW, Rankin JS. Dynamic ventricular interaction in the conscious dog. Circ Res 1983;52:85-104.

157. Dhainaut JF, Devaux JY, Monsallier JF, Brunet F, Villemant D, Huyghebaert MF. Mechanisms of decreased left ventricular preload during continuous positive-pressure ventilation in ARDS. Chest 1986;90:74-80.

158. Hyzy RC. Physiologic and pathophysiologic consequences of positive pressure ventilation. UpToDate 2001.

159. Marini JJ, O'Quin R, Culver BH, et al. Estimation of transmural cardiac pressures during ventilation with PEEP. J Appl Physiol 1982;53:384.

160. Jardin F, Brun-Ney D, Cazaux P, Dubourg O, Hardy A. Bourdarias JP Relation between transpulmonary pressure and right ventricular isovolumetric pressure change during respiratory support. Catheter Cardiovasc Diag 1989;16:215-20.

161. Sofer S, Bar-Ziv J, Scharf SM. Pulmonary edema following relief of upper airway obstruction. Chest 1984;86:401-3.

162. Oswalt CE, Gates GA, Holstrom FMG. Pulmonary edema as a complication of acute upper airway obstruction. JAMA 1977; 238:1833-5.

163. Stradling JR, Bolton P. Upper airways obstruction as cause of pulmonary edema. Lancet 1982;1:1353-4.

164. Lemaire F, Teboul JL, Cinotti L, Giotto G, Abrouk F, Steg G, et al. Acute left ventricular dysfunction during unsuccessful weaning from mechanical ventilation. Anesthesiology 1988; 69:171-9.

165. Pinsky MR, Summer WR Cardiac augmentation by phasic high intrathoracic pressure support in man. Chest 1983; 84:370-5.

166. Pouleur H, Covell JW, Ross J Jr. Effects of nitroprusside on venous return and central blood volume in the absence and presence of acute heart failure. Circulation 1980;61:328-37

167. Pagani M, Vatner SF, Braunwald E. Hemodynamic effects of intravenous sodium nitroprusside in the conscious dog. Circulation 1978;57:144-51.

168. Grace MP, Greenbaum DM. Cardiac performance in response to PEEP in patients with cardiac dysfunction. Crit Care Med 1982;10:358-60.

169. Mathru M, Rao TLK, El-etr AA, Pifarre R. Hemodynamic response to changes in ventilatory patterns in patients with normal and poor left ventricular reserve. Crit Care Med 1982; 10:423-6.

170. Chatila W, Ani S, Guaglianone D, Jacob B, Adjepong YA, Manthous CA. Cardiac ischemia during weaning from mechanical ventilation. Chest 1996;109:1577-83.

171. Jardin F, Farcot JC, Boisante L, et al. Influence of positive end expiratory pressure on left ventricular performance. N Engl J Med 1981;304:387-92.

172. Johnston EW, Vínten-Johansen J, Santamore WP, et al. Mechanism of reduced cardiac output during positive end-expiratory pressure in the dog. Am Rev Respir Dis 1989;140:1257-64.

173. Pinsky MR, Summer WR, Wise RA, et al. Augmentation of cardiac function by elevation of intrathoracic pressure. J Appl Physiol 1983;54:950-55.

174. Wasserman K, Hansen JE, Sue DY, et al. Principies of exercise testing and interpretation. 2.ed. Filadélfia: Lea & Febiger, 1994. p.469.

175. Field S, Kelly SM, Macklem PT. The oxygen cost of breathing in patients with cardiorespiratory disease. Am Rev Respir Dis 1982;126:9-13.

176. Kemper M, Weissman C, Askanazi J, et al. Metabolic and respiratory changes during weaning from mechanical ventilation. Chest 1987;92:979-83.

177. Manthous CA, Hall JD, Olson D, et al. The effect of cooling on oxygen consumption in febrile critically ill patients. Am J Respir Crit Care Med 1995;151:10-4.

178. Esteban A, Frutos F, Tobin MI, Alia I, Solsona JF, Valverdu I, et al. A comparison of four methods of weaning patients from mechanical ventilation. Spanish Lung Failure Collaborative Group. N Engl J Med 1995;332:345-50.

179. Brochard L. Intrinsic (or auto-) PEEP during controlled mechanical ventilation. Intensive Care Med 2002;28:1376-8.

180. Mascia L., Majorano M. Mechanical ventilation for patients with acute brain injury. Curr Opin Crit Care 2000 6:52-6.

181. Madden JA. The effect of carbon dioxide on cerebral arteries. Pharmacol Therap 1993;59:229-50.

182. Bouma GJ, Muizelaar JP, Stringer WA, Choi SC, Fatouros P, Woung HF. Ultra early evaluation of regional cerebral blood flow in severely head injured patients using Xenon-enhanced computerized tomography. J Neurosurg 1992;77:360-8.

183. Muizelaar JP, Marmarou A, Ward JD, Kontos HA, Choi SC, Becker DP, et al. Adverse effect of prolonged hyperventilation in patients with severe head injury: a randomized clinical trial. J Neurosurg 1991;75:731-9.

184. 183 Bullock R, Chesnut R, Clifto OG, et al. Guidelines for the management of severe head injury. Nova York: Brain Trauma Foundation; 1996.

185. Coles JP, et al. Effect of hyperventilation on cerebral blood flow in traumatic head injury: clinical relevance and monitoring correlates. Crit Care Med 2002;30:1950-9.

186. Marion DW, et al. Effect of hyperventilation on extracellular concentrations of glutamate, lactate, pyruvate, and local cerebral blood flow in patients with severe traumatic brain injury. Crit Care Med 2002;30:2619-25.

187. Zochodne DW, Bolton CF, Wells GA et al. Critical illness polyneuropathy: a complication of sepsis and multiple organ failure. Brain 1987;110:819-42.

188. Vassilakopoulos T, Petrof BJ. Ventilator-induced diaphragmatic dysfunction. Am J Resp Crit Care Med 2004; 169:336-41.

189. 188 Esteban A, Alia I, Ibanez I, Benito S, Tobin MJ. Modes of mechanical ventilation and weaning: a national survey of Spanish hospitals. Spanish Lung Failure Collaborative Group. Chest 1994;106:1188-93.

190. Anzueto A, Peters II, Tobin MI, de los Santos R, Seidenfeld JJ, Moore G, et al. Effects of prolonged controlled mechanical ventilation on diaphragmatic function in healthy adult baboons. Crit Care Med 1997;25:1187-90.

191. Radell PI, Remahl S, Nichols DG, Eriksson LI. Effects of prolonged mechanical ventilation and inactivity on piglet diaphragm function. Intensive Care Med 2002;28:358-64.

192. Sassoon CS, Caiozzo VJ, Manka A, Sieck GC. Altered diaphragm contractile properties with controlled mechanical ventilation. J Appl Physiol 2002;92:2585-95.

193. Powers SK, Shanely A, Coombes IS, Koesterer TI, McKenzie M, Van Gammeren D, et al. Mechanical ventilation results in progressive contractile dysfunction in the diaphragm. J Appl Physiol 2002;92:1851-8.

194. Yang L, LuoI, Bourdon J, Lin Me, Gottfried SB, Petrof BJ. Controlled mechanical ventilation leads to remodeling of the rat diaphragm. Am J Respir Crit Care Med 2002;166:1135-40.

195. Bellemare F, Grassino A. Force reserve of the diaphragm in patients with chronic obstructive pulmonary disease. J Appl Physiol 1983;55:8-15.

196. Ku Z, Yang J, Menon V, Thomason DB. Decreased polysomal HSP-70 may slow polypeptide elongation during skeletal muscle atrophy. Am J Physiol 1995;268:C1369-74.

197. Bodine SC, Latres E, Baurnhueter S, Lai VK, Nunez L, Garke BA, et al. Identification of ubiquitin ligases required for skeletal muscle atrophy. Science 2001;294:1704-8.

198. Shanely RA, Zergeroglu MA, Lennon SL, Sugiura T, Yimla-mai T, Enns D, et al. Mechanical ventilation-induced diaphragmatic atrophy is associated with oxidative injury and increased proteolytic activity. Am J Respir Cril Care Med 2002;166:1369-74.

199. Zergeroglu MA, McKenzie MI, Shanely RA, Van Gammeren D, DeRuisseau KC, Powers SK. Mechanical ventilation--induced oxidative stress in the diaphragm. J Appl Physiol 2003; 95:1116-24.

200. Bernard N, Matecki S, Py G, Lopez S, Mercier J, Capdevila X. Effects of prolonged mechanical ventilation on respiratory muscle ultra structure and mitochondrial respiration in rabbits. Intensive Care Med 2003;29: 111-8.

201. Mutlu GM, Mutlu EA, Factor P. GI complications in patients receiving mechanical ventilation. Chest 2001;119:1222-41.

202. Bion JF. Multiplc organ failure. In Webb AR, Shapiro MJ, Singer M, et al. (editores). Oxford textbook of critical care. Nova York: Oxford University Press; 1999. p.923-6.

203. Antonsson JB, Engstrom L, Rasmussen I, et al. Changes in gut intramucosal pH and gut oxygen extraction ratio in a porcine model of peritonitis and hemorrhage. Crit Care Med 1995; 23:1872-81.

204. Bohlen GIL. Tissue oxygenation and splanchnic blood flow. In: Shepherd AP, Granger DN (editores). Physiology of intestinal circulation. Nova York: Raven Press; 1984. p.143-51.

205. Haglund U. The gastrintestinal and hepatic systems: normal physiology; the gastrintestinal system. In: Webb AR, Shapiro MJ, Singer M, et al. (editores). Oxford textbook of critical care. Nova York: Oxford University Press; 1999. p.297-300.

206. Love N, Choc E, Lippton N, et al. Positive end-expiratory pressure decreases mesenteric blood flow despite normalization of cardiac output. J Trauma 1995;39:195-9.

207. Sellden II, Sjovall II, Ricksten SE. Sympathetic nerve activity and central hemodynamics during mechanical ventilation with positive end-expiratory pressure in rats. Acta Phvsiol Scand 1986;127:51-60.

208. Cullen JJ, Ephgrave KS, Caropreso DK. Gastrintestinal myoelectric activity during endotoxemia. Am J Surg 1996; 171:596-9.

209. Spain DA, Kawabc T, Keclan PC, et al. Decreased α-adrenergic response in the intestinal microcirculation after 'two hit' hemorrhage/resus and bacteremia. J Surg Res 1999;81:180-5.

210. Bassiouny IIS. Nonocclusive mesenteric ischemia. Surg Clin North Am 1997;77:319-26.

211. Dark OS, Pingleton SK. Nonhemorrhagic gastrintestinal complications in acute respiratory failure. Crit Care Med 1989; 17:755-8.

212. Dive A, Moulart M, Jonard P, et al. Gastroduodenal motility in mechanically ventilated critically ill patients: a manometric studv. Crit Care Med 1994;22:441-7.

213. Dive A, Michel I, Galanti L, et al. Gastric aciditv and duodenogastric reflux during nasoejunal tube feeding in mechanically ventilated patients. Intensive Care Med 1999;25:574-80.

214. Heyland DK, Tougas G, King D, et al. Impaired gastric emptying in mechanically ventilated, critically ill patients. Intensive Care Med 1996;22:1339-44.

215. Levein NG, ThornSE, Wattwil M. Dopamine delays gastric emptying and prolongs orocaecal transit time in volunteers. Eur J Anaesthesiol 1999;16:246-50.

216. Rex DK. Colonoscopy and acute colonic pseudo-obstruction. Gastrintest Endosc Clin North Am 1997;7:499-508.

217. Heyland DK, Tougas G, Cook DJ, et al. Cisapride improves gastric emptying in mechanically ventilated, critically ill patients: a randomized, double-blind trial. Am J Respir Crit Care Med 1996;154:1678-83.

218. Jooste CA, Mustoe J, Collee G. Metoclopramide improves gastric motility in critically ill patients. Intensive Care Med 1999;25:464-8.

219. Dive A, Miesse C, Galanti L, et al. E/Test of ervthromvcin on gastric motility in mechanically ventilated, crltically ill patients: a double-blind randomized placebo-controlled study. Crit Care Med 1995;23:1356-62.

220. Sturm A, Holtmann G, Goebell II, et al. Prokinetics in patients with gastroparesis: a systematic analysis. Digestion 1999; 60:422-7.

221. Kelly TW, Patrick MR, Hillman KM. Studv of diarrhea in critically ill patients. Crit Care Med 1983;11:7-9.

222. Smith CE, Marien L, Brosdon C, et al. Diarrhea associated with tube feeding in mechanically ventilated critically ill patients. Nurs Res 1990;39:148-52.

223. Heimburger DC, Sockwell DG, Geels WJ. Diarrhea with enteral feeding: prospective reappraisal of putative causes. Nutrition 1994;10:392-6.

224. DeMeo M, Kolli S, Kcshavarzian A, et al. Beneficial effect of a bile acid resin binder on enteral feeding induced diarrhea. Am J Gastroenterol 1998;93:967-71.

225. Liolios A, Oropello JM, Benjamin E. Gastrintestinal complications in the ICUs. Clin Chest Med 1999;20:329-45.

226. Settle CD. Closrtridium difficile. Br J Hosp Med 1996;56:398-400.

227. Bresalier RS. The clinical significance and pathophysiology of stress-related gastric mucosal hemorrhage. J Clin Gastroenterol 1991;13:S3.5-S43.

228. Cho CII, Koo MW, Garg; GP, et al. Stress-induced gastric ulceration: its etiology and clinical implications. Scand J Gastroenterol 1992;27:257-62.

229. Peura DA, Johnson LF. Cimetidine for prevention and treatment of gastroduodenal mucosal lesions in patients in an lCUs. Ann lntem Med 1985;103:173-7.

230. Czaja AJ, McAlhanv JC, Pruitt BA Jr. Acute gastroduodenal disease after thermal injury: an endoscopic evalluation of incidence and natural history. N Engl J Med 1974;291:925-9.

231. Lucas CE, Sugawa C, Riddle J, et al. Natural history and surgical dilemma of "stress" gastric bleeding. Arch Surg 1971; 102:266-73.

232. Cook DJ, Fuller HD, Guyatt GH, et al. Risk factors for gastrintestinal bleeding in critically in patients: Canadian Critical Care Trials Group. N Engl J Med 1994;330:377-81.

233. Schuster DP, Rowley H, Feinstein S, et al. Prospective evaluation of the risk of upper gastrintestinal bleeding after admission to a medical lCU. Am J Med 1984;76:623-30.

234. Cook DJ, Heyland D, Griffith L, et al. Risk factors for clinically important upper gastrintestinal bleeding in patients requiring mechanical ventilation: Canadian Critical Care Trials Group. Crit Care Med 1999;27:2812-7.

235. Gurman G, Samri M, Sarov H, et al. The rate of gastrintestinal bleeding in a general lCU population: a retrospective study. Intensive Care Med 1990;16:44-9.

236. Wilmer A, Tack J, Frans E, et al. Duodenogastroesophageal reflux and esophageal mucosal injury in mechanically ventilated patients. Gastroenterology 1999;116:1293-9.

237. Orozco-Levi M, Torres A, Ferrer M, et al. Semirecumbent position protects from pulmonary aspiration but not completely from gastroesophageal reflux in mechanically ventilated patients. Am J Respir Crit Care Med 1995;152:1387-90.

238. Ibanez J, Penafiel A, Rahrich JM, et al. Gastroesophageal reflux in intubated patients receiving enteral nutrition: e/Test of supine and semirecumbent positions. JPEN J Parenter Enteral Nutr 1992;16:419-22.

239. Beyer J, Schosser R, Conzen P, et al. Regional blood flow in splanchnic organs during positive end-expiratory pressure ventilation [in German]. Lansenbeek. Arch Surg Suppl 1980; 353:239-42.

240. Halden E, Jakohson S, Janras L, et al. Effects of positive end-expiratory pressure on cardiac output distribution in the pig. Acta Anaesthesiol Scand 1982;26:403-8.

241. Fleischer GM, Beau I, Herden P, et al. Is there a PEEP induced pancreatitis in experiments? Lansenbeeks Arch Chir 1984; 362:185-92.

242. Kahle M, Lippert J, Willemer S, et al. Effects of positive end-expiratory pressure (PEEP) ventilation on the exocrine pancreas in minipigs. Res Esp Med 1991;191:309-25.

243. Bredenberg CE, Paskanik AM. Relation of portal hemodynamics to cardiac output during mechanical ventilation with PEEP. Ann Surg 1983;198:218-22.

244. Bonnet F, Richard C, Glaser P, et al. Changes in hepatic flow induced by continuous positive pressure ventilation in critically ill patients. Crit Care Med 1982;10:703-5.

245. Matuschak GM, Pinsky MR, Rogers RM. Effects of positive end-expiratory pressure on hepatic blood flow and performance. J Appl Physiol 1987;62:1377-83.

246. Purcell PN, Branson RD, Hurst JM, et al. Gut feeding and hepatic hemodynamics during PEEP ventilation for acute lung injury. J Surg Res 1992;53:335-41.

247. Fujita Y. Effects of PEEP on splanchnic hemodynamics and blood volume. Acta Anaesthesiol Scand 1993;37:427-31.

248. Bredenberg CE, Paskanik AM. Relation of portal hemodynamics to cardiac output during mechanical ventilation with PEEP. Ann Surg 1983;198:218-22.

249. Brienza N, Revelly JP, Ayuse T, et al. Effects of PEEP on liver arterial and venous blood flows. Am J Respir Crit Care Med 1995;152:504-10.

250. Kainuma M, Nakashima K, Sakua I, et al. Hepatic venous hemoglobin oxygen saturation predicts liver dysfunction after hepatectomy. Anesthesiology 1992 76:379-86.

251. Rady MY, Kodavatiganti R, Ryan T. Perioperative predictors of acute cholecystitis after cardiovascular surgery. Chest 1998; 114:76-84.

252. Savoca PE, Longo WE, Pastemak H, et al. Does visceral ischemia play a role in the pathogenesis of acute acalculosis cholecystitis? J Clin Gastroenterol 1990;12:33-6.

253. Lopes AC, Vendrame LS, et al. Alcalose e acidose respiratórias. In Equilíbrio ácido-base e hidroeletrolítico. São Paulo: Atheneu. p.23-7.

254. Koksal GM, Sayilgan C, Sen O, Oz H. The effects of different weaning modes on the endocrine stress response. Critical Care 2004. 8:R31-R34.

255. Bone RC. Toward a theory regarding the pathogenesis of the systemic inflammatory response syndrome: what we do and do not know about cytokine regulation. Crit Care Med 1996; 24:163-72.

256. Borrelli EP, Roux-Lombard GE, Grau E, Girardin B, Ricou ]. Dayer, Suter PM. Plasma concentrations of cytokines. their soluble receptors, and antioxldant vitamins can predict the development of multiple organ failure in patients at risk. Crit Care Med 1996;24:392-7.

257. Saadia R, Schein M, MacFarlane C, Boffard K, D. Gut barrier function and the surgeon. Br J Surg 1990. 77:487-92.

258. Mohsenifar Z, Hay A, Hay J, Lewis Ml, Koerner SK. Gastric intramural pH as a predictor of success or failure in weaning patients from mechanical ventilation. Ann Intern Med 1993; 119:794-8.

259. Seegobin RD, Van Hasselt GL. Endotracheal cuff pressure and tracheal mucosal blood flow. Endoscopic study of four large-volume cuffs. Br Med J 1984;288:965-8.

260. Weber AL, Grillo HC. Tracheal stenosis: an analysis of 151 cases. Radiol Clin North Am 1978;16:291-308.

261. Steiberg JM, Schiller J, Halter JM, et al. Alveolar instability causes early ventilator-induced lung injury independent of neutrophils. Am J Resp Crit Care Med 2004;169:57-63.

262. Rinscl AF, Jameson GL, Foster ES. Diarrhea in the intensive care patient. Crit Care Clin 1995;11:465-77.

# 56

# ONCOGÊNESE

FABRIZIO ANTONIO GOMIDE CARDOSO
VIRGÍNIA OLIVEIRA CREMA

A oncogênese (do grego *oncos* = tumor e *genesis* = série de fatos ou causa que concorrem para a criação ou formação) pode ser definida como um conjunto de alterações cromossômicas, moleculares, celulares e/ou genéticas que levam ao surgimento de um tumor.

Ao discutir a oncogênese, é importante salientar a característica do câncer na população e os problemas causados para a sociedade. O conhecimento sobre essa doença permite estabelecer prioridades, alocar recursos e direcionar o cenário na população.

O câncer já é conhecido há muitos séculos e era considerado uma doença dos países desenvolvidos e com ótimas capacidades financeiras. No entanto, nas últimas quatro décadas essa situação tem mudado. Atualmente, a maior parte do ônus do câncer é observada nos países em desenvolvimento.

Hoje em dia, o câncer é considerado um grave problema de saúde pública mundial. Segundo uma estimativa da Organização Mundial da Saúde (OMS), em 2030 poderemos esperar anualmente: 27.000.000 casos incidentes, 17.000.000 mortes por câncer e 75.000.000 sobreviventes com essa doença; além de um aumento da incidência em países de baixa renda.

Segundo o Instituto Nacional do Câncer do Brasil (INCA), as estimativas para 2016/2017 apontam a ocorrência de 600 mil novos casos de câncer. Os tipos mais incidentes serão os de pele não melanoma, próstata, pulmão, colón e reto e estômago para o sexo masculino; e, para o sexo feminino, os de pele não melanoma, mama, colo do útero, colón e reto e glândula tireoide (Tabela 1).

A oncogênese é dividida em dois estágios: iniciação e promoção. No primeiro, as células são expostas a carcinógenos, que promovem alterações permanentes no DNA (mutação) e, assim, ocorre proliferação das células transformadas.

**Tabela 1** Estimativa proporcional dos dez tipos de câncer mais incidentes segundo o gênero para 2016 no Brasil

| Localização primária em homens | Incidência (%) | Localização primária em mulheres | Incidência (%) |
|---|---|---|---|
| Próstata | 28,6 | Mama | 28,1 |
| Traqueia, brônquios e pulmões | 8,1 | Colo do útero | 7,9 |
| Cólon e reto | 7,8 | Cólon e reto | 8,6 |
| Estômago | 6,0 | Glândula tireoide | 2,9 |
| Cavidade oral | 5,2 | Traqueia, brônquios e pulmões | 5,3 |
| Esôfago | 3,7 | Estômago | 3,7 |
| Bexiga | 3,4 | Ovário | 3,0 |
| Laringe | 3,0 | Corpo do útero | 3,4 |
| Linfoma não Hodgkin | 2,6 | Linfoma não Hodgkin | 2,4 |
| Sistema nervoso central | 2,5 | Sistema nervoso central | 2,3 |

## AGENTES ONCOGÊNICOS

Vários são os agentes oncogênicos que promovem alterações no DNA transformando as células em tumorais. Eles dividem-se em três categorias: oncogênicos químicos, energia radiante e oncogênicos microbiológicos.

### Oncogênicos químicos

A oncogênese ocorre por várias etapas, que envolvem a iniciação e a promoção do tumor. A primeira corresponde à exposição da célula ao agente oncogênico, mas não de forma isolada. Nessa fase ocorrerá a lesão permanente do DNA, que iniciará uma replicação, e essa alteração passa a ser herdada pelas outras células. Vários agentes químicos sintéticos e naturais são iniciadores de tumores (Tabela 2).

### Energia radiante

Radiação é a energia que desloca-se em forma de ondas com alta velocidade, apresentando uma larga faixa de energia com espectro eletromagnético, dividida em energia não ionizante e ionizante.

A energia da radiação não ionizante, como os raios ultravioleta (UV), infravermelho (IV), micro-ondas (MO) e ondas sonoras (OS), tem capacidade de deslocar-se por vibração atômica, mas é insuficiente para o deslocamento dos elétrons.

O grau do risco da radiação UV é dependente da intensidade da exposição, bem como da quantidade de proteção de melanina na pele. A radiação UV é dividida de acordo com o comprimento de onda: UVA (320 a 400 nm), UVB (280 a 320 nm) e UVC (200 a 280 nm). Os raios UVB e UVC possuem maior capacidade mutagênica, no entanto, o UVC é filtrado pela camada de ozônio.

Os raios UVB provocam efeitos sobre a célula na inibição da divisão celular, na inativação de enzimas, na indução de mutações e até na morte celular. A ação oncogênica dos raios UVB é na formação de dímeros de piridina no DNA; consequentemente, o DNA perde a capacidade de reparo de lesões por sobrecarga na via de excisão de nucleotídeos. Como ocorre em outros agentes oncogênicos, os raios UVB também provocam mutações em oncogenes e genes supressores de tumores, como os genes da superfamília RAS e p53.

Em contraste, a radiação ionizante apresenta energia suficiente a fim de remover elétrons firmemente ligados, e a colisão dos elétrons com as moléculas libera os primeiros em uma reação em cascata denominada ionização. As principais fontes de radiação ionizante são os raios X e gama com frequências muito altas e partículas alfa e beta que são essencialmente elétrons e nêutrons, que são todas oncogênicas.

Além das propriedades físicas da radiação ionizante, seus efeitos biológicos dependem de muitas variáveis:

- Sensibilidade dos tecidos, pois como a radiação ionizante danifica o DNA, as células em divisão são mais vulneráveis que as quiescentes.
- Lesão vascular por danos endoteliais provocados pela radiação ionizante, o que promove estreitamento dos vasos e até oclusão.
- Velocidade de aplicação, que está diretamente ligada ao efeito biológico; apesar da radiação ionizante ser cumulativa, seu fracionamento permite reparo celular nos intervalos.

**Tabela 2** Principais agentes oncogênicos químicos

| Agentes alquilantes | Agentes acilantes | Hidrocarbonetos | Aminas | Outros |
|---|---|---|---|---|
| Dimetil sulfato | 1-acetil-imidazol | Benzantraceno | Naftalina | Nicotina |
| Diepoxibutano | Cloreto de dimetilcarbamil | Benzopireno | Benzidina | Cloreto de vinil |
| Ciclofosfamida | | 3-metilcolantreno | 2-acetilaminofluoreno | Sílica |
| Clorambucil | | | | Asbesto |
| | | | | Xilenol |
| | | | | Tolueno |
| | | | | Inseticidas |
| | | | | Bifenois |
| | | | | Formaldeídos |
| | | | | Cicasina |

- Hipóxia; como já mencionado, a radiação ionizante lesa diretamente o DNA, mas pode fazê-lo de forma indireta, produzindo radicais livres por radiólise da água, ou interação com oxigênio molecular.

A lesão do DNA pela radiação ionizante ocorre por rupturas mono e bivalentes, além de ligações cruzadas entre o DNA e a proteína, podendo ser de característica irreversível.

## Oncogênese microbiológica

Os agentes infecciosos mais representados como oncogênicos são os vírus de DNA e de RNA. Entre eles estão os *Helicobacter pylori*, associados ao câncer gástrico, papilomavírus humano (HPV), ao câncer de células escamosas de região cervical interna e anogenital, os vírus da hepatite B e C, ao câncer de fígado, e o Epstein-Barr, a linfomas e câncer de nasofaringe.

Os vírus oncogênicos atuam integrando seu genoma ao da célula hospedeira, não tendo sido, até o momento, identificado um local específico para essa integração, mas há um padrão de integração clonal. Todas as células do tumor têm um local de integração do vírus neste local promotor tumoral, o que reforça a pluralidade da neoplasia.

## ONCOLOGIA

A fim de estudar o câncer surgiu a Oncologia (*oncos* = tumor e *logia* = estudo), definida como o estudo dos tumores ou neoplasias. Os tumores malignos são, em geral, chamados de câncer, termo derivado do latim – caranguejo (animal que se apodera e agarra de forma forte).

Os tumores podem ser classificados de acordo com seu comportamento biológico (benignos e malignos) e histogênese.

Os tumores benignos frequentemente exibem crescimento lento e expansivo, possuem um estroma adequado, com bom suprimento sanguíneo, raras necroses e hemorragias; em geral são designados com o sufixo oma.

Os tumores malignos apresentam crescimento rápido, desorganizado, de caráter infiltrativo, alto índice de multiplicação celular, desproporção entre o parênquima tumoral e o estroma vascularizado; geralmente os tumores de origem epitelial são chamados de *carcinoma*, e os de origem mesenquimal, *sarcoma*.

O processo biológico do desenvolvimento e crescimento do câncer baseia-se em quatro fases:

- Alterações e transformações celulares.
- Crescimento da massa tumoral.
- Invasão local.
- Metástase.

## DIFERENCIAÇÃO CELULAR

Toda célula normal apresenta em seu desenvolvimento uma taxa de diferenciação, o que determina a característica morfofuncional de cada célula.

## ANAPLASIA

Corresponde à falta de diferenciação de uma célula, considerada um fator crucial para a transformação maligna.

Há cânceres com características de bem diferenciado, quando se assemelham as células normais, e pouco diferenciados ou indiferenciados, quando se assemelham a células primitivas.

As anaplasias são marcadas por alterações morfológicas: variação de tamanho e forma do núcleo (pleomorfismo); quantidade aumentada de DNA nuclear, coloração escura (hipercromática); além de muito grandes, apresentam cromatina mal distribuída; grande quantidade de mitoses, de características atípicas e fusos multipolares; desorientação celular com crescimento descoordenado e perda da polaridade.

## BASE MOLECULAR DO CICLO CELULAR, DA DIVISÃO CELULAR E DO CÂNCER

A divisão celular é um evento necessário à manutenção da vida, pois permite que as células continuem se multiplicando e se transformando de formas viáveis, mas, para tal, essa divisão deve ser controlada, havendo a presença de mecanismo de controle interno que assegura a duplicação celular em filhas iguais.

O processo de divisão celular passa por um ciclo que compreende dois períodos: interfase (fases $G_1$, S e $G_2$) e divisão celular (mitose ou meiose):

- $G_1$: crescimento e preparação para a replicação dos cromossomos. É um período de intensa atividade bioquímica, no qual a célula cresce em

ONCOGÊNESE

volume e o número de organitos aumenta. Para que a célula passe à fase seguinte do ciclo, é necessário que atinja um ponto crítico designado ponto de restrição ou *start*, momento em que se dão mudanças internas.

- S: essa é a fase de síntese (S) de DNA (replicação) e, aparentemente, requer um sinal citoplasmático para que se inicie. Cada cromossomo é duplicado de modo longitudinal, passando a ser formado por duas cromátides. Nessa etapa numerosas proteínas (p. ex., histonas) são igualmente sintetizadas.
- $G_2$: preparação para a divisão celular; essa fase conduz diretamente à mitose e permite formar estruturas a ela relacionadas, como as fibras do fuso acromático.
- M: mitose, separação de cromátides e constituição de dois núcleos, também chamada de cariocinese; nessa fase a síntese de RNA é interrompida. Ao final da mitose ocorre a divisão do citoplasma a citocinese, resultando em duas células idênticas à original.

Após a interfase e a mitose, as células podem iniciar uma nova fase de síntese (comum nas células embrionárias, do epitélio intestinal, medula óssea e sistema linfático), entrar em uma fase pós-mitótica prolongada denominada fase $G_0$ e permanecer em um estado de quiescência, para que mais tarde retornem ao ciclo no fim da fase $G_1$, se estimuladas (p. ex., células renais, músculos lisos, pancreáticas, ovário, pulmão, ósseas, hepatócitos e endoteliais dos vasos sanguíneos); mas também podem iniciar a diferenciação e a maturação, saindo do ciclo de divisão já totalmente diferenciadas (como nos neurônios e músculos estriados).

Nesse controle da divisão celular há fatores de crescimento que implicam na regulação, denominadas quinases dependentes de ciclinas (CDK). São pertencentes à família das proteínas quinases e também estão envolvidas na regulação da transcrição e diferenciação celular. As células animais apresentam pelo menos nove CDK, quatro delas diretamente envolvidas na regulação do ciclo celular (CDK4 e 6 na fase $G_1$, CDK2 na fase S e CDK1 na fase M).

Presentes também no controle do ciclo celular estão as ciclinas: D na fase $G_1$, E e A na fase S e B e A na fase M. As ciclinas ativam as CDK formando complexos moleculares CDK-ciclinas. Quando ativadas, fosforilam moléculas cruciais para que ocorra a divisão celular.

Sob diversas circunstâncias, ocorrem replicações celulares contínuas, o que determinará a transformação neoplásica. Alguns pontos são fundamentais para o desenvolvimento do tumor:

- Mutação genética, não letal, que promove algum tipo de vantagem à célula; ocorre por agentes químicos, físicos, ambientais, biológicos ou mesmo herdada de uma linhagem germinativa.
- Na lesão genética há genes mais afetados, como os das classes dos inibidores do crescimento dos supressores de tumores, genes reguladores de apoptose, promotores de crescimento ou proto-oncogenes, além daqueles envolvidos no reparo do DNA.
- Os tumores são monoclonais, ou seja, sua formação ocorre pela expansão clonal da célula que teve a mutação genética.
- O processo de oncogênese é formado por várias etapas, tanto no nível genético quanto no fenotípico. Com o desenvolvimento gradativo, ocorre a progressão do tumor.

As anomalias cromossômicas encontradas em neoplasias não ocorrem ao acaso, pois esses defeitos cromossômicos recorrentes em cânceres baseiam-se na ideia de que os arranjos cromossômicos desempenham um papel marcante na oncogênese. Essas anomalias cromossômicas estruturais costumam ocorrer envolvendo um número específico de bandas cromossômicas, onde vários oncogenes já foram localizados.

Nessas bandas ou perto delas foram identificados locais frágeis ou hipersensíveis, onde os agentes carcinogênicos poderiam atuar, determinando quebras ou rearranjos cromossômicos. Se essas mutações determinarem vantagens proliferativas em uma determinada célula, ela irá proliferar. Nas divisões celulares subsequentes, defeitos cromossômicos secundários serão selecionados se representarem mudanças vantajosas para a sobrevivência celular.

O processo continua como um círculo vicioso, o que leva ao desenvolvimento de diversos clones em um mesmo tumor, cada um com características genéticas e funcionais diferentes, causando a progressão do tumor, a infiltração e metástases.

Os oncogenes são os proto-oncogenes que sofrerão mutações ativadoras, ou que passaram a ter um ganho de função ou hiperexpressão. Eles passam a ter dominância na célula, ou seja, um único alelo mutado é capaz de alterar o fenótipo da célula normal para maligna.

Alguns exemplos de oncogenes ativados estão listados a seguir, com suas respectivas funções na célula:

- Gene *RAS*: foi um dos primeiros genes mutantes descoberto. O gene *RAS* normal codifica as proteínas G, que se ligam ao GTP para ativar ou inibir a proliferação celular. Quando mutado, codifica proteína anormal, que não mais depende da presença de GTP ligado para sinalizar e estimular a proliferação celular.
- Genes *ABL/BCR*: a translocação do proto-oncogene *ABL* do cromossomo 9 para o 22 (cromossomo Philadelphia) faz com que ele fique em justaposição ao gene *BCR*, formando o gene quimérico *BCR/ABL*. A proteína de fusão *BCR/ABL*, resultante da translocação, provoca o aumento da atividade tirosina quinase normalmente desempenhada pela ABL.
- Gene *MYC*: algumas vezes, sofre uma translocação do cromossomo 8 para o 14, posicionando-se sob o controle dos elementos regulatórios do gene que codifica a cadeia pesada das imunoglobulinas. Esse rearranjo provoca uma ativação transcricional exagerada do gene *MYC*, desregulando totalmente a sua função. A proteína *MYC* atua como fator de transcrição e na expressão da telomerase; portanto, esses eventos se darão de forma desordenada se a proteína estiver mutada.
- Gene *HER2*: é um proto-oncogene responsável por codificar receptores de fatores de crescimento. Se transformado em oncogene, produz um número maior de receptores muito sensíveis, mas pouco específicos, ou seja, responderão a qualquer estímulo iniciando a proliferação celular.
- Gene *BCL2*: responsável por regular a apoptose. A translocação entre os cromossomos 14 e 18 coloca o gene *BCL2* sob o controle do promotor do gene da cadeia pesada das imunoglobulinas, que é extremamente ativo nos linfócitos B. Dessa forma, o gene *BCL2* passa a ter alta taxa de expressão, codificando de forma intensa uma proteína com efeitos antiapoptóticos nas células B.
- Genes *MET* e *RET*: são proto-oncogenes que expressam receptores de fatores de crescimento. Quando mutados, desencadeiam uma série de eventos em combinação com outros fatores. Esses são praticamente os únicos exemplos

conhecidos de cânceres hereditários causados por proto-oncogenes.

- Genes que codificam a telomerase: são responsáveis pela produção da enzima de mesmo nome, que mantém um número suficiente de repetições do tipo TTAGGG na extremidade dos cromossomos. A reposição das repetições pela telomerase garante a integridade dos telômeros, impedindo a destruição da célula. Porém, tal reposição é normalmente limitada, fazendo com que a célula, com o passar do tempo, perca telômeros, envelheça e seja eliminada. Esse é um processo importante no controle da qualidade das células do organismo. Mutações nos genes que codificam a telomerase podem fazer com que esta seja expressa de forma desregulada, perpetuando as células em que atua ou, então, passe a ser expressa em células cuja atividade deveria se manter suprimida. Essa alteração contribui para a imortalidade celular e, consequentemente, para o surgimento do processo neoplásico.

Outro papel relacionado aos proto-oncogenes na célula é o de proporcionar o crescimento e a proliferação, e as proteínas produzidas por eles são também ligantes a receptores de fatores de crescimento, por exemplo:

- Gene *SIS*, que codifica a cadeia beta do fator de crescimento derivado de plaquetas (PDGF), quando superexpressos estão relacionados com astrocitomas.
- Genes *HST-1* e *INT-2*, que codificam homólogos dos fatores de crescimento dos fibroblastos (FGF), relacionados aos cânceres de bexiga, estômago e mama.

Há também os genes supressores de tumores, que são os que expressam produtos que regulam negativamente o ciclo celular. Quando mutados, deixam de exercer seus papéis por meio de processos específicos para cada gene. Apesar do meio mais comum de perda de função desses genes ser pela mutação na estrutura do DNA, em alguns casos pode ocorrer silenciamento do gene por um processo epigenético (não altera a estrutura do DNA), como a hipermetilação do DNA, que é transmitida de maneira estável por mitose.

Os genes supressores tumorais são divididos em dois grandes grupos: os *gatekeepers*, ou genes protetores, e os *caretakers*, ou genes de manutenção.

1. *Gatekeepers* ou genes protetores: regulam diretamente o ciclo celular. São genes de suscetibilidade para câncer.
   - Gene *p53*: presente no cromossomo 17, esse gene está mutado em cerca de 2/3 dos casos de câncer. Ele é responsável pela interrupção do ciclo celular na fase G1 quando há qualquer alteração na sequência de DNA, a fim de que o dano seja reparado. Se o reparo não for feito, o gene induzirá a ativação do mecanismo de apoptose. A disfunção desse gene faz com que o ciclo celular prossiga mesmo se houver uma mutação no DNA, permitindo sua transmissão às células descendentes e iniciando um processo neoplásico.
   - Gene *RB1*: situado no cromossomo 13, produz uma proteína que bloqueia o ciclo celular quando hipofosforilada. Nessa forma, a proteína pRB se liga ao fator de transcrição E2F, que estimula a síntese de várias outras proteínas necessárias à continuidade do ciclo celular. Quando o *RB1* está mutado, seu produto encontra-se permanentemente hiperfosforilado, permitindo a progressão do ciclo e dando início a um processo neoplásico.
   - Gene *APC*: está localizado no cromossomo 5 e produz a proteína apc, que regula a quantidade de betacatenina livre no citoplasma. Em condições normais, quando a célula não precisa se multiplicar, a betacatenina se encontra ligada à E-caderina, inibindo a progressão do ciclo celular. Se o gene *APC* estiver mutado, produzirá uma proteína truncada, responsável por um aumento da porção livre de betacatenina que é transportada para o núcleo, ativando a transcrição de genes de proliferação celular, incluindo o *MYC*.
2. *Caretakers* ou genes de manutenção: atuam reparando danos no DNA, mantendo a integridade genômica e evitando a instabilidade genética. Sozinhos não induzem a formação de neoplasia, pois alterações nesses genes não conferem vantagens proliferativas à célula, mas facilitam a ocorrência de mutações nos genes *gatekeepers*, as quais darão início à oncogênese.
   - Genes *BRCA1* e *BRCA2*: estão presentes nos cromossomos 17 e 13, respectivamente. São ativados nas fases G1 e S do ciclo celular. Os produtos dos dois genes estão em um mesmo complexo multiproteico e são responsáveis pela resposta celular às quebras do DNA, que ocorrem, em geral, na recombinação homóloga ou de forma anormal quando há danos na estrutura do DNA.
   - Genes *MMR*: são genes responsáveis por reparar erros de pareamento do DNA (*mismatch repair genes*). Há inúmeros genes de reparo existentes. Somente alguns já foram identificados como causadores de tumores: *MLH1*, *MSH2*, *PMSL1*, *PMSL2* e *MSH6*. Mutações nesses genes provocam aumento da incidência de mutações de ponto no DNA e tendência à instabilidade dos microssatélites. Essa instabilidade é chamada de fenótipo erro de replicação positivo (RER+), que ocorre em vários tipos de tumores.

Foi proposto que os defeitos no reparo do DNA são eventos iniciadores da oncogênese, levando à mutagênese disseminada e à instabilidade genética. Essas alterações, então, levariam as células tumorais a gerar células com um "fenótipo mutante", ou seja, elas são incomumente suscetíveis a mutações adicionais. Para que essa ideia esteja correta, é necessário demonstrar que tal fenótipo ocorre muito cedo durante a formação do câncer e não é uma consequência da progressão da doença.

## MECANISMO DE ESCAPE DA APOPTOSE

Além de todo esse processo de ativação dos oncogenes e inativação do gene supressor de tumor, ocorrerá também a mutação dos genes reguladores de apoptose.

Muitos proto-oncogenes têm relação com o controle da apoptose em mamíferos. Mutações transformam esses proto-oncogenes em oncogenes, cuja excessiva atividade promove uma vantagem no crescimento das células que os expressam, conduzindo ao câncer. Os genes supressores de tumor codificam proteínas que podem suprimir o crescimento celular por meio de seus efeitos inibidores sobre o ciclo celular e, então, promover a apoptose. Exemplos desses proto-oncogenes e genes supressores de tumor são:

- Família bcl-2: os membros dessa família de genes dividem-se em dois grupos principais: regulador negativo da apoptose (anti-apoptótico) e regulador positivo da apoptose (pró-apoptótico).
- Proto-oncogene c-myc: atua tanto como regulador positivo quanto negativo da apoptose. A ati-

vação da apoptose por c-myc ocorre quando há deprivação dos fatores de sobrevivência celular.

- Gene supressor de tumor p53: regulador positivo das apoptoses em células danificadas.
- Gene supressor de tumor Rb: regulador positivo da apoptose.

Outro ponto relevante é que as células normais necessitam de sinalização contínua de sobrevida, feita geralmente pela via PI-3 quinase/AKT, impedindo a atividade apoptótica. O que se vê nas células tumorais é a expressão aumentada de AKT, em decorrência das mutações sofridas, consequentemente aumentando a resistência à apoptose dessas células.

## MANUTENÇÃO DA REPLICAÇÃO

As células normais entram em um processo de senescência replicativa que corresponde à perda da capacidade de proliferação, explicada pelo encurtamento dos telômeros, sua perda funcional e ativação de p53.

Nas células tumorais, o que se observa é a ação de uma enzima denominada telomerase, que impede o encurtamento dos telômeros, sendo encontrada em mais de 90% dos tumores, o que permite às células tumorais uma capacidade proliferativa ilimitada.

## ANGIOGÊNESE PARA A MANUTENÇÃO DA ONCOGÊNESE

Para a manutenção de sua sobrevivência, qualquer célula necessita de suprimento sanguíneo, e a tumoral não é uma exceção. A angiogênese é um fenômeno essencial para manutenção, proliferação e metástase.

Numerosos estudos realizados desde o ano de 2002 demonstraram fortes evidências de que a modificação do padrão de crescimento tumoral é dependente do desenvolvimento de uma neovascularização específica, que ocorre em decorrência de diversos fatores locais estimulantes da angiogênese, como a hipóxia e a elevação de $CO_2$ ou óxido nítrico.

A presença dos fatores locais citados irá desencadear um processo de liberação de diversas proteínas, que atuam no processo de angiogênese e de sua ação estimulante sobre o tecido neoplásico. Estudos realizados utilizando o fator de crescimento fibroblástico básico (bFGF) demonstraram que, além de uma

elevada ação oncogênica, fato que contribui para a transformação de fibroblastos normais em neoplásicos, essa proteína apresentava, ainda, uma grande capacidade de estimular o processo de angiogênese.

Outra proteína que tem uma potente ação angiogênica é o fator de crescimento endotelial vascular (VEGF), considerada de importante ação mitogênica sobre células endoteliais, sendo usada de forma terapêutica. Ao contrário da ciclo-oxigenase-1 (COX-1), uma enzima usualmente expressa em tecidos normais e envolvida em diversas funções celulares, a ciclo-oxigenase-2 (COX-2) é uma proteína expressa como resposta à presença de mediadores locais liberados em consequência de vários estímulos, fazendo parte de uma resposta inflamatória a eles.

Portanto, o crescimento do tumor está relacionado diretamente aos fatores estimuladores e inibidores da angiogênese.

## METÁSTASE

A metástase é um processo complexo, sendo constituído de várias etapas, resultado das interações entre as células tumorais e o microambiente. Nesse processo, as células devem ter a capacidade de perder a interação célula-célula e escapar do tecido original, invadir a matriz extracelular, migrar ativamente e induzir a angiogênese. Por esses vasos, as células tumorais podem avançar e alcançar a corrente sanguínea ou linfática (após atravessar o endotélio dos vasos, a parte mais difícil é sobreviver na circulação, interagir com o endotélio dos vasos, extravasar e proliferar no parênquima do tecido alvo).

A invasão das moléculas efetoras e reguladoras deste processo tem um papel importante nos eventos fisiológicos, como morfogênese, embriogênese e angiogênese.

Para as células tumorais invadirem os tecidos adjacentes e formarem metástases, elas devem ter habilidade de formar interações transientes com as proteínas da matriz extracelular, com as outras células, com o estroma, com as células endoteliais e com as plaquetas.

Entre as moléculas alteradas estão as de adesão célula-célula, as caderinas e as de adesão molecular (CAMs), pertencentes às proteínas da superfamília das integrinas. Entre as caderinas, a mais comumente encontrada alterada nos tumores é a E-caderina, que é expressa por células epiteliais, e essa diminuição da regulação da expressão dessa molécula reduz a capacidade de as células aderirem entre si, se desprenderem do tumor primário e evoluírem para os tecidos adjacentes.

Da mesma forma que as células tumorais têm essa capacidade de se desprenderem do tumor primário, elas podem migrar e invadir o estroma adjacente. Isso envolve uma complexa rede de sinalização a fim de promover: invasão celular local, invasão de vasos sanguíneos e linfáticos, formação de um microambiente para metastático, metástases linfonodais e crescimento da metástase.

## GRADUAÇÃO E ESTADIAMENTO DO TUMOR

Como em qualquer doença, o prognóstico é determinado pela rapidez do diagnóstico e pela eficácia do tratamento. Por causa da característica dinâmica do tumor, é importante identificar o nível de diferenciação das células e o número de mitoses, o que é denominado graduação do tumor; estes podem ser graduados de I a IV com anaplasias crescentes.

Além da graduação histopatológica, é analisado também o tamanho da lesão primária, sua extensão de disseminação para os linfonodos regionais e se há metástases. A essa etapa dá-se o nome de estágio do tumor ou estadiamento, que clinicamente tem um valor até maior que a graduação histopatológica.

O entendimento do processo que leva a formação e proliferação do tumor, as causas geneticomoleculares e a forma de progressão, graduação e seu estadiamento permitirão diagnósticos mais rápidos e precisos, bem como terapêuticas eficazes.

## BIBLIOGRAFIA

1. Alberts B, Bray D, Lewis J, Raff M, Roberts K, Walter P. Biologia molecular da célula. 5.ed. Porto Alegre: Artmed; 2010.

2. Aznar S, Lacal JC. Rho signals to cell growth and apoptosis. Cancer Lett 2001;165(1):1-10.

3. Barnes L, Everson JW, Reichart P. World Health Organization classification of tumours pathology and genetics of head and neck tumours. Lyon: IARC Press; 2005.

4. Braoudaki M, Tzortzatou-Stathopoulou F. Clinical cytogenetics in pediatric acute leukemia: an update. Clin Lymphoma Myeloma Leuk 2012;12(4):230-7.

5. Del Zoppo GJ, Hallenbeck JM. Advances in the vascular pathophysiology of ischemic stroke. Thromb Res 2000;98(3):73-81.

6. Fu JB, Parsons HA, Shin KY, Guo Y, Konzen BS, Yadav RR, et al. Comparison of functional outcomes in low- and high-grade astrocytoma rehabilitation inpatients. Am J Phys Med Rehabil 2010;89(3):205-12.

7. Geler-Kulcu D, Gulsen G, Buyukbaba E, Ozkan D. Functional recovery of patients with brain tumor or acute stroke after rehabilitation: a comparative study. J Clin Neurosci 2009;16(1):74-8.

8. Gerdes J, Schwab U, Lemke H, Stein H. Production of a mouse monoclonal antibody reactive with a human nuclear antigen associated with cell proliferation. Int J Cancer 1983;31(1):13-20.

9. Klingelhutz AJ, Roman A. Cellular transformation by human papillomaviruses: lessons learned by comparing high- and low-risk viruses. Virology 2012;424(2):77-98.

10. Lee JS, Bae GY, Lee MO, Cha HJ. Oncogenic challenges in stem cells and the link to cancer initiation. Arch Pharm Res 2012;35(2):235-44.

11. Lehmann JF, DeLisa JA, Warren CG, deLateur BJ, Bryant PL, Nicholson CG. Cancer rehabilitation: assessment of need, development, and evaluation of a model of care. Arch Phys Med Rehabil 1978;59(9):410-9.

12. Oba-Shinjo SM, Bengtson MH, Winnischofer SM, Colin C, Vedoy CG, de Mendonca Z, et al. Identification of novel differentially expressed genes in human astrocytomas by cDNA representational difference analysis. Brain Res Mol Brain Res 2005;140(1-2):25-33.

13. Sofroniew MV, Vinters HV. Astrocytes: biology and pathology. Acta Neuropathol 2010;119(1):7-35.

14. Spano D, Heck C, De Antonellis P, Christofori G, Zollo M. Molecular networks that regulate cancer metastasis. Semin Cancer Biol 2012;22(3):234-49.

15. Sperka T, Wang J, Rudolph KL. DNA damage checkpoints in stem cells, ageing and cancer. Nat Rev Mol Cell Biol 2012;13(9):579-90.

# 57

# CÂNCER DE MAMA

MARIA CRISTINA CORTEZ CARNEIRO MEIRELLES
LIANA BARBARESCO GOMIDE MATHEUS

## INTRODUÇÃO

O câncer de mama é o tipo que mais acomete as mulheres em todo o mundo. Em 2016, esperam-se para o Brasil, 57.960 novos casos, com um risco estimado de 57 casos a cada 100 mil mulheres.[1] De acordo com as Diretrizes da Sociedade Brasileira de Mastologia o tratamento deve ser acompanhado por uma equipe multidisciplinar com a utilização de modalidades terapêuticas como cirurgia e radioterapia, para o tratamento locorregional, e quimioterapia e hormonioterapia, para o tratamento sistêmico. Recentemente tem sido utilizada a terapia biológica nos casos de maior agressividade biológica do tumor, possibilitando aumento na sobrevida das pacientes.

A indicação dos diferentes tipos de cirurgia depende do estadiamento clínico e do tipo histológico, podendo ser conservadora (retirada do tumor com conservação da glândula mamária) ou não conservadora (mastectomia). Quando somente o linfonodo sentinela é retirado, os danos causados à axila são consideravelmente menores. Porém, por conta da complexidade de estruturas envolvidas em todo o procedimento, diversas alterações funcionais poderão ser observadas no pós-operatório imediato e/ou tardio.[2]

O programa de fisioterapia deve estar presente em todas as fases, desde o pré-cirúrgico (diagnóstico e avaliação), incluindo pós-cirúrgico, alta hospitalar, durante o tratamento adjuvante (radioterapia, quimioterapia e hormonioterapia), após o tratamento (período de acompanhamento ambulatorial), na recorrência da doença e nos cuidados paliativos da paciente com câncer de mama.

Os programas de reabilitação têm mudado ao longo dos anos e deixaram de ter apenas uma postura curativa para se preocupar com a prevenção, seja primária, atuando nos fatores de risco para desenvolvimento do câncer mamário, secundária, com atuação nas formas de detecção precoce da doença ou terciária, na realização de medidas para prevenção das sequelas do tratamento.

## FASE PRÉ-CIRÚRGICA

Os objetivos da fisioterapia na fase pré-cirúrgica são: criar vínculo com a paciente; avaliar; identificar fatores de risco para complicações; esclarecer, motivar e preparar a paciente para participação ativa na fisioterapia; otimizar condições respiratórias, cardiovasculares, trofismo muscular, amplitude de movimento e função muscular.

Na fase pré-cirúrgica, o fisioterapeuta deve realizar os esclarecimentos em relação à importância da fisioterapia.

O fisioterapeuta deverá investigar a presença de tosse e secreção, bem como avaliar o padrão respiratório, a expansibilidade torácica e a força muscular respiratória da paciente. A presença de disfunções na fase pré-operatória é um sinal de alerta para a intensificação das medidas de prevenção terciária.

Após avaliação, registro e análise das condições físicas basais (Quadro 1), os recursos fisioterapêuticos para prevenção de complicações e otimização das condições respiratórias, vasculares, trofismo muscular, amplitude de movimento (ADM) e função mus-

**Quadro 1**  Avaliação fisioterapêutica no pré-operatório de câncer de mama

| Dados pessoais |
| --- |
| Nome, endereço, telefone, profissão, estado civil, idade, membro dominante |

| Dados clínicos |
| --- |
| Estadiamento tumoral, terapia neoadjuvante (radioterapia, quimioterapia) |
| Antecedentes pessoais e familiares |
| Alterações cardiorrespiratórias, vasculares, ortopédicas, cognitivas, diabetes, hipertensão arterial sistêmica |

| Hábitos |
| --- |
| Alimentação, atividade física, tabagismo, etilismo |

| Exame físico |
| --- |
| Peso, altura, IMC, avaliação postural e marcha |
| Avaliação do membro superior: ADM (goniômetro ou flexímetro), FM (teste manual), sensibilidade (estesiômetro) e perimetria |

| Observações do prontuário |
| --- |
| Aspectos psicológicos, socioculturais e comportamentais |

| Identificação de fatores de risco para complicações |
| --- |

ADM: amplitude de movimento; FM: função muscular; IMC: índice de massa corporal

cular (FM) devem ser implementados conforme a necessidade de cada paciente.

É importante a realização de fisioterapia respiratória no pré-operatório para redução de complicações pulmonares.[3] O fisioterapeuta poderá trabalhar com pressão positiva expiratória, espirometria de incentivo e favorecer a percepção dos diferentes padrões respiratórios por parte da paciente, direcionando-a ao padrão diafragmático, com o aumento do tempo inspiratório e expiratório e, consequentemente, melhora da ventilação.[4]

Além dos exercícios para otimização das condições respiratórias, o fisioterapeuta deve orientar exercício físico a fim de favorecer o fluxo sanguíneo e minimizar o risco de tromboembolismo e otimizar trofismo muscular, ADM e FM.

## FASE PÓS-CIRÚRGICA HOSPITALAR

Em geral, a atuação fisioterapêutica no pós-operatório imediato inicia-se oito horas após a cirur-

gia.[7] A fisioterapia contribui com a recuperação da paciente por meio de estratégias para prevenir complicações e favorecer o retorno às atividades mais precocemente. As estratégias de atuação deverão ser adaptadas levando em consideração o nível de restrição funcional, a presença de dor, o grau de colaboração da paciente e a gravidade das complicações. Estas últimas podem ser imediatas, quando surgem nas primeiras 24 horas; mediatas, até o sétimo dia, e tardias, quando ocorrem após a alta hospitalar e a retirada dos pontos.

A avaliação fisioterapêutica pós-cirúrgica busca identificar as condições pós-cirúrgicas da mulher a partir das quais o plano de conduta nessa nova fase será traçado. Deverão ser realizados registros em relação à dor e edema, assim como das condições pulmonares, posturais, dificuldades de deambulação, presença de escoliose funcional, condições funcionais do membro superior e cintura escapular, o que inclui medidas de ADM, FM, sensibilidade e perimetria.

Após avaliação, registro e análise das condições físicas, os recursos fisioterapêuticos devem ser aplicados conforme a necessidade individual da paciente. Existem evidências de que a instrução dada por um profissional de saúde à paciente submetida à cirurgia por câncer de mama reduz o risco de desenvolver morbidades[8] como linfedema, dor, disfunções musculares e respiratórias. Além disso, estudos que avaliaram pacientes que receberam atendimento fisioterapêutico desde o primeiro dia pós-operatório de cirurgia mamária observaram melhora na ADM e FM do ombro de forma mais rápida que aquelas que não realizaram fisioterapia.[9] O tratamento fisioterapêutico no pós-operatório imediato é importante para minimizar sintomas e, sobretudo, prevenir complicações.

Os objetivos da fisioterapia na fase pós-operatória hospitalar são: prevenir ou tratar complicações pulmonares; prevenir ou tratar contraturas musculares e desvios posturais; prevenir ou minimizar aderências cicatriciais indesejáveis; prevenir complicações circulatórias, como trombose venosa profunda; favorecer o restabelecimento de ADM, sensibilidade e função muscular; amenizar a dor; alertar e conscientizar a paciente sobre os cuidados com o membro superior envolvido e prevenir o linfedema.

A cirurgia associada ao repouso no leito pode causar diversas alterações, como redução dos volumes e capacidades pulmonares,[10] aumento da viscosidade sanguínea e diminuição do fluxo venoso, o que resulta em aumento do risco de tromboembolismo.[11,12] Com apenas poucos dias de repouso, os músculos esqueléticos apresentam algum grau de atrofia resultando em fraqueza, incoordenação motora e déficit de equilíbrio,[11] podendo, ainda, levar a contraturas articulares, lesões de pele e úlceras de decúbito nos casos de restrição ao leito por períodos prolongados.[13] Dessa forma, após a cirurgia, o posicionamento adequado, as mudanças regulares de decúbito, a realização de exercícios respiratórios e a deambulação são imprescindíveis para minimizar o risco de estagnação de secreções brônquicas, disfunções osteomioarticulares e estases sanguínea e linfática. O membro superior homolateral à cirurgia deve ser posicionado sobre uma cunha de espuma em abdução e flexão de aproximadamente 30° cada. Vale ressaltar que manter esse posicionamento não significa manter o membro imóvel, já que a contração muscular resultante de movimentos livres contribui para a manutenção do trofismo muscular e favorece a drenagem venosa e linfática desse membro. Quando possível, a drenagem linfática manual pode ser realizada, associada ou não à aplicação de malhas compressivas.

Existem diferentes propostas para a realização de exercícios no pós-operatório imediato de câncer de mama, algumas baseadas em exercícios sem restrição de ADM, realizados de forma ativa e/ou ativa-assistida pelo outro membro; outras sugerem a limitação em 90° de ADM até a retirada dos pontos e dreno. Alguns estudos relatam que o início precoce dos exercícios de ombro levaria a um aumento da incidência de seromas, necroses, deiscências e prejuízo à cicatrização da ferida cirúrgica.[16-18] Contudo, outros estudos não estabelecem essa relação[19] e sugerem que a mobilização pode prevenir ou minimizar a aderência da ferida cirúrgica ao tecido subjacente.[9,20,21] Fatores como idade, quadro clínico da paciente, técnica cirúrgica, experiência do cirurgião, número de dias de internação, extensão da dissecção axilar, envolvimento de linfonodos, presença de dreno, volume de perda sanguínea e índice de massa corpórea podem estar mais envolvidos na ocorrência de seromas e deiscências que os exercícios iniciados precocemente e sem restrição de amplitude.[20,22] Dessa forma, até que haja mais evidências científicas em relação a isso, o fisioterapeuta deverá considerar as condições individuais de cada paciente e fazer uso do bom senso para determinar o início e as modalidades de exercícios.

A escala visual analógica (EVA) é de grande utilidade para avaliar o grau da dor relatada pela paciente e a eficácia dos recursos terapêuticos adotados. É importante lembrar que o controle da dor é imprescindível também para a recuperação da ADM.[23]

Os recursos físicos utilizados no pós-operatório para alívio de dor não foram estudados especificamente para mulheres submetidas à cirurgia por câncer de mama; contudo, são seguros e apresentam bons resultados práticos. Entre eles estão cinesioterapia, massoterapia, crioterapia, acupuntura, *biofeedback*, iontoforese e neuroestimulação elétrica transcutânea (TENS). Os recursos eletroterapêuticos deverão ser utilizados de forma criteriosa, seguindo as contraindicações para aplicação de qualquer corrente elétrica, com especial atenção às regiões com alteração de sensibilidade. É importante lembrar que recursos que utilizam o calor profundo como ultrassom, fonoforese e ondas curtas são geralmente contraindicados a pacientes oncológicos.[24]

## ALTA HOSPITALAR

No momento da alta hospitalar a equipe de saúde deverá realizar diversas orientações para a mulher em relação às medicações, ao manuseio correto do dreno e ao retorno ao serviço de saúde. O fisioterapeuta contribui fornecendo por escrito condutas e orientações como as da Tabela 1 para prevenção de complicações e retorno às AVD de forma mais precoce possível. Em retornos futuros ao serviço de fisioterapia, após uma reavaliação, as orientações deverão ser reforçadas e as condutas atualizadas.

É importante que a mulher seja orientada sobre os cuidados para evitar infecções e conseguir bom restabelecimento da função do membro em sua máxima ADM, pois isso ajudará na prevenção do linfedema. Além disso, encontramos outra forma de prevenção como a automassagem, no entanto, não existem evidências cientificas suficientes que comprovem a efetividade dessa técnica.

A participação da paciente em programas de reabilitação para mulheres submetidas ao tratamento do câncer de mama favorecerá seu restabelecimento físico e psicológico. Ela deverá ser informada sobre o papel de cada profissional da saúde presente na equipe de reabilitação para que tenha a liberdade de procurá-los se for de sua vontade, sem depender de encaminhamentos.

A atuação do fisioterapeuta na fase hospitalar tem sido objeto de muitos estudos, contudo ainda não é uma prática frequente no âmbito público ou privado em nosso país. Talvez isso se deva ao fato de que as medidas preventivas, foco da atuação fisioterapêutica no período hospitalar, não faziam parte cultural-

# CÂNCER DE MAMA

**Tabela 1** Orientações sobre autocuidado com o braço homolateral à cirurgia

| Cuidados | Na prática |
| --- | --- |
| Evitar lesões que podem favorecer infecções. Evitar queimaduras, cortes, micoses, alergias, escoriações e picadas de insetos | Manter a pele hidratada com cremes neutros e hipoalergênicos |
| | Não depilar com cera nem raspar a axila com o uso de lâminas, por conta da falta de sensibilidade na região. Prefira cortar os pelos rentes à pele. Pedir ajuda, assegurando que a pele não ficará com cortes |
| | Usar cremes que ajudarão a manter a cutícula macia |
| | Evitar se ferir ao retirar a cutícula |
| | Usar repelentes para evitar picadas de insetos |
| | Usar luvas para trabalhos domésticos e atividades como jardinagem |
| | Evitar tomar injeção, realizar acupuntura e tirar sangue neste membro. Oferecer o outro braço |
| Evitar exposição ao sol | A pele que receber radioterapia deve ser especialmente protegida do sol |
| | Usar mangas longas e filtro solar |
| Evitar dificultar a circulação | Evitar o uso de joias, relógios e roupas apertadas nesse membro, assim como bolsas muito pesadas |
| | Oferecer o outro braço para aferir a pressão arterial |
| Evitar lesões musculares | Evitar carregar pesos com esse braço |
| | Evitar alongamentos ou tensões exageradas da musculatura do ombro e do braço |
| | Evitar movimentação repetitiva prolongada |
| Manter um bom estado nutricional | Ter uma dieta equilibrada, evitando o excesso de peso ou a desnutrição. Realizar atividade física regularmente |

mente dos objetivos da fisioterapia, que até há pouco tempo trabalhava somente com estratégias curativas e reabilitadoras. Com a inserção do fisioterapeuta nas equipes de reabilitação do câncer de mama, a postura desse profissional se voltou para o atendimento integral à saúde da mulher e, dessa forma, a preocupação com a prevenção assumiu as proporções devidas. A abordagem em relação às limitações de ADM, alterações vasculares e pulmonares, algias e outras queixas pós-operatórias comuns passou a ser realizada com uma visão preventiva, objetivando a participação ativa da paciente no processo de reabilitação, bem como a diminuição dos custos de internação e o retorno precoce ao seu cotidiano, resguardando a qualidade de vida. A divulgação dos bons resultados provenientes dessa forma de atuação do fisioterapeuta juntamente com o fortalecimento das associações de classe fará com que em pouco tempo seja um consenso a necessidade desse profissional na fase hospitalar do tratamento do câncer de mama.

## DOR

O fisioterapeuta deve investigar a presença de dor ou incômodo não somente na região da cirurgia,

mas também em outras, como coluna, cintura escapular e membros superiores. A escala visual analógica (EVA) é de grande utilidade para se avaliar o grau da dor relatada pela paciente e a eficácia dos recursos terapêuticos adotados. Alguns fatores podem levar ao aumento da dor, como: realizar trabalhos manuais ou domésticos e dormir do lado operado,[32] ansiedade e angústia,[33] envolvimento pelo tumor ou fibrose no plexo braquial,[34,35] realização de quimioterapia,[36] dissecção de grande número de linfonodos axilares,[37] maior índice de massa corporal[31] e complicações pós-operatórias como hemorragia, infecção, formação de seroma[38] ou linfedema.[39] Contudo, não existe relação comprovada entre a presença de dor e o tipo de cirurgia realizada (radical ou conservadora) ou mesmo a idade da paciente.[36] O controle da dor é imprescindível, sobretudo para a recuperação da ADM.

## DISFUNÇÃO DO MEMBRO SUPERIOR E CINTURA ESCAPULAR

Os principais movimentos acometidos são os de flexão, abdução e rotação externa do ombro (quando realizado em 90° de abdução), o que prejudica as atividades como vestir roupa pela cabeça, levantar peso, pentear o cabelo e fechar um zíper ou abotoar um sutiã nas costas.[41] A disfunção do membro superior e da cintura escapular ocorre e pode ser agravada pela ocorrência de lesão nervosa,[11] realização de radioterapia[40,42-44] e, principalmente, pela extensão da cirurgia.[29,40,45] A ADM de pacientes mastectomizadas é inferior à apresentada por mulheres que realizaram tratamento conservador da mama,[42,46] provavelmente por causa da extirpação de músculos importantes para a estabilização da cintura escapular e mobilidade da articulação do ombro durante a mastectomia. Além disso, a ocorrência de lesão nos nervos peitoral, torácico longo e toracodorsal poderá causar, respectivamente, atrofia do músculo peitoral maior, escápula alada e atrofia do músculo grande dorsal.[46] A limitação de ADM pós-radioterapia se deve à fibrose subcutânea com fixação na musculatura subjacente,[47] e pode ser observada como uma dobra rígida e fibrosa[48] na região axilar. Essa limitação poderá ser evitada nos casos em que a radioterapia for aplicada somente na região da mama.[49] Além desses, outros fatores podem contribuir com a disfunção do membro superior e cintura escapular, como a idade avançada,[50] presença de infecções recorrentes,[51] aderência cicatricial, dor, obesidade[31] e linfedema.

A função poderá ser graduada de 0 a 5 de acordo com a superação da resistência imposta. Já a ADM poderá ser quantificada com goniômetro, biofotogrametria computadorizada e flexímetro. O flexímetro tem sido o mais aplicado em decorrência da facilidade de manuseio e do menor risco de erros de medida. Ele é constituído por um painel giratório com um sistema pendular gravitacional, com suas extremidades fixadas ao paciente por meio de cintas de velcro, o que aumenta a confiabilidade dos resultados na mensuração.[41]

Os movimentos de flexão à abdução do ombro possuem uma ADM de 180° cada. Porém, um déficit de até 20° de movimento pode ser considerado fisiológico com o avançar da idade, não refletindo em déficit funcional. É importante lembrar que a protrusão e a elevação do ombro são alterações posturais características na mulher submetida à cirurgia para o tratamento do câncer de mama que influem diretamente na ADM do ombro. A fim de melhorar os movimentos articulares prevenindo a ocorrência de uma síndrome de compressão do ombro, a paciente precisa aprender, por meio do treinamento postural, a manter o alinhamento correto do tronco durante as AVD. Além disso, quando não for possível a reconstrução mamária, o fisioterapeuta poderá orientar a

utilização de uma prótese externa colocada no sutiã para equiparar o peso entre as mamas, oferecendo um equilíbrio físico e estético imprescindível para a correção postural. As próteses podem ser confeccionadas pelas próprias mulheres, utilizando tecidos, sementes ou outros materiais de preenchimento. Contudo, as de silicone encontradas no mercado em vários modelos e tamanhos são as mais recomendadas, já que oferecem peso, formato e fixação mais adequados.

A fisioterapia pode prevenir ou tratar as disfunções do membro superior e da cintura escapular, assim como alterações posturais por meio de diversos recursos, sendo o principal a cinesioterapia realizada de forma clássica ou por meio de técnicas como mobilização articular, liberação de fáscias, pilates, reeducação postural global (RPG), *isostretching*, entre outras.

## COMPLICAÇÕES VASCULARES

### Linfedema

O linfedema (LF) é o acúmulo de líquido consequente à diminuição da capacidade de transporte linfático por lesão de vasos linfáticos ou linfonodos. O aumento do volume do membro ocorre proporcionalmente à quantidade de líquido acumulado.[52] Entre as mulheres submetidas a dissecção de linfonodos axilares, 7% podem apresentar um LF transitório logo após a cirurgia.[53] Nos primeiros meses ou até anos após a cirurgia e a radioterapia entre 6 a 43%[29] poderão apresentar um LF persistente. Esta variação é devido ao tipo de cirurgia, a realização de radioterapia e das características do próprio tumor.[56, 57]

O LF persistente poderá apresentar uma fibrose linfostática típica[52] e de caráter crônico[58] devido ao acúmulo de líquido e ao aumento da concentração protéica no interstício. O LF poderá causar além do dano estético, prejuízo funcional do membro afetado, apresentar inflamação crônica,[59] aumento do risco de infecção,[39] diminuição da ADM e força. A qualidade de vida da mulher poderá ser afetada negativamente devido a insatisfação com sua imagem corporal, diminuição da autoestima e dificuldades em manter as atividades sociais.

O LF ocorre e pode ser agravado na dependência de fatores como extensão da linfonodectomia axilar,[63] realização de radioterapia,[64] obesidade, hipertensão arterial e idade da paciente,[49] sendo essa complicação maior nas pacientes mais velhas.[65] Hoje em dia é possível identificar as pacientes que realmente necessitam de esvaziamento axilar, o que foi possível por conta da introdução da técnica de biópsia do linfonodo sentinela, que reduziu significativamente o risco de LF,[63] como também de outras morbidades no membro superior.[37]

O diagnóstico do LF poder feito por história clínica, exame físico, tomografia computadorizada, ressonância magnética, linfocintilografia e bioimpedância elétrica, bem como por volumetria[66] e perimetria.[67] A história clínica e o exame físico são imprescindíveis, no entanto, muitas vezes o exame físico não é capaz de sinalizar a presença de um linfedema subclínico, que já merece atenção por parte da equipe de saúde. Os exames por imagem e a bioimpedância exigem equipamentos sofisticados que são de alto custo e, muitas vezes, pouco acessíveis. A volumetria é um método que se fundamenta no princípio do deslocamento de água provocado pelo membro,[68] o que facilita a mensuração de regiões irregulares como as mãos. O LF é determinado quando ocorre uma diferença de mais de 10%[43] ou 150 mL[66, 69] entre o volume dos membros. Apesar de ser muito precisa, não é uma técnica prática para uso corriqueiro, já que envolve a necessidade de um local apropriado para o manuseio do equipamento e requer a cada medida a troca de água com temperatura adequada. Dessa forma, a perimetria acaba sendo a técnica mais utilizada por causa da sua praticidade[70] e alta correlação com os resultados da volumetria.[71]

Pela perimetria o LF pode ser definido quando ocorre um aumento de no mínimo 2 cm na circunferência em qualquer ponto do lado afetado comparado com a medida do membro contralateral[16,64,72,73] ou com o mesmo membro antes da cirurgia[32] em casos de comprometimento bilateral.[74] Recentemente foi publicado um programa preditor de risco de linfedema, disponível gratuitamente no *site* <www.lymphedemarisk.com>.

É importante considerar que o LF quando tratado pode ser controlado, mas nunca curado, uma vez que não é uma patologia, mas um sinal de transtorno no sistema linfático, o qual não pode ser revertido. De acordo com o documento de consenso do Comitê Executivo da Sociedade Internacional de Linfologia,[18] a fisioterapia complexa descongestiva é o melhor método para o tratamento do linfedema, pois apresenta os resultados mais consistentes.[75-78]

A fisioterapia complexa descongestiva é uma tétrade composta de cuidados com a pele, drenagem linfática manual, compressão (enfaixamento funcional e vestimenta elástica) e exercícios específicos que objetivam principalmente a redução do volume do mem-

bro. É um tratamento desenvolvido em duas fases. Na primeira, a compressão é feita pelo enfaixamento funcional realizado pelo fisioterapeuta que atuará com maior frequência junto à paciente. Na segunda fase, a compressão é feita pela vestimenta elástica que é aplicada pela própria paciente e as sessões serão menos frequentes até se tornarem mensais. A transição da primeira para a segunda fase do tratamento ocorre quando o LF não está mais reduzindo, desde que tenha transcorrido no mínimo quatro semanas. A redução alcançada pode ser mantida por mais de três anos se a paciente tiver o compromisso diário de continuar os exercícios, os cuidados com a pele, manter a compressão do membro e cumprir os retornos periódicos.[79]

Os cuidados com a pele fazem parte dos autocuidados e objetivam principalmente a prevenção de infecções micóticas e bacterianas. A drenagem linfática manual é realizada a partir de estímulos lentos, rítmicos e com baixa pressão, sendo que a direção dos estímulos deverá respeitar a drenagem linfática fisiológica da região ou estimular o aumento de fluxo por trajetos alternativos conforme a necessidade. O objetivo é aumentar a captação de líquido do interstício e direcionar o fluxo linfático de áreas de estase para áreas descongestionadas. A compressão por enfaixamento funcional é realizada após a drenagem linfática manual por meio de multicamadas de faixas de pouca elasticidade sobre uma base de espuma ou algodão com o objetivo de reduzir a formação e auxiliar a remoção de líquido do interstício. A funcionalidade do membro não pode ser comprometida pelo enfaixamento para que seu uso seja constante.

A compressão por vestimenta elástica é realizada por uma malha que exerce uma pressão de 20 a 60 mmHg, devendo ser de uso contínuo por no mínimo 20 horas por dia[48,80] e substituída após perda de elasticidade, o que ocorre por volta de 3 a 6 meses de uso. Os exercícios específicos (cinesioterapia) são importantes, pois as contrações musculares realizadas de forma lenta e rítmica somadas à compressão do membro estimulam o transporte linfático,[81] aumentando a atividade motora dos linfangions e a reabsorção de proteínas,[82] potencializando a circulação de retorno.[83]

Outras modalidades de tratamento o linfedema são a drenagem linfática eletricamente estimulada e a compressão pneumática.

## Seroma

O seroma comumente se resolve em poucas semanas[87] ou até 4 meses[88]. Por isto, às vezes é considerado uma condição inevitável e não uma complicação. É definido como o acúmulo de fluido seroso que se instala nas dobras de pele ou no espaço morto axilar durante ou imediatamente após a cirurgia. É formado a partir de um derramamento de linfa dos coletores linfáticos, seccionados durante a retirada de linfonodos axilares.[89] A incidência do seroma varia de 10 a 85%, dependendo do método empregado para o diagnóstico. O diagnóstico inicial do seroma é feito pela palpação. À palpação é observada uma região tensa, flutuante ou abaulada devido ao líquido aprisionado. O diagnóstico pode ser confirmado pela aspiração de 5 a 20 mL por punção com agulha do líquido ou na ultra-sonografia.[90] O tratamento inclui drenos aspirativos, punções com agulha bem como drenagem linfática manual, compressão[89] e bandagem terapêutica. O seroma pode ser agravado por fatores como idade avançada, obesidade, hipertensão, tamanho da mama, uso de heparina e mobilização precoce intensa e inadequada.

### Síndrome da rede axilar

A síndrome da rede axilar pode ser definida como uma rede de cordões visíveis e palpáveis sob a pele axilar, que se estende para a região medial do braço, passando pelo espaço cubital e, ocasionalmente, chegando até a base do polegar. Está associada à estase de canais linfovenosos, induzida pela remoção dos linfáticos axilares, a retração cicatricial, a hipercoagulabilidade de tecidos vizinhos durante a cirurgia, entre outros. O tratamento fisioterapêutico inclui alongamento passivo com o ombro abduzido, cotovelo alinhado e punho hiperestendido, exercícios pendulares e ativo-assistidos, manobras de estiramento, deslizamento profundo na extensão dos cordões, mobilização articular, exercícios de respiração profunda diafragmática, massoterapia e drenagem linfática. Procedimentos cirúrgicos, infiltrações, injeções de analgésicos locais e calor local são contraindicados pelo risco de gerar linfedema.

### MORBIDADES PULMONARES

Morbidades pulmonares podem ocorrer no tratamento de câncer de mama em função da extensão cirúrgica e/ou realização de radioterapia.[15,91,92] A dor na incisão cirúrgica pode causar uma ventilação inadequada, o que poderá acarretar acúmulo de secreção pulmonar e áreas de atelectasia. Durante a cirurgia, pode ocorrer

lesão do nervo torácico longo, levando a uma fraqueza do músculo serrátil anterior. A lesão ou a remoção desse músculo e de outros como o peitoral menor e o maior podem promover alterações na dinâmica e diminuição da expansibilidade e capacidade respiratória.[92]

A radioterapia pode causar duas síndromes clínicas, uma forma aguda que surge de 1 a 6 meses após o término do tratamento, conhecida como pneumonite por radiação e outra tardia, denominada fibrose pulmonar, manifestada de 6 meses em diante,[91-96] podendo persistir por toda vida.[97] Os sintomas característicos são dispnéia, tosse e febre mas na maioria das vezes sua forma clínica é silenciosa.[91,90] A incidência de sintomas de pneumonite em pacientes irradiadas varia de 2 a 29%.[99-103] Fatores como tabagismo,[104,105] história de doença pulmonar, idade avançada,[99,103] obesidade, desnutrição, maior tempo intracirúrgico, realização de quimioterapia ou hormonioterapia,[100] grande número de regiões irradiadas[106] e realização de radioterapia por cobalto 60 em detrimento da técnica com acelerador linear,[99] podem agravar as complicações pulmonares.

Complicações respiratórias poderão ser prevenidas, minimzadas ou tratadas, com recursos da fisioterapia como exercícios respiratórios para higiene brônquica, programas de alongamentos, treinamento muscular e manobras de reexpansão pulmonar. Os espirômetros de incentivo são instrumentos eficientes para otimizar a função pulmonar no pré e pós-operatório.[107-111] A prática de exercícios físicos gerais é descrita como benéfica, uma vez que melhora a capacidade funcional e a qualidade de vida das pacientes.[112,113] Na presença de complicações respiratórias mais persistentes, um programa de reabilitação pulmonar[114] deverá ser instituído e planejado de forma individualizada.

### OUTRAS MORBIDADES

Os nervos intercostobraquial e torácico longo (nervo de Bell) podem ser comprometidos por compressão tumoral, bem como pela cirurgia e a radioterapia para o tratamento do câncer de mama. A lesão do nervo intercostobraquial é descrita como uma sensação de ardência, choque elétrico e punhaladas na axila, braço ou ombro do lado submetido à cirurgia.[115,116] Essa lesão é responsável pela maior causa de diminuição da sensibilidade e dor na região axilar e em membro superior.[116] O nervo torácico longo quando lesado causa a escápula alada e limita os últimos graus de abdução do ombro, uma vez que compromete o músculo serrátil anterior. A fisioterapia para estes casos é baseada em técnicas para analgesia, posicionamento adequado com uso de órteses (em casos de paralisia), cinesioterapia, orientações de autocuidado com a região e normalização da sensibilidade. O grau e o tempo transcorrido da lesão determinarão o potencial de recuperação assim como as técnicas mais adequadas.

Aderência cicatricial excessiva e deiscência podem ocorrer após a cirurgia e radioterapia no tratamento do câncer de mama. A aderência cicatricial excessiva que se dá entre a pele e as estruturas subjacentes poderá causar limitação funcional. Já a deiscência, caracterizada por um afastamento das bordas da cicatriz cirúrgica, aumenta as chances de infecção. Recursos da fisioterapia podem favorecer a cicatrização adequada pela mobilização da pele ao redor da cicatriz com o cuidado de se aproximar as bordas da ferida, este recurso em associação com a cinesioterapia poderá minimizar a chance de deiscência e aderência cicatricial excessiva. A técnica de Cyriax que preconiza a massagem no sentido transverso da cicatriz também pode ser usada no caso de aderência cicatricial excessiva. Recursos como laser e ultra-som possuem pouca evidência de segurança em pacientes submetidas ao tratamento do câncer de mama. A presença de processos infecciosos nas cicatrizes cirúrgicas é uma contraindicação absoluta para a atuação fisioterapêutica.

A erisipela é um processo infeccioso da pele causado por um estreptococo beta-hemolítico (do grupo A de Lancefield). A porta de entrada pode ser um pequeno ferimento na pele a partir do qual este agente oportunista irá se propagar pelos vasos linfáticos superficiais desprovidos de válvulas e encontrará um ambiente propício para se desenvolver em uma região com imunidade diminuída pelo déficit vascular. O quadro clínico pode iniciar com manifestações de calor, rubor e dor circunscritas a uma região do membro superior ou tronco homolateral a cirurgia, caracterizando a mancha erisipelatosa. Este quadro pode evoluir com febre alta, calafrios, espessamento cutâneo e bolhas. Enquanto O principal tratamento é a antibioticoterapia, sendo contraindicado os procedimentos fisioterapêuticos. Após remissão do processo infeccioso poderá restar fibrose cutânea e maior déficit vascular, o que favorece a recidiva desse processo. Para interromper esse círculo o fisioterapeuta deverá utilizar os diversos recursos que favorecem a circulação e mantêm a integridade da pele da região.

Além dessas morbidades, as pacientes que realizaram tratamento por câncer de mama podem apresentar osteoporose[117] e, ainda, náuseas, fogachos, ganho de peso excessivo, distúrbios do sono[118] fadiga,[119] alterações na imagem corporal, estresse, depressão, ansiedade e baixa autoestima.[118] A principal estratégia do fisioterapeuta para lidar com essas morbidades é a prescrição de exercícios físicos regulares.[120]

## EXERCÍCIO FÍSICO E QUALIDADE DE VIDA

O exercício físico com supervisão constante ou de forma semissupervisionada é benéfico para as mulheres que realizam ou realizaram tratamento para câncer de mama.[121] Geralmente é bem tolerado pelas mulheres, de baixo custo e seguro se precedido por uma avaliação prévia pelo profissional de saúde para identificação de eventuais fatores de risco ou contraindicações e desta forma podendo ser realizada sem exacerbação ou desencadeamento de morbidades como, por exemplo, o linfedema.[122]

Os poucos os relatos na literatura sobre os efeitos indesejáveis dos exercícios físicos,[74] incluem dor nas costas, punho, pernas, tornozelos, além de tendinite no manguito rotador[20,36] e, ocasionalmente, fraturas, contudo, a maioria pode ser prevenido. Quando realizado adequadamente é capaz de aumentar a capacidade funcional, a autoestima, a função imunológica, melhorar o humor, a autoimagem, a composição corporal, diminuir estresse, depressão, ansiedade, náusea, fadiga, somatizações, risco de morte e, consequentemente, melhorar a qualidade de vida[123] e aumentar a sobrevida.[60]

O programa de exercício físico deve incluir fases de aquecimento, condicionamento e desaquecimento visando ganho de força muscular, flexibilidade e capacidade aeróbica. São etapas de aproximadamente quinze minutos cada que têm por objetivo aumentar e diminuir, respectivamente, os índices cardiopulmonares de uma forma segura. Após a fase de aquecimento, inicia-se a fase de condicionamento, na qual se propõe uma modalidade aeróbica de exercício como pedalar, caminhar, dançar, nadar ou outra capaz de impor ao sistema cardiopulmonar um estresse suficiente para gerar adaptações fisiológicas benéficas ao organismo da mulher. Para que isso ocorra, é necessário que a atividade aeróbica proposta siga alguns parâmetros de intensidade, duração e frequência e, ao contrário do que muitos acreditam, não é necessário esforço exaustivo, pois níveis moderados de esforço já são suficientes para gerar essas adaptações desde que realizados por no mínimo 30 minutos, três vezes por semana e por um período de três meses. Considera-se esforço moderado quando a mulher realiza um exercício capaz de aumentar sua frequência cardíaca até valores entre 60 e 70% de sua frequência cardíaca máxima (FCmáx) ou mesmo quando ela indicar nota 13 na escala de percepção subjetiva de esforço (escala de 6 a 20 de Borg). O valor da FCmáx pode ser obtido a partir de fórmulas consagradas na literatura (p. ex., FCmáx = 220 – idade), no entanto, o ideal é que seja obtido por um teste de esforço máximo. A apresentação da escala de percepção subjetiva de esforço à mulher é útil, pois a torna capaz de graduar a intensidade de seu esforço e, dessa forma, seguir um programa de exercícios parcialmente supervisionado.

A fase de desaquecimento poderá incluir exercícios de fortalecimento e alongamento e atividades de relaxamento. As preferências, necessidades e condições individuais da paciente devem ser consideradas na elaboração do protocolo de exercícios para cada uma das fases. Em um programa de exercícios semissupervisionado o protocolo é entregue a mulher acrescido de orientações com atualizações periódicas. Para o sucesso do programa de exercícios é importante que todos os profissionais da equipe de reabilitação estejam envolvidos no sentido de acompanhar e tentar solucionar os problemas relacionados à prática regular desses exercícios e incentivar a mulher garantindo a adesão.

## RECONSTRUÇÃO MAMÁRIA

A reconstrução mamária além de melhorar o contorno corporal, a identificação sexual e a autoimagem, preserva ou restitui a integridade psicológica, aumentando o otimismo para a cura e garantindo a qualidade de vida. Pode ser quando realizada no momento da retirada do tumor, ou tardia se realizada (124). A reconstrução pode ser realizada com retalhos musculocutâneos (músculos reto abdominal ou grande dorsal) ou próteses de silicone, de forma única ou combinada, dependendo de fatores de caráter técnico e pessoal. Expansores cutâneos podem ser utilizados em casos de necessidade de um maior grau de elasticidade tecidual, para que a pele possa acomodar uma prótese de silicone de tamanho adequado. Independente da técnica adotada a reconstrução do complexo aréolo-mamilar pode ocorrer em torno de dois meses após a cirurgia.

As pacientes que realizaram reconstrução mamária devem seguir as orientações comuns a todas que realizaram cirurgia para o tratamento do câncer de mama. Fisioterapia poderá otimizar o resultado estético, evitar complicações comuns à cirurgia e minimizar as tensões emocionais que possam comprometer a participação ativa da paciente no processo de reabilitação. No caso do retalho musculocutâneo ser proveniente do músculo reto abdominal, as mulheres deverão fazer uso de uma malha compressiva abdominal, priorizar o decúbito dorsal com flexão de joelhos além de redobrarem a atenção com a correção postural. A equipe de saúde deve estar preparada para orientar á mulher que realizou cirurgia para o tratamento do câncer de mama a respeito do seu direito a gratuidade para realização de cirurgia plástica reconstrutora da mama pela Sistema Único de Saúde (Lei n. 9.797, de 6 de maio de 1999).

## RECIDIVA E TRATAMENTO PALIATIVO

O risco de recidiva pode variar de 10 a 85%, dependendo do estádio da doença inicial, do comprometimento de linfonodos, do padrão histopatológico e da eficiência da terapêutica primária. Pode ocorrer no mesmo local da doença primária ou em locais distantes como pulmão, cérebro ou ossos. Na maioria dos casos um novo ciclo de tratamento se inicia em casos de recidiva. Se o tratamento não for bem sucedido a mulher pode evoluir para uma condição de doença terminal e, nesse caso, a fisioterapia passará a atuar com cuidados paliativos. Cuidado paliativo tem por objetivo o controle dos sintomas que aflingem o indivíduo quando a morte se aproxima, é um conjunto de cuidados determinados de forma interdisciplinar e executados por uma equipe multiprofissional. A maioria das pacientes tem sinais ou sintomas clínicos como cefaleia, náusea, dor na região hepática, perda de peso, linfedema, dispneia, fadiga ou dor em outras regiões. Na ocorrência de metástases ósseas, que atingem aproximadamente 70% dessas mulheres, as pacientes podem apresentar ainda hipercalcemia, complicações neurológicas, dor local ou fraturas.

A fisioterapia nestes casos tem como objetivo o alívio da dor, prevenção de fraturas, manutenção e otimização da marcha e da capacidade funcional com consequente melhora da qualidade de vida. A escolha do recurso fisioterapêutico a ser utilizado dependerá do bom senso considerando que o diagnóstico terminal já foi determinado e que a possibilidade de disseminação de metástases é secundária em relação à necessidade de alívio dos sintomas. Crioterapia, termoterapia, eletroterapia, massoterapia, cinesioterapia, fisioterapia complexa descongestiva, além de reabilitação pulmonar e programas de exercícios aeróbicos podem ser utilizados, uma vez que a redução da capacidade física em pacientes oncológicos está relacionada também a inatividade. A equipe de saúde deverá ter controle sobre o sofrimento físico, emocional, espiritual e social da mulher, para assegurar condições dignas de morte. A equipe de saúde deve ter preparo específico e dedicação para o enfrentamento da morte do mesmo modo que se empenham para a cura.

O fisioterapeuta tem um importante papel na equipe de reabilitação, identificando fatores que podem levar o desenvolvimento de morbidades, prevenindo-as quando possível e tratando-as seja no âmbito hospitalar, domiciliar ou ambulatorial, em curto e longo prazo. Além de atuar na prevenção e tratamento de morbidades, também é um profissional capacitado para implementar e gerenciar esses programas e atuar como agente promotor de saúde realizando orientações gerais e específicas em relação ao diagnóstico precoce de outras neoplasias. Na presença de diagnóstico terminal, para assegurar condições dignas de morte à mulher, tem estratégias junto à equipe para lidar com o sofrimento físico, emocional, espiritual e social da paciente. O bom profissional deverá estar atento às novas tecnologias sem deixar de lado a atuação multidisciplinar e a visão integral á saúde da mulher.

## REFERÊNCIAS BIBLIOGRÁFICAS

1. Câncer BMdSINd. 2012.
2. Lauridsen MC, Christiansen P, Hessov I. The effect of physiotherapy on shoulder function in patients surgically treated for breast cancer: a randomized study. Acta Oncol 2005;44(5):449-57.
3. Stiller KR, Munday RM. Chest physiotherapy for the surgical patient. Br J Surg 1992;79(8):745-9.
4. Gomide LBM. Reabilitação da mulher submetida ao tratamento da neoplasia mamária: fase hospitalar. In: Ferreira CHJ (ed.). Fisioterapia na saúde da mulher: teoria e prática. Rio de Janeiro: Guanabara Koogan; 2011. p.360-71.
5. Frownfelter D, Dean E. Principles and practice of cariopulmonary physical therapy. 3.ed. Mosby-Year Book; 2004.
6. Burke DT. Prevention of deep venous thrombosis: overview of available therapy options for rehabilitation patients. Am J Phys Med Rehabil 2000;79(5 Suppl):S3-8.

7. Baracho E. Fisioterapia aplicada à obstetrícia, uroginecologia e aspectos de mastologia. 4.ed. Rio de Janeiro: Guanabara Koogan; 2007.
8. Ridner SH. Pretreatment lymphedema education and identified educational resources in breast cancer patients. Patient Educ Couns 2006;61(1):72-9.
9. Wingate L, Croghan I, Natarajan N, Michalek AM, Jordan C. Rehabilitation of the mastectomy patient: a randomized, blind, prospective study. Arch Phys Med Rehabil 1989;70(1):21-4.
10. Risser NL. Preoperative and postoperative care to prevent pulmonary complications. Heart Lung 1980;9(1):57-67.
11. Lentz M. Selected aspects of deconditioning secondary to immobilization. Nurs Clin North Am 1981;16:729-37.
12. Wenger NK. Early ambulation: the physiologic basis revisited. Adv Cardiol 1982;31:138-41.
13. Rubin M. The physiology of bed rest. Am J Nurs 1988;88:50-6.
14. Thiadens SR. Current status of education and treatment resources for lymphedema. Cancer 1998;83(12):2864-8.
15. Gomide LB, Matheus JP, Candido dos Reis FJ. Morbidity after breast cancer treatment and physiotherapeutic performance. Int J Clin Pract 2007;61(6):972-82.
16. Dawson I, Stam L, Heslinga JM, Kalsbeek HL. Effect of shoulder immobilization on wound seroma and shoulder dysfunction following modified radical mastectomy: a randomized prospective clinical trial. Br J Surg 1989;76(3):311-2.
17. Jansen RF, van Geel AN, de Groot HG, Rottier AB, Olthuis GA, van Putten WL. Immediate versus delayed shoulder exercises after axillary lymph node dissection. Am J Surg 1990;160(5):481-4.
18. Knight CD Jr., Griffen FD, Knight CD Sr. Prevention of seromas in mastectomy wounds. The effect of shoulder immobilization. Arch Surg 1995;130(1):99-101.
19. Rezende LF, Beletti PO, Franco RL, Moraes SS, Gurgel MSC. Exercícios livres versus direcionados nas complicações pós-operatórias de câncer de mama. Rev Assoc Med Bras 2006;52(1):37-42.
20. Silva MPP, Derchain SFM, Rezende L, Cabello C, Martinez EZ. Movimento do ombro após cirurgia por carcinoma invasor da mama:estudo randomizado prospectivo controlado de exercícios livres versus limitados a 90° no pós-operatório. Rev Bras Ginecol Obstet 2004;26:125-30.
21. van der Horst CM, Kenter JA, de Jong MT, Keeman JN. Shoulder function following early mobilization of the shoulder after mastectomy and axillary dissection. Neth J Surg 1985;37(4):105-8.
22. Schultz I, Barholm M, Grondal S. Delayed shoulder exercises in reducing seroma frequency after modified radical mastectomy: a prospective randomized study. Ann Surg Oncol 1997;4(4):293-7.
23. Hase K, Kamisako M, Fujiwara T, Tsuji T, Liu M. The effect of zaltoprofen on physiotherapy for limited shoulder movement in breast cancer patients: a single-blinded before-after trial. Arch Phys Med Rehabil 2006;87(12):1618-22.
24. Silver JK. Rehabilitation in women with breast cancer. Phys Med Rehabil Clin N Am 2007;18(3):521-37.

25. Bundred N, Maguire P, Reynolds J, Grimshaw J, Morris J, Thomson L, et al. Randomised controlled trial of effects of early discharge after surgery for breast cancer. BMJ 1998;317(7168):1275-9.

26. Gomes FA, Panobianco MS, Ferreira CB, Kebbe LM, Meirelles MCCC. Utilização de grupos na reabilitação de mulheres com câncer de mama. Rev Enferm UERJ 2003;11:292-5.

27. Lash TL, Silliman RA. Patient characteristics and treatments associated with a decline in upper-body function following breast cancer therapy. J Clin Epidemiol 2000;53(6):615-22.

28. Jemal A, Siegel R, Ward E, Murray T, Xu J, Smigal C, et al. Cancer statistics, 2006. CA Cancer J Clin 2006;56(2):106-30.

29. Rietman JS, Dijkstra PU, Hoekstra HJ, Eisma WH, Szabo BG, Groothoff JW, et al. Late morbidity after treatment of breast cancer in relation to daily activities and quality of life: a systematic review. Eur J Surg Oncol 2003;29(3):229-38.

30. Tengrup I, Tennvall-Nittby L, Christiansson I, Laurin M. Arm morbidity after breast-conserving therapy for breast cancer. Acta Oncol 2000;39(3):393-7.

31. Karki A, Simonen R, Malkia E, Selfe J. Impairments, activity limitations and participation restrictions 6 and 12 months after breast cancer operation. J Rehabil Med 2005;37(3):180-8.

32. Tasmuth T, von Smitten K, Kalso E. Pain and other symptoms during the first year after radical and conservative surgery for breast cancer. Br J Cancer 1996;74(12):2024-31.

33. Katz J, Poleshuck EL, Andrus CH, Hogan LA, Jung BF, Kulick DI, et al. Risk factors for acute pain and its persistence following breast cancer surgery Pain. 2005;119(1-3):16-25.

34. Kwekkeboom K. Postmastectomy pain syndromes. Cancer Nurs 1996;19(1):37-43.

35. Wallace MS, Wallace AM, Lee J, Dobke MK. Pain after breast surgery: a survey of 282 women. Pain 1996;66(2-3):195-205.

36. Hack TF, Cohen L, Katz J, Robson LS, Goss P. Physical and psychological morbidity after axillary lymph node dissection for breast cancer. J Clin Oncol 1999;17(1):143-9.

37. Leidenius M, Leivonen M, Vironen J, von Smitten K. The consequences of long-time arm morbidity in node-negative breast cancer patients with sentinel node biopsy or axillary clearance. J Surg Oncol 2005;92(1):23-31.

38. Miguel R, Kuhn AM, Shons AR, Dyches P, Ebert MD, Peltz ES, et al. The effect of sentinel node selective axillary lymphadenectomy on the incidence of postmastectomy pain syndrome. Cancer Control 2001;8(5):427-30.

39. Newman ML, Brennan M, Passik S. Lymphedema complicated by pain and psychological distress: a case with complex treatment needs. J Pain Symptom Manage 1996;12(6):376-9.

40. Swedborg I, Wallgren A. The effect of pre- and postmastectomy radiotherapy on the degree of edema, shoulder-joint mobility, and gripping force. Cancer 1981;47(5):877-81.

41. Meirelles MCCCG. Reabilitação da mulher submetida ao tratamento da neoplasia mamária: fase ambulatorial. In: Ferreira CHJ (ed.). Fisioterapia na saúde da mulher: teoria e prática. Rio de Janeiro: Guanabara Koogan; 2011. p.372-85.

42. Sugden EM, Rezvani M, Harrison JM, Hughes LK. Shoulder movement after the treatment of early stage breast cancer. Clin Oncol (R Coll Radiol) 1998;10(3):173-81.

43. Swedborg I, Borg G, Sarnelid M. Somatic sensation and discomfort in the arm of post-mastectomy patients. Scand J Rehabil Med 1981;13(1):23-9.

44. Ververs JM, Roumen RM, Vingerhoets AJ, Vreugdenhil G, Coebergh JW, Crommelin MA, et al. Risk, severity and predictors of physical and psychological morbidity after axillary lymph node dissection for breast cancer. Eur J Cancer 2001;37(8):991-9.

45. Maunsell E, Brisson J, Deschenes L. Arm problems and psychological distress after surgery for breast cancer. Can J Surg 1993;36(4):315-20.

46. Gutman H, Kersz T, Barzilai T, Haddad M, Reiss R. Achievements of physical therapy in patients after modified radical mastectomy compared with quadrantectomy, axillary dissection, and radiation for carcinoma of the breast. Arch Surg 1990;125(3):389-91.

47. Arcangeli G, Friedman M, Paoluzi R. A quantitative study of late radiation effect on normal skin and subcutaneous tissues in human beings. Br J Radiol 1974;47(553):44-50.

48. Casley-Smith JR, Casley-Smith JR. Modern treatment of lymphoedema. I. Complex physical therapy: the first 200 Australian limbs. Australas J Dermatol 1992;33(2):61-8.

49. Liljegren G, Holmberg L. Arm morbidity after sector resection and axillary dissection with or without postoperative radiotherapy in breast cancer stage I. Results from a randomised trial. Uppsala-Orebro Breast Cancer Study Group. Eur J Cancer 1997;33(2):193-9.

50. Bentzen SM, Overgaard M, Thames HD. Fractionation sensitivity of a functional endpoint: impaired shoulder movement after post-mastectomy radiotherapy. Int J Radiat Oncol Biol Phys 1989;17(3):531-7.

51. Box RC, Reul-Hirche HM, Bullock-Saxton JE, Furnival CM. Shoulder movement after breast cancer surgery: results of a randomised controlled study of postoperative physiotherapy. Breast Cancer Res Treat 2002;75(1):35-50.

52. Herpertz U. Edema e drenagem linfática: diagnóstico e terapia do edema. 2.ed. São Paulo: Roca; 2006.

53. Werner RS, McCormick B, Petrek J, Cox L, Cirrincione C, Gray JR, et al. Arm edema in conservatively managed breast cancer: obesity is a major predictive factor. Radiology 1991;180(1):177-84.

54. Knobf MT. Symptoms and rehabilitation needs of patients with early stage breast cancer during primary therapy. Cancer 1990;66(6 Suppl):1392-401.

55. Brennan MJ, Weitz J. Lymphedema 30 years after radical mastectomy. Am J Phys Med Rehabil 1992;71(1):12-4.

56. Petrek JA, Heelan MC. Incidence of breast carcinoma-related lymphedema. Cancer 1998;83(12 Suppl American):2776-81.

57. Tobin MB, Lacey HJ, Meyer L, Mortimer PS. The psychological morbidity of breast cancer-related arm swelling. Psychological morbidity of lymphoedema. Cancer 1993;72(11):3248-52.

58. Dennis B. Acquired lymphedema: a chart review of nine women's responses to intervention. Am J Occup Ther 1993;47(10):891-9.

59. Casley-Smith JR, Casley-Smith JR, Morgan RG. Physical therapy for lymphoedema. Med J Aust 1989;150(9):542-3.

60. Brennan MJ, DePompolo RW, Garden FH. Focused review: postmastectomy lymphedema. Arch Phys Med Rehabil 1996;77(3 Suppl):S74-80.

61. Erickson VS, Pearson ML, Ganz PA, Adams J, Kahn KL. Arm edema in breast cancer patients. J Natl Cancer Inst 2001;93(2):96-111.

62. Velanovich V, Szymanski W. Quality of life of breast cancer patients with lymphedema. Am J Surg 1999;177(3):184-7; discussion 8.

63. Morrell RM, Halyard MY, Schild SE, Ali MS, Gunderson LL, Pockaj BA. Breast cancer-related lymphedema. Mayo Clin Proc 2005;80(11):1480-4.

64. Knobf MK. Primary breast cancer: physical consequences and rehabilitation. Semin Oncol Nurs 1985;1(3):214-24.

65. Suneson BL, Lindholm C, Hamrin E. Clinical incidence of lymphoedema in breast cancer patients in Jonkoping County, Sweden. Eur J Cancer Care (Engl) 1996;5(1):7-12.

66. Segerstrom K, Bjerle P, Nystrom A. Importance of time in assessing arm and hand function after treatment of breast cancer. Scand J Plast Reconstr Surg Hand Surg 1991;25(3):241-4.

67. Kiel KD, Rademacker AW. Early-stage breast cancer: arm edema after wide excision and breast irradiation. Radiology 1996;198(1):279-83.

68. Engler HS, Sweat RD. Volumetric arm measurements: technique and results. Am Surg 1962;28:465-8.

69. McNeely ML, Magee DJ, Lees AW, Bagnall KM, Haykowsky M, Hanson J. The addition of manual lymph drainage to compression therapy for breast cancer related lymphedema: a randomized controlled trial. Breast Cancer Res Treat 2004;86(2):95-106.

70. Cornish BH, Thomas BJ, Ward LC, Hirst C, Bunce IH. A new technique for the quantification of peripheral edema with application in both unilateral and bilateral cases. Angiology 2002;53(1):41-7.

71. Casley-Smith JR. Measuring and representing peripheral oedema and its alterations. Lymphology 1994;27(2):56-70.

72. Keramopoulos A, Tsionou C, Minaretzis D, Michalas S, Aravantinos D. Arm morbidity following treatment of breast cancer with total axillary dissection: a multivariated approach. Oncology 1993;50(6):445-9.

73. Gerber L, Lampert M, Wood C, Duncan M, D'Angelo T, Schain W, et al. Comparison of pain, motion, and edema after modified radical mastectomy vs. local excision with axillary dissection and radiation. Breast cancer research and treatment 1992;21(2):139-45.

74. Harris SR, Hugi MR, Olivotto IA, Levine M. Clinical practice guidelines for the care and treatment of breast cancer: 11. Lymphedema. CMAJ 2001;164(2):191-9.

75. Brennan MJ, Miller LT. Overview of treatment options and review of the current role and use of compression garments, intermittent pumps, and exercise in the management of lymphedema. Cancer 1998;83(12 Suppl American):2821-7.

76. Foldi E. The treatment of lymphedema. Cancer 1998;83(12 Suppl American):2833-4.

77. Foldi E, Foldi M, Clodius L. The lymphedema chaos: a lancet. Ann Plast Surg 1989;22(6):505-15.

78. Rinehart-Ayres ME. Conservative approaches to lymphedema treatment. Cancer 1998;83(12 Suppl American):2828-32.

79. Meirelles MCCC. Efetividade de técnicas fisioterapêuticas no tratamento do linfedema pós-cirurgia por câncer de mama em mulheres. Ribeirão Preto: Universidade de São Paulo; 2003.

80. Brennan MJ. Lymphedema following the surgical treatment of breast cancer: a review of pathophysiology and treatment. J Pain Symptom Manage 1992;7(2):110-6.

81. Mortimer PS. Managing lymphoedema. Clin Exp Dermatol 1995;20(2):98-106.

82. LeDuc O. Bandages: scintigraphic demonstration of its efficacy on colloidal protein reabsorption during muscle activity. 1989:421-3.

83. Foldi E, Foldi M, Weissleder H. Conservative treatment of lymphoedema of the limbs. Angiology 1985;36(3):171-80.

84. Kligman L, Wong RK, Johnston M, Laetsch NS. The treatment of lymphedema related to breast cancer: a systematic review and evidence summary. Support Care Cancer 2004;12(6):421-31.

85. Rockson SG, Miller LT, Senie R, Brennan MJ, Casley-Smith JR, Foldi E, et al. American Cancer Society Lymphedema Workshop. Workgroup III: Diagnosis and management of lymphedema. Cancer 1998;83(12 Suppl American):2882-5.

86. Lerner R. Complete decongestive physiotherapy and the Lerner Lymphedema Services Academy of Lymphatic Studies (the Lerner School). Cancer 1998;83(12 Suppl American):2861-3.

87. Kuroi K, Shimozuma K, Taguchi T, Imai H, Yamashiro H, Ohsumi S, et al. Pathophysiology of seroma in breast cancer. Breast Cancer 2005;12(4):288-93.

88. Jeffrey SS, Goodson WH, 3rd, Ikeda DM, Birdwell RL, Bogetz MS. Axillary lymphadenectomy for breast cancer without axillary drainage. Arch Surg 1995;130(8):909-12; discussion 12-3.

89. Camargo MC, Marx AG. Reabilitação física no câncer de mama. São Paulo: Roca; 2000.

90. Gonzalez EA, Saltzstein EC, Riedner CS, Nelson BK. Seroma formation following breast cancer surgery. Breast J 2003;9(5):385-8.

91. Gomide LB, Terra Filho J, Matheus JPC, Milani JGPO, Carrara HHA, Reis FJC. The long-term impact of breast radiotherapy on dyspnea and pulmonary function. The Breast Journal 2009;15(6).

92. Gomide LB. Repercussões tardias da radioterapia sobre a função pulmonar em pacientes com câncer de mama. Ribeirão Preto: Universidade de São Paulo; 2006.

93. Abratt RP, Morgan GW, Silvestri G, Willcox P. Pulmonary complications of radiation therapy. Clin Chest Med 2004;25(1):167-77.

94. Skoczylas JZ, Bentzen SM, Overgaard M, Overgaard J. Time course of radiological lung density changes after postmastectomy radiotherapy. Acta Oncol 2000;39(2):181-7.

95. Theuws JC, Muller SH, Seppenwoolde Y, Kwa SL, Boersma LJ, Hart GA, et al. Effect of radiotherapy and chemotherapy on pulmonary function after treatment for breast cancer and lymphoma: a follow-up study. J Clin Oncol 1999;17(10):3091-100.

96. Theuws JC, Seppenwoolde Y, Kwa SL, Boersma LJ, Damen EM, Baas P, et al. Changes in local pulmonary injury up to 48 months after irradiation for lymphoma and breast cancer. Int J Radiat Oncol Biol Phys 2000;47(5):1201-8.

97. Gross NJ. Pulmonary effects of radiation therapy. Ann Intern Med 1977;86(1):81-92.

98. Davis SD, Yankelevitz DF, Henschke CI. Radiation effects on the lung: clinical features, pathology, and imaging findings. AJR Am J Roentgenol 1992;159(6):1157-64.

99. Lind PA, Wennberg B, Gagliardi G, Fornander T. Pulmonary complications following different radiotherapy techniques for breast cancer, and the association to irradiated lung volume and dose. Breast Cancer Res Treat 2001;68(3):199-210.

100. Fiets WE, van Helvoirt RP, Nortier JW, van der Tweel I, Struikmans H. Acute toxicity of concurrent adjuvant radiotherapy and chemotherapy (CMF or AC) in breast cancer patients. a prospective, comparative, non-randomised study. Eur J Cancer 2003;39(8):1081-8.

101. Hernberg M, Virkkunen P, Maasilta P, Keyrilainen J, Blomqvist C, Bergh J, et al. Pulmonary toxicity after radiotherapy in primary breast cancer patients: results from a randomized chemotherapy study. Int J Radiat Oncol Biol Phys 2002;52(1):128-36.

102. Tokatli F, Kaya M, Kocak Z, Ture M, Mert S, Unlu E, et al. Sequential pulmonary effects of radiotherapy detected by functional and radiological end points in women with breast cancer. Clin Oncol (R Coll Radiol) 2005;17(1):39-46.

103. Gagliardi G, Bjohle J, Lax I, Ottolenghi A, Eriksson F, Liedberg A, et al. Radiation pneumonitis after breast cancer irradiation: analysis of the complication probability using the relative seriality model. Int J Radiat Oncol Biol Phys 2000;46(2):373-81.

104. Johansson S, Bjermer L, Franzen L, Henriksson R. Effects of ongoing smoking on the development of radiation-induced pneumonitis in breast cancer and oesophagus cancer patients. Radiother Oncol 1998;49(1):41-7.

105. Theuws JC, Kwa SL, Wagenaar AC, Seppenwoolde Y, Boersma LJ, Damen EM, et al. Prediction of overall pulmonary function loss in relation to the 3-D dose distribution for patients with breast cancer and malignant lymphoma. Radiother Oncol 1998;49(3):233-43.

106. Probst H, Dodwell D, Gray J, Holmes M. Radiotherapy for breast carcinoma: an evaluation of the relationship between the central lung depth and respiratory symptoms. Radiography 2005;11:3-9.

107. Hall JC, Tarala RA, Tapper J, Hall JL. Prevention of respiratory complications after abdominal surgery: a randomised clinical trial. BMJ 1996;312(7024):148-52; discussion 52-3.

108. Roukema JA, Carol EJ, Prins JG. The prevention of pulmonary complications after upper abdominal surgery in patients with noncompromised pulmonary status. Arch Surg 1988;123(1):30-4.

109. Sabanathan S, Eng J, Mearns AJ. Alterations in respiratory mechanics following thoracotomy. J R Coll Surg Edinb 1990;35(3):144-50.

110. Weindler J, Kiefer RT. The efficacy of postoperative incentive spirometry is influenced by the device-specific imposed work of breathing. Chest 2001;119(6):1858-64.

111. Weiner P, Man A, Weiner M, Rabner M, Waizman J, Magadle R, et al. The effect of incentive spirometry and inspiratory muscle training on pulmonary function after lung resection. J Thorac Cardiovasc Surg 1997;113(3):552-7.

112. Carter SD, Drum SN, Hayward R, Schneider CM. A case study: prescriptive exercise intervention after bilateral mastectomies. Integr Cancer Ther 2003;2(1):34-8.

113. Oliveria SA, Christos PJ. The epidemiology of physical activity and cancer. Ann N Y Acad Sci 1997;833:79-90.

114. Hill NS. Pulmonary rehabilitation. Proc Am Thorac Soc 2006;3(1):66-74.

115. Smith WC, Bourne D, Squair J, Phillips DO, Chambers WA. A retrospective cohort study of post mastectomy pain syndrome. Pain 1999;83(1):91-5.

116. Wallace AM, Wallace MS. Postmastectomy and postthoracotomy pain. Anesthesiol Clin North America 1997;15:353-70.

117. Croarkin E. Osteopenia in the patient with cancer. Phys Ther 1999;79(2):196-201.

118. Psychological response to mastectomy. A prospective comparison study. Psychological aspects of Breast Cancer Study Group. Cancer 1987;59(1):189-96.

119. Schwartz AL, Mori M, Gao R, Nail LM, King ME. Exercise reduces daily fatigue in women with breast cancer receiving chemotherapy. Med Sci Sports Exerc 2001;33(5):718-23.

120. Dimeo F, Rumberger BG, Keul J. Aerobic exercise as therapy for cancer fatigue. Med Sci Sports Exerc 1998;30(4):475-8.

121. Courneya KS, Mackey JR, Bell GJ, Jones LW, Field CJ, Fairey AS. Randomized controlled trial of exercise training in postmenopausal breast cancer survivors: cardiopulmonary and quality of life outcomes. J Clin Oncol 2003;21(9):1660-8.

122. Turner J, Hayes S, Reul-Hirche H. Improving the physical status and quality of life of women treated for breast cancer: a pilot study of a structured exercise intervention. J Surg Oncol 2004;86(3):141-6.

123. McNeely ML, Campbell KL, Rowe BH, Klassen TP, Mackey JR, Courneya KS. Effects of exercise on breast cancer patients and survivors: a systematic review and meta-analysis. CMAJ 2006;175(1):34-41.

124. Brandberg Y, Malm M, Blomqvist L. A prospective and randomized study, "SVEA," comparing effects of three methods for delayed breast reconstruction on quality of life, patient-defined problem areas of life, and cosmetic result. Plastic and Reconstructive Surgery 2000;105(1):66-74.

# 58

# CÂNCER DE PELE

ADRIANA CLEMENTE MENDONÇA

## INTRODUÇÃO

Na pele, podem se desenvolver neoplasias benignas e malignas. As benignas algumas vezes apresentam potencial para malignização, sendo chamadas de lesões pré-cancerosas. O reconhecimento e o tratamento dessas lesões são importantes, pois permitem a redução da incidência do câncer de pele. Já nas lesões malignas, identificação precoce e tratamento adequado podem minimizar sequelas e aumentar a sobrevida do paciente.[1]

O câncer pode ser definido como um crescimento anormal de tecido, cujas células multiplicam-se infinitamente e, sem obedecer às leis de coordenação do organismo, invadem-no após algum tempo. Em sua patogênese são considerados fatores genéticos, físicos (irradiação, calor e traumatismo), químicos (alcatrão, arsênico etc.) e biológicos (vírus e hormônios).[2]

O sistema imunológico apresenta um papel importante nesse processo. Falhas do sistema imune tornam o indivíduo mais propenso à cancerização, o que pode ser constatado em pacientes com aids que apresentam um risco de 3 a 5 vezes maior para o desenvolvimento de câncer de pele não melanoma, além da existência das células chamadas de *natural killer*, cuja dificuldade circulatória ou estimulação angiogênica de áreas imunologicamente vulneráveis favoreceriam o aparecimento de neoplasias.[2]

No caso da pele, vale ressaltar a importância da radiação ultravioleta (RUV) no processo de carcinogênese, em função de sua contínua exposição. A RUV é capaz de gerar alterações permanentes no genoma celular, além de provocar imunodepressão ao depredar as células de Langerhans da epiderme e estimular o aparecimento de clones de linfócitos supressores.[2]

Os limites entre as lesões pré-cancerosas e o câncer cutâneo nem sempre são precisos, inclusive do ponto de vista patológico, o que muitas vezes dificulta a precisão diagnóstica. Portanto, o autoexame e a atenção dos profissionais de saúde são de extrema importância para o diagnóstico precoce e a rápida intervenção terapêutica.

Destacam-se entre esses profissionais os dermatologistas, responsáveis pelo diagnóstico e classificação das neoplasias cutâneas, auxiliados pelos patologistas. Outros profissionais como oncologistas, enfermeiros, fisioterapeutas, psicólogos, entre outros, poderão auxiliar sempre que a evolução do caso de câncer de pele implicar em alterações funcionais e/ou psicológicas.

Este capítulo enfoca a atuação do fisioterapeuta no aspecto preventivo e no tratamento do câncer de pele, ou, mais especificamente, nas alterações resultantes do tratamento médico do câncer de pele.

## CLASSIFICAÇÃO

Os tumores de pele podem ser divididos quanto à severidade em benignos (lesões pré-cancerosas) e malignos; ou quanto à sua origem (epitelial, melanocítica, mesenquimal ou dos anexos). Para uma classificação mais detalhada dos variados tipos de câncer de pele sugerimos a consulta do artigo de Khandpur e Ramam.[3]

### Lesões pré-cancerosas (tumores benignos)

Essas lesões são consideradas precursoras de tumores cutâneos malignos não melanoma, e sua presença pode indicar maior risco para o desenvolvimento de neoplasia da pele.

As lesões pré-cancerosas de origem epitelial e melanocítica são mais comuns e apresentam maior probabilidade de malignização. Entre elas pode-se citar: a queratose actínica, as ceratoses tóxicas, a doença de Bowen, a radiodermite, as úlceras crônicas e cicatrizes, a eritoplasia de Queyrat, a papulose bowenoide, a leucoplasia, o corno cutâneo, as queilites, o epitelioma intradérmico de Borst-Jadassohn, a queratose seborreica, a dermatose papulosa nigra, a estucoqueratose, o disqueratoma verrucoso, a queratose folilular invertida, os acantomas de grandes células, os acantomas de células claras, a hiperplasia sebácea senil, o tricoepitelioma desmoplástico, os grânulos de Fordyce, o seringoma, o hidrocistoma écrino, os poromas, o espiradenoma écrino, o hidradenoma, o siringocistoadenoma papilífero, o hidradenoma papilífero, o hidrocistoma apócrino, o siringoma condroide, os clindromas, o epitelioma calcificado de Malherbe, o tricofoliculoma, o triquilemona, o istmicoma, o tricoadenoma, o tumor pilar proliferante, o queratoacantoma, os nevos melanocíticos (congênito, azul, halo, de Spitz, de Reed etc.), a melanose solar, a doença de Paget, entre outras.[1,2,4]

Já as neoplasias mesenquimais, além de serem menos comuns que as de origem epitelial e/ou melanocítica, evoluem para a malignidade com menor frequência; entre elas estão os dermatofibromas, o queloide, o fibroma mole, a pápula fibrosa do nariz, o histiocitoma, o mixoma, os lipomas, os leiomiomas, os tumores de origem vascular (angiomas, granuloma piogênico, angioceratomas, tumor glômico, hemangiopericitoma, hemangioendotelioma, doença de Kimura etc.) e nervosa (p. ex., neuroma) e as mastocitoses.[2]

## Tumores malignos da pele

Esses tumores podem originar-se de células epidérmicas, como o carcinoma basocelular, a síndrome do nevo basocelular e o carcinoma espinocelular; dos melanócitos, como é o caso do melanoma, ou dos anexos como os adenocarcinomas e o carcinoma de células de Merkel.[2,4]

Pela sua complexidade e maior impacto lesivo sobre a pele, este grupo será descrito detalhadamente.

### Carcinoma basocelular (CBC)

Tumor maligno das células basais da epiderme, mais comum após os 50 anos de idade. É o câncer mais comum em humanos, correspondendo a 75% dos cânceres cutâneos não melanoma, sendo considerado o mais benigno dos tumores malignos da pele. Seus principais fatores de risco são: exposição à RUV, peles e olhos claros, presença de outras fotolesões (p. ex., queratose actínica, lentigo solar, queilite actínica), hereditariedade, traumas prévios, entre outros.[1,4]

Pode se apresentar na forma nodular, pigmentada, superficial, esclerodermiforme e fibroepitelioma de Pinkus. Localiza-se preferencialmente nas áreas fotoexpostas, sobretudo face e pescoço, e sua manifestação clínica inicial é uma pápula rósea com pontos brilhantes (perláceos) que cresce progressivamente a nódulo, podendo ulcerar na região central (forma nodular) (Figura 1). Na sua forma pigmentada podem ser observados grânulos de pigmento no interior da lesão, na forma superficial apresenta-se eritematosa e descamativa com discretos pontos perláceos na borda, acometendo preferencialmente o tronco; sua forma mais agressiva manifesta-se em placa de coloração marfim ou branco-porcelânico, rígida e com limites imprecisos que raramente ulcera (forma escledoremiforme); e sua forma mais rara, fibroepitelioma de Pinkus, apresenta-se como placa eritematoescamativa evoluindo para nódulo ou pápula rósea ou avermelhada, em geral na região abdominal ou lombar e inferior.

Seu diagnóstico é clínico com confirmação histopatológica, e seu prognóstico, quando tratado, é excelente, pois o CBC, exceto em casos raros de imunodepressão, não origina metástases e somente pode ocorrer recidiva local. Em CBC de longa duração, tratado incorretamente ou não, pode ocorrer invasão de tecidos adjacentes, tornando incerto seu prognóstico.[4]

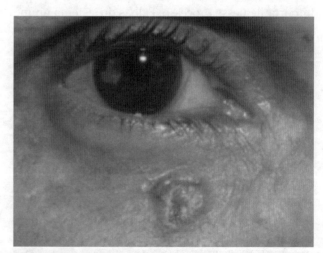

**Figura 1** Carcinoma basocelular (forma nodular). (Fonte: Carneiro et al., 2012.)[5]

### Síndrome do nevo basocelular (síndrome de Gorlim)

De caráter genético, caracteriza-se pelo aparecimento precoce de múltiplos epiteliomas basocelulares de aspecto clínico nevoide, aparecendo de maneira contínua em qualquer parte do tegumento, frequentemente associado a algumas malformações (p. ex., cistos maxilares, espina bífida, cifose, escoliose etc.). Seu prognóstico é similar ao dos CBC.

### Carcinoma espinocelular (CEC)

Tumor maligno caracterizado pela proliferação atípica de células espinhosas da epiderme, de caráter invasivo, podendo provocar metástase. É mais frequente no sexo masculino e após a sexta década de vida. Corresponde cerca de 20% dos cânceres cutâneos não melanoma, mas pode ser encontrado também na semimucosa e na mucosa (inclusive de órgãos internos, como trato respiratório, digestivo e urinário); onde houver epitélio existe risco de formação de um CEC.[1,2]

Pode surgir em pele sã, porém origina-se mais frequentemente naquela alterada por um processo anterior, principalmente nas áreas expostas ao sol de pessoas de pele e olhos claros. Entre as lesões preexistentes que podem originar o CEC estão as ceratoses actínicas e tóxicas, as radiodermites, úlceras crônicas e doenças cutâneas crônicas, cicatrizes antigas, sobretudo de queimaduras (úlcera de Marjolin) e certas genodermatoses. Tem incidência maior em indivíduos cronicamente deprimidos, como é o caso dos transplantados renais.

Quando cutâneo, a lesão inicial é queratósica, infiltrada, dura ou na forma de nódulo, aumentando de forma gradativa e ulcerando, localizando-se comumente no lábio inferior, orelhas, face e dorso das mãos (Figura 2). Já na mucosa inicia-se em placas de leucoplasia, por área de infiltração ou lesão vegetante, sendo mais comum na boca e genitália externa.

Apresenta uma variante particular, que é o carcinoma verrucoso, de evolução lenta e aspecto histopatológico relativamente benigno, com comportamento biológico menos agressivo e metástases mais raras. Pode aparecer na região plantar (*epitelioma cuniculatum*), genital (condiloma acuminado gigante de Buschke-Leowenstein) ou bucal (papilomatose oral florida).

As metástases são mais comuns e precoces nos CEC das mucosas, dorso das mãos e cicatrizes das queimaduras e mais raras nos CEC da face que surgem a partir da queratose solar, podendo aparecer após meses ou anos.

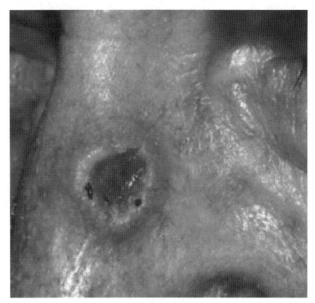

**Figura 2** Carcinoma espinocelular cutâneo. (Fonte: Medi-Foco.)[6]

Seu diagnóstico deve sempre envolver a confirmação histopatológica, que classifica o tumor em ordem de progressiva malignidade, indo dos graus I ao IV de acordo com Broders.

O prognóstico é favorável, em casos recentes e adequadamente tratados, e reservado, em casos de longa duração ou metástase.

### Melanoma

É um tumor maligno originário dos melanócitos, em geral de sítio primário cutâneo, podendo raramente aparecer em mucosas ou olhos. Caracteriza-se por seu potencial metastático e consequentemente letalidade, sendo responsável por 75% das mortes causadas pelos tumores cutâneos.

Representa cerca de 4% dos tumores malignos cutâneos e pode ocorrer em qualquer idade, sendo mais frequente entre a quarta e sexta décadas de vida. É mais comum em pessoas de pele e olhos claros e que se expõem ao sol de modo inadequado, com história familiar de melanoma e precursores, como os nevos atípicos e os congênitos. As diferenças em relação ao sexo são pequenas, sendo levemente maior no sexo feminino, cujo prognóstico é melhor que no masculino.

O melanoma cutâneo pode ser classificado em quatro tipos principais: disseminativo superficial, nodular, acral lentiginoso e lentigo maligno.

O melanoma disseminativo superficial (Figura 3) tem crescimento inicialmente de forma radial ou horizontal, restringindo-se à epiderme, após um tempo, que pode variar de 1 a 5 anos e apresentar um crescimento vertical, invadindo a derme. Nessa fase pode provocar metástase, tanto pela drenagem linfática quanto por via sanguínea. Nos homens é mais comum no dorso, enquanto nas mulheres, nos membros inferiores.[1]

No melanoma nodular (Figura 4), segundo tipo mais comum nos caucasianos (10 a 15%), ocorre evolução rápida, com invasão direta da derme, uma vez que não cresce radialmente; mede de 1 a 2 cm e é elevado em toda sua extensão, de cor escura ou acinzentada, podendo ulcerar quando a velocidade de crescimento é alta, o que indica pior prognóstico.[1]

Menos frequente em indivíduos de pela clara, o melanoma acral lentiginoso (Figura 5) localiza-se nas regiões palmares, plantares e subungueais, de cor marrom escura ou preto-azulada, e seu período de evolução é de aproximadamente 2,5 anos.[1]

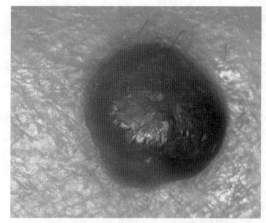

**Figura 4** Melanoma nodular. (Fonte: Dermatology Information System.)[8]

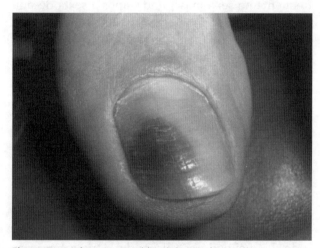

**Figura 5** Melanoma acral lentiginoso. (Fonte: Lópes, 2009.)[9]

Já o lentigo maligno melanoma (Figura 6) apresenta-se como uma mancha de cor parda a marrom mais escuro, podendo medir de 1 a mais de 10 cm, com crescimento lento. Localizado principalmente em áreas fotoexpostas, a característica da passagem do lentigo maligno para o lentigo maligno melanoma é o aparecimento de uma pápula, que com o tempo pode se transformar em um nódulo.[1]

Existem ainda os melanomas primários de mucosas, os amelanóticos, os raros de órgãos internos, os excepcionais congênitos, os desmoplásicos e os neurotrópicos.[2]

Para o diagnóstico dos melanomas são considerados pontos importantes: (1) aparecimento de manchas ou nódulos de crescimento rápido; (2) alteração de cor e tamanho de nevos preexistentes; e (3) presença de sintomatologia. A suspeita clínica do melanoma

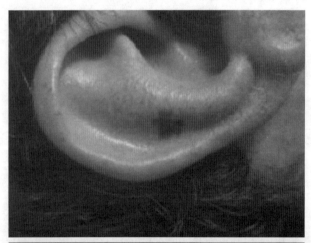

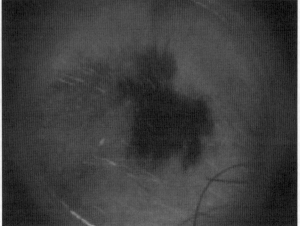

**Figura 3** Melanoma. (Fonte: MedicinaNET).[7]

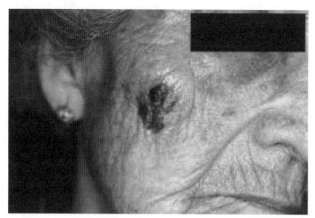

**Figura 6** Melanoma lentigo maligno. (Fonte: My Notes for USMLE.)[10]

fundamenta-se na regra do ABCDE: A: assimetria; B: bordas irregulares e denteadas; C: variação da cor; D: diâmetro maior que 0,6 cm; E: elevação, aumento da espessura. Os achados clínicos devem ser confirmados pelo estudo anatomopatológico; a dermatoscopia pode auxiliar no diagnóstico clínico.

Após o estudo anatomopatológico deve ser realizado o estadiamento (classificação TNM da American Joint Commitee on Câncer – AJCC – e da União Internacional Contra o Câncer – UICC – de 2002, que leva em consideração o tumor, os linfonodos e a presença ou não de metástases), fundamental ao planejamento terapêutico e para avaliar o prognóstico de cada caso.

O prognóstico é incerto e a cura com qualquer tipo de tratamento é rara. Pacientes com disseminação da doença apresentam sobrevida esperada de, no máximo, 6 meses.

### Tumores malignos dos anexos

São neoplasias raras, com aspectos clínicos pouco característicos e muitas vezes ulcerados; seu diagnóstico é sempre histopatológico e/ou imuno-histoquímico, temos então os adenocarcinomas e o carcinoma de células de Merkel.

## Adenocarcinomas

Há os adenocarcinomas sebáceos e os sudoríparos. Os sebáceos (Figura 7) localizam-se frequentemente na face e no couro cabeludo; dentre eles destaca-se o da glândula de Meibômio (pálpebras). Seu prognóstico é reservado, visto que o adenocarcinoma sebáceo é um tumor agressivo que pode ser multicêntrico e com grande tendência a recidiva. As

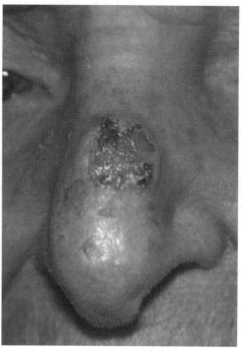

**Figura 7** Adenocarcinoma sebáceo extraocular. (Fonte: Yuge et al., 2005.)[11]

metástases ocorrem em percentual que varia de 14 a 25% dos casos.[2,11]

Os adenocarcinomas sudoríparos écrinos dão metástases precoces e frequentes. Também chamados de porocarcinoma, correspondem a cerca de 50% das malignidades écrinas.

Os adenocarcinomas apócrinos localizam-se nas axilas, na vulva, nas aréolas mamárias e no conduto auditivo externo, e também dão metástases precocemente.[2]

## Carcinoma de células de Merkel

Também conhecido como merkeloma, carcinoma trabecular ou neuroendócrino (Figura 8). É um tumor com origem nas células de Merkel, acomete mais idosos, independente do gênero.

De difícil diagnóstico e biologicamente agressivo, em geral apresenta-se como um nódulo solitário, firme, hiperemiado, medindo cerca de 2,5 cm, podendo ulcerar em 10% dos casos. Localiza-se comumente na cabeça e extremidades, sendo infrequente seu aparecimento de forma múltipla e disseminada.

Seu diagnóstico é confirmado pela microscopia eletrônica ou imuno-histoquímica e seu prognóstico é ruim, resultando em morte por metástase em aproximadamente 25% dos casos.

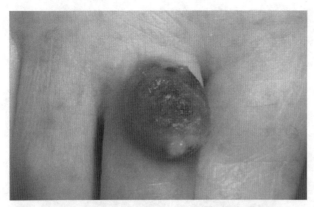

Figura 8    Carcinoma de células de Merkel. (Fonte: Dermatologia.net.)[12]

## PROFILAXIA

Para os CEC e CBC é importante a orientação populacional evitando superexposição solar desde o início da vida; uso de protetor solar adequado, evitar uso de arsênico e alcatrão; e realização de acompanhamento anual para quem já apresentou um destes tumores. Para os CEC orienta-se também o tratamento das ceratoses e das úlceras crônicas, bem como a conscientização dos pacientes para sua possibilidade de cancerização, devendo retornar imediatamente ao médico em caso de qualquer alteração em suas cicatrizes viciosas ou de radiodermite.

Para o melanoma seguem-se as mesmas orientações quanto a cuidados com a exposição solar e necessidade de utilização de protetor solar diariamente, inclusive no inverso, são necessárias. O uso de lâmpadas solares e cama de bronzeamento também devem ser evitados.

A Sociedade Americana de Câncer recomenda um exame médico anualmente para pessoas com mais de 40 anos e a cada 3 anos para aqueles entre 20 e 40 anos.

O autoexame da pele também deve ser realizado uma vez por mês com auxílio de um espelho para as áreas de difícil visualização, devendo notificar o médico em caso de alguma alteração na pele ou lesões preexistentes.

## ABORDAGEM MÉDICA

Nos tumores benignos ou lesões pré-cancerosas o tratamento médico pode ser realizado por meio de curetagem, eletrocoagulação, nitrogênio líquido, cauterização química, exérese cirúrgica, terapia fotodinâmica, *shaving*, entre outros, dependendo da área acometida, extensão e profundidade da lesão.

Nos CBC o tratamento médico vai depender do tipo, tamanho, localização e profundidade da lesão. Quando pequenos (< 1 cm) são preferencialmente tratados com curetagem e eletrocoagulação, a excisão cirúrgica é realizada em lesões de até 2 cm, bem como a criocirurgia, com o inconveniente que esta pode acarretar cicatriz hipertrófica, hipopigmentação pós-inflamatória e/ou mascaramento do tumor recorrente pelo tecido cicatricial fibroso. Terapias tópicas como o Imiquinod e o 5-fluorouracil também são utilizadas, isoladas ou associadas aos outros tratamentos. A radioterapia é atualmente pouco empregada, sendo indicada apenas para formas extensas, em indivíduos idosos, quando os procedimentos cirúrgicos não puderem ser utilizados. A terapia fotodinâmica tem sido considerada como recurso para o tratamento da forma superficial.[1,4]

O tratamento médico na síndrome do nevo basocelular é similar ao dos CBC.

O tratamento dos CEC envolve eletrodessecação com curetagem nas lesões recentes e menores que 1 cm, já as lesões maiores devem ser excisadas com suficiente margem de segurança. A cirurgia micrográfica deve ser indicada para as lesões invasivas, recidivantes ou de limites mal definidos. Criocirurgia e terapia fotodinâmica têm sido utilizadas nas lesões menores. A quimioterapia e/ou radioterapia são tratamentos coadjuvantes frequentemente empregados em lesões maiores, e a linfadenectomia é indicada quando houver metástases em linfonodos, seguido de radioterapia complementar.

Para o melanoma a conduta cirúrgica é o tratamento de escolha, dependendo do estadiamento, com amplas margens cirúrgicas de acordo com o índice de profundidade de Breslow. A linfadenectomia eletiva é realizada quando há comprometimento linfático, mas atualmente a técnica do linfonodo sentinela permite um estadiamento mais acurado, com menores traumas locais. Nas metástases em trânsito até 1/3 distal e na raiz dos membros, preconiza-se respectivamente a infusão e a perfusão extracorpóreas, com hipertermia e associação de quimioterápicos. Na sua impossibilidade, realiza-se a ressecção das metástases associada à monoquimioterapia. A radioterapia é adotada em casos de metástases ósseas e cerebrais. No momento há inúmeros protocolos de vacinas sendo realizados, com respostas promissoras.[1]

Para os adenocarcinomas e o carcinoma de células de Merkel o tratamento de escolha é a cirurgia, sempre com margens de segurança amplas ou realização de cirurgia micrográfica de Mohs. Linfadenectomia regional é indicada quando houver acometimento dos linfonodos. A radioterapia, assim como a quimioterapia, pode ser empregada de modo paliativo no caso de metástases.

Podemos resumir as opções terapêuticas dos tumores malignos de pele em: criocirurgia, curetagem, cirurgia e cirurgia com congelação de margens intraoperatória (cirurgia de Mohs), com índices de recorrências de 7 a 11% nas três primeiras e de 2 a 5% na última. O tratamento de escolha é a exérese cirúrgica ampla da lesão, com congelamento de margens, e a associação de radioterapia e quimioterapia deve ser considerada em pacientes com doença metastática.[13]

## ABORDAGEM FISIOTERAPÊUTICA

Como membro da equipe multidisciplinar, o fisioterapeuta pode atuar desde a promoção, prevenção e a detecção precoce, passando pela abordagem no pós-tratamento médico do câncer de pele e se estendendo tardiamente no cuidado ao paciente sobrevivente do câncer.

Atuando junto à comunidade, o fisioterapeuta pode auxiliar na promoção da saúde com orientações, palestras e educação da população sobre os fatores de risco para câncer de pele, sobretudo da importância do uso de protetor solar, chapéu, óculos e da exposição consciente à RUV; cartilhas informativas podem auxiliar nesta ação educacional. O fisioterapeuta atualmente inserido nas unidades básicas de saúde e postos de saúde da família, junto aos demais profissionais da saúde, pode propor atividades educacionais dessa natureza aos munícipes de todas as faixas etárias.

Quanto à prevenção, o fisioterapeuta pode auxiliar na detecção de lesões pré-cancerosas ou tumores malignos da pele, uma vez que seu contato com os pacientes das mais diferentes doenças ou disfunções é prolongado; além de ter ampla visão da superfície corporal do paciente, que muitas vezes encontra-se desnuda para aplicação de recursos terapêuticos ou manuais.

Sempre que detectada uma lesão cutânea, o fisioterapeuta deverá orientar o paciente a procurar um dermatologista. Para as lesões pré-cancerosas, seu tratamento pode prevenir a evolução para um tumor maligno. Já no caso de confirmada a presença de um tumor maligno, quanto mais precoce o início do tratamento, melhor o prognóstico.

O tratamento fisioterapêutico propriamente dito dependerá do tipo de tumor e do tratamento médico realizado. Aos tumores benignos, a intervenção fisioterapêutica ocorrerá, quando necessária, na pós-excisão cirúrgica, cujo objetivo é melhorar a qualidade da cicatriz e preservar a função do segmento afetado, principalmente quando atingir a articulação.

Recursos terapêuticos e manuais podem ser utilizados com essa finalidade. Como se tratam de tumores benignos, não encontramos contraindicações de recursos terapêuticos.

Nos tumores benignos, o fisioterapeuta, assim como o médico, pode realizar a terapia fotodinâmica, que tem apontado resultados promissores para alguns desses tumores.

Entretanto, é nos tumores malignos que o fisioterapeuta tem um importante papel, embora pouca literatura aborde essa atuação, sobretudo para o câncer de pele.

Entre os recursos utilizados na fisioterapia, iniciaremos por aqueles que devem ser evitados em casos de tumores, ou enquanto não se tiver a segurança que a área comprometida e suas adjacências estão livres de células tumorais.

Dentre eles podemos citar o *laser* de baixa potência. Há relatos na literatura que a aplicação desse *laser* em células neoplásicas estimula sua proliferação, sobretudo dos *lasers* vermelho ou de comprimento de onda próximo do vermelho, como os utilizados na fisioterapia.[14-16]

Não encontramos na literatura artigos que tenham comprovado a proliferação de células neoplásicas com a utilização de outros recursos fisioterapêuticos, tanto físicos quanto manuais, embora a maior parte da literatura básica em fisioterapia contraindique esses recursos em casos de neoplasia.

Dentre os recursos indicados para o tratamento dos cânceres superficiais de pele, do tipo não melanoma, a terapia fotodinâmica (TFD) tem se mostrado eficiente.

A TFD consiste na utilização de substâncias fotossensibilizantes associadas a uma fonte de luz de comprimento adequado, cujo objetivo é destruir seletivamente as células neoplásicas. *Lasers* ou fontes luminosas não *laser*, como as lâmpadas ou os diodos emissores de luz (LED), podem ser usados para a TFD.

Trabalhos *in vivo* e *in vitro* têm demonstrado resultados animadores da TFD em CBC, doença de Bowen e ceratose actínica.[17,18] O uso da TFD também é considerado uma alternativa de terapia adjuvante para o tratamento de casos avançados de melanoma (estágios III e IV).[19]

A fim de se determinar as condições ideais para aplicação da TFD é necessário um esforço interdisciplinar coordenado para melhor compreensão dos seus efeitos biológicos e físico-químicos, bem como da melhor fonte luminosa, comprimento de onda e energia depositada.[20,21]

Outros recursos atualmente testados em animais podem representar futuramente uma possibilidade terapêutica aos cânceres de pele; entre eles pode-se citar o ultrassom terapêutico (UST) atuando na ruptura dos vasos do tumor, principalmente o de 3 MHz[22-24] e o ultrassom focado (USF), que pode provocar uma resposta imune antitumor sem aumentar o risco de metástase a distância,[25] favorecendo também a penetração de drogas e genes para tratamento dos tumores.[26,27] Para maior compreensão sobre o papel do USF no tratamento do câncer sugerimos consultar Al-Bataineh et al.[28]

O uso de campo elétrico pulsado de nanossegundos é outro recurso promissor para tratamento do câncer de pele. Estudos *in vitro* e *in vivo* demonstraram que esse recurso provoca morte da célula tumoral, ruptura da rede vascular, além de reduzir a expressão de proteínas antiapoptose.[29-31] Vale ressaltar que novas terapêuticas, embora promissoras, necessitam de amplo respaldo de sua eficácia, sobretudo em humanos.

A abordagem fisioterapêutica no pós-operatório das cirurgias para tratamento do câncer de pele inclui: cuidados com a cicatriz, tratamento do linfedema secundário, das esclerodermites pós-radioterapia e dos distúrbios funcionais relacionadas à área que foi operada e suas adjacências.

Acompanhar a evolução da cicatriz, prevenindo ou minimizando a formação de hipertrofia com uso de malha compressiva associada ou não ao silicone, quando necessário, realização de deslizamento da cicatriz em relação ao plano profundo de forma suave e lenta, sempre com aproximação de suas bordas, podem prevenir a formação de aderências. Manobras manuais mais profundas para liberação de aderência associadas ou não à endermoterapia podem ser realizadas tardiamente.

Para o tratamento do linfedema secundário à retirada dos linfonodos, podemos citar as bandagens compressivas, a pressoterapia, a drenagem linfática manual, a terapia complexa descongestiva e o *laser* de baixa intensidade.[32]

O linfedema tem sido minimizado em função das técnicas cirúrgicas para biópsia do linfonodo sentinela, cada vez mais frequentes no tratamento do melanoma cutâneo.[33] Entretanto, seu tratamento deve ser priorizado, uma vez que pode provocar ruptura dos vasos linfáticos.[34]

A terapia para tratamento do linfedema, sobretudo a complexa descongestiva, tem gerado controvérsias na literatura quanto à possibilidade de aumentar a recorrência do tumor. Entretanto, Flor et al., após acompanhamento de 49 voluntários com linfedema por diferentes tipos de tumores, inclusive com metástase, concluíram que a terapia não agrava a metástase e proporciona benefícios aos pacientes.[34]

A terapia complexa descongestiva consiste na realização da drenagem linfática manual, seguida de compressão por meio de bandagens e realização de exercícios, acrescida de orientações domiciliares quanto aos cuidados e higiene pessoal. Essa terapia tem sido considerada padrão de referência para o tratamento do linfedema, podendo as demais técnicas serem utilizadas conjuntamente.[34]

Quanto aos exercícios, sua realização para os sobreviventes de câncer tem ganhado destaque na literatura. Em artigos de revisão, encontramos evidências suficientes para recomendar os exercícios com intensidade moderada a esses pacientes. Após avaliação cuidadosa, os exercícios devem ser prescritos com base no estado de saúde de cada indivíduo.[35,36]

Há ainda a questão da dor, que pode acompanhar muitos pacientes em função de sequelas da intervenção cirúrgica, presença de cicatrizes, limitação articular, fraqueza muscular, entre outras. Para essas situações, após minuciosa avaliação, os fisioterapeutas poderão lançar mão de recursos analgésicos, como: eletroestimulação transcutânea (TENS), correntes interferenciais, massoterapia, termoterapia, entre outros.

Casos particulares devem ser avaliados pelos fisioterapeutas, para que a conduta mais apropriada a cada caso seja planejada. Por exemplo, em caso de acometimento dos membros inferiores e/ou dos pés, os fisioterapeutas poderão confeccionar palmilhas para alívio das áreas de pressão, prevenindo ou tratando úlceras plantares.

Trabalho similar foi realizado por Harris-Love e Shrader para tratamento de Sarcoma de Kaposi. Os autores apresentaram relato de dois casos, um apresentava lesão da planta dos pés com dores, o que limitava a marcha. O tratamento fisioterapêutico associado à indicação de sandália de plastazote reduziu significativamente as dores e melhorou a marcha do paciente.[37]

No segundo caso o paciente com linfedema secundário ao sarcoma de Kaposi invasivo obteve redução significativa do volume do membro inferior, redução da dor e aumento da amplitude articular do joelho, após a fisioterapia.[37]

É importante salientar que a abordagem ao sobrevivente de câncer deverá ser multi e interdisciplinar. Profissionais como médicos, enfermeiros, fisioterapeutas, terapeutas ocupacionais, psicólogos, nutricionistas, assistentes sociais, educadores físicos, entre outros, devem acompanhar esse paciente, planejando e supervisionando minuciosamente seu programa de tratamento.

## CONSIDERAÇÕES FINAIS

Ainda são escassos na literatura trabalhos com a atuação do fisioterapeuta junto ao paciente com câncer de pele, entretanto, esse profissional pode contribuir tanto com a prevenção quanto com a promoção e reabilitação dessa doença.

A inserção do fisioterapeuta na equipe multi e interdisciplinar de atenção ao paciente com câncer de pele poderá propiciar grandes benefícios a esses pacientes.

Sugerimos uma atenção especial dos fisioterapeutas, principalmente no que diz respeito a fornecer maior embasamento científico sobre essa abordagem, por meio de divulgação científica de seus trabalhos. Há um vasto caminho a ser explorado, e uma carência grande de profissionais especializados nessa área.

## REFERÊNCIAS BIBLIOGRÁFICAS

1. Rotta O. Dermatologia: clínica, cirúrgica e cosmiátrica. Barueri: Manole; 2008.

2. Azulay RD, Azulay DR, Azulay-Abulafia L. Dermatologia. 6. ed. Rio de Janeiro: Guanabara Koogan; 2013.

3. Khandpur S, Ramam M. Skin tumours. J Cutan Aesthet Surg. 2012; 5(3):159-62.

4. Sampaio SAP, Riviti EA. Dermatologia. 3. ed. São Paulo: Artes Médicas, 2008.

5. Carneiro RC, Macedo EM, Lima PP, Matayoshi S. Terapia fotodinâmica em carcinoma basocelular periocular: relato de caso. Rev Bras Oftalmol. 2012; 71(6):394-6.

6. MediFoco. Disponível em: <http://medfoco.com.br/wp-content/uploads/2012/06/Foto-carcinoma--epiderm%C3%B3ide1.jpg>. Acessado em 27/02/14.

7. MedicinaNET. Disponível em: <http://www.medicinanet.com.br/conteudos/revisoes/2363/tumores_de_pele_em_cabeca_e_pescoco.htm>. Acessado em 27/02/14.

8. DermIS.net – Dermatology Information System. Disponível em: <http://www.dermis.net/bilder/CD046/550px/img0064.jpg>. Acesso em 27/02/14.

9. Lópes RFR. Caso clínico 25. 2009. Disponível em: <http://rfrojasdermatologo.comunidadcoomeva.com/blog/index.php?/archives/69-Caso-Clinico-25.html>. Acesso em 27/02/14.

10. My Notes for USMLE. Disponível em: <http://mynotes4usmle.tumblr.com/post/31437718076/malignant-melanoma#.Vo00OZMrJE4>. Acessado em 27/02/14.

11. Yuge S, Biscarde EFS, Bastazini JR I, Soares CT. Caso para diagnóstico. An Bras Dermatol. 2005;80(4):431-2.

12. Dermatologia.net. Disponível em: <http://www.dermatologia.net/novo/base/atlas/merkel5.shtml>. Acesso em 27/02/14.

13. Leonhardt FD, Zanoni A, Ponce F, Haddad L, Neto CS, Cervantes O, et al. Carcinoma de glândula sudorípara écrino. Rev Bras Otorrinolaringol. 2007;73(2):286.

14. Pinheiro AL, Nascimento SC, Vieira LB, Brugnera JR, Zanin FA, Rolim AB, et al. Effects of low-level laser therapy on malignant cells: in vitro study. J Clin Laser Med Surg. 2004;20(1):23-6.

15. Gao X, Xing D. Molecular mechanisms of cell proliferation induced by low power laser irradiation. J Biomed Sci. 2009;16:4.

16. Frigo L, Luppi JSS, Favero GM, Maria DA, Penna SC, Bjordal JM, et al. The effect of low-level laser irradiation (In-Ga-Al--AsP - 660 nm) on melanoma in vitro and in vivo. BMC Cancer. 2009;9:404.

17. Ibbotson SH, Ferguson J. Ambulatory photodynamic therapy using low irradiance inorganic light-emitting diodes for the treatment of non melanoma skin cancer: an open study. Photodermatol Photoimmunol Photomed. 2012;28(5):235-9.

18. Neves DR, Ramos DG, Magalhães GM, Rodrigues RC, Souza JBA. Terapia fotodinâmica para tratamento de múltiplas lesões no couro cabeludo na síndrome do nevobasocelular – relato de caso. An Bras Dermatol. 2010;85(4):545-8.

19. Baldea I, Filip AG. Photodynamic therapy in melanoma – an update. J Physiol Pharmacol. 2012;63(2):109-18.

20. Agostinis P, Berg K, Cengel KA, Foster TH, Girotti AW, Gollnick SO, et al. Photodynamic therapy of cancer: an update. CA Cancer J Clin. 2011;61(4):250-81.

21. Valentine RM, Wook K, Brown CTA, Ibbotson SH, Moseley H. Monte Carlo simulations for optimal light delivery in photodynamic therapy of non-melanoma skin cancer. Phys Med Biol. 2012;57(20):6327-45.

22. Bunte RM, Ansaloni S, Sehgal CM, Lee WM-F, Wood AKW. Histopathological observations of the antivascular effects of physiotherapy ultrasound on a murine neoplasm. Ultrasound Med Biol. 2006;32(3):453-61.

23. Wood AKW, Ansaloni S, Ziemer LS, Lee WM-F, Feldman MD, Sehgal CM. The antivascular action of physiotherapy ultrasound on murine tumors. Ultrasound Med Biol. 2005;31(10):1403-10.

24. Wood AK, Bunte RM, Price HE, Deitz MS, Tsai JM, Lee WM. The disruption of murine tumor neovasculature by low-intensity ultrasound – comparison between 1 MHz and 3 MHz sonication frequencies. Acad Radiol. 2008;15(9):1133-41.

25. Xing Y, Lu X, Pua EC, Zhong P. The Effect of high intensity focused ultrasound treatment on metastases in a murine melanoma model. Biochem Biophys Res Commun. 2008;375(4):645-50.

26. Frenkel V. Ultrasound mediated delivery of drugs and genes to solid tumors. Adv Drug Deliv Rev. 2008;60(10):1193-208.

27. Lin CY, Li JR, Tseng HC, Wu MF, Lin WL. Enhancement of focused ultrasound with microbubbles on the treatments of anticancer nanodrug in mouse tumors. Nanomedicine. 2012;8(6):900-7.

28. Al-Bataineh O, Jenne J, Huber P. Clinical and future applications of high intensity focused ultrasound in cancer. Cancer Treatment Reviews. 2012;38:346-53.

29. Yin D, Yang WG, Weissberg J, Golf CB, Chen W, Kuwayama Y, et al. Cutaneous papilloma and squamous cell carcinoma therapy utilizing nanosecond pulsed electric fields (nsPEF). PLOS ONE. 2012;7(8):1-11.

30. Chen X, Swanson RJ, Kolb JF, Nuccitelli R, Schoenbach KH. Histopathology of normal skin and melanomas after nanosecond pulsed electric field treatment. Melanoma Res. 2009;19(6):361-71.

31. Nuccitelli R, Chen X, Pakhomov AG, Baldwin WH, Sheikh S, Pomicter JL, et al. A new pulsed electric field therapy for melanoma disrupts the tumor's blood supply and causes complete remission without recurrence. Int J Cancer. 2009;125(2):438-45.

32. Oremus M, Dayes I, Walker K, Raina P. Systematic review: conservative treatments for secondary lymphedema. BMC Cancer. 2012;12(6):1-15.

33. Castro LGM, Duprat JP, Landman G. Dupla drenagem para cadeias linfonodais distintas, detectada por técnica de biópsia de linfonodo sentinela em pacientes com melanoma cutâneo – relato de dois casos. An Bras Dermatol. 2005;80(5):499-502.

34. Flor EM, Flor EM, Flor AM. Manual lymph drainage in patients with tumoral activity. Journal of Phlebology and Lymphology. 2009;1(2):18-21.

35. Beaton R, Pagdin-Friesen W, Robertson C, Vigar C, Watson H, Harris SR. Effects of exercise intervention on persons with metastatic cancer: a systematic review. Physiother Ca. 2009;61(3):141-153.

36. Rajarajeswaran P, Vishnupriya R. Exercise in cancer. Indian J Med Paediatr Oncol. 2009;30(2):61-70.

37. Harris-Love MO, Shrader JA. Physiotherapy management of patients with HIV-associated Kaposi's sarcoma. Physiother Res Int. 2004;9(4):174-81.

# 59

# CÂNCER HEMATOLÓGICO

DANIELA GONÇALVES OHARA
GUALBERTO RUAS
MAURICIO JAMAMI

## INTRODUÇÃO

O número de pacientes com diagnóstico de câncer no Brasil tem aumentado, o que preocupa os profissionais da saúde, sobretudo os fisioterapeutas, por serem escassos os estudos relacionados à oncologia nesta área.

A fisioterapia obteve maior desenvolvimento em algumas intervenções, como no tratamento do câncer de mama, por exemplo, porém ainda existem diversas outras áreas na oncologia que necessitam de estudos, conforme será descrito neste capítulo, sobre os cânceres hematológicos.

Há vários tipos de câncer hematológico, e este pode afetar diversos sistemas do organismo, ocasionando danos à saúde dos pacientes, gerando internações, morbidades e até mesmo o óbito.

Dessa forma, serão apresentados neste capítulo os principais aspectos do câncer hematológico e a contribuição da fisioterapia no tratamento dessa população.

## EPIDEMIOLOGIA

Antigamente o câncer era considerado uma doença que afetava os países que possuíam maiores recursos financeiros, ou seja, os desenvolvidos. Contudo, aqueles em desenvolvimento vêm apresentando maior incidência, alterando esse panorama nas últimas quatro décadas e tornando essa doença um problema de saúde pública mundial.[1]

De acordo com a Organização Mundial da Saúde (OMS), esse aumento da incidência do câncer será maior naqueles países com média e baixa rendas, com previsão de 27 milhões de casos incidentes de câncer no ano de 2030, com 17 milhões de mortes e 75 milhões de pessoas vivas com o diagnóstico de câncer.[1]

Foi estimada a ocorrência de aproximadamente 600 mil casos novos de câncer no Brasil para o biênio 2016-2017, sendo o câncer de próstata (61.200) em homens e o câncer de mama (57.960) em mulheres os mais frequentes, exceto os casos de câncer de pele não melanoma. Com relação à distribuição regional, a estimativa demonstra que as regiões Sul e Sudeste, de forma geral, apresentam os maiores índices, e por outro lado as regiões Norte e Nordeste, os menores, sendo a região Centro-oeste intermediária.[2]

Entre os tipos de câncer hematológico, foram estimados no ano de 2016 para o Brasil 5.540 casos novos de leucemia em homens e 4.530 em mulheres, sendo um risco de 5,63 casos novos a cada 100 mil homens e 4,38 a cada 100 mil mulheres. Além da leucemia, é esperada uma incidência de 5.210 casos novos de linfoma não Hodgkin em homens e 5.030 em mulheres, sendo um risco estimado de 5,27 casos novos a cada 100 mil homens e 4,88 a cada 100 mil mulheres.[2]

## TIPOS DE CÂNCER HEMATOLÓGICO

O câncer hematológico ocorre quando os sistemas mieloide ou linfoide são afetados, sendo classificados em leucemia mieloide e síndromes mielodisplásicas no primeiro caso e leucemia linfoide, linfoma e mieloma múltiplo no segundo caso.[3]

A seguir serão descritas as principais formas de neoplasias hematológicas.

## Leucemias

A leucemia é uma doença na qual ocorre proliferação desregulada e anormal da série branca do sangue (leucócitos) na medula óssea, sendo que essas células anormais se acumulam na circulação sanguínea.[4]

É subdividida em suas formas agudas ou crônicas, sendo a primeira caracterizada pelo aumento de forma rápida de células imaturas do sangue, o que dificulta a produção de células sanguíneas saudáveis, e a segunda pelo excesso de células maduras anormais da série branca do sangue, que ocorre de forma mais lenta, podendo levar meses ou até anos para a progressão da doença. Além disso, a leucemia é classificada de acordo com o tipo celular envolvido, sendo linfoide ou mieloide.[1] Desse modo, podem ser originadas as formas leucemia mieloide aguda ou crônica e leucemia linfoide aguda ou crônica (Figura 1).

Diversas alterações podem ocorrer em virtude da leucemia, como febre, sangramentos, anemia, trombocitopenia, neutropenia, fadiga, quadro álgico, dispneia e fadiga, sendo que estes podem ocorrer dias ou até mesmo semanas antes de ser realizado o diagnóstico.[5,6]

Além disso, os gânglios linfáticos podem apresentar edema, perda ponderal sem motivo aparente, desconforto na região abdominal e, quando o sistema nervoso central (SNC) é acometido, os pacientes talvez apresentem cefaleia, vômitos, náuseas, diplopia e falta de orientação. É importante que o tratamento tenha início logo após o diagnóstico e identificação do tipo de leucemia, pois depois que a doença se instala, sua progressão é rápida.[7]

Entre os exames para o diagnóstico de leucemia constam hemograma completo, biópsia de medula óssea, coagulograma, mielograma, provas de função hepática e renal, dosagem de eletrólitos, liquor e radiografia de tórax.[7]

## Linfomas

Os linfomas são caracterizados por alterações neoplásicas que ocorrem nos linfócitos normais do sistema linfático, encontrados predominantemente nos tecidos linfoides. De acordo com a sua morfologia, estes podem ser divididos em duas principais categorias: linfomas de Hodgkin ou não Hodgkin.[8]

Nos linfomas de Hodgkin, o linfócito se transforma em uma célula cancerígena, esta gigante e binucleada, denominada célula de Reed-Sternberg (RS), sendo característica desse tipo de linfoma a presença dessa célula, a qual acomete principalmente a região dos gânglios cervicais ou mediastínicos.[9] Esse tipo constitui 12% dos casos de pacientes com linfoma, sendo comum no sexo masculino, etnia branca, e atinge a faixa etária entre 20 e 30 anos e a partir dos 50 anos.[9,10]

Os linfomas não Hodgkin são neoplasias cuja origem se dá a partir do aumento da produção clonal das células linfoides B, T e células *natural killer*. Eles são caracterizados por apresentarem tumores que afetam com maior frequência estruturas como pele, cavidade oral, estômago, intestino delgado e até mesmo o SNC.[11]

O quadro clínico dos linfomas, de forma geral, varia de acordo com o local acometido, é comum o aumento dos linfonodos nas regiões do pescoço, axilas, tórax superior, abdome, inguinal; quadros de febre; tosse; dispneia; sudorese noturna; fadiga; e perda ponderal.[1,12]

Na investigação para o diagnóstico de linfoma, deve ser realizado no exame físico a palpação das cadeias ganglionares da região inguinal, axilas e pescoço, assim como a avaliação da presença dos sintomas descritos anteriormente. Além disso, é necessária a biópsia do linfonodo e a realização de hemograma.[7]

## Síndrome mielodisplásica

A síndrome mielodisplásica (SMD) é um tipo de neoplasia que apresenta diversas manifestações clínicas decorrentes da alteração clonal da célula-tronco hematopoiética, caracterizada por displasia das células hematopoiéticas, citopenia de uma ou mais linhagens hematopoiéticas e predisposição ao desenvolvimento de leucemia mieloide aguda (LMA), sendo a ocorrência desta última em um terço dos casos.[13,14]

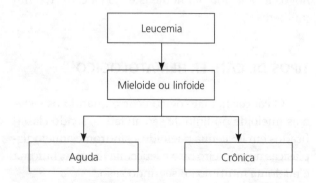

**Figura 1**  Classificação da leucemia.

Por consequência das alterações genéticas adquiridas ocorre o desenvolvimento de um clone de uma célula-tronco, este anômalo e geneticamente instável, com proliferação elevada e maturação alterada. Com isso, há aumento no processo de apoptose intramedular, fato responsável pela hematopoiese ineficaz, gerando as citopenias no início da doença. A partir do momento que a doença evolui para estágios mais avançados, há uma diminuição da apoptose e um aumento da proliferação, resultando na transformação para LMA.[15]

Os sintomas nem sempre estão presentes, sendo muitos pacientes assintomáticos, porém podem ocorrer quadros infecciosos com frequência, hemorragia e fadiga. São raros os casos (14%) que apresentam edema periférico, febre, vasculite cutânea e artrite, ou seja, alterações sugestivas de doenças autoimunes. Ao exame físico, poucas são as manifestações a serem observadas, em que se destacam a presença de petéquias e palidez cutânea.[13]

Para o diagnóstico da SMD é fundamental a análise morfológica das células no sangue periférico (pode apresentar citopenias na presença de algumas alterações da morfologia celular, como macrocitose) e na medula óssea (ocorre elevação de celularidade e hematopoiese displásica).[13]

### Mieloma múltiplo

O mieloma múltiplo é uma doença maligna que apresenta como característica proliferação irregular e clonal de plasmócitos na medula óssea. Os plasmócitos são responsáveis pela produção de imunoglobulina monoclonal (proteína M) e do fator ativador dos osteoclastos. Em indivíduos sem o mieloma múltiplo o número de plasmócitos presentes na medula é pequeno, porém quando apresentam essa doença ocorre elevação desse número de forma desregulada, tendo como consequência a infiltração da medula óssea.[16]

Além da infiltração da medula óssea, ocorre reabsorção óssea (desequilíbrio entre as funções osteoblástica e osteoclástica), deposição nos túbulos renais de cadeias leves monoclonais, assim como a presença de imunoglobulina monoclonal ineficiente.[17]

Como consequência, os pacientes poderão apresentar anemia, comprometimento na coagulação sanguínea, fraturas principalmente de ossos do esqueleto apendicular e axial (principal manifestação clínica da doença), insuficiência renal (por falência),

alteração da hematopoiese e maior predisposição a infecções.[18,19]

Quando há suspeita de mieloma múltiplo, são solicitados os exames de hemograma completo, mielograma, biópsia de medula óssea, dosagens séricas de ureia, creatinina, cálcio, proteínas totais e frações, ácido úrico, imunoglobulinas, eletroforese de proteínas séricas, urina de 24 horas e radiografia de esqueleto total.[7]

## TRATAMENTO CLÍNICO

As formas de tratamento do câncer hematológico variam de acordo com o tipo de câncer e em que estágio ele se encontra, sendo que pode-se destacar quimioterapia, radioterapia, imunoterapia e transplante de medula óssea (TMO).[7]

Aos pacientes que apresentam leucemia mieloide aguda (LMA) ou linfoide aguda (LLA) é recomendada a quimioterapia e o TMO. A quimioterapia é a de indução de remissão, sendo considerada a remissão uma ausência de manifestação clínica da doença no hemograma ou mielograma. Na LMA, a remissão pode alcançar cerca de 88 a 90% com a terapia de indução. Posteriormente a primeira ou a segunda remissão, o TMO pode ser indicado. Na LLA a resposta completa à remissão da doença é considerada quando no aspirado de medula óssea constam menos que 5% de linfoblastos e também ocorre eliminação de doença extramedular.[7]

O tratamento da leucemia mieloide crônica (LMC) se diferencia de acordo com a fase em que se encontra, sendo que na crônica o TMO é indicado para pacientes com menos de 30 anos de idade (em qualquer grupo de risco) e com mais de 55 anos (risco intermediário ou alto). Àqueles com idade entre 30 e 55 anos (baixo risco), indica-se imunoterapia associada ou não à quimioterapia. Em contrapartida, na fase acelerada da LMC, o TMO é indicado para pacientes com idade inferior a 55 anos, que podem ter como alternativa a associação à imunoterapia ou quimioterapia. Aos que apresentam idade superior a 55 anos, é recomendado como primeira opção a quimioterapia associada à imunoterapia.[7]

Na leucemia linfoide crônica (LLC), aos pacientes que não apresentam sintomas e são considerados de risco baixo e intermediário, é recomendado apenas o acompanhamento clínico. Por outro lado, àqueles que são sintomáticos, o tratamento inclui a quimioterapia.

A radioterapia pode ser empregada como tratamento paliativo para alívio de alguma disfunção orgânica que pode ser causada por linfonodomegalia.[7]

Os linfomas de Hodgkin e não Hodgkin são tratados com radioterapia quando os pacientes encontram-se em fase inicial da doença, ausência de sintomas sistêmicos e mais localizados ou com radioterapia associada à quimioterapia, quando estes apresentam sintomas sistêmicos ou em estádios mais avançados da doença. Além disso, o TMO também pode ser uma alternativa de tratamento dependendo do caso.[7]

Em contrapartida, a SMD, em alguns casos, não requer tratamento específico, e sim apenas o de suporte e seu acompanhamento, como nos casos dos pacientes que apresentam baixo risco da doença.[13,20] Aos pacientes que apresentam alto risco deve ser levado em consideração, quando possível o TMO, visto que esta é considerada a única terapia curativa dessa doença. Ainda, existem outras alternativas terapêuticas como a quimioterapia convencional, apesar desta não ser muito utilizada, exceto nos casos de jovens e pacientes com bom estado de desempenho.[13]

O tratamento no mieloma múltiplo é instituído apenas nos pacientes sintomáticos, enquanto os que não apresentam sintomas da doença são somente observados e acompanhados. Dessa forma, àqueles que apresentam manifestações clínicas como anemia, dor óssea, aumento da concentração de proteínas M é indicada a quimioterapia sistêmica. Em estádios mais avançados da doença, assim como pacientes que apresentam idade inferior a 50 anos, deve ser considerado o TMO. A radioterapia pode ser uma forma de tratamento quando os pacientes apresentarem lesões ósseas líticas com sintomas significativos, fraturas nas vértebras ou compressão medular.[7,21]

## TRATAMENTO FISIOTERAPÊUTICO

Há muitos anos, o paciente que apresentava diagnóstico de câncer permanecia em repouso absoluto segundo recomendações, pois acreditava-se que o quadro clínico, o qual já se encontrava deteriorado pela neoplasia e tratamento, poderia se agravar caso ele realizasse qualquer tipo de atividade física.[22] Contudo, recentemente, algumas evidências científicas demonstram que tal conduta ocasiona descondicionamento físico grave, fadiga, diminuição da capacidade funcional e, em consequência, prejuízo na qualidade de vida desses pacientes.[23]

Os pacientes com câncer apresentam modificação do metabolismo, tanto pela própria doença como pelo tratamento clínico, por meio dos efeitos colaterais que este produz. Adicionalmente, eles podem apresentar quadro de depressão psicológica e redução do apetite, o que desencadeia perda de massa muscular e inatividade física, seguida de alterações cinéticas e funcionais, como fraqueza muscular, redução da amplitude do movimento (ADM), limitação da mobilidade funcional e condicionamento físico desfavorável.[24]

Ainda, os pacientes que se encontram em tratamento quimioterápico apresentam quadro de anemia e déficit no transporte de oxigênio no sangue, pois há danos na medula óssea e prejuízo na produção de glóbulos vermelhos, o que pode contribuir ainda mais para a fadiga e o descondicionamento dessa população.[25]

Um dos sintomas mais relatados por pacientes submetidos à quimioterapia e à radioterapia é a fadiga. Esta causa redução da capacidade física, o que resulta em catabolismo muscular, redução do desempenho, detrimento das atividades de vida diária (AVD) e impacto negativo na qualidade de vida.[23,26] Logo, haverá predisposição à imobilidade e à falta de condicionamento físico, o que, por sua vez, pode afetar diversos órgãos e sistemas.[27]

Além da fadiga, outras alterações como diminuição da função cardiovascular e pulmonar, perda de força muscular e caquexia também são altamente prevalentes, seja durante ou após o tratamento do câncer hematológico.[28]

Diante das alterações mencionadas, faz-se necessária a atuação da fisioterapia, a qual permite contribuir positivamente por meio de suas técnicas e métodos no alívio dos sintomas e na redução dos danos causados pelas doenças onco-hematológicas.

A avaliação fisioterapêutica é essencial, visto que se adquire conhecimento sobre o paciente, a doença que o acometeu e o estado em que este se encontra. A anamnese identifica não somente os sintomas clínicos, mas também os aspectos de vida do paciente, psicológico, hábitos e vícios, condições sociodemográficas, história da doença atual e pregressa, antecedentes familiares e pessoais e aspectos nutricionais.[29] A partir disso, é possível planejar e estabelecer uma proposta de tratamento adequada, pois a eficácia da intervenção depende diretamente de uma boa avaliação.

Em associação com a avaliação fisioterapêutica, os exames laboratoriais contribuem por meio de informações suplementares acerca da gravidade do quadro clínico, resposta ao tratamento proposto, monitoração e acompanhamento do paciente.[30] Nos pacientes com câncer hematológico, sempre deve ser dado o cuidado aos parâmetros fisiológicos, os quais podem se alterar com rapidez. Antes do início de qualquer intervenção, o fisioterapeuta deve verificar a contagem de plaquetas, hemoglobina e hematócrito diariamente, uma vez que esse fator influencia sobre a terapêutica mais adequada a ser aplicada[31] (Tabela 1).

Apesar de serem escassos os estudos relacionados a essa área, entre as propostas de tratamento para essa população encontram-se exercícios aeróbicos, alongamentos, fortalecimento muscular, exercícios respiratórios, treinamento funcional de membros, exercícios de flexibilidade, treino de AVD, relaxamento e orientação postural.[22]

Liu et al.[28] relatam que o exercício físico é viável em pacientes com câncer hematológico, pois estudos[32-34] demonstram que o treinamento físico pode aprimorar a aptidão física e a capacidade de realizar as AVD, o que pode estar prejudicado em função do tratamento. Sabe-se que aproximadamente 30% dos pacientes apresentam incapacidade para o trabalho durante os dois primeiros anos após o tratamento e que por volta de 40% dos pacientes que receberam TMO necessitam de um ano para sua recuperação, o que demonstra a relevância da fisioterapia.[35]

Os protocolos de exercício a serem aplicados em pacientes com câncer hematológico variam segundo o tipo, a frequência, a intensidade e a duração dos exercícios propostos. O treinamento de resistência pode ser realizado por meio de caminhadas, cicloergômetro ou natação, sendo que sua intensidade pode variar de 65-90% da frequência cardíaca máxima estimada conforme a idade, durante 20-60 minutos e três vezes na semana. Já o treinamento de força pode ser obtido por meio de equipamentos de musculação, isocinéticos ou pesos livres, com variação entre 8 e 20 repetições. Apesar dessa variação de protocolos, os resultados dos estudos têm sido positivos a respeito de capacidade física, qualidade de vida e aspectos psicológicos.[28]

O tratamento fisioterapêutico pode ocorrer até mesmo no primeiro dia de cada ciclo de quimioterapia, variando de caso a caso. Moyer-Mileur et al.[36] e Chang et al.[37] desenvolveram um protocolo de exercício em pacientes com diagnóstico de LMA submetidos à quimioterapia, os quais realizavam caminhadas diárias por 12 minutos nos corredores do hospital, por um período de 3 semanas. Esse protocolo foi capaz de promover melhora na capacidade funcional e no humor dos pacientes, assim como diminuição dos níveis de fadiga e, consequentemente, melhora do desempenho e eficiência física.

Além disso, a fisioterapia respiratória também é necessária e fundamental na proposta de tratamento, visto que nesses pacientes o sistema respiratório pode apresentar danos em seu tecido epitelial, o que ocasiona pneumonite ou até fibrose pulmonar, assim como redução da força e/ou da resistência da musculatura respiratória, levando a distúrbios ventilatórios.[38,39] Conforme as alterações que o paciente apresenta, podem ser realizadas manobras de higiene brônquica, treinamento da musculatura respiratória, uso de incentivadores respiratórios e técnicas de expansão pulmonar.[31,40]

A continuidade do cuidado ao paciente com câncer hematológico deve ser preconizada, ou seja,

**Tabela 1** Valores de contagem de plaquetas, hemoglobinas e hematócrito para indicação do tipo de intervenção fisioterapêutica[31]

| | Valores | Intervenção |
| --- | --- | --- |
| Plaquetas | 20.000 a 30.000/mm³ | Exercícios ativos leves sem resistência |
| | Acima de 30.000/mm³ | Exercícios ativos moderados sem resistência; vibração torácica |
| | Acima de 50.000/mm³ | Exercícios ativos com resistência; vibrocompressão torácica |
| Hemoglobina (Hb) e hematócrito (Ht) | Hb: < 8 g/dL Ht: > 25% | Exercícios passivos e/ou atividades de vida diária |
| | Hb: 8 a 10 g/dL Ht: 25 a 35% | Atividades aeróbicas leves |
| | Hb: > 10 g/dL Ht: > 35% | Exercícios aeróbicos conforme a capacidade física do paciente |

mesmo quando este receber alta hospitalar, a prática de atividade física deve ser encorajada. Em estudo[36] desenvolvido no domicílio de crianças com diagnóstico de LLA, foi proposto um programa de exercícios nos quais constavam AVD (caminhar, andar de bicicleta ou *skate*, fazer trabalhos domésticos ou jardinagem, jogos ativos ou dança), atividades recreativas/desportivas e aeróbicas (dança, ciclismo, corrida, *skate* e educação física), atividades musculares (ginástica ou dança, caminhada, luta ou artes marciais) e de flexibilidade (artes marciais, ioga, balé e alongamento) e relaxamento (jogos de computador, filmes, comer, descansar, escutar música ou dormir). O tratamento proposto era supervisionado pelos pais das crianças, com duração de 15 a 20 minutos, por no mínimo três vezes por semana e apresentou resultados benéficos na resposta cardiovascular e na capacidade física das crianças, o que evidencia a eficácia da atividade física em pacientes com leucemia.

## CONSIDERAÇÕES FINAIS

A fisioterapia aplicada ao câncer hematológico encontra-se em fase inicial do seu desenvolvimento, sendo escassos os estudos relacionados a esta área. Porém, foi demonstrado que a intervenção fisioterapêutica pode trazer benefícios para essa população, apesar de serem necessários mais estudos, com maior rigor metodológico, que sejam capazes de evidenciar de forma eficaz e segura a prática clínica da fisioterapia nesses pacientes.

## REFERÊNCIAS BIBLIOGRÁFICAS

1. Brasil. Ministério da Saúde. Instituto Nacional de Câncer. Estimativa 2012: incidência do câncer no Brasil. Rio de Janeiro: INCA; 2011. Disponível em: <http://www.inca.gov.br/estimativa/2012/index.asp?ID=5>.

2. Brasil. Ministério da Saúde. Instituto Nacional de Câncer. Estimativa 2016: incidência do câncer no Brasil. Rio de Janeiro: INCA; 2015. Disponível em: http://www.inca.gov.br/estimativa/2016.

3. Bermúdez GS, Porta-Sales J, González-Barboteo J, Garzón-Rodríguez , Pejoan MP, Sevilla AF. Neoplasias hematológicas y cuidados paliativos: revisión sistemática de la literatura. Med Paliat 2012;19(2):73-80.

4. Forones NM, Jesus-Garcia Filho R, Tadokoro H, Freira CAR. Guia de oncologia. Barueri: Manole; 2005.

5. Goldman L, Ausiello D. CECIL: tratado de medicina interna. 22.ed. Rio de Janeiro: Elsevier; 2005. 2 v.

6. Lopes AC. Tratado de clínica médica. 2.ed. São Paulo: Rocca; 2009. 3 v.

7. Rodrigues AB. Tumores hematológicos e linfoides. In: Mohallem AGC, Rodrigues AB. Enfermagem oncológica. Barueri: Manole; 2007. p.328-54.

8. Harris NL, Jaffe ES, Diebold J, Flandrin G, Muller-Hermelink K, Varkiman J, et al. World Health Organization classification of neoplastic diseases of the hematopoietic and lymphoid tissues: report of the Clinical Advisory Committee Meeting – Airlie House, Virginia, November 1997. J Clin Oncol 1999;17(12):3835-49.

9. Machado M, Correia A, Falcão LM, Ravara LP. Linfoma de Hodgkin – Conceitos actuais. Med Int 2004;11(4): 207-15.

10. Costa TI, Gomes JO, Dornelas Junior GO, Giordane E. Linfoma de Hodgkin. Relato de caso. Rev Bras Clín Méd 2008;6:276-8.

11. Colleoni GWB, Inaoka RJ. Linfomas não Hodgkin: aspectos clínicos, prognósticos e terapêuticos na era do rituximabe. Diálogo Científico 2007;19-22.

12. Lee GR, Bithell TC, Foerster J, Athens JW. Wintrobe hematologia clínica. São Paulo: Manole; 1998. p.1425-2623.

13. Esteves I, Santos FPS. Síndromes mielodisplásicas no paciente idoso. In: Karnakis T, Kaliks R, Giglio AD, Jacob-Filho W. Oncogeratria: uma abordagem multidisciplinar. Barueri: Manole; 2012. p.197-211.

14. Nimer SD. Myelodysplastic syndromes. Blood 2008;111(10): 4841-51.

15. Steensma DP. The spectrum of molecular aberrations in myelodysplastic syndromes: in the shadow of acute myeloid leukemia. Haematologica 2007;92(6):723-7.

16. Mangan P. Recognizing multiple myeloma. Nurse Pract 2005;30(3):14-27.

17. Greer JP, Foerster J, Lukens JN, et al. Wintrobe clinical hematology. Philadelphia: Lippincott Williams & Wilkins; 2004.

18. Kyle RA, Gertz MA, Witzig TE, Lust JA, Lacy MQ, Dispenzieri A, et al. Review of 1027 patients with newly diagnosed multiple myeloma. Mayo Clin Proc 2003;78(1):21-33.

19. Braunwald E, Fauci AS, Kasper DL, et al. Harrison – Medicina interna. 15.ed. São Paulo: McGraw-Hill; 2001. p.774-8.

20. Appelbaum FR. As leucemias. In: Pollock RE, Doroshow JH, Khayat D, Nakao A, O'Sulivan B. Manual de oncologia clínica da UICC. Barueri: Manole; 2006. p.693-720.

21. Nascimento Sobrinho JJ, Todaro J. Mieloma Múltiplo. In: Karnakis T, Kaliks R, Giglio AD, Jacob-Filho W. Oncogeriatria: uma abordagem multidisciplinar. Barueri: Manole; 2012. p.197-211.

22. Cipolat S, Pereira BB, Ferreira FV. Fisioterapia em pacientes com leucemia: revisão sistemática. Rev Bras Cancerologia 2011;57(2):229-36.

23. Dimeo F. Exercise for cancer patients: a new challenge in sports medicine. Br J Sports Med 2000;34(3):160-1.

24. Battaglini CL, Bottaro M, Campbell JS, Novaes J, Simão R. Atividade física e níveis de fadiga em pacientes portadores de câncer. Rev Bras Med Esporte 2004;10:98-104.

25. Dimeo FC. Effects of exercise on cancer-related fatigue. Cancer 2001;92:1689-93.

26. Curt GA, Breitbart W, Cella D, Groopman JE, Horning SJ, Itri LM, et al. Impact of cancer-related fatigue on the lives of patients: new findings from the Fatigue Coalition. Oncologist 2000;5:353-60.

27. Halarem, Bel LKR. Relação da reabilitação com a inatividade. In: Kottke FJ, Lehmann JF (eds.). Tratado de medicina física e reabilitação de Krusen. São Paulo: Manole; 1994. p.1105-24.

28. Liu RDKS, Chinapaw MJM, Huijgens PC, Van Mechelen W. Physical exercise interventions in haematological cancer patients, feasible to conduct but effectiveness to be established: a systematic literature review. Cancer Treat Rev 2009;35(2):185-92.

29. Figueiredo LC, Guedes CAV, Kosour C, Cardoso AL. Anamnese e propedêutica respiratória. In: Sarmento GJV, Ribeiro DC, Shiguemoto TS. O ABC da fisioterapia respiratória. Barueri: Manole; 2009. p.1-32.

30. Miranda AR, Félix LRM. Aspectos gerais na interpretação de exames laboratoriais. In: Sarmento GJV, Ribeiro DC, Shiguemoto TS. O ABC da fisioterapia respiratória. Barueri: Manole; 2009. p.53-72.

31. Anders JC, Soler VM, Brandão EM, Vendramini EC, Bertagnolli CLS, Giovani PG, et al. Aspectos de enfermagem, nutrição, fisioterapia e serviço social no transplante de medula óssea. Medicina 2000;33:463-85.

32. Coleman EA, Coon S, Hall-Barrow J, Richards K, Gaylor D, Stewart B. Feasibilityof exercise during treatment for multiple myeloma. Cancer Nurs 2003;26(5):410-9.

33. Mello M, Tanaka C, Dulley FL. Effects of an exercise program on muscle performance in patients undergoing allogeneic bone marrow transplantation. Bone Marrow Transplant 2003;32(7):723-8.

34. Oldervoll LM, Kaasa S, Knobel H, Loge JH. Exercise reduces fatigue in chronic fatigued Hodgkins disease survivors – results from a pilot study. Eur J Cancer 2003;39(1):57-63.

35. Syrjala KL, Chapko MK, Vitaliano PP, Cummings C, Sullivan KM. Recovery after allogenic marrow transplantation: prospective study of predictors of long-term physical and psychosocial functioning. Bone Marrow Transplant 1993;11(4):319-27.

36. Moyer-Mileur L, Ransdell L, Bruggers CS. Fitness of children with standard-risk acute lymphoblastic leukemia during maintenance therapy: response to a home-based exercise and nutrition program. J Pediatr Hematol Oncol 2009;31(4):259-66.

37. Chang PH, Lai YH, Shun SC, Lin LY, Chen ML, Yang Y, et al. Effects of a walking intervention on fatigue-related experiences of hospitalized acute myelogenous leukemia patients undergoing chemotherapy: a randomized controlled trial. J Pain Symptom Manage 2008;35(5):524-34.

38. Lopes LF, Camargo B, Bianchi A. Os efeitos tardios do tratamento do câncer infantil. Rev Ass Med Bras 2000;46(3):277-84.

39. Wolfson MR, Shaffer TH. Musculatura respiratória: fisiologia, avaliação e tratamento. In: Irwin S, Tecklin JS. Fisioterapia cardiopulmonar. 3.ed. Barueri: Manole; 2003. p.318-33.

40. Macedo TMF, Oliveira KMC, Melo JBC, Medeiros MG, Medeiros Filho WC, Ferreira GMH, et al. Treinamento muscular inspiratório em crianças com leucemia aguda: resultados preliminares. Rev Paul Pediatr 2010;28(4):352-8.

# 60

# TUMORES DO SISTEMA NERVOSO CENTRAL EM ADULTOS

VERENA KISE CAPELLINI
LUCIANE APARECIDA PASCUCCI SANDE DE SOUZA
ALEX EDUARDO DA SILVA

## VISÃO GERAL DO SISTEMA NERVOSO

O sistema nervoso pode ser didaticamente dividido em central (SNC) e periférico (SNP).

O SNC é constituído pelo encéfalo, que se situa rostralmente ao forame magno, e pela medula espinal, que segue em direção caudal. No encéfalo distinguem-se o cérebro (formado por telencéfalo e diencéfalo), o tronco cerebral ou encefálico (constituído por mesencéfalo, ponte e bulbo) e o cerebelo. O telencéfalo é o maior componente do SNC, consistindo em dois hemisférios ligados pelo corpo caloso. Entre o telencéfalo e o mesencéfalo situa-se o diencéfalo. A estrutura responsável pela comunicação entre o cérebro e a medula espinal é o tronco encefálico. Posteriormente ao tronco cerebral localiza-se o cerebelo, que é constituído por uma parte central, o vérmis, e dois hemisférios. O tronco encefálico e o cerebelo encontram-se separados do cérebro por uma dobra de dura-máter chamada tenda do cerebelo, a qual delimita as regiões supratentorial, que contém o telencéfalo e o diencéfalo, e infratentorial, que abriga o tronco encefálico e o cerebelo.

O SNP é formado por nervos cranianos e espinais, gânglios e terminações nervosas. As raízes nervosas da medula espinal ligam o SNC ao SNP.

Os componentes do SNC encontram-se protegidos por estruturas ósseas, seus ligamentos, tecido conjuntivo adjacente (meninges) e líquido cefalorraquidiano (LCR).

Histologicamente, o tecido nervoso é formado por neurônios e células gliais ou neuroglia. O neurônio é a unidade funcional do sistema nervoso, responsável por receber, processar e enviar informações. A neuroglia compreende células que ocupam os espaços entre os neurônios, com funções de sustentação, revestimento ou isolamento, nutrição, modulação da atividade neuronal e defesa. Entre os tipos celulares que compõem a neuroglia do SNC encontramos astrócitos, oligodendrogliócitos, microgliócitos e células ependimárias. No SNP, a neuroglia é representada por células satélites ou anfícitos e células de Schwann. As células de Schwann e os oligodendrogliócitos são os responsáveis pela formação da bainha de mielina. Após diferenciação, os neurônios dos vertebrados, com raríssimas exceções, não se dividem, ou seja, após o nascimento não são produzidos novos neurônios. A neuroglia, por outro lado, conserva a capacidade de mitose após completa diferenciação.

## CLASSIFICAÇÃO

Os tumores primários do SNC (TPSNC) são aqueles que se originam das próprias células do SNC. As metástases são lesões que têm origem em sítios anatômicos diferentes daqueles que ocupam.[1-3]

Em 1956, a Organização Mundial da Saúde (OMS) iniciou sua classificação dos tumores humanos. Em 1979, foi publicada a primeira edição da classificação histológica dos TPSNC. Atualmente, emprega-se a quarta edição dessa classificação (Tabela 1), lançada em 2007. Além de propor novos tipos e variantes de tumores, essa classificação agrupa os TPSNC em quatro graus de malignidade.[4] O grau I compreende lesões com baixo potencial proliferativo e possibilidade de cura com ressecção cirúrgica isolada. Lesões grau II são aquelas infiltrativas e que, embora possuam baixa atividade proliferativa, em geral recorrem. O grau III compreende lesões com evi-

TUMORES DO SISTEMA NERVOSO CENTRAL EM ADULTOS

**Tabela 1**  Classificação dos tumores primários do sistema nervoso central, segundo o grau de malignidade, de acordo com a Organização Mundial da Saúde

| Tipo histológico | Grau de malignidade | | | |
|---|---|---|---|---|
| **Tumores astrocíticos** | I | II | III | IV |
| Astrocitoma subependimal de células gigantes | • | | | |
| Astrocitoma pilocítico | • | | | |
| Astroctoma pilomixoide | | • | | |
| Astrocitoma difuso | | • | | |
| Xantoastrocitoma pleomórfico | | • | | |
| Astrocitoma anaplásico | | | • | |
| Glioblastoma | | | | • |
| Glioblastoma de células gigantes | | | | • |
| Gliossarcoma | | | | • |
| **Tumores oligodendrogliais** | I | II | III | IV |
| Oligodendroglioma | | • | | |
| Oligodendroglioma anaplásico | | | • | |
| **Tumores oligoastrocíticos** | I | II | III | IV |
| Oligoastrocitoma | | • | | |
| Oligoastrocitoma anaplásico | | | • | |
| **Tumores ependimários** | I | II | III | IV |
| Subependimoma | • | | | |
| Ependimoma mixopapilar | • | | | |
| Ependimoma | | • | | |
| Ependimoma anaplásico | | | • | |
| **Tumores do plexo coroide** | I | II | III | IV |
| Papiloma do plexo coroide | • | | | |
| Papiloma atípico do plexo coroide | | • | | |
| Carcinoma do plexo coroide | | | • | |
| **Outros tumores neuroepiteliais** | I | II | III | IV |
| Glioma angiocêntrico | • | | | |
| Glioma cordoide do 3º ventrículo | | • | | |
| **Tumores pineais** | I | II | III | IV |
| Pineocitoma | • | | | |
| Tumor parenquimatoso pineal de diferenciação intermediária | | • | • | |
| Pineoblastoma | | | | • |
| Tumor papilar da região pineal | | • | • | |

| Tipo histológico | Grau de malignidade | | | |
|---|---|---|---|---|
| **Tumores neuronais e neurogliais mistos** | I | II | III | IV |
| Gangliocitoma | • | | | |
| Ganglioglioma | • | | | |
| Ganglioglioma anaplásico | | | • | |
| Ganglioglioma e astrocitoma desmoplástico infantil | • | | | |
| Tumor neuroepitelial disembrioplástico | • | | | |
| Neurocitoma central | | • | | |
| Neurocitoma extraventricular | | • | | |
| Liponeurocitoma cerebelar | | • | | |
| Paraganglioglioma da medula espinal | • | | | |
| Tumor papilar glioneural | • | | | |
| Tumor glioneuronal formador de rosetas do 4º ventrículo | • | | | |
| **Tumores embrionários** | I | II | III | IV |
| Meduloblastoma | | | | • |
| Tumores neuroectodérmicos primitivos do SNC (PNET) | | | | • |
| Tumor rabdoide/teratoide atípico | | | | • |
| **Tumores dos nervos cranianos e paraespinais** | I | II | III | IV |
| Schwannoma | • | | | |
| Neurofibroma | • | | | |
| Perineurioma | • | • | • | |
| Tumor maligno da bainha de mielina do nervo periférico (MPNST) | | • | • | • |
| **Tumores meníngeos** | I | II | III | IV |
| Meningioma | • | | | |
| Meningioma atípico | | • | | |
| Meningioma maligno/anaplásico | | | • | |
| Hemangiopericitoma | | • | | |
| Hemangiopericitoma anaplásico | | | • | |
| Hemangioblastoma | • | | | |
| **Tumores da região selar** | I | II | III | IV |
| Craniofaringioma | • | | | |
| Tumor de células granulares da neuro-hipófise | • | | | |
| Pituicitoma | • | | | |
| Oncocitoma fusocelular da adeno-hipófise | | | | |

Fonte: modificada de Louis et al., 2007.[4]

dência histológica de malignidade. Em muitos serviços, pacientes com lesões grau III recebem radioterapia e/ou quimioterapia adjuvante. As lesões grau IV são aquelas claramente malignas, com alta atividade mitótica, tendência à necrose, em geral associadas à doença de rápida evolução pré e pós-operatória e desfecho fatal. Exemplos de neoplasias grau IV incluem glioblastoma, muitas neoplasias embrionárias e muitos sarcomas. A tendência para infiltrar os tecidos adjacentes, bem como para disseminação cranioespinal, caracterizam algumas neoplasias grau IV.[4,5]

O tipo histológico e a localização predominante dos TPSNC variam muito com a idade e o sexo. Os gliomas (denominação genérica aos diferentes tumores de células gliais), por exemplo, têm maior frequência no sexo masculino. Já os meningiomas são mais prevalentes em mulheres. Nas crianças, observa-se maior incidência de meduloblastomas e astrocitomas. Os gliomas e meningiomas representam, respectivamente, 60 e 20% de todos os TPSNC em adultos. A localização infratentorial é a mais frequente em crianças, chegando a 70% dos tumores, ao contrário do que acontece em adultos.

Levantamento realizado pelo *French Brain Tumor Database*, no período de 2004 a 2008, encontrou 25.756 novos casos de TPSNC histologicamente confirmados em 60 instituições na França. Destes pacientes, 47,3% eram do sexo masculino, 52,7% do sexo feminino e 91,8% tinham mais de 20 anos de idade. Em 17.199 casos a localização do tumor foi especificada, sendo supratentorial em 77,7%, infratentorial em 15,7%, na cauda equina ou medula espinal em 5,3% e mista em 1,3%. Os gliomas representaram cerca de 50%, enquanto os meningiomas corresponderam a cerca de um terço de todos os casos de TPSNC. Os gliomas foram mais frequentes em homens (57,6%), em oposição aos meningiomas em mulheres (73,5%). A média de idade dos pacientes com gliomas, todos os outros tumores neuroepiteliais, meningiomas, tumores das bainhas nervosas e linfomas foi de 56, 18, 58, 53 e 66 anos, respectivamente.[6]

Os TPSNC benignos ou de malignidade intermediária representam aproximadamente 45,5 a 70% de todos os TPSNC. No entanto, lesões benignas ou de malignidade intermediária podem estar associadas com déficits neurológicos significativos e apresentar progressão biológica para malignidade com o tempo.

O glioblastoma é um câncer de ocorrência frequente, constituindo cerca de 50 a 60% de todos os gliomas e 12 a 15% de todos os tumores intracranianos em adultos. É mais prevalente em homens, principalmente dos 45 aos 70 anos de idade. Ocorre sobretudo na região supratentorial, sendo os lobos frontal e temporal do hemisfério esquerdo acometidos com maior frequência. No entanto, o glioblastoma pode acometer mais de um hemisfério.

## EPIDEMIOLOGIA, ETIOLOGIA E FATORES DE RISCO

O câncer do SNC representa cerca de 2% de todas as neoplasias malignas, não havendo grandes variações geográficas nas taxas de incidência deste tipo de câncer. Entre 2006 e 2010, no Brasil, do total de mortes por câncer, 3,8 e 4,1% em homens e mulheres, respectivamente, decorreram de tumor primário encefálico. O número médio de anos potenciais de vida perdidos por câncer de encéfalo, por 1.000 habitantes, no Brasil, neste período, partindo da premissa que o limite superior é 80 anos, foi de 782.564.[7]

Entre 1970 e 1990, a incidência de câncer do SNC, em particular em pessoas com mais de 65 anos, subiu mais que duas vezes. Em indivíduos jovens (0-44 anos), o câncer do SNC também é relativamente comum, sendo a sexta forma mais frequente de câncer em homens e a nona em mulheres.[8]

Os fatores etiológicos, que levaram ao aumento da incidência de tumores cerebrais em todas as faixas etárias, não são claros. Algumas situações se correlacionam com o aumento do risco. Condições como HIV, doenças inflamatórias e carcinoma *in situ*, determinadas síndromes genéticas (p. ex., neurofibromatose tipo 1 e esclerose tuberosa), exposição ambiental ou ocupacional, história familiar de câncer e/ou tabagismo são considerados fatores de risco para o desenvolvimento de câncer do SNC.[9] Com exceção da exposição à radiação, os fatores de risco ambientais associados ao desenvolvimento de TPSNC não são bem definidos.

As metástases cerebrais são a forma mais comum de doença neoplásica que afeta o SNC. O tempo médio para o desenvolvimento de metástases cerebrais tem aumentado significativamente. Cerca de 20 a 30% de todos os pacientes com câncer apresentam metástases cerebrais diagnosticadas durante o curso de sua doença. Porém, estudos de necrópsia mostram que até 50% dos pacientes com câncer de pulmão, mama ou melanoma podem apresentar metástases cerebrais. As localizações mais frequentes são os hemisférios cerebrais (80%), seguidos por cerebelo (15%) e tronco cerebral (5%).

As metástases intradural e intramedular são muito raras e frequentemente decorrem de células tumorais que atingem o LCR e se disseminam por essa via. A metástase intramedular é encontrada na autópsia de cerca de 2% dos pacientes com câncer. O tumor primário que mais origina metástase intramedular é o carcinoma pulmonar.[9]

A razão mortalidade/incidência para o câncer do SNC é alta, alcançando 73% no mundo e 92% no Brasil. Estudo realizado por Monteiro et al.,[2] em nove capitais brasileiras, mostrou aumento de 49,9% na taxa de mortalidade por tumores do SNC corrigida para a população mundial, passando de 2,24/100 mil para 3,35/100 mil, no período de 1980 a 1998. As neoplasias encefálicas foram responsáveis por mais de 90% do total de óbitos no período estudado. Esse aumento parece ser apenas parcialmente explicado pelo melhor acesso dos pacientes aos serviços de saúde e métodos diagnósticos por imagem e tem ocorrido a despeito do aumento da sobrevida.

Considerando o impacto que o câncer do SNC causa no indivíduo (em termos de anos potenciais de vida perdidos, extensão de incapacidade, dor e desconforto) e na sociedade (mortalidade, morbidade e custos do tratamento), pode-se dizer que esses tumores representam um problema de saúde pública.

## QUADRO CLÍNICO, DIAGNÓSTICO, TRATAMENTO MÉDICO E PROGNÓSTICO

Os sintomas são comumente progressivos e podem surgir antes, durante ou após a detecção do sítio primário da neoplasia. O início, o tipo, a progressão e a gravidade dos sinais e/ou sintomas dependem de várias características, como localização anatômica, tamanho, taxa de crescimento e histologia do tumor. Nos casos de metástases, os sintomas também dependem do número de lesões, no entanto, pode não ser observada uma relação direta entre o número de metástases e os sintomas.

O quadro clínico dos pacientes com tumor primário ou metástase é semelhante ao de qualquer outra lesão expansiva do SNC e inclui sinais de elevação da pressão intracraniana (como cefaleia, náuseas, vômitos, papiledema, alteração do nível de consciência e crises epilépticas) e/ou sintomas focais (como déficits motores, déficits sensitivos, ataxia, afasia e crises parciais simples). As lesões focais geralmente levam os pacientes a procurar avaliação médica antes dos pacientes que apresentam apenas sintomas de elevação da pressão intracraniana, pois as primeiras podem estar relacionadas a uma condição neurológica com deterioração mais rápida.

Segundo Mukand et al.,[10] comprometimentos cognitivos (80% dos pacientes), fraqueza muscular (78%), déficits visuais e perceptuais (53%), perda sensorial (38%) e disfunção de intestino e bexiga (37%) podem ser encontrados como sequelas comuns, tanto em tumores primários como metastáticos. Outros déficits neurológicos encontrados com menor frequência são: paralisia dos nervos cranianos, ataxia, afasia, disfagia, disartria e diplopia.[10] Associado a esses comprometimentos funcionais, os pacientes com tumor do SNC ainda apresentam consideráveis aflições, pois vivenciam confrontos com a própria doença, com as adaptações decorrentes das limitações funcionais e sociais e com as decisões relativas aos múltiplos tratamentos.

Na série de casos de glioblastoma apresentada por Lucena et al.,[11] dos 43 pacientes estudados, apenas sete não apresentavam déficit motor (dois com tumores frontais, dois temporais, um parietal, um occipital e um frontotemporal). Parece haver contribuição tanto de efeitos compressivos do crescimento do glioblastoma e do edema perilesional quanto de efeito metabólico deletério do próprio astrócito neoplásico infiltrado para a gênese das manifestações clínicas de um glioblastoma.

Em cerca de 50% dos casos de tumor do SNC, o tempo decorrido do início da sintomatologia até a busca por serviços de saúde é menor que três meses. O diagnóstico de um tumor do SNC é baseado no quadro clínico, corroborado pela investigação complementar, na qual os métodos não invasivos, como a tomografia computadorizada (TC) e a ressonância magnética (RM), assumem grande importância. Sempre que possível, o diagnóstico ainda deve ser confirmado pela análise anatomopatológica da lesão, seja por meio de técnicas de biópsia estereotáxica ou de biópsia excisional.

Os exames de imagem por TC e RM são úteis também para acompanhar a evolução do paciente durante o tratamento e após a alta.

O tratamento cirúrgico tem por objetivo a retirada da lesão com alguma margem de segurança. No entanto, algumas lesões podem ser infiltrativas e estenderem-se além das áreas aparentemente afetadas, e há também as lesões localizadas em áreas não acessíveis de modo cirúrgico ou em íntima relação com áreas eloquentes, como motoras e de linguagem. A quimioterapia e a radioterapia constituem modalidades terapêuticas que podem ser utilizadas isoladamente ou em combinação com o tratamento cirúrgico.

A classificação da OMS é um componente de uma combinação de critérios utilizada para predizer a resposta à terapêutica e ao prognóstico. Outros critérios incluem achados clínicos, como idade do paciente, estado neurológico funcional, localização do tumor e critérios radiológicos, como captação de contraste, extensão da ressecção cirúrgica, índice de proliferação e alterações genéticas. Para cada tipo de tumor, combinações desses parâmetros contribuem para a estimativa do prognóstico. Apesar dessas variáveis, pacientes com tumores grau II tipicamente sobrevivem mais de cinco anos, e aqueles com neoplasias grau III, de dois a três anos. O prognóstico de pacientes com tumores grau IV depende sobretudo da disponibilidade de regimes terapêuticos efetivos. A maioria dos pacientes com glioblastoma, particularmente os idosos, morre por conta da doença em um ano. Para aqueles com outros tumores grau IV, o prognóstico pode ser consideravelmente melhor. Por exemplo, meduloblastomas cerebelares e tumores de células germinativas como germinomas, ambos lesões grau IV, são rapidamente fatais se não tratados, enquanto o uso de protocolos atuais de radioterapia e quimioterapia resulta em taxa de sobrevida em cinco anos que excede 60 e 80%, respectivamente.

As novas estratégias de ressecção e radiocirurgia estereotáxica, os avanços recentes das técnicas de quimioterapia e radioterapia e o diagnóstico precoce têm contribuído para um aumento da sobrevida de pacientes com tumor.[8,12,13] No entanto, esse ganho tem sido observado apenas em pacientes com prognóstico favorável. Mais de 40% deles já se apresentam com um prognóstico reservado ao diagnóstico e, dessa forma, se beneficiam mais de tratamentos paliativos do que de técnicas terapêuticas mais agressivas e pouco eficazes nessa fase. Evitar tratamento excessivo ou desnecessário em pacientes com prognóstico pobre é indispensável tanto do ponto de vista humano quanto do econômico.

Apesar das melhores condições de diagnóstico e tratamento poderem aumentar a sobrevida, esta vem acompanhada de sequelas neurológicas decorrentes do próprio tumor e/ou das intervenções terapêuticas (cirurgia, quimioterapia e radioterapia). Essas sequelas podem comprometer os desempenhos cognitivo, emocional e físico dos pacientes, influenciando a execução das atividades de vida diária (AVD) e a habilidade para viver independentemente e participar por completo de seus papéis em casa, na escola

e no trabalho. Dessa forma, esses déficits neurológicos aumentam o número de pacientes que necessitam de serviços de reabilitação.[8, 12-15] E, infelizmente, essas modalidades terapêuticas também interferem de modo negativo na reabilitação, já que a fadiga é um sintoma encontrado em geral após a radioterapia, e a ansiedade e a depressão são, com frequência, observadas nos pacientes que realizam quimioterapia.

Ness et al.[16] compararam 78 controles pareados com 78 pacientes entre 18,4 e 58,3 anos, tratados por conta de tumores cerebrais com menos de 21 anos, e observaram que a menor idade ao diagnóstico foi o principal fator preditor de fraqueza e pobre capacidade física. Os pacientes com baixo desempenho físico enfrentaram diversas dificuldades na vida, mesmo após correção para estado cognitivo e emocional, apresentando participação restrita nos ambientes educacional e familiar. Dessa forma, esses indivíduos podem ser particularmente vulneráveis ao declínio no desempenho físico que naturalmente acompanha o envelhecimento, talvez aumentando seus riscos para problemas de saúde relacionados à inatividade, como osteoporose, doenças cardiovasculares e obesidade. A fraqueza muscular e a capacidade física reduzida são preditores independentes para doenças cardíacas, osteoporose e mortalidade na população geral, e também podem predizer um risco aumentado para doenças crônicas e morte precoce em sobreviventes de tumores cerebrais na infância. Esses autores, diferentemente de outros, não observaram associação entre segmento especificamente irradiado e capacidade física reduzida. O reconhecimento dessa associação provê alvos para intervenção direta. Estratégias para recuperar a função ou ensinar alternativas compensatórias às perdas funcionais e recomendações sobre adaptações ambientais a fim de otimizar a função devem ser desenhadas e testadas, tanto para adultos sobreviventes quanto crianças com tratamento em curso.

## TRATAMENTO FISIOTERAPÊUTICO

A reabilitação oncológica visa a maximizar a funcionalidade, a independência e a adaptação do paciente a sua nova condição, propiciando melhora da qualidade de vida, independentemente da expectativa de vida.[8] Ela é recomendada tanto nos estágios iniciais da doença, a fim de restabelecer a função após cirurgia ou outro tipo de tratamento, quanto nos estágios mais avançados, como parte importante dos cuidados paliativos que objetivam prevenir complicações, controlar os sintomas e manter a independência e a qualidade de vida dos pacientes.[8,17,18]

Os mesmos princípios da reabilitação neurológica aplicada a pacientes vítimas de acidente vascular encefálico (AVE), trauma cranioencefálico (TCE) e trauma raquimedular são apropriados para pessoas com tumores encefálicos ou medulares. Esses princípios incluem a prevenção de complicações (como as respiratórias e as cardiovasculares), o tratamento de problemas (como dor, déficits motores, espasticidade, bexiga e intestino neuropáticos, alterações de sensibilidade, incoordenação e déficits de controle postural estático e dinâmico) e a melhora da mobilidade e da funcionalidade (nas AVD, nas atividades instrumentais de vida diária, laborais e de lazer).[13]

Considerando que a recuperação funcional é maior quanto mais cedo for iniciado o tratamento de reabilitação, a necessidade de intervenção precoce é urgente nos pacientes com tumor cerebral, pois estes frequentemente apresentam deterioração muito rápida.[8] Ademais, estudos mostraram que pacientes com tumor cerebral submetidos à reabilitação durante a internação alcançaram melhoras análogas a de pacientes com outros distúrbios neurológicos.[8,19-21]

Um trabalho recente comparou a recuperação funcional de 75 pacientes submetidos à reabilitação no máximo duas semanas após cirurgia para tumor cerebral (meningioma e glioblastoma) com 75 pacientes pareados por sexo, idade e lado da lesão, submetidos à reabilitação hospitalar no máximo duas semanas após AVE. A recuperação funcional foi avaliada por meio de cinco escalas (dentre elas a medida de independência funcional – MIF), as quais foram aplicadas no início e no final do programa de reabilitação. A reabilitação neurofuncional consistiu em sessões individuais de fisioterapia com duração de 60 minutos cada, uma vez ao dia, seis vezes por semana, durante quatro semanas consecutivas. Em cada sessão eram realizados alongamento, fortalecimento de tronco e membros, treino funcional de membros superiores (MMSS) e treinos de equilíbrio e marcha. Duração, intensidade e frequência de cada exercício foram determinadas pela condição clínica do paciente. Sessões de fonoaudiologia foram incluídas quando o paciente apresentava-se afásico. Todos os parâmetros avaliados indicaram melhoras funcionais substanciais em ambos os grupos. Além disso, os pacientes operados por conta do meningioma mostraram maiores ganhos que aqueles afetados por glioblastoma e AVE nos itens de AVD e mobilidade da MIF. O trabalho em questão enfatiza a importân-

cia da reabilitação precoce em indivíduos pós-cirurgia de tumor cerebral e revela que os ganhos funcionais podem ser diferentes dependendo do tipo de neoplasia. De fato, alguns fatores, como tipo histológico, local e recorrência da neoplasia, extensão da cirurgia e tratamento adotado, podem afetar o prognóstico e a recuperação funcional. Neste exemplo, os pacientes afetados por meningiomas, que em geral são benignos, curáveis cirurgicamente e, portanto, de bom prognóstico, alcançaram ganhos funcionais maiores que os pacientes afetados por glioblastomas, os quais são tumores malignos que envolvem procedimento cirúrgico mais difícil. Esse trabalho também sugeriu que a idade e o grau de disfunção, pelo menos dentro de certos limites, não constituem contraindicação para a reabilitação, visto que os pacientes em questão, apesar de apresentarem faixa etária superior e escores compatíveis com maior grau de disfunção que os pacientes de estudos prévios, alcançaram níveis significativos de recuperação funcional após tratamento. Como as neoplasias cerebrais, particularmente as malignas, tendem a recorrer, a manutenção dos ganhos funcionais obtidos com a reabilitação precoce é um aspecto importante do tratamento.[8]

No estudo de Pieri et al.,[22] seis indivíduos (cinco apresentando hemiparesia e um demonstrando ataxia e paralisia do V e VII nervo craniano), do quinto ao oitavo dia de pós-operatório de tumor cerebral, foram submetidos à avaliação da independência funcional e da qualidade de vida por meio da MIF e da versão brasileira do questionário de qualidade de vida (SF-3 6), respectivamente. Após cinco sessões diárias e consecutivas de fisioterapia, os pacientes foram reavaliados. Durante os 45 minutos de cada sessão fisioterapêutica foram realizados: posicionamento, alongamentos, cinesioterapia (passiva, ativo assistida, ativo livre ou resistida), exercícios para controle de tronco e equilíbrio, treino de transferências e marcha. Ao término das intervenções fisioterapêuticas, a maioria dos pacientes apresentou aumento da independência funcional e manutenção da qualidade de vida.

Alguns autores mostraram melhoras na independência e na produtividade de adultos jovens, submetidos à ressecção cirúrgica de tumor maligno primário cerebral, que participaram de um programa de reabilitação ambulatorial com duração média de três meses e início aproximadamente 75 meses após o diagnóstico. Esses ganhos foram mantidos por cerca de oito meses após a alta do programa de reabilitação, que foi baseado nos programas de reabilitação para sobreviventes de TCE.[15]

Uma revisão sistemática sobre reabilitação vestibular após remoção de neuroma acústico (também chamado de Schwannoma vestibular) revelou importantes ganhos.[23] O estudo explorou inicialmente 591 artigos, mas, de acordo com os critérios de inclusão, somente seis foram para a análise final, que mostrou que, de modo geral, após a cirurgia, os pacientes se queixaram de déficits na mira visual, mobilidade e equilíbrio. No entanto, muitos sujeitos não aceitaram participar da reabilitação vestibular, pois esta inclui exercícios que, especialmente nas primeiras sessões, podem induzir tonturas, náuseas e desconforto geral. Embora essa revisão não tenha determinado qual a melhor combinação, volume e tempo de intervenções, ela mostrou que a combinação de exercícios de adaptação/habituação com exercícios de equilíbrio e treino de marcha reduziram as queixas de desequilíbrio e melhoraram a estabilidade postural da população de estudo.

Outros autores reportaram que um programa de reabilitação neurológica domiciliar melhorou a funcionalidade (aferida pelos índices de Barthel e de desempenho de Karnofsky) e a qualidade de vida (avaliada pelo questionário EORTC QLQ-C30 – *European Organisation for Research and Treatment of Cancer Quality of Life Questionnaire C30*) de pacientes operados de câncer cerebral.[14]

Helmers e Irwin[24] publicaram um estudo de caso sobre um paciente diagnosticado com neurofibromatose tipo 1 com um ano de vida. Aos 17 anos, o paciente apresentava dor cervical e de cabeça, redução da amplitude de movimento cervical, redução da força na região escapular e desvios posturais. O tratamento fisioterapêutico consistiu em treino postural, fortalecimento dinâmico de ombro e cintura escapular, estabilização cervical, alongamentos, ultrassom, corrente interferencial e exercícios domiciliares progressivos. Após 13 semanas de tratamento, a dor estava ausente, a amplitude articular e força na cintura escapular tinham aumentado e a pontuação no *Neck Disability Index* tinha passado de 44 para 2 (de um total de 50, que indica disfunção completa). O paciente começou a participar de atividades recreacionais, o que não fazia antes, e seu desempenho nas AVD melhorou.

## CASOS CLÍNICOS

A seguir são apresentados quatro casos clínicos de pacientes acompanhados no serviço de neurologia/neurocirurgia do Hospital de Clínicas da Universidade Federal do Triângulo Mineiro (UFTM) entre 2008 e 2012. As condutas fisioterapêuticas, realizadas durante a internação, e as propostas de fisioterapia neurofuncional para o período pós-alta hospitalar também são apresentadas.

### Caso 1. Meningioma, CID C-720 – neoplasia maligna da medula espinal

CCSM, 78 anos, sexo feminino, dona de casa, hipertensa, sem outros antecedentes. Em outubro de 2008, a paciente começou a apresentar paraparesia, de caráter progressivo e simétrico, incontinência urinária e discreta hipoestesia com ausência de parestesia nos membros inferiores (MMII). Em fevereiro de 2009, a paciente procurou o serviço de neurologia da UFTM, que confirmou os sintomas descritos, identificando que o déficit de sensibilidade tratava-se de hipoestesia tátil e dolorosa com nível sensitivo em T5, e revelou, ainda, hipotrofia nos MMII, hiporreflexia patelar bilateral e tônus normal. Nesse momento foi solicitada uma TC de crânio com e sem contraste, que apresentou resultados normais. Também foi solicitada uma eletroneuromiografia, que evidenciou envolvimento pré-ganglionar lombossacro (L5-S1) bilateral e crônico. A hipótese diagnóstica foi síndrome medular a esclarecer (degenerativa, paraneoplásica, deficiência de vitamina $B_{12}$). A paciente foi internada para investigação, sendo solicitada uma RM da coluna torácica que evidenciou um tumor medular (Schwannoma ou meningioma). O laudo da RM atestou lesão expansiva extramedular e intradural, de contornos regulares e definidos, medindo 2,5 cm no sentido craniocaudal e 1,2 cm no sentido anteroposterior, localizada na altura do corpo vertebral de T6. A lesão encontrava-se na porção posterolateral esquerda do saco dural e comprimia de forma significativa a medula torácica dessa topografia. As demais estruturas apresentavam aspecto normal e adequado à idade da paciente. Em março de 2009, foi submetida à microcirurgia para ressecção do tumor, que mostrou aspecto sugestivo de meningioma. Ela realizou fisioterapia durante a internação e recebeu alta hospitalar cinco dias após a cirurgia, já apresentando melhora no quadro de motricidade. Após a alta, a paciente continuou realizando tratamento fisioterapêutico. Em setembro de 2009, retornou ao serviço de neurocirurgia deambulando sem dificuldades, sem queixas sensoriais e sem dor, exceto no local da incisão, e foi encaminhada para hidroginástica.

## Relatos da fisioterapia durante a internação

Posicionamentos, estímulos de tosse, técnicas de reexpansão pulmonar, cinesioterapia principalmente ativa livre e com alguns exercícios resistidos para MMII e membros superiores (MMSS), exercícios metabólicos, exercícios de Frenkel, alongamentos de MMII e orientação familiar na alta.

## Proposta de tratamento fisioterapêutico para o período pós-alta hospitalar

Nesta fase seria importante estimular a função muscular, especialmente dos músculos com inervação abaixo de T5. Esse objetivo poderia ser alcançado com exercícios clássicos de cinesioterapia ou com o uso da facilitação neuromuscular proprioceptiva, enfatizando as diagonais de MMII, cintura pélvica e tronco. As posições fundamentais e suas transições também permitiriam um importante ganho motor. O uso de bolas terapêuticas também poderia ser indicado a fim de melhorar o controle do tronco inferior. Para trabalhar a marcha, a paciente poderia ser colocada em um aparato de suporte parcial de peso, tendo assim menos peso para controlar nas primeiras sessões, o que facilitaria a evolução dela até assumir todo o seu peso em um andar controlado. Na sequência do treino de marcha seria fundamental trabalhar com descarga completa de peso primeiro em superfícies planas, depois em terrenos irregulares, com retirada gradativa de auxílios (contatos, comandos). Os estímulos sensoriais nas regiões de pele abaixo de T5 também poderiam favorecer o retorno da sensibilidade.

## Caso 2. Metástases no SNC, CID C-710 – neoplasias malignas do encéfalo

EM, 64 anos, sexo masculino, ex-tabagista, sem outros antecedentes. Em novembro de 2008 o paciente deu entrada no pronto-socorro, com a filha relatando que ele, enquanto trabalhava, apresentou quadro de disartria/afasia (com compreensão normal e contactuação por gestos) evoluindo com contrações tônico--clônicas em MMSS e MMII (com duração aproximada de cinco minutos e sem perda da consciência), o que sugeriu um quadro de crise convulsiva parcial. Durante a avaliação inicial, o paciente apresentou-se afásico e foram observados três episódios curtos de mioclonias (contrações em cervical e face, com desvio de rima labial à direita, por aproximadamente 60 segundos). Os exames motor e sensitivo mostraram-se normais.

Algum tempo depois, o paciente expressou que sentiu apenas um "peso na cabeça" momentos antes do início da crise e queixou-se de cefaleia frontal com duração aproximada de três dias após a manipulação de tíner (para pintura). A hipótese diagnóstica foi processo expansivo em SNC e epilepsia sintomática. O paciente foi internado para investigação. Foi solicitada uma TC de crânio com e sem contraste, que evidenciou hipodensidade em região temporoparietal direita e edema perilesional com efeito de massa discreto sobre ventrículo lateral direito, sem desvio de linha média. O laudo da TC atestou lesão expansiva na região perirrolândica direita; considerar abscesso, lesão neoplásica de alto grau ou metástase como diagnósticos diferenciais. Então, foi solicitada RM, a qual mostrou que havia também uma lesão menor na região frontal esquerda, sugerindo metástases. A RM mostrou lesões expansivas grosseiramente ovalares com centro liquefeito e realce anelar pós-contraste, localizadas no lobo parietal direito e no giro frontal médio esquerdo, medindo, respectivamente, $4 \times 4 \times 3,3$ cm e $1,5 \times 1 \times 1$ cm. Assim, iniciou-se a investigação pelo possível foco primário a fim de decidir a conduta terapêutica. Foi realizado um eletroencefalograma que mostrou atividade epiléptica temporal média à direita e alentecimento difuso. Após sete dias de internação, apresentou rebaixamento de consciência e vômitos, evoluindo para quadro de hemiparesia esquerda com sinal de Babinski. Nova TC mostrou imagem hipodensa parieto-occipital direita com efeito de massa e desvio da linha média. Dentro da área hipodensa existiam imagens hiperdensas sugestivas de sangramento. Logo a seguir, o paciente evoluiu com insuficiência respiratória, sendo entubado para ventilação mecânica e transferido ao centro de terapia intensiva (CTI). Ele permaneceu comatoso sob sedação e apresentou um quadro de hiper-reflexia e hipertonia global. Nesse período, teve dois episódios febris e pneumonia, mas seu leucograma manteve-se normal. Foi retirada a sedação e aos poucos ele começou a manifestar abertura ocular ao chamado. Após 12 dias no CTI, o paciente começou o desmame do ventilador e passou a exibir alguns movimentos. No dia seguinte, recebeu alta do CTI em respiração espontânea e manteve o quadro de hemiparesia espástica à esquerda. Dezoito dias após a alta do CTI, mas ainda internado, o paciente apresentou uma crise convulsiva tônico-clônica generalizada e depois vários episódios de crises focais. Nesse momento, iniciou-se a radioterapia no Hospital Dr. Hélio Angotti, especializado no tratamento do câncer, sendo mantida a internação no Hospital de Clínicas da UFTM por mais sete dias.

Recebeu alta desse serviço com diagnóstico de tumores metastáticos no SNC sem foco primário definido, pois os resultados da TC de tórax, abdome e pelve e do ultrassom de próstata estavam normais.

### Relatos da fisioterapia durante a internação

Posicionamentos, alongamentos, cinesioterapia passiva em dimídio esquerdo (durante a internação no CTI, em alguns momentos o paciente apresentou taquicardia durante movimentação de hemicorpo esquerdo, sendo interrompida a fisioterapia motora), vibrocompressão manual, hiperinsuflação manual, reexpansão pulmonar com Ambu®, aspiração traqueal e orientação familiar na alta.

### Proposta de tratamento fisioterapêutico para o período pós-alta hospitalar

Esse paciente, com um quadro mais grave que o apresentado no primeiro caso, necessitaria de reavaliações frequentes, pois seu estado possivelmente estaria sendo influenciado também pelas sessões de radioterapia. O tratamento de cinesioterapia, proposto durante a internação, poderia ser continuado e deveria receber adequações de acordo com as mudanças no quadro. O paciente também poderia ser estimulado por meio de posturas específicas e receber estímulos facilitatórios ou inibitórios controlados. Um exemplo seria percorrer, com o paciente na cadeira de rodas, uma pequena distância, de forma lenta e constante, a fim de promover relaxamento por meio do sistema vestibular. Depois, ele poderia ser colocado em postura sentada recostada com os MMII em posição de buda para permitir alongamento dos músculos espásticos. A seguir, poderiam ser colocadas músicas com ritmo mais rápido, que agradassem o paciente, enquanto ele tentasse mover seus MMSS apoiados sobre uma mesa ou prancha. O terapeuta também poderia usar estímulos táteis e proprioceptivos auxiliando no controle do pescoço e no movimento dos MMSS em direção a objetos coloridos, grandes e de fácil manuseio. Durante a sessão, o terapeuta deveria dar comandos claros e breves ao paciente e parabenizá-lo pelos acertos nas tarefas propostas.

### Caso 3. Ependimoma, CID C-720 – neoplasias malignas da medula

DTC, 27 anos, sexo masculino. Em março de 2009, o paciente deu entrada no pronto-socorro com história de dor lombar com irradiação para MMII há cinco meses e paraparesia há um mês, encontrando-se paraplégico, com parestesia nos MMII e dificuldades para a micção há 20 dias. Laudo da RM prévia (fevereiro de 2009): lesão expansiva intramedular com componentes sólidos e císticos, com hipossinal na ponderação T1, sinal heterogêneo na ponderação T2 e realce sólido heterogêneo pós-contraste. A área de realce sólido se estende por 5 cm no seu maior diâmetro craniocaudal na altura dos corpos vertebrais de T9 a T11. Provável edema (com aumento volumétrico da medula toracolombar), envolvendo porções da medula craniais e caudais à lesão, no segmento compreendido entre T6 e L1 (cerca de 15 cm). Entre os diagnósticos diferenciais, considerar astrocitoma e ependimoma. O exame físico confirmou a paraplegia e evidenciou anestesia em MMII e sinal de Babinski. O paciente foi submetido à microcirurgia para ressecção do tumor intramedular no mesmo mês. O material retirado foi avaliado e os resultados anatomopatológicos apontaram fragmentos irregulares, ora pardo-claros, ora pardo-escuros, elásticos, medindo em conjunto $4 \times 3 \times 1$ cm, com diagnóstico de ependimoma grau II. No dia seguinte, o paciente queixava-se de dor em queimação nos dermátomos de T8 a T12, mantinha a paraplegia e o nível neurológico era T7 (pela disestesia), sendo iniciado tratamento para dor neuropática. Em 2010 foi feita uma laminectomia decorrente do quadro de dor, parestesias e provável recidiva da neoplasia. Em julho de 2011, ainda em acompanhamento no ambulatório de neurocirurgia, o quadro clínico envolvia paraparesia, formigamentos, urgência urinária e deambulação com muletas, no entanto, o paciente já não realizava mais fisioterapia, mas fazia hidroginástica. Em 2012, o quadro se mantinha, mas foram encontradas hiper-reflexia em membro inferior direito e hiperestesia no mesmo membro abaixo do joelho. A RM, de 2011, evidenciou extensa lesão residual ou recidivada a altura de T9-T11, espondilose dorsal incipiente com degeneração discal discreta, sem sinais de hérnias discais ou compressões medulares. Em outubro de 2012, o paciente apresentava disfunção sexual, bexiga neurogênica com hiperatividade detrusora e perdas urinárias, fraqueza progressiva (grau de força no membro inferior direito menor que 3), parestesia e hiper-reflexia nos MMII, anestesia no membro inferior direito, hipoestesia no membro inferior esquerdo e grande dificuldade de locomoção, sendo recomendado acompanhamento periódico com RM e fisioterapia constante.

### Relatos da fisioterapia durante a internação

Estímulos de tosse, exercícios de inspiração máxima associados à propriocepção diafragmática e orientações pré-operatórias.

### Proposta de tratamento fisioterapêutico para o período pós-alta hospitalar

O quadro de dor e parestesia poderia ser trabalhado por meio da eletroterapia e/ou da crioterapia. O uso de estimulação nervosa elétrica transcutânea (TENS) na região com sensibilidade alterada seria uma opção interessante. Assim como a imersão em gelo poderia ser utilizada para áreas mais distais e menores. A fim de manter ou aumentar a força dos MMII, poderia ser utilizado o recurso do *biofeedback* eletromiográfico, por meio do qual o indivíduo monitora sua atividade muscular, tendo, assim, um estímulo a mais para atingir a meta. Caso as avaliações frequentes indicassem um declínio importante na força muscular dos MMII, poderiam ser indicadas órteses. A órtese tornozelo-pé (AFO) seria indicada para a perda de controle motor no tornozelo, enquanto a órtese joelho-tornozelo-pé (KAFO) estabilizaria também o joelho. Esses tutores longos poderiam ser acoplados a um cinto pélvico, caso a fraqueza resultasse também em perda do controle do quadril. O uso dessas órteses requereria um treino para colocação, retirada, cuidados e, obviamente, para a marcha em barras paralelas e/ou com algum outro dispositivo auxiliar, como muletas canadenses ou andadores. Caso a força declinasse ainda mais, o paciente precisaria ser treinado para usar cadeira de rodas, treinando as principais transferências, o giro e a subida e descida de ladeiras.

### Caso 4. Astrocitoma, glioblastoma, CID C-711 e D-430 – neoplasias malignas de encéfalo

Paciente com 71 anos, tabagista, etilista, hipertenso e com doença pulmonar obstrutiva crônica (DPOC). Em julho de 2009, foi internado com quadro progressivo de confusão mental, presente há oito meses, e incontinências urinária e fecal, transtorno comportamental, disfasia e hemiparesia à direita, presentes há 20 dias. Repetia frases em sequência e sem lógica, com déficit de memória associado. Os exames de TC e RM demonstraram neoplasia infiltrativa do lobo frontal esquerdo com edema e efeito de massa, realce heterogêneo após contraste. A lesão media $5,7 \times 5,5 \times 5$ cm e no seu centro foram identificadas áreas de necrose/degeneração cística. No exame anatomopatológico foi encontrado um tumor cerebral compatível com astrocitoma grau IV (glioblastoma multiforme) com áreas gemistocísticas e frequente necrose isquêmica com trombose vascular. Em 12.08.2009, o paciente foi submetido à ressecção subtotal paliativa. Em 15.09.2009, ele retornou ao hospital caminhando com dificuldade, verbalizando algumas vezes e vários episódios de febre foram relatados. Os tratamentos quimioterápico e radioterápico foram oferecidos, e os familiares, orientados quanto às vantagens com relação ao tempo e à qualidade de vida, optaram pelo tratamento paliativo.

### Relatos da fisioterapia durante a internação

Posicionamentos, cinesioterapia passiva e ativoassistida em MMSS e MMII, manobras de reexpansão pulmonar manual (MRP), estímulos de tosse e exercícios respiratórios.

### Proposta de tratamento fisioterapêutico para o período pós-alta hospitalar

Enfatizando uma boa qualidade de vida, além da cinesioterapia convencional, esse paciente poderia ser submetido à estimulação global em decorrência do quadro de alteração cognitiva e de memória. Os familiares poderiam ser instruídos a fazer algumas adaptações na casa e na rotina familiar a fim de contribuir para a estimulação global e para as AVD do paciente. Os cômodos da casa poderiam ser sinalizados com placas coloridas, alguém poderia pedir para o paciente auxiliar na elaboração da lista do mercado, verificando os itens que estão acabando ou em falta, alguém poderia rever álbuns de fotos com o paciente, pedindo a ele para narrar nomes e fatos... Com o fisioterapeuta, poderiam ser realizadas atividades globais de tronco e membros, com uso de bolas e bastões, e pedindo ao paciente para contar o número de repetições, por exemplo. O fisioterapeuta poderia, ainda, trabalhar a motricidade fina com jogos de memória e de encaixe de peças de diferentes tamanhos e texturas. Dessa forma, a fisioterapia contribuiria com estímulos variados (visuais, auditivos, proprioceptivos, táteis) e com a manutenção ou melhora das funções cognitivas e de memória. O uso de novos jogos, como o Wii™, que permite ao paciente se envolver em uma atividade lúdica ao mesmo tempo em que trabalha seu corpo, também seria indicado. Com esses jogos seria possível, por exemplo, fazer um treino de equilíbrio sentado e em pé, enquanto o paciente se divertiria descendo uma montanha de neve e desviando de obstáculos.

## REFERÊNCIAS BIBLIOGRÁFICAS

1. Andrade F, Aguiar PH, Fontes RBV, Nakagawa E, Teixeira JA, Miura FK, et al. Clinical presentation, treatment and outcome of patients with cerebral metastases. The University of São Paulo series. Arq Neuropsiquiatr 2004;62(3B):808-14.

2. Monteiro GTR, Koifman S. Mortalidade por tumores de cérebro no Brasil, 1980-1998. Cadernos de Saúde Pública, Rio de Janeiro. 2003;19(4):1139-51.

3. Nieder C, Spanne O, Mehta MP, Grosu AL. Presentation, patterns of care, and survival in patients with brain mestastases. What has changed in the last 20 years. Cancer 2011;117:2505-12.

4. Louis DN, Ohgaki H, Wiestler OD, Cavenee WK, Burger PC, Jouvet A, et al. The 2007 WHO classification of tumours of the central nervous system. Acta Neuropathol 2007;114:97-109.

5. Brat DJ, Parisi JE, Kleinschmidt-DeMasters BK, Yachnis AT, Montine TJ, Boyer PJ, et al. A review of changes introduced by the WHO classification of tumours of the central nervous system. 4.ed. Arch Pathol Lab Med 2008;132:993-1007.

6. Rigau V, Zouaoui S, Mathieu-Daude H, Darlix A, Maran A, Trétarre B, et al. French brain tumor database: 5-year histological results on 25756 cases. Brain Pathol 2001;21(6):633-644.

7. INCA/DATASUS (2012). Disponível em:< http://http://mortalidade.inca.gov.br/Mortalidade/>. Acesso em: 16 dez. 2012.

8. Bartolo M, Zucchella C, Pace A, Lanzetta G, Vecchione C, Bartolo M, et al. Early rehabilitation after surgery improves functional outcome in inpatients with brain tumours. Journal of neuro-oncology 2012;107(3):537-44.

9. Sciubba DM, Petteys RJ, Dekutoski MB, Fisher CG, Fehlings MG, Ondra SL, et al. Diagnosis and management of metastatic spine disease. J Neurosurg Spine 2010;13(1):94-108.

10. Mukand JA, Blackinton DD, Crincoli MG, Lee JJ, Santos BB. Incidence of neurologic deficits and rehabilitation of patients with brain tumors. Am J Phys Med Rehabil 2001;80(5):346-50.

11. Lucena RCG, Mello RJV, Lessa Jr JR, Cavalcante GM, Ribeiro M. Correlação clínico-topográfica em glioblastomas mulitiformes nas síndromes motoras. Arq Neuropsiquiatr 2006;64(2B):441-5.

12. Giordana MT, Clara E. Functional rehabilitation and brain tumour patients. A review of outcome. Neurological sciences: official journal of the Italian Neurological Society and of the Italian Society of Clinical Neurophysiology 2006;27(4):240-4.

13. Kirshblum S, O'Dell MW, Ho C, Barr K. Rehabilitation of persons with central nervous system tumors. Cancer 2001;92(4 Suppl):1029-38.

14. Pace A, Parisi C, Di Lelio M, Zizzari A, Petreri G, Giovannelli M. Home rehabilitation for brain tumor patients. J Exp Clin Cancer Res 2007;26(3):297-300.

15. Sherer M, Meyers CA, Bergloff P. Efficacy of postacute brain injury rehabilitation for patients with primary malignant brain tumors. Cancer 1997;80(2):250-7.

16. Ness KK, Morris EB, Nolan VG, Howell CR, Gilchrist LS, Stovall M, et al. Physical performance limitations among adult survivors of childhood brain tumors. Cancer 2010;116(12):3034-44.

17. Huang ME, Wartella JE, Kreutzer JS. Functional outcomes and quality of life in patients with brain tumors: a preliminary report. Arch Phys Med Rehabil 2001;82(11):1540-6.

18. Santiago-Palma J, Payne R. Palliative care and rehabilitation. Cancer 2001;92(4 Suppl):1049-52.

19. Greenberg E, Treger I, Ring H. Rehabilitation outcomes in patients with brain tumors and acute stroke: comparative study of inpatient rehabilitation. Am J Phys Med Rehabil 2006;85(7):568-73.

20. Huang ME, Cifu DX, Keyser-Marcus L. Functional outcome after brain tumor and acute stroke: a comparative analysis. Arch Phys Med Rehabil 1998;79(11):1386-90.

21. Marciniak CM, Sliwa JA, Heinemann AW, Semik PE. Functional outcomes of persons with brain tumors after inpatient rehabilitation. Arch Phys Med Rehabil 2001;82(4):457-63.

22. Pieri JN, Abranches MHS, Giriko CH, Borges CH, Chamlim TR. Assessment of functional independence and quality of life after surgery for brain tumor. Rev Neurocienc 2011;19(3):477-83.

23. Passier L, Doherty D, Smith J, McPhail SM. Vestibular rehabilitation following the removal of acoustic neuroma: a systematic review of randomized trials. Head Neck Oncol 2012;4(2):59.

24. Helmers KM, Irwin KE. Physical therapy as conservative management for cervical pain and headaches in an adolescent with neurofibromatosis type 1: a case study. J Neurol Phys Ther 2009;33(4):212-23.

# 61

# CÂNCER INFANTIL

KARINA PEREIRA
ELAINE LEONEZI GUIMARÃES

## INTRODUÇÃO

O câncer infantojuvenil acomete entre 70 e 160 casos por milhão de habitantes ao ano, em diferentes populações do mundo. Desde 2003, o câncer infantojuvenil é considerado um problema de saúde pública e representa um grupo de doenças caracterizadas por alterações na divisão e multiplicação celular, com ocorrência de metade dos casos antes dos 5 anos de idade, 25% entre 5 e 10 anos de idade e 25% na adolescência, entre 10 e 19 anos.

No Brasil, estimativas do Instituto Nacional de Câncer (INCA), para o ano 2012, apontaram 11.530 casos novos, sendo que o percentual mediano dos tumores infantis, observados nos Registros de Câncer de Base Populacional (RCBP), encontra-se próximo de 3%. Assim como em países desenvolvidos, no Brasil, o câncer já representa a segunda causa de mortalidade proporcional entre crianças e adolescentes de 1 a 19 anos, para todas as regiões. A primeira causa está relacionada aos acidentes e à violência; portanto, pode-se dizer que o câncer é a primeira causa de morte por doença, após 1 ano de idade, até o final da adolescência. Dessa forma, são de fundamental importância as ações específicas do setor saúde, como organização da rede de atenção e desenvolvimento de estratégias de diagnóstico e tratamento precoces, para o controle dessa situação e o alcance de melhores resultados.

A doença é considerada uma situação de risco ao desenvolvimento por conta do longo período de acompanhamento médico e internação hospitalar periódica, quimioterapia e radioterapia, efeitos colaterais físicos e psicológicos, bem como exposição repetida a procedimentos médicos invasivos. Os pacientes e familiares precisam lidar com incertezas, riscos de recidiva da doença, alterações na rotina familiar, social, educacional e profissional, restrições físicas, experiências de ansiedade, dúvidas, perdas e mudanças na dinâmica familiar, o que justifica a necessidade de atenção multiprofissional.

Contudo, o progresso no desenvolvimento do tratamento do câncer na infância tem sido espetacular nos últimos 40 anos. Estima-se que em torno de 70% das crianças acometidas pelo câncer podem ser curadas, se diagnosticadas precocemente e tratadas em centros especializados. A maioria dessas crianças terá boa qualidade de vida após o tratamento adequado.

A introdução de esquemas de tratamento multimodal (associações de cirurgia, radioterapia e quimioterapia) desde a década de 1960 – juntamente com a maior compreensão da biologia do tumor, a criação de equipes e centros especializados em oncologia pediátrica –, promoveu o aumento na sobrevida dos pacientes pediátricos com câncer. Novas modalidades terapêuticas, como terapia gênica, anticorpos monoclonais, transplante de células progenitoras hematopoiéticas e vacinas dendríticas, entre outras, vêm sendo desenvolvidas para aumentar ainda mais esses índices.

A probabilidade de sobrevida entre adolescentes na faixa etária de 15 a 19 anos é menor, seja pela biologia dos tumores que os afetam seja pela sua baixa inclusão em protocolos de tratamento; a maioria desses pacientes é tratada em serviços de oncologia clínica, embora aproximadamente dois terços de seus tumores sejam típicos da faixa etária pediátrica. Sabe-se, contudo, que os cânceres infantojuvenis apresentam menores períodos de latência, em geral crescem de forma rápida e são mais invasivos, porém, respondem melhor ao tratamento e, em sua maioria, são considerados de bom prognóstico. Atualmente, 75% das crianças acometidas pelo câncer sobrevivem após cinco anos, ou mais, do diagnóstico.

Diagnóstico precoce e facilidade de acesso aos recursos e centros de tratamento especializado do câncer infantojuvenil são essenciais para melhorar as taxas de cura. Dessa forma, é essencial que a comunidade pediátrica esteja motivada e informada sobre os sinais e sintomas das neoplasias que acometem crianças e adolescentes. No Brasil, a política para o controle do câncer evidencia a importância do diagnóstico precoce, com destaque para a formação de recursos humanos capacitados para essa estratégia, o que poderá influenciar, sobremaneira, o prognóstico da criança e do adolescente com câncer, diminuindo a morbidade e mortalidade por essa doença.

## TIPOS DE CÂNCER INFANTIL

Os principais tipos de câncer infantil incluem: leucemias, tumores do sistema nervoso central (SNC), linfomas, neuroblastomas, tumor de Wilms, retinoblastomas, sarcomas e osteossarcomas.

## TUMORES DO SISTEMA NERVOSO CENTRAL

Os tumores do SNC, também denominados tumores primários do SNC, são os mais comuns na criança e no adolescente depois das neoplasias hematológicas. Diferem dos de adulto por serem predominantemente infratentoriais (fossa posterior), envolvendo cerebelo, mesencéfalo e tronco cerebral.

Os tumores de crianças diferem ainda dos de adultos por serem, em geral, astrocitomas de baixo grau ou neoplasias embrionárias (meduloblastomas, ependimomas ou tumores de células germinativas), enquanto no adulto a maioria é de astrocitomas malignos e carcinomas metastáticos.

No Brasil, representam a terceira neoplasia maligna pediátrica mais diagnosticada, tendo o pico de incidência na primeira década de vida. De acordo com a Classificação Internacional do Câncer Infantil (CICI) proposta pela Agência Internacional de Pesquisa em Câncer (IARC – International Agency for Research on Cancer), esses tumores correspondem às neoplasias do "Grupo III: tumores do sistema nervoso central e miscelânia de neoplasias intracranianas e intraespinais".

### Sinais e sintomas

Os sinais e sintomas são variados e dependem da localização da doença, sendo os mais comuns: hipertensão intracraniana, cefaleia, náuseas e vômitos, ataxia, hidrocefalia, alterações visuais e da fala, distúrbios de deglutição e endocrinológicos, convulsão, confusão mental e alterações de comportamento como irritabilidade e letargia. Cefaleia, náusea e vômitos muitas vezes estão associados ao quadro de hidrocefalia e hipertensão intracraniana. Ocorrem especialmente nos tumores da fossa posterior.

### Diagnóstico

A investigação diagnóstica e o tratamento devem ser um procedimento interdisciplinar. Para diagnosticar os tumores são utilizados: a tomografia com-

**Quadro 1**  Diagnóstico diferencial, sinais e sintomas

| Tipo de câncer | Sinais e sintomas | Diagnóstico diferencial |
| --- | --- | --- |
| Leucemia, linfoma | Febre, linfadenopatia (> 2 cm) | Infecção, linfadenite, doença do colágeno |
| Tumor cerebral | Vômito, dor de cabeça | Infecção, cefaleia de tensão, enxaqueca |
| Leucemia, tumor ósseo, neuroblastoma | Dor óssea ou muscular | Lesão musculoesquelética, infecção viral |
| Tumor de Wills | Hematúria, dor abdominal, febre, hipertensão arterial | Infecção do trato urinário, glomerulonefrite, doença policística do rim, tumores malignos (carcinoma de células renais, neuroblastoma, linfoma, rabdomiossarcoma retroperitoneal) |
| Retinoblastoma | Estrabismo, hiperemia conjuntival, dor e déficit visual | Catarata, leucocoria, doença de Coats, retinopatia da prematuridade, coloboma coriorretiniano, deslocamento da retina |

putadorizada (TC), a ressonância magnética (RM), o eletroencefalograma (EEG), a tomografia por emissão de *pósitrons* (PET) e a tomografia por emissão de pósitron único (SPECT). Contudo, para o diagnóstico do tipo tumoral deve ser utilizado o estudo histológico.

## Tratamento

O tratamento pode ser feito na sintomatologia e no tumor propriamente dito, de acordo com a localização e a histologia do tumor.

A abordagem cirúrgica é o tratamento de melhor prognóstico, seguido de quimioterapia e radioterapia, na maioria das vezes utilizadas como adjuvantes ao processo cirúrgico. No tratamento dos sintomas podem ser utilizados: glicocorticoides, a fim de minimizar o edema cerebral; anticonvulsivantes, no caso de crises convulsivas; e opiáceos, para minimizar o quadro álgico.

Entretanto, os diversos tratamentos existentes podem deixar sequelas, déficits e alterações nas seguintes áreas: intelectual, memória (visual, verbal e retenção visual), atenção e concentração, motora (aptidão e motricidade fina), perceptiva, aprendizagem, compreensão verbal e gramatical, dificuldades com a leitura e ortografia, e no processamento rápido, sendo fundamental um acompanhamento multiprofissional.

## TUMOR DE WILMS

Os primeiros relatos do nefroblastoma datam de 1872, apresentados como tumores renais de diversas formas. Max Wilms descreveu os tumores renais de forma tão clara que o epônimo Tumor de Wilms é utilizado até os dias atuais.

Estudos desenvolvidos pelo grupo Children's Oncology Group (COG), nos Estados Unidos, e pela Sociedade Internacional de Oncologia Pediátrica (SIOP), na Europa, demonstram resultados significativos e, associado ao progresso nos métodos de diagnóstico e tratamento, a taxa de mortalidade diminuiu significativamente nos últimos 30 anos, e os índices de cura chegam a 70%.

Inúmeros especialistas, entre eles cirurgião pediátrico, radioterapeuta, patologistas e oncologistas pediátricos, contribuíram para os avanços no prognóstico e a evolução do conhecimento sobre biologia, patologia e resposta ao tratamento do tumor de Wilms.

## Etiologia

O tumor de Wilms é o tumor renal maligno mais comum da infância, correspondendo a 90% dos casos. Tem origem no tecido metanéfrico primitivo e pode apresentar um ou mais dos seus subtipos histológicos: epitelial, estromal e blastematoso. Pode estar associado a diversas anomalias (aniridia – ausência da íris, hemi-hipertrofia, criptorquidia, hipospádia, rins em ferradura ou fundidos, duplicação uretral e rins policísticos), síndromes genéticas (Beckwith-Wiedemann; Denys-Drash; WAGR-Wilms), retardo mental e outras.

## Sinais e sintomas

Mais de 80% das crianças com esse tumor apresentam massa abdominal, dor abdominal, febre, hipertensão arterial e hematúria microscópica ou macroscópica.

## Diagnóstico

A idade média ao diagnóstico é de 3,5 anos, sendo mais raro a partir dos 6 anos. Quando acomete ambos os rins, a faixa etária é ainda mais precoce.

A principal manifestação do tumor de Wilms é a massa abdominal que geralmente é bastante volumosa ao diagnóstico. Muitas vezes os familiares relatam aumento de volume abdominal há meses, sem detecção em atendimentos médicos anteriores. Por conta da presença da cápsula renal, eles tendem a respeitar a linha média do abdome, não sendo palpável no lado oposto ao rim de origem, ao contrário de outros tumores abdominais. Metástases podem estar presentes mesmo ao diagnóstico, especialmente nos pulmões (acima de 80% dos casos metastáticos nessa fase têm lesões pulmonares) e nos ossos.

## Tratamento

Até 1915, a excisão cirúrgica era a única opção de tratamento, quando a radioterapia foi iniciada por Friedlander e gradualmente aumentou a taxa de sobrevida. Na década de 50 a quimioterapia foi incorporada ao tratamento com a introdução da dactinomicina e, em 1963, da vincristina.

Atualmente a cirurgia ao diagnóstico, ou após a quimioterapia com dactinomicina e vincristina pré-operatória, continua ser a base do tratamento. A radioterapia, quando utilizada, é iniciada no pós--operatório, dependendo do estágio da doença e da idade do paciente. O tratamento deve ser individualizado, e pode exigir biópsia excisional ou heminefrectomia em um lado e nefrectomia radical no lado mais envolvido, com o objetivo de preservar o máximo possível do rim normal.

## RETINOBLASTOMAS

Retinoblastoma é o tumor intraocular mais comum na infância. Origina-se da retina embrionária e é um tumor congênito, embora muitas vezes não possa ser detectado ao nascimento. Pode ocorrer em um ou mais focos dentro do olho, ser uni ou bilateral, sendo que, em muitos casos, há intervalo de meses entre a detecção do tumor primário e o do olho contralateral. O mais comum é o melanoma da coroide.

### Etiologia

Sua causa está associada ao gene *RB*, regulador do ciclo celular, que tem muita importância no desenvolvimento de estudos da genética do câncer.

### Sinais e sintomas

Leucocoria, ou reflexo do "olho do gato", é o principal sinal da doença e pode ser detectada em fotos com *flashes*, por familiares ou em serviços de saúde. Quando a luz é dirigida diretamente para dentro da pupila normal, o espaço pupilar deve surgir como um brilho homogêneo de cor vermelho-alaranjada, chamado de reflexo vermelho. Isso é uma reflexão da vasculatura coroidal e da pigmentação retiniana. Os sinais e sintomas do retinoblastoma dependem do seu tamanho e localização. A leucocoria é uma massa que cresce sobre a retina ou a infiltra, interrompendo esse reflexo vermelho quando a luz é direcionada ao olho; também é chamada de reflexo branco no olho. Outros sinais e sintomas como estrabismo, hiperemia conjuntival, dor, déficit visual, cegueira e glaucoma podem estar presentes. Quando há metástase para o SNC, pode apresentar cefaleia, vômitos, anorexia e irritabilidade.

### Diagnóstico

O diagnóstico é feito em média aos 18 meses, tornando-se clinicamente aparente antes dos 3 anos de idade. O tumor pode ter predisposição hereditária ou não. O diagnóstico precoce do retinoblastoma é um desafio tanto nos países em desenvolvimento como nos desenvolvidos; pesquisas têm sugerido que o reflexo ocular anormal não tem sido avaliado como recomendado. Todas as crianças e os recém-nascidos com história familiar de retinoblastoma devem ser encaminhados imediatamente a um centro de referência em oncologia pediátrica. Quando apresentam sinais ou sintomas como leucocoria, estrabismo, hiperemia conjuntival, proptose e redução da acuidade visual, devem ser submetidos a exame de fundo de olho com dilatação das pupilas, a fim de se detectar precocemente o retinoblastoma.

### Tratamento

O tratamento baseia-se na dimensão do tumor. Para o tumores de pequenas dimensões utiliza-se: fotocoagulação com *laser* ou termoterapia transpupilar, crioterapia. Tumores médios têm sido tratados com: braquiterapia (utilização de placas de iodo radioativo 125), quimioterapia, radioterapia com irradiação externa. Já os tumores de grandes dimensões: quimioterapia, enucleação (remoção do olho em casos de tumor muito avançado).

## OSTEOSSARCOMAS

Os tumores ósseos, ao contrário da maior parte dos tumores em oncologia pediátrica, são mais frequentes nos adolescentes. Muitos autores correlacionam o surgimento dessas neoplasias ao estirão do crescimento, comum nessa faixa etária. O osteossarcoma corresponde a 35% de todos os tumores ósseos e é o mais comum na segunda década de vida. O osteossarcoma é responsável por aproximadamente 20% dos sarcomas ósseos existentes.

### Etiologia

O osteossarcoma é um tumor maligno primário, encontrado com mais frequência no tecido ósseo. Caracteriza-se por células malignas do estroma, com formação direta de osteoide e tecido ósseo. A localização mais comum é na epífise ou na metáfise de locais anatômicos relacionados à velocidade de crescimento máxima em especial na porção distal do fêmur e proximal da tíbia (cerca de 60% dos casos), embora possa acometer outros ossos, como úmero, rádio, fíbula, pelve, costelas e mesmo a mandíbula. Metástases podem estar presentes em 20 a 40% dos casos ao diagnóstico de osteossarcoma, especialmente para pulmões e ossos.

## Sinais e sintomas

Dor óssea progressiva, fadiga, dor noturna, edema e limitação de movimentos são os sinais e sintomas mais comuns. Pode existir circulação venosa exacerbada e até mesmo úlceras no local em tumores mais volumosos. Distúrbios da marcha e fraturas patológicas podem estar presentes. Sintomas respiratórios são raros ao diagnóstico e estão presentes em casos de doença pulmonar avançada. Sintomas sistêmicos como febre ou perda de peso e linfadenopatia também são incomuns.

## Diagnóstico

É um tumor de crescimento rápido, com evolução em semanas. As imagens radiográficas variam de acordo com o grau de ossificação e calcificação, com imagem lítica e blástica, apresentando grande destruição cortical com invasão precoce das partes moles, deslocamento periosteal determinando o aparecimento de espículas ósseas perpendiculares à área do tumor. O deslocamento periosteal no limite de crescimento do tumor é observado como uma cunha de neoformação óssea e é denominado triângulo de Codman.

## Tratamento

Atualmente, o tratamento padrão consiste na quimioterapia após biópsia para estabelecer o diagnóstico. A quimioterapia neocoadjuvante tem várias vantagens em potencial. Promove o encolhimento do tumor, facilitando o procedimento com preservação do membro ou minorando a morbidade cirúrgica.

O tratamento cirúrgico do osteossarcoma pode ser realizado por meio de dois tipos de cirurgias: a amputação do membro afetado ou a cirurgia de preservação do membro. Esta última consiste na ressecção do tumor e a substituição do defeito pela colocação de uma endoprótese, por meio de um segmento de homoenxerto de banco de tecido ósseo, por transporte ósseo ou por uma combinação de métodos. A reabilitação pós-operatória é essencial.

## LEUCEMIA

É uma doença maligna que se origina a partir da multiplicação de células brancas na medula óssea.

Essas células não funcionais inibem a produção de células sanguíneas normais, como os eritrócitos ou células vermelhas, os trombócitos ou plaquetas e os leucócitos ou glóbulos brancos.

Na população brasileira de 2012, a leucemia era o tipo de câncer mais comum na infância, com dois tipos básicos: leucemia linfoide aguda (85%) e a leucemia mieloide aguda (10%). A leucemia mieloide crônica (5%) é bem rara na infância, e leucemia linfoide crônica não se manifesta nessa faixa etária.

A forma aguda agrava-se com rapidez, e a medula óssea é incapaz de produzir células sanguíneas saudáveis; a forma crônica ocorre lentamente, no entanto, há um aumento excessivo no número de células anormais de glóbulos brancos.

A leucemia linfoide aguda afeta as células linfoides que ainda não estão formadas e é a forma mais comum de leucemia na infância, com a maior incidência entre os 2 e 5 anos de idade. Elas se multiplicam rapidamente e acumulam-se na medula óssea, não permitindo a realização de suas funções, além de bloquear a produção de células sanguíneas normais na medula.

A leucemia mieloide aguda é um grupo heterogêneo de neoplasia caracterizada por aumento excessivo de mieloblastos, que se acumulam na medula e deixam de funcionar como células sanguíneas normais. Além disso, ocorre deficiência na produção de glóbulos vermelhos (causa anemia), de plaquetas (causa plaquetopenia) e de glóbulos brancos (causa leucopenia).

## Etiologia

As causam ainda são desconhecidas, mas sugere-se que algumas possam ser por: exposição a altas doses de radiação, de quimioterapia e de agentes químicos como benzeno e alquilantes, além de distúrbios genéticos como a agamaglobulinemia infantil ligada ao cromossomo X, síndrome de Down, síndrome de Bloom, síndrome de Shwacheman-Diamond e a anemia de Fanconi.

## Sinais e sintomas

Entre os tipos de leucemias, os sinais e sintomas na infância são bem semelhantes, incluindo palidez, cansaço, sonolência, manchas roxas, petéquias, dor óssea, anorexia, sangramento prolongado e aumento dos linfonodos; e diminuição de glóbulos brancos normais aumenta o risco de infecção e pode causar dor de cabeça e vômitos quando as células se alojam no líquido cerebrospinal.

## Diagnóstico

A leucemia linfoide aguda é diagnosticada por meio do mielograma (punção aspirativa da medula óssea) e, em alguns casos, da biópsia da medula óssea (remove uma pequena quantidade de osso preenchido por células). Em ambos os procedimentos, a amostra é retirada do osso do quadril.

Leucemia linfoide crônica é diagnosticada por meio do exame de mielograma (punção aspirativa de medula óssea), da imunofenotipagem (amostra de células do sangue), exame da medula ou de gânglios (linfonodos utilizados nas reações dos anticorpos aos antígenos para determinar os tipos celulares específicos) e da citogenética (processo de análise do número e do formato dos cromossomos, permitindo identificar os tipos específicos de leucemia e linfoma).

## Tratamento

O tratamento consiste em eliminar a produção de células blásticas no sangue e na medula óssea, a fim de restaurar a contagem de células sanguíneas normais. As leucemias podem ter índices de cura em até 80% quando tratadas com quimioterapia.

O tratamento inicial geralmente tem duração de 2 a 3 anos e é dividido em estágios.

- Indução: combinação de agentes quimioterápicos é aplicada para eliminar as células afetadas. Dura aproximadamente de 4 a 6 semanas.
- Consolidação e intensificação: altas doses de agentes quimioterápicos são aplicadas para eliminar as células cancerosas remanecentes. Dura de 4 a 8 semanas.
- Terapia de manutenção: baixas doses de agentes quimioterápicos são aplicadas para previnir recidiva. Em meninas, tem duração de aproximadamente 2 anos e, em meninos, de 3 anos.
- Transplante de célula-tronco ou de medula óssea: a criança deve permanecer por uma semana no hospital antes de iniciar o transplante, é uma fase de condicionamento. Nesse período, ela recebe agentes quimioterápicos como tiotepa ou cytoxan, e irradição em todo o corpo para deprimir a atividade da medula. No caso de transplante de medula óssea, os tipos de transplantes podem ser: autólogo (medula do próprio paciente) ou alogênico (medula de um doador histocompatível). As células saudáveis de um doador compatível são transfundidas no paciente afetado, e começam a produzir células sanguíneas saudáveis novamente.

Alguns agentes utilizados durante a quimioterapia podem causar complicações secundárias como neuropatia periférica e miopatia. O sulfato de vincristina, utilizado na quimioterapia, pode causar distúrbios neuromusculares, diminuição sensorial e parestesia, ataxia, paralisia dos pés e fraqueza na musculatura das mãos e dos pés. Com o decorrer do tratamento, surgem dores neuríticas e dificuldades motoras. A dexametasona causa fraqueza proximal e osteonecrose. O metotrexato interfere no crescimento esquelético e causa osteoporose e fraturas, primeiramente em membros inferiores.

Com o passar dos anos, o tratamento da leucemia linfoide aguda vem apresentando chances de sobrevida maiores, de 40 a 50% na década de 1970 para 70 a 80% na década de 1990, e de 86% a partir de 2000. Combinações de drogas quimioterápicas, adição de esquemas de manutenção e o tratamento profiláctico de doença do sistema nervoso central melhoram significativamente a sobrevida das crianças.

Após o tratamento do câncer, a criança pode apresentar diminuição na amplitude dos movimentos de dorsiflexão, redução da força muscular, insuficiência respiratória, fadiga, dor, atraso no desenvolvimento motor global e mobilidade funcional limitada.

## SARCOMAS DE PARTES MOLES

É uma doença em que as células cancerosas malignas originam-se na musculatura lisa ou estriada, no tecido conjuntivo fibroso ou adiposo e no tecido de suporte (fáscia e tecido sinovial) ou vascular (sanguíneos ou linfáticos). Os tumores de partes moles classificam-se em dois grupos: o rabdomiossarcoma e o não rabdomiossarcoma.

O rabdomiossarcoma é o sarcoma de partes moles mais comum na infância, correspondendo a cerca de 60% dos sarcomas de partes moles em crianças até 5 anos de idade. Inicia-se nos músculos em torno dos ossos e pode ser encontrado em qualquer parte do corpo.

Os sarcomas em crianças são mais comuns em cabeça, pescoço e trato geniturinário, seguidos de tronco e extremidades superior e inferior. Em ado-

CÂNCER INFANTIL

lescentes, podem localizar-se na região dos testículos, provocando aumento do escroto, sendo confundidos com hérnias.

## Etiologia

Os tumores de partes moles em crianças e adolescentes são raros, ocorrendo em torno de 15% quando comparados aos outros tipos de câncer. No Brasil, a ocorrência é em torno de 5 mil novos casos.

O fator etiológico não é específico, mas alguns elementos podem predispor a ocorrência, como: radioterapia (os sarcomas induzidos por radiação não surgem antes de 3 anos pós-tratamento, e a maioria ocorre quando há lesões de alto grau); exposição a elementos químicos (ácido fenoxiacético, clorofenol, torotraste, clorido vinil e arsênico), quimioterapia (algumas drogas utilizadas como melfalan, procarbazina, ciclofosfamida e clorambucil), linfedema crônico (no caso de mastectomia radical), predisposição genética (síndrome de Gardner – polipose familiar; síndrome de Li-Fraumeni – mutação no gene de supressão tumoral p53; e pacientes com retinoblastoma hereditário como um segundo tumor primário maligno); e trauma e corpo estranho (processos inflamatórios crônicos – projétil de arma de fogo).

## Sinais e sintomas

As manisfestações clínicas são variadas e estão relacionadas com a localização do tumor. No início da doença não há causa aparente nem dor local, o que leva a um diagnóstico tardio. Inicialmente pode ser confundido com hematoma intramuscular, cisto sebáceo e limpoma benigno.

Os sintomas começam aparecer quando os tumores crescem e pressionam as estruturas neuromusculares, causando edema no local do tumor, aspecto avermelhado e dor. Quando os tumores são intrabdominais e retroperitoneais, podem causar náuseas, vômitos e distensão abdominal.

## Diagnóstico

Para diagnosticar os sarcomas em crianças é muito importante que um médico experiente realize uma biópsia, a fim de examinar o tipo do tumor pelo microscópio. Na biópsia, pode ser realizada a remoção de células ou tecidos do tumor com uma agulha introduzida na pele, ou uma pequena cirurgia para retirar um pedaço do tumor.

Outros tipos de exames também podem auxiliar no diagnóstico: a radiografia, que permite avaliar o estado dos órgãos e dos ossos; a análise citogenética, que analisa uma amostra de sangue da medula óssea para verificar se existem mudanças nos cromossomos dos linfócitos; a ressonância magnética, que fotografa os tecidos do corpo no sentido transversal por meio de ondas magnéticas que se alteram de acordo com o tipo de tecido do corpo que atravessam. Em crianças pequenas, os médicos geralmente usam sedativos ou analgésicos para evitar desconforto durante o exame.

A avaliação pulmonar é necessária, visto que as metástases ocorrem sobretudo nos pulmões, e estas muitas vezes são silenciosas sintomatologicamente, sendo importante realizar a tomografia computadorizada.

## Tratamento

No exame físico deve-se fazer uma avaliação do local para verificar o tamanho do tumor; se é superficial está acima da fáscia, ou profundo, abaixo dela. É importante ressaltar que conforme o tumor cresce a pele adquire tonalidade escura, caracterizando necrose seguida de ulceração.

O tratamento dos sarcomas é feito geralmente com cirurgia e radioterapia, ou apenas a cirurgia isolada. O papel da quimioterapia no controle do sarcoma no pós-operatório não tem demonstrado resultados conclusivos.

No caso de cirurgia, é importante destacar que nos últimos 20 anos houve um declínio no número de amputações em pacientes com tumor de extremidades. Com as novas técnicas de tratamento, a preservação do membro é aliada à radioterapia pré ou pós-operatória, no entanto uma pequena porcentagem, aproximadamente 10% dos casos, é submetida a amputações.

Pacientes que apresentam tumores primários pequenos (5 cm ou menos), localizados superficialmente no tronco ou na extremidade, podem fazer uma cirurgia com remoção adequada do tumor, apresentando excelentes chances de controle local e altas taxas de cura. O contrário acontece com os tipos de tumores maiores de 5 cm, em que apenas a cirurgia não é capaz de eliminar o tumor.

A aplicação de radioterapia pré ou pós-operatória tem sido associada à cirurgia conservadora em sarcomas de pares moles localizados. A radiação pode ser administrada com técnica de feixe externo ou intersticiais (braquiterapia). A associação da cirurgia com a radioterapia tem apresentado resultados favoráveis na evolução do paciente.

## NEUROBLASTOMA

É um tumor embrionário do sistema nervoso simpático periférico, e varia entre os aspectos clínicos. Pode apresentar uma regressão espontânea em alguns tumores agressivos que não respondem ao tratamento multimodal. Eles estão entre os tipos de tumor com menor potencial e chance de cura em 10%.

Os locais mais comuns são o abdome (40%), o tórax (15%), o pescoço (5%) e a pelve (5%), mas também podem afetar o fígado, os ossos e a medula óssea. O neuroblastoma é um tipo de tumor que pode causar metástase em quase 50% dos lactentes e 70% de crianças maiores.

É considerado a terceira neoplasia mais comum em crianças com menos de 4 anos de idade, sendo a média com 2 anos e em 25% dos casos inferior a 1 ano. O tumor regride espontaneamente durante o primeiro ano de vida.

Sua etiologia é desconhecida, mas origina-se de células nervosas indiferenciadas da crista neural (deriva a medula, os gânglios e os plexos simpáticos), justificando o seu local de surgimento como sua distribuição.

### Sinais e sintomas

Esse tipo de tumor apresenta grande variedade de sinais e sintomas por conta das metástases. É frequente detectar tumores na medula óssea, nos ossos, nos linfonodos e no fígado. Nos casos avançados, a criança apresenta aumento de volume abdominal, dor abdominal, febre, dores ósseas, equimose palpebral e proptose do globo ocular, palidez, desnutrição, impossibilidade de andar. As catecolaminas produzidas em decorrência do tumor causam sudorese, irritabilidade, rubor e palpitação.

Os tumores que crescem próximos da coluna vertebral podem causar fraqueza nas pernas, dor e perda no controle do esfíncter (elimina fezes e urina). Em lactentes pode ser comum o aparecimento de metástase hepática e nódulos subcutâneos. Se a criança apresentar um aumento da barriga que não melhora, deve-se procurar um médico para avaliação. Todos os tumores do abdome podem ser confundidos com verminose.

### Diagnóstico

Podem ser realizados exames simples como radiografia de tórax e do esqueleto, mapeamento ósseo com tecnécio, tomografia computadorizada ou ressonância magnética da região abdominal e pélvica. Outros exames complementares são hemograma completo, métodos cintilográficos com uso de fosfato, dosagem de catecolaminas e ultrassonografia. No caso de metástase, devem ser incluídos exames dos ossos, para verificar o envolvimento cortical ósseo, e a biópsia, para verificar doenças na medula óssea.

### Tratamento

Se o tratamento não for iniciado a tempo, a criança pode apresentar paralisia definitiva. Os neuroblastomas são tratados com cirurgia e quimioterapia (ciclofosfamida, doxorrubicina, cisplatina, carboplastina e vincristina). Quando ocorre a remoção completa do tumor localizado, a cirurgia é um procedimento curativo. Em alguns casos, indica-se radioterapia e transplante de células-tronco. As taxas de sobrevida variam de 85 a 90% para grupos de baixo risco (bebês com menos de 1 ano) e de 10 a 25% para crianças com mais de 1 ano, que apresentam metástase para linfonodos em outros órgãos.

### TUMOR GERMINATIVO

Os tumores germinativos são neoplasias benignas ou malignas derivadas das células germinativas primordiais, que podem ocorrer em sítios gonadais, como os ovários (tumor de seio endodérmico, teratoma, carcinoma embrionário, disgeminoma e tumores mistos) e os testículos (tumor de seio endodérmico, carcinoma embrionário, seminoma e tumores mistos); e também em sítios extragonadais (teratoma, germinoma, tumor de seio endodérmico e tumores mistos).

Os teratomas são os mais frequentes entre menores de 5 anos, seguido de tumor de seio endodérmico (27,3%), germinomas (18,3%), tumores mistos (12,7%), coriocarcinoma (2,2%) e carcinoma embrionário (2,2%).

A incidência dos tumores germinativos apresenta-se em dois picos: o primeiro ocorre antes dos 2 anos de idade, e o segundo, de 8 a 12 anos para meninas e 11 a 14 para meninos (altas incidências em tumores de ovário e testículo). Há alta incidência dos tumores de localização sacrococcígea (42%), ovários (29%), testículos (9%), mediastino (7%), sistema nervoso central (6%), cabeça e pescoço (5%) e retroperitônio (4%). Eles representam 3,3% dos tumores malignos em crianças e adolescentes (< 15 anos), e anualmente a ocorrência é de 0,4 caso por 100 mil crianças para os tumores malignos e de 0,6 caso por 100 mil crianças, incluindo os teratomas.

## Etiologia

A causa da maioria dos tumores de células germinativas não é bem definida. Sugere-se que alguns fatores podem levar ao desenvolvimento de tumores, como defeitos congênitos que afetam o SNC, órgãos genitais, aparelho urinário e na coluna, assim como certas condições genéticas que resultam em falta ou cromossomas sexuais extras.

## Sinais e sintomas

Os tumores de ovário podem causar dores abdominais, geralmente crônicas, crescimento dos seios e aparecimento de pelos antes do tempo (na puberdade precoce) e tumorações palpáveis. Ascite, adenomegalia inguinal ou dor abdominal aguda podem ocorrer nos raros casos de doença metastática. Nos meninos, casos em que os testículos não desceram para a bolsa escrotal (criptorquidia) devem ser vigiados com ultrassom, pois a incidência de câncer é 20 a 40 vezes maior nesses casos. O sinal de alerta é o aumento da bolsa escrotal, confundido muitas vezes com hérnia.

## Diagnóstico

Os exames de imagem como tomografia computadorizada, ressonância magnética, radiografia, ultrassonografia e cintilografia óssea podem ajudar a determinar se a massa tumoral que cresce progressivamente e invade os tecidos adjacentes se espalhou para outras partes do corpo. A biópsia pode ser feita por laparoscopia (com uma pequena incisão e uma câmara para orientar os movimentos do médico em vez de uma cirurgia mais invasiva). O diagnóstico precoce das neoplasias malignas nas crianças é importante, visto que em torno de 70% dos tumores são potencialmente curáveis.

Hoje em dia, o maior desafio para os oncologistas cirurgiões pediatras é conseguir altas taxas de cura, preservando a fertilidade desses pacientes.

## Tratamento

Nos meninos, é importante que a cirurgia seja realizada pela barriga, e não abrir o escroto. O tratamento é realizado com cirurgia, quimioterapia e radioterapia.

Na cirurgia de tumores malignos, remove-se o maior número de células cancerígenas possível, em associação com tratamento com quimioterapia ou radioterapia. No caso de tumores benignos, apenas a cirurgia pode eliminar o tumor, não sendo necessárias outras condutas terapêuticas.

A quimioterapia é utilizada antes da cirurgia em casos de tumores malignos extensos para reduzir o tamanho do tumor. A radioterapia destrói as células cancerosas, mas também pode prejudicar as células normais, causando efeitos colaterais físicos como fadiga, náuseas e perda de cabelo. Durante o tratamento da criança, uma equipe de saúde tomará medidas abrangentes para acompanhar atentamente as doses de radiação, a fim de proteger o tecido saudável, tanto quanto possível. A maioria dos efeitos secundários desaparece depois do tratamento ter terminado.

## FISIOTERAPIA: AVALIAÇÃO E INTERVENÇÃO

A fisioterapia tem por objetivo auxiliar na manutenção das funções vitais e capacidades funcionais, reduzindo o número de complicações e o tempo de imobilização.

Durante a avaliação, as medidas objetivas, padronizadas e validadas permitem o avanço na reabilitação das habilidades funcionais e na qualidade de vida da criança e do adolescente com câncer e nos cuidados associados à independência. Para identificar precocemente algumas disfunções funcionais nessa população, podem ser aplicados alguns testes específicos.

- Avaliação musculoesquelética: testes de força muscular, de mobilidade articular (goniômetro), de postura e transferências de posições, de sensibilidade (estesiômetro) e de dor (modelo de esquema corporal, escala de Oucher, escala de cores, escala linear analógica visual, escala linear analógica não visual e escala analógica visual de faces).
- Avaliação respiratória: teste de mobilidade torácica (cirtrometria), de pressões respiratórias máximas – inspiração e expiração (manovacuômetro), de fadiga e dispneia (escala visual analógica de Borg modificada).

- Avaliação neurofuncional: avaliação do tônus e reflexos musculares, as habilidades motoras funcionais (marcha, de transferências de posições e habilidades motoras globais), teste de coordenação e equilíbrio, e os sensoriais mediados pelos estimulos visuais, proprioceptivos, táteis e vestibulares. A paralisia facial pode ocorrer em crianças com lesão de nervos encefálicos.

Além disso, é importante a assistência humanizada, integral e de qualidade dos profissionais às famílias, dando suporte emocional, socioeconômico e estrutural para uma boa rotina familiar e recuperação da criança. Aliviar o sofrimento, a dor e as incertezas do futuro da criança/adolescente permite maior adesão ao tratamento e maior confiança dos cuidadores na equipe e nos procedimentos realizados.

Algumas escalas de avaliação padronizadas também podem ser utilizadas para verificar o desenvolvimento motor global da criança, como a Alberta Infant Motor Scale: aplicada em recém-nascidos até a aquisição da marcha independente, para observar a postura, os movimentos antigravitacionais e a descarga de peso nas posturas prona, supina, sentada e em pé; nas crianças com casos de lesão encefálicas, pode ser utilizada a Gross Motor Function Measure (GMFM – 66 e GMFM – 88) para quantificar mudanças nas habilidades motoras grossas de crianças com lesão cerebral, entre 5 meses e 16 anos de idade, em cinco dimensões: (1) deitar e rolar, (2) sentar, (3) engatinhar, (4) ficar em pé e (5) andar, correr e pular; e para verificar a funcionalidade nas atividades de vida diária a Pediatric Evaluation of Disability Inventory, aplicada em crianças de 6 meses a 7 anos e seis meses, para avaliar a capacidade e o desempenho de atividades funcionais em 3 categorias – autocuidado, mobilidade e função social. Também é observado o nível de assistência dos cuidadores e a necessidade de fazer modificações no ambiente ou em utilizar adaptações na criança para executar as habilidades.

## INTERVENÇÃO FISIOTERAPÊUTICA

Os diversos tratamentos aplicados nas condições oncológicas infantojuvenis podem causar complicações, como: redução da imunidade, aumento da fadiga, diminuição da capacidade física, perda de desempenho e disfunções ventilatórias.

Diante das alterações observadas, tornam-se imprescindíveis avaliações periódicas da função pulmonar, bem como da capacidade funcional global, com o objetivo de monitorar as condições fisiológicas gerais e específicas da criança e do adolescente, auxiliando na orientação de medidas preventivas.

Para uma intervenção fisioterapêutica adequada, deve-se conhecer as medidas dos níveis sanguíneos (contagem de plaquetas < 10.000 mm$^3$, entre 10.000-50.000/mm$^3$, > 50.000/mm$^3$), das alterações motoras, das complicações cardiorrespiratórias ou hemodinâmicas, da capacidade funcional, das condições pré e pós-operatórias, emocionais e dificuldades de aprendizagem do indivíduo.

Considerando os níveis de complicações, tanto em ambiente hospitalar quanto ambulatorial, justifica-se a necessidade de intervenção fisioterapêutica em curto, médio e longo prazo, pois a abordagem fisioterapêutica constitui-se um instrumento fundamental para a reabilitação biopsicossocial e recuperação precoce da funcionalidade do paciente. Além disso, seus recursos contribuem para o alívio da dor, diminuição da tensão muscular, melhora da circulação tecidual, prevenção ou redução de linfedemas e diminuem a ansiedade do paciente, minimizando as condições intrínsecas (estresse e depressão) que podem ser agravantes do câncer.

A intervenção da fisioterapia respiratória envolve diversas técnicas que podem estar associadas às modalidades de ventilação mecânica, como manobras de higiene brônquica e reexpansão pulmonar. Manobras de higiene brônquica: drenagem postural, vibração manual, vibrocompressão, aceleração de fluxo respiratório (AFE), terapia expiratória manual passiva (TEMP), tosse assistida, aspiração traqueobrônquica, *zero end expiratory pressure* (ZEEP) e recrutamento alveolar.

São técnicas de reexpansão pulmonar: exercícios respiratórios, padrão ventilatório em tempos, padrão ventilatório diafragmático, compressão/descompressão e fortalecimento muscular (inspirômetros de incentivo).

A fisioterapia motora consiste em posicionamentos antipadrão, mobilização de tronco, membros superiores e inferiores em associação com exercícios respiratórios, exercícios (ativos, ativo-assistidos, passivos) sem e com resistência.

O início do tratamento fisioterapêutico na criança com câncer infantil constitui-se de exercícios de mobilização passiva e ativa, alongamentos suaves e brincadeiras leves, como alcance, encaixe, arremesso de argolas, entre outros; com a evolução, incluir exercícios ativos, como manuseios sobre o rolo e a bola suíça visando controle postural, a descarga de peso em membros superiores e inferiores, transferência de posturas no solo e, posteriormente, no rolo e na bola, treino de marcha na barra paralela e na esteira elétrica, subir e descer escadas e rampas, bicicleta ergométrica e habilidades como agachamento durante as brincadeiras; e após dar início aos exercícios resistidos, utilizando pesos e faixas elásticas.

Para a criança com câncer apresentando fraqueza muscular, atrofia e diminuição da resistência cardiovascular, é importante incluir atividades lúdicas durante a fisioterapia, para auxiliar na resposta ao tratamento, além de aumentar o vínculo terapeuta-paciente e minimizar o sofrimento delas diante das circunstâncias vivenciadas no hospital.

Por meio de cantigas e histórias infantis, o fisioterapeuta motiva a criança a realizar uma atividade funcional de forma lúdica e apresentar melhor desempenho motor. Ao propor à criança uma tarefa, é possível observar como ela planeja a ação para executá-la. Para isso, deve-se estabelecer objetivos funcionais durante o tratamento e em cada sessão determinar uma atividade funcional para ser trabalhada. A seguir será descrita a sequência de um planejamento de tratamento durante uma sessão de fisioterapia: 1) determinar uma tarefa funcional para ser estimulada; 2) realizar mobilização em tronco e membros, para melhorar a flexibilidade da criança; 3) estimular atividades visando o fortalecimento muscular e o aprimoramento da habilidade funcional determinada; 4) observar o desempenho da criança na habilidade funcional.

Dessa forma, é possível verificar a evolução diária da criança com o tratamento da fisioterapia, além de permitir mudanças na conduta terapêutica de acordo com a resposta da criança.

Materiais utilizados na fisioterapia: bola suíça, rolos, conjunto de bancos, tornozeleiras, tatames, escadas e rampas, barra paralela, espaldar, bolas, bambolês, cestos e brinquedos em geral; na estimulação sensorial: buchas e bolas de diferentes texturas, malha tipo Lycra®, prancha de equilíbrio, almofadas, óleo para massagem, espuma de barbear ou chantili; na estimulação respiratória: incentivadores para inspiração e expiração, "língua de sogra", fazer bolinhas de sabão, entre outros, permitem criar diversos tipos de atividades funcionais.

Para evitar contraturas e deformidades, podem ser utilizados aparelhos adaptativos como órteses (fixa e dinâmica) e engessamento em série para ganhos ou manutenção de movimentos articulares.

## ATENÇÃO E CUIDADO

Assim que for confirmado o diagnóstico da neoplasia maligna, é necessário iniciar o tratamento correto em uma unidade de oncologia pediátrica com uma estrutura adequada para realizar o suporte necessário.

É de fundamental importância a atuação e o acompanhamento de uma equipe multidisciplinar composta por diversas especialidades médicas (oncologia pediátrica, cirurgia pediátrica, ortopedia oncológica, neurocirurgia, patologia, radioterapia, radiologia, cardiologia, nefrologia, neurologia) e outras especialidades de saúde (fisioterapia, nutrição, fonoaudiologia, enfermagem, psicologia, psicopedagogia, serviço social, odontologia).

## BIBLIOGRAFIA

1.  Almeida MD. A criança com tumor de sistema nervoso central: considerações da psicanálise para a área da saúde. Dissertação (Mestrado – Pós-Graduação em Psicologia. Área de Concentração: Psicologia Clínica). Instituto de Psicologia da Universidade de São Paulo, São Paulo. 122f. 2011.

2.  Appelbaum FR. As leucemias. Manual de oncologia clínica da UICC. Raphael E. Pollock. São Paulo: Fundação Oncocentro de São Paulo; 2006. p.693-720.

3.  Ater JL. Neuroblastoma. In: Nelson WE Tratado de pediatria. 18, ed. Rio de Janeiro: Elsevier; 2009. p.2143-5.

4.  Behrman RE, Kliegman RMN. Princípios de pediatria. 3. ed. Rio de Janeiro: Guanabara Koogan; 1999.

5.  Braga PE, Latorre MRDO, Curado MP. Câncer na infância: análise comparativa da incidência, mortalidade e sobrevida em Goiânia (Brasil) e outros países. Cad. Saúde Pública 2002;18(1):33-44.

6.  Burke ME, Albritton K, Marina N. Challenges in the recruitment of adolescents and young adults to cancer clinical trials. Cancer 2007;110(11):2385-93.

7.  Cologna CJ, Martins ACP, Tucci Jr S, Suaid HJ, Celini FM, De Camargo B, et al. Câncer na infância. In: Brentani MM, et al. Bases de oncologia. São Paulo: LEMAR; 1998. p.389-413.

8.  Cologna AJ, Martins ACP, Tucci Jr S, et al. Tumores testiculares na infância. Acta Cirúrgica Brasileira 2003;18(5):52-4.

9.  De Campos AC, Santos NSA, Tudella E, Pereira K, Rocha NACF. Impacto de programa fisioterapêutico no desempenho funcional da criança com doença de Charcot-Marie-Tooth tipo 2: estudo de caso. Fisioterapia & Pesquisa 2007;14(2):77-83.

10. Diniz AB, Regis CA, Brito NP, Conceição LS, Moreira LMA. Perfil epidemiológico do câncer infantil em população atendida por uma unidade de oncologia pediátrica em Salvador – Bahia. Rev Cienc Med Biol 2005;4(2):131-9.

11. Ferrari A, Bleyer A. Participation of adolescents with cancer in clinical trials. Cancer Treat Rev 2007;33(7):603-8.

12. Filho VO. Neuroblastoma. In: Marcondes E. Pediatria básica: clínica geral. 9.ed. São Paulo: Sarvier; 2009. p.938-43.

13. Gomes VCC. Clínica e evolução dos tumores do sistema nervoso central na região da beira interior. Dissertação (Mestrado em Medicina). Universidade da Beira Interior. Covilhã, Portugal. 40f. 2010.

14. Haley SM, et al. Pediatric evaluation of disabilities inventory: development. Standardization and administration manual. Boston: New England Medical Center Hospital and PEDI Research Group; 1992.

15. Sizínio H. Ortopedia e traumatologia: princípios e prática. 2.ed. Artmed; 1998.

16. Herrera JM, Krebs A, Harris P, Barriga F. Childhood tumors. Surg Clin North Am 2000;80(2):747-60.

17. Instituto Nacional de Câncer José Alencar Gomes da Silva. Coordenação Geral de Ações Estratégicas. Coordenação de Prevenção e Vigilância. Estimativa 2012: incidência de câncer no Brasil. Coordenação Geral de Ações Estratégicas, Coordenação de Prevenção e Vigilância. Rio de Janeiro: INCA; 2011.

18. Instituto Nacional de Câncer (Brasil). Diagnóstico precoce do câncer na criança e no adolescente / Instituto Nacional de Câncer, Instituto Ronald McDonald. 2.ed. Rio de Janeiro: INCA; 2011.

19. Jadresic L, Leake J, Gordon I, Dillon MJ, Grant DB, Pritchard J, et al. Clinicopathologic review of twelve children with nephropathy, Wilms' tumour, and genital abnormalities (Drash syndrome). J Pediatr 1990;117:717-25.

20. Knobel E. Condutas no paciente grave. 2.ed. São Paulo: Atheneu; 2002.

21. Kohlsdorf M. Aspectos psicossociais no câncer pediátrico: estudo sobre literatura brasileira publicada entre 2000 e 2009. Psicologia em Revista 2010;16(2):271-94.

22. Lima MS, Almohalha L. Desvelando o papel do terapeuta ocupacional na oncologia pediátrica em contextos hospitalares. Revista de Terapia Ocupacional 2011;22(2):172-81.

23. Lima ER, Fonseca KC, Cavacami E, Rodrigues KES, Ibiapina CC, Oliveira BM. Apresentação clínica dos tumores sólidos mais comuns na infância e adolescência. Rev Med Minas Gerais 2008;18(4 Supl 3):27-33.

24. Longhi A, Errani C, De Paolis M, Mercuri M, Bacci G.Primary bone osteosarcoma in the pediatric age: state of the art. Cancer Treat Rev 2006; 32(6):423-36.

25. Lopes LF. Tumores de células germinativas em crianças. In: Kowalski LP, Guimarães GC, Salvajoli JV, Feher O, Antoneli CBG (org.). Manual de condutas diagnósticas e terapêuticas em oncologia. 3.ed. São Paulo: Âmbito Editores, 2006, p.183-190.

26. Lopes LF. Tumores de células germinativas na infância. Oncologia para Graduação. Ademar Lopes. Ribeirão Preto: Tecmed; 2005. p.533-8.

27. Lopes LF. Leucemias na infância. Acta Oncol Bras 1994; 14:133-142.

28. Machado CP, Gomes AM, Locatelli AC, Peter M. Osteossarcoma de fêmur distal com fratura de endoprótese não convencional: Revisão de literatura e relato de caso. R Pesq: Cuid Fundam 2010 (Ed. Supl.):631-5.

29. Machado TMS, Lopes LF. Tumores de células germinativas. In: Marcondes E, et al. Pediatria básica. 9.ed. São Paulo: Sarvier; 2003. p.952-3.

30. Marchese VG. Estudo de caso: leucemia infantil. In: Effgen SK. Fisioterapia pediátrica, atendendo as necessidades das crianças. Rio de Janeiro: Guanabara Koogan; 2007. p.448-53.

31. Margo CE, Zimmerman LE. Retinoblastoma: the accuracy of clinical diagnosis in children treated by enucleation. J Pediatr Ophthalmol Strabismus 1983;20:227-9.

32. Meadows AT. Pediatric cancer survivorship: research and clinical care. J Clin Oncol. 2006;24(32):5160-5.

33. Morgan CR. Oncologia pediátrica. In: Tecklin JS. Fisioterapia pediátrica. Porto Alegre: Artmed; 2007. p.290-310.

34. McGregor LM, Metzger ML, Sanders R, Santana VM. Pediatric cancer in the new millennium, dramatic progress, new challenges. Oncology 2007;21(7):809-20.

35. Murahovschi J. Pediatria: diagnóstico e tratamento. 6. ed. São Paulo: Sarvier; 2006. p.776-7.

36. Oliveira KMC, et al. Força muscular respiratória e mobilidade torácica em crianças e adolescentes com leucemia aguda e escolares saudáveis. Rev Bras Cancerol 2011;57(4):511-7.

37. Oliveira EA, Fernandes FE, Torquato JA. Verificação do padrão respiratório e força muscular respiratória em pacientes pediátricos com neoplasias encefálicas. Pediatria (São Paulo) 2009;31(3).

38. Pan R, Marques AR, Costa Júnior ML, Nascimento LC. Caracterização das internações hospitalares de crianças e adolescentes com neoplasias. Rev Latino-Am Enfermagem 2011;19(6).

39. Petrilli AS, Carneiro Júnior JL, Cypriano M, Angel A, Toledo S. Diferenças clínicas, epidemiológicas e biológicas entre o câncer na criança e no adulto. Rev Bras Cancerol 1997;43(3):191-203.

40. Piper MC, Darrah J. Motor assessment of the developing infant. Philadelphia: WB Saunders; 1994.

41. Pisters PWT, O'Sullivan B. Sarcomas de partes moles. In: Pollock RE. Manual de oncologia clínica da UICC. São Paulo: Fundação Oncocentro de São Paulo; 2006. p.651-72.

42. Rodrigues KES, Latorre MRDO, Camargo B. Atraso diagnóstico do retinoblastoma. Jornal de Pediatria 2004;80(6):511-6.

43. Russell DJ, Rosenbaum P, Avery LM, Lane M. Gross Motor Function Measure (GMFM – 66 and GMFM – 88) user's manual. Cambridge: Cambridge University Press; 2002.

44. Santos CER, Rezende JFN, Stoduto G, Nunes LF. Sarcomas de partes moles. In: Silva MR, De Castro MCR. Fundamentos de dermatologia. Rio de Janeiro: Atheneu; 2008. v. 2. p.1761-74.

45. Verschuur AC. Acute myelomonocytic leukemia. Orphanet Encyclopedia. Maio 2004.

46. Takamatu EE. Tumor de Wills: características clínicas e cirúrgicas. Dissertação (Mestrado – Programa de Pós-Graduação em Ciências Médicas: Pediatria). Universidade Federal do Rio Grande do Sul. Faculdade de Medicina. Porto Alegre. 71f. 2006.

47. Torritese P, Vendrúsculo DMS. A dor na criança com câncer: modelos de avaliação. Rev Latino-Am Enfermagem 1998;6(4):49-55.

48. Wayne AS, Helman LJ. Neoplasias pediátricas. In: Pollock RE. Manual de oncologia clínica da UICC. São Paulo: Fundação Oncocentro de São Paulo; 2006. p.721-41.

49. Weitzman S. Nephroblastoma. In: Voute PA, Kalifa C, Barrett A. Cancer in children – clinical management. Oxford: SIOP; 1998. p.259-73.

# 62

# CÂNCER E TRABALHO

DERNIVAL BERTONCELLO
ISABEL APARECIDA PORCATTI DE WALSH

## SAÚDE DO TRABALHADOR

Entende-se por saúde do trabalhador o conjunto de conhecimentos de diversas disciplinas, como medicina social, saúde pública, saúde coletiva, clínica médica, medicina do trabalho, sociologia, epidemiologia social, engenharia, psicologia, entre outras, que, aliado ao saber do trabalhador sobre seu ambiente de trabalho e suas vivências das situações de desgaste e reprodução, estabelece uma nova forma de compreensão das relações entre saúde e trabalho e propõe nova prática de atenção à saúde dos trabalhadores e intervenção nos ambientes de trabalho.[1]

O termo surgiu no Brasil com o Movimento pela Reforma Sanitária, que se intensificou no país a partir da década de 1980, tendo na Reforma Sanitária Italiana seu exemplo inspirador[2] e tem como definição legal no artigo VI da Lei n. 8.080: "conjunto de atividades que se destina, através de ações de vigilância epidemiológica e vigilância sanitária, à promoção e proteção da saúde dos trabalhadores, assim como visa à recuperação e reabilitação da saúde dos trabalhadores submetidos aos riscos e agravos advindos das condições de trabalho".[3]

Em vigor desde 2004, a Política Nacional de Saúde do Trabalhador do Ministério da Saúde visa à redução dos acidentes e doenças relacionadas ao trabalho, mediante a execução de ações de promoção, reabilitação e vigilância na área de saúde. Publicada no DOU n. 85, de 05.05.2005, suas diretrizes, descritas na Portaria n. 1.125, de 06.07.2005, compreendem a atenção integral à saúde, a articulação intra e intersetorial, a estruturação da rede de informações em saúde do trabalhador, o apoio a estudos e pesquisas, a capacitação de recursos humanos e a participação da comunidade na gestão dessas ações.[4]

Para fins desta política são considerados trabalhadores todos os homens e mulheres que exercem atividades para sustento próprio e/ou de seus dependentes, qualquer que seja sua forma de inserção no mercado de trabalho, no setor formal ou informal da economia. Estão incluídos nesse grupo todos os indivíduos que trabalharam ou trabalham como: empregados assalariados; trabalhadores domésticos; avulsos; rurais; autônomos; temporários; servidores públicos; trabalhadores em cooperativas e empregadores, particularmente os proprietários de micro e pequenas unidades de produção e serviços, entre outros. Também são considerados trabalhadores aqueles que exercem atividades não remuneradas, participando de atividades econômicas na unidade domiciliar; o aprendiz ou estagiário e aqueles temporária ou definitivamente afastados do mercado de trabalho por doença, aposentadoria ou desemprego.

Recentemente publicada por meio do DEC n. 7.602/2011 (decreto do executivo) de 07.11.2011, a Política Nacional de Segurança e Saúde no Trabalho (PNSST) tem por objetivo a promoção da saúde e a melhoria da qualidade de vida do trabalhador e a prevenção de acidentes e de danos à saúde advindos, relacionados ao trabalho ou que ocorram no curso dele, por meio da eliminação ou redução dos riscos nos ambientes de trabalho, tendo como princípios universalidade, prevenção, precedência das ações de promoção, proteção e prevenção sobre as ações de assistência, reabilitação e reparação, diálogo social e integralidade.[5]

Com relação ao câncer ocupacional, no campo das políticas públicas, a falta de informação sobre o papel do trabalho na sua causalidade não tem favorecido sua priorização no debate sobre o tema e nas estratégias de prevenção divulgadas pelos órgãos de saúde.[6]

## DOENÇAS PROFISSIONAIS E DO TRABALHO

Sob o ponto de vista normativo, as doenças ocupacionais estão subdivididas em profissionais e do trabalho e são previstas no art. 20, incisos I e II da Lei n. 8.213/1991.[7]

O inciso I da referida lei define que as doenças profissionais (tecnopatias ou ergopatias) seriam aquelas produzidas ou desencadeadas pelo exercício do trabalho peculiar a certas atividades.[7] São também denominadas doenças profissionais típicas, por serem características de determinadas ocupações e, portanto, prescindem da necessidade de comprovação do nexo causal, ou seja, em decorrência de sua tipicidade, dispensam a comprovação do nexo de causalidade com o trabalho, havendo uma presunção legal nesse sentido.[8-11]

Já as doenças do trabalho (mesopatias) são conceituadas, de acordo com o inciso II, como aquelas adquiridas ou desencadeadas em função das condições especiais em que o trabalho é realizado e com ele se relacionem diretamente.[7] São igualmente denominadas moléstias profissionais atípicas, pois enquanto as doenças profissionais resultam de risco específico direto, característico do ramo de atividade, as do trabalho têm como causa ou concausa o risco específico indireto. Considerando-se a sua atipicidade, as mesopatias exigem a comprovação do nexo de causalidade com o trabalho.

Segundo a classificação de Shilling,[12] na doença ocupacional, o trabalho é causa necessária e, no caso de doenças relacionadas ao trabalho, ele pode ser entendido como um fator de risco, ou seja, um atributo ou uma exposição que está associada com uma probabilidade aumentada de ocorrência de uma doença.

Nesse sentido, a silicose, a asbestose e o saturnismo corresponderiam às doenças profissionais, porquanto inerentes à atividade exercida pelos trabalhadores; enquanto a hipertensão arterial, a ansiedade, a depressão, alguns tipos de cânceres, as lesões por esforço repetitivo (LER), os distúrbios osteomoleculares relacionados ao trabalho (DORT) e a síndrome de esgotamento profissional seriam doenças do trabalho.[13]

Assim, na relação entre câncer e trabalho, na doença profissional temos o desenvolvimento de osteossarcoma em adultos por exposição à radiação ionizante e do mesotelioma de pleura por exposição ocupacional ao asbesto (amianto). A nomenclatura adequada para esse tipo de doença é câncer ocupacional. A segunda forma, a doença relacionada ao trabalho, engloba a maioria das neoplasias. Para a maioria dos cânceres, a nomenclatura adequada é de câncer relacionado ao trabalho. Na prática, a caracterização etiológica ou de nexo causal será essencialmente de natureza epidemiológica, seja pela observação de um excesso de frequência em determinados grupos ocupacionais ou profissões seja pela ampliação quantitativa ou qualitativa do espectro de determinantes causais, que podem ser conhecidos a partir do estudo dos ambientes e das condições de trabalho. A eliminação desses fatores de risco reduz a incidência ou modifica o curso evolutivo da doença ou agravo à saúde.[14]

## AMBIENTE OCUPACIONAL E CÂNCER

Em 30 de abril de 2012 foi lançada, no Instituto Nacional de Câncer José de Alencar Gomes da Silva (INCA), a publicação Diretrizes para a vigilância do câncer relacionado ao trabalho,[6] representando um marco não apenas para os que desenvolvem atividades de proteção à saúde dos trabalhadores nas instâncias do Sistema Único de Saúde (SUS), mas também para as políticas de prevenção do câncer na sociedade brasileira,[15] reunindo as últimas pesquisas mundiais sobre câncer relacionado ao trabalho. Dessa maneira, essa publicação será referência para os próximos itens aqui apresentados.

O conhecimento sobre o câncer ocupacional tem se ampliado bastante, mas continua sendo tema complexo diante da diversidade de fatores que podem interferir na sua gênese (genéticos, ambientais, culturais, tempo e natureza da exposição etc.).[16-19]

Cerca de 80% dos casos de câncer estão relacionados aos fatores ambientais evitáveis em maior ou menor grau.[20] Esses fatores envolvem água, terra, ar, ambiente de consumo (alimentos, medicamentos, fumo, álcool, produtos domésticos), o ambiente cultural (estilo, costumes e hábitos de vida) e o ambiente ocupacional (exposição ao benzeno, sílica, amianto e agrotóxicos). De acordo com a Agência Internacional de Pesquisa sobre Câncer (International Agency for Research on Cancer – IARC) da Organização Mundial da Saúde (OMS), 29 grupos de agentes relacionados ao trabalho e ao ambiente e 12 circunstâncias de exposição (processos industriais) estão classificados como carcinogênicos.[21]

O câncer ocupacional é decorrente da exposição aos agentes químicos, físicos ou biológicos classificados como carcinogênicos, presentes no ambiente de trabalho.

Os agentes cancerígenos físicos incluem as radiações solar, ionizante e não ionizante.[22] O mecanismo da carcinogênese física, pela radiação, reside na sua capacidade de induzir mutações. As substâncias químicas ocupam posição de destaque na história natural do câncer ocupacional, o que pode ser evidenciado pela extensa relação das principais substâncias químicas, dos processos industriais e de exposições ocupacionais que apresentam associação causal com o câncer, publicada pela IARC.[23]

A recente publicação Eurogip[24] discute a dificuldade de definir o câncer como relacionado ao trabalho ou ambiental. Os argumentos se baseiam em dois pontos: a dificuldade em distinguir as exposições ocupacional e ambiental e os problemas com a comprovação científica que permita identificar o caráter cancerígeno de um agente, em especial se mais de uma substância ou agente estiverem presentes de forma conjugada. A dificuldade científica de comprovar a associação ocupacional e o tipo de câncer se relaciona ao longo período de latência do câncer e à complexidade dos ambientes de trabalho, que, mesmo em atividades com relativa simplicidade tecnológica, como pintores ou cabeleireiros, propicia a exposição a inúmeras substâncias com difícil identificação e cuja atuação concomitante pode se associar a diversos desfechos, como o câncer da bexiga e da mama, respectivamente. Para esses casos, a IARC e o princípio da precaução[25,26] reconhecem a possibilidade da associação e tratam essas situações como exposições complexas.[23]

Estudos sobre ocupação e câncer, por exemplo, demonstraram um aumento no risco para linfoma não Hodgkin,[27-29] doença de Hodgkin,[30,31] leucemia,[32,33] câncer de próstata,[34,35] estômago[36,37] e mama[38,39] entre trabalhadores agrícolas.

A proporção de casos de câncer atribuída às exposições ocupacionais é variável, entre 4 e 40%, dependendo do tipo de tumor e da metodologia empregada. Nos países industrializados, a exposição a cancerígenos parece ser maior nos trabalhadores dos países em desenvolvimento, como decorrência de procedimentos precários de segurança e do uso de tecnologia obsoleta.[40] Considera-se que aproximadamente 10,8% dos casos de câncer (excluindo pele não melanoma) em homens e 2,2% dos casos de câncer em mulheres são causados por exposição ocupacional.[41] Ainda, nos países em desenvolvimento, os trabalhadores estão se aposentando mais tarde e, por conta das características do processo de industrialização, estão sendo expostos a muitos tipos de substâncias e sob condições de trabalho desfavoráveis por um longo tempo.[6]

No entanto, a legislação específica do Ministério do Trabalho e Emprego proíbe somente o uso de quatro substâncias cancerígenas: 4-aminodifenil, benzidina, beta-naftilamina e 4-nitrodifenil. Porém, pelo menos outros 15 agentes reconhecidamente cancerígenos, como radiação ionizante, amianto e a sílica, estão entre os que possuem exposições toleradas. A concepção de "limites de tolerância", adotada para outras substâncias, entra em conflito com o atual conhecimento científico sobre carcinogênese, que não reconhece limites seguros para a exposição do trabalhador a quaisquer cancerígenos.[40,42,43]

## EPIDEMIOLOGIA DO CÂNCER OCUPACIONAL

As estimativas mundiais de câncer, publicadas pelo Relatório da Agência Internacional para Pesquisa em Câncer,[23] relataram que as taxas de câncer na população mais que dobraram em 30 anos. Estima-se que, no ano de 2008, ocorreram cerca de 12,7 milhões de casos novos de câncer e 7,6 milhões de óbitos pela doença.[44]

O câncer representa atualmente a segunda causa de morte no mundo. Responde por 20% dos óbitos na Europa, com mais de 3 milhões de novos casos e 1,7 milhão de óbitos por ano,[45] constituindo-se assim em fundamental questão de saúde pública tanto nos países desenvolvidos como naqueles em desenvolvimento,[46,47] principalmente porque a prevenção pode reduzir a ocorrência em até 30% dos casos[45] e alguns, diretamente relacionados à ocupação, como o mesotelioma, podem ser completamente preveníveis.

Hämäläinen et al.[48] estudaram a situação mundial dos óbitos no trabalho e identificaram como principais causas: o câncer (32%), as doenças do aparelho circulatório (26%) e os acidentes (17%).

O reconhecimento do câncer relacionado ao trabalho varia entre países com graus de detalhamento distintos e peculiares. Nos países da União Europeia, estima-se 2,3 milhões de novos casos de câncer por ano. A Eurogip[24] descreve a situação dos países europeus e identifica uma tendência de aumento dos casos de câncer relacionado ao trabalho em todos os países entre 2006 e 2008. As prevalências mais expressivas identificadas em 2006 foram: França com 10,44 casos de câncer relacionado ao trabalho para 100 mil trabalhadores segurados. Na Bélgica, essa taxa foi de 9,86, na Alemanha, 6,57, na Finlândia, 6,53 e na Itália, 5,15 por 100 mil.

As estimativas de Doll e Peto,[49] mesmo consideradas subestimadas, identificam variação na proporção de câncer relacionado ao trabalho segundo a localização. Para o sexo masculino, estimou-se que 4% dos casos de câncer do fígado são relacionados ao trabalho; 2% para a laringe; 15% para o pulmão; 25% para o nariz; 25% para a pleura; 4% para os ossos; 10% para a pele não melanoma; 1% para a próstata; 10% para a bexiga e 10% para as leucemias.[49,50]

Na União Europeia, os cinco tipos de câncer ocupacionais mais comuns são: broncopulmonar, que representa 86% de todos os casos, seguido de bexiga, 4%, sinonasal, 3%, hematopoiético, 2%, e pele 1%.[51]

No Brasil, desde 2003 o câncer é a segunda causa de morte na população nacional, representando quase 17% dos óbitos de causa conhecida, notificados em 2007 no Sistema de Informações sobre Mortalidade. Em números absolutos, a mortalidade por câncer no Brasil tem significado cerca de 140 mil óbitos anuais desde 2004.[52,53] Entre os 749 casos de câncer relacionados ao trabalho registrados no ano de 2009, 48% foram da pele, 12%, leucemias ou linfomas, 10%, câncer da laringe e do pulmão e 6%, câncer do estômago.[51]

O anuário estatístico da Previdência Social de 2008 relata que neste ano foi apresentada uma taxa de 1,53 caso de câncer relacionado ao trabalho para 100 mil segurados na Previdência Social.[51] Em 2009, o total de 113.801 benefícios de auxílio doença por câncer foi concedido pela Previdência Social e apenas 751 (0,66%) foram registrados como tendo relação com a ocupação do trabalhador. Em 2010, foram registradas 21.779 mortes por câncer de pulmão no Brasil: 12,2% das mortes por câncer. Assumindo-se como aplicáveis à população brasileira as frações atribuíveis estimadas para Finlândia e Reino Unido, pelo menos 4.355 destas mortes por câncer de pulmão foram decorrentes de exposições a cancerígenos nos locais de trabalho. Conclui-se que há grande subnotificação do câncer de origem ocupacional no país.[15]

Assim, pode-se inferir a existência de um verdadeiro silêncio epidemiológico para a situação dos cenários de exposição a agentes cancerígenos nos centros de trabalho do Brasil, cujo manuseio de substâncias tóxicas em inúmeras situações beira as condições europeias do século XVIII, a falta de informação é sistemática e as medidas de prevenção em saúde e segurança no trabalho ainda não consideram a existência desse risco.[6]

Apenas para o câncer do pulmão, o segundo tipo mais incidente entre homens no Brasil, as estatísticas europeias projetam que um em cada dez casos desse câncer pode ser decorrente do trabalho.[24] Isso representa, aproximadamente, 1.780 casos de câncer do pulmão decorrentes do trabalho no Brasil em 2010.

## FATORES DE EXPOSIÇÃO E SISTEMAS FISIOLÓGICOS ACOMETIDOS

Os tipos de cânceres relacionados ao trabalho podem ser enumerados a partir dos fatores de exposição e os sistemas fisiológicos que acometem ou iniciam as células tumorais. Em outros capítulos desse livro são abordados os diferentes tipos de cânceres para distintos grupos populacionais ou órgãos. Aqui, procuramos indicar os fatores de riscos em ambientes laborais que podem ser determinantes ou coadjuvantes para o desenvolvimento de câncer em trabalhadores.

### Sistema tegumentar

A exposição excessiva ao sol é o principal fator de risco para o surgimento dos cânceres da pele não melanoma. Em geral, para o melanoma, um maior risco inclui história pessoal ou familiar desse tipo de câncer. Outros fatores de risco para todos os tipos de câncer da pele incluem sensibilidade da pele ao sol, doenças imunossupressoras e exposição ocupacional.[6,54] Várias são as profissões em que os trabalhadores são expostos diretamente ao sol: carteiros; pedreiros; policiais; vendedores ambulantes; lavradores; garis; coveiros; entre outros.

Alguns agentes herbicidas, incluindo os que compõem o agente laranja, contêm dioxina, que é uma classe de substância altamente tóxica. Utilizada em plantações, essa substância, quando em concentrações elevadas, pode causar sérios danos à pele e aos sistemas corporais (OMS), incluindo más formações congênitas e abortos espontâneos.[55,56] Assim, trabalhadores expostos às plantações diversas, que fazem uso de herbicidas, seriam os mais expostos à substância dioxina e, portanto, sujeitos à formação tumoral, o que, para a pele, provoca alteração de tecidos de camadas profundas e superficiais.

## Sistemas cardiorrespiratório e circulatório

Importantes fatores de risco conhecidos para o câncer do pulmão incluem exposição aos carcinógenos ocupacionais e ambientais, como amianto, asbesto, arsênico, radônio e hidrocarbonetos aromáticos policíclicos, chumbo, cromo, fuligem, fumos químicos, poeiras (madeira, rocha, carvão, sílica) e gases (amônia, óxido de nitrogênio, dióxido de cloro e enxofre). Em países industrializados, estima-se que entre 5 e 10% dos casos de câncer do pulmão sejam atribuídos a esse tipo de exposição.[6,57,58] Os trabalhadores mais expostos a esses fatores são pintores, mecânicos de automóvel, eletricistas, encanadores, bombeiros hidráulicos, mineiros, trabalhadores em navios e docas e mecânicos industriais.

O câncer que atinge o mesotélio (membrana que reveste os órgãos) geralmente está mais relacionado à pleura (revestimento dos pulmões), em 81% dos casos, ao peritônio (que reveste o abdome), em 15% dos casos, e ao pericárdio (revestimento cardíaco), em 4% dos casos.[59] Os trabalhadores mais acometidos podem ser os expostos ao amianto e asbesto, também à matéria-prima de fibrocimento, lonas e tecidos que oferecem isolamento térmico, elétrico e impermeáveis. Pode ser mais comum em borracheiros, pintores, mecânicos, maquinistas e pedreiros.

Os tumores malignos na cavidade nasal são pouco frequentes, mas há fatores ocupacionais que podem estar relacionados à sua formação: exposição à poeira de madeira, fatores níquel, cromo e aqueles ligados à produção de couro.[58] Os trabalhadores que são mais expostos a esses riscos são carpinteiros, marceneiros, mecânicos de automóvel, forneiros, mineiros, pedreiros, encanadores, sapateiros.[60-62]

Outro câncer relacionado ao sistema circulatório é o mieloma múltiplo, que começa na medula óssea. O único fator de risco considerado é a exposição à radiação ionizante.[63] Profissionais de cosmetologia seriam os mais vulneráveis a esse tipo de câncer.

A leucemia, doença maligna dos glóbulos brancos, possui causas ainda não conhecidas, mas existem evidências para alguns fatores de risco, como exposição à radiação ionizante e exposição ocupacional ao benzeno. Também há indicativo de exposição ao cromo, arsênio e agrotóxicos.[54,55,64] Trabalhadores dos setores elétrico e de petróleo seriam os mais expostos a esse risco.

## Sistemas digestório e renal

Os trabalhos que envolvem inalação de poeiras de metais, poeiras da construção civil, o trabalho em minas, trabalho com óleo de usinagem, produtos de combustão e trabalho em lavanderia têm sido os mais relacionados ao câncer de estômago e esôfago.[65-68] Especificamente para o câncer de esôfago, é mais comum em indivíduos que, por motivos diversos, ingerem algum álcali muito forte como a lixívia, encontrada em produtos de limpeza. Os mais expostos seriam, portanto, trabalhadores dos setores de metalurgia, limpeza, construção civil, beneficiamento de couro, mineração e agricultura.

Alguns solventes orgânicos, como o tricloroetileno e o tetracloroetileno, podem ser prováveis agentes para o desenvolvimento de angiossarcoma de fígado. Somam-se a estes o formaldeído, o cloreto de vinila, o arsênio e os agrotóxicos.[69-73] O trabalho rural e a ocupação de mecânico de veículos seriam indicativos de exposição a esses agentes. Também podem ser citados os profissionais de saúde, que estariam mais expostos a contrair hepatite B e C, por contaminação pela manipulação de material biológico. Essas doenças, por sua vez, podem ser implicadas no desenvolvimento de câncer hepático.[74]

Em relação ao pâncreas, os tumores mais comuns são os adenocarcinomas. Por serem de difícil diagnóstico, apresentam alta taxa de mortalidade. Os solventes, o tetracloretileno, o estireno, o cádmio, o cromo e agrotóxicos estão entre os fatores ambientais e ocupacionais para o desenvolvimento de câncer do pâncreas,[69,75-78] o que predispõe ao risco os trabalhadores rurais e de manutenção industrial.

A maioria dos casos de câncer de bexiga ocorre em homens (70%).[54] Fatores predisponentes são exposição ao HPA (PAH 2-naftilamina, 4-aminobifenil e benzidina), comum em trabalho de produção de alumínio e gaseificação de carvão,[79] fundição de ferro e aço.[80] Também é verificada incidência significante em cabeleireiros(as) e barbeiros[81] e trabalhadores da indústria de borracha e plástico,[81-83] por causa da exposição aos produtos que contêm as substâncias citadas.

## Sistemas nervoso e endócrino

Traumas físicos na região da cabeça e traumas acústicos (casos de trabalhadores expostos a alto nível de som) também são possíveis fatores de risco para tumores do sistema nervoso central. Exposições a certas ocupações também são consideradas como possíveis fatores de risco, como trabalhadores da indústria petroquímica, lavradores, embalsamadores, entre outros. Alguns estudos sugerem que a radiação gerada por radiofrequência, telefonia móvel e telecomunicação está associada à etiologia desses tumores, porém esse assunto permanece inconclusivo.[6]

Em se tratando do sistema endócrino, há que se considerar o câncer de mama, cujos fatores de risco não são indicados em 50 a 75% dos casos,[84] sendo este um dos cânceres mais incidentes no mundo e que acomete mais mulheres. As dioxinas são potencialmente as substâncias cancerígenas mais comuns em trabalhadores. Também vale relatar benzeno, cloreto de vinila e óxido de etileno como outros compostos potenciais causadores de câncer de mama.[85-87]

Outro fator agravante para o desenvolvimento de câncer de mama, de cunho ocupacional, já relatado por alguns autores, é o turno noturno.[88,89] Possivelmente as mudanças na secreção de melatonina poderiam interferir no ciclo ovariano e provocar alterações que desencadeariam a formação do tumor. Os profissionais mais expostos às substâncias citadas são os cabeleireiros, enfermeiros e auxiliares de enfermagem, comissários de bordo, operadores de rádio e telefone.

## DIREITOS DO TRABALHADOR COM CÂNCER

Os direitos legados ao trabalhador com doença crônica se estendem ao que tem diagnóstico de câncer, independente de ser ou não relacionado ao trabalho. Em algumas situações, o familiar do trabalhador também tem alguns direitos juntos ao INSS, a fim de auxiliar no tratamento da doença quando em fase sintomática. Os direitos do trabalhador com câncer são listados a seguir:[6]

- O trabalhador com neoplasia maligna, ou alguém com dependente nessa condição, em fase sintomática da doença, pode sacar o FGTS, cujo valor a ser retirado é o saldo de todas as contas pertencentes a ele. O mesmo se refere à retirada do PIS/PASEP para o trabalhador cadastrado antes de 1988.
- Também há direito ao benefício auxílio-doença, quando incapaz para o trabalho por mais de 15 dias consecutivos.
- Se a incapacidade para o trabalho for considerada definitiva, após a perícia médica, o trabalhador pode adquirir a aposentadoria por invalidez.

- Quando o trabalhador está em estágio avançado da doença e cumpre critérios necessários (deficiência incapacitante para o trabalho e renda familiar inferior a ¼ do salário mínimo), pode fazer uso do Amparo Assistencial ao Idoso e ao Deficiente (Lei Orgânica de Assistência Social).
- O paciente pode solicitar e realizar atendimento em outro domicílio que não o seu e, em alguns casos, em outro Estado.
- Os pacientes estão isentos de imposto de renda relativos aos rendimentos de aposentadoria, reforma e pensão.
- Isenção de IPI na compra de veículos adaptados, bem como de ICMS e IPVA.
- Quando em invalidez total ou permanente, a pessoa pode realizar a quitação do financiamento de casa própria.
- Alguns municípios oferecem isenção de IPTU aos portadores de doenças crônicas.

## PREVENÇÃO DO CÂNCER RELACIONADO AO TRABALHO

A prevenção primária é a principal forma de atender aos trabalhadores e evitar o desenvolvimento de câncer relacionado ao trabalho. As principais ações de prevenção desse tipo câncer devem estar voltadas para:[6]

1. Remoção total da substância cancerígena do ambiente ou risco ou diminuição da exposição a eles.
2. Controle da liberação de substância cancerígena no ambiente.
3. Obrigatoriedade de equipamentos de proteção para controle individual de exposição ao fator de risco.
4. Melhorar a ventilação do ambiente de trabalho, a fim de evitar o excesso de produtos químicos resultantes dos processos industriais.
5. Conscientização dos trabalhadores sobre os tipos de produtos aos quais eles têm contato, para tomada de conhecimento sobre os riscos e os cuidados a serem tomados.
6. Melhorar o controle dos exames clínicos dos trabalhadores (exame periódico), a fim de detectar precocemente qualquer anormalidade.
7. Divulgar a prática de políticas de saúde em grupo e individual, com o intuito de fazer o trabalhador melhorar sua percepção sobre sinais e sintomas corporais.

8. Disseminar e incentivar a prática de exercícios físicos e uso de alimentação saudável.

No entanto, a principal estratégia consiste na eliminação ou redução da exposição aos agentes causadores do processo das atividades exercidas pelos trabalhadores. Dessa maneira, é importante que se remeta ao exposto na publicação das diretrizes para a vigilância do câncer relacionado ao trabalho pelo INCA, de que a situação do câncer é emblemática porque demanda articular práticas de assistência de alto custo com medidas de prevenção que vão ao encontro do modelo econômico que incentiva o consumo de materiais e insumos danosos à saúde, modelos de beleza, de *status* social e de comportamentos que estimulam diuturnamente o risco das exposições pessoal, ocupacional e ambiental a cancerígenos. Assim, cabe aos responsáveis pelos meios de produção, ou à política, pela via do Estado de direito, uma forte e intensa legislação que elimine a exposição a cancerígenos, quando essa for tecnicamente possível como paradigma de prevenção.[6]

## ATUAÇÃO DA FISIOTERAPIA NO CÂNCER RELACIONADO AO TRABALHO

A maioria dos pesquisadores reconhece que o câncer é o resultado da ação de fatores externos ambientais (desempenhando papel central na causa dos cânceres)[90,91], conjuntamente com a suscetibilidade individual e os fatores genéticos ocupando um papel secundário[91,92].

No sexo masculino a neoplasia de pulmão é a primeira causa de óbitos por todos os tipos de câncer e, nas mulheres, representa a quinta causa[93]. Entre os fatores de risco considerados relevantes para esse câncer, os riscos ligados ao trabalho representam a causa mais importante, após o hábito de fumar[94]. A maioria das exposições avaliadas e consideradas cancerígenas para a espécie humana estão relacionadas com a ocupação[95], o que demonstra a importância do ambiente de trabalho na geração de riscos. Neste sentido, para o diagnóstico causal é necessário o levantamento de diversas informações: história ocupacional que possa caracterizar a exposição; informações sobre análises ambientais realizadas nas empresas onde o paciente trabalhou e existência ou não de alterações pulmonares que auxiliem a comprovar a exposição[96]. O diagnóstico etiológico toma importância muito grande tanto do ponto de vista epidemiológico, quan-

to preventivo, pois se tratam de cânceres que perfeitamente podem ser prevenidos. Além disso, estão também implicados aspectos judiciais, econômicos e sociais na importância deste diagnóstico[97].

Neste contexto, o fisioterapeuta pode atuar junto a equipe de segurança e saúde do trabalho na identificação dos fatores de risco e propostas de intervenções preventivas através de controle dos ambientes de trabalho, de alterações nos processos de trabalho e limitação ou eliminação do uso de determinadas substâncias reconhecidas como cancerígenas.

No entanto, quando esses riscos evitáveis não são eliminados estudos indicam maior risco de desenvolvimento de câncer entre os trabalhadores[98,99]. Diante desta condição, o diagnóstico do câncer, implica, além da descoberta das alterações teciduais em mudanças psíquicas e comportamentais naqueles que o carregam. Ainda, as complicações decorrentes da própria doença e de seu tratamento agressivo, tais como fraqueza muscular, náuseas, vômitos, alterações cardiovasculares e respiratórias, a dor e a fadiga, podendo levar aos sentimentos de depressão e angústia e causar piora do prognóstico do indivíduo[100,101].

A fisioterapia possui um arsenal abrangente de técnicas que complementam os cuidados dos pacientes oncológicos, tanto na melhora da sintomatologia quanto da qualidade de vida, tendo como objetivos principais a reabilitação biopsicossocial e a recuperação precoce da funcionalidade do paciente, trazendo grandes benefícios para o tratamento de pacientes internados e para os que fazem tratamento em domicílio. Seus recursos contribuem para complementar o alívio da dor, diminuir a tensão muscular, melhorar a circulação tecidual e minimizar a ansiedade do paciente, já que o estresse e a depressão podem ser agentes agravantes do câncer[102].

Também nos cuidados paliativos, desenvolvendo a atenção aos pacientes sem possibilidades terapêuticas de cura, o fisioterapeuta detém métodos e recursos exclusivos de sua profissão que são imensamente úteis junto ao tratamento multiprofissional integrado necessário para o atendimento de pacientes com câncer, buscando controlar ou amenizar os sintomas e sinais físicos, psicológicos e espirituais destes, podendo atuar no processo de melhora de sua qualidade de vida por meio de recursos terapêuticos como os métodos analgésicos, aplicação de técnicas que minimizem as complicações osteomioarticulares, exercícios para melhora da função pulmonar, entre outros[103,104].

Entre as intervenções fisioterapêuticas para a dor a eletroterapia traz resultados rápidos, no entanto traz alívio variável entre os pacientes[103]. Os métodos de terapia manual podem ser utilizados para complementar o alívio da dor, diminuindo a tensão muscular, melhorando a circulação tecidual e diminuindo a ansiedade do paciente[102,105]. Também para diminuição da tensão muscular gerada pela dor, o uso de alongamentos é eficaz e pode ser utilizado com relativa facilidade e baixo custo, sempre que possível[106].

As técnicas de relaxamento estão bem envolvidas na prática fisioterapêutica, podendo ser proveitoso o trabalho conjunto com o psicólogo, psiquiatra e o educador físico. Dentre as diversas técnicas cita-se como exemplo as técnicas de terapias manuais, o watsu, o yoga, o relaxamento induzido, o tai-chi-chuan e exercícios físicos[107]. O trabalho em grupos também é importante, uma vez que o indivíduo passa a ter contato com outras situações similares e isso pode gerar estímulo para que haja melhor aderência ao tratamento.

## REFERÊNCIAS BIBLIOGRÁFICAS

1. Nardi HC. Saúde do trabalhador. In: Cattani AD (org.). Trabalho e tecnologia, dicionário crítico. Petrópolis: Vozes; Porto Alegre: Ed. Universidade; 1997. p.219-24.

2. Teixeira SF. Reforma sanitária: em busca de uma teoria. São Paulo: Cortez; 1989.

3. Brasil. Lei Orgânica da Saúde. Lei n. 8.080, 1990.

4. Brasil. Portaria Interministerial MPS/MS/MTE n. 800, de 3 de maio de 2005 – DOU de 05/05/2005, 2005.

5. Brasil, 2011. Dec n. 7.602/2011 (decreto do executivo) de 07/11/2011 dispõe sobre a Política Nacional de Segurança e Saúde no Trabalho – PNSST.

6. Inca. Instituto Nacional do Câncer José de Alencar Gomes da Silva. Coordenação Geral de Ações Estratégicas. Coordenação de Prevenção e Vigilância do Câncer Relacionado ao Trabalho e ao Ambiente. Diretrizes para a vigilância do câncer relacionado ao trabalho; organizadora Fátima Sueli Neto Ribeiro. Rio de Janeiro: INCA; 2012.

7. Brasil, 1991. Presidência da República (BR). Lei n. 8213, de 24 de julho de 1991. Dispõe sobre os planos de benefícios da previdência social. Brasília (DF); 1991.

8. Martinez WN. Comentários à Lei Básica da Previdência Social. São Paulo: LTR; 1992.

9. Monteiro AL. Os aspectos legais das tenossinovites. In: Codo W, Almeida MCCG. L.E.R: lesões por esforços repetitivos. 4. ed. Rio de Janeiro: Vozes; 1998. p.251-320.

10. França GV. Medicina legal. 7. ed. Rio de Janeiro: Guanabara Koogan; 2004.

11. Monteiro AL, Bertagni RFS. Acidentes do trabalho e doenças ocupacionais. São Paulo: Saraiva; 2005.

12. Schilling RS. More effective prevention in occupational health practice? J Soc Occup Med 1984;34(3):71-9.

13. Santos A. Doença profissional: antecipação da tutela, reintegração, mandado de segurança, cabimento. Rev Trib Super Trab 2005;71(2):54-62.

14. Brasil. Ministério da Saúde; Organização Pan-Americana da Saúde. Doenças relacionadas ao trabalho: manual de procedimentos para os Serviços de Saúde. Brasília; 2001.

15. Wünsch Filho V. Vigilância do câncer relacionado ao trabalho: sobre as Diretrizes 2012 publicadas pelo Inca. Rev Bras Saúde Ocup 2012;37(125):6-8.

16. Franco ELF. Epidemiologia do câncer. São Paulo; 1997,

17. Frumkin H. Carcinogens. In: Levy BS, Wegman DH. Occupational health: recognizing and preventive work-related disease. 3.ed. Boston: Litlle, Brown and Company; 1995. p.287-304.

18. Lynge E. Cancer morbidity by occupation. Scand J Work Health 1992;18:50-6.

19. MacLure KM, Macmahon E. An epidemiologic perspective of environmental carcinogenesis. Epidemiol Rev 1980;2:19-48.

20. WHO Statistical Information System (WHOSIS). Cancer [Internet]. [Denmark]: World Health Organization, Regional Office for Europe; 2010 [cited 2010 Sep 30]. Disponível em: <http://www.euro.who.int/en/what-we-do/health-topics/diseases-and-conditions/cancer>.

21. Boffetta P. Epidemiology of environmental and occupational cancer. Oncogene 2004;23(38):6392-403.

22. Barbato MT. Preditores de qualidade de vida em pacientes com melanoma cutâneo no Serviço de Dermato-logia do Hospital de Clinicas de Porto Alegre [dissertação]. Porto Alegre: Universidade Federal do Rio Grande do Sul; 2008.

23. Iarc. International Agency for Research on Cancer. IARC monograph on the evaluation of the carcinogenic risk of chemicals to humans. Lyon; 1982.

24. Eurogip. Cancers d'origine professionnelle: quelle reconnaissance en Europe? Eurogip.France. 2010. [cited 2010 Sep 30 ]. Disponível em: <http://www.eurogip.fr/ fr/docs/EUROGIP_RapportRecoCancerspro_49F.pdf>.

25. Augusto LGS, Freitas CM. O princípio da precaução no uso de indicadores de riscos químicos ambientais em saúde do trabalhador. Ciênc Saúde Colet 1998;3(2):85-95.

26. Wynne B. Uncertainty and environmental learning – reconceiving science and policy in the preventive paradigm. Glob Environ Change 1992;2:111-27.

27. Blair A, Dosemeci M, Heineman EF. Cancer and other causes of death among male and female farmers from twenty-three states. Am J Ind Med 1993;23:729-42.

28. Davis DL, Blair A, Hoel DG. Agricultural exposures and cancer trends in developed countries. Environ Health Perspect 1992;100:39-44.

29. Linet MS, Malker HS, Mclaughlin JK, Weiner JA, Blot WJ, Ericsson JL, et al. Non-Hodgkin's lymphoma and occupation in Sweden: a registry based analysis. Br J Ind Med 1993;50(1):70-84.

30. Dubrow R, Paulson JO, Indian RW. Farming and malignant lymphoma in Hancock County, Ohio Br J Ind Med 1988;45(1):25-8.

31. Milham S, Hesser JE. Hodgkin´s disease in woodworkers. Lancet 1967;2:136-7.

32. Blair A, White DW. Leukemia cell types and agricultural practices in Nebraska. Arch Environ Health 1985;40(4):211-4.

33. Keller JE, Howe HL. Case-control studies of cancer in Illinois farmers using data from the Illinois State Cancer Registry and the U.S. Census of Agriculture. Eur J Cancer 1994;30A(4):469-73.

34. Krstev S, Baris D, Stewart PA, Hayes RB, Blair A, Dosemeci M. Risk for prostate cancer by occupation and industry: a 24-state death certificate study. Am J Ind Med 1998;34(5):413-20.

35. Sharma-Wagner S, Chokkalingam AP, Malker HS, Stone BJ, Mclaughlin JK, Hsing AW. Occupation and prostate cancer risk in Sweden. J Occup Environ Med 2000;42(5):517-25.

36. Bassil KL, Vakil C, Sanborn M, Cole DC, Kaur JS, Kerr KJ. Cancer health effects of pesticides. Can Fam Physician 2007;53(10):1704-11.

37. Lynch SM, Mahajan R, Beane Freeman LE, Hoppin JA, Alavanja MC. Cancer incidence among pesticide applicators exposed to butylate in the Agricultural Health Study (AHS). Environ Res 2009;109(7):860-8.

38. Brophy JT, Keith MM, Gorey KM, Laukkanen E, Hellyer D, Watterson A, et al. Occupational histories of cancer patients in a Canadian cancer treatment center and the generated hypothesis regarding breast cancer and farming. Int J Occup Environ Health 2002;8(4):346-53.

39. Cocco P, Fadda D, Billai B, D'atri M, Melis M, Blair A. Cancer Mortality among Men Occupationally Exposed to Dichlorodiphenyltrichloroethane. Cancer Res 2005;65(20):9588-94.

40. Ribeiro FSN, Wünsch Filho V. Avaliação retrospectiva da exposição ocupacional a cancerígenos: abordagem epidemiológica e aplicação em vigilância em saúde. Cad Saúde Pública 2004;20(4): 881-90.

41. Fritschi L, Driscoll T. Cancer due to occupation in Australia. Aust N Z J Public Health 2006;30(3):213-9.

42. Shaham J, Ribak J. Occupational cancer in Israel: an overview. Isr J Med Sci 1992;28(8-9):520-5.

43. Gustavsson P, Jakobsson R, Johansson H, Lewin F, Norell S, Rutkvist LE. Occupational exposures and squamous cell carcinoma of the oral cavity, pharynx, larynx, and oesophagus: a case-control study in Sweden. Occup Environ Med 1998;55(6):393-400.

44. Ferlay J, Shin HR, Bray F, Forman D, Mathers C, Parkin DM. GLOBOCAN 2008 v1.2, cancer incidence and mortality worldwide: IARC CancerBase No. 10 [Internet]. Lyon: International Agency for Research on Cancer; 2010 [cited 2011 Feb 15]. Disponível em: <http://globocan.iarc.fr>.

45. WHO Statistical Information System (WHOSIS). Cancer [Internet]. [Denmark]: World Health Organization, Regional Office for Europe; 2010 [cited 2010 Sep 30]. Disponível em: <http://www.euro.who.int/en/what-we-do/health-topics/diseases-and-conditions/cancer>.

46. Parkin DM, Bray F, Ferlay J, Pisani P. Global Cancer Statistics. CA Cancer J Clin 2005;55(2):74-108.

47. Levi F, Lucchini F, Gonzalez JR, Fernandez E, Negri E, La Vecchia C. Monitoring falls in gastric cancer mortality in Europe. Annals of Oncology 2004;15(2):338-45.

48. Hämäläinen P, Takala J, Saarela KL. Global estimates of fatal work-related diseases. Am J Ind Med 2007;50(1):28-41.

49. Doll R, Peto R. The causes of cancer: quantitative estimates of avoidable risks of cancer in the United States today. J Natl Cancer Inst 1981;66(6):1191-308.

50. Boffetta P, Jourenkova N, Gustavsson P. Cancer risk from occupational and environmental exposure to polycyclic aromatic hydrocarbons. Cancer Causes Control 1997;8(3):444-72.

51. Brasil. 2009. Ministério da Saúde (BR). Instituto Nacional de Câncer. Estimativa 2010: incidência de câncer no Brasil/Instituto Nacional de Câncer. Rio de Janeiro: INCA; 2009.

52. Brasil, 2005. Portaria Interministerial MPS/MS/MTE n. 800, de 3 de maio de 2005 – DOU de 5/5/2005.

53. Brasil. Ministério da Saúde. Instituto Nacional de Câncer. Estimativas da incidência de câncer no Brasil. Estimativas 2010. Rio de Janeiro: INCA, 2010. Disponível em <http://www.inca.gov.br/estimativa/2010> Acesso em 4 out 2010.

54. Instituto Nacional de Câncer José Alencar Gomes da Silva. Coordenação Geral de Ações Estratégicas. Coordenação de Prevenção e Vigilância. Estimativa 2012: incidência de câncer no Brasil / Instituto Nacional de Câncer José Alencar Gomes da Silva, Coordenação Geral de Ações Estratégicas, Coordenação de Prevenção e Vigilância. Rio de Janeiro: INCA; 2011.

55. Bertazzi PA, Consonni D, Bachetti S, Rubagotti M, Baccarelli A, Zochetti C, Pesatori AC. Health Effects of Dioxin Exposure: A 20-Year Mortality Study. Am J of Epidemiol 2001;153(11):1031-44.

56. Akhtar FZ, Garabrant DH, Ketcum NS, Michalek JE. Cancer in US Air Force veterans of the Vietnam War. J Occup Environ Med 2004;46(2):123-36.

57. Bardin-Mikolajczak A, Lissowska J, Zaridze D, Szeszenia-Dabrowska N, Rudnai P, Fabianova E, et al. Occupation and risk of lung cancer in Central and Eastern Europe: the IARC multi-center case-control study. Cancer Causes Control 2007;18(6):645-54.

58. Straif K, Benbrahim-Tallaa L, Baan R, Grosse Y, Secretan B, El Ghissassi F, et al. A review of human carcinogens--part C: metals, arsenic, dusts, and fibres. Lancet Oncol 2009;10(5):453-4.

59. Ceresoli GL, Betta GP, Castagneto B, Facciolo F, Arcangeli G, Zucali PA, et al. Malignant pleural mesothelioma. Ann Oncol 2006;17(Suppl 2):ii13-6.

60. Laforest L, Luce D, Goldberg P, Bégin D, Gérin M, Demers PA, et al. Laryngeal and hypopharyngeal cancers and occupational exposure to formaldehyde and various dusts: a case-control study in France. Occup Environ Med 2000;57(11):767-73.

61. Berrino F, Richiardi L, Boffetta P, Estève J, Belletti I, Raymond L, et al. Occupation and larynx and hypopharynx cancer: a job-exposure matrix approach in an international case-control study in France, Italy, Spain and Switzerland. Cancer Causes Control 2003;14(3):213-23.

62. Andreotti M, Rodrigues AN, Cardoso LMN, Figueiredo RAO, Eluf-Neto J, Wünsch-Filho V. Ocupação e câncer da cavidade oral e orofaringe. Cad Saúde Pública 2006;22(3):543-52.

63. Mayo Clinic Staff. Cancer – risk factors. [cited 2010 Sep 30]. Disponível em: <http://www.mayoclinic.com/health/skin-cancer/DS00190/DSECTION=4>.

64. Vassallo JA, Barrios E. Actualización ponderada de los factores de riesgo del cáncer [Internet]. Montevideo: Comisión Honoraria de Lucha contra el Cáncer; 2003 [citado 2010 Sep 30]. Disponível em: <http://www.urucan.org.uy/uilayer/ve/factores_riesgo/factores_riesgo_11.pdf>.

65. DeVita VT, Hellman S, Rosenberg SA, editors. Cancer: principles and practice of oncology. Philadelphia: Lippincott Williams & Wilkins; 2000.

66. Aragonés N, Pollán M, Gustavsson P. Stomach cancer and occupation in Sweden: 1971-89. Occup Environ Med 2002;59(5):329-37.

67. Travier N, Gridley G, De Roos AJ, Plato N, Moradi T, Boffetta P. Cancer incidence of dry cleaning, laundry and ironing workers in Sweden. Scand J Work Environ Health 2002;28(5):341-8.

68. Reuben SH. Reducing environmental cancer risk: what we can do now: 2008-2009 annual report: President's Cancer Panel [Internet]. [Bethesda (Md)]: U.S. Department of Health and Human Services, National Institutes of Health, National Cancer Institute; 2010 [cited 2011 Feb 2]. Disponível em: <http://deainfo.nci.nih.gov/advisory/pcp/annualReports/pcp08-09rpt/PCP_Report_08-09_508.pdf>.

69. Lynge E, Anttila A, Hemminki K. Organic solvents and cancer. Cancer Causes Control 1997;8(3):406-19.

70. Hauptmann M, Lubin JH, Stewart PA, Hayes RB, Blair A. Mortality from solid cancers among workers in formaldehyde industries. Am J Epidemiol 2004;159(12):1117-30.

71. Deschamps F, Barouh M, Deslee G, Prevost A, Munck JN. Estimates of work-related cancers in workers exposed to carcinogens. Occup Med (Lond) 2006;56(3):204-9.

72. Miligi L, Costantini AS, Veraldi A, Benvenuti A, Will VP. Cancer and pesticides: an overview and some results of the Italian multicenter case-control study on hematolymphopoietic malignancies. Ann N Y Acad Sci 2006;1076:366-77.

73. Baan R, Grosse Y, Straif K, Secretan B, El Ghissassi F, Bouvard V, et al. A review of human carcinogens--Part F: chemical agents and related occupations. Lancet Oncol 2009;10(12):1143-4.

74. Australasian Faculty of Occupational Medicine. Occupational cancer: a guide to prevention, assessment and investigation [Internet]. Sydney: Australasian Faculty of Occupational Medicine; 2003 [cited 2010 Sep 30]. Disponível em: <http://www.ohsrep.org.au/storage/documents/AFOM_Occupational_Cancer%5B1%5D.pdf>.

75. Kauppinen T, Partanen T, Degerth R, Ojajärvi A. Pancreatic cancer and occupational exposures. Epidemiology 1995;6(5):498-502.

76. Cocco P, Kazerouni N, Zahm SH. Cancer mortality and environmental exposure to DDE in the United States. Environ Health Perspect 2000;108(1):1-4.

77. Ji BT, Silverman DT, Stewart PA, Blair A, Swanson GM, Baris D, et al. Occupational exposure to pesticides and pancreatic cancer. Am J Ind Med. 2001;39(1):92-9.

78. Rice JM. The carcinogenicity of acrylamide. Mutat Res 2005;580(1-2):3-20.

79. Monson RR, Christiani DC. Summary of the evidence: occupation and environment and cancer. Cancer Causes Control 1997;8(3):529-31.

80. Bosetti C, Boffetta P, La Vecchia C. Occupational exposures to polycyclic aromatic hydrocarbons, and respiratory and urinary tract cancers: a quantitative review to 2005. Ann Oncol 2007;18(3):431-46.

81. Gaertner RR, Trpeski L, Johnson KC; Canadian Cancer Registries Epidemiology Research Group. A case-control study of occupational risk factors for bladder cancer in Canada. Cancer Causes Control 2004;15(10):1007-19.

82. Kogevinas M, Boffetta P, Pearce N. Occupational exposure to carcinogens in developing countries. In: Pearce N, Matos E, Vainio H, Boffetta P, Kogevinas M (eds.). Occupational cancer in developing countries. Lyon: International Agency for Research on Cancer; New York: Distributed in the USA by Oxford University Press; 1994. p.63-96. (IARC scientific publications; n. 129).

83. Dryson E, Walls C, McLean D, Pearce N. Occupational bladder cancer in New Zealand: a 1-year review of cases notified to the New Zealand Cancer Registry. Intern Med J 2005;35(6):343-7.

84. Snedeker SM. Chemical exposures in the workplace: effect on breast cancer risk among women. AAOHN J 2006;54(6):270-9.

85. Steenland K, Whelan E, Deddens J, Stayner L, Ward E. Ethylene oxide and breast cancer incidence in a cohort study of 7576 women (United States). Cancer Causes Control 2003;14(6):531-9.

86. Shaham J, Gurvich R, Goral A, Czerniak A. The risk of breast cancer in relation to health habits and occupational exposures. Am J Ind Med 2006;49(12):1021-30.

87. Costantini AS, Gorini G, Consonni D, Miligi L, Giovannetti L, Quinn M. Exposure to benzene and risk of breast cancer among shoe factory workers in Italy. Tumori 2009;95(1):8-12.

88. Megdal SP, Kroenke CH, Laden F, Pukkala E, Schernhammer ES. Night work and breast cancer risk: a systematic review and meta-analysis. Eur J Cancer 2005;41(13):2023-32.

89. Kolstad HA. Nightshift work and risk of breast cancer and other cancers--a critical review of the epidemiologic evidence. Scand J Work Environ Health 2008;34(1):5-22.

90. Doll R, Peto R. The causes of cancer: quantitative estimates of avoidable risks of cancer in the United States today. J Natl Cancer Inst. 1981;66(6):1191-308.

91. Perera FP. Molecular epidemiology: insights into cancer susceptibility, risk assessment, and prevention. J Natl Cancer Inst. 1996;88(8):496-509.

92. Venitt S. Mechanisms of carcinogenesis and individual susceptibility to cancer. Clin Chem. 1994;40(7 Pt 2):1421-5.

93. Instituto Nacional do Câncer. INCA. Estimativas da incidência e mortalidade por câncer no Brasil - 2000 [editorial]. Rev Bras Cancerol. [periódico na Internet]. 2000 [acesso 2016 Mar 29];46(1):[cerca de 1 p.]. Disponível em: http://www.inca.gov.br/rbc/n_46/v02/editorial.html

94. Christiani DC. Occupationally induced pulmonary malignancy(excluding asbestos-related cancers). In: Banks

DE, Parker JE, editors. Occupattional lung disease - international perspective. London: Chapman & Hall; 1998. p. 485-98.

95. Tomatis L. The contribution of the IARC monographs to the identification of cancer risk factors. Ann NY Acad Sci. 1988;534:31-8.

96. Santos UP. Câncer de pulmão e ambiente de trabalho: câncer de pulmão ocupacional. In: Fernandes ALG, Mendes ESPS, Terra Filho M, editores. Pneumologia: atualização e reciclagem. São Paulo: Atheneu; 1999. p. 446-60.

97. Terra Filho M, Kitamura M. Câncer pleuropulmonar ocupacional J Bras Pneumol. 2006;32(Supl 1):S60-S8.

98. Wunsch-Filho V, Moncau JE, Mirabelli D, Boffetta P. Occupational risk factors of lung cancer in Sao Paulo, Brazil. Scand J Work Environ Health. 1998;24(2):118-24.

99. Wunsch Filho V, Magaldi C, Nakao N, Moncau JEC. Trabalho industrial e câncer de pulmão. Rev Saúde Pública. 1995;29(3):166-76.

100. Bloom JR, Kessler L. Emotional support following cancer: a test of the stigma and social activity hypotheses. J Health Soc Behav. 1994;35(2):118-33.

101. Mota DDCF, Pimenta CAM. Fadiga em pacientes com câncer avançado: conceito, avaliação e intervenção. Rev Bras Cancerol. 2002;48(4):577-83.

102. Pimenta CAM. Dor oncológica: bases para avaliação e tratamento. Mundo Saúde. 2003;27(1):98-110.

103. Marcucci FCI. O papel da fisioterapia nos cuidados paliativos a pacientes com câncer. Rev Bras Cancerol. 2005; 51(1):67-77.

104. Sampaio LR, Moura CV, Resende MA. Recursos fisioterapêuticos no controle da dor oncológica: revisão de literatura. Rev Bras Cancerol. 2005; 51(4):339-46.

105. Main CJ, Watson PJ. Psychological aspects of pain. Man Ther. 1999;4(4):203-15.

106. Instituto Nacional de Câncer; Ministério da Saúde. Cuidados paliativos oncológicos: controle da dor. Rio de Janeiro (Brasil): INCA; 2001.

107. World Health Organization. Traditional medicine strategy 2002-2005. Geneva: WHO; 2002.

# 63

# CÂNCER E DOR

CRISTIANE VITALIANO GRAMINHA
ISABEL APARECIDA PORCATTI DE WALSH

## DOR

A Sociedade Internacional para Estudos da Dor (International Association for Studies of Pain – IASP) define dor como uma experiência sensorial e emocional desagradável, que é associada ou descrita em termos de lesões (ou disfunções) teciduais.[1]

Atualmente, concorda-se que múltiplos fatores em diversas esferas contribuem para o desenvolvimento das síndromes de dor crônica, que as vias da dor são a sensação, a transmissão, a percepção e a reação, e que as medidas de sensibilidade são individuais, assim como todos os demais mecanismos de dor, levando-se à rejeição da existência de uma verdade quanto a etiologia, manutenção e eficácia do tratamento da dor.[2]

A dor prejudica a atividade física, o apetite e o sono, provoca repercussões nas esferas social, emocional e espiritual dos pacientes e de seus familiares, como restrição nas atividades de trabalho e lazer, maior ônus financeiro, sofrimento psíquico frente ao desconforto de um ente querido, resultando em desesperança e o anúncio do progresso de uma doença temida, destruidora e fatal.[3,4]

A dor do câncer é descrita como "total", pois é uma síndrome em que, além da nocicepção, outros fatores físicos, emocionais, sociais e espirituais influem na gênese e na expressão da queixa. Suas consequências e o sentimento de desamparo são devastadores e podem incluir disfunção funcional, imobilidade, isolamento social, emocional e espiritual e angústia. Em alguns casos, a dor do câncer não é gerenciada, ocorrendo impacto negativo na sobrevida do paciente, que manifesta maior medo da dor e do sofrimento do que propriamente de morrer. A família e os amigos também sofrem, pois testemunham a dor e a angústia vivida por um ente querido.[5,6]

## EPIDEMIOLOGIA DA DOR ONCOLÓGICA

O conhecimento da epidemiologia da dor no câncer é útil na compreensão da relação da dor com a neoplasia, na identificação das síndromes álgicas e também para entender os mecanismos que podem estar sustentando a dor.[7]

A dor oncológica afetou cerca de 17 milhões de pessoas ao redor do mundo nos últimos 30 anos.[8,9] Embora menos de 15% dos pacientes com doença não metastática relatem dor, 80% ou mais de pacientes terminais com câncer amplamente disseminado experimentam dor que exige tratamento.[10] A maioria dos pacientes referidos para controle de sintoma relacionado ao câncer tem pelo menos dois locais anatomicamente distintos de dor, e mais de 40% têm quatro ou mais locais.[11] Sua prevalência varia de 30 a 40% nos pacientes que estão em tratamento ativo da doença e de 70 a 90% dos pacientes com câncer avançado, mostrando que a dor ainda é um assunto que não está resolvido. Estudos evidenciam que a prevalência de dor em sobreviventes do câncer é em torno de 33%.[9,12-15]

A prevalência e a intensidade da dor no câncer variam de acordo com a localização do tumor, com a presença de metástases e com o estágio de evolução da neoplasia.[3] Além disso, também há relação da prevalência de dor com a gravidade da doença e sua extensão.[16]

Estudo multicêntrico realizado com pacientes com dor oncológica constatou que 92,5% tinham uma

CÂNCER E DOR

ou mais dores causadas diretamente pelo câncer, e 20,8%, pelo tratamento.[17]

No Brasil, estima-se que 62 a 90% dos pacientes com câncer apresentam algum tipo de dor, dependendo da fase da doença, sendo intensa em 30% dos pacientes em tratamento e em 60 a 90% dos pacientes com câncer avançado.[18-20]

A maior parte dos pacientes apresenta dor diretamente relacionada ao câncer (46 a 92%). Entre os demais pacientes, 12 a 29% apresentam dor indiretamente relacionada ao câncer, e 5 a 20%, relacionada ao tratamento antineoplásico.[20]

Embora existam muitos dados sobre a prevalência da dor no câncer, eles ainda são genéricos e não contemplam de forma adequada cada subtipo de dor. Além disso, cada região do corpo tem características próprias e, certamente, nem sempre os dados de outra região se aplicam a ela.[7]

Segundo estimativa da Organização Mundial da Saúde (OMS), de 5 milhões de pessoas que morrem de câncer a cada ano, 4 milhões morrem com dor não controlada. No entanto, muito do sofrimento causado pela dor é desnecessário, visto que mais de 90% dos casos podem ser efetivamente controlados.[3]

## CAUSAS DA DOR ONCOLÓGICA

Dores agudas e crônicas são frequentes na doença oncológica e podem ser causadas por diversos mecanismos. A dor crônica está associada com a participação direta do tumor primário ou suas metástases, ocorrendo em 65 a 85% de pacientes com câncer avançado e à terapia do câncer e os métodos de investigação, responsáveis pela dor em aproximadamente 15 a 25% dos pacientes que recebem quimioterapia, cirurgia ou radiação. A dor aguda relaciona-se aos procedimentos cirúrgicos, diagnósticos e terapêuticos. A dor causada por problemas não relacionados com o câncer, como doença preexistente, afeta de 3 a 10% dos pacientes.[21-24]

A dor associada com a participação direta do tumor primário ou suas metástases pode ser decorrente de: expansão do tumor que pode causar a pressão em órgãos circunvizinhos; tumores que secretam mediadores inflamatórios e pró-hiperalgésicos; infiltração tumoral de plexos nervosos e dano ao tecido neural, podendo causar dor neuropática; disseminação metastática do câncer ao osso (uma das causas mais comuns da dor do câncer); distensão de vísceras ou da cápsula de órgãos sólidos, inflamação da muco-

sa, e a isquemia ou a necrose ativando nocioceptores viscerais, tendo por resultado a dor visceral; rápida perda de peso, hipercatabolismo muscular, imobilização, ou aumento da tensão muscular, causando dor muscular e as metástases ósseas que podem causar espasmo doloroso do músculo.[25-29]

A dor e o tratamento relacionam-se aos efeitos adversos desse tratamento, incluindo: dor articular após quimioterapia e terapia hormonal, mucosite dolorosa decorrente da radioterapia e da quimioterapia com determinados agentes; dor neuropática que pode surgir sob a forma de plexopatias pós-radiação, polineuropatia periférica pós-quimioterapia, ou hiperalgesia induzida por opioides e intervenções cirúrgicas que podem dar origem à lesão neural e à dor pós-operatória crônica.[25-29]

O sofrimento dos doentes é produto da interação da percepção aversiva (dor) com a incapacidade física, isolamento social e familiar, preocupações financeiras e medo da mutilação e da morte. Como um fenômeno individual e subjetivo, envolvendo aspectos diversos e complexos, a dor no câncer deve ser avaliada e tratada em seus vários componentes.[30]

## AVALIAÇÃO DA DOR ONCOLÓGICA

A dor é um fenômeno complexo, multifatorial e difícil de ser avaliado, por causa da variedade de aspectos que compõem o quadro álgico, sendo a base para a formulação diagnóstica, a proposição terapêutica e a apreciação dos resultados obtidos.[6]

A percepção de dor é caracterizada como uma experiência multidimensional, diversificando-se na qualidade e na intensidade sensorial, sendo afetada por variáveis afetivomotivacionais. Por ser uma experiência subjetiva, a dor não pode ser objetivamente determinada por instrumentos físicos que, em geral, mensuram o peso corporal, a temperatura, a altura, a pressão sanguínea e o pulso. Assim, não existe um instrumento padrão que permita a um observador externo mensurar essa experiência interna, complexa e pessoal.[31]

Como um fenômeno individual e subjetivo, envolvendo aspectos diversos e complexos, a dor no câncer deve ser avaliada e tratada em seus vários componentes[30] e, como em todas as síndromes dolorosas, a avaliação acurada, completa e sistemática da dor do câncer são cruciais para identificar a etiologia subjacente e desenvolver um plano de tratamento.[32] Uma medida eficaz da dor possibilita examinar a sua natureza, as suas origens e os seus correlatos clínicos em função das características emocionais, motivacionais, cognitivas e de personalidade do cliente.[33]

Em janeiro de 2000, a Joint Commission Acredditation of Healthcare Organizations (JCAHO) publicou uma norma que descreve a dor como quinto sinal vital, considerando prioritárias a avaliação, a intervenção e a reavaliação da dor no processo de qualificação ou de acreditação hospitalar. Para a JCAHO, a avaliação da dor inclui: localização, intensidade, momento do início, duração e padrão, fatores de alívio, fatores agravantes, seus efeitos nas atividades diárias e na qualidade de vida, a eficiência ou alívio da intervenção.[33]

Vários métodos têm sido utilizados para mensurar a percepção/sensação de dor. Alguns deles consideram a dor uma qualidade simples, única e unidimensional que varia apenas em intensidade, mas outros a consideram como uma experiência multidimensional composta também por fatores afetivo-emocionais.[32]

As escalas unidimensionais de dor são designadas para quantificar apenas a gravidade ou a intensidade dela. São instrumentos utilizados para quantificá-la e sua estrutura pode possuir várias formas.[3,34]

Essas escalas são confiáveis e válidas, de modo que podem ser usadas em associação com as recomendações da OMS. Trata-se de escalas que são frequentemente empregadas em ambiente clínico, por serem de fácil e rápida aplicação, não invasivas e válidas sobre a dor e a analgesia.[3,31,35]

No entanto, é necessária a informação do paciente em relação à intensidade da dor subjetiva, uma vez que varia de acordo com as experiências dolorosas anteriores, etnia, sexo, idade etc., apontando mais para que a intensidade da dor seja conceituada, ao invés de definida.[36,37] Assim, diversos critérios têm sido propostos para conceituar a intensidade de dor, não só com mais objetividade, mas também com mais especificidade quantitativa.[38-40] As escalas verbais descritivas e categóricas, analógicas visuais numéricas (0 a 10) e pictográficas (faces, figuras, linhas, cores) têm sido usadas.

Os instrumentos multidimensionais, por outro lado, são empregados para avaliar e mensurar as diferentes dimensões da dor a partir de diversos indicadores de resposta e suas interações. As principais dimensões avaliadas são a sensorial, a afetiva e a avaliativa. Algumas escalas multidimensionais incluem indicadores fisiológicos, comportamentais, contextuais e, também, os autorregistros por parte do paciente. Um exemplo é o Questionário McGill de avaliação da dor,[41] que torna possível avaliá-la em suas múltiplas dimensões, ou seja, os componentes sensoriais, afetivos e avaliativos que estão refletidos na linguagem usada para descrever a experiência dolorosa.[32]

O inventário breve da dor (IBD) é um instrumento válido, autoaplicado, clinicamente útil para a avaliação da dor e tem sido usado bastante nas pessoas com câncer. Avalia sete domínios de crenças/atitudes de pacientes com dor crônica frente à dor: controle, emoção, incapacidade, dano físico, medicação, solicitude e cura médica.[42]

Os estudos demonstram uma correlação significativa entre dor, depressão, fadiga e outros sintomas geralmente vistos nas pessoas com câncer. Esses sintomas concomitantes são relatados, em geral, como conjuntos de sintomas. O uso das escalas multidimensionais que incorporam os sintomas mais comuns assegura a avaliação sistemática. Diversos instrumentos hoje disponíveis que medem conjuntos de sintomas incluem a escala de avaliação de sintoma de Edmonton (ESAS), o inventário de sintoma de M. D. Anderson (MDASI), a escala memorial de avaliação de sintoma (MSAS) e a lista de verificação de sintoma de Rotterdam (RSC).

A ESAS representa um importante instrumento de avaliação para os cuidados prestados aos pacientes em cuidados paliativos. Sua utilização pode detectar e monitorar os sintomas apresentados pelos pacientes, individualizando o cuidado. É uma escala que traz como forma de avaliação a combinação de sintomas físicos e psicológicos, sendo composta por uma lista de nove sintomas frequentemente encontrados em pacientes oncológicos. Possui uma graduação que varia de 0 a 10, onde 0 representa a ausência do sintoma e 10 representa o sintoma em sua mais forte manifestação. A Escala pode ser preenchida pelo paciente, pela família ou pela equipe de saúde.[43]

O MDASI tem sido identificado como um provável padrão-ouro para a avaliação de sintomas por pacientes em ensaios clínicos e na prática clínica diária, por conta de suas propriedades psicométricas; por avaliar a intensidade dos sintomas em uma escala semicontínua de 0 a 10; por avaliar os sintomas nas últimas 24 horas; por ser de autorrelato; por ter-se mostrado válido para avaliação de sintomas por entrevista via telefone e por meio de sistema interativo de avaliação de sintomas via telefone (IVR – *interactive voice response*); e por conter itens que avaliam o impacto dos sintomas nas atividades de vida diária, humor, trabalho, habilidade para caminhar, relacionamentos e aproveitamento da vida.[44]

A MSAS é um instrumento concebido para avaliar os sintomas físicos comuns vividos por pessoas com câncer.[45,46]

A RSC é uma escala especificamente destinada a avaliar sintomas físicos e psíquicos em pacientes oncológicos. Trata-se de uma escala simples, constituída por 30 itens que incidem sobre diversos sintomas, mais oito relativos a atividades diárias cujo objetivo é caracterizar a atividade funcional do paciente e um item final que avalia a percepção geral do paciente relativa ao seu nível de Qualidade de vida relacionado à saúde.[47]

## O TRATAMENTO DO PACIENTE ONCOLÓGICO COM DOR

As intervenções para o controle da dor no câncer têm como objetivo o alívio e controle da queixa dolorosa, melhora da funcionalidade física, psíquica e social, o que acarreta melhor qualidade de vida. Nesse contexto, são desejáveis abordagens multi e interdisciplinares que possibilitem melhora na resposta analgésica que interfira simultaneamente na diminuição da geração do impulso nociceptivo, na alteração dos processos de transmissão e interpretação da dor, bem como na estimulação do sistema supressor de dor.[20] Podemos dividir de maneira didática o tratamento da dor oncológica em farmacológico e não farmacológico, como será descrito a seguir.

### Tratamento farmacológico

O tratamento farmacológico do paciente oncológico com dor consta basicamente da administração de três tipos de analgésicos: não opiáceos, opiáceos e os adjuvantes ou coanalgésicos. Existem duas categorias de drogas não opiáceas, os anti-inflamatórios não hormonais (AINH) e os analgésicos simples. Os AINH, como dipirona, paracetamol e diclofenaco, possuem efeito analgésico, anti-inflamatório e antipirético e seu sítio de ação é inteiramente no tecido lesado, não tendo ação central. É bastante efetivo contra dor produzida por lesão lenta e prolongada no tecido. As drogas opiáceas são aquelas que têm ação *morphine-like*, nos receptores endógenos e são comumente divididas em opiáceos fracos (codeína e tramadol) e fortes (morfina, metadona, fentanil e oxicodona). Já os analgésicos adjuvantes ou coanalgésicos são aqueles indicados para controlar sintomas que estão contribuindo para a dor, como ansiedade, depressão, insônia etc. Dentre eles podemos citar os antidepressivos, anticonvulsivantes e corticoides.

A OMS juntamente com a Associação Internacional para o Estudo da Dor (IASP) propôs a escada analgésica como método padronizado para alívio das dores oncológicas[48,49] (Figura 1). É considerada um método simples e eficaz em 70 a 90% das dores oncológicas.[50] A escada analgésica é composta por três degraus que representam a intensidade da dor relatada pelo paciente, leve, moderada ou forte.[51] Aos pacientes com dor leve a moderada, representada pelo primeiro degrau, é indicado o uso de AINH. Para as dores moderadas, de segundo degrau, a indicação é a administração de drogas opiáceas fracas, que podem ser associadas às drogas anti-inflamatórias do primeiro degrau. Nos casos de dores fortes, de terceiro degrau, a indicação é a substituição dos opiáceos fracos por um forte. As drogas adjuvantes podem ser usadas nos três degraus da Escada Analgésica conforme a necessidade.[48,49]

### Tratamento não farmacológico

#### Fisioterapia e dor no câncer

O controle da dor aumenta a tolerância dos pacientes aos procedimentos diagnósticos e terapêuticos do câncer com consequente melhora da sua capacidade funcional e qualidade de vida,[3,52] bem como na diminuição dos sintomas depressivos, já que a dor pode ser um agente desencadeador da depressão em indivíduos com câncer.[53]

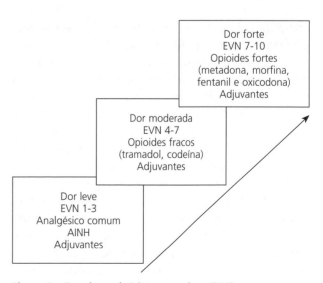

**Figura 1** Escada analgésica segundo a OMS.

A fisioterapia é essencial como parte da equipe multidisciplinar no tratamento da dor oncológica, pois possui recursos que complementam os cuidados ao paciente oncológico, que podem contribuir não só para o alívio da dor, mas também para a diminuição da tensão muscular, melhora da circulação tecidual, prevenção ou redução de linfedemas e minimização dos sintomas de ansiedade.[54]

Especificamente para o alívio da dor, os recursos fisioterapêuticos mais empregados são: as correntes elétricas analgésicas, a termoterapia, a massoterapia e a cinesioterapia. O uso de modalidades terapêuticas que geram calor profundo, como a diatermia por ondas curtas e o ultrassom, não é recomendável a pacientes oncológicos, em especial no local do tumor, pois esses recursos aumentam a irrigação sanguínea, o metabolismo celular e estimulam a angiogênese, podendo acelerar o processo de metástase.[55]

## Correntes elétricas analgésicas

No contexto do tratamento atual do câncer, não é possível tratar a dor oncológica somente com o uso de corrente elétrica analgésica. No entanto, essa modalidade terapêutica pode ser considerada uma forma de tratamento adjuvante juntamente com o uso de analgésicos. Entre as correntes elétricas analgésicas, merece destaque a estimulação elétrica nervosa transcutânea (TENS). Um estudo de revisão da literatura nacional realizado com o objetivo de verificar os principais recursos fisioterapêuticos utilizados no controle da dor oncológica demonstrou que o tratamento com a TENS foi o que apresentou resultados mais confiáveis, pois o seu mecanismo analgésico é mediado pelo mesmo receptor que medeia a ação analgésica da morfina (receptor m).[56] Dessa forma, diversos estudos apontam o uso da TENS no controle da dor.[57,58] Hamza et al.[59] compararam o uso de TENS e a quantidade de morfina utilizada para controle da dor em pacientes após cirurgia ginecológica e observaram que, no grupo tratado com TENS, houve uma redução de até 47% no uso da morfina, quando comparado com aquele tratado com TENS placebo. Após ampla revisão da literatura, McQuay et al.[60] não encontraram evidências que suportam o uso do TENS na fase aguda, no entanto, demostraram que o efeito na dor crônica foi satisfatório. O Instituto Nacional de Câncer afirma que 70% dos pacientes com dor crônica respondem ao tratamento com a TENS, no entanto após um ano de estimulação esse índice pode cair para 30%.[20] Por outro lado, após um

estudo de revisão não sistemática da literatura nacional, Pena et al.[57] concluíram que, embora haja na literatura vários subsídios que tentam explicar como a TENS pode atuar como adjuvante no controle da dor oncológica, muito se tem a discutir sobre o real papel dessa modalidade analgésica, uma vez que a maioria dos estudos enfatiza que a causa da dor oncológica é multifatorial, dificultando a comprovação científica dessa modalidade. Os estudos de Robb et al.[58] e Hurlow et al.[61] também concluem que não há evidências suficientes que confirmem a efetividade da TENS no tratamento da dor oncológica.

## Termoterapia

### Termoterapia por subtração

O uso de diversas formas de frio, como gelo, gel químico maleável e *spray* congelante reduz a dor pela diminuição da condutibilidade nervosa, espasmo muscular, inflamação e edema.[62] O frio pode ser usado no tratamento da dor oncológica em condições inflamatórias agudas, nos pontos-gatilho miofaciais ou quando o calor não conseguir reduzir o espasmo muscular. O tempo médio de aplicação é de 15 minutos e deve ser evitado em tecidos com déficit de sensibilidade, alterações vasculares, irritações ou lesões cutâneas, bem como em pacientes com alterações no nível de consciência. Seu uso é frequente, mas não existem estudos controlados que comprovem seu poder analgésico em pacientes com dor oncológica.[20]

### Termoterapia por adição

A aplicação de termoterapia, por calor superficial (compressa de parafina e bolsa térmica), é uma forma de estimulação cutânea ou transcutânea, que pode ser utilizada para aliviar a dor oncológica em pacientes sob cuidados paliativos.[56,63] Possui efeito analgésico por diminuir a isquemia local, proporcionar relaxamento muscular, com consequente diminuição do espasmo muscular e da rigidez articular.[64] Pode ser aplicado no local, por meio de compressas quentes, bolsas de gel ou banho de imersão, por 20 a 30 minutos, de três a quatro vezes ao dia.[20] Deve-se evitar o uso sobre o tumor, pois o calor superficial provoca vasodilatação e aumento de metabolismo local, podendo disseminar células cancerígenas[55] e, em áreas com inflamação aguda, sangramento, déficit sensitivo, alterações vasculares e pacientes com alteração no nível de consciência.[20]

## Massoterapia

A massoterapia pode ser empregada como um recurso complementar no alívio da dor oncológica, pois produz estimulação mecânica nos tecidos, por meio da aplicação rítmica de pressão e estiramento. A pressão comprime os tecidos e estimula os receptores sensoriais, produzindo sensação de bem-estar e a manobra de estiramento reduz a tensão sobre os músculos, proporcionando relaxamento muscular.[65] Estudos demonstram que as técnicas de massagem reduzem o espasmo muscular e melhoram a circulação tecidual, contribuem para redução da ansiedade, dor e fadiga, melhoram a qualidade do sono e do humor, proporcionando melhora da qualidade de vida do paciente.[54,66] As técnicas mais empregadas são aquelas que envolvem o deslizamento superficial ou profundo, mas também pode-se empregar técnicas de amassamento, fricção, compressão, percussão e vibração, geralmente com o auxílio de óleos ou cremes. A massoterapia não deve ser empregada nas regiões com lesão de pele ou provocar exacerbação do quadro álgico.[20]

## Cinesioterapia e atividade física

Em situação de dor oncológica, é comum os pacientes reduzirem a movimentação e a atividade de um modo geral. Esse comportamento pode levar ao comprometimento gradual do condicionamento físico, da força muscular, flexibilidade e capacidade aeróbica expondo o paciente ao desenvolvimento da síndrome de imobilização. Além disso, os músculos com aumento da tensão decorrente da manutenção de posturas antálgicas (antiálgicas) passam a apresentar pontos-gatilho ou de dor.[67]

Há na literatura fortes evidências de que os exercícios físicos proporcionam benefícios fisiológicos e psicológicos para o paciente com câncer,[68] além de reduzir a fadiga, melhorar a capacidade funcional e o condicionamento cardiovascular e reduzir a perda de massa óssea.[69] A atividade física ainda proporciona melhora do humor, da qualidade do sono, função intelectual, capacidade de autocuidado e alivia os sintomas de depressão e ansiedade, refletindo de forma positiva na qualidade de vida desses indivíduos.

A cinesioterapia é um recurso importante no controle da dor, pois melhora a amplitude de movimento articular e a hipotrofia em decorrência do desuso prolongado e, consequentemente, a incapacidade funcional, tornando o paciente apto à realização de um programa de atividade física. O programa de cinesioterapia envolve exercícios de fortalecimento muscular para ganho de força muscular, de flexibilidade que auxiliam na restauração da amplitude de movimento e proprioceptivos e posturais, para melhora do controle neuromuscular e postura.

As atividades aeróbicas, definidas como rítmicas de contração e relaxamento de grandes agrupamentos musculares durante um período longo de tempo, como natação e caminhada, têm sido muito eficientes na melhora da capacidade aeróbia e condicionamento cardiovascular de pacientes com câncer.[70,71] Pesquisas ainda sugerem a utilização de exercícios anaeróbicos (com pesos), prescritos individualmente e com acompanhamento, para melhorar a condição física desses indivíduos.[72]

Desse modo, muitos são os benefícios que podem ser proporcionados por meio da cinesioterapia e da prática da atividade física, não só para melhora da dor, mas do bem-estar geral dos pacientes com câncer.

## Intervenções psicológicas para controle da dor no câncer

Diversos fatores indicam que as intervenções psicológicas podem representar um elemento valioso para o tratamento complementar da dor no paciente oncológico.[73] Primeiramente, há fortes indícios de uma ligação estreita entre a dor do câncer e fatores psicológicos, como o humor, angústia, depressão, e ansiedade.[74] Segundo, a confiança e autossuficiência dos pacientes com câncer sobre suas próprias habilidades de controlar a dor têm sido relacionadas à diminuição dela e ao maior bem-estar psicológico.[75] Por fim, os pacientes com câncer que ruminam sobre a dor e a sensação de desamparo sofrem níveis mais elevados de dor e de angústia psicológica.[74]

A terapia cognitivocomportamental é atualmente o tratamento psicológico mais amplamente utilizado para a dor persistente. Uma revisão sistemática da literatura envolvendo estudos que testam a eficácia da terapia cognitivocomportamental para a dor oncológica demostrou que, de uma maneira geral, esse tratamento reduziu significativamente a dor.[76]

A terapia cognitivocomportamental apresenta diversas etapas, que envolvem:

- Educação da dor. A dor é descrita como uma experiência sensorial e emocional complexa influenciada pelos pensamentos, sentimentos e comportamentos do paciente. Assim, eles compreendem como suas próprias respostas à dor influenciam sua experiência e começam a reconhecer o papel que seus próprios esforços podem desempenhar no controle da dor.

- Treinamento de umas ou várias habilidades para lidar com a dor. Para cada habilidade, um terapeuta fornece uma base racional educacional, uma instrução básica, uma prática e um *feedback*.
- Praticar em casa as habilidades instruídas. Os pacientes são incentivados inicialmente a praticar em situações de não exigência (p. ex., controlar a dor deitado em um quarto quieto) e, posteriormente, aplicar suas habilidades para tarefas mais desafiadoras (p. ex., controlar a dor que pode ocorrer durante o caminhar ou ao se movimentar).
- Desenvolver um programa que mantenha sua prática das habilidades desenvolvidas no treinamento.

## Programas psicoeducativos

As intervenções psicoeducativas são desenvolvidas por equipes multi ou interdisciplinares e consistem em atendimentos que conjugam uma variedade de componentes educacionais e psicológicos. O trabalho é realizado em grupo e apresenta conteúdo programático de acordo com a necessidade dos participantes e o número de sessões varia de acordo com o que foi proposto e conforme a sintonia do próprio grupo.[77,78]

A principal finalidade dessas intervenções é incrementar a qualidade de vida do paciente, reforçar o suporte social disponível e modificar as estratégias de enfrentamento, a fim de torná-las mais efetivas às demandas da doença e do tratamento. Tais formas de intervenção têm gerado efeitos positivos e vêm se consolidando como ferramentas importantes no cuidado do paciente oncológico.[78]

## REFERÊNCIAS BIBLIOGRÁFICAS

1. Merskey H, Lindblom U, Mumford JM, Nathan PW, Noordenbos W, Sunderland SS. Pain terms: a current list with definitions and notes usage. Pain 1986;(3):215–21.
2. Miceli AVP. Dor crônica e subjetividade em oncologia. Rev Bras Cancerol 2002;48(3):363-73.
3. Pimenta CAM, Koizume MS, Teixeira MJ. Dor no doente com câncer: características e controle. Rev Bras Cancerol 1997;43:21-44.
4. Departament of Health and Human Services. Public Health Service Agency for Health Care Policy and Research (US). Guia clínica prática: manejo del dolor por cancer. 1994.
5. Merskey H, Bogduk N. Classification of chronic pain, Seattle: International Association for the Study of Pain. 1994. Disponível em: <http://www.aisp-pain.org/terms-p.html>. Acesso em: 20 dez 2012.
6. Teixeira MJ, Correa CF, Pimenta CA. Dor: conceitos gerais. São Paulo: Limay; 1994.
7. Minson, FP, Garcia, JBS, Oliveira Jr, JO, Siqueira, JTT, Jales Jr, LH, editores. II Consenso Nacional de Dor Oncológica. São Paulo: Moreira Jr.; 2011.
8. Stjernsward J, Stanley K, Henderson C. Cancer control: introduction to a series of reports on strategies and approaches. Bull World Health Organ 1986;64(1):69-71.
9. O'Mahony S, Goulet J, Kornblith A, Abbatiello G, Clarke B, Kless-Siegel S, et al. Desire for hastened death, cancer pain and depression: report of a longitudinal observational study. J Pain Symptom Manage 2005;29(5):446-57.
10. Foley KM. Supportive care and quality of life. In: De Vita VT, Hellman S, Rosenberg SA (eds.). Cancer principles and practice of oncology. 5.ed. Philadelphia: Lippincott-Raven; 1997.
11. Twycross RG, Fairfield S. Pain in far advanced cancer. Pain 1982;14:303-10.
12. Lesage P, Portenoy RK. Cancer Control. Trends in Cancer Pain Management. 1999;6(2):136-45.
13. van den Beuken-van Everdingen MH, de Rijke JM, Kessels AG, Schouten HC, van Kleef M, Patijn J. Prevalence of pain in patients with cancer: a systematic review of the past 40 years. Ann Oncol 2007;18(9):1437-49.
14. Sociedade Brasileira para Estudos da Dor. Epidemiologia da dor do câncer [Internet]. São Paulo; 2008. Disponível em: <http://www.dor.org.br/profissionais/s_campanhas_cancer.asp>. Acesso em: 20 dez 2012.
15. Lind L, Karlsson D, Fridlund B. Patients' use of digital pens for pain assessment in advanced palliative home healthcare. Int J Med Inform 2008;(77):129-36.
16. McKegney FP, Bailey LR, Yates JW. Prediction and management of pain in patients with advanced cancer. Gen Hosp Psychiatry 1981;3(2):95-101.
17. Caraceni A, Portenoy R. An international survey of cancer pain characteristics and syndromes. IASP Task Force on Cancer Pain. International Association for the Study of Pain. Pain 1999;82(3):263-74.
18. Ferreira KASL, Kimura M, Teixeira MJ, Nobrega JCM, editores. Preditores de controle inadequado da dor entre pacientes com dor oncológica. 7º Congresso Brasileiro de Dor. Gramado. Revista Dor 2006a;Suppl:59-59.
19. Pimenta CAM. Aspectos culturais, afetivos e terapêuticos relacionadas à dor no câncer. São Paulo: Universidade de São Paulo; 1995.
20. Instituto Nacional do Câncer. Ministério da Saúde (BR). Cuidados paliativos oncológicos: controle da dor. Rio de Janeiro: INCA; 2001.

21. Foley KM. Pain syndromes in patien ts with cancer. In: Bonica JJ, Ventafridda V, editors. Advances in Pain Research and Therapy. New York: Raven Press; 1979.

22. Higginson IJ. Innovations in assessment: epidemiology and assessment of pain in advanced cancer. In: Jensen TS, Turner JA, Wiesenfeld- Hallin Z, editors. Proceedings of the 8th World Congress on Pain. Progress in Pain Research and Management, Vol. 8. Seattle: IASP Press; 1997. p.707-16.

23. Pimenta CAM, Mota DDCF, Cruz DALM. Dor e cuidados paliativos. Barueri: Manole; 2006.

24. Fitzgibbon DR, Chapman CR. Cancer Pain: Assessment and Diagnosis. In: Loeser JD, et al. Bonica's management of pain. Nova York: Lippincott Williams & Wilkins; 2001.

25. Banning A, Sjøgren P, Henriksen H. Treatment outcome in a multidisciplinary cancer pain clinic. Pain 1991;47(2):129-34.

26. Caraceni A, Martini C, Zecca E, Portenoy RK, Ashby MA, Hawson G, et al. Breakthrough pain characteristics and syndromes in patients with cancer pain. An international survey. Palliat Med 2004;18(3):177-83.

27. Mantyh PW, Clohisy DR, Koltzenburg M, Hunt SP. Molecular mechanisms of cancer pain. Nat Rev Cancer 2002;2(3):201-9.

28. Delaney A, Fleetwood-Walker SM, Colvin LA, Fallon M. Translational medicine: cancer pain mechanisms and management. Br J Anaesth 2008;101(1):87-94

29. Colvin L, Fallon M. Challenges in cancer pain management: bone pain. Eur J Cancer 2008;44(8):1083-90.

30. Organización Mundial de la Salud. Alivio del dolor en el cáncer. Ginebra; 1987.

31. Sousa FAEF. Dor: o quinto sinal vital. Rev Latino-am Enfermagem 2002;10(3):446-7.

32. Morete MC, Minson FP. Instrumentos para avaliação da dor em pacientes oncológicos. Revista Dor 2010;11(1):74-80.

33. Sutton LM, Porter LS, Keefe FJ. Cancer pain at the end of life: a biopsychosocial perspective. Pain 2002;99(1-2):5-10.

34. Gomes RT, Silva JF, Pedras RBN, Melo JR. Dor: o quinto sinal vital. Rev Prat Hosp 2006;44:75-77.

35. Panke JT. Diffi culties in managing pain at the end of life. Am J Nurs 2002;102(7):26-33.

36. McCaffery M, Pasero C. Assessment underlying complexities, misconceptions, and pratical tools. In: McCaffery M, Pasero C (eds.). Pain Clinical Manual. St. Louis: Mosby; 1999.

37. Garcia DM, Goto S. Avaliação da dor. Arquivos do 6º. Simpósio Brasileiro e Encontro Internacional sobre Dor. São Paulo: Lemos Editorial; 2003. p.55-7.

38. Whaley L, Wong DL. Nursing Care of Infants and Children. St Louis: CV Mosby; 1987.

39. Wong DL, Baker C. Pain in children: comparison of assessment scales. Pediatric Nursing 1988;14(1):9-17.

40. Bieri D, Reeve RA, Champion GD, Addicoat L, Ziegler JB. The faces pain scale for the self-assessment of the severity of pain experienced by children: development, initial validation, and preliminary investigation for ratio scale properties. Pain 1990;41(2):139-50.

41. Pimenta CAM, Teixeira MJ. Questionário de McGill: Proposta de Adaptação para a Língua Portuguesa. Rev Esc Enf USP 1996;30(3):473-83.

42. Pimenta CAM, Cruz DALM. Crenças em dor crônica: validação do Inventário de Atitudes frente à Dor para a língua portuguesa. Rev Esc Enferm USP 2006;40(3):365-76.

43. Bruera E, Kuehn N, Miller MJ, Selmser P, Macmillan K. The Edmonton Symptom Assessment System (ESAS): a simple method for the assessment of palliative care patients. J Palliat Care 1991;7(2):6-9.

44. Ferreira KA São L, William Jr WN, Mendonza TR, Kimura M, Kowalski LP, et al. Tradução para a língua portuguesa do M.D. Anderson Symptom Inventory – head and neck module (MDASI-H&N). Rev Bras Cir Cabeça Pescoço 2008;37(2):109-13.

45. Portenoy RK, Thaler HT, Kornblith AB, Lepore JM, Friedlander-Klar H, Kiyasu E, et al. The Memorial Symptom Assessment Scale: an instrument for the evaluation of symptom prevalence, characteristics and distress. Eur J Cancer 1994;30A(9):1326-36.

46. McMillan SC, Small BJ, Weitzner M, Schonwetter RS, Tittle M, Moody L, Haley WE. Impact of coping skills intervention with family caregivers of hospice patients with cancer: a randomized clinical trial. Cancer 2006;106(1):214-22.

47. De Haes JCJM, Van Knippenberg FCE, Neijt JP. Measuring psychological and physical distress in cancer patients: structure and application of the Rotterdam Symptom Checklist. Br. J. Cancer 1990;62(6):1034-8.

48. World Health Organization. Cancer pain relief abd palliative care. Expert Committee Report. Technical Series 804. Geneva: World Health Organization; 1990.

49. World Health Organization. Cancer pain relief, 2nd edition with a guide to apiod availabity. Genva: World Health Organization; 1996.

50. Zech DFL, Gond S, Lynch J, Hertel D, Lehmann KA. Validation the WHO guidelines for cancer pain relief: a 10-yaer prospective study. Pain 1995;63(1):65-76.

51. Maltoni M, Scarpi E, Modonesi C, Passardi A, Calpona S, Turriz-iani A, et al. A validation sutdy of WHO analgesic ladder: a two-step vs three-step strategy. Support Care Cancer 2005;13(11):888-94

52. Weisntein JM, Anderson PR, Yasko, AW, Driver L. Pain management. In: Pazdur R, Caoia LR, Hoskins WJ, Wagman LD, editors. Cancer management: a multidisciplinary approach. 8.ed. Philadelphia: FA Davis; 2004. p.819-37.

53. Die Trill, M. Psychological aspects of depression in câncer patients: an update. Ann Oncology 2012;23 Suppl 10:x302-5.

54. Pimenta CAM. Dor oncológica: bases para avaliação e tratamento. Mundo Saúde 2003;37(1):98-110.

55. Low J, Reed A. Eletroterapia explicada: princípios e práticas. 3.ed. Barueri: Manole; 2001.

56. Sampaio LR, Moura CV, Resende MA. Recursos fisioterapêuticos no controle da dor oncológica: revisão da literatura. Rev Bras Concerol 2005:51(4):339-46.

57. Pena R, Barbosa LA, Ishikawa NM. Estimulação elétrica transcutânea do nervo (TENS) na dor oncológica: revisão da literatura. Rev Bras Cancer 2008;54(2):193-99.

58. Robb K, Oxberry SG, Bennett MI, Johnson MI, Simpsin KH, Searle, RD. A Cochrane systematic review of transcutaneous

electrical nerve stimulation for cancer pain. Journal of Pain and Symptom Management 2009;37(4):746-53.

59. Hamsa MA, White PF, Ahmed HE, Ghoneme EA. Effect of the frequency do transcutaneous electrical nerve stimulation on the postoperative opioid analgesic requirement and recovery profile. Anesthesiology 1999;91(5):1232-8.

60. McQuay HJ, Moore RA, Eccleston C, Morley S, Williams AC. Systematic review of out patient services for chronic pain control. Health Technol Assess 1997;1(6):i-iv, 1-135.

61. Hurlow A, Bennett MI, Robb KA, Johnson MI, Simpson KH, Oxberry SG. Transcutaneous electric nerve stimulation (TENS) for cancer pain in adults. Cochrane Database Syst Rev 2012;3:CD006276.

62. Knight, KL. Crioterapia no tratamento das lesões esportivas. São Paulo: Manole; 2000.

63. Kazanowski, MK, Iaccetti, MS. Dor no adulto com câncer. In: Dor: fundamentos, abordagem clínica e tratamento. Rio de Janeiro: Guanabara Koogan; 2005. p. 101-16. (Coleção Práxis de Enfermagem)

64. Rhiner M, Ferrell BR, Ferrell BA, Grant MM. A structured nondrug intervention program for cancer pain. Cancer Pract 1993;1(2):137-43.

65. Lee MHM, Yang GFW, Eason AL. Physical therapy and rehabilitation medicine. In: Bonica JJ, Loeser JD, Chapman CR, Fordyce WE, editors. The management of pain. 2nd ed. Philadelphia: Lea & Febiger; 1990. p.1769-88.

66. Ernst, E. Massage therapy for cancer palliation and supportive care: a systematic review of randomised clinical trials. Support Care Cancer. 2009;17(4):333-7.

67. Yeng LT, Teixeira MJ, Greve JMD, Yuan CC. Medicina física e reabilitação em doentes com dor crônica. In: Teixeira MJ, Marquez JO, Yeng LT, editores. Dor: contexto interdisciplinar: 20. ed. Curitiba: Maio; 2003. p.689-703.

68. Spencer RR, Heesch HC, Brown WJ. Exercice and cancer rehabilitation: a systematic review. Cancer Treat Rev 2010;36(2):185-94.

69. Winninghan ML. Strategies for managing cancer-related fatigue syndrome. Cancer. 2001;92(4):988-97.

70. Dimeo F, Stieglitz RD, Novelli-Fischer U, Fetscher S, Mertelsmann R, Keul J. Correlation between physical performance and fatigue in cancer patients. Annals Oncol 1997;8(12):1251-5.

71. Courneya KS. Exercise and cancer survivors: an overview of research. Med Sci Sports Exerc 2003;35(11):1846-52.

72. Segal RJ, Reid RD, Courneya KS, Malone SC, Parliament MB, Scott CG, et al. Resistance exercise in men receiving androgen deprivation therapy for prostate cancer. J Clin Oncol. 2003;21(9):1653-9.

73. Keefe FJ, Abernethy, AP, Campbell LC. Psychological approaches to understanding and treating disease-related pain. Annu Rev Psychol 2005;56:601–30.

74. Zaza C, Baine N. Cancer pain and psychosocial factors: a critical review of the literature. J Pain Symptom Manage 2002;24(5):526-42.

75. Bishop SR, Warr D. Coping, catastrophizing and chronic pain in breast cancer. J Behav Med 2003;26(3):265-81.

76. Abernethy AP, Keefe FJ, McCrory DC, Scipio CD, Matchar DB. Behavioral therapies for the management of cancer pain: a systematic review. In: Flor H, Kalso E, Dostrovsky JO, editors. Proceedings of the 11th World Congress on Pain. Seattle: IASP Press; 2006. p. 789-98.

77. Liberato, RP, Carvalho, VA. Terapias integradas à oncologia. In: Carvalho VA, Franco MHP, Kovács MJ, Liberato RP, Macieira RC, Veit MT, Gomes MJB, Barros LHC, editores. Temas em psico-oncologia. São Paulo: Summus; 2008. p.362-72.

78. Souza, JR. Estudo sobre avaliação de eficácia terapêutica em oncologia: grupo psicoeducacional "aprendendo a enfrentar" (Dissertação). Brasília: Universidade de Brasília; 2009.

# 64

# TRANSPLANTE MEDULAR

CAMILA FERREIRA LEITE

## INTRODUÇÃO

O transplante de medula óssea (TMO) é um tratamento proposto para algumas doenças que afetam as células do sangue, representando um progresso considerável no tratamento das doenças que há pouco tempo não apresentavam alternativas terapêuticas satisfatórias.[1] Consiste na substituição da medula óssea doente ou deficitária por células normais com o objetivo de reconstituição de uma nova medula, restabelecendo assim os sistemas hematopoiético e imunológico do transplantado. Trata-se de um procedimento com propósito de cura, caracterizado como um método terapêutico bastante agressivo, que pode tanto possibilitar a remissão completa da doença do paciente como levá-lo à morte em virtude da vulnerabilidade a que se expõe o paciente nas etapas envolvidas no transplante, como a imunossupressão que se faz necessária no período de condicionamento pré-TMO. Desse modo, o TMO tem sua indicação quando outras opções de terapêutica convencional resultem em sobrevida livre de doença menor do que a esperada no transplante.[2]

Da admissão à alta hospitalar, o suporte ao paciente oncológico nas unidades de TMO é interdisciplinar. Nesse sentido, a fisioterapia representa uma forte aliada no tratamento do paciente na medida em que se propõe a preservar, manter e restaurar a integridade cinético-funcional do paciente oncológico, bem como a prevenir os distúrbios causados pelo tratamento da doença. Dessa forma, os fisioterapeutas necessitam estar plenamente familiarizados com as necessidades e desafios dos pacientes submetidos ao TMO a fim de que possam planejar e adequar seus programas de tratamento de forma segura e eficaz.[3]

Este capítulo apresenta informações referentes aos procedimentos envolvidos no TMO e também sobre as principais complicações encontradas durante a hospitalização do paciente transplantado medular, destacando-se a atuação da fisioterapia preventiva e restaurativa que se inicia na internação do paciente e se estende ao atendimento ambulatorial após a alta hospitalar.

## INDICAÇÕES DO TRANSPLANTE DE MEDULA ÓSSEA

Entre as doenças neoplásicas com indicação de TMO destacam-se as malignidades hematológicas, como a leucemia mieloide crônica (LMC), a leucemia mieloide aguda (LMA), a leucemia linfocítica aguda (LLA), o mieloma múltiplo, o linfoma não Hodgkin, a doença de Hodgkin e a síndrome mielodisplásica.[4] Entre as doenças não neoplásicas tratadas com TMO citam-se a anemia aplásica grave, as talassemias e outros transtornos eritrocitários que cursam com hematopoiese diminuída de uma ou mais linhagens celulares.[4]

São consideradas malignidades hematológicas as neoplasias que afetam o sangue, a medula óssea e os linfonodos. A proliferação anormal de células pode ser derivada de uma das duas linhagens celulares: mieloide ou linfoide. Eritrócitos, trombócitos, granulócitos, mastócitos e macrófagos são resultantes da linhagem de células mieloides, sendo que defeitos nessa linhagem celular podem originar leucemia mieloide crônica, síndromes mielodisplásicas ou doenças mieloproliferativas. Já a linhagem celular linfoide dá origem aos linfócitos B, T, células *natural killer* (NK) e plasma, sendo que defeitos nesta linhagem podem resultar em linfoma, leucemias linfocíticas ou mieloma.[5]

Simplificadamente, podemos definir as leucemias como uma proliferação anormal e descontrolada de células leucocitárias na medula óssea, que ocasionam um acúmulo de células anormais no sangue circulante. Essas células apresentam capacidade estrutural e funcional prejudicadas, gerando alterações fisiopatológicas que se manifestam em dias ou semanas até que se faça o diagnóstico da doença. Como sinais e sintomas consequentes das leucemias podem ser encontrados: anemia, neutropenia, trombocitopenia, febre, sangramentos, dor osteoarticular e fadiga. O objetivo do tratamento da leucemia é a destruição das células neoplásicas para que a medula óssea volte a produzir células normais, restabelecendo assim a hematopoiese normal.[6]

Os linfomas podem ser definidos como doenças linfoproliferativas clonais cuja manifestação principal é a proliferação de linfonodos ou de tecidos linfoides localizados em outros órgãos.[7] A maioria dos pacientes com linfoma apresenta adenomegalia, acompanhada ou não de astenia, febre, sudorese, perda de peso e prurido. Se a análise do material coletado por biópsia confirmar a presença de células de Reed-Sternberg, caracteriza-se o linfoma como de Hodgkin. A doença de Hodgkin pode ser considerada uma das formas de câncer com melhor resposta ao tratamento, contudo, os linfomas do tipo não Hodgkin representam 70% dos casos de linfomas.

Entre as neoplasias de plasmócitos, o mieloma múltiplo é a forma mais comum, consistindo na proliferação progressiva e incontrolada dos plasmócitos, produzindo quantidades elevadas de imunoglobulinas anormais e seus fragmentos.[8] Corresponde a 1% de todos os tipos de câncer e 10% das neoplasias hematológicas, sendo que o transplante de célula-tronco hematopoiética representa possivelmente a única modalidade curativa para esses pacientes.[8]

## PRINCÍPIOS DO MÉTODO DE TRANSPLANTE DE MEDULA ÓSSEA

A ideia da utilização de células-tronco hematopoiéticas foi levantada inicialmente após a explosão da bomba atômica, a partir de observações de Jacobson et al.[22] com relação aos efeitos que a radiação ionizante exerce na medula óssea.[9] O TMO como hoje se aplica deve muito ao conhecimento de pioneiros como E. Donnall Thomas, que iniciou seu programa de enxerto de medula óssea humana em 1955 e teve o reconhecimento de sua inestimável contribuição simbolizado com o prêmio Nobel em Medicina no ano de 1990.[9]

O transplante de medula consiste na infusão de células progenitoras ou células-tronco do sistema hematopoiético capazes de se autorregenerar e de se diferenciar em células sanguíneas maduras. A terminologia "transplante de medula óssea" advém da proveniência habitual dessas células, contudo, elas também podem ser encontradas no sangue do cordão umbilical e da placenta e, ainda, no sangue circulante periférico.

No ano de 2010, foram realizadas no Brasil 1.695 cirurgias para TMO, uma quantidade 10,7% maior quando comparada ao ano de 2009. De acordo com o Ministério da Saúde, a expansão do cadastramento de brasileiros doadores voluntários de medula óssea é o principal motivo para o aumento desse número de cirurgias. Os números de procedimentos para TMO poderiam ser elevados caso a quantidade de doadores compatíveis fosse aumentada. Isso porque a compatibilidade genética entre o doador e o receptor é de fundamental importância para o sucesso do tratamento.

A escolha do doador de medula óssea considera questões da histocompatibilidade do antígeno leucocitário humano (HLA, do inglês: *human leukocyte antigen*). Para uma histocompatibilidade perfeita, dois conjuntos do grupo HLA de classe I (*loci* A e B) e II (HLA-DR), com três *loci* cada um e herdados no cromossomo 6 do pai e da mãe, totalizando seis *loci*, precisam ser idênticos no doador e no receptor[4] (Figura 1). Apenas considera-se a possibilidade de doador e receptor HLA incompatível em casos de doença muito grave.

O que determina a indicação de um doador aparentado ou não são testes sorológicos e métodos moleculares, como da ampliação dos genes HLA pela reação em cadeia de polimerase (PCR).[4]

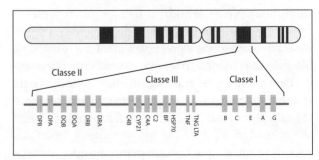

**Figura 1** Cromossomo 6 humano.

A partir do momento em que se localiza um doador compatível, células de medula óssea são obtidas de ossos chatos ou do próprio sangue periférico. O processo de obtenção de células da medula óssea é simples. A punção direta da medula óssea é feita com agulha, preferivelmente através da crista ilíaca. O procedimento dura 40 minutos e é feito sob anestesia. O doador fica em observação em ambiente hospitalar por um dia e pode retornar para casa no dia seguinte. Já quando a obtenção das células progenitoras hematopoiéticas é feita no sangue periférico, realiza-se a coleta com auxílio da administração de fatores estimuladores de colônia granulocítica ao doador e o método de obtenção dessas células é chamado de leucaférese ou aférese.[4] Essas células progenitoras hematopoiéticas possuem a capacidade de repopular a medula óssea erradicada, assim como de gerar e manter a hematopoiese em longo prazo. A coleta é feita a partir de punção venosa, utilizando-se a máquina de aférese. O doador recebe o fator estimulador de colônia granulocítica por cinco dias, objetivando estimular a proliferação de células-mãe, as quais irão migrar para o sangue e serão filtradas durante o procedimento de coleta. O processo de filtração leva em média 4 horas, até que se obtenha o número adequado de células.

Outra fonte para obtenção de células-tronco hematopoiéticas é o sangue de cordão umbilical, onde pode ser encontrada uma diversidade de células transplantáveis.[4]

As células coletadas podem ser manipuladas previamente à infusão no receptor, sendo a depleção de linfócitos T uma forma de diminuir a incidência de doença enxerto contra hospedeiro (DECH).[1]

Após manipulação prévia ou não, as células-tronco obtidas são infundidas no paciente receptor como qualquer outra transfusão de sangue, por meio de cateter venoso central.

## BANCOS DE MEDULA ÓSSEA

Para a identificação de possíveis doadores de medula óssea criou-se no Brasil o Registro Nacional de Doadores Voluntários de Medula Óssea (REDOME). Posteriormente, o Registro Nacional de Receptores de Medula Óssea (REREME) foi criado para atender aos hospitais e centros de transplante no cadastramento de pacientes (possíveis receptores) com indicação para TMO aparentado e não aparentado.

A integração dos dados em sistemas facilita as buscas de compatibilidade com receptores por reunir informações básicas e específicas, como resultados de exames e características genéticas das pessoas. Dessa forma, quando um receptor não possui um doador aparentado, é feita uma busca de cadastros no REDOME que possam ser compatíveis, para que, assim, seja feita a doação.

Atualmente o Brasil atingiu a marca de 1 milhão e 900 mil doadores cadastrados em bancos de medula, tornando-se assim o terceiro maior banco de doadores voluntários do mundo (segundo o Instituto Nacional de Câncer). Contudo, esse número ainda é insuficiente para atender a demanda, considerando a miscigenação de raças encontrada na população brasileira. A chance de se encontrar uma medula compatível entre doador e receptor pode chegar a uma em 1 milhão.

## TIPOS DE TRANSPLANTE DE MEDULA ÓSSEA

O TMO pode ser de três tipos – alogênico, singênico ou autólogo. Essa classificação considera a origem das células que serão transfundidas ao paciente, a saber:

- Transplante alogênico: as células administradas ao paciente provêm de um doador aparentado ou não (comumente um irmão), preferivelmente com compatibilidade HLA. A probabilidade de existir um irmão doador compatível na própria família depende do número de irmãos, e pode ser desde 25% (no caso de dois irmãos) até superior a 90%, em famílias com cinco ou mais irmãos.[4] Essa probabilidade se reduz ao considerar o paciente e seu pai ou sua mãe como doadores compatíveis (em torno de 5%).
- Transplante autólogo: as células precursoras de medula óssea provêm do próprio indivíduo transplantado (receptor), excluindo-se assim o risco de desenvolvimento de DECH[10] como resposta reacionária do sistema imune. Obviamente essa técnica não se aplica ao tratamento de doenças em que a hematopoiese encontra-se geneticamente reduzida ou displásica, uma vez que estes consistem em problemas que são inerentes ao mau funcionamento da medula óssea do próprio paciente.[4] Dessa forma, o transplante autólogo de medula óssea tem sua indicação preconizada quando a partir da extração das

células-tronco realizam-se modificações por indução de um gene específico com potencial de suplementar funções enzimáticas ausentes, sendo uma boa opção diante da pouca disponibilidade de doadores alogênicos compatíveis.[4] Utiliza-se também esse tipo de transplante para suplementação celular em situações de hematopoiese inadequada secundária aos efeitos de quimio e radioterapia, sendo as células a serem infundidas previamente extraídas do paciente por mobilização em sangue periférico antes da terapia.[4] São encontrados relatos de que o uso de células progenitoras hematopoiéticas periféricas nos transplantes alogênicos acelera a recuperação de leucócitos e plaquetas, contudo, alguns trabalhos evidenciam um aumento da incidência da DECH crônica quando essa fonte celular é utilizada.[1]

- Transplante singênico: trata-se daquele realizado entre gêmeos univitelinos, geneticamente idênticos. Representa a forma mais fácil de transplante de células entre indivíduos, contudo, por conta da pouca frequência de gêmeos idênticos na população, constitui a modalidade mais rara.

## ETAPAS ENVOLVIDAS NO TRANSPLANTE DE MEDULA ÓSSEA

- Fase de condicionamento pré-transplante: 3 a 5 dias. Nessa etapa, o paciente recebe quimioterapia associada ou não à radioterapia a fim de eliminar as células malignas e ativas residuais.[2] Esse período é necessário para erradicação da doença residual do paciente e seu objetivo é promover a ablação de todas as células cancerosas, criar espaço dentro do osso para novos elementos de medula e eliminar células de defesa residuais ativas imunologicamente que poderiam rejeitar um transplante alogênico. A ablação da medula óssea resulta em pancitopenia, com tendências a anemia, infecção e hemorragia. O regime preparativo também afeta de forma significante outros órgãos sistêmicos, com frequência gerando toxicidade que requer intervenção reabilitativa.[3]

- Fase de transplante: a medula óssea coletada é administrada ao receptor por um acesso venoso central de longa permanência.[11] O cateter mais utilizado é o de Hickman, com 2 ou 3 lúmens, sendo sua extremidade localizada no átrio direito.[1] Após a infusão, a medula óssea de um transplantado fica em aplasia por um período aproximado de 2 a 3 semanas (fase em que os leucócitos, os glóbulos vermelhos e as plaquetas permanecem baixos e ainda não ocorreu enxertia). Após esse período, os leucócitos começam a aparecer no sangue periférico, demonstrando a recuperação medular. Esse evento é conhecido como "pega" medular.[11]

- Período de enxertia ou "pega" do transplante: após o TMO, no período de 15 a 35 dias que segue o procedimento, inicia-se a produção celular na medula infundida. A "pega" é considerada adequada quando ocorre entre 15 e 21 dias pós-TMO e tardia, entre os dias 22 e 35 pós-TMO. A produção hematopoiética de medula infundida aumenta lenta e progressivamente, tornando-se sólida em torno de um ano, quando o paciente retorna às suas atividades normais.[12] A descrição das diferentes etapas do transplante de medula óssea encontra-se resumidamente apresentada na Tabela 1.

## PRINCIPAIS COMPLICAÇÕES APRESENTADAS PELO PACIENTE SUBMETIDO AO TRANSPLANTE DE MEDULA ÓSSEA

A maioria dos transplantados apresenta alto risco de desenvolver déficits funcionais como resultado de

**Tabela 1** Etapas do transplante de medula óssea

| Etapa | Principal intervenção | Objetivo da intervenção |
| --- | --- | --- |
| Fase de condicionamento pré-transplante | Quimioterapia associada ou não à radioterapia | Eliminar as células malignas e ativas residuais |
| Fase de transplante | Administração das células ao receptor | Repopular a medula óssea com células saudáveis |
| Período de enxertia ou "pega" do transplante | Controlar a produção de células no receptor | Verificar se foi iniciada a produção celular na medula infundida |

prejuízos cumulativos que surgem como consequência direta ou indireta da própria doença, dos tratamentos prévios de câncer, da indução do transplante, da DECH, da imobilidade, da presença de infecção e dos efeitos colaterais relacionados a esteroides e a outros medicamentos. Somam-se ainda os prejuízos impactantes sobre o estado psicológico do indivíduo, como as condições de isolamento necessárias durante a hospitalização, as instabilidades rápidas da condição clínica as quais estes pacientes são vulneráveis, assim como o risco real de morte que os assola. Em conjunto, esses fatores interferem negativamente na qualidade de vida dos indivíduos que receberam TMO, sendo que, de modo amplo, consideram-se os efeitos colaterais do tratamento e a doença por si como influentes do sucesso do tratamento e do bem-estar do paciente.[13] Detalhes a respeito das principais complicações comuns aos diferentes períodos do TMO são apresentados a seguir.

## Período pré-transplante

Durante o preparo do paciente para o TMO, faz-se necessária a implantação de um cateter torácico para garantir acesso venoso central. Esse procedimento causa dor e imobilidade na extremidade próxima ao local da inserção do cateter.[14]

No período pós-condicionamento, a supressão imunológica aumenta a suscetibilidade às infecções decorrentes de citomegalovírus no paciente, bem como as causadas por *Pneumocystis carinii*, sendo necessária instituição de terapêutica medicamentosa profilática, visto que as infecções oportunistas nos períodos de aplasia medular são as principais complicações que podem acometer o paciente.

Indivíduos em tratamento de recidiva da doença podem apresentar algumas comorbidades adicionais resultantes de tratamentos anteriores de quimioterapia, que podem originar neuropatias periféricas, comumente encontradas após o uso de alcaloides vinca (vincristina, vimblastina e navelbina), taxanos (paclitaxel e docetaxel) e cisplatina.

## Período pós-transplante agudo

A DECH representa risco a todos pacientes que recebem TMO alogênico após a pega do enxerto.[2] Trata-se de uma reação imunológica, mediada por células do sistema imune, particularmente linfócitos T maduros do doador contra os antígenos expressos nas células do receptor.[4,11,12] Os receptores de medula

óssea HLA idêntica aparentada possuem menor risco de DECH (20%), enquanto os que recebem medula HLA incompatível aparentada ou medula não aparentada estão sob risco maior (cerca de 80%).[2] Em casos de doença muito grave, ao se optar por transplante de doador HLA incompatível deve-se considerar o risco potencial de DECH.

Na DECH aguda (com ocorrência até o 100º dia pós-transplante), os órgãos mais afetados são pele, fígado e trato gastrointestinal, ocorrendo pelo menos uma, e possivelmente as três condições: dermatite, enterite e hepatite.[4] A principal profilaxia para DECH é a imunossupressão em diferentes combinações, porém esse procedimento acompanha-se de um elevado risco de complicações infecciosas, contribuindo assim para a morbidade e mortalidade em tais casos.[2]

O tratamento da DECH baseia-se na utilização de altas doses de glicocorticoides.[15] O uso destes fármacos está associado a perda de massa muscular, redução da função do músculo, ganho de peso, déficit no rendimento físico, hiperglicemia, risco de infecção aumentado e alteração do humor.[15] Além dos glicocorticoides, globulina antitimocítica, daclizumab e irradiação ultravioleta são incluídos no tratamento.[4]

A DECH representa uma importante causa de morbidade e mortalidade na população de transplantados. Contudo, tem-se observado um fato interessante em pacientes que foram transplantados por causa de leucemias e que evoluíram com DECH: o risco de recidiva da doença nesses pacientes é reduzido. O que se acredita é que os linfócitos T do doador possam reconhecer e interagir contra células tumorais residuais do hospedeiro. Paralelamente, observou-se que os pacientes que receberam medula de doadores singênicos ou manipulada para depleção de linfócitos T têm menor risco de desenvolver DECH, mas um alto risco de recidiva.

Em vários sistemas do organismo humano, alterações decorrentes do TMO também são observadas. No sistema respiratório, o edema pulmonar é uma das possíveis complicações encontradas, sendo sua incidência relacionada à permeabilidade capilar pulmonar aumentada combinada com grande oferta de fluidos intravasculares a partir de medicamentos, transfusões e outras terapias.[3] Os pacientes restritos ao leito possuem fator de risco adicional para prejuízos pulmonares. Isso porque a imobilidade também gera alterações na mecânica e fisiologia pulmonar em virtude do aumento do volume sanguíneo no tórax, redução do espaço torácico pelo deslocamento cranial do diafragma, assim como pelo prejuízo que se observa na relação ventilação/perfusão pulmonar. A contratura da musculatura intercostal resultante da respiração superficializada também pode ocorrer, assim como redução do estímulo de tosse e acúmulo de secreções somadas a atelectasias, aumentando assim o risco de pneumonias no paciente imóvel.

A condição cardiorrespiratória do indivíduo submetido ao TMO pode apresentar-se deteriorada em decorrência do período prolongado de isolamento protetor necessário ao tratamento, que restringe a atividade física do paciente. Esse fato, associado ainda à toxicidade dos agentes quimioterápicos utilizados no regime de condicionamento pré-transplante, potencializa os efeitos deletérios sobre o sistema cardiorrespiratório como um todo. Assim, a maioria dos pacientes com câncer experimenta perda de energia e prejuízo do desempenho físico após quimioterapia, radioterapia ou cirurgia, sendo a fadiga e falta de energia queixas comuns entre os pacientes.[16]

A cardiomiopatia é uma complicação que pode ser encontrada no receptor de medula óssea em função do uso de quimioterápicos. A doxorrubicina e a ciclofosfamida, dois agentes quimioterápicos utilizados no processo de indução pré-transplante, têm sido associadas ao desenvolvimento de cardiomiopatia em alguns pacientes submetidos a transplante de células hematopoiéticas.[3] Ademais, fatores deletérios sobrepõem-se ao sistema cardiovascular ao se considerar o paciente imóvel no leito. Em condições de normalidade, ao assumir a posição supina, o sistema cardiovascular se adapta às mudanças de fluidos dos membros inferiores para o tórax e, como resposta, o volume sistólico, o débito cardíaco e o volume diastólico final do ventrículo esquerdo (VDFVE) são imediatamente aumentados. Diferentemente, no paciente restrito ao leito, ocorre diurese desse excesso relativo de volume plasmático, ocasionando redução do volume sistólico e do VDFVE. Observa-se então que o repouso prolongado aumenta a frequência cardíaca e a intolerância ortostática/hipotensão postural em virtude desse volume sanguíneo diminuído ou, ainda, por conta das alterações na resposta do sistema nervoso autonômico. A ocorrência de atrofia ventricular esquerda também pode acontecer com o descondicionamento ou o repouso no leito.[3]

Em virtude do volume sanguíneo reduzido, os pacientes restritos ao leito apresentam, adicionalmente, risco de trombose aumentado. Isso porque enquanto o volume plasmático cai com o repouso, o volume de células vermelhas sanguíneas inicialmente permanece constante, levando ao aumento da viscosidade sanguínea. Essa condição favorece a trombose, assim como a agregação plaquetária, sendo que o tromboembolismo permanece um risco mesmo em pacientes com trombocitopenia induzida pela quimioterapia.[3]

Complicações nas estruturas ósseas, articulares e musculares também são encontradas. A redução da massa óssea é frequente após o TMO, sendo o uso crônico de corticosteroides e inibidores de calcineurina, a diminuição da atividade física e a ausência da produção de estrogênios alguns dos fatores contribuintes para a osteopenia. A imobilidade também conduz à perda de força e de volume muscular e diminui a formação e o reparo da fibra muscular. A perda de força é consistentemente pior em extremidades inferiores, nos músculos sustentadores de peso (como quadríceps e complexo gastrocnêmio-sóleo), assim como músculos posturais (extensores de quadril e músculos lombares). O catabolismo aumentado de músculos esqueléticos deve ser direcionado pelo cortisol aumentado durante a inatividade. Ao mesmo tempo, a síntese proteica muscular esquelética é diminuída pelo desuso de grupos musculares e por efeitos mediados pela insulina. Entende-se também que o repouso no leito aumenta o risco de formação de contratura articular e agrava a osteoporose.[3]

Alterações cutâneas também podem estar presentes nos pacientes transplantados que se encontram restritos ao leito, uma vez que a integridade da pele é rapidamente ameaçada pela imobilidade. Cisalhamento, fricção, pressão sustentada e níveis de umidade alterados são reconhecidos como fatores que contribuem para a perda da integridade da pele. Incontinência urinária ou fecal conduz a umidade excessiva, somando ainda à possibilidade de existirem queimaduras químicas da pele no local do tratamento. Muitas vezes, episódios de incontinência ocorrem simplesmente em decorrência da incapacidade do paciente se transferir e andar de forma independente e, dessa forma, um ciclo de imobilização progressiva ocorre por meio do uso de comadres e cateteres urinários.[3]

Alterações gastrointestinais como diarreia, náusea, vômitos e mucosites são esperadas após a quimioterapia e o uso de numerosos medicamentos na fase pós-transplante inicial (incluindo fármacos para profilaxia antiviral, antibacteriana e antifúngica). A estomatite também ocorre, podendo, em alguns casos, ser tão severa a ponto de impedir a ingestão de alimentos ou medicamentos por via oral.[3]

Outra manifestação consequente a transplantes alogênicos ou autólogos é a doença veno-oclusiva do fígado. Os sintomas primários são ganho de peso ou ascite, icterícia e hepatomegalia dolorosa.[3] O controle da doença veno-oclusiva é conservador e, nos casos mais graves, há poucos relatos de evolução bem-sucedida com uso de agente trombolítico.[4] A equipe de reabilitação deve estar atenta aos sinais dessas complicações, por conta do prognóstico reservado associado a elas.[3]

Por fim, nessa fase aguda pós-transplante o paciente restrito ao leito pode exibir alterações de humor, cognição e percepção, o que é cientificamente demonstrado por meio de estudos com indivíduos saudáveis que, após determinado período de restrição ao leito, demonstraram aumento da ansiedade, medo e depressão. Alterações como desorientação, sensibilidade à dor intensa e sensibilidade auditiva reduzida também podem ocorrer durante o período de internação aguda.[3]

## Período pós-transplante crônico

A DECH crônica (de ocorrência a partir do 101º dia, podendo acometer o paciente até três anos após o transplante) envolve vários órgãos e sistemas e assemelha-se a uma doença autoimune.[3]

A fadiga e falta de energia podem perdurar por anos após o término do tratamento. Esse prejuízo na aptidão física é um contribuinte significante do decréscimo da qualidade de vida em pacientes com câncer e associa-se a vários fatores, como *status* nutricional, distúrbios do sono, alterações bioquímicas secundárias à própria doença, bem como ao tratamento, fatores psicológicos e níveis de atividade.[16] O Quadro 1 sumariza as principais complicações que podem ser apresentadas pelo paciente submetido ao transplante de medula óssea nas diferentes fases do tratamento.

Apesar de todas essas possíveis complicações, a fim de desmistificar ou amenizar o temor associado ao TMO, evidencia-se que pacientes submetidos ao TMO apresentam uma qualidade de vida relativamente alta após o transplante. Muitas investigações apontam que a maioria dos pacientes está satisfeita e possui vidas produtivas após o TMO. Uma pesquisa levantou que 67% da amostra de pacientes transplantados julgavam seu estado geral de vida como bom a excelente após seis meses do transplante, sendo que

**Quadro 1**    Principais complicações apresentadas pelo paciente submetido ao transplante de medula óssea

**Período pré-transplante**

Dor e limitação de mobilidade na extremidade ipsilateral à implantação do cateter torácico para o transplante de células

Infecções oportunistas decorrentes da supressão imunológica ocorrida após o período de pré-condicionamento

**Período pós-transplante agudo**

Doença enxerto contra hospedeiro aguda, podendo ocorrer dermatite, enterite e hepatite

Alterações envolvendo sistemas orgânicos específicos:
- Edema pulmonar
- Condição cardiorrespiratória prejudicada
- Cardiomiopatia resultante do uso prolongado de alguns quimioterápicos
- Redução da massa óssea decorrente do uso crônico de corticosteroides
- Alterações gastrointestinais após quimioterapia, como diarreia, náusea, vômitos, mucosites e estomatites
- Doença veno-oclusiva do fígado, manifestando-se com ganho de peso ou ascite, icterícia e hepatomegalia dolorosa

Alterações em sistemas orgânicos agravadas pelo efeito do repouso prolongado no leito:
- Alterações da mecânica respiratória
- Risco aumentado para trombose venosa
- Redução da força e volume muscular, bem como da capacidade de reparo da fibra muscular
- Risco aumentado para o desenvolvimento de contratura articular
- Alterações cutâneas
- Alterações de humor, cognição e percepção

**Período pós-transplante crônico**

Doença enxerto contra hospedeiro crônica, com manifestação semelhante à de doenças autoimunes

Fadiga e prejuízo da aptidão física

65% deles relataram retorno ao trabalho,[17] de modo que expectativas positivas devem ser depositadas com relação à recuperação após o TMO.[10]

## O PAPEL DO FISIOTERAPEUTA NA ATENÇÃO AO PACIENTE TRANSPLANTADO MEDULAR

Em geral, podemos considerar que os pacientes submetidos ao TMO frequentemente experimentam descondicionamento cardiopulmonar e neuromuscular, disfunção imune, deficiências nutricionais, prejuízos de mobilidade e atividades de vida diária (AVD), podendo ainda sofrer déficits cognitivos e de atenção. Também podem ser somados ao quadro propriocepção prejudicada, tono autonômico reduzido e fraqueza neuromuscular, fazendo com que o paciente apresente risco aumentado de quedas. Além disso, diante de condições concomitantes de trombocitopenia e/ou redução da densidade mineral óssea, o paciente transplantado medular expõe-se a alguns riscos que se somam a sua condição fragilizada.[5]

Visando amenizar as consequências das diferentes etapas envolvidas no TMO, as possibilidades de intervenção do fisioterapeuta são amplas, tanto do ponto de vista preventivo como restaurativo. O fisioterapeuta deverá focar-se na reabilitação e na retomada das atividades diárias do transplantado, considerando a todo momento as condições clínicas e a individualidade de cada paciente. Para tanto, a avaliação do paciente em unidade hospitalar deve ser diária. Desse modo, é função do fisioterapeuta desenvolver um programa de prevenção/recuperação cardiopulmonar e musculoesquelético personalizado, que atenda às necessidades individuais de cada paciente e que objetive capacitá-lo novamente para suas AVD. Intervenção no sentido de se reduzir os efeitos colaterais e complicações que podem surgir após a cirurgia, quimioterapia ou radioterapia representam grandes e significativos avanços para o paciente.

## AVALIAÇÃO DO PACIENTE EM UNIDADE HOSPITALAR

Recomenda-se que o paciente que será submetido ao TMO seja avaliado pelo fisioterapeuta logo após a sua internação. A anamnese detalhada e informações precisas extraídas de prontuários ajudam o terapeuta a direcionar sua conduta. O conhecimento das comorbidades apresentadas pelo paciente ajudará na instituição de medidas preventivas a essas possíveis condições que já sofrerão impacto negativo às impostas pelo próprio TMO.

O fisioterapeuta deverá checar exames complementares do paciente e, impreterivelmente, os parâmetros hematológicos do paciente sobre seus cuidados, uma vez que valores anormais limitam determinadas condutas fisioterapêuticas. Seguem algumas recomendações descritas na literatura, com ressalvas de que muitas vezes as referências de valores de segurança para a realização de determinadas manobras ou exercícios durante a fisioterapia não são consenso entre autores.

### Plaquetas

A trombocitopenia, que ocorre como consequência da quimioterapia e radioterapia e o processo patológico por si, pode ocasionar sangramentos espontâneos, mais comumente nas mucosas oral e nasal, esclera óptica e epiderme, resultando em petéquias. Sangramentos menos óbvios podem ocorrer em músculos e articulações com traumas menores. Dessa forma, se a contagem de plaquetas do paciente estiver entre 20 mil e 30 mil/mm$^3$ podem ser realizados exercícios ativos leves, sem resistência. Pacientes com contagem de plaquetas acima de 30 mil/mm$^3$ podem fazer exercícios ativos moderados, sem resistência, com cuidado em relação às atividades vigorosas que podem traumatizar as articulações.[14] Com plaquetas acima de 50 mil/mm$^3$, podem ser realizados exercícios ativos, com resistência. Manobras de vibração e compressão torácicas podem ser utilizadas somente com plaquetas acima de 50 mil/mm$^3$. A vibração torácica isolada pode ser aplicada com plaquetas acima de 30 mil/mm$^3$.

Enquanto alguns autores[14] consideram como limite mínimo de segurança valores em torno de 20 mil plaquetas/mm$^3$ por atribuírem a ocorrência aumentada de hemorragias intracranianas espontâneas para valores inferiores a este e, inclusive, considerando essa marca como preditiva para transfusão de plaquetas,[5] outros colocam que a transfusão se faz necessária apenas quando a contagem for inferior a 5 mil plaquetas/mm$^3$.

### Hemoglobina (Hb) e hematócrito (Ht)

Alguns autores recomendam que diante de valores de Hb abaixo de 8 g/dL e o Ht menor que 25%, podem ser realizados somente exercícios passivos e/ou atividades rotineiras da vida diária. Com Ht de 25 a 35% e Hb entre 8 a 10 g/dL, podem ser realizadas atividades aeróbias leves. Para valores de Ht acima de 35% e Hb maior que 10 g/dL, são indicados exercícios aeróbios conforme a capacidade física apresentada pelo paciente.

Por outro lado, outros autores colocam que critérios fixos em relação a parâmetros de hemoglobina seguros para a participação em terapias de reabilitação são desencorajados. Em vez disso, as recomendações são feitas para orientar os ajustes das atividades terapêuticas com base nos sintomas do paciente (i. e., dispneia, tontura e dor no peito) e também de medidas de frequência cardíaca, pressão arterial e oximetria de pulso verificados antes e durante a realização de determinada atividade.[3,5]

Para programas de reabilitação de pacientes transplantados, a anemia não representa uma contraindicação para inclusão dos pacientes em programas de exercícios pelo fato da própria prática de atividade física melhorar o desempenho físico e a concentração de hemoglobina em pacientes com anemia e também por conta de uma substancial porcentagem de pacientes com câncer possuir anemia. Dessa forma, definindo-se essa condição como contraindicação para programa de treinamento, seriam excluídos muitos pacientes da reabilitação em tempo que se deveria beneficiá-los.

## Neutrófilos

A neutropenia não deve impedir a participação ativa na terapia. Considera-se neutropenia leve o número absoluto de neutrófilos entre 1.000 e 1.500/mm³, moderada entre 500 e 1.000/mm³, grave entre 100 e 500/mm³ e muito grave ou severa (com risco de bacteremia e sepse) abaixo de 100/mm³. Assim, os valores de neutrófilos devem ser considerados a fim de determinar se um indivíduo deve receber terapia individualizada ou em um espaço comum (p. ex., possiblidade de terapia em departamento ou quarto do paciente *versus* ginásio comum),[5] visto que condições neutropênicas predispõem os indivíduos a quadros infecciosos. Pacientes em isolamento devem ser tratados por terapeutas um a um, com o uso de avental, luva e uso de máscaras quando necessário.[3]

Do mesmo modo, a presença de infecção também não é fator de exclusão para a prática de exercícios. Apenas os pacientes com descompensação aguda e instabilidade cardiovascular aguda devem ser impedidos de realizar fisioterapia. Aqueles com febre e mal-estar podem ficar restritos a atividades de mobilidade funcional (p. ex., deambulação, AVD, mudanças de decúbito e exercício do membro contra a gravidade).[5]

Pacientes em condições bastante limitantes previamente ao transplante exigirão atenção criteriosa do fisioterapeuta, que deverá ser cauteloso na adoção das condutas para que elas não imponham estresse excessivo ao indivíduo criticamente enfermo. Isso ocorre em pacientes submetidos a tratamentos agressivos prévios ou mesmo a TMO anterior, assim como nos portadores de grande número de comorbidades associadas ao quadro.

## O ATENDIMENTO FISIOTERAPÊUTICO

Em linhas gerais, entre os objetivos da fisioterapia oferecida ao paciente transplantado incluem-se:[14]

- Prevenção ou redução da atrofia muscular por desuso.
- Prevenção de pneumonias e promoção da adequada relação ventilação/perfusão pulmonar.
- Manutenção da amplitude de movimento articular.
- Manutenção do equilíbrio, coordenação e resistência.
- Manutenção da mobilidade e independência do paciente, impedindo que a restrição ao leito imponha consequências negativas às condições do paciente.
- Promoção do bem-estar físico e emocional.

A implementação desses objetivos deve necessariamente estar adaptada às restrições clínicas do paciente. O fisioterapeuta que assiste o paciente desde sua internação até a reabilitação em programas ambulatoriais deve apresentar uma visão holística sobre o paciente que recebe seus cuidados. Condutas preventivas são estimuladas e, para isso, o fisioterapeuta deve ter conhecimento claro e preciso das possíveis complicações que acometem o indivíduo nas diferentes etapas do transplante medular. Como anteriormente mencionado, a individualidade de cada paciente deverá ser constantemente considerada, não existindo protocolos rígidos a serem seguidos durante as etapas do transplante. O que deve estar claro a todo profissional é o objetivo de cada conduta, bem como os resultados dessa intervenção impactando positivamente no bem-estar e na condição clínica, e até mesmo psicológica, do indivíduo transplantado. Durante a intervenção do fisioterapeuta, a sintomatologia do paciente será soberana para determinar tipo de exercício, intensidade, duração e frequência a ser empregada durante a terapia.[3]

É importante que seja destacado que durante o transplante e imediatamente após, o paciente necessita ser bastante encorajado para manter a sua mobilidade em virtude dos desagradáveis sintomas clínicos que ocorrem nessa fase. Uma boa medida é oferecer ao paciente, assim como ao seu cuidador, instruções prévias acerca das expectativas com a fisioterapia durante essa fase crítica do tratamento. Uma estratégia para a adesão do paciente é a distribuição de materiais impressos com informações simples, como a importância de uma caminhada pelos corredores do ambiente hospitalar, estando ainda explicadas com clareza as suas contraindicações e, ainda, a sintomatologia que indica que a atividade deva ser interrompida. Além disso, o apoio da equipe interdisciplinar reforçando a importância dessas medidas otimiza ainda mais essa estratégia.[3]

A reabilitação preferivelmente preventiva pode minimizar a perda funcional e facilitar a recuperação, mas a equipe do transplante deve ser sensível à percepção do declínio funcional precoce nesses pacientes.[3]

Para pacientes em condições clínicas suficientes, a cinesioterapia motora e respiratória e incentivo às práticas de atividades funcionais visam manter a independência do transplantado. Além disso, comprovam-se em estudos diversos os reais benefícios da atividade física sobre os níveis de depressão dos pacientes. A atividade física, quando praticada durante todas as fases do processo de transplante, pode melhorar o desempenho físico e emocional e, consequentemente, a qualidade de vida de pacientes com leucemia durante e após o tratamento convencional e TMO.[15] Nesses casos, o terapeuta deve ter a sensibilidade necessária ao lidar com esses pacientes, que enfrentam situações difíceis e ameaçadoras à vida, sendo obrigados, muitas vezes, a adaptarem-se inesperadamente às várias condições durante os períodos de tratamento e de recuperação, além dos casos de recidiva da doença.

Além disso, a atividade física é uma intervenção que pode auxiliar a evitar a fadiga nos pacientes transplantados. A redução dos níveis de energia, força e vigor, principalmente durante o tratamento com quimioterapia experimentada por pacientes durante o período de internação, pode impor limitações às AVD dos pacientes.[16] Contudo, erroneamente, alguns julgam que aos pacientes transplantados que manifestarem essas condições indicativas de estresse físico deve ser recomendado o repouso. Paradoxalmente, nessas situações, o desnecessário descanso contribui para o desenvolvimento de fraqueza, que resulta em uma rápida perda de energia e função.[18]

Sabe-se que a realização de simples exercícios no leito associa-se a consideráveis benefícios.[18] Exemplo disso é o resultado satisfatório resultante de um programa que aplicou aos pacientes transplantados exercícios diários com duração de 30 minutos, durante seis semanas. Os pacientes submetidos ao programa exibiram aumento médio de linfócitos de 40,9 células/$\mu$L, sendo que os pacientes do grupo controle, não submetidos a esta atividade, apresentaram um decréscimo de 640,7 células/$\mu$L.[18]

Ademais, pacientes transplantados que utilizaram corticosteroides em altas doses e por tempo prolongado apresentaram risco aumentado de osteopenia, reforçando-se mais uma vez a necessidade de adoção de atividade física baseada em exercícios com carga de trabalho visando amenizar também essa condição indesejável.

O exercício aeróbio (definido como contrações rítmicas e relaxamento de grandes massas musculares por tempo prolongado) pode ser seguramente aplicado a pacientes submetidos a altas doses de quimioterapia, o que pode prevenir de modo parcial a perda de desempenho físico. Um programa de treinamento aeróbio pode "quebrar" o ciclo vicioso da falta de exercício, prejuízo do desempenho e fatigabilidade fácil. Tem-se comprovado que a duração da neutropenia, da trombocitopenia, a severidade da dor, assim como a duração da hospitalização, são menores em grupo de pacientes treinados pós-transplante autólogo de células do sangue periférico em relação ao grupo não adepto ao exercício.[16] A menor necessidade de medicação analgésica necessária ao grupo treinado pode ser justificada pela elevação do limiar da dor promovida pela prática de atividade física. Talvez a ativação do sistema inibitório central da dor, assim como a alta produção de endorfinas obtidas com o exercício sejam os mecanismos responsáveis pela resposta favorável exibida por esses pacientes.[16]

A fim de garantir a inocuidade e a exequibilidade da intervenção de exercícios, é necessário realizar um treinamento de intensidade moderada e prestar atenção aos critérios definidos como contraindicação ao exercício, especialmente sob condições de hospitalização,[13] destacando que, para pacientes portadores de cardiomiopatias em decorrência do uso de quimioterápicos, a intensidade e a duração do exercício devem ser orientadas pelos sintomas do paciente, pressão arterial e frequência cardíaca,[3] aferidos regularmente ao longo da intervenção fisioterapêutica.

Caso se observe disfunção nos testes de função pulmonar ou nas medidas de força da musculatura respiratória, os pacientes podem ser tratados com fortalecimento muscular ventilatório e exercícios para restaurar a mobilidade torácica. Diante de ausculta pulmonar prejudicada, técnicas de desobstrução das vias aéreas eficazes deverão ser implementadas. Esses pacientes devem ser monitorizados por oximetria de pulso durante o exercício e sessões de locomoção.[5] Pacientes com síndrome pneumônica idiopática, hemorragia alveolar difusa e bronquiolite obliterante têm taxa de mortalidade associada superior a 70%. Essas graves patologias pulmonares muitas vezes impedem a participação em exercícios e reabilitação de forma aguda.[5]

O edema pulmonar é também uma condição comum, mas a exata incidência dessa complicação não é descrita. Essa complicação no paciente submetido ao TMO se relaciona à permeabilidade capilar pulmonar aumentada combinada com grande oferta de fluidos intravasculares a partir de medicamentos, transfusões e outras terapias.[3] Nesse caso, como intervenção fisioterápica inicial, adota-se a estratégia de ventilação mecânica não invasiva, a princípio, conferindo melhora do quadro e proporcionando mais conforto ao paciente.

Para indivíduos muito debilitados, restritos ao leito e incapazes de realizarem qualquer tipo de exercício, a atenção do fisioterapeuta é pautada em outra abordagem. A adoção de horários para mudança de decúbito é uma importante medida, alternando entre os lados e decúbito dorsal a cada 2 horas ou menos. Deve-se evitar pressão excessiva ou prolongada nos calcanhares, sacro, cotovelos e região occipital enquanto em supino, e em maléolos e trocânteres enquanto em decúbito lateral. Colchões específicos para evitar úlceras de pressão podem ser utilizados.

Sabe-se que pacientes restritos ao leito possuem fator de risco adicional para prejuízos pulmonares. Isso porque a síndrome da imobilidade também pode alterar a mecânica e a fisiologia pulmonar em virtude do repouso no leito reduzir o espaço torácico pelo deslocamento cranial do diafragma, assim como pelo detrimento que se observa na relação ventilação/perfusão. Pode ocorrer ainda contratura da musculatura intercostal resultante da respiração superficializada. Presume-se também que a redução da eficácia da tosse e o acúmulo de secreções em brônquios posteriores somados às atelectasias aumentam o risco de pneumonias no paciente imóvel. Com base nessas informações, estratégias preventivas ou restauradoras deverão ser adotadas pelos fisioterapeutas.

No caso do transplantado em estado crítico, com necessidade de suporte ventilatório e hemodiálise, mas estável do ponto de vista hemodinâmico, a fisioterapia deverá ser mantida. Pacientes comatosos deverão receber exercícios passivos e os conscientes deverão participar de exercícios manualmente resistidos na posição supina. Apenas aqueles com descompensação ou instabilidade cardiovascular aguda devem ser impedidos de realizar a fisioterapia.

Pacientes com necessidade de hemodiálise decorrente de falência de órgãos ou uso de drogas nefrotóxicas podem continuar com as sessões diárias de fisioterapia, tendo o cuidado de mobilizar com cautela a extremidade que recebe o *shunt* arteriovenoso. Considerações especiais no tratamento do paciente após a hemodiálise incluem fadiga intensa e necessidade de transfusão de plaquetas antes de iniciar a fisioterapia.[14]

De maneira geral, além da fisioterapia aplicada às prevenções das comorbidades mais frequentes resultantes do transplante, o fisioterapeuta deve intervir também sobre as situações inesperadas que se somam ao quadro. Por exemplo, diante de infecção oportunista evoluindo com pneumonia, técnicas de higiene brônquicas, assim como de expansão pulmonar, deverão ser instituídas. As respostas ao tratamento devem ser monitoradas de forma cuidadosa durante todo o curso da reabilitação e modificações no tratamento devem ser adotadas sempre que necessário. Dessa forma, o fisioterapeuta deve reavaliar continuamente o transplantado e programar terapias intervencionistas guiadas pela condição detectada. O tratamento torna-se, portanto, um processo dinâmico e interativo entre o paciente e o terapeuta.

Previamente à alta hospitalar, o paciente e seus familiares ou cuidadores deverão ser orientados de forma adequada pelo fisioterapeuta. A instrução de planos de exercícios domiciliares, bem como a necessidade de modificação do ambiente doméstico para auxiliar o paciente em seu retorno para casa, podem ser medidas bastante benéficas. Por exemplo, os pacientes com DECH aguda estão em alto risco de miopatia decorrente do uso de esteroides e, neste caso, a prescrição de exercícios de fortalecimento com o objetivo de se preservar a função deve ser instituída. A miopatia afeta músculos posturais e grupos proximais mais do que distais, e os primeiros sinais observados pelo paciente são percebidos ao levantar de uma cadeira ou ao subir escadas. Adaptações devem ser instituídas a fim de tornar as atividades mais seguras e menos cansativas aos pacientes. Nesse caso, a adoção de equipamentos como assentos elevados para uso do vaso sanitário, assim como cadeiras de banho, além de estratégias para evitar móveis baixos, incluindo assentos de almofadas e colchões firmes e elevados são medidas importantes a serem tomadas.[3]

Além disso, planos para tratamento de acompanhamento fisioterapêutico apropriado ou encaminhamento a outra instituição ou profissional podem ser realizados.

## O ATENDIMENTO AMBULATORIAL AO PACIENTE TRANSPLANTADO

Tem-se observado que quanto maior o incentivo da equipe clínica que acompanha o paciente com relação à adoção de práticas de atividade física, mais expressiva é a adesão dos pacientes ao programa de reabilitação com exercícios. Ademais, pacientes que já durante o período de internação são expostos à atividade física conduzida por profissionais e recebem informações precocemente acerca da importância desta prática para a sua recuperação representam a parcela que é mais adepta aos programas de exercícios após a alta hospitalar.[15] A participação em programas de exercícios após tratamento oncológico está associada à redução no número e na gravidade de problemas endossados pela doença, os quais levam a melhoras globais na qualidade de vida física e psicossocial.[19]

O baixo desempenho físico tem sido postulado como um contribuidor substancial da fadiga no câncer. A progressiva perda de capacidade funcional associada à inatividade física é atribuída ao rápido declínio na eficiência de sistemas fisiológicos múltiplos, a maioria relacionada aos sistemas cardiorrespiratório e musculoesquelético. Esse descondicionamento pode reduzir a capacidade de trabalho e, consequentemente, um alto nível de esforço é necessário para realizar atividades usuais.[20]

Quanto mais aptos fisicamente, maiores são os escores de qualidade de vida apresentados pelos pacientes após o transplante.[19] Como efeitos benéficos da atividade física sobre os efeitos colaterais apresentados pelo paciente em tratamento oncológico destacam-se: redução dos distúrbios de humor e de sono, da depressão, da ansiedade, da fadiga e da náusea, além de um aumento da autoconfiança, da satisfação e da qualidade de vida.[19]

Ao se propor atividade física como tratamento reabilitativo de pacientes pós-TMO, deve-se levar em conta o fato de que a fadiga não é apenas um sintoma de muitas doenças somáticas, mas também um sintoma chave da depressão.[21] Metanálises de ensaios controlados evidenciam que a atividade física é capaz de conferir melhorias evidentes no que diz respeito à composição física corpórea, evolução psicológica e qualidade de vida em pacientes adultos que completam o principal tratamento de câncer. Soma-se ainda o fato de que a farmacoterapia isoladamente aplicada em situação de fadiga e astenia em pacientes com câncer não tem produzido resultados convincentes.

## CONSIDERAÇÕES FINAIS

O fisioterapeuta deve possuir uma visão holística do paciente transplantado, sempre buscando adequar suas condutas às necessidades de cada indivíduo. Protocolos rígidos de intervenção fisioterápica para pacientes transplantados medulares são desencorajados diante da especificidade de cada paciente, bem como de cada evolução em particular. Nesse sentido, o conhecimento das etapas do transplante, além das possíveis intercorrências comuns a cada uma delas, é de grande importância para o fisioterapeuta que assiste esses pacientes. Ademais, após a alta hospitalar, deve-se dar continuidade ao trabalho iniciado na internação, visando melhorar as condições físicas e psicológicas do paciente, que impactam positivamente na sua qualidade de vida.

## REFERÊNCIAS BIBLIOGRÁFICAS

1. Castro Jr CGD, Gregianin LJ, Brunetto AL. Transplante de medula óssea e transplante de sangue de cordão umbilical em pediatria. J Ped 2001;77(5):345-60. Disponível em: <http://www.scielo.br/scielo.php?script=sci_arttext&pid=S0021-75572001000500004&lng=pt&nrm=iso&tlng=pt>.

2. Bouzas LFS. Transplante de medula óssea em pediatria e transplante de cordão umbilical. 2000;241-63.

3. Gillis TA, Donovan ES. Rehabilitation following bone marrow transplantation. Cancer 2001 [cited 2012 Oct 23];92(4

Suppl):998-1007. Disponível em: <http://www.ncbi.nlm.nih.gov/pubmed/11519026>.

4. George Somlo. Transplante de medula óssea. In: Pollock RE, Doroshow JH, Khayat D, Nakao A OSB (eds). Manual de oncologia clínica da UICC. 8.ed. São Paulo; 2006. p. 283-96.

5. Paul KL. Rehabilitation and exercise considerations in hematologic malignancies. Am J Phys Med Rehabil Association of Academic Physiatrists 2011 [cited 2012 Aug 1];90(5 Suppl 1):S88-94. Disponível em: <http://www.ncbi.nlm.nih.gov/pubmed/21765268>.

6. Silva ANS, Carvalho PVB. Leucemias agudas. In: Lopes A, Iyeyasu H CR (eds.). Oncologia para graduação. 2.ed. São Paulo; 2008. p.605-17.

7. Kaliks R, DelGiglio A. Linfoma. In: Lopes, A; Iyeyasu HC, Castro RMPRS (eds.). Oncologia para graduação. 2.ed. São Paulo; 2008. p. 579-89.

8. Almeida MSS, Colleoni G. Mieloma múltiplo. In: Lopes A, Iyeyasu H, Castro R (eds.). Oncologia para graduação. 2.ed. São Paulo; 2002. p. 591-603.

9. Little M-T, Storb R. History of haematopoietic stem-cell transplantation. Nature reviews. Cancer 2002;2(3):231-8. Disponível em: <http://www.ncbi.nlm.nih.gov/pubmed/11990860>.

10. Neitzert CS, Ritvo P, Dancey J, Weiser K, Murray C, Avery J. The psychosocial impact of bone marrow transplantation: a review of the literature. Bone Marrow Transplantation 1998;22(5):409-22. Disponível em: <http://www.ncbi.nlm.nih.gov/pubmed/9733263>.

11. Massumoto C, Mizukami S, Alves A. Transplante de medula óssea. In: Sarmento GJV (ed.). Fisioterapia respiratória no paciente crítico – rotinas clínica. 3.ed. Barueri: Manole; 2010. p. 379-87.

12. Lima JESO. Fisioterapia no transplante de medula óssea. In: Sarmento GJV (ed.). Fisioterapia respiratória no paciente crítico – rotinas clínica. 3.ed. Barueri: Manole; 2010. p. 388-90.

13. Wiskemann J, Huber G. Physical exercise as adjuvant therapy for patients undergoing hematopoietic stem cell transplantation. Bone Marrow Transplantation 2008 [cited 2012 Aug 1];41(4):321-9. Disponível em: <http://www.ncbi.nlm.nih.gov/pubmed/18026154>.

14. James MC. Physical therapy for patients after bone marrow transplantation. Physical Therapy 1987;67(6):946-52. Disponível em: <http://www.ncbi.nlm.nih.gov/pubmed/3295900>.

15. Morris GS, Brueilly KE, Scheetz JS, de Lima MJ. Adherence of stem cell transplant recipients receiving glucocorticoid therapy to an exercise-based rehabilitation program. Supportive care in cancer : official journal of the Multinational Association of Supportive Care in Cancer 2011 [cited 2012 Aug 1]; Disponível em: <http://www.ncbi.nlm.nih.gov/pubmed/22203418>.

16. Dimeo F, Fetscher S, Lange W, Mertelsmann R, Keul J. Effects of aerobic exercise on the physical performance and incidence of treatment-related complications after high-dose chemotherapy. Blood 1997;90(9):3390-4. Disponível em: <http://www.ncbi.nlm.nih.gov/pubmed/9345021>.

17. Wingard JR, Curbow B, Baker F, Piantadosi S. Health, functional status, and employment of adult survivors of bone marrow transplantation. Ann Int Med 1991 [cited 2012 Oct 25];114(2):113-8. Disponível em: <http://www.ncbi.nlm.nih.gov/pubmed/1984385>.

18. Kim S-D, Kim H-S. A series of bed exercises to improve lymphocyte count in allogeneic bone marrow transplantation patients. European J Cancer Care 2006 [cited 2012 Aug 1];15(5):453-7. Disponível em: <http://www.ncbi.nlm.nih.gov/pubmed/17177902>.

19. Hayes S, Davies PSW, Parker T, Bashford J, Newman B. Quality of life changes following peripheral blood stem cell transplantation and participation in a mixed-type, moderate-intensity, exercise program. Bone Marrow Transplantation 2004 [cited 2012 Aug 1];33(5):553-8. Disponível em: <http://www.ncbi.nlm.nih.gov/pubmed/14716346>.

20. Carlson LE, Smith D, Russell J, Fibich C, Whittaker T. Individualized exercise program for the treatment of severe fatigue in patients after allogeneic hematopoietic stem-cell transplant: a pilot study. Bone Marrow Transplantation 2006 [cited 2012 Aug 1];37(10):945-54. Disponível em: <http://www.ncbi.nlm.nih.gov/pubmed/16565742>.

21. Visser MR, Smets EM. Fatigue, depression and quality of life in cancer patients: how are they related? Supportive care in cancer : official journal of the Multinational Association of Supportive Care in Cancer 1998;6(2):101-8. Disponível em: <http://www.ncbi.nlm.nih.gov/pubmed/9540167>.

22. Jacobson LO, Marks EK, Robson MJ, Gaston EO, Zirkle RE. Effect of spleen protection on mortality following X-irradiation. J. Lab. Clin. Med. 34, 1538-543 (1949), apud Little M-T, Storb R. History of haematopoietic stem-cell transplantation. Nature reviews. Cancer 2002;2(3):231-8

# 65
# ATENÇÃO FISIOTERAPÊUTICA DOMICILIAR AO PACIENTE ONCOLÓGICO

SHAMYR SULYVAN DE CASTRO

## INTRODUÇÃO

A fisioterapia tem evoluído nos últimos tempos e seu papel no tratamento de pacientes crônicos merece destaque. Nesse contexto, a inserção do fisioterapeuta na atenção domiciliar de pacientes com câncer é cada vez mais intensa. Por isso, o conhecimento dos conceitos, propostas e possibilidades envolvidas é de suma importância para o profissional da área, no sentido de se ter uma inserção mais intensa e adequada no processo do cuidado domiciliar de pessoas com câncer.

## DEFINIÇÕES

O campo das definições teóricas se mostra diverso quando o tema é atendimento domiciliar. No idioma inglês, tem-se o termo *home care*, que pode ser compreendido como o atendimento prestado por profissionais de saúde a uma pessoa em sua própria casa, tendo como objetivo final não só contribuir para a sua qualidade de vida e estado de saúde funcional, mas também para substituir cuidados hospitalares, abrangendo uma vasta gama de atividades, desde visitas preventivas até cuidados paliativos.[1]

Os principais objetivos atribuídos ao atendimento domiciliar são melhora e manutenção da qualidade de vida e a otimização da funcionalidade e da independência do paciente[1] (Figura 1). Essa modalidade de atenção englobaria ações preventivas e avaliativas (avaliação preventiva, orientação e acompanhamento); relacionadas às necessidades individuais (físicas, psicossociais, sociais e cognitivas); e ações e avaliações pós-alta (avaliação, planejamento, implementação e acompanhamento).[1] Diante dessas propostas, poderiam ser citados como resultados esperados melhoras significantes no estado funcional (atividades de vida diária, instrumentais de vida diária, sociais e estado cognitivo), além de manutenção ou melhora na qualidade de vida.[1]

A abordagem domiciliar no tratamento das doenças tem sido preconizada e reforçada em diversas áreas da saúde e, no ano de 2011, o governo brasileiro, por meio do Ministério da Saúde, lançou o Caderno de Atenção Domiciliar, realçando a importância dessa estratégia.[2] Também no sentido de evidenciar as vantagens do atendimento domiciliar, estudos indicam que a atenção domiciliar pode representar economia financeira sem comprometimento da reabilitação do paciente.[3-5] A Estratégia de Saúde da Família é uma das representações da atenção domiciliar no país,[6-8] sendo financeiramente estimulada pelas esferas governamentais e com a participação direta do fisioterapeuta em suas atividades de rotina.[9,10]

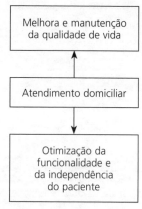

**Figura 1** Principais objetivos do atendimento domiciliar.

No contexto nacional, existem quatro terminologias usadas muitas vezes como sinônimos nas publicações da área, havendo, entretanto, divergências entre elas. Dessa forma, apresentaremos aqui breves definições a respeito de atenção domiciliar, atendimento domiciliar, internação domiciliar e visita domiciliar.

## ATENÇÃO DOMICILIAR

É a modalidade com maior envergadura teórica e prática entre as que são aqui apresentadas. Pode ser definida como um termo genérico, que envolve ações de promoção à saúde, prevenção e tratamento de doenças e reabilitação, desenvolvidas em domicílio.[11] Por conter intervenções em diversos níveis, pode ser compreendida como a melhor forma de intervenção em saúde. As ações de atenção domiciliar têm como palco a residência do paciente, por uma equipe multiprofissional, a partir do diagnóstico da realidade em que o paciente está inserido, visando a promoção, manutenção e/ou restauração da saúde.[12] Nesse contexto, percebe-se que os personagens envolvidos não são restritos ao profissional de saúde, equipe multiprofissional e paciente, abrangendo também a família e seu ambiente físico e social[13] (Figura 2). A atenção domiciliar à saúde é considerada uma das formas de trazer ao processo de cuidado em saúde a participação do indivíduo, da família e da comunidade no planejamento, organização, operação e controle dos cuidados primários em saúde, fazendo uso dos recursos locais disponíveis.[14]

## ATENDIMENTO DOMICILIAR

São atividades assistenciais exercidas por profissionais e/ou equipe de saúde na residência do paciente, a fim de executar procedimentos mais complexos, exigindo formação técnica mais intensa.

Também são realizadas orientações aos responsáveis pelo cuidado no domicílio. A periodicidade do atendimento realizado é determinada de acordo com a complexidade do cuidado requerido.[15]

## INTERNAÇÃO DOMICILIAR

Atividades assistenciais especializadas, exercidas por profissionais e/ou equipe de saúde na residência do paciente, com oferta de recursos humanos, equipamentos, materiais e medicamentos, assemelhando-se ao cuidado oferecido em hospitais, porém com a proximidade dos entes queridos e no ambiente familiar. A permanência de profissionais de enfermagem junto ao paciente deve ser preestabelecida. Nessa modalidade de assistência, as orientações aos responsáveis ou cuidadores também têm seu lugar e são de grande importância no processo do cuidado em saúde.[15]

## VISITA DOMICILIAR

É o conceito mais difundido e usado no sistema de saúde brasileiro e pode ser compreendido como um contato pontual de profissionais de saúde com a população em risco, enfermos e/ou seus familiares para a coleta de informações e/ou orientações.

Além disso, nessa modalidade de contato também são desenvolvidas ações de educação, levantamento de possíveis soluções de saúde e fornecimento de subsídios educativos.[16] Nessa oportunidade são abordados temas como saneamento básico, cuidados com a saúde, uso de medicamentos, amamentação, controle de peso ou outros relacionados ao indivíduo, à família e à comunidade em que vivem.[17] A visita pode ser feita por profissionais de saúde individualmente ou equipe nos domicílios, buscando a avaliação das necessidades de pacientes e seus familiares.[13] Além disso, também deve ser avaliado o ambiente, visando a construção do plano assistencial. Podem,

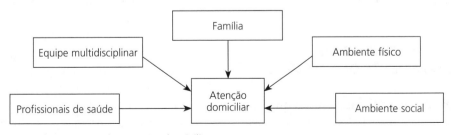

**Figura 2** Componentes do processo de atenção domiciliar.

ainda, ser desenvolvidas atividades de subsídio de intervenção no processo saúde-doença ou o planejamento de ações voltadas à promoção da saúde. São desenvolvidas ações sistematizadas que têm início durante a visita e são continuadas depois desse contato.[18] Pode-se perceber que a visita é uma forma de assistência domiciliar à saúde, subsidiando a execução dos demais conceitos desse modelo assistencial. Por meio da visita, os profissionais captam a realidade dos indivíduos assistidos, reconhecendo seus problemas e suas necessidades de saúde.[15]

## ABORDAGEM MULTIDISCIPLINAR NO CUIDADO AO PACIENTE ONCOLÓGICO

O cuidado em saúde ao paciente oncológico deve ser direcionado para o incremento da eficácia do tratamento, da qualidade de vida e aumento da adesão do paciente ao tratamento, melhorando, desse modo, sua satisfação com o cuidado em saúde. A abordagem multidisciplinar do tratamento desse paciente pode contribuir no sentido de diminuir o curso da doença, aumentar a adesão do paciente ao tratamento, facilitar o planejamento e a implementação do plano de tratamento, além de lidar com os medos de pacientes e cuidadores.[19].

## TRATAMENTO DOMICILIAR DO PACIENTE ONCOLÓGICO

Os avanços no tratamento do câncer têm proporcionado maior sobrevida aos pacientes. Dessa forma, entre os objetivos do tratamento do câncer atualmente citam-se não somente a cura da doença, mas também melhora da qualidade de vida daqueles que foram curados ou dos que vivem com a doença.[20] Entre os pacientes com câncer em estado avançado ou metástase, as possibilidades curativas são reduzidas. Entretanto, com um tratamento multidisciplinar integrado, a doença poderia se tornar crônica, com qualidade de vida boa por parte do paciente.[20]

## FISIOTERAPIA NO ATENDIMENTO DOMICILIAR DO PACIENTE ONCOLÓGICO

A fisioterapia domiciliar é uma prática que vem crescendo muito em diversos países, como o Brasil, sendo uma alternativa ao atendimento convencional.

Os pacientes com dificuldades de locomoção, restritos ao leito ou com restrições motoras, necessitam de intervenções diárias para estar aptos ao retorno às atividades de vida diária (AVD).[21] Destaca-se que a proximidade do profissional ao ambiente familiar-domiciliar proporciona, além dos cuidados diretos no tratamento da doença, a possibilidade de observação e intervenção no ambiente familiar. Nesse cenário, as barreiras ambientais e relacionadas à prevenção de agravos à saúde do indivíduo e da família podem ser avaliadas e combatidas.[21] A necessidade de adaptação ao tratamento a ser implementado, considerando a família, o paciente e o fisioterapeuta, deve ser destacada, exigindo-se para tanto o processo da construção de uma confiabilidade e respeito mútuo entre os envolvidos. Essa confiabilidade auxiliará nas relações entre o profissional e a família, quando, em virtude de uma necessidade, o tratamento domiciliar for vinculado ao tratamento em clínica.[21]

Entretanto, deve ser ressaltado que o atendimento domiciliar apresenta algumas limitações relacionadas ao uso dos equipamentos disponíveis nas clínicas,[22] exigindo por isso mais habilidades adaptativas do fisioterapeuta para que o tratamento seja adequadamente realizado.

A seguir são listadas e discutidas algumas abordagens fisioterapêuticas no tratamento domiciliar de pacientes com câncer.

### Qualidade de vida

A qualidade de vida pode ser definida como a quantificação do impacto da doença nas atividades de vida diária e bem-estar do paciente, de maneira formal e padronizada.[23] Existem alguns instrumentos usados na avaliação da qualidade de vida validados para o uso no Brasil que podem ser úteis na avaliação do paciente oncológico e no estabelecimento do plano de tratamento. Entre os instrumentos genéricos de avaliação da qualidade de vida citam-se Short Form 6-Dimensions (SF-6D Brasil)[24] e World Health Organization Quality of Life – 100 (WHOQOL-100)[25] e sua versão abreviada o WHOQOL-bref;[26] entre os instrumentos específicos, muitos foram desenvolvidos, e citam-se o Questionário do Hospital Saint George na Doença Respiratória;[27] qualidade de vida no climatério;[28] incontinência urinária[29] e qualidade de vida entre crianças[30] e em idosos,[31] entre outros.

A fisioterapia pode atuar no sentido de melhorar funções físicas acometidas pela doença, o que indiretamente redundará em incremento na qualidade de vida dos pacientes.[32] São utilizados protocolos específicos segundo o quadro de saúde do paciente. Assim, já foram suficientemente relatados resultados positivos sobre a qualidade de vida daqueles com câncer de mama.[33-36] Contudo, também existem relatos de melhoras na qualidade de vida de pacientes com incontinência urinária,[37] doença de Parkinson,[38] e em linfedema em casos de câncer ginecológico,[39] com o uso de fisioterapia. Ao fisioterapeuta atuante na atenção domiciliar cabe detectar os principais pontos a serem abordados segundo o quadro do paciente atendido. É sabido que a sintomatologia do câncer varia de acordo com a região acometida. Assim, o fisioterapeuta deve estar atento às diversas manifestações da doença e dos processos envolvidos em sua remissão ou cronificação para que o plano de tratamento seja adequadamente elaborado.

Considerando que a qualidade de vida tem caráter multidimensional,[40] o fisioterapeuta deve dar especial atenção não somente às características físicas, classicamente tratadas e trabalhadas pela fisioterapia, mas também aos fatores sociais, psicológicos e ambientais, que podem influenciar a qualidade de vida dos pacientes.[41] Na busca pela melhora da qualidade de vida dos pacientes atendidos e considerando a cadeia multifatorial envolvida nesse processo, o trabalho em equipe multidisciplinar de forma transdisciplinar ou interprofissional[42] não pode ser deixado em segundo plano, pois tem papel central no processo.[43] Nesse contexto, deve-se respeitar e fazer-se respeitado no âmbito da importância de cada profissional e sua respectiva área de atuação, história, vínculo e função na equipe;[44] dessa forma, o trabalho em equipe poderá ser adequadamente desempenhado por todos os integrantes e o paciente será beneficiado por uma abordagem mais efetiva.

## Funcionalidade

A funcionalidade pode ser compreendida como um termo genérico que inclui as funções e estruturas corporais, atividades e participação, indicando os aspectos positivos na interação entre o indivíduo (com uma condição de saúde) e os fatores contextuais (fatores pessoais e ambientais)[45,46] (Figura 3), cabendo ao fisioterapeuta e à equipe a escolha dos alvos da intervenção e sua intensidade. Esses conceitos são apresentados pela Organização Mundial da Saúde (OMS), por meio da publicação da Classificação Internacional de Funcionalidade, Incapacidade e Saúde (CIF).[47] Essa obra tem como objetivos apresentar uma base científica para a compreensão e o estudo da saúde e dos estados com ela relacionados, bem como os resultados e suas determinantes; estabelecer uma linguagem comum para descrever a saúde e os estados com ela relacionados, a fim de melhorar a comunicação entre os diferentes usuários, como profissionais de saúde, investigadores, legisladores de políticas de saúde e a população em geral, incluindo as pessoas com deficiência; permitir a comparação dos dados entre países, entre as disciplinas de saúde, entre os serviços e em diferentes momentos ao longo do tempo; proporcionar um esquema de codificação sistematizado de forma a ser aplicado nos sistemas de informação da saúde.[47] A CIF se propõe, ainda, a ser um instrumento de avaliação da funcionalidade e,

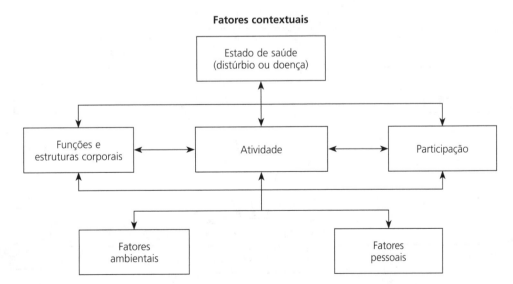

**Figura 3** Modelo explicativo do processo incapacitante apresentado pela CIF.[47]

nesse sentido, diversas estratégias têm sido trabalhadas para que seu uso seja facilitado e estimulado. A criação de *core sets*, ou listas resumidas direcionadas a determinadas situações de saúde é um exemplo disso. Já existem *core sets* para avaliação da funcionalidade de pacientes com câncer de mama[48] e da cabeça e pescoço;[49] além disso, o *checklist*[50] e o *core set genérico*[51] são opções interessantes para a avaliação da funcionalidade; entretanto, ressalta-se que a aplicação do instrumento de forma completa não deve ser substituída quando houver tempo suficiente e treinamento adequado por parte do avaliador, considerando que as possibilidades de abordagem multifatorial da funcionalidade são mais restritas com o uso de listas resumidas quando comparadas com o uso da CIF de forma completa.[52] Outras medidas de funcionalidade podem ser usadas no processo de cuidado ao paciente com câncer; entre elas podemos citar a Medida de Independência Funcional (MIF);[53] o Index de Independência nas Atividades de Vida Diária de Katz[54] e o Questionário de Atividades Funcionais de Pfeffer,[55] ambos indicados para uso em pessoas idosas.

A fisioterapia deve atuar de forma a melhorar a funcionalidade dos pacientes atendidos e, para isso, se servirá dos recursos disponíveis para cada uma das áreas ou especialidades em saúde. Na literatura, são relatados resultados positivos de condutas fisioterapêuticas na recuperação funcional de pacientes com doença renal crônica;[56] pós-mastectomia;[57] recuperação funcional de membros inferiores de pessoas com paralisia cerebral;[58] idosos;[59] síndromes dolorosas pélvicas, perineais e perianais;[60] dor lombar;[61,62] doenças neuromusculares;[63] Parkinson;[64] lesão medular;[65] pós-operatório de cirurgias cardíacas;[66] pacientes com ressecção pulmonar por câncer[67] e outras condições pulmonares ou respiratórias;[68-72] e pacientes com lesões traumáticas da mão.[73] Caberá ao fisioterapeuta, em conjunto com a equipe, traçar o melhor plano de tratamento, com base em seus conhecimentos teóricos e práticos.

## Cuidados paliativos

Por cuidados paliativos compreende-se as ações que buscam melhorar a qualidade de vida dos pacientes e seus familiares diante dos problemas associados a doenças de curso fatal por meio da prevenção e alívio do sofrimento pela identificação precoce e tratamento adequado da dor e outros problemas, físicos, psicossociais e espirituais.[74] O fisioterapeuta está inserido na equipe de cuidados paliativos e deve ter papel preponderante no processo de cuidado ao paciente terminal, com destaque para o cuidado à saúde física e à funcionalidade do paciente.[75] A dimensão física do cuidado paliativo fisioterapêutico inclui o controle de sintomas (dor, fraqueza, tosse e dispneia, entre outros), trabalho com a mobilidade, força, flexibilidade, resistência, deformidades, coordenação, equilíbrio, marcha, respiração, tolerância ao exercício e gasto energético[76] (Figura 4). Os elementos da dimensão funcional são aqueles relacionados à habilidade de executar funções habituais e AVD, vivenciadas em relação às expectativas e adaptações ao declínio da funcionalidade.[77] As limitações funcionais incluem

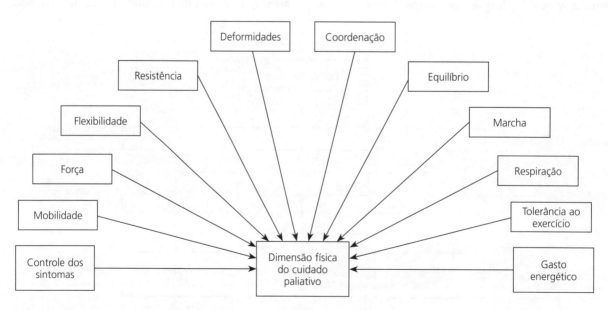

**Figura 4** Elementos da dimensão física do cuidado paliativo.[76]

alterações na execução de ações, tarefas ou atividades (rolar, sair da cama, transferir-se, andar, subir degraus, curvar-se, entre outros). Entre as limitações funcionais devem ser destacadas as AVD (alimentação, vestir-se, tomar banho, autocuidado e higiene pessoal)[78] e as atividades instrumentais da vida diária (fazer e receber visitas; ir à igreja, a reuniões sociais e a eventos culturais; guiar automóvel; fazer viagens de um dia para locais próximos ou fazer viagens de maior duração para lugares mais distantes; desempenhar trabalho voluntário e remunerado).[79]

O papel da fisioterapia no cuidado ao paciente oncológico pode ser resumido em ações preventivas, cuidados pré ou pós-cirúrgicos, abordagem e gerenciamento da dor, reabilitação imediata ou baseada na comunidade (p. ex., treinamento para uso de cadeiras de rodas e treinamento de marcha) e os cuidados paliativos.[80]

Algumas técnicas são indicadas para o trabalho paliativo com pacientes oncológicos. Entre elas citam-se a reeducação da marcha, técnicas neurológicas, fisioterapia respiratória, uso de agentes eletrofisiológicos, mecanoterapia, fisioterapia respiratória e educação em saúde,[81] além de massagens terapêuticas, termoterapia, modificações ambientais e técnicas de conservação de energia.[82] Caberá ao fisioterapeuta, em parceria com a equipe, determinar os melhores meios para o paciente com câncer nas ações de cuidados paliativos.

## ORIENTAÇÕES AO PACIENTE E AOS FAMILIARES/CUIDADORES

Ações educativas em saúde configuram-se como um processo dinâmico que busca a capacitação dos indivíduos e/ou grupos trazendo melhoria das condições de saúde. Nesse processo, a população ou o paciente têm a opção de aceitar ou rejeitar as novas informações. Porém, deve ser salientado que não é suficiente apenas seguir normas recomendadas de como ter mais saúde e evitar doenças, mas fazer com que processo de educação em saúde seja estimulante, dialógico, participativo, indagativo, questionador, reflexivo e compartilhado.[83] A educação em saúde deve ser concebida como um processo dinâmico, em que a saúde seja considerada um valor pelas pessoas, com estímulo à utilização de serviços de saúde e buscando saúde pelos próprios esforços, em um comportamento ativo. A prática do trabalho educativo ocorre por meio de modelos didático-pedagógicos

sanitários, apresentando três modalidades de aplicação: trabalho individual, de grupos específicos e com a comunidade.[84,85] O foco da atuação da fisioterapia no cuidado domiciliar ao paciente é primordialmente o trabalho individual. Nesse contexto, o suporte familiar é muito importante, considerando que a participação ativa dos cuidadores ou familiares no processo de cuidar traz benefícios diversos à conduta fisioterapêutica e ao paciente.[86-90]

As orientações domiciliares passadas pelo fisioterapeuta aos cuidadores e à família dos pacientes podem ser relacionadas aos cuidados de higiene e com a pele, alimentação, saúde mental, comunicação, posicionamento adequado no leito ou na posição sentada, cuidados com curativos ou feridas, exercícios domiciliares, medicação e regime de sono, entre outros. A participação do cuidador ou dos familiares poderá potencializar os benefícios da fisioterapia, aumentando a adesão do paciente ao tratamento e servindo como adjuvante no processo de cuidar.

## CONSIDERAÇÕES FINAIS

A fisioterapia exerce papel preponderante no processo de cuidado e atenção domiciliar ao paciente oncológico, não devendo ser suprimida na atenção domiciliar. As principais áreas de atuação da fisioterapia nesse campo de trabalho são a qualidade de vida, a funcionalidade, os cuidados paliativos e as orientações aos cuidadores/familiares, entre outros. O trabalho interdisciplinar em equipes multiprofissionais deve ser considerado para que o fisioterapeuta otimize suas condutas com o paciente. Além disso, a família ou o cuidador devem ter seu lugar no plano de tratamento do paciente, com o compartilhamento de informações entre fisioterapeutas e cuidadores.

## REFERÊNCIAS BIBLIOGRÁFICAS

1. Thomé B, Dykes AK, Hallberg IR. Home care with regard to definition, care recipients, content and outcome: systematic literature review. J Clin Nurs 2003;12(6):860-72.

2. Brasil. Ministério da Saúde. Secretaria de Atenção à Saúde. Departamento de Atenção Básica. Caderno de Atenção Domiciliar. Brasília, 2012.

3. Hollander MJ, Chappell NL. A comparative analysis of costs to government for home care and long-term residential care services, standardized for client care needs. Can J Aging 2007;26(Suppl 1):149-61.

4. Chappell NL, Dlitt BH, Hollander MJ, Miller JA, McWilliam C. Comparative costs of home care and residential care. Gerontologist 2004;44(3):389-400.

5. Serra-Prat M, Gallo P, Picaza JM. Home palliative care as a cost-saving alternative: evidence from Catalonia. Palliat Med 2001;15(4):271-8.

6. Sisson MC, Andrade SR, Giovanella L, Almeida PF, Fausto MCR, Souza CRP. Estratégia de Saúde da Família em Florianópolis: integração, coordenação e posição na rede assistencial. Saúde e Sociedade 2011;20(4):991-1004.

7. Thiago SCS, Tesser CD. Percepção de médicos e enfermeiros da Estratégia de Saúde da Família sobre terapias complementares. Rev Saúde Pública 2011;45(2):249-57.

8. Faria EC, Silva AS, Farias KRA, Cintra A. Avaliação cognitiva de pessoas idosas cadastradas na estratégia saúde da família: município do Sul de Minas. Rev Esc Enferm USP 2011;45(n. spe 2):1748-52.

9. Baena CP, Soares MCF. Subsídios reunidos junto à equipe de saúde para a inserção da fisioterapia na estratégia Saúde da Família. Fisioter Mov 2012;25(2):419-31.

10. Carvalho STRF, Caccia-Bava MCGG. Conhecimentos dos usuários da Estratégia Saúde da Família sobre a fisioterapia. Fisioter Mov 2011;24(4):655-64.

11. Brasil. Ministério da Saúde. Agência Nacional de Vigilância Sanitária. Resolução RDC n. 11, de 26 de janeiro de 2006. Diário Oficial da União, Poder Executivo, Brasília, DF, 30 jan. 2006 Disponível em: <http://e-legis.anvisa.gov.br/leisref/public/showAct.php?id=20642&word=rdc%202006%20domiciliar>. Acesso em: 20 mar. 2006.

12. Duarte YAO, Diogo MJE. Atendimento domiciliar: um enfoque gerontológico. São Paulo: Atheneu; 2000.

13. Lacerda MR. Internação domiciliar. In: Congresso Brasileiro de Enfermagem, 51., 1999, Florianópolis. Anai. Florianópolis: ABEn; 1999.

14. Mazza MMPR. A visita domiciliária como instrumento de assistência de saúde. Disponível em: <http://www.fsp.usp.br/MAZZA.htm>. Acesso em: 1 jun. 2004.

15. Fabricio SCC, Wehbe G, Nassur FB, Andrade JI. Assistência domiciliar: a experiência de um hospital privado do interior paulista. Rev Latino-Am Enfermagem 2004;12(5):721-6.

16. Lacerda MR, Giacomozzi CM, Olinski SR, Truppel TC. Atenção à saúde no domicílio: modalidades que fundamentam sua prática. Saude Soc 2006;15(2):88-95.

17. Jacob W. Digerir as diferenças. Médicis 2001;13:3-8.

18. Freitas AVS, Bittencourt CMM, Tavares JL. Atuação da enfermagem no serviço de internação domiciliar: relato de experiência. Revista Baiana Enf 2000;13(1/2):103-107.

19. Ueno NT, Ito TD, Grigsby RK, Black MV, Apted J. ABC conceptual model of effective multidisciplinary cancer care. Nat Rev Clin Oncol 2010;7(9):544-7.

20. Bordonaro S, Raiti F, Di Mari A, Lopiano C, Romano F, Pumo V, et al. Active home-based cancer treatment. J Multidiscip Healthc 2012;5:137-43.

21. Silva LWS, Durães AM, Azoubel R. Fisioterapia domiciliar: pesquisa sobre o estado da arte a partir do Niefam. Fisioter Mov 2011;24(3):495-501.

22. Góis ALB, Veras RP. Fisioterapia domiciliar aplicada ao idoso. Rev Bras Geriatr Gerontol 2006;9(2):49-61.

23. Jones PW, Quirk FH, Baveystock CM. The St George's Respiratory Questionnaire. Respir Med 1991;85(Suppl B):25-31; discussion 33-7.

24. Campolina AG, Bortoluzzo AB, Ferraz MB, Ciconelli RM. Validação da versão brasileira do questionário genérico de qualidade de vida short-form 6 dimensions (SF-6D Brasil). Ciênc Saúde Coletiva 2011;16(7):3103-10.

25. Fleck MPA, Leal OF, Louzada S, Xavier M, Chachamovich E, Vieira G, et al. Desenvolvimento da versão em português do instrumento de avaliação de qualidade de vida da OMS (WHOQOL-100). Rev Bras Psiquiatr 1999;21(1):19-28.

26. Fleck MPA, Louzada S, Xavier M, Chachamovich E, Vieira G, Santos L, et al. Aplicação da versão em português do instrumento abreviado de avaliação de qualidade de vida "WHOQOL-bref". Rev Saúde Pública 2000;34(2):178-83.

27. Camelier A, Rosa FW, Salmi C, Nascimento OA, Cardoso F, Jardim JR. Avaliação da qualidade de vida pelo Questionário do Hospital Saint George na Doença Respiratória em portadores de doença pulmonar obstrutiva crônica: validação de uma nova versão para o Brasil. J Bras Pneumol 2006;32(2): 114-22.

28. Silva Filho CR, Baracat EC, Conterno LO, Haidar MA, Ferraz MB. Climacteric symptoms and quality of life: validity of women's health questionnaire. Rev Saúde Pública 2005;39(3):333-9.

29. Fonseca ESM, Camargo ALM, Castro RA, Sartori MGF, Fonseca MCM, Lima GR, et al. Validação do questionário de qualidade de vida (King's Health Questionnaire) em mulheres brasileiras com incontinência urinária. Rev Bras Ginecol Obstet 2005;27(5):235-42.

30. Klatchoian DA, Len CA, Terreri MTRA, Silva M, Itamoto C, Ciconelli RM, et al. Qualidade de vida de crianças e adolescentes de São Paulo: confiabilidade e validade da versão brasileira do questionário genérico Pediatric Quality of Life InventoryTM versão 4.0. J Pediatr 2008;84(4):308-315.

31. Lima MJB, Portela MC. Elaboração e avaliação da confiabilidade de um instrumento para medição da qualidade de vida relacionada à saúde de idosos independentes. Cad Saúde Pública 2010;26(8):1651-62.

32. Montgomery M, Huang S, Cox CL, Leisenring WM, Oeffinger KC, Hudson MM, et al. Physical therapy and chiropractic use among childhood cancer survivors with chronic disease: impact on health-related quality of life. J Cancer Surviv 2011;5(1):73-81.

33. Oliveira MMF, et al. Exercícios para membros superiores durante radioterapia para câncer de mama e qualidade de vida. Rev Bras Ginecol Obstet 2010;32(3):133-8.

34. Ulger O, Yağli NV. Effects of yoga on the quality of life in cancer patients. Complement Ther Clin Pract 2010;16(2):60-3.

35. Poorkiani M, Abbaszadeh A, Hazrati M, Jafari P, Sadeghi M, Mohammadianpanah M. The effect of rehabilitation on quality of life in female breast cancer survivors in Iran. Indian J Med Paediatr Oncol 2010;31(4):105-9.

36. Gordon LG, Battistutta D, Scuffham P, Tweeddale M, Newman B. The impact of rehabilitation support services on heal-

th-related quality of life for women with breast cancer. Breast Cancer Res Treat 2005;93(3):217-26.

37. Rett MT, et al. Qualidade de vida em mulheres após tratamento da incontinência urinária de esforço com fisioterapia. Rev Bras Ginecol Obstet 2007;29(3):134-40.

38. Filippin NT, Lobo da Costa PH, Mattioli R. Effects of treadmill-walking training with additional body load on quality of life in subjects with Parkinson's disease. Rev Bras Fisioter 2010;14(4):344-50.

39. Kim SJ, Park YD. Effects of complex decongestive physiotherapy on the oedema and the quality of life of lower unilateral lymphoedema following treatment for gynecological cancer. Eur J Cancer Care (Engl) 2008;17(5):463-8.

40. Seidl EMF, Zannon CMLC. Qualidade de vida e saúde: aspectos conceituais e metodológicos. Cad Saúde Pública 2004;20(2):580-8.

41. Pereira RJ, Cotta RMM, Franceschini SCC, Ribeiro RCL, Sampaio RF, Priore SE, et al. Contribuição dos domínios físico, social, psicológico e ambiental para a qualidade de vida global de idosos. Rev Psiquiatr Rio Gd Sul 2006;28(1):27-38.

42. Vyt A. Interprofessional and transdisciplinary teamwork in health care. Diabetes Metab Res Rev 2008;24(Suppl 1):S106-9.

43. Feuerwerker LCM, Merhy EE. A contribuição da atenção domiciliar para a configuração de redes substitutivas de saúde: desinstitucionalização e transformação de práticas. Rev Panam Salud Publica 2008;24(3):180-8.

44. Delai KD, Wisniewski MSW. Inserção do fisioterapeuta no Programa Saúde da Família. Ciênc Saúde Coletiva 2011;16(suppl.1):1515-23.

45. Organização Mundia da Saúde. International Classification of Functioning, Disability and Health (CIF). Geneva: OMS; 2001.

46. Salvador-Carulla L, Gasca VI. Defining disability, functioning, autonomy and dependency in person-centered medicine and integrated care. Int J Integr Care 2010;29(10 Suppl):e025.

47. OMS/OPAS Classificação Internacional de Funcionalidade e Incapacidade e Saúde, CIF. São Paulo: EDUSP; 2003.

48. Cooney M, Galvin R, Connolly E, Stokes E. The International Classification of Functioning (ICF) Core Set for breast cancer from the perspective of women with the condition. Disabil Rehabil 2013;35(9):740-8.

49. Tschiesner U. Assessment of functioning in patients with head and neck cancer based on the international classification of functioning, disability and health (ICF). Laryngorhinootologie 2011;90(9):527-34.

50. Ewert T, Fuessl M, Cieza A, Andersen C, Chatterji S, Kostanjsek N, et al. Identification of the most common patient problems in patients with chronic conditions using the ICF checklist. J Rehabil Med 2004;36(Suppl 44):22-9.

51. Cieza A, Geyh S, Chatterji S, Kostanjsek N, Ustün BT, Stucki G. Identification of candidate categories of the International Classification of Functioning Disability and Health (ICF) for a Generic ICF Core Set based on regression modelling. BMC Med Res Methodol 2006;6:36.

52. McIntyre A, Tempest S. Two steps forward, one step back? A commentary on the disease-specific core sets of the Inter-

national Classification of Functioning, Disability and Health (ICF). Disabil Rehabil 2007;29(18):1475-9.

53. Riberto M, Myazaky MH, Jorge Filho D, Sakamoto H, Battistela LR. Reprodutibilidade da versão brasileira da medida de independência funcional. Acta Fisiatrica 2001;8(1):45-52.

54. Duarte YAO, Andrade CL, Lebrão ML. O Índex de Katz na avaliação da funcionalidade dos idosos. Rev Esc Enferm USP 2007;41(2):317-25.

55. Santos AA, Pavarini SCI. Funcionalidade de idosos com alterações cognitivas em diferentes contextos de vulnerabilidade social. Acta Paul Enferm 2011;24(4):520-6.

56. Seixas RJ, Giacomazzi CM, Figueiredo AEPL. Fisioterapia intradialítica na reabilitação do doente renal crônico. J Bras Nefrol 2009;31(3):235-6.

57. Luz ND, Lima ACG. Recursos fisioterapêuticos em linfedema pós-mastectomia: uma revisão de literatura. Fisioter Mov 2011;24(1):191-200.

58. Franki I, Desloovere K, De Cat J, Feys H, Molenaers G, Calders P, et al. The evidence-base for basic physical therapy techniques targeting lower limb function in children with cerebral palsy: a systematic review using the International Classification of Functioning, Disability and Health as a conceptual framework. J Rehabil Med 2012;44(5):385-95.

59. Harada N, Chiu V, Fowler E, Lee M, Reuben DB. Physical therapy to improve functioning of older people in residential care facilities. Phys Ther 1995;75(9):830-8.

60. Markwell SJ. Physical therapy management of pelvi/perineal and perianal pain syndromes. World J Urol 2001;19(3):194-9.

61. Bekkering GE, van Tulder MW, Hendriks EJ, Koopmanschap MA, Knol DL, Bouter LM, Oostendorp RA. Implementation of clinical guidelines on physical therapy for patients with low back pain: randomized trial comparing patient outcomes after a standard and active implementation strategy. Phys Ther 2005;85(6):544-55.

62. Ahlqwist A, Hagman M, Kjellby-Wendt G, Beckung E. Physical therapy treatment of back complaints on children and adolescents. Spine (Phila Pa 1976) 2008;33(20):E721-7.

63. Cup EH, Pieterse AJ, Ten Broek-Pastoor JM, Munneke M, van Engelen BG, Hendricks HT, et al. Exercise therapy and other types of physical therapy for patients with neuromuscular diseases: a systematic review. Arch Phys Med Rehabil 2007;88(11):1452-64.

64. Kwakkel G, de Goede CJ, van Wegen EE. Impact of physical therapy for Parkinson's disease: a critical review of the literature. Parkinsonism Relat Disord 2007;13(Suppl 3):S478-87.

65. van Langeveld SA, Post MW, van Asbeck FW, ter Horst P, Leenders J, Postma K, et al. Contents of physical therapy, occupational therapy, and sports therapy sessions for patients with a spinal cord injury in three Dutch rehabilitation centres. Disabil Rehabil 2011;33(5):412-22.

66. Hulzebos EH, Smit Y, Helders PP, van Meeteren NL. Preoperative physical therapy for elective cardiac surgery patients. Cochrane Database Syst Rev 2012;11:CD010118.

67. Morano MT, Araújo AS, Nascimento FB, da Silva GF, Mesquita R, Pinto JS, et al. Preoperative pulmonary rehabilitation versus chest physical therapy in patients undergoing lung

cancer resection: a pilot randomized controlled trial. Arch Phys Med Rehabil 2012. pii:S0003-9993(12)00883-0.

68. Gomes EL, Postiaux G, Medeiros DR, Monteiro KK, Sampaio LM, Costa D. Chest physical therapy is effective in reducing the clinical score in bronchiolitis: randomized controlled trial. Rev Bras Fisioter 2012;16(3):241-7.

69. Castro AA, Calil SR, Freitas SA, Oliveira AB, Porto EF. Chest physiotherapy effectiveness to reduce hospitalization and mechanical ventilation length of stay, pulmonary infection rate and mortality in ICU patients. Respir Med 2012.

70. Mandal P, Sidhu MK, Kope L, Pollock W, Stevenson LM, Pentland JL, et al. A pilot study of pulmonary rehabilitation and chest physiotherapy versus chest physiotherapy alone in bronchiectasis. Respir Med 2012;106(12):1647-54.

71. Urquhart D, Sell Z, Dhouieb E, Bell G, Oliver S, Black R, Tallis M. Effects of a supervised, outpatient exercise and physiotherapy programme in children with cystic fibrosis. Pediatr Pulmonol 2012.

72. Sánchez Bayle M, Martín Martín R, Cano Fernández J, Martínez Sánchez G, Gómez Martín J, Yep Chullen G, et al. Chest physiotherapy and bronchiolitis in the hospitalised infant. Double-blind clinical trial. An Pediatr (Barc) 2012;77(1):5-11.

73. John R, Verma CV. Changes in the health status and functional outcomes in acute traumatic hand injury patients, during physical therapy treatment. Indian J Plast Surg 2011;44(2):362-7.

74. Organização Mundia da Saúde. National Cancer Control Programs: policies and managerial guidelines. 2. ed. Geneva: OMS; 2002.

75. Kumar SP, Jim A. Physical therapy in palliative care: from symptom control to quality of life: a critical review. Indian J Palliat Care 2010;16(3):138-46.

76. American Physical Therapy Association. what is physical therapy? A guide to physical therapist practice. Phys Ther 2001;81:21.

77. Egan KA, Abbott P. Interdisciplinary team training- preparing new employees for the specialty of hospice and palliative care. J Hosp Palliat Nurs 2002;4:161-71.

78. Guimaraes FAM, et al. Avaliação da qualidade de vida em pacientes idosos um ano após o tratamento cirúrgico de fraturas transtrocanterianas do fêmur. Rev Bras Ortop 2011;46(suppl.1):48-54.

79. Ribeiro LHM, Neri AL. Exercícios físicos, força muscular e atividades de vida diária em mulheres idosas. Ciênc Saúde Coletiva 2012;17(8):2169-80.

80. Laakso L. The role of physiotherapy in palliative care. Aust Fam Physician 2006;35(10):781.

81. Rashleigh L. Physiotherapy in palliative oncology. Aust J Physiother 1996;42(4):307-12.

82. Santiago-Palma J, Payne R. Palliative care and rehabilitation. Cancer 2001;92(4 Suppl):1049-52.

83. Martins JJ, Albuquerque GL, Nascimento ERP, Barra DCC, Souza WGA, Pacheco WNS. Necessidades de educação em saúde dos cuidadores de pessoas idosas no domicílio. Texto Contexto Enferm 2007;16(2):254-62.

84. Dilly CM, Jesus MC. Processo educativo em enfermagem. São Paulo: Probel Editorial; 1995.

85. Silva JO. Educação em saúde: notas para a discussão de um campo temático. Saúde em Debate 1994;42:36-9.

86. Oliveira SMS, Almeida CS, Valentini NC. Programa de fisioterapia aplicado no desenvolvimento motor de bebês saudáveis em ambiente familiar. Rev Educ Fis UEM 2012;22(1):25-35.

87. Brianeze ACGS, Cunha AB, Peviani SM, Miranda VCR, Tognetti VBL, Rocha NACF, et al. Efeito de um programa de fisioterapia funcional em crianças com paralisia cerebral associado a orientações aos cuidadores: estudo preliminar. Fisioter Pesqui 2009;16(1):40-5.

88. Clark PC, Dunbar SB, Shields CG, Viswanathan B, Aycock DM, Wolf SL. Influence of stroke survivor characteristics and family conflict surrounding recovery on caregivers' mental and physical health. Nurs Res 2004;53(6):406-13.

89. Suttanon P, Hill KD, Said CM, Byrne KN, Dodd KJ. Factors influencing commencement and adherence to a home-based balance exercise program for reducing risk of falls: perceptions of people with Alzheimer's disease and their caregivers. Int Psychogeriatr 2012;24(7):1172-82.

90. Mant J, Carter J, Wade DT, Winner S. Family support for stroke: a randomised controlled trial. Lancet 2000;356(9232):808-13.

# 66

# RECURSOS TERAPÊUTICOS NO PACIENTE ONCOLÓGICO

NUNO MIGUEL LOPES OLIVEIRA
SURAYA GOMES NOVAIS SHIMANO

## INTRODUÇÃO

Os tipos de cânceres são variados, dependendo do tipo de célula originária, e há grande diferenciação quanto sua capacidade de produzir metástases, por isso a indicação de recursos terapêuticos torna-se extremamente individualizada.

Há a necessidade de uma avaliação fisioterapêutica minuciosa e holística que não se limite apenas aos aspectos físico-funcionais, mas aborde também as condições psicossociais desse indivíduo, aumentando a eficácia do método aplicado e minimizando os possíveis riscos.

Além disso, os objetivos dessa avaliação fisioterapêutica e dos métodos e recursos utilizados deverão ser adequados ao período ao qual o paciente se encontra dentro do quadro clínico da patologia. Há uma grande diferença entre a fase inicial, a doença associada às manifestações clínicas e a fase final.

A determinação do diagnóstico fisioterapêutico associado aos diagnósticos clínico, nutricional, psicológico e às condições socioeconômicas, em uma abordagem interdisciplinar, irá direcionar a utilização de recursos terapêuticos complementando um espectro de abordagens intervencionistas integradas e planejadas em conjunto, por vários profissionais da saúde. Essa organização de avaliação-intervenção interdisciplinar deve nortear todo plano de tratamento em oncologia e o fisioterapeuta, como todos os demais profissionais, é essencial para que as metas do tratamento sejam alcançadas.

Dessa forma, neste capítulo, os recursos serão abordados separadamente, de forma técnica e didática, porém as discussões sobre o seu uso iniciadas nesta literatura e deverão ser constantes com a equipe interdisciplinar envolvida em cada caso abordado.

## TERMOTERAPIA

É uma modalidade terapêutica em que são utilizados agentes térmicos com objetivos fisioterapêuticos de prevenção e cura, pela diminuição ou aumento da temperatura tecidual.

## HIPERTERMOTERAPIA SUPERFICIAL (CALOR SUPERFICIAL)

É o tratamento por meio da ação do agente terapêutico de forma localizada, alcançando pouca profundidade (poucos milímetros) no segmento corporal, o que resulta em alteração térmica superficial.

A hipertermoterapia superficial é contraindicada quando aplicada diretamente sobre as áreas de tumor maligno, em decorrência do aumento da irrigação sanguínea local, podendo apresentar riscos na disseminação de células tumorais por via sanguínea e/ou linfática. Apesar dessa afirmativa por vários autores, principalmente em câncer com metástase, e de se evitar tratamentos com esses recursos em pós-operatórios, principalmente quando a pele estiver sensibilizada e suscetível a lesões, observa-se a discussão entre os profissionais da equipe para a definição de momentos adequados da sua utilização, sobretudo na dor oncológica. E, caso seja indicado, é importante a utilização das diferentes técnicas com cuidados e precisão a fim de produzir os efeitos desejados.

A aplicação de termoterapia, por calor superficial (compressa de parafina e bolsa térmica), é uma forma de estimulação cutânea ou transcutânea, que pode ser utilizada para aliviar a dor oncológica em pacientes sob cuidados paliativos. De acordo com sua intensidade e o tempo de aplicação, produz efeitos em nível local, regional ou geral. As respostas locais são decorrentes do aumento da temperatura tecidual e da atividade metabólica, enquanto as regionais caracterizam-se pelo aumento do fluxo sanguíneo na área tratada, por conta da vasodilatação e do relaxamento muscular. As reações generalizadas se devem ao aumento do fluxo sanguíneo no hemicorpo contralateral, a sedação, o relaxamento, a modificação da sudorese e da termorregulação e a modificação das propriedades viscoelásticas teciduais. O efeito analgésico é justificado pela estimulação do sistema sensitivodiscriminativo, acarretando o relaxamento muscular e a ativação do sistema supressor de dor.

O relaxamento muscular interfere no ciclo dor-espasmo-dor em indivíduos portadores de tumores primários ou secundários, os quais podem estar comprimindo estruturas neuromusculares, provocando a dor. O calor superficial é capaz de diminuir a atividade dos motoneurônios gama na medula espinal e, consequentemente, a atividade elétrica das fibras intrafusais, reduzindo o espasmo muscular e a sensação álgica. Dessa forma, a redução do espasmo muscular parece ser induzida pelo sistema fusal; o aumento da temperatura do tecido muscular pode interromper o ciclo dor-espasmo-dor com a redução da atividade das fibras aferentes do fuso muscular (tipo II) e do aumento da atividade das vias aferentes dos órgãos tendinosos de Golgi.

O aquecimento da pele, por calor superficial, possibilita também o aumento do suprimento de oxigênio e de nutrientes para o tecido, a remoção de produtos do metabolismo, bem como de substâncias algiogênicas, estimulando a cicatrização e reparação tecidual e, dessa maneira, reduz estímulos aferentes primários nociceptivos dos tecidos, promovendo um decréscimo na ativação dos sistemas nervoso periférico e central e, consecutivamente, redução da dor.

Além disso, a aplicação de calor no local estimula os termorreceptores cutâneos, que, por meio de vias aferentes, conduzem os impulsos até a medula espinal, os quais podem inibir a dor, via comporta espinal. Além da participação do mecanismo da comporta espinal na analgesia, pode ocorrer redução da atividade simpática, contribuindo para o surgimento da ação vasodilatadora.

Estão contraindicadas todas as formas de termoterapia por calor profundo no paciente oncológico (ondas curtas, micro-ondas e ultrassom), pois o aumento da atividade metabólica local, ocasionada pelo calor, pode disseminar células neoplásicas.

É importante salientar que os recursos de hipertermoterapia superficial não afetam estruturas profundas como os recursos de hipertermoterapia profunda, que são considerados contraindicações absolutas nessas situações. Um estudo recente mostrou em ratas tratadas com ultrassom contínuo que 44,4% desenvolveram recidiva local, enquanto nas tratadas com ultrassom pulsado, 22,2% tiveram recorrência local do tumor. Nenhuma evidência de metástases distantes foi mostrada em qualquer uma das ratas estudadas. Em conclusão, o uso de ultrassom contínuo e pulsado promoveu o desenvolvimento de recidiva local de câncer de mama em ratas Sprague-Dawley no período pós-operatório.

Apesar dessa afirmação, outros estudos mostram a utilização do ultrassom, *laser* e radiação ultravioleta em pacientes com câncer que estão acamados e desenvolvem escaras de decúbito para possibilitar a cura dessas feridas. Segundo revisão sistemática de Flemming e Collum, há pouca evidência sobre a efetividade do ultrassom no tratamento de úlceras de decúbito. O uso de termoterapia para úlceras de pressão ainda é inconclusivo, sendo necessários mais estudos de qualidade para estabelecer parâmetro terapêutico.

Em relação ao *laser* (recurso considerado de fototerapia) e apesar de ser considerado um recurso atérmico, em um estudo recente de revisão sistematizada encontrou-se de moderada a forte evidência para a eficácia da terapia com *laser* em linfedema relacionado ao câncer de mama em estudos de qualidade metodológica aceitável. Neles, sugeriu-se uma dose de 1-2 J/cm² por cada ponto aplicada em vários pontos que abrangem a área de toda de fibrose, resultando na redução do volume do membro tratado. No entanto, os autores sugerem que estudos de grande escala são necessários para determinar com mais precisão a eficácia da terapia com *laser* nessa situação. E, em relação ao uso dessa terapia em escaras de decúbito em pacientes oncológicos, estudos indicam que sua efetividade é limitada.

O calor superficial deve ser aplicado em áreas providas de sensação térmica, devendo ser evitado sobre as áreas de insuficiência vascular, dos tecidos lesados ou infectados e de radioterapia localizada.

Os principais cuidados na aplicação dos recursos de hipertermoterapia superficial na oncologia são: manter a temperatura da pele no local tratado em aproximadamente 40 a 45°C; ao aplicar compressas quentes, ela tende a esfriar-se rapidamente pela troca calórica com o meio, portanto as compressas devem ser substituídas a cada 5 minutos, a fim de manter a temperatura local, até o final do tempo estipulado para o tratamento (20 a 25 minutos); em pessoas muito sensíveis a temperaturas elevadas, pode-se colocar uma toalha úmida entre a pele e o recurso térmico; retirar os objetos metálicos ou plásticos da área a ser tratada; verificar a pele antes e depois da aplicação; não permitir que o paciente durma, pois diminui a percepção térmica; e alertar sobre o risco de queimadura.

As principais contraindicações são áreas com alteração de sensibilidade térmica, traumas e quadros inflamatórios agudos, febre, áreas desvitalizadas e isquêmicas, áreas hemorrágicas, lesões de pele (feridas ou cortes); doenças dermatológicas, enxertos de pele recente, área com fixadores externos e áreas com implantes siliconizados.

## HIPOTERMOTERAPIA (CRIOTERAPIA)

A hipotermoterapia também é conhecida como crioterapia, terapia pelo frio, ou terapia fria. Tem como principal objetivo reduzir a temperatura tecidual pela retirada de energia calórica, reduzindo assim o metabolismo local e a necessidade de consumo de oxigênio pelos tecidos.

A crioterapia tem um histórico expressivo como tratamento de dor, com eficácia comprovada, baixo custo e fácil aplicação. No entanto, talvez por sua simplicidade, deixou de ser utilizada com rigor e seu uso ficou reduzido a torções e contusões. Não há estudos conclusivos sobre a diminuição de dor oncológica por meio de crioterapia, mas sua aplicação pode ser útil para dores musculoesqueléticas, sendo realizada por bolsas ou imersão em água gelada 2 a 3 vezes ao dia durante 15 a 20 minutos.

Considera-se que a ação analgésica do frio esteja relacionada a espasmo vascular, diminuição do fluxo sanguíneo local e consequente redução do edema. No entanto, não há estudos conclusivos em relação à eficácia da crioterapia na dor oncológica.

Todavia, pode ser utilizada no controle da dor musculoesquelética, de origem traumática ou inflamatória. A redução da temperatura local gera vasoconstrição reflexa, por aumento da atividade neurovegetativa simpática, ou por ação direta do frio nos vasos sanguíneos. Essa ação vasoconstritora causa também miorrelaxamento e analgesia, em decorrência da redução da atividade dos fusos musculares, da junção neuromuscular, da velocidade de condução dos nervos periféricos e da atividade muscular reflexa.

Os efeitos analgésicos do frio podem ser explicados utilizando-se dois possíveis mecanismos. O primeiro seria o efeito da contrairritação, em resposta à redução da dor pela ativação da comporta espinal. O segundo seria o efeito neurogênico, que, por meio do resfriamento local, pode propiciar a redução da atividade elétrica das fibras nociceptivas, bem como a atividade dos neurônios do corno dorsal da medula, com interrupção da subida dos impulsos da dor para estruturas supramedulares. Além disso, pode-se deduzir um terceiro mecanismo envolvido na resposta analgésica do frio, sendo explicado, fundamentalmente, por meio da ação vasoconstritora.

A vasoconstrição reduz os mediadores químicos que são liberados no local da lesão e, assim, controlam o contato desses com os nociceptores, promovendo o alívio da dor. A crioterapia deve ser evitada em regiões em que não exista integridade sensorial, em casos de alergia ou intolerância ao frio, comprometimento arterial periférico, em casos em que o tumor compressivo possa estar provocando a redução da circulação local, assim como em locais de radioterapia recente.

Os cuidados gerais são: avaliar o paciente para possíveis contraindicações da crioterapia; elevar, posicionar e enfaixar a área a ser tratada; não deve-se ultrapassar 60 minutos de terapia contínua, para evitar possíveis ulcerações na pele; fixar o pacote de gelo por bandagens elásticas ou ataduras de crepe; nas primeiras sessões, pode-se utilizar um isolante entre a pele e o pacote de gelo, a fim de minimizar o desconforto causado pelo frio direto sobre a pele. Esse isolante pode ser um saco plástico vazio; cuidado na utilização do pacote de gelo em áreas pouco vascularizadas, como na região anterior da tíbia, patela e extremidades ósseas.

Suas principais contraindicações são hipersensibilidade ou urticária ao frio, acrocianoses, alterações cardiovasculares graves, hipertensão arterial grave não controlada e síndrome de Raynauld.

## ELETROTERAPIA

A estimulação elétrica é comumente usada na fisioterapia para tratar condições neuromusculares e incrementar: circulação local, cura tecidual, diminuição de dor e aumento da amplitude de movimento.

## TENS

O nome é genérico, pois praticamente todos os eletroestimuladores não invasivos podem levar essa denominação, porém para efeitos comerciais dizemos que a TENS é uma modalidade terapêutica individual para modulação da dor. Originalmente, o termo TENS representa *transcutaneous electrical nervous stimulation*, traduzido como estimulação elétrica nervosa transcutânea. A maioria dos aparelhos oferece pulsos bifásicos simétricos ou assimétricos, e o operador pode regular intensidade, largura de pulso e frequência, tornando a terapia bem interessante no que diz respeito à modulação da dor. As indicações para o uso da TENS podem ser categorizadas em duas áreas principais: alívio da dor aguda e tratamento da dor crônica.

Entre as intervenções fisioterapêuticas para a dor, a eletroterapia apresenta resultados rápidos, no entanto, proporciona alívio variável entre os pacientes. No contexto terapêutico atual, não é possível tratar a dor oncológica somente com o uso de corrente elétrica analgésica, mas é possível diminuir de forma significativa o uso de analgésicos e, consequentemente, seus efeitos colaterais. Um estudo de Hamza et al.[17] comparou o uso de TENS e a quantidade de morfina utilizada para analgesia em pacientes após cirurgia ginecológica (histerectomia ou miomectomia), verifica-se que o uso de TENS diminui em até 47% o uso de morfina comparado com TENS placebo (não ligado). Para a percepção de dor, o uso de TENS diminuiu o escore da escala análoga visual (VAS), a incidência de náuseas e de prurido local de forma significativa. Dados semelhantes foram encontrados por Ahmed et al.[1] para metástase óssea. Em uma ampla revisão sistemática não encontraram suporte para o uso de TENS em dor em fase aguda, no entanto, encontraram efeitos analgésicos em dor crônica. O Instituto Nacional de Câncer sustenta que 70% dos pacientes com dor crônica respondem à TENS, porém, após um ano de uso esse índice pode cair para 30%.

TENS é uma forma não invasiva de estimulação elétrica que tem sido utilizado há muitos anos para o tratamento de uma ampla gama de problemas de dor. Embora os especialistas sugiram que a TENS tenha um importante papel, atualmente não existem orientações formais sobre o uso em pacientes com câncer. Apenas dois estudos de revisão para dor avaliando TENS em câncer foram identificados e a eficácia dessa terapia permanece inconclusiva.[31,35]

No entanto, alguns pacientes podem achar que seu efeito é benéfico. A TENS convencional é o modo mais comum de entrega utilizado na prática e deve ser a primeira opção de tratamento na maioria das situações. É geralmente recomendado iniciar com os eletrodos da TENS na área dolorosa ou um dermátomo adjacente.

A intensidade deve ser "forte, mas confortável", e pode-se com segurança aumentar o tempo de tratamento até várias horas, desde que não sejam manifestados efeitos colaterais e os benefícios continuem.

É considerada uma técnica não invasiva, de fácil aplicação, com poucas contraindicações e que pode ser utilizada em indivíduos jovens, adultos e idosos, com possibilidades de induzir analgesia prolongada. Essa modalidade terapêutica é eficaz, confortável, não provoca efeitos colaterais e não apresenta custo elevado.

Acredita-se que a TENS promova o alívio da dor, ao estimular os receptores não dolorosos, na mesma área que as fibras transmissoras da dor, corroborando com a teoria do portão ou da comporta, elaborada em 1965 por Melzack e Wall,[43] na qual descrevem a participação de um mecanismo neural que se comporta como portão.

Os impulsos aferentes da dor ascendem pelas fibras mielínicas Ad (A-delta) e amielínicas (C) e são controlados por um mecanismo situado na substância gelatinosa do corno dorsal da medula espinal, cujos interneurônios inibitórios, localizados nessa região, são responsáveis pela manutenção da comporta fechada, ou seja, impedem a passagem dos impulsos dolorosos, quando eles são estimulados pelas fibras de tato (A-beta). Em sua maneira mais simples, as aferências que transmitem sensações não dolorosas "fecham" e as aferências nociceptivas "abrem" um portão para a transmissão central das informações nociceptivas. Assim, a TENS pode estimular as fibras sensoriais do tipo Ab, e seu mecanismo de analgesia se dá pela ativação dos interneurônios inibitórios localizados no corno dorsal da medula espinal. Esse processo de redução ou minimização da transmissão da informação nociceptiva para centros superiores no encéfalo é conhecido como neuromodulação.

Outra possível explicação da analgesia induzida pela TENS é a ativação do sistema supressor da dor. Essa ativação aumenta a síntese de neurotransmissores como endorfinas, encefalinas, serotonina, entre outros (sistema opiáceo endógeno e serotoninérgico), que exercem atividade inibitória sobre os componentes do sistema nociceptivo, a partir da modulação da atividade dos neurônios de transmissão situados no corno dorsal da medula.

Frequentemente, a TENS tem sido utilizada em casos de dor aguda e crônica, podendo ser usada com segurança em pacientes acometidos por neoplasias, desde que aplicada em locais onde a pele esteja íntegra e a sensibilidade tátil preservada. É contraindicada em portadores de marca-passo cardíaco de demanda, mas não com os de frequência fixa.

Um estudo realizado envolvendo 13 pacientes com diferentes tipos de câncer demonstrou que a TENS apresenta um papel fundamental no alívio da dor associada ao câncer, e que alguns pacientes obtiveram redução do consumo de analgésicos durante a eletroestimulação. Em outro trabalho, com cinco pacientes com câncer de cabeça e pescoço, a TENS mostrou-se efetiva no alívio da dor, com um tempo de analgesia variando entre 3 e 18 horas, sendo que um dos participantes do estudo relatou ausência de dor após a primeira eletroestimulação. A partir destes relatos, pode-se inferir que a TENS proporciona inúmeros benefícios quando indicada no controle da dor no paciente com câncer, pois a redução da sensação álgica possibilita ao paciente o aumento do nível funcional, a adaptação para o desempenho das atividades e melhora da qualidade de vida.

Os fatores que levam ao insucesso da TENS são seleção inadequada do paciente (p. ex., histérico ou não confiável); eletrodos erroneamente posicionados; uso de muito ou pouco gel eletrocondutor; tempo de tratamento inadequado; baterias descarregadas ou frouxas dentro do aparelho; eletrodos desgastados; cabos muito finos; não tentativa de variações de correntes; e resultados inadequadamente monitorados ou documentados para comparação e acompanhamento.

As principais contraindicações são: marca-passos; pacientes que sofrem cardiopatias ou disritmias; nos primeiros três meses de gestação; abdome durante a gestação; boca; seio carotídeo; feridas de pele; nas proximidades dos olhos; acidente vascular cerebral e epilepsia; deve-se evitar na região da cabeça e face.

## CINESIOTERAPIA

Por ser o método mais explorado, dominado e com garantia de excelência de resultados, a cinesioterapia é aplicada em todos os casos de câncer. Seus objetivos são os mais variados possíveis. Dependendo do quadro clínico do paciente, podem ser aplicadas técnicas para ganho de amplitude de movimento, de força muscular, de capacidade respiratória e de relaxamento muscular que influenciarão diretamente na capacidade de marcha, de realização de atividades de vida diária, de fala e mastigação, de controle esfincteriano, entre outros benefícios.

Estudos demonstram uma relação direta entre exercício físico e melhora das condições físicas, psicológicas, funcionais e de qualidade de vida de sobreviventes ao câncer. Essa relação está presente em pacientes que tiveram ou têm câncer de mama.

Porém, é relevante enfatizar neste capítulo o uso da cinesioterapia na prevenção do câncer e na promoção de saúde de quem já apresenta um tumor maligno.

Há evidências de que a atividade física possa atuar como fator de prevenção de tumores. Além disso, estudos sugerem que a obesidade está associada a maior risco de desenvolvimento de câncer. Por isso, um controle de peso, por meio de atividade física, pode atuar preventivamente nestes casos e também promover maior qualidade de vida aos sobreviventes.

Nos pacientes que já estão em tratamento de um tumor maligno, a realização de exercícios físicos prescritos especificamente para cada situação e paciente poderá promover uma prevenção secundária de comorbidades como as doenças cardiovasculares, que provocam grande incapacidade física e risco de morte; as quedas por falta de equilíbrio, que podem gerar fraturas e períodos prolongados de imobilização.

Além disso, uma metanálise comprovou relação direta entre exercício físico e diminuição da depressão e da fadiga e melhora na autoimagem corporal e qualidade de vida relacionada à saúde. Essa relação varia de acordo com o tipo de exercício, de tumor e de paciente, porém é maior em treinamentos com exercícios aeróbicos mais intensos e em mulheres. Entretanto, em um estudo de revisão sistemática observou-se que entre os benefícios da atividade física durante o tratamento de câncer de próstata estão a melhora da resistência muscular e aeróbica e de qualidade de vida e ganho funcional, e estão relacionados a exercícios de resistência, domiciliares e orientados.

Como a atividade física libera o hormônio serotonina, promove uma sensação de prazer e bem-estar e, consequentemente, diminui os índices de ansiedade e depressão, que normalmente estão associados à sintomatologia dos pacientes oncológicos.

Como profissional da saúde, o fisioterapeuta deverá ter conhecimentos sobre exames de rastreamento clínico, bem como terapêuticas clínicas e cirúrgicas para poder realizar intervenção precoce, corretos encaminhamentos profissionais e orientações ao paciente, tornando-se um agente ativo no processo de prevenção primária e secundária ao câncer.

Na doença já associada à sintomatologia ou em fase final, a cinesioterapia não apenas irá manter uma boa condição física do paciente, mas também minimizará as perdas envolvidas no tratamento do câncer, favorecendo o retorno às AVD.

Essas perdas podem ser referentes a um processo cirúrgico localizado, porém incapacitante, e podem causar dor, edema, complicações cicatriciais, comprometimento da função pulmonar, queda na capacidade cardiorrespiratória ou disfunções musculoesqueléticas, ou aos não cirúrgicos.

Associados ou não à cirurgia, os tratamentos de quimioterapia e radioterapia também provocam alterações que podem ocasionar perdas físico-funcionais como fadiga, neurotoxicidade, ataxia e obstipação intestinal. Essa sintomatologia pode ser prevenida ou minimizada por meio de planejamento adequado de sessões de cinesioterapia. Esse planejamento deve ocorrer de forma interdisciplinar, em conjunto com a equipe que fez a avaliação do paciente, e considerar o tipo de tratamento clínico, nutricional e psicológico ao qual o paciente está aderindo.

Dessa forma, se o objetivo do tratamento for curativo, o planejamento do tratamento cinesioterapêutico deve ser progressivo em intensidade e frequência, e a busca deve ser sempre por uma melhora global. Por exemplo, no caso de um osteossarcoma no membro inferior, a reabilitação dos tecidos envolvidos diretamente na lesão cirúrgica deve ser realizada com exercícios de flexibilidade, potência e força muscular, com exercícios de membros superiores e membro inferior contralateral, além de exercícios respiratórios de manutenção e/ou ganho de capacidade pulmonar e prevenção de complicações respiratórias, alcançando, ainda, objetivos como manutenção de boa postura, ganho funcional da marcha e independência na realização das AVD e laborais. Como mencionado anteriormente, cada técnica cinesioterapêutica, bem como frequência e duração de sua aplicação, dependerão das condições de cada paciente.

Caso o objetivo do tratamento seja paliativo, o planejamento das metas a serem alcançadas com a cinesioterapia deverá respeitar a condição do paciente, a evolução de cada tipo de câncer e buscar alcançar as expectativas de cada indivíduo de forma particular. No caso de uma metástase óssea, para estabilização das articulações acometidas, manutenção da força muscular e de marcha funcional, deve-se considerar

tanto mobilizações passivas quanto fortalecimento muscular, uso de órteses e adaptações que garantam realização de atividades de vida diária de forma independente.[44] Observa-se que nos casos de evolução mais lenta da doença, a realização da cinesioterapia garante uma manutenção das condições físicas, o que permite o prolongamento máximo da independência funcional e melhor controle da sintomatologia, garantindo ao paciente melhor qualidade de vida.

Deve-se ser muito cauteloso ao propor exercícios mais intensos ou ao incrementar esforço físico na realização da cinesioterapia, considerando sempre o controle pelo hemograma e anamnese do paciente. Casos como os de pacientes com anemia grave contraindicam a realização de exercícios aeróbicos, assim como cansaço e fadiga muscular severa excluem a possibilidade de realização de exercícios com carga (mesmo sendo calistênicos, ou seja, com uso do peso corporal). Os exercícios com um nível mais alto de exigência física podem alterar o sistema imune e tornar o paciente mais suscetível a infecções. Porém, a ausência de atividade física pode provocar danos ainda maiores, como perda de massa muscular e óssea, ocasionando quadros de osteopenia e até osteoporose, além de todas as perdas relacionadas ao acamamento prolongado.

O diagnóstico de câncer, porém, não reduz o leque de opções de exercícios terapêuticos disponíveis ao paciente, o que tornaria a sessão de cinesioterapia previsível, desmotivante e tediosa. Ele requer um conhecimento específico do fisioterapeuta sobre a fisiopatologia envolvida nos tipos de câncer e, em especial, sobre as alterações provocadas pelos tratamentos disponíveis atualmente no mercado para o seu tratamento.

Com relação à atividade física de forma geral, a American Cancer Society orienta a realização de uma sessão de exercícios iniciando por alongamentos e atividades de equilíbrio, seguida de exercícios aeróbicos por 15 a 60 minutos (com aumento gradativo) com 50 a 70% da frequência cardíaca máxima, exercícios resistidos com pesos entre 50 e 70% de 1RM ou com peso corporal, terminando com exercícios de relaxamento. É de extrema importância o monitoramento constante dos dados vitais e a percepção do paciente do seu esforço, utilizando escalas e índices de avaliação de sintomas.

Dessa forma, a cinesioterapia está presente em todas as etapas de uma intervenção terapêutica do câncer, garantindo inúmeros benefícios aos pacientes envolvidos nesse processo.

## HIDROCINESIOTERAPIA

Esse recurso terapêutico ainda é considerado de forma limitada pela literatura, mas pode apresentar resultados surpreendentes no tratamento de câncer.

Os estímulos nos receptores térmicos, táteis, de pressão e proprioceptivos durante uma sessão de exercícios aquáticos terapêuticos promovem modulação da dor, permitindo analgesia ou controle da dor nesses pacientes. Essa diminuição do quadro álgico também pode ser decorrente do relaxamento muscular, atuando na quebra do círculo espasmo-dor, muito presente nesses casos por conta do excesso de estresse e ansiedade.

O relaxamento decorrente de aplicação de técnicas como o Watsu pode diminuir sintomas como estresse e depressão, prevenindo a exacerbação ou o aparecimento de outros sintomas, como medo, angústia e nervosismo.

A água também oferece resistência aos movimentos, especialmente quanto se utiliza da turbulência, o que pode ser benéfico para o ganho de força e resistência muscular e de capacidade cardiorrespiratória de forma prazerosa e lúdica.

Discute-se o fato das piscinas utilizadas para a realização de sessões de hidrocinesioterapia serem de uso coletivo, por isso nem sempre receberem adequado tratamento da água relativo à quantidade de usuários. Também deve-se considerar que estas funcionam a uma temperatura média de 32°C, que, durante a realização de exercícios, não permitiria um resfriamento adequado do corpo, podendo aumentar o risco de desconforto e de metástases nos cânceres mais agressivos. Porém, em casos específicos, onde esses riscos possam ser controlados, a realização de exercícios aquáticos pode proporcionar ganho de bem-estar físico e emocional e prazer durante e após sua realização, especialmente pela ludicidade desse meio.

Utilizar-se da água para a reabilitação de pacientes oncológicos pediátricos, por exemplo, é possibilitar uma terapia baseada em brincadeiras e jogos infantis que, realizados na água, irão atingir as metas planejadas pelo fisioterapeuta, mas sem a percepção negativa de um tratamento de doença pela criança.

Como a segurança contra riscos químicos e biológicos é fundamental nesses pacientes, a proposta de hidrocinesioterapia pode ser de realização de exercícios em casa, na piscina ou na banheira ou em centros especializados que garantam essa segurança de não contrair doenças.

As sessões de hidrocinesioterapia devem seguir as mesmas recomendações da American Cancer Society para a realização de exercícios durante o tratamento do câncer. Porém, alguns cuidados devem ser considerados para que o paciente não se exponha a riscos:

- Não fazer o tratamento da água com cloro, podendo ser realizado com sal ou ozônio, pois a pele pode estar muito fragilizada pela radioterapia.
- Evitar ambientes de uso coletivo, pois poderá haver contaminação por agentes biológicos, ocasionando infecções graves nos pacientes imunodeprimidos pela doença ou pela quimioterapia.
- Dar preferência à realização em ambiente domiciliar e fechado (banheiras) ou centros especializados de hidroterapia.
- Ter sempre uma cooperação/convênio com equipe médica de emergência para atendimento imediato em casos graves.

Além desses cuidados específicos, deve-se observar na avaliação a presença de condições ou patologias que contraindiquem, de forma relativa ou absoluta, a realização de exercícios na água, como: uso de cateter por tempo prolongado, febre, doenças infecciosas, erupções cutâneas, hipertensão ou hipotensão não controladas, atividade convulsiva não controlada, incontinência intestinal ou vesical não controlada, insuficiência cardíaca e renal, além de outras doenças que possam por em risco a integridade física do paciente ou dos demais frequentadores da piscina.

## MASSOTERAPIA

Em oncologia é necessário compreender a massagem como um dos métodos que podem atuar positivamente no sistema imunológico contra as células cancerígenas.

A indicação de aplicação desse método terapêutico depende do grau de compreensão do fisioterapeuta da classificação do tumor do paciente. Dependendo do potencial metastásico do tumor, a utilização desse método poderá ser relativamente ou totalmente contraindicada.

Porém, vários estudos controlados observaram os efeitos benéficos da massagem terapêutica. Dentre eles estão a modulação da dor, a melhora do humor, com diminuição do estresse e ansiedade, o aumento da sensação de bem-estar, tanto pela liberação de endorfina e outras substâncias químicas neurais quanto pela percepção mental e emocional do paciente; esse método é indicado no tratamento de cânceres, especialmente nos pré e pós-cirúrgicos e nos terminais.

A massoterapia realizada nos pré-operatórios permite que as condições clínicas gerais do pacientes mantenham-se estáveis, principalmente os níveis de pressão arterial, por causa do relaxamento e da diminuição de ansiedade e estresse decorrente desse processo terapêutico.

Já nos pós-operatórios ela pode ser aplicada em casos específicos, como após a retirada de tumor de mama. A drenagem linfática associada ao enfaixamento compressivo em pacientes pós-masctectomia, em especial se associada à linfadenectomia axilar, é recomendada e permite à paciente um ganho funcional mais rápido, além do alívio da dor e do desconforto. Além disso, a diminuição de sobrepeso provocado pelo linfedema previne alterações posturais.

Nos casos terminais, a massoterapia objetiva primariamente o alívio da dor, mas também atua em outras dimensões além da física, como nos aspectos psicológicos e emocionais, diminuindo tensões, ansiedade e melhorando a sensação de bem-estar. Nesses pacientes, a abordagem deve ser sempre holística, visando, segundo a Organização Mundial da Saúde, aumentar a qualidade de vida. Nessa situação, pode-se até treinar o cuidador para que este realize uma massagem no seu ente querido, permitindo maior proximidade entre eles. O mais importante nesses casos é que a equipe multiprofissional envolvida torne o paciente o mais ativo possível no processo de escolha das técnicas as quais quer ser submetido, e que esses cuidados paliativos sejam realizados considerando os aspectos físico, emocional, psicológico, social e espiritual.

## RESUMO

- A termoterapia divide-se em hipertermoterapia e hipotermoterapia A primeira promove vários benefícios como analgesia, relaxamento muscular, aumento do fluxo sanguíneo local (melhora do retorno venoso e linfático), reparo dos tecidos, redução da rigidez articular e diminuição do espasmo muscular. A hipotermoterapia é eficaz para processos inflamatórios e degenerativos, traumatismos agudos e após cirurgias.

- A eletroterapia é comumente usada na fisioterapia para tratar condições neuromusculares, incrementar a circulação local, cura tecidual, diminuição de dor e aumento da amplitude de movimento.
- A cinesioterapia é eficaz para ganho de amplitude de movimento, força muscular, condicionamento cardiorrespiratório e qualidade de vida tanto durante quanto após tratamento para o câncer. Além disso, atua na diminuição de depressão e fadiga e na prevenção de tumores, controlando a obesidade.
- A hidrocinesioterapia promove vários benefícios, como a modulação da dor, ganho de relaxamento muscular e bem-estar físico e emocional, porém deve ser realizada com cautela, principalmente considerando riscos químicos e biológicos.
- Utiliza-se a massoterapia objetivando o relaxamento muscular, a diminuição de estresse e o ganho funcional. A escolha da melhor técnica e o momento ideal de aplicação dependerá do conhecimento do fisioterapeuta da condição clínica do paciente.

## CONSIDERAÇÕES FINAIS

O uso adequado de recursos terapêuticos disponíveis para o tratamento de pacientes com tumores dependerá da fase da doença na qual o paciente se encontra, da sua condição clínica e do conhecimento que o fisioterapeuta possui dos efeitos terapêuticos de cada recurso.

Somente o ponderamento dessas condições proporcionará condições reais para o fisioterapeuta avaliar a relação entre risco e benefício de cada recurso e escolher o mais eficaz, com menor risco iatrogênico, ao seu paciente.

## BIBLIOGRAFIA

1. Ahmed HE, Craig WF, White PF, Huber P. Percutaneous electrical nerve stimulation (PENS): a complementary therapy for the management of pain secondary to bony metastasis. Clin J Pain 1998;14(4):320-3.

2. Baile WF, Buckman R, Lenzi R, Glober G, Beale EA, Kudelka AP. SPIKES – a six-step protocol for delivering bad news: application to the patiente with cancer. Oncologist 2000;5(4):302-11.

3. Bates A, Hanson N. Exercícios aquáticos terapêuticos. São Paulo: Manole; 1998.

4. Cailliet R. Dor: mecanismos e tratamento. Porto Alegre: Artmed; 1999.

5. Campion M. Hidroterapia: princípios e prática. São Paulo: Manole; 1999.

6. Conselho Federal de Fisioterapia e Terapia Ocupacional. Código de ética profissional de fisioterapia e terapia ocupacional. Resolução n. 10, de 3 de julho de 1978 [citado em 20 nov 2003]. Disponível em: <http://www.coffito.org.br>.

7. Courneya KS, Karvinen KH, Campbell KL, Pearcey RG, Dundas G, Capstick V, et al. Associations among exercise, body weight, and quality of life in a population-based sample of endometrial cancer survivors. Gynecol Oncol 2005;97(2):422-30.

8. Courneya KS, Mackey JR, Bell GJ, Jones LW, Field CJ, Fairey AS. Randomized controlled trial of exercise training in postmenopausal breast cancer survivors: cardiopulmonary and quality of life outcomes. J Clin Oncol 2003;21(9):1660-8.

9. Doyle C, Kushi LH, Byers T, Courneya KS, Demark-Wahnefried W, Grant B, et al.; 2006 Nutrition, Physical Activity and Cancer Survivorship Advisory Committee; American Cancer Society. Nutrition and physical activity during and after cancer treatment: an American Cancer Society guide for informed choices. CA Cancer J Clin 2006;56(6):323-53.

10. Duijts SF, Faber MM, Oldenburg HS, van Beurden M, Aaronson NK. Effectiveness of behavioral techniques and physical exercise on psychosocial functioning and health-related quality of life in breast cancer patients and survivors-a meta-analysis. Psychooncology 2011;20(2):115-26.

11. Fernandez-Lao C, Cantarero-Villanueva I, Diaz-Rodriguez L, Cuesta-Vargas AI, Fernández-Delas-Peñas C, Arroyo-Morales M. Attitudes towards massage modify effects of manual therapy in breast cancer survivors: a randomised clinical trial with crossover design. Eur J Cancer Care 2012;21(2):233-41.

12. Ferreira de Rezende L, Silva da Costa EC, Guimarães MSN, Almeida SA, Uemura G. Effect of continuous and pulsed therapeutic ultrasound in the appearance of local recurrence of mammary cancer in rats. J BUON 2012;17(3):581-4.

13. Ferrer RA, Huedo-Medina TB, Johnson BT, Ryan S, Pescatello LS. Exercise interventions for cancer survivors: a meta-analysis of quality of life outcomes. Ann Behav Med 2011;41(1):32-47.

14. Flemming K, Cullum N. Therapeutic ultrasound for pressure sores. Cochrane Database Syst Rev 2000;(4):CD001275.

15. Fonseca JFD, Britto MN. Terapias complementares como técnicas adjuvantes no controle da dor oncológica. Revista Saúde e Pesquisa 2009;2(3):387-95.

16. Fritz S. Fundamentos da massagem terapêutica. Barueri: Manole; 2002.

17. Hamza MA, White PF, Ahmed HE, Ghoname EA. Effect of the frequency do transcutaneous eletrical nerve stimulation on the postoperative opioid analgesic requirement and recovery profile. Anesthesiology 1999;91(5):1232-8.

18. Instituto Nacional de Câncer; Ministério da Saúde. Cuidados paliativos oncológicos: controle da dor. Rio de Janeiro (Brasil): INCA; 2001.

19. Keogh JW, MacLeod RD. Body composition, physical fitness, functional performance, quality of life, and fatigue benefits of exercise for prostate cancer patients: a systematic review. J Pain Symptom Manage 2012;43(1):96-110.

20. Kitchen SS, Bazin S. Eletroterapia de Clayton. 10. ed. São Paulo: Manole; 1998.

21. Knight KL. Crioterapia no tratamento das lesões esportivas. São Paulo: Manole; 2000.

22. Leduc A, Leduc O. Drenagem linfática: teoria e prática. 3.ed. Barueri: Manole; 2007.

23. Low J, Reed A. Eletroterapia explicada: princípios e prática. 3.ed. Barueri: Manole; 2001.

24. Lucas C, Coenen CHM, De Haan RJ. The effect of low level laser therapy (LLLT) on stage III decubitus ulcers (pressure sores); a prospective randomised single blind, multicentre pilot study. Lasers Med Sci 2000;15(2):94-100.

25. Lucena ACT. Hiper e hipo-termoterapia. São Paulo: Lovise; 1991.

26. Marcucci FCI. O papel da fisioterapia nos cuidados paliativos a pacientes com câncer. Rev Bras Cancerol 2005;51(1):67-77.

27. McQuay HJ, Moore RA, Eccleston C, Morley S, Williams AC. Systematic review of outpatient services for chronic pain control. Health Technol Assess 1997;1(6):1-135.

28. Michovitz SL. Thermal agents in rehabilitation. 3.ed. Conteporary perspective in rehabilitation. Philadelphia: F.A. Davies; 1996.

29. Noble M, Russell C, Kraemer L, Sharratt M. UW WELL-FIT: the impact of supervised exercise programs on physical capacity and quality of life in individuals receiving treatment for cancer. Support Care Cancer 2012;20(4):865-73.

30. Omar MT, Shaheen AA, Zafar H. A systematic review of the effect of low-level laser therapy in the management of breast cancer-related lymphedema. Support Care Cancer 2012;20(11):2977-84.

31. Pena R, Barbosa LA, Ishikawa. Estimulação elétrica transcutânea do nervo (TENS) na dor oncológica – uma revisão da literatura. Rev Bras Cancerol 2008;54(2):193-9.

32. Pimenta CAM. Fundamentos teóricos da dor e de sua avaliação. In: Carvalho MMMJ (org.). Dor: um estudo multidisciplinar. 2.ed. São Paulo: Surumins; 2005. v. 1. p.31-46.

33. Raphael J, Hester J, Ahmedzai S, Barrie J, Farqhuar-Smith P, Williams J, et al. Cancer pain: part 2: physical, interventional and complimentary therapies; management in the community; acute, treatment-related and complex cancer pain: a perspective from the British Pain Society endorsed by the UK Association of Palliative Medicine and the Royal College of General Practitioners. Pain Med 2010;11(6):872-96.

34. Robb K, Newham D, Williams JE. Transcutaneous electrical nerve stimulation vs transcutaneous spinal electroanalagesia for chronic pain associated with breast cancer treatments. J Pain Symptom Manag 2007; 33(4):410-19.

35. Robb KA, Bennett MI, Johnson MI, Simpson KJ, Oxberry SG. Transcutaneous electric nerve stimulation (TENS) for cancer pain in adults. Cochrane Database Syst Rev 2008;(3):CD006276.

36. Rodrigues A. Crioterapia: fisiologia e técnicas terapêuticas. São Paulo: CEFESPAR; 1995.

37. Rodrigues EM, Guimarães CS. Manual de recursos fisioterapêuticos. Rio de Janeiro: Revinter; 1998.

38. Santiago-Palma J, Payne R. Palliative care and rehabilitation. Cancer 2001;92(4):1049-52.

39. Rigotti MA, Ferreira AM, Intervenções de enfermagem ao paciente com dor. Arq Ciênc Saúde 2005;12(1):50-4.

40. Routi RG, Morris DM, Cole AJ. Reabilitação aquática. Barueri: Manole; 2000.

41. Sampaio LR, Moura CV, Resende MA. Recursos fisioterápicos no controle da dor oncológica: revisão de literatura. Rev Brasileira de Cancerologia 2005;51(4):339-46.

42. Yeng LT, et al. Medicina física e reabilitação em doentes com dor crônica. Rev Med 2001;80(2):245-55.

43. Bergmann A, Ribeiro MJP, Pedrosa E, Nogueira EA, Oliveira ACG. Fisioterapia em mastologia oncológica: rotina do Hospital do Câncer III/INCA. Rev Bras Cancerol 2006;52(1):97-109.

44. Melzack R, Wall PD. Pain mechanisms: a new theory. Science 1965;150:971-9.

# ÍNDICE REMISSIVO

## A

Abscesso pulmonar 502, 513
Acidente cerebrovascular 596
Acupuntura 197
Adenocarcinoma 673
  sebáceo extraocular 673
Aerossolterapia 138, 141
Agentes oncogênicos 649
Anaplasia 650
Anemia 597
Angiogênese 654
Angiotensina II 252
Antagonista da aldosterona 262
Antiarrítmicos 263
Anticoagulantes 263
Antígeno CD34 374
Apneia 462
APRV 68
Arginina-vasopressina 253
Arrastamento de ar 42
Asma 102, 178, 190
  bombinha
    com espaçador 195
    sem espaçador 195
  em pediatria 486
    classificação 486
    fisiopatologia 488
    ventilação mecânica invasiva 491
    ventilação mecânica não invasiva 490
  fisiopatologia 178
  fisioterapia 190
  plano de ação 194
  ventilação mecânica 180
    acidose láctica 181
    fatores de risco 180
    função pulmonar 181
    hipercapnia 181

    hiperinsuflação dinâmica 181
    hipoxemia 180
    não invasiva 192
    sedação 186
Aspiração 15
Assincronia paciente-ventilador 108
  correção 117
  identificação 115
  tratamento 117
Assistência ventilatória mecânica 55
Astrocitoma 695
Atelectasia 329
Atelectrauma 623
Atrofia muscular 635
Aumento do fluxo expiratório 12
Ausculta pulmonar 441
Autopercussão 10
Avaliação da expansão de tórax 31
Avaliação da maturidade pulmonar fetal 584
Avaliação dos sinais vitais 28
Avaliação fisioterapêutica em UTI 25
  ausculta pulmonar 32
  coleta de dados 25
  exame físico 27
  inspeção dinâmica 29
  palpação 31

## B

β-bloqueadores 262
Balanço hídrico 345
Balão
  intra-aórtico 265
  intragástrico 323
Bancos de medula óssea 731
Barotrauma 622
Bilevel 65

positive airway pressure (BiPAP) 94, 458
Biotrauma 623
Bradipneia 29
Broncotrauma 623
Bronquiolite viral aguda 478
  diagnóstico 479
  etiologia 479
  evolução 479
  fisiopatologia 478
  incidência 478
  morbidade e mortalidade 479
  quadro clínico 478

## C

Câncer
  atenção domiciliar 743
  atendimento domiciliar 742, 743
  de mama 656
    alta hospitalar 658
    complicações vasculares 660
    disfunção do membro superior e cintura escapular 659
    fase pós-cirúrgica 657
    fisioterapia na fase pré-cirúrgica 656
    morbidades 662
      pulmonares 662
    recidiva 664
  de pele 669
    abordagem fisioterapêutica 675
    classificação 669
    profilaxia 674
    tumores benignos 669
    tumores malignos 670
  hematológico 679
    epidemiologia 679
    tipos 679

tratamento clínico 681
tratamento fisioterapêutico 682
infantil 697
diagnóstico diferencial 698
sinais e sintomas 698
tipos 698
ocupacional 711
direitos do trabalhador com
câncer 714
epidemiologia 711
prevenção 714
Cânula nasal 40
com reservatório 42
Carcinoma
basocelular 670
de células de Merkel 673
espinocelular 671
Cardiopatias congênitas 434, 544, 578
acianogênicas 544
cianogênica 547
classificação 544
etiologia 544
incidência 544
Cardiotoxicidade 595
Cateter nasal 40
transtraqueal 41
Células
do cordão umbilical 378
progenitoras hematopoéticas 376
Cerclagem de artéria pulmonar 551
Choque séptico 595
Cianose 29
Ciclagem 48, 121
a fluxo 50
a pressão 49
a tempo 49
a volume 48
Ciclo
ativo das técnicas de respiração 12
respiratório 48
Cinesioterapia 755
e atividade física 725
Cintilografia 534
Circuito de não reinalação com
reservatório 42
Circulação extracorpórea 344
Cirurgia(s)
abdominal 316
complicações pulmonares 320
pós-operatório 317
pré-operatório 316
bariátrica 323
cardíacas 578
em adultos 338
fisioterapia 346

de Fontan e Glenn 551
de Norwood 551
Citocinas 255
Coarctação da aorta 545
Colecistite aguda alitiásica 639
Compensação automática do tubo
endotraqueal 56
Compensação do tubo 61
Complacência 87
dinâmica 88
estática 88
Compressão
da parede torácica por alta
frequência 15
medular 596
torácica 11
Comunicação
interatrial 547
interventricular 546
Concentração de oxigênio 505
Controle dual
dentro da mesma respiração 56
de respiração por respiração 56
Contusão pulmonar 311
Convecção de Bulk 132
Corticoterapia 527
CPAP nasal 454
*Cuff* 137
Cuffômetro 137
Cuidados paliativos 746

## D

Depuração das vias aéreas 7
Derrame pleural 501, 508
Descompressão torácica abrupta
localizada 21
Desmame
da ventilação mecânica 79
formas para realizar 82
índices preditivos 81
difícil 102
Desobstrução rinofaríngea retrógrada
13
Diarreia 636
Diferenciação celular 650
Digitálicos 260
Dígito percussão 10
Disfunção endotelial 256
Dispersão de Taylor 133
Displasia broncopulmonar 555
complicações 556
fisiopatologia 555
prevenção 557
quadro clínico 556
tratamento 556

Dispneia 25
Dispositivos de suporte circulatório
mecânico 265
Dissecção da artéria mamária 344
Distúrbios
acidobásicos 639
da hemostasia sanguínea 597
Diuréticos 260
Doença(s)
cardiovasculares 352
da membrana hialina 584
aspiração das secreções
brônquicas 589
manobras de desobstrução
brônquica 588
manobras de reexpansão
pulmonar 589
quadro clínico 584
tratamento 585
tratamento fisioterapêutico 588
enxerto contra hospedeiro 731
neuromuscular 102
oncológicas na criança 591
aspecto psicossocial 599
fisioterapia motora 604
fisioterapia respiratória 601
intervenção cirúrgica 605
quimioterapia 597
radioterapia 597
ventilação mecânica invasiva 610
ventilação mecânica não invasiva
608
profissionais e do trabalho 710
pulmonar crônica 555
pulmonar obstrutiva crônica 102,
245
intervenção educacional 246
treinamento de membros
inferiores 245
treinamento de membros
superiores 245
treinamento de músculos
respiratórios 246
ventilação mecânica 247
pulmonares 352
Dor 599, 659, 720
oncológica 720
avaliação 721
causas 721
epidemiologia 720
torácica 27
Drenagem
autógena 12
postural 8
torácica 345

# ÍNDICE REMISSIVO

Drogas inotrópicas e vasodilatadoras 263

## E

Edema
agudo dos pulmões 234
classificação 236
estágios 235
etiologia 236
fisiopatologia 234
periférico 29
Eletroterapia 753
Endoscopia digestiva alta e biópsia esofágica 534
Entubação
endotraqueal 136
traqueal 616
Ependimoma 694
Equipamentos para ambulâncias 158
Escala
abreviada de lesões 284
de coma de Glasgow 28
de gravidade de lesão 284
de resultados de Glasgow 285
Escarro 26
Esofagite 637
Estadiamento do tumor 655
Estenose
aórtica congênita 545
pulmonar 545
Estimulação
diafragmática elétrica transcutânea 105
elétrica diafragmática 23
Estímulo elétrico 106
Estratégias ventilatórias avançadas 55
classificação 55
Exame neurológico 289
Exercício
com ventilação a partir
da capacidade residual funcional 21
do volume residual 21
de expansão torácica localizada 19
diafragmático 19
em tempos respiratórios equivalentes 21
físico 663
intercostal 19
Expansão
apical 20
pulmonar 18
torácica
inferior bilateral 20
inferior posterior 20

inferior unilateral 20
Expiração
abreviada 20
com pressão positiva nas vias aéreas 15, 22
lenta
prolongada 13
total com a glote aberta em decúbito infralateral 13
Extubações 136

## F

Fator natriurético atrial 254
Febre 28
Ferimentos cranianos por arma de fogo 283
Fisioterapia
motora 348
respiratória
desobstrutiva 348
em pediatria 413
em pediatria e neonatologia 444
aceleração de fluxo expiratório 450
*bag squeezing* 450
compressão torácica 448
drenagem postural 445
percussão 449
tapotagem 449
vibração torácica 447
histórico 1
reexpansiva 347
*Flutter* 14
Fluxo
inspiratório 37
sanguíneo cerebral 293
Fratura de arcos costais 310
Frêmito toracovocal 441
Frequência
cardíaca 28
respiratória 29, 37, 81, 506
Fricção traqueal expiratória 13

## G

Glossopulsão retrógrada 14
Graduação do tumor 655

## H

Hematócrito 736
Hematoma
extradural 279
subdural agudo 280
subdural crônico 280
Hemodinâmica gastrointestinal 637

Hemoglobina 736
fetal 464
Hemograma completo 501
Hemoptise 26
Hemorragia digestiva alta 637
Hemotórax 306, 312
Herniação
cerebral 596
uncal 281
Hidrocinesioterapia 757
Higiene das fossas nasais com soro fisiológico 14
Hipercalcemia 594
Hiperfosfatemia 594
Hiperinsuflação manual com vibração 15
Hiperleucocitose 594
Hipernatremia 593
Hiperpotassemia 594
Hipertensão
intracraniana 294, 596
pulmonar 390, 561, 577
aspiração das secreções brônquicas 570
classificação 561
diagnóstico clínico 562
exames laboratoriais 563
manobras de desobstrução brônquica 570
persistente do recém-nascido 577
tratamento 566
ventilação mecânica invasiva 572
Hipertermoterapia superficial (calor superficial) 751
Hipocalcemia 594
Hipofosfatemia 594, 639
Hipomagnesemia 594
Hipomotilidade gastrointestinal 636
Hiponatremia 593
Hipoperfusão esplâncnica 635
Hipopotassemia 594
Hipotensão 288
arterial 632
Hipotermia 28, 345
Hipotermoterapia (crioterapia) 753
Hipoxemia 39
Hipóxia 288
*Home care* 146

## I

Imobilização da coluna vertebral 289
Impedanciometria intraluminal 536
Incentivador(es)
respiratório 348
inspiratório 21

Incoordenação muscular respiratória 635

Índice
  de CROP 82
  de respiração rápida e superficial/ Tobin 82

Influência hemodinâmica no sistema respiratório 432

Infusão das células criopreservadas 379

Inspeção estática 27

Inspiração em tempos 20

Insuficiência
  cardíaca 250
    congestiva 258, 436
      tratamento 258
    fisiopatologia 250
    tratamento cirúrgico 265
  renal crônica 350
  respiratória
    aguda 163
      causas 164
      fisiopatologia 163
      hipercapnia 164
      hipoxemia 165
      tratamento 167
    aguda em pediatria 461
      classificação fisiopatológica 464
      diagnóstico clínico 465
      diagnóstico laboratorial 466
      oxigenoterapia 468
      suporte ventilatório 468
      tipos 464
      tratamento 466
    hipoxêmica 577

Interação paciente-ventilador 108

Isquemia
  cerebral 634
  miocárdica silenciosa 633

## L

Lesão
  aguda da mucosa gastrointestinal 636
  pulmonar 624
    induzida pela ventilação mecânica 621
  traumática craniana 278

Leucemias 680, 701

Linfedema 660

Linfomas 680

## M

Manobra(s)

básicas de reanimação cardiorrespiratória 174
  com pressão zero ao final da expiração 16
  de desobstrução brônquica 484
  de estimulação da tosse 483
  de higiene brônquica 247
  de tapotagem 485
  de vibrocompressão unilateral 484

Manometria 534

Marca-passo gástrico 324

Máscara
  com reservatório 42
  de pressão expiratória positiva 15
  facial 97, 168
  nasal 97, 168
  total 97

Massoterapia 725, 757

Mecânica respiratória 46

Melanoma 671
  acral lentiginoso 672
  lentigo maligno 673
  nodular 672

Meningioma 692

Metástase 654
  no sistema nervoso central 693

Método Buteyko 195

Mieloma múltiplo 681

Misturadores de ar 43

Modo
  pressão de suporte 112
  volume controlado 112, 121

Monitoração
  da mecânica respiratória 87
  da oxigenação 87
  da ventilação 87
  respiratória 87

Mucosite 595

Músculos respiratórios 101

## N

Neuroblastoma 704

Neutrófilos 737

Nível de consciência 290

## O

Obesidade 322
  classificação 323
  mórbida 323
    comorbidades 325
    complicações 328
    tratamento cirúrgico 323

Oncogênese 648

Oncologia 650

Oscilação oral de alta frequência 14

Osteossarcomas 700

Óxido nítrico 575
  inalatório 526, 576
    efeitos adversos 579
    sistema de 580
    toxicidade 579
    ventilação mecânica associada ao uso do 580
  endógeno 575
  exógeno 576
  normas de segurança para a utilização 582

Oxigenoterapia 39
  avaliação dos resultados 45
  contraindicações 40
  equipamentos 40
  indicações 39
  possíveis complicações 44
  precauções 44

## P

Palpação 441

Parada cardiorrespiratória 172
  modalidades 172
  papel do fisioterapeuta 176
  socorro básico 173

Pausa inspiratória 37

Pendelluft 132

Percussão 441
  torácica 8

Percussores 14

Perfil de velocidade assimétrica 132

Persistência do canal arterial 546

Plaquetas 736

Pneumatocele 501, 511

Pneumonia 329
  associada à ventilação mecânica 628
  em pediatria 500
    complicações 501, 508
    diagnóstico diferencial 502
    manifestações clínicas 500
    oxigenoterapia 504
    tratamento 502
    ventilação mecânica
      convencional 505
      não invasiva 505

Pneumotórax 306, 311

Polineuromiopatia do doente grave 635

Pressão
  aérea positiva continuada 242
  arterial 28
  controlada 51
  de oclusão das vias aéreas 82
  de perfusão cerebral 294

ÍNDICE REMISSIVO

de suporte 83
   mais pressão de controle 56
expiratória positiva final 506
inspiratória 506
   máxima 81
intracraniana 293, 634
positiva
   contínua nas vias aéreas 22, 84, 93
   expiratória final 38
transpulmonar 18
Programas psicoeducativos 726
Pulmões 462
Punho – percussão
   direta 10
   indireta 10

**Q**

Qualidade de vida 663, 744

**R**

Radiografia
   de esôfago, estômago e duodeno 534
   torácica 501
Reabilitação pulmonar 198
Reconstrução mamária 664
Recrutamento alveolar 476
Redução do fluxo sanguíneo portal e esplâncnico 637
Refluxo gastroesofágico 531
   aspiração das secreções de vias aéreas 541
   classificação 531
   diagnóstico 534
   epidemiologia 531
   fisiopatologia 532
   manobras de desobstrução brônquica 540
   quadro clínico 533
   tratamento 536, 537
   ventilação mecânica 542
Relação
   entre pressão positiva, débito cardíaco, retorno venoso e coração direito 433
   entre pressão positiva e situações especiais 434
   entre pressão positiva, pressão sistêmica e coração esquerdo 434
   inspiração/expiração 506
   inspiração:expiração 38
Remoção de secreção brônquica 8
   técnicas e recursos 8
Resistência 90

Respiração
   com pressão positiva intermitente 246
   de Cheyne-Stokes 30
   de Kussmaul 31
   difusiva volumétrica 128
   por pressão positiva intermitente 22
Respirador 505
Retenção hídrica 639
Retinoblastomas 700
Revascularização miocárdica 339
Ritmo respiratório 30

**S**

Sarcomas de partes moles 702
Sepse 502
Seroma 661
Sibilo 26
Sinal de tiragem de fúrcula 31
Sincronia paciente-ventilador 123
Síndrome
   da angústia respiratória aguda 204, 208
     estratégia protetora de ventilação mecânica 210
     fisioterapia 224
     recrutamento alveolar 215
     recrutamento pulmonar 205
   da rede axilar 662
   da veia cava superior 592
   de aspiração de mecônio 516
     diagnóstico 517
     fisiopatologia 516
     oxigenadores de membrana extracorpórea 525
     oxigenoterapia inalatória 521
     pressão positiva contínua em vias aéreas 522
     prevenção 519
     prognóstico 529
     terapias respiratórias auxiliares 525
     tratamento 520
     ventilação de alta frequência 524
     ventilação pulmonar mecânica convencional 522
   de lise tumoral 593
   do desconforto respiratório agudo 435, 502, 578
   do nevo basocelular 671
   mediastinal superior 592
   mielodisplásica 680
Sinusite 628
Sistema(s)
   cercados 44

com reservatório 41
de alto fluxo 42
de baixo fluxo 40
de classificação dos modos ventilatórios 51
nervoso
   central 462
   simpático 251
renina-angiotensina-aldosterona 252
respiratório 461
*Slope* 112
Soluços inspiratórios 20
Sucussão torácica 10
Suporte ventilatório
   invasivo 248
   não invasivo 247
Surfactante exógeno 525

**T**

Tapotagem 10
Taquipneia 29
Técnica(s)
   de Alexander 196
   de expiração forçada 11, 319
   de variação do fluxo aéreo 11
Temperatura 28
Tempo
   expiratório 506
   inspiratório 506
TENS 754
Terapia
   com óxido nítrico inalatório 575
     contraindicações 579
     estratégia de desmame 581
     monitoração 580
     tempo de terapia 580
   de higiene brônquica 474
   de reexpansão pulmonar 473
   manual 197
Termoterapia 724, 751
   por adição 724
   por subtração 724
Teste de Bernstein modificado 535
Tetralogia de Fallot 547
   correção de 551
Tórax instável ou "flutuante" 310
Tosse 11, 26
   assistida 11
   provocada 11
   voluntária 11
Transplante
   cardíaco 578
   de fígado 357
     atendimento fisioterapêutico 369
     avaliação fisioterapêutica 368

complicações 359
ventilação mecânica 362
de medula óssea 373, 729
atendimento
ambulatorial 740
fisioterapêutico 737
avaliação do paciente 736
coleta de medula óssea 377
complicações 379, 732
fisioterapia 384
indicações 373, 729
princípios do método de 730
resultados clínicos 380
tipos 731
ventilação mecânica 385
de pulmão 389
antibioticoterapia 395
cuidados no pós-operatório 394
fisioterapia 399
imunossupressão 396
indicação 389
infecção 395
monitorização hemodinâmica 394
reabilitação pulmonar 408
rejeição 396
tipos 390
ventilação 394
mecânica 404
renal 350
rejeição 353
Transporte
de pacientes graves 156
ventilação mecânica 160
inter-hospitalar 157
complicações 159
intra-hospitalar 156
complicações 157
equipamentos 157
monitoração 157
Transposição dos grandes vasos da
base 547
Tratamento paliativo 664
Traumatismo
craniano pediátrico 283
cranioencefálico 273
abordagem fisioterapêutica 298
atendimento pré-hospitalar e na
sala de emergência 287
avaliação do paciente 289
incidência e morte 274
sistemas de classificação e
resultados 283
ventilação mecânica 296
Trauma torácico 304
classificação 304

epidemiologia 304
lesões 305
ventilação mecânica 308
Treinamento dos músculos
respiratórios 101
indicação 101, 102
modos 102
riscos associados 103
Trocador de calor e umidade 139
Tubo T 83
Tumor(es)
abdominais volumosos 593
de Wilms 699
do sistema nervoso central em
adultos 686
classificação 686
diagnóstico 689
epidemiologia 688
etiologia 688
fatores de risco 688
prognóstico 689
quadro clínico 689
tratamento fisioterapêutico 690
tratamento médico 689
germinativo 704

## U
Umidificador(es) 138
não servocontrolado 138
Unidade de terapia intensiva
pediátrica e neonatal 438
avaliação do paciente 442
exames 439
inspeção 439

## V
Válvulas expiratórias 99
Variáveis de fase 52
Variável de controle 51
Vasodilatadores 261
Ventilação
assistida
com ajuste neural 124
proporcional 56
automática 69
com apoio adaptável 56
com dois níveis de pressão 248
com liberação de pressão na via
aérea 55
com pressão de suporte 111, 248,
429
automática 123
de alta frequência 471
a jato 128
por interrupção de fluxo 131

por pressão positiva 128
problemas 133
tipos 128
transporte de gás durante 132
vantagens 133
de suporte adaptável 60
espontânea 52
mandatória
contínua 52
intermitente 52, 429
sincronizada 83
mecânica 34, 37, 104, 108, 242, 432,
480, 550, 616
complicações 617
cardiovasculares 631
das vias aéreas decorrentes da
entubação traqueal ou da
traqueostomia 618
gastrointestinais 635
infecciosas 628
não infecciosas 616
neurológicas e neuromusculares
634
precoces relacionadas à
traqueostomia 620
renais e metabólicas 639
tardias associadas à
traqueostomia 620
tardias da entubação oro ou
nasotraqueal 620
domiciliar 148
em neonatologia 420
em pediatria 419, 423, 427
desmame 427
falha 430
técnicas 428
intraoperatória 344
invasiva 160, 268
modos ventilatórios 454
minuto
assegurada 56
mandatória 61
não invasiva 93, 161, 167, 238,
268, 341, 386
aplicação da técnica 98
complicações 96
contraindicações absolutas 95
contraindicações relativas 96
desmame 99
desvantagens 96
em pediatria e neonatologia
452
indicações 95
interfaces 97
objetivos 95

principais efeitos 93
seleção da máscara 97
vantagens 96
não invasiva com duplo nível
pressórico nas vias aéreas 22
oscilatória de alta frequência 130
percussiva intrapulmonar 14, 128
pulmonar 18
mecânica

convencional 470
não invasiva 468
voluntária máxima 82
Ventilador mecânico 110
Via aérea artificial 136
fixação 136
Vibração 10
Vibradores 14

Volume
controlado 51
corrente 37
Volume-minuto 82
Volutrauma 623

Y
Yoga 197